AF141007

HANDBUCH DER SPEZIELLEN PATHOLOGISCHEN ANATOMIE UND HISTOLOGIE

BEARBEITET VON

G. ABELSDORFF †-BERLIN · A. v. ALBERTINI-ZÜRICH · H. J. ARNDT †-MARBURG · M. ASKANAZY-GENF · G. AXHAUSEN-BERLIN · H. BEITZKE-GRAZ · C. BENDA †-BERLIN · W. BERBLINGER-JENA M. BIELSCHOWSKY-BERLIN · H. E. BOCK-HAMBURG · G. BODECHTEL-ERLANGEN · C. BÖHNE-HAMBURG · VAN BOGAERT-ANTWERPEN · H. BORCHARDT-BERLIN · R. BORRMANN-BREMEN A. v. BRAUNMÜHL-EGLFING · W. CEELEN-BONN · H. CHIARI-WIEN · E. CHRISTELLER †-BERLIN ST. COBB-BOSTON (U.S.A.) · F. DANISCH-JENA · A. DIETRICH-TÜBINGEN · R. DOERR-BASEL H. DÜRCK-MÜNCHEN · A. ECKERT-MÖBIUS-HALLE · A. ELSCHNIG-MARIENBAD · TH. FAHR-HAMBURG · WALTHER FISCHER-ROSTOCK I. M. · E. FRAENKEL †-HAMBURG · O. FRANKL-WIEN O. GAGEL-BRESLAU · W. GERLACH-BASEL · E. v. GIERKE-KARLSRUHE · S. GINSBERG-BERLIN R. GREEFF-BERLIN · W. GROSS †-MÜNSTER I. W. · GEORG B. GRUBER-GÖTTINGEN · J. HALLER-VORDEN-LANDSBERG/WARTHE · R. HANSER-LUDWIGSHAFEN · C. HART †-BERLIN · L. HASL-HOFER-INNSBRUCK · G. HAUSER-ERLANGEN · K. HELLY-ST. GALLEN · F. HENKE-BRESLAU E. HERTEL-LEIPZIG · G. HERXHEIMER-WIESBADEN · E. HERZOG-CONCEPCION (CHILE) G. HERZOG-GIESSEN · E. v. HIPPEL-GÖTTINGEN · P. HUEBSCHMANN-DÜSSELDORF · R. HÜCKEL-GÖTTINGEN · F. JAHNEL-MÜNCHEN · L. JORES-KIEL · C. KAISERLING-KÖNIGSBERG · K. KAUF-MANN-BERLIN · B. KIHN-ERLANGEN · F. KLINGE-MÜNSTER I. W. · MAX KOCH †-BERLIN WALTER KOCH-BERLIN · G. E. KONJETZNY-DORTMUND · TH. KONSCHEGG-GRAZ · E. J. KRAUS-PRAG · R. KÜMMELL-HAMBURG · F. J. LANG-INNSBRUCK · W. LANGE-LEIPZIG · A. LAUCHE-NÜRNBERG · W. LÖHLEIN-JENA · H. LOESCHCKE-GREIFSWALD · O. LUBARSCH †-BERLIN R. MARESCH-WIEN · H. MARX-WÜRZBURG · E. MAYER-BERLIN · H. MERKEL-MÜNCHEN H. v. MEYENBURG-ZÜRICH · A. MEYER-LONDON · ROBERT MEYER-BERLIN · J. MILLER-BARMEN J. G. MÖNCKEBERG †-BONN · H. MÜLLER-MAINZ · K. NEUBÜRGER-EGLFING · H. O. NEU-MANN-MARBURG · M. NORDMANN-TÜBINGEN · S. OBERNDORFER-ISTANBUL · B. OSTERTAG-BERLIN · W. PAGEL-HEIDELBERG · A. PETERS-ROSTOCK · ELSE PETRI-BERLIN · L. PICK-BERLIN K. PLENGE-BERLIN · A. PRIESEL-WIEN · W. PUTSCHAR-GÖTTINGEN · H. RIBBERT †-BONN G. RICKER-MAGDEBURG · O. RÖMER-LEIPZIG · R. RÖSSLE-BERLIN · E. ROESNER-BRESLAU H. G. RUNGE-HAMBURG · F. SCHIECK-WÜRZBURG · M. B. SCHMIDT-WÜRZBURG · MARTHA SCHMIDTMANN-CANNSTATT · A. SCHMINCKE-HEIDELBERG · F. SCHOB-DRESDEN · W. SCHOLZ-MÜNCHEN · W. SCHOPPER-GIESSEN · A. SCHULTZ-KIEL · O. SCHULTZ-BRAUNS-BONN PH. SCHWARTZ-ISTANBUL · E. SEIDEL †-HEIDELBERG · O. SEIFRIED-MÜNCHEN · C. SEYFARTH-LEIPZIG · H. SIEGMUND-STUTTGART · M. SILBERBERG-BRESLAU · L. SINGER-MÜNCHEN H. SPATZ-MÜNCHEN · W. SPIELMEYER-MÜNCHEN · G. STEINER-HEIDELBERG · C. STERN-BERG-WIEN · O. STEURER-ROSTOCK I. M. · O. STOERK †-WIEN · E. STRÄUSSLER-WIEN · A. v. SZILY-MÜNSTER · M. THÖLLDTE-KÖLN · M. VERSÉ-MARBURG · J. WÄTJEN-HALLE · C. WEGELIN-BERN A. WEICHSELBAUM †-WIEN · W. WEIMANN-BEUTHEN O./S. · K. WESSELY-MÜNCHEN K. WINKLER-BRESLAU · K. WITTMAACK-HAMBURG G. WOHLFAHRT-STOCKHOLM · F. WOHLWILL-HAMBURG

HERAUSGEGEBEN VON

O. LUBARSCH † UND F. HENKE
BERLIN BRESLAU

SCHRIFTLEITUNG

R. RÖSSLE
BERLIN

SECHSTER BAND

HARNORGANE · MÄNNLICHE GESCHLECHTSORGANE

ZWEITER TEIL

NIERE UND ABLEITENDE HARNWEGE

SPRINGER-VERLAG BERLIN HEIDELBERG GMBH

HARNORGANE
MÄNNLICHE GESCHLECHTS-ORGANE

BEARBEITET VON

H. CHIARI · TH. FAHR · GEORG B. GRUBER · R. HÜCKEL
MAX KOCH† · O. LUBARSCH† · R. MARESCH · S. OBERNDORFER · A. PRIESEL · W. PUTSCHAR · O. STOERK†

ZWEITER TEIL

NIERE UND ABLEITENDE HARNWEGE

MIT 442 ZUM TEIL FARBIGEN ABBILDUNGEN

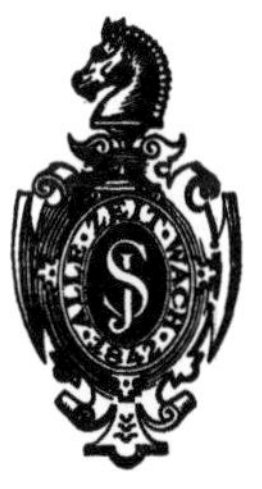

SPRINGER-VERLAG BERLIN HEIDELBERG GMBH

ISBN 978-3-642-87631-8 ISBN 978-3-642-87630-1 (eBook)
DOI 10.1007/978-3-642-87630-1

URSPRUNGLICH ERSCHIENEN BEI JULIUS SPRINGER IN BERLIN 1934
SOFTCOVER REPRINT OF THE HARDCOVER 1ST EDITION 1934

Inhaltsverzeichnis.

Seite

I. Wege der Harnableitung mit Ausnahme der Harnröhre.

Von Professor Dr. GEORG B. GRUBER-Göttingen, Privatdozent Dr. W. PUTSCHAR-Göttingen, Privatdozent Dr. R. HÜCKEL-Göttingen.

II. Zusammenhangstrennungen und durch Gewalteinwirkungen bedingte krankhafte Veränderungen der Niere, des Nierenbeckens und des Harnleiters.

Von Professor Dr. TH. FAHR-Hamburg. (Mit 8 Abbildungen.)

III. Zusammenhangstrennungen und durch Gewalteinwirkungen bedingte krankhafte Veränderungen der Harnblase.

Von Professor Dr. TH. FAHR-Hamburg. (Mit 3 Abbildungen.)

IV. Entwicklungsstörungen der Nieren und Harnleiter.

(Nachtrag zu Band VI/1.)

Seite

V. Pathologische Anatomie des Morbus Brightii.

(Nachtrag zu Band VI/1.)

Von Professor Dr. TH. FAHR-Hamburg. (Mit 17 Abbildungen.)

Inhalt von Band VI/1.

Niere.

Inhalt von Band VI/3.

Männliche Geschlechtsorgane.

I. Wege der Harnableitung mit Ausnahme der Harnröhre.

1. Anatomisch-physiologische Vorbemerkungen.

Von

Georg B. Gruber-Göttingen.

Mit 22 Abbildungen.

In den nachfolgenden Abschnitten dieses Handbuches werden pathologische Anatomie und Histologie der ableitenden Harnwege, d. h. des Nierenbeckens, des Harnleiters und der Blase geschildert, während die Harnröhre jeweils bei den Geschlechtsorganen Berücksichtigung findet.

Über die Anatomie des Nierenbeckens, das man früher auch als Infundibulum oder als Beginn des Harnleiters angesprochen hat (BICHAT, TESTUT), ist schon im Zusammenhang mit der Nierenentwicklung (dieses Handbuch VI/1) einiges gesagt worden. Im endgültigen Nierenbecken (Pelvis renis, Pelix renis, Nephropyelon) bilden die Kelche (Calyces) jene Buchten, in welche die Markkegel mit ihren stumpfen Spitzen eingesenkt, ja gleichsam eingefalzt erscheinen. Dort, wo die Wandung des Kelches in engwinkeliger Nischenbildung übergeht auf den Kegel der Markpyramide, wo also die äußerste Scheitelnische jeden Kelches die warzenförmigen Enden (=Papillen) der Markkegel in einer kreisförmigen Ansatzlinie umgreift, ist jeweilig ein Fornix calycis gegeben. Hier schlägt sich über einen ringförmigen Muskel, den Sphincter papillae (GEGENBAUR), die Epithelhaut des jeweiligen Nierenkelches wie ein viszerales Blatt auf die gegen das Nierenbecken hinweisenden pyramidalen oder keilförmigen Enden der Markkegel über (TESTUT). BRAUS nennt die Nische zwischen viszeralem und parietalem Blatt, also den Fornix calycis, sehr eng; sie kann an der Pyramide jeweils recht hoch emporragen. Die Calyces majores, von denen zumeist nur zwei, ein oberer und unterer Großkelch vorhanden sind, umfassen gleichzeitig mehrere zu einem „kleeblattartigen" Körper vereinte Papillen (SIEGLBAUER), die Calyces minores immer nur ein Markkegelende. Gewöhnlich sollen 8 bis 9 Papillen in ein Nierenbecken münden.

Daß man zwei Grundformen des Nierenbeckens, nämlich die krugförmig gebauchte (= ampulläre) und die verzweigte, meist zweigeteilte (= dendritische) Form grundsätzlich unterscheidet, sei hier noch einmal ausgedrückt. Auch sei auf eine Reihe von Formabweichungen des Nierenbeckens hingewiesen, welche im Rahmen der Variation betrachtet zu werden pflegen. Ihre Kenntnis geht auf eine klassische Arbeit des Anatomen HYRTL zurück, der an prachtvoll hergestellten Wachsausgüssen diese Verhältnisse zu klären suchte. Ferner haben sich KÜSTER, STRAHL, DISSE, LEGUEU, W. v. GAZA u. a. mit diesen Variationen befaßt. Sie sind sehr klar von ALBARRAN und neuerdings von v. GAZA zeichnerisch wiedergegeben. Die dendritische Verzweigung eines Nierenbeckens pflegt verborgen in der Tiefe der Nierenpforte ausgebildet zu sein, doch muß dies nicht zutreffen, ja man pflegt einen intrarenalen und extrarenalen Anteil des Nierenbeckens zu unterscheiden[1]. Eine frühe Spaltung des Harnleiters zur Form des zweiästigen Nierenbeckens bildet den Übergang zum „Gabelharnleiter" (Ureter fissus), dessen Besonderheit stets außerhalb der Nierenpforte zu ersehen ist. Im Fall des Gabelureters läßt die Niere in einem einzigen Hilus zwei getrennte Nierenbecken erkennen, oder aber es sind sogar zwei Nierenpforten vorhanden, d. h. die sich in die Niere einsenkenden Nierenbecken erscheinen durch einen vollständigen Nierengewebsdamm voneinander geschieden.

Die Kenntnis der Varietäten des Nierenbeckens ist bei der heute täglich geübten Projektion des Schattens nephropelviner Ausgußmassen in Form eines

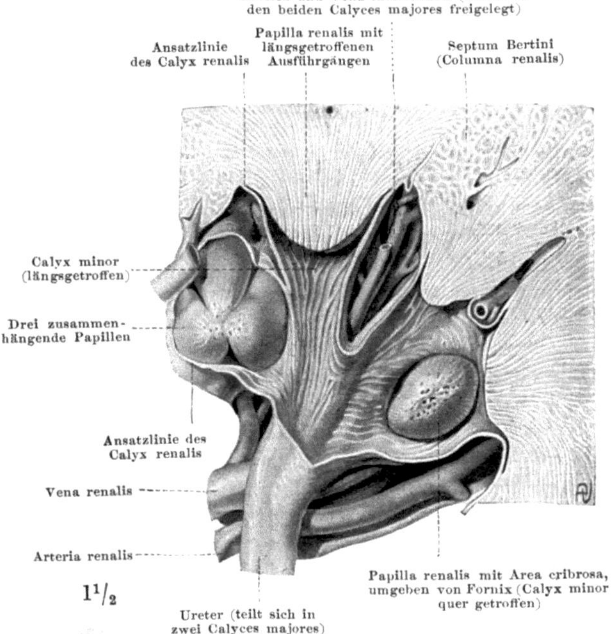

Abb. 1. Menschliches Nierenbecken von hinten aufgeschnitten. Einblick in die Calyces. (Nach BRAUS.)

eingebrachten Kontrastmittels unter Röntgenstrahlenwirkung (= Pyelographie) von hoher praktischer Wichtigkeit. Daher mögen hier Anhaltspunkte v. GAZAS Platz finden, der die in Abb. 2—8 wiedergegebenen Beckenformen unterschieden und dazu etwa folgende Erläuterungen beigebracht hat:

1. Das fehlende eigentliche Nierenbecken, wobei die Calyces majores außerhalb des Hilus direkt aus dem Ureter durch dichotomische Teilung des letzteren hervorgehen (Abb. 2).
2. Die tiefgespaltene Form der Uretergabelung (Ureter fissus), welche im äußersten Fall selbst einen primären Doppelureter vortäuschen kann (Abb. 3).
3. Das zweiästige Nierenbecken, wobei die Calyces majores innerhalb des Nierenhilus trichterartig aus dem Pelvis renis hervorgehen. Jeder primäre Kelch nimmt 7—8 kleinere Kelche auf, der untere, etwas umfänglichere, meist 1—2 mehr als der obere (Abb. 4).
4. Das mehrästige Nierenbecken, von denen das dreiästige HYRTL unter 64 Fällen dreimal gesehen hat; es nähert sich sehr dem dichotomisch geteilten Ureter ohne Nierenbecken (Abb. 5).
5. Das ramifizierte Nierenbecken (LEGUEU). Aus ihm entspringen die Calyces majores in wechselnder Zahl (2—5). Sie sind meist relativ lang, das Nierenbecken ist meist sehr eng (Abb. 6).

[1] In diesem Sinn spricht man auch von intrasinusalem und extrasinusalem Abschnitt des Nierenbeckens.

6. Das halbe Nierenbecken von HYRTL; hier entwickelte sich der untere Ast der dichotomisch geteilten Ureterknospe zum ausgesprochenen Becken, der obere Ast entspringt indes als besonderer, großer Kelch aus ihm. Diesem Teil entspricht dann nur ein relativ kleiner Teil des Nierenparenchyms (Abb. 7).

7. Das ampulläre Nierenbecken (LEGUEU). Das Becken ist sehr weit, seine Kelche sind kurz, die Calyces majores sind nur angedeutet, oder aber die Calyces minores sitzen dem weiten Becken unmittelbar auf (Abb. 8).

Wie HYRTL an Ausgußpräparaten sah, kann das Nierenbecken auch noch durch Sackbildung verändert werden, sei diese angeboren oder infolge entzündlicher, geschwüriger Wandveränderung erworben. Nicht vergessen darf man ferner, daß mehr oder minder große, ja selbst riesig ausgedehnte parapelvische solitäre Zysten jeweils aus einem Ast des ursprünglich dendritisch angelegten Nierenbeckens durch frühzeitige Entwicklungs-

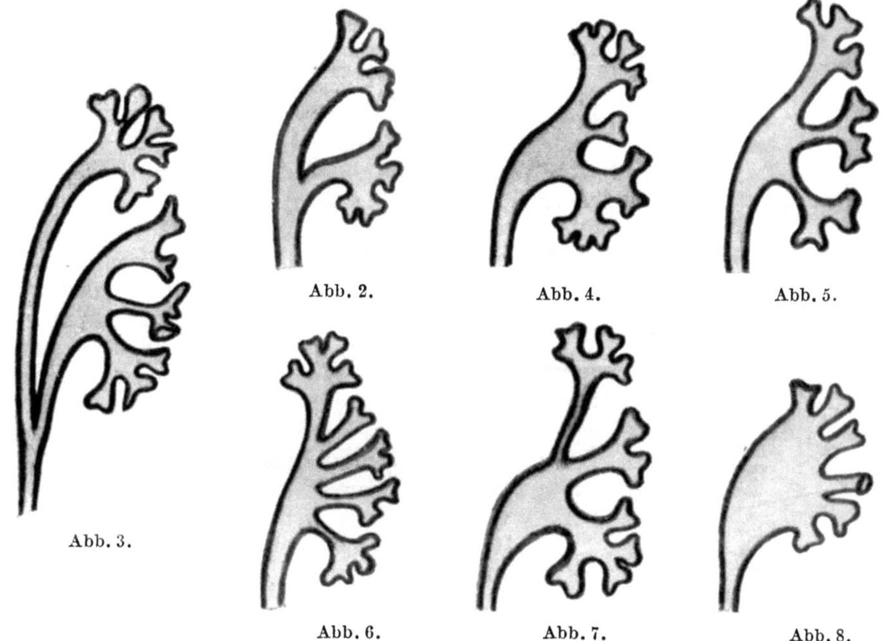

Abb. 2—8. Verschiedene Formen des Nierenbeckens. (Nach v. GAZA.)

störung entstehen können. Wichtig ist auch, daß das ampulläre Nierenbecken weit aus dem Nierenhilus hinauszuragen pflegt — im Gegensatz zum dendritisch verzweigten, eine Angelegenheit von Bedeutung für die verschiedenen Folgen auf die Ausweitung der Nierenbeckenkelche und ihrer Fornices bei Urinstauungen.

Hier soll kurz die Frage der einfachen Zystenbildung aus Anteilen des Nierenbeckens beleuchtet werden. HANNS CHIARI hat nach Mitteilung von KERMAUNER[1] einmal eine mannskopfgroße, blasige Bildung gefunden, an der gewissermaßen die Niere wie ein Anhängsel angelegt war. Aus dem Hohlraum dieser Blase führte ein sondierbarer Gang in das Nierenbecken, wodurch die Zyste als pelviogene Erscheinung bestimmt werden konnte. J. ISRAEL hat eine parapelvische Zyste des Nierenbeckens abgebildet. Solche Beobachtungen sind seltener als Zystenbildungen innerhalb des Nierengewebes[2]. Sie lassen sich entwicklungsgeschichtlich erklären, insofern sekundäre und spätere Sammelrohrausknospungen der Harnleiternierenbeckenanlage nicht immer mit dem metanephrischen Blastem zusammen fertig differenziert werden, vielmehr einseitig unmäßig auswachsen und dann als großes, blasiges Anhängsel auffallen. Sicherlich sind die pyelogenen Zysten

[1] Unter den gesammelten Handexemplaren der Veröffentlichungen von HANNS CHIARI ist, wie mir sein Sohn HERMANN CHIARI mitteilt, diese Arbeit nicht zu finden. Es dürfte sich um eine kurze Vorweisungsnotiz handeln.

[2] Vgl. GG. B. GRUBER, in SCHWALBES Morphologie der Mißbildungen, Bd. 3, Teil 3, S. 193.

unverhältnismäßig selten gegenüber dem Vorkommnis vereinzelter Blasenbildung im Bereich des Nierengewebes, eine Erscheinung, über die man bei REINECKE weiteres finden kann.

Aus praktischen Gründen verdienen die Größenmaße des Nierenbeckens Berücksichtigung. Bei TESTUT liest man darüber, es ergebe sich im Mittel eine Höhe von 20—30 mm, eine Breite von 15—20 mm für das Nierenbecken. ALBARRAN gibt folgende Maße an, die er gemeinschaftlich mit PAPIN an verschiedenartig vorbehandelten Nierenbecken erhalten hat:

Maß-Strecke	Mit Gelatine ausgefüllte Nierenbecken mm	Moulagen mm	Nierenbecken in situ corporis mm
Höhe	23	23	18
Breite	26	25	20

Dabei betont ALBARRAN die Verschiedenheit der Größenverhältnisse des Nierenbeckens und der großen Kelche. Wichtig sei es zu wissen, daß man bei einer gewöhnlich beschaffenen Niere den Zeigefinger nicht in das Nierenbecken einführen könne; nur mit der Kuppe des kleinen Fingers könne man seinen Raum durch einen Einschnitt an der Hinterwand abtasten. Beide großen Kelche seien zu schmal, als daß man überhaupt in ihr Inneres eindringen könnte.

Als Entfernung des gewölbten Nierenrandes vom Nierenbecken und von der Spitze des oberen und unteren großen Kelches gibt ALBARRAN für 10 Fälle folgende Zahlen an:

Abstand vom gewölbten Nierenrand zum Nierenbecken:

Beobachtung	Calyx maj. sup. mm	Calyx maj. inf. mm	Pelvis renalis mm
1	21	34	34
2	20	30	38
3	17	18	42
4	19	22	53
5	29	27	38
6	24	33	48
7	20	18	35
8	23	22	38
9	21	26	37
10	25	22	47

Der Raumgehalt des Nierenbeckens beträgt „nach Angabe der Autoren" 25 ccm, schreibt ALBARRAN. Jedoch haben seine Untersuchungen an der Leiche bei einer Breite des Fassungsvermögens von 2—28 ccm einen Mittelwert von nur 13 ccm ergeben. Ein Satz von ALBARRAN lautet: „Wenn man durch Ureterkatheterismus Flüssigkeit in das Nierenbecken injiziert, so gibt der normale Mensch an, Schmerzen zu empfinden nach Injektion von 7—10 ccm; ich nenne das die physiologische Kapazität." Auch BRAASCH hat als Füllungszahl für das Nierenbecken unter physiologischen Verhältnissen die relativ hohen Werte von 25 ccm, 20 ccm, 18 ccm und 15 ccm angegeben. Dagegen hat sich VOELCKER gewendet, der nur einen Fassungsraum von 2—4 ccm für das gesunde Nierenbecken zulassen kann, ein Rauminhalt von 5 ccm bestimme schon die Grenze zu Erweiterungserscheinungen. Erfahrungen am eigenen Leib, der mit dumpfen Schmerzempfindungen in der Nierengegend antwortete, als 5 ccm physiologische Kochsalzlösung durch die Ureterhohlsonde in das leistungsfähige Nierenbecken eingespritzt wurden, haben mir die Richtigkeit der VOELCKERschen Grenzzahl, gleichzeitig aber den Sinn eines Ausspruchs von HALLÉ beleuchtet: «Un phénomène, qui nous frappe, le voici dans toute sa brutalité à l'état normal, il n'y a presque pas de bassinet!»

Der topographischen Lage nach ist das Nierenbecken etwa 5 cm von der Mittellinie des Körpers vor den Processus costarii des 1. und 2. Lendenwirbels zu suchen (SIEGLBAUER).

Am feinanatomischen Bau der Nierenbeckenwand ist zunächst die Dünne der Nierenkelchwände bedeutungsvoll. DISSE hat die Gesamtdicke der Wand eines Nierenkelches am Organ des Erwachsenen zu 0,5 mm bestimmt; dabei sei der etwa 0,07 mm mächtige Anteil des Epithels fast doppelt so dick, wie seine Fortsetzung auf die Markkegel-Papille. Auf der Pyramidenspitze verdünne sich das Epithel rasch und sei im Bereich der Foramina papillaria nur noch durch eine einzige Lage von zylindrischen Zellen dargestellt. Im übrigen ist das Epithel der Nierenbeckenwand geschichtet nach Art eines Übergangsepithels.

Über das Epithel der Nierenpapillen gehen die Ansichten insoferne etwas auseinander, als W. KRAUSE sagt, an den Nierenpapillen setze sich das Zylinderepithel der Ductus papillares mit scharfer Grenze gegen das des Nierenbeckens ab, während SCHAFFER angibt, daß auf die freie Fläche der Papille das Zylinderepithel der Ductuli ohne scharfe Grenze übergehe. So habe auch ich es in mehrfachen nachprüfenden Schnittreihen gesehen. W. v. MÖLLENDORFF führte aus, es sei „im Bereich des Porenfeldes und seiner unmittelbaren Umgebung das Epithel demjenigen der Ductus papillares noch durchaus ähnlich". Die prismatischen bis kubischen Zellen grenzten einander mit scharfen Flächen ab (Abb. 9).

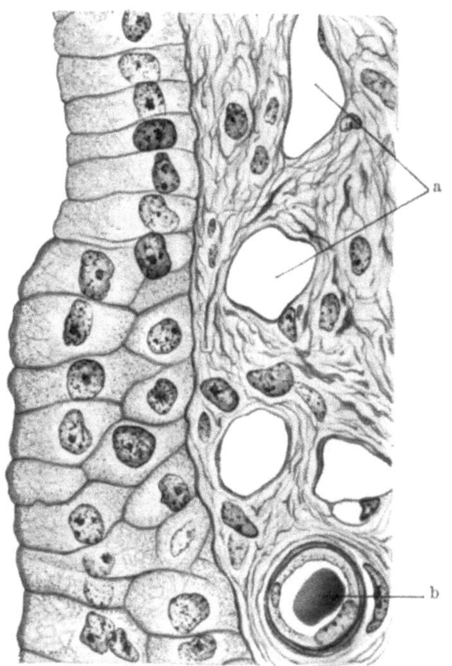

Abb. 9. Übergang des Epithels der Nierenpapille vom einschichtigen, zum zweischichtigen Bau. Fix. Susa, Färbung Azan (Präparat von Prof. HEIDENHAIN). 800fach vergrößert. (Aus Handbuch der mikroskopischen Anatomie, Bd. VII/1, Herausgeg. von W. v. MÖLLENDORFF. Berlin: Julius Springer 1930.) a Haargefäße. b Überleitungsstück.

v. MÖLLENDORFF nennt die Grenze zwischen einschichtigem und zweischichtigem Epithel scharf, insoferne die oberflächlichen Zellen der zweischichtigen Zone eine gegen die Lichtung gelegene Protoplasmaverdichtung zeigten, welche dem einschichtigen Epithel fehle. Ich selbst habe das Epithel in der abgestumpften Papillenspitzengegend meist einschichtig, aber stets mehr flach kubisch als zylindrisch gesehen. Freilich habe ich auch gelegentlich beobachtet, daß eine zweischichtige Epithellage die Papillenspitze überzog, wie dies z. B. PETERSEN als gewöhnlichen Befund angibt; ja ich sah diese Mehrschichtigkeit oder auch Mehrzeiligkeit sich in die äußersten Abschnitte der Sammelröhrchen fortsetzen; doch möchte ich es nicht als bewiesen erachten, daß hier physiologische Verhältnisse vorlagen, glaube vielmehr, daß dies bereits bestimmte Anpassungsleistungen des Epithels bei länger dauernden geringen pyelitischen Reizzuständen seien, die vielleicht auch infolge gesteigerten Harndrucks im Nierenbecken infolge Abflußerschwerung zustande kamen; übrigens sind unter diesen Umständen die dickeren, mehrzeiligen oder mehrschichtigen Epithelbekleidungen im Papillengebiet auch näher dem Fornix, als auf der Höhe der Markpapillenspitze festzustellen. Im allgemeinen nähert sich die Form des Epithels schon in Fornixnähe völlig der Art des Übergangsepithels, das bis zum Blasenausgang die ableitenden Harnwege auskleidet.

Die Besonderheiten der Schichtung und der Umlagerungsfähigkeit der Zellen des Übergangsepithels sollen hier im Anschluß an die Darstellung v. MÖLLENDORFFs berücksichtigt werden; diese Eigentümlichkeiten gelten weiterhin für die epitheliale Auskleidung des Harnleiters und der Harnblase. Ferner hat SCHAFFER Aufbau und Eigenart des Übergangsepithels im allgemeinen neu beschrieben; auf seine Schilderung im Handbuch der mikroskopischen Anatomie, Bd. 2, 1. Hälfte sei hier verwiesen!

Schon für die Epithelien der Markpapillen bildete v. MÖLLENDORFF die gänzlich unregelmäßige Form der basalen Zellelemente in der Zweizellenschicht ab. Die Kerne der Zellen sind oft unregelmäßig, vielgestaltig; es können zwei und mehr Kerne in einer Zelle vorhanden sein. Amitosen werden für die basale Zellage als gewöhnlich erachtet, und zwar in dem Sinn, daß die Amitose einer wirklichen Zellvermehrung zugute komme. Auch Schrumpfformen treten auf und zwar in der Deckschicht. „Solche Zellen können noch tief in dem Epithel verankert sein, während der oberflächlich liegende pyknotische Kern wie zur Ausstoßung bereit erscheint." Das Nierenbeckenepithel entspricht seinen Zellformen nach dem Papillenepithel, wenn es auch dicker erscheint. „Zwischen den basalen Zellen liegen zum Teil sehr langgestreckte schmale oder verzweigte Zellen mit pyknotischen, unregelmäßig geschrumpften Kernen, die aber in sehr wechselnder Zahl vorkommen und in manchen Exemplaren fast ganz fehlen. Wo solche Zellen reichlich anzutreffen sind, sieht man alle Übergänge zu kleinen rundlichen, von wenig Zytoplasma umgebenen Zellkernen, die dann wie Lymphozyten aussehen. Es ist natürlich nicht auszuschließen, daß auch einmal ein wirklicher Lymphozyt in das Epithel hineinfindet; doch erscheint dies bei normalem Verhalten deshalb unwahrscheinlich, weil nicht nur alle Zwischenformen der Epithelzellenschrumpfung bis zur kleinen lymphozytenähnlichen Zellform vorkommen, sondern weil man meist, wenn es überhaupt sehr wenige Schrumpfungsformen gibt, lymphozytenähnliche Zellen ganz vermißt" (v. MÖLLENDORFF).

DISSE und nach ihm ZUCKERKANDL haben umstrittene, äußerst feine, spindelige Zellen, die ins Übergangsepithel des Nierenbeckens nicht selten geradezu senkrecht zur Tangente vom Bindegewebsboden hineinzuragen scheinen, als Spindelzellen beschrieben, die allerfeinste Bindegewebsplatten im Epithel bildeten, während DISSELHORST diesen Zellen von Anfang an epitheliale Natur zugesprochen. v. MÖLLENDORFF sieht sich auf Grund seiner Untersuchungen zu folgender Beurteilung veranlaßt: „Azanfärbungen zeigten ganz einwandfrei, daß den schmalen Zellen keine Bindegewebsfibrillen folgten; auf Flachschnitten seien allerdings oft Anordnungen zu sehen, wie sie DISSE beschrieben, nämlich ein verzweigtes, netziges System solcher Zellen im Epithel. Auch wenn es sich um veränderte Epithelzellen und nicht um Spindelzellen handle, verdiene diese Anordnung Beachtung, meint v. MÖLLENDORFF. Mit aller Vorsicht äußert er die Meinung, daß es sich um den Ausdruck bestimmter Spannungen im Epithel handle (Abb. 10).

Als wesentliche Eigenschaft des Übergangsepithels ist anzunehmen eine hohe Anpassungsfähigkeit an den Wechsel von Füllung und Entleerung der Harnwege; die Schichtung der Epithelzellen verleiht zugleich einen erhöhten Widerstand gegen allerlei schädliche Einwirkungen des Harnes. Wenn im Zustand der Zusammenziehung das Harnwegsepithel auch einem vielschichtigen Pflasterepithel sehr ähnlich ist, ergibt die Betrachtung desselben Gewebes eines gespannten Harnwegsabschnittes ein wesentlich anderes Aussehen. Die bei leerer Harnblase kubischen bis zylindrischen Deckzellen, die sonst ganz unregelmäßig und mehrfach geschichtet liegen, erscheinen nun „niedrig, kubisch, ihre querovalen Kerne liegen in einer Reihe". Zwischen diesem Bild bei hochgradiger Füllung der Harnblase und dem unregelmäßigen Befund einer Vielschichtung bei zusammengezogener Blasenwand bestehen alle Übergänge.

Dem pathologischen Anatomen ist noch eine Bemerkung von Wichtigkeit, die ich wie den vorigen Absatz aus v. MÖLLENDORFFs Bearbeitung des STÖHRschen Lehrbuches der Histologie entnehme: „In den Epithelzellen, besonders in jenen der oberflächlichen Schicht lassen sich oft Körnchen nachweisen, die möglicherweise Sekretvorstufen sind." Ja, wir sehen mitunter diese Zellen ballonartig gequollen mit bläschenförmigen Feinstrukturen oder mit einem färberisch besonders abgegrenzten Vakuoleninhalt im Protoplasma hervortreten. Diese Eigenart erweckt natürlich immer auch den Gedanken der Möglichkeit einer resorptiven Befähigung der Blasenwand, wenn auch bisher eingehende Untersuchung in dieser Richtung so gut wie ergebnislos geblieben sein sollen. v. MÖLLENDORFF wies sehr berechtigt darauf hin, daß die von DISSE schon hervorgehobene innige Verwebung von Haargefäßnetzen mit dem Epithel der Harnwege im Berührungsgebiet der bindegewebigen Eigenhaut mit der

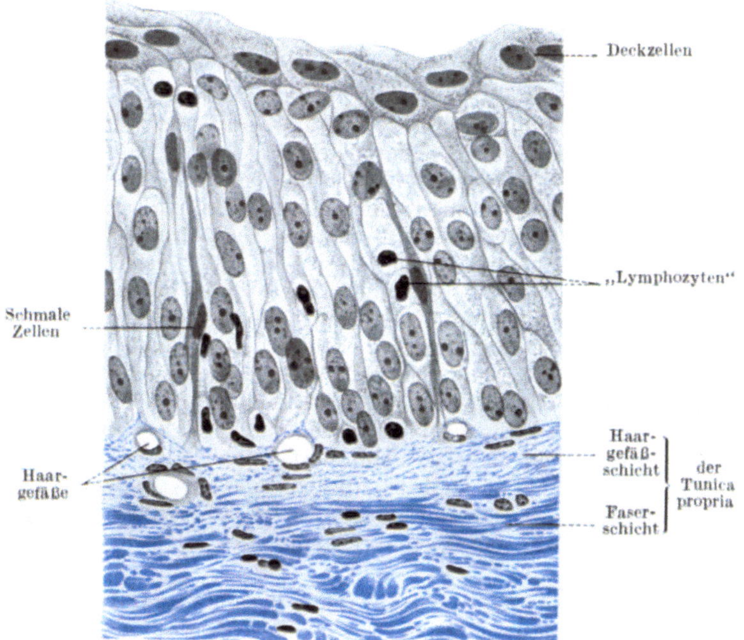

Abb. 10. Übergangsepithel aus einem Querschnitt durch die Wand eines Nierenkelches. Zenker-Formol-Azan. 750fach vergrößert. (Nach W. v. MÖLLENDORFF.)

epithelialen Grundzellschicht im Sinn eines Stoffaustausches durch die Epithelien hindurch spräche, wenn auch neuere Untersuchungen dargetan, daß die im Epithel oftmals vorgebuckelten Kapillarschlingen und Haargefäßkörper nicht so unmittelbar und sozusagen nackt dem Epithel anliegen, sondern von allerfeinstem kollagenen Fasermantel umscheidet sind.

Ist die feinhistologische Darstellung, welche DISSE vom Wesen dieser oft tief ins Epithel vorgebuckelten Gefäßschlingen gab, auch verbesserungsbedürftig gewesen, so kommt ihm doch das Verdienst zu, die Besonderheit dieser Anordnung und ihre Eignung für pathologische Wirkungen erkannt zu haben. Bei den einschlägigen Ausführungen stützte er sich auch auf Untersuchungsergebnisse von BURKHARDT, ENGELMANN und DISSELHORST; eigene Forschung am Nierenbecken hatte ihn für den Menschen und mehrere Säugetiere belehrt, daß die Kapillarschlingen auffallend tief in das Epithel des Nierenbeckens eingelagert erscheinen können; daraus, so schloß er richtig, ergäben sich Neigungen zu Blutungen, die hier gerade im Anschluß an Infektionskrankheiten und auch nach operativen Eingriffen zur Beobachtung kämen.

Auf Krypten und Drüsenbildungen der ableitenden Harnwege soll am Schluß dieses Hauptstückes eingegangen werden.

Eine Basalmembran zwischen der Tunica propria und dem Epithel leugnet Disse. Wie ich selbst seine Schilderung der eigentümlich tief in die epitheliale Decke vorgebuchteten Kapillarschlingen bestätige, eine Erscheinung, die mir mitunter besonders eindringlich im Bereich der Fornices aufgefallen ist, so muß ich ebenfalls das Vorhandensein einer Basalmembran bestreiten. Jedoch kann unter der Einwirkung von Gefäßwandschädlichkeiten, nach Austritt von Blutwasser, vielleicht auch unter der Einwirkung sehr differenter Gewebskonservierungsmittel der unnatürliche Eindruck des Vorhandenseins eines ziemlich hyalin aussehenden Grenzstreifens zwischen Epithel und bindegewebiger Eigenhaut entstehen, ein Bild, das mir wiederholt unter krankhaften Umständen begegnet ist.

Über die feineren Unterschiede am subepithelialen Stützgewebe der verschiedenen Abschnitte der ableitenden Harnwege gibt die Darstellung W. v. Möllendorffs im Handbuch der mikroskopischen Anatomie sehr eingehende Auskunft; man kann, wenn auch nicht immer sehr klar, so doch in Nierenbecken, Harnleiter und Harnblase eine Eigenhaut der Innenauskleidung und eine Art submuköser Stützgewebsschicht unterscheiden. Die Eigenhaut zeigt folgende ineinander übergehenden Lagen: Nahe der Lichtung, wo sie eine reichlich verzweigte Kapillaranordnung der Blutgefäße führt, ist sie lockerer, für jeden Füllungszustand anpassungsfähig, in den äußeren Lagen erscheint sie straffer, kollagenreicher. Die Submukosa, die einer eigenen Muscularis mucosae bis auf vereinzelte Stellen des Blasenkörpers entbehrt, ist lockerer, was aber bei der Lichtungsverengerung infolge der Zusammenschiebung ihrer Bindegewebszüge nicht so sehr ins Gewicht fällt. Für den Harnleiter und die Harnblase betont v. Möllendorff eine gewisse Selbständigkeit der Schleimhaut gegenüber der Muskelhaut, mehr als man dies im Nierenbecken erkenne; auch bedürfe das Nierenbecken in dieser Hinsicht noch besonderer Untersuchung.

Da die Harnleitungseinrichtung zugleich eine Austreibungsleistung vollbringen muß, kommt ihrer muskulären Anordnung größte Bedeutung zu. Diese ist für die verschiedenen Abschnitte gesondert zu betrachten.

Was die Muskelversorgung des Nierenbeckens betrifft, so besteht nicht eine geschlossene Muskelhaut. Am Übergang von der Papille auf den Nierenkelch fand v. Möllendorff die Muskelanteile manchmal gehäuft, doch gab es auch Fälle, in denen er an dieser Stelle vergeblich nach Muskelfasern suchte, welche oberhalb der Umschlagstelle des Nierenbeckens Beziehungen zur Papillenbasis hätten haben können. Nach der Darstellung, welche Disse von der Muskelversorgung des Nierenbeckens gibt, handelt es sich um zahlreiche stärkere oder schwächere, einzelne Muskelbündel, die in die äußere Hälfte der Propria eingelagert sind und in verschiedenen Richtungen verlaufen. Im allgemeinen kann man ringförmige und längslaufende Muskelbündel unterscheiden; aber es ist nicht ausgeschlossen, daß beiderlei Muskelzüge eine mehr schräge Richtung erhalten, ebenso wie es vorkommt, daß Längsfasern in die quere Richtung, Ringfasern in die Längsrichtung umbiegen. Die Gesamtmasse der Muskelbündel stellt ein Flechtwerk dar, wie es auch in der Harnblase, nur in bedeutend größerer Mächtigkeit, gefunden wird; die Lücken des Geflechtes werden von Bindegewebszügen ausgefüllt. Dem Epithel zunächst liegen in der Propria des Nierenbeckens Längsmuskelzüge; nach außen von diesen haben die Muskelbündel eine ringförmige oder auch schräge Richtung, und die äußere Fläche der Ringfasern wird von platten Bündeln von Längsfasern bedeckt.

Diese Längsfasern finden sich aber nicht als ununterbrochene Schicht, sondern sie sind in einzelnen Gruppen verteilt.

Es können in einem Durchschnitt der Wand des Nierenbeckens alle diese Richtungen der Muskelbündel sich vorfinden; es können aber auch die inneren oder die äußeren Längsmuskeln fehlen, da sie nur durch einzelne Bündel und nicht etwa durch kontinuierliche Schichten gleich gerichteter Fasern vertreten sind. Ringmuskeln sind dagegen ein regelmäßiger Befund. Die ringförmigen Muskelzüge bilden eine dicke Schicht, die sich in jeder Ebene annähernd gleich verhält; auch auf Längsschnitten des Nierenbeckens tritt die gleichmäßige Stärke und das dichte Gefüge der Ringfaserschichten hervor. Will man von einer „Muskelhaut" im menschlichen Nierenbecken reden, so muß man der Ringfaserschicht allein diesen Namen zuerkennen. Die platten, bandförmigen Züge von Längsmuskelfasern an der Außenfläche der Ringfasern sind viel spärlicher vorhanden als die inneren Längsfasern. Außerhalb ihrer trifft man nur noch Bindegewebe, das nicht mehr aus Lamellen besteht, sondern ein Flechtwerk gröberer Bündel darstellt. Es ist die „Adventitia" der Autoren. In der Muskelschicht der Nierenkelche ist von Henle als beständig vorkommend ein „Ringmuskel der Papille" aufgefunden worden. Dieser besteht aus zirkulär die Papillenbasis umfassenden Zügen, die die ganze Dicke der Wand des Nierenkelches einnehmen und einen muskulösen Ring bilden, dessen Höhe an Längsschnitten 1 mm beträgt. Vom Fornix calycis bleibt der Ring etwa 0,5 mm entfernt. Disse fand auch zwischen dem Ringmuskel und dem Fornix calycis Züge von Längsmuskeln, die aus dem Ringmuskel herauskommen und an eine Bindegewebsmasse sich ansetzen, die der Nierenkapsel angehört und die Basis der Papille umgibt. Diese Längsbündel, die vielleicht aus dem Sphinkter abbiegende Fasern sind, halten den Ringmuskel an den Fornix calycis befestigt.

Zwischen dem Ringmuskel und dem Nierenbecken, also nach der Spitze des Nierenkelches zu, besteht die Muskulatur aus einem Geflecht verschieden gerichteter Muskelbündel; deshalb zeigt jeder Längsschnitt eines Nierenkelches ein besonderes Bild. Man findet, als stärkste Entwicklungsstufe der Muskulatur Ringfasern von inneren und äußeren Längsfasern eingefaßt; bald fehlen die äußeren, bald die inneren Längsfasern, und es gibt auch Strecken, an denen man keine Ringfasern sieht. Der engsten Stelle des Nierenkelches entsprechend, die die Einmündung des Kelches in das Nierenbecken ist, finde ich", so fährt Disse fort, „stets einen starken Zug von Ringfasern, der die Öffnung verengern, vielleicht auch ganz verschließen kann.

Man kann also nicht behaupten, daß eine einzige Richtung der Muskelbündel in der Wand der Nierenkelche hauptsächlich vertreten sei; ebensowenig ist die Angabe zutreffend, daß die Längsmuskeln früher ihr Ende erreichen als die Ringmuskeln. Soweit sich Muskeln finden, sind immer beide Richtungen der Fasern vertreten, und noch zwischen dem Ringmuskel der Papille und der Insertion des Nierenkelches liegen Züge von Längsmuskeln. Die Wandung des Nierenkelches wird von einem Muskelgeflecht durchsetzt, in das zwei starke Lagen von Ringmuskeln eingeschoben sind; ein Ringmuskel nahe der Papillenbasis, Henles Sphincter papillae, und ein zweiter Ringmuskel an der Einmündung des Kelches in das Nierenbecken". Diesen besonderen Ringmuskelwulst hatte schon Zumstein vor Disse gesehen. Neuerdings haben ihn Haebler und W. v. Möllendorff bestätigt.

Sehr beachtlich sind die durch W. v. Möllendorff besonders hervorgehobenen Anordnungen elastischen Gewebes in Form eines dichten, einhüllenden Netzwerkes um die ungebündelten Anteile der Nierenbeckenmuskulatur am Übergang von der Papille zum Kelch. „Hier ist jede Muskelzelle in eine elastische Hülle gesteckt. Wo die Muskelelemente mehr gebündelt liegen, sind innerhalb der Bündel nur spärliche, elastische Elemente zu finden; dagegen ist die Bündeloberfläche dicht von solchen umlagert.“ Auch für die übrige Nierenbeckenwand wird der ungewöhnliche Reichtum der Muskelschicht an elastischen Netzen von W. v. Möllendorff betont, der ferner geschrieben: „Sie charakterisieren diese Schicht der Nierenbeckenwand in gleicher Weise, wie die Muskelelemente vor der fast ausschließlich kollagenen Innenschicht der Beckenwandung. Die unterstützende Rolle des elastischen Elements für die Tätigkeit der Muskulatur wird an diesem Beispiel besonders deutlich.“

Die besondere Anordnung der Muskelwebung im Papillen- und Kelchgebiet hat über Henle, Zumstein und Disse hinaus Aufmerksamkeit gefunden. Den Henleschen Sphinkter im Fornixbereich hat Haebler neuerdings als „Sphincter papillae superior“, den Disseschen Ringmuskel am Übergang der Kelchwand in die des übrigen Nierenbeckens als „Sphincter papillae inferior“ bezeichnet. Diese Muskelanordnung hat zu bestimmten Anschauungen über den Harnabfluß aus dem Nierengewebe in die Nierenkelche und von da aus in das weitere Nierenbecken geführt, zumal an frisch exstirpierten Nieren gelegentlich und vor allem im Tierexperiment Kontraktionen oder peristaltische Wellen der Kelchwandung gesehen worden sind (Israel, Wassink, A. Schmidt, H. Haebler, F. Legueu, Fey und Palazzoli). Westenhöfer stellte die sog. „Melktheorie der Nierenkelche“ auf. Infolge seiner besonderen Muskelanordnung wirke der sich an der Papille entfaltende gegenüber dem Nierenbecken abschließende Nierenkelch wie eine Saugpumpe auf die Harnkanälchen des Markkegels; die Zusammenziehung der Kelchwand unter Öffnung der Verbindung zum distalen Nierenbecken drücke den Harn in das Infundibulum ureteris. Haebler hat sich, angeregt durch die Peristaltikbeobachtung von Wassink am Nierenbeckenkelch und durch die Darlegungen Westenhöfers dieser „Melktheorie“ angenommen und sie in mehrfachen Arbeiten über die neuromuskulären Einzelheiten des Nierenbeckens weiter zu klären gesucht. Immerhin liegt hier noch eine Fragestellung vor, die weiterer Bearbeitung wert erscheint. Übrigens hat Haebler den Disseschen Ringmuskel (Sphincter papillae inferior) ohne völlige Zustimmung Westenhöfers auch als „Abwehrmuskel“ benannt, der durch seine Schließungstätigkeit einen Rückstrom des Harns zur Papille hin zu verhindern vermöge.

Die Harnleiter lassen jeweils 2 Weiten und 3 Engen feststellen. Die Engen (Isthmus) entsprechen leichter Knickbildung; sie sind zu suchen im Ureterhals, d. h. knapp am Abgang vom Nierenbecken, dann dort, wo die Vasa iliaca bzw. die Linea inomminata (arcuata) pelvis gekreuzt werden, endlich nahe der Harnblasenwand (= Pars juxtavesicalis). Die weiten Strecken werden auch als „lumbale Spindel“ (Pars lumboabdominalis) und als „pelvine Spindel“ (Pars pelvina) unterschieden (Testut). Während die Pars lumboabdominalis in ziemlich gestreckter Richtung verläuft, erfährt die Pars pelvina eine Krümmung mit der gewölbten Seite nach außen, so kommt es, daß beim Erwachsenen der Harnleiter mit 30—35 cm gemessen wird, wenn man ihn der Leiche entnommen hat, indes die unmittelbare Strecke vom Nierenbecken zur Mündungsstelle in der Blase kürzer ist.

Bei Adler ist über die Maße des Harnleiters zu lesen:

Länge beim Mann 30—35 cm, bei der Frau 27—30 cm.

Längenunterschied (nach Pflaumer) zwischen links (30 cm) und rechts (29 cm) Ureter beträgt 1 cm zuungunsten des rechten. Lichtungsweite des leeren Harnleiters 0,4—0,6 cm (nach Pflaumer und Adler), 0,5—0,8 cm (nach Janssen). In gefülltem Zustand ist nach Janssen der Durchmesser des Harnleiters auf 1,0 cm zu schätzen. Die physiologischen Engen hätten eine Weite der Lichtung von 0,2 cm.

Die Blasenwandstrecke des Harnleiters (Pars intramuralis) beträgt 2 cm (Braus).

Läßt sich ein Harnleiterkatheter weiter als auf eine Ureterlänge von rund 30 cm einführen, führt Pflaumer aus, so ist er entweder im Nierenbecken aufgerollt oder durch einen Calyx major — meist den obersten — in einen Kelch im oberen Nierenpol vorgedrungen. Da Calyces majores von 5 und mehr Zentimeter Länge keine Seltenheit sind, kann auch bei normalem Harnleiter und Nierenbecken unter Umständen der Katheter 40 cm hoch eingeführt werden, ohne auf Widerstand zu stoßen, und ohne daß er im Becken aufgerollt ist. Die Pars abdominalis ist nur um weniges länger als die Pars pelvina (16:14 cm), obwohl letztere im Röntgenbild bedeutend länger erscheint.

Als Entfernung der Ostia vesicalia ureterum werden von ADLER 2,5 cm angegeben, während beim Eintritt in die Blasenwand die Harnleiter mehr als 5,0 cm auseinander liegen. Diese Maße gelten für den Mitteleuropäer, sie besitzen aber nicht die Berechtigung des Mittelwertes für alle Menschenrassen, ganz abgesehen vom Füllungsgrad der Blase, der hier ebenfalls mitspricht (SCHEWKUMENKO, PASCHKIS und KRASA). Ich selbst habe bei Leichenöffnungen an jugendlichen, männlichen Senegalesen eine auffallend schmale Basis des Trigonum vesicale Lieutaudii, also der Strecke zwischen den zwei Ostia vesicalia ureterum feststellen können, ein Befund, der zu der schmalen, hohen Form des knöchernen Beckens jener Negersoldaten gut paßte.

Über die Webung der Harnleiterwand ist in den vorausgehenden Abschnitten in Hinsicht auf Epithel, Eigenhaut und submuköses Gewebe bereits das Wesentliche niedergelegt worden. Was die Muskelanordnung der Ureteren anlangt, so herrscht darüber bei den Forschern nicht volle Übereinstimmung. Nach HENLE besitzt der Harnleiter eine innere Längsschicht und eine äußere Ringfaserschicht an Muskulatur; OBERSTEINER behauptet das Vorhandensein einer dritten, noch mehr nach außen gelegenen Längsschicht; auf sie bezieht sich auch WALDEYER, der jedoch diese dritte Schicht als Abkömmling der Harnblasenwandmuskulatur für unabhängig von der Harnleiterwand erklärte; innerhalb dieser dritten Muskelschicht konnte er einen Spaltraum durch Injektion darstellen; die äußere Muskellage des unteren Ureterabschnittes hat er als „Ureterscheide" benannt. Auch ZUCKERKANDL erkennt auf Grund makroskopischer Präparation diese Ureterscheide an; ebenso ist W. v. MÖLLENDORFF dieser Meinung. Dagegen hat sich W. v. MÖLLENDORFF, wie DISSE und DISSELHORST, von durchwegs untereinander getrennten Muskelschichten in der Muskelhaut des Ureters nicht überzeugen können, wenn auch manche Stellen solchen Eindruck zulassen mögen; „auch an den günstigen Stellen ziehen Bündel der äußeren Schichten in die inneren Lagen hinein. Die meisten Muskelbündel sind mehr oder weniger schräg getroffen, wobei in den inneren Lagen zweifellos Längsbündel, in den äußeren Kreisbündel vorherrschen. An vielen Stellen sind die Längsbündel aber außerordentlich spärlich, während sie sich andernorts wieder mehr häufen" — so schrieb W. v. MÖLLENDORFF, der mit DISSELHORST die Kreismuskelbündel als beständigste Elemente, als seltenste, wohl aber meist nicht völlig fehlende, die äußeren Längsbündel ansprach.

Besondere Verhältnisse bietet das intramurale Endstück des Harnleiters, das ADLER nur mit 1 cm Länge angibt, während andere (BRAUS, PFLAUMER) es doppelt so lang bemessen; begrenzt ist diese Strecke von einer Enge beim Eintritt in die Blasenwand und einer Enge beim Austritt aus der Blasenwand nach der Blasenlichtung hin; dazwischen kann eine leicht spindelige Erweiterung liegen. Gewöhnlich verläuft der letzte Abschnitt der Harnleiterendstrecke unmittelbar unter der Blaseninnenwand, wobei diese andeutungsweise nach innen wie eine fast quere Falte in die Lichtung vorgedrängt wird. In erschlafftem Zustand sieht die Mündung des Harnleiters jeweils wie ein schmaler schiefer Schlitz aus, dessen oberer Rand wie eine wulstige Lippe leicht überhängen kann. Nach der eingehenden Schilderung, welche W. v. MÖLLENDORFF über die Gewebsverhältnisse der Harnleitermündung gibt, überwiegen hier längsgeordnete Muskelbündel, wobei freilich durch besonderes Ausstrahlen und bogenförmiges Umgreifen der Harnblasenmuskulatur im „Oberlippenbereich" der Harnleitermündung die Längsmuskeln nicht bis in den eigentlichen Randbezirk des Ostiums gelangen; im Gegensatz dazu ziehen die inneren Längsmuskeln der Mündungsunterlippe unter der Öffnung des Harnleiters hinweg, um zwischen den inneren Blasenmuskeln auszustrahlen. Ausdrücklich macht W. v. Möllendorff darauf aufmerksam, daß die Harnleitermuskulatur hier reich an elastischen Netzen sei, mit denen sie im Gegensatz zur Blasenmuskulatur innig verwoben erscheine. Auch betont er, daß kreisförmige Muskelanordnungen im Blasenwandstück des Ureters nicht völlig fehlen; erst vor der Mündungsendstrecke hörten sie auf — mit Ausnahme der „Oberlippe“, welche noch Muskelzüge quer zum Harnleiterverlauf gerichtet enthalte. Diese Quermuskelanordnung könne in wulstartiger Zusammenziehung die Oberlippe des Harnleitermundes verdicken, vielleicht auch den Harnleiter im äußersten Ende mehr senkrecht zur Tangente der Lichtung „aufrichten“; jedenfalls trage sie zur Rundung der Mündungslichtung bei.

Über die Fortbeförderung des Harns ist zu bemerken: Der Harn fließt nicht aus dem Nierenbecken zusammenhängend durch den Ureter ab; vielmehr wird er durch muskuläre Peristaltik in kleinen, bei Anwendung des Röntgenverfahrens durch Spindelform sichtbar erscheinenden Mengen nach der Blase befördert, wozu jeweils etwa 3—5 Sekunden benötigt werden (Adler, Boeminghaus, Pflaumer). Man hat Urteile über den Erfolg der Harnleiterperistaltik durch Beobachtung des Uretermundes in der Blase durch das Zystoskop gewonnen (Fenwick, Pflaumer). Dabei läßt sich ein Rhythmus des Schlusses und der Öffnung des Ostium vesicale ureteris beobachten, den man geradezu als „Systole und Diastole“ (Fenwick) bezeichnet hat. Bei der Herausstoßung beginnt am Ureterwulst plötzlich eine wurmförmige Bewegung, der feine Strich (d. h. die Lichtung des Ostiums) öffnet sich wie ein Mund, dessen beide Lippen sichtbar werden und sich zum Herausschleudern des Harnwirbels kreisförmig runden. Der Harnstrahl, der fächerförmig, strichförmig, puffend und schleichend in die Blasenlichtung hineingelangt (wofür Pflaumer sehr lehrreiche Bilder veröffentlicht hat), dauert 1—2 Sekunden an, kann auch längere Zeit (bis 5 Sekunden) beanspruchen und läßt sich sichtbar 1—2 cm weit in der Blase verfolgen. Die Häufigkeit der Harnstöße ist verschieden, zwischen zwei Stößen liegen durchschnittlich 15—30 Sekunden, doch können auch längere Fristen der Harnleiterruhe erfolgen. Während der Blasenentleerung ruht die Harnleiterperistaltik, wenn der Lichtungsverschluß der Ureteren in Ordnung ist (Adler).

Die Ursache der Ureterperistaltik schreiben die einen (Engelmann, Hryntschak) einer myogenen Reizleitung zu, während periureteral gelegene Ganglien nur regelnden Einfluß ausübten; andere halten die ganze Harnleiterleistung für nervös veranlaßt. Adler nennt es wahrscheinlich, daß die Uretertätigkeit von den Nieren nur mittelbar beeinflußt werde, nämlich durch die Füllung des Nierenbeckens mit Harn; die Wandspannung bzw. der intrapelvine Druck lösten mechanisch die Muskelkontraktionen aus, die zum Weiterbringen der angesammelten Harnmenge dienen. Da beide Harnleiter gleichzeitig zu arbeiten pflegten, müsse man an eine gemeinschaftliche, übergeordnete Veranlassung denken. Die Öffnung der Lippen des Harnleiterblasenmundes ist als Fortsetzung der Harnleiterperistaltik zu denken. Da der Innendruck der Harnblase infolge ihrer Fähigkeit, sich auch großen Harnmengen ohne Änderung der Wandspannung anzupassen, kleiner ist als die peristaltische Kraft der Harnleiter, kann trotz starker Füllung der Harnblase immer noch Urin aus den Ureteren hinzukommen. Die Lippenform des oberen Mündungsrandes und der schiefe Blasenwanddurchtritt des Harnleiterendes wirken in Zeiten der Uretererschlaffung wie eine selbsttätige Sicherheitsklappe gegen jeden Harnrückstrom (Blum, Boeminghaus).

Die Harnblase (Cystis urinalis, Vesica urinaria, Bladder, Wasserblase, Blase) stellt einen Behälter dar, ein muskelstarkes Hohlorgan, das je nach seiner

Füllung ganz verschiedene Form und Ausdehnung zeigt. Man unterscheidet an ihr den Blasenscheitel (Vertex vesicae), den auf dem muskulösen Beckenboden sitzenden Blasengrund (Fundus vesicae), der im wesentlichen das Blasendreieck (Trigonum vesicae Lieutaudii[1]) umfaßt und in die Harnröhre mündet; zwischen Blasenscheitel und Blasengrund dehnt sich der Blasenkörper aus (Corpus vesicae). Die Einengung gegen den Blasenausgang hin nennen viele „Blasenhals". SIEGLBAUER sagt von der leeren, zusammengezogenen Blase, sie liege etwa tetraederartig gestaltet hinter der Symphyse versteckt, steige bei der Füllung über die Symphyse vor, dränge die auf ihr liegenden Organe hoch und bekomme dann — entsprechend der Beckenform beim Weibe eine mehr breite, rundliche, beim Manne eine mehr hohe, längsovale Gestalt. Anders verhält es sich beim Neugeborenen und in der ersten Säuglingszeit, wenn die Blase ihren physiologischen Deszensus noch nicht vollendet hat; hier bleibt auch die entleerte Blase mehr schlauchförmig gestreckt oder „torpedoähnlich" gestaltet, wie sich BRAUS ausdrückt, und reicht stets in den Bauchraum hinauf. Im Gegensatz zur vorderen und unteren Blasenfläche, welche durch sehr lockeres Bindegewebe mit der hinteren Fläche der Becken-Schambeinfuge in jenem Bereich verbunden ist, der nach sehr leicht erfolgender Lockerung oder Durchreißung des verbindenden Stützgewebes als leere Raumbucht auffallen mag und von RETZIUS als Hohlraum angesprochen wurde (Cavum praeperitoneale Retzii[2]), ist die hintere und obere, den nachbarlichen Darmabschnitten zugewendete Fläche der Harnblase vom Bauchfell bis herunter in die Gegend der Harnleitereinmündung locker überzogen, so locker, daß „bei leerer Blase über ihre intestinale Fläche eine quere Reservefalte von Peritoneum (Plica transversalis vesicae) verläuft". Der Blasengrund ist frei von Peritoneum. Er ändert seine Stellung kaum bei Füllung der Blase, wohl aber steigt bei einer solchen die Blasenspitze aus dem Becken empor. Damit wird die vordere, von Serosa freie Fläche der Blase einem operativen Eingriff von der vorderen Bauchwand her ohne Eröffnung der Peritonealhöhle zugänglich. Dazu genügt eine Füllung der Blase mit etwa 120 ccm.

Die normale Kapazität der Harnblase beträgt 200—400 ccm, kann aber beim Erwachsenen auf 650—700 ccm und mehr ansteigen (SIEGLBAUER). VOELCKER und BOEMINGHAUS geben als gewöhnliches Fassungsvermögen der Harnblase die Durchschnittsmenge von 300—400 ccm an; bei der Frau sei es meist etwas höher. Es seien diese Zahlen aber nicht etwa Ausdruck der äußersten Füllungsmöglichkeit, die unter völliger Ausnützung der Elastizität und Dehnungsfähigkeit erreicht werden könnte. Wie man bei Menschen festgestellt, die gewohnheitsmäßig den Harn zurückhalten, vermöchten solche Blasen mehrere Liter zu fassen.

Über den Innendruck der Harnblase ist bei ADLER nachzulesen. Man hat experimentell an der Leichenharnblase die Druckgrößen bei verschiedenem Blasenfüllungszustand zu messen versucht. Nach GENOUVILLE soll der intravesikale Druck, bei dem die menschliche Blase der Zerreißung ausgesetzt ist, einer Wasserhöhe von 180 cm entsprechen.

Besondere Betrachtung verdient das Trigonum vesicae, dessen Basis sich bei Menschen unserer Zonen zwischen den Uretermündungen in einer Ausdehnung von 2,0—4,0 cm erstreckt — je nach dem Füllungsgrad der Harnblase. Die Seitenlänge des gleichschenkeligen, ja nahezu gleichseitigen Trigonum vesicae beträgt beim Erwachsenen durchschnittlich 2,5 cm. Wie SIEGLBAUER ausführt,

[1] LIEUTAUD, französischer Arzt 1703—1780.

[2] Bei BRAUS lese ich, daß in seltenen Fällen das Bindegewebe im Cavum Retzii fehle und tatsächlich ein „Raum", ähnlich einem Schleimbeutel vorhanden sei. — RETZIUS, schwedischer Anatom 1796—1860.

könne beim Mann infolge stärkerer Entwicklung des Vorsteherdrüsenmittellappens die Grundliniengegend des Trigonums in Form einer Leiste vortreten, welche durch einen besonders starken Teil des Musculus trigonalis unterfüttert sei. Hinter dieser Area interureterica mit ihrer Randleiste (Plica interureterica) bilde der Blasengrund dann eine mehr oder minder tiefe Bucht (Fossa interureterica; Abb. 11.)

Die innere Harnblasenwand zeichnet sich durch ein mehr oder weniger grobes, netziges Relief aus, hervorgerufen vom Verlauf der innersten Lage der Wandmuskulatur. Im Fundusabschnitt erscheint die Innenwand glatter. Hier

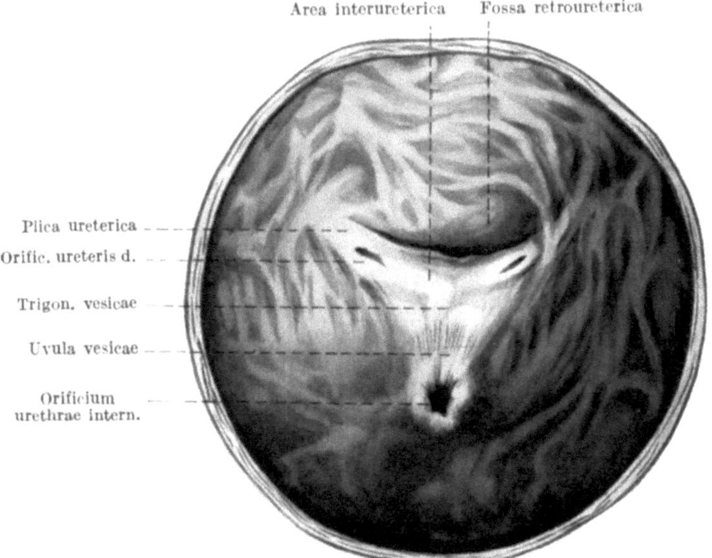

Abb. 11. Blasenfundus und Umgebung. Durch eine mäßige Füllung der Harnblase mit Formalin in situ gehärtet. (Nach Corning.)

ist die Muskulatur (Musculus trigonalis) feiner gebündelt und mit der Blasenschleimhaut fest verbunden (Sieglbauer).

Die Blasenmuskulatur besteht, wie man gewöhnlich sagt, aus drei vielfach miteinander zusammenhängenden und ineinander verflochtenen Zügen. Sie ist in neueren Untersuchungen von Robert Heiss sehr sorgfältig dargestellt worden; eine übersichtliche Besprechung der Blasenmuskulatur unter Berücksichtigung älterer und neuerer Forschungsergebnisse findet sich bei O. Schwarz im Handbuch der Urologie[1]. Immerhin ist jene Darstellung den neuesten Forschungen von Heiss nicht gerecht geworden, die von größter Wichtigkeit sind für die Deutung des Verschlusses und der Öffnung der Harnblase. Es erscheint daher erwünscht, hier breiter auf sie einzugehen; ich tue dies an Hand der Heissschen Abbildungen aufeinanderfolgender Präparationszustände von Harnblasen junger Männer nach Formalinhärtung in der Leiche. Vorauszunehmen ist noch die schon in Peterfis' Untersuchungen angebahnte, aber nicht durchgeführte Feststellung, daß die gesamte Blasenmuskulatur ein zusammenhängendes Maschenwerk darstellt und die Dreiteilung in eine äußere, mittlere und innere Muskelschicht zu schematisch ist. Dies dargetan zu haben ist das Verdienst von Robert Heiss. An Hand der sorgsam gefertigten Abbildungen

[1] Handbuch der Urologie (Lichtenberg, v., Voelcker u. Wildboltz), Bd. 1. Berlin: Julius Springer.

seiner Präparationsstufen führte dieser Anatom in einer zusammenfassenden, übersichtlichen Arbeit folgendes aus:

Abb. 12 zeigt die äquatorial, zwischen Scheitel und Fundus durchschnittene Blase in ihrem unteren, wichtigeren Anteil bei intakter Schleimhaut. An ihr sind alle, von WALDEYER

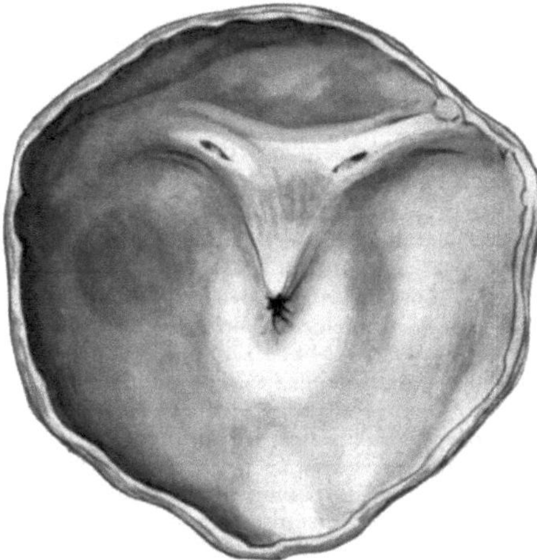

Abb. 12. Ansicht des Blasengrundes und seiner Umgebung nach einer in situ belassenen Blase eines 35jährigen Mannes. (Gezeichnet von ROB. HEISS.)

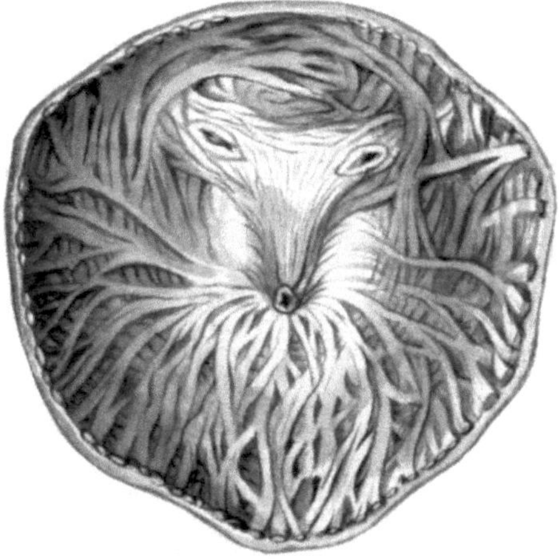

Abb. 13. Dieselbe Blase wie in Abb. 12 nach Entfernung der Schleimhaut. Auf dem Blasendreieck eine Lage gegen das Orificium vesicae int. zusammenlaufende Längsmuskelzüge; zu beiden Seiten dieser wird die Querfaserschicht sichtbar. (Nach R. HEISS.)

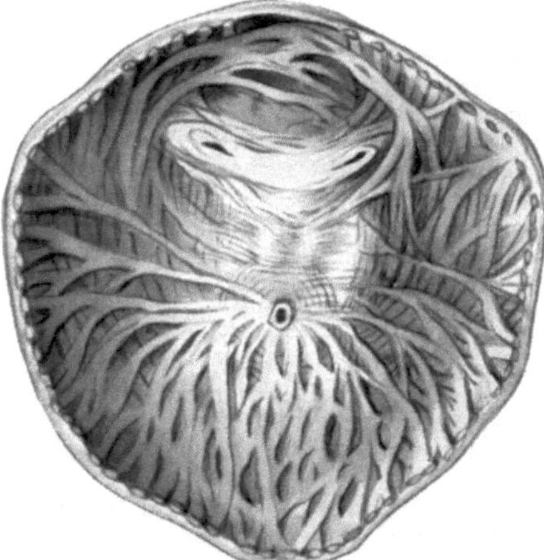

Abb. 14. Dieselbe Blase wie in Abb. 12 nach Entfernung der oberflächlichen Längsmuskelschicht des Blasendreiecks. Die Querfaserschicht liegt frei, zwischen ihren lateralen Ausläufern sind beiderseits die kräftigen Züge der hinteren longitudinalen Blasenmuskulatur zu erkennen. Hinter dem Orifizium eine dünne Lage bogenförmiger Züge, die mit der inneren, netzförmigen Muskelschicht der vorderen Blasenwand in Verbindung stehen. (Vgl. Abb. 13. Nach HEISS.)

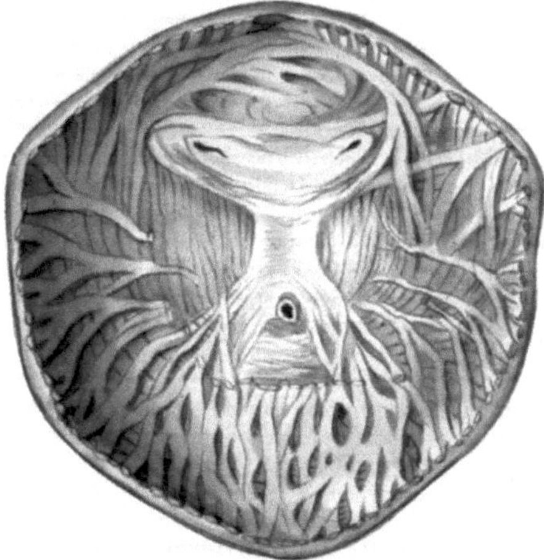

Abb. 15. Die innere netzförmige Muskelschicht ist in der Umgebung des Orificium vesicae int. abgetragen bis auf die dünnen Fasern, die sich in die bogenförmigen des Trigonum fortsetzen. Desgleichen sind die lateralwärts ausstrahlenden transversalen Züge der Trigonalplatte bis auf einen schmalen, medianen Streifen entfernt. Die hufeisenförmige Muskelschlinge (Detrusorschleife) ist fast ganz freigelegt. (Nach R. HEISS.)

genau beschriebenen und mit sehr vielen Namen belegten Komponenten des Trigonum vesicae zu sehen. Was aber an diesem Bilde auffällt und bisher noch nicht beschrieben wurde, ist ein deutlich sich abhebender, resistent fühlbarer, hufeisenförmiger Wulst, der die Schleimhaut nach innen vorbuchtend, das Orificium internum konzentrisch mit zwei Schenkeln von vorne umgreift und allmählich unter dem Seitenrande des Trigonum vesicae verschwindet. Lateral von den Wülsten zeigt die Blase beiderseits eine Vertiefung.

Abb. 13 des gleichen Präparates zeigt nach vorsichtiger Entfernung der Schleimhaut, die nur an den Ureterenöffnungen und am Orificium internum mit schmalem Saum erhalten ist, die innerste Muskellage des Trigonum, die in ihren medianen, gegen die Uvula vesicae und das Orifizium konvergierenden Teilen sich besonders heraushebt. Im übrigen übersieht man hier die innere, charakteristische, netzförmig angeordnete, longitudinale Muskelschicht, deren Züge nach der Seite zu und nach hinten bedeutend schwächer werden. Seitlich vom Trigonum vesicae, dem oben beschriebenen Wulste entsprechend, finden wir außerordentlich feine, quere Züge, die makroskopisch derb bindegewebig erscheinen, sich bei histologischer Untersuchung auf Querschnitten, senkrecht zur Ebene des Trigonum aber teilweise als Muskelzüge erweisen.

Abb. 14 vom gleichen Objekt ist nach vorsichtiger Entfernung der oberflächlichen Längszüge der Trigonalmuskulatur dargestellt. Schon hier, aber noch viel klarer auf

Abb. 15, wo auch die zum Orifizium und zu den Seiten des Trigonum ziehenden Faserbündel der inneren, netzförmigen Längsschicht der Blasenmuskulatur ein Stück weit abgetragen sind, wird deutlich, daß die Muskulatur der Trigonalplatte, die entwicklungsgeschichtlich wie ein Fremdkörper in die Blase aufgenommen wird, ihre Selbständigkeit als Ureterenmuskulatur keineswegs völlig bewahrt, sondern vielerlei Durchflechtung mit der Blasenmuskulatur eingeht. Auf Abb. 14 schwächer, auf Abb. 15 deutlich sichtbar sind einerseits die den Anulus urethralis von hinten halbbogenförmig umgreifenden Muskelzüge, deren Ausstrahlung zwischen die tieferen Bündel der netzförmigen, innersten Schicht erfolgt, anderseits die viel kräftigere Muskelschleife, die das Orificium internum von vorne umfaßt, und die HEISS im Jahre 1915 erstmalig beschrieben hat. Es tut der Richtigkeit seiner damaligen Darstellung keinen Eintrag, daß WESSON die gleiche Muskelbildung im Jahre 1920, also 5 Jahre später, wieder neu entdeckt und als Musculus arcuatus externus beschrieben hat. Der Zusammenhang dieser Muskelschleife mit den Fasern der äußeren Längsmuskulatur der Harnblase ist schon hier deutlich erkennbar, augenfälliger wird er noch auf Abb. 16 und weiterhin an einer Blase, die von außen nach innen präpariert und dargestellt ist, Abb. 17. An der Abb. 16, bei welcher auch die quere Trigonalmuskulatur bis auf die die Ureteren verbindenden Züge abgeschnitten ist, sieht man in dem von den hinteren Schenkeln der Muskelschleife freibleibenden Fenster, also an der hinteren Wand unter dem Trigonum gelegen, eine dünne, bogenförmig verlaufende Muskellage. Sie geht schräg nach vorne und unten und schließt sich hinter und unter der vorbeschriebenen Schleife zu einen muskulösen Ring, der somit die Harnröhre von hinten und oben nach vorne und unten umgreift. Dieser Muskelring bildet einen Teil und zwar den für den Blasenverschluß in Betracht kommenden, schwachen Anteil des sog. Sphincter trigonalis (KALISCHER), zu dem KALISCHER allerdings noch die oben beschriebene, in die Blasenwandmuskulatur ausstrahlenden, queren Faserbündel der Trigonalplatte rechnete, die aber für den Verschlußmechanismus nicht herangezogen werden können.

Abb. 17 gibt nach den Worten von HEISS „eine Ansicht der Blase von hinten und unten, bei der unter Schonung der zum Blasenausgang gehörenden Muskulatur die Prostata entfernt wurde. Man erkennt sehr deutlich die hinteren, longitudinalen Züge der Blasenmuskulatur, welche in die Detrusorschleife übergehen. In dünner Schicht ihnen aufgelagert sieht man die als Sphincter trigonalis beschriebenen zirkulären Fasern. Die oberflächlichsten der longitudinalen Züge des Musculus detrusor urinae wurden, soweit sie am oberen Rande des Lobus medius der Prostata entspringen, zurückpräpariert und abgeschnitten. Unter dem Schnittrande sieht man gleichfalls längsverlaufende, tiefere Bündel seitlich von den Fasern der Detrusorschleife eingefaßt, die sich zwischen die queren Züge des Sphincter trigonalis einsenken.

Es kann wohl kein Zweifel über die Bedeutung dieser Züge bestehen; es sind Muskeln, die bei ihrer Kontraktion den hinteren Umfang der Harnröhrenmündung, das ist die Uvula vesicae und die hintere Harnröhrenwand verlagern, also gewissermaßen den Zapfen der Uvula aus der Umklammerung der Sphinkterschleife herausziehen und so eine Öffnung der Blase zustandebringen. Ich nenne diese Züge deshalb Retractor uvulae. Hiermit stimmt auch der zystoskopische Befund des geöffneten Orificium internum überein, bei dem die Uvula verstrichen ist. Besonders hervorzuheben ist, daß dieser aller Wahrscheinlichkeit nach bei der aktiven Blaseneröffnung in Tätigkeit tretende, muskulös-elastische Zug gleichfalls mit der äußeren longitudinalen Blasenwandmuskulatur in Verbindung steht, aus ihr hervorgeht und zwar in derselben Weise, wie die mehr seitlich und oberflächlich gelegenen Züge der Detrusorschleife."

Die anatomischen Feststellungen von ROBERT HEISS werfen ein neues Licht auf Schluß und Öffnung der Harnblase. Bis zur Würdigung seiner Forschung hatten die anatomischen Ergebnisse mehr Schwierigkeiten als Aufhellung für die Deutung des Gegenstandes der Blasenfunktion gebracht, wie sich O. SCHWARZ unter Darlegung der Einzelheiten dieser Komplikationen ausdrückt. Gegenüber der zweifelnden Meinung von SCHWARZ über die Leistung des Detrusorsphinkters, der kein richtiger Schließmuskel sein könne, verweist HEISS auf ein bisher unberücksichtigtes Gegenspiel im Verschlußapparat der Blase. In seiner Behandlung der „mechanischen Faktoren des Verschlusses und der Öffnung der Harnblase" führte er folgendes aus:

„Zu den aktiven Bewegungselementen des Harnblasenverschlusses" (nämlich der Tätigkeit des Sphincter trigonalis (KALISCHER) und des Sphincter vesicae int. (HEISS), welch letzteren DENNIG als „Detrusorschleife" benannte), „kommt als passives, viel zu wenig berücksichtigtes Moment der Venenapparat der Harnblase hinzu. Die Venen sind in der Blasenwand in Form von Geflechten angeordnet, einem äußeren und inneren Plexus vesicalis. Das innere Geflecht zeigt gerade im Bereiche des Trigonum und des Orificium int. eine außerordentlich mächtige Entfaltung. Am Orifizium entsteht, in der Submukosa der Schleimhaut gelegen, ein starkes Venenpolster, das auf Schnitten durch

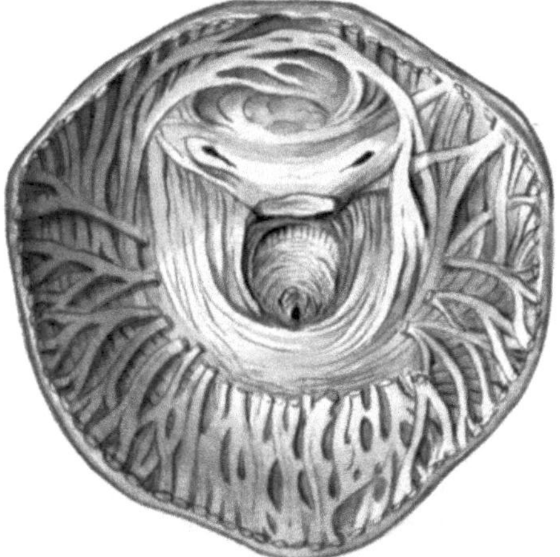

Abb. 16. Die Detrusorschleife liegt frei. Die beiden Schenkel der Schleife sind als breite Züge zu erkennen, die unter dem Seitenrande des Trigonum verschwinden. Die medialsten Fasern verlaufen in die Tiefe und werden überdeckt von den lateralen, oberflächlich abbiegenden Fasern, die direkt im Rande des Anulus urethralis unter der Schleimhaut verlaufen. In der Lichtung der Detrusorschleife ist der Rest der Querfaserung der Trigonalmuskulatur entfernt. Die in der Tiefe sichtbaren, bogenförmigen Muskelzüge werden durchsetzt von longitudinalen Fasern der Blasenmuskulatur. Die bogenförmigen Züge verlaufen schräg und nach abwärts, unter die Detrusorschleife und bilden den Sphincter trigonalis (KALISCHER), siehe Abb. 17. (Nach R. HEISS.)

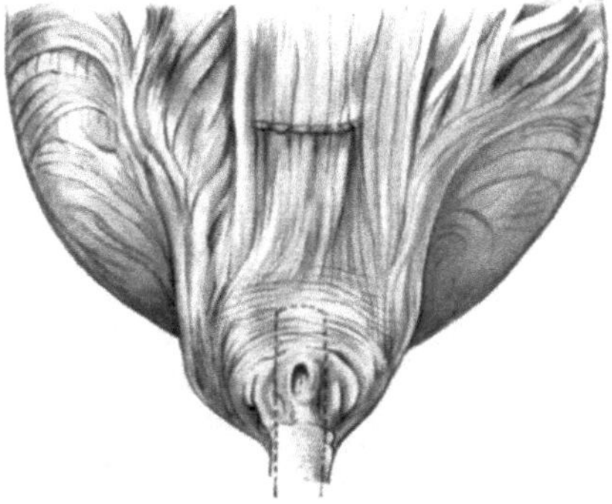

Abb. 17. Die Außenfläche des Fundus vesicae, dargestellt nach sorgfältiger Trennung von Blase und Prostata. Die abgeschnittenen Muskelfasern sind die am oberen Rande des Lobus medius der Prostata entspringenden Züge. Darunter gleichfalls longitudinale Züge, die seitwärts und bogenförmig nach vorne verlaufen (Detrusorschleife). Die am weitesten median gelegenen Fasern senken sich zwischen und unter die aufgelagerten, fein gebündelten, zirkulären Züge des Sphincter trigonalis ein. Sie bilden den Musculus retractor uvulae. Der Verlauf der Harnröhre und die Lage des Orificium ves. int. ist punktiert angegeben, Die Öffnung am hinteren Umfang entspricht dem Utriculus prostaticus. (Nach R. HEISS.)

diese Gegend geradezu den Eindruck eines Schwellkörpers macht. Der Abfluß dieses Geflechtes ist nach zwei Seiten möglich, nach unten durch die submukösen Venen der Harnröhrenschleimhaut und nach außen in die großen, venösen Sammelplexus der Blase, Plexus pudendus und Plexus vesico-prostaticus. Auch diese besonderen, für diese Gegend charakteristischen Gefäßverhältnisse wurden bisher übersehen.

Es handelt sich offenbar bei diesen Geflechten an der Harnröhrenöffnung um Einrichtungen, welche die letzte Abdichtung dieser Öffnung herbeizuführen fähig sind. Man kann sich schwer vorstellen, daß Muskelringe oder -Schleifen die Schleimhautränder der Öffnung während langer Zeitdauer zusammenpressen bis zum völligen Verschluß, ohne eine Druckschädigung zu verursachen. Einleuchtender erscheint, daß es die Aufgabe der Muskeln ist, das zu verschließende Rohr auf ein bestimmtes Maß einzuengen, ein festes Widerlager zu schaffen, auf dem die venengepolsterte Schleimhaut ihrerseits die letzte Abdichtung der Öffnung zustande bringt. Ein periodisches, physiologisches An- und Abschwellen des Plexus, je nach erschwertem bzw. erleichtertem Blutabflusse, ist ebensowenig von der Hand zu weisen, wie eine Einflußnahme des Nervensystems auf die Weite der Gefäße durch Vasomotoren.

So sind für die Erscheinungen des Blasenverschlusses hinreichende Grundlagen gegeben durch die angeführten anatomischen Tatsachen: 1. Der in der Blasenwand verankerten Detrusorschleife, 2. des Sphincter trigonalis Kalischer, und 3. der die Abdichtung herstellenden Venengeflechte."

Der Öffnung des Blasenausganges dienten, wie schon bei Besprechung der Abb. 17 betont worden ist, gewisse tiefere, längsverlaufende Muskelbündel seitlich von den Fasern der Detrusorschleife eingefaßt, die sich zwischen die queren Züge des Sphincter trigonalis einsenken. Sie strahlen gegen das Gebiet der Uvula und der hinteren Harnröhrenwand aus, wobei sie — nach mikroskopischer Feststellung — ihre Beschaffenheit als glatte Muskelzüge ändern, sich pinselförmig aufsplittern und in Form elastisch-bindegewebiger Sehnenplatten bis in die Submukosa der Uvula und der daran angeschlossenen Harnröhrenschleimhaut fortsetzen. Dieser Muskelzug sei quer gemessen 3—4 mm breit (nach Heiss).

Aus Röntgendarstellungen der Blasenfüllung und Entleerung von H. Boeminghaus geht ein Unterschied der Blasenform und -lage hervor. Während der Füllung nimmt zunächst (für frontale Bildprojektion gedacht) die quere Blasenausdehnung mehr zu als die Höhenausdehnung; erst bei stärkeren Füllungsgraden erhebt sich der Scheitel beträchtlich, wobei aber gleichwohl auch der quere Durchmesser beherrschend hervortritt. Anders bei der Blasenentleerung: Hier überwiegt der Höhendurchmesser, zugleich aber bemerkt man ein auffälliges Tiefertreten des inneren Harnröhrenmundes. Diese Unterschiede im Schattenbild hat Heiss anatomisch-physiologisch aufgeklärt; er führte hierzu folgendes aus:

„Die hauptsächlich transversale Dehnung bei Blasenfüllung kann nur erfolgen, wenn die Muskulatur der Blase, besonders ihre ringförmige Schicht erschlafft ist. Beim Übergang in die Entleerungsform handelt es sich um eine Kontraktion der ringförmigen Muskeln, die allein diese beträchtliche transversale Einengung und vertikale Verlängerung zustande bringen können. Die longitudinalen Züge sind hierbei wahrscheinlich aktiv unbeteiligt, ihre mögliche Spannung muß sogar möglicherweise bei zunehmender Verlängerung überwunden werden.

Die zweite, im Röntgenbild deutlich hervortretende Erscheinung ist das tiefertretende Orifizium in dem Augenblicke, wenn die Füllungsform der Blase in die Entleerungsform übergeht. Es liegt nahe, anzunehmen, daß die Lageveränderung aufs innigste mit der Formänderung zusammenhängt, ja gewissermaßen ihre Folgeerscheinung ist. Wenn wir uns die Verlagerungsmöglichkeiten des Orificium int. vergegenwärtigen, so müssen wir feststellen, daß eine reine Vertikalverlagerung nach abwärts anatomisch nicht möglich ist. Dies hätte ja zur Voraussetzung, daß die Pars prostatica der Harnröhre sich zusammenschieben oder, wie Boeminghaus annimmt, das Trigonum urogenitale, auf dem die Spitze der Prostata aufsitzt, sich nach unten vordrängen läßt. Diese beiden Voraussetzungen sind nicht erfüllt. Die Vertikalverschiebung aber ist eine Tatsache, die sich auch an anatomischen Präparaten bei Vergleich des Orifiziumstandes bei leerer und gefüllter Blase erweisen läßt. Nun ist in der Tat die Vertikalverlagerung mit einer Verschiebung nach hinten verbunden, was bei den sagittalen, dorso-ventralen Röntgenaufnahmen nicht zum Ausdruck kommen kann." (An einem Schema erläutert Heiss diese Verschiebung des Ostium urethrae internum genauer, welche bei vertikaler Verlängerung der Harnblase der kräftigen Kontraktion der Ringmuskulatur folgen muß.) Übrigens hatte Zangenmeister für die weibliche Harnblase diese Verschiebung bereits vorher erkannt. Sodann kommt nach den Feststellungen von Heiss hinzu:

„Wird das Orifizium nach hinten und unten verlagert, so beginnt eine weitere, mechanische Komponente zu wirken: Der Abstand zwischen dem Vorderseitenumfang des Orifizium und der hinteren Wand der Symphyse wird größer. Die Zunahme beträgt etwa 1 cm. Die altbekannten, in der Richtung des Abstandes verlaufenden Band- und Muskelzüge Ligg. und Mm. pubovesicales werden also bei dieser physiologischen Verlängerung beträchtlich angespannt. Diese Bänder und Muskeln sind an der Blase in der Gegend des Orificium int. verankert; sie strahlen, zwischen den Bündeln der Detrusorschleife eindringend und sie umspinnend, gegen den Anulus urethralis ein und üben, sobald sie sich anspannen, einen seitlich und nach vorne gerichteten dilatierenden Zug auf diesen Teil des Orificium int. aus. Ich glaube nicht fehl zu gehen, wenn ich annehme, daß in der Wirkung dieser Bänder und Muskeln ein weiteres Moment für die Eröffnung der Harnblase gegeben ist, ja daß wir darin die Hauptaufgabe dieses Band- und Muskelapparates zu sehen haben. Bestätigt wird diese Annahme durch das zystoskopische Bild des geöffneten Orifiziums, das ein Dreieck bildet. Die hintere Einbuchtung ist durch die Wirkung der tieferen, gegen die Uvula ausstrahlenden Längsmuskelzüge verstrichen, der Halbbogen des Anulus urethralis ist auseinandergezogen durch die Anspannung der Ligg. pubo-vesicalia bzw. durch aktive Kontraktion der Mm. pubo-vesicales."

Als morphologische Vorrichtung für den letzten Anteil der Blasenöffnung benennt Heiss die venöse Einrichtung in der Gegend des Orificium internum urethrae, jene Venenpolsterung, die er schon für den Harnblasenverschluß als „Abdichtung" in Anspruch nahm. „Bei der Eröffnung dagegen" so erklärt er, „kommt das Abschwellen des Venenringes als Erweiterung förderndes Moment in Betracht. Wie schon erwähnt, haben wir die Abflußgebiete der venösen Blasenplexus in den Venen der Harnröhre einerseits, in den Sammelplexus vesicoprostaticus und pudendus andererseits zu suchen. Der paravesikale Raum, in dem diese letzteren Venengeflechte zwischen den Blättern der Fascia pelvis eingeschlossen liegen, ist in seiner Ausdehnung bzw. Einschränkung direkt abhängig von den uns im Röntgenbild deutlich gewordenen Füllungs- und Entleerungsformen der Blase. Es läßt sich ohne Schwierigkeiten veranschaulichen, wie dieser Raum bei sich füllender, schüsselförmiger Blase immer mehr eingeengt wird. Die Folge ist eine Kompression der Sammelplexus, erschwerte Abflußbedingungen, damit Anschwellen des venösen Blasenringes. Mit Einsetzen der Entleerung, also mit Aufrichten der Blase tritt spontan eine Erweiterung des Raumes, ein Lüften der Venen ein, das unmittelbar günstige Abflußbedingungen für die Venenpolsterung des Orifiziums schafft, wobei eine Lockerung des Blasenverschlusses eintreten muß. Es ist um so erstaunlicher, daß dieses mechanische Moment der Blaseneröffnung bislang unerwähnt blieb, als der dilatierende Einfluß von umgebenden Bindegewebsmembranen auf die Venen zu den altbekannten Tatsachen der Gefäßlehre gehört."

Die Harnblase ist also, wie Heiss dargetan, „in ihrem mechanischen Apparat keineswegs einfach, sondern als ein im Bau hochdifferenziertes und seinen besonderen Leistungen angepaßtes Organ, das die mechanischen Möglichkeiten zu seinen Funktionen in sich selbst trägt. Dem nervösen Apparat fällt die Rolle zu, durch seine regulierenden Einflüsse das ganze Organ in seinem harmonischen Kräftespiel zu leiten."

(Über die Innervation der Harnblase vergleiche man die Ausführungen von Adler[1]. Auf einige Eigentümlichkeiten im Gefäßsystem der ableitenden Harnwege wird im Hauptstück der Kreislaufstörungen hingewiesen werden.)

Ein kurzer Blick sei auf die Schleimhaut dern Harnblase geworfen, welche nach derselben Art epithelisiert ist als die Harnleiterinnenwand. Das

[1] Adler: Handbuch der normalen und pathologischen Physiologie, Bd. 4, S. 825.

Übergangsepithel der Blase sitzt auf einer sehr elastischen Submukosa; bei geleerter Blase bedeckt es unregelmäßig vielschichtig mehr oder weniger plumpe Falten in ziemlich hoher Schichtung; die gefüllte Blase zeigt eine geglättete Schleimhaut, deren Zellage etwa drei- bis vierschichtig erscheint. W. v. MÖLLENDORFF gibt an, daß auch bei völliger Entfaltung der Blasenschleimhaut das Epithel noch nicht zweischichtig sei. Erst unphysiologische Dehnung flache das Epithel ganz ab. STÖHR nennt die Epithelzellen der leeren, stark zusammengezogenen Harnblase kubisch, zylindrisch, an ihrer Unterfläche mit Vertiefungen und Fortsätzen oft versehen, an welche sich die Zellen der tieferen Schicht anlehnen. Diese letzteren seien schlank, in der Umgebung des Kerns oft dicker; der einfache Kern liege bald am oberen, bald am unteren Ende, bald in der

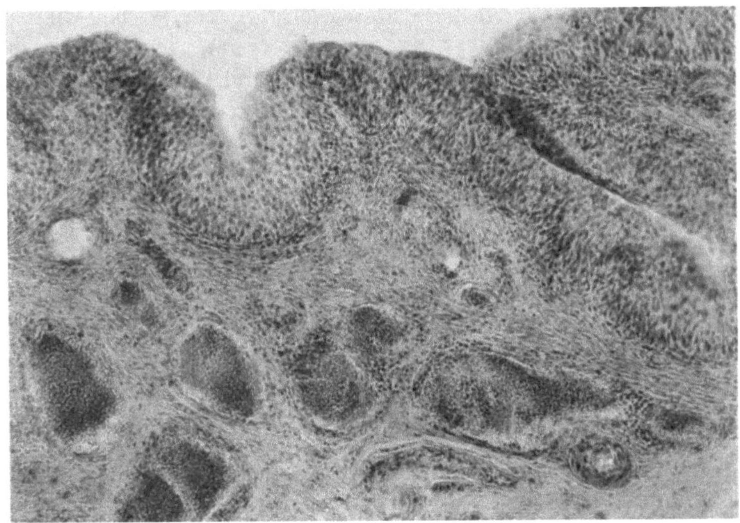

Abb. 18. Schnitt durch die Dreiecksgegend einer fast leer befundenen, zusammengezogen Harnblase. Man sieht das vielschichtige Übergangsepithel. In der Submukosa sind zahlreiche Venenräume jenes Plexus submucosus oder internus getroffen, der nach WALDEYER und nach ROB. HEISS beim Blasenschluß wesentlich beteiligt ist. (Pathologisches Institut Göttingen. ♂ 46 a. S. 350, 1930.)

Mitte der Zelle. Bei stark gefüllter Blase seien die oberflächlichen Zellen ganz abgeplattet, die tiefen Zellen dagegen niedrig und kubisch. Die Zellen der oberflächlichen Lage führten nur queroval liegende Kerne, deren längster Durchmesser jeweils parallel zur Innenfläche der Blase angeordnet erscheine. Zwischen diesen Gegensätzen bestünden alle Übergänge.

Ein feines Netz von Kapillaren findet sich in der Faserschicht der Schleimhaut so nahe den basalen Zellen des Epithels, daß man sagen könnte, es säßen einzelne Epithelien diesen Haargefäßen unmittelbar auf; da diese Kapillaren zu Maschen verbunden sind, sieht es auf dem Flachschnitt aus, als ob Gruppen von Epithelzellen in Maschen dieses Gefäßnetzes eingeschlossen wären, wofür W. v. MÖLLENDORFF[2] eine lehrreiche Abbildung beibrachte.

Besondere Beachtung haben gewisse epitheliale Nester und Hohlzüge gefunden, die sich beim Menschen im Dreiecksgebiet des Blasengrundes, gegen den Blasenausgang hin finden können. Indes, wenn auch dies Gebiet besonders für solche Bildungen in Frage kommt, so ist doch nicht auszuschließen, daß auch im Nierenbecken, in den Harnleitern und kranialen Abschnitten der Blase drüsenähnliche, ja drüsige Gebilde vorkommen.

[2] MÖLLENDORFF, W. v.: Handbuch der mikroskopischen Anatomie VII/1, S. 293.

EGLI hat für das Nierenbecken des Pferdes den Befund einfacher oder zusammengesetzter tubulöser Drüsen angegeben; sie seien mit einer einfachen Schicht von zylindrischen Zellen, auch von Becherzellen ausgekleidet. SERTOLI hat dies bestätigt. KOELLIKER nannte das Nierenbecken des Menschen drüsenlos. UNRUH hat jedoch im oberen Teil des menschlichen Harnleiters zerstreute, im Nierenbecken in großer Zahl zusammengesetzte Drüschen gefunden, die teils schlauchförmig, teils traubenförmig, radiär um einen kurzen, etwas schmäleren Ausführungsgang angeordnet waren; dieser Gang schien UNRUH nicht regelmäßig gegeben zu sein; er vermißte ihn in einer größeren Zahl aufeinanderfolgender Schnitte. Eine eigentliche Lichtung besaßen jene Drüsen nicht. Sie waren vielmehr — etwa nach Art von Talgdrüsen — entweder dicht oder bis auf einen kleinen spaltförmigen Raum mit radiär angeordneten Zylinder- und Spindelzellen gefüllt. In der „abgezogenen" Schleimhaut eines Nierenbeckens fand UNRUH 1—2 solcher Drüsen auf 1 qcm; in einem anderen Fall wurden die Drüsen viel zierlicher und kleiner angetroffen; im Becken einer dritten Niere fehlten diese Drüsenbildungen. UNRUH vermißte sie namentlich auch in der Niere des Neugeborenen; im großen und ganzen nennt er die fraglichen Gebilde „ziemlich inkonstant". — HAMBURGER fand entsprechende drüsenähnliche Buchten weniger oft im unteren Teil.

Was die Frage jener drüsenartigen oder drüsenähnlichen Gebilde in der Harnblase betrifft, so haben KOELLIKER, HENLE und KRAUSE angegeben, daß man im Blasengrund, nahe dem Harnröhrenanfang derartige Bildungen finde. KOELLIKER beschreibt sie in Form einfacher, birnförmiger Schläuche oder kleiner Träubchen mit zylindrischem Epithel, erfüllt von hellem Schleim. HENLE nannte sie nicht unähnlich denen in der Harnröhre nahe dem Samenhügel. KRAUSE sah im Blasengrund runde und ovale Krypten, GEGENBAUR spricht von kleinen Schleimdrüsen azinösen Baues.

v. LIMBECK hat 1887 Epithelhaufen in der Wand der Harnblase und der Ureteren beschrieben; er erklärte sie, ähnlich wie später A. v. BRUNN aus Verwachsung von Epithelfalten oder Epithelsprossungen entstanden und sah in ihnen den Ursprung von Epithelzysten der Harnblase und der Harnleiter.

Weitere Aufklärung über die fraglichen Gebilde brachte 1893 A. v. BRUNN. Er fand an den Harnblasen von 2 hingerichteten Männern zwischen 30 und 40 Jahren die von HENLE angegebenen Drüsen nicht; dagegen bestätigte er als seltene Vorkommnisse die von UNRUH geschilderten „Drüsen" im Nierenbecken; sie fänden sich am häufigsten am Ort der Nierenbeckenverengerung zum Harnleiter hin; der Form nach handelte es sich um traubenähnliche epitheliale Bildungen, indem an einem Stämmchen meist mehrere, mit kugeliger Auftreibung versehene Ästchen hingen. Erscheinungen, die auf bestimmte Abscheidungen hinwiesen, vermißte er; den Vergleich dieser Gebilde mit Talgdrüsen fand A. v. BRUNN am meisten zutreffend, obwohl von einem Talgsekret nichts zu sehen sei. Ferner boten die untersuchten, stark zusammengezogenen Harnblasen tief in die Wand hineingewölbte Epithelzapfen dar, welche durch dünnere oder dickere Halsabschnitte mit dem eigentlichen Blasenepithel in Verbindung standen, ähnlich der Form einer Retorte. Manchmal fehlte auch der Zusammenhang. Nicht immer waren diese Epithelnester kugelig oder eiförmig; öfter wurden sie auch durch tiefe Einschnitte in 2—4 kugelige Abteilungen zerlegt, die man geradezu als „Azini" bezeichnen könnte; niemals handelte es sich aber etwa darum, daß die einzelnen Teile durch längere Stränge miteinander in Verbindung ständen. Wahrscheinlich sei bei allen Nestern urprünglich ein Oberflächenzusammenhang gegeben gewesen, um dann teilweise oder ganz verloren zu gehen. Das seien wohl die von KRAUSE gesehenen Krypten, bzw. die von OBERDIEK beschriebenen omegaförmigen Einsenkungen des Blasenepithels. A. v. BRUNN warf die Frage erneut auf, ob hier Drüsen vorlägen. Es fehle ihnen ein regelmäßiger Hohlraum, es fehle ihnen ein Sekret. Um Sprossen und Nester des Epithels handle es sich. Wahrscheinlich, so meinte er, entstünden sie bei der Austreibung des Harns infolge des Zusammenfallens der Harnblase — eine Ansicht, die zweifellos falsch war, da gerade in der Gegend des hauptsächlichen Vorkommens jener Gebilde in der Gegend des Dreiecksfeldes von einem „Zusammenfallen" der Blasenwand gar beim Harnblasenschluß keine Rede sein kann. Je vollkommener das Organ entleert würde, um so höher oder länger würden die drüsenähnlichen Gebilde; zufällig kämen Abschnürungen zustande, welche durch Vermehrung ihres Epithels dann zu Nestern würden.

Lubarsch hat sich im Anschluß an die Arbeit A. v. Brunns über Zysten der ableitenden Harnwege verbreitet. Seinen Darlegungen ist zu entnehmen, daß er unterscheidet zwischen Schleimhautbuchten („Krypten") der Harnblasenauskleidung, zwischen v. Brunnschen epithelialen Zellnestern und zwischen ungewöhnlich hoch gelegenen Harnröhrendrüsen, die also im Bereich des Blasenausganges angetroffen werden. Da Albarran (1892) der Auffassung Ausdruck verlieh, es seien die eigenartigen drüsigen Bildungen des Harnblasenhalses schlecht entwickelte Abkömmlinge von Harnröhrendrüsen, so fand die von Lubarsch geäußerte dritte Möglichkeit der Deutung des Ausganges von Blasenwandzysten bereits hier einen Anhalt.

Der Anatom Sappey hatte 1889 das Vorkommen von Drüsen im Blasenbereich ganz entschieden bestritten, ebenso tat dies Hey auf Grund der Untersuchung von 31 Harnblasen. Auch Aschoffs Untersuchungen (1894), die allerdings im wesentlichen an Organen von Neugeborenen vorgenommen worden sind, konnten zwar die v. Brunnschen Zellnester, nicht aber das Vorkommen von Drüsenbildungen in der Harnblase bestätigen. Das Werden jener epithelialen Zellnester erklärte Aschoff nicht nur als ein Abschnürungsgeschehen zusammengewachsener Epithelleisten, sondern er betonte, daß auch unmittelbare Sprossung des Epithels vorkomme.

Disse hinwiederum nennt „sowohl solide Epithelsprossen als auch blindsackförmige, vom Blasenepithel ausgekleidete Schleimhautkrypten in der Mehrzahl der untersuchten Fälle vorhanden; sie finden sich", so fährt Disse fort, „besonders im Blasengrunde vor. Sehr selten dagegen trifft man schlauchförmige, verästelte, mit Epithel ausgekleidete Gänge an, die in die Blase einmünden; diese gleichen ganz und gar den Urethraldrüsen und sind wohl mit Recht als „verlagerte Urethraldrüsen" aufgefaßt.

Eine Durchsicht der Lehrbücher der Histologie ergibt folgende Angaben: Böhm und Davidoff sprechen davon, daß man im Nierenbecken und im oberen Teil des Ureters vereinzelte Schleimdrüsen angetroffen habe. — Schultze und v. Möllendorff haben in den von ihnen besorgten Ausgaben des Stöhrschen Lehrbuches der Histologie ziemlich gleichen Sinnes ausgeführt, daß sich in den oberflächlichen Schichten der Tunica propria der Blase, auch des unteren Nierenbeckens und der oberen Harnleiterabschnitte runde oder längliche Körper fänden, Sprossen des Oberflächenepithels, zum Teil ohne Lichtung, Zäpfchen, zum Teil hohl, Krypten, deren Hohlraum einen Sekretstoff enthalte. Es seien diese Krypten die ersten Entwicklungsstadien von Drüsen, die jedoch spät, erst bei Erwachsenen aus dem Grunde der Krypten hervorsproßten und verästelte, mit Zylinderepithel ausgekleidete Schläuche bildeten. Solch echte Drüsen fände man nur in der Harnblase, und zwar im Fundus, am Trigonum, am Harnröhrenanfang, wo selbst sie alle Übergänge zu wohlentwickelten Prostatadrüsen zeigten. — Schaffer führt aus, im Harnleiter fehlten Drüsen, doch seien tiefliegende, knospenartige Epitheleinsenkungen zwischen den Bindegewebsfalten für solche gehalten worden. Im Epithel könnten zystische Hohlräume vorkommen. Dagegen fänden sich im Blasendreieck gelegentlich einzelne Drüschen, wie man sie regelmäßig in der Harnröhre fände. — Petersen erwähnt nur ganz kurz, daß im Blasengrund Epithelkrypten und -drüsen vorkommen, die einen Übergang zu den Drüsen der Prostata bilden. Nach Bouin begegnet man im Stratum proprium des Trigonums der Harnblasenschleimhaut epithelialen Knoten, die teils solide erscheinen, teils mit einer Lichtung versehen sind; da diese mit einer fädigen bis schleimigen Flüssigkeit erfüllt sein könne, handle es sich um Drüsen. Unter Hinweis auf v. Ebner achtet Bouin diese Bildungen den Drüsen des prostatischen Harnröhrenabschnittes gleich, wie man ja das Dreiecksfeld der Blase als ein Segment der Harnröhre ansprechen könne, das sich bei der Entwicklung in die Harnblase hinein erstreckt hätte.

Ganz neue Unterlagen brachte Lendorf für diese Frage bei durch Untersuchung sorgsam vorbereiteten Beobachtungsgutes, dessen Einzelheiten zudem mit Eigentümlichkeiten der Harnblasen von allerlei Tieren verglichen wurden. Er fand sehr regelmäßig echte drüsige Bildungen beim Menschen in den vorderen Abschnitten des Dreiecksfeldes von LIEUTAUD und neigt dazu, die scharfe Trennung von Drüsen, Krypten und Epithelsprossen aufzugeben, insoferne ein Entwicklungsgang von den kugelförmigen Zellnestern zu den Schlauchformen und zylindrozellulären Drüsenbildungen bestehe.

Diesen Ausführungen von LENDORF folgte TESTUT in der 7. Aufl. seiner Anatomie des Menschen für mehr oder minder zylindrische, oft nur schlecht ausgebildete Drüsen mit zylinderzelligem und geschichtetem Epithel, das ganz den Basiszellen der Harnblasenschleimhaut entspräche; diese drüsigen Bildungen der trigonalen Gegend entwickelten sich langsam und nähmen mit dem Alter wahrscheinlich zu. Anderseits gäbe es aber außerhalb des Blasendreiecksfeldes noch ähnliche, aber viel unvollkommenere, „rudimentäre", vereinzelte drüsenähnliche Epithelbildungen; sie entsprächen den epithelialen Nestern ALBARRANs und v. BRUNNs und stellten Schleimhautkrypten dar, deren Epithel sich nur sehr wenig von dem der Harnblase unterscheide. – Übrigens hat sich auch E. ZUCKERKANDL in der anatomischen Einleitung zum Handbuch der Urologie von v. FRISCH und O. ZUCKERKANDL weitgehend auf LENDORF bezogen.

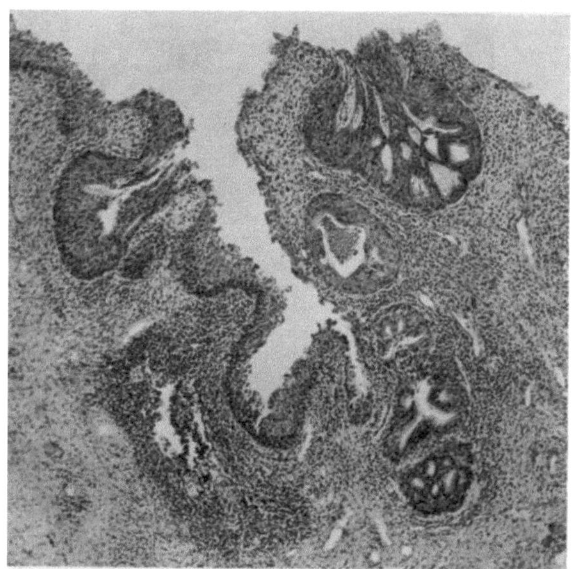

Abb. 19. Drüsenbildungen im Dreiecksfeld der Blasenschleimhaut eines älteren Mannes mit mäßiger, chronischer Entzündung. (Pathologisches Institut Göttingen. S. 338, 1930.)

In seiner Handbuchbearbeitung der mikroskopischen Anatomie der Harnwege schließt sich W. v. MÖLLENDORFF für die Frage der Harnblasendrüsen und der v. BRUNNschen Nestbildungen ganz entschieden LENDORF an. Ich möchte das meinerseits ebenfalls tun, wobei ich auf die beigegebenen Abb. 19—22 verweise. Nach v. MÖLLENDORFFs Schilderung findet man am Trigonum erwachsener Harnblasen — ohne Zeichen einer Schleimhautreizung — zweierlei Epithelausbuchtungen: einmal kleinere oder größere Komplexe, die als konstante, in das Bindegewebe versenkte einfache Kugeln oder lappig-traubige Formen auftreten können. Diese sind manchmal mit einem geschichteten Epithel so dicht angefüllt, daß man nur einen feinen Kanal nach außen führen sieht. In anderen Fällen ist das Lumen weit, wobei die Schichtenzahl des Epithels geringer wird. Die inneren Zellen dieser Gebilde sind prismatisch und weichen damit durchaus von der Form der üblichen Deckzellen des Oberflächenepithels ab. Damit ist natürlich nur festgestellt, daß die Entfernung dieser Zellen vom Lumen eine Gestaltsveränderung bewirkt hat; irgendwelche Schlüsse auf Sekretionsprozesse lassen sich aus den Präparaten nicht ziehen. Neben diesen Gebilden, die einen beträchtlichen Umfang annehmen können, kommen aber noch andere drüsenähnlichere Bildungen vor. Diese lassen sich einwandfrei an ihrem einschichtigen prismatischen Epithel, das manchmal dichter, manchmal spärlicher mit basalen Ersatzzellen versehen ist, erkennen. Dies sind die eigentlich als Drüsen bezeichneten Formen LENDORFs, deren Vorkommen auf das Trigonum beschränkt ist und die mit einem weiten Lumen versehen, unter Umständen als vielkammerige Einzeldrüsen auftreten. Sie besitzen eine gewisse Ähnlichkeit mit den Urethraldrüsen; eine genauere zytologische Untersuchung müßte ergeben, ob sie mit ihnen gleichgestellt werden können. An vielen Stellen ist diese zweite Art von Epithelanhängen kombiniert mit der ersten, so daß Teile eines Komplexes das vielschichtige, andere das einschichtige Epithel aufweisen. Ob man beide Arten von Epithelanhängen genetisch zusammenbringen kann, wie dies LENDORF tut, d. h. die zweite Form als die sekundäre Umbildung der ersten ansehen soll, möge dahingestellt bleiben. In dem Lumen beider Arten von Gebilden findet man oft färbbare Inhaltsmassen, über deren Zusammensetzung und Herkunft sich nichts Sicheres aussagen läßt. STOERK hat sich weniger unbestimmt ausgedrückt. Für ihn sind diese Inhaltsmassen ein echtes

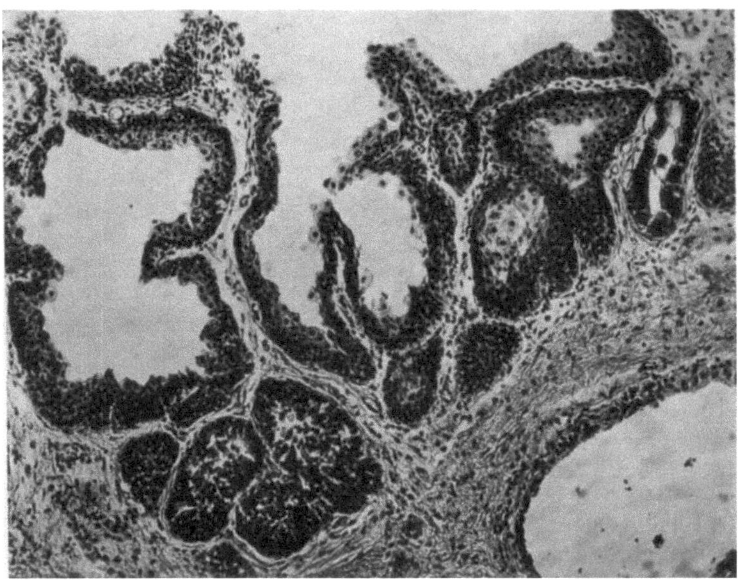

Abb. 20. Stelle aus der Blasenschleimhaut in der Dreiecksgegend einer blasengesunden 52jährigen Frau. Epithelkrypten und v. BRUNNsche Zellnester; ganz rechts ein zylinderzellig ausgekleideter, drüsiger Schlauch. (Pathologisches Institut Göttingen. S. 319, 1930.)

Sekret, das vielfach die Schleimreaktion ergibt. In der Mannigfaltigkeit seiner Bezeichnung (wässerig, schleimig, hyalin, kolloid) erzielt er nur die Kennzeichnung einzelner Erscheinungsstufen oder -formen ein und desselben Stoffes, der Metamorphosen durchmacht bis zur Trocknung und Verkalkung. Derartige Inhaltsmassen in Form einer zähleimigen Ausfüllung ohne besondere Strukturlinien sind auf Abb. 22 sehr deutlich zu sehen.

Wenn ich mich hier den Ausführungen LENDORFS und v. MÖLLENDORFFS anschließe, ist das mehr als nur eine Sache des Gefühls. Aus der Betrachtung mißbildeter Harnblasen, und zwar der sog. Spaltblasen (Ekstrophia vesicae) geht hervor, daß dem Blasenepithel des Menschen die Fähigkeit der Drüsenbildung durchaus innewohnt und zwar eine Bildungs- und Ausreifungsmöglichkeit bis zu echten Schleimdrüsen mit Becherzellen (ENDERLEN, STOERK, GG. B. GRUBER. Darüber wird im nächsten Hauptstück nähere Mitteilung gemacht.) In diesem Sinn ist nun auch bemerkenswert, daß solche Drüsenbildung sich erst allmählich einstellt, wenn das Leben außerhalb der Mutter eine Zeitlang gedauert hat; Neugeborene mit Spaltblasen ließen Drüsenbildungen im Blasenfeld genau so vermissen, wie man in den geschlossenen Blasen von Neugeborenen vergeblich nach Drüsenbildungen suchte (ASCHOFF.) Die oft genannte Ähnlichkeit der Harnblasendrüsen mit Drüsen des prostatischen Teils der Harnröhre verwundert nicht im geringsten, wenn man bedenkt, daß die Blasenwand und die der Harnröhre beim Mann bis zum Samenhügel, bei der Frau bis zur Vulva eine Entwicklungseinheit darstellen. Man wird deshalb nicht auf große Unterschiede in der Zellfunktion der Harnblasendrüsen und jener des ersten Harnröhrenabschnitts gefaßt sein müssen.

Um die Aufklärung des Wesens der sog. Harnblasendrüsen und der v. BRUNNschen Epithelnester haben sich auch STOERK und O. ZUCKERKANDL bei Bearbeitung von Fragen der Cystitis cystica verdient gemacht. STOERK hat in Reihenschnitten die Entwicklung

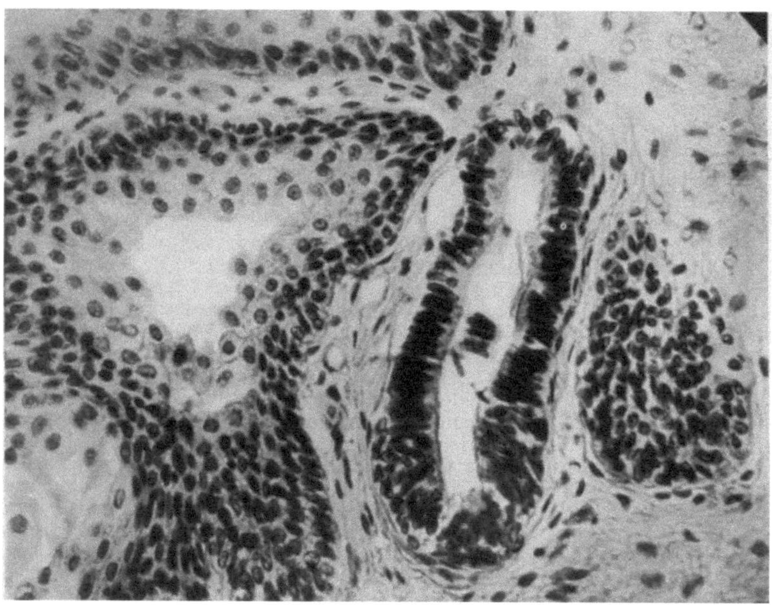

Abb. 21. Teilstück aus Abb. 20 stark vergrößert. Man sieht den drüsigen, mit Zylinderzellen einschichtig ausgekleideten Schlauch zwischen v. BRUNNschen Epithelnestern.

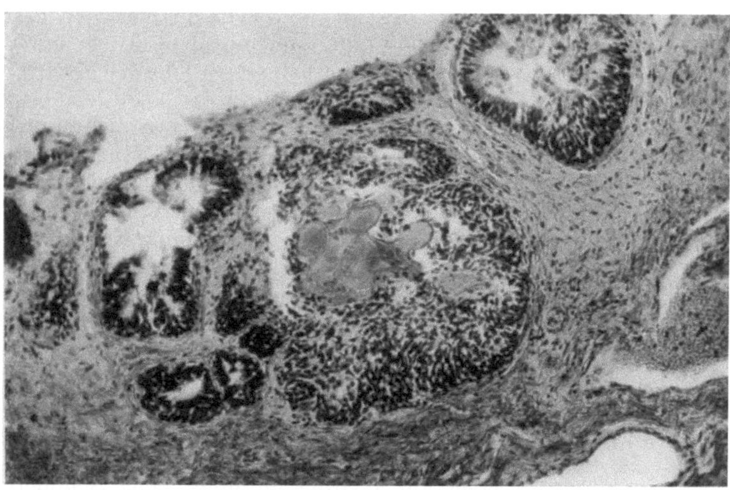

Abb. 22. Leimartige Absonderungsmasse in einer zum Teil drüsig gestalteten Epitheleinsenkung der Harnblasenwand (Dreiecksgegend) einer 52jährigen, blasengesunden Frau. (Pathologisches Institut Göttingen. S. 319, 1930.)

der krypten- und drüsenartigen Bildungen an soliden Epithelnestern nachgewiesen und ihre Beziehung zum Bild der sog. Cystitis (Ureteritis, Pyelitis) cystica klar gestellt. Auch ZUCKERKANDL[1] hat sehr sprechende Vorkommnisse von Epithelsprossungen und drüsigen Bildungen abgebildet; während die beiden Forscher nun geneigt waren, solche epitheliale Bildungen als Ausdruck einer aktiven Beteiligung am chronischen Entzündungsvorgang der

[1] FRISCH, v., und ZUCKERKANDL: Handbuch der Urologie, Bd. 2, Abb. 40 und 41.

Harnwege zu deuten — eine Anschauung der auch CICERI Ausdruck gab —, benennen sie anderseits solche Vorkommnisse (in Abb. 41) als eventuell mögliche Begleitumstände der nicht entzündlich veränderten Blasenschleimhaut bei chronischer Überdehnung des Organs. Ich möchte bezweifeln, daß der Überdehnung hier eine ursächliche Rolle zukommt. Im übrigen ist es bemerkenswert, daß auch ZUCKERKANDL all jenen verschiedengradigen Vorkommnissen von epithelialen Nestern und Drüsen eine Entstehungslinie zuweist. Das Nebeneinander der verschiedenen erwähnten Formen in ein- und derselben Schleimhaut kennzeichne ihre einheitliche Entstehung, wie auch den Umstand, daß die mannigfachen Formen nur verschieden vorgeschrittene Entwicklungsstadien des nämlichen Proliferationsprozesses seien.

STOERK hat in seiner Arbeit über die Cystitis cystica[1] die Bedingungen der epithelialen Strang- und Nestbildung erneut besprochen, aus der sich späterhin Zystchen entwickeln können. Er meint, man brauche Infiltrationen nicht mehr zu sehen und habe doch in der Wand derlei ausgezeichnete Harnwege Restbefunde chronisch-entzündlicher Veränderungen vor sich, die in einem besonderen Verhalten, bzw. einem eigenartig vertikal gerichteten Verlauf der Blutgefäße zwischen Muskularis und Harnwegsinnenwand zutage trete; auch seien die Gefäße auffallend weit und büschelförmig gruppiert. Unter dem Einfluß der Hyperämie und Haargefäßneubildung auf solch chronischer Basis könne es in umschriebenen Arealen zu wesentlich erhöhter Raschheit der Zellneubildung im Basalepithel mit Biegung der Basalepithelebene tiefenwärts — vielleicht auch gelegentlich oberflächenwärts (Cystitis papillaris) — kommen. So entstünden dann die Sprossen und Nester epithelialer Art, die v. BRUNN näher gekennzeichnet. Eine Taschenbildung der Blaseninnenwand, in deren Tiefe es zu einer die Tasche erfüllenden Epithelproliferation und damit zur Entstehung plumper epithelialer Zellverbände komme, gibt es in der menschlichen Harnwegsinnenwand nicht. Sekretions-, nicht Degenerationsvorgänge lassen nach STOERK aus den soliden Nestern cystische und schlauchartige Gebilde werden, wobei auch eine proliferative Verlängerung der Zapfen bzw. gehöhlten Nester nach der Tiefe gleichzeitig einhergehen dürfte. Übrigens ist eine sekretorische Betätigung des Harnblasenepithels auch sonst gelegentlich von LENDORF und von ZUCKERKANDL gesehen worden. — Alles in allem neigte also STOERK wesentlich zur Erklärung der Zellnester und ihrer drüsigen Differenzierung im Sinn einer Folgeerscheinung chronisch-entzündlicher Voraussetzungen. Auch FROMMOLT hält drüsige Bildungen in der Harnblasenwand als durch entzündliche Reizung verursacht.

Neuestens hat ŚCIESÍNSKI die v. BRUNNschen „Epithelsprossen" und „Epithelnester" als normale, wenngleich nicht ständige Bildungen bezeichnet, die vom Entzündungsprozeß der Niere und des Nierenbeckens unabhängige Variationen seien; sie entwickelten sich vielleicht mit zunehmendem Alter; auch in den Nierenkelchen kämen sie vor. Aus den Epithelnestern könnten Zysten werden, deren Inhalt keinerlei Merkmale von Schleim aufweise. —

Es mag hier noch angefügt werden, daß im Verlauf von mehreren Hundert Untersuchungen von Harnblasenwandabschnitten auf Einlagerung von fettigen oder fettähnlichen Stoffen mittels Sudan III sich in einzelnen Fällen ziemlich scharf geschieden im Protoplasma der v. BRUNNschen Nestbildungen, wie der Zellen jener Drüsenschläuche sudanophile Körnchen ergaben. In anderen (krankhaften) Fällen war indes ein Unterschied in der Ablagerung sudanophiler Körnchen gegenüber dem sonstigen Blasenepithel nicht vorhanden. Sehr häufig mißlang die Darstellung sudanophiler Stoffe in der Blasenwand überhaupt. In einem Fall gelang es, Schnitte von der Blasenwand auf Glykogen mittels BESTschen Karmins zu färben. Es zeigten sich Glykogenstäubchen in den verschiedensten Epithelzellen der Blase, freilich mehr in der basalen Schicht als sonst und recht zahlreich auch in v. BRUNNschen Zellnestern; es sei aber bemerkt, daß die fraglichen Schnitte von einem Diabetiker stammten. —

Endlich muß ich hier noch auf v. MÖLLENDORFFS neue Schilderung der Harnblasenspitze und des ehemals zum Urachus verlaufenden, von Muskulatur umsponnenen, zunächst hohlen, später mehr oder weniger festen epithelialen Stranges hinweisen; auch in ihm fand v. MÖLLENDORFF Kryptenbildung mit Anhäufung einer Sekretmasse, die sich unter Azan-Behandlung rot färbte. Dieser Fund ist wegen des Vorkommens von Zysten und Adenomen aus dem Mutterboden des ehemaligen Harnstranges von Wichtigkeit. Auch über diesen Punkt finden sich im nächsten Hauptstück weitere Angaben.

[1] STOERK: Beitr. path. Anat. 50.

Schrifttum.

ADLER, A.: Die Herausbeförderung des Harns. In „Resorption und Exkretion". Handbuch der normalen und pathologischen Physiologie, Bd. 4, S. 804. 1929. — ALBARRAN: (a) Les tumeurs de la vessie. Paris 1892. (b) Operative Chirurgie der Harnwege. Ins Deutsche übertragen von EMIL GRÜNERT. Jena: Gustav Fischer 1910. — ASCHOFF, LUDWIG: Zur normalen und pathologischen Anatomie der Schleimhaut der Harnwege. Virchows Arch. **138**, 195 (1894).

BAZY: Einteilung der Formen des Nierenbeckens. Rev. de Chir. **1**, 17 (1903). — BICHAT, XAVIER: Traité d'anatomie descriptive, Tome 5, p. 130. Paris 1819. — BLUM: Physiologie und Pathologie des Harnleiters. Z. Urol. **19**, 161 (1925). — BOEMINGHAUS, H.: (a) Zur Zystographie der menschlichen Harnblase. Z. urol. Chir. **6**, (1921). (b) Beiträge zur Physiologie der Harnleiter. Z. urol. Chir. **14**, 71 (1923). — BÖHM u. DAVIDOFF: Lehrbuch der Histologie des Menschen, S. 227. Wiesbaden 1903. — BOUIN: Éléments d'Histologie, Tome 2, p. 190. 1932. — BRAASCH: Deformities of the renal pelvis. Ann. Surg., April **1910**, 535. — BRAUS, HERMANN: Anatomie des Menschen, Bd. 2, S. 375. 1924. — BRUNN, v.: Über drüsenähnliche Bildungen in der Schleimhaut des Nierenbeckens, des Ureters und der Harnblase beim Menschen. Arch. mikrosk. Anat. **41** (1893).

CHIARI, HANNS: Über das Vorkommen lymphatischen Gewebes in der Schleimhaut des harnleitenden Apparates des Menschen. Wien. med. Jb. **1881**, 9. — CICERI, CARIO: Sulle cosi delle pielite, ureterite e cistite cistica. Osservaz. anat. patol. Studi Sassar. **7**, 161 (1929). Ref. Z. urol. Chir. **29**.

DENNIG, H.: Die Innervation der Harnblase. Monographien Neur. **1926**, H. 45. — DISSE, J.: Harnorgane in BARDELEBENS Handbuch der Anatomie des Menschen, Bd. 7, Teil 1, S. 92. 1902. — DISSELHORST: Der Harnleiter der Wirbeltiere. Anat. H. **1894**, 4. — DRAGONAS, E. G.: La musculature de la vessi et l'architecture du carrefour vésico-sphinctero-uretérotrigonal. Arch. urol. de la Clin. Necker **6**, 353 (1929). Ref. Z. urol. Chir. **30**.

EGLI: Über Drüsen des Nierenbeckens. Arch. mikrosk. Anat. **9** (1873).

FISCHEL: Die Bedeutung der entwicklungsmechanischen Forschung für die Embryologie und Pathologie des Menschen. Vortrag über Entwicklungsmechanik, H. 16. Leipzig 1912. — FROMMOLT: Zwei Fälle von Adenomyosis der weiblichen Blase. Zbl. Gynäk. **51**, 1159 (1927).

GAZA, W. v.: Über Hydronephrose des dreiästigen Nierenbeckens und über Anlage und Form des Nierenbeckens. Z. urol. Chir. **10**, 318 (1912). — GEGENBAUR: Lehrbuch der Anatomie des Menschen, Bd. 2, S. 138. Leipzig 1903. — GENOUVILLE: (a) La contractilité du muscle vésical. Paris 1894. (b) Blaseninnendruck. Arch. de Physiol, April 1894. — GRUBER, GEORG B.: (a) Mißbildungen der Harnorgane. Morphologie der Mißbildungen von E. SCHWALBE und GG. B. GRUBER, Bd. 3, Teil 3, S. 193. (b) Entwicklungsstörungen der Nieren und Harnleiter. Handbuch der speziellen pathologischen Anatomie und Histologie von HENKE u. LUBARSCH, Bd. 6, Teil I. 1925.

HAEBLER, H.: (a) Über nervöse Versorgung der Nierenkelche. Z. Urol. **16**, 377 (1922). (b) Zur Funktion der Nierenkelche. Z. urol. Chir. **8**, 315 (1922). Z. Urol. **16**, 145 (1922). (c) Über die Nierenkelche bei Hydronephrose. Z. Urol. **17**, 397 (1923). (d) Zur Anatomie und Physiologie des Nierenbeckens. Z. urol. Chir. **16**, 227 (1924). — HALLE: Urétérites et Pyelites. Paris 1887. — HAMBURGER: Zur Histologie des Nierenbeckens und Harnleiters. Arch. mikrosk. Anat. **17**, 14 (1880). — HEISS, ROBERT: (a) Beitrag zur Anatomie der Blasenvenen. Arch. f. Anat. **1915**, 265. (b) Über den Sphincter vesicae internus. Arch. f. Anat. **1915**, 367. — HENLE, JAKOB: Eingeweidelehre, 1873. — HEY, F.: Über Drüsen, Papillen, Epithel und Blutgefäße der Harnblase. Inaug.-Diss. Tübingen 1894. — HYRTL: Das Nierenbecken der Säugetiere und des Menschen. Denkschr. math.-naturwiss. Kl. Akad. Wiss. Wien **31** (1872).

ISRAEL: (a) Chirurgie der Niere und des Harnleiters. Berlin 1925. (b) Peristaltik des menschlichen Nierenbeckens. Verh. Ver. inn. Med., 21. März 1887; Dtsch. med. Wschr. **1887**, 312.

JANSSEN: Chirurgische Anatomie und allgemeine Operationslehre der Ureteren. Handbuch der Urologie von A. v. LICHTENBERG, VOELCKER und WILDBOLZ, Bd. 1, S. 56. 1926.

KALISCHER, O.: Die Urogenitalmuskulatur des Dammes. Berlin 1900. — KOELLIKER: Gewebelehre, 5. Aufl. 1867. — KÖRBOLZ, KUNO: Über einen Fall von außergewöhnlich tiefgehender Kryptenbildung in der Harnblase des Menschen. Inaug.-Diss. Bonn 1914. — KRAUSE, W.: (a) Allgemeine und mikroskopische Anatomie, Bd. 1, S. 247. Hannover 1876. (b) Nachträge zur allgemeinen und mikroskopischen Anatomie, S. 75. Hannover 1881. — KÜSTER: Die Chirurgie der Nieren, der Harnleiter und der Nebennieren. Dtsch. Chir. **52b** (1896-1902).

LEGUEU: L'anatomie chirurgicale du bassinet et l'exploration interne du rein. Ann. de Gynec. **1891**. — LEGUEU, FEY et PALAZZOLI: La motricité des voies excrétrices du rein fraîchement néphrectomisé. C. r. Soc. Biol. Paris **96**, 1367 (1927). — LENDORF, A.: Beitrag zur Histologie der Harnblasenschleimhaut. Anat. H. **17**, 55 (1901). — LIMBECK v.: Zur Kenntnis der Epithelzysten der Harnblase und der Ureteren. Z. Heilk. **8**, 55 (1887). — LUBARSCH: Über Zysten der ableitenden Harnwege. Arch. mikrosk. Anat. **41** (1893).

MÖLLENDORFF, WILHELM v.: (a) PHILIPP STÖHRS Lehrbuch der Histologie, 21. Aufl., S. 298. Jena 1928. (b) Der Exkretionsapparat. Handbuch der mikroskopischen Anatomie des Menschen, Bd. 7, 1, S. 1. 1930. — MÜLLER, L. R.: Die Blaseninnervation. Dtsch. Arch. klin. Med. **128**, H. 2, 81.

OBERDIEK: Über Epithel und Drüsen der Harnblase usw. Inaug.-Diss. Göttingen 1884. — OBERSTEINER: Harnblase und Ureteren. STRICKERS Handbuch der Gewebelehre. Leipzig 1871.

PALADINO u. SERTOLI: Osservaz. sulla structura della mucosa del bacino renale del cavallo. Gaz. med. vet. **1874** (erwähnt nach v. MÖLLENDORFF). — PASCHKIS u. KRASA: Das Trigonum vesicae der Säugetiere. Z. urol. Chir. **6**, 1 (1921). — PETERFI, P.: Die Muskulatur der menschlichen Harnblase. Anat. H. **50**, 633 (1914). — PETERSEN, HANS: Histologie und mikroskopische Anatomie, S. 598. München 1931. 4. u. 5. Abschn. 1931. S. 601. — POSNER: Untersuchungen über Schleimhautverhornung. Virchows Arch. **118**, 391 (1889).

REINECKE: Solitäre, vielkammerige Zyste der Niere. Virchows Arch. path. Anat. u. Physiol. **254**, 427 (1925).

SAMPSON, JOHN, A.: Ascendiny renal infection; with special reference to the reflux of urine from the bladder into the ureters as an etiological factor in its causation and maintenance. Hopkins Hosp. Bull. **14**, 334 (1903). — SAPPEY: Traite d'anat. descriptive, Tome 4. p. 538. 1889. — SCHAFFER, JOSEF: Vorlesungen über Histologie und Histogenese, S. 76 u. 409. Leipzig 1920. — SCHEWKUNENKO: Portio intramuralis der Ureteren und das Trigonum vesicae. Z. Urol. **5**, 851 (1911). — SCHMIDT, A.: Zur Peristaltik des menschlichen Nierenbeckens. Bruns' Beitr. **138**, 324 (1927). — SCHULTZE, OSKAR: Lehrbuch der Histologie von PH. STÖHR, 15. Aufl., S. 329. Jena 1912. — SCHWARZ, O.: Pathologische Physiologie der Harnblase. Handbuch der Urologie von A. v. LICHTENBERG, VOELCKER und WILDBOLZ, Bd. 1, S. 413. 1926. — ŚCIESINSKI, K.: Histologische Untersuchungen über das Verhältnis von Erkrankungen der Niere und des Nierenbeckens. Bull. de Acad. Polon. Sci. et Lettr. Classe Méd. **1931**, 133. — SERTOLI: Drüsen im Nierenbecken des Pferdes. Zbl. med. Wiss. **1872**, Nr 2. — SIEGLBAUER: Lehrbuch der normalen Anatomie des Menschen, S. 460. Wien 1930. — STOERK: (a) Beitrag zur Pathologie der Schleimhaut der harnleitenden Wege. Beitr. path. Anat. **26**, 367 (1899). (b) Über Cystitis (Pyelitis, Ureteritis, Urethritis) cystica. Beitr. path. Anat. **50**, 361 (1911). — STOERK u. ZUCKERKANDL: Über Cystitis glandularis und den Drüsenkrebs der Harnblase. Z. Urol. **1**, H. 1 (1907). — STÖHRS Lehrbuch der Histologie, 21. Aufl., bearbeitet von W. v. MÖLLENDORFF, S. 298. Jena 1928. — STRAHL: Entwicklungsgeschichte und Mißbildungen der Nieren, in KÜSTER, Chirurgie der Nieren. Dtsch. Chir. **52b** (Stuttgart 1896—1902). — STRASSMANN, GEORG: Über die Einwirkung von Kollargoleinspritzungen auf die Niere und das Nierenbecken. Z. urol. Chir. **1**, 126 (1913).

TESTUT, L.: Traité d'anatomie humaine, 7. Aufl., Tome 4, p. 421, 483. Paris 1921—23.

UNRUH: Über Blutungen im Nierenbecken und den Uretern bei Pocken. Arch. Heilk. **1872**, H. 5, 289.

VOELCKER, F.: (a) Zur Diagnose des erweiterten Nierenbeckens durch Aichung und Pyelographie. Arch. f. Chir. **90**, 558 (1909). (b) Über Dilatation und Infektion des Nierenbeckens. Z. urol. Chir. **1**, 112 (1913). — VOELCKER u. BOEMINGHAUS: Anatomie und chirurgische Operationslehre der Blase. Handbuch der Urologie von v. LICHTENBERG, VOELCKER und WILDBOLZ, Bd. 1, S. 79. 1926.

WALDEYER: (a) Über die sog. Ureterscheide. Verh. anat. Ges. **1892**, 259, 260. (b) Der Bauch (Ureter). JOESSEL u. WALDEYERS Lehrbuch der topographisch-chirurgischen Anatomie, Teil 2, S. 257, daselbst auch Harnblase, S. 571f. Bonn 1899. — WASSINK, W. F.: Over Peristaltik van het Nierbekken. Nederl. Tijdschr. Geneesk. **65 I**, 29 (1930). — WESSON, M. B.: Anatomical, embryological and physiological studies of the trigone and neck of the bladder. J. of Urol. **4** (1920). — WESTENHÖFER: (a) Melkende Nierenkelche. Z. Urol. **17**, 5 (1923). (b) Über die Erhaltung von Vorfahrenmerkmalen beim Menschen, insbesondere über eine progonische Trias und ihre praktische Bedeutung. Med. Klin. **19**, Nr 37, 1247 (1923). (c) Die anatomische Grundlage meiner Theorie der Nierenkelche. Z. urol. Chir. **16** 228 (1924).

YOUNG u. WESSON: Blasenmuskulatur. Arch. Surg. **3**, 1—37 (1921).

ZANGENMEISTER: Blasenöffnung. Z. gynäk. Urol. **1**, 79 (1909). — ZUCKERKANDL: Anatomie der Harnorgane. v. FRISCH u. ZUCKERKANDLS Handbuch der Urologie, Bd. 1. 1904. — ZUCKERKANDL, E.: Anatomische Einleitung. Handbuch der Urologie von v. FRISCH u. O. ZUCKERKANDL, Bd. 1, S. 47. 1904. — ZUCKERKANDL, O.: (a) Die Erkrankungen der Harnblase. A. v. FRISCH u. O. ZUCKERKANDLS Handbuch der Urologie, Bd. 2, S. 629. (b) Über die sog. Cystitis cystica. Mbl. Urol. **7**. — ZUMSTEIN: Über Korrosionspräparate. Sitzgsber. Ges. Naturwiss. Marburg **1891**, 27—32.

2. Die Entwicklungsstörungen der Harnblase.

Von

Georg B. Gruber-Göttingen.

Mit 99 Abbildungen.

Einleitung und Stoffgliederung.

Wenn man die Fehlbildungen der Harnblase schildern will, muß man zu einem Teil auch bestimmte Entwicklungsstörungen der Harnleiter berücksichtigen, ebenso wie es sich nicht vermeiden läßt, da und dort die Harnröhre in die Betrachtung einzubeziehen. Die Entwicklungsfehler der Harnleiter sind zwar schon in einem früheren Hauptstück dieses Werkes (vgl. Bd. 6, 1. Teil!) besprochen worden, aber es wird sich nicht umgehen lassen, bis zu einem gewissen Grad der Ureteren noch einmal zu gedenken, schon deshalb, weil neue entwicklungsgeschichtliche Untersuchungen von Chwalla einige Unregelmäßigkeiten im Verhältnis der Harnleiter zur Blasenwand und zum Blasendreieck in einem neuen Licht erscheinen lassen.

In den folgenden Ausführungen sollen nachstehende Gesichtspunkte berücksichtigt werden:

I. Entwicklungsgeschichtliche Vorbemerkungen.
II. Fehler der Harnblasenanlage und -lage.
III. Fehler der Harnblasenform und -lichtung.
IV. Gewebsfehler im Harnblasenbereich.

I. Entwicklungsgeschichtliche Vorbemerkungen.

A. Kloaken-Stadium.

Die Harnblase nimmt ebenso wie die Gestaltung des Sinus urogenitalis und des ihm angehörenden Harnröhrenabschnittes ihren Ausgang von der Kloake.

Unter „Kloake" versteht man eine vorübergehende Einrichtung im Entwicklungsgang der Eingeweide des Rumpfendes; es handelt sich um einen Teil der kaudalen Darmanlage, also um eine entodermale Bildung; diese steht örtlich in naher Beziehung zum Nabel; eine epitheliale Wand, die Kloakenmembran (Abb. 1) schließt unterhalb des Nabels die Kloake von der Außenwelt ab, während die Kloakenlichtung nabelschnurwärts, bzw. in den Haftstiel hinein in Form des Allantoisganges[1] sich offen fortsetzt.

Die Kloakenmembran wurde von Keibel als Abkömmling des von rückwärts nach unten und vorne zum Bauchstiel verlaufenden Endstückes des Primitivstreifens angesehen. Indes sind dagegen Bedenken laut geworden. Lewis hat darauf hingewiesen, daß der Primitivstreifen Mesoderm enthält, während die Kloakenmembran durch direkte Epithelverschmelzung von Ektoderm und Entoderm ausgezeichnet sei. H. Sternberg hat auf diese Auffassung

[1] „Allantois" abzuleiten von ὁ ἀλλᾶς „die Wurst, die Wursthaut, der Darm", und von τὸ εἶδος „die Gestalt, das Urbild".

erneut hingewiesen; sie ist bedeutungsvoll für die Erklärung der Blasen- und Bauchdeckenspalte.

Beim Menschen reicht in frühembryonaler Zeit, d. h. vor Ausbildung der Ursegmente, die Kloakenmembran bis in den proximalen Abschnitt der Allantoiswand hinein. Bei Embryonen mit einigen Ursegmentpaaren wird nach H. Sternberg dieser Anteil der Kloakenmembran wieder rückgebildet, wobei die absolute Länge der Kloakenmembran abnimmt. Im Gegensatz zum Tier, bei dem sich die Allantois erst wesentlich später ausbildet, ist ihre frühe Entwicklung beim Menschen kennzeichnend. H. Sternberg nimmt an, daß damit das eigenartige, im Gegensatz zur Teratologie der Tiere geradezu auf den Menschen beschränkte Auftreten von Blasenspaltungen zusammenhängt.

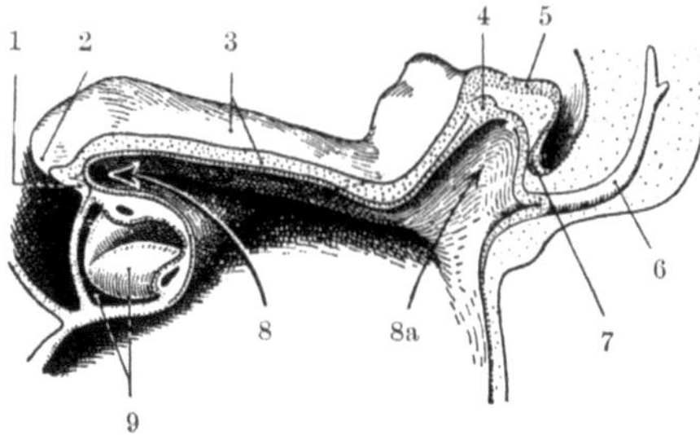

Abb. 1. Menschlicher Embryo mit 7 Ursegmenten, 1 Rachenmembran, 2 kraniales Ende der Medullarplatte, 3 Medullarplatte, 4 Primitivknoten, 5 Primitivstreifen, 6 Allantoisgang, 7 Kloake, 8 kraniale Darmpforte, 8a kaudale Darmbucht, 9 Herz und Pleurasack. (Nach Dandey aus Corning.)

In die Kloakenhöhle münden seitlich die — im großen und ganzen — kaudokranial verlaufenden Wolffschen Urnierengänge (Abb. 2).

Zunächst ist der Kloakenraum einheitlich. Sein Ende ist blind verschlossen; es legt sich an das Ektoderm an. „Die dadurch entstehende, aus einer ekto- und einer entodermalen Epithellage bestehende Membran ist die Kloakenmembran. Nachdem die Teilung der Kloake in das Rektum und in den ventralen Kloakenrest durchgeführt ist, bricht das Rektum zu Ende des 2. Monats (bei Embryonen von etwa 16 mm größter Länge) durch, so daß sich von jetzt ab das Rektum in der Afterbucht durch den Anus nach außen öffnet" (Fischel). Diese Scheidung in den Darmraum einerseits, in eine urogenitale Bucht anderseits wird durch das Septum urorectale bewirkt, d. h. durch eine bei Embryonen von 4—10 mm Länge jederseits von oben bis seitlich ansetzende, im ganzen also sich bogenförmig gestaltende und sich unter allmähliche Verengerung des Bogens entgegenwachsende frontale Scheidewand. Schließlich stößt diese Scheidewand auf die Kloakenmembran. Die Annahme, daß dabei eine gesonderte Aftermembran entstünde, wie sie namentlich auch in manchen schematisierten Sagittalschnittbildern zur Erklärung der Anal- und Rektalatresie dargestellt erscheint, ist nach Politzer nicht zutreffend.

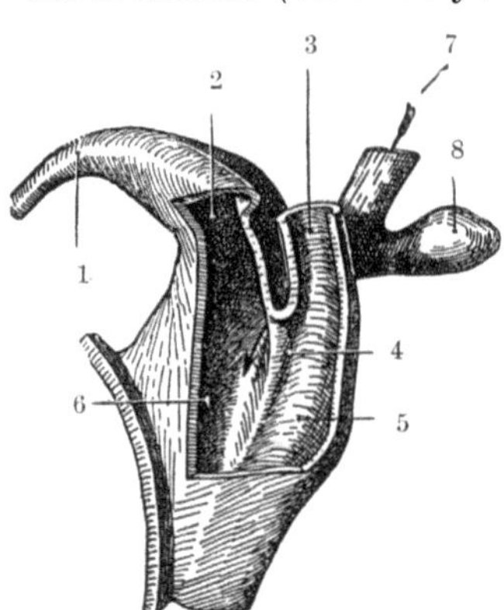

Abb. 2. Trennung des Sinus urogenitalis vom Rektum bei einem menschlichen Embryo von 6,5 mm Länge. 1 Urachus, 2 Harnblase, 3 Rektum, 4 Septum urorectale, 5 dorsaler Kloakenanteil (Mastdarm), 6 ventraler Kloakenanteil (Urogenitalsinus), 7 Wolffscher Urnierengang, 8 Nachnierenknospe. (Nach einem Modell von Keibel aus Corning.)

Die Abfurchung des Mastdarmes vom Urogenitalteil der Kloake ist nach Felix bei einem menschlichen Keimling von 7 mm noch nicht völlig durchgeführt; hier besteht noch eine als Kloakengang bezeichnete, feine, offene Verbindung zwischen beiden Anteilen, während bei einer 11 mm langen menschlichen Frucht die Trennung vollkommen ist.

Dagegen hat Keibel bei einem 11 mm langen Embryo von R. Meyer noch den offenen Kloakengang erkannt. Enderlen läßt in seinen Abbildungen der Zumsteinschen Modelle noch bei einem 14 mm langen menschlichen Embryo einen offenen Kloakengang erkennen. Von einem 15—16 mm langen Keimling sagt er, der Darm sei weit abgelöst und am Modell einer 17 mm langen Frucht ist zwar der Darm vom Urogenitalabschnitt völlig gelöst, aber noch verschlossen. Fischel läßt den Kloakengang bei einer Keimlingslänge von 16 mm verschwinden. Nach Chwalla ist die Trennung von Rektum und Sinus urogenitalis bei einem 15,8 mm langen Keimling vollendet, ein primitiver Damm gebildet, der Anus aber noch durch eine aus großen, gekörnten Zellen gebildete Aftermembran verschlossen.

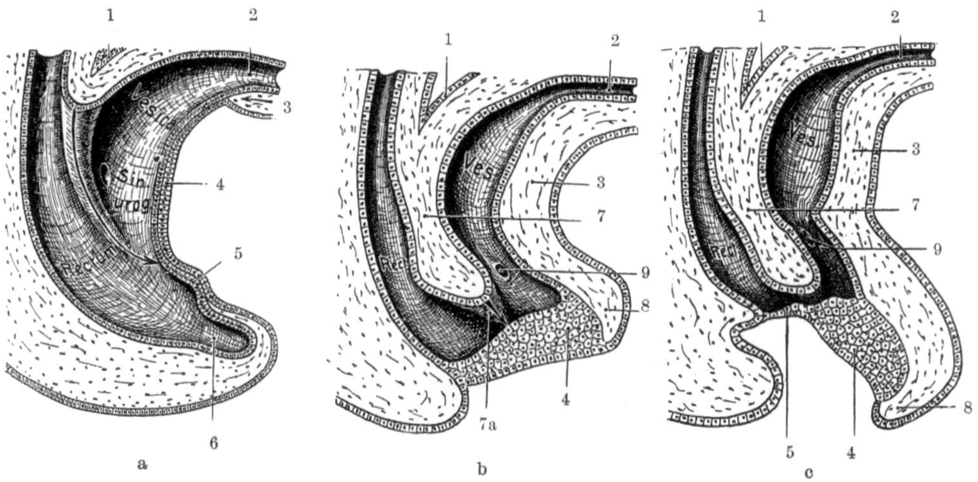

Abb. 3a—c. Entwicklung des Rektums und der Harnblase. 1 Peritoneum, 2 Urachus, 3 Mesoderm der vorderen Bauchwand unterhalb des Nabels, 4 Kloakenmembran, welche in Bild c zu einer Epithelleiste an der Unterfläche des Genitalhöckers wird, 5 Analabschnitt der Kloakenmembran, 6 Schwanzdarm, 7 Septum urorectale, 7a Wachstumsrichtung des Septum urorectale, 8 Genitalhöcker, 9 Mündung des WOLFFschen Urnierenganges in den Sinus urogenitalis. (Nach einem Schema von CORNING.)

Eine gewisse Variationsbreite in der Befristung dieser Entwicklung scheint mir aus den Angaben der verschiedenen Forscher hervorzugehen. Das entspricht auch der weiteren Angabe von FELIX, der sagte, daß bei Embryonen von 13

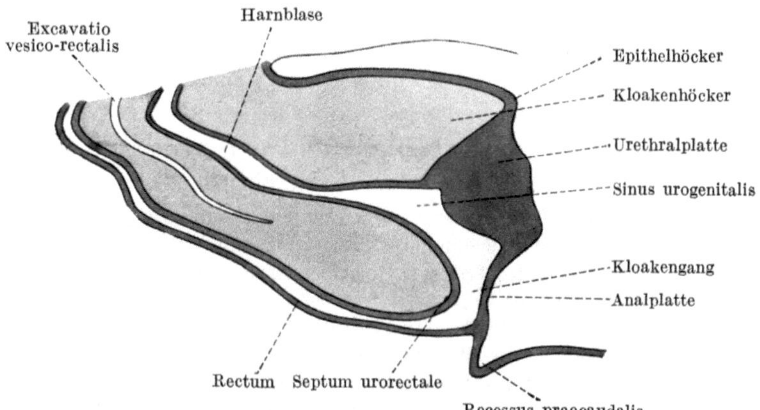

Abb. 4. Medianer Längsschnitt durch die Beckenorgane eines 15 mm langen menschlichen Embryos. 40fache Vergrößerung. (Nach OTIS.)

bis 18 mm größter Länge sowohl die Urogenital- als die Analöffnung durchbrächen, und zwar die Analöffnung etwas später als die Öffnung des Sinus urogenitalis, die gelegentlich auch als „primitive Harnröhre" (Ostium urogenitale primitivum) bezeichnet worden ist.

„Der ventrale Kloakenrest entspricht also nunmehr der Anlage der Harnblase und der primären Harnröhre (Primärurethra), d. h. beim Mann der

Pars prostatica urethrae bis zu den Mündungsstellen der Ductus ejaculatorii, beim Weibe der Harnblase und einem Teil oder der ganzen Harnröhre. Der kaudal von dieser primären Harnröhre, also unterhalb der Einmündungsstellen der Urnieren- und Müllerschen Gänge befindliche Abschnitt des ventralen Kloakenrestes bildet den Sinus urogenitalis, aus welchem beim Manne der unterhalb der Mündungsstellen der Ductus ejaculatorii befindliche Abschnitt der Pars prostatica urethrae und die Pars membranacea, vielleicht auch der untere Abschnitt der Urethra und der Vagina gebildet werden" (Fischel).

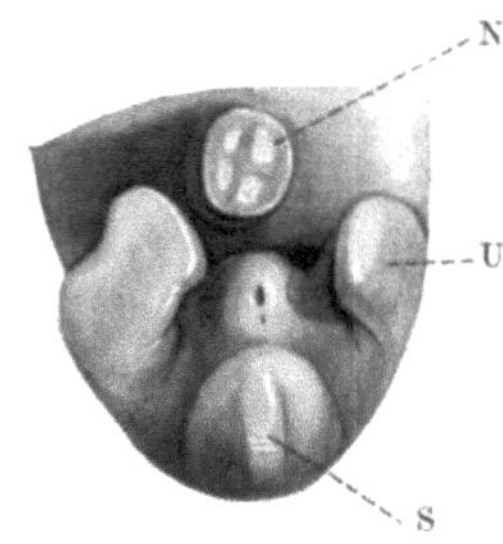

Abb. 5. Kaudales Körperende eines menschlichen Keimlings von 18 mm großer Länge. (Nach einer photograph. Aufnahme von Prof. R. Meyer, Berlin.) Zwischen Nabel und Steißhöcker, bzw. zwischen rechter und linker unterer Extremität erhebt sich der Kloakenhöcker; auf seinem analen Abfall liegen Ostium urogenitale und die Analgrube. N Nabelstrang im Querschnitt, U Untere Gliedmaße, S Steißhöcker.

Dadurch, daß sich von oben her Mesoderm in die Kloakenmembran einschiebt, bildet sich kopfwärts von der Kloakenmembran eine mittlere unpaare Vorwölbung der bauchseitigen Leibeswand, der Kloakenhöcker.

Diese Vorgänge sind äußerst verwickelt. Man kann im Endabschnitt des Körpers die Entstehung eines Organs nicht allein verfolgen, ohne ständig das ganze Rumpfende im Auge zu behalten. Darum sind für unseren Gegenstand neue Untersuchungen von großer Wichtigkeit, welche G. Politzer über die Entwicklung des Dammes vorgenommen hat. Auf sie sei ausdrücklich aufmerksam gemacht. Politzer zeigte u. a., daß eine Einwachsung von Bindegewebe zwischen die beiden epithelialen Blätter der Kloakenmembran nur bis zu der bei 6 mm langen Embryonen erreichten Entwicklungsstufe möglich ist. In späteren Stadien kann die Ektoderm-Entodermgrenze innerhalb der Kloakenmembran nicht mehr festgestellt werden. Dann ist die Kloakenmembran ein einheitlicher Epithelstreifen geworden. Wenn Störungen in der bei der Dammbildung vor sich gehenden Epithelverschiebung eintreten, kann es vorkommen, daß ein medialer entodermaler Epithelstreifen des Dammes bestehen bleibt, so daß die Mittellinie der Dammgegend Schleimhaut aufweist.

B. Ausbildung der Harnblase und der primären Harnröhre. Harnleiter-Anschluß.

Durch Vorgänge der Streckung und Weitung scheiden sich im bauchseitigen Kloakenrest die kopfwärts gelegene Harnblase und der kaudale primäre Harnröhrenabschnitt. Seitlich werden in der Gegend der Einmündung der Wolffschen Urnierengänge mehr oder weniger hornartig ausgedehnte Fortsätze des Kloakenraumes geformt, die sog. Kloakenhörner, deren Innenwand dort, wo jeweils der Urnierenharnleiter (= Wolffscher Gang) sich in den Blasenraum öffnet, eine ringartige, epitheliale Randleiste, die Mündungsleiste von Chwalla entwickelt; dies geschieht bei rund 8 mm langen Embryonen. Im Bereich dieser Mündungsleiste trifft das Mesoderm als Epithel des Urnierenganges und des späteren Harnleiters mit dem entodermalen Epithel der Harnblase zusammen. Wahrscheinlich wird das entodermale Epithel der Harnblase und des ganzen Umfanges der primären Harnröhre auch bei der Endentwicklung nicht vom mesodermalen Epithel verdrängt (Fischel).

Hier setzt nun die Schilderung der Vorgänge ein, welche sich bei der Entwicklung der endgültigen Harnleiter und des Harnleiteranschlusses an die Harnblase abspielen, Vorgänge, welche durch neue Untersuchungen an dem reichhaltigen Schatz von Schnittreihen durch mehr als 140 menschlicher

Embryonen, vermehrt noch durch ein tierisches Vergleichsmaterial im Laboratorium HOCHSTETTERS durch RUDOLPH CHWALLA, festgelegt worden sind. Es ist unmöglich, diese komplizierten Vorgänge, so wie es bei ihrer Bedeutung

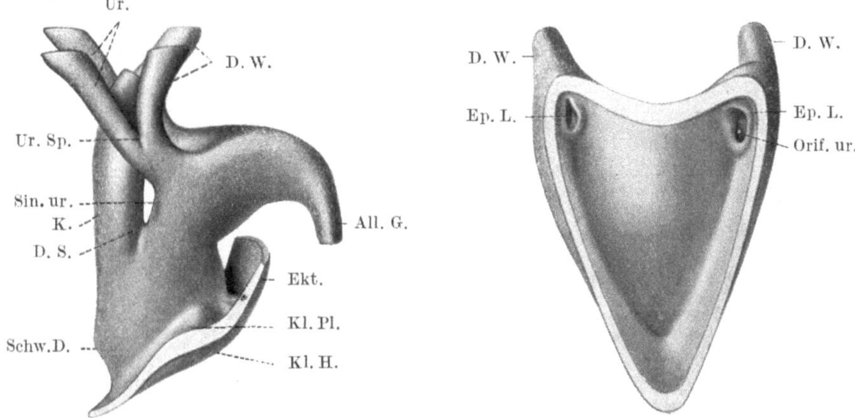

Abb. 6a. Rechte Seitenansicht eines Modells der Kloakenanlage des E.E. 18; 8,16 mm von HOCHSTETTER. $^1/_4$ der Größe des bei 200facher Vergrößerung gefertigten Modells. (Nach CHWALLA.)

Abb. 6b. Dasselbe Modell so durchschnitten, daß man von unten und vorne her auf die Dorsalwand der Harnblasen-Harnröhrenanlage blicken kann. $^1/_2$ Größe des bei 200facher Vergrößerung hergestellten Modells. (Nach CHWALLA.)

Ur. Harnleiter, D.W. Harnleitersporn, Ur.Sp. Harnleitersprosse, Ep.L. Epitheliale Mündungsleiste, Orif. ur. Mündung des WOLFFschen Ganges, Sin. ur. Urogenitalbucht, R. Mastdarm, D.S. Sporn des Septum urorectale, Schw.D. Schwanzdarm, Ekt. Ektoderm, Kl.H. Kloakenhöcker, Kl.P. Kloakenplatte. All. G. Allantoisgang.

wohl nötig wäre, in allen Einzelheiten hier wiederzugeben. Deshalb sei nur eine übersichtliche Zusammenstellung gebracht, welche ich einem Bericht vor der Deutschen urologischen Gesellschaft 1928 entnehme. Dort liest man:

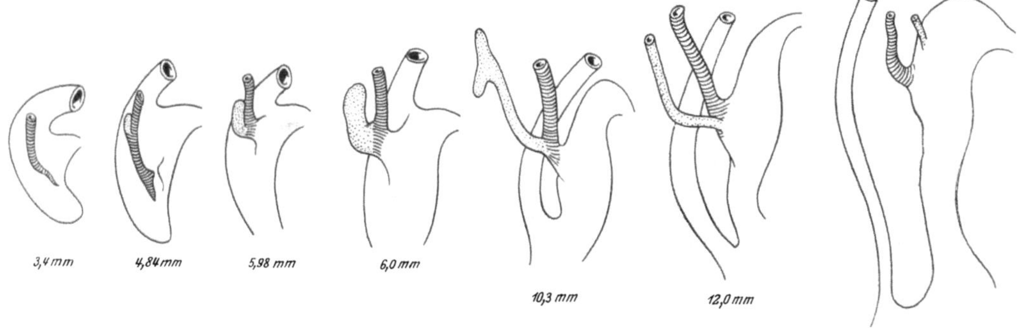

Abb. 7. Schematisch nach CHWALLA. Entwicklung des Harnleiters (punktiert) aus dem Urnierengang (schraffiert). Wanderung der Ureterenabgangsstelle von dorsomedialer Seite des Urnierenganges nach der lateralen Seite desselben. Abspornung des Harnleiters vom Urnierengang. Kaudalwärts und medial gerichtete Entfernung der Urnierengangsmündung von der Harnleiterendigung. (Die Zahlen unter den Abbildungen bedeuten die Embryonallänge. Schwarz ist der Kontur der Kloake, bzw. des Darmes und des Sinus urogenitalis.)

„1. Dem kaudalen Urnierengangsende, das zunächst blind unter dem Ektoderm neben der Kloake endet, wölbt sich jene trichterartige Kloakenausbuchtung, das Kloakenhorn entgegen. In diese Ausbuchtung öffnet sich später der WOLFFsche Gang proximal von seinem blinden Ende, das sich zurückbildet. Eine deutliche mehr oder minder zirkuläre Randleiste epithelialer Natur, die Mündungsleiste, engt diese neue Mündung ein und bildet eine scharfe, lang erkennbare

Grenzmarke zwischen dem mesodermalen Epithel des Urnierenganges und dem entodermalen Epithel der Kloake" (GRUBER).

2. Der bleibende Harnleiter entsteht als eine dorsomedial gelegene Ausbuchtung im Endabschnitt des Urnierenganges. „In diese Ausbuchtung, die sich rasch vergrößert, beginnt von kranialer Seite her eine Furche einzuschneiden, die sich mehr und mehr vertieft und derartig die Anlage von der Wand des WOLFFschen Ganges schärfer absetzt", daß sie bald eine vom Urnierengang ausgehende Schlauchknospe, den späteren Harnleiter, in Erscheinung treten läßt. Der eben genannten Furche zwischen Urnierengang und Harnleiter entspricht — von der Lichtung des kaudalen Urnierenganges aus gesehen — ein

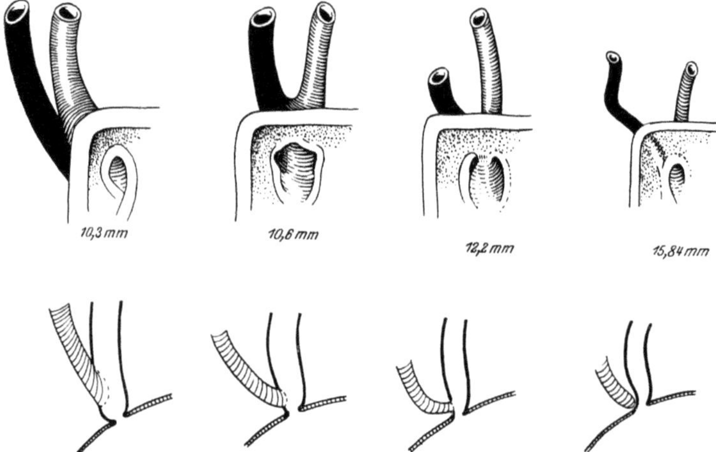

Abb. 8. Schematisch nach CHWALLA. Epitheliale Mündungsleiste am vesikalen Ostium des WOLFFschen Urnierenganges. Abspornung des Harnleiters (oben schwarz, unten schraffiert) vom Urnierengang. Vereinigung des Spornes mit dem lateralen Anteil der epithelialen Mündungsleiste, wodurch die epitheliale Mündungsverschlußmembran des Harnleiters entsteht. (Die Zahlen bedeuten die Embryonallänge.)

Gewebssporn, der den WOLFFschen Gang und den endgültigen Harnleiter scheidet. Infolge spiraliger Lichtungsänderung dieses vorwachsenden, abfurchenden Spornes liegt alsbald die Abgangsstelle des Harnleiters dorsal, dann dorsolateral, endlich rein lateral in der Wand des Urnierenganges. So nähert sich der vorwachsende Sporn der Kloakenmündung des Urnierenganges und trifft schließlich auf den lateralen Anteil der epithelialen Mündungsleiste, welche das Urnierengangsostium umsäumt (Abb. 7 u. 8).

3. Durch Vereinigung des den Ureter abtrennenden Gewebssporns mit dem lateralen Saum der epithelialen Mündungsleiste wird schließlich bei etwa 12 mm langen menschlichen Embryonen der Harnleiter vom Urnierengang getrennt, zugleich aber auch gegen die Kloakenlichtung verschlossen. Es leitet sich damit eine physiologische epitheliale Atresie des Ureterendes durch jene Randleiste des WOLFFschen Ganges ein. Diese Atresie besteht ganz regelmäßig und schwindet erst bei einer Embryonallänge von 28 bis 30 mm.

4. Im Verlauf der Entwicklung der Harnblasen-Harnröhrenanlage wird durch das relativ rasche Wachstum des entodermalen Blasengrundes und der hintersten Harnröhre die Mündungsstelle des WOLFFschen Ganges in kaudaler und medialer Richtung vom Harnleitermund hinweggetragen (Abb. 7). Diese Kaudomedialverschiebung der vesikalen Mündung des jederseitigen Urnierenganges vom Uretermund hinweg erfolgt dadurch, daß, wie CHWALLA schreibt, zwischen den Mündungen der beiden Ureteren und der WOLFFschen Gänge

ein neues vorher nicht vorhandenes Wandstück auftritt, welches das Trigonum und die Hinterwand der primitiven Harnröhre bildet. Es ist aus dem mit der Mündungsleiste verschmolzenen Uretersporn beider Seiten und der von vornherein zwischen den Urnierengangsmündungen gelegenen, ursprünglich lineären Wandstrecke des ventralen Kloakenrestes hervorgegangen, die beide unverhältnismäßig stark wachsen (vgl. die schematischen Abb. 9a u. b). Das Wachstum des Sporns geht dabei senkrecht zu einer von kranial und medial nach kaudal und lateral verlaufenden Linie vor sich, so daß die im Stadium a der vollendeten Abtrennung des Ureters (Ur) rein transversal verlaufende Verbindungslinie von Ureter und Urnierengangsmündung sich während der Ausbildung des Trigonums mit ihrem medialen Ende mehr und mehr kaudalwärts senkt und

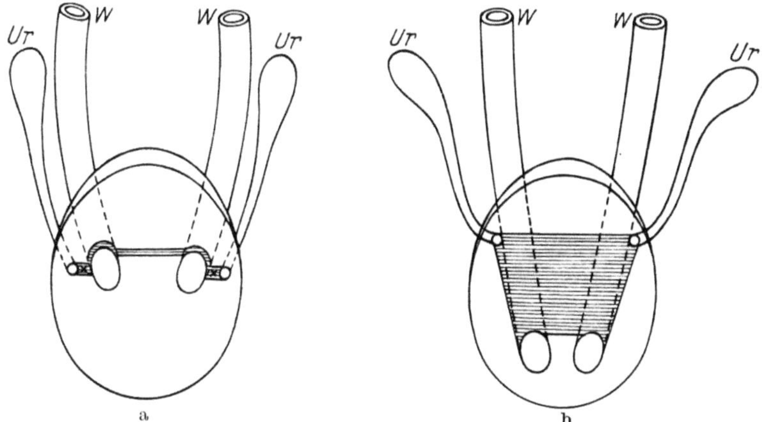

Abb. 9a—b. Schema CHWALLAS zur Erklärung des kaudal-medialen Wachstums des Trigonum vesicae mit Verschiebung der Ostien der WOLFFschen Gänge.

in Abb. b schräg eingestellt ist. Dieser Vorgang kann auch gedacht werden als eine Drehung des Sporns um eine sagittale Achse mit seinem kranialen Ende gegen die Mittellinie und gleichzeitiger starker Verbreiterung. Das in der Textabbildung 9a und b wiedergegebene Schema wird den Leser leichter als eine langatmige Beschreibung instandsetzen, sich die Verhältnisses dieses Wachstums vor Augen zu führen, wenn man zur Erklärung des Schemas hinzufügt, daß in a der Uretersporn (das mit einem × bezeichnete Feld) und der Wandstreifen, von dem CHWALLA sagt, daß er stärker wächst, grau schraffiert angelegt wurde, während in b der durch das Wachstum dieser Teile gebildete Blasenwandabschnitt durch Schraffierung in gleicher Art gekennzeichnet ist.

Es sei schon hier eingefügt, daß diese neue Auffassung der Beziehungsgewinnung zwischen endgültigen Harnleitern und Harnblase, sowie der Entwicklung des Trigonum vesicae ein einheitliches, einfaches Erklärungssystem für allerlei Mißbildungen im kaudalen Ureterabschnitt ermöglicht. Davon sind zu nennen die juxtavesikalen und intramuralen Ureterstenosen bei Neugeborenen, welche auf Abweichung der Absspornungsfalte zwischen WOLFFschem Gang und bleibendem Harnleiter beruhen, ferner der angeborene, vesikale Harnleiterverschluß mit oder ohne zystische Vortreibung des Ureterendes in den Blasenraum (als Folge des Dauerbestandes jener physiologischen epithelialen Mündungsatresie des Harnleiters), endlich die Ausbildung bestimmter divertikelartiger Nebenkammern der Harnblase. Auch für die Doppelharnleiter und ihre komplizierten örtlichen Mündungsverhältnisse (WEIGERTsche Regel, ROBERT MEYERsche Regel) im Bereich des Blasengrundes, der hinteren Harnröhre oder ihrer Organnachbarschaft hat Chwalla neue Erklärungsmöglichkeiten gegeben. Ein Teil dieser Fehlbildungen wird beim Kapitel der Harnblasenform und -lichtung ausführlicher erwähnt werden. Im übrigen sei auf Chwallas Arbeiten und auf das oben genannte Übersichtsreferat[1], sowie auf Fischels Lehrbuch der Entwicklungsgeschichte des Menschen verwiesen.

Nach unten tritt im Schlauch des primären Harnröhrengebietes bei etwa 24 mm langen menschlichen Embryonen eine Verengung auf, die sich mehr und mehr zum inneren Harnröhrenmund ausgestaltet. Ebenso verengt sich der Scheitel der Harnblase stark; schon bei 10 mm Keimlingslänge beginnt der in den Nabelstrang fortgesetzte Allantoisgang bis zur Form eines soliden Epithelstranges zu veröden; der Verödungsvorgang erfaßt auch noch unterhalb des Nabelansatzes den Scheitel der Harnblase, der als Harnstrang oder Urachus[2] bezeichnet wird. In dem Maß, als er sich kaudalwärts verengt, rückt auch die Spitze der Harnblase kaudalwärts vom Nabel ab und wird zum Ligamentum umbilicale medium. Der Epithelstrang des Urachus zerfällt später in einzelne Stücke, welche resorbiert werden. Unterbleibt an einzelnen Stellen die Umwandlung in einen Epithelstrang, so entstehen mit Flüssigkeit erfüllte Hohlräume, die Urachuscysten (Fischel).

Das Epithel der Harnblase und Harnröhrenanlage entstammt dem Entoderm. Die Auffassung, daß das Epithel des Blasendreiecks dem mittleren Keimblatt entstamme, ist nach Chwallas Untersuchungen unwahrscheinlich. Über die gestaltliche Eigenart des Epithels, das in der ganzen Harnblasen-Harnröhrenanlage ursprünglich einschichtig und zylindrisch ist, sagt Felix, es träte bei etwa 13 mm langen Embryonen eine Zwei- bis Dreischichtung auf; vier- bis fünfschichtiges Epithel zeigte sich in der Harnröhre bei 45 mm Keimlingslänge. Ein Übergangsepithel gleich dem der erwachsenen Menschen zeigten Embryonen von 55 mm nach Felix, von 60 mm nach Fischel. Am kranialen, spitzenförmig ausgezogenen Ende der Harnblase bleibe das Epithel lange einschichtig.

Das Harnblasenbindegewebe beginne sich am Ende des 1. Fruchtmonats zu sondern in eine lockere innere, in eine dichte äußere Zone mesenchymalen Gewebes. Aus der letztgenannten Zone entwickelte sich die Harnblasenmuskulatur, von der Felix folgende Einzelheiten angibt:

„Die Richtung der jungen Mesenchymzellen gibt den späteren Charakter als Rings- oder Längmuskulatur an. Das dichtere Mesenchymgewebe sowohl wie seine spätere Umwandlung in Muskulatur geht von der Blasenspitze gegen die Harnröhrenöffnung zu. Die Muskulatur entwickelt sich verschieden; wir unterscheiden deswegen zwischen einem Abschnitt oberhalb und einem Abschnitt unterhalb der Ureteröffnung. Wir besprechen zunächst die Muskulatur oberhalb derselben. Als erste Muskellage tritt bei Embryonen von 22,5 mm Länge eine Längsmuskulatur auf, die von der Spitze bis fast zur Uretermündung reicht. Diese Längsmuskulatur ist an der dorsalen Seite stets stärker als an der ventralen Seite entwickelt und kann sogar auf dieser vollständig fehlen. Die Längenmuskulatur umringt in weitem Bogen das Epithel, so daß zwischen beiden eine breite Schicht lockeren Mesenchymgewebes erhalten bleibt. In dieser Zwischenschicht entwickelt sich bei Embryonen von 26 mm großer Länge, wieder zunächst in der oberen Blasenhälfte beginnend, eine Ringmuskellage. Bei 55 mm K.F.L. kommt als dritte und letzte Muskellage eine innere Längsmuskulatur zur Ausbildung; beide Längsschichten, äußere und innere, geben der zwischen ihnen liegenden Ringmuskellage schräg verlaufende Bündel ab; bei Embryonen von 80 mm K.F.L. verwischt sich die Trennung der Einzellagen dadurch, daß die Bündel der einen Lage in die der anderen umbiegen und so ein mehr einheitliches Flechtwerk herstellen. Die Muskulatur unterhalb der Uretermündung ist stets nur in einfacher Lage, und zwar als Ringmuskellage vorhanden. Sie findet sich zum erstenmal bei 30 mm langen Embryonen und kann auf das Endstück des Ureters als eine Längmuskulatur übergreifen. Der Sphincter vesicae internum ist deutlich bei einem männlichen Embryo von 90 mm entwickelt."

[1] Z. urol. Chir. **26**, S. 1 u. ff.

[2] „Urachus" von τὸ οὖρον = „der Harn" und ἔχειν = „haben, enthalten".

Die Annahme, daß für die besondere Anordnung der Muskulatur und des Epithels im Trigonum vesicae eine ekto- oder entodermale Muskelentwicklung in Frage komme, lehnte CHWALLA gegenüber PASCHKIS und KRASA nachhaltig ab. Die trigonale Muskulatur entsteht verhältnismäßig spät. CHWALLA schreibt darüber:

„Erst ein Embryo von 100 mm Steiß-Scheitellänge zeigt den Musculus sphincter vesicae internum deutlich ausgebildet und läßt den höheren und aus dichteren Muskelbündel bestehenden ventralen Halbring und den niedrigeren dorsalen Halbring erkennen, welche beide zusammen den sog. Harnröhrenabschnitt des Musculus sphincter vesicae internum bilden. Bei dem zuletzt genannten Embryo findet sich auch die Muskulatur des Trigonum deutlich entwickelt in Form dünner und zarter, sehr locker angeordneter Muskelbündel, welche den sog. Blasenabschnitt des Sphincter vesicae internum bilden und sich gut gegen die dicken

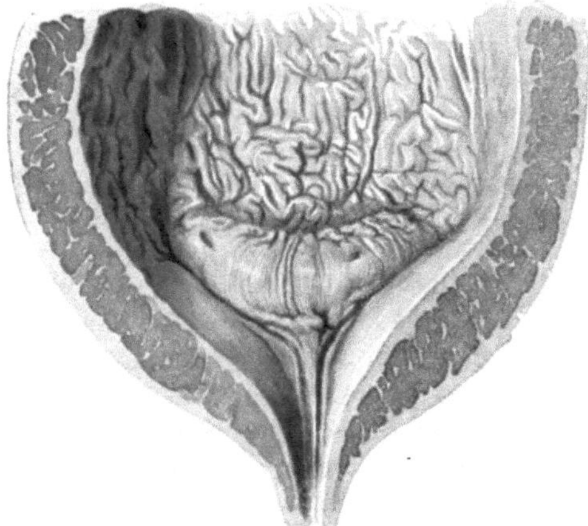

Abb. 10. Trigonum einer kontrahierten menschlichen Harnblase mit starkem transversalem Torus interuretericus. (Nach PASCHKIS und KRASA.)

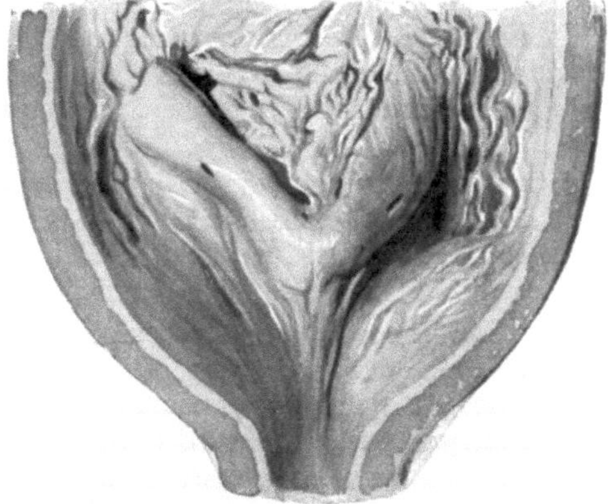

Abb. 11. Trigonum vesicae vom Menschen bei kontrahierter Harnblase. y-förmiges Blasendreieck. (Nach PASCHKIS und KRASA.)

Bündel der inneren Ringmuskelschicht der Harnblase abgrenzen lassen, welche kaudal in der Höhe der Linea interureterica endigen. Dagegen reicht die äußere Längsmuskelschicht dorsal noch bis zur Spitze des Blasendreiecks. Ventral erstreckt sich die innere Ringmuskelschicht der Harnblase bis zur inneren Harnröhrenmündung, die äußere Längsmuskelschicht bis zum unteren Rand der Symphyse. VERSARI findet ebenfalls die dem Trigonum angehörigen Muskelbündel des Sphincter vesicae internum, die identisch sind mit den den Blasenabschnitt (DISSE) des Sphincter vesicae internum bildende Bündel am spätesten auftretend. Auch WALDEYER hebt die gesonderte Entstehung der Muskulatur des Trigonum gegenüber der übrigen Harnblase hervor."

Über endgültige Anordnung der Muskulatur in der Gegend des Blasendreiecks und ihre Beziehungen zur nachbarlichen Muskelversorgung der vorderen Blasenwand hat jüngst ROBERT HEISS sehr sprechende Bilder an Hand anatomischer Präparate gegeben, über welche im ersten Hauptstück dieses Bandes eingehend berichtet worden ist (S. 15). Daß bei der muskulären Ausbildung des Blasendreiecks auch eine gewisse Variation im Spiel ist, das geht u. a. aus den Studien von PASCHKIS und KRASA hervor, welche in dieser Hinsicht zwei Typen der Harnblase im Bild zeigen, und zwar im gehärteten Zustand der Kontraktion. Abb. 10 gibt ein typisch geformtes Trigonum vesicae mit fast transversal verlaufendem Torus uretericus (Plica ureterica WALDEYERS) wieder, dessen Schleimhaut fein gefältelt erscheint; dagegen stellt Abb. 11 einen Y-Typus („Trigone en Y-grèc" von DELBET) dar. Diese Form wird bedingt durch das tiefere Einschneiden einer Incisura trigoni mediana (nach WALDEYER), wie sie von PASCHKIS und KRASA verhältnismäßig oft gefunden worden ist.

II. Fehler der Harnblasen-Anlage und -Lage.

Vorausgeschickt sei, was FISCHEL über die physiologische Entwicklung der Harnblasenanlage sagt:

„Die Harnblase liegt ursprünglich der vorderen Bauchwand derart an, daß ihre Spitze unmittelbar unter dem Nabel, das Orificium urethrae internum in der Höhe des oberen Randes, der späteren Symphyse liegt. Am Ende des 2. Fetalmonats beginnen Harnblase und Harnröhre, sowie die Mündungsstellen der Urnierengänge tieferzutreten. Die Ursache hierfür liegt in dem Wachstum des Beckens, insbesondere in der Vertiefung der Beckenhöhle. Da sich die Harnblasen-Harnröhrenanlage vor dem Peritoneum der Excavatio recto-vesicalis, bzw. rectouterina, kaudalwärts verschiebt, wird zuerst der kaudal, dann der kranial vom MÜLLERschen Hügel befindliche Abschnitt dieser Anlage frei von Peritoneum. Bei Embryonen von 30 mm Scheitel-Steißlänge liegt der Grund des Cavum Douglasii in der Höhe der Mündungen der Urnierengänge, bei über 40 mm langen Embryonen schon über diesen Mündungsstellen."

„Nach der Geburt sinkt die Harnblase infolge des stärkeren Beckenwachstums noch tiefer in das kleine Becken hinab. Am Ende des 2. Lebensjahres liegt die Blasenspitze — bei leerer Blase — bereits hinter der Symphyse in der Höhe des Beckeneinganges. Ihre bleibende Lage erhält die Blase erst zur Zeit der Pubertät. Beim weiblichen Geschlecht rückt sie etwas tiefer als beim männlichen herab."

„Bei 14 mm langen Embryonen beginnen in kaudaler Richtung vordringende Taschen des Peritoneums die Harnblase von den beiden Seiten her von der vorderen Bauchwand abzuheben. Indem diese Recessus peritonei gegeneinander vordringen, entsteht bei 3 cm langen Embryonen ein ventrales Blasengekröse (Mesurachium). Im vierten Monat schwindet es wieder durch Verwachsung der vorderen Wand der Harnblase mit der vorderen Bauchwand. Die vordere Blasenwand wird von da ab nicht mehr von Peritoneum bekleidet."

Unter den Anlagestörungen der Harnblase sind zu verstehen die Vorkommnisse von Blasenmangel und Blasenhypoplasie, ferner die durch Fortdauer von Kloakenzuständen (Vesikointestinalfistel, Vesikogenitalfistel, Urachusfistel) geschaffenen Blasenfehler, endlich die als Blasenspaltung (Ekstrophia vesicae) bezeichneten Folgen von Abschlußhemmnissen des Harnbehälters. An diese schließen sich zwanglos gewisse Lageabweichungen der Harnblase (Ektopia vesicae, Dystopia vesicae) an. Die sog. „Riesenharnblase" ist kein einheitlicher Begriff; sie findet schon in diesem Hauptstück Berücksichtigung, soweit sie in den Kreis der Anlagefehler gehört, ebenso wird der scheinbaren Verdoppelung der Harnblase beim Kapitel der Blasenabschlußstörungen zu denken sein.

A. Mangel, Defekt und Hypoplasie der Harnblase.

Wir verstehen unter „Mangel der Harnblase" (Agenesis vesicae urinariae) einen primären Mangel, ein völliges Ausbleiben der ersten Bildung des Organs, während ein Fehlen der Blase infolge Rückbildung, Verödung, Umbau od. dgl. als Defectus vesicae urinariae zu bezeichnen wäre. Im einen wie im anderen Fall handelt es sich um sehr eingreifende Störungen.

Dagegen wollen wir nicht als „Blasenmangel" jene Zustände genannt wissen, in denen die Anlage des Harnbehälters über das Kloakenstadium — und wäre es ein sehr früher, unreifer Grad der Entwicklung nicht hinaus gediehen ist.

Wie COEN berichtet, haben HARTMANN (1692) und WOLFSTRIEGEL (1688), ferner CHAUSSIER (1810) bei menschlichen Früchten Blasenmangel zusammen mit Agensis der Nieren und Harnleiter verzeichnet. Desgleichen werden Beobachtungen von DUNCAN

(1805) und MAYER im Schrifttum erwähnt, welche ebenfalls keine Spur des Harnapparates erkennen ließen. Die äußeren Formverhältnisse jener Früchte hätten im allgemeinen nicht auf sehr schwere innere Fehler schließen lassen. Ich bezweifle, daß jene Fälle bei Anwendung moderner Untersuchungsmethoden unter Verwendung des Mikroskopes dieselbe Beurteilung erfahren könnten. Schon RAYER hat beispielsweise beim Hinweis auf MOULONs Mitteilung, in der offenbar ein Vorkommnis von Blasenekstrophie eines halbwüchsigen Mädchens verbunden mit Nierendystopie vorlag, die von MOULON völlig verkannt und als Mangel des Harnapparates verkündet worden war, auf die Möglichkeit von Beobachtungsfehlern bei derlei Fällen hingewiesen, die nicht ganz vorsichtig und umsichtig untersucht wurden.

Ungemein lehrreich für die Frage, ob ein Mangel oder ein Defekt der Harnblase vorliegt, ist die Untersuchung von Monstren, welche im Bereich des kaudalen Rumpfendes verbildet sind. Diese Meinung hat auch KERMAUNER ausgesprochen und dabei besonders auf die sog. Sirenenmißbildungen verwiesen. Bei ihnen kann die Kloakenentwicklung in früher Entfaltung bestehen bleiben, oder aber der Befund ist noch unbefriedigender. Wie weiterhin noch gezeigt wird, ist — entsprechend neueren Betrachtungen der Begriff der „Sirene" nicht durch die schwanzartige Ähnlichkeit der merkwürdigen Fehlbildung der unteren Gliedmaßen erschöpft. Es handelt sich um mehr oder minder komplizierte Störungen der verschiedensten, im kaudalen Rumpfgebiet gelegenen Entwicklungssysteme. So gehören beispielsweise manche Fälle von Analatresie verbunden mit kaudaler Wirbelsäulenstörung ins Gebiet der Sirenenmißbildungen (POLITZER); durch völliges Fehlen der Blasenanlage können sireniform Früchte ebenfalls ausgezeichnet sein. Ja, es ist ein völliger Mangel des ganzen Harnaustreibungsapparates hier nichts Unerwartetes (vgl. FLEISCHMANN!). Man wird also wohl von den sog. Sirenen bis zu den Früchten mit weniger verwickelter, mehr isoliert erscheinender kloakaler Beharrungsbildung eine einzige Erscheinungsreihe annehmen dürfen, eine Reihe, welcher gemeinsame genetische Möglichkeiten zugrunde liegen; deshalb sind sie unter einem gemeinsamen Gesichtswinkel zu betrachten (ANDERS, KERMAUNER, GG. B. GRUBER und BEST, FELLER und H. STERNBERG, RAINER, POLITZER).

Selbstredend empfiehlt sich in allen Fällen von Sympus apus, Sympus monopus und Sympus bipus ein mikroskopisches Suchen nach verborgenen Anlageresten der Ureteren, der Nieren und der Harnblase. Man ist überrascht, dann oft mehr zu finden als makroskopische Betrachtung erhoffen ließ (LANGE, SCHILLING, H. SCHNEIDER). Dies hängt mit der schwerwiegenden Entwicklungsstörung des kaudalen Rumpfendes zusammen; dabei handelt es sich mehr um defektive Umwandlungen, Verlusterscheinungen ursprünglich angelegter Systeme, welche bei der folgenden Entwicklungsstörung keinen Entfaltungsraum finden, nicht weiter entwickelt wurden, sondern sich zurückbilden müßten (vgl. ABRAMOW und RJESANOW).

Eine besondere Gruppe bilden jene verunstalteten Monstren, bei denen das hintere Körperende halbseitig verkümmert oder nach intrauteriner Zerstörung narbig umgewandelt ist. Auch hier hat man von einer „sireniformen Mißbildung" gesprochen, dabei aber mehr das konische, „spitzfüßige" Auslaufen der einen Gliedmaße im Auge gehabt, das neben den Verunstaltungen der anderen Hälfte des Beckengürtels das Bild zu beherrschen pflegt. Ich habe im Handbuch der Urologie von v. LICHTENBERG, VOELCKER und WILDBOLZ (Bd. 3, S. 73) ein derartiges Monstrum abgebildet. Schon vor vielen Jahren hat AHLFELD darauf verwiesen, daß die Beeinträchtigung des Rumpfendes bis zu einem völligen Mangel oder teilweisen Defekt der Harn- und Genitalorgane führen kann. Neben einer eigenen Beobachtung berief er sich dabei auf Mitteilungen von FABER, JENISCH und EISENACH. LANCEREAUX hat einen entsprechenden Mangel des Harn- und Geschlechtsapparates bei einem Hemizephalus mit Beeinträchtigung der Kaudalentwicklung beschrieben. In der Erklärung dieser Dinge will AHLFELD — wohl mit Recht, wie mir scheint — weniger zur These der hier nicht bewiesenen amniotischen Einwirkungen (DARESTE) greifen; auch glaubt er WEIGERT nicht zustimmen zu können, der die Verkümmerung einer ungenügenden Nabelgefäßanlage zuschreiben zu können glaubte. AHLFELD neigt zu FOERSTERs Ansicht, daß primäre, räumliche und Haltungsstörungen im kaudalen Abschnitt des Keimlings den Anlaß zu solch weitbildender Fehlbildung gäben.

Es kommt aber ferner Mangel des Harnapparates bei bestehender Kloake verbunden mit Defekt eines Beines (Rest des Oberschenkelknochens) bei erhaltenem Becken vor; freilich ist auch hier die Beschaffenheit der Kreuz- und

Steißwirbelsäule genauestens zu prüfen, wofür das Röntgenbild der Frucht allein nicht unter allen Umständen ausreichen dürfte. Rainer hat ein solches Vorkommnis aus meinem Beobachtungskreis beschrieben, die Bilder seiner Beobachtung seien hier beigefügt (Abb. 12 u. 13).

In diesem Zusammenhang dürften auch Ausführungen von Fritz Grünwaldt willkommen sein, welche der Frage dienen, wie weit amniogene Entwicklungsstörungen mitbewirkend oder abhängig im Rahmen solcher Mangel- und Defektbildungen im Bereich des Körperendes eine Rolle spielen. Grünwaldt ging aus von einem Vorkommnis einer 23 cm langen männlichen Frucht, welche einen Defekt der Bauchwand, des Dammes und der rechten Beckenhälfte, sowie eine Verlagerung des gleichseitigen Beines aufwies; dazu kam ein Mangel von Niere, Harnleiter, Hoden und Nebenhoden dieser Seite; endlich bestand eine Spaltbildung der Wirbelsäule und zahlreiche amniotische Verwachsungen und Hautanhänge. Als Ergebnis kann gebucht werden, daß die Mißbildung im Harnsystem früher entstanden sein muß, als die amniogene Beeinträchtigung des unteren Rumpfendes eintrat. Ein Synergismus der verschiedenen Entwicklungsstörungen ist hier nicht zu erkennen, eine Abhängigkeit der Amnionstörung von der primären halbseitigen Mangelbildung des Harnapparates nicht wahrscheinlich zu machen.

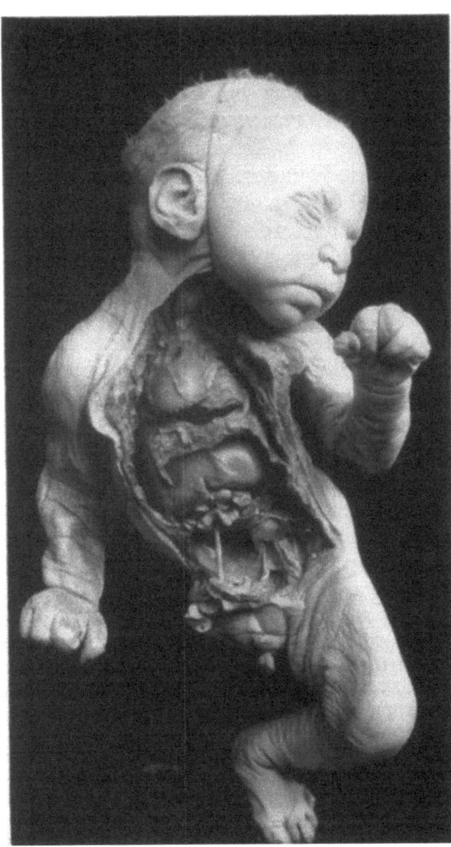

Abb. 12. Mangel der Nieren und der ableitenden Harnwege bei einer ♂ Frucht mit amniotischem Defekt der rechten unteren Gliedmaße. (Pathologisches Institut Göttingen. MO. 136.) (Mitgeteilt von Rainer.)

Durch fehlende Harnblase sind mitunter auch die sog. akardialen Zwillingsbildungen ausgezeichnet. Ich habe solche Früchte präpariert und kam zu der Überzeugung, daß hier wohl nicht ein primärer Mangel in Frage steht, sondern daß man an eine defekte Veränderung ursprünglich angelegter Bildungsstufen denken muß; weniger von Selbstdifferenzierung als von Rückbildung und Umbildung ist hier wohl die Rede; das entspricht dem Sinn, den Robert Meyer solch defektiven Teilentwicklungen bei Arkadiern unterlegt hat. Freilich wäre jeweils im Einzelfall der Zeitpunkt des Eintritts der Rückbildung näher zu bestimmen, der zu dem Defekt der Harnblase führte. Vermutlich wird nicht eine einheitliche Frist für die Fälle einschlägiger Mißbildungen gegeben sein.

Über einen ausgetragenen, normal großen Knaben, dessen feinanatomische Durchmusterung keine Harnblasenanlage, wohl aber Gebilde mit Malpighischen Körperchen (Urnierenglomeruli?) und anscheinend „überschüssiges Material" des Urnierenganges oder der Harnleiteranlage dargeboten, hat H. Schneider

Mitteilung gemacht. Bei NIEMANNS Beobachtung handelte es sich um ein neugeborenes, fast reifes Mädchen von 41 cm Länge, das bald nach der Geburt verschieden war; es soll eine Agenesis der Nieren und Ureteren aufgewiesen haben, während eine etwa kirschkerngroße „Harnblase“ gegeben gewesen sei, die man wohl als Hypoplasia vesicae urinariae aufzufassen hätte.

NIEMANN schrieb, es wäre die Harnblase straff anzufühlen, fast ohne eine Lichtung aufzuweisen. Man habe aber mit einer mittelstarken Sonde unter einiger Mühe vom Orificium urethrae externum aus in diese Blase gelangen können. Harnleiter zu finden sei aber durchaus mißlungen. Der Urachus dagegen habe von der Blase aus eine 21 mm lange, sondierbare Lichtung besessen. Im Gegensatz zum Harnapparat seien die Geschlechtsorgane wohl ausgebildet befunden worden. Daß bei der Frucht ein Mangel an Amnionswasser bestand, gab Anlaß eine ursächliche Beziehung der mangelhaften Entwicklung der Harnorgane zur Fruchtwasserbildung zu vermuten. Als Nebenbefund ergab sich eine „überzählige“ Nebenniere, welche als haselnußgroßes, rotbraunes, rundes Körperchen über der ortsgerechten linken Nebenniere gelegen war.

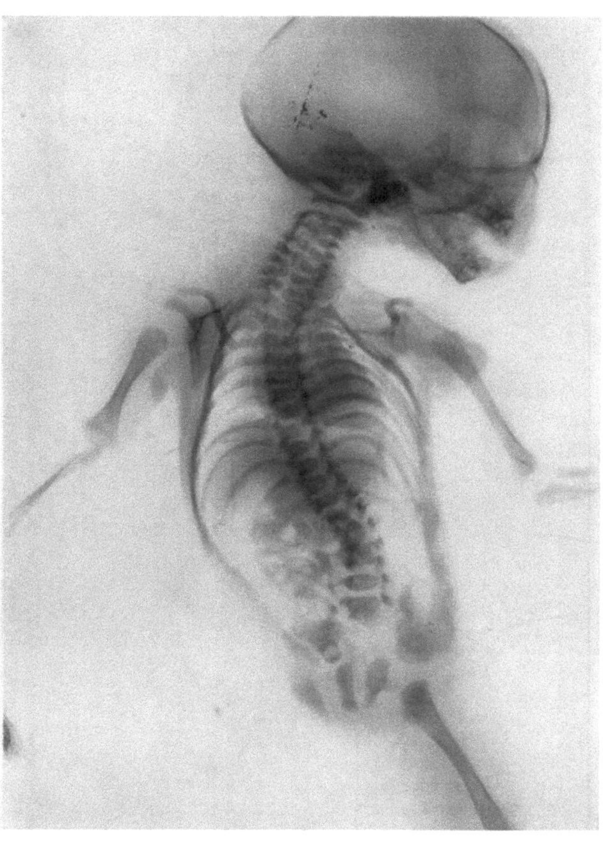

Abb. 13. Röntgenbild zu Abb. 12 mit Mangel der Nieren und der ableitenden Harnwege; amniotischer Defekt der rechten unteren Gliedmaße. Auffallende Leere im Bild am Ort des Kreuz- und Steißbeins. Länge der Frucht 41 cm, Schädelumfang 33 cm (Pathologisches Institut Göttingen. MO. 136.)

Das Vorkommnis ausgesprochener Blasenhypoplasie einer männlichen Frucht mit coccygealer Penisverlagerung habe ich im ROKITANSKY-Museum des Wiener pathologisch-anatomischen Universitätsinstitutes gesehen[1].

Sehr eigenartig ist eine Beobachtung von ROBERT MEYER, die er unter der Benennung „Stenose des oberen Blasenabschnittes“ mitgeteilt hat:

Menschlicher Fetus (♀) von 36 cm Länge mit Uterus unicornis hemirudimentarius sinister. Obere Harnblasenhälfte verengt, entsprechend der Höhe des Corpus uteri bis in den Zervikalteil zeigte die Blase eine ganz enge zylindrische Lichtung, der Art des Urachus entsprechend, bei mächtig entwickelter Blasenwand. Untere Blasenhälfte mit normaler Lichtung, Blasenschleimhaut im Bereich der normalen Lichtung gut entwickelt, im engen Teil sehr schwach, Muskulatur überall kräftig; im engeren oberen Teil überwog die Ringschicht. Der obere Teil der Blasenwand war in den unteren Teil der Blasenlichtung etwas invaginiert, wohl als Folge des ungleichen Blasenwachstums, äußerlich vergleichbar der Invagination der Portio uteri in die Scheide unter deren Aufweitung zum Gewölbe.

---

[1] Es war auf einem Holztäfelchen gelegentlich der Umordnung des Museums im Jahre 1928 als Nr. 2776 . XXV . bezeichnet.

MEYER vermochte die Verengung der Lichtung des oberen Blasenabschnittes nicht zu erklären; es war für die Uterusmißbildung und jene der Harnblase eine gemeinsame Ursache anzunehmen. Da der Mastdarm des Fetus auffällig weit befunden wurde, könnte man an eine ungewöhnlich weit bauchwärts gelegene Bildung des Septum urorectale denken. Die Mastdarmwand erschien sehr dünn, wahrscheinlich als Folge der Erweiterung. Die ganze Entstehungsweise dieser Mißbildung blieb zunächst ungeklärt.

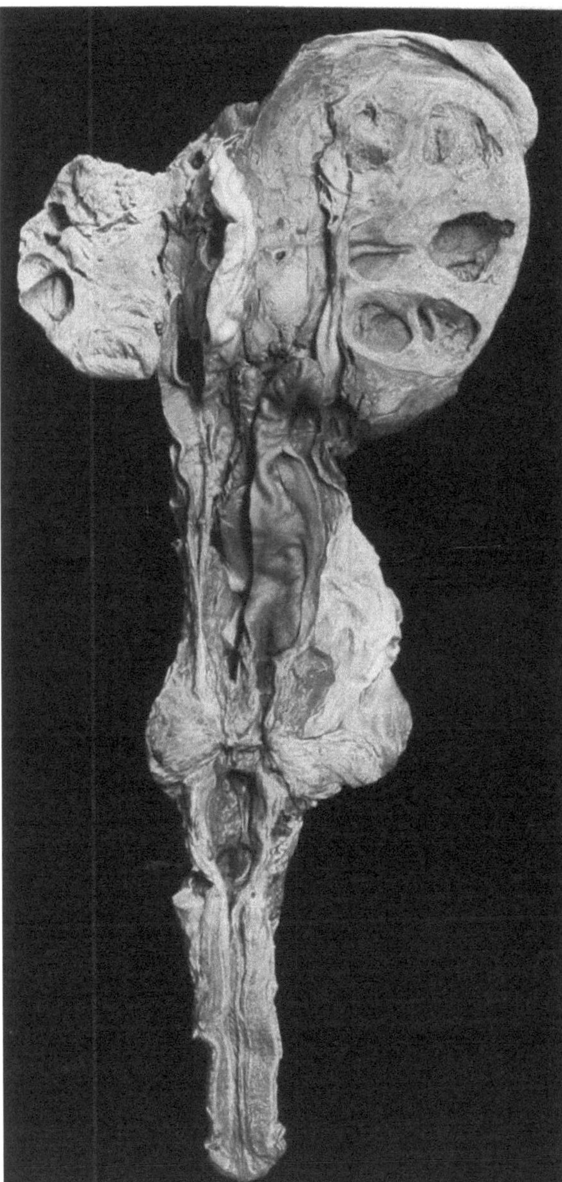

Abb. 14. Hypo- oder aplastische Harnblase, verbunden mit Harnröhrenabsceß, rechtsseitiger, pyonephrotischer Nieren- und Ureterschrumpfung, linksseitiger Harnleitererweiterung und geschwüriger Pyonephrosus. ♂ 21a. (Nach einem Photogramm von G. POMMER.)

Angeborene Hypoplasie der Harnblase (freilich vergesellschaftet mit Ekstrophia vesicae und mit Darm-Genitalspalte) dürfte auch einer Mitteilung von BLAUEL zugrunde liegen. Da der Verfasser über die Verhältnisse der Urnierengangsostien, bzw. der Samenleitermündungen nichts ausführte, bleibt es offen, wie hochgradig, d. h. wie früh zu befristen die Blasenfehlbildung war.

Die Frage des unvollkommenen Harnblasenmangels, besser gesagt der mangelhaften Harnblasenbildung (Hypoplasia vesicae urinariae) ist mehrfach für den Fall erwachsener Menschen überlegt worden (BLASIUS, THILOW, BINNINGER, MAGENAU).

Die Beobachtung von BLASIUS betraf einen Mann, der sein ganzes Leben hindurch beschwerlich Urin ließ und bei Tag und Nacht unter dem Harnzwang stand. Es hätte sich bei diesem Menschen keine Harnblase gefunden, wohl aber seien Harnleiter vorhanden gewesen. Diese seien in der Gegend der Schambeine zur Vereinigung gekommen und wären dann in die Höhe umgebogen; in der Nabelgegend hätten sie ihr Ende gefunden. J. FR. MECKEL, der diese Schilderung mitteilt, dachte hier schon daran, daß eine Fehlbeurteilung vorgelegen, und daß es sich bei BLASIUS um eine „vorn nicht vereinigte" (also wohl gespaltene) Harnblase gehandelt habe. — THILOWS

Kranke (47 Jahre alt) war wohl eher mit einer hypoplastischen Harnblase ausgestattet, obwohl auch hier Zweifel berechtigt sind, ob nicht eine entzündliche Schrumpfblase vorgelegen. Dasselbe gilt für die Beobachtung von BINNINGER, bei dem es sich um einen mit Harnsteinleiden behafteten Mann gehandelt hat (I. FR. MECKEL).

MAGENAU gibt an, bei einem 15jährigen Jungen einen fast völligen Blasenmangel gesehen zu haben, wobei vor allem ein Sphincter vesicae gefehlt habe. Dagegen sei eine Urachusfistel vorhanden gewesen. Der Träger dieser Unvollkommenheiten litt an Harnträufeln.

Ich habe andernorts bereits auf die Seltenheit solcher Beobachtungen hingewiesen; noch einmal sei ausdrücklich betont, daß hier nur genaueste Feststellung aller anatomischen Einzelheiten zur Klarheit zu führen vermag; es haben sich diese Feststellungen vor allem auch auf die übrigen aus Urnierengang und Kloake herzuleitenden Organteile zu beziehen; stets ist zu überlegen, wie weit unter diesen Fällen eine Hypoplasie, wie weit eine durch Fehlanlage begünstigte Atrophie vorliegen mag.

Ein von G. POMMER mitgeteilter und photographierter Fall von Harnblasenkleinheit soll im folgenden kurz ausführlicher beschrieben werden, wenn schon zu bedenken ist, daß auch hier Entzündungsvorgänge hereinspielten:

Ein 21 Jahre alter Mann starb an uroseptischer Erkrankung. In seiner Kindheit hatte er an Harnträufeln gelitten; man hatte ihn oftmals — ohne eine bestimmte Diagnose zu erlangen — sondiert. Bei der Leichenöffnung fand POMMER statt der Harnblase nur einen bohnengroßen Raum, in den der terminal verengte linke Ureter einmündete. Der rechte Ureter war im Endstück obliteriert. An Stelle der Vorsteherdrüse fand sich ein granulierendes Gewebe; immerhin erkannte man einen Colliculus seminalis. POMMER hat ausdrücklich erklärt, daß keine Schrumpfblase vorlag; ein derartiger Einwand lag nahe, weil der ganze Harnapparat, namentlich die unteren Ureterenenden chronisch entzündet und schwielig verändert erschienen. Indes deutete POMMER den Befund als eine hochgradige Hypoplasie, bzw. als einen Mangel der Harnblase (Abb. 14).

KERMAUNER, der im Handbuch von HALBAN und SEITZ die Fehlbildungen des weiblichen Harnapparates bearbeitet hat, sagt über die abnorm kleinen Harnblasen, soweit sie nicht Teilerscheinungen erschwerter, syngenetischer Mißbildung der Beckenorgane überhaupt sind, es könnte sich bei ihnen um Wachstumsstörungen am kaudalen Ende des WOLFFschen Ganges handeln; es könnten dabei die Urnierengänge am gewöhnlichen Ort in den Sinus urogenitalis einmünden, auch könnten die Harnleitermündungen ungefähr an die gehörigen Punkte gelangt sein; aber das ganze Organ werde nicht genügend breit; es bleibe ein enges Rohr. Man habe, wie in Fällen von IHL, SELLA u. a. den Eindruck, als wäre die Harnröhre sehr lang, als würden die Harnleiter unmittelbar in die Harnröhre einmünden. Entwickelten sich die kranialen Abschnitte gar nicht, dann stellten sich die Verhältnisse so dar, als würde die Blase ganz fehlen (ALLEN THOMSON, OLIVER, MECKEL)[1].

B. Unvollständiger Blasenabschluß.

Unvollständiger Blasenabschluß bringt die bekanntesten Mißbildungen hervor, welche, da ihre Träger lebensfähig sein können, oft genug auch ärztliche Feststellung und plastische Korrektur veranlassen. Dabei kann man im Grund genommen 3 Möglichkeiten der Verschlußhemmung unterscheiden, nämlich

1. offen bleibende Verbindung zwischen Darm und Sinus urogenitalis,

2. den nicht verschlossenen, d. h. im Nabelgebiet nach außen geöffneten Urachus,

3. die klaffende Spaltbildung im Bereich der Bauchdecken und der vorderen Blasenwandung.

[1] Erwähnt nach MECKEL; vgl. auch KERMAUNER.

1. Kloakenbildungen.

Wenn durch Hemmung in der Ausbildung des Septum urorectale eine breitere oder schmälere Verbindung zwischen dem Darm und dem ventralen Kloakenanteil bestehen bleibt, kommt es zu sehr bezeichnenden Mißbildungen, deren geringere Stufen mit einem postfetalen Leben vereinbar erscheinen und später zu befristen sind als die umfänglichen.

Zur Benennungsfrage muß hier mitgeteilt werden, daß man in der Mißbildungslehre mit der Verwendung des Wortes „Kloakenbildung" nicht ganz buchstäblich vorgegangen ist. Man benennt als „kloakale Entwicklungsstörungen" und als „persistierende Kloakenzustände" sowohl die Vereinigung von Darm-, Harn- und Geschlechtsweg in einer gemeinsamen Höhle, als Vereinigung des Darmes nur mit dem Harnweg oder nur mit dem Geschlechtsweg. Es besteht hier also eine sehr große Mannigfaltigkeit der Möglichkeiten, welche sowohl im Kapitel der Fehlbildungen des Darmes, als jener der Geschlechtsorgane, namentlich der weiblichen, zu berücksichtigen ist (vgl. das Schrifttum bei E. Anders, Frz. v. Winckel, Frank, Enderlen, Kermauner, Herm. Angerer).

Es erscheint unzweckmäßig, aus diesem Kreis syngenetischer Möglichkeiten der Kloakenfehlbildung das herauszugreifen, was unbedingt nur die Harnblase oder die Matrix der Harnblase betrifft. Man kann durchaus nicht den ehemaligen Sinus urogenitalis übersehen, man muß hier jederzeit auf das Ganze bedacht sein und muß, da es sich zumeist um eine verwickelte Störung handelt, auch der gleichwertigen Mißbildung am Darmende und am Geschlechtsapparat gedenken. Damit möge es entschuldigt sein, wenn in den nachfolgenden Zeilen das Gebiet des Harnbehälters öfter überschritten erscheint. Diese Entschuldigung wird um so mehr Billigung finden müssen, als der Kliniker nicht selten aus der Bildungs- oder Leistungsstörung des Harnapparates auf die ebenfalls vorhandene Fehlbildung der Geschlechtswerkzeuge und des Darmes — oder umgekehrt — aufmerksam wird.

Bei der verschiedenen Bedeutung, die der Sinus urogenitalis in der endgültigen Gestaltung des Harn- und Geschlechtapparates für Mann und Weib hat, sind die fraglichen Mißbildungen des Beharrens auf unfertiger Stufe auch verschieden einzuschätzen. Es handelt sich freilich im großen und ganzen um Hemmungsmißbildungen (Politzer). Hier sind u. a. die Atresien der Körperöffnungen am Rumpfende einschlägig, die Stieda in 3 Gruppen einteilte, nämlich 1. Atresia ani und recti, 2. Atresia ani mit offener Blasen- oder Harnröhrenverbindung des Mastdarmes, 3. Atresie des Anus mit Fistelgang nach der Körperoberfläche, wozu jene Fälle gezählt werden, bei denen das offene Mastdarmende im Vestibulum vaginae, im Perineum, im Skrotalbereich, oder suburethral gefunden wird. Politzer hat neuerdings das formale Werden dieser Erscheinungen gewürdigt und sich über ihre Entstehungsfrist geäußert. In den Fällen der 2. wie der 3. Gruppe liegen Fehler im Kloakenverschluß vor. Auch die „Fistelgänge", welche den Mastdarm mit der Oberfläche des Dammes, des Hodensackes und des Penis, bzw. mit der Schleimhaut des Scheidenvorhofes verbinden, sind als Kloakenreste aufzufassen. Dagegen ist die Erklärung von Vorkommnissen reiner Analatresie schwieriger. Da die Annahme, es gäbe in der menschlichen Entwicklung eine „Analmembran", hinfällig wurde, scheinen ungewöhnliche Bedingungen eine Verwachsung des Kloakenseptums mit der Kloakenmembran zu veranlassen, wodurch eine Art Analmembran gebildet wurde. Es scheinen aber, worin ich Politzer aus Erfahrungen am Sektionstisch unbedingt zustimme, Vorkommnisse reiner Analatresie viel seltener zu sein, als gewöhnlich angenommen wird. Bei Fällen", so schreibt Politzer, „welche einer genauen Untersuchung unterzogen worden waren, fand man häufig Vergesellschaftung der Atresia ani mit anderen Fehlbildungen vor. So wurden mitunter unvollkommene, die Oberfläche nicht erreichende Mastdarmfisteln beschrieben, welche vermutlich Reste des Kloakenganges darstellen. Diese Fälle leiten zu jenen Formen von Atresia ani über, welche durch einen Anus anomalus gekennzeichnet sind und von STIEDA in die 3. Gruppe eingereiht wurden.

In einer weiteren Gruppe von Fällen, so fährt POLITZER fort, ,,ist die Atresia ani mit einer Defektbildung im kaudalen Bereiche der Wirbelsäule (Lendenwirbelsäule, Kreuzbein, Steißbein) vergesellschaftet. Diese Fälle sind nun, wie FELLER und H. STERNBERG begründen, den Sirenenfehlbildungen zuzurechnen und ihre Entstehung auf mediane Defekte im Bereiche des hinteren Körperendes zurückzuführen. Die Annahme, daß so manche Fälle von Atresia ani den Sirenenfehlbildungen zugezählt werden müssen, findet auch eine Stütze in der von KERMAUNER (1924) besonders hervorgehobenen Feststellung mehrerer Tierärzte, daß die Atresia ani der Haussäugetiere meist mit angeborenen Defekten des Schwanzes vergesellschaftet ist. Die Atresia ani würde sich also nach FELLER und H. STERNBERG in der Weise erklären lassen, daß der dorsale Teil der Kloakenmembran überhaupt nicht angelegt wurde, daß vielmehr die seitlich von der Mittelebene gelegenen Anlagen des Dammes und des Gesäßes ohne Einschaltung einer Kloakenmembran aneinander grenzten. Diese Vorstellung macht nicht nur die Annahme von der Verwachsung des Kloakenseptum mit der Kloakenmembran überflüssig, sie erfordert auch nicht die Annahme einer Durchwachsung der Kloakenmembran durch embryonales Bindegewebe. Der Zeitpunkt, in welchen die Entstehung der Atresia ani zu verlegen wäre, wäre allerdings ein recht früher, da, wie FLORIAN und VÖLKER gezeigt haben, die Kloakenmembran bereits bei den jüngsten menschlichen Embryonen angelegt ist. Obgleich wir die Mißbildungs-Entstehungsfrist nur für sehr ausgedehnte Defektbildungen des kaudalen Körperendes, wie FELLER und H. STERNBERG hervorheben, in diese frühesten Entwicklungsstadien verlegen müssen, so muß doch auch selbst der geringste Grad der Atresia ani spätestens bei Embryonen von 5 mm Länge angelegt sein, da in diesem Entwicklungsstadium auch die kaudalen Abschnitte der Kloakenmembran bereits gebildet sind".

,,Diese von FELLER und H. STERNBERG begründete Ansicht von der Zugehörigkeit der Atresia ani zu den Sirenenbildungen scheint noch nach anderer Richtung erweiterungsfähig. Viele Kloaken- und Dammmißbildungen zeigen noch weitere Befunde, welche deutlich auf das Bestehen von Defekten im medianen Gebiet des hinteren Körperendes hinweisen. Ein Beispiel möge dies erläutern: Bei einer von ANDERS (1921) beschriebenen Kloakenfehlbildung fehlt die Crista perinealis und die Analgrube, ferner sind die äußeren Geschlechtsteile nur mangelhaft ausgebildet. Hier bestand also ein Defekt, welcher die Kloakenmembran anscheinend in ihrer vollen Gänze betraf." (POLITZER).

In der Zusammenfassung seiner Ausführungen über die Entstehung der Kloakenfehlbildungen und insbesondere der Atresia ani ergab sich für POLITZER die Erkenntnis, ,,daß diese Fehlbildungen zum Teil zu den Sirenenmißbildungen gehören, also auf Defekte im medianen Gebiete des hinteren Körperendes zurückzuführen sind. Die Kloakenmembran ist also sicher nicht in allen Fällen von Atresia ani, wie dies früher angenommen wurde, erst angelegt und dann in ihrem dorsalen Abschnitte von embryonalem Bindegewebe durchwachsen worden, sie wurde vielmehr in ihren dorsalen Teilen überhaupt nicht gebildet, so daß die an die Kloakenmembran seitlich angrenzenden Gewebsabschnitte, in welchen alle drei Keimblätter vertreten sind, in der Medianebene aneinander stießen. Es ist jedoch möglich, daß für einige Fehlbildungen die Annahme einer Durchwachsung der Kloakenmembran durch Bindegewebe aufrecht erhalten werden muß. Bei der Erklärung der Entstehungsweise dieser Fehlbildungen muß jedoch nach unseren früheren Ausführungen berücksichtigt werden, daß diese abnorme Entwicklung der Kloakenmembran nur bis spätestens bei Embryonen von 6 mm Länge erfolgen könne, da die Kloakenmembran späterhin nicht mehr aus zwei Blättern, sondern aus einer einheitlichen Epithelmasse besteht".

Der ärztlichen Korrektur unter Umständen zugänglich und mit der Fortführung des Lebens verträglich ist bei beiden Geschlechtern nicht so selten die Atresia ani vesicalis (Fistula urorectalis congenita, Atresia ani urethralis oder Anus vestibularis), d. h. eine mangelhafte Ausbildung des Afterdarmes, wobei entsprechend dem seinerzeitigen Kloakengang (REICHEL) eine Einmündung des Rektums in der Organsphäre des Sinus urogenitalis bestehen blieb, sei es in dem untersten Harnblasenabschnitt, oder in die oberste Harnröhre beim Mann (LOTSCH, JACUBOWITSCH), in das Vestibulum vaginae bei der Frau (FRANK, WOLF). Je nach dem Entwicklungsfortschritt des Septum urorectale ist die Fistelöffnung zwischen Darm und Harnblase weiter oder enger; in fetaler Zeit mag dieser Kloakengang eine winzige Öffnung dargestellt haben. Mit dem Wachstum seines Trägers wächst indes auch er zur Lücke heran. Auch kann der Darm blind in der Blasen- oder Harnröhrenwand endigen. Nicht immer liegt die Urorektalfistel genau median; sie kann eine seitliche Abweichung ihrer Mündung aufweisen (NEUMANN, ANDERS, KERMAUNER).

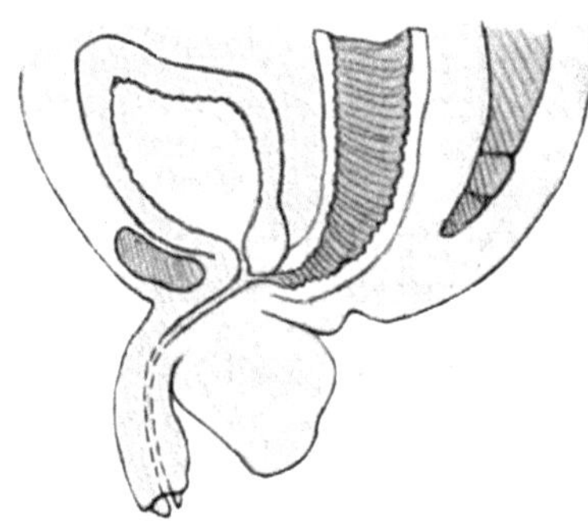

Abb. 15. Angeborene Rektourethralfistel und Analatresie. (Eigene Beobachtung im pathologischen Institut Innsbruck; mitgeteilt von KREUZBAUER.)

Ich sah gelegentlich bei einem weiblichen Neugeborenen eine sehr weite Verbindung zwischen Harnblasengrund und Enddarm (vgl. auch den Fall von LEVY), während in anderen Fällen, z. B. bei einer von ANDERS mitgeteilten Beobachtung die Darmblasenfistel mikroskopisch klein geblieben war; in solchem Fall braucht kein Kindspech in den Blasenanteil der Kloake durchzutreten. Bei einem Vorkommnis von urorektaler Atresie eines männlichen Neugeborenen (gesehen im Göttinger pathologischen Institut) endete der Mastdarm blind, aber völlig verschlossen in der Wand dei Pars membranacea urethrae.

Die Einmündung des Darmes in den membranösen subprostatischen Abschnitt der Harnröhre zeigt Abb. 15 nach einem Befund, der im pathologischen Institut Innsbruck an einem 18 Tage alten Knäbchen erhoben worden ist (KREUZBAUER). Hier konnte der urorektale Verbindungsgang mit einer gewöhnlichen Uretersonde eben ausgefüllt werden. Der Versuch, den Fehler operativ zu beseitigen, war mißglückt. Der zuunterst gelegene Wandabschnitt des Rektums war eröffnet und gegen die mit dem Messer scharf durchbohrte Aftergrube herabgezogen und dort angenäht worden; indes war — wie so manchmal in diesen Fällen — der Verschluß der offenen Verbindung zum Harnweg nicht geglückt (vgl. auch die Mitteilung von GRUBER und REISINGER).

Für die Erklärung des formalen Zustandekommens der hier einschlägigen Entwicklungsfehler ist eine von ASCHOFF vervollständigte schematische Darstellung von RETTERER-MARCHAND sehr verwendbar, die in Abb. 16 wiedergegeben sei.

Bei allen derartigen Bildungen hat eine sorgfältigste anatomische Feststellung die Umstände des Mißbildungsortes und seiner Nachbarschaft zu bestimmen, wobei nicht selten auch das Mikroskop heranzuziehen ist; denn, wie auch KERMAUNER und ANDERS betonen, nur die genaue Kenntnis der nachbarlichen Lage der Mündungsabschnitte läßt in den verschiedenen Graden kloakaler Mißbildungen zeitliche und gestaltliche Bestimmungen der Entwicklungsstörung zu. Liegen auch Unregelmäßigkeiten in der Entwicklung der Geschlechtskanäle vor, so ist die Ausdeutung manchmal erschwert, zumal, wenn noch Asymmetrien des Wachstums im Spiele sind, welche eine Seite in der Entwicklung besonders benachteiligen oder bevorzugen.

Am leichtesten werden immer die einfachen rektalen Fisteln des Sinus urogenitalis (= Atresia ani urogenitalis) zu übersehen sein, d. h. die vestibuläre Kloake beim Weibe, die Atresia ani urethralis beim Mann mit der Fistelstelle im Bereich der Pars prostatica oder der Pars membranacea der Harnröhre, sowie die im primären Dammbereich sich öffnende Atresia ani perinealis, Atresia ani scrotalis, Atresia ani suburethralis (vgl. Abb. 16).

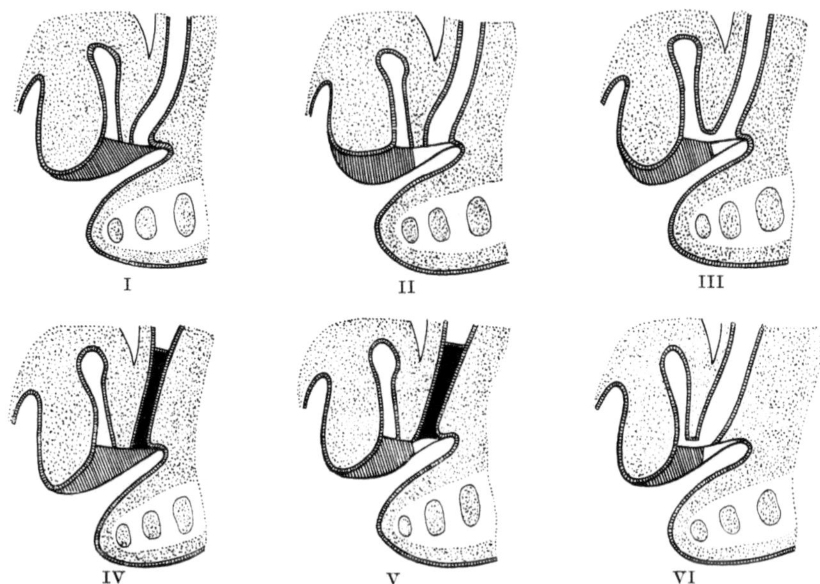

Abb. 16. Schematische Darstellung der Entwicklungsstörungen im Gebiet der Analregion des Kaninchens. (Nach RETTERER-MARCHAND in ASCHOFFs Lehrbuch.) I Normal angelegtes Kloakenseptum (schraffiert) verschließt vorne den Sinus urogenitalis, hinten den After, II Kloakenmembran in der Analgegend bindegewebig verschlossen. Einfache Analatresie, III Bindegewebiger Ersatz des analen Abschnittes der Kloakenmembran bei fortbestehendem Kloakengang. Atresia ani vestibularis oder urethralis, IV Rektum kaudal nicht ausgewachsen. Kloakenmembran richtig angelegt. Atresia recti simplex, V Rectum kaudal nicht ausgewachsen, Kloakenmembran in der Aftergegend bindegewebig ersetzt. Atresia recti et ani, VI Vesikorektalseptum stärker ventral vorgewachsen, Kloakenmembran nur kurz im vorderen Abschnitt ausgebildet: Atresia ani suburethralis.

Über die in solchen Fällen formalgenetisch wichtige, vorausgegangene abnorme Verkürzung der Analmembran, d. h. des hinteren Teiles der Kloakenhaut mit folgender Bildung eines Anus vestibularis (= Vorhofsafter, Atresia ani vestibularis, Fistula rectovestibularis, Anus praeternaturalis vestibularis), findet sich im 3. Band des Handbuches der Pathologie und Biologie des Weibes aus der Feder von KERMAUNER eine eingehendere Darstellung; ebenso wird dort der Anus perinealis und der sog. Anus anomalus vaginalis unter Angaben des Schrifttums gewürdigt.

Endet das Rektum in der Blasenwand oder sonst in der Tiefe des Beckengewebes blind, oder erscheinen Ureteren oder Geschlechtskanäle atretisch, darf nicht kurzerhand und blindlings auf eine fetale Peritonitis als Erklärung zurückgegriffen werden, wie MARCHAND ausdrücklich betont hat. Immer liegt in all diesen Fällen ein Vitium formationis primae congenitale vor.

Im Jahre 1779 hat HEINR. AUG. WRISBERG die Verhältnisse eines neugeborenen Knaben geschildert, der 8 Tage lebte, dann aber wegen Aftermangels starb. Ausführliche anatomische Beschreibung, sehr klare, gestochene Abbildungen und sehr zahlreiche, genaue Hinweise auf das vorausliegende Schrifttum zeichnen jene Arbeit aus, deren wesentlicher Inhalt eine Atresia ani vesicalis darstellt, welche im Blasengrund, knapp über dem Blasenausgang die offen gebliebene kloakale Verbindung zeigte.

Kloakenbildungen bei weniger tiefer Entwicklung des Septum urorectale führen zu einer Darmöffnung in die Harnblase hinein. Es handelt sich hier immer um Teilerscheinungen sonstiger schwerer Mißbildung am Rumpfende: so findet man diese Form der Kloakenblasen gelegentlich mit Spaltbildung der Blase vereint im Fall unvollkommenen Bauchwandverschlusses, ferner bei lumbosakralen Störungen der Wirbelsäule, der Rumpfwand- und Beckengestaltung, endlich auch in Form pseudo-hermaphroditischer Verbildungen usw. Das Vorkommen von angeborener offener Mastdarm-Harnröhrenverbindung bei einer verwickelten, rudimentären Harnblasenverdoppelung und Verdoppelung der Harnröhren zugleich mit Atresie des Afters fällt ebenfalls in den Rahmen dieser Störung des Kloakenschlusses (Lange), desgleichen eine Beobachtung von Blasenektopie, Kloakengangsrest, perinealer Schwanzdarmhernie und Scheinverdoppelung der äußeren Geschlechtsteile, welche ich beschrieben habe. Alle diese Besonderheiten sollen nicht vergessen werden. Immer wieder muß betont werden, daß die Kloakenbildung fast immer nur ein Teil einer segmentalen umfänglichen Entwicklungsstörung am Rumpfende ist. Die Fälle der möglichen Variationen im Umfang und in der Stärke der Beteiligung der nachbarlichen Organsysteme, ferner auch der Rumpfwandabschnitte an der Kloakenfehlbildung ist kaum abzusehen. Wenn Kermauner im Schwalbeschen Buch der Morphologie der Mißbildungen folgende 3 Gruppen zu unterscheiden vorschlug:

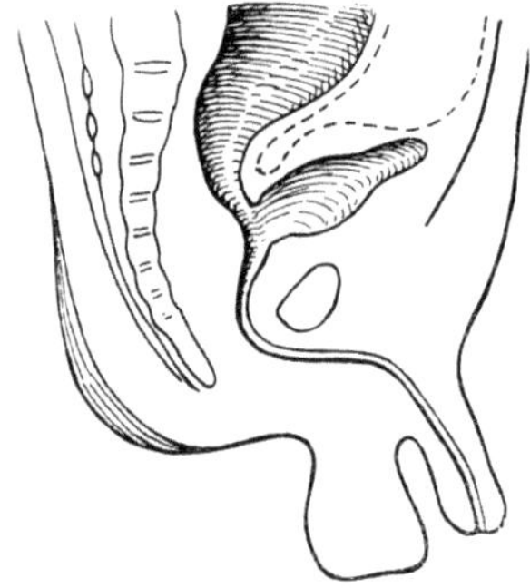

Abb. 17. Atresia recti vesicalis. (Nach Stieda).

1. Kloakenbildungen, bei denen die Harnblase den Behälter darstellt, in welchem Müllersche Gänge und Enddarm einmünden;

2. Kloakenformen, bei denen nicht in der Harnblase, sondern in einer kanalförmigen, allen drei Gangsystemen gemeinsamen und in gleicher Weise angehörenden Kloake die Verbindung erfolgte, ohne die Verschmelzung der höher im Becken liegenden Müllerschen Gänge zu beeinflussen;

3. Kloakenformen mit fehlender Harnblase, wobei die Harnleiter an ungewöhnlicher Stelle im Scheidenhof ausmünden,

so ist dies zur Erlangung einer gewissen Übersicht ein wünschenswerter Versuch. Indes lassen sich in dieses Schema durchaus nicht alle Vorkommnisse einzwängen, die Mannigfaltigkeit der Entwicklungsstörung im Differenzierungsgebiet der hier in Frage kommenden drei Kanalsysteme ist allzu groß.

Es würde natürlich zu weit führen, allen bereits beschriebenen nachbarlich syngenetischen Mißbildungseinzelheiten in systematischer Ordnung hier nachzugehen. Nur einzelne Beispiele seien herausgegriffen:

Die Einmündung des Darmes kann mit dem Endstück des intestinalen Rohres erfolgen, etwa entsprechend dem hier wiedergegebenen Bild aus dem Stiedaschen Schema (Abb. 17) oder entsprechend einer Mitteilung Angerers aus meinem Innsbrucker Beobachtungskreis (Abb. 18). Es handelte sich dort um eine sehr weite, riesige, kloakale Harnblase mit verdickter Wand, in welcher der Darm weit kaudal einmündete, aber vor der Verbindungsstelle mit dem Blasengrund eine Verengung zeigte. Hier fanden sich seitlich — und zwar höher, die in der Kloakenwand blind endenden Müllerschen Fäden. Der Harnröhrenanfang stellte einen atretischen blinden Stutzen dar.

Eine Abbildung von GRAWITZ zeigt[1], wie das vesikal geöffnete Darmende eines neugeborenen Mädchens sich kugelig in die Kloakenblase vorwölbte, deren kanalförmige Fortsetzung eine Penisharnröhre bildete. Dasselbe Bild läßt durch die Wiedergabe der in der Kloakenwand endenden, teilweise obliterierten MÜLLERschen Gänge (Vaginen), und der Parametrien das weibliche Geschlecht des Trägers jener verwickelten Bildung deutlich erkennen. Bemerkenswert ist dabei noch, daß die Vaginalenden bei diesem Fall tiefer als die höher gelegene Darmöffnung angeordnet waren.

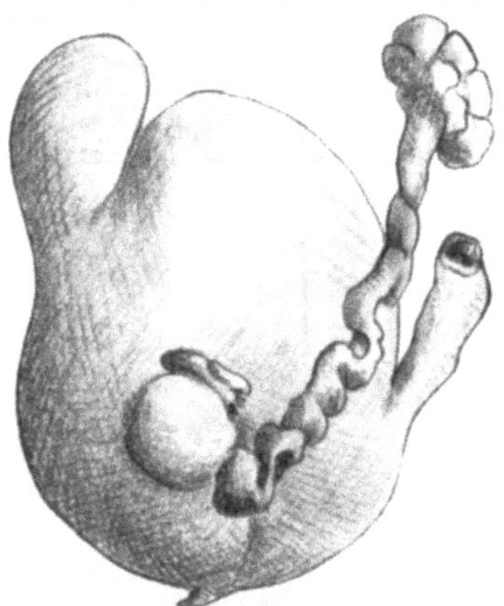

Abb. 18. Linke Ansicht einer Kloakenblase mit einem vorderen und seitlichen Divertikel. Schlängelung und Erweiterung des linken Ureters, Ektasie des Nierenbeckens und Atrophie der Nieren bei einem neugeborenen Mädchen. (Innsbrucker Beobachtung, veröffentlicht von ANGERER.)

Diese Unterschiede in der Topik der Rektalfistel gegenüber den Mündungen oder Enden der MÜLLERschen Gänge muß ebenfalls beachtet und gegebenenfalls für die Entstehungsbefristung der Kloakenmißbildung herangezogen werden; d. h. liegt die Darmmündung tiefer, so ähnelt das Verhältnis der Normalentwicklung, liegt sie höher als die Ostien der Geschlechtsgänge, dann ist der mittlere Teil des urorektalen Septums zurückgeblieben, während sich seitlich noch eine Fortentwicklung der MÜLLERschen Fäden nach abwärts vollziehen konnte (KERMAUNER).

Welch gigantische, plumpe Maße die Gegend des Geschlechtshöckers durch kloakale Verhältnisse des Sinus urogenitalis gewinnen kann, zeigte eine Beobachtung, welche von MERZ mitgeteilt ist (Abb. 19). Auch hier handelte es sich um ein neugeborenes Mädchen ohne Harnröhre, Scheidenmündung, After. Der mit gerunzelter Haut überzogene plumpe Sack, der am Mons veneris bis zu den Gesäßbacken hin ansetzte, enthielt den trichterförmig, ja zylindrisch nach unten ausgeweiteten Sinus urogenitalis bei Kloakenfehlbildung.

In einer Beobachtung von ENDERLEN ist es zu so verworrener Verlagerung der Verhältnisse gekommen, daß sich die inneren Geschlechtsorgane einer weiblichen Neonata (Fall 13) dorsal vom Darmrohr vorfanden; dieses endete nach vorheriger Verengung in einer haselnußgroßen Kloakenblase, in die seitlich von hinten herankommend auch die Vaginen mündeten. Ganz ausgeprägt zwischen den sehr weit kaudal vorgedrungenen MÜLLERschen Gängen zog der Darm als dünnes Rohr in den von ORTHMANN, SEIDLER und OERTEL beschriebenen Früchten zur Kloake.

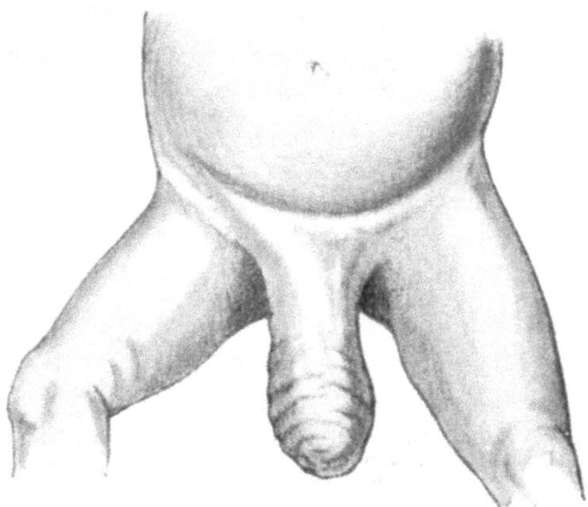

Abb. 19. Sackartige Vorstülpung der Gegend des Geschlechtshöckers und der Urorektalhaut durch mächtige Erweiterung des Sinus urogenitalis infolge Kloakenpersistenz bei einem neugeborenen Mädchen. (Nach MERZ.)

[1] Wiedergegeben durch KERMAUNER in HALBAN-SEITZ, Biologie und Pathologie des Weibes, Bd. 3, S. 549, ferner durch mich in den Mißbildungen der Harnorgane in SCHWALBE-GRUBER, Morphologie der Mißbildungen Bd. 3, Abt. 3, S. 322. — Das Original findet sich in NEUGEBAUERS Buch über Hermaphroditismus, S. 213, wo die von GRAWITZ (Greifswald) gemachte Beobachtung nach einer brieflichen Mitteilung bekannt gegeben ist.

Eine Göttinger Beobachtung hat SEIDLER unter JOH. ORTH beschrieben. Hier zeigte ein neugeborenes Mädchen mit Analatresie, die man versucht hatte operativ zu beheben, zwischen den kleinen Schamlippen den Eingang zu einem $^1/_2$ cm im Durchmesser betragenden Kanal, der etwa in der Länge von 2 cm aufgeschnitten werden konnte; er hatte eine längsgefaltete Schleimhaut und bot in seinem oberen Ende die Einmündung von Harnröhre und Scheide dar. Blasenhals und Urethra waren stark in die Länge gezogen, ihre Schleimhaut lag in Falten, die Blasenwandmuskulatur erschien kräftig entwickelt, so daß die Blasenwand ein hartes derbes Gefüge zeigte. Ihre Dicke betrug in halber Höhe der Blase wohl 3 mm. Die Einmündungsstellen der Harnleiter konnte man deutlich erkennen.

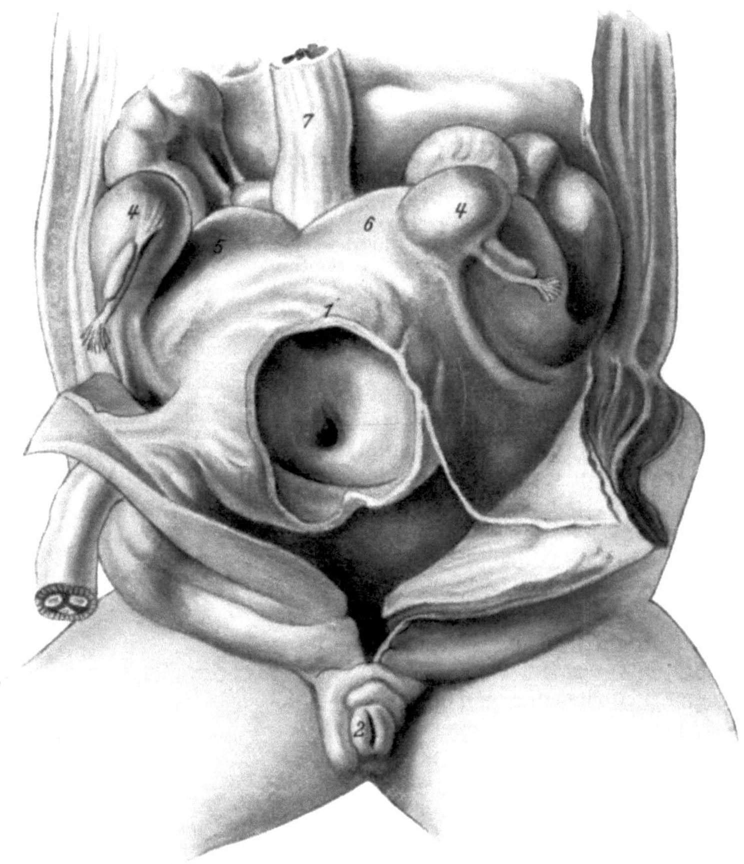

Abb. 20. Kloakenverhältnisse eines neugeborenen Mädchens. (Nach HERTERICH.)
1 Harnblase, 2 äußere Harnröhrenmündung, 3 innerer Harnröhrenmund, 4 Uterushörner, 5 Hydrokolpos dexter, 6 Hydrokolpos sinister, 7 Mastdarm.

Im unteren Drittel erwies sich die Harnblase fest mit ihrer Unterlage verwachsen. Beim Aufschneiden der Scheide stieß man auf eine Erweiterung zu einem gänzlich mit Kindspech erfüllten Sack, der sich in das linke Uterushorn fortsetzte, während man durch eine seitliche, 1 cm über dem unteren Scheidenende gelegene weitere Öffnung sowohl in den Darm als in ein zweites Scheidenrohr und in das rechte Gebärmutterhorn vordringen konnte. Die Trägerin dieser Fehlbildungen hatte einige Tage gelebt. Bemerkenswert ist, daß man aus der sog. „Harnröhre" des Kindes, das die Zeichen des Darmverschlusses (Erbrechen, Verstopfung, Auftreibung des Leibes) geboten, das Geräusch abgehender Darmgase vernommen hatte.

TOBECK beschrieb die Verhältnisse eines neugeborenen Mädchens von 51 cm Länge, dem der After fehlte. Harnblase, Scheide und zwei Uteri bildeten zunächst ein unübersichtliches, mehrkammeriges Hohlgebilde, das erst präparatorisch in den Einzelheiten bestimmt werden mußte; dabei ergab sich eine relativ kleine kloakale Verbindung zwischen Mastdarm, Scheide und Blase. Aus der erweiterten Harnblase führte keine Harnröhre nach außen; die Harnleiter waren stark geschlängelt und erweitert. Größer als die Harnblase erschien noch die (nicht ganz?) zweigeteilte Scheide, welche ebenfalls gegen die Vulva verschlossen war. Harnblase, Scheiden und Uteri waren mit leicht gelblich gefärbter Flüssigkeit prall erfüllt. Muttertrompeten waren erkennbar, Eierstöcke dagegen nicht. Ein schwer sondierbarer Gang führte vom Mastdarm bzw. vom Scheidenraum aus zwischen den kleinen Schamlippen nach außen.

Auch SCHORBACHs Mitteilung betraf ein 47 cm langes neugeborenes Mädchen ohne After mit einer nicht ganz gedoppelten Scheide und mit Uterus duplex. Die Scheiden waren stark erweitert und hypertrophiert; ferner fand sich eine Ektasie der Harnleiter bei nicht sehr erheblich ausgedehnter, aber ungemein muskelstarker Harnblase, die etwas gelben flüssigen Inhalt aufwies. Der Blasenausgang (bzw. die Harnröhre) öffnete sich in die Scheide, wohin auch der Mastdarm einmündete. Nach außen bestand von der Scheide aus eine offene Verbindung. Die äußeren Geschlechtsteile waren verbildet.

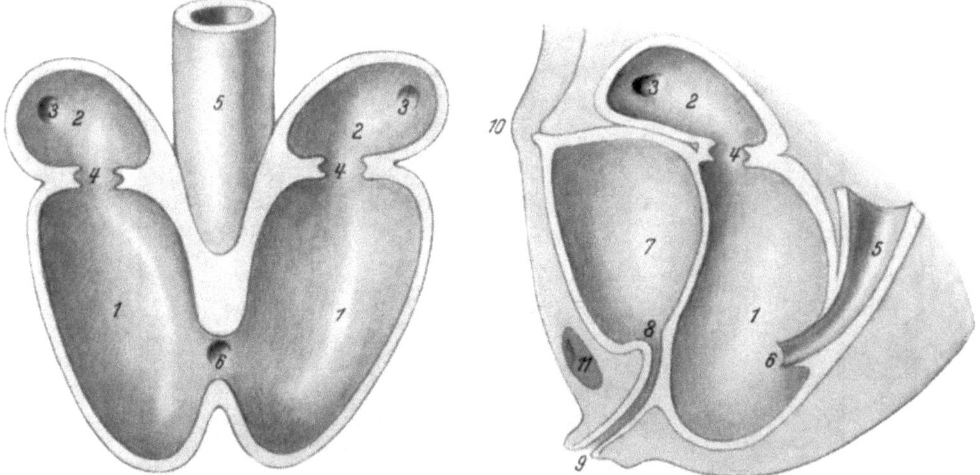

Abb. 20a. (Von vorne gesehen, durchschnitten.) Abb. 20b. (Von der Seite gesehen, durchschnitten.)

Abb. 20a und b. Kloakenverhältnisse eines neugeborenen Mädchens. (Nach HERTERICH.) 1 Hydrokolpos, 2 Hydrometra, 3 Tubenostium, 4 Halskanal, 5 Mastdarm, 6 Fistula rectogenitalis, 7 Harnblase, 8 innerer Harnröhrenmund, 9 äußerer Harnröhrenmund, 10 Nabel, 11 Schambeinfuge.

In OERTELs Fall mündeten Scheiden und Darm zunächst in ein gemeinsames Rohr, das sich dann in den Sinus urogenitalis öffnete. Uteri und Vaginen waren zu enormen Gebilden durch Hydrometra und Hydrokolpos umgewandelt, die man als Riesenorgane bezeichnen mußte.

Ähnliche Verhältnisse schilderte LANDAU, dessen Beobachtung eine weibliche Frucht mit einer offenen Verbindung zwischen Blase und Uterus betroffen hat. Zugleich bestand Atresie der Harnröhre und des Rektums; die Harnblase, bzw. die Uterushörner waren riesenhaft erweitert.

Ob die Deutung des blinden Vaginalverschlusses in LANDAUs Fall zutraf, ob nicht die vorhandene, offene Verbindung zwischen Blase und Uterushörnern der dystopen kloakalen Vaginalmündung entsprach, wage ich nicht zu entscheiden. Ich vermute, daß LANDAU irrigerweise das hinter der Klitoris nach außen mündende, nach oben blind endende Rohr als Vagina ansprach, während es ein durch Diaphragmabildung wiederum verschlossenes Überbleibsel der primären Harnröhre, d. h. des Ausgangs des Sinus urogenitalis dargestellt haben mag.

Auch sei hier einer Mitteilung von HERTERICH gedacht (Abb. 20, 20a u. b). Bei einem neugeborenen Mädchen fand sich wohl eine Art Harnröhre, die den Geschlechtshöcker durchbohrt hatte, aber weder After noch Vaginalmund. Abb. 20 läßt in die mächtig vergrößerte Harnblase und das Orificium internum der Harnröhre blicken. Abb. 20a zeigt, wie der Darm und die erweiterten

Vaginen eines völlig doppelhornförmig gebliebenen Genitales kloakenartig zusammenfließen, während aus Abb. 20b hervorgeht, daß die Harnblase von dem genitorektalen Kloakenraum durch einen sehr dünnen Damm, d. h. eine sehr dünne Grenzwand getrennt war.

Endlich sei hier noch einiger Kloakenvorkommnisse bei menschlichen Doppelfrüchten gedacht! Ries hat eine sog. hintere Duplizität beschrieben, eine weibliche Bildung mit zwei verschieden weit entwickelten Kloaken; Darm- und Blasenteil waren doppelt, ebenso

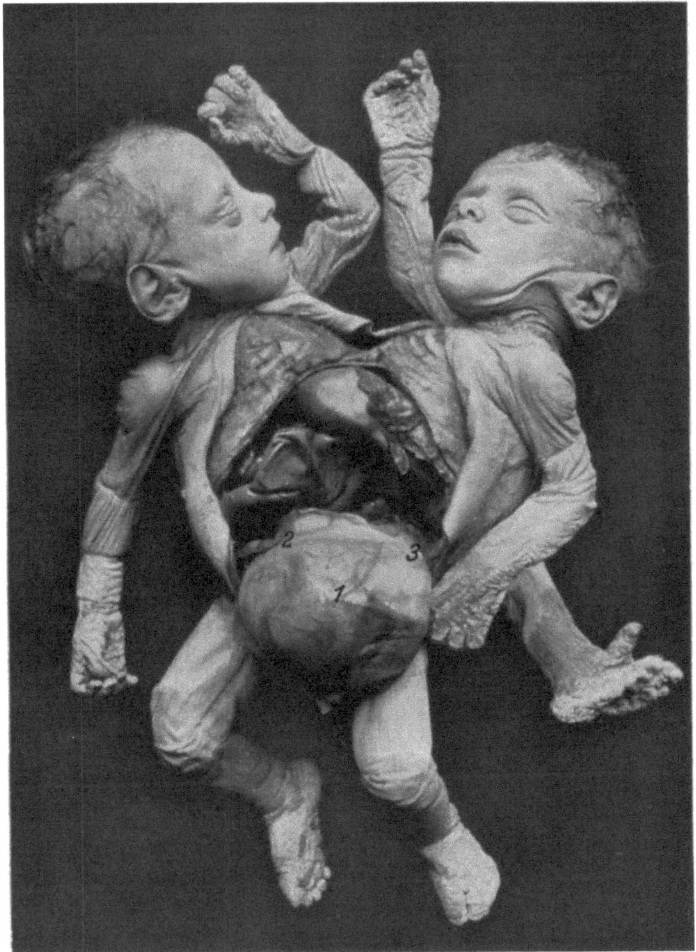

Abb. 21. Geschlossene Kloakenblase (1) einer ♀ Ileothoracopaga tripus aus dem eröffneten Leib so nach unten vorne herausgeklappt, daß man bei (2 und 3) die in die Kloakenwand sich einsenkenden Uterushörner eben noch wahrnehmen kann. (Eigene Beobachtung; Pathologisches Institut Göttingen.)

die äußeren Genitalien, nicht aber der innere Geschlechtsapparat und nicht die Nieren. — Ferner teile ich aus eigener Beobachtung eine Ileothoracopaga tripus mit, bei der sich eine recht verwickelte, fast kindskopfgroße Doppelkloake gefunden hat (Abb. 21), während eine Afterbildung fehlte.

Die Doppelbildung ließ in der Gegend des Gesäßes senkrecht gestellt zu den nur einmal vorhandenen großen Schamlippen, eine von kleinen Schamlippen begrenzte, durch ein Septum zweigeteilte Schamspalte erkennen, die jederseits in ein Ostium sinus urogenitalis überging. Die sich anschließenden Kanäle (primäre Harnröhren) führten durch eine blasige Erweiterung eines tiefgelegenen Kloakenanteils gedrückt und zu einem Umweg gezwungen in eine recht unübersichtliche gedoppelte große Blasenbildung; dort mündeten sie in enger Nachbarschaft mit anderen Ostien im Grenzgebiet zu einer zweiten, sehr großen blasigen Erweiterung, mit der die erstgenannte in daumendicker offener Verbindung stand. An der Verbindungsstelle sprang die Wand der Blasenbildung etwas leistenförmig vor. Jede der beiden miteinander offen verwachsenen Blasen empfing ziemlich entfernt von jener Grenzleiste 2 Harnleiter (von den insgesamt 4 Nieren). Im Bereich der vorspringenden Verwachsungsleisten mündeten von oben herkommend 3 Uterovaginalkanäle (2 von einer septierten vorderen, 1 von einer richtig verschmolzenen, hinteren Gebärmutter-Scheidenanlage; ferner befand sich mitten zwischen diesen Geschlechtskanälen ein ziemlich enges Ostium des unmittelbar vor der Kloake stark erweiterten, einfach angelegten Dickdarms, der voll Kindspech war, während die blasigen Erweiterungen eine Vermengung von wässeriger Flüssigkeit mit Mekonium aufwiesen. Die oberen Darmabschnitte waren doppelt bis zum

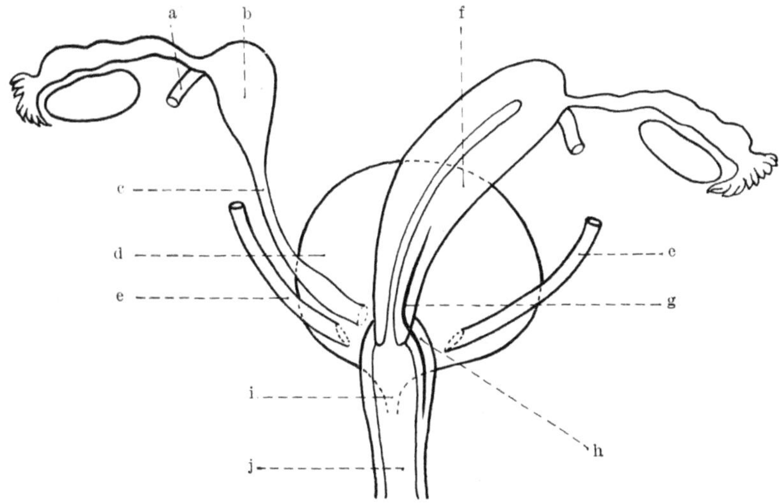

Abb. 22. Schematische Darstellung der Einmündung des linken MÜLLERschen Ganges in die Blase. a rundes Mutterband, b dysontogenetische Gebärmutterkörper des linken MÜLLERschen Ganges. c linker MÜLLERscher Gang, d Harnblase von rückwärts gesehen, e Harnleiter, f rechter Gebärmutterkörper, g erhalten gebliebener rechter WOLFFscher Gang (GARTNER), h rechtes Scheidengewölbe, i Blasenhals auf die Scheide des rechten Uterus projiziert, j Scheide der rechten Gebärmutter. (Nach KESSELBURG; Pathologisches Institut Göttingen.)

unteren Ileum, wo eine Vereinigung der beiden Darmröhren zu einem einzigen stattgefunden hatte. Bedeutungsvoll ist diese Beobachtung auch deshalb, weil die sonst wohlgebildete Frucht 16 Tage gelebt und weil der eine Individualteil fast 10 Stunden vor dem anderen verstorben war. — Was speziell die MÜLLERschen Gänge anbelangt, so war im Bereich der septierten vorderen Genitalorgane die eine Hälfte ebenfalls stark zystisch erweitert, dünnwandig, während der andere sehr muskelstark ohne Auftreibung befunden worden ist.

Wie vorhin bereits erwähnte Beispiele zeigen, kommt es vor, daß das Wachstum der MÜLLERschen Gänge manchmal ungleichmäßig erfolgt. Aus ihnen können entsprechend der Mitteilung von HERTERICH (Abb. 20) zystisch erweiterte, äußerst muskelstarke, blasige Uteri und Vaginen, knapp an die Kloake angelagert unter Einengung des Kloakenganges entstehen. Das trifft auch für männliche Individuen in Hinsicht auf den Utriculus prostaticus (Uterus masculinus) zu, wie z. B. die Mitteilung von BORRMANN zeigt (vgl. auch A. MUELLER!). Weitere einschlägige Beobachtungen sind bei KERMAUNER (Handbuch von HALBAN-SEITZ) zu finden. Daß anderseits Verödungsvorgänge im Bereich der MÜLLERschen Gänge eine Rolle spielen können, lehrten ebenfalls zahlreiche Beobachtungen; es sei hier nur auf K. MARTIUS und auf NEHRKORN verwiesen. Große Unregelmäßigkeit in dieser Hinsicht lehrte auch nachstehende Beobachtung aus dem Mainzer pathologischen Institut kennen:

Eine von GG. B. GRUBER und BEST beschriebene Kloakenmißbildung, die sehr verwirrte Verhältnisse darbot, zeigte Zystennieren; die Ureteren waren nicht auffindbar, vielleicht zurückgebildet. Eine eigentliche Harnblase und eine Öffnung des Sinus urogenitalis fehlte. Das Sigmoid endete in einem kleinen Blindsack, der seiner Epithelauskleidung nach ein Kloakenteil, wahrscheinlich der Sinus urogenitalis war. Zwischen diesem kloakalen Blindsack und dem rechten Ovar konnte eine solide Strangbildung verfolgt werden; eine analoge Strangbildung links verlor sich im Gewebe der hinteren Leibeswand. In den Kloakenraum wurde Epidermis mit Anhangsdrüsen ersehen, ein ganz absonderlicher Befund, den wir mit einer sekundären, von der Aftergrube herrührenden Einwachsung zu erklären versuchten (Abb. 98). Man kann einwenden, ob hier nicht eine teratoide Bildung vorlag. Von der Hand zu weisen ist diese Meinung nicht, zumal sich seitlich der fraglichen Kloake zystöse Buchten und Räume fanden, die von kubischem bis mehrfach geschichtetem Epithel ausgekleidet waren und die einen Muskelmantel aufwiesen. Indes ist es für diese Buchten und Zysten auch denkbar, daß nur blind endende WOLFFsche Gänge, selbst Endteile der Vaginalanlage getroffen worden sind. Jene Untersuchung blieb unvollständig, weil sie nicht in lückenlosen Reihenschnitten erfolgte, und weil der Befund nicht durch Rekonstruktion und Modellierung hat anschaulich und verständlich gemacht werden können.

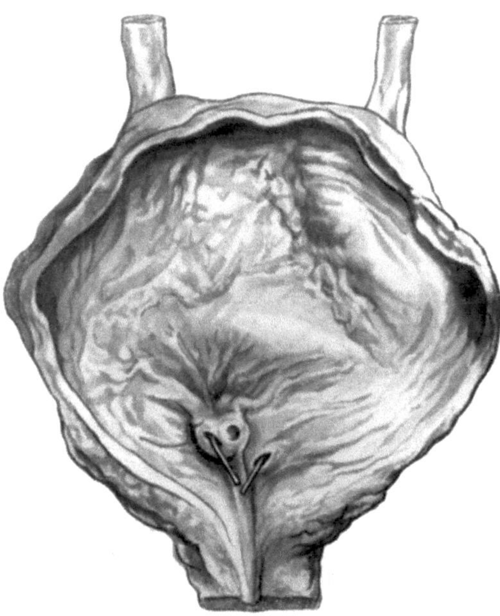

Abb. 23. Mündung des weiblichen Genitalrohres in die Harnblase. (Nach KESSELBURG; Pathologisches Institut Göttingen.)

KERMAUNER gedenkt der Ungleichheiten in der Entwicklung der MÜLLERschen Gänge bei Kloakenmißbildungen und bringt einschlägige Beobachtungen bei; er sagt ausdrücklich, es könne auch vorkommen, daß nur ein Uterovaginalgang offen münde, der andere aber verschlossen sei; manchmal erscheine auch eine Seite ganz verkümmert (VOGT, WOLEZYNSKI). In einer Untersuchung aus dem Göttinger pathologischen Institut hat KESSELBURG die fehlerhafte Ausmündung eines MÜLLERschen Ganges in die Harnblase bei typischer Entwicklung des anderen MÜLLERschen Ganges, der Blase und des Enddarms feststellen können (vgl. Abb. 22 u. 23). Man sieht also, daß Ungleichheiten in der Entwicklung der MÜLLERschen Gänge auch bei Überwindung des Kloakenzustandes möglich sind; freilich ist solches Vorkommnis äußerst selten. In einem anderen Fall ergab sich eine Ausmündung der MÜLLERschen Gänge in Form eines einzigen Ostiums im Bereich des Trigonum vesicae.

Das oben gebrachte Beispiel von Kloakenbildung aus einer Beobachtungsreihe von GRUBER und BEST wies auch auf Unregelmäßigkeiten in der Ausbildung der Harnleiter bei Kloakenblasen hin. Schon die Uretermündungsstellen liegen nicht stets symmetrisch zum Kloakengang im Sinus urogenitalis. HECKER und BUHL hatten den rechten Harnleiter weiter hinten münden sehen, als den linken, während bei WESTPHALS Frucht der rechte Harnleiter 2 mm, der linke 15 mm von der Darmmündung entfernt angetroffen wurde.

Besonderes Interesse müssen noch jene Fälle erheischen, in denen die Ureteren in divertikelartige Erweiterungen der Kloake einmündeten, oder in denen sog. Harnleiterzysten der Kloake eng anlagen (vgl. GRUBER und BEST). KERMAUNER macht darauf aufmerksam, daß solche zystische Bildungen ausgehend von den Harnleitern die größten Geschwülste im Bauchraum bilden können. Besonders die Endabschnitte der WOLFFschen Gänge seien sehr oft beteiligt.

Beim Übergang des Darmes in den Kloakenraum handelt es sich nicht stets um Einmündung des Rektums oder Sigmoideums, also nicht immer um Verbindung eines Enddarmstückes mit dem Sinus urogenitalis; vielmehr können hier viel früher zu befristende, viel unreifer erscheinende Störungen vorliegen, so daß bei ausbleibender rektovesikaler Abfurchung der Darm in

Gegend der späteren Ileocöcalregion offen in den Blasenraum klafft. In solchen Fällen weist die hintere Blasenwand, und zwar meist im oberen Abschnitt nicht allzu weit vom Scheitel mehrere Darmöffnungen auf. Das eine Ostium gehört dem zuführenden Dünndarm an; es kann eine kreisförmige, klappenförmige Verengung aufweisen. Eine andere, meist große Öffnung stellt den Mund des abführenden cöcalen Dickdarmstückes dar, das meist nach ganz kurzer Strecke hinter der Blasenanlage blind endet. Zwischen beiden Darmostien findet sich oft — nicht immer (KERMAUNER) — eine kleine dritte Mündung, die des Wurmfortsatzes. Beispiele dafür finden wir in Mitteilungen von HARTJE, von KERMAUNER und von ENDERLEN, welche geschlossene Blasen bei Störung des Verschlusses der vorderen Bauchwand betreffen und denen wir bei Besprechung der „Ektopia vesicae" wieder begegnen werden.

Die von HARTJE beigebrachte Abbildung habe ich ergänzt[1] und schematisch umgezeichnet. Sie läßt die Verhältnisse der kloakalen ileozökalen Darmeinmündung in der Mittellinie der Blasenrückwand deutlich wahrnehmen (Abb. 24).

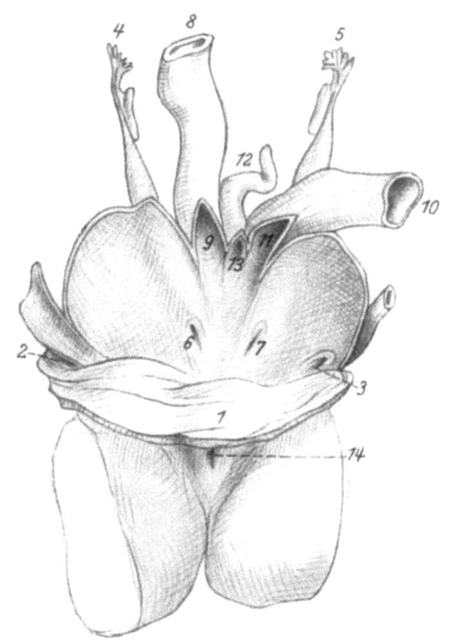

Abb. 24. Schematische Zeichnung einer Kloakenblase. Die vordere Wand ist heruntergeklappt, der rechte Harnleiter aufgeschnitten, ebenso sind die Ostien des Dünndarms und Dickdarms durch Einschnitt erweitert. (Unter Ergänzung nach einer Abbildung von HARTJE.)
1 Vordere Blasenwand heruntergeschlagen, 2 rechtes Harnleiter-Ostium, 3 linkes Harnleiter-Ostium, 4 Tube, Ovar, Uterus rechts, 5 Tube, Ovar, Uterus links, 6 und 7 vesikale Mündung der Vaginalanlagen, 8 Dünndarm, 9 vesikaler Dünndarmmund, 10 Dickdarm, 11 vesikaler Dickdarmmund, 12 Wurmfortsatz, 13 vesikale Mündung des Wurmfortsatzes, 14 primärer Urogenitalmund.

Die oben schon erwähnte Beobachtung ENDERLENS (Fall 13 seiner Monographie) betraf eine Neugeborene, welche ebenfalls einen Darmübergang in den Blasenraum, und zwar beträchtlich hoch gelegener Einmündungsstelle zeigte. ENDERLEN sagt, der Darm sei von oben vorne an die Blase gekommen; jenseits der Blaseneinmündung habe sich nach hinten der Darm in zwei Blindsäcke (vermutlich Wurmfortsatz und Dickdarm) fortgesetzt; seitlich und tiefer als die Darmkloakenmündung hätte sich rechts und links ein Scheidenrohr in den Blasenraum geöffnet. Es bestand also hier ein vollkommener Kloakenraum, der nach außen in der Gegend, welche der Ausmündung des Geschlechtskanals entspricht, nur eine linsengroße Öffnung, das Ostium des Sinus urogenitalis aufwies. ENDERLEN sagt von diesem Fall, es habe die Harnblase gefehlt; d. h. er wollte sagen, es bestand ein haselnußgroßer Kloakenraum, der nicht in Harnblase, Darm und Urogenitalbucht abgeteilt worden war.

Andere in diesem Abschnitt einschlägige Beobachtungen sind von BERENBERG-GOSSLER und von KERMAUNER mitgeteilt worden. Sie können hier unmöglich alle in Einzelheiten wiedergegeben werden; es muß genügen an einzelnen typischen Beispielen die wesentlichen Eigenarten jener Vorkommnisse zu schildern. Im übrigen sei an die Ausführungen von ANDERS und KERMAUNER über das Problem der Kloakenbildung erinnert.

Mit KERMAUNER, an dessen Ausführungen ich mich im wesentlichen anschließe, sei verwiesen auf die Mitteilungen von SMOLER, ROSE, HYNITZSCH, ORTHMANN, KOCH, WANITSCHEK, WAGSTAFFE, WALTHER, AHLFELD, METZLAAR und HÖFER, LOEWY, ENGLISCH, SANITER, WEENEY, HARTMANN, ferner auf BOUSQUET, CROFT, WOLFF, v. WINCKEL, IHL, ZEDEL, BORRMANN, WEISS, MERZ,

[1] Im Fall von HARTJE fehlte der linke Harnleiter vollständig.

CHONSKI, PALFYN. Von diesen Beobachtern schildern die meisten die Kloake als einen nach außen mündenden Schlauch etwa in der Weite einer weiblichen Harnröhre; in der Tat wurde hier ja meist auch von einer „Harnröhre" gesprochen; gelegentlich, so sagt KERMAUNER, habe man den Schlauch sogar als „Scheide" benannt (BOUSQUET, CROFT), ja selbst als „Mastdarm" wurde er

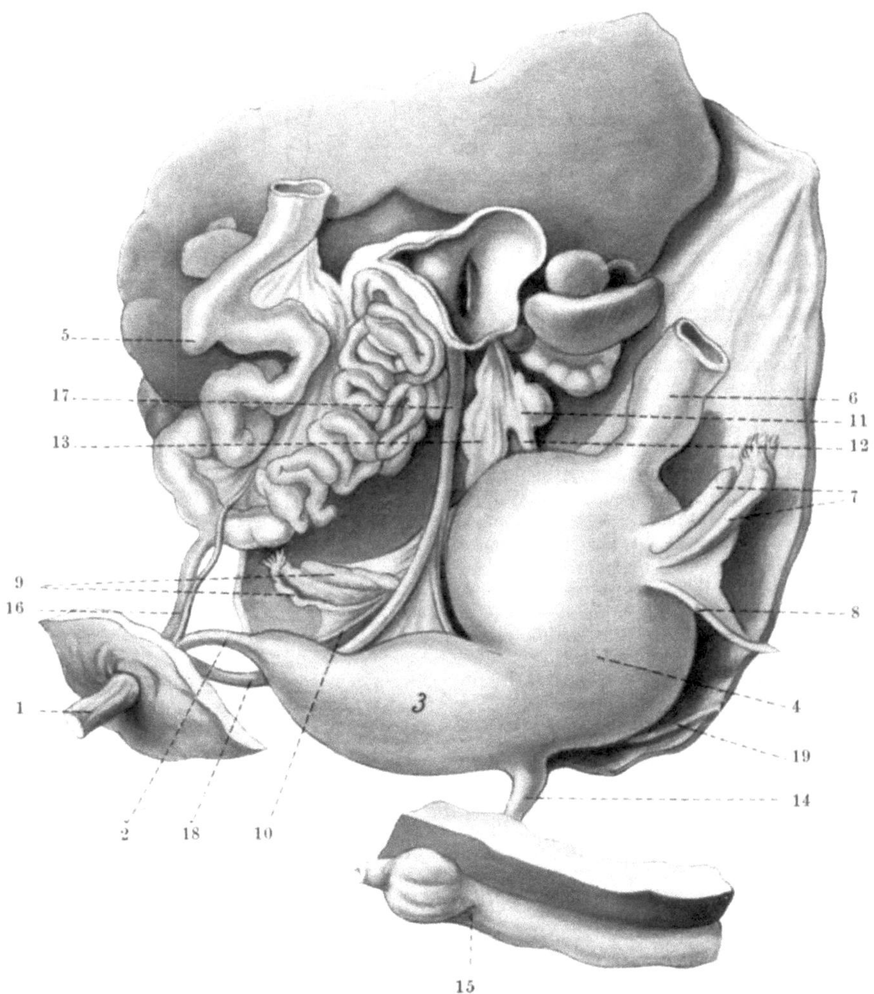

Abb. 25. Kloakenbildung eines pseudohermaphroditischen weiblichen Neugeborenen. (Nach MAX KOCH.) 1 Nabelschnuransatz, 2 Urachus, 3 Harnblase, 4 Kloakengang, 5 Coecum, 6 Colon desc. mündet in die Kloake, 7 Linkes Ovar und Tube, 8 linkes Ligamentum rot., 9 rechtes Ovar und Tube, 10 rechtes Ligamentum rot., 11 cystische Verschmelzungsniere, 12 linker Ureter, 13 rechter Ureter, 14 Urethra mündet in penisartigen Geschlechtszapfen, 15 Dammgegend mit skrotumartiger Verwachsung der Geschlechtswülste, 16 Ductus omphalentericus, 17 Aorta, 18 Arteria umbil. dextra, 19 Arteria umbil. sinistra. Die beiden Harnleiter mündeten offen in die Kloake, was aus dem Bild nicht zu ersehen ist.

aufgefaßt, während in etlichen Beobachtungen die hier zusammenfließenden drei oder fünf Gänge so sehr ins Auge stachen, daß man eben die Bezeichnung „Kloake" richtig gefunden (WOLFF, v. WINCKEL, IHL, ZEDEL, BORRMANN, WEISS, MERZ, CHONSKI, PALFYN u. a.).

Die Ausmündung der Kloake sei bei ausgesprochen weiblichen Früchten im allgemeinen kürzer als bei äußerlich männlich (gegebenenfalls pseudohermaphroditisch) erscheinenden, bleibe aber auch kurz bei Feten mit hypospadischer Form und einer phallusartigen Ausprägung des Geschlechtshöckers. Es komme vor, wie dies z. B. von Beobachtungen durch GRAWITZ, KOCH, ZEDEL, IHL, SELLA gelten kann, daß die Mündung der Kloake durch eine rohrartige Verlängerung auf der Spitze eines penisähnlichen Gliedes angeordnet sei, ohne daß man daraus auf innere Eigentümlichkeiten der Geschlechtsanordnung immer schließen könnte. Auch sei der Kanal gelegentlich durch nachträgliche Verödung verschlossen, etwa nach Art eines Diaphragmas, so daß man ihn von der Kloake, wie von der Mündung her ein Stück weit sondieren könne; in diesem Sinn erwähnt KERMAUNER die Beobachtungen von WOLFF, CROFT, BAYER, SCHEIB, DEPAUL, HECKER und BUHL, SCHAEFFER, BRAUCH, SCHATZ, B. FREUND, DUNCAN, SCHWYZER, AHLFELD, ELGOOD, ROSE, FOERSTER u. a. In den Fällen von MUTACH, B. HERTZ, MUELLER, TOLMATSCHEW, ORTHMANN sei der innere Abschnitt des Ausganges des Sinus urogenitalis divertikelartig erweitert gewesen. Auch für die in Abb. 20a wiedergegebene Beobachtung von MERZ trifft solche Erweiterung zu.

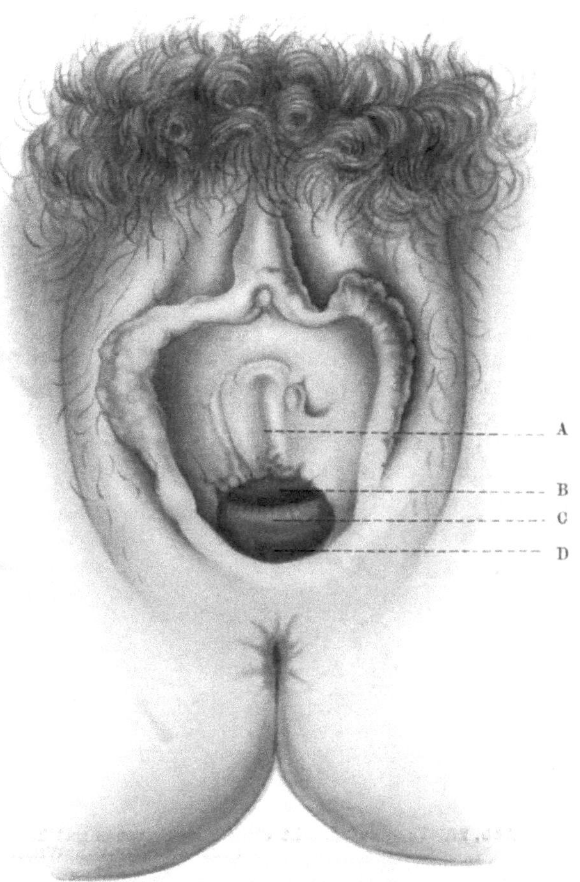

Abb. 26. Fistula urovaginalis congenita, eine Hypospadie vortäuschend bei einer 22jährigen Frau, die zeitlebens den Harn nicht halten konnte. Hymen nicht ausgebildet. Die Frau hatte geboren, es fehlen die Carunculae myrtiformes A Harnrinne, B Harnblasenmund, C Urovaginaldamm, D Scheide. (Nach HEPPNER.)

Ist der Ausgang des Kloakenraumes, als das umgebildete, gegebenenfalls fortentwickelte primäre *Ostium des Sinus urogenitalis verschlossen*, dann kann unter Anstauung von Flüssigkeit eine unverhältnismäßig große Ausdehnung der Kloake erfolgen, der Kloake sowohl als der nachbarlichen, an der Kloakenbildung beteiligten Hohlorgane (OERTEL, HERTERICH, KOCH, BÖHI, ANGERER u. a.). [Abb. 25.]

Mit KERMAUNER wird man diese große *Ausdehnung* der „*Riesenkloaken*" nicht unbedingt als passive Folge von Exkretanstauungen auffassen, sondern als Folge eines gestörten ungleichen, zum Teil übermäßigen Wachstums von Abschnitten der kaudal angeordneten Eingeweide. KERMAUNER gibt an, daß in manchen Fällen das Riesenwachstum in der Hauptsache den Kloakenraum, den ursprünglichen REICHELschen Kloakengang befallen habe (vgl. KOCH!); dabei bliebe der Kloakengang ein einheitlicher Raum, bald erstreckte sich das Wachstum und die Ausdehnung aber auch weiter dorsal auf den Enddarmabschnitt oder weiter ventral auf den Sinus urogenitalis. Die Abkömmlinge der Wolffschen Gänge und der Müllerschen Fäden könnten dabei beeinträchtigt sein, oder an der Ausdehnung und Wandhyperplasie teilnehmen (vgl. Borrmann, v. Winckel, Sella, Nehrkorn, Mutach, Herterich, meine eigene in Abb. 18 wiedergegebene Beobachtung u. a.). Dies absonderliche Wachstum sei nicht symmetrisch, müsse es wenigstens nicht sein, der seitliche Sitz der Darmwand weise darauf hin.

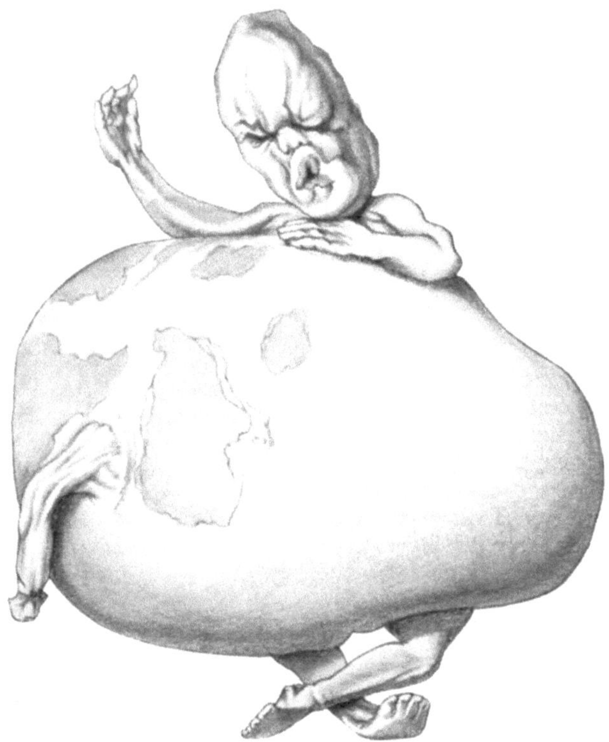

Abb. 27. Vordere Ansicht eines Neugeborenen mit übermäßig aufgetriebener Kloakenblase. (Beobachtung von Westphal.)

Über die Wachstumsstörung der Kloakenwand, ebenso wie über gewebliche Absonderlichkeiten, die dabei auftreten (warzige Bildungen, epitheliale Umbildungen und Anpassungen, muskuläre Hyperplasien), wird in einem späteren Abschnitt berichtet; auch wird im Anfang des Hauptstückes über Lichtungsstörungen die Frage nach der Natur des flüssigen Inhaltes der fetalen Harnblase und ihrer Fehlbildungen zu gedenken sein.

Die Störungen der abgrenzenden Entwicklung zwischen weiblichem Genitalrohr und Harnblasen-Harnröhrenabschnitt gehören in das Darstellungsgebiet der weiblichen Geschlechtsorgane. Gleichwohl sei hier des seltenen Vorkommnisses jener hochgradigsten Form weiblicher Hypospadie gedacht, wie sie z. B. Heppner abgebildet hat. Infolge eines Fehlers in der Entwicklung des Septum urorectale oder zum mindesten der Wachstumsrichtung der Müllerschen Fäden kam es zu ungenügender Ausbildung, d. h. ungenügender Länge der vorderen Vaginalwand anderseits blieb natürlich so der linke Harnröhrenschluß aus. Man sieht in der Vulva aus der Tiefe vom Harnblasenmund her eine Rinne zwischen den kleinen Schamlippen gegen die

Klitoris hinziehen, während viel höher als sonst, d. h. weiter kranial der urovaginale Damm zwischen Geschlechtskanal und Harnröhrenanfang endet. Der Blaseneingang ist nicht völlig geschlossen, es besteht daher Incontinentia urinae (Abb. 26).

Weitere Ausführungen über derartige hypospadische Entwicklungsfehler bei der Frau sind bei TELLER zu lesen. (FRANGENHEIM gibt im Handbuch der Urologie von v. LICHTENBERG, VOELCKER, WILDBOLZ, Bd. 3, Teil 1, S. 286 in Abb. 78 einen mittleren Sagittalschnitt durch die Beckenorgane eines hypospadischen Weibes.)

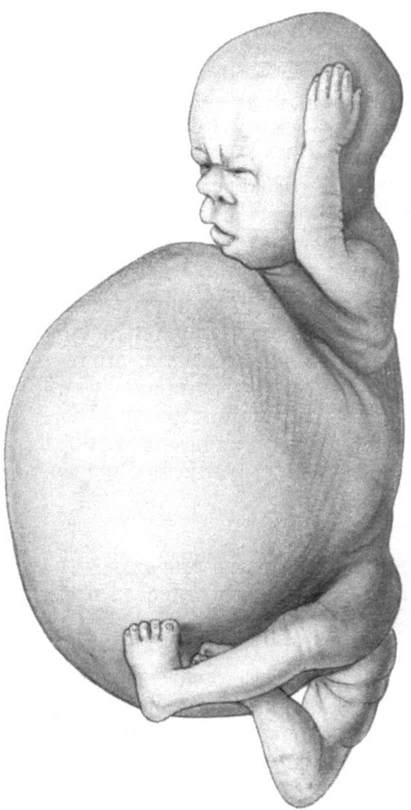

Abb. 28. Neugeborenes mit übermäßiger Auftreibung des Leibes infoge einer Riesenkloake mit Inhaltsstauung. Das Kind war im Mutterleib abgestorben; es bestand eine haarfeine Fistel zwischen Harnblase und Mastdarm, sowie eine Atresie der Harnröhre. Um die Geburt zu ermöglichen, mußte der vorliegende Bauch des Kindes, d. h. seine Kloakenblase durch Punktion entleert werden. (Nach BRAUCH.)

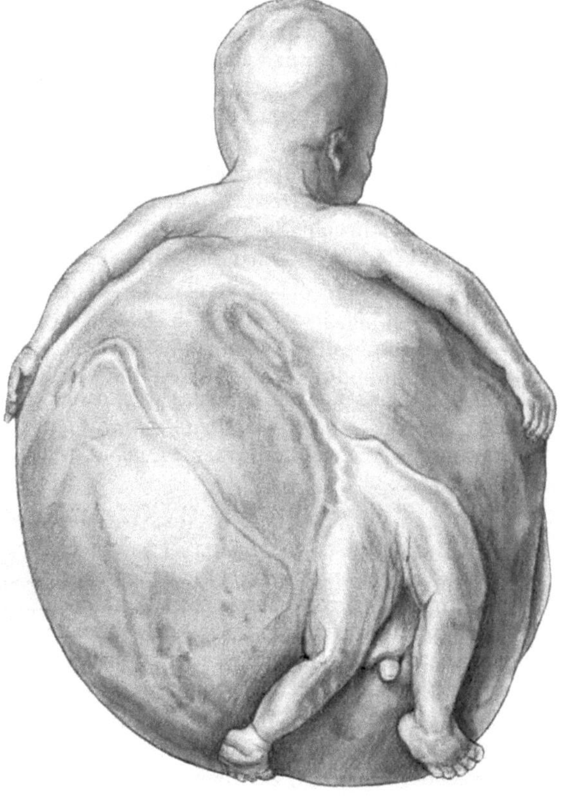

Abb. 29. Rückenansicht eines monströsen totgeborenen Knaben mit gigantischer Auftreibung einer Kloakenblase durch Inhaltsstauung. Absolutes Geburtshindernis. (Beobachtung von SCHWYZER).

Hier soll noch kurz darauf verwiesen werden, daß sich kloakale Mißbildungen und Fortführung des Lebens nach der Geburt nicht ausschließen. Für die Vorkommnisse vestibulären oder vaginalen Afters gilt dies ja ohne weiteres; SEIDLER erwähnt dafür Beobachtungen RICORDs bei einer 22jährigen und MORGAGNIs bei einer 100jährigen.

Erstaunlich ist ferner bei EICHMANN zu lesen, daß ein 17jähriges Mädchen beobachtet worden sei, das unter großer Anstrengung seinen Kot durch die Urethra entleert habe[1],

[1] Auch MORGAGNI habe von einem weiblichen Individuum berichtet, das den mit Harn verdünnten Kot durch die Harnröhre entleerte (ISRAEL). Man wird solche Meldung mit aller Vorsicht hören und daran denken müssen, daß auch im postuterinen Leben erworbene krankhafte Umstände zur Urorektalfistel führen können.

ich erwähne diese Beobachtung nach dem Zitat von ISRAEL, der angibt es habe sich bei der Leichenöffnung des Mädchens gezeigt, daß Blase und Harnröhre stark erweitert waren; ihre Wand sei hypertrophisch gewesen. In der Mitte der linken Blasenseite habe sich die Darmeinmündung gefunden, während ein äußerer After fehlte. KERMAUNER schließt sich AHLFELD an, der bezweifelt hat, ob im Fall der EICHMANNschen Beobachtung wirklich ein Mädchen vorgelegen[1]. Jedenfalls seien Knaben, die trotz solcher Fehlbildung längere Zeit gelebt, öfter bekannt geworden; ja, ein von PAGE beschriebener Mann habe trotz seiner Kloakenbildung ein Alter von 54 Jahren erreicht.

Für die praktische Medizin können diese Fehlbildungen, namentlich die Mißbildungen mit geschlossenem Kloakensack als unbedingtes Geburtshindernis sehr bedeutungsvoll werden (HECKER und BUHL, OSTERLOH, MÜLLER, ROSNER, VOGT, WOLCYNSKI, AHLFELD, SCHWYZER, JILDEN, BRAUCH, HERTERICH, WESTPHAL, BÖHI, HERMANN ANGERER u. a. m.). Durch Kindeszerstückelung oder durch gewollte oder ungewollte Durchbohrung des Kindesleibes mit folgendem sturzbachartigem Abgang des Kloakeninhaltes wurde die schwere Geburt dabei meist leicht beendet. Besonders eindrucksvoll sind in dieser Hinsicht die Abbildungen, welche SCHWYZER, WESTPHAL, BRAUCH und HERTERICH ihren Mitteilungen beigegeben haben (vgl. Abb. 20, 27, 28 u. 29).

Das Hauptstück der vesikalen Kloakenbildung greift in ein weiteres Gebiet über, nämlich in das der Ekstrophia vesicae; denn in mehreren Fällen von Entwicklungsstörung sind jene Unvollkommenheiten der Spaltblase von offener Darmeinmündung im Bereich der Blasenwand begleitet. Es empfiehlt sich, auf diese besonderen Vorkommnisse der Kloakenbildung erst im Rahmen der Blasenekstrophia zurückzukommen; hier sei auf die Beschreibung jener Vorkommnisse ventral, offener Kloaken an späterem Ort (S. 75) dieses Buches) verwiesen!

2. Offener Urachus.

Über das Verhalten des Urachus bei gewöhnlichem Entwicklungsgang ist im ersten Hauptstück dieser Darstellung schon einiges gesagt worden. Durch Verödung des an der vorderen Bauchwand gelegenen kopfwärts vorgeschobenen Scheitelteiles der Harnblase entsteht der Harnstrang (= Urachus)[2]. Wie die Durchsicht von Präparaten verschiedenster Feten und Erwachsener zeigt, besteht in der Rückbildung und Umwandlung des Urachus eine ziemlich erhebliche Variationsmöglichkeit. Während im 5. Fetalmonat z. B. AHLFELD den Urachus noch durchgängig gefunden, gehen die Angaben der Forscher über sein späteres Verhalten ziemlich auseinander (MECKEL, HYRTL, LUSCHKA, SUCHANEK, WUTZ).

---

[1] Daß das Mädchen nicht seziert worden sei, stimmt nach der Wiedergabe der EICHMANNschen Mitteilung durch ISRAEL nicht. Leider gelang es mir nicht, EICHMANNS Veröffentlichung unmittelbar in die Hand zu bekommen.

[2] Wie FISCHEL besagt, hat man in der Embryologie im Bereich der Allantoisentwicklung zu unterscheiden „Allantoisblase oder -Harnsack und einen diese Blase mit dem Enddarm verbindenden engen Stiel, den Allantoisgang, Harngang, Urachus". Infolge früher erfolgter genetischer Fehldeutung nahm man an, daß die endgültige Harnblase ein Teil der Allantois sei und benannte den beim Erwachsenen in Form des Ligamentum vesicale mediale zusammengeschrumpften und meist solid gewordenen Abschnitt zwischen Blasenscheitel und innerer Nabelgrenze kurzweg als „Urachus", obwohl es sich um ein Stück rückgebildeter eigentlicher Harnblase handelt, die im Fetalleben mit ihrem Scheitel bis in die Nabelgegend reichte. Mit dem Allantoisgang hat dieser Teil des „Harnstrangs" oder „Urachus" nichts zu tun. Und die in ihm gegebenenfalls enthaltenen Epithelien sind nicht Allantoisabkömmlinge, sondern Zellen ehemaliger Blasenlichtung. Wenn man nun in der Pathologie von „Urachusfisteln", „Urachusdivertikeln", „Urachuszysten" spricht, so meint man damit niemals allantoidogene Gebilde, sondern Erscheinungen ausgehend von dem Harnstrang zwischen Blasenscheitel und Nabelgegend. Daran muß gegenüber CHWALLA festgehalten werden, der die Benennung „Urachusdivertikel" usw. als falsch bezeichnet, weil er offenbar nur den vom Allantoisgang abstammenden umbilikalen Teil des Harnstrangs als Urachus gelten lassen will [CHWALLA: Z. urol. Chir. **23**, 201, 202 (1927)].

Bedeutungsvoll wurde namentlich LUSCHKAs Arbeit, in der sich folgende Ausführung findet: „Der ehemalige Urachus ist in der Regel nicht durchgreifend ein solider Faden, sondern er bewahrt wenigstens teilweise, jedoch in eigentümlicher Modifikation seinen ursprünglichen Charakter. In vielen Fällen wird man als unmittelbare Fortsetzung der Blasenschleimhaut eine röhrenartige bis zu 2 mm dicke Verlängerung des Blasenscheitels finden, deren Anfang nicht selten durch eine feinste, wie durch einen Stecknadelstich erzeugte, vom Blasenkavum aus sichtbare Öffnung bezeichnet ist. Anstatt dieser findet sich gewöhnlich nur ein Grübchen. Und sehr oft wird auch dieses gänzlich vermißt, so daß bei der Betrachtung der freien Oberfläche der Mukosa keine Spur der ursprünglichen Kommunikation zwischen Urachus und Blase mehr sichtbar ist. In derartigen Fällen pflegt der Anfang des Harnstranges obliteriert zu sein. Eine solch gänzliche Verödung der Kanalisation findet jedoch meist nur auf eine kurze Strecke statt. Es beginnt der Urachus bald wieder hohl zu sein und in der Länge von 5—7 cm, bisweilen sogar noch höher hinauf, diese Eigenschaft beizubehalten. Dabei nimmt das Röhrchen aber an Dicke immer mehr ab, indem es durchschnittlich eine Breite von $^1/_2$—1 mm besitzt.“

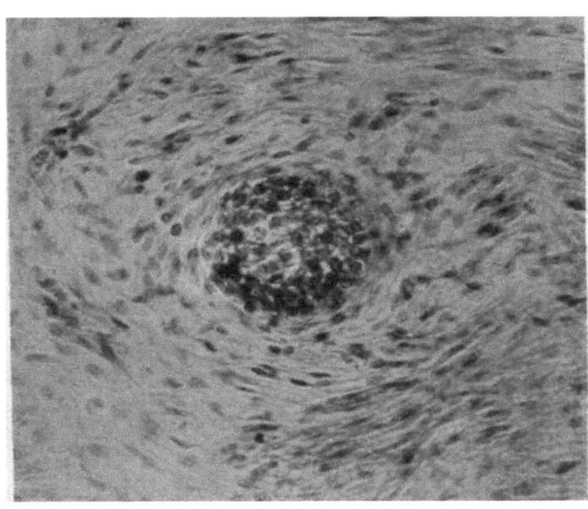

Abb. 30. Querschnitt durch den Harnstrang eines menschlichen Fetus von 16 cm Länge. Epithelialer Verschluß des Urachus. (Nach einem Präparat von W. PUTSCHAR.)

Die Umwandlung des Harnstranges zum Ligamentum umbilicale medium bietet sicher viel Bemerkenswertes: So habe ich im Harnstrangrest eines 20jährigen gesehen, wie ein postkapilläres venöses Gefäß in den bindegewebig verödeten Achsenteil des ehemaligen Urachus eingedrungen war und dort eine Strecke weit verlief. Das paßt in gewissem Sinne zu der Angabe von SUCHANEK, daß bei der Verödung des Urachus Wucherungen des den Epithelschlauch umgebenden Bindegewebes keine unwichtige Rolle spielten. Dazu sei noch gesagt, daß die Wandung des ehemaligen Urachus beim Erwachsenen ein mantelartiges Netz von elastischen Fasern erkennen läßt, das gegenüber den reichlichen, in zertrennten Bündeln und Lagen angeordneten Muskulatur zentral gelegen erscheint und einen ziemlich geschlossenen Eindruck macht (Abb. 30 bis 32).

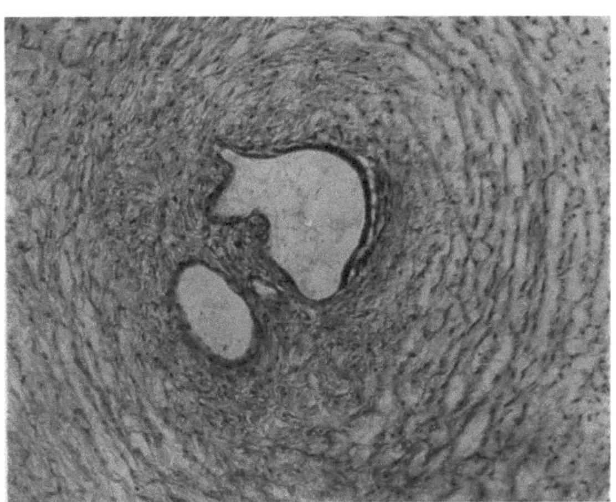

Abb. 31. Querschnitt durch das proximale Nabelschnurstück eines Neugeborenen mit bestehender Allantois. Urachuslichtung, die durch Septen in mehrere Buchten bzw. Blindkanäle geteilt erscheint. (Nach einem Präparat von W. PUTSCHAR.)

Es war dem trefflichen Untersucher JOH. GOTTLIEB WALTER bereits aufgefallen, daß der Urachus keineswegs immer geschlossen ist. An mehr als

100 daraufhin geprüften Leichen, und zwar vom Kindesalter bis zum Greis fand er den Urachus offen, was allerdings OKEN nicht wahr haben wollte; sagte dieser Forscher doch, der nach der Geburt von der Blase bis zum Nabel offene Urachus gelte dem Anatomen soviel als „ein viereckiger Zirkel.“ Auch MECKEL und

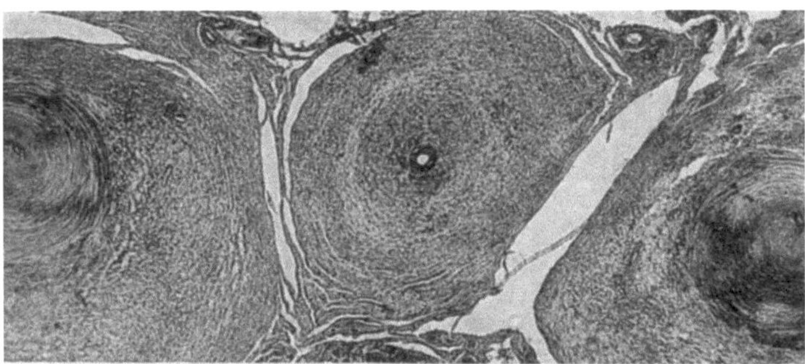

Abb. 32. Querschnitt durch die Ligam. vesicoumbilicalia eines 3 Monate alten Kindes. Im mittleren Ligament zeigt sich ein offener Urachus. (Nach einem Präparat des Pathologischen Instituts Göttingen.)

HUSCHKE hielten den Harnstrang bei völlig ausgebildetem Körper für fest verschlossen (BAURMANN).

In späterer Zeit haben sich SUCHANEK, WUTZ und KHAUM mit dem Urachus befaßt. WUTZ fand an 74 Leichen den Urachus vom Blasenscheitel aus 32mal in einer Länge von 2—6 mm sondierbar; in 19 Fällen konnte er die Sonde

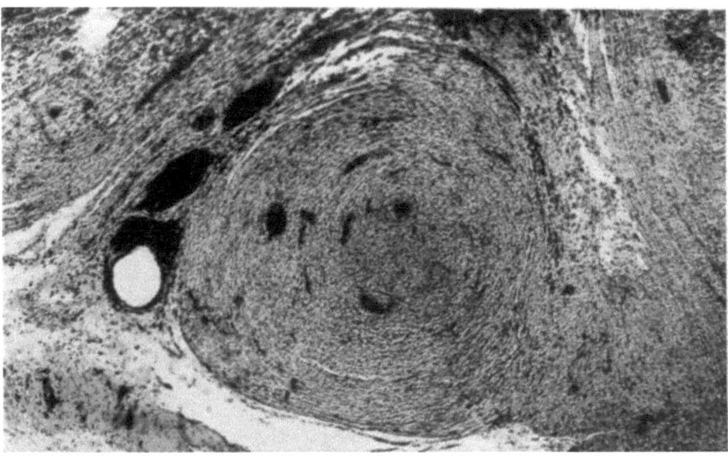

Abb. 33. Querschnitt durch das Ligam. vesicoumbilicale medium eines 20jährigen Mannes ohne jede Spur einer Urachuslichtung; reichliche Gefäßfüllung vorhanden. (Nach einem Präparat des Pathologischen Instituts Göttingen.)

1,1—4,8 cm vorschieben; in 2 Fällen war der vesikale Anfangsteil des Urachus verödet, während weiterhin der Harnstrang hohl erschien; in den schließlich noch vorhandenen 21 Fällen machte wohl ein Grübchen im Blasenscheitel auf die Mündung des ehemaligen Urachusganges aufmerksam, doch konnte man hier nicht mit der Sonde eindringen. Nach WUTZ findet sich am Eingang des Urachus von der Blase her meist ein Querfältchen, welches die Sondierung erschwert und im Leben etwa wie eine Klappe das Eindringen von Flüssigkeit verhindert. Von ELSE KHAUMS Feststellungen hat PASCHKIS berichtet, daß sie ebenfalls, und zwar auch bei sehr alten Leuten, das Vorhandensein einer Lichtung im Harnstrang habe nachweisen können. Jedoch habe der schiefe Eintritt des Urachuskanals von der Blase aus, sowie die Faltung der Schleimhaut eine kraniokaudale Sondierung sehr erschwert.

Man kann es bei solcher Sachlage wohl verstehen, wenn PASCHKIS heute überlegt, ob es nicht vielleicht richtiger sei, die Ansicht von DRAUDT anzunehmen, nach der eine offene Lichtung des Urachus als physiologisch zu betrachten wäre, die Verödung dagegen als etwas Ungewöhnliches.

Was nun das Vorkommnis von Nabelfisteln aus dem offenen Harnstrang (Fistulae vesicoumbilicales) anlangt, so weist WUTZ darauf hin, daß 69% aller neugeborenen Kinder einen offenen Nabelblasenstiel aufweisen. In der Arbeit von BAURMANN, der auch ein Teil der vorausgehenden Darstellung entnommen ist[1], sind 32 Vorkommnisse von Blasennabelfisteln zusammengestellt; auf sie soll hier ausdrücklich verwiesen sein. Freilich von einer „angeborenen Fistel" wird man streng genommen nicht reden können; zur Fistel wird der in den Nabelstrang hinaufreichende offene Urachus erst dann, wenn eine unsachgemäße Abnabelung oder ein unvorsichtiger chirurgischer Eingriff im Hautnabelgebiet des Neugeborenen, noch mehr im Fall von Nabelwandbrüchen den Urachus eröffnet. Ein Beispiel dafür ist die Meldung v. SIEBOLDS, wonach eine Hebamme durch Abschnürung einen kleinen Nabelschnurbruch beim Neugeborenen zu beseitigen gedachte; der Erfolg zeigte sich in Abfluß von Kot und Harn aus der Abschnürungsstelle. Hier war also in zwei Hohlgänge eingebrochen worden, d. h. in den Urachus und in ein mit dem Darm in offener Verbindung stehendes Stück der Eingeweide. Ein anderes Beispiel bietet die Mitteilung von HARTJE, nach welcher der Versuch eine Bauchwandspalte zu schließen zur Verletzung des Blasenscheitel- oder Urachusgebietes führte; die Verletzung wurde sofort regelrecht operativ versorgt, aber nach wenigen Tagen öffnete sich die Wunde zur Fistel und — da das Kind zugleich eine hochsitzende intestino-vesikale Kloake hatte, drängte sich aus der entstandenen Umbilikalfistel ein Vorfall von Darmschleimhaut nach außen. Mitunter zeigt sich die Umbilikalöffnung des Urachus dann, wenn der Nabelschorf abfiel (JACOBY).

Man kann, wenn man nicht etwa die vorhin wiedergegebene Ansicht von DRAUDT über das physiologische Offenbleiben des Harnstranges anerkennt die Umbilikalfistel nicht kurzweg als eine Hemmungsbildung ansehen. Vielleicht spielt manchmal bei der Störung des Urachusverschlusses und dann als Förderung des Fisteldurchbruches auch Vermehrung des Flüssigkeitsdruckes in der Harnblase, bzw. in der Kloake eine Rolle. Dafür sprechen jene Vorkommnisse von Harnstrangfistel, in denen die natürliche Harnausführung verschlossen oder doch stark behindert erschien.

So berichtet ROSE von einer Mitteilung OBERTEUFERS, nach der eine 42jährige Urachusfistelträgerin einen völligen Harnröhrenmangel gezeigt habe. Diese Frau soll ständig einen zur Aufsaugung des Harns auf ihrem Bauch festgebundenen Schwamm getragen haben. In einem Fall von ROSE war die Umbilikalfistel mit Harnröhrenatresie verbunden; STADTFELDS Beobachtungen betrafen kleine Knaben mit Phimose.

MÉRIEL spricht von Urachusfisteln mit und ohne Hindernissen der Blasenentleerung. Freilich DRAUDT will die Feststellung einer Behinderung der Harnentleerung auf dem physiologischen Weg immer nur als Nebenbefund gebucht wissen. Auch LEXER ist dieser Ansicht.

Man darf also nicht annehmen, es sei der offene Urachus nur durch den gesteigerten Innendruck im Harnbehälter veranlaßt; denn erstens fehlte in zahlreichen Fällen von gigantisch aufgetriebener Kloakenblase ohne Inhalts-

[1] Vgl. auch LEDDERHOSE, KIRMISSON und LEXER.

abfluß der offene Harnstrang; zweitens lehrten WALTER, WUTZ u. a. zahlreiche Vorkommnisse offenen Harnstranges kennen, ohne daß ein Blasenabflußhindernis zu erkennen gewesen wäre.

Ob die Fälle von BLASIUS und von MECKEL bei denen die Harnblase gefehlt, dagegen aber im Nabel sich die Ureteren nach außen geöffnet haben sollen, wirklich hierhergehören, ob nicht doch in jenen Fehlbildungen etwas ganz anderes, nämlich Beispiele einer Ekstrophia vesicae vorlagen, das bleibt zu überlegen.

LEXER hat besonders darauf hingewiesen, daß die Harnblase in Fällen von Urachusfistel besonders gestaltet sei; sie verjünge sich kegelförmig gegen den Nabel hin; der Blasenscheitel stehe sehr hoch; es liege nahe, diese abnorme Gestalt, welche ich selbst, nebenbei gesagt, auch bei Neugeborenen ohne nachweislich offenen Urachus gesehen habe, die einem langen dickwandigen Schlauch ähnle, mit einer Persistenz des Urachus in Zusammenhang zu bringen. Zweifellos ist diese Blasengestalt eine Hemmungsbildung; dabei kann, so meine ich, auch ein offener Urachus im Spiel sein; ich möchte aber ausdrücklich betonen, daß der unterbliebene Harnstrangverschluß nicht an eine derartige Blasenform gebunden sein muß, wie sie LEXER beschrieben hat (vgl. Abb. 34).

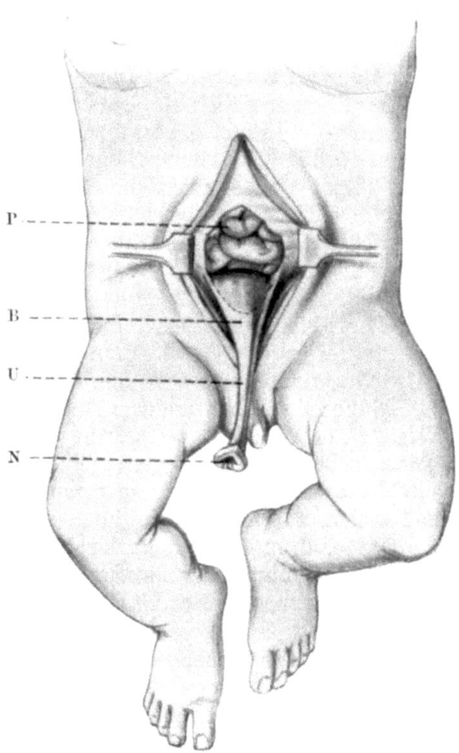

Abb. 34. Blase und Urachus bei bestehender Nabelblasenfistel operativ freigelegt. P Bauchfell, B Blase, U Urachus, N Nabel. (Nach DRAUDT.)

Gelegentlich wird die Vesikoumbilikalfistel bei Menschen jenseits des Kindesalters gefunden, wie schon vorhin OBERTEUFERS Beobachtung dartat. Hier ist auch BAURMANNS Mitteilung eines 16jährigen Jünglings einschlägig, der ohne ersichtlichen Grund von Geburt auf einen Teil des Urins aus dem Nabel verloren hatte. Daß selbst Harnsteine aus der Urachusfistel ans Tageslicht gelangen können, dafür lesen wir bei BAURMANN einen Hinweis auf THOMAS PAGET, der bei einem 40jährigen Mann auf solche Weise einen Urolithen ausgezogen hat. Übrigens weisen auch Beobachtungen von ROKITANSKY und von PHILIPPS darauf hin, daß durch den offenen Urachus Steine abgehen können; es handelt sich in jenen Fällen um hirsekorngroße Konkremente; sie sind ihrer Zusammensetzung nach nicht geprüft worden. WUTZ hat in geschlossenen Urachusabschnitten, bzw. Urachuszysten verkalkte kolloidale Massen wahrgenommen.

Selten dürften Vorkommnisse sein, wie deren POMMER eines beschrieben hat: Die nach außen offene Urachusfistel führt nicht bis in die Harnblase, da etwa in der Mitte des Harnstranges sich ein gewebliches Diaphragma fand, das mit der Sonde nicht überwunden werden könnte. Aus der trichterartigen Vertiefung im Nabel des Kranken, den POMMER im Auge gehabt, war etwas seröse Flüssigkeit abgeschieden worden.

Man hat auch von unmittelbar „erworbenen Urachusfisteln" gesprochen. Da es sich bei diesen ebenfalls nur um erworbene Eröffnung des umbilikalen Harnstrangendes bei nicht verödetem Urachuskanal handeln kann, sehe ich den Unterschied zwischen sog. „kongenitalen“ und „erworbenen“ Vesiko-Umbilikalfisteln“ nicht ein, wie ihn z. B. BRAMANN und auch BAURMANN durchgeführt haben. Für meine Anschauung spricht das seltene Ereignis, das BRAMANN, FABER-KÖSTLIN, BARRANT-PELLETAN[1] und GÜTERBOCK beschrieben haben, nämlich die Fortleitung einer eitrigen ulzerösen Entzündung der steinhältigen Gallenblase gegen die vordere Bauchwand und ins Nabelgebiet hin mit Eröffnung des Urachus durch den geschwürig fistelnden Vorgang, so daß es zu einer Fistula bimucosa kam; diese Fistula bimucosa konnte für die

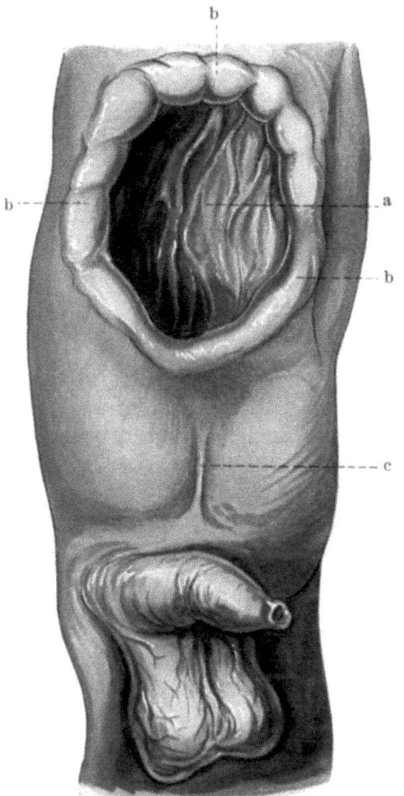

Abb. 35. Weite Urachusfistel, sog. Eversio vesicae urinariae per urachum oder „Ekstrophia vesicae partis superioris“. a Blasenwand, b wulstig narbiger Rand der Fistel, ehemaliges Gebiet des Nabelansatzes, c vordere Bauchwand, Linea alba. (Nach v. AMMON.)

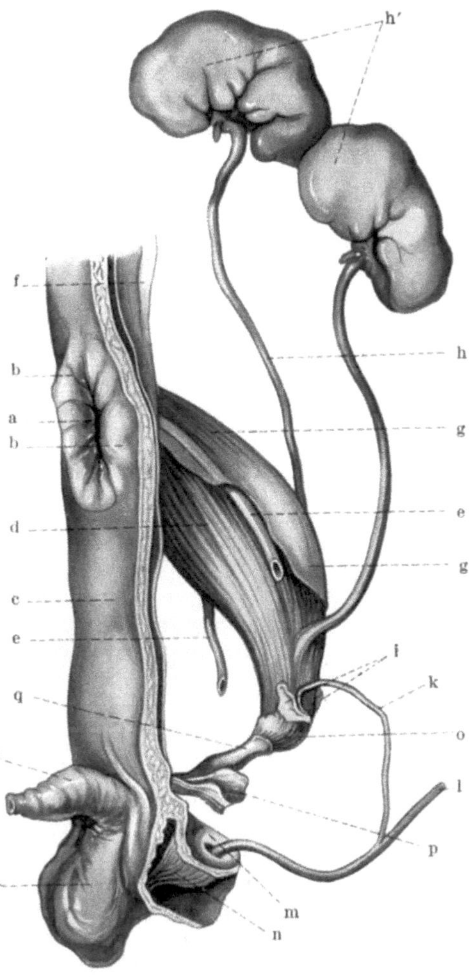

Abb. 36. Seitenansicht der in Abb. 35 dargestellten Körpergegend. a Urachusöffnung, b wulstig narbiger Fistelrand, c vordere Bauchwand, d Harnblase, e Nabelarterien, f Nabelvene, g Bauchfell, h und h' Harnleiter und Nieren, i Samenblasen, k Samenleiter, l Samenstrang, m Hodenhülle, n Leistenring, o Prostata, p Bulbus urethrae, q Pars membranacea urethrae, r Penis, s Skrotum. (Nach v. AMMON.)

Gallensteine den Gleitkanal nach der Harnblase darstellen, so daß schließlich die Cholelithen ohne weitere Kunsthilfe per urethram zur Entleerung kamen; ebenso konnte natürlich der geschwürige Prozeß den Urachus nabelwärts öffnen und die Geburt der Gallensteine per umbilicum nach außen begünstigen; das ist eine Erscheinung, die heute sehr selten wurde, die aber vor der Zeit der Bauchchirurgie wesentlich häufiger gewesen sein mag, wie u. a. die Legenden einer Anzahl von Gallenkonkrementen in der Sammlung des Göttinger pathologischen Institutes lehren, welche per umbilicum ausgeschieden worden sind.

[1] Erwähnt nach BRAMANN.

Über Urachuszysten und über blastomatöse Neubildungen aus dem Wandgewebe des Urachus (Leiomyome und Karzinome des Harnstranges) wird in späteren Abschnitten dieser Bearbeitung berichtet werden (vgl. S. 139 und 141).

Als Übergang zum nächsten Abschnitt unserer Darstellung könnte man das seltene Vorkommnis betrachten, das im Atlas Friedr. Aug. v. Ammons nach der Darstellung von Froriep als Lebendbeobachtung Gusserows geschildert worden ist; die fraglichen Abbildungen, die auf S. 65 wiederholt wurden, zeigen das Vorkommnis einer weit offenen Blasennabelfistel; man konnte durch den Fistelmund, wie durch ein Guckloch die hintere Harnblasenwand erblicken. Froriep sprach dies geradezu als einen „Prolapsus vesicae urinariae" an; das war keine zwingende, generelle Benennung. Mit mehr Recht konnte man solch ein Vorkommnis als „Fissura vesicae superior" buchen; jedoch muß, wie später noch betont wird, diese Beobachtung von dem Heer der angeborenen Spaltblasen (Ekstrophia vesicae) geschieden bleiben, da der Knabe von Gusserow und Froriep kein Spaltbecken aufgewiesen hat. So ist die Meinung zulässig, es sei diese Urachusfistel bei weit offenem, in den Nabelstrang noch hineinreichenden Urachus, durch allzuknappe Abnabelung am Leib und bei gestörter Verödung des Nabelschnuransatzes entstanden.

3. Spaltblase (Ekstrophia vesicae).

a) Einfache Blasenspaltung.

Die Spaltblase ist nur eine Erscheinung in einer recht verworren anmutenden Entwicklungsstörung des Rumpfendes; d. h. mit der Spaltblase können sehr verschieden ausgeprägte Fehler der Nachbarorgane verbunden sein, ebenso wie ganz regelmäßig eine Skeletunregelmäßigkeit gegeben ist, nämlich das Spaltbecken; anderseits gibt es Grenzzustände dieser verwickelten Fehlbildung. All diese Verhältnisse sollen in den nachstehenden Abschnitten gewürdigt werden.

In der Vielheit der Namengebung für die „Spaltblase" spiegelt sich die Unsicherheit der Anschauungen über den Gegenstand wider. Wir verwenden (nicht erst neuerdings [Brenhet, J. Geoffroy St. Hilaire]) die Bezeichnung „Ekstrophia vesicae"[1]. Chaussier sprach sehr richtig von „Extroversio vesicae urinariae"[2]. Weniger treffend, aber doch nicht mißverständlich, war J. Fr. Meckels Benennung „Inversio vesicae urinariae"[3]; dem Sinn entsprechend hat Ahlfeld das hochgradige Spaltbecken des „Pelvis inversa" in das Schrifttum eingeführt. Für entschieden unrichtig muß ich die von den deutschen Forschern für „Spaltblase" meist gebrauchte Namensgebung halten: „Ektopia vesicae urinariae" (Enderlen). Die Benennung „Ektopia vesicae urinariae" hat W. Vrolik ins Holländische übersetzt als „Buttenwaarts Liggen der Urinblas;" er bezeichnet als Ektopia einen Lagefehler der geschlossenen Harnblase und sollte allein in diesem Sinn auch fernerhin wieder Verwendung finden. Die Ekstrophia vesicae nannte Vrolik „Vesica urinaria fissa"; im selben Sinn liest man für „Spaltblase" die einfachen Übersetzungen „Cystaeschisis" (Bartels), ferner „Schistocystis", oder „Fissura vesicae urinariae".

Durchaus falsch ist es, von der Spaltblase als einer „Hernia vesicae urinariae" (v. Froriep) oder als einem „Prolapsus vesicae urinariae" zu handeln, wie dies früher in Unkenntnis der entwicklungsgeschichtlichen Vorbedingungen geschah (J. Fr. Meckel,

---

[1] Von ἐκστρέφειν = ausbreiten, auseinanderstreifen. Man liest auch die Schreibweise „Exstrophia". Foerster gebraucht den falsch gebildeten Ausdruck „Ektrophia"; richtig ist „Ektropia", von ἐκτρέπειν = „nach außen kehren" abgeleitet.

[2] v. Ammon schrieb im selben Sinn das hybride Wort „Ektoversion".

[3] „Inversio" = Umkehrung.

v. Ammon, Roose, Crève). So hat z. B. v. Ammon 9 verschiedene Grade des Prolapsus vesicae urinariae unterschieden, Richtiges und Unrichtiges vermengt, dabei jedenfalls aber ganz wesensverschiedene Vorkommnisse unter dieser Gruppierung vereinigt. Der Vorfall eines Teils der Harnblasenwand kann eine Blasenspaltung gelegentlich vielleicht erschweren; er ist aber nie und nimmer kennzeichnend für das Wesen der Spaltblase.

Kurz sei hier noch angemerkt, daß es ebenso unerwünscht ist, in Befundschreibungen die vorliegende Spaltblase kurzweg als „Geschwulst" zu benennen, wenn auch ihre Schleimhaut durch entzündliche Schwellungszustände oft genug ausgezeichnet einen Tumor inflammatorius darstellt.

Die Spaltblase ist eine häufig vorkommende Mißbildung, deren Wesen, kurzweg gesagt, in einem mangelhaften Verschluß der vorderen Bauch- und Blasenwand besteht. Ihre Eigentümlichkeiten hat Enderlen in einer ungemein

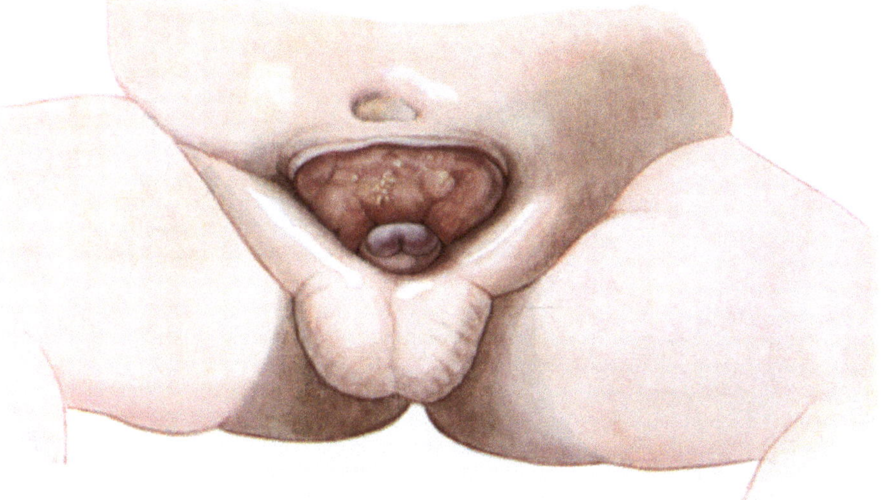

Abb. 37. Spaltblase eines neugeborenen Knaben. Auf der ekstrophierten Schleimhaut gelbliche Zerfallsstellen. (Nach einer alten Originalabbildung des Göttinger Pathologischen Instituts.)

reichhaltigen und anregenden, das Weltschrifttum berücksichtigenden Monographie mit höchst lehrreichen Abbildungen bearbeitet. Auf diesem Werke fußen großenteils die folgenden Ausführungen.

Unter der Gegend des Nabels den man oft genug vermißt, dessen Spuren aber doch meist in Narbenform am oberen oder seitlichen Rand der offenen Blase zu finden sind, sieht man ein rundliches, nicht selten quer ovales, oft pilzförmig erhabenes Feld; es pflegt sich in seiner düster roten Farbe von der ringsum begrenzenden blassen Haut des Bauches scharf abzuheben; seine Oberfläche ist sammetartig, feucht, oft sogar rauh, ja warzig. Auch weist es oft genug höckerige Unregelmäßigkeiten auf, und kann gewiß zu der falschen Bezeichnung „Geschwulst" verlocken. Diese warzigen Ungleichheiten fallen namentlich in den unteren Teilen des eigenartigen Schleimhautfleckes auf. Nicht selten macht es auch den Eindruck, als ob zwei größere, ziemlich symmetrisch gelegene seitliche Wülste, etwa wie zwei Hälften das ganze Feld darstellten. Diese eigenartige Bildung entspricht der Rückwand, den seitlichen und vorderen Anteilen der Harnblase, welche von vorne her in der Mittellinie auseinandergewichen und gleichsam ausgebreitet mit ihrer epithelialen Schichte frei vorliegen und eine klaffende Lücke der vorderen Bauchwand ausfüllen[1].

[1] Stalpart van der Wiel, Devilleneuf und Bonn haben im 18. Jahrhundert in dem roten, vorragenden Schleimhautfeld als erste die Blasenwand erkannt (Enderlen).

Von einem primären Nabelmangel kann natürlich keine Rede sein, wenn man auf dem Leib eines über die Neugeborenenspanne hinausgewachsenen Menschen mit Ekstrophia vesicae die Nabelnarbe vermißt. Freilich ist der Nabelansatz in solchen Fällen nicht immer regelmäßig, zumal wenn über dem offenen Blasenfeld ein Nabel- und Bauchwandbruch vorlag, der zu einer irgendwie seitlich verlagerten und velamentösen Nabelschnureinpflanzung am Leib des Kindes Anlaß gegeben hat. Im allgemeinen ist bei Menschen mit Blasenspalte der Nabelansatz tiefer am Bauch zu suchen als bei Wohlgebildeten. Mitunter sieht man, daß eine narbige Hautveränderung sich vom Rand des Blasenfeldes nach oben, gegen die Mitte des Bauches mehr oder weniger strahlenartig oder strichförmig hinzieht als Rest des verheilten Nabelansatzes (vgl. Hutschins, Gg. B. Gruber[1]; s. auch Abb. 38). Nabelgefäßunregelmäßigkeiten sind auch bei Früchten mit Blasenspalten nichts Ungewöhnliches,

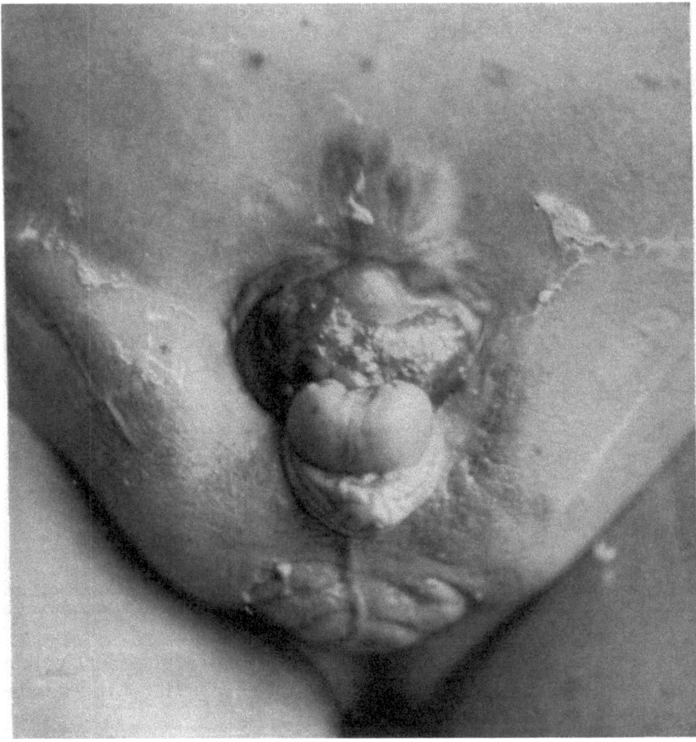

Abb. 38. Ekstrophia vesicae mit epispadischer Harnröhrenspaltung eines Knaben von $7^1/_2$ Jahren. (Beobachtung Werner P. von Prof. Valentin, Hannover-Kleefeld.) Man beachte den narbig verstrichenen Nabelansatz an der oberen Grenze des Blasenfeldes. (Pathologisches Institut Göttingen. E. 4126/1929.)

um so weniger, je eingreifender und ausgedehnter die Rumpfmißbildung erscheint, besonders bei Bauchblasengenitalspalten mit gewaltiger Eventration der Eingeweide des Leibes mit Spina bifida und Wirbelsäulenverbiegung (Runge, Vialleton).

Von einer vollkommenen Blasenspalte spricht man, wenn vom Nabel angefangen bis zum Ostium internum der Harnröhre herab, oder bis in den Harnröhrenabschnitt hinein die Ekstrophie erfolgt ist.

Das ekstrophierte Blasenfeld kann anderseits unmittelbar unter dem Nabel angeordnet sein, während nach unten ein mehr oder minder regelmäßig gebauter Schamberg — allerdings mit offen gebliebenem knöchernem Beckenring, aber mit ordentlich gebildeten äußeren Geschlechtsteilen folgt. Hier ist für den Einteilungswillen der gestaltliche Übergang von den Urachusfisteln her zu

[1] Vgl. Abb. 140 und 146 bei Gg. B. Gruber in Schwalbe-Gruber, Die Morphologie der Mißbildungen, Teil 3, Abt. 3, S. 328, 333.

erkennen; man benennt in solch seltenen Fällen, wie sie von FRORIEP, v. AMMON und von HEINR. BRAUN veröffentlicht wurden, den Blasenfehler auch als „Partielle obere Blasenspalte" (Fissura vesicae superior; Abb. 35 und 36). Die Urethra pflegt hier wohlgebildet zu sein. Es könnte aber auch möglich sein, daß sie eine epispadische Störung aufweist.

Streng genommen wäre die Beobachtung von GUSSEROW, FRORIEP[1] hier nicht zu nennen; dagegen sei besonders auf die Beobachtung von HCH. BRAUN verwiesen; es handelte sich um ein 15jähriges Mädchen, das an Stelle des Nabels eine apfelgroße, halbkugelig vorgewölbte rote, teilweise feuchte, durch Polsterbildung abgeteilte, hier ungewöhnlich häutige Gewebsart zeigte, die sich als Schleimhautanteil der Harnblase entpuppte. Der untere Abschnitt der Harnblase war geschlossen und erstreckte sich verdeckt etwa 7 cm weit ins

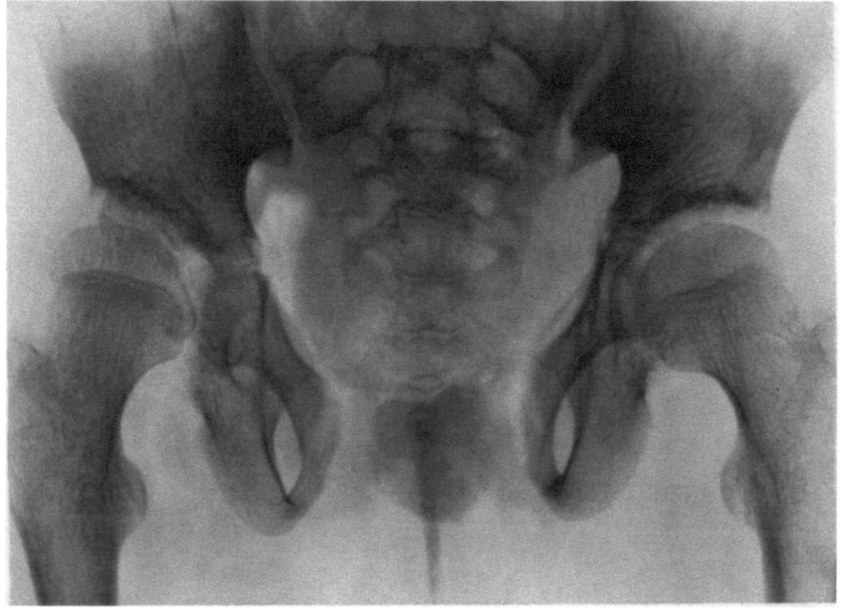

Abb. 39. Röntgenbild des Spaltbeckens des Knaben Werner P. mit Blasen-Harnröhrenspalte; vgl. Abb. 38. (Beobachtung von Prof. VALENTIN, Hannover-Kleefeld.)

Becken hinab; eine Einschnürung zwischen dem oberen und unteren Teil der Harnblase war nicht vorhanden. Es sah aus, als würde in der Nabelgegend die Harnblasenwand durch den Druck der Eingeweide hervorgedrängt; und zwar sah man nur die über den Harnleitermündungen gelegene Blasenwand; nur mit Mühe gelang es von oben her (bei Entfaltung) den unteren Blasenanteil mit den Ureterostien zu betrachten. Wenn man die etwas vorgedrängte Blasenwand zurückschob, dann hatte man den Eindruck einer lochartigen Kanalmündung im Nabelgebiet, deren Durchmesser etwa 6×7 cm betrug und in deren Rand die Nabelmarke gelegen war. Wenn nun auch allseitig diese ungewöhnliche Öffnung in die Bauchhaut überging, so machte sich doch unterhalb der Blasenspalte ein Klaffen der Bauchmuskeln, ferner eine Symphysenspalte von 4 cm Weite geltend. Die Harnröhre mündete ganz gewöhnlich, Scheide, Damm und After waren wohlgebildet. Lediglich die Klitoris ließ eine kümmerliche Gestaltung in Form kleiner Höckerchen feststellen. Der Harn floß aus dieser offenen Blase nach oben ab. — Was diese Beobachtung von der durch FRORIEP und v. AMMON abgebildeten Mitteilung einer Blaseninversion mit Prolaps durch den Urachus unterschieden hat, ein Unterschied, der weiter oben schon zur Sprache kam,

[1] Die von R. FRORIEP in seinen vielgenannten Kupfertafeln Heft 67, Tafel 360, Abb. 1, 2 und 4 abgebildete von A. v. AMMON in seinem Atlas über die angeborenen chirurgischen Krankheiten des Menschen übernommene Beobachtung (Tafel 16, Abb. 6, 7, 8), welche ich oben zum Teil in Abb. 35 und 36 wieder zur Betrachtung stellte, ist von GUSSEROW gesehen, von FRORIEP als „Observ. d'un cas d'inversion de la véssie par l'ouraque" in den Mem. de l'acad. roy. méd. Paris 7, 608 (1833) veröffentlicht worden.

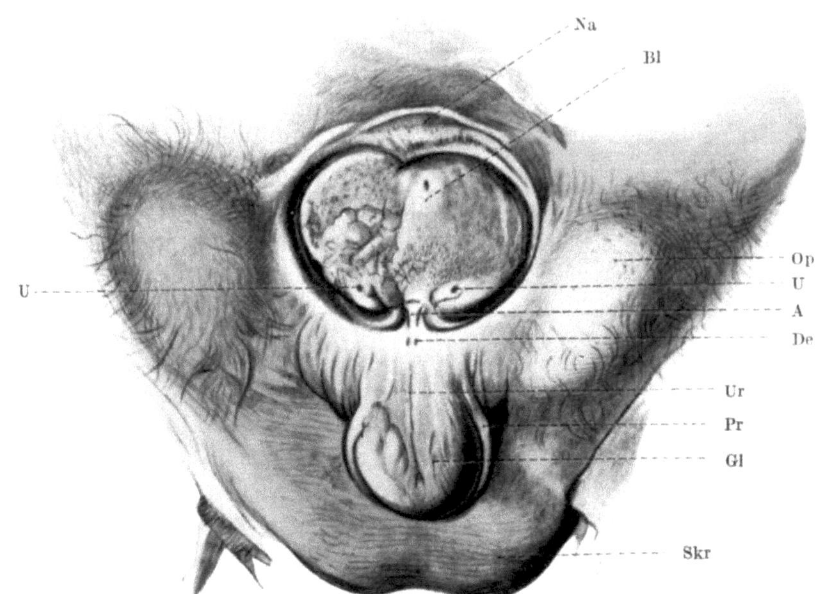

Abb. 40. Blasen-Penisspaltung eines Mannes von 44 Jahren. Na Nabelnarbe, Bl Blasenfeld, Op Enden der klaffenden Schambeinfuge, U Harnleitermündungen, A Blasenausgang, De Ductus. ejaculatorius, Ur Harnröhrenrinne, Pr Vorhaut, Gl Eichelabschnitt der Rute, Skr Hodensack. (Nach ENDERLEN.)

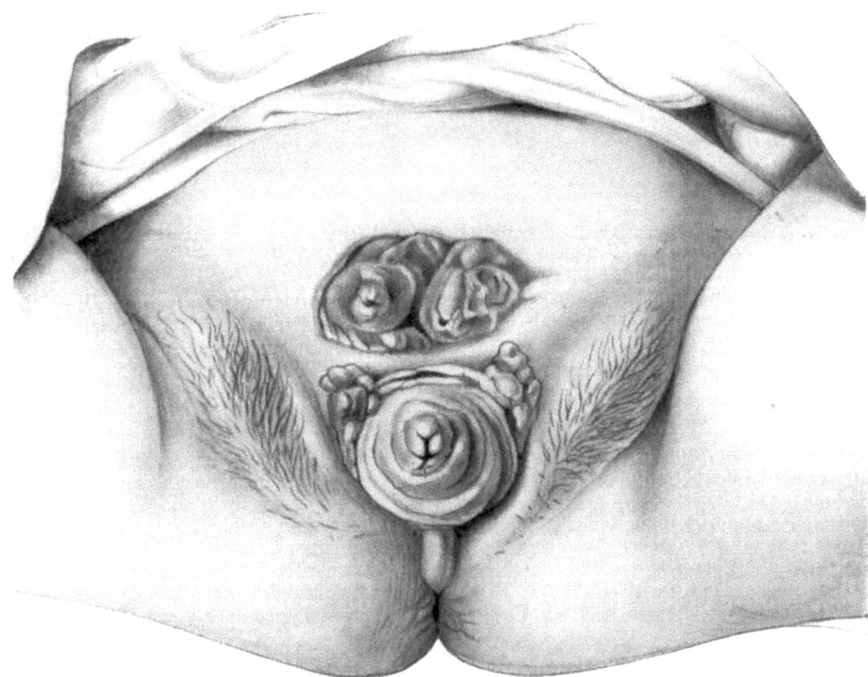

Abb. 41. Blasenspalte und Scheidenvorfall einer 19jährigen Frau. Der Prolapsus vaginae trat nach Geburt eines Kindes als Dauerzustand auf. Spaltung der Schamlippen und der Klitoris. Unmittelbar über dem Scheidenvorfall sieht man als quergestellten Spalt die Mündung der Harnröhre. Keine sichtbare Nabelnarbe in der Leibesmitte. (Nach STUBENRAUCH.)

war die Tatsache, daß FRORIEP bei der Sektion jenes Knaben unter der Pars membranacea urethrae einen „normalen Schambogen“ feststellen konnte, während das Mädchen BRAUNs eine Kluft der Schambeine aufgewiesen hat. Nur in solchem Fall sollte man von einer „Ekstrophia vesicae superior“ sprechen.

In anderen Fällen ist lediglich der unterste Abschnitt der Harnblase entsprechend der Schamfugengegend und zugleich mit der Symphyse durch Spaltbildung ausgezeichnet. Zwischen der Nabelnarbe und dem offenen Blasenfeld ist dann eine gut entwickelte oder mehr-minder narbig aussehende Hautschicht; diese Vorkommnisse sind nicht sehr häufig. Man spricht dabei von einer „Partiellen unteren Blasenspalte“ (Fissura vesicae inferior“). In

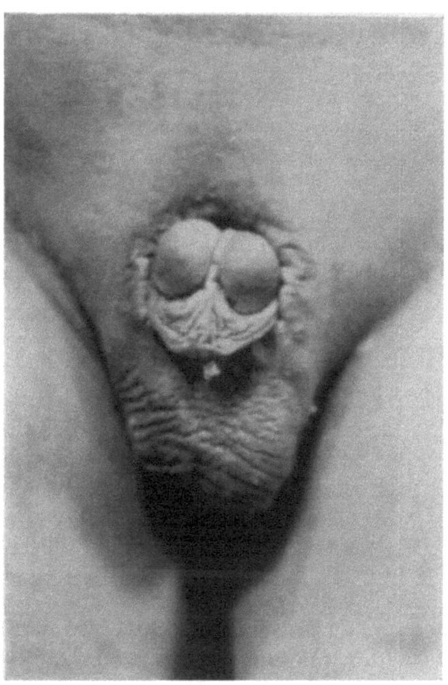

Abb. 42.

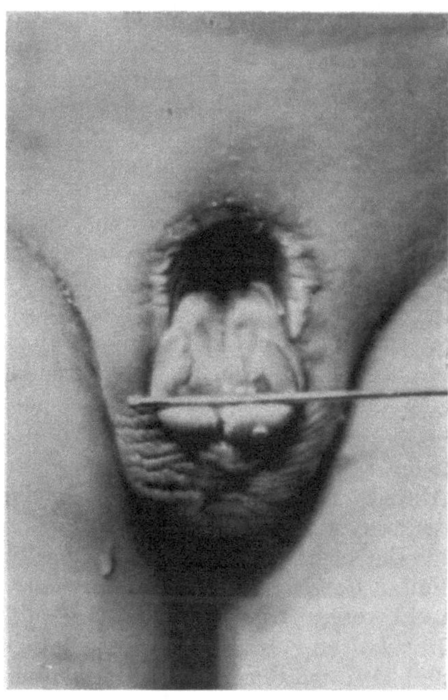

Abb. 43.

Abb. 42 und 43. Vollständige Epispadie bei einem 6jährigen Knaben. (Beobachtung „Ernst A., 6a“ von Prof. VALENTIN, Hannover-Kleefeld.) Zugleich bestand ein Spaltbecken. (Pathologisches Institut Göttingen, E. 4081/1929.)

solchen Fällen geht die Spaltung in der Regel auf den Geschlechtshöcker über und erweist sich als Epispadie, d. h. als dorsale Penis-Harnrinne beim Mann oder als eine offene Kitzler und Schamlippen spaltende Harnrinne beim Weibe (GOSSELIN, KERMAUNER. [Vgl. die Abb. 55—58 bei FRANGENHEIM])[1].

Es ist nicht unbedingte Regel, daß bei unterer Harnblasenspalte die Harnröhre vollkommen beteiligt sei; vielmehr kommt es vor, daß wenigstens der äußerste Teil der Harnrinne zur Röhre geschlossen ist, etwa wie im Fall von BLAUEL. Untere Harnblasenspalten lassen meist das Trigonum vesicae überblicken; man sieht dann die Stellen der Harnleiterostien, soweit sie nicht durch entzündliche Schwellung dem Auge verborgen erscheinen. Immerhin kann man manchmal das Herausquellen der Harntropfen aus den Ureterenden beobachten; freilich wird man dessen oft genug auch durch Ansammlung von Urin in grubenartige Vertiefungen des Blasenfeldes gewahr.

[1] FRANGENHEIM: Die Epispadie. Handbuch der Urologie von v. LICHTENBERG, VOELCKER, WILDBOLZ, Bd. 3, Abt. 1, S. 274f. 1928.

Von diesen unteren Blasenspalten besteht ein fließender Übergang zu der Epispadie höchsten Grades, welche mit einem Defekt des Blasenschließmuskels einhergehen (GOSSELIN, ZWEIFEL); diese Vorkommnisse sind in ihrer Zugehörigkeit zum weiteren Abschnitt der Spaltblase durch das gleichzeitige Bestehen eines Spaltbeckens durchaus deutlich gekennzeichnet. Abb. 42 und 43 zeigen solche Spaltungsverhältnisse bei einem 6jährigen Knaben; drückt man mit einer Sonde den epispadischen Penis gegen den Hodensack herab, dann kann man wie durch einen Tunnel in die Blase hineinsehen.

Nach erlangter Geschlechtsreife macht sich bei Menschen männlichen und weiblichen Geschlechtes mit solch epispadischer und symphysealer Spaltung eine Zweiteilung des Behaarungsfeldes am Schamhügel bemerkbar.

Über das Verhalten der Spaltblase zur gespaltenen Schamfuge hat sich PASSAVANT ausgesprochen, der einen fibrösen Bandapparat zwischen den klaffenden Schambeinteilen leugnet. Nach PASSAVANTs Untersuchungen ziehe beim Erwachsenen von einem Schambein zum anderen hinter der Gegend der gedachten Knorpelfuge ein nach oben umbiegender Gewebsstrang, der jederseits auf der hinteren Seite des Os pubis in der Nähe des unteren Spaltrandes entspringe. Es bestehe dieser Strang aus Muskelfasern und gehöre zur Blasenwand; er weise nur an den Ursprüngen vom Periost der Schambeine her sehnige Fasern auf; das seien die Ligamenta pubovesicalia und puboprostatica, die Arcus tendinei fasciae pelvis, wozu noch die aus letzterem entspringenden Musculi pubovesicales kämen, die sämtlich zu beiden Seiten den vorderen Längsmuskeln der Blase als Ansatzstelle dienten. Es nähmen aber diese letztgenannten Musculi bei der Blasenspalte der Erwachsenen einen mehr waagrechten als senkrechten Verlauf an. Der muskulöse Bogen, welcher die beiden Schambeine verbinde, sei bei der Blasenspalte Neugeborener relativ höher; mit dem Alter des Einzelwesens werde er flacher, was man auch bei sehr weiter Schambeindiastase bemerke.

Die bisherige Abhandlung der Spaltblase bezog sich auf die als „einfache Fälle" bezeichneten Vorkommnisse, welche mit einer Fortführung des Lebens wohl vereinbar sind, wenn auch die fehlende, willkürliche Beherrschung der Harnhaltung und Harnentleerung den Träger solcher Mißbildung schwer zeichnen und ihm die Gemeinschaft mit anderen verleiden mag. Später wird zu zeigen sein, wie solche Menschen mit dem Leben fertig werden. Hier sei zunächst auf die komplizierten Fälle von Blasenspaltung eingegangen[1].

b) Komplizierte Blasenspaltung.

Man liest bei manchen Beschreibern monströser Früchte mit Bauch- und Blasenspalte, es habe sich eine völlig durchgreifende Teilung der Blase gefunden, so daß die Blasenwand in zwei Felder oder Platten geschieden schien; ja manche sprachen in solchen Fällen von einer Doppelung der Blase, was streng genommen unzulässig ist, da jeder der geschiedenen Teile nur einen einzigen Harnleiter aufweist. In solchen Fällen schwer mißbildeter und daher zum extrauterinen Leben nur wenige Tage befähigter Früchte (BRETERNITZ), stellt die Ekstrophie der Harnblase nur einen Teilbefund viel eingreifenderer Verschlußbehinderung der kaudalen Rumpfhälfte vor. Es handelt sich um jene von GEOFFROY SAINT-HILAIRE als „Célosomien", von GURLT als „Schistocormus", von anderen als Gastrocystaeschisis" oder im höchstgradigen

[1] Die Klärung und Deutung der anatomischen Verhältnisse bei Schistosomen mit Spaltdarm und Spaltblase kann dem Uneingeweihten Schwierigkeiten machen. Im Schrifttum sind manche Mitteilungen, die in dieser Hinsicht kritische Verbesserung bräuchten. So hat STEPHAN einen Fall von Bauch-Blasenspalte in seiner Eigentümlichkeit völlig verkannt; darauf hat übrigens schon KERMAUNER hingewiesen (HALBAN-SEITZ, Bd. 3, S. 531).

Fall als „Gastrocystaegeneticoschisis", (Bartels), von uns als „Schistosoma abdominale mit Darm-Blasen-Geschlechtsspalte" benannten Vorkommnisse. Keine dieser Bezeichnungen ist erschöpfend, da Krümmungen der Fruchtachse, Unzulänglichkeiten der Wirbelsäule, Verlagerungen der Nieren, Hemmung der Gestaltung der inneren Genitalorgane und dergleichen recht oft

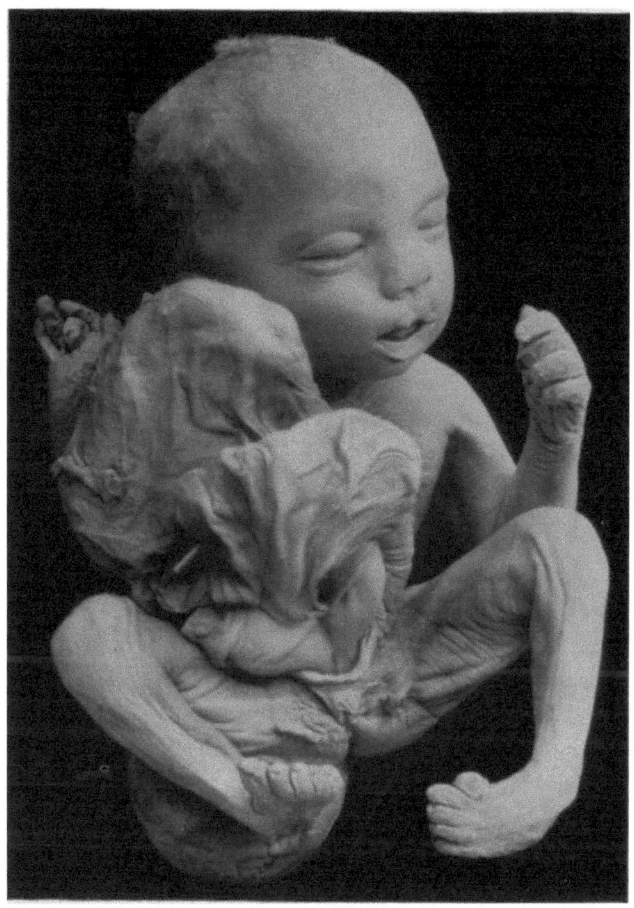

Abb. 44. Schizosoma abdominale mit Spina bifida lumbalis, Myelomeningozystozele, sowie mit Darm-Blasen-Genitalspalte und Atresie der Vaginalmündungen. (Beobachtung S. 60/1930) des Pathologischen Instituts Göttingen.) Man sieht oben vor der rechten Gesichtshälfte die Leber im Amnionperitonealsack des Exozöloms vorliegen, darunter befindet sich der ekstrophierte Darm, dessen Mündung (Ileum) sondiert ist. Zwischen den Blasenfeldern als schwarzer Trichter der Abgang des Zoekums zu sehen. Proc. vermiformis fehlt. Links und rechts vom Zökaltrichter liegen wie die Schenkel eines Y die beiden Blasenfelder. Nach unten hin ist das Ostium des Sinus urogenitalis mit einer Sonde versehen; der Sondenkopf sieht eben — auf der Abbildung 1 mm lang — aus dem äußeren Mund des Sinus urogenitalis heraus. Dieser sondierte Kanal entspricht dem hypospadischen primären Ausgang des Sinus urogenitalis.

als Begleiterscheinung bemerkt werden. So hat jüngst Carl Gutmann einen Fall von „Bauch-Blasendarmspalte" bei einem weiblichen Fetus mit Uterus bicornis und mit Verlagerung der rechten Niere nach der linken Seite mitgeteilt. Auch auf Griesbecks Analyse eines entsprechenden Vorkommnisses einer zunächst sehr verwickelt erscheinenden Mißbildung des Darm-, Harn- und weiblichen Genitaltraktus zusammen mit Nabelschnurbruch und mit Spaltwirbelsäule sei hier verwiesen! Ich selbst konnte mehrere einschlägige Früchte untersuchen (vgl. Abb. 44 und 45) und kam zu folgender Überlegung:

„All diese Monstren gehören in die große Reihe der ventralen Spaltbildungen, deren Schisis von der Brust bis zum Genitale reichen kann; dabei pflegt auch eine dorsale Verschlußhemmung im Bereich der stark lordotisch und lordoskoliotisch gekrümmter Wirbelsäule mit gedeckter oder offener Wirbelspalte vorzuliegen. Durch die abdominale Spaltung ragen die Baucheingeweide von einer amnialen Hülle bedeckt vor; allerdings ist diese Hülle meist eingerissen,

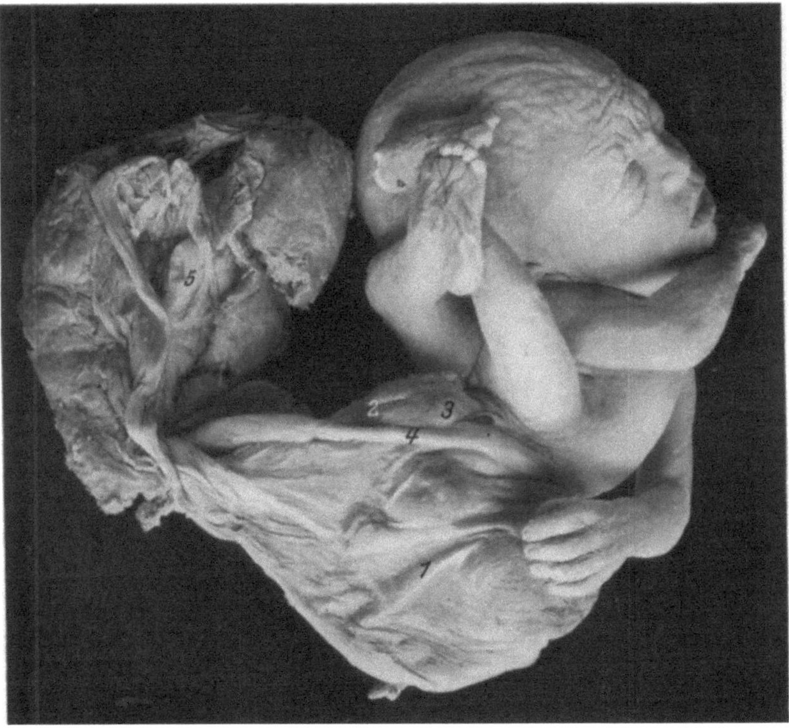

Abb. 45. Enorm lordoskoliotisches Schizosoma abdominale mit Spina bifida occulta lumbodorsalis und mit Darm-Blasen-Genitalspaltung. Man sieht den Mutterkuchen und die zum Teil leistenförmig im Amnionszelt des Bauchbruches verlaufende Nabelschnur. (Beobachtung des Pathologischen Instituts Göttingen, S. 58/1930.) 1 Amnionszelt als äußere Wand der im Exozölom liegende Baucheingeweide, 2 Darmekstrophie, 3 Blasenekstrophie, 4 Nabelschnurleiste, 5 Mutterkuchen.

sei es infolge intrauteriner Einwirkung des lebhaft sich bewegenden Fetus, sei es durch die Umstände beim Geburtsvorgang. Sonst inseriert das Amnion wie ein Zelt am Rand der Bauchspalte und greift seitlich tief am Blasenfeld der Ekstrophie herab, ja es umschließt förmlich die Strecke der Ekstrophie, so daß es manchmal aussieht, als wäre im Amnionssack nur ein Loch für den Zugang zum Blasenfeld[1]. Beim Versuch zu sondieren ergibt sich dann aber, daß diese scheinbare Lücke nur ein fast allseits umwachsenes Darm-Blasenfeld darstellt.

[1] Dies Vorkommnis habe ich in meiner Bearbeitung der Mißbildungen der Harnorgane im SCHWALBEschen Werk über die Morphologie der Mißbildungen, Teil 3, Abt. 3 auf S. 330 durch die Abb. 143 näher gekennzeichnet. Wie weit in früheren Fällen ähnliche Verhältnisse vorlagen, geht aus den oft unklaren Beschreibungen nicht leicht hervor. Ähnliche Verhältnisse haben aber KERMAUNER und FRAAS gesehen. Auch bei W. VROLIK und in OTTOS Beschreibung von 600 Monstren finden sich entsprechende Beobachtungen aufgezeichnet.

Nach außen vom Fetus weggewendet geht das amniale Zelt, dessen Innenwand die peritoneale Serosa bildet, in die Plazenta über. Ist nun die Verwachsung mit der Plazenta sehr kurz und weit umfassend, dann fehlt die Nabelschnur als gut erkennbarer isolierter Strang; die Nabelgefäße verlaufen in der Wand des Bruchsackes. Ist die Eventration der Baucheingeweide geringer, dann erscheint wenigstens im plazentanahen Teil ein Stück der Nabelschnur gebildet, das andere läuft als mehr oder weniger kenntliches Band mit den Nabelgefäßen zur Basis des amnialen Zeltes am Bauch hin. Die Insertion der Nabelgefäße erfolgt dabei oft seitlich vom ekstrophierten Blasenteil, manchmal auch geteilt an zwei Orten".

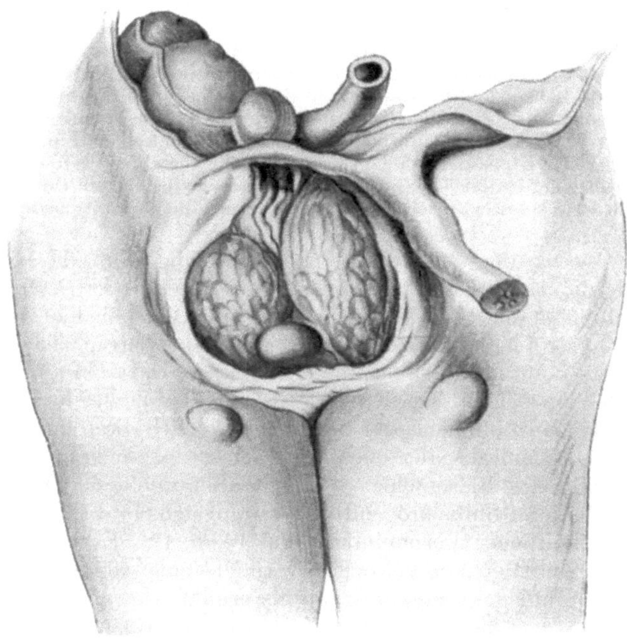

Abb. 46. Schizosoma mit Darm-Blasenspalte. Das die Eingeweide deckende Amnions-Peritonealzelt ist abgetragen; man sieht den Ileozökalabschnitt des Darmes mit einer Mündung, die unter der von Haut überdeckten Bahn der Art. umbilicalis in die offene Blase übergeht; hier schiebt sich von oben her die Darmschleimhaut ein Stück weit zwischen die gewulsteten Hälften des Blasenfeldes; in jeder der Hälften endete ein Ureter blind. Der Pürzel unten im Blasenfeld ist eine von 2 Schwellkörpern erfüllte mangelhafte Penisbildung, in der sich auch eine Harnröhrenanlage fand. Die Höcker in den Oberschenkelbeugen sind lappige Hautgebilde, den seitlichen Geschlechtswülsten entstammend, aus denen die Skrotalhaut zu bilden gewesen wäre. (Mainzer Beobachtung E. Best und G. B. Gruber.)

Es sei hier nebenbei bemerkt, daß infolge der fast immer gleichzeitig vorhandenen Spina bifida jene Früchte sehr oft einen stark dorsal konkaven Wirbelsäulenknick aufzuweisen haben; infolgedessen können sie mit den leicht gebeugten Beinen das Hinterhaupt berühren (vgl. Abb. 45); gleichwohl handelt es sich aber nicht um ein „Schizosoma reflexum", wie Zander irrtümlich angenommen. Der Begriff dieses besonderen Monstrums verlangt auch eine Spaltung des Thorax mit dorsal erfolgtem Wachstum der Rippen, welche also den Brustkorb nicht ventral unter Sternalbildung abschließen dürfen, wie es beim Schizosoma abdominale tatsächlich der Fall ist.

Die gemeinsame Verschlußhemmung von Darm- und Harnblase unter Beeinträchtigung der Fertigentwicklung des Genitales ergibt einen sehr sprechenden Kloakenbefund, den wir kurzweg als „ventral geöffnete Kloake" bezeichnen können. An Hand einer von Best und Gg. B. Gruber untersuchten entsprechenden Frucht ist die Abb. 46 gewonnen, welche die einschlägigen Verhältnisse klar zeigt.

Die Entwirrung der Verhältnisse solcher Mißbildungen ist immer schwierig und erfordert ein sehr behutsames Vorgehen. Übrigens sind einschlägige Vorkommnisse nicht gerade selten[1]. Es sei auf die Mitteilungen von Dehn, Bartels, Perls, Ahlfeld, Becker, Kiwsky, Steinbüchel, Blauel, Bockenheimer, Enderlen, Best und Gg. B. Gruber, ferner auf Griesbeck, Gutmann, Pires de Lima, Ohlshausen, Palm, Ehrig, Werbelow, Dietrich, Gast, Goedecke, Halperin, Kermauner, Kocheim, Knauf, Läwen, Mezger, Pollak, Rischpler, Rosenhaupt, Schwenke, Stangl, Stern, Sternberg, Weydling und Woerz verwiesen.

Kermauner hat im Handbuch von Halban und Seitz unter der Überschrift „Blasendarmgenitalspalte" („Fissura vesicae et intestini") diese bemerkenswerten Früchte gewürdigt, die längstenfalls 3 Wochen gelebt hätten (Beobachtung von Lagos Garcia). Mir selbst lagen bis heute 12 entsprechende Vorkommnisse zur Untersuchung vor, eingerechnet die gemeinsam mit E. Best veröffentlichten Beobachtungen, ohne daß über ein längeres Leben derselben außerhalb der Mutter Anhaltspunkte gegeben gewesen wären. Im allgemeinen dürfte schon das Geburtserlebnis auf die in einem zumeist vorhandenen Nabelschnur- und Bauchwandbruch vorliegenden Eingeweide so ungünstig einwirken, daß mit einer größeren postnatalen Lebensdauer nicht gerechnet werden kann. Die Tatsache, daß ein einzelner Untersucher im Verlauf von etwa 15 Jahren ein Dutzend einschlägiger Früchte zergliedern konnte, spricht dafür, daß es sich nicht um ausgesprochene Seltenheiten handelt.

Für den Zweck der gegenwärtigen Bearbeitung muß das Darm-Harnblasenfeld, die Fissura intestini et vesicae urinariae im Mittelpunkt der Betrachtung stehen. Es können hier große Verschiedenheiten obwalten. Sehr kleine Ekstrophien können ebenso, wie recht beträchtliche, verzeichnet werden. Meist scheint die Harnblase geteilt, d. h. die Darmeinmündung geschieht tief; zwischen den beiden Anteilen des Blasenfeldes zieht der Darm in mehr oder weniger langem, offenem und mehr oder weniger breitem Streifen kaudal bis zum Sinus urogenitalis, der ebenfalls offen ist. Man kann so wirklich von einer Zweiteilung des Blasenfeldes — nicht aber von einer Verdoppelung — sprechen, während der Sinus urogenitalis — wenigstens im Gebiet eines schmalen Streifens in einheitlicher Verbindung bleibt (Abb. 47). Es ist also in solchen Fällen durch ein mittleres einheitliches Darmfeld eine weitgehende Zweiteilung des Blasenfeldes und des Sinus urogenitalis erfolgt.

Solche ventrale, offene Kloakenzustände, welche an die tiefe, in den Urogenitalsinus hineinreichende, fistelartige Endigung des Mastdarmes bei geschlossener Blase erinnern, stellen, was die Anordnung der Harnblase anbelangt, das Analogon zu den Verhältnissen der sog. „Vesica duplex" oder „Vesica bipartita" vor. Fälschlich wird hier manchmal von „Verdoppelung" der Blase gesprochen, worauf in einem späteren Abschnitt noch einmal eingegangen wird.

Die ins einzelne gehende Untersuchung solcher Monstren mit vorsichtiger Isolierung der engen Organzusammenlagerung im Beckenbereich ist wichtig, weil man viel Einsicht gewinnen kann in die formale Genese mancher praktisch wichtigen Einzelmißbildung am Harn-, Geschlechts- oder Darmsystem. Gerade für das Verständnis des Werdens der Hemmungsbildungen der inneren weiblichen Geschlechtsorgane kann hier viel geerntet werden, wie die Lesung von Enderlens Werk über die Spaltblase und Kermauners Bearbeitung des gleichen Gegenstandes im Handbuch von Halban und Seitz (Bd. 3) ohne weiteres dartut.

Die bei tiefer kloakaler Darmeinpflanzung zu erkennenden beiden Felder der Blase können als Wülste gewissermaßen gesondert hervortreten, so gesondert, daß sie gelegentlich mit großen Labien verwechselt worden sind (Stephan). Sie lassen manchmal die Uretermündung erkennen; mitunter sind aber die Harnleiter verödet; Kermauner schreibt die Anordnung sei hier im einzelnen sehr wechselnd, die Ureterostien lägen einmal so, wie in der

[1] Nach Kermauner ist diese Mißbildung zum erstenmal von Reclus (1651) im Schrifttum erwähnt.

normalen Harnblase, ein anderes Mal so ungleich, daß der eine Harnleiter viel höher ausmünde als der andere. Auch ENDERLEN hat die Möglichkeit des asymmetrischen Verhaltens der Harnleiter angemerkt. Gelegentlich erweisen sie sich zu lang oder ungleich im Kaliber, also mit Wandverdickung ausgezeichnet, dann wieder erweitert oder geschlängelt, was anderseits auch mit völlig verödeten Stellen abwechseln kann. Daß solche Ureterfehlbildung bei Blasenekstrophie

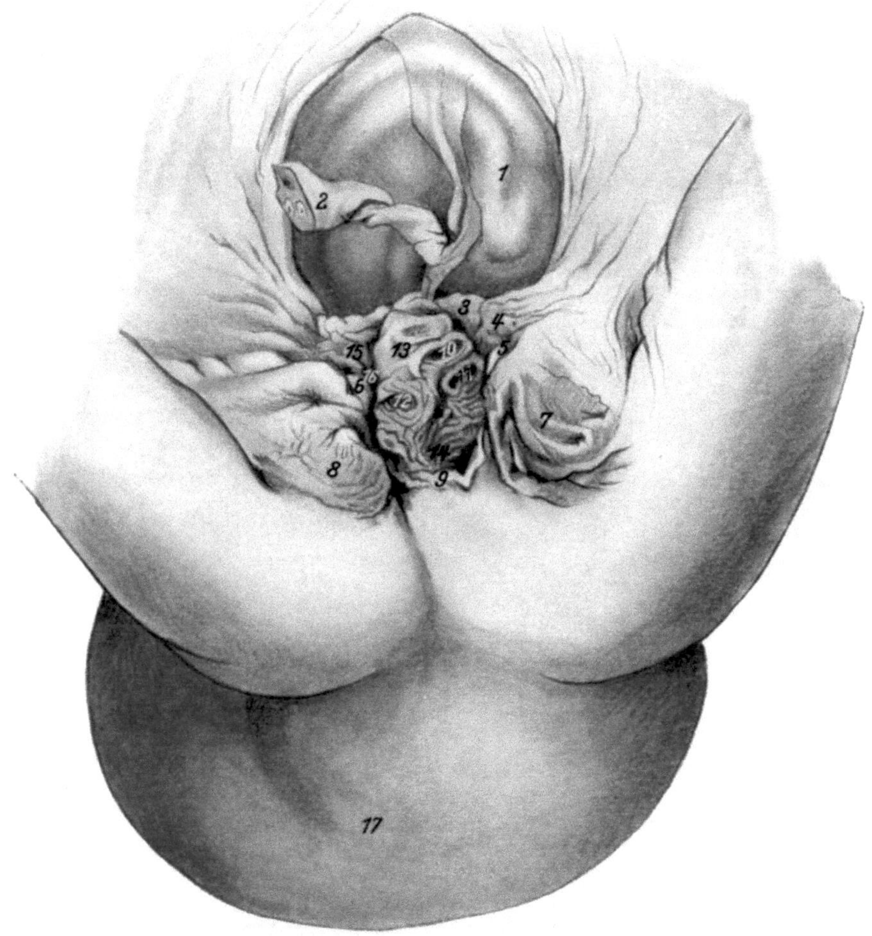

Abb. 47. Vorderseits des Rumpfendes einer männlichen Frucht mit Bauchwandbruch und vollständiger Darm-Blasen-Genitalspalte. 1 Bauchwandbruch von Amnion und Peritonealhaut gedeckt, 2 Nabelschnur, 3 Hautbrücke zwischen Bauchwandbruch und Ekstrophie, 4 Blasenschleimhaut, 5 linker Rand des Glans Penis, 6 rechter Rand des Glans Penis, 7 linke Hodensackhälfte, 8 rechte Hodensackhälfte, 9 Epidermisfalte, 10 Mündung des Ileums, 11 Ostium des Processus vermiformis, 12 Ostium des Colon ascendens, 13 und 14 vorgestülpte Darmschleimhaut, 16 Stelle der rechten Harnleitermündung, 17 Myelomeningocystocele lumbosacralis. (Mainzer Beobachtung des Verfassers.)

mit Zystennieren einhergehen kann, sei nebenbei betont (BAUER); Nierendystopie, Hydronephrose und Nierenverödung wurden ebenfalls verzeichnet (E. BEST und GG. B. GRUBER). Schon BARTELS, einer der ersten kritischen Untersucher dieses Gegenstandes hat auf die begleitenden Mißbildungen des übrigen Harnsystems, wie auch des Darmes und der Genitalien, der Wirbelsäule und der Nabelverhältnisse hingewiesen.

Im Gebiet des gespaltenen Sinus urogenitalis kann es gelingen, die Mündung der Samenleiter zu finden, während bei Mädchen die Mündungen getrennter Vaginen in den Sinus urogenitalis auffallen. KERMAUNER faßt hierüber die Erfahrung folgendermaßen zusammen: Regel sei die Trennung der MÜLLERschen Gänge in sehr wechselnder Anordnung; sehr häufig entwickelten sich die Gänge ungleich; Scheidenrohre fehlten oder blieben — ein- oder beiderseitig — sehr kurz, unter Umständen blind geschlossen. Seien sie

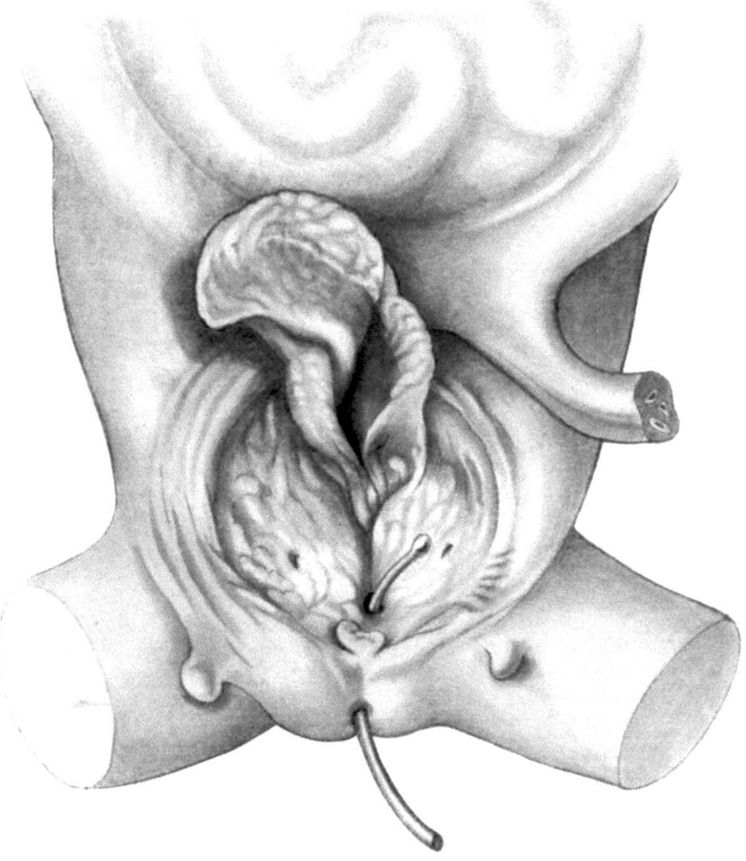

Abb. 48. Bauchblasengenitalspalte ♀. Bauchwandbruch bedeckt von einer Amnionsperitonealhaut mit randständiger Nabeleinpflanzung. Man sieht in die trichterartige kloakale Mündung des Ileums, in dessen oberer Begrenzung die Darmwand zungenartig vorgefallen war. Links und recht im Blasenfeld die Harnleitermündung. Der hypospadische Ausgang des Sinus urogenitalis ist sondiert. Unten vor dem Ostium vesicale des Sinus urogenitalis ein Pürzel, gebildet von den Schwellkörpern der Klitoris. Rechts und links in der Schenkelbeuge je ein Hautläppchen als Abkömmling der ehemaligen Geschlechtswülste, bzw. als abgerücktes Anlagematerial der großen Schamlippen. (Mainzer Beobachtung des Verfassers.)

offen, dann erschiene die Öffnung bald ganz eng, bald so weit, daß die ganze Scheide und die Portio vorfalle wie etwa in der Beobachtung von STERNBERG[1]; auch fände man die Mündungsstellen der MÜLLERschen Gänge in verschiedener Höhe, einmal weit oberhalb, ein andermal tiefer als die Harnleiterostien. KERMAUNER bezieht diese Unterschiede in der Höhe der Genitalrohrmündung bei

[1] Dort sind beide MÜLLERschen Gänge vorgefallen und erweckten so den Eindruck einer penisartigen Bildung.

weiblichen Früchten auf Entwicklungsunterschiede innerhalb des Septum urorectale. Es kommt auch vor, daß ein Harnleiter in die Scheidenwand oder in die Gebärmutter eintritt, sei es blind, sei es mit offener Mündung (FRAAS, BARTELS, GRUBER und BEST).

In Abb. 47 ist eine so weitgehende Spaltung der Blasenanlage und des Sinus urogenitalis durch das mittlere Darmfeld gegeben, daß man geradezu von einer vollständigen Fissur sprechen konnte; wiederum zeigt sich die vesikale Darmfistel in der Ileozökalgegend; man erkennt die vesikale Mündung des Ileum aus der ein Teil der Darmwand prolapsartig vorgefallen war; darunter fanden sich die vesikofugalen Ostien des Wurmfortsatzes und des Colon ascendens, das in jenem Fall, wie es Regel ist, nach kurzem Verlauf blind endete.

Ich habe jenes Kind, dessen Mißbildung in Abb. 47 gezeichnet ist, dank der gütigen Zuziehung meines Mainzer Kollegen Dr. PROBST unmittelbar nach dem Austritt der Frucht aus dem Mutterleib noch in der Kreisstube besichtigen können. Die Frucht überlebte ihre Geburt etwa 5 Minuten. Eine mächtige Anschoppung von Kindspech hatte die graublaue bis schwarzgrüne Darmwand aus der Ileumsöffnung pürzelartig vor sich hergetrieben. Dies zähe Mekonium einerseits, die heftige Peristaltik anderseits, vielleicht auch die Einwirkung der mütterlichen Wehen hatte dort, wo in der Abbildung die Hinweisnummer 13 zu lesen ist, zu einer Zerreißung der Darmwand und starker Kindspechentleerung geführt. Die seitlich gelegenen Blasenfelder sahen rotgrau-düster aus, blaurot traten die weit auseinander liegenden Teile der Eichel des breit epispadischen Penis in Erscheinung. Hob man den pürzelartig vorgetriebenen Darm etwas in die Höhe, so sah man unter ihm von einem Eichelrand zum anderen Eichelrand eine feuchte, graurote Schleimhaut ziehen, die breit ausgestreifte, epispadische Harnröhre, welche kaudal von der mit Hinweisnummer 9 versehenen Hautfalte abgegrenzt war.

Sehr eindrucksvoll war bei diesem Neugeborenen der Vorfall des dunkelfarbigen Darmfeldes in Form eines plumpen Rüssels. Solcher Darmprolapsus ist in Fällen von Bauch-Blasen-Genitalspalten nicht gerade selten. BARTELS, SONNENBURG, AHLFELD, DEHN, GAST, FRIEDJUNG, KÜSTNER, LAEWEN, werden von KERMAUNER als Beobachter solcher Vorkommnisse genannt; mir selbst sind 4 verschiedene Fälle solcher Art untergekommen, über einen 5. wurde ich um diagnostische Klärung von seiten des Geburtshelfers gebeten, der das vorgefallene dunkelhäutige Gebilde für einen mißbildeten Penis gehalten hatte. Abb. 48 zeigt das Verhältnis eines solchen Darmvorfalls, der zwischen den beiden Hälften des Blasenfeldes in die Höhe geschlagen ist, hier war er lappenartig, in anderen Fällen ist er mehr wurstartig geformt.

Hinsichtlich der Darmspalte teilte KERMAUNER eine Beobachtung mit, welche nur den Wurmfortsatz derartig umgestülpt und prolabiert erwies. Zu erwähnen ist ferner, daß das zuführende und abführende Darmstück zunächst recht weit sein kann — ohne daß etwa eine Stenose solche Erweiterung erklärlich machte. In anderen Fällen seien zuführender oder abführender Darm stark beengt gewesen. Wie bei dem oben dargestellten Kind der Abb. 46 kann in solchen Fällen der Wurmfortsatz fehlen. In Beobachtungen von BARTELS, KERMAUNER, LAEWEN, FRAAS, STEPHAN, TAUSIG (analog in einem Fall geschlossener Kloake, den v. BERENBERG - GOSSLER mitteilte) war der Wurmfortsatz zweifach vorhanden.

Bemerkt sei noch, daß KERMAUNER eine eigenartige Beobachtung von MARESCH als Ausdruck rudimentärer Dipygie erklärt und eine ähnliche Sachlage in einer Mitteilung von STEINBÜCHEL ersieht; es handelte sich um symmetrisch spaltförmige Darmöffnungen bei Darm-Blasen-Genitalspaltung; im Fall von MARESCH war eine strangartige Gewebsspange zu finden, welche etwa vom Nabelansatz her sagittal die Darmekstrophie überbrückte. Die äußeren Geschlechtsteile seien in diesem Fall wesentlich besser ausgebildet gewesen, als dies sonst bei Blasendarmspalten zutreffe. Derartig brückenartige Leisten senkrecht über das ekstrophierte Gebiet hinweg haben auch ROSE[1] und KRÜGER gesehen. Man wird aber aus ihrer Erklärung und Beschreibung nicht recht klug, worum es sich gehandelt; d. h. wie man diesen Fund deuten soll. Es will mir nicht einleuchten, daß eine allergeringste Form hinterer Duplizität hier vorgelegen haben müsse. Leider läßt sich über die genauen Plazentaverhältnisse und über den Nabelschnurverlauf vor der Abnabelung in den Fällen von ROSE und KRÜGER nichts erfahren; nur bin ich geneigt aus der KRÜGERschen Beschreibung herauszulesen, daß die Plazentaverhältnisse nicht so einfach lagen,

[1] ROSE: Mschr. Geburtsh. **26**, 244 (1865) ♀ Kind.

wie er sie nachträglich angenommen; zudem lag in KRÜGERs Fall ein Perinealbruch vor, die Darmausmündung war örtlich dadurch verschoben, ein ordentlicher Sphinkter ani fehlte. Kann man schon auch nicht an Hand der bisherigen Beobachtungsschätze den eigenartigen

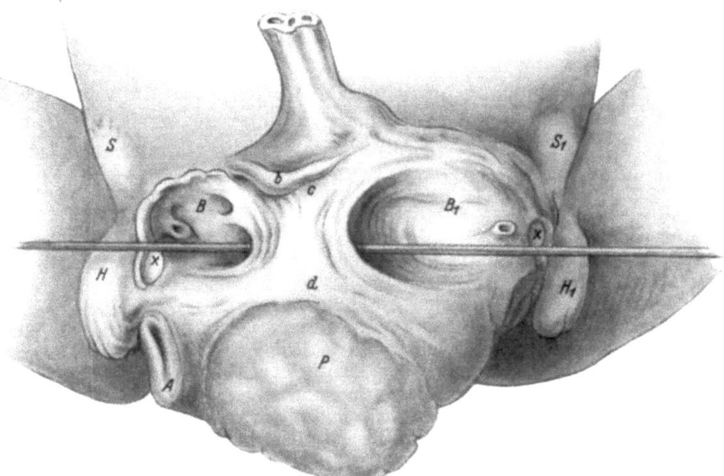

Abb. 49. Blasenekstrophie und Perinealbruch bei einem neugeborenen Knaben mit vollständiger Zweiteilung des Geschlechtsgliedes. H und H_1 Hodensackhälften; × Penishälften, A After, B und B_1 Blasenfeldhälften, S und S_1 Schambeinenden, P Perinealbruch, b Streifen epidermisierter Haut unter dem bandartig verbreiterten Nabelansatz, cd, eigenartige, bindegewebige Brücke über dem Blasenfeld. (Nach einer Abbildung von KRÜGER umgezeichnet.)

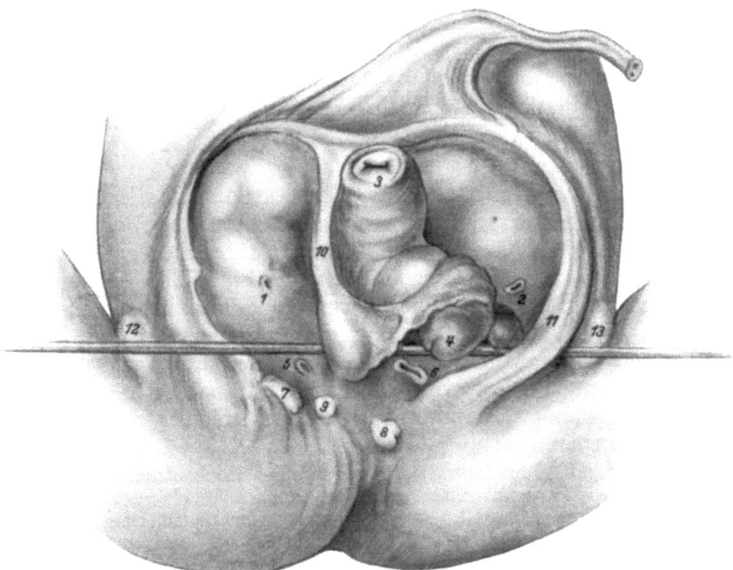

Abb. 50. Bauch-Becken-Blasen-Darm-Genitalspalte eines neugeborenen Mädchens mit eigenartigen epithelisierten Gewebsspangen. Dünn- und Dickdarm sind an Stelle ihrer Mündung im Blasenfeld etwas wurstartig vorgestülpt. Man sieht im Blasenfeld die zwei Uretermündungen und weiter kaudal die Mündungen der MÜLLERschen Gänge. 1 und 2 Harnleitermündungen im Blasenfeld, 3 Darmmündung ins Blasenfeld prolabiert (Ileum?), 4 Prolabierter anderer Darmmund (Zökum?), 5 und 6 Einmündung der MÜLLERschen Gänge, 7, 8, 9 kümmerliche Entwicklungsstufen der Klitoris und der Schamlippen, 10 und 11 epidermisierte Gewebsbrücken, 12 und 13 Symphysenenden der Schambeine. (Nach ROSES Abbildung neu gezeichnet.)

Befund mit Sicherheit klären, so möchte ich doch darauf hinweisen, daß bei leistenartigem Verlauf der Nabelschnur mit velamentöser Amnionsduplikatur eine amniale Brückenbildung im Ekstrophiegebiet möglich wäre, in welche auch einmal sekundär vom angrenzenden

Hautbezirk Epidermis einwachsen könnte. Anderseits ist bei ventrokaudaler bis perinealer Hernienbildung auch nach meiner eigenen Erfahrung eine Spaltung des Geschlechtshöckers möglich, wodurch rudimentäre Doppelung in der Sphäre der äußeren Geschlechtsteile entstehen kann (vgl. Abb. 71).

Diesen Anschauungen habe ich in einer Arbeit über ,,Blasenektopie, Kloakengangsrest und Hernia perinealis des Schwanzdarms" besonderen Ausdruck auch deshalb verliehen, weil KRÜGER als wesentlich angegeben, daß die in seinem Fall vorhandene, brückenartige, sagittale Hautleiste über dem ekstrophierten Blasenfeld nicht epithelisiert und nicht kutisartig gewesen sei. Was KRÜGER dort beschrieben hat, entspricht durchaus einer amniotischen Spange (Abb. 49).

Im Beobachtungsfall von ROSE, der ähnliche, jedoch völlig epithelisierte Spangen aufwies, handelte es sich um zwei sagittale Leisten, eine in der Mitte des ekstrophischen Feldes, eine an deren linksseitiger Begrenzung (Abb. 50).

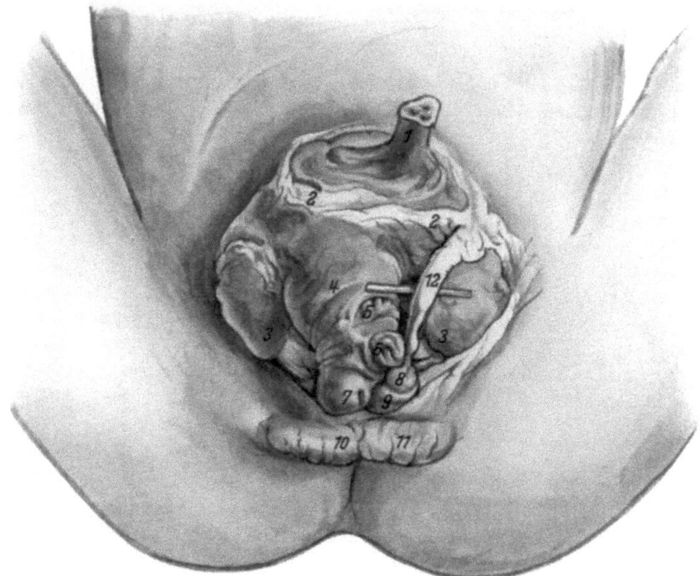

Abb. 51. Ekstrophie der Harnblase eines neugeborenen Knaben mit kloakenartiger Darmeinmündung ins Blasenfeld; epidermisierte Strangbildung zwischen linkem oberen Rand der Ekstrophia vesicae und dem linken Penisanteil. 1 Nabel, 2 epidermisierter Streifen zwischen Nabelansatz und Ekstrophie, 3 Wülste im Blasenfeld, entsprechend den Harnleitermündungen, 4 Blasenfeld vom Zökum vorgewulstet, 5 Zökalmündung, 6 Ileummündung, 7 Wulst durch prolabierte Darmwand verursacht, 8 Glans penis, linke Hälfte, 9 Präputium linke Hälfte, 10 und 11 Skrotum, 12 ungewöhnliche epidermisierte Gewebsbrücke, von einer Sonde etwas emporgehoben. (Eigene Beobachtung, von B. VALENTIN, Hannover, dem pathologischen Institut Göttingen zugänglich gemacht.)

Wenn ich dafür eintrat die merkwürdige Leistenbildung jener drei Beobachtungen von ROSE, KRÜGER und MARESCH als Amnionsreste aufzufassen, so muß noch angefügt werden, daß bei Früchten mit angeborenen Bauchspalten (im Sinn des Schizosoma abdominale mediale), abgesehen vom Bestehenbleiben des Exozöloms, zweifellos Amnionsunregelmäßigkeiten auch sonst noch eine begleitende Rolle spielen können. Jedenfalls wurden mir solche begleitende, nicht ursächliche amniotische Mißbildungen durch klar nachweisbare amniotische Einflüsse im Bereich der unteren Gliedmaßen bekannt. Vor allem aber konnte ich in der vorhin erwähnten Arbeit zeigen, wie sich gelegentlich an einem Vorkommnis höchstgradiger Persistenz des Exozöloms mit bandartiger und schleierähnlich breiter Nabelschnur aus der sofittenartig überhängenden amniotischen Randbekleidung des offenen Kloakenfeldes die Bildung entsprechender Leisten aus ungleicher Einreißung und Auflösung oder aus Verkümmerung von Teilen der Amnion-Peritonealhaut erklären läßt.

Vor einiger Zeit lag mir eine neue Beobachtung von Blasenekstrophie mit kloakenartiger Einmündung von Darmteilen in das Blasenfeld vor, die in der Abb. 51 wiedergegeben ist. Hier sah man einen epidermisierten Strang von der linken Penishälfte über das Blasenfeld zur linken seitlichen Hautbegrenzung der Ekstrophie hinziehen; diese Anordnung sprach in all ihrer Besonderheit wiederum für die amniale Natur des merkwüdigen

Stranges, der als begleitende Komplikation der ekstrophischen Blasenfehlbildung aufzufassen ist.

Daß bei zusammenhängenden Zwillingen (= unfreien Doppelbildungen) Blasen- und Beckenspaltung doppelseitig oder einseitig vorkommen kann, sei kurz angemerkt.

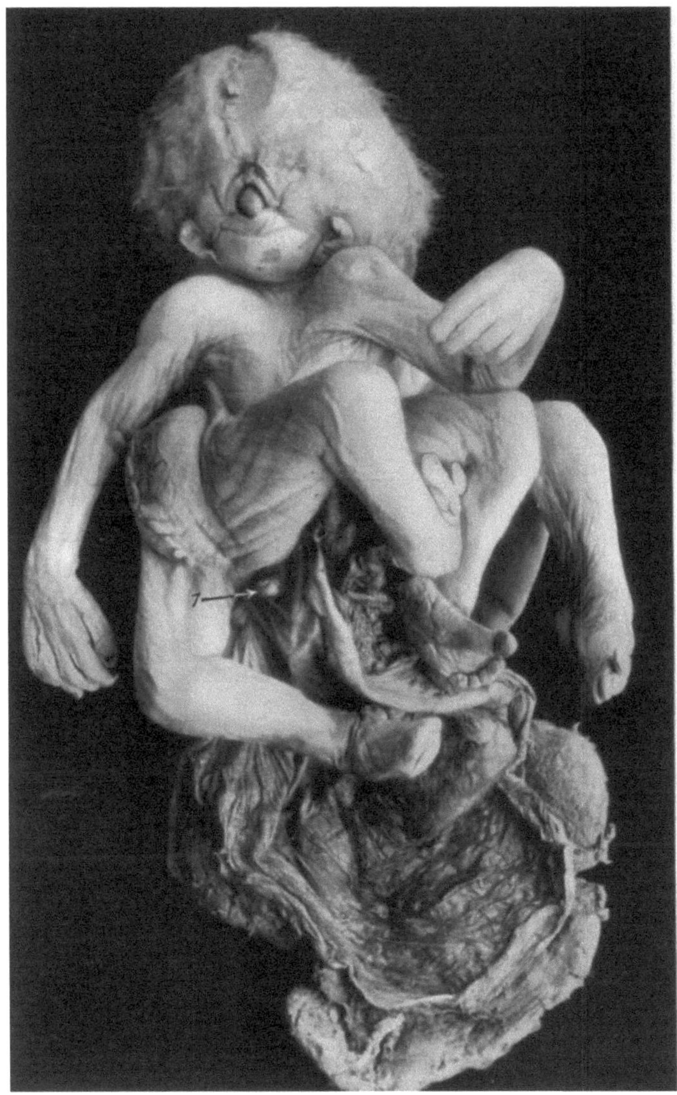

Abb. 52. Kephalothorakopagus mit Arhinenkephalie, Rüsselbildung und monophthalmischer Zyklopie. Mikrognathie, Mikrostomie. Zugleich besteht ein großer Bauchwandbruch, sowie (bei 1) ein kleines Gebiet intestinaler und vesikaler Ekstrophie. Die Nabelschnur mit nur 2 großen Gefäßen zieht als Leiste an der äußeren Wand der amnialen Hülle zur Plazenta. (Sammlung des Pathologischen Instituts Göttingen, S. 30/1930.)

Das Skelet eines Craniopagus parietofrontalis des Innsbrucker pathologisch-anatomischen Institutes[1] weist solche Spaltbildung am Becken beider Fruchtanteile auf:

[1] Vom Verfasser abgebildet im Aschoffschen Lehrbuch der pathologischen Anatomie. 7. Aufl., Teil 1, S. 381.

jedoch hat nach Aussage von C. Ipsen, dem seinerzeit die Leiche des Neugeborenen übergeben worden war, nur der eine Zwilling eine offene Bauchblasengenitalspalte getragen; den Sektionsbericht konnte Verfasser leider nicht einsehen. Fraas hat einen monosymmetrischen Kephalothorakopagus beschrieben, dessen einer Fruchtanteil eine sehr versteckte Ekstrophia intestini et vesicae unterhalb eines Bauchwandbruches darbot, während der andere Fruchtanteil der weiblichen Doppelbildung ein normales weibliches Genitale aufwies. Ebenso lag mir im Göttinger pathologischen Institut (S. 83/1930) ein als altes Sammlungsstück viele Jahrzehnte aufbewahrter weiblicher Kephalothorakopagus vor, und zwar ein arhinenzephaler, zyklopischer mit Mikrognathie und Mikrostomie, der nahezu disymmetrisch angeordnet war. Eine gewaltige Eventration der Eingeweide umhüllt von einem Amnionsperitonealzelt, das breit am Mutterkuchen eingepflanzt war, zeichnete ihn aus. Der eine Individualteil war bemerkenswert durch eine ventral offene Kloake kleinsten Umfangs; er bot eine Ekstrophia vesicae et ilei dar mit einem hypospadischen Canalis sinus-urogenitalis und mit einem rudimentären Geschlechtshöcker; dagegen waren durch vorausgegangene unsachgemäße Behandlung die entsprechenden Verhältnisse am anderen Fruchtanteil nicht mehr zu übersehen; auch auf dieser Seite dürfte eine Kloakenbildung vorgelegen haben; denn es fehlten der natürliche After und alle Spuren äußerer Geschlechtsteile [1] (Abbildung 52).

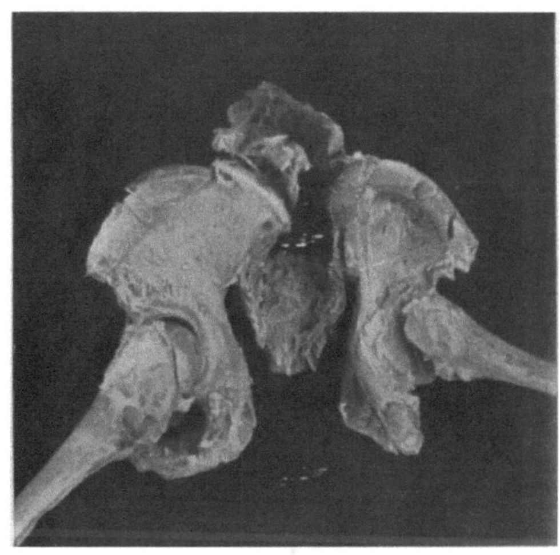

Abb. 53. Pelvis inversa eines weiblichen Schizosoma abdominale mit Darm-Blasen-Genitalspalte und mit Rhachischisis lumbosacralis posterior. Rechte Beckenhälfte schwächer entwickelt als die linke.

Über das Becken der abdominalen Schizosomen soll noch einiges gesagt werden! Daß schwere Unregelmäßigkeiten des axialen Skeletes, wie Rhachischisis, daß Klumpfußbildung, ja Gliedmaßenverkümmerung im Bereich des Beckengürtels bei abdominalen Schizosomen nichts Ungewöhnliches sind, versteht sich im Hinblick auf den Umstand, daß hier die Endergebnisse früh eingetretener und ausgedehnter Wachstumsstörungen des mesodermalen Anteils kaudaler Metameren des Rumpfes vorliegen, worüber die Ausführungen von Kermauner, Anders, Best und mir übereinstimmen. Gerade das Becken mancher Früchte mit Bauch-, Darm-, Blasen-Genitalspaltung zeigt schlagend, daß hier sehr frühzeitige Störungen der Wachstumsrichtung und Wachstumsschnelligkeit, also auch der Wachstumsstärke des mesodermalen Gewebsteiles vorgelegen haben müssen. Ich verweise auf die Abb. 53—56, die aus eigener Untersuchung einschlägiger Mißbildungsfrüchte hervorgingen.

Abb. 53—56 entstammen der Mainzer Beobachtung höchstgradiger Lordose einer weiblichen Frucht mit Bauchblasengenitalspaltung und rückwärtiger Spina bifida lumbosacralis. Das seines dorsalen Schlusses entbehrende Kreuzbein stand mit den Darmbeinen überhaupt nicht in Gelenkverbindung; hier waren nur bandartige Festigungen gegeben. — Fast dieselben Verhältnisse bot eine von Orth sezierte gleichartige Mißbildung der Göttinger pathologischen Institutssammlung dar, die ich nachuntersuchen konnte (E. Nr. 86/1880; S.-Nr. 41/1930). Es fehlte hier die feste Verbindung zwischen den geradezu rückwärts gebogenen Seitenteilen des Beckens mit dem Kreuzbein, das scharf ventrokonvex gebogen und dessen dorsale Anteile ebenso, wie die zum Überfluß noch skoliotische Wirbelsäule, durch lumbosakrale Rhachischisis verändert war.

Diese Beckenverhältnisse, insonderheit die Form des Os sacrum, wie sie mehr oder weniger auch in Mitteilungen über Bauchblasengenitalspaltung von Ahlfeld, Winckler,

[1] Foerster hat in seinem Atlas der Mißbildungen des Menschen eine recht vereinfachte lineare Abbildung dieses Monstrums gegeben, ohne daß er präparatorisch den Einzelheiten der Frucht näher nachgegangen wäre (Tafel III, Abb. 5 und 6).

RUDAUX[1] und STERNBERG vorlagen, zeigen eine ausgeprägte konvexe Krümmung der ventralen Sakralfläche; sie lassen aber auch erkennen, daß Umstände von Rhachischisis so schwere Gestaltsumkehrung des Beckens bedingten. Bei weniger schwerer Inversion habe ich im oberen Teil, d. h. im lumbosakralen Übergangsgebiet eine konvexe, im kaudalen Abschnitt eine konkave Krümmung der vorderen Kreuzbeinfläche gesehen; bei geringer Inversion des Beckens war die vordere Kreuzbeinfläche wie gewöhnlich beschaffen: hier fehlte aber auch die unnatürliche lordotische Knickung, wenn schon auch hier lumbale Wirbelsäulenspaltung gegeben war.

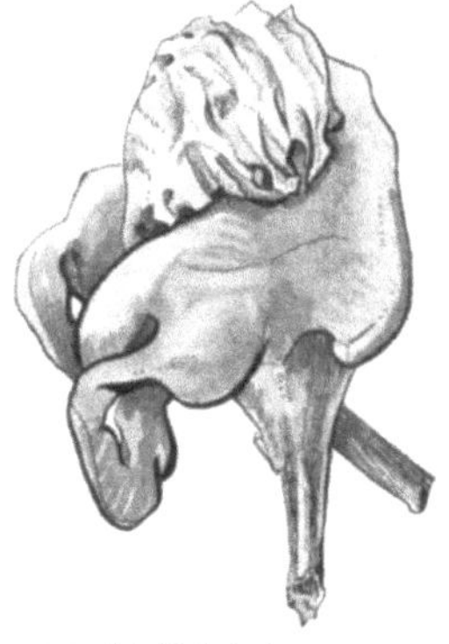

Abb. 54. Pelvis inversa von der linken Seite gesehen. Keine gelenkige oder enge syndosmotische Verbindung zwischen Os sacrum und Ossa ilei. Synchondrosis post. ossium ilei.

Ich glaube nicht, daß man grundsätzlich zwei Formen des Beckens bei Trägern von Blasenekstrophie oder Blasenektopie unterscheiden kann, nämlich solche mit ventrokonvexem Kreuzbein und solche mit ventrokonkavem Kreuzbein; vielmehr dürften hier alle Übergänge von einem Extrem zum anderen möglich sein, und zwar in Abhängigkeit von Ausdehnung und Sitz des mangelnden Schlusses der Wirbelbögen (vgl. v. AMMON, VROLIK, FREUND, BREUS und KOLISKO, SCHICKELE, v. FRANQUÉ, KERMAUNER und ENDERLEN.)

c) Häufigkeit der Blasenspalte.

Wie schon angedeutet wurde, ist das Vorkommnis der Blasenspaltung nicht selten. Das hat schon J. FR. MECKEL betont, der die Summe der Beobachtungen vor mehr als 100 Jahren so groß fand, daß er sie glaubte, nicht lückenlos zusammenstellen zu können. ENDERLEN verweist auf VELPEAU, der 1833 über hundert ihm selbst bekannte Vorkommnisse der Academie de médecine berichtet hat. SPOONER

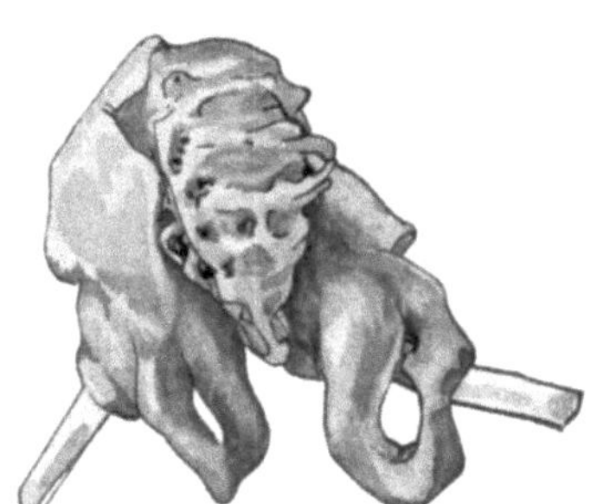

Abb. 55. Pelvis inversa von vorne gesehen. Hinter dem Kreuzbein Synchondrosis der Darmbeinschaufeln.

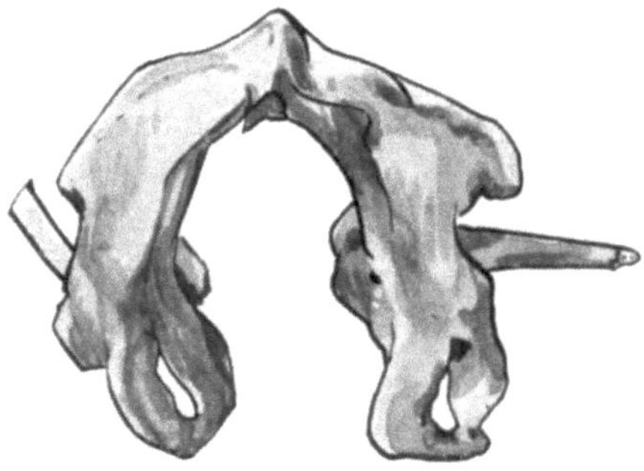

Abb. 56. Pelvis inversa von vorne und oben nach Wegnahme des Kreuzbeines gesehen.

zählte 4 Vorkommnisse von Spaltblase unter 116500 Menschen, NEUDÖRFER einen Fall unter 50000 Menschen. KERMAUNER rechnet eine Ekstrophie auf 100000 Geburten.

Ich selbst habe in Mainz während 6 Jahren unter rund 3000 Leichen 2 Fälle mit Blasenekstrophie geöffnet. Eine rund 17 000 Sektionen umfassende Innsbrucker Statistik, welche die Zeit von 1869—1927 berücksichtigt, ergab 8 Vorkommnisse von Blasenekstrophie, 5 männliche und 3 weibliche; dem Alter nach handelte es sich um einen Neugeborenen, 2 Säuglinge, 3 Dreijährige, 1 Sechsjährigen und 1 Zwanzigjährigen. Nicht eingerechnet sind in diese Mainzer und Innsbrucker Zahlen die einschlägig mißbildeten Feten und Neugeborenen, welche mir aus Institutssammlungen zur Erhebung von Einzelheiten der Ekstrophia vesicae gedient. Der Innsbrucker Leichenstatistik möchte ich Ziffern entgegenstellen,

[1] AHLFELD, WINCKLER, RUDAUX: Ann. Gyn. **1904 I**, 629; erwähnt nach KERMAUNER.

die mir Prof. H. EYMER, der ehem. Direktor der Innsbrucker Frauenklinik zur Verfügung gestellt hat, Zahlen, welche die Gegensätzlichkeit von Sektions- und Geburtsstatistik dartun: Von 1901—1929 wurden in der Innsbrucker Gebärklinik 28804 Geburten beobachtet; unter den Neugeborenen waren 2 mit Ekstrophia vesicae.

Ich glaube, es ist Grund dafür vorhanden, daß die Zahlen von KERMAUNER, SPOONER und NEUDÖRFER das Vorkommen der Spaltblase unterschätzen; davon mag eine gewisse geographische Ungleichheit des Vorkommens von Spaltblasen schuld sein, wie ja überhaupt die Häufigkeit von Mißgeburten zu den Fragestellungen einer vergleichenden geographischen Pathologie gehört, die nach genügender Materialansammlung und peinlicher Erhebung und Vermerkung der Personalumstände in künftiger Zeit zu lösen wäre.

Nicht so sehr umstritten ist die Frage der Geschlechtsbelastung durch die Blasenekstrophie. Daß das weibliche Geschlecht mehr befallen sei als das männliche, stimmt gewiß nicht. v. AMMON nahm eine gleichmäßige Verteilung der Fälle auf beide Geschlechter an. DUNCAN habe 41 männlichen 8 weibliche Vorkommnisse gegenübergestellt, JOHN WOOD 18 männlichen 2 weibliche, PUECH (erwähnt nach THIESBÜRGER) 136 männlichen 34 weibliche, schreibt ENDERLEN. Dieser selbst untersuchte 16 Fälle, nämlich 9 weibliche, 7 männliche.

Über das Alter der Träger von Blasenekstrophie s. den nächsten Abschnitt!

d) Klinische Bedeutung der Blasenspalte.

Die klinische Bedeutung der Blasenspalte ist nicht gering. Ich beginne mit einer physiologischen Anmerkung: In einem modernen Lehrbuch der Anatomie ist beim Hauptstück des knöchernen Beckens und seiner statisch mechanischen Eignung gesagt, das offene Becken mache die Menschen unfähig, zu gehen und zu sitzen. Daß dies ein gewaltiger Irrtum ist, wissen alle Ärzte, zu denen jene Träger von Spaltblasen, also auch von Spaltbecken mit der Bitte kommen um Abhilfe der großen Unannehmlichkeiten, die in dem ständig abträufelnden Harn und der Zersetzung des Exkretes in den benäßten Kleidern begründet sind.

Träger von Blasenspalten werden im allgemeinen nicht sehr alt, gleichwohl hat man auch Greise mit solchen Mißbildungen verzeichnet. HEINRICH BRAUN weist auf BERGER hin, der über das Alter der Ekstrophiker ausführte, es hätten von 71 nur 23 das 20. Lebensjahr erreicht. Nach NEUDÖRFER sterben neun Zehntel, ehe sie das 7. Lebensjahr vollenden. Unter ENDERLENS Beobachtungen waren 3 Männer mit Spaltblasen, welche 44, 63 und 67 Jahre alt geworden sind. LE SAGE, VILLENEUVE, ISENFLAMM haben über 3 männliche Träger der fraglichen Mißbildung im Alter von 48, 42 und 45 Jahren berichtet. 20 Vorkommnisse von Spaltblasen, welche STARR JUDD und HAROLD J. THOMPSON wegen komplizierender Krebserkrankung zusammengestellt haben, Fälle, die sich auf 12 Männer und 7 Frauen (bei einmaligem Mangel der Geschlechtsangabe) bezogen, ließen ein Lebensalter zwischen 23 und 66 Jahren erkennen.

Über Stand und Gang bei gespaltenem Becken gilt folgendes: Die Tatsache vorliegender Beckenspaltung kann man — auch wenn die Blase geschlossen ist — zumeist schon an der seitlich ausladenden Form der Hüften wahrnehmen. Das kaudale Leibesende, die Schambergspitze wird trotz engster Stellung der Beine meist nicht von den Oberschenkelweichteilen gedeckt; vielmehr pflegt in der Regel zwischen den Innenseiten der Schenkel eine Lücke zu klaffen, die Schenkel können nicht „geschlossen" werden. Die Angabe, die man gelegentlich liest, es habe ein mit Blasenekstrophie und Spaltbecken behafteter Mensch einen ungeschickten, wackelnden Gang (wegen der breiter ausladenden Beckenhälften und der stark nach außen gewendeten Hüftgelenke), trifft nur für den kleineren Teil der Beobachtungen zu (z. B. bei Klein). In den anderen Fällen wird geradezu mit einem gewissen Erstaunen die ungehinderte Fähigkeit, zu gehen, hervorgehoben, ja es finden sich Angaben, denen zufolge die Träger von Blasen- und Beckenspalte wie andere jugendliche Menschen springen und tanzen konnten (v. Franqué) oder mit schwerer Arbeit ihren Lebensunterhalt verdient haben, einer Arbeit, die Standfestigkeit voraussetzt (Breus und Kolisko). Manchmal allerdings liest man auch in den Vorgeschichten solcher Leute Bemerkungen, aus denen zu schließen ist, sie hätten verhältnismäßig spät gehen gelernt.

Daß Männer mit Spaltblase wegen der oftmals gleichzeitig bestehenden Epispadie unfruchtbar seien, wäre ein voreiliger Schluß. Über die Zeugungsfähigkeit der Spaltblasenträger entscheidet die Ausbildung ihrer Hoden; diese wandern zwar nicht immer in das Skrotum, sie können aber unverändert, also samenbildend befunden werden. Eine andere Frage ist berechtigter, nämlich die nach der Potentia coeundi. Es sind ja die Epispadiker nicht immer ohne weiteres beiwohnungsfähig. Gleichwohl sei man auch hier vorsichtig in der Anwendung der Theorie auf den einzelnen Fall des praktischen Lebens.

Neugebauer berichtet über eine Mitteilung von Blumhardt, der zufolge ein Ekstrophiker — der seines Blasenfehlers wegen Frauenkleidung trug — wegen Notzuchtverbrechens unter Anklage gestellt werden mußte, obwohl er ein Epispadiaeus war.

Frauen mit Spaltblase und Spaltbecken, ja sogar solche mit gespaltenem Genitale (Engel) haben sich in vielen Fällen als beiwohnungslustig, fruchtbar und gebärfähig erwiesen (vgl. Franqué, Schickele, Bonnet, Ayres, Ginsburg und Predetschensky, Gusserow, Kirchhoffer-Litzmann, Braun, Foges, Klein, Fehling u. a. m.).

Gelegentlich werden Kohabitationsschwierigkeiten solcher Frauen angegeben, welche aber durch besondere Körperlage zu beheben waren (Klein). Freilich ist die ganze anatomische Verfassung des Spaltbeckens, das so oft mit einem Sacrum convexum („Protrusio ossis sacri", vgl. Oskar Schmidt, Breus und Kollisko) ausgestattet erscheint, dessen Weichteilboden nicht die Aufhängesicherung der Beckeneingeweide, nicht den gut angeordneten Leibeshöhlenabschluß wohl gebauter Frauen bietet, nicht geeignet, die Kindesaustreibung völlig schadlos zuzulassen. Oft genug folgen Senkungen und Vorfallserscheinungen der Wand des Genitalschlauches nach. Dabei darf bemerkt werden, daß der Scheidenprolaps an und für sich schon bei kleinen Mädchen mit Spaltblase und Spaltbecken nichts Ungewöhnliches ist.

Die Lebensvoraussage für Blasenekstrophiker ist, wie H. Braun ausführte, nicht sehr gut. Daß so viele Träger dieser Mißbildung schon in jungen Jahren sterben, hat seinen Grund in allerlei infektiösen Erkrankungen der Haut, der Harnwege, welche unter dem Einfluß der ständigen Harnbenetzung und Harnzersetzung im Gebiet der ekstrophierten Blase ihren Anfang nehmen, um dann in den Harnleitern aufzusteigen und schließlich zur chronischen Nephropyelitis, Hydronephrose, oft genug aber auch unter dem Bild der sog. „Urosepsis" zum vorzeitigen Ende kommen (vgl. Mayo).

Ohne entzündliche Veränderungen wird man die Schleimhaut einer lebenden Spaltblase niemals finden; dem entspricht das geschwollene, gerötete Aussehen, die Schmerzhaftigkeit, die Neigung zu Erosionen und Blutung, zu Geschwürs- und Schorfbildung im ausgestreiften Blasenfeld. Die ständige Schädigung durch zersetzten Harn, Druck der Kleidung, Austrocknung, wenn nicht gar durch gröbere traumatische Beleidigung bei der Arbeit, führt immer wieder zu Epithelverlusten, zur Entzündung, aber auch zur Regeneration. Da diese unter Änderung der Schleimhautwebung verlaufen kann, und da sie unter selteneren Umständen durch Überschußwachstum zur Bildung von

Geschwülsten der ekstrophierten Blase führt, muß dem Epithelverhalten der Spaltblase ein besonderes Augenmerk geschenkt werden.

e) Gewebliche Folgen der Blasenspalte. Spaltblasenkrebs.

Gewebliche Veränderungen im Wandgebiet ekstrophierter Harnblasen hat ENDERLEN als erster Untersucher gewürdigt. Diese Veränderungen sind bei Neugeborenen gering. Sie nehmen mit der Dauer des Lebens offenbar zu. Unter der Einwirkung der Umwelt tritt in der ekstrophierten Blasenwand Epithelunregelmäßigkeit auf: An Stelle des Übergangsepithels kann man Zylinderepithel mit tiefen Krypten nach Art von Schleim absondernden Drüsen beobachten, anderseits treten aber auch gelegentlich Stellen mit geschichtetem Plattenepithel auf (Abb. 57—59).

Bei Neugeborenen mit Blasenspalte fand ich diese Bildungen noch nicht ausgeprägt. Bei einem 3jährigen Kind hingegen zeigte das Epithel bereits Buchten und drüsige Einsenkungen, auch abgeschnürte, zystisch erweiterte Hohlräume, ausgekleidet von kubischem bis zylindrischem Epithel. Auch im Endstück der Harnleiter habe ich bei dem Kind Inseln und Züge von Zylinderepithel erweisen können. Man muß an dieser Stelle ferner der Tatsache gedenken, daß ungewöhnliche Epithelbefunde auch in geschlossenen Kloakenharnblasen gemacht worden sind. HERMANN ANGERER, NEUMANN, ANDERS und SCHMIDT haben verhorntes und unverhorntes Plattenepithel neben Übergangsepithel in solchen Fällen gefunden, nicht aber eine übermäßige Ausbreitung von Darmschleimhaut.

Über das Wesen dieser merkwürdigen Schleimhautbefunde in der ekstrophierten Harnblase haben ENDERLEN und O. STOERK sich eingehender geäußert. Die von ENDERLEN gegebene Erklärung, daß es sich beim Auftreten dieser ortsungewöhnlichen Epithelbildungen um eine metaplastische Erscheinung handle, kann nicht bestritten werden, wenn man sich auch heute anderer Benennungen bedient. Daß es sich etwa um Folgen einer Keimversprengung handle, hat STOERK mit guten Gründen nachhaltig bestritten. Wenn SCHRIDDE hier von Prosoplasie spricht, so will er die ortsungewöhnliche Weiterdifferenzierung bezeichnen, welche als prospektive Potenz in den Mutterzellen des Blasenepithels steckt. Wesentlicher ist die Beantwortung der Frage, warum sich in der Blase bei ekstrophiertem Zustand solche „Prosoplasie“ findet. Auch diese Frage hat ENDERLEN beantwortet: „. . . . . mit dem allmählich einsetzenden äußeren Reiz, bedingt durch Luft, Berührung mit der Kleidung setzt nach und nach die Drüsenbildung und Epitheländerung ein, und zwar über die ganze Schleimhautfläche, soweit die vorliegenden Beobachtungen lehren.“ STOERK wollte als Voraussetzung einen entzündlichen Zustand der ekstrophierten Blasenschleimhaut in Rechnung gesetzt wissen, was gegenüber ENDERLENs Deutung keinen Unterschied bedeutet; denn die von ENDERLEN genannten Umstände haben eine Entzündung stets zur Folge.

Dieser Meinung über eine epigenetische Natur solcher epithelialer „Anpassungen“ — nicht „Umbildungen“, wie wir sagen möchten — hat auch Verfasser Ausdruck gegeben. Freilich für die Epithelabweichung in Kloakenblasen dachte man daran, daß Zellen indifferenten Charakters aus früher Fetalzeit in der Blasenwand verblieben; dieser Gedanke ist keine Erklärung. Wie und wann immer in der Blase ungewöhnliche Epitheldifferenzierung erfolgt, man kann doch denselben Gedanken aussprechen: Es ist sicher, daß das Blasenepithel sich in ungewöhnlicher Richtung aus dem Schoß seiner epithelialen Regenerationsquellen differenzieren kann; deshalb braucht man diese Regenerationsquellen nicht als Zellen fetalen Charakters zu bezeichnen. Wichtig ist

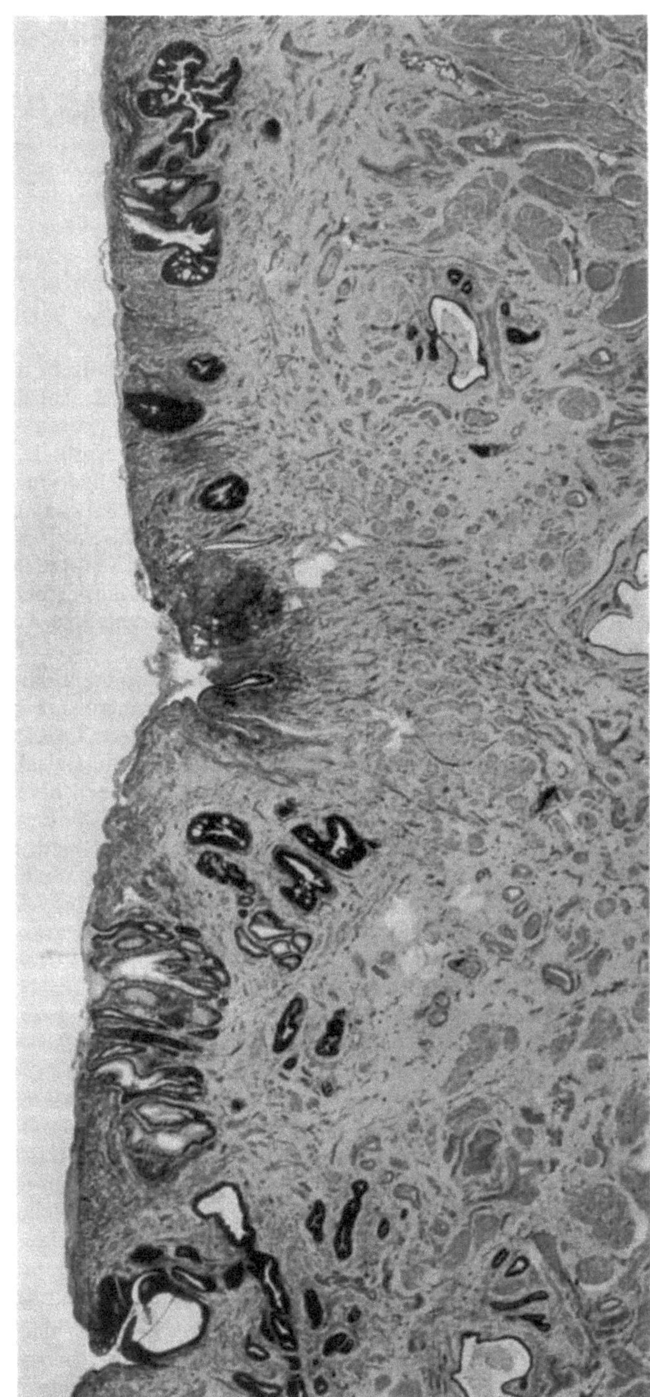

Abb. 57. Übersichtsbild der Blaseninnenwand bei Ekstrophia vesicae. (Nach einem Präparat von Prof. ENDERLEN-Heidelberg.)

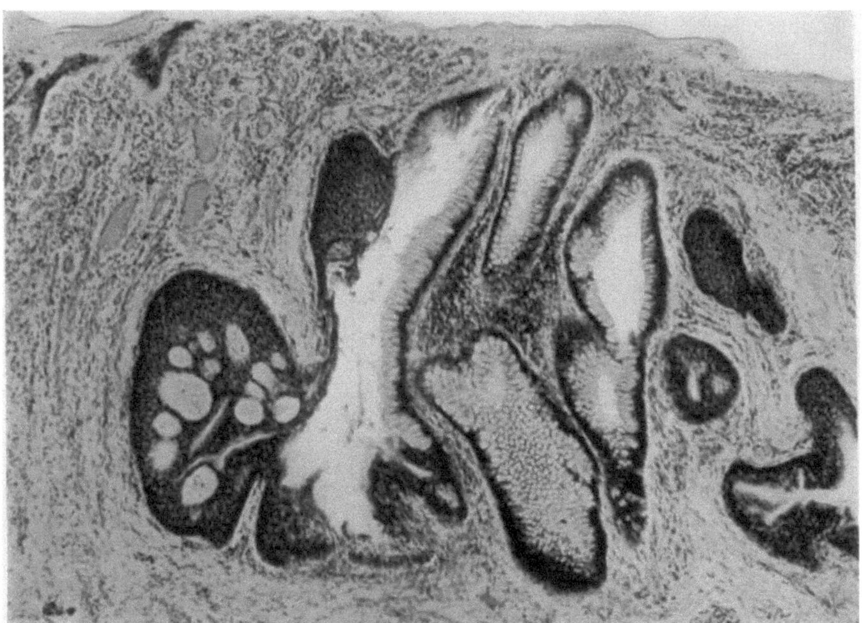

Abb. 58.

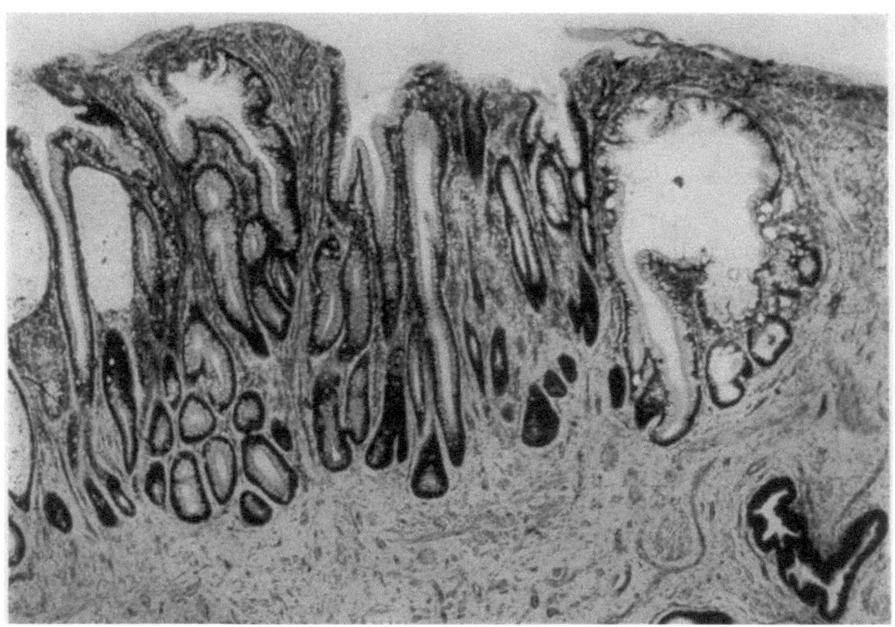

Abb. 59.

Abb. 58 und 59. Drüsige Bildungen im Schleimhautbereich der in Abb. 56 dargestellten Wandung einer ekstrophierten Harnblase. (Aus einem Präparat von Prof. ENDERLEN-Heidelberg.)

der Gedanke oder die Fragestellung, inwieweit der Einfluß der Luft (Austrocknungsgefahr), ungewöhnliche Stoffwechselprodukte oder die Wirkung von Krankheitsprozessen für die Anpassung und Änderung des epithelialen Charakters maßgebend sind. In dieser Hinsicht ist es noch wichtig, für den Fall der Ekstrophia vesicae zu betonen, daß man so gut wie immer in ihrer Wand die Zeichen fortdauernder Entzündung wahrnehmen kann.

Auch der bindegewebige und muskuläre Gewebsbestand der Wandung ekstrophierter Harnblasen pflegt verändert zu sein; hier fallen Unregelmäßigkeiten der Form der Blasenfläche, als der Wanddicke auf; übrigens

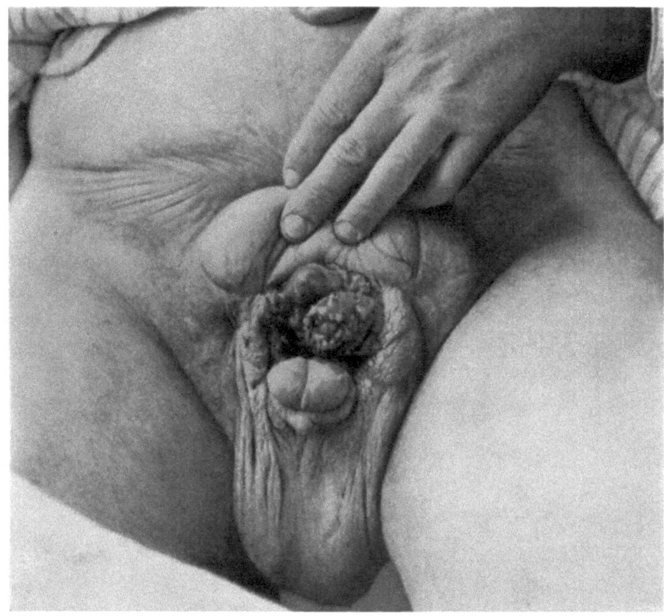

Abb. 60. Blasenekstrophie mit krebsiger Neubildung auf dem Boden der Blasenschleimhaut. (Nach Judd und Thompson.)

gilt dies ebenfalls für Kloakenblasen und Blasenektopien. Neben sehr muskelarmen, fast bindegewebsreichen Stellen finden sich andere, die durch ihren Reichtum an Muskelwebung auffallen; besonders für die einmündenden Harnleiter mag dies vielfach zutreffen, deren Kaliber und Muskelstärke im Fall der Blasenekstrophie im übrigen recht oft schwankt, was wiederum bei geschlossenen Kloakenblasen ganz ähnlich zutrifft.

Auf dem Boden der Gewebsunregelmäßigkeit der Blasenekstrophie entstanden, d. h. als bösartigen Wachstumsexzeß der ständig gereizten, ständig zur Regeneration veranlaßten Epithelschichten von Spaltblasen erklärt man sich das Vorkommnis von Krebsbildungen im ausgestreiften Blasenfeld. Judd und Thompson, welche unter Vorlage sehr schöner Abbildungen zu dieser Frage einen neuen Beitrag geliefert, zählten im Schrifttum der ganzen Welt 19 einschlägige Beobachtungen, welche an die Namen Bergenhem (erweitert bei Lecène und Hovelaque), Ehrlich, Enderlen, Lampe, v. Eiselsberg, Stoerk und Zuckerkandl, Sargent, Wagner, Hager, Schloffer, Lecène und Hovelaque, Hunner, Geraghty, Lower, Scholl, Dupont, Murphy, McCarthy und Klemperer gebunden waren. 14mal wurde die Krebsbildung als Adenokarzinom festgestellt; in den Fällen von Wagner,

Lampe und von Lecène und Hovelaque handelte es sich um Plattenepithelkrebse.

Diese Feststellung größerer Seltenheit des Plattenzellkrebses ist sehr bemerkenswert, da in der geschlossenen, d. h. gewöhnlich gebildeten Harnblase gerade umgekehrt die Adenokarzinome eine Ausnahme zu bilden pflegen; für die ekstrophierte Blase kann also der Drüsenkrebs als die häufigst wuchernde Geschwulst betrachtet werden. Es ist wohl nicht zu zweifeln, daß dies mit den epithelialen Gewebsanpassungen der alternden Spaltblasen zusammenhängt; es sollen ja diese Geschwülste, die ebensowenig wie die Ekstrophie selbst bei Männern überwiegen (12 ♂, 7 ♀) bei Judd und Thompson, langsam in Erscheinung treten und nur selten Metastasen machen; auch sei die Einbeziehung

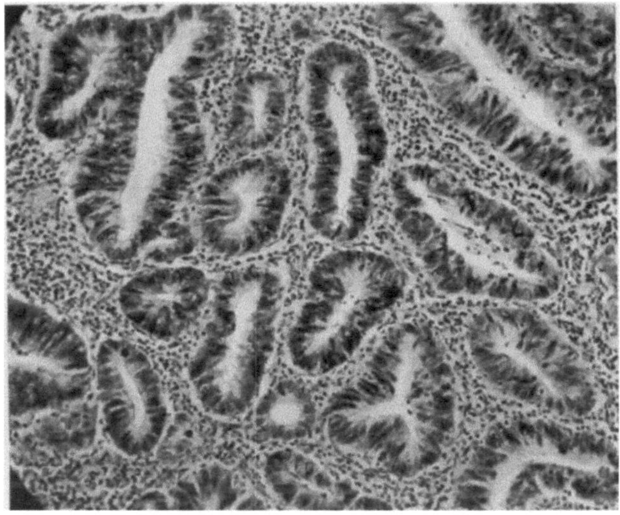

Abb. 61. Adenokarzinom auf dem Boden einer ekstrophierten Harnblase. (Nach Judd und Thompson.)

der Leistenlymphdrüsen nicht die Regel (Lecène und Hovelaque, Douglas, P. Murphy). Dem Alter nach ist ein Krebswachstum im Bereich der Spaltblase bei 2 Kranken im 3. Lebensjahrzehnt, bei 5 im 4., bei 10 im 5., bei 2 im 6. und bei einem Kranken im 7. Lebensdezennium festgestellt worden (Judd und Thompson).

f) Chirurgische Eingriffe bei Spaltblase.

Allerneuestens hat P. Scheuer über ein Vorkommnis von Ekstrophia vesicae (er spricht nach älterer, unrichtiger Art von einer „Blasenektopie") mit krebsiger Wucherung der Blasenschleimhaut berichtet. Es handelte sich um folgende Beobachtung: ♂ 38a, ist im Alter von 3 Jahren von J. Israel wegen angeborener vollständiger Blasenspalte mittels Lappenbildung aus der Bauchhaut von oben und von beiden Seiten her operiert worden. Es war dadurch eine Art Dach über der bloßliegenden Blasenschleimhaut gebildet worden, wobei der Blasenausgang breit und ohne Verschluß blieb. Mit 19 Jahren erlebte der Mann eine zweite Operation, welche in Entfernung inkrustierter Haare aus dem Innern jener Blasentasche und in einer Verkleinerung der Öffnung bestand. Der Kranke trug ein Urinal, verrichtete schwere Arbeit. Der Penis war total epispadisch, machte einen Koitus unmöglich. Erektionen und Pollutionen traten regelmäßig ein. Seit 5 Jahren Schwellung eines Hodens, seit einem Jahr zunehmendes Krankkeitsgefühl. Hydrozele am linken Hoden. Im Grund des Blasenfeldes hatte sich ein blumenkohlartiges Gewächs gebildet, das an leukoplakische Zonen angrenzte. Das Gewächs ergab sich histologisch als Adenokarzinom mit Becherzellschläuchen und teilweise mit gallertiger Umwandlung.

Da die Blasenspalte nicht selten durch operative Eingriffe in ihrer Unannehmlichkeit gebessert oder ganz beseitigt werden soll, dieser Versuch aber oft genug mißlingt und in seiner Tragweite am Leichentisch beurteilt werden

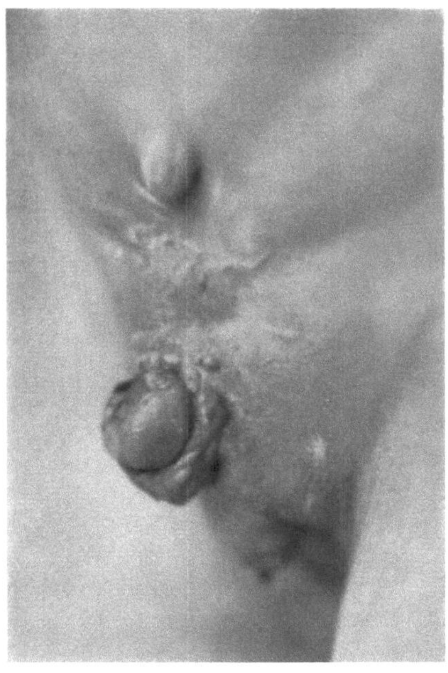

Abb. 62.

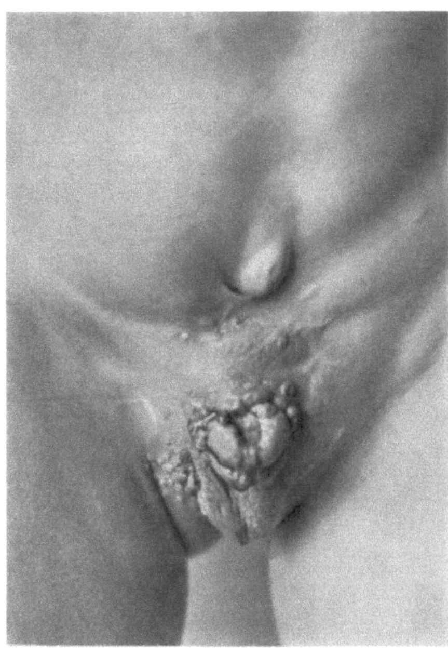

Abb. 63.

Abb. 62 und 63. Knabe von 14 Jahren mit Narbenbildung nach Deckung einer Spaltblase durch seitliche Lappenbildung im Alter von 2 Jahren; fortbestehende Epispadie und Inkontinenz-Ekzem in der Umgebung der Glans und des Skrotums. In die Blase führte über der Peniswurzel ein etwa 2 cm breiter Spalt. Beim kurz darauf unternommenen Versuch durch Ureterenplastik (Durchschneidung des rechten Harnleiters, Einpflanzung des distalen Harnleiterteils in das Perineum, Einpflanzung des proximalen Teils in die Blase) einen kontinenten Blasenabflußweg zu schaffen, wurde das Peritoneum eröffnet; Tod an Peritonitis. Die Leichenöffnung zeigte rechts eine Rötung und Schwellung der Nierenbeckenschleimhaut; beide Nierenbecken waren weit, im rechten fand sich hellgelbe, dicke Flüssigkeit. (Beobachtung von Prof. Valentin, Hannover-Kleefeld, Sektionsbericht Prof. Stroebe. Hannover vom 25. Mai 1929.)

muß, soll hier ganz kurz an Hand der Darstellung von Zuckerkandl die Chirurgie der Spaltblase erwähnt werden.

Durch Wattmann, Langenbeck, Roux, Holmes wurde der Versuch gemacht, aus der Nachbarschaft der Ekstrophie gedoppelte Lappen zu bilden und damit das offene Blasenfeld zu decken, wobei man den einen Hautlappen mit dem Epithel der Blase zukehrte. Thiersch arbeitete mit seitlich brückenförmigen Lappen, wobei er in der Deckung des Spaltes vom Blasenhals gegen den Blasenscheitel fortschritt, um gegebenenfalls später noch die Epispadie zu decken; niemals sei es auf diese Weise möglich gewesen, glatt eine Heilung mit geschlossenem Blasenraum zu erzielen. Fisteln an Stelle des Übergangs der neuen Blase in die Harnröhre seien die Regel gewesen.

Czerny löste die Blase von der Unterlage bis an den Blasenausgang und nähte ihre seitlichen Ränder zusammen bis zum Scheitel, um darüber dann eine Hautplastik anzubringen. Dieser Vorgang ist von anderen vielfach abgeändert wiederholt worden.

Trendelenburg vereinigte die Spaltränder der Blase, schloß die Urethra, nachdem er die Kreuzbeindarmbeinfugen blutig geöffnet und durch äußere Wirkung eines Dauerdruckes eine Verringerung der ventralen Spaltbildung im Blasen- und Beckenbereich erstrebt hatte. Infolge von Narbenbelästigung, Gangerschwerung, Konkrementbildung und Rückkehr zum alten inkontinenten Zustand sind manche Fälle von Spaltblase durch diesen Vorgang TRENDELENBURGS nicht zur erwünschten vollkommenen Heilung gekommen.

Man hat auch den Darm zum Verschluß der Spaltblase benutzt. RUTKOWSKY verwandte ein ausgeschaltetes, aufgespaltenes Ileumstück, um das mobilisierte Blasenfeld zu schließen. MIKULICZ schnitt den ausgeschalteten Darm nicht auf, sondern fügte ihn als Rohr an die Blase.

Als Derivationsmethode bezeichnet man jene Arten des Vorgehens, welche darauf verzichten, die Spaltblase zum geschlossenen Harnbehälter zu machen; sie wollen vielmehr den Harn in andere Bahnen lenken; so haben SONNENBURG die Harnleiter in die Urethralrinne, HARRISON und WILMS in die Bauchhaut eingenäht. SIMON und ROUX schafften eine Fistelverbindung zwischen Harnleiter und Mastdarm, eine Art von Abflußbahn, die auch THIERSCH, TIFFIER und SUBBOTIN angestrebt haben.

Am besten scheint sich die MAYDLsche Operation bewährt zu haben, die in einer scharfen Lösung der Harnleitereinmündungsgegend aus der Blasenwand und Einnähung des resezierten trigonalen Wandstückes in die Flexura coli sigmoidei besteht; man kann so Stenosenbildungen der verpflanzten Uretermündungen vermeiden. Freilich wird das gute Ergebnis des Eingriffes manchmal durch entzündliche vom Mastdarm her aufsteigende infektiöse Erkrankungen des Nierenbeckens (Kolipyelitis!) getrübt. Diese kommen mitunter erst einige Jahre nach der gelungenen Operation zur Blüte. Man versuchte deshalb auch z. B. das Darmstück, das für die Einpflanzung des Trigonum vesicae dient, vom übrigen Darm zu isolieren und es neben dem Anus durch den Schließmuskel des Afters mit hindurchzuführen und nach außen zu öffnen (GERSUNY).

ZUCKERKANDL nennt die Operation von MAYDL als die verhältnismäßig erfolgreichste Maßnahme, da sie in einem Akt ausführbar ausreichende Kontinenz gebe und die zystischen Beschwerden umgehen lasse, die sonst bei allen Formen der Bildung eines Blasenhohlraumes aufträten.

g) Formale Genese der Spaltblase.

Das gestaltliche Werden der Spaltblase ließ sich erst verstehen, als die Entwicklungsgeschichte die einzelnen Stufen und Folgen der Bildung des Rumpfendes, der Kloake und ihrer Abkömmlinge geklärt hatte. Ehe dies der Fall war, bewegte man sich in allerlei Vermutungen über die Natur dieser merkwürdigen, beim Menschen so häufigen, beim Tier so gut wie unbekannten Mißbildung.

Das „Versehen" der schwangeren Mütter[1] (J. SCHNEIDER), das „intrauterin erlittene Trauma" der Frucht (ROOSE, BOCKENHEIMER) und entzündliche intrauterine und fetale Erkrankungen (VELPEAU) wurden herangezogen. Besonders nachhaltig war die Meinung DUNCANS, man müsse in einer Berstung der fetalen Blase, des Beckens und des Bauches die Erklärung für Form und Werden der Spaltblase suchen. In JOH. MÜLLER und ROKITANSKY hatte diese Meinung angesehene Anhänger, man dachte daran, daß behinderter Harnabfluß an solcher Berstung schuld sei, konnte aber doch wohl die Harnansammlung nicht erweisen; selbst bei THIERSCH, FRANZ v. WINCKEL, KAUFMANN[2] und NEUGEBAUER spielte diese Anschauung noch eine Rolle; die Forscher ließen sich offenbar irreleiten von dem narbigen

[1] Wie weit man darin gerade im Fall der Spaltblase ging und wie sehr man die Einwirkung des Versehens katamnestisch zu variieren verstand, zeigt folgende Bemerkung, die in einer Göttinger Dissertation von A. ROOSE, De nativo vesicae urinariae inversae prolapsu" (1793) zu lesen ist: „RUYSCH, MOWAT, BERGEN a terrore, GOCKEL a vitio partium genitalium genti solito, SAVIARD, qui similitudinem quandam comedendi, CESTARI, qui casum nostro haud absimmilem narrat, a mutatione desiderii matris fetum gestantis modo puerum, modo puellam cupientis — morbum derivant".

[2] THIERSCH, FRANZ v. WINCKEL, KAUFMANN: Dtsch. Z. Chir. **50a** (1886).

Aussehen, das der obere und seitliche Rand des Blasenfeldes und seine Umgebung manchmal darbietet, noch mehr sogar von den ungewöhnlichen Vorkommnissen geschlossener ektopischer Blase, deren Vorderseite sehr narbenartig aussehen kann (vgl. Abb. 67).

Wandte man sein Augenmerk für die Erklärung der Spaltblase auch schon frühzeitig der normalen Entwicklung zu (Meckel, Perls, Philippeaux u. a.), so konnte doch erst die eingehendere Kenntnis der Embryologie hier das nötige Licht schaffen. Enderlen hat die interessanten Wandlungen, welche sich bei der Vertiefung der Kenntnisse über die Bildung des Rumpfendes und seiner Organe hinsichtlich der Erklärung der Bauch- und Blasenspalte ergeben, eingehend und ansprechend geschildert. Seit dem Erscheinen seiner Monographie hat sich noch H. Sternbeg mit der Frage der Frühentwicklung einschlägiger Fehlbildungen befaßt:

Die Frage der Formgestaltung der Blasenekstrophie läßt uns auf die Zeit der bestehenden oder sich bildenden Kloakenhaut zurückgreifen. Wenn die Membrana cloacalis aus irgendeinem Grund der frühen Entwicklung nicht verkürzt wird, wenn sie länger bleibt, als der normalen Fertigbildung günstig wäre. d. h. wenn sie sich auf den proximalen Abschnitt des als Allantois bezeichneten kaudo-ventral vorliegenden Darmabschnittes, bzw. bis zur Ansatzstelle des sog. Bauchstieles oder sogar noch in den Bauchstiel hinein erstreckt, dann kann der vorwachsende mesodermale Gewebseinschlag für die Stelle der ekto-entodermalen Epithelplatte der Kloakenhaut zu spät kommen; mit anderen Worten: Es verkümmern und zerfallen dann die Epithelien der Kloakenhaut, ein Spalt im unteren Abschnitt der vorderen Leibeswand bildet sich und muß bestehen bleiben, da eine mesenchymale Gewebseinwachsung erst nicht rechtzeitig erfolgen konnte und nun bei mangelnder formgebender epithelialer Bahn unmöglich wurde. Diese Spaltbildung wird je nach der Zeit ihres Entstehens umschrieben bleiben, sie wird nur die Bauchdecken und das Becken oder auch zugleich die Harnblase oder gar Harnblase und Sinus urogenitalis oder endlich auch die noch vorhandene Kloake eröffnet zeigen und in der Fertigdifferenzierung hemmen. Auch der Geschlechtshöcker spielt dabei als Grenzort der Fehlbildung eine Rolle. Bleibt die Eröffnung der Kloakenmembran nach unten, also kaudal aus, erfolgt aber eine Spaltung auf dem Geschlechtshöcker nach oben, so entsteht eine Epispadie; erfolgt die Spaltung noch etwas mehr kranial — und zwar ausschließlich hier, dann muß es sich um eine partielle, untere Blasenspaltung handeln. Eine Spaltbildung erheblich kranial in ausschließlicher Nähe des Nabelbereiches wird eine unvollkommene obere Blasenspalte bedingen. Unschwer läßt sich eine genetische Reihe von Entwicklungsstörungen aufstellen. welche bei der Fistula ani suburethralis beginnt, über die totale Harnblasengenitalspalte zu den unvollkommenen Harnblasenspalten führt und schließlich mit der Urachusfistel endet.

Enderlen hat diese Möglichkeit an Keimlingsschnittreihen des Marburger anatomischen Institutes und den daran hergestellten Modellen von Zumstein näher erläutert. Dabei sprach er die 3. Embryonalwoche, d. h. ein Stadium von 5 mm Keimlingslänge als frühe Entstehungszeit der Blasenekstrophie an. nicht ohne die Möglichkeit einer noch früheren Befristung zuzulassen. H. Sternberg hat an Hand messender und vergleichender Embryonaluntersuchung die Notwendigkeit einer früheren Befristung der Bauch- und Blasenspaltung betont.

Er hat gefunden, daß die Kloakenmembran solcher Embryonen, bei welchen sie sich auch auf den proximalen Abschnitt der Allantois erstreckt, in der Regel zur Zeit der Bildung der ersten Ursegmente eine absolute Verkürzung erfährt. Durch diese an ihrem kranialen Ende erfolgende Verkürzung werde die Ausdehnung der Kloakenhaut im Bezirk der ventralen Kloakenwand eingeschränkt. Bemerkenswert erscheine nun, daß nur beim Menschen. nicht aber bei anderen Säugetieren eine Bauchblasenspalte beobachtet worden sei; es lege dies den Schluß nahe, daß die teratogenetische Terminationszeit dieser Mißbildung in eine Entwicklungsperiode zu verlegen sei, in welcher sich die beim Menschen ablaufenden Entwicklungsvorgänge wesentlich von den bei anderen Säugetieren beschriebenen unterschieden. Die gegebene Schilderung der frühen Entwicklungsvorgänge an der Kloakenmembran zeigen in der Tat, daß diese Vorgänge infolge der frühzeitigen Ausbildung der Embryonalanhänge beim Menschen und bei den Primaten erheblich vom Entwicklungsgange bei den anderen Säugetieren abwichen. Besonders wichtig erscheine der Umstand, daß die Kloakenmembran beim Menschen in frühen Stadien der Entwicklung auf den proximalen Abschnitt der Allantois übergreife und zur Zeit der Bildung der ersten Ursegmente durch die Rückbildung dieses Anteils eine Verkürzung erfahre. Wenn nun diese Verkürzung in einzelnen Fällen nicht wie im Verlaufe der normalen Entwicklung stattfinde, könne sich die Kloakenmembran auch in späteren Stadien abnorm weit kranialwärts — bis zur Ansatzstelle des Bauchstieles oder auch bis in den Bauchstiel hinein erstrecken. In solchen Fällen bliebe die Bildung der vorderen Bauchwand in der Mittellinie aus. Es entstünde daher eine Bauchblasenspalte, deren teratogenetische Terminationsperiode ebenso wie die der mit ihr verwandten Mißbildungen demnach wesentlich früher, als man bisher angenommen hatte, und zwar etwa in jenes Stadium zu verlegen sei, in welchem sich die ersten Ursegmente ausbildeten.

Gewisse Schwierigkeiten in der Erklärung des Schwundes der Kloakenmembran als Vorläufer der Spaltblase machen auch jene Vorkommnisse, in denen nicht der ganze Membranabschnitt, sondern nur ihr kranialer Teil zerfiel, während kaudal eine weitgehende Mesenchymeinwucherung stattfand und weitere Differenzierung zuließ. Kermauner machte darauf im Handbuch von Halban-Seitz aufmerksam. So finde man Blasenspalten, die kaudal sich zu einem Rohr einwölbten, das als teilweise oder ganz offener Gang von Blasenfeld zur Gegend der äußeren Geschlechtsteile führe (Hartje, Blauel, Kermauner, Best und Gruber, Fraas), ein Gang, den ich mit Best als „primitive Harnröhre" bezeichnet habe. (Ganz entsprechend war der in Abb. 48 abgebildete Fall beschaffen: Die Sonde steckt im Ausgangsrohr des Sinus urogenitalis, d. h. in der primitiven Harnröhre.) Dieser Gang, so sagt Kermauner, führe mindestens zu einem Rest des Sinus urogenitalis, bzw. zur Kloake. Kermauner glaubt nun, „daß man die Blasenfelder nicht als Teile eines als Blase ausgebildeten Organes" ansprechen dürfe, sondern „als Werke des zugehörigen Wolffschen Ganges", der hier offenbar nicht in den Sinus urogenitalis bzw. in die Kloake eingewachsen, sondern bis in den Bereich der Kloakenmembran, bzw. an die Körperoberfläche vorgedrungen sei. Mit dieser Deutung ließen sich die Unterschiede im Verhalten der Blasenfelder, vor allem auch das einseitige (Sternberg) oder beiderseitige Fehlen derselben (Blauel) am besten erklären. Das scheinbare Ausmünden eines Harnleiters in eine mehr oder minder geschlossene Harnblase sei dann so zu verstehen, daß diese „Harnblase" nur ein Divertikel, eine Aussackung des Harnleiters vorstelle. — Ich habe im Schwalbeschen Werk über die Morphologie der Mißbildungen (III. Abt. 3. S. 342) zu dieser Meinung Kermauners Stellung genommen und sie als Arbeitsaufgabe gekennzeichnet unter Hinweis darauf, daß die Beobachtungen von Blauel und von C. Sternberg in dieser Hinsicht nicht zwingend eindeutig seien; denn das Fehlen eines trigonalen Wandanteiles der Harnblase sei nicht etwa dem Mangel der gleichseitigen Blasenhälfte gleichzuachten.

Schließlich ist in Übersicht über die ganzen kloakalen Fehlbildungen mit und ohne Bauchwandbruch, mit und ohne Spina bifida, mit und ohne offener, gespaltener Blase, mit und ohne Hyperplasien oder Hypoplasien in den benachbarten zugehörigen Organabschnitten noch einmal der Kermaunerschen Theorie zu gedenken, daß hier eine allgemeinere mesodermale Störung vorliege, welche die Metameren des kaudalen Leibesabschnittes durch fehlerhafte Wachstumsrichtung und Ungleichmäßigkeit des Wachstums beeinträchtigte und wohl auch die Wachstumsschnelligkeit verändere, mindere. Man möchte gerne die primären Ursachen für solche Störung wissen; allein hier liegen Rätsel; denn selbst die ersten formalen Änderungen sind dunkel.

Ahlfeld glaubte, die fehlerhafte Wirkung ginge von den Eingeweiden aus, ein Mißverhältnis zwischen Dottergang oder Dotterstrang und Darm, eine Zugwirkung des ersteren gegen letzteren sei im Spiel, wenn Nabel- und Bauchwandbruch des Fetus mit all den oft komplizierten Begleitfehlern im Beckenbereich aufträten. Ahlfelds Theorie ließ sich nicht halten. Wesentlicher erscheint, wie gesagt Kermauners Vorstellung zu sein, die in den folgenden Zeilen angekündigt werden soll:

Kermauner glaubt, wie schon angedeutet, eine einheitliche Erklärung für das gleichzeitige Vorkommen von Bauchspalten (also auch Bauch-, Blasen-, Genitalspalten und Wirbelsäulenverkrümmungen) in einer Störung des metameren Körperaufbaues zu finden, und zwar in einer Störung durch ein primäres Hydramnion. Seine Hypothese gibt er folgendermaßen kund:

In der ersten Zeit umhülle das Amnion de norma ganz knapp den Keimling. Die Schafhaut könne aber auch schon viel größer sein, der amniodorsale Raum, die Exozölomhöhle, von welcher der Embryo sich abschnürte, sei durch eine feine Gallerte, ein schleimig-bindegewebiges Maschenwerk, ausgefüllt. Erst im 5. Monat verwüchsen Amnion und Serosa. Ein schlaffes, weites Amnion sei stets ein Zeichen krankhafter Veränderung, die zugehörigen Embryonen seien mißgebildet. Die Ursachen dieses Hydramnions seien unbekannt; man vermöchte sich jedoch ganz gut vorzustellen, daß eine in der zweiten bis dritten Woche im Blut kreisende chemische Substanz, welche eine vermehrte Tätigkeit des extraembryonalen Ektoderms zur Folge hätte, hier bedingend wirken könnte. Der Bauchstiel halte nun aber bei Vorkommen eines Hydramnion mit dem übrigen Amniongewebe im Wachstum nicht Schritt. Durch die Vergrößerung des Amnions werde die kraniale Hälfte des Embryos, die über den Dottersack hinausgewachsen sei, frei beweglich. Durch den Unterschied des spezifischen Gewichtes des Fetus und des Fruchtwassers ändere der Fetus seine Lage; da das Unterkörperende durch die Kürze des Bauchstiels wenig beweglich sei, werde die Frucht nach hinten oder nach der Seite ausgebogen, die einzelnen Metameren würden in sehr ungleicher Weise auf Druck und Zug in Anspruch genommen; so entständen Durchbiegungen, Knickungen, Lordosen des Achsenskelets. Es träten Wachstumsstörungen, Hemmungen der Differenzierung und Änderung der Wachstumsrichtung ein (vgl. Falk). So nehme das Breitenwachstum der Urwirbel zu. Exzedierendes Wachstum einzelner Organe und Organteile füge sich in diesen Rahmen. Die Änderung der Wachstumsrichtung erweise sich am besten an der Pars pubica der Beckenseitenteile, ebenso wie an der Somatopleura, deren beide Blätter, bzw. die in sie eindringenden Urwirbel sich divergierend statt konvergierend verhielten, also nicht zum Verschluß kämen.

Übrigens hat auch Marchand Amnionseinwirkungen für die fraglichen Umstände der Eventration usw. angeschuldigt; er sagte:

„In einer Reihe von Fällen weisen zahlreiche amniotische Adhäsionen, Hautbrücken und andere sekundäre Mißbildungen auf Entstehung des Nabelstrangbruches durch frühzeitige Verwachsungen zwischen Amnion und Körperoberfläche hin, wodurch eine Verkrümmung des Embryonalkörpers und Zerrung der Bauchwandungen stattfand. Kermauner hat diese Theorie als „nicht bewiesen und mehr als unwahrscheinlich" abgelehnt.

Ich möchte mich selbst mit aller Vorsicht auf den Boden der Kermaunerschen formalen Entstehungstheorie stellen; sie scheint den meisten Aufschluß über die vorgefundenen Entwicklungsanomalien geben zu können. Daneben ist jedoch nicht außer acht zu lassen, daß amniotische Adhäsionen sehr wohl eine Rolle in der Konstellation der ursächlichen Momente für die Entstehung von Bauchbrüchen oder von anderweitigen „Schistosoma" spielen können. Falk wies auch schon darauf hin, daß die Eihüllen des Embryo die Wachstumsrichtung zu beeinflussen vermöchten. Darum braucht auch jene amniogene Theorie Marchands nicht verworfen zu werden. Sie ist vielleicht nur eine andere Form der amnialen Theorie Kermauners, allerdings auch eine wenig befriedigende Form; denn wo die Erklärung auf Grund amniotischer Abschnürungen, Fäden usw. nahe liegen mag, wo Amnialadhäsionen klar zutage treten, wird die Theorie doch immer unvollkommen bleiben und uns nur einen kleinen Schritt weiterführen, weil sie uns im übrigen ein neues, nicht minder großes Rätsel aufzwingt, nämlich die Frage nach dem Grunde der amniotischen Verwachsungen. Dieser Grund ist uns so unbekannt, als es die Gründe für das Kermaunersche

Hydramnion sind. So endigen in letzter Linie alle Theorien über die formale und kausale Entstehung dieser schweren Entwicklungsstörungen auf dem Boden reiner Annahmen (E. BEST und GG. B. GRUBER).

Anhang.

Die sog. „Doppelblase“ oder „Zweiteilungsblase“.

In Verbindung mit Feststellungen von Kloakenzuständen im Bereich des Sinus urogenitalis, ebenso wie mit tiefer Teilung der ekstrophierten Blase durch die offene Darmeinmündung zwischen den zwei Blasenfeldern liest man gelegentlich die Benennung „Doppelblase“ oder sogar „Verdoppelung der Harnblase“, wie oben schon erwähnt worden ist.

Man muß in dieser Körpergegend, welche an und für sich durch paarige Anlage, sowohl der Harndrüsen, als der Harnleiter als der inneren Geschlechtswerkzeuge ausgezeichnet ist, sehr wählerisch in der Benennung abweichender Befunde sein, um dasjenige zwingend zu bezeichnen, was man eindeutig anderen vermitteln möchte.

Unter „Verdoppelung der Harnblase“ hat man sich sensu stricto jene seltenen Vorkommnisse vorzustellen, bei denen im ausgeprägtesten Fall unter der führenden Entwicklungsstörung einer sog. hinteren Duplizität, also einer Verdoppelung des hinteren Abschnittes der Körperachse auch 2 Urogenitalsysteme angelegt sind: 2 Harnblasen mit 4 Harnleitern und 2 Harnröhren ergeben sich in reinen Fällen. Zwischen der äußerlich erkennbaren Verdoppelung und der scheinbar einfachen Anlage können sich die Grenzen verwischen, je enger die Doppelbildung sich selbst benachbart liegt (vgl. das Beispiel des Ileothorakopagus, dessen Blasenverhältnisse weiter oben geschildert worden sind, S. 52). Da nach einem Grundgesetz der Lehre von den Doppelbildungen (als Entwicklungsstörung) im Doppelungsfall so gut wie stets die homologen Organe und Organgewebe verschmolzen erscheinen, kann es wohl verkommen, daß die zwei Anteile einer Blasenverdoppelung mehr oder weniger verbunden sind — ganz analog den weitgehenden Möglichkeiten einer Reihe, welche etwa von einer unzweifelhaften Duplicitas anterior mit 4 bzw. 3 Armen zu einer wahren Dizephalusbildung mit nur 2 Armen, dann zu einer Verschmelzung der Dizephalie, zu einer erst hochgradigen, dann kaum mehr erkennbaren Diprosopie führt. Im Fall der fraglichen Harnblasenverdoppelung, welche jeweils systematisch erst noch zu studieren und dann zu analysieren wäre, werden die Ureterenverhältnisse ein brauchbares Leitband darstellen. So wird die Anwesenheit von 4 Harnleitern, welche natürlich nicht als sog. „überzählige Harnleiter“, nicht als sog. „Ureteres duplices“ erscheinen dürfen, und welchen mehr oder weniger auch 2 Trigona vesicae entsprechen müssen — auch wenn zwei Harnleiter oder einer derselben, wie im Fall JÜTTING, in ein divertikelartiges Nebenfach der Blase münden — die Anregung geben, der Spur nachzugehen, ob nicht ein echter Verdoppelungsfall vorliegt.

In chirurgischen Beschreibungen liest man die Bezeichnung „Doppelblase“, aber nicht selten auch als Kennzeichnung für einen bilokulären Harnbehälter, dessen zweiter Raum lediglich eine sekundäre Ausbauchung des ersten, also eine Blindsackbildung, ein Divertikulum oder eine taschenartige Ausbuchtung ist. Daneben geht der Name „Doppelblase“ durch das Schrifttum für eine anscheinend bilokuläre Harnblase, in deren beide, kaudal meist einheitlich zusammenlaufende Räume je ein Ureter mündet. Es ist eine meines Wissens von ENGLISCH eingeführte Benennung, die den Verhältnissen — äußerlich gesehen — gerecht zu werden scheint! Gleichwohl kann diese Bezeichnung nicht als glücklich und endgültig gelten; es hat sich Widerspruch gegen sie erhoben.

Wir müssen also zunächst trachten, zu einer Klarheit der Benennung zu kommen, schon deshalb, weil einige den Namen „Doppelblase“ anerkennen, wie ENDERLEN und BLUM, andere ihn ganz verwerfen, wie KERMAUNER.

BLUM gebraucht folgende Einteilung: Die „Doppelblase“ oder Vesica duplex sei ausgezeichnet durch zwei Blasenhohlräume, deren jeder einen Ureter und einen engen Zugang zu der gemeinsamen Urethra habe, wenn nicht auch zwei Harnröhren im Anschluß an die Blasenräume separiert seien, was also der Form nach einer Teilung des ganzen Sinus urogenitalis entspräche und etwa dem Uterus bicornis mit Vagina septa zu vergleichen wäre; im äußeren Ansehen würde sich eine tiefe Scheidung zwischen den beiden Anteilen der Vesica duplex ausprägen. — Als „geteilte Blase“ oder „Vesica bipartita“ hätte man ein ihrer äußeren Gestalt nach unveränderte, also normal erscheinende Blase

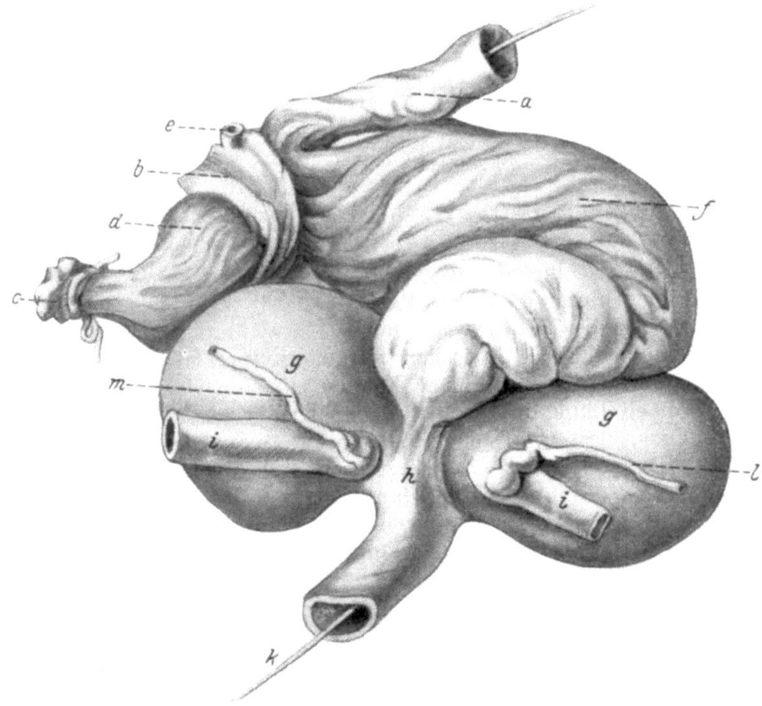

Abb. 64. Zweigeteilte Blase im Fall CAS. v. CHONSKIS. a Ileum, b Hautnabel, c abgebundene Nabelschnur, d Hernia umbilicalis, e Vena umbilicalis, f Dickdarm, der mit seinem blinden Ende in unmittelbare Wandverbindung mit dem Blasengrund zwischen den Mündungsstellen des Harnleiters bei h getreten ist, g Vesica duplex vel bipartita, h Gegend des Blasendreiecks, zugleich Verbindungsraum der beiden Blasenhörner, i Ureteren, k Sonde in der Harnröhre, l und m Samenleiter.

zu verstehen, deren Hohlraum dadurch in zwei Kammern geteilt sei, daß ein an der Blase äußerlich nicht erkennbares Septum den Innenraum so teile, daß jeder von einem Harnleiter (bzw. von einem Ureter duplex) versorgt werde; es entstehe eine linke und rechte Blasenkammer, oder im Fall einer allmählich eingetretenen Verdrehung der Blase eine mehr ventral und eine mehr dorsal angeordnete Kammer mit je einer Harnzuleitung; die Scheidung der Kammern kann hier im Blasenhalsgebiet enden, sie kann aber auch auf den Sinus urogenitalis übergreifen und zu getrennten Harnröhren führen. Es liegt auf der Hand, daß diese Scheidung in „Vesica duplex“ und „Vesica bipartita“ nicht grundverschiedene Formen betrifft und daß beide Benennungen öfter für einander gebraucht worden sein dürften. Besser wäre es, hier nur von „Vesica bipartita“ zu sprechen.

Jedenfalls ist eines sicher: Bei der Beurteilung, ob eine echte Verdoppelung der Harnblase vorliege oder eine Doppelung durch äußerlich nicht erkennbare oder auch angedeutete, im Blasenraum ausgedrückte Septierung in zwei Kammern mit je einem Harnzufluß, darf man nicht von der Urethra ausgehen; vielmehr soll man hier immer von den Ureteren aus zur Klarlegung schreiten. KERMAUNER hat dies mit Recht unterstrichen. Es liegt natürlich keine „Bipartition“, keine Doppelung vor, wenn die Harnleiter aus beiden Nieren in eine Harnblase fließen, deren Raum offen mit einer ebenso großen Divertikelbildung ohne Harnleiter in Verbindung steht, sei dabei die äußere Blasengestalt, wie sie nur wolle. Diese plurilokulären Harnblasen fallen nicht unter die hier zu übende Betrachtung; es kann sich augenblicklich nur um die sog. „Vesica duplex“ und um die sog. „Vesica bipartita“ handeln.

Wie schon angedeutet, steht KERMAUNER dem Begriff der „Doppelblase“ im Fall einer Septierung in zwei Hälften mit je einem Harnleiter sehr skeptisch gegenüber. Er will einen solchen Begriff ganz vermeiden; unter Hinweis auf ENGLISCH spricht er die zwei Blasenfelder, bzw. Blasenkammern als divertikelartige Ausbauchungen am Blasenende des jeweiligen Harnleiters an, wobei eine Harnblase gar nicht gebildet sei oder nur durch das den beiden Säcken ante urethram gemeinsame Stück dargestellt würde. Zweifellos hat KERMAUNER recht und folgt darin nur früheren Autoren (z. B. ENDERLEN, PAGENSTECHER u. a.), wenn er hier sehr vorsichtig ist. Anderseits scheint mir gerade auf Grund der Untersuchungen von CHWALLA über die Entwicklung der Harnleiter und ihre Einbeziehung in die Harnblasenwand sehr viel dafür zu sprechen, daß die Meinung richtig sei, jene 2 Räume einer BLUMschen „Vesica duplex“ stellten nur die erweiterten Endstücke der Ureteren dar. Mit ENDERLEN möchte ich darum die Fälle von CHONSKI, MÜLLER (Marburg), SCHATZ, ferner etliche Beobachtungen von zweigeteiltem Blasenfeld bei Bauch-, Darm-, Blasen- und Genitalspaltung, endlich Wahrnehmungen von G. v. ENGEL und von LANGE als hier einschlägig ansehen (Abb. 64); es sind „zweigeteilte“, aber nicht verdoppelte Blasenbildungen.

CHONSKIS Fall betraf einen 10 Tage alten Knaben mit einer Nabelhernie. Sein Dickdarm endete blind zwischen zwei Harnblasenanteilen, deren jeder einen Ureter aufzuweisen hatte. Die Ureteren waren erweitert. Samenblasen fehlten, dagegen waren die Samenleiter aufzufinden. Den linken Harnleiter nahm der gleichnamige Ductus deferens auf; rechts mündeten Samenleiter und Ureter in die gleichsinnige Harnblase nebeneinander ein.

Ähnlich scheint es sich im Fall eines 4 Monate alten Bübchens, den FÜHT beschrieben hat, um nahezu symmetrische, tiefe Teilung des Blasenraums durch den nicht richtig abgefurchten Darm gehandelt zu haben. Jede Blasenhälfte hatte ihren einfachen Ureter. Gegen den Blasenmund hin vereinigten sich beide Anteile des Blasenraumes. Nach rückwärts bestand innige Verwachsung mit dem Rektum. Nur der linke Anteil der geteilten Blase verjüngte sich ventral zum Urachus. Die Beobachtung FÜHTS ist weiterhin bedeutsam für das Vorkommen sog. Blasenektopie (vgl. S. 107). Der Knabe wies eine Symphysenspalte mit Bauchbruch auf, die Blasenvorderwand sei mit der dünnen Bauchdecke verwachsen gewesen.

Im Fall von MÜLLER[1] handelte es sich um einen weiblichen Fetus, der nicht nur eine sozusagen halbierte und darum als doppelt angesprochene Blase (aus zwei Halbteilen), sondern auch noch eine entsprechende Zweiteilung des Blasenhalses aufwies. Blasenkörper und Blasenhals waren gut voneinander zu unterscheiden. In jeden Blasenhals mündete ein Ureter. Die Urethra war gemeinsam. Sie öffnete sich in die Scheide, die einfach war, während darüber ein Uterus bicornis saß.

ENDERLEN zitiert als sicheres Beispiel noch eine Beobachtung von SCHATZ, der bei einem Kind, das 12 Stunden nach der Geburt gestorben sei, neben vollständiger Teilung des Genitalapparates und angeborener doppelter Blasenscheidenfistel eine Vesica duplex festgestellt habe.

Als Beispiel für die Zweiteilung der Harnblase im Fall ekstrophierter Kloakenbildung sei auf die Abb. 47 verwiesen; man sieht dort, wie durch das tiefe Dazwischentreten des aus der Kloake nicht abgelösten medial liegenden Darmfeldes links und rechts, wie die Flügel eines Schmetterlings zu seiten seines Leibes, je ein Blasenfeld mit Ureter gebildet ist.

Die Abb. 65 bezieht sich auf G. v. ENGELS Beobachtung einer 30jährigen Frau mit verborgener Ektopie der Harnblase bei Kluft der geraden Bauchmuskeln und der Schambeine, wobei eine angeborene, beträchtliche Hernie

[1] MÜLLER: Inaug.-Diss. Marburg 1895.

sackartig über den Schamberg herunterhing und sich gegen die Schamspalte fortsetzte. Schob man diese Hernie zur Seite, dann sah man die Schamgegend durch eine narbenartige Furche geteilt; rechts und links vom narbig aussehenden Septum befand sich ein Scheidengang, nach außen von gut entwickelten Schamlippen begrenzt; darüber war je eine Harnröhre, jeweils unter einem Kitzler zu sehen. Die inneren Genitalien waren vollständig getrennt (Vagina und Uterus bicornis separatus), der rechte Uterus schwanger.

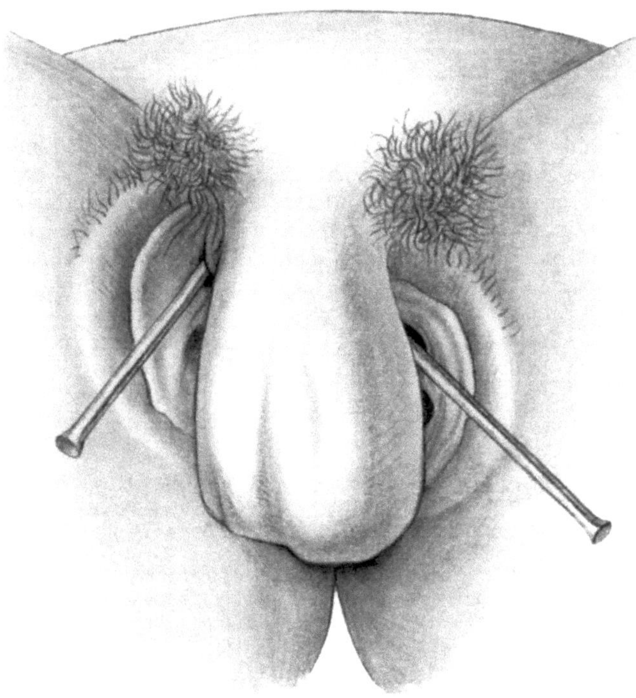

Abb. 65. Schamgegend einer 30jährigen Frau mit Kluft der Schambeine und der Musc. recti abdom., Bauchwandhernie, Vagina und Uterus didelphys, doppelter Harnröhre. Die Harnröhren sind sondiert. (Lebendbeobachtung von G. v. Engel.)

Die beiden Harnröhren erwiesen sich beim Sondierungsversuch und durch den Abfluß gesondert beschaffenen Urins nach einseitiger Milcheinspritzung in die Harnblase als Urethren einer völlig gesonderten Zweiteilung des Harnapparates.

Ähnliche Verhältnisse lagen in einem von Lange mitgeteilten Fall eines Knaben mit Diphallie vor. Auch hier war der Sinus urogenitalis so völlig durch Septumbildung geteilt worden, daß er zu einer Vesica bipartita, zu getrennten Harnröhren in zwei Ruten gekommen; jedoch bestanden im ganzen nur 2 Harnleiter und nur ein zweifächeriger Hodensack.

Sehr wesentlich erscheint bei Langes Beobachtung die zugleich vorhanden gewesene rektourethrale Kloakenbildung.

Dergleichen Vorkommnisse sind nicht häufig. Um sie klar zu übersehen, wäre jeweils eine gute anatomische, ja zum Teil sogar histologisch ergänzte Untersuchung der Organanordnung und Organdifferenzierung notwendig; wie berechtigt diese Forderung ist, ersieht man bei Durchsicht von Neugebauers

1898 zusammengestellten 37 Fällen von Verdoppelung der äußeren Geschlechtsteile; von diesen 37 Vorkommnissen (28 männliche, 3 weibliche, 6 angeblich heterosexuelle Beobachtungen) wären hier wohl die meisten einschlägig — im Sinn der „Vesica bipartita" und „Urethra duplex", im Sinne von BLUM, jedoch entbehren jene Vorkommnisse zum großen Teil ausreichender und wirklich klärender anatomischer Feststellung nach dem Tod der Mißbildungsträger (JENISCH, SANGALLI, SUPPINGER, CHIARLEONI)[1].

Beim Versuch das Werden dieser sog. „Doppelblasen", besser gesagt „Zweiteilungsblasen" erklären zu wollen, hat MÜLLER (Marburg) eine früher viel beachtete Meinung bekundet:

Er wies darauf hin, daß Störungen in der korrelativen Entwicklung der nachbarlichen Organe des unteren Rumpfabschnittes für das Zustandekommen der Zweiteilungsblase eine Rolle spielten; dabei dachte er an den Darm, obwohl in seinem Fall die Darmverhältnisse normal waren. Es scheine bei der Ablösung des Darmendes aus der Kloake eine Raumbeschränkung der Harnblase in der Medianebene zu entstehen, die normalerweise gering bleibe, weil sich der Darm bald von der Blasenrückwand entferne. Stärker könne diese Beeinflussung werden, wenn der Darm die Entfernung von der Blase erst später vollziehe. Bleibe sie ganz aus, oder trete gar eine mechanische Vordrängung des Darmes ein, so sei die Folge in einer Art zu denken, wie sie sich in der Form der sog. Doppelblasen mit je einem Harnleiter für jede Blasenkammer offenbare. Die zeitlichen und örtlichen Beziehungen der verwickelten Sonderungs- und Formungsverhältnisse lassen in diesen Erscheinungen eine ziemliche Variationsbreite zu, so daß in der „Vesica bipartita" ohne äußerlich erkennbare Einbuchtung nur eine geringere, besser ausgeglichene Form der gleichen Umstände zu erblicken sein dürfte.

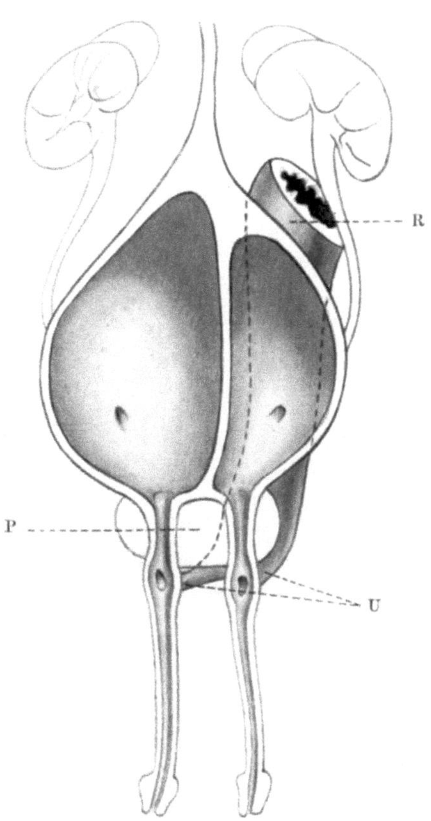

Abb. 66. Vesica bipartita eines neugeborenen Knaben mit Doppelharnröhre bei Diphallie und bei rektourethraler Kloakenbildung. R Rektum, P Prostataschnittfläche, U Fistulae urorectales. (Schematisch gezeichnet nach LANGE.)

Im großen und ganzen wird man unter Beachtung der CHWALLAschen Forschung heute sagen, daß diese sog. „Doppelblasen" durch falsch gerichtete oder durch gehemmte Abfurchungsprozesse bei der Entwicklung der Kloake zum Harnbehälter, d. h. bei der Isolierung der Harnleiter von den WOLFFschen Gängen und vielfach auch bei der Sonderung des Sinus urogenitalis vom Darm entstehen und daß dabei auch ungleichmäßige, wohl auch überschüssige Wachstumsvorgänge einzelne Abschnitte, z. B. der letzten Ureteranteile mitspielen mögen; durch die weiterhin im Sinne einer Blasenwand erfolgende mesenchymale Gewebsdifferenzierung werden sich die Endstücke der Harnleiter, jene weiten Buchten nicht von der Wand einer Vesica urinaria unterscheiden. Von Verdoppelung ist keine Rede, es wäre sinngemäß die Zweiteilung der einfachen Blasenanlage in der Benennung auszudrücken, so wie

[1] Eine gedeckte Blasenektopie mit perinealer Darmhernie und mit rudimentär gebliebener Zweiteilung des äußeren, weiblichen Genitales bei einseitiger Rektourethralkloake und Atresie der Vagina habe ich selbst an einem Neugeborenen festgestellt (Pathologisches Institut Göttingen. S. 61/1930. Vgl. S. 110 u. 111; Abb. 71!).

dies schon die Bezeichnung „Vesica bipartita“ — allerdings bisher nur für ein äußerlich beschränktes Gebiet der hier einschlägigen Veränderungen — besagen will.

C. Lagestörung der Harnblase.

1. Ektopia vesicae.

Die von W. Vrolik als „Ektopia vesicae“ bezeichnete Lagestörung der Harnblase ist gekennzeichnet durch folgende Verhältnisse: Bei mehr oder minder klaffendem Zwischenraum zwischen den Schambeinen, sowie bei bestehender, nach oben verjüngter Kluft zwischen den Musculi recti abdominis, liegt die geschlossene Harnblase unmittelbar im Lückengebiet der Bauchmuskeldiastase. Sie ist seitlich mit den Rändern der Bauchwandspalte verwachsen, so daß das

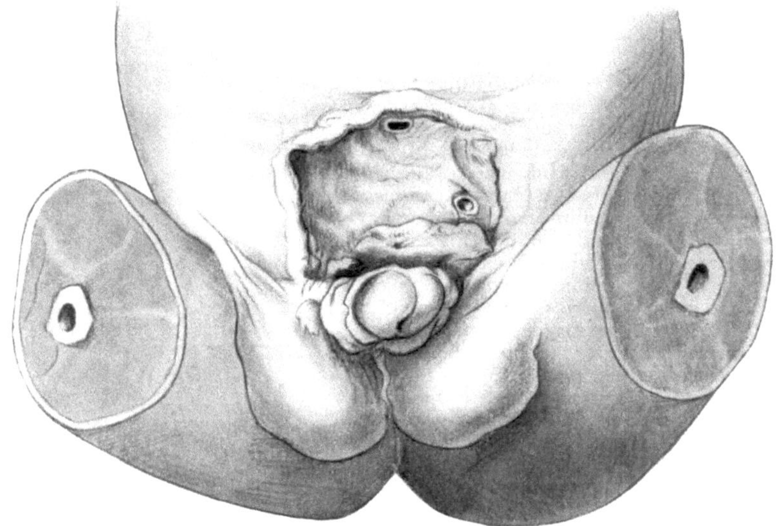

Abb. 67. Blasenektopie beim Neugeborenen. Geschlossene Harnblase im Spaltbereich der Bauchdecken. Zwei Nabelgefäße quer durchschnitten, oben die Nabelvene, links seitlich die linke Nabelarterie — die rechte Nabelarterie fehlte — leicht hypospadischer Penis. After nicht vorhanden. (Präparat des Rokitansky-Museums des pathologisch-anatomischen Instituts der Universität Wien.)

Bauchfell von der Blasenrückenwand sich direkt seitlich auf die Bauchwand hinüberschlägt. So bildet die Blasenvorderwand den vorderen Abschluß des unteren Leibesabschnittes. Ist die Harnblase gefüllt, dann wölbt sie sich stark nach vorne und außen; man sieht dann ihre Gestalt oder kann sie doch leicht durchtasten.

Sehr eigenartig ist die Bedeckung des Bauches über der ektopischen Blase. Es können Verhältnisse gegeben sein, wie in dem abgebildeten Fall, den ich näher beschrieben habe (Abb. 67 u. 68); hier deckte beim Neugeborenen nur eine ganz dünne Amnionshaut die damit verwachsene und geschlossene Blase.

Es kann aber auch sein, daß in dieses Amnionsfeld von der Seite her Epidermis hereinwucherte und daß ein mehr oder weniger narbenartiges Bild der Überhäutung der ehemaligen Schafhautdecke zustande kam; es handelte sich in solchen Fällen um eine sehr geringe Form von Bauchwandbruch, bzw. Nabelschnurbruch mit Einlagerung der Harnblase in den Bruch. Die Nabelschnur endete in solchen Fällen sehr breit, zeltartig am Leib, d. h. sie ging in jenes Bruchsackgebiet über.

Man kann es begreiflich finden, daß man die narbige Heilung solcher Nabelfelder falsch deutete und zu der Meinung kam, hier habe ursprünglich eine Blasenspaltung vorgelegen, die zur Heilung gekommen. Es soll später auf diese Meinung noch zurückgegriffen werden.

Schließlich darf man aber nicht vergessen, daß es auch Fälle von Bauchmuskelkluft und Schambeinspaltung gibt, ohne daß die Haut des Bauches wesentlich verändert erscheint, obgleich auch hier die Harnblase im gefüllten Zustand ektopisch zwischen den klaffenden geraden Muskeln des Abdomens nach vorne, wie ein halbkugeliger Tumor hervortreten kann. Die leere Blase ist allerdings hinter den bandartigen Massen der Symphysenkluft verborgen. Über die Ausdehnung der Blasenverwachsung mit der den Unterleib nach vorne abschließenden Haut ist im Einzelfall meist nichts gesagt worden. Und es gibt Vorkommnisse, die abgesehen von der Symphysenkluft ganz der Norm zu entsprechen scheinen; ich sage scheinen, da eingehende Untersuchung doch auch hier Abweichungen ergeben, z. B. tiefer stehenden Nabel, Mangel der Linea alba, Andeutung von Epispadie, leichte Hemmung in der Differenzierung der inneren Genitalien, Ortsverschiebung des Afters usw.

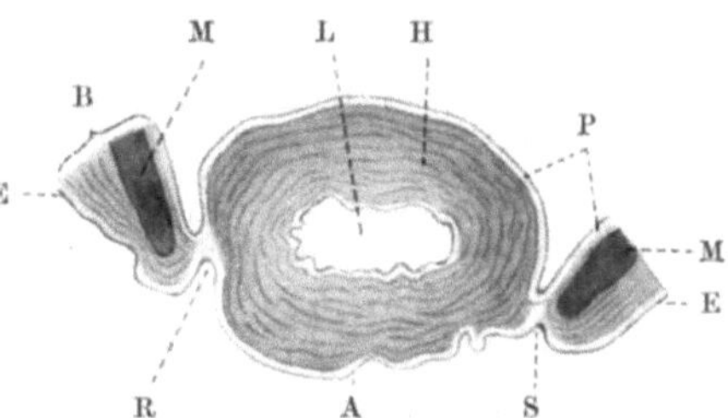

Abb. 68. Querschnitt durch die Bauchwand, bzw. durch die in eine mittlere Bauchwandspalte vorgelagerte Harnblase der Abb. 67. A Amnion, E Epidermis, L Blasenlichtung, P Peritoneum, B Bauchdecken, M Musc. rect. abd., H Blasenmuskel, R und S rechts und links gelegene Randbucht zwischen Blasenvorderwand und Bauchdeckenwand.

v. Franqué hat die verschiedenen Möglichkeiten der syngenetischen Bildungen besprochen, welche vereinigt mit Schambeinspaltung vorkommen; er hat gewissermaßen verschiedene Grade der Verbildung unterschieden, bei denen die Fissura pelvis das leitende Merkmal ist.

Die verschiedenen Eigenarten, welche bei Ektopie der Harnblase und ihren Grenzzuständen gesehen wurden, sind bisher noch nirgends zusammengestellt worden. Alle Meldungen liegen zerstreut als Einzelmitteilungen im Schrifttum. Sie sollen deshalb hier zeitlich geordnet in kurzem Auszug wiedergegeben werden; so wird man am besten beurteilen, welche Bedeutung sie praktisch spielen können. Zum Schluß seien ihnen zwei eigene Beobachtungen angeschlossen!

Bereits 1782 dürfte Walter eine entsprechende Beobachtung im Sinn gehabt haben, als er das gespaltene Becken eines 30jährigen Mannes mit einer $4^1/_2$ cm weiten Kluft zwischen den Schambeinen beschrieb, dabei aber nichts von einer Genital- oder Blasenspalte erwähnte. Breus und Kolisko haben das fragliche Becken erneut abgebildet (vgl. auch Litzmann).

G. Vrolik hat 1822 über einen Bildungsfehler mit „Denudation de la moitié anterieure de la vessie“ berichtet. Seine Schilderung ist sehr subjektiv; sie erscheint sicher unrichtig dort, wo er von freiliegenden Uretermündungen spricht, die sich aber später zurückgezogen und verschlossen hätten. Hier lag eine Fehldeutung vor. Wahrscheinlich hatte das Kind einerseits einen offenen Urachus mit Nabelblasenfistel, während aber auch die Harnröhre durchgängig war. Irgendwelche grubige Unregelmäßigkeiten des Nabelansatzfeldes, in denen sich der Urin der Nabelfistel sammelte, mag G. Vrolik für die Ostia ureterum gehalten haben. W. Vrolik hat 1849 in Tafel 30 seines Werkes des gleichen Kindes gedacht, das im Alter von 6 Jahren verstorben ist, und dessen Becken er in sein Museum aufgenommen hat. Er schreibt, es sei der Knabe von I. van Dam seziert worden, aber der Leichenöffnungsbericht sei unvollständig ausgefallen. Auf der Abbildung, die W. Vrolik von den Verhältnissen der Blase und des Genitales gibt, zeigt er, daß der „nackt“ vorliegende untere Abschnitt der Harnblase mit dem Urachus zusammenhing und meint, man müsse annehmen, daß seinerzeit der Urin durch den Urachus, d. h. eine Urachusfistel abgeflossen sei. (Auf die sanduhrförmige Blasenform des Kindes wird hier kein Gewicht zu legen sein, da es an einer chronischen Zystitis bei Harnsteinbildung gelitten hatte. Am Penis bestand eine Epispadie.)

Sodann hat STOLL in der „Ratio medendi der Wiener Spitäler" von einem 15monatigen Kind geschrieben: „Supra os pubis tumor, dimidiatum gallinae ovum magnitudine aequans subrotundus. Re accurate examinata constitit, esse vesicam urinariam aut ejus quandam partem, quae inter musculos abdominis a se invicem dimotos, supra os pubis herniose prodiit" (nach WALDSTEIN). Es sei also in diesem Fall die Harnblase wie ein Bruch über den Schambeinen vorgetreten. Das männliche Glied war an seiner dorsalen Fläche gespalten gewesen. Ob wirklich in diesem Fall die Schambeinfuge geschlossen war, läßt sich bezweifeln, da ausdrücklich von einer Rektusdiastase die Rede war.

In einer kurzen Mitteilung hat 1864 MÖLLER eine „ungewöhnliche Mißbildung" beschrieben und schematisch abgebildet: Ein 3 Tage altes Mädchen zeigte unmittelbar unter dem Nabel, wie MÖLLER schrieb, einen „Defekt" der Bauchmuskeln von querovaler Gestalt und 3 cm größten Durchmessers; „die Eingeweide schimmerten bläulich durch Bauchfell und Faszien hindurch, die Hautränder waren scharf abgeschnitten, am Tage vor dem Tode leicht entzündlich gerötet. Dicht unterhalb dieser seicht vertieften Fläche, nur durch einen schmalen, in der Mitte kaum 1 mm breiten Hautsaum getrennt, wölbte sich eine dunkelrote Geschwulst von der Größe und Gestalt eines halben Apfels hervor, sie war glatt, ohne Spur einer Öffnung prall elastisch und ließ sich durch den Druck, wobei leicht ein wenig Blut aussickerte, fast bis zum Niveau der umliegenden Bauchdecken zurückdrängen; man sah dann in ihrer Peripherie einen einfachen Hautrand. Nach unten setzte sich dieser Defekt der Haut in einen schmalen Streifen fort, welcher längs dem Damme bis zum vorderen Umfange des Afters reichte. Hart unter der prominierenden Geschwulst sah man die beiden Hälften der Klitoris mit nach unten gerichteter Eichel, zwischen ihnen eine linsengroße, querovale Öffnung, aus welcher einzelne Tropfen dicklicher, milchig trüber Flüssigkeit quollte. Die eingeführte Sonde drang geradeaus in die Tiefe des Beckens und konnte durchaus nicht nach oben in die halbkugelige Geschwulst gebracht werden. Unterhalb der beiden Klitorishälften bis gegen den After bildete die Haut zu beiden Seiten des schmalen Defekts unregelmäßige Runzeln und weißliche, warzige Hervorragungen, wahrscheinlich die Andeutungen der kleinen Schamlippen. Die großen lagen weiter nach außen als ovale, ganz voneinander getrennte, mit starkem Fettpolster versehene Hügel. Bei genauerer Betastung fand sich auch ein weiter Zwischenraum zwischen den vorderen Enden der Schambeine. Die Leichenöffnung bestätigte zunächst, daß der Abstand der Schambeinenden beträchtlich war; er betrug 6 cm bei einer Gesamtlänge des Körpers von 50 cm. Die Wandung der halbkugeliegn Geschwulst wurde keineswegs bloß von dem verdickten Bauchfelle oder den Faszien gebildet, sondern zeigte die ganz normal entwickelten Bauchmuskeln, die nur so weit nachgegeben hatten, weil ihnen der untere Ansatzpunkt fehlte. Die „Geschwulst" enthielt einen Teil des Dünndarms, welcher wie alle übrigen Digestionsorgane mit Einschluß des Mastdarms durchaus regelmäßig gebildet war. Die Nabelgefäße zeigten keine Abweichung. Die Blase war sehr klein, die Harnröhre so kurz, gerade und weit, daß jene fast als ein Divertikel der Scheide erschien, deren Eingang, die zwischen den Klitorishälften gelegene Öffnung bildete. Die Scheide war sehr breit und am Ende durch eine Scheidewand in 2 Hälften geteilt, deren jede einen symmetrisch gelagerten, mit wohlgebildeter Portio vaginalis versehenen und in eine stark geschlängelte Tuba auslaufenden Uterus trug. In die Blase mündete nur ein Harnleiter, welcher nach rechts zu einer unpaarigen, sehr großen, aber sonst normal geformten und nur etwas tiefer als gewöhnlich gelagerten Niere hinaufstieg." Der Schilderung und Zeichnung von MÖLLER nach zu schließen, war es zu einer eigentlichen geschlossenen Harnröhrenbildung hier nicht gekommen, bzw. es fand sich ein Vestibulum der Vagina, das ventral epispadisch auslief, das anderseits hypospadischen Verschlußmangel der Harnröhre gegenüber der Scheidenwand darbot; also lag eine ventral und dorsal gespaltene Harnröhre vor; nur so erklärt sich neben der geteilten Klitoris der Satz, es habe die Blase mit einer auffallend kurzen, geraden und weiten Harnröhre geradezu wie ein Divertikel mit der Scheide in Verbindung gestanden. Die Blase selbst entsprach einer Vesica ectopica; sie war in diesem Fall sehr klein; wahrscheinlich infolge Leistungsuntüchtigkeit; denn es ist anzunehmen, daß sie bei der geschilderten Anordnung der „Harnröhre" (was wahrscheinlich besser geheißen hätte: des Blasenmundes) den Harn nicht halten konnte.

1872 ist von W. A. FREUND der Fall einer jungen Frau beschrieben worden, der abgesehen von einem Nabeladenom mit dem histologischen Befund der Darmschleimhaut (untersucht von WALDEYER und AUERBACH) das typische Bild eines Spaltbeckens (ausladende Hüften, breiter freier Raum zwischen den Innenseiten des Schenkels, die sich nicht berühren können) zeigte.

In der Abb. 69 sind die Besonderheiten dieser Beobachtung genügend gekennzeichnet. Durch das Adenom des tiefsitzenden Nabels, das den oberen Rand der Schamteile nahezu berührte, wurde die Vorwölbung der zwischen den klaffenden Rekti unter völlig ausgebildeter Haut verborgenen Harnblase versteckt. W. A. FREUND hat von dem Beckensitus jener Frau, deren Hymen die Zeichen der Jungfräulichkeit darbot, einen schematischen Sagittalabschnitt gezeichnet, der zweifellos fehlerhaft ist[1]. Wichtig ist jedoch daran die Feststellung einer in den Sinus urogenitalis ganz knapp am Blasenausgang, etwas nach der rechten Körperseite hin gewendeten Darmfistel, welche das ganze als eine Kloakenbildung erkennen läßt — und zwar als den sehr seltenen Fall einer angeborenen vestibulären Kloake bei gleichzeitiger Entwicklung eines Dammes und Ausbildung eines gut leistungsfähigen, wenn auch mehr ventral verschobenen Afters. (Auch v. ROSTHORN hat gelegentlich über gleichzeitiges, angeborenes Vorkommen von Vestibularkloake neben richtig gehender Afterbildung berichtet.) Wie der intestinale Fistelanteil sich zum Darmrohr verhielt, wo er vom Darm abzweigte, das kann meines Erachtens aus FREUNDs Beschreibung nicht ersehen werden, noch weniger ist seine Zeichnung verwertbar; denn die stark seitliche und ventrale Verschiebung des Fistelausgangs ist der sekundären, örtlichen Anpassung zu danken; der von FREUND konstruierte Zusammenhang der Fistel mit dem Ductus omphaloentericus blieb völlig unbewiesen und ist nichts weniger als einleuchtend. Sicher ist, daß die Frau, die später geheiratet und geboren hat (SCHICKELE), einen zweihörnigen Uterus besaß.

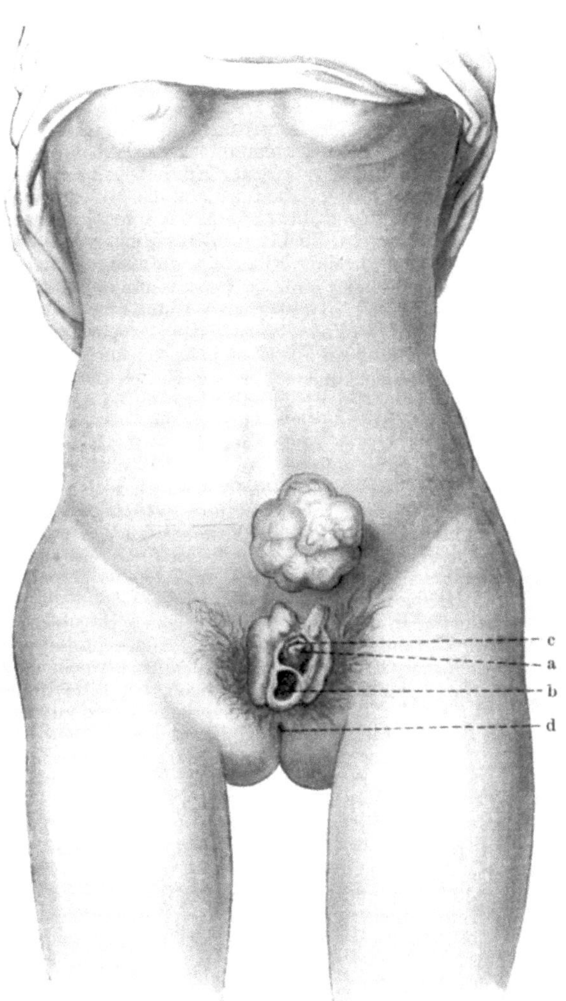

Abb. 69. Junge Frau mit Spaltbecken, Nabeladenom und Epispadie. Man sieht zwischen den Labien a Blasenausgang, b Scheide, c eine Urointestinalfistel, während d den etwas weiter ventral mündenden After darstellt. (Nach W. A. FREUND.)

1872 beschrieb LICHTHEIM einen Fall von Ektopie der ungespaltenen Blase, der einen 8jährigen Knaben mit Symphysenspalte betraf; dicht über dem kurzen, dick erscheinenden Penis wölbte sich eine lebhaft gerötete, halbkugelige „Geschwulst" mit feucht granulierter Oberfläche vor, die „wie eine invertierte Blase" aussah. Am oberen Rand dieser feuchten geröteten Bildung war eine kleine, halbmondförmige Erhebung, die sich durch ihre weiße Hautfärbung von der Umgebung abhob. Sehr eigenartig war nun auf dem Penisrücken ein anscheinend epispadisches Schleimhautfeld von 1,5 × 0,7 cm Größe. Dieses war von der feuchten, geröteten und granulierten, vorgebauchten Leibesoberfläche unter der rudimentären Nabelnarbe durch einen 1 cm breiten sauberen Hautstreifen streng geschieden. Im Bereich der Eichel war außerdem etwas nach oben gerichtet eine schlitzförmige Öffnung vorhanden, nämlich das Orificium externum urethrae,

[1] Erstens widerspricht die Anordnung des Afters den beschreibenden Worten und der ersten Abbildung W. A. FREUNDs vom gleichen Fall. Zweitens ist die ventrale Anordnung einer vom Sinus urogenitalis direkt in der Mittellinie vor der Blase zum Nabel verlaufenden Darmfistel schlechterdings unmöglich, entspricht auch nicht der Beschreibung des Untersuchungsbefundes, was übrigens FREUND in der Erklärung zu Abb. II auf S. 412 seiner Veröffentlichung selbst betont hat.

durch das sich eine geschlossene Harnröhre bis zur geschlossenen Harnblase verfolgen ließ, welche zwischen die Musculi recti abdominis vorgebaucht jene halbkugelige „Geschwulst" in der Gegend des Schamberges bedingte. — Eine histologische Untersuchung kleiner, flacher, mit der Schere abgetragener Stückchen von jener feuchten Außenfläche unter dem Nabel zeigte hohes, geschichtetes Plattenepithel auf einer flachen Unterlage mit Papillen, deren Bindegewebe viele lymphoidzellige Elemente enthielt; außerdem fanden sich etwa millimeterlange, sehr weit in die bindegewebige Schicht hineinragende, von Zylinderepithel ausgekleidete, mit mehr oder weniger zahlreichen Becherzellen ausgestattete, drüsige Schläuche. Das kleine schleimhäutige Gebilde auf dem Penisrücken bot den Bau der Harnröhrenschleimhaut dar. — Lichtheim deutete diese höchst merkwürdige Erscheinung als geschlossene Blase und Harnröhre bei Ektopia vesicae und Epispadie. Enderlen hat die Erscheinung an Penis und Harnblase des Lichtheimschen Knaben ebenfalls zu deuten versucht; er schrieb darüber: „In der Zeit des Genitalhöckers zieht normalerweise durch ihn in der Medianlinie das Urethralseptum in Form der Epithelleiste. Im dorsalen Teil des Höckers legen sich die Corpora cavernosa penis an, so daß das Urethralseptum nur durch den unteren Teil des Höckers zieht. Liegen die Corpora cavernosa penis weiter seitlich als normal, so reicht unter Verbreiterung des Penis das Septum bis gegen oder an die dorsale Fläche, und eröffnet sich das Septum zu einer Rinne dorsalwärts, so ist die Erscheinung der Epispadie fertig. Hier liegt nun offenbar ein Zwischenstadium der Entwicklung dieser Teile vor. Das Septum hat sich normal zur hypospadiären Rinne entfaltet und diese sich typisch zur Harnröhre geschlossen; infolge einer Diastase der Corpora cavernosa penis reichte aber das Urethralseptum bis zur dorsalen Fläche und hat sich auch hier zu einer flachen Rinne — Epispadie — entfaltet; typischer und atypischer Entwicklungsvorgang an demselben Individuum. — Die Beschreibung des Befundes drückt das so aus, daß die obere Wand der Harnröhre nur von der Schleimhaut der Epispadie geschlossen sei. Der Fall ist selten, aber gut zu deuten. — Ebenso selten ist der zweite Teil des Befundes: geschlossene intraabdominelle Harnblase und Blasenektopie vereint. An dem Befunde einer geschlossenen Harnblase ist nicht zu zweifeln. Die Geschwulst könnte man aber als einen vorliegenden Teil der geschlossenen Harnblase deuten und den Überzug als eine modifizierte äußere Haut. Dagegen spricht das Resultat der mikroskopischen Untersuchung: Geschichtetes Plattenepithel mit Übergang in Zylinderepithel innerhalb von Drüsen auf teilweiser Umwandlung derselben zu Schleimzellen sind charakteristische Erscheinungen der Schleimhaut ektopierter (soll heißen „ekstrophierter") Blasen ..... Also kann die Geschwulst wohl nur ektopierte Blase sein, die zwar mit der in der Bauchhöhle gelegenen Harnblase nicht kommuniziert, aber durch die Bauchspalte unmittelbar unter der angedeuteten Nabelpforte direkt zusammenhängt; die Geschwulst läßt sich reponieren, die geschlossene Blase läßt sich vom Mastdarm aus durch die Pforte nach außen drängen, bei Blasenfüllung wölbt sich die Geschwulst vor. Es sind also zwei Teile der Blase vorhanden, ein unterer normaler und ein oberer durch eine kleine Bauchspalte ektopierter: Fissura vesicae superior, partielle obere Blasenektopie. — Eigentümlich ist dem Falle, daß beide Blasenteile nicht miteinander in offener Kommunikation stehen. (Es mag zur Erklärung verwiesen sein auf das, was bei der Verdoppelung der Blase über Querteilung, gesagt ist.)

Es ist keine Seltenheit, daß bei der Umwandlung des Urachusteiles der Blasenanlage sich in dem Urachus ein Kavum erhält, das seine ursprüngliche Verbindung mit dem Blasenkavum verliert. Es liegt also eine Ektopie des oberen Harnblasenteiles (Urachusteiles) vor, und damit stimmt auch wieder der Befund einer Hautbrücke zwischen Geschwulst und Wurzel des Penis: normale nicht gespaltene Bauchwand, unterer Teil derselben. Jedenfalls muß die Entstehung dieser Mißbildung auf eine sehr frühe Embryonalzeit datiert werden." Soweit Enderlen.

Ich stimme ihm in dieser Deutung vollkommen bei. Gerade das von mir selbst untersuchte Wiener Museumsstück (Abb. 67), ferner die Einzelheiten der von Hartje beschriebenen Beobachtungen sprechen in diesem Sinn, machen aber auch umgekehrt die Meinung hinfällig, hier habe ein Beispiel „geheilter primärer Spaltblase" vorgelegen, wie dies z. B. Küster für seine Beobachtung annahm.

Küster[1] hat 1882 bei einem Knaben einen kümmerlichen Penis gefunden, der fast nur aus einer unregelmäßig geformten Eichel mit schürzenartiger Vorhaut bestand. Eine Symphysenkluft von 3—4 cm war durch eine bandartige Masse ausgefüllt. Ebenso waren die Bauchmuskeln breit auseinandergetrieben, ein wohl erkennbarer Nabel fehlte; zwischen den Bauchmuskeln war eine weißliche, etwa 3 cm breite, 4 cm hohe Narbe, die sich nach oben kegelförmig zuspitzte. In der Mitte derselben lag eine unregelmäßig wulstige, bräunlich gefärbte, über die Fläche der übrigen Narben hinaus ragende Narbenmasse, welche mit einem vorgewölbten Nabel unverkennbare Ähnlichkeit bot. Von hier aus erstreckte sich nach abwärts eine erhabene Narbenleiste, welche auch auf den Penis überging, und

[1] Diese Schilderung war mir im Original nicht zugänglich; daher halte ich mich an Enderlens Wiedergabe.

indem sie eine seichte, von Schleimhaut ausgekleidete rinnenförmige Vertiefung seiner oberen Fläche von oben her überdeckte, eine Art von Harnröhre auf den Rücken des Penis herstellte. Neben dieser Narbenleiste lag an der Wurzel des Penis jederseits eine trichterförmige Vertiefung, welche mit Schleimhaut ausgekleidet zu sein schien, Vertiefungen, in welchen gewöhnlich Urin stand. So konnte man daran denken, daß diese Vertiefungen mit den Harnwegen in offener Verbindung stünden. Die Löcher endeten aber blind und der Harn floß nur sekundär in dieselben. Die obere Wand der Harnröhre war sehr dünn, an der Wurzel der Rute war eine sehr erhebliche Striktur. Ein Cavum vesicae bestand hinter der Bandmasse, welche die Symphyse ersetzte. In Rückenlage wurde der Urin in der Regel eine Zeitlang gehalten, beim Schreiten und Stehen ging der Urin bisweilen im Strahle ab, für gewöhnlich fand Harnträufeln statt. Es schien, als ob ein Sphinkter zwar vorhanden, aber gespalten sei. ENDERLEN deutete diese Verhältnisse als primäre Rektusdiastase infolge gehemmter Entwicklung, wobei statt einer Linea alba abdominis eine Membrana alba infolge Mangels mesenchymalen Bildungsgewebes entstanden sei. Die epispadischen Verhältnisse am Penis des KÜSTERschen Knaben verdienten eine entsprechende Erklärung, wie jene bei LICHTHEIMs Beobachtung.

Auch die Mitteilung von HOENOW-SONNENBURG läßt sich nicht als intrauterine Heilung einer Bauchspalte deuten. Es handelte sich um ein kleines Mädchen, das bei der ersten Untersuchung (4 Tage post partum) geschwürige Stellen im Nabelbereich aufgewiesen; im Alter von 2 Jahren zeigte es am Bauche eine kugelige, mehrfach gewulstete Vortreibung mit narbig weißer Haut. Diese Vortreibung nahm den Raum über der Symphyse, also im Schambergbereich bis zur Nabelgegend ein; sie wurde verursacht von der Harnblase. Ein eigentlicher Nabel war nicht vorhanden, wohl aber ließ sich die Einpflanzungsstelle des Nabels am oberen Rand der Vortreibung sehen. Zwischen den Schambeinen bestand eine Kluft von 3 cm. Die Klitoris ragte gespalten zwischen den Schamlippen vor. Auch hier war statt einer Linea alba im Bereich der Mittelzone des Leibes eine Membrana alba als Bildungsfehler zustande gekommen. Von einer intrauterin geheilten Bauchspalte kann keine Rede sein.

Auch die weiter oben in Abb. 65 wiedergegebene Beobachtung v. ENGELs (1887) gehört hierher. Es handelte sich um eine 30jährige Frau, welche einen mittleren über dem Schamberg entwickelten bis zum Damm reichenden Bauchbruch aufwies. Darunter war eine mächtige Symphysenkluft. Die äußeren Schamteile waren geteilt, also doppelt vorhanden, was nicht nur für die Scheide, sondern auch für die Harnröhre und Harnblase galt. Die bruchartige Vortreibung war mit glänzender, weißer Epidermis bedeckt, welche nach unten hin in der Mitte eine longitudinale, narbige Furche zeigte. v. ENGEL konnte die Verhältnisse, die hier vorlagen, nicht deuten. Er stellte nur die Tatsache einer „doppelten Harnblase“ und „doppelter Harnröhre“, sowie einer getrennten Uterovaginalausbildung bei dieser Frau fest, die nach einer normalen Schwangerschaft niederkam. — Auch hier handelte es sich um eine Störung des physiologischen Bauch- und Beckenwandschlusses. Der Bauchbruch, der hier überhäutet war, bot seine Besonderheit dadurch, daß er bis zur Dammgegend reichte. Es lag eine Ektopie von Blasen- und Darmabschnitten vor, mehr vielleicht der letzteren, da durch fehlerhafte Bildung des Septum urorectale eine Zweiteilung des Sinus urogenitalis mit sagittaler Trennungswand entstanden war; diese Trennung geschah offenbar zugunsten des Darmes, der sich zwischen die seitlich abgedrängten Blasen- und Genitalhälften eindrängte und bis zum Perineum hin sich bruchartig vorwölbte.

1894 hat sich FÜHT über das im vorigen Abschnitt schon erwähnte Vorkommnis von „Harnblasenverdoppelung“ verbreitet. Ein 4 Monate alter Knabe mit Symphysenspalte zeigte einen Bauchbruch, keine Linea alba, „verstrichenen“ Nabel. Die Blase, d. h. ein Teil der durch unregelmäßige Abfurchung des Darmes in zwei Hälften gespaltene Blase war mit der vorderen vorgetriebenen Bauchwand innig verwachsen, während nach rückwärts eine ungewöhnliche Verwachsung mit dem Mastdarm bestand, was sich in der Bildung eines sog. Ligamentum rectovesicale zwischen den Anteilen der gespaltenen Blase und dem Rektum offenbarte. Gegen den Blasenmund flossen die beiden Blasenräume, deren jeder ein Ureterostium aufwies, zusammen. Der linke Blasenanteil zeigte entsprechend eine ventrokraniale Verjüngung zum Urachus hin.

L. FÜRST untersuchte 1892 einen weiblichen Säugling, der ebenfalls hier einschlägig sein dürfte. Es fand sich eine tiefe, d. h. auffallend weit kaudal angeordnete Stelle der Nabeleinpflanzung, zugleich mit einer Urachusfistel, aus der sich Urin ergoß. Ferner bestand eine ausgesprochene Epispadie der Klitoris und ein Auseinanderdrücken der großen Schamlippen nach oben. Zwischen Urethralmündung und Nabel betrug die Entfernung nur 3 cm; auf diesem Weg zog sich eine auffallend gerötete, streifige Hautpartie zur Nabelstelle. Über die Verhältnisse des Beckens ist nichts gesagt.

H. B. ROBINSONs Mitteilung einer „unvollständigen Blasenektopie“ erwähne ich nach ENDERLEN: „Vom Nabel aus divergierten die Bäuche der Mm. recti, die Symphyse fehlte und die Knochenenden waren nur durch eine fibröse Masse verbunden. Blase und Urethra waren intakt, die Klitoris war aber gespalten. Es handelte sich demnach um einen Vorfall der ungespaltenen Blase."

WALDSTEINS Beobachtung (1897) betraf eine 33jährige Frau. Es handelte sich um eine geschlossene Harnblase, welche zwischen den auseinanderstehenden geraden Bauchmuskeln wie ein Kugelabschnitt die dünne Bauchhaut vorwölbte, welche nach oben einen derben, narbigen Anteil, die Nabelnarbe darbot. Außerdem bestand eine epispadische Teilung der Klitoris. Darunter war eine Rinne, die zum Scheideneingang hinzog (UR in der Abbildung); es gelang in dieser Rinne blasenwärts mit der Sonde vorzudringen, während sich die Rinne kaudal auf ganz kurze Strecke zu einem Rohr schloß, das hart über der Vaginalöffnung als Ostium externum urethrae mündete.

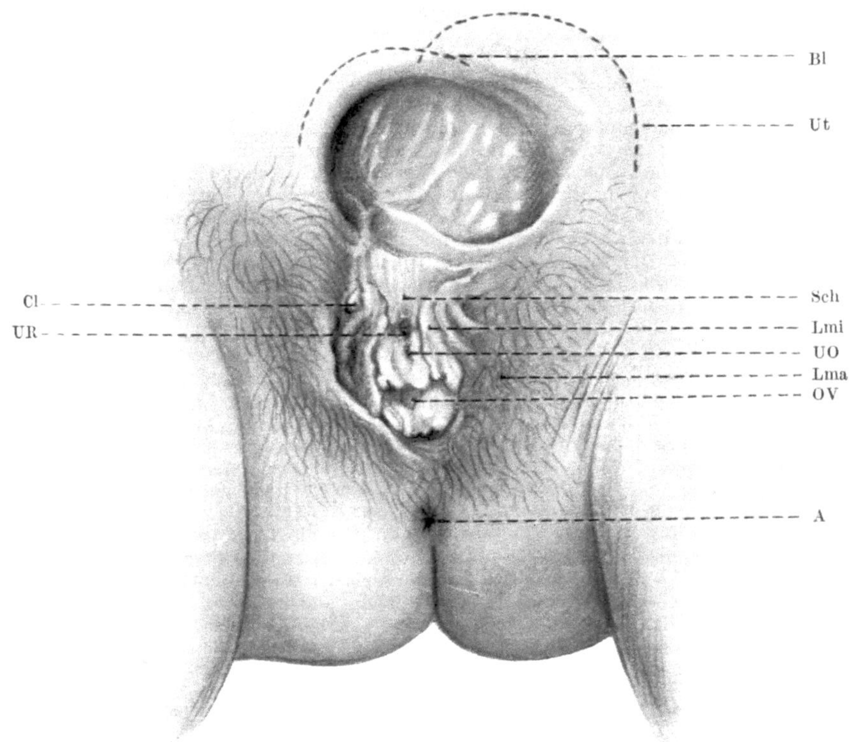

Abb. 70. Ektopie der ungespaltenen Harnblase einer 33jährigen Frau mit teilweise hypospadischer Harnröhre und mit Klitorisspaltung. Cl Klitorishälfte, Sch Schleimhautrinne zwischen den epispadisch gespaltenen Schamteilen, Lmi kleine Schamlippe, UR Urethralrinne, UO Ost. extern. urethrae, Lma große Schamlippe, OV Scheideneingang, A After, Bl Grenze der oberen Blasenausdehnung, Ut Grenze des Fundus uteri gravidi mensis $5^1/_2$. (Nach WALDSTEIN.)

WALDSTEIN hat die Eigentümlichkeit der urethralen Rinne in diesem Fall als Defekt der vorderen Wand erklärt. Ganz mit Recht fragt ENDERLEN, ob das nicht eine unvollkommen gebildete Harnröhre des Weibes sei. Hier bestünde nicht wie sonst nur eine hypospadiäre Rinne unter der gespaltenen Klitoris, sondern ein teilweise erfolgter Schluß dieser physiologischen weiblichen Hypospadie.

1899 hat SCHAUTA ein ganz ähnliches Vorkommnis an schwer zugänglicher Stelle mitgeteilt. Auch dabei handelte es sich um einen weiblichen Fall von Symphysenspalte ohne Blasenekstrophie. (Diese Beobachtung hat später O. v. FRANQUÉ in seiner Arbeit über Spaltbecken an Hand der Aufschreibungen SCHAUTAS erneut ausführlich erwähnt[1].)

SCHICKELE lieferte 1901 einen Beitrag zur Beckenlehre, an Hand der Untersuchung eines $18^1/_2$ Jahre alten Mädchens mit 10 cm breit klaffender Symphysenspaltung, scheinbar

[1] FRANQUÉ, v.: Z. Geburtsh. 75, 76 (1914).

ausgeprägtem Nabelmangel und mit Ektopia vesicae. Im Bereich des Schamberges war eine etwas unregelmäßige Narbe. Von hier zog sich ein Bruch bis zur Symphysengegend. Dieser Bruch wurde von einer Vorwölbung der geschlossenen Harnblase zwischen den geraden Bauchmuskeln gebildet. Die großen Schamlippen strebten nach oben auseinander; die kleinen Schamlippen lagen frei, die Klitoris war an der Wurzel gespalten, sie trat in zwei Lappen nach links und rechts auseinander.

Die im gleichen Jahr erschienene Mitteilung von KOUWER über 5 Fälle von gespaltenem Becken, berichtet auch von einer erwachsenen Frau, die über der Schambeinspalte eine kleine rote Stelle aufgewiesen habe. Diese sei ausgeschnitten und histologisch untersucht worden; es habe sich Epithel wie jenes der Blaseninnenwand ergeben, ferner zeigte sich, daß jene rote Stelle durch einen bindegewebigen (muskularen?) Strang mit der darunter liegenden, geschlossenen Blase in Zusammenhang stand. Dieser Befund ist meines Erachtens nicht anders zu deuten, als bei dem Knaben von LICHTHEIM; es dürfte sich um epithelbekleidete Reste des Urachus bei tiefer unregelmäßiger Nabelschnureinpflanzung gehandelt haben. Eine Ekstrophie der Blase (= „Ektropie", wie KOUWER schrieb), lag nicht vor.

FEHLING stellte 1902 eine Frau mit Spaltbecken und Blasenektopie vor. Die geschlossene Harnblase lag in einem Bauchbruch vor; zugleich bestand ein Uterus bicornis unicollis.

HARTJES Beschreibung eines 4 Wochen alten von Geburt auf beobachteten Mädchens mit Ektopie einer Kloakenblase in einem Nabelschnurbruch über der gespaltenen Symphyse habe ich andernorts ausführlich besprochen[1]. Dies Vorkommnis wurde dadurch noch besonders bemerkenswert, daß beim Versuch des operativen Schlusses der von Amnionshaut überkleideten Rektusdiastase die Harnblase im Scheitelgebiet verletzt und wieder vernäht wurde, daß aber dort alsbald eine Nekrose entstand und sich daraus eine Fistula vesicalis superior[2] entwickelte. (Vgl. auch Abb. 24, welche nach einer Skizze von HARTJE gefertigt wurde! Sie zeigt das Kloakenbild in der durch Sektion eröffneten Blase!)

Ob MURETS Beobachtung (1903) einer 24jährigen Frau mit Spaltbecken hier genannt werden darf, ist nicht ganz sicher. Die Veröffentlichung ist widerspruchsvoll, insofern der Verfasser von einer $8^1/_2$ cm breiten Schamfugenkluft spricht, aber jede Bauchdeckenspalte leugnet; es muß wohl eine Rektusdiastase bestanden haben. Diese war aber von unversehrter und unveränderter Haut bekleidet. Der Nabel sei an gewöhnlicher Stelle gelegen. Da die junge Frau als Kind ein schweres Überfahrungsunglück mit Weichteilverletzung in der Schamgegend erlitten, ist der dort vorhandene Befund einer Fistula rectoperinealis vor dem wohlgebildeten After als begleitender Bildungsfehler nicht sicher verwendbar. Da man neigte, das Spaltbecken als traumatische Bildung anzusehen, war hier die Feststellung eines typischen Spaltbeckens im Röntgenogramm sehr wesentlich.

NEUGEBAUER hat 1904 unter einigen Beschreibungen von Hernia funiculi umbilicalis ein vierwöchiges Kind geschildert. Sein mit Dünndarmschlingen gefüllter Nabelbruch lag unmittelbar über der gespaltenen Schamfuge. Dicht unterhalb dieses Bruches sah man eine epispadische Glans penis derart ausgebildet, daß die Schamrute gleichsam mit dem Rücken an die Schamberglehne angewachsen schien und durch die nach oben gespaltene Harnröhre in Form einer etwa bleistiftweiten Öffnung zentripetal in die sonst völlig geschlossene Harnblase leicht eindringen ließ, welche sich im übrigen als durchaus geschlossen erwiesen hat. Es bestand eine 4 cm weit klaffende Diastasis der beiderseitigen Schambeinanteile. Der Nabelschnurbruch war bedeckt von einem dunkelbraun aussehenden, narbigen Gewebe, ohne eine deutliche Marke der ehemaligen Nabeleinpflanzung. Diese hatte ihren Platz auf der Kuppe des Nabelschnurbruches gehabt. Das Kind hat außerdem einen rechtsseitigen offenen Leistenbruch aufgewiesen.

Eine 1906 von KERMAUNER mitgeteilte Beobachtung betraf einen männlichen Fetus von 6 Uterinmonaten mit einem außerordentlich großen Bauchbruch, der durch das Amnion mit der Plazenta zusammenhing. Der Bauchinhalt lag sozusagen in der extraperitonealen Zölomhöhle. Dabei fand sich an die Vorderwand des Leibes angelagert, nur von Amnion gedeckt die über pflaumengroße Harnblase, welche in eine seichte Genitalfurche ausmündete. In der Hinterwand der Harnblase wurde eine 1:2,5 cm große Öffnung erkannt, die in den weiten, 5 cm langen, blind endenden Dickdarm führte. Ein Processus vermiformis fehlte, während man an der oberen Begrenzung des vesikalen Darmostiums in eine zweite, sehr enge Mündung eine Sonde einführen konnte, welche in den hier sich eröffnenden an und für sich engen Dünndarm vordrang. Der Übergang der gerunzelten Darmschleimhaut in die Innenwandauskleidung der Harnblase war ohne auffällige Epidermisierung erfolgt. — Die vordere Beckenfuge war nicht geschlossen, sie klaffte weit. Darüber zog eine bandartige Brücke normaler Haut, in welche die amniotische Bruchsackwand übergegangen war. Der Penis war kurz, epispadisch gespalten, seine Glans nach abwärts gebogen.

---

[1] Über Ektopie der Harnblase. Dtsch. Z. Chir. **227**; 337; (1930).

[2] ENDERLEN schrieb irrtümlich von einer „Fissura inferior vesicae" in HARTJES Fall und knüpfte daran eine den tatsächlichen Umständen nicht entsprechende Beurteilung.

Der eben geschilderten Mißbildung entspricht weitestgehend der Fall 13, den ENDERLEN 1904 in seiner Abhandlung über die Blasenektopie geschildert hat. (Er überschrieb ihn „Neonata, keine Ektopie", wobei zu bedenken ist, daß für ihn „Ektopie" das bedeutet hat, was wir als „Ekstrophie" benennen.) Ein großer Nabelschnurbruch mit deutlich ausgesprochener Grenze zwischen Bauchhaut und Amnion und ohne freien Nabelstrang zeichnete das Neugeborene aus. In der vorderen Dammgegend fand sich eine linsengroße Öffnung mit Klitoris und kleinen Labien. Statt in eine ausgeprägte Harnblase führte diese Öffnung in eine Kloake; von oben her mündete in sie der Darm, von beiden Seiten und hinten getrennt je ein Geschlechtskanal, unmittelbar daneben je ein Ureter. Die Symphyse war gespalten. Die Kluft der Schambeinenden betrug nahezu 3 cm. Als Bindeglied zwischen den Ossa pubis war ein derber Strang vorhanden, welcher gleichzeitig die untere Umwandung des Nabelschnurbruches darstellte. Zu beiden Seiten des letzteren lag die Muskulatur der vorderen Bauchwand." ENDERLEN sagte von dieser Beobachtung: „Eine Harnblase fehlte vollkommen." Damit meinte er, daß eine in sich abgeschlossene Harnblase nicht ausgebildet war, sondern der Kloakenzustand höchst unfertig, primitiv erhalten schien. Die Ähnlichkeit dieses Befundes mit dem von KERMAUNER einerseits und jenem von HARTJE dürfte nicht zu bestreiten sein.

ENDERLEN hat ferner einen anderen 35 mm langen Fetus mit mangelndem Schambeinschluß und mit Verlagerung der geschlossenen ungespaltenen Harnblase in eine mediane Bauchspalte hinein beschrieben und abgebildet. An Hand eines von jenem Vorkommnis rekonstruierten Fetalmodells stellte er fest: „Irgendwelche Verdünnung der vorderen Blasenwand, welche auf eine kommende Ruptur hinwiese, liegt nicht vor." Dieser Satz ist ungemein wichtig, weil er sich gegen die Meinung kehrt, die in dem eigenartigen Aussehen der vorderen Bauchwand mancher Fälle von Harnblasenektopie eine Folge intrauteriner Heilung einer vorausliegenden Blasenekstrophie hat erkennen wollen.

Sodann ist hier der Arbeit O. v. FRANQUÉs (1914) zu gedenken, in der über Spaltbecken und „Verdoppelung" der inneren Geschlechtsteile bei Frauen berichtet wird. v. FRANQUÉ teilt dort das Vorkommnis einer Beckenspaltung ohne jede andere, äußerlich erkennbare Mißbildung bei einer 22jährigen Frau mit. Dies sei der geringste Grad des einschlägigen möglichen Komplexes von Entwicklungsstörungen; der nächste Grad sei gegeben durch Beckenspalte und Rektusdiastase bei normaler Ausbildung der Harn- und Geschlechtsorgane; daß für diese Fälle aber doch die Ektopie der Blase in Frage kommt, geht aus der Schilderung einer Beobachtung hervor, die v. FRANQUÉ in Gießen an einer 22jährigen gemacht hat. Es bestand eine Vortreibung vorne am Unterleib; der Nabel war eigentümlich geformt, wie verstrichen; er saß sehr tief, d. h. nur 2 Querfinger über der Schambeinfugengegend; dort befand sich auch die halbkugelige Vortreibung, hinter der die Harnblase lag. Die Schambeinenden standen 13 cm weit voneinander ab[1].

Schließlich hat FALK (1922) in einer Arbeit über die kausale Genese embryonaler Mißbildungen eine 25jährige Frau erwähnt, die außer einer Symphysenspaltung und Rektusdiastase einen von dünner Haut bedeckten Bauchbruch an jener Stelle des Schamberges aufwies, an der die Nabelgefäße seinerzeit in den Embryo eingetreten waren. Der Introitus vaginae war stärker bauchwärts gewendet als sonst. Statt eines kräftigen Dammes fand sich eine schmale Scheidewand zwischen Vagina und Mastdarm. Auch ließ sich ein Uterus bicornis unicollis nachweisen. Auch diese Beobachtung dürfte ins Grenzgebiet der Blasenektopie gehören.

Den Schluß der ganzen Beobachtungskette bilden zwei eigene Beobachtungen (1930), von denen die eine in Abb. 67 und 71 bei einem neugeborenen Knaben für sich selbst spricht; das fragliche Präparat ist im ROKITANSKY-Museum des Wiener pathologisch-anatomischen Universitäts-Institutes aufbewahrt. Höchst bemerkenswert ist daran die Möglichkeit der Übersicht über das Feld der ehemaligen Nabeleinpflanzung, das der Urachusgegend und der vorderen Blasenwand entsprach.

Die andere Beobachtung betrifft ein neugeborenes Mädchen mit einem Nabelschnurbruch, Symphysenspalte und gewaltiger, nicht ganz medial angeordneter, vielmehr nach links neigender Perinealhernie. Der vorgefallene Darm endigte nach schneckenartiger Windung blind und besaß noch ein wurmfortsatzähnliches Schlußstück. Histologische Untersuchung ergab ordentliche Dickdarmwebung des ganzen vorgefallenen Stückes, dessen subseröses Gewebe unmittelbar in die Kutis der sehr dünnen, bedeckenden Haut überging. Ein After an gewöhnlicher Stelle fehlte; die sagittale Gesäßfurche, rechts von der Perinealhernie erkennbar, war fast verstrichen. Gegen die rechte Leistenbeuge hin fanden sich weiblich ausgebildete Schamteile mit gut entwickelten rechtsseitigen Schamlippen, während die zugehörigen linksseitigen Labien wie durch den Perinealbruch beeinträchtigt, kümmerlich

[1] Als weiteren verstärkten Grad dieser Entwicklungsstörung nennt von FRANQUÉ den Fall v. ENGELs (richtiggehende Bauchhernie), dann die Beobachtung von KOUWER, welche er allerdings bereits als Vorkommnis einer geringgradigen Blasenekstrophie auffaßte, eine Beurteilung, die für KOUWERs Feststellung nicht zutreffen kann.

aussahen. Zwischen diesen Schamlippen, nahe der rechten Leistenbeuge öffnete sich ein Rohr, durch das man sowohl in die Harnblase als in den Darm sondieren konnte; es stellte die primäre Harnröhre des Sinus urogenitalis vor. Die Harnblase lag, wie die weitere Sektion lehrte, etwas mehr rechts als in der Mittellinie; d. h. je mehr man zum Blasenscheitel strebte, um so mehr näherte man sich dem Ansatz der Nabelschnur hinter dem von Amnionshaut bedeckten Bauchbruch. Es war nur diese eine, geschlossene Harnblase vorhanden; unmittelbar dahinter lag ein Uterus arcuatus, dessen Scheidenteil kaudal ein Stück weit sondiert werden konnte, dann nahe bei dem Ostium des Kanals zwischen den Schamlippen unweit der rechten Leistenbeuge blind endete. Von dem eben genannten Kanal, den man als primäre Harnröhre bezeichnen darf, ging nach links hin eine nicht sehr enge offene Verbindung in den Darm, der knapp vor jener zunächst engen Stelle erreicht wurde, wo er in bruchartiger Fortsetzung nach der linken Perinealgegend vorgetrieben erschien. Diese engere Stelle konnte bei Betrachtung des Darmes vom Colon sigmoideum her etwa dem

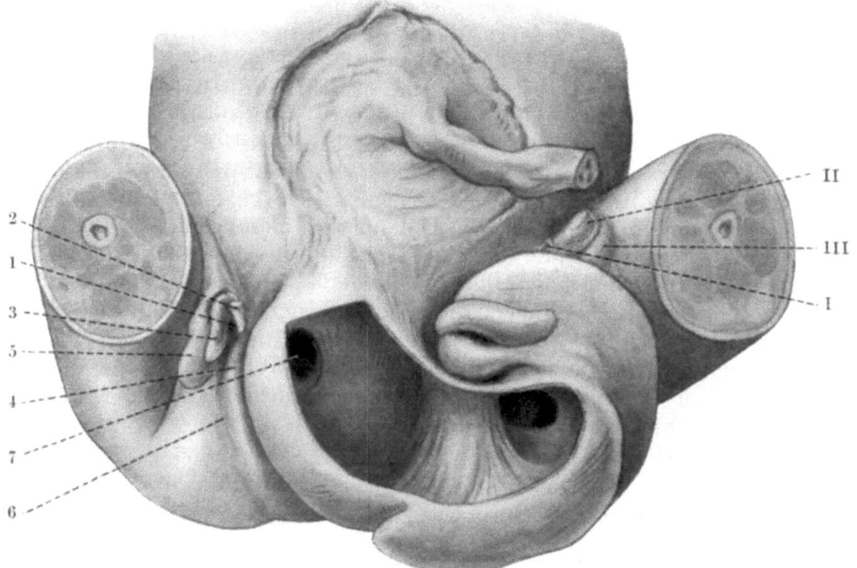

Abb. 71. Nabelschnurbruch, Rektusdiastase, Blasenektopie, Schambeinspalte, Perinealprolaps des Schwanzdarmes, Urorektalfistel und rudimentäre Doppelung der Schamteile eines neugeborenen Mädchens. 1 Mündung der Kloakenblase, 2 kümmerliche Klitoris und links kleine Schamlippe, 3 rechte kleine Schamlippe, 4 kümmerliche linke große Schamlippe, 5 gut entwickelte rechte große Schamlippe, 6 verstrichene, sagittale Gesäßfurche, 7 Mündung des Rektums in den prolabierten Darmabschnitt. I kleine Blindbucht unter dem Phallus der linken Leistenbeuge, II Geschlechtshöcker in der linken Leistengegend, III linke große Schamlippe. (Geschenk von Prof. v. Hiss, Klagenfurth. Pathologisches Institut Göttingen, S. 61/1930.)

unteren Mastdarm entsprechen, der mit dem unteren Blasenwandabschnitt auf der linken Seite eng verwachsen war, während der Vaginalstrang hier nach rechts gedrängt erschien. Im übrigen waren die Darmverhältnisse in der Kindesleiche ganz gewöhnlich angeordnet. Ileum, Colon ascendens und Processus vermiformis lagen an gewöhnlicher Stelle. — Am auffälligsten war nun, daß sich auch nahe der linken Leistenbeuge eine Bildung befand, welche als kümmerliches Ergebnis äußerer Schamteilentwicklung zu buchen ist; es fand sich ein ziemlich kräftiger, fast penisähnlicher Geschlechtshöcker und nach links hin gewendet ein als großes Labium in die Haut des linken Schenkels übergehender Geschlechtswulst, während ventral von der Basis des phallusähnlichen Zapfens eine kleine, etwa 3 mm tiefe Blindbucht vorlag, die zunächst den Gedanken an eine Kanalmündung aufkommen ließ. Ein rechtes großes Labium war in dieser Gegend aber nicht zu erkennen; denn unmittelbar bis zu jener Blindbucht reichte der hernienähnliche Vorfall des Darmes, den ich als fortbestehenden Schwanzdarm ansprechen möchte. Es ist also hier vielleicht als Folge einer ungleichen Zerteilung in der Gegend des ursprünglich einheitlich angelegten Geschlechtshöckers durch den Tieftritt des ungewöhnlich mächtig herangewachsenen Schwanzdarms eine Zweiteilung der Anlagen der äußeren Schamteile entstanden, die als eine sehr unvollkommene Doppelung in Erscheinung trat. Immerhin zeigt diese Beobachtung eine gewisse Ähnlichkeit mit den Vorkommnissen, welche v. ENGEL beschrieben hat, wenn auch dort keine Schwanzdarmhyperplasie gegeben war.

Mit dieser Aufzählung der Besonderheiten einer nicht sehr großen Reihe von Vorkommnissen, dürfte die Summe beobachteter Ektopie der geschlossenen Harnblase nicht erreicht sein. Denn, wie schon gesagt, kommt Ektopie der Harnblase bei Diastase oder segmentärem Mangel der geraden Bauchmuskeln, aber ohne Fehlen des Hautblattes der vorderen Bauchdecken ganz unzweifelhaft vor. Die Beobachtung von FÜTH ist oben schon angeführt worden; man vergleiche weiterhin die Mitteilungen von PARKER, GUTHRIE, OSLER, STUMME und PELS-LEUSDENS. Freilich stehen hier andere Eigenschaften der Harnblase so sehr im Vordergrund, daß man nach ihnen die Fehlbildung beurteilte und beispielsweise von „Riesenharnblasen" oder „Blasenhypertrophie" sprach und sich nicht bewußt wurde, daß Erscheinungen aus einem großen Mißbildungskreis vorlagen, dessen wesentlichstes Merkmal Wachstumsstörungen bei der Wand- und Abschlußbildung des Leibesendes bildeten.

Unter Berücksichtigung all jener Beobachtungen ergibt sich also, um es zu wiederholen, die Begriffsbestimmung der „Blasenektopie" als einer Harnblase (oder Kloakenblase), welche mit Ausnahme der Harnröhre (oder der primitiven Mündung des Sinus urogenitalis) nach vorne geschlossen über der offen gebliebenen Schambeinfuge, mehr oder weniger zwischen den auseinander klaffenden geraden Bauchmuskeln angeordnet ist. Liegt eine Schambeinspalte bei gut häutig gedeckten, also doch irgendwie geschlossenen, gleichwohl aber infolge Rektusdiastase geschwächten Bauchdecken vor, dann wird man ebenfalls von „Blasenektopie" in unserem Sinn sprechen. Fraglich muß diese Berechtigung aber für jene Fälle erscheinen, welche zwar segmentale Bauchmuskellücken, nicht aber eine offen gebliebene Schamfuge besitzen. Hier ist im Einzelfall eine scharfe Unterscheidung der „vesikalen Ektopie" und der „Harnblasendystopie" geboten, worunter man die sekundäre, meist also erworbene Verlagerung eines mehr oder minder großen Teiles der Harnblase nach regelrechter topischer Fetalanlage des Organs zu verstehen hat.

Die Bedeutung der Ektopia vesicae, (d. h. der geschlossenen, in den Spaltbereich der offen gebliebenen vorderen Bauchwand über der klaffenden Schambeinfuge eingelagerten Harnblase), hat uns wiederum ENDERLEN nahe gebracht. Die nach vorne geschlossene Harnblase solcher Fälle weist darauf hin, daß hier eine spätere Entwicklungszeit in Frage kommen muß, als für die Bildung einer Blasenekstrophie. Schambeinspalte und mangelnder Bauchdeckenschluß verweisen abermals auf die Kloakenmembran zu einer Zeit, in der es bereits zur Ausbildung eines nach vorn geschlossenen Blasenraumes kam. Am Modell eines menschlichen 9 mm-Embryos tat ENDERLEN dar, daß die hoch hinausreichende Kloakenmembran anstatt ganz zu schwinden eine Art von Eröffnung oder Aufteilung der epithelialen Blätter mit dem Effekt der Spaltbildung vor dem Blasenkörper erfahren könne. Die Störung im Gebiet der Kloakenmembran ist anscheinend mit Fehlbildungen des Genitalhöckers ebenso oft kombiniert, wie mit Hemmungen in der Entwicklung eines Septum urorectale. Das beweisen die Vorkommnisse geschlossener Kloakenblasen in den Fällen von HARTJE, KERMAUNER, ENDERLEN (Beobachtung Nr. 63) und meiner oben geschilderten Beobachtung ebensosehr, als die Störung in der Gestaltung des äußeren Genitales, bzw. der Harnröhre, wie sie mehr oder weniger die meisten einschlägigen Mitteilungen des Schrifttums erkennen lassen.

Es handelt sich also in jedem Fall, d. h. in dem der Ekstrophia vesicae und in dem der Ektopia vesicae mit ihren nachbarlichen Entwicklungsstörungen um komplizierte, syngenetische Bildungsfehler, denen nach KERMAUNERS Deutung eine mehr oder weniger ausgedehnte mesodermale Wachstumsstörung in bestimmten kaudalen Rumpfsegmenten eigen ist. Diese Störung muß nach Ausdehnung und Stärke im Fall der Ektopia vesicae geringer sein, als im Fall der Ekstrophia vesicae. Kommt es doch immerhin im ersteren Fall zur Ausbildung einer vollkommenen, mesodermalen Blasenwand, die seitlich sogar auf das Mesoderm der auseinander klaffenden Bauchwand übergreifen und so einen Abschluß der Peritonealhöhle nach außen bilden kann; jedoch muß dieser Abschluß nicht zustande kommen, wie die Vorkommnisse höchstgradiger Nabelschnurbrüche mit klaffenden Bauchdecken bei geschlossener Harnblase beweisen (Kermauner, Enderlen, Fall 13).

Über die erste Ursache all dieser komplizierten Bildungsfehler ist nichts bekannt. Noch einmal sei betont: Die Annahme, es läge in der Ektopia vesicae eine Heilungsfolge früher vorhandener Ekstrophia vesicae vor, läßt sich nicht beweisen, ist im Gegenteil an der Hand der histologischen Betrachtung der Wandverhältnisse der ektopischen Blase als unzutreffend abzulehnen.

2. Dystopia vesicae.

Als Fehllagerung der Harnblase kennt man vereinzelte Vorkommnisse, in denen das Organ etwa in Bruchsäcke hinein, mit einem Gebärmuttervorfall nach hinten und unten gezogen wurde. Das sind erworbene Verlagerungen.

Unter dem Begriff der angeborenen Dystopie soll man den hoch zum Nabel hinauf reichenden Blasenscheitel nicht rechnen. Er entspricht mehr einer nicht fertig gewordenen Ortsverschiebung und Formveränderung der kindlichen Harnblase. Auch bei der Blasenektopie, bzw. bei Fällen von Rektusdiastase hat man diesen Blasenhochstand gesehen, der wie Kermauner berichtet, von einigen als Zeichen infantilistischer Entwicklungsverzögerung verwendet worden ist.

Nennenswert ist hier die sog. „intraligamentäre Harnblase". Unter Hinweis auf Beobachtungen von Nägele, Ziegenspeck, Tandler, Wolff, Natanson-Zinner, Stadler, Diehl und Vogt sagt Kermauner, die ungewöhnlichen Lagebeziehungen dieser Störung bestünden in tiefem Sitz und ausschließlicher Verbindung mit der Scheide. Durch die Blasenfüllung wird hierbei geradezu der nachbarliche Scheidenteil der Gebärmutter nach hinten und oben gedrängt; das könne im Geburtsverlauf zu ungünstiger Einstellung des vorliegenden Teiles führen. Wir müssen uns an diesen Angaben genügen lassen, denn es fehlt auf diesem Gebiet noch durchaus an zuverlässigen anatomischen Befunden. Kermauner macht aufmerksam, daß hier auch Verwechslungen möglich sind, daß beispielsweise von intraligamentärer Blase gesprochen werde, während ein Blasendivertikel vorliege.

Schließlich sei noch auf die Möglichkeit einer gewissen Rückwärtszerrung des Blasenscheitels aufmerksam gemacht, wenn bei gehemmter Loslösung des Darmes von der Blasenrückwand ein bis zu höchst an der Blase hinaufreichendes Ligamentum rectovesicale bestehen blieb. Diese an kloakale Zustände gemahnende Bildung geht im Fall des weiblichen Geschlechtes immer mit Hemmungsbildung der inneren Genitalorgane einher; das Band ist aber nicht Ursache, sondern Begleiterscheinung solcher Entwicklungsstörung. Es dürfte auch wohl nicht die Ursache einer Rückwärtsdystopie des Blasenscheitels sein; vielmehr wird die gesamte Lageordnung und Formgestaltung der Beckenorgane, einschließlich des Ligamentum rectovesicale, als Ausdruck einer koordinierten Entwicklungsstörung aufgefaßt.

III. Fehler der Harnblasenform und -lichtung.

Einige ungewöhnliche Formen der Harnblase sind schon in den vorausgehenden Hauptstücken behandelt worden. In den folgenden Absätzen sollen die ungewöhnlich große Harnblase („Vesica gigantea", „Riesenharnblase"), die Lichtungsstörungen durch blasenwärts ausgebreitete zystische Ureterendauftreibungen, die Kammerung der Harnblase, also die zweigeteilte Blase („Vesica bipartita"), die Sanduhrblase („Vesica isthmica") und die Frage der nageborenen Harnblasendivertikel besprochen werden.

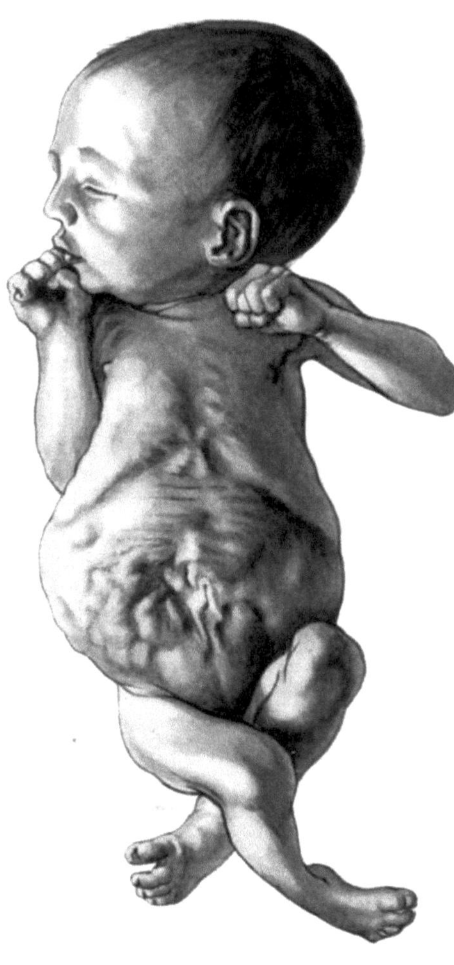

Abb. 72. Vorlagerung der erweiterten Harnblase bei mangelhafter Entwicklung der Bauchwandmuskulatur. (Klinische Beobachtung und Bild von Prof. RUD. HESS, pathologisch-anatomisch geklärt von Prof. BORRMANN in Bremen.)

A. Riesenharnblase.

Eine ausführliche Behandlung der übergroßen Harnblase findet sich in KERMAUNERs Ausführungen über die Fehlbildungen der weiblichen Geschlechtsorgane, des Harnapparates und der Kloake im Rahmen des Handbuches von HALBAN und SEITZ über die Biologie und Pathologie des Weibes (Bd. 3).

Streng genommen wird man unter „Vesica gigantea" die reine Form einer hyperplastischen, d. h. in den Maßen der Lichtung, wie der Wandung übermäßig entwickelten Harnblase verstehen müssen (B. WOLFF, LOCHOW); indes ist der Unterschied gegenüber Fehlbildungen, in denen der ventrale Kloakenabschnitt durch einen engeren oder weiteren REICHELschen Kloakengang noch mit dem Darm in Zusammenhang stand, oder sonstige auf den Kloakenzustand hindeutende Bildungseigenheiten übrig geblieben, im Schrifttum meist nicht streng durchgeführt; es sind also meist die riesenhaften Kloakenblasen mit den eigentlichen übergroßen Harnblasen gleich gesetzt worden (GG. B. GRUBER, HERM. ANGERER u. a.); uneröffnet, d. h. nicht mit aller Sorgfalt unter Beachtung anatomischer Kleinigkeiten seziert, sehen sich die Früchte in einem wie im anderen Fall sehr ähnlich; an ihnen beherrscht die mächtige Auftreibung des Leibes die ganze Außengestaltung, wie dies aus den Abbildungen nach WESTPHAL, BRAUCH und SCHWYZER (Abb. 27—29) im vorigen Kapitel zu ersehen ist.

Jedenfalls ist die Zahl der einfachen Riesenharnblasen bedeutend geringer als jene der übergroßen Kloakenblasen. Beispiele solcher Art lagen Beobachtungen von CARL OTTO, SCHMIDT, STERNBERG und KOBAYASHI, sowie von ROB. MEYER zugrunde. Dieser beschrieb bei einem Dreimonatsfetus eine Harnblasenerweiterung (mit erheblicher Verdünnung der Blasenwand, also ohne ungewöhnliche Gewebsvermehrung) durch den Inhalt. Ferner seien bei einem Neugeborenen im Inhalt der pergamentdünnen Harnblase von Hühnereigröße

Harnbestandteile erwiesen worden. SCHMIDTs Fall ließ hochgradige Erweiterung von Blase, Harnleiter und Nierenbecken infolge (?) eines klappenartigen Verschlusses des Harnröhrenanfanges gegenüber dem Blasenhals erkennen. Man sah auf Reihenschnitten, daß die Harnröhre, die überall eine Lichtung besaß, nicht gerade, sondern in einem Winkel von 45° sich von der Blase entfernte;

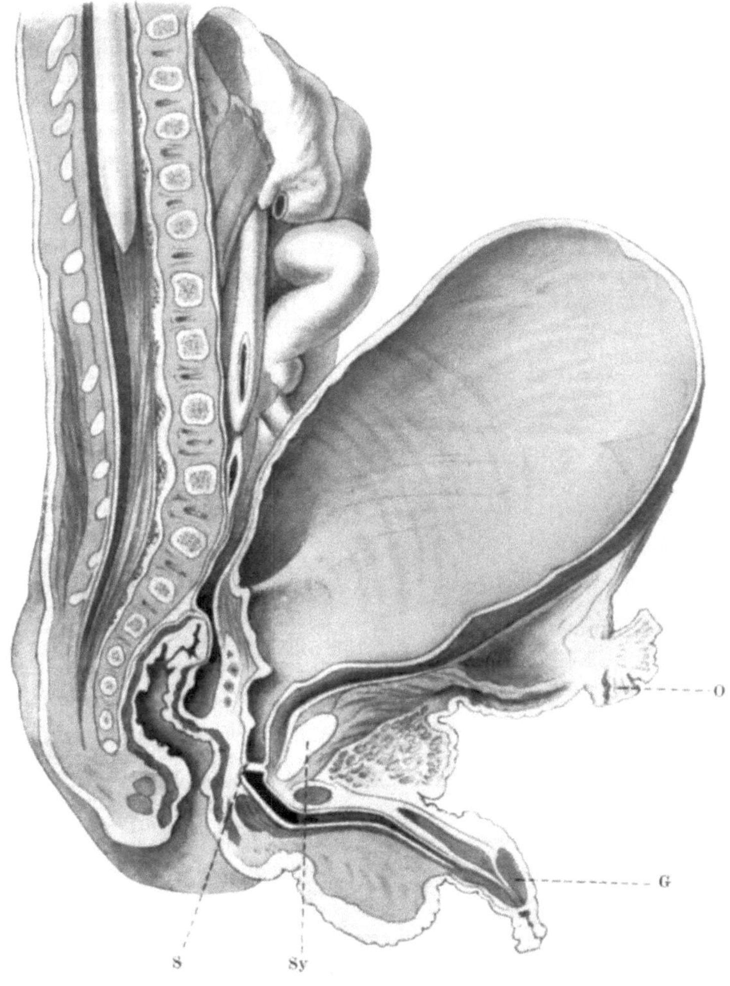

Abb. 73. Riesenhafte Erweiterung der Harnblase bei einem 12 Tage alten Knaben. Wand der Harnblase hypertrophisch. Kongenitaler Verschluß der Pars membranacea urethrae. O Nabelrest, G Glans penis, Sy Schamfuge, S Diaphragmaartiger Verschluß der Pars membranacea der Harnröhre. (Nach WIGAND-MARCHAND.)

somit ragte der nach Rekonstruktion der Körperlage hinter der Harnröhre gelegene Teil der Blasenwand wie eine Lippe nach vorne und bedeckte die Harnröhre. Entwicklungsgeschichtlich ließ sich der schiefe Abgang der Harnröhre von der Harnblase nicht erklären. (Ich möchte hier hinzufügen, daß möglicherweise diese Schiefheit des Abgangs nicht Ursache, sondern Folge der übermäßigen Blasenfüllung war, deren Ursache pathologisch-anatomisch überhaupt nicht zu klären sein mochte.) STERNBERG und KOBAYASHI untersuchten ein Kind mit elephantiastischer Ausbildung der Bauchhaut — abgesehen von einem Übermaß der Wandbildung an der Harnblase und dem Darm. Man darf hier wohl auch jene bei anderer Gelegenheit schon erwähnten Beobachtungen von Bildungs- und Formstörung der Harnblase zusammen mit Bauchmuskeldiastase nennen; denn es handelt sich dabei zumindest um übermäßige Muskelausbildung der Blasenwand (PELS-LEUSDEN, OEHLER), oft aber um mehr. Wie sich an Untersuchungen entsprechender Fälle zeigt, ist die Harnblase meist größer; sie steigt nach Füllung aus dem Becken nach der Bauchhöhle weit empor und baucht infolge ihrer Verwachsung mit den bei jenen Menschen sehr dünnen Leibeswand die Bauchhaut auffällig kugelig oder spindelig nach vorne und unten aus. Abbildungen bei STUMME und bei GUTHRIE lassen dies gut erkennen. STUMME schreibt von der spitzbogenartigen Form, in der sich gelegentlich solche Blasen zum Nabel hin erheben (PARKER, GUTHRIE, OSLER, STUMME, PELS-LEUSDEN).

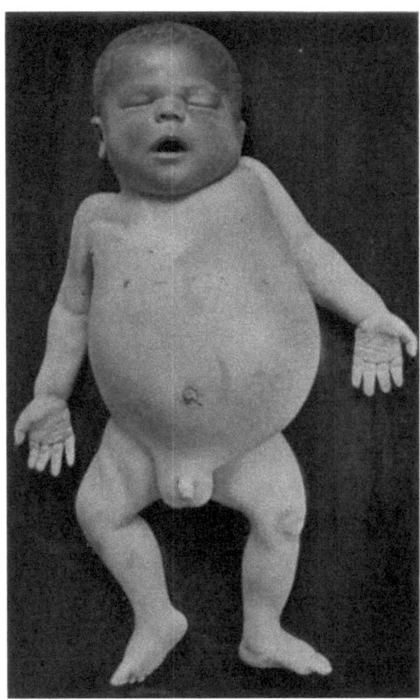

Abb. 74. Totgeborene Frucht mit mächtiger Auftreibung des Bauches. (Pathol. Institut Göttingen. Mitgeteilt von PIEPENBORN.)

Durch Prof. HESS in Bremen erhielt ich das Bild eines Kindes mit unvollständigem Bauchmuskeldefekt und Vorlagerung der Harnblase (Abb. 72), die übermäßig groß und ungleichmäßig stark, ja stellenweise hypertrophisch war, wie die durch Prof. BORRMANN vorgenommene Leichenöffnung ergab, der mir die Harnorgane freundlich zur Untersuchung überließ (E. 1064/33). Das Kind (♀) ist 9 Monate alt geworden; man hatte schon bald nach der Geburt seinen „schlaffen" Bauch bemerkt; es war klinisch kaum möglich, seine Bauchmuskulatur tastend nachzuweisen. Anatomisch erwiesen sich die Musculi recti nur im untersten Fünftel kümmerlich ausgebildet. Die Symphyse war geschlossen. Abgesehen von diesen Feststellungen an Bauchwand und Harnblase fand BORRMANN einen Tiefstand der Nieren; ebenso wie die Harnblase „erweitert", d. h. in allen Ausmaßen — auch in der Wandstärke — übermäßig groß war, sind die Harnleiter und die Nierenbecken durch vermehrte Lichtungsweite aufgefallen.

Weitere Einzelheiten zu diesem Gegenstand übergroßer Harnblase oder von Harnorganmißbildungen bei gestörter Bauchdeckenform finden sich bei MOLLISON und PUDYMEITIS.

Daß die Fortführung des Lebens mit dem Vorhandensein einer übergroß gebildeten Harnblase möglich ist, das geht schon aus den soeben angeführten Beobachtungen hervor. (Vielleicht darf man hier auch eine Mitteilung von BECK nennen.) KERMAUNER hat ausdrücklich auf diese Tatsache der Lebensmöglichkeit von Trägern übergroßer Harnblasen aufmerksam gemacht und sich dabei noch auf Fälle von BLUM, TELLER, BURCKHARDT und ENGLISH berufen. Auch Ausführungen von FORDYCE und CAPON über „idiopathische Blasenhypertrophie" sollen hier berücksichtigt werden.

Ein Teil der Fälle von riesenhafter Blasenerweiterung ließ zugleich Falten, häutige Diaphragmabildung oder noch ausgeprägtere Atresie im Bereich der Harnröhre erkennen (VOGT, ARNOLD, WOLCINSKY, WIGAND, OPITZ, TOLMATSCHEW, BRAUCH, SCHÄFFER, MÜLLER, A. SCHMIDT, HERTZ u. a.).

Der Harnröhrenverschluß wird teils als Folge mangelhafter Entwicklung des Urethralseptums angesprochen, oder aber man denkt an sekundäre Verwachsung von Urethralfalten. In seiner Bearbeitung der kongenitalen Erweiterungen des Harnsystems, insbesondere der sog. atonischen Erweiterungen gedenkt WALTER LEHMANN unter Hinweis auf HINMAN und KUTZMANN u. a. solcher Faltenbildungen und bildet ihre Örtlichkeit knapp vor dem Ort des Samenhügels der männlichen Harnröhre ab. Auch weist er auf die von SWIBURNE zum erstenmal nahegelegte Vergrößerung des als „Verumontanum" bezeichneten Samenhügels hin, welche von BUGBEE und WOLLSTEIN, sowie von ROBINSON in einigen Fällen gesehen worden sei. Indes lassen sich solche Anhaltspunkte nicht immer finden, und es bleibt für eine ganze Anzahl von Vorkommnissen der ungewöhnlichen Erweiterung von Harnblase, Harnleiter und Nierenbecken nur die Annahme übrig, daß die funktionell-dynamische Einrichtung der Harnableitung irgendwie gestört sei. Darüber ist in Einzelheiten hier nichts weiter auszuführen; bei LEHMANN finden sich zu dieser Frage zahlreiche Schrifttumshinweise; (vgl. auch BECK).

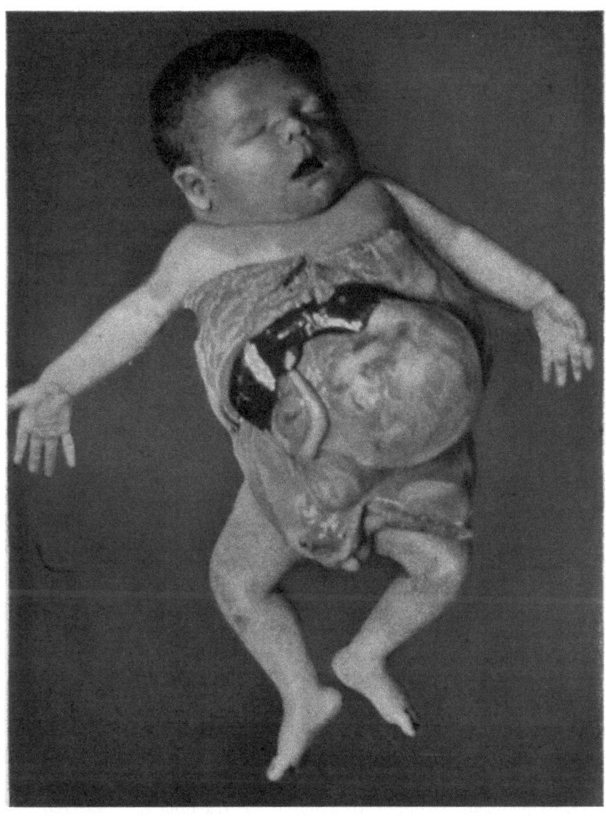

Abb. 75. Die gleiche Frucht wie in Abb. 74 mit geöffneten Bauchdecken. Man sieht eine gewaltige Zyste unter der Leber vorgewölbt, über welche vorne senkrecht ein Darmstück verläuft. Auch die Harnblase ist erweitert.

Anderseits gibt es aber auch nicht wenige Vorkommnisse, in denen die Erweiterung des ableitenden Harnweges zusammen mit anderen Fehlbildungen innerhalb der gleichen Segmentalabschnitte oder ganz und gar desselben Abschnittes, bzw. die Entwicklungsfehler genetisch eng verwandter Systeme daran denken lassen, daß hier insgesamt Folgen irgendeiner übergeordneten Entwicklungsunregelmäßigkeit gegeben seien. Unter diesem Gesichtswinkel muß man z. B. die von F. A. LENTZE beschriebene verwickelte Mißbildung der Harn- und Geschlechtsorgane werten, welche eine umschriebene kugelrunde zystische Auftreibung des linken Harnleiters außerhalb der Harnblase aufwies; diese war so beschaffen, daß sie zentripetal und zentrifugal für den Ureterstrom als Ventilverschluß wirken konnte. Zugleich bestanden bei jenem Kind von 41 cm Länge eine Hufeisenzystenniere, ein rechtsseitiger Doppelharnleiter, ein Harnblasendivertikel, eine Erweiterung des abdominellen Harnröhrenanteiles, eine Mißbildung des Harnröhrensphinkters; auch wurde eine Unterentwicklung der Prostata festgestellt, beide Samenblasen und ein Samenleiter fehlten, ein Rest des MÜLLERschen Ganges der anderen Seite war auffallend weit erhalten geblieben; zudem fanden sich Spina bifida,

Wirbelsäulenskoliose und Klumpfüße. — Auch eine Göttinger Beobachtung ist hier einschlägig, die Piepenborn in Einzelheiten mitgeteilt hat (Abb. 74—76).

Es fand sich im Leib des Kindes, dessen gewaltiger Bauch ein absolutes Geburtshindernis dargestellt hatte, abgesehen von einem Mangel der rechten Niere, ein membranartiger Verschluß der Harnröhre im Bereich der Pars cavernosa; ferner bestand eine mächtige kugelige Auftreibung des linken Nierenbeckens ohne Atrophie des Nierengewebes, ein gering erweiterter linker Harnleiter und eine stark gefüllte hypertrophische Harnblase, deren Blasenausgang etwas nach rechts gedrängt war. Der Darm hatte seinen natürlichen Ausgang, doch bestand eine Spina bifida lumbodorsalis occulta mit Myelomeningozele. Hier lag also eine Reihe von Bildungsunregelmäßigkeiten vor, die wohl auf Wachstumsstörungen des Mesenchyms bezogen werden müssen (English, Schneider). Ob Piepenborns Deutung der Ektasie des Nierenbeckens und der Harnblase infolge Urinstauung richtig sei, kann man bezweifeln. Gelegentlich tritt übrigens an der Erscheinung der Flüssigkeitsstauung in den fetalen Harnwegen die Harnblase noch weniger in den Vordergrund, als es Piepenborn gefunden. So erwiesen sich in Foersters Fall die Ureteren allein als höchstgradig erweitert. (Das isolierte Vorkommnis von sog. Megalureteren als Ergebnis örtlichen Wachstums — vielleicht auch örtlich umschriebene Entwicklungsstörung wird sehr selten selbst noch beim Erwachsenen festgestellt [Maresch, Kermauner].)

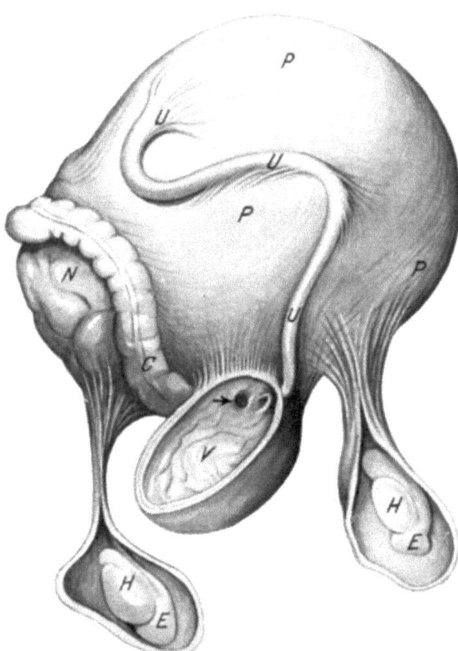

Abb. 76. Linke Niere, Nierenbecken, linker Harnleiter, Harnblase, Colon descendens, Hoden und Nebenhoden in einem Stück nach Entfernung aus der Frucht. Die Harnblase ist durch Schnitt in ihren oberen Teil so geöffnet, daß man den Blasengrund mit Harnröhrenanfang und das Ostium vesicale ureteris sinistri sieht. C Colon descendens, E Nebenhoden, H Hoden, N linke Niere, P linkes Nierenbecken, U linker Harnleiter, V Harnblase, → Blasenausgang. (Fall Piepenborns; vgl. Abb. 74 u. 75.)

Es liegt sehr nahe, beim Suchen nach dem Wesen und Werden der übergroßen Harnblase auch die Riesenkloakenblasen heranzuziehen, die an und für sich ungleich viel häufiger gefunden worden sind[1] (vgl. dazu auch Rolf Krügers Ausführungen über die Riesenkloake!). Daß die Ansammlung des allzu reichlichen Blaseninhalts im Sinn eines unüberwindlichen Geburtshindernisses wirken könne, wurde immer wieder gemeldet (Ahlfeld, Hecker und Buhl, Anders, H. Angerer, Böhi, Depaul, Dienst, B. Freund, Goebels, Hartmann, Herinet und Faix, Jany, Jilder, Loewy, Meara, Merz, Michelmann, A. Müller, Charlotte Müller, Schwyzer, Stadler, Westphal, Welsch).

Ich bin selbst mehrmals in die Lage gekommen, einschlägige Umstände an der Leiche von Neugeborenen nach schwerster Dystokie zu klären. Im Fall eines neugeborenen Knaben, dessen Bauch in mächtiger Auftreibung ein unbedingtes Geburtshindernis dargestellt hatte.

[1] Hertz hat in seiner Dissertation aus dem Schrifttum 39 Fälle gesammelt, in denen ein Riesenmaß des Harnbehälters mit Atresie oder membranösem Verschluß der Harnröhre verbunden war; dabei fanden sich doch überraschend viele Mitteilungen, die offenbar Riesenharnblasen ohne Kloakenzustand betrafen, nämlich die Beobachtungen von Delpèche, Cade, Freund, Jany, Duncan, Matthews, Lusk, Galabin, Wolcynski, Meara, Commandeur und Stalpart. Die von Hertz erwähnte Beschreibung Monros gehört vielleicht weniger in den Rahmen der übrigen; denn der Mangel von Kopf, Armen, dem größten Teil der Wirbelsäule, Rippen, Herz, Lungen, Leber, Milz, Speiseröhre, Magen und einem Hoden, sowie der Defekt der Harnleiter weist darauf hin, daß ein Holoacrardius amorphus vorlag.

konnte nur durch Anstechen des Leibes Abhilfe geschaffen werden; es flossen 3 Liter einer wäßrigen Flüssigkeit ab, worauf die Geburt spielend vonstatten ging. Die Sektion des Kindes ergab eine Riesenharnblase mit rückwärtiger Andeutung einer Divertikelbildung und Atresie beider Uretermündungsstellen. Der Mastdarm endete regelrecht in einem ordentlich gebildeten After (S. 137/33; bearbeitet von CHARLOTTE MÜLLER). Ein anderesmal waren mir von der Hebammenlehranstalt Salzburg Teile eines zerstückelten Fetus übergeben worden, darunter die merkwürdige, zwar riesenhafte, aber doch sehr ungleichmäßige „Harnblase", die etwa 3 Liter einer urinartigen Flüssigkeit enthalten haben sollte; auch hier hatte ein unbedingtes Geburtshindernis in Form des unnachgiebigen ausgedehnten Leibes vorgelegen, ja beim Versuch mit Gewalt das 53 cm lange Kind aus dem Mutterleib zu befreien, hatte der erste Geburtshelfer den Kopf der Frucht abgerissen. Durch HERM. ANGERER sind dann die teratologischen Einzelheiten jener Beobachtung veröffentlicht worden. Die Unregelmäßigkeit der Harnblase, die sich als Sinus urogenitalis mit offenem Kloakengang und mit blind verschlossenem Sinuskanal entpuppte, war durch 3 ungleiche Divertikelbildungen, anderseits aber auch durch Gewebsunterschiede ihrer Wandung bedingt, die dünner und dicker, aber ungleich epithelisiert befunden worden ist. Meist geht es wie in dem eben geschilderten Fall: Infolge des Mißverhältnisses zwischen mütterlichen Geburtswegen und dem riesig aufgetriebenen Leib der Frucht muß das kindliche Leben geopfert werden, wenn es nicht schon im Verlauf der vergeblichen Geburtsarbeit erlosch. Daß auch Blasenrupturen bei solchen Früchten möglich sind, hat BÖHI mitgeteilt. OLSHAUSEN hat auf die Überfüllung der fetalen Riesenkloake als Ursache fetaler Entzündung aufmerksam gemacht.

Divertikelbildungen sind bei Riesenkloaken nicht ungewöhnlich, wie aus WOLCYNSKIs, HERTZs, ROSEs und ANGERERs Mitteilungen zu ersehen ist. Aber auch sonst wurde die Form solcher Blasen recht verschieden beschrieben. Ihre Gestalt war oft so eigenartig, sagt KERMAUNER, daß von einfacher Erweiterung nicht gut gesprochen werden konnte. Als unsymmetrisch, dreizipfelig, konisch nach unten erweitert, dreieckig, kleeblattförmig, vierzipfelig ist ihre Form geschildert worden (WOLFF, MERZ, DEPAUL, STADLER). Über die Stärke ihrer Wandung liegen auseinanderweichende Angaben vor, d. h. bald wurde sie sehr dünn befunden, bald auffallend dick, nicht selten einseitig oder nach bestimmter Richtung dickwandiger als an anderen Stellen (MAGENAU, OEHLER, STADLER, TOLMATSCHEW, GOEBELS, PELS-LEUSDEN, ARNOLD).

Im Fall ANGERERs schwankte die Muskeldicke zwischen 3 und 8 mm. Trabekuläre oder geschwulstähnliche Muskelwandverdickung (STADLER) haben wir nicht wahrgenommen. Die Epithelbekleidung ist zum Teil regelrecht als Übergangsepithel, teils als vielschichtiges Plattenepithel mit und ohne Verhornung gefunden worden. Nach KERMAUNERs Angaben erscheine die Blasenwand dort, wo sie von verhornten Plattenepithel bedeckt werde, mitunter warzig und gekörnt (LEWY, NEUMANN, STADLER). Für unsere Beobachtung traf das nicht zu; nur sahen gewisse Zonen nahe dem Kloakengang eigenartig gefältet und wie mit milchig grauer Haut bedeckt aus; diese trübe grauweiße Beschaffenheit der Innenwand war durch das zum Teil verhornte Plattenepithel bedingt.

Die Annahme, es sei in diesen verschiedenen Formen von Riesenblasen oder Riesenkloaken nur die Folge einer Anstauung fetalen Urins zu ersehen, ist heute verlassen (KERMAUNER). Fälle, wie jener von MARESCH, bei dem sich im selben Fruchtkörper völlig atretische Nierenbecken und teilweise verödete Harnleiter über einer gigantischen Harnblase fanden, sprechen gegen die Theorie der fetalen Urinstauung als Ursache der Blasengröße eine entscheidende Sprache, ganz abgesehen von der chemischen Seite dieser Angelegenheit, welche den flüssigen Inhalt solch großer Blasen mitunter ganz frei von Harnbestandteilen dartun ließ (KERMAUNER). Übrigens sind durch SHATTOCK, ROBERT MEYER und UCKE unverhältnismäßig große Kloakenbildungen schon bei recht jungen Feten gefunden worden, für die abermals eine Nierensekretion als Ursache der kloakalen Flüssigkeitsansammlung nicht denkbar ist.

So bleibt schließlich, um sich eine Vorstellung vom Werden der übergroßen Harnbehälter zu machen, nichts anderes übrig, als die Vermutung von KERMAUNER, die in den meist gar nicht gleichmäßigen Riesenbildungen das Ergebnis eines örtlich manchmal ungleichen, im ganzen aber hyperplastischen Wachstums der Wandgewebe zu ersehen meint. Die Ursache all diesen

Wachstums gegen die Regel ist ebenso unbekannt, wie Gesetz und Ursachen der regelrechten Entwicklung.

Anhang.

Fetale Nierentätigkeit und Fruchtwasserquellen.

Gerade die Betrachtung übergroßer gefüllter Harnblasen bei Feten und geburtsreifen Kindern rührte mit Regelmäßigkeit an das Rätsel der Fruchtwasserbildung. Man hat früher ohne weiteres den Inhalt der fetalen Harnblase als kindlichen Urin, d. h. als fortgeleitetes Nierensekret bezeichnet. Ja, man war sich dieser Vorstellung als einer gegebenen Tatsache so sicher, daß man sie zur Voraussetzung einer genetischen Erklärung bestimmter Bildungsfehler im Bereich der Harnorgane machte.

Die „Berstungstheorie" der ekstrophierten Blase und ihrer Kloakengrenzzustände ging von der Vorstellung des übergroßen Harndruckes im Urinbehälter des neugeborenen Kindes aus. Heute erscheint die Berstungstheorie gründlich erledigt.

Reichels und Enderlens Untersuchungen haben hier viel gewirkt. Und Enderlen hat dabei, abgesehen von einer eigenen Beobachtung, eine Reihe von Vorkommnissen angeführt, in denen bei gefüllter und übergroßer Harnblase allerlei Bildungsfehler vorlagen, die in den Kreis der kloaken Fehlentwicklung gehören (Allen, Walther, Müller, Schwyzer, B. Wolff, E. Loewy, Michelmann und Ransom), ohne daß es zur Berstung des Blasenteils im Sinn einer Spaltblase gekommen wäre.

Heute weiß man bestimmt, daß eine Nierenfunktion im Sinne der Harnabsonderung für die Entwicklung des Fetus bis zur Reife nicht nötig ist (H. A. Dietrich). An Hand der sympodalen Sirenenmißbildungen, in denen regelmäßig die distalen Anteile metanephrischer Herkunft (Ureteren, Geschlechtskanäle), ebenso wie die Kloakenabkömmlinge (Harnblase, Sinus urogenitalis, Harnröhre) schwerst beeinträchtigt, ja, praktisch genommen, nicht vorhanden sind, gewann man diese Einsicht. Veit, Lange, Neumann und ich selbst haben solche sireniformen Monstren untersucht; sie können der Ausbildung des Schädels und der oberen Stammesteile nach völlig ausgereift sein. Oder man denke an die von H. Schneider, Schilling, Strassmann, Zaufal und Rainer zusammengestellten Fälle hypoplastischer Nierenentwicklung oder gänzlich fehlender Nierenbildung bei sonst wohlgebildetem, ja reif erscheinendem Körper! Ferner ist hier zu erinnern an die nicht so seltenen Vorkommnisse fetaler Zystennieren bei ausgereifter Körperbeschaffenheit der Frucht, während die Nierenbecken völlig obliteriert erscheinen, was ja ehemals zu der Erklärung der polyzystischen renalen Bildung infolge Harnstauung geführt hatte[1].

Man weiß, daß die harnfähigen Stoffe des Kindes auf dem Blutweg der Mutter zugeführt und im mütterlichen Organismus ausgeschieden werden. Damit ist aber nicht gesagt, daß die fetalen Nieren keinen Harn absondern **könnten.** Immerhin ist es umstritten, wie weit sie diese Funktion ausüben, ferner ob die Flüssigkeit, die man bei fetaler Hydronephrose oder gigantischer Harnblase findet, wirklicher Urin ist.

H. A. Dietrich nennt die fetalen Nieren Sicherheitsventile, die in Tätigkeit treten, wenn die Abgabe durch die Mutter (Niereninsuffizienz) vermindert sei; das wäre also eine Exkretion unter pathologischen Umständen. Man muß hier wohl sehr genau beobachten und darf die während einer lang dauernden schweren Geburt begonnene Harnbildung des Neonatus nicht gleichsetzen mit der physiologischen Fetalfunktion der Nieren. In diesem Sinn spricht die Erfahrung über den Harnsäureinfarkt in den Markpapillen Neugeborener und Säuglinge nicht zugunsten der Annahme einer fetalen Urinbildung; denn bei lebensunfähigen Frühgeburten und bei Totgeburten gehört der Nachweis des Harnsäureinfarkts zu den Seltenheiten.

Bromans Ansicht, die Ausscheidung aus fetalen Nieren sei mehr „eine Funktion pro exercitio", d. h. „eine Vorbereitung zu der unmittelbar nach der Geburt einsetzenden lebenswichtigen Exkretion" erscheint mir fast allzu anthropomorph; sie mag gleichwohl hingehen, während mir der folgende Satz Bromans unbewiesen erscheint: „Als Ausdruck dafür, daß die Nieren des Neugeborenen nur mit Mühe ihre filtratorische Funktion erfüllen können, ist wohl der sog. Harnsäureinfarkt zu betrachten."

---

[1] Gruber, Gg. B.: Dieses Handbuch, Bd. VI/1, S. 28, „Retentionstheorie".

Die einfachste Lösung der Frage nach der Ausscheidungstätigkeit fetaler Nieren wäre in der Untersuchung fetalen Harns gelegen. Aber wie H. A. DIETRICH ausführt, liegen hierüber kaum Meldungen vor.

Sehr wichtig erscheint die Ausführung von KERMAUNER über gelegentlich erfolgte Feststellung am „Harn" übergroßer, zum Geburtshindernis gewordener Blasen. Die chemische Untersuchung solchen Harnes habe schon in älteren Beobachtungen höchst zweifelhafte oder ganz negative Ergebnisse gehabt. In den KERMAUNER selbst bekannten Fällen von G. A. WAGNER seien teilweise überhaupt keine Harnbestandteile zu erkennen gewesen, zum Teil habe man nur für den Ureterinhalt aussagen können, daß ihm ein wenig Harn beigemischt gewesen sei. KERMAUNER nennt daher jene Flüssigkeit in den übergroßen Harnleitungswegen überhaupt nicht „Harn", sondern ersieht in ihnen ein Produkt der hypertrophischen Wand.

Auch ROB. MEYER hat in der erweiterten Harnblase eines unreifen Fetus Harnbestandteile feststellen können. Indes wollte er damit nichts aussagen über die Nierenfunktion der Frucht im Mutterleib. Es ist hierüber noch zu bemerken, daß in derlei Fällen zuverlässige Untersuchungen mit negativem Ausfall beweisender sind als solche mit positivem Ergebnis, und zwar aus einem sehr einfachen Grund. Es ist kein Zweifel, daß lebende Früchte in der schweren körperlichen Not einer hingezogenen Geburt, während welcher die Nabelschnur Pressungen ausgesetzt ist, mit der Harnsekretion beginnen. Ja, es ist erwiesen, daß Neugeborene unmittelbar nach dem Austritt aus der Mutter Harn ließen. Es muß also bei Klärung der Frage nach dem Fetalharn die Frist der Geburt besonders in Rechnung gestellt, sozusagen vom Fetalleben getrennt werden. Wenn gleichwohl die chemische Untersuchung den harnartigen Blaseninhalt des Neugeborenen als frei von spezifischen Harnbestandteilen erkennt, so ist daraus eher ein Schluß auf die fetale Nierenfunktion erlaubt.

Übrigens sei nicht verhehlt, daß UCKE an Hand eines durchmusterten Fetus mit Kloakenbildung von etwa 100 Uterintagen Alter überlegt, ob die Kloakenflüssigkeit nicht aus der Urniere stamme. Diese Möglichkeit ist aber nicht zu beweisen, ihr steht mit ebensoviel Recht die Anschauung gegenüber, es sezernierten die Epithelien der Kloake selbst die fragliche Höhlenflüssigkeit.

TOBECK denkt daran, es könnte der übergroße Inhalt erweiterter Kloakenblasen unreifer Feten den Wandzellen jener Hohlgebilde entstammen und gewissermaßen wie ein Hydrops e vacuo ausgeschieden worden sein, als sich durch aktives Wachstumsübermaß die Kloake und ihre Nachbarräume ungewöhnlich ausdehnten.

Die soeben zum Ausdruck gebrachte ablehnende Stellungnahme zu der Vorstellung fetaler Harnbildung muß sich natürlich weiterhin auch auf die Anschauungen über die Herkunft des Fruchtwassers auswirken. SCHILLING kam auf Grund der Untersuchung hypoplastischer Nierenentwicklung zu der Ansicht, daß die funktionelle Beteiligung der fetalen Niere für die Fruchtwasserbildung keine Bedeutung habe; es müßte sonst bei Funktionsausfall der Nieren sehr frühzeitig ein Fruchtwassermangel zu erkennen sein. Ich glaube HINSELMANN ist zuzustimmen, wenn er sagt, die uralte Frage der fetalen Harnabsonderung als eine Quelle des Liquor amnii sei heute nach mühseliger Entwicklung gelöst; es könne die Antwort jetzt in ablehnendem Sinn gegeben werden, das Fruchtwasser habe seine Quelle nicht im fetalen Harn, doch seien gelegentlich erfolgende Beimengungen fetalen Harns zum Fruchtwasser möglich. Bei näherer Beleuchtung dieses Satzes stützt sich HINSELMANN auf G. A. WAGNERs Abhandlung zur Frage der Herkunft des Fruchtwassers, wobei die Erfahrungen an monströsen Früchten mit Mangel der Harnorgane, oder mit Verschluß der unteren Harnwege abermals eine beweisende Rolle spielen.

B. Störungen der Blasenlichtung durch Vortreibung des verschlossenen Harnleiterendes.

Wie ich im Hauptstück über die „Entwicklungsstörungen der Harnleiterlichtung“[1] ausgeführt habe, finden sich im Zusammenhang mit angeborener Enge oder gar mit Verschluß im äußersten Endgebiet der Uretermündung mitunter blasige Vorstülpungen, die in den Raum der Vesica urinaria mehr oder minder vorragen. Diese Vorkommnisse können klinisch sehr bedeutsam werden. BOSTROEM hat sie als erster gewürdigt; er und sein Schüler BARTH suchten die Ursache für solche zystische Vortreibung des Harnleiterendes in die Blase zum Teil in Besonderheiten des intramuralen Ureterverlaufes. Es sollen hier jene Ausführungen nicht wiederholt werden; nur sei darauf hingewiesen, daß zu dem dort angegebenen Schrifttum eine Reihe neuer Bekundungen gekommen sind.

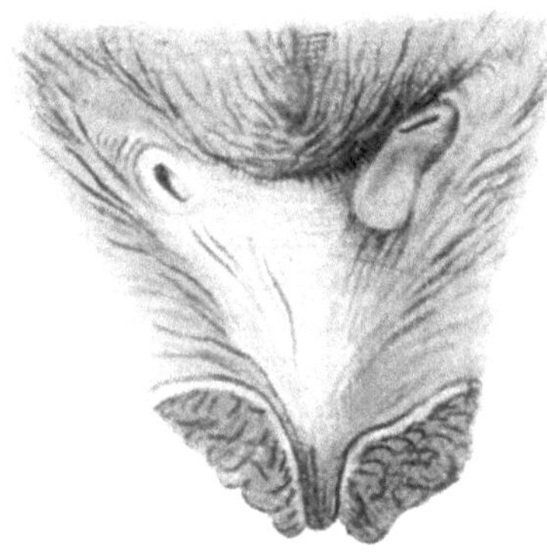

Abb. 77. Schiefe und enge Uretermündung links bei einer älteren Frau mit sackartiger, vesikal vorgetriebener Pulsionstasche des Harnleiterendes. (Eigene Beobachtung.)

Freilich wird man bei Berücksichtigung jener Mitteilung scharf scheiden müssen zwischen zweifellos angeborenen Fehlern, wie im Fall eines dreimonatigen Mädchens von BECKER, das den zystisch dilatierten und verlängerten Harnleiter bis in die Harnröhre vorgefallen zeigte (vgl. auch SPOONER und LINDSEY, SLOBOZIANO, SOIU und PETRESCO), und entsprechenden Beobachtungen bei Erwachsenen; diese letzteren betreffen meistens Frauen, die erst nach Jahrzehnten eines völlig beschwerdelosen Lebens Krankheitszeichen von seiten des einen Harnleiters und seiner Niere aufwiesen (VISHER, MONTENEGRO, PLACEO, MICHELSON, CAULK, PULIDO, ASTRALDI, CARRARO, MINDER u. a.).

Daß hier nicht stets angeborene Erscheinungen rein vorliegen können, geht auch aus der Erfahrung solcher Fälle hervor, in denen die „Ureterozele“ oder der „zystische Prolaps des Harnleiterendes“ an die Einkeilung oder doch Einlagerung eines oder mehrerer Uretersteine gebunden war, wie dies z. B. in neuester Zeit BRAGLIO, BACHRACH, PATCH und COLESCHI gemeldet haben. Daneben sind noch jene Vorkommnisse ins Auge zu fassen, welche die unerwartete zystische Vortreibung eines Ureters Erwachsener im Verlauf einer entzündlichen Blasenwanderkrankung berücksichtigen; MCKENNA möchte solche „Lokalinfektion“ als regelmäßige Ursache der zystischen Endeserweiterung des Ureters ansehen; so einfach dürfte die Sache indes nicht liegen. Wir wissen, daß kleinste papilläre Tumorbildung im Endbezirk des Harnleiters zur blasigen Vortreibung Anlaß geben konnte (CAILLÉ), wir wissen, daß in der Schwangerschaft solche Ureterozelenbildung entdeckt wurde (ASTRALDI), und HEINRICH MARTIUS verficht den Standpunkt, daß bei klimakterischen Veränderungen im Weichteilbereich des Beckens die Ausbildung von blasiger Vorstülpung des Ureterendes begünstigt werde. Änderungen in der nachbarlichen Organlagerung oder Wandspannung könnten hier gelegentlich unterstützend wirken und so den nicht sehr hochgradigen Bildungsfehler erst wirksam machen, also auch die Vorstülpung des ungenügend offenen Harnleiterendes in letzter Linie bedingen[2].

---

[1] Dieses Handbuch, Bd. VI/1, S. 91f.

[2] Was die Benennung der von uns als zystische Erweiterung und Vortreibung des Harnleiterendabschnittes bezeichneten Erscheinung anbelangt, so benützen einige dafür kurzweg auch den Namen „Vorfall“, „Prolapsus“ (ROCHET, KAPSAMMER und STÖCKEL). Ich habe an anderer Stelle dem widerraten. Die Vortreibung des Ureters zeigt geweblich ganz ungleiche Beteiligung der Wandschichten in den verschiedenen Fällen. Teils ist die Zystenwand muskelfrei, nur mukös (BOSTROEM), teils enthält sie geringe Muskellagen (NEELSEN, TANGL, TILP), teils ist die ganze Dicke der Blasenwandmuskulatur mit ausgestülpt (BORR-

Wahrscheinlich sind nicht alle mitgeteilten Beispiele wesensgleich. Aber bei manchen, auch erst im erwachsenen Alter zur Ausbildung gekommenen Fällen wird doch eine mangelhafte Entwicklung des vesikalen Harnleitermundes eine wichtige Rolle gespielt haben, sei es, daß die Mündung zu eng war, um noch zu genügen, wenn eine entzündliche Beeinträchtigung oder ein kleines Konkrement hinzukam, sei es, daß sie allzu exzentrisch, allzu schief geschlitzt, allzu ungünstig lag, um den Pulsionsstoß des ausgetriebenen Harns sofort freie Bahn zu geben. In Abb. 77 ist ein derartiges Verhältnis wiedergegebn, das ich selbst gefunden habe.

Wie sich solch eine Vorstülpung etwa auswirkt, sei am Bild einer kindlichen Beobachtung dargestellt (Abb. 78). Es handelte sich dabei sicher um eine Fehlbildung: Wie es öfter gemeldet wurde, erschien der distal am Harnröhrenanfang mündende Harnleiter eines Ureter duplex in seinem Endstück so stark und umfangreich blasig aufgetrieben, daß er selbst die Mündung des seitengleichen anderen Ureters abhob und etwas einengte. Die zugehörige Langniere zeigt infolgedessen in der kranialen Hälfte eine sehr hochgradige, in der kaudalen Hälfte eine weniger ausgesprochen Hydronephrose.

Daß die zystischen Auftreibungen innerhalb der Blasenlichtung gleich Kugelventilen bald die benachbarte Harnleitermündung, bald den Blasenausgang verlegen und so zu mächtiger Harnstauung in Ureteren und Nieren und zu gewaltiger Blasenausdehnung mit all ihren Folgen führen können, das hat schon E. Bostroem in Wort und Bild geschildert.

Ja, es sind Vorkommnisse bei Mädchen bekannt geworden, die solch hochgradige Ausbildung der terminalen „Ureterozele" aufwiesen, daß die zystische Vorstülpung durch die Harnröhre hindurch in die Vulva frei vorlag. (Man vgl. dazu

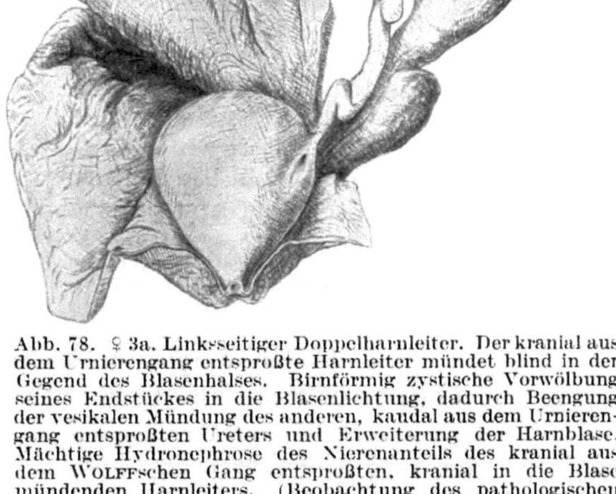

Abb. 78. ♀ 3a. Linksseitiger Doppelharnleiter. Der kranial aus dem Urnierengang entsproßte Harnleiter mündet blind in der Gegend des Blasenhalses. Birnförmig zystische Vorwölbung seines Endstückes in die Blasenlichtung, dadurch Beengung der vesikalen Mündung des anderen, kaudal aus dem Urnierengang entsproßten Ureters und Erweiterung der Harnblase. Mächtige Hydronephrose des Nierenanteils des kranial aus dem Wolffschen Gang entsproßten, kranial in die Blase mündenden Harnleiters. (Beobachtung des pathologischen Instituts Göttingen.)

mann), teils finden sich ureterale und Blasenwandmuskeln in der vorgebauchten Sackwand. Die beiden Delmas haben versucht ein Schema dieser Dinge zu geben. In der Tat bestehen Übergänge, aber es wäre zu weit gegangen, wollte man kurzweg jede „Ureterozele" und unter der Blasenschleimhaut zur dystopen Mündungsstelle verlaufenden, distal birnförmig oder kugelig aufgetriebenen Harnleiter als einen „Prolaps" kennzeichnen.

das Bild eines Ureterprolapsus durch die Blasenmündung in die Harnröhre, das GARRÉ und ERHARDT[1] nach BLUMER wiedergaben.

Durch die Arbeiten von CHWALLA ist in das Wesen der zystischen Ureterendvortreibung, bzw. in die Vorbedingungen dieser Erscheinung Licht gebracht worden:

Wie im einleitenden Hauptstück ausgeführt wurde, ergeben die embryologischen Untersuchungen CHWALLAs für eine gewisse embryonale Entwicklungszeit, nämlich für den menschlichen Keimling, zwischen einer Körperlänge von etwa 12 mm bis 28 oder 30 mm einen physiologischen, epithelialen Verschluß im Bereich der Randleiste eines Gewebsspornes, der den endgültigen Harnleiter vom WOLFFschen Gang abdrängt oder abfurcht (vgl. Abb. 8 dieses Hauptstückes!).

Dieser Ureterverschluß im Bereich der Blasenwand soll aber während des 2. Schwangerschaftsmonats sich wieder öffnen. Wenn dies jedoch nicht eintritt, wenn die epitheliale Verschlußhaut des Harnleiters nicht schwindet, dann entsteht daraus ein angeborener, vesikaler Harnleiterverschluß. Es kann diese Mündungsatresie durch einwachsendes und sich entwickelndes Mesenchym bindegewebig und muskulös verstärkt werden.

Eine zystische Vorwölbung des verschlossenen Ureterendes kann unter der Wirkung des Exkretdruckes weiterhin entstehen und bei größerer Entfaltung durch Seitendruck oder Vorlagerung selbst wieder zum Verschlußventil benachbarter Mundstellen im Blasenbereich werden. Nach ungenügender spontaner Eröffnung solch zystischer Vortreibung und vorübergehenden ventilartigen abermaligen Verschluß durch Falten der zusammengezogenen Zystenwand kommt es zum Bild einer intermittierenden zystischen Ausstülpung des Ureterendes. Von einem „Harnleitervorfall" ist also hier nicht die Rede.

Ferner sei noch eine Möglichkeit vorausgenommen, die im Zusammenhang mit dieser Entwicklung des Ureterendes besteht, nämlich die Möglichkeit, daß durch Ausdehnung des Harnleiterendstückes innerhalb der Blasenwand, d. h. durch Verbreiterung der terminalen, epithelialen Ureterenmembran gegen die Mittellinie hin mit später nachfolgender umschriebener Eröffnung in die Harnblase, eine divertikelartige Nebenkammer entsteht. Wird hier durch eingewachsenes Mesoderm der Rest der ehemaligen Verschlußmembran im Sinn der Harnblasenwand differenziert, dann hat man das Bild eines Harnleitermündungsdivertikels vor sich, das je nach der Ausdehnung auch als Anteil einer „Vesica bipartita" imponieren kann.

Durch die CHWALLAsche Forschung ist eine einfache Klärung von Umständen erfolgt, die man früher nie geahnt. Man hatte den Verschluß des Uretermundes als eine abhängige sekundäre Erscheinung aufgefaßt und den primären Umstand in einer schiefen oder ungünstigen Verlaufsrichtung des Harnleiters im Verhältnis zur Harnblasenwand ersehen wollen.

Kurz sei hier noch angemerkt, daß BLUM unter seinen schematischen Darstellungen der Lichtungsverhältnisse im Übergangsgebiet von Harnblase und Urachus auch eine andeutungsweise gestaltete endovesikale Einsenkung des Urachus („intravesikale Urachushernie") zum Ausdruck gebracht hat.

C. Gekammerte Harnblase.

1. Zweigeteilte Harnblase, Vesica bipartita (Vesica bifida).

In der soeben geschilderten Anwendung der CHWALLAschen Forschungsergebnisse über die Ureterentwicklung auf verschiedene Bildungsstörungen im Grenzbereich von Harnleiter und Blasenwand ist auch die Möglichkeit der Entstehung einer „Vesica bipartita", d. h. einer zweikammerigen Harnblase mit mehr oder weniger senkrechter unvollkommener Scheidung der Kammern genannt worden. Es scheint mir jene Erklärung so vielsagend und so weitgreifend, daß der Unterschied, den man früher zwischen „Vesica

[1] CARRÉ und EHRHARDT: Dieses Handbuch, Bd. VI/1, S. 100. Abb. 87!

duplex“ und „Vesica bipartita“ gemacht, ganz und gar hinfällig wurde. Beide sind genetisch dasselbe, und es hängt nur von Umständen der Schnelligkeit des einwachsenden Mesenchyms ab, ob die ausgeweiteten Ureterendstücke gegen die Mittellinie hin einander noch nicht berührten, oder ob sie sich flächenhaft berührten und gewissermaßen nun ein steiles Septum zwischen sich ließen.

In diesem Sinn zerfließt natürlich der Begriff „Doppelblase“, der nach ENGLISH, BLUM, ENDERLEN u. a. so viel gebraucht worden ist, in nichts. Lediglich der äußeren Form nach und gebunden an die zwei Harnleiter, deren jeder als enges Rohr in einer zweiten Kammer, in einem mehr oder minder ausgeprägtem Sack der nach zwei Seiten ausgebuchteten Harnblase zu enden scheint, benennen wir jene Erscheinung als „Vesica bipartita“, „zweigeteilte Harnblase“. In der Tat aber haben wir Ureterenddivertikel vor uns, deren Größe gegenüber der eigentliche Blasenanteil meist verschwindet. Alles was im Anhang zur Spaltblasenbildung über die „Doppelblase im Sinne BLUMS“ ausgeführt worden ist, müßte hier wiederholt werden. „Vesica bipartita“ ist nichts anderes als die dort gekennzeichnete zweikammerige Harnblase, deren trennende, kammernde Wand in kraniokaudaler Richtung angeordnet ist. Über die gestaltlichen Möglichkeiten, die dabei gegeben sind, belehren die Schemata der nachfolgenden Abbildungen.

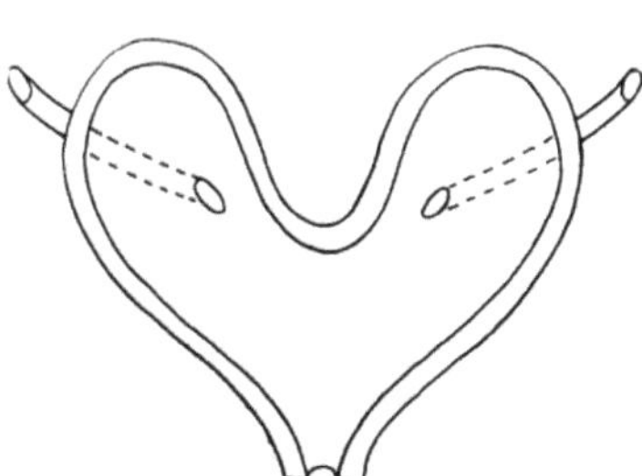

Abb. 79. Zweigeteilte Harnblase mit wohl erkennbarer, äußerer Abgrenzung der Kammern. (Sog. „Doppelblase“ im Sinne von ENGLISH und BLUM. Vgl. die Beobachtung von CHONSKI Abb. 64 dieses Handbuches.)

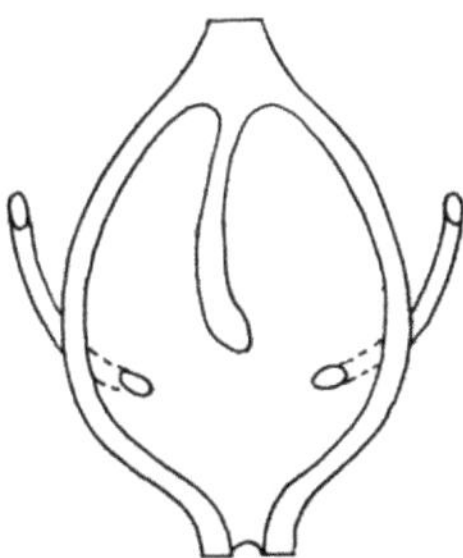

Abb. 80. Zweigeteilte Harnblase im Fall von SCARENZIO. (Schematisch nach PAGENSTECHER.)

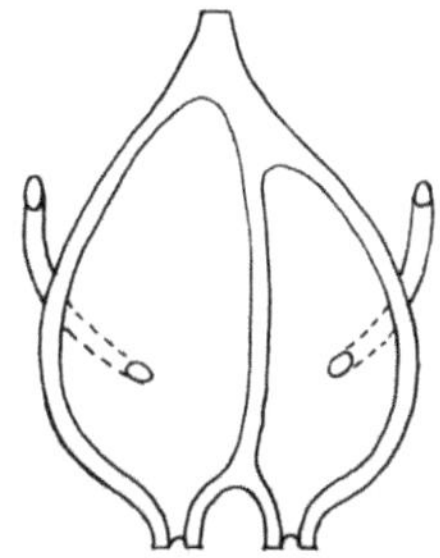

Abb. 81. Zweigeteilte Harnblase mit Zweiteilung der Harnröhre. Fall eines diphallischen Knaben von LANGE. (Schematisch. Vgl. Abb. 66 dieses Hauptstückes!)

Die Kasuistik der zweigeteilten Harnblase ist in ausführlicher Weise von SCHWARZ und von PAGENSTECHER bearbeitet. Besonderes Augenmerk haben Fälle von SCHATZ, SCARENZIO und LANGE gefunden. Eine von mir in Mainz gesehene asymmetrische Blasenkammerung im Sinne der Zweiteilung und ein von KREUZBAUER beschriebener Innsbrucker Fall seien noch in Einzelheiten angeführt.

Die Beobachtung von SCHATZ ergab eine zweigeteilte Blase mit sagittaler, nicht ganz durchgreifender Scheidenwand. Der Sinus urogenitalis war auf sehr unfertiger Stufe stehen geblieben, es bestand eine offene Verbindung zwischen Genitalkanal und Harnblase.

SCARENZIO schilderte die Blase eines 19jährigen Jünglings, der im Zusammenhang mit einem Steinleiden verstorben war. Seine Harnblase war durch ein sagittales, nicht ganz nach unten durchgreifendes Septum in zwei Kammern geteilt, die im Bereich des Trigonum vesicae miteinander offen verbunden waren.

Dagegen betraf die Beobachtung von LANGE, die an früherer Stelle bereits erwähnt und mit einer Abbildung belegt worden ist (Abb. 66), einen Knaben mit völlig sagittaler Septierung des ventralen Kloakenabschnittes in zwei Hälften, so daß zwei Harnröhren aus zwei Blasen kamen, deren aber jede nur einen Ureter aufwies. Den zwei Urethren entsprachen zwei Schamruten. Gleichwohl handelt es sich bei dieser Erscheinung nicht um Verdoppelung, sondern um Teilung. Vom einheitlichen Rektum führte in jedes Harnröhrenanfangsstück ein Kloakengang.

Die in Abb. 82 wiedergegebene Mainzer Beobachtung betraf ein 2 Monate altes, an Pädatrophie verstorbenes Mädchen. Der aus dem unteren Nierenbecken der linken Seite kommende Ureter mündete höher als gewöhnlich. Der fragliche Winkel des LIEUTAUDschen Dreiecks war zu seiner Mündungsstelle hin hoch und spitz ausgezogen. Die fragliche Mündungsstelle befand sich etwas lateral und hinter einer Sichelfalte der Blasenwand, welche in einer Ebene zwischen frontaler und sagittaler Richtung so in den linken Blasensektor eingespannt erschien, daß sie wie ein unvollständiges nach unten konkav begrenztes Septum erscheinen mußte, hinter dem, bzw. seitlich von dem eine divertikelartige Bucht gelegen war; diese wurde noch einmal oberflächlich abgeteilt durch eine kleinere, etwas spiralig angelegte Schleimhautsichelfalte, welche gegen den Ort der linken Harnleitermündung flach auslief. Ich habe gerade an Hand dieser Beobachtung in der SCHWALBEschen Morphologie der Mißbildungen[1] den Beweis führen wollen, daß es sich nicht um ein Ureterdivertikel handeln könne, muß nun aber, unter der Wucht der CHWALLAschen Untersuchungsergebnisse zugeben, daß doch die Erklärung naheliegt, es sei die kleine asymmetrische, schief und etwas gewunden verlaufende Kammer der linken Seite auf Unregelmäßigkeiten der Differenzierung der Harnleiterendung und ihrer Nachbarschaft zurückzuführen.

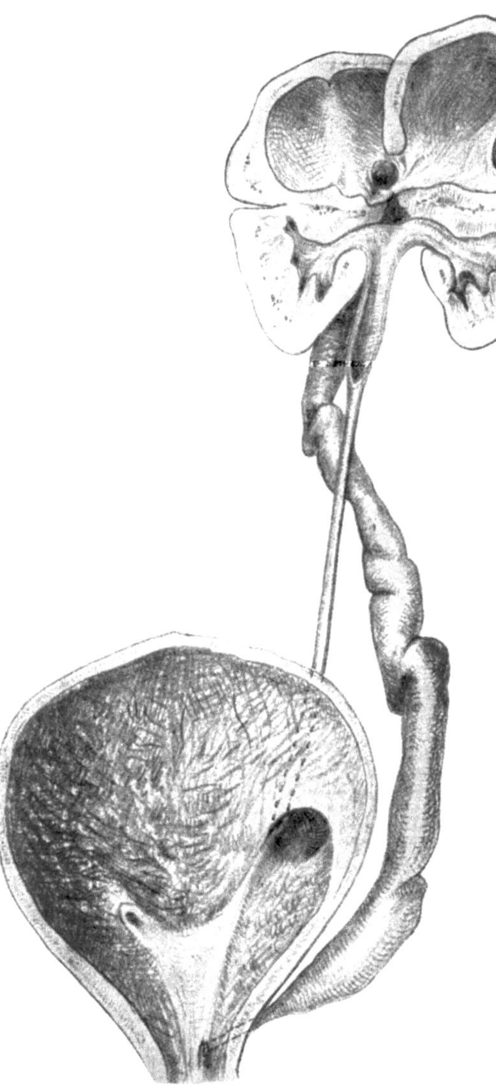

Abb. 82. Mündungsdivertikel des kaudal vom Urnierengang entsproßten Ureters, wodurch eine asymmetrische, zweikammerige Harnblase zustande kam. Der kranial vom Urnierengang entsproßte Ureter mündet kaudal blind im Bereich des Blasenausgangs; infolgedessen Hydroureter und hemirenale Hydronephrosis der kranialen Nierenhälfte. (Nach TINNEMEYER und GG. B. GRUBER.)

Dasselbe gilt von der durch KREUZBAUER beschriebenen Vesica bipartita eines erwachsenen Mannes, der im Alter von 27 Jahren an einer Urosepsis verstorben war. Die Leichenöffnung ergab unter anderem eine eigenartige Zweiteilung der schwer — hämorrhagisch — zystisch veränderten Harnblase, die ein gegen das Blaseninnere vorspringendes, nahezu sagittales Septum aufwies; dieser abfurchende Wandvorsprung lag links von der Mittellinie; dadurch war die eine der abgeteilten Kammern, die rechte, kleiner als die linke; das Harnleiterostium der linken Kammer stand höher als das der rechten, beide Kammern flossen im Gebiet des Blasendreiecks zu einem Blasenraum zusammen (Abb. 83).

Schon die letzten beiden Beispiele ließen erkennen, daß die Scheidewand zwischen den beiden Kammern der zweigeteilten Harnblase nicht immer streng sagittal steht. „Durch sekundäre Verschiebung oder Drehung der Harnblase im Becken, bzw. durch einseitigen Wachstumsüberschuß kann das Septum einer gekammerten Blase auch in einer, gemessen am übrigen Körper, frontalen Stellung gefunden werden, so daß die Kammern scheinbar hintereinander liegen.“

[1] Dieses Handbuch, Bd. III/3, S. 363.

Neuerdings hat EINAR LUNGGREN in einem Beitrag zur Klinik der Vesica bipartita eine neue vielleicht einschlägige Beobachtung mitgeteilt, die jedoch insoferne nicht ganz geklärt wurde, als die Mündung des rechten Harnleiters nicht sicher festgestellt werden konnte.

„Eine „Vesica tripartita" im Sinn der Vesica bipartita, so daß jede Kammer einen Hauptabflußweg der Harnleitung bilden würde, kenne ich nicht. Möglich wäre aber auch solch ein Vorkommnis. Man denke nur an einseitigen Ureter duplex und die Möglichkeit, daß jeder der drei Ureteren eines solchen Falles in einer durch Septumbildung teilweise abgeschiedenen Nische mündete. Dagegen sollte man eine Vesica bipartita mit einem Wanddivertikel nicht als Vesica tripartita benennen" (GG. B. GRUBER).

Wie gesagt, habe ich in einer an anderem Ort[1] versuchten Erklärung dieser zweigeteilten Blase die CHWALLAschen Forschungen in ihrer Tragweite noch

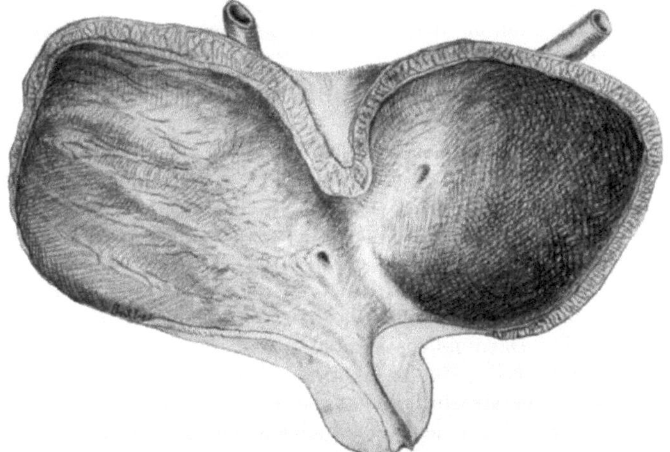

Abb. 83. Vesica bipartita eines erwachsenen Mannes. (Nach F. H. KREUZBAUER. Präparat des pathologischen Instituts Innsbruck.)

nicht übersehen können; es ist dort die Septierung des zweikammerigen Harnbehälters ausschließlich in Beziehung zu der Darmabfurchung von der Kloake gebracht worden. Das war sicher zu einseitig. Es zeigen aber die Beispiele von Zweiteilung der Blase bei Kloakenpersistenz in den Fällen von MÜLLER und LANGE, auch die Beobachtung von CHONSKI, recht deutlich, daß man berechtigt sein mag, auch hier das Ergebnis eines verwickelten Form- und Gestaltungsfehlers zu ersehen, welcher einesteils die ruhige und hemmungslose Ausbildung des offenen Harnleiteranschlusses an den Raum des Sinus urogenitalis störte, anderseits die gehörig „distanzierte" Abfurchung des Mastdarmrohres vom Sinus urogenitalis hemmte. Wenn wir auch zugeben müssen, daß hinter den Vesicae bipartitae Umbildungen aus Ureterenddivertikel vorliegen, so kann doch noch ein Teil der übrigen Blasenmatrix ebenfalls beteiligt sein. Soviel ich an meinen eigenen Fällen ersehen konnte, war der Blasenboden, das Trigonum vesicale, wenn auch verzerrt, so doch gut erkennbar; es bildete nicht etwa eine scharfe Grenze der Kammereingänge, vielmehr erstreckte sich jeweils die ungewöhnliche Bucht ohne Grenze aus dem ehemaligen Uretergebiet in das der eigentlichen Blase; wohlgemerkt ist die in der Höhe oder Tiefe der Kammerung gelegene Harnleitermündung nicht das ursprünglich angelegte Ureterende, sondern ein sekundär mehr kranial gelegenes Endstück, die Grenz-

[1] SCHWALBE-GRUBER: Morphologie der Mißbildungen, Bd. III, 3, S. 363f. und Handbuch der Urologie (v. LICHTENBERG, VOELCKER, WILDBOLZ), Bd. 3, S. 80f.

marke sozusagen zwischen eng gebliebenem Harnleiterabschnitt und erweitertem Ureteranteil. Anderseits geht gelegentlich die Scheidewand zwischen den Kammern der zweigeteilten Blase durch den Sinus urogenitalis mediosagittal derartig hindurch, daß selbst der Harnröhrenanteil davon geteilt wurde (Fall LANGE). Ich möchte deshalb die von ENDERLEN an den Modellen ZUMSTEINS erhobene Feststellung, daß bei der Ablösung des Darmes aus der Kloake eine deutliche Raumbeschränkung der Blase in der Mediallinie entstehe, für die Erklärung der mehr oder weniger ausgeprägten Septierung der verschiedenen Grade von zweigeteilter Blase ebenfalls neben der Erklärung von KERMAUNER-CHWALLA nach wie vor beachtet wissen; denn mir scheint, hier kann man nicht alles nur auf Kosten der fehlgeratenen Harnleiterenden erklären.

Die Beeinflussung im dysontogenetischen Sinn durch eine verspätet eingesetzte oder unvollkommen durchgeführte Ablösung des Darmes von der Harnblase spielt ja auch sonst bei Fehlern in der Ausgestaltung der Organe des Leibesendes keine geringe Rolle. Beim weiblichen Geschlecht scheint dabei der Genitalkanal in Mitleidenschaft kommen zu können; vielleicht ist das Ligamentum vesico-rectale, ist selbst eine bei Uterus bicornis gelegentlich gesehene Rückwärtslagerung des Blasenkörpers („hintere Blasendystopie“) als Folge solcher Beziehungen anzusehen.

Auf Grund dieser an ENDERLENS Arbeit gebundenen Überlegung möchte ich mit den folgenden bei anderer Gelegenheit im gleichen Zusammenhang gemachten Ausführungen schließen: „Es wird nötig sein, in dieser Richtung auf breiter Basis bei Neuuntersuchung von Entwicklungsstörungen der inneren Organe des kaudalen Rumpfabschnittes weiter zu forschen und vor allem den Stand der korrelativen Entwicklung von Harn-, Geschlechts- und Darmsystem bei Vorkommnissen von gekammerten Blasen genauer zu beobachten, auch die Anheftungsstellen des Darmgekröses nicht zu übersehen. Auch in Fällen von sog. Doppelblase, d. h. von jeder zweikammerigen Harnblase, hat dies Geltung. Man muß die Organnachbarschaft im engeren und weiteren bis in die kleinsten Einzelheiten festlegen. Möglicherweise wachsen jene von ENDERLEN als Spuren der Ablösungszeit des Darmes zurückbleibenden Eindellungsverhältnisse, jene Überbleibsel der als Urorektalseptum bezeichneten spornartigen Scheidewand sich gelegentlich zu einer mehr oder weniger atypisch ins Blasenvolumen vorgreifenden Falte oder zu einem Wall aus, wobei wiederum wenig kontrollierbare, örtlich verschiedene mesodermale Wachstumsexzesse im Blasenbereich mitspielen könnten.“

2. „Sanduhrblase“ (Vesica isthmica).

Die transversal geteilte Harnblase — die unter dem Namen „Sanduhrblase“ und ähnlichen Benennungen („Hourglass-Bladder“, „Poche en sablier“, „Poche surposée“ [DELBET], „Biloculation vésicale transversale“) gekennzeichnet wird — kann Ausdruck zweier verschiedener Störungen sein. Das Vorkommnis einer mehr oder weniger quer abgekammerten Urachuslichtung, bzw. eines Urachusdivertikels bezeichnet die eine der Möglichkeiten, die Bildung einer muskulären Transversalenge innerhalb der Blase selbst verkörpert die andere Möglichkeit.

a) Sanduhrähnlichkeit infolge Urachuskammerung (Urachusdivertikel)[1].

An Hand einer von BLUM gefertigten schematischen Darstellung kann man unschwer eine Reihe von Formen der Lichtungsverhältnisse im Grenzbereich

[1] Über die Bezeichnung „Urachus“, „Urachusdivertikel“, „Urachuszysten usw. und den von CHWALLA dagegen gemachten Einwand vgl. die Fußnote auf S. 60 dieses Handbuches. Ebenso vgl. v. MÖLLENDORFF in seinem Handbuch Bd. VII/1, S. 299.

von Harnblase und Urachus erkennen[1]. Abgesehen von trichterförmigem Klaffen des Urachuseinganges ist das „Urachusdivertikel[2] zu nennen, dadurch, daß es an seinem Eingang enger ist als im Bereich seiner Mitte, ist der Vergleich mit einer sehr asymmetrischen Sanduhrform eines derartig komplizierten Harnbehälters möglich.

Paschkis schreibt, man solle das Urachusdivertikel nicht mit Scheiteldivertikeln der Harnblase verwechseln. Als Urachusdivertikel gilt jene Ausbuchtung, welche im physiologischen Gebiet des fetalen Harnblasenkanals ihr Wesen hat, deren Mund also an der kaudalen Endstelle jenes Kanales läge und deren Bauch durch Ausweitung eines Teiles des Urachuskanals gekennzeichnet sei. Die Urachusdivertikel sind also meines Erachtens gleichwohl Scheiteldivertikel. Aber nicht alle Scheiteldivertikel müssen Urachusdivertikel sein. Der Anatom wird in der Feststellung der Divertikelart hier leichter zum Ziel kommen als der Zystoskopiker.

Es ist bemerkenswert, daß erfahrene Urologen, wie Blum und wie Paschkis über die Häufigkeit solcher Divertikel, seien es nun Urachuskammern oder Scheitelausbuchtungen, ganz entgegengesetzter Meinung sind: nach Blum gehören sie zu den häufigen Befunden, nach Paschkis sind sie selten. Dieser unmittelbare Widerspruch löst sich vielleicht, wenn man auch kleine und kleinst trichterförmige und selbst taschenförmige Ausstülpungen im allerersten Beginn des Urachus mit in Betracht zieht (vgl. Luschkas, Wutzs, Khaums, Draudts, v. Moellendorffs anatomische Feststellungen über die Lichtungsverhältnisse des Harnstrangs. Besonders sei das Augenmerk auf v. Moellendorffs histologische Befunde eigenartigen zweischichtigen Epithels und merkwürdiger Kryptenformen im Epithelgang des Harnstranges hingelenkt).

Wenn Chwalla sagt, es sei die Wand eines Urachusdivertikels wohl meist dünn, so kann man dem beipflichten. Dagegen erscheint mir die Aufstellung einer Regel über die Beteiligung von Muskulatur an der Divertikelwand nicht ratsam, denn ich habe Querschnitte von Harnsträngen im Mikroskop untersucht und dabei ganz verschiedene Bilder in Hinsicht auf den Muskeleinschlag im Rest des Urachusganges erhalten; und ich könnte mir vorstellen, daß in der Wand des nicht ganz geschlossenen Urachus, aber gegebenenfalls auch in der Wand eines Urachusdivertikels, diese Reste eher mächtiger als schwächer befunden würden.

Die Mitteilungen des Schrifttums über Ausbauchungen im Urachusbeginn sind von English, Wutz, Blum und allerneuestens von Paschkis zusammengetragen worden. Auch Ledderhoses Bearbeitung der chirurgischen Erkrankungen im Bereich der Bauchdecken sei hier erwähnt. Gelegentlich bilden sich entzündliche Veränderungen im Divertikel aus, das bei Männern häufiger sein soll als bei Frauen, und mit Vorliebe im mittleren und höheren Lebensalter gefunden werde. Ganz im Gegensatz dazu seien die Urachuszysten öfter beim weiblichen Geschlecht festzustellen (Paschkis).

Vergesellschaftung des Urachusdivertikels mit anders gelagerten Blasendivertikeln kommt vor. Borchardt erlebte solche Vereinigung mit doppelseitigem Uretermündungsdivertikel. Steinbildung innerhalb von Urachusausbuchtungen sind wiederholt gemeldet worden (Gayet-Cibert, Dykes, Grinstein, Hermann[3]).

Über die Beurteilung auslösender Umstände, welche bei der kongenitalen Veranlagung der Urachusgrenze zum Divertikel zu führen vermögen, wird später im Zusammenhang mit den übrigen Ausstülpungen der Blase gesprochen.

[1] Vgl. Abb. 161 bei Gruber, Morphologie der Mißbildungen von E. Schwalbe, Bd. III, 3. S. 359. 1927.

[2] „Divertere“ = auseinanderstreben, abwenden, abschweifen; „diverticulum“ = Nebenweg, Abweg, Sackgasse.

[3] Erwähnt nach Paschkis.

b) Eigentliche, primäre Sanduhrblase.

Die Stundenglasform der Harnblase kann als muskuläre oder narbige Einziehung in querer Richtung auf dem Boden entzündlichen Geschehens, etwa im Zusammenhang mit dem Blasensteinleiden vorkommen. Dieser sekundären Erscheinung steht eine primäre Sanduhrblase als angeborene „Vesica isthmica" gegenüber, welche die fragliche transversale Einengung bald knapp über, bald knapp unter der Höhe der vesikalen Uretermündungen aufweist. Man sprach danach nicht ganz zutreffend von „supratrigonaler" und „subtrigonaler Sanduhrblase". Beide Vorkommnisse sind sehr selten.

Als supratrigonal galten die entfernt an Stundenglasform erinnernden Harnblasen in den Fällen von FOTHERGILL, PASSOW und MÜLLER. CHWALLA, der sich auch mit der formalen Genese der Vesica isthmica erfolgreich abgegeben, nennt hier noch eine Beobachtung von KRETSCHMER und MORRIS.

Den Vergleich dieser Form von Sanduhrblasen mit der merkwürdigen Gestalt der Vesica urinaria bei Monotremen und Morsupialern, beim Maulwurf und beim Esel (KRASA und PASCHKIS) hat CHWALLA durch vergleichende Untersuchung trotz gewisser oberflächlicher Ähnlichkeit wegen völlig verschiedener Art des Aufbaus der Blasenwand als undurchführbar bezeichnet.

Subtrigonale Sanduhrblasen lehrten die Beobachtungen von FULLER, DETWILER, CUTTER und PIELICKE kennen, dazu kommt ein von CHWALLA beschriebener menschlicher Fetus von 37 mm Länge, dessen Serienschnittuntersuchung auch die Hinweise gegeben, das Rätsel der angeborenen Sanduhrblase zu lösen.

Nach CHWALLAS Ausführungen entsteht die transversale Leiste, welche die zwei Höhlungen der isthmischen Harnblase scheidet, aus nicht zurückgebildeten Anteilen jener von ihm entdeckten, vorübergehend vorhandenen epithelialen Verschlußhaut des vesikalen Ureterendes.

Der erhaltene leistenartige Randteil jener Verschlußhaut wurde durch „Wachstumsverschiebungen in der Umgebung aus seiner ursprünglich kaudokranialen Einstellung in eine mehr quere Ebene gedreht und hatte innerhalb ihres Bereiches die Harnblase anscheinend in ihrer Ausdehnung behindert, ihre Wände eingezogen. Bleibe ein solcher Rest der Ureterenmembran längere Zeit erhalten, bis die Harnblasenmuskulatur vollkommen ausgebildet sei, und dringe in den Rest gegebenenfalls sekundär Mesenchym ein, so werde die Einschnürung der Harnblase an der Ansatzlinie des Membranrestes dauernd festgehalten, durch Einwachsen der Bindegewebszellen vertieft und auf diese Weise eine Einschnürung der Blase unterhalb der Ureterenmündungen geschaffen, die dem in Ausbildung begriffenen Orificium urethrae internum vollkommen analog sei, ja sich später in derselben Weise wie dieses als sanduhrförmige Einschnürung der Blase offenbare. Jedenfalls schaffe die Verbindung, welche ein derartiger Membranrest zwischen vorderer, hinterer und seitlicher Blasenwand in den seitlichen Anteilen der Harnblase herstelle, eine dauernde Einziehung. Sekundär könne vielleicht noch ein Krampf der Ringmuskelfasern an dieser Stelle hinzutreten und die bestehende Einschnürung verstärken.

Aus dieser Auffassung von dem Zustandekommen der Sanduhrblase geht auch klar hervor, daß die Einschnürung ober- und unterhalb der Uretermündungen sitzen kann, je nachdem, ob der kraniale oder der kaudale Teil der Ureterenmembran erhalten bleibt. Sie wird also den Tatsachen am besten gerecht und steht mit den neuesten Ergebnissen der Entwicklungsgeschichte, aus der ja die formale Genese der Mißbildungen ableitbar sein muß, in Einklang. „Die hier vertretene Auffassung, so führte CHWALLA selbst aus, kann allerdings nur durch weitere Beobachtungen solcher fest fundiert werden, was bei der Seltenheit der Sanduhrblase recht schwierig und mehr oder minder der Laune des Zufalls anheimgegeben ist."

Bestimmt kann gesagt werden, daß die Erklärungsversuche der Sanduhrblase, welche auf die Allantois als Matrix der endgültigen Harnblase zurückgreifen (DELBET, BLUM, P. O. MAIER) unzutreffend sind. Auch das Bestreben die vertikale Bilokulatio durch einen Isthmus aus Funktionsverschiedenheiten der beiden Lichtungsanteile der Sanduhrblase abzuleiten (PAGENSTECHER, FISCHER), erscheint unbewiesen.

Anhang.

Über ein frontales Septum der Harnblase mit fast völliger Abtrennung einer kleinen hinteren Kammer von der vorderen hat ROBERT MEYER Mitteilung gemacht. Es handelte sich kurz zusammengefaßt um folgende Verhältnisse, die ich mit MEYERs Beurteilung hier folgen lasse:

Fetus, $8^1/_2$ cm vom Fuß bis zum Kopf messend, ohne sonstige Mißbildungen. Oberer (kranialer) Blasenteil, Urachus und Ligamenta vesico-umbilicalia gewöhnlich. Ein frontales, bindegewebsreiches Septum trennt in frontaler Anordnung einen hinteren Blasenraum von einem vorderen fast vollständig, und zwar bis fast an die Harnröhre hin. Der Verbindungsgang, der von dem frontalen Septum zwischen den beiden Blasenkammern freigelassen wurde, ist in der Längsrichtung recht eng. Das Trigonum vesicae erstreckt sich in die hintere Kammer. Dieser hintere Blasenanteil ragt nun äußerlich gesehen wie ein querer Wall, wie ein Septum aus der Excavatio vesico-uterina empor, diese in eine vordere und hintere Bucht scheidend, die erste zwischen vorderem Blasenanteil und hinterem, die andere zwischen hinterem Blasenanteil und Uterus; es liegen so in dem auffallend großen Raum zwischen Uterus und Bauchwand förmlich zwei Blasen. Der linke Harnleiter streckenweise völlig atretisch und defektiv, streckenweise erweitert, der rechte normal; Harnleitermündungen beiderseits in Ordnung. (An zahlreichen Bildern erläuterte R. MEYER diese schwierigen Verhältnisse.) Es fragt sich, ob die hintere Blasenkammer als Divertikel aufzufassen ist, und zwar als durch Pulsion oder Traktion entstanden. Innendruck in der Allantoisanlage kann hier keine Ausreckung des Blasengrundes gemacht haben. Für die Vorstellung des Außenzuges fehlt die morphologische Unterlage. Die Erklärung dieser Mißbildung geschieht durch die Annahme der Verdoppelung der frontalen Kloakenscheidewand (= Septum urorectale), indem ventral vom eigentlichen Septum urorectale im unteren, kaudalen Teil der Allantois eine zweite Scheidewand unter Vorwachsen eines zweiten Paares von seitlichen Kulissen und deren mediane Vereinigung zustande kam. Das normale Septum urorectale entsteht stets genau zwischen Darm und Blasenepithel der Kloake; Ursache der Teilung ist die verschiedene Epitheldifferenzierung, der die Abstoßung, d. h. Trennung der differenten Teile durch Zwischenwachstum von Bindegewebe nachfolgt. Lag auch im Fall dieses zweiten, ungewöhnlichen Septums abnorme Epithelisierungsnachbarschaft vor? Dies ist nach MEYER nicht unwahrscheinlich, ließ sich aber am vorliegenden (bereits zu weit entwickelten) Zustand nicht mehr entscheiden. Das lückenhafte Verhalten des linken Harnleiters stand wohl in Beziehung zu der stärkeren Abtrennung des hinteren Blasenteils durch das Septum von der linken Seite her. Die hintere Blasenkammer zeigte geringere Muskulatur in allen Teilen, namentlich in der Rückwand. Man wird wohl, so meint MEYER, als Ursache der Bildung des atypischen zweiten frontalen Septums eine pathologische Schwäche des Epithels im Bereich der Ureterenanlage annehmen dürfen, die sich auch auf das Mündungsgebiet der Urnierengänge erstreckt hat, auf das Trigonum Lieutaudii.

3. Frage des angeborenen Blasendivertikels.

Zu den umstrittensten Angelegenheiten, welche im Gebiet des Harnapparates Theorie und Praxis gleicherweise bewegen, gehört das „Blasendivertikel". Die Frage, ob es erworben oder angeboren sei, hat sich mehr und mehr gewendet zur Frage: „Inwieferne kann ein Divertikel angeboren sein?" Die nachfolgenden Ausführungen fußen größtenteils auf PASCHKIS, der im Handbuch der Urologie von v. LICHTENBERG, VOELCKER und WILDBOLZ kürzlich das Blasendivertikel bearbeitet hat.

„Diverticulum" heißt „der Abweg", der „Irrweg", „die Sackgasse". MORGAGNI hat, wie ENGLISH, der beste Kenner des alten Schrifttums über dieses Gebiet berichtet, die Ausbauchung der Blase kurzweg als „Saccus" bezeichnet. Man versteht unter einem „Blasendivertikel" eine geräumige, mehr oder weniger kugelige, eiförmige, birnähnliche oder schlauchartige Ausbauchung der Harnblasenwand, eine Ausbauchung, in die man nur durch einen oft sehr muskelstarken und sphinkterähnlichen, engeren, runden oder ovalen „Divertikelmund" gelangen kann. Diese Begriffsbestimmung entspricht der Definition von GAYET und GAUTHIER. Es sitzt scheinbar das Divertikel wie eine Hohlknospe der Blasenwand auf, oder es hängt an einem stielartigen „Divertikelhals" mit der Harnblase zusammen; jedenfalls ist für alle Fälle eine Lichtungserweiterung der Harnblase durch das oder durch die in Mehrzahl vorhandenen Divertikel gegeben.

Zunächst gilt es auch hier die Frage der Benennung zu behandeln: Wir können absehen von den alten Bezeichnungen: „Hernia vesicae urinariae" (Walther) und „Hernie tuniquaire de la vessie" (Cruveilhier), deren Bedeutung unser Gebiet berührt (Paschkis). Uns beschäftigen mehr die nachfolgenden Überlegungen: Man hat früher unterscheiden wollen zwischen „echten und falschen Divertikeln", wobei man, wie Borchardt sagt, dem allgemeinen Sprachgebrauch folgte.

Ich bezweifle, daß hier der allgemeine Sprachgebrauch mitredete; es handelte sich um eine überall unglückliche, schließlich verwirrend wirkende, sehr oberflächliche Namengebung der älteren chirurgischen Pathologie. Noch dazu sind diese Bezeichnungen in ganz verschiedenem Sinn verwendet worden. „Echte Divertikel" entsprachen nach dem Willen der einen Ausbauchungen der Blase; „falsche Divertikel" waren dementsprechend Raumanschlüsse an die Blasenlichtung durch Einbruch von extravesikalen Abszessen u. dgl., waren also nicht von der Blase ausgehende Erweiterungen der Lichtung, sondern Folge von fistelartigen Einbrüchen; diese Benennung wird natürlich nicht dem Sinn des Wortes „Divertikel" gerecht, der nur von der Blase als Ausgangspunkt her verständlich ist. Was also kein Divertikel ist, kann man nicht so benennen; es erscheint heillos, den Begriff für solche Vorkommnisse doch anzuwenden, ihn aber durch das Beiwort „falsch" sofort wieder verbessern zu wollen. Solches sprachliches Flickwerk ist zu inhaltslos, als daß man es weiterschleppen dürfte. Andere, z. B. Aschoff in seinem Lehrbuch der pathologischen Anatomie, verwenden die Beiwörter „echt" und „falsch" zusammen mit der Benennung „Divertikel" je nach der Struktur der Bildung, die sie kennzeichnen wollen: „Partielle Erweiterungen", so sagt Aschoff, „werden als Divertikel bezeichnet. Handelt es sich um Ausbuchtungen der ganzen Blasenwand, so spricht man von echten, ist nur die Schleimhaut zwischen den Muskelbalken hindurch nach auswärts gedrängt, so spricht man von falschen Divertikeln." Auch dieser Verwendung von „echt" und „falsch" muß ich durchaus widersprechen. Übrigens geht aus Aschoffs weiteren Ausführungen hervor, daß er „echt" und „falsch" mit den Begriffen „angeboren" und „erworben" etwa in Parallele zu setzen geneigt ist.

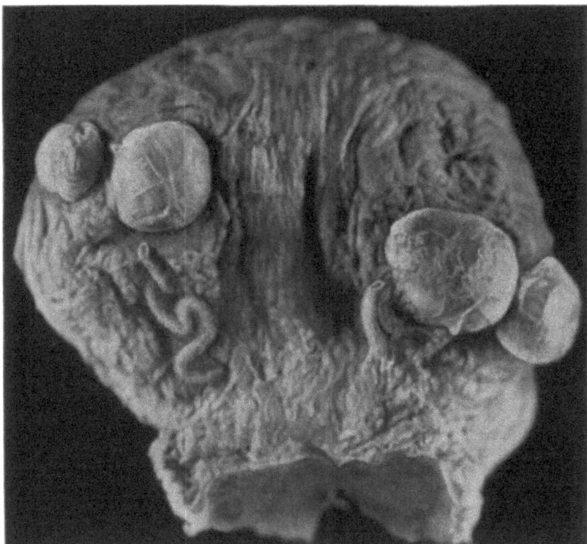

Abb. 84. Äußeres Bild der Rückwand einer Harnblase mit verschiedenen Divertikel-Ausstülpungen. (Pathologisches Institut Göttingen.)

Die Überlegung, ob man ein Divertikel als „erworben" oder als „angeboren" betrachten dürfe, ist natürlich sehr berechtigt. Ehe wir uns dieser Frage näher zuwenden können, sei des weiteren angefügt, daß man die Divertikel der Harnblase auch sonst noch unter den verschiedensten Namen mitgeteilt hat. Nicht nur die alten ärztlichen Schriftsteller, selbst neuzeitliche, wie M. Borchard und wie Zinner, verwendeten gelegentlich (auch als Abbildungsbeschriftung) die Bezeichnung „Vesicae bipartita" fälschlich dort, wo sie von „Vesica bilocularis", d. h. von einer „Divertikelblase" sprechen sollten.

Wie an anderer Stelle ausgeführt wurde, ist der Name „Zweigeteilte Blase" festgelegt für jene Scheidung des Harnbehälters in zwei symmetrische oder asymmetrische Hälften, deren jede einen Harnleiter als Zuflußrohr aufweisen kann. Abgesehen vom Ureterenddivertikel, von dem wir hier nicht zu handeln haben, sind die nun zu besprechenden Blasenausstülpungen frei von Harnleitereinmündungen; so war es auch nach ihren Abbildungen in den Fällen von M. BORCHARD (Abb. 1) und von ZINNER. Eine derartige Kammerung des Blasenraums drückt man am besten aus als „Vesica bilocularis", und wenn mehr Divertikel vorhanden sind als „Vesica plurilocularis". Auch das Wort „Doppelblase" sollte völlig vermieden werden, wie meine früheren Ausführungen über die „Vesica duplex" und die „Vesica bipartita" sich zu zeigen bemühten. So war es z. B. gänzlich mißverstanden, wenn HUPPERT die von ihm beschriebene „Divertikelblase" als „Doppelblase" bezeichnete (Abb. 85).

Ein naheliegender Einwand muß ferner gegen den Namen „Cystocele urinaria", im Sinn eines Blasendivertikels gemacht werden. „Zystozele der Harnblase" ist von der chirurgischen und Gynäkopathologie in einer ganz bestimmten anderen Richtung festgelegt, nämlich als Name für die Dystopie der Blasenrückwand im Zusammenhang mit Scheiden- und Gebärmuttervorfall; man sollte aber nicht wesensverschiedene Dinge unter gleichem Namen führen.

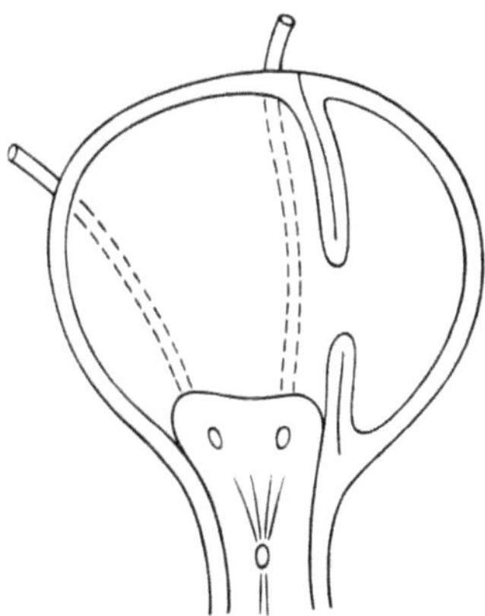

Abb. 85. Vesica bilocularis asymmetrica. (Fall HUPPERT, schematisch nach PAGENSTECHER.)

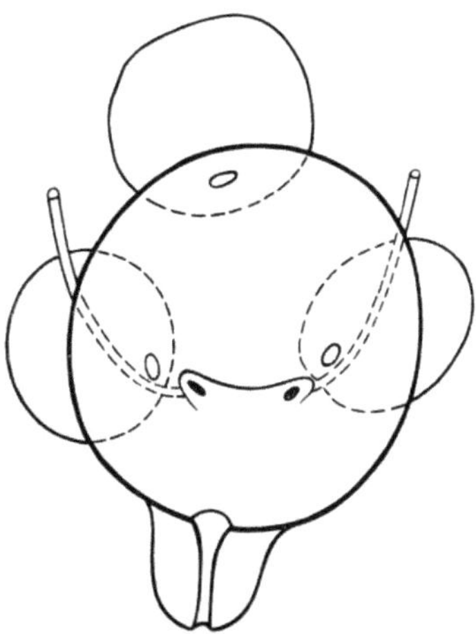

Abb. 86. Vesica plurilocularis. Zwei ureternahe und ein scheitelständiges Divertikel. (Fall YOUNG.)

Das Wort „Nebenblase" für ein Divertikel, mag es auch noch so groß sein, ist ebenfalls abzulehnen, da es sich nicht um die Nebenanlage eines zwar überflüssigen, aber nach seiner Organisation, d. h. nach Art des Zuflusses und Abflusses doch in den Bauplan des den Körper passenden Teiles handelt.

Gegen die von ENGLISH unterstrichenen deutschen Bezeichnungen „Zellen" oder „Taschen" der Harnblasenwand wäre an sich wenig einzuwenden; freilich sind diese Benennungen recht farblos, und die von ENGLISH damit verbundenen strukturellen Begriffe sind für die ganze Angelegenheit nicht wesentlich genug. Es sollten „Zellen" nur die Vorbauchungen der Blasenschleimhaut allein durch Lücken der Wandmuskulatur sein, entsprächen also dem, was ASCHOFF als „falsche" Divertikel benennt, während Taschen entsprechend den „echten" Divertikeln, ASCHOFFs Ausbauchungen der ganzen Blasenwand mit allen Teilen der Webung bezeichnen würden. Diese Benennung von ENGLISH führte sich jedoch nicht ein, und es scheint mir, daß man mehr und mehr den Unterschied verwischt hat — entsprechend dem tatsächlichen Übergang der histologischen Befunde! Heute versteht man unter „Zellen" und „Taschen" unterschiedslos die zwischen den balkigen Vorsprüngen einer hypertrophierten Blaseninnenwand öfter stärker zum Ausdruck gelangenden Nischen der „Kassettierung" der Blasenwand, wenn ich diesen Ausdruck der Baukunst hier gebrauchen darf.

Die Frage, ob es angeborene Harnblasendivertikel gäbe, war und ist immerfort umstritten, wie sich aus den Darlegungen von KNEISE und SCHULZE, ANSCHÜTZ, BLUM, LURZ, P. O. MAIER, RENNER, CHWALLA u. a. genügsam ergibt. Auf alle Einzelheiten der Entwicklung dieses Streites einzugehen, würde zu weit führen. Es sei in dieser Hinsicht auf RENNER und auf PASCHKIS verwiesen.

Darüber kann jedenfalls kein Zweifel bestehen, daß es angeborene Harnblasendivertikel gibt, und zwar nicht nur divertikelartige Erweiterung der Ureterenden, sondern ganz eindeutige von der Uretermündung mehr oder weniger ferngelegene Ausbauchungen der Harnblasenwandung; denn man hat bei totgeborenen Früchten, und zwar meistens bei Trägern von Riesenharnblasen oder Riesenkloaken Divertikel gesehen. Nach den weiter oben gemachten Ausführungen besteht dabei manchmal ein Abflußhindernis, ob es aber von großer Bedeutung für die Divertikelentstehung ist, scheint nicht klar, denn mancherlei weist darauf hin, daß die Ausbauchungen der Blasenwand im Rahmen von Störungen des gleichmäßigen Blasenwachstums zu verstehen sind und nicht restlos als Stauungsfolge aufgefaßt werden dürfen. Bei dieser Sachlage konnte es wohl sein, daß auch am Neugeborenen ersehene Divertikel der Blase nicht als Vitia formationis primae, sondern als abhängige Mißbildungen aufgefaßt wurden, abhängig insoferne die ungewöhnliche Blasengestaltung einem abwegigen Blasenwandwachstum infolge gesteigerten Innendruckes oder irgendwelcher syntopischer und funktioneller Unordnung zu danken war. Hinweise auf zweifellos angeborene Divertikel sind in Beobachtungen von Freund, Hertz, Goebels, Hebting, Moreau, Rose, Hyman, Mutasch, Welsch, Lentze, Kermauner und mir selbst (mitgeteilt von H. Angerer) zu ersehen.

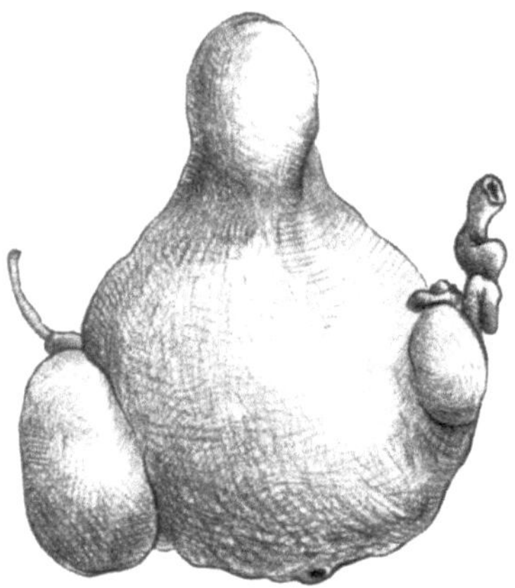

Abb. 87. Harnblase einer in utero zerstückelten reifen, menschlichen Frucht mit drei Wanddivertikeln, von vorne gesehen. (Beobachtung Gg. B. Gruber-Angerer. Pathologisches Institut Innsbruck.)

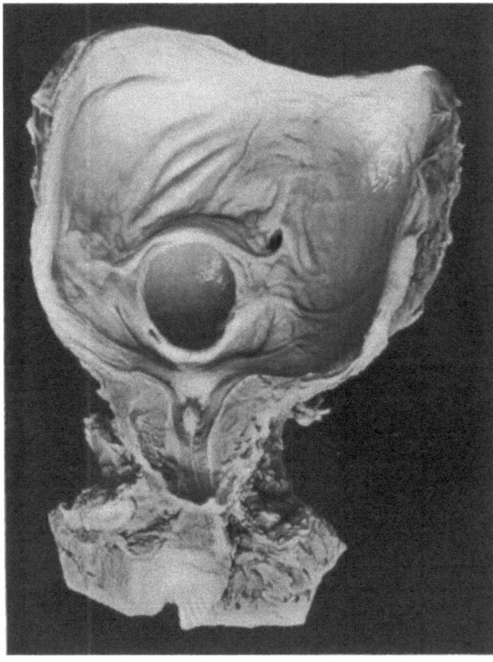

Abb. 88. Supratrigonale, ureternahe Divertikelbildung. (Beobachtung von G. Pommer. Pathologisch-anatomisches Institut Innsbruck.)

Paschkis und Krasa sagen mit Recht, es könne wohl kein Zufall sein, daß die meisten Harnblasendivertikel ihren Sitz in der Nähe der Harnleitermündungen, bzw. im Grenzgebiet des Blasendreiecks haben (Abb. 88).

Wenn wir nun beim Erwachsenen mit besonderer Vorliebe die sackartigen Ausbauchungen zunächst dem Blasendreieck als ureternahe Divertikel oder im Scheitelbereich wahrnehmen, so weist uns solche Örtlichkeit auf anatomische Besonderheiten hin, die ihrerseits wohl wieder in Entwicklungseigentümlichkeiten dieser Gegend beruhen mögen. Man hat in der Muskelanordnung der Blase seit English eine Erklärung für jene Divertikelplätze ersehen. Fischer,

Blum (in Abhängigkeit von Fischer), Herm. Angerer und in gewissem Sinn auch Krasa und Paschkis haben sich diesem Gedanken auf Grund anatomischer Einsicht angeschlossen. „Die vergleichend anatomischen Studien von Krasa und Paschkis haben gezeigt, daß an der Stelle des Eintrittes des Ureters in die Blasenwand und des Verlaufes durch dieselbe die Muskulatur eine Lücke aufweist; ferner ergaben die makroskopischen Untersuchungen an einer großen Zahl von Säugerblasen, daß an dieser Stelle der Blase häufig dellenförmige Ausbuchtungen der Blasenschleimhaut seien. Es geht daraus hervor, daß hier an dieser Stelle von der Schleimhautseite her sowohl die ganze, dem Ureter benachbart liegende Blasenwand, als auch bloß Schleimhaut durch die Lücke sich nach außen vorbuchten kann. Der Ureter bleibt während seines ganzen Verlaufes durch die Blasenwand selbständig; die gleichen Verhältnisse finden sich auch beim Menschen" (Paschkis).

Die soeben wiedergegebenen Ausführungen tun an sich dar, daß mit Mitteln der Histologie eine Scheidung zwischen angeborenen und erworbenen Divertikeln, etwa so, es seien die angeborenen muskelstark, die erworbenen muskelschwach oder gar frei von Wandmuskeln (English, Sugimura), schwerlich zu erreichen ist, was man übrigens bei sachgemäßer Reihenuntersuchung erworbener, wie angeborener Blasendivertikel schon früher erkennen konnte (vgl. auch Simon, Hinman).

Keines der beiden Lager, die hier die angeborene, dort die erworbene Natur der Blasendivertikel verfechten (Pfanner z. B.), können über absolut allgemein gültige Beweise verfügen. Und so gut man nicht leugnen kann, daß es zur Zeit der Geburt bereits vorhandene Divertikel gibt, ebensowenig wird man abstreiten wollen, daß rein erworbene Harnblasenaussackungen vorkommen. Die mit Prostatahypertrophie einhergehenden, oft mächtigen Divertikelbildungen an Blasen von alten Männern, welche im übrigen durch ein langes Leben keine Krankheitszeichen dargeboten, dürften dies eindeutig lehren.

Verfolgen wir die Auseinandersetzungen zwischen Blum, Kneise und Schulze, Praetorius, Hinman und Paschkis, dann leuchtet uns zwar die Bedeutung der sog. „Prädilektionsstellen" der Harnblasendivertikel ein; anderseits mußte aber Paschkis folgendes eingestehen: „Es entzieht sich unserer Beurteilung, welche Umstände eigentlich bei der Entstehung eines Divertikels an diesen stets vorhandenen Prädilektionsstellen eine Rolle spielen. Von diesem Gesichtspunkt aus hat Hinman recht, daß das Divertikel das Ergebnis von anatomischen, pathologischen und mechanischen Faktoren sei; nur sind wir leider nicht in der Lage die einzelnen Komponenten und die zeitliche Aufeinanderfolge der verschiedenen Komponenten festzustellen."

Freilich konnte allerneuestens Chwalla auf Grund von 76 klinisch erlebten und, so weit es ging, auch anatomisch-(histologisch) untersuchten Divertikelfällen nachdrücklicher die Bedeutung chronischer, an sich gering erscheinender Abflußbehinderung der Blase infolge Sphinkterunregelmäßigkeit betonen, wie dies schon Hinman getan, der gesagt hatte, daß „ein mildes, chronisches Harnabflußhindernis maßgebend sei für die Entwicklung des Divertikels". Das entspricht auch den Befund Becks in einem eigenartigen Fall von Erweiterung der Harnorgane ohne Auffindung eines an sich beengenden Lichtungshindernisses. Ja, Herbst, Polkey und Weller melden, durch Schaffung künstlicher Harnabflußbehinderung und durch Schwächung der Blasenwand beim Hund richtige Divertikel mit sphinkterartigem Divertikelmund erzeugen zu können. Jedoch gelang dieser Versuch nicht immer; auch scheint gar nicht so sehr die Harnstauung wichtig gewesen zu sein[1], vielmehr mußte die geschwächte Wandstelle, sei es durch entzündlichen Einfluß oder durch nervöse Umstände in einer ständigen Bereitschaft zur Kontraktion sein, damit ein rechter Erfolg zu erkennen war. Da die Untersuchungsergebnisse der drei

[1] Durch unvermittelte Steigerung des Harndruckes könnten wohl Zellen und Taschen der Blasenwand ausgebaucht werden, nicht aber „chirurgische Divertikel" mit einem Kontraktionsring am Divertikelmund.

amerikanischen Forscher als „vorläufige Mitteilung“ bezeichnet sind, läßt sich ihre Bedeutung noch nicht endgültig abschätzen.

Ich glaube, auf meinem schon früher bei Abhandlung[1] dieser Dinge eingenommenen Standpunkt bleiben zu können, wenn ich im Einzelfall nicht frage, ob erworben oder angeboren, sondern die verschiedenen Umstände der pathogenetischen Wirkung zu ergründen suche und dabei das Gewicht einer angeborenen Struktureigentümlichkeit mit in Rechnung setze. Es handelt sich meines Erachtens entsprechend den Meinungen von ANSCHÜTZ und von LURZ bei den Blasendivertikeln um Pulsionserscheinungen, die oftmals gerade an angeboren muskelschwachen Blasenwandstellen in Form von Ausbuchtungen zustande kommen.

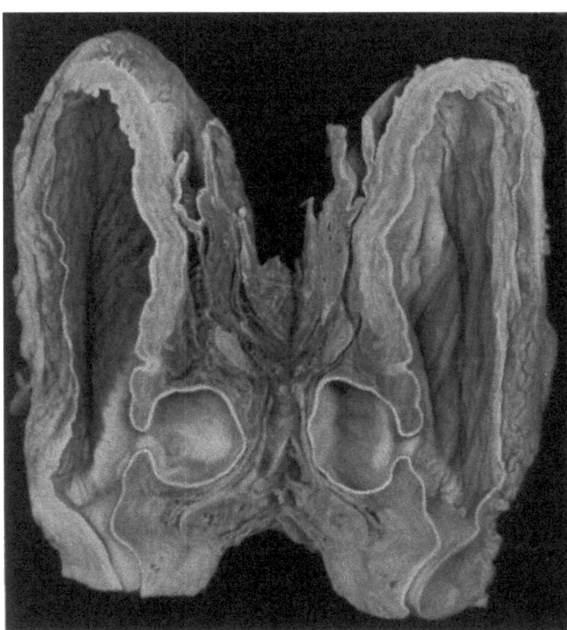

Abb. 89. Ureternahe gelegenes nach rückwärts entwickeltes Divertikel halbiert, an der Einschnittstelle auseinandergeklappt. (Pathologisches Institut Göttingen.)

Nicht übersehen wollen wir dabei eine dem zystoskopischen Untersucher zufallende Aufgabe, welche kürzlich erst CHWALLA ganz klar ausgedrückt: Es sei noch nicht erledigt und müßte durch Beobachtung mit dem Zystoskop (an Fällen ohne ausgesprochenes Divertikel!) entschieden werden, ob wir uns die Divertikelanlage als „präexistent“, d. h. als schon bei der Geburt vorhandene seichte Tasche, bzw. muldenförmige Vertiefung zu denken hätten, welche erst durch das Hinzutreten des Entleerungshindernisses ausgeweitet werde (BLUM, PRAETORIUS), oder ob erst das Auftreten des Entleerungshindernisses den Anstoß zur Taschen- und Divertikelbildung in einer vorher „normalen“, d. h. nicht optisch erkennbar prädisponierten Blase gebe. Es wäre gut, so möchte ich hinzusetzen, wenn sich Anatomen und Zystoskopiker an jene Aufgaben machten; denn auch die systematische makroskopische Strukturuntersuchung der Wandung, d. h. des Muskelanteils vieler, an sich divertikelfreier Harnblasen nach Art der von ROBERT HEISS durchgeführten Präparation würde uns belehren können!

Betrachten wir kurz jene überwiegend oft befundenen Divertikelörtlichkeiten! Abgesehen von dem nicht hierhergehörigen Urachusdivertikel gibt es da ein mehr rückwärts gelegenes Blasenscheiteldivertikel. Unverhältnismäßig häufig sind die ureternahen Divertikel, welche seitlich über oder neben dem vesikalen Harnleitermund sich ausstülpen. Diese Form kommt lateral und medial über und unter dem Ureter vor. Sie wird gar nicht selten als symmetrische Erscheinung hinsichtlich der Örtlichkeit des Divertikelmundes, nicht aber hinsichtlich des Umfanges der Ausbauchung angetroffen. Ferner kommen auf einer oder beiden Seiten der Harnblase Seitenwanddivertikel vor, die man, wie BLUM mit Recht betont, wohl als Abarten der ureternahen Divertikel auffassen muß. Selten sind Divertikel der Blasenvorderwand, welche am meisten von allen Ausstülpungen als rein erworbene Erscheinung

[1] GRUBER, GEORG B., in SCHWALBES Morphologie der Mißbildungen, Bd. III, Abt. 3, S. 366.

anzusprechen sein dürften. Häufig werden supratrigonale Divertikel des Blasengrundes gefunden.

Einzigartig erscheint mir die Mitteilung von MARESCH über einen von USAMI erhobenen Befund. Neben einem gänseeigroßen Divertikel der rechten Seitenwand fanden sich drei kleinere auf der Gegenseite, sämtlich in der Nähe der Uretermündungen. Bei der histologischen Untersuchung der hochgradig verdickten Blasenwand wurden zahlreiche, unregelmäßig gestaltete, mit Übergangsepithel ausgekleidete spaltförmige Hohlräume in der Muskulatur entdeckt, die durchwegs, wie Reihenschnitte zeigten, mit der Blase in offener Verbindung standen und als angeborene Exzeßbildung der Schleimhaut gedeutet wurden. Ein solcher gangförmiger Hohlraum erstreckte sich auch ein Stück weit in die Muskelscheide des unteren linken Harnleiterendes. Dieser Befund wird gleichgestellt dem ebenfalls in seiner Art einzig dastehenden Fall PEPERES, in dem es sich um zahlreiche, zumeist auch nur mikroskopisch wahrnehmbare Ausstülpungen der Harnleiterschleimhaut handelte.

Hier sei noch kurz darauf verwiesen, daß möglicherweise die Divertikelentstehung auch von gewissen (noch unbekannten) konstitutionellen Umständen abhängen kann. Jedenfalls fiel es v. LICHTENBERG bei der Besprechung der Abhandlung CESARE BORETTIS über die Harnblasendivertikel auf, daß im Mailänder Gebiet eine Häufigkeit des Divertikelleidens besteht, welche jene im Gebiet von Berlin ganz augenscheinlich übertrifft.

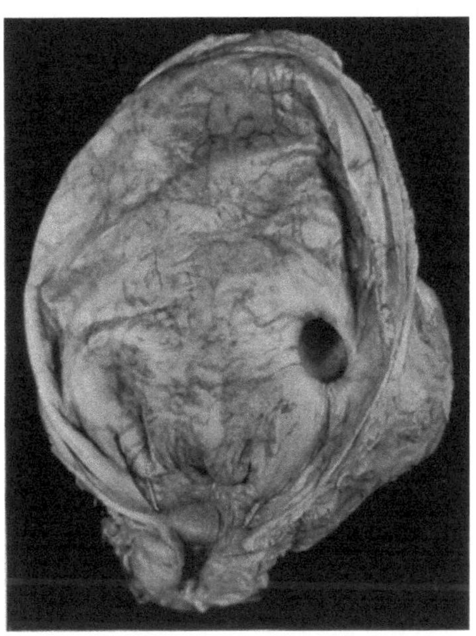

Abb. 90. Harnblasendivertikel mit sehr deutlich ausgeprägtem Divertikelsphinkter. (Pathologisches Institut Göttingen.)

Eine besondere Beachtung fand bei Erforschung der Divertikelfrage der Divertikelmund. Dieser ist förmlich mit einem Sphinkter verglichen worden („Divertikelsphinkter"). Da bei Divertikelträgern ein Teil des Harns in der Aussackung zurückgehalten wird, entwickelten sich verschiedene Anschauungen über die Rolle des Divertikelsphinkters während des Harnens. Einzelne Forscher, darunter BLUM meinten, der Harn werde zum Teil unter der Detrusorwirkung geradezu in die abwegige Ausbauchung hineingepreßt, der Kranke uriniere sozusagen in sein Divertikel. PRAETORIUS läßt das nicht gelten; er meint, daß der Detrusormuskel der Harnblase vielmehr gleichsinnig mit dem Divertikelmund innerviert werde; dadurch werde beim Harnen — und zwar im Beginn der Miktion — das Divertikel abgeschlossen und der Harn im Sack zurückgehalten. Erst gegen Ende der Miktion öffne sich der Divertikelspinkter wieder, lasse den Divertikelharn in die Blase einströmen und veranlasse dadurch eine neue Detrusortätigkeit, aber wiederum mit ihren hier eigenartigen Nebenwirkungen auf das Divertikel. Dadurch entstehe eine „atypische und verlängerte Miktionskurve."

Was die Größe der Harnblasendivertikel betrifft, so schwankt ihr Umfang von Erbsen- bis Kinderkopfgröße. QUERVAIN gab einen Divertikelraum von 1,5 Liter an, GAYET und GAUTHIER haben, wie LURZ erwähnt, ein Divertikelfassungsvermögen von 5 Litern mitgeteilt. Ein Riesendivertikel hat POMMER beobachtet (Abb. 91). Andere Vorkommnisse besonders großer Divertikel sind durch WIESINGER und durch HOFMOCKL beschrieben worden.

Zahl der Divertikel im Einzelfall: Daß die Divertikel nichts stets in Einzahl auftreten, bezeugt schon die in Abb. 84 wiedergegebene Beobachtung oder auch der Fall ANGERERS (Abb. 87), wie überhaupt gerade die Fälle angeborener Harnblasenausstülpung nicht selten durch eine Mehrzahl der Divertikel auffallen.

Immer schon ist aufgefallen, daß die Divertikelbildung der Harnblase, ganz besonders das männliche Geschlecht belastet. Ja, gelegentlich wurde geradezu in Abrede gestellt, daß auch Frauen Divertikelträger seien. Das ist nicht richtig, wenn auch das Blasendivertikel beim erwachsenen Weibe zu den seltenen Beobachtungen gehört (HOFMOCKL). Der Versuch P. O. MEYERS, diese Verschiedenheit der Geschlechter in der Anfälligkeit des Blasendivertikels auf ein unterschiedliches Geschehen der Blasendreiecksentwicklung bei den zwei Geschlechtern zu beziehen, ist auf unrichtiger Voraussetzung aufgebaut und erscheint unhaltbar. Wahrscheinlich ist es, daß die Mehrzahl der Blasendivertikel beim Mann eben doch erworbene Umstände als stärkste Faktoren ihrer Ausgestaltung aufweist, Faktoren, die mit Hindernissen im Harnabfluß zusammenhängen.

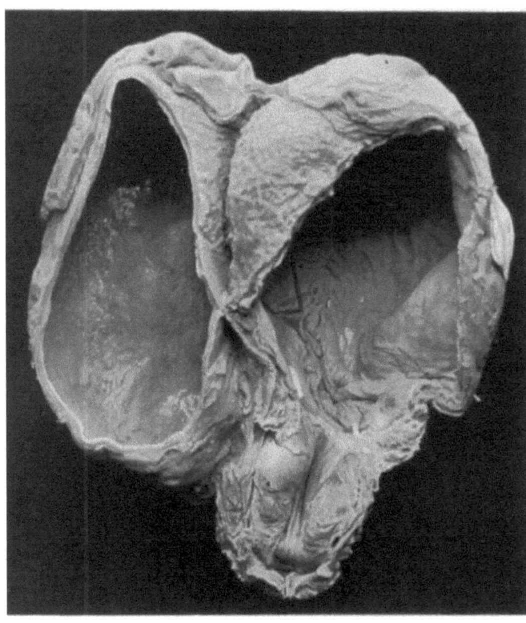

Abb. 91. Riesendivertikel im Fall POMMERS schief von rechts vorne gesehen. Beide Uretermündungen mit weißen Sonden beschickt. (Pathologisch-anatomisches Institut Innsbruck.)

Über die Folgen der Divertikelbildung (Entzündung, Steinbildung, Geschwulstentwicklung) wird im Abschnitt der erworbenen Lichtungsstörungen der Harnblase Mitteilung gemacht, ebenso über die zahlenmäßige Häufigkeit des Vorkommens von Harnblasenaussackungen und über die statistische Beleuchtung der Bevorzugung des männlichen Geschlechtes sowie über das Alter der Divertikelträger. HYMAN hat unter 600 Personen mit Harnblasendivertikel nur 25—30, d. h. 4—5% gefunden, die sich innerhalb der ersten 10 Lebensjahre bewegten, eine Feststellung, die natürlich wenig günstig erscheint für die Annahme der breiten Bedeutung einer Entwicklungsstörung im Ursachenkreis des Divertikels. Dagegen wäre es sehr bedeutsam, ließe sich eine Beobachtung von LURZ, nach der Vater und Sohn gleicherweise an Harnblasendivertikel krankten, in einer größeren Zahl von Fällen wiederholen.

IV. Gewebsfehler im Harnblasenbereich.

Es ist begreiflich, daß im Bereich eines Organes, das solch eine verwickelte Geschichte seines Werdens aufweisen kann, wie die Harnblase, gelegentlich auch Fehler der Textur und ihre Auswüchse in Form der sog. „Gewebsmißbildungen" vorkommen. Im wesentlichen sind dabei zwei Gebiete zu berücksichtigen, das des Harnstranges und das des Blasengrundes, d. h. des LIEUTAUDschen Dreiecks und seiner Grenzstreifen.

A. Gewebsmißbildungen des Harnstranges.

Über den Begriff des Urachus ist in einer Fußnote auf S. 60 gesagt, daß wir konservativ in der Verwendung des Namens nicht den umbilikalen allantogenen Teil des Harnstranges allein so benennen, sondern auch den subumbilikal gelegenen Abschnitt, der sich aus der fetal größer angelegten Blase hinter der vorderen Leibeswand bis zum endgültigen Vertex vesicae urinariae in der Regel als strangartiges Gebilde vorfindet. v. MOELLENDORFF[1] nennt diesen Abschnitt „Urachusgang". In jenem „Gang" nun, der kleine buchtige Ausstülpungen haben kann (LUSCHKA), werden mitunter als Ergebnis diskontinuierlicher Lichtungsverödung oder als Wachstumserscheinung an nicht völlig zurückgebildeten Teilen des zunächst fest gewordenen Epithelstranges Zysten gebildet (WALTER, LUSCHKA, WUTZ, KHAUM). v. MOELLENDORFF hat bemerkenswerte Bilder der epithelialen und muskulären Webung der Harnblasenspitze und des sich daran schließenden Harnstranges gegeben. Dabei fand er auch zylinderzellig gebaute Krypten, die sich vom Epithel aus in die Umgebung einsenkten. Es ist sehr begreiflich, daß sich aus solchen Buchten epitheliale Zysten entwickeln, die man kurzweg auch als „Urachuszysten" benannt hat. Die Urachuszysten können kleine, dünnwandige Gebilde darstellen (LEDDERHOSE, KERMAUNER). Sie sind an sich leicht festzustellen, werden aber gerne übersehen, wenn man bei der Leichenöffnung nicht ein scharfes Augenmerk auf den Blasenscheitel und den Harnstrang legt. Mancher vielleicht einschlägige Befund mußte sich herben Zweifel von anderer Seite gefallen lassen, wie man aus der Besprechung von Mitteilungen HOFFMANNS, WOLFFS, ROSES und RIPPMANNS durch WUTZ ersieht. Vielleicht ging man hier in der Skepsis etwas zu weit. v. RECKLINGHAUSEN hat eine ganz zweifellose, sogar 1—3 cm im Durchmesser haltende Urachuszyste vorgewiesen und ihre Natur als solche verteidigt. Sie sei gegen die Harnblase, so innig sie dieser median an ihrem Scheitel auch aufsaß, abgekammert und innerhalb des reichlichen subperitonealen Fettgewebes des mittleren Harnblasennabelbandes völlig eingeschlossen gewesen und habe nur ganz zähen, farblosen Schleim enthalten. Diese Zyste erwies sich als vielkammerig; nicht nur die Haupthöhle war mit vielen Buchten versehen, sondern es lag noch neben ihr, und zwar der Harn-

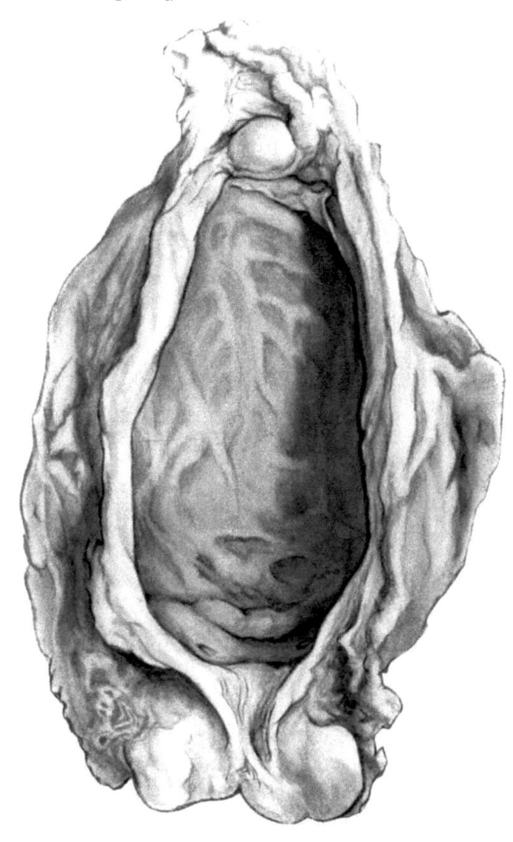

Abb. 92. Kirschgroße Zystenbildung in nächster Nähe der Harnblasenspitze; entstanden aus epithelialen Anteilen des Harnstrangs. ♂ 75a. (Pathologisches Institut Göttingen, S. 281/1931.)

[1] MOELLNDORFF, v.: In Handbuch der mikr. Anatomie, Bd. VI.

blasenwand fest aufsitzend, eine kleinzystische Masse, in welcher mikroskopisch labyrinthische Höhlen gefunden wurden, die wie Drüsenschläuche, jedenfalls wie erweiterte Krypten aussahen. Fast immer war ihre meist sehr derbe bindegewebige Wandung von Bündeln glatter Muskelfasern umgeben oder durchzogen, das Epithel mehrschichtig, meistenteils zweischichtig, stellenweise, namentlich in den schlauchartigen Krypten, auch reichlich mit Becherzellen durchsetzt. Die sich erhebende Frage, ob nicht ein Enterozystom, ein Abkömmling des Ductus omphalo-entericus, vorliegen könne, mußte nach v. RECKLINGHAUSENS Darstellung deswegen abgewiesen werden, weil die Bildung ganz extraperitoneal gelegen und das Bauchfell darüber ganz normal und ohne jeden Zusammenhang mit ihr war.

WUTZ verlangt für die Sicherung der Diagnose „Urachuszyste" den Nachweis des epithelialen Zusammenhanges mit dem Harnstrang, eine, wenn auch allergeringste und lückenhafte Ausstattung der Wandung mit glatter Muskulatur und natürlich eine präperitoneale Entwicklung des ganzen Gebildes. Ob alle Mitteilungen von Urachuszysten (DORAN, MARSHALL, v. RECKLINGHAUSEN, ROBINSON, SCHOLZ u. a.[1]) diesen Voraussetzungen genügten, läßt sich bei der Kürze der kasuistischen Mitteilungen meist nicht übersehen.

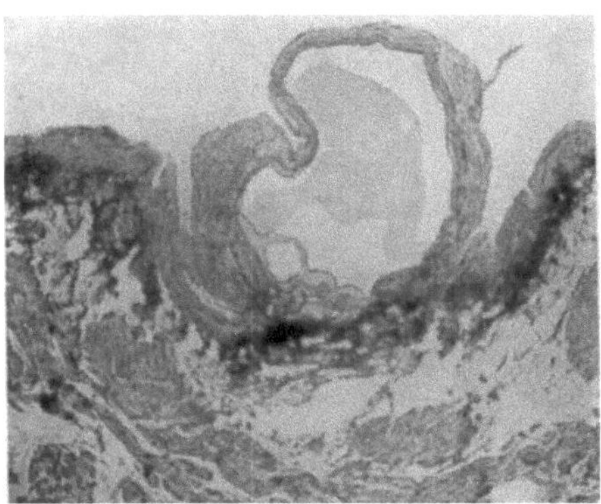

Abb. 93. Lupenvergrößerung einer hanfkorngroßen Urachuszyste, die von Epithel ausgekleidet, von Bindegewebe und spärlichen glatten Muskelzügen umsponnen war. (Pathologisches Institut Göttingen.)

Wie PASCHKIS schreibt, kann man sich einen Übergang der Urachuszyste in ein Urachusdivertikel vorstellen, wenn etwa die Zyste durch den sich weiterhin blasenwärts entfaltenden Epithelstrang in den Blasenscheitel öffnet, wie es in einem von YOUNG mitgeteilten Fall geschehen sein soll. Urachuszysten seien bei Frauen häufiger gefunden als bei Männern. PASCHKIS erwähnt eine von MEANS stammende Mitteilung, wonach sich als Größenmaße einer exstirpierten Harnstrangzyste $11{,}5 \times 8 \times 8$ cm ergaben.

Daß Urachuszysten sehr groß werden können, größer als der Harnblasenraum selbst, geht auch aus einer Abbildung von MARTENS hervor, allerdings handelte es sich in diesem Fall um eine sarkomatös entartete Urachuszyste.

Übrigens hat auch HOFFMANN über eine besonders große Urachuszyste berichtet; es ist aber ihre Natur, wie WUTZ ausführte, nicht ganz geklärt worden. Sie soll rund 50 Liter umfaßt haben; dabei handelt es sich um einen männlichen Zystenträger. Das erscheint fast so unwirklich als die von PASCHKIS und CULLEN erwähnte Angabe, es habe in einem Fall von RIPPMANN die Urachuszyste 52 Liter Flüssigkeit enthalten.

Leider ist mir RIPPMANNS Mitteilung nicht zugänglich. Es sei aber auf die Kritik von WUTZ an RIPPMANNS Auffassung der Bildung als einer urachischen Zyste hingewiesen; danach dürfte doch wohl eine andere, vom Bauchraum ausgehende Hohlgeschwulst vorgelegen haben. Der Inhalt von 52 Litern — wenn anders sich nicht ein Druckfehler in CULLENS oder PASCHKIS' Bericht einschlich — erscheint nahezu unglaublich groß. Man bedenke, daß eine Kugel von rund 46 cm Durchmesser nötig wäre, um eine solche Flüssigkeitsmenge zu umfassen! Wir wissen allerdings aus einer von EDUARD KAUFFMANN beobachteten und bildlich festgehaltenen Darstellung, daß im Fall einer adenomatösen Eierstockszyste 46 Liter Inhalt gemessen wurden, daß also solche Zystengrößen beim Menschen doch vorkommen können.

---

[1] PASCHKIS nennt noch als Gewährsleute: RANKIN und PARKER, MORST, DELOVE und COTTE, BUA, WEBER, PATEL und LABRY.

Vereiterte Harnstrangauftreibungen (MATHIAS) werden sich als Folgen vorausgegangener Urachuszysten wohl nur selten erweisen lassen, es sei denn, daß da und dort das Übergangsepithel erhalten ist; aber auch dann dürfte die Abgrenzung von Urachusfisteln schwierig sein (PFEIFFER, TSCHAIKA). Über Konkrementbildung in derartigen Hohlräumen vergleiche die Ausführungen auf S. 64 bei Behandlung der angeborenen Blasen-Nabelfisteln!

Daß die Wand der Urachuszyste gelegentlich zum Mutterboden geschwulstmäßigen Wachstums wird, ist in seltenen Fällen festgestellt worden. RANDALL beispielsweise fand eine epitheliale Zottengeschwulst, die als

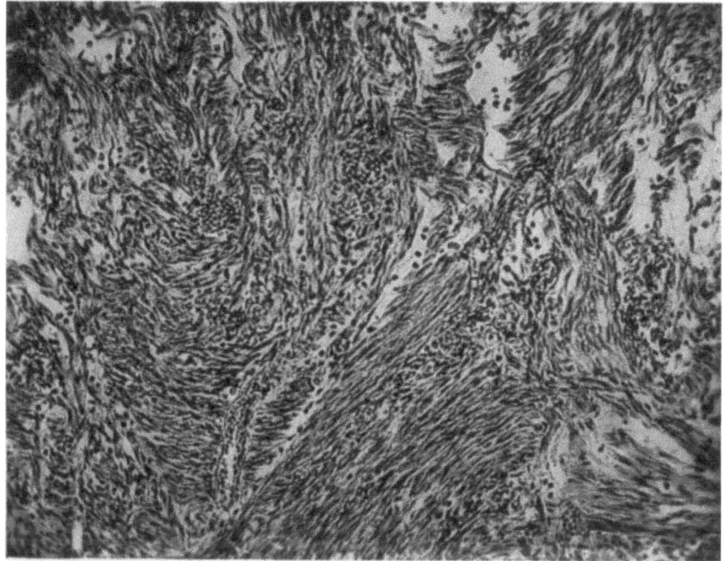

Abb. 94. Schnittbild eines Leiomyoma urachi bei mittelstarker Vergrößerung. (Nach einem Präparat von MATHIAS-Breslau.)

kinderfaustgroßes Gewächs über der Harnblase vom Urachus ausgegangen und allmählich in die Blasenlichtung durchgebrochen war. Und PENDL hat über einen Gallertkrebs berichtet, der sich in einer Urachuszyste entwickelt habe. Im übrigen sind eine ganze Reihe von Geschwülsten beobachtet worden, die aus Gewebsteilen des Harnstranges entstanden waren.

So hat mein Vater MAX E. GRUBER vor mehr als 40 Jahren den vermeintlichen Bauchwandtumor einer jugendlichen Frau durch V. CZERNY in Heidelberg operieren lassen. Das Gewächs saß im Harnstrang und entpuppte sich als wohlabgegrenzte völlig präperitoneal entwickelte Muskelgeschwulst zwischen Nabel und Harnblase. Ich selbst hatte in Straßburg i. E. Gelegenheit, die histologische Untersuchung eines Leiomyoms des Urachus durch WETZEL zu begutachten; das fragliche Gewächs hatte H. FREUND durch chirurgischen Eingriff gewonnen. Weiterhin sei diesen Zeilen die Abbildung der glatten Muskelzüge eines Leiomyoms beigegeben, das MATHIAS in Schnittpräparaten eines Urachusgewächses erkannt und freundlich zu meiner Verfügung gestellt hat. Durch BRADY ist ein Fibromyoma, durch RANKIN und PARKER ein Fibrom des Urachus beschrieben worden. Durch GREIG, MARTENS u. a. wurden auch Sarkombildungen des Harnstranges bekannt.

Über Adenome des Urachus berichteten KLEINHANS, RANKIN und PARKER. Krebsgeschwülste des Urachus traten primär und sekundär auf. Hier können nur die primären Karzinome als dysontogenetische Gewächse Berücksichtigung finden; es ist in den Einzelfällen kaum mehr zu sagen, ob sie aus Zystenwandteilen des Urachus oder aus soliden epithelialen Strangresten entstanden sind. Solche Vorkommnisse wurden von HOFFMANN, SCHWARZ, PENDL, RANDALL, KHAUM, NUBOER und RANKIN-PARKER mitgeteilt; KHAUM und NUBOER rechnen auch gewisse Beobachtungen von KOSLOWSKI und von MICHIN zu den Urachuskrebsen, während diese Forscher sie als Nabeladenome bezeichnet hatten. Auch eine Beobachtung von KLEINHANS erfuhr verschiedene Beurteilung. Er selbst sprach die von ihm präperitoneal zwischen Nabel und Symphyse exstirpierte Bildung als „adenomatöse Proliferation" des Dottergangs an. Das konnte sie ihrer Lage wegen kaum sein. Ich ersehe keinen Grund, die flaschenkürbisartig gestaltete Hohlgeschwulst nicht als ein Zystadenomkarzinom des Harnstranges zu erklären.

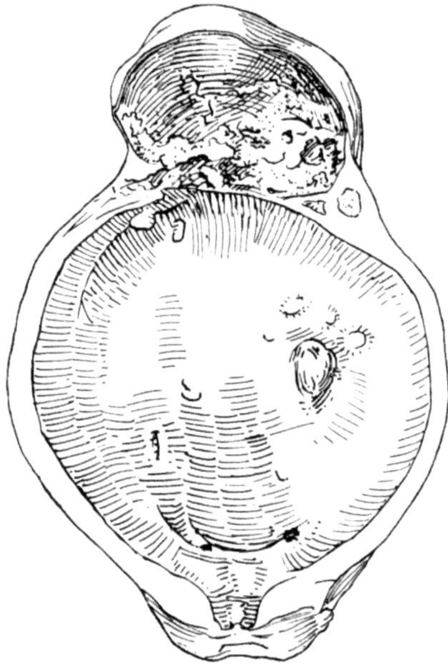

Abb. 95. Krebs des Urachus, durchgebrochen nach der Harnblase mit Tochtergeschwülsten in der Blasenwand. (Nach NUBOER.)

Der Gewebsart nach handelt es sich bei den Geschwülsten von HOFFMANN und RANKIN-PARKER um Plattenepithelkarzinome. Die Zottengeschwulst, die RANDALL beschrieben, stellte sich als polymorphzelliger Krebs dar, während NUBOER ein Cystadenoma carcinomatosum papillare fand. In MICHINS Fall lag ebenfalls ein Zystadenokarzinom vor, während SCHWARZ, KHAUM, KOSLOWSKI und PENDL von Adenokarzinomen sprachen, die mehr oder minder gallertig gewesen seien.

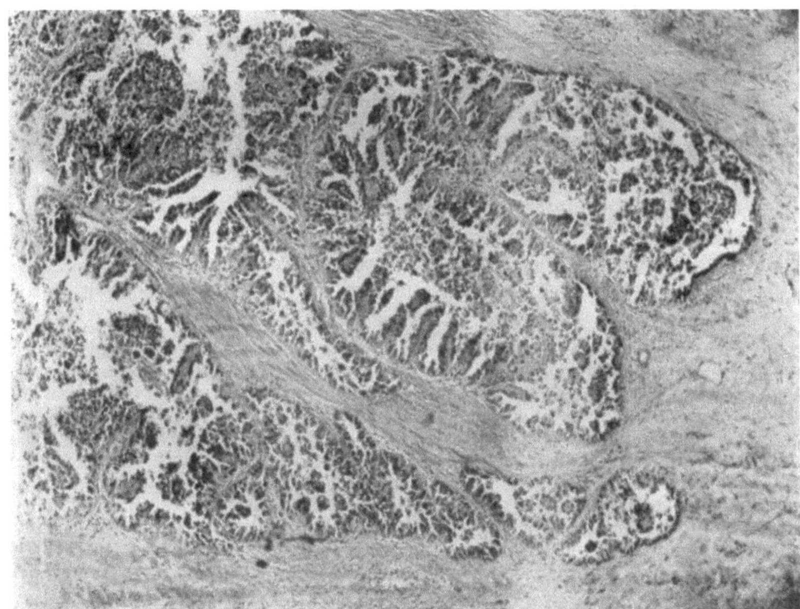

Abb. 96. Papilläres Cystadenocarcinoma urachi. (Beobachtung von NUBOER.)

Was gerade die eigenartige Schleimbildung in Drüsenkrebsen des Urachus betrifft, so meinte PASCHKIS, bleibe es dahingestellt, ob dieser Befund auf die entwicklungsgeschichtlichen Zusammenhänge des Urachus mit dem Enddarm bezogen werden müsse oder auf die Fähigkeit des Blasenepithels zu Drüsen- und Schleimbildung. Ich möchte unter Hinweis auf die Beobachtung von Schleimdrüsenentwicklung von seiten des Epithels ekstrophierter Harnblasen, die geradezu als reaktive Wirkung der gereizten Blasenwand zu betrachten ist, doch meinen, daß nicht die Zusammenhänge mit der ehemaligen Kloake, sondern die weite Differenzierungsfähigkeit des Harnblasenepithels an und für sich zur Erklärung obiger Geschwulstzellen heranzuziehen sei; freilich bleibt so und so die Frage nach den Umständen bestehen, welche in dem und jenen Fall gerade diese Gewebsreifung, in einem anderen jene Differenzierung veranlaßt.

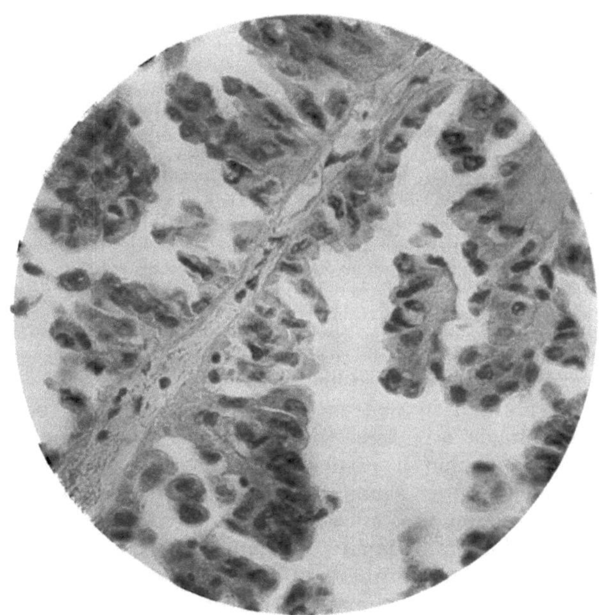

Abb. 97. Wandteil einer drüsigen Krebszyste des Urachus mit warzigen Epithelzöttchen. (Beobachtung von NUBOER.)

Der Vollständigkeit wegen sei noch erwähnt, daß durch ROTTER und GOEBEL das Vorkommnis metastatischer Urachusgeschwülste beschrieben worden ist. Bei ROTTER handelte es sich um ein papilläres Karzinom, das aus der Harnblase in eine Urachuszyste über dem Blasenscheitel eingedrungen war; bei GOEBEL lag ein Carcinoma vesicae urinariae auf dem Boden einer Bilharziaerkrankung vor; hier hatte das Gewächs in zweiter Linie den Harnstrang in ein krebsiges Rohr verwandelt.

B. Gewebsmißbildungen des Blasengrundes.

Von den ungewöhnlichen Bildungen, zu denen das Epithel ekstrophierter Harnblasen im ständig sich wiederholenden Erneuerungsgeschehen ausreifen kann, zu zylindrozellulären, schleimbildenden, drüsigen Buchten und Schläuchen einerseits, zu verhornendem Plattenepithel auf der anderen Seite, ist in einem früheren Abschnitt gesprochen worden. Gleichwohl sei hier diese von ENDERLEN erstmalig ausführlich und eingehend erforschte Eigentümlichkeit noch einmal hervorgehoben; denn wie wenn es sich um Modellversuche handelte, beleuchteten jene Funde in der Wandung ekstrophierter Blasen die Frage der Entstehungsbedingungen solch merkwürdiger Neuepithelisierung, die als rätselhafte Erscheinung auch in geschlossenen Blasen gelegentlich aufgetreten ist! Es handelt sich bei ekstrophierten Blasen offenbar um Folgen chronisch entzündlicher Blasenerkrankung mit einer Ersatzbildung des Epithels, das in anderer Richtung oder über die ortsübliche Stufe seiner Reifung hinaus ungewöhnliche Strukturbilder annehmen kann, ohne daß etwa versprengte ektodermale Keime im Spiel sein müßten. POMMER hat wohl als der erste auf die vesikale Epidermisierung als eine Entwicklungsmöglichkeit des Harnblasenepithels unter Ausschluß der Metaplasievorstellung hingewiesen. SCHRIDDE hat sie in seiner Prosoplasielehre näher erläutert.

Schrifttumsangaben über die Frage des Befundes verhornenden Plattenepithels in der Harnblase finden sich bei HERXHEIMER, der in seiner Abhandlung über die Gewebsmißbildung das vorliegende Problem zusammenfassend behandelt hat; im übrigen sei verwiesen auf ROKITANSKY, STOERK, V. DITTEL, IKEDA, RECKTENWALD und LUBARSCH. ROKITANSKY hat diese oft als „Leukoplakie" benannte Veränderung unter der Bezeichnung einer „epidermidalen Afterbildung" beschrieben. Sie kann zu cholesteatomartigen Ablagerungen abgestoßener, hyperplastischer Zellmassen führen, worüber abermals ROKITANSKY, LÖWENSOHN, POSNER, LIEBENOW, BRUCHANOW, HALLÉ, KÜTTNER und ED. KAUFMANN berichtet haben. Freilich handelt es sich hier durchaus nicht um angeborene Weiterentwicklung des Harnblasenepithels, sondern wohl immer um erworbene Fehlregeneration und Fortentwicklung nach Schädigung. Dazu hat ZUCKERKANDL geschrieben: „Diese epidermoidale Umwandlung der Schleimhaut ist nicht selten, wir finden sie am häufigsten bei jahrelang bestehenden heftigen Entzündungsprozessen der Blase, verursacht durch Steinkrankheit, doch auch unabhängig davon, so neben Tuberkulose bei Retention des Harns bei jugendlichen, wie bei alten Menschen, Männern wie Weibern." Hier sei noch auf eine im SCHMORLschen Institut von H. FRANCKE angestellte Untersuchung über die Leukoplakie des Nierenbeckens hingewiesen. Dort wird ganz allgemein an Hand eines reichlichen Quellengutes aus dem gesamten Schrifttum die Pathologie und Entstehung der Leukoplakie besprochen, welche als Ausdruck einer echten, indirekten Metaplasie gelten soll, ausgelöst durch einen chronischen Reizzustand, gleichgültig ob entzündlicher, chemischer oder mechanischer Art. Als Grundlage für die Möglichkeit solcher Metaplasie müsse eine konstitutionelle Eignung der fraglichen Menschen in Betracht gezogen werden, eine besondere Veranlagung des Epithels des Nierenbeckens, bzw. der weiteren Harnleitung, in verhorntes Plattenepithel überzugehen.

Will man in den soeben berücksichtigten Vorkommnissen erworbene Erscheinungen erblicken, so bleiben hier doch jene Vorkommnisse von mächtig erweiterter und hyperplastischer Harnblase oder Kloakenblase zu bedenken, die nicht selten schon beim Neugeborenen durch ganz entsprechende Abart der Epithelbildung ausgezeichnet sind. Auch ihrer ist in einem früheren Abschnitt bereits gedacht. Es empfiehlt sich in allen Fällen anatomisch untersuchter Riesenharnblasen weißlich und warzig verdickte, hypertrophisch erscheinende, manchmal wie gerippt aussehende Wandstellen auf die Epithelverhältnisse mikroskopisch zu mustern. Wie sich in jenen von CHARL. MÜLLER und HERM. ANGERER mitgeteilten Fällen unserer Beobachtung gezeigt, lassen sich regelrechtes Blasenepithel, geschichtetes unverhorntes und daneben verhorntes Plattenepithel ohne scharfe Grenze in fließendem Übergang erkennen. Entzündung spielt für die Auslösung solcher Entwicklungsvariation sicher keine Rolle. Es zeigen aber derlei Befunde, daß die Fähigkeit der Bildung einer verhornenden Auskleidung dem Harnblasenepithel an und für sich angeboren sein muß. In Geschwulstbildungen späterer Jahre, aber auch des Kindesalters kann sich diese eingeborene Fähigkeit ungewöhnlicher Epithelentwicklung der Harnblase mächtig offenbaren. In dieser Hinsicht sei nur auf MARCHAND und ALBARRAN verwiesen.

Zu den dysontogenetischen Bildungen muß man auch jene Vorkommnisse rechnen, die ähnlich einem Naevus pilosus zum Wachstum haariger Warzen innerhalb der Blasenwand führen. Es ist bemerkenswert, daß RAYER und BROCA das merkwürdige Krankheitszeichen des „haarigen Harnens" kannten, das sie „Pilimictio" genannt haben. ALBARRAN verweist ferner auf LE DENTU als Beobachter jenes Zeichens. Während sich nun BROCA dagegen ausgesprochen, daß etwa im Bereich der Blasenschleimhaut Haare wachsen könnten, hat MARTINI[1] das Bild der „Trichiasis vesicae" erwiesen.

Bei einem Kind mit Atresia ani urethralis und mit Harnröhrenverschluß fand sich die Innenauskleidung der riesenhaften Kloakenblase zum Teil gebildet von einer milchig weißen,

---

[1] Eine entsprechende naevusartige Bildung im Mastdarm einer erwachsenen Frau hat auf Grund der histologischen Bearbeitung MARTINIs der Chirurg DANZEL (Arch. klin. Chir. **17**) mitgeteilt.

wie durch Wasser aufgequollen erscheinenden Epidermis. Der ganze hintere Abschnitt des Grundes der Kloakenblase bot bei der mikroskopischen Untersuchung die Beschaffenheit einer äußeren Haut mit Haarbälgen dar. Diese Entdeckung von MARTINI wirft ein erklärendes Licht auf eine mir selbst unterlaufene Beobachtung epidermoidaler Auskleidung eines Kloakensackes mit deutlicher Haarbalgbildung (Abb. 96). Dazu kam noch eine quergestreifte Muskelhaut unter dem Bindegewebsanteil jener Kloakenwandstelle. Freilich habe ich seinerzeit diesem Befund — in Unkenntnis der ärztlichen Wahrnehmung jener sorgsamen französischen Ärzte und der MARTINIschen Feststellung — nicht leicht deuten können, ich dachte an narbige Einwachsung des Ektoderms nach einem Einriß der Kloakenmembran in der Gegend des Anus bzw. des Sinus urogenitalis.

Handelt es sich in den bisher mitgeteilten Fällen um „Irrungen" der Gewebsbildung, so gehören die von SAXER, BOGAJEWSKI und TELEKY gemeldeten Beobachtungen zu den Dermoidgeschwülsten und Teratomen der Harnblase.

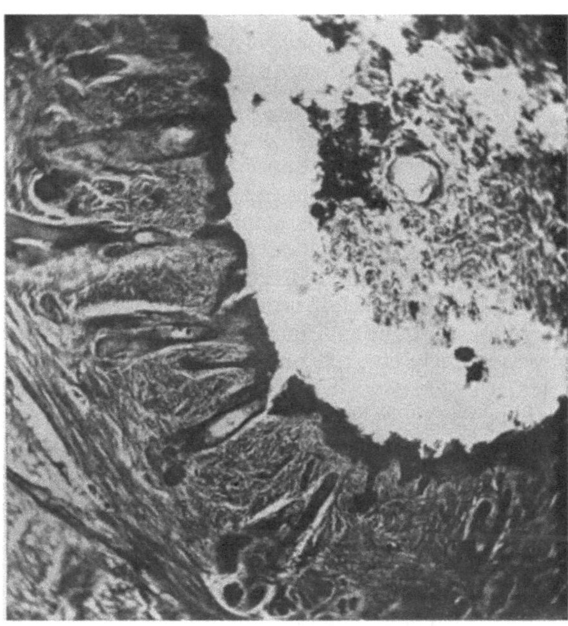

Abb. 98. Epidermisartige Bildung mit Schweißdrüsen und Haarbälgen im Wandbereich einer Kloakenblase. (Nach GG. B. GRUBER und E. BEST.)

SAXER untersuchte einen von SCHULTHEISS[1] operativ gewonnenen Tumor, der durch Sectio alta aus der Harnblase einer 33jährigen Frau gewonnen worden war. Dort hatte das Gebilde rechts von der Mittellinie gesessen. Es stellte einen nußgroßen, kugeligen Körper dar, dessen Oberfläche völlig der mit langen und kräftigen Haaren besetzten äußeren Haut glich. Fast an jedem Haar hing ein kleines Konkrement. Gegen den Rand der Abtrennungsfläche ging die Epidermis des Gebildes in eine etwas glattere und dünnere Schicht über, die mehr schleimhautartige Beschaffenheit zeigte. Auf dem Schnitt zeigte der polypös vorgebauchte Gewebsknoten eine Unterlage, die im wesentlichen aus Fettgewebe bestand; es fiel aber innerhalb der Schnittfläche ein umschriebener, etwa hanfkorngroßer, schwarzer Fleck auf, der an die Färbung der Aderhaut des Auges erinnerte; auch fühlte man härtere Gewebsteile durch, ja man konnte sie unmittelbar auf der Schnittfläche als Knorpel und Knochen erkennen. Die histologische Musterung bestätigte die Teratomnatur: Haut mit ihren Anhängen, Mammadrüsen, Fettgewebe, Knorpel, Knochen, Gehirngewebe, Plexus chorioideus, vielleicht auch Retinalanteile waren festzustellen. Es handelte sich also um das völlig verworrene Mißgebilde einer Embryonalanlage.

Die Feststellung einer im Bereich der Harnblasenwand liegenden Dermoidzyste bei einem Erwachsenen verdanke ich Herrn Dr. ESAU in Oschersleben (E. 3889/1932). Ein 67jähriger Mann, der zudem an einem Echinokokkus der Leber und der verschiedenen Stellen des Peritoneums gelitten, ging urämisch zugrunde. Nach dem Tode entnahm ESAU die Harnorgane, an deren Blase folgendes auffiel: Ihre Schleimhaut war schwärzlich verfärbt; Falten verstrichen. Im Blasendreieck hing ein schmaler, langer Fetzen von der Wandung in die Blasenlichtung hinein, der am Grund rötlich erschien, im übrigen mißfarben war; er begrenzte eine geschwürig aussehende Stelle, der nach außen hin eine mit kaffeesatzartiger Masse erfüllte kugelige Bildung entsprach, die wir uns zunächst als eine Zyste in der Blasenwand erklärten. Bei mikroskopischer Prüfung ergab sich das Bild einer schweren Blasenentzündung. Die fragliche Zyste, welche nach außen von der

[1] Die von SCHULTHEISS auf dem Berliner Chirurgenkongreß 1901 darüber gemachte Mitteilung ist im Verhandlungsbericht nicht enthalten.

Blasenmuskulatur so entwickelt war, daß ihre Lichtung $^1/_2$ cm von der Blasenlichtung entfernt lag, war von einem verhornenden Plattenepithel ausgekleidet, das sich in Papillenform gegen eine Art von Kutis absetzte. Im Stratum basilare des Plattenepithels war Melanin abgelagert. Diese häutige Bildung war nicht durch Schweißdrüsen ausgezeichnet, ließ aber spärliche Haarbalgdrüsen erkennen. Der im Blasendreieck gesehene Fetzen entsprach erstorbenem Gewebe der Blaseninnenwand, der an seiner Basis in ein gut darstellbares Granulationsgewebe überging, das dort die Blasenwand mehr oder minder durchsetzt hatte.

Eine Mitteilung BOGAJEWSKIs betraf einen haselnußgroßen Gewebspolypen der Blaseninnenwand; er war von behaarter Epidermis überzogen, enthielt Fettgewebe, Knochenplättchen und Zähne.

DORA TELEKY, die im übrigen noch auf die Mitteilung von Dermoidgeschwülsten der Blase durch THOMPSON[1] und durch BLOCK und HALL hingewiesen hat, beschrieb eine etwa nußgroße gestielte, leicht bewegliche Geschwulst mit glatter, durch grübchenartige Vertiefungen ausgezeichneter Oberfläche; das Gewächs hatte am oberen Rand des Orificium internum der Harnblase gesessen. Histologisch ließ sich in dieser Bildung ein aus Fettgewebe, Bindegewebe, Knorpel und Knochen bestehender Kern nachweisen, der durch einen an Haarzwiebeln reichen Papillarkörper von dem Pflasterepithel der Oberfläche getrennt war; ein vielschichtiges Plattenepithel zog sich auch auf die angrenzenden Blasenwandabschnitte hinüber; bemerkenswert war noch die Feststellung von Flimmerepithelstrecken, sowie die Ausbildung von Lymphfollikeln in der Haut des fraglichen Gebildes.

Diesen teratoiden, gewächsartigen Bildungen stehen andere Beobachtungen allernächst, welche als „Mischgeschwülste" der Harnblase verzeichnet worden sind, nämlich der Befund eines knorpelhaltigen Blasengewächses durch ORDONEZ und ein von BENEKE als Osteoid-Chondrosarkom beschriebener, kleinapfelgroßer, blumenkohlförmiger ungestielter Tumor, der grau, zum Teil dunkelblaurot und in Zerfall begriffen, einen Finger breit vom linken Ureter entfernt, bei einem 72jährigen Mann von der frei beweglichen Blasenwand ausgegangen war, endlich ein „Fibroma oedematosum myo-enchondromatosum", das HÜSLER unter ED. KAUFMANNs Leitung als Befund bei einem $1^1/_2$jährigen Knaben beschrieben hat.

BENEKE ließ die fragliche Geschwulst, in der er auch quergestreifte Muskulatur nachweisen konnte, aus einer embryonalen Keimverlagerung hervorgehen, wozu ihn ebenso wie WILMS, der die Präparate eingesehen, die Örtlichkeit des Gewächses neben seiner Zusammensetzung veranlaßte. WILMS machte nämlich darauf aufmerksam, daß derlei teratoide Geschwülste der Harnblase, die meist polypös gebaut seien, stets im Gebiet oder in der Nähe des Blasendreiecks, sei es bei den Harnleitermündungen, sei es im Blasenausgangsgebiet gefunden würden. BENEKE sagt, der WILMSschen Hypothese, daß die fraglichen Gewächse einer embryonalen Verschleppung von Keimanlagen des Sklerotoms und Myotoms in die Urnierenanlage, bzw. längs des Urnierenganges ihre Entstehung verdankten, diene das von ihm zusammengetragene Material zu starker Stütze.

An diesen Ausführungen ist sicher der Hinweis von großer Bedeutung, daß in unmittelbarem Bereich oder in allernächster Nähe der ehemaligen WOLFFschen bzw. MÜLLERschen Ganggebiete diese eigenartigen Geschwülste angetroffen werden. Damit ist aber nicht gesagt, daß gewissermaßen Sklerotom- und Myotomteile von den Urnierengängen verschleppt sein müßten. Es genügt, wenn entwicklungsfähiges mesenchymales Gewebe aus der Zone des metanephrischen Blastems an den falschen Ort gelangt, sich ortsungewöhnlich auswuchs; warum es dort alsdann in Form eines verworrenen Gewebsknotens mit allerlei Reifungsverschiedenheiten ganz umschrieben gedeiht, das wissen wir ebensowenig, als es uns für die Mischgeschwülste der Nieren dunkel blieb.

Häufiger als die ebengenannten, vielfach zusammengesetzten teratoiden Gewächse sind einfachere Mischgeschwülste der Harnblase. Unter

[1] Gemeint ist offenbar der auch von SHATTOK in der Londoner pathologischen Gesellschaft vorgezeigte, als Sarkom angesprochene verknorpelnde Tumor der Harnblase, der zahlreiche papillomartige Auswüchse aufgewiesen!

ihnen sind besonders aufgefallen, die jetzt schon, bei der nicht sehr großen Menge der Harnblasenmyome überhaupt, verhältnismäßig zahlreich vorliegenden, meist papillär gestalteten, rhabdomyomatösen Gewächse der Harnblase[1]. Solche sind meist sehr eingehend beschrieben worden von CATTANI, LIVIO VINCENTI[2], PAVONE, HÜSLER, MÖNCKEBERG, STUMPF und HOUETTE.

GOTTFRIED HÜSLER hat seiner Darstellung einige klare Bilder von der Hand ED. KAUFMANNS beigefügt, von denen das erste unten wiedergegeben wird. Man sieht aus der weiten dickwandigen Harnblasenhöhlung einen traubenförmigen papillären Tumor herausragen, dessen gestielte blasige Auswüchse bis pflaumengroß waren. Die Geschwulst saß am rechten

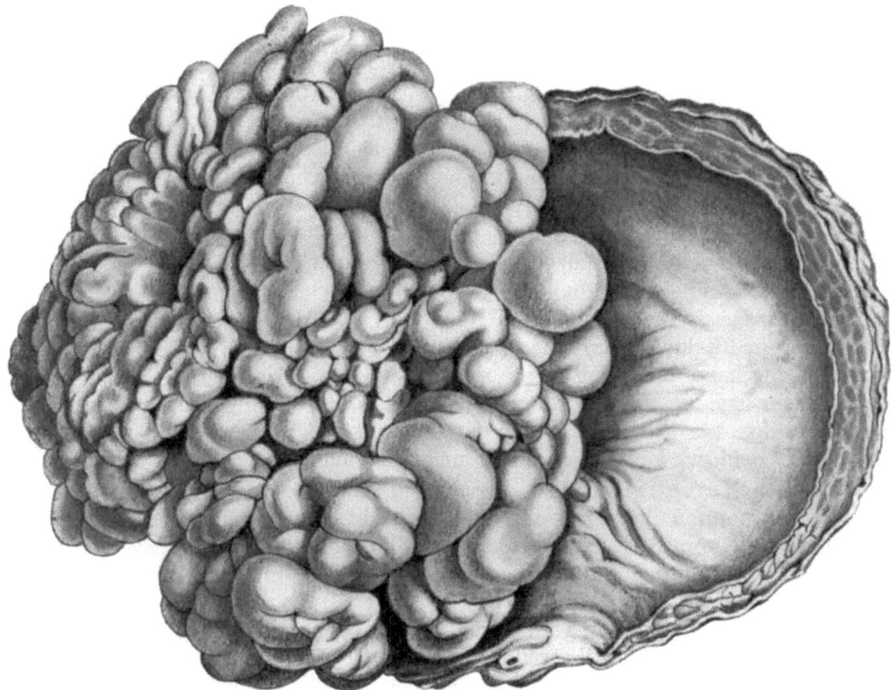

Abb. 99. Fibrorhabdomyom der Harnblase eines 7 Jahre alten Kindes. Ansicht von vorne. (Zeichnung von E. KAUFMANN, entnommen aus HÜSLER.)

Umfang des Harnblasenhalses. Was die mikroskopischen Einzelheiten betrifft, sei auf HÜSLERS ungemein ausführliche Beschreibung[3] verwiesen, deren Verständnis ebenfalls durch übersichtliche Zeichnungen von der Hand KAUFMANNS erleichtert wird. Als charakteristischen Bestandteil wies die Geschwulst jugendliche Formen von Muskelelementen in den allerverschiedensten Stadien auf, quergestreifte Muskelzellen, welche dem Aussehen nach gleichzuachten waren einer in embryonaler Entwicklung angetroffenen Skeletmuskulatur; die muskulösen Anteile überwogen in der Geschwulst, daneben war ein bindegewebiger Anteil an Mächtigkeit geringer, so daß die Bezeichnung „Fibrorhabdomyoma vesicae urinariae" am Platz zu sein schien.

(Hier ist auch eine Anmerkung am Platz, welche durch Mitteilungen eines neuzeitlichen Forschers veranlaßt ist: J. CAREY hat in wiederholten Mitteilungen verkündet, daß es gelinge, bei bestimmter rhythmischer Beanspruchung der Harnblasenwand, wie dies in gewissen Blasenfüllungs- und Entleerungsversuchen zu machen sei, eine Verwandlung

[1] Vgl. TERRIER et HARTMANN: Les myomes de la vessie. Rev. clin. **1895**; auch die Angaben von JOSEPH sind bemerkenswert. Nach ihm hat GARDNER auf 369 Blasengeschwülste nur 3mal ein Fibromyom der Harnblase zählen können.

[2] VINCENTIS Mitteilung ist durch falschen Hinweis bald unter dem Namen „Livio", bald unter „Vinzenzi" ziemlich weit bekannt und immer wieder nachzitiert worden.

[3] HÜSLER: Jb. Kinderheilk. **12** (1905).

der glatten Blasenmuskulatur in quergestreifte zu erreichen. SCHWARZ-KARSTEN hat unter BORSAS Leitung die fraglichen Versuche mit gänzlich negativem Erfolg nachgeprüft.)

Schließlich sei hier noch darauf hingewiesen, daß im Heer der Blasengeschwülste nicht allzuwenig auf das kindliche Alter fallen, und zwar mit Vorliebe sarkomatöse Gewächse. STEINMETZ und SWEET haben in dieser Hinsicht Zusammenstellungen vorgenommen, auf welche verwiesen sei. Es befinden sich reichlich polypöse Gewächse darunter. GUSSENBAUER hat für einen Knaben von 12 Jahren den Befund eines Leiomyosarkoms besonders gebucht. Manche, z. B. THOMPSON, hält gerade die Myxofibrome für angeboren. Klinisch sind diese Gewächse um so vorsichtiger zu bewerten, je unreifer, sulziger das Geschwulstgewebe befunden wird, d. h. je mehr die Webung den Charakter des areolären Myxomgewebes erkennen läßt; solche Gewebswucherungen rezidivieren (STADLER) und neigen ganz allgemein zu Ausartung in ein bösartiges Wachstum (JOSEPH).

Die Annahme, daß die kindlichen Blasengeschwülste in erster Linie als dysontogenetische Gewächse gelten können, ist mehr gefühlsmäßig als bewiesen. Wenn in LINHARTS Fall eines Myxoma vesicae urinariae bei einem 3jährigen Kind zugleich ein Divertikel links neben dem Trigonum gefunden wurde, oder wenn STEINMETZ von gleichzeitigem Befund einer Hufeisenniere, wie eines Rund- und Spindelzellsarkoms der Harnblase, bei einem $2^3/_4$jährigen Kind berichtet, so bestärkt das gewiß die Neigung, solche Geschwülste auf Entwicklungsunregelmäßigkeiten zurückzuführen, bildet aber keinen Beweis, daß diese Neigung durchaus berechtigt sei; am meisten genährt wird solche Neigung wohl immer wieder durch die große Jugend der Geschwulstträger. Sichere Anhaltspunkte für die Entstehung der genannten Gewächse infolge gestörter Gewebsentwicklung können vorläufig nicht erbracht werden.

Daß auch Hämangiome in der Blase als Gewächse aus angeborener Anlage vorkommen können, dürften Beobachtungen von LANE bei einem 3jährigen, und von BERLINER bei einem 13jährigen Kind nahelegen; in allen drei Fällen waren auch außerhalb der Harnblase Naevi bzw. Teleangiektasien vorhanden.

Sehr selten scheinen Einzelzysten der Harnblasenwand selbst vorzukommen, d. h. Gebilde, die weder als Endauftreibungen des Ureters noch als Urachusabkömmling, noch als verschlossene Taschen oder Divertikel, noch als Samenblasenkystom, noch als Teile einer Cystitis cystica zu gelten haben, sondern als dysontognetische Wucherungsbildung der Harnblasenepithels selbst. Diese Zysten sollen nach Meinung mancher Forscher nur einzeln auftreten. Ihrer Größe nach können sie, zumal sie gerne nahe dem Blasenausgang sich finden, den Harnabfluß stören, ihn wie ein Ventil verlegen. Die Zystenwand ist glatt, der Zysteninhalt wässerig klar, eiweißhaltig.

Nach JOSEPHS Ausführungen sind kaum mehr als ein halbes Dutzend Einzelbeobachtungen bekannt, die sich auf Mitteilungen von NITZE, LABOULBÈNE, BRONGERSMA, VAN HOUTUM, HOTTINGER und OPPENHEIMER beziehen. Neuerdings hat ALTMANN zur Kritik dieser Frage einen Beitrag geliefert.

Ich selbst sah einmal eine erbsengroße Zyste rechts außerhalb, aber sehr nahe dem Trigonum vesicae und benachbart der Uretermündung etwas vorgewölbt; über der Zyste, die einen einfachen, kubischen Zellbelag aufwies und durch Bindegewebe vom Lichtungsepithel des Harnblasenraums getrennt erschien, war die Blaseninnenwand aus leukoplakischem, epidermiodalem Epithel gebildet; entzündliche Zellen fehlten vollkommen.

Wenn wir die oben genannten anderen Möglichkeiten ausschließen, können solche Zysten in der Tiefe der Blasenrückwand wohl entstehen aus abnormer Persistenz von Teilen der MÜLLERschen Gänge, wobei ich auch einen fetalen

Abschluß des Utriculus prostaticus einbeziehen möchte (ROB. MEYER). Ferner könnte sich an der Blasenrückwand eine Erweiterung von urethralen, bzw. prostatischen Drüsen des Harnröhrenanfangs gelegentlich als vesikale Zystenbildung äußern.

Grundsätzlich halte ich es nicht für unmöglich, daß auch aus überzähligen abortiven Ureteranlagen Zysten der Blasenwand entstehen; diese würden aber stets seitlich, etwa am Trigonumsrand und darüber hinaus zu suchen sein. Die von OPPENHEIMER gefundenen, mehrfachen Zystenbildungen, welche zum Teil innerhalb der Blasenwandmuskulatur saßen, sind von ihrem Beobachter in diesem Sinn dem Verständnis näher gebracht worden.

Nachtrag bei der Korrektur. FREDERIK ROSCHER[1] hat, wie vor ihm MOTZFELD[2] über die Häufigkeit, Art und Pathogenie von Mißbildungen der Niere und der Harnwege an einem in 15 Jahren geöffneten Leichengut in Oslo (Norwegen) Erhebungen angestellt, die mancherlei auch für unser Hauptstück bemerkenswerte Befunde enthalten.

So spricht er auf S. 499 von der Mißbildung eines reifen 2 Tage alten Mädchens mit Spaltbildung in der Bauchwand, Eventration des Gedärms, „Doppelbildung“ der Harnblase, des Uterus und der Vagina. Zugleich habe Ektopie der rechten Harnblase bestanden. Leider ist über die Nieren, die Zahl der Harnleiter und ihr Mündungsverhältnis nichts ausgesagt, auch nicht über den After. Derartige „Doppelungen“ der Harnblase werden nicht selten in Verkennung der wirklichen Verhältnisse so bezeichnet, während in der Tat eine tiefe Teilung der exstrophierten einfachen Harnblase in zwei, gegebenenfalls ungleich große Blasenfelder durch ventrale Kloakenbilder mit Prolaps von Darmschleimhaut vorliegt. Uterus duplex und Vagina duplex ist dabei so gut wie immer zu finden. Weiterhin verzeichnete ROSCHER bei einem totgeborenen Knaben mit Rhachicranioschisis eine Blasenekstrophie, zystische Verbildung der Nieren, ferner eine Verbildung des äußeren Genitales und eine „Striktur“ (wahrscheinlich Atresie) des Afters. Dies wären die einzigen Beobachtungen von Blasenekstrophie, die ROSCHER unter 1532 Neugeborenensektionen gelangen.

Unter weiteren 3995 Leichenöffnungen von Kindern (jenseits der Neugeborenen-Frist) und von Erwachsenen stellte er 4 Fälle von Ekstrophia vesicae fest, für die er die unzutreffende Bezeichnung „Ektopie“ verwendet; diese 4 Fälle betrafen 2 Mädchen von 11a und 15a, einen Knaben von 15a und einen 23jährigen Mann. Im Fall des Knaben war zugleich eine Epispadie gegeben. Drei von diesen Menschen waren wenige Tage nach der MAYDLschen Operation (Einpflanzung des Trigonum vesicae in das Rektum) gestorben, bei dem 23jährigen Mann lag diese Operation schon 15 Jahre zurück; er erlag einer beiderseitigen Ureteropyelonephritis suppurativa.

Ferner hat ROSCHER bei Neugeborenen allerlei Kombinationen von Engen, Klappenbildungen und Ausweitungen der Harnleiter, anderseits aber auch Hydronephrosen und erweiterte Harnleiter festgestellt ohne eine nachweisbare Abhängigkeit von Engen und Klappenbildungen im abführenden Harnweg; demnach tritt er — wie ich zugestehe, mit Recht — für das primäre Vorkommnis von Erweiterung des Nierenbeckens und der Harnleiter im Sinn von Entwicklungsstörungen ein. — Bei einer Reihe Vorkommnissen der Hydronephrose und erweiterter Harnleiter bei Kindern ist leider wenig über die Harnblase ausgesagt; 2 dieser Fälle bildet ROSCHER ab,

[1] ROSCHER, FREDERIK: Über die Häufigkeit, die Art und die pathogene Bedeutung von Mißbildungen der Niere und der Harnwege. Acta chir. scand. (Stockh.) **70**, 493 (1933).

[2] MOTZFELD: Beitr. path. Anat. **59** (1914).

man sieht die Hypertrophie und im Fall Obd. 59/30 auch die Erweiterung der Harnblase; wenn nun in dem anderen abgebildeten Vorkommnis (195/30) eine Faltenbildung der Harnröhre an der Verbildung, bzw. Erweiterung der Harnleiter und Nierenbecken schuld sein mochte, scheint mir im Fall 59/30 (6 Monate alter Knabe) jene Entwicklungs- und Wachstumsstörung vorgelegen zu haben, die schließlich übergroße und weite ableitende Harnwege ohne primäre Klappenbildungen und Engen darzubieten pflegt. (Vgl. auch die Ausführungen über Megalureteren im Hauptstück über die Lichtungs- und Lagestörungen der ableitenden Harnwege in diesem Handbuch!)

Schließlich ist noch ROSCHERS Beobachtung 6/22 an einem männlichen 7 Monatskind zu nennen, weil beide Harnleiter in divertikelartige Ausbuchtungen der Blase einmündeten, während die Nieren beiderseits zu großen Hydronephrosensäcken umgewandelt waren und beide Harnleiter erheblich ausgeweitet und geschlängelt erschienen; eine Klappenbildung war auch hier nicht festzustellen. Der Penis erwies sich mangelhaft (rudimentär).

Schrifttum.

I. Entwicklungsgeschichtliche Vorbemerkungen.

BORN: Die Entwicklung der Ableitungswege des Urogenitalapparates. Erg. Anat. **3** (1894). — BROMAN: Normale und abnorme Entwicklung des Menschen. Wiesbaden 1911.

CHWALLA: (a) Über die Entwicklung der Harnblase und der primären Harnröhre des Menschen mit besonderer Berücksichtigung der Art und Weise, in der sich die Ureteren von den Urnierengängen trennen, nebst Bemerkungen über die Entwicklung der MÜLLERschen Gänge und des Mastdarms. Z. Anat. **83**, 615 (1927). (b) Über einige Fälle von Ureterverdoppelung bei menschlichen Embryonen. Z. Anat. **84**, H. 1/2, 1 (1927). (c) Ein Fall von angeborenem Verschluß des versikalen Ureterendes. Z. urol. Chir. **23**, H. 3/4, 189. (d) Eine bemerkenswerte Anomalie der Harnblase bei einem menschlichen Embryo von 32,5 mm. Virchows Arch. **263** (1927). — CORNING: Lehrbuch der Entwicklungsgeschichte des Menschen. München-Wiesbaden 1921.

DELBET: Des vices et des conformations congénit. de la vessie etc. Ann. Mal. génito urin. **1907**, 641. — DISSE: Harnorgane. BARDELEBENS Handbuch der Anatomie des Menschen, 1902.

ENDERLEN: Über Blasenektopie. Wiesbaden 1904.

FELIX: (a) Die Entwicklung der Harnorgane. HERTWIGS Handbuch der vergleichenden und experimentellen Entwicklungsgeschichte, Bd. 3. 1905. (b) Die Entwicklung der Harn- und Geschlechtsorgane. KEIBEL-MALL, Entwicklungsgeschichte des Menschen, Bd. 2, S. 732. 1911. — FELLER u. H. STERNBERG: Zur Kenntnis der Fehlbildungen der Wirbelsäule III. Virchows Arch. **280**, 649 (1931). — FISCHEL: (a) Lehrbuch der Entwicklung des Menschen 1929. (b) Grundriß der Entwicklung des Menschen. Wien u. Berlin 1931.

HEISS, ROBERT: Die mechanischen Faktoren des Verschlusses und der Eröffnung der Harnblase; ein Beitrag zur Anatomie der Harnblase. Schr. Königsberg. gelehrte Ges., Naturwiss. Kl. **5**, H. 7, 133 (1928).

KEIBEL: (a) Die Entwicklungsvorgänge am hinteren Ende des Meerschweinchenembryos. Arch. Anat. u. Entw.gesch. **1888**. (b) Zur Entwicklungsgeschichte der Harnblase. Anat. Anz. **3** (1891). (c) Zur Entwicklungsgeschichte des menschlichen Urogenitalapparates. Arch. f. Anat. **1896**. (d) Das Ineinandergreifen der verschiedenen Entwicklungsvorgänge. KEIBEL-MALL Entwicklungsgeschichte des Menschen, Bd. 2, S. 956. 1911. — KESSELBURG: Über fehlerhafte Ausmündung eines MÜLLERschen Ganges in die Blase bei regelrechter Entwicklung des zweiten MÜLLERschen Ganges, der Blase und des Enddarmes. Virchows Arch. **288**, 269 (1933).

LEWIS: Die frühen Entwicklungsstadien des Entodermrohres und die Bildung seiner Unterabteilungen. KEIBEL-MALLS Handbuch der Entwicklungsgeschichte des Menschen. Bd. 2, S. 286. 1911.

MÖLLENDORFF, v.: Harnblase. v. MÖLLENDORFFS Handbuch der mikroskopischen Anatomie des Menschen, Bd. 7, Teil 1. Berlin 1930.

OTIS: Die Morphogenese und Histogenese des Analhöckers usw. Anat. H. **30**.

PASCHKIS u. KRASA: Das Trigonum vesicae der Säugetiere. Z. urol. Chir. **6**, 1 (1921). — POLITZER, G.: Über die Entwicklung des Dammes beim Menschen. Nebst Bemerkungen über die Bildung der äußeren Geschlechtsteile und über die Fehlbildungen der Kloake und des Dammes. Z. Anat. **97**, 622 (1932).

REICHEL: Die Entwicklung der Harnblase und Harnröhre. Verh. physik.-med. Ges. Würzburg, N. F. 27, Nr 4 (1893). — RETTERER: Sur l'origine et l'évolution de la région ano-génitale de Mammifères. J. Anat. et Physiol. **1890**, No 2.

STERNBERG, H.: Zur formalen Genese der Bauchblasenspalte (Ekstrophia vesicae). Virchows Arch. **263**, 159 (1927).

TOURNEUX: (a) Sur le développement et l'évolution du tubercule génital chez le fetûs humain dans les deux sexes. J. l'Anat. et Physiol. **1889**. (b) Sur les premiers développement du cloaque, du tub. génit et de l'anus. J. l'Anat. et Physiol. **1889**.

VERSARI: Sviluppo e fine struttura della valvola ureterica dell'uomo. Ric. Labor. anat. norm. Roma e altri Lab. biol. **16** (erw. nach CHWALLA).

WALDEYER, W. v.: Das Trigonum vesicae. Sitzgsber. preuß. Akad. Wiss., Physik.-math. Kl. **34** (1894).

II. Fehler der Harnblasenanlage und -lage.

ABRAMOW u. RJESANOW: Ein Fall von Sirenenbildung (mit Steißpenis und Kloakenbildung). Virchows Arch. **171**, 284 (1903). — AHLFELD: (a) Ein Fall von Blasen- und Ureterendilatation, Mißbildung der äußeren und inneren Genitalien. Arch. Gynäk. **4**. (b) Geburtshindernis durch Erweiterung der Ureteren des Fetus. Arch. Gynäk. **4**, 161 (1872). (c) Zur Ätiologie der Darmdefekte und der Atresia ani. Arch. Gynäk. **5**. (d) Die Entstehung des Nabelschnurbruches und der Blasenspalte. Arch. Gynäk. **11**, H. 1. (e) Bauchblasengenitalspalte. Arch. Gynäk. **11**, 94 (1877). (f) Demonstration einer Mißbildung mit Ektopia vesicae. Arch. Gynäk. **11**, 587 (1877). (g) Pelvis inversa. Arch. Gynäk. **12**, 156 (1879). (h) Über einen Monopus mit vollständigem Mangel der äußeren Genitalien und des Afters. (Sireniforme Mißbildung.) Arch. Gynäk. **14**, 276 (1879). (i) Geburtshindernis durch Riesenkloake. Ber. u. Arbeiten **2**, 199. — ALBARRAN, J.: Les tumeurs de la vessie, p. 494. Paris: G. Steinheil 1892. — ALLEN THOMSON in TODDS Cyclopaedia, Artikel „Bladder". Erwähnt nach KERMAUNER. — AMMON, v.: Atlas der angeborenen chirurgischen Krankheiten des Menschen. Berlin 1842. — ANACKER: Ein Fall von weiblicher Epispadie. Inaug.-Diss. Straßburg 1903. — ANDERS, E.: Über das operative Verfahren zur Behebung rektaler und analer Atresie. Arch. klin. Chir. **45**, 489 (1893). (Mitteilung vieler Vorkommnisse!). — ANDERS, H. E.: (a) Entwicklungsmechanische Bemerkungen über Atresia ani. Arch. Entw.mechan. **47**, 210 (1920). (b) Über Kloakenmißbildungen. Virchows Arch. **229**, 531 (1921). (c) Mißbildungen des Darmkanals usw. einschließlich der Kloakenmißbildungen. SCHWALBEs Morphologie der Mißbildungen, Bd. 3, Abt. 3, S. 375. 1928. — ANGERER, HERMANN: Über die angeborene Riesenharnblase usw. Z. urol. Chir. **20** (1926). — ASCHOFF: Lehrbuch der pathologischen Anatomie, 6. Aufl., Bd. 2, S. 752. — AYRES: Congenit. extrophy of the urinary bladder and its complications, successfully treated by a new plastic operation. New York 1859.

BARTELS: Über die Bauchblasengenitalspalte. Arch. Anat. u. Physiol. **1868**, 165. — BARTELS, M.: Über die Bauchblasengenitalspalte, einen bestimmten Grad der sog. Inversion der Harnblase. Inaug.-Diss. Berlin 1867. — BAUER, CARL: Über einen seltenen Fall von Bauchblasengenitalspalte. Inaug.-Diss. Würzburg 1894. — BAURMANN, AUG. LEONH.: Ein Fall von kongenitaler Vesikoumbilikalfistel. Inaug.-Diss. Marburg 1892. — BECK: Double penis, exstrophy of the bladder. Med. News, 26. Sept. **1901**. — BECKER, HERMANN: Ein Fall von Atresia ani. Inaug.-Diss. Kiel 1879. — BEDNAR: Die Krankheiten des Neugeborenen und Säuglings, Bd. 3, S. 207. — BERENBERG-GOSSLER: Beitrag zur Entwicklungsgeschichte der kaudalen Darmabschnitte. Anat. H. **49**, H. 147—149 (1913). — BRECHET: Ekstrophie der Blase. Dictionnaire des sciences méd. Tome 14. Artikel „Extroversion". — BEST u. GG. B. GRUBER: Bauchspaltenbildung, Blasenekstrophie. Virchows Arch. **236**, 146 (1922). — BILLROTH: Chirurgische Klinik. Gesamtbericht über den chirurgischen Kliniken in Zürich und Wien 1860—1876, S. 330f. — BINNINGER: Harnblasenmangel? Obs. med. cent II, obs. 34. Erwähnt nach J. FR. MECKEL. — BLASIUS: Erwähnt nach MECHEL. — BLASIUS, G.: (a) Observ. med. rariores, p. 59. Ols. XIX. Amsterd. 1677. Erwähnt nach ROSE. (b) Observ. med. pars. IV. Obs. 6; p. 52. — BLAUEL, C.: Zur Kasuistik der Bauchblasengenitalspalten. Beitr. klin. Chir. **39**, 45 (1903). — BLOCH: Zur Kenntnis der Nabelschnurbrüche. Inaug.-Diss. Berlin 1894. — BLUMHARD: Ekstrophia vesicae. Ein Fall von Pseudohermaphroditismus. Württemberg. Korresp.bl. **23**. Vgl. Friedreichs Bl. Nr. 6. **1854**, Nr 4, 58. — BOCKENHEIMER: Zur Ätiologie der Bauchblasengenitalspalte. Arch. klin. Chir. **69**, H. 3 (1903). — BOEHI: Ein Fall von Geburtshindernis, bedingt durch übermäßige Dilatation der fetalen Harnblase mit gleichzeitiger Ruptur derselben. Arch. Gynäk. **101**, 700 (1914). — BONNET: Blasenekstrophie und Schwangerschaft. Philos. Trans. **33a**, Nr 384, 1724. — BORN: Ein Fall von Atresia ani congenita mit Verdoppelung des Uterovaginalkanals ohne Peritonitis. Inaug.-Diss. Zürich 1898. — BORRMANN: Demonstration zweier interessanter Mißbildungen. Fall von Atresia ani urethralis nebst Kommunikation des Rektums mit einem großen Uterus masculinus usw. Zbl. Path. **1906**, 874. — BRACHT: Weibliche Epispadie. Über den Ersatz des Blasenschließmuskels. Mschr. Geburtsh. **48**, 411 (1918). — BRAMANN: Zwei Fälle von offenem Urachus bei Erwachsenen. Arch. klin. Chir. **36**, 996 (1887). — BRAUCH, AUG.: Über die Atresie der fetalen Harnröhre und deren Folgezustände. Inaug.-Diss. Gießen 1897. — BRAUN, GEORG: Über die Ektopia vesicae im Anschluß an einen Fall von Ektopia vesicae, Hernia umbilicalis und Uterus myomatosus. Inaug.-Diss. München 1912. — BRAUN, HEINR.: Fissura vesicae super. Arch. klin. Chir. **43**, 185 (1892). — BRETERNITZ, ALFRED: Über die Bauchblasengenitalspalte. (Reichliches Schrifttum!). Inaug.-Diss. Erlangen 1884. — BREUS u. KOLISKO: Ekstrophia vesicae. Spaltbecken. Die pathologischen Beckenformen, Bd. 1, S. 107. 1904. — BRIDOUX, HENRI: A case of Adenoma of the Bladder with Remarks on the Pathology of the Affection. Amer. J. Urol. **9**, 514 (1913). — BRUNN, A. v.: Über drüsenähnliche Bildungen in der Schleimhaut des Nierenbeckens, des Ureters und der Harnblase beim Menschen. Arch. mikrosk. Anat. **41**, 294 (1893).

CHAUSSIER: Harnblasenmangel. Bull. Fac. Méd. Paris **1810**, 35. — CHAUSSIER u. ADELON: Blasenspalte. Dictionnaire des sciences méd., Tome 34, p. 224. Artikel Monstruosités. — CHIARLEONI, GIUSEPPO: Duplicita genitale externa e mancanza di ano in una bambina di 33 mesi. Ann. Ostetr., Aug. **1894**, No 3. — CHONSKI: De vitio quodam primae formationis inferior. potissimum tubi intestinalis partem et vesicam urinar. spectante. Inaug.-Diss. Berlin 1837. — COEN: Descrizione anatom. di un feto senza vesica e senza utero con altre anomalie. Milano 1884. Erwähnt nach SCHNEIDER. — CREDÉ u. SPIEGELBERG: Die Allantois des Menschen und ihr Verhältnis zur Nabelschnur. Arch. Gynäk. **10**, 81. — CRÉVE: Von Krankheiten des weiblichen Beckens (Ekstrophia vesicae). Berlin 1795. — CROFT, MV.: Malformation of the uterus and rectum. Trans. path. Soc. Lond. **19**, 291 (1868). — CZERNY, vgl. G. B. SCHMIDT: Spaltblase. Beitr. klin. Chir. **8**, 291 (1892).

DARESTE: C. r. **66**, No 4; vgl. CANSTATTS Jber. **1868 I**, 167. — DEHN: Eine Mißbildung mit Eventration. Mschr. Geburtskde **24**, 175 (1864). — DEUTSCH: Atresia ani. Anus praeternaturalis. Neue Z. Geburtskde **30**, 281 (1850). — DIENST: Über Atresia ani cong. nebst Mitteilung eines Falles von Atresia ani urethralis mit kongenitaler Dilatation und Hypertrophie der Harnblase, doppelseitiger Ureterenerweiterung und Hydronephrose. Uterus masc. und Klumpfuß. Virchows Arch. **154**, 81 (1898). — DIETRICH: Demonstration eines Falles von Bauch-Blasen-Genitalspalte. 9. Verslg dtsch. Ges. Gynäk. Gießen. Ber. Zbl. Gynäk. **1901**, 72. — DRAUDT: Beitrag zur Kenntnis der Urachusanomalien. Dtsch. Z. Chir. **87**, 487 (1907). — DUNCAN: Harnblasenmangel. Edinburgh med. J. **16**, 937 (1805). Vgl. Allgemeine medizinische Annalen des 19. Jahrhunderts auf das Jahr 1826. Altenburg.

EHRICH, E.: Gallertkrebs der ekstrophierten Harnblase. Beitr. klin. Chir. **30**, 581 (1901). — EHRIG, OTTO: Über einen Fall von Bauchblasengenitalspalte. Inaug.-Diss. Tübingen 1901. — EHRMANN: Description de deux foet. monstr. Straßburg i. E. 1852. — EICHMANN: VARGES' Zeitung für Medizin, Chirurgie und Geb., Bd. 9, S. 147. Magdeburg 1855. Erwähnt nach ISRAEL. — EIGENBRODT, K.: Ein Fall von Blasenhalsklappe. Beitr. klin. Chir. **8**, 171 (1892). — EISENACH: Ein weiblicher Fetus ohne Harn-, Darm- und Geschlechtsöffnungen, daneben Meropie. Inaug.-Diss. Marburg 1873. — ELGOOD, OLIVE: Notes of a case of persistent cloaca. Lancet **1906 I**, 1531. — ENDERLEN: (a) Zur Ätiologie der Blasenektopie. Arch. klin. Chir. **71**, H. 2 (1903). Vgl. auch Verh. dtsch. Ges. Chir. **32** (1903). (b) Zur Histologie der Schleimhaut der ektopierten Blase. Verh. dtsch. path. Ges. **7**, 167 (1904). (c) Über Blasenektopie. Wiesbaden: J. F. Bergmann 1904. — ENGEL: Geburt bei doppelten Geschlechtsteilen und doppelter Harnblase und Harnröhre. Arch. Gynäk. **29**, 43 (1887). — ESMARCH, FRIEDR.: Die Krankheiten des Mastdarms und Afters. Dtsch. Chir. **1887**, Lief. 48.

FABER: (a) Gallenkonkrement im Harn. Heidelberg. med. Ann. **5**, H. 4. (b) Duor. monstror. human. descript. anat. Inaug.-Diss. Berlin 1827. — FALK: (a) Über angeborene Wirbelsäulenverkrümmung. Stud. Path. Entw. **2**, 217 (1920). (b) Über die kausale Genese embryonaler Mißbildungen. Z. Geburtsh. **84**, 532 (1922). — FEHLING: Spaltbecken mit Bauchhernie, deren Inhalt die Blase war. Mschr. Geburtsh. **15**, 850 (1902). — FEINBERG: Inversio vesical. Zbl. Gynäk. **1895**, Nr 15. — FISCHER: Fissura vesicae superior. Mschr. Geburtsh. **26**, 736 (1907). — FLORIAN, J. u. O. VÖLKER: Über die Entwicklung des Primitivstreifens, der Kloakenmembran und der Allantois beim Menschen. Z. mikrosk.-anat. Forsch. **16** (1929). — FLEISCHMANN: (a) Bildungshemmungen der Menschen und Tiere, S. 376. Nürnberg 1833. (b) Vorweisung weiblicher Epispadie. Zbl. Gynäk. **35**, 514 (1911). — FLEISCHMANN, G.: De vitiis congenit. circa thorac. et. abdomin. Diss. pro ven. doc. Erlangen 1819. — FOERSTER: Mißbildungen (Sirene), S. 66. 1861. Kloakenbildung, Blasenspalte, S. 113f. — FOGES: Ein Fall von Blasenektopie und Spaltbecken. Z. Heilk. **20**, 245 (1899). — FORMIGGINI, BENEDETTO: Contributo allo studio istologica della mucosa vesicale extrofica. Riforma med. **36**, 252 (1920). — FRAAS: Anatomische Untersuchung zweier Kepholathorakopagen. Stud. Path. Entw. **2**, 535 (1920). — FRANK, RUDOLF: Über die angeborene Verschließung des Mastdarms und die begleitenden inneren und äußeren angeborenen Fistelbildungen. Wien 1892. — FRANQUÉ, OTTO v.: Über Spaltbecken, zugleich ein Beitrag zur Verdoppelung der inneren Genitalien. Z. Geburtsh. **75**, 76 (1914). — FREUND, WILH. ALEX.: Eine bisher noch nicht beschriebene Mißbildung am Bauch und Becken eines 23jährigen Mädchens. Arch. Gynäk. **3**, 381 (1872). — FRIEDJUNG: Erwähnt nach KERMAUNER. — FROMMEL: Ein Fall von weiblicher Epispadie. Z. Geburtsh. **7**, 430 (1882). — FRORIEP: (a) Chirurgische Kupfertafeln. Vgl. VON AMMON. Vgl. auch ENDERLEN: Über Blasenektopie, VI. Kap. (b) Observation d'un cas d'inversion de la vessie par l'ouraque. Mem. Acad. roy. Méd. Paris **7** (1838). — FÜHT: Über einen Fall von Harnblasenverdoppelung. Zbl. Gynäk. **18**, 332 (1894). — FÜRST: Weibliche Epispadie mit Nabel-Urachusfistel. Arch. Kinderheilk. **14**, 430 (1892).

GARROD and DAVIS: On a group of associated malformations (Bauchmuskeldefekt). Med.-Chir. Trans. **88**. London 1905. — GAST, PAUL: Beitrag zur Lehre von der Bauch-Blasen-Genitalspalte und von dem Hermaphroditismus verus. Inaug.-Diss. Berlin 1884. — GELDERN, C. E. v.: The Etiology of Exstrophy of the Bladder. Arch. Surg. **8 I**, 61 (1924, Jan.). — GEOFFROY-SAINT-HILAIRE: Histoire gén. et partic. des anomal. de l'organis. chez l'homme et les anim. Tome 1, p. 387. Paris 1832. — GINSBURG: Blasenekstrophie und Schwangerschaft. Petersburg. med. Z. **1872—73**. Erwähnt nach STUBENRAUCH. — GOEBELS, ERNST: Über eine seltene Mißbildung im Gebiet des Urogenitalsystems und des unteren Darmabschnittes. Inaug.-Diss. Bonn 1910. — GOEDECKE: Ein Fall von Brust-Bauchspalte bei einem 8monatigen Kinde. Inaug.-Diss. Bonn **1904**. — GOSSELIN: Weibliche Epispadie. Gaz. Hôp., März **1851**, No 37; Canstatts Jber. **4**, 10 (1851). — GOTTSCHALK, SIGMUND: Über die weibliche Epispadie. Inaug.-Diss. Würzburg 1883. — GRAWITZ: Kloakenbildung mit dem Befund eines Pseudohermaphrodit. femin. externus. NEUGEBAUERS Hermaphroditismus beim Menschen, S. 213, Beobachtung 377 nach brieflicher Mitteilung von GRAWITZ (Greifswald). — GRIESBECK, HERMANN: Eine komplizierte Mißbildung des Darm- und weiblichen Genitaltraktus bei Nabelschnurbruch. Frankf. Z. Path. **34**, 391 (1926). — GRUBER, GG. B.: (a) Beitrag zur Frage der Bauchspaltenbildung. III. Angeborene Bauchspalte, freiliegende ileozökale Kloake bei Blasenekstrophie, Rachischisis lumbosacralis und Pseudohypermelia femoralis sinistra. Z. urol. Chir. **11**, 51 (1922). (b) Über fetale Mißbildungsbecken. Arch. Gynäk. **115**, 615 (1922). (c) Über einige Akardien. Beitr. path. Anat. **69**, 517 (1922). (d) Bauch-Blasen-Genitalspalte. Ileozökale Kloake. Z. urol. Chir. **11**, 51 (1923). (e) Ekstrophia vesicae. Wien. klin. Wschr. **1926**, 705. (f) Die Mißbildungen der Harnorgane. SCHWALBES Morphologie der Mißbildungen, Teil 3, Abt. 3, S. 159f. 1927. (g) Die Entwicklungsstörungen der Harnorgane. v. LICHTENBERG, VOELCKER und WILDBOLZ, Handbuch der Urologie, Bd. 3, Teil 1. 1928. (h) Über Ektopie der Harnblase. Dtsch. Z. Chir. **227**, 337 (1930). (i) Blasenektopie, Kloakengangsrest, perineale Schwanzdarmhernie usw. Beitr. path. Anat. **87**, H. 1/2, 455 (1931). — GRUBER, GG. B. u. E. BEST: Beiträge zur Frage der Bauchspaltenbildung. II. Angeborene Bauchspalte, okkulte Kloake und Rachischisis bei einer sireniformen Mißbildung. Z. urol. Chir. 8, 190 (1922). — GRUBER, GG. B. u. REISINGER: Situs inversus und Communicatio rectourethralis bei Mastdarmatresie. Z. urol. Chir. **13**, 73 (1923). — GRÜNWALDT, FRITZ: Nierenmangel oder Nierendefekt im Fall amniotischer Gestaltmißbildungen. Inaug.-Diss. Göttingen 1932. — GURLT: Pathologische Anatomie der Haustiere, 1832. — GUSSEROW: (a) Ein Geburtsfall bei gespaltenem Becken. Berl. klin. Wschr. **1879**, Nr 2. (b) Ekstrophia vesicae und Schwangerschaft. Vgl. STUBENRAUCH: Inaug.-Diss. Berlin 1879. Berl. klin. Wschr. **1879**, Nr 2. — GÜTERBOCK: Gallensteinkonkremente in der Harnblase. Virchows Arch. **66**, 273 (1876). — GUTHRIE: Case of congenit. deficiency of the abdom. muscles with dilatat. and hypertr. of the bladder and ureters. Trans. path. Soc. Lond. **47**, 139. — GUTMANN, CARL: Über einen Fall von Bauch-Blasen-Darmspalte bei einem weiblichen Fetus mit Uterus bicornis. Inaug.-Diss. Erlangen 1932. — GÜTSCHOW, OTTO: Zur Kenntnis der weiblichen Epispadie. Inaug.-Diss. Rostock 1904.

HACKE, MAURICE: Pathogénie des variétés de l'exstrophie de la vessie. Rev. de Chir. 8, 218 (1888). — HAGER: Ekstrophia vesicae urin. mit Adenocarcinoma gelatiniforme. Münch. med. Wschr. **1910**, 2301. — HALPERIN: Seltener Fall von Bauch-Blasen-Genitalspalte. Inaug.-Diss. Göttingen 1902. — HARTJE: Bauch-Blasen-Genitalspalte. Inaug.-Diss. Göttingen 1902. — HARTMANN: Ephemerid. med. physic. germanie. Acad. imp. Leopold. **1692**, 258. — HARTMANN: Urachuszysten. Inaug.-Diss. Halle 1911. — HECKER: Geburtshindernis, bedingt durch enorme Überfüllung der Harnblase. Klinik für Geburtshilfe von HECKER u. BUHL, S. 122. Leipzig 1861. — HECKER u. BUHL: Klinik der Geburtskunde, S. 122. Leipzig 1861. — HENSCHEN: Harnblase. JOESTS Spezielle pathologische Anatomie der Haustiere, Bd. 3, Teil 1, S. 377. 1923. — HEPPNER: Über Hypospadie beim Weibe. Mschr. Geburtskde **26**, 401 (1865). — HERBINET et FAIX: Dystocie fétale par retention d'urine due à des malformations congénitales. Soc. Obstetr. Paris. Erwähnt nach STADLER. — HERRGOTT: De l'exstrophie vésicale dans le sexe féminale. Thèse de Nancy **1874**. — HERTERICH: Über zwei seltene Mißbildungen der Urogenitalorgane. Inaug.-Diss. Würzburg 1908. — HERTZ: Über kongenitalen Verschluß der Urethra. Inaug.-Diss. Bonn 1908. — HOCHSINGER: Angeborener Defekt des uropoet. Systems und totaler Fruchtwassermangel.

Wien. med. Presse **1899**, Nr 3. — HOENOW, HUGO: Über einen Fall von intrauterin geheilter Bauch-Blasen-Schambeinspalte. Inaug.-Diss. Berlin 1884. — HOFFMANN: Urachuszysten. Arch. f. Heilk. **11**. — HOFMEYER: Demonstration einer Mißbildung. 78. Naturforsch.verslg Stuttgart; vgl. Mschr. Geburtsh. **24**, 535 (1906). — HOLMES: Case of extroversion of the bladder covered with transported flaps. Trans. path. Soc. Lond. **78**, 176 (1868). — HURD: Kloakenblase. Boston med. J. **1885**, Nr 13. — HUSCHKE: Lehre von den Eingeweiden. Bd. 1, S. 336. — HUTCHINS, A. u. A. T. HUTCHINS: Blasenekstrophie. Surg. etc. **36**, Nr 6. 731 (1923). — HYRTL: Urachus. Topographische Anatomie, Bd. 1.

IHL: (a) Mißbildungen des Urogenitalsystems. Z. Geburtsh. **54**, 373 (1905). (b) Eine seltene Mißbildung des Urogenitalsystem eines tot geborenen Mädchens. Z. Geburtsh. **55**, 373 (1905). ISRAEL, CHRISTIAN LUDWIG: Die abnormen Mündungen des Enddarms beim weiblichen Geschlecht. Inaug.-Diss. Marburg 1891.

JACOBY: Zur Kasuistik der Nabelfisteln. Berlin. klin. Wschr. **1877**, Nr 15, 202. — JACUBOWITSCH: Zur Diagnose und Therapie der angeborenen Atresie des Afters und des Mastdarms bei den neugeborenen Kindern. Arch. Kinderheilk. **7** (1886). — JENISCH: (a) Beschreibung einer Mißgeburt mit Doppelpenis. Med. Korresp.bl. Württemberg. ärztl. Ver. **7**, 129 (1837). (b) Harnblasenmangel. Württemberg. Korresp.bl. **7**, Nr 7; vgl. Schmidts Jb. **28**, 141 (1840). — JILDEN: Ein Fall von Geburtshindernis infolge übermäßiger Ausdehnung der kindlichen Harnblase mit gleichzeitigem Ascites. Inaug.-Diss. Würzburg 1890. — JOACHIMSTAL: Ectopia vesicae, kombiniert mit anderen Verbildungen. Dtsch. med. Wschr. **1898**, Nr 12, Ver.beil., 74. — JUDD E. STARR and J. HAVOLD THOMPSON: Extrophy of the bladder complicated by carcinoma. Arch. Surg. **17**, 641 (1928).

KATZ: Blasenektrophie. Thèse de Paris **1903**. — KAUFMANN: Verletzungen und Krankheiten des männlichen Penis und der Harnröhre. Dtsch. Chir. **1886**, Lief. 50a. — KAUFMANN, ED.: Lehrbuch der speziellen pathologischen Anatomie, 8. Aufl. — KERMAUNER: (a) Mißbildungen mit Störungen des Körperverschlusses. Arch. Gynäk. **78**, 271 (1906). (b) Mißbildungen der weiblichen Geschlechtsorgane. SCHWALBES Morphologie der Mißbildungen, Bd. 3, Abt. 2. 1909. (c) Mißbildungen des Rumpfes. SCHWALBES Morphologie der Mißbildungen, Bd. 3, Abt. 1. 1909. (d) SCHWALBE und MEYERS Studien zur Pathologie der Entwicklung und des Wachstums, Bd. 1, S. 549. 1914. (e) Fehlbildungen der weiblichen Geschlechtsorgane, des Harnapparates und der Kloake. Fragliches Geschlecht. HALBAN und SEITZS Biologie und Pathologie des Weibes, Bd. 3. 1925. — KHAUM, ELSE: Urachus. Wien. klin. Wschr. **1916**. Erwähnt nach PASCHKIS. — KIRMISSON: Die chirurgischen Krankheiten angeborenen Ursprungs, S. 179. 1899. — KLEIN, THEODOR: Eine Geburt bei Spaltbecken mit Blasenektopie. Arch. Gynäk. **43**, 549 (1893). — KLEINWÄCHTER: Epispadie bei einem 15jährigen Mädchen. Mschr. Geburtsh. **34**, 81. — KNAUF: Über einen Fall von Bauch-Blasen-Genitalspalte. Inaug.-Diss. München 1905. — KRÜGER, G.: Über eine Mißbildung mit Perinealbruch und offener Blase. Inaug.-Diss. Rostock 1872. — KOCH, MAX: Multiple Hemmungs- und Defektbildungen bei einem neugeborenen Kinde. Virchows Arch. **196**, 207 (1909). — KOCHHEIM: Zur Pathologie der Eventration und mehrerer anderer Mißbildungen. Inaug.-Diss. Breslau 1915. — KÖSTLIN: Verbindung zwischen Gallenblase und Harnblase; Abgang von Gallensteinen durch die Harnwege. Dtsch. Klin. **16**, 116 (1864). — KORKHAUS: Beitrag zur Kenntnis der auf Persistenz des Duct. omphalomesentericus und des Urachus beruhenden Nabelfisteln. Inaug.-Diss. Berlin 1920. — KORNFELD u. FESSLER: Ein erhalten gebliebener teilweise ektopischer Sinus urogenitalis usw. Virchows Arch. **256**, 528 (1926). — KOUWER: (a) Het gespleten Becken. Nederl. Tijdschr. Verloskde **12**. Nr. 1 (1901). (b) Spaltbecken. Zbl. Gynäk. **1902**, 1056. — KREUZBAUER: Beiträge zu den Mißbildungen der Harnorgane, Bd. 23, H. 5/6, S. 365. 1927. — KRISTELLER: Übermäßig ausgedehnter Urinsack des Fetus als Geburtshindernis; vollständige Atresie der Genital-, Urinal- und Intestinalschläuche. Mschr. Geburtskde **1866**, 165. — KRIWSKY: Ein Fall von Bauch-Blasen-Schambeinspalte mit Verdrehung der unteren Extremitäten. Mschr. Geburtsh. **11**, 895 (1900). — KUBINYI: Operativer Verschluß des offenen Urachus. Zbl. Gynäk. **1907**, 1146. — KÜSTER: Ein chirurgisches Triennium 1876—78. Kassel u. Berlin 1882. Ferner: Ärztl. Ver. Marburg, Sitzg 1. Mai 1895. — KÜTTNER: Über angeborene Verdoppelung des Penis. Bruns' Beitr. **15**.

LACHMANN, ALBERT: Über einen seltenen Fall von Bauch-Blasen-Genitalspalte. Berlin 1883. — LÄWEN: Über einen Fall von kongenitaler Wirbel-Bauch-Blasen-Genital- und Darmspalte mit Verdoppelung des Coecums und des Wurmfortsatzes. Beitr. path. Anat. **55** (1913). — LANCEREAUX: Harnblasenmangel. Traité d'anat. pathol., p. 121. — LANDAU, ISAAC: Ein Fall von kongenitaler Kommunikation zwischen Blase und Uterus mit starker Dilatation des letzteren durch Atresia vaginae et urethrae bei einem Neugeborenen. Inaug.-Diss. Königsberg 1908. — LANGE: Über Sirenenmißbildungen. Stud. Path. Entw. **2**, 467 (1920). — LEBEDEFF, A.: Über Hypospadie beim Weibe. Arch. Gynäk. **16**, 290 (1880). — LECÈNE u. HOVELAQUE: Krebs aus ekstrophierter Harnblase. J. d'Urol. **1**, 493. — LEDDERHOSE: Anomalien des Urachus usw; in „Die Erkrankungen der Bauchdecken". Dtsch. Chir. **45b** (1890). — LENTZE, F. A.: Verwickelte Mißbildungen der Harn- und Geschlechtsorgane. Virchows Arch. **272**, 279 (1929). — LEVY: Zwei Fälle von sackförmiger Verschließung des oberen Teiles der Speiseröhre mit Einmündung des unteren Teils in die Luftröhre. (Zugleich im zweiten Fall Kloakenbildung.) Neue Z. Geburtskde **18**, 436 (1845). — LEWIS, F. T.: Die frühen Entwicklungsstadien des Entodermrohres und die Bildung seiner Unterabteilungen. KEIBEL-MALLs Handbuch der Entwicklungsgeschichte des Menschen, Bd. 2, S. 286. 1911. — LEXER: Über die Behandlung der Urachusfistel. Arch. klin. Chir. **57**, 73 (1898). — LICHTHEIM: Ein Fall von Ektopie der ungespaltenen Blase. Arch. klin. Chir. **15**, 475 (1872). — LICHTENSTERN: Ein Beitrag zur Metaplasie des Harnblasenepithels. Wien. klin. Wschr. **1904**, Nr 13. — LIEBREICH: Gallensteine in der Harnblase. Berl. klin. Wschr. **1871**, Nr 49 u. 51. — LITZMANN: Das gespaltene Becken. Arch. Gynäk. **4**, 266 (1872). LOEWY: Über einen Fall von hochgradiger, kongenitaler Dilatation der Harnblase mit mehrfachen Mißbildungen. Prag. med. Wschr. **1893**, Nr 28. — LOTSCH, FRITZ: Über Atresia ani vesicalis. Dtsch. Z. Chir. **81**, 127 (1906). — LUSCHKA: Über den Bau des menschlichen Harnstranges. Virchows Arch. **23**, 1 (1862).

MACKENRODT: Hypospadia feminina bei vollständig ausgebildeter Scheide und inneren Genitalien. Mschr. Geburtsh. **21**, 426 (1905). — MACWEENEY: Genito-urinary Organs from a case of imperforate Anus. Roy. Acad. of Med. in Ireland. Lancet, 20. Nov. 1897, 1327. — MADELUNG: Kloakenbildung beim Knaben. Fistula anisuburethralis. Dtsch. med. Wschr. **22**, Ver.beil. 35 (1896). — MAGENAU: Angeborene Urachusfistel mit fast völligem Defekt der Harnblase und Fehlen des Sphinkters usw. Dtsch. med. Wschr. **1910**, Nr 38 (Ver.ber.) — MAGNUSSEN, PETER: Beiträge zur Kasuistik der Bauch-Blasen-Schambeinspalten mit Eventration. Berlin 1886. — MARCHAND: (a) Fall von totaler Atresie der äußeren Genitalien und des Rektums bei einem neugeborenen Mädchen. Berl. klin. Wschr. **31**, 46 (1894). (b) Mißbildungen. Separatabdruck aus Realenzyklopädie der gesamten Heilkunde von EULENBURG, 4. Aufl., S. 831 (1910). — MARTIUS, K.: Ein Fall von peristierender wahrer Kloake usw. Frankf. Z. Path. **12**, 47 (1913). — MASS: Blasenspalte mit Prolaps. Münch. med. Wschr. **1911**, 114. — MATHIAS, FRIEDR.: Vereiterung des persistierenden Urachus mit Durchbruch in die Blase und in die Bauchdecken. Beitr. klin. Chir. **42**, 339 (1904). — MAYDL: Über die Radikaltherapie der Ektopia vesicae urinariae. Wien. med. Wschr. **1894**, Nr 25/29. — MAYO, CHARLES: Contributing causes of genitourinary anomalies. Surg. etc., März **1929**, 367. — MAYO, C. H.: (a) Exstrophy of the Bladder and its Treatment. J. amer. med. Assoc. **69**, 2079, 22. Dez. 1917. (b) Exstrophy of the Bladder, Contribution to medical and Biol. Research, p. 1095. New York: Paul B. Hoeber 1920. (c) The Formation of a Cloaca in the Treatment of Exstrophy of the Bladder. Surg. Clin. N. Amer. **1**, 1257 (1921). — MAYO, C. H. and WALTERS WALTMAN: Transplantation of Ureters into Rectum. End Results in THIRTY-FIVE Cases of Exstrophy of Bladder. J. amer. med. Assoc. **82**, 624, 3. Febr. 1924. — MECKEL: Urachus. Handbuch der pathologischen Anatomie 1812, Teil 1, S. 754. — MECKEL, FRIEDRICH: Kloake. Handbuch der pathologischen Anatomie, S. 698f. 1812. — MECKEL, JOH. FRIEDR.: (a) Kloake und MECKELsches Divertikel. Reils' Arch. **9**, H. 1. (b) Blasenspalte. Handbuch der pathologischen Anatomie, S. 715f. Leipzig 1812. — MÉRIEL: Les dérivés path. de l'ouraque. Gaz. Hôp. **1901**, Nr 20. — MERY: Bauchblasenspalte und Kloakenbildung. Mém. Acad. Sci. **1716**, 184—189. — MERZ: Kloakenbildung bei geschlossener Blase und Mißbildung der äußeren Genitalien. Inaug.-Diss. München 1903. — METZLAR u. HOEFER: Neugeborenes mit kongenitaler Genital- und Rektalatresie. Med. Weekbl. Noord. en Zuid. Nederl. **1906**. — MEYER, ROBERT: Über einen Holoacardius acephalus. Virchows Arch. **192**, 371 (1908). — MEZGER: Beschreibung einiger Mißbildungen mit Störung des Körperverschlusses. Inaug.-Diss. Straßburg 1911. — MICHELMANN: Fetale Harnblasendilatation als Geburtshindernis. Inaug.-Diss. Berlin 1902. — v. MIKULIEZ, vgl. TIETZE: Spaltblase. Beitr. klin. Chir. **18**, 1 (1897). — MÖLLER: Notizen über eine ungewöhnliche Mißbildung. Virchows Arch. **29**, 205 (1864). — MÖRGELIN: Über angeborene Harnblasenspalte und deren Behandlung. Inaug.-Diss. Bern 1855. — MÖRICKE: Ein Fall von weiblicher Epispadie. Z. Geburtsh. **5**, 324 (1880). — MOLLISON: A case of congenital defect in the musculature of abdominal wall. Guy's Hosp. Rep. **63** (1909). — MOULON: Arch. gén. Méd. **17**, 424. — MÜLLER, ARTHUR: Zur Kasuistik der Dystokie durch Erweiterung der kindlichen Harnblase. Arch. Gynäk. **47**, 130 (1894). — MURET, M.: Über einen Fall von Spaltbecken. Beitr. Geburtsh. **7**, 325 (1903). — MURPHY, D. P.: Blasenexstrophie, Blasenkrebs und Mangel des Nabels. J. amer. med. Assoc. **82**, Nr 10, 784 (1924). — MUSCATELLO: Zur radikalen Behandlung der Blasenektopie. Arch. klin. Chir. **76**, 1057 (1905). — MUTACH: Beitrag zur Genese kongenitaler Zystennieren. Virchows Arch. **142**, 46 (1895).

NEHRKORN: Persistenz des Sinus urogenital Atresia vaginae. Pyometra. Virchows Arch. **151**, 63 (1898). — NEUDOERFER: Exstrophia vesica. Urologic. Rev. **20**, 376 (1916). Erwähnt nach H. HUTCHINS and A. F. HUTCHINS. — NEUGEBAUER: (a) 37 Fälle von Verdoppelung der äußeren Geschlechtsteile. Mschr. Geburtsh. **7** (1898). (b) Drei interessante Beobachtungen analoger Mißbildungen (Hernia funiculi umbilicalis). Mschr. Geburtsh. **15** (1902). (c) Über Vererbung von Hypospadie und Scheinzwittertum. Mschr. Geburtsh.

15, H. 3 (1902). — NEUMANN: Kloakenbildung. Fehlen der Urethra und des Afters; rudimentäre Anlage der äußeren Genitalien. Mschr. Geburtsh. **3**, 342. — NIEMANN: Über doppelseitigen Nierendefekt. Inaug.-Diss. Kiel 1895.

OBERTEUFER: Merkwürdige Beobachtungen aus der praktischen Geburtshülfe und den Weiberkrankheiten. STARKES Neues Archiv der Geburtshülfe, Frauenzimmer- und Kinderkrankheiten, Bd. 2, S. 643. Jena 1861. — OERTEL: Ein Fall von Pseudoatresie der Scheide und des Uterus bei peristierender Kloake. Uterus duplex cum vagina dupl. septa. Z. Geburtsh. **75**, 137 (1913). — OKEN: Über die Entstehung und Heilung der Nabelbrüche. S. 106. Landshut 1800. — OLIVER: Absence of urin. bladder. Lancet **1879 II**, 829. — OLSHAUSEN: Zur Ätiologie des fetalen Peritonitis. Arch. Gynäk. **2**, 280 (1871). — OPITZ: Fetale Mißbildungen. 6. Dilatation der Harnblase bei Harnröhrenstenose des Neugeborenen. 10. Ekstrophie der Blase und Perinealhernie. Z. Geburtsh. **40**, 316 (1899). — ORTHMANN: Fetale Peritonitis und Mißbildung. Uterus duplex separat., Vagina duplex separata. Hydrometra et Hydrokolpos duplex, cong. Peritonitis foetal. Ascites. Mschr. Geburtsh. **25**, 302 (1907). — OSLER: Congenit. absence of the abdom. muscles with distended and hypertr. urin. bladder. Bull. Hopkins Hosp. **12**, Nr 128, 331 (1901). — OSTERLOH: Atresia ani vaginalis. Arch. Gynäk. **7**, 565 (1875). — OTTO: Monstror. 600 descript. anatom. Breslau 1841. — OTTO, AD. WILH.: Monstror. 6 humanor. anatom. et physiol. Disquisitio (Sirenenbildung). Frankfurt a. d. Oder 1811.

PAGE: Report of a case, where from congenital deformity a man aged 54 years has passed his faeces and urine by the urethra all his life. Brit. med. J. **1888**, 875. Virchow-Hirsch Jber. **1888 II**. — PAGET, THOMAS: Urachusfistel. Erwähnt nach BAURMANN. Vgl. Schmidts Jber. **75**, 343 (1852). — PALM: Erwähnt nach KERMAUNER. — PARKER: Case of an infant, in whome some of the abdom. muscles were absent. Trans. Clin. Soc. Lond. **28**, 333. — PASCHKIS: Urachus. v. LICHTENBERG, VOELCKER und WILDBOLZ, Handbuch der Urologie, Bd. 5, S. 147. 1928. — PASSAVANT: Die Blasenharnröhrennaht mit Vereinigung der Schambeinspalte bei angeborener Blasenspalte mit Epispadie. Arch. klin. Chir. **34**, 463 (1887). — PELLETAN, GABRIEL: Gallenkonkrement im Harn. J. Chim. méd. II. s. **2**, Nr 11/12. — PELS-LEUSDEN: Über den sog. kongenitalen Defekt der Bauchmuskulatur usw. Arch. f. Chir. **85**, 392. — PERCY: Rapport sur une vice de conformation de la vessie par M. J. CLOQUET. Bull. Fac. Méd. Paris **1811**. — PETERS: Ectopia vesicae. Brit. med. J., 22. Juni 1901. — PETIT: Déscription d'un foetus difformé. Mém. Acad. roy. Sci. Vgl. Mschr. Geburtskde **26**, 255. — PHILIPPS: Urachussteine. TODDS Cyklopaedia, Bd. 1, S. 383. 1835/36. Erwähnt nach BRAMANN. — PHILLIPS, J. J.: Malformations of genito-urinary-organs. (Ekstrophia vesicae mit Kloakenbildung.) Trans. path. Soc. Lond. **19**, 291 (1868). PIREZ DE LIMA: Vicios de conformaçâo do sistema urogenital. Porto 1930. — POLLAK: Kombination von Spina bifida, Kloakenmißbildung und Eventration an einer und derselben Frucht. Inaug.-Diss. München 1914. — POMMER: Harnblasenmangel, Blasendivertikel, Urachusfistel. Wiss. Ärzte-Ges. Innsbruck, 20. Febr. 1904. Wien. klin. Wschr. **1904**, Nr 16. — PUDYMAITIS, OSKAR: Über die angeborenen Bauchmuskeldefekte und die mit ihnen vergesellschafteten anderen Bildungsanomalien. Inaug.-Diss. München 1927.

QUATREFAGAS: De l'extroversion de la vessie. Thèse de Strasbourg **1832**.

RAINER, ADOLF: Zur Frage der Arenie. Beitr. path. Anat. **87**, H. 1/2, 437 (1931). — RANSOM: A cystic tumor of the bladder in a stillborn child. Med. News Philad. **68**. — RAYER: Traité des mal. des reins, Tome 3. Paris 1841. — RECKLINGHAUSEN, V.: Untersuchungen über die Spina bifida. Virchows Arch. **105** (1886). — REICHEL: (a) Die Entwicklung des Dammes und ihre Bedeutung für die Entstehung gewisser Mißbildungen. Z. Geburtsh. **14**, 82 (1888). (b) Die Entstehung der Mißbildungen der Harnblase und Harnröhre. Arch. klin. Chir. **46**. — RETTERER: Sur l'origine et l'évolution de la region anogénit. des Mammifères. J. Anat. et Physiol. **1890**, No 2. — RETZLAFF: Über einen Fall von angeborener Aftersperre. Inaug.-Diss. Marburg 1869. — RIES, E.: Über Kloakenmißbildungen. Frankf. Z. Path. **36**, 361 (1928). — RISCHPLER: Drei Fälle von Eventration. Arch. Entw.-mechan. **6** (1898). — RISEL: Atresie der Harnwege bei einem Knaben. Kolossale Dilatation der Harnblase. Atresie des Darmes. Rudimentäre Entwicklung der Genitalien. Defekt der rechten Niere. Dtsch. med. Wschr. **1910**, 1389. — ROBERTSON: Abnormal enlargement of foetal abdomen with absent rectum and anus and enlarged distended bladeler. Glasgow med. J. **33** (1889). Erwähnt nach WESTPHAL. — ROKITANSKY: Urachussteine. Lehrbuch der pathologischen Anatomie, 3. Aufl., III, S. 372. 1861. — ROOSE, A.: De nativo vesicae urinariae inversae prolapsu. Göttingen 1793. — ROSE: (a) Über Harnverhaltung beim Neugeborenen. Mschr. Geburtskde **25**, 442 (1864). (b) Über das Offenbleiben der Blase. Mschr. Geburtskde **26**, 244 (1865). — ROSENHAUPT: Eine seltene Mißbildung. Arch. Kinderheilk. **41** (1905). — ROSER, W.: Über Operation der Urachuscysten. Arch. klin. Chir. **20**, 472 (1876). — ROSTHORN, A. v.: Unvollkommene Kloakenbildung; Fistula rectovestibularis bei gleichzeitiger normaler Ausmündung des Darmes. Wien. klin. Wschr. **1890**, Nr 10. — ROTH: Über Mißbildungen im Bereiche des Ductus omphalomesentericus. Virchows Arch. **86**, 371 (1881). — ROTTER, J.: Die Krankheiten des Mastdarms und Afters. Handbuch für praktische Chirurgie Bd. 3, Teil 2. Stuttgart 1901. — RÜCKER, F. W.: De nonnullis exempl. diastaseos necnon invers. vesica urinaria. Inaug.-Diss. Halle 1833. — RUNGE: Zwei Fälle von angeborener Hydronephrose. Inaug.-Diss. Kiel 1895.

SANGALLI, G.: (a) La scienza e la pratica dell' Anat. pathol. lib. I, p. 117; obs. 69; Tav. XI. Paris 1875. (b) Anomale Conformazione e poizione di tutti gli organi genit. dell' uomo con presenza di due peni. Gazz. med. lombarda **1894**, 411. — SCHAEFFER, EMIL: Zur Lehre von den menschlichen Mißbildungen. Arch. Gynäk. **53**, 15 (1897). — SCHATZ: Verschluß der Harnröhre. Ref. Jber. Geburtsh. **1888**. — SCHAUTA: Ein Fall von Symphysenspalt ohne Ektopia vesicae. Allg. Wien. Ztg **1899**, 151. — SCHERER, FRANZ: Imperforation des Anus. Perforation einer rudimentären Kloake. Abnorme Weite des Ductus arterios. Botalli. Arch. Kinderheilk. **14**, 418 (1892). — SCHEUER, P.: Über einen Fall von Blasenektopie mit karzinomatöser Degeneration der Blasenschleimhaut. Z. urol. Chir. **30**, 299 (1930). — SCHICKELE: Beitrag zur Lehre des normalen und des gespaltenen Beckens. Beitr. Geburtsh. **4**, 243 (1901); Zbl. Gynäk. **25**, 803 (1901). — SCHILD: Ein Fall von kongenitaler Ektopie der Harnblase. Inaug.-Diss. München 1886. — SCHMIDT, G. B.: Die operative Behandlung der Blasenektopie. Beitr. klin. Chir. **8**, 291 (1892). — SCHMIDT, OSKAR: Angeborene Bauch-Blasen-Schambeinspalte mit Hydrocephalus und Spina bifida, kasuistischer Beitrag zum Kapitel der Spaltbildungen. (Mit Bild.) Inaug.-Diss. Berlin 1885. — SCHMITT, PETER: Über die Harnblasenspalte nebst Beschreibung und Abbildung einiger beim männlichen und weiblichen Geschlecht beobachteten Fälle. Würzburg 1836. — SCHNEIDER: Ein Fall von Atresia ani uterina et vesicalis mit Atresia vaginae et urethrae. Arb. path.-anat. Inst. Tübingen **1**, H. 3 (1892). — SCHNEIDER, H.: Über bilateralen Nierendefekt. Inaug.-Diss. Gießen 1899. — SCHNEIDER, J.: Der angeborene Vorfall der umgekehrten Urinblase. Frankfurt a. M. 1832. — SCHOLL, A. J.: The Potential Malignancy in Exstrophy of the Bladder. Ann. Surg. **75**, 365 (1922). — SCHORBACH, ERNALIESE: Über einen Fall von Exzeßbildung im Bereich der Kloakengegend bei einem weiblichen Neugeborenen. Inaug.-Diss. Marburg 1930. — SCHWENKE: Über drei Fälle von Bauchspalte mit verschiedenen Komplikationen. Beitr. path. Anat. **52** (1912). — SCHWYZER: Geburtshindernis durch hochgradige Erweiterung der fetalen Harnblase. Arch. Gynäk. **43** (1893). — SEIDENMÜLLER, P.: Über die Operation der Blasenektopie mit vorbereiteten Lappen. Inaug.-Diss. Leipzig 1879. — SEIDLER: Ein Fall von Anus vaginalis bei Verdoppelung des Uterus und der Scheide. Inaug.-Diss. Göttingen 1893. Arb. path. -anat. Inst. Göttingen **1893**. — SELLA, UGO: Über kongenitale Atresie der Darmes und der weiblichen Genitalien und ihr Verhältnis zur fetalen Peritonitis. Beitr. path. Anat. **53**, 243 (1912). — SENFTLEBEN: Angeborene Mißbildung der Nieren bei Atresia ani. Dtsch. Klin. **1858**. — SHATTOCK, S. G.: Specimens of Epispadias and Extroversio Vesicae showing an Attachement of the Muscular Wall of the Bladder to the Back of the Pubic Bones. Trans. path. Soc. Lond. **45**, 117 (1894). — SIEBOLD, V.: Urachus. v. Siebolds J. **9**, 271. — SIPPEL: Ein Fall von schwieriger Geschlechtsbestimmung. Arch. f. Gynäk. **14** (1879). — SMOLER: Atresia recti bei einem 5 Tage alten Mädchen. Prag. med. Wschr. **23**, 477 (1898). — SOEMMERRING: Blasenspalte. Erwähnt nach J. FR. MECKELs Handbuch der pathologischen Anatomie, Bd. I, S. 716. Leipzig. SONNENBURG: (a) Eine neue Methode der operativen Behandlung der Ektopia vesicae mittels Exstirpation der Harnblase. Berl. klin. Wschr. **1881**, Nr 30, 429. (b) Ektopia vesicae. Verh. dtsch. Ges. Chir. **13 I**, 73 (1884). (c) Die Verletzung und Erkrankung der Blase und der Vorsteherdrüse. Handbuch der praktischen Chirurgie, Lief. 21. 1900. (Fall, welchen HÄNOW in seiner Dissertation Berlin 1884 beschrieb.) — SPOONER: Exstrophia vesicae. Boston med. J. **52**, 456 (1905). — STADLER: Eine seltene fetale Mißbildung. Kommunikation der hypertrophischen Harnblase mit dem Rectum. Uterus bipartitus mit Atresie der Vagina, vollkommenes Fehlen der äußeren Kloake und undifferenzierten äußeren Geschlechtsteile. Inaug.-Diss. Halle 1909. — STADTFELD: Urachus. Nord. med. Ark. (schwed.) **3**, Nr 23. (1871); vgl. Schmidts Jb. **153**, 371; **157**, 58. — STANGE, E.: Über die Entstehung der Blasendarmspalten. Arch. klin. Chir. **73**, 853 (1904). — STEINBÜCHEL: Über Nabelschnurbruch und Blasenbauchspalte mit Kloakenbildung von Seiten des Dünndarms. Arch. Gynäk. **60**, 465 (1900). — STEPHAN: Die Genese der Bauchdeckenspaltbildungen mit totaler Eventration. Z. Geburtsh. **80**, 591 (1918). — STERN: Frucht mit Eventration und mehreren anderen Mißbildungen. Inaug.-Diss. Königsberg 1896. — STERNBERG, C.: (a) Zur Kasuistik der Nierendefekte und der Mißbildungen des Urogenitalapparates. Wien. klin. Wschr. **1907**, 1391. (b) Ein Fall von Fissura abdominis vesicointestinalis mit völliger Umkehrung des Beckens. Zbl. Path. **22**, Nr 3 (1911). — STERNBERG, H.: Zur formalen Genese der Bauchblasenspalte. Virchows Arch. **263**, 159 (1927). — STIEDA: Über Atresia ani congenitalis und die damit verbundenen Mißbildungen. Arch. klin. Chir. **70**, 555 (1903). — STOERK u. ZUCKERKANDL: Krebs der ekstrophischen Blase. Z. Urol. **1** (1907). — STOLL; (a) Ektopia vesicae. Heilungsmethoden in dem praktischen Krankenhaus Wien, Bd. 3, Teil 2, S. 203. Erwähnt bei J. FR. MECKEL: Handbuch der pathologischen Anatomie, Bd. 1, S. 740. (b) Rationes medendi in nosocornio practico Vindebonensi, Pars **3**, p. 429. — STRAHL: Zur Bildung der Kloake des Kaninchenembryos. Arch. f. Anat. **1886**. — STUBENRAUCH: Ein

Fall von Teilung des Utero-Vaginalkanals. Beitr. path. Anat. **11**, 59 (1892). — STUBENRAUCH, WALTER: Über Ektopia vesicae beim weiblichen Geschlecht mit besonderer Berücksichtigung von 5 mit Gravidität komplizierten Fällen. Inaug.-Diss. Berlin 1879. — STUMME: Über die symmetrisch-kongenitalen Bauchmuskeldefekte. Mitt. Grenzgeb. Med. u. Chir. **11**, 548 (1903). — SUCHANNEK: Beitrag zur Kenntnis des Urachus. Inaug.-Diss. Königsberg 1879. — SUPPINGER: Doppelvulva. Korrespbl. Schweiz. Ärzte **1876**, Nr 14; **1878**, Nr 24. — SZUKALSKI: Ein Beitrag zur Kasuistik der Atresia ani vaginalis. Inaug.-Diss. Greifswald 1891.

TAUSIG: Med. Klin. **1923**, 1601. — TELLER, RICHARD: Über Incontinentia urinae bei Spaltbildung der weiblichen Urethra (sog. weibliche Hypospadie) und ihre operative Behandlung. Z. Geburtsh. **62**, 1 (1908). — THATCHER: Case of congenit. defect of abdominal muscles, with anomaly of urinary apparatur. Edinburgh. med. J. **11**. — THIERSCH: (a) Entstehungsweise und operative Behandlung der Epispadie. Arch. Heilk. **10** (1869). (b) Ein operativ behandelter Fall von Epispadie mit Blasenspalte. Berl. klin. Wschr. **1875**, 445. — THIESBÜRGER: Beitrag zur Ätiologie der Epispadie. Inaug.-Diss. München 1896. — THILOW: Von den Nieren, die keine Harnleiter hatten. S. 17. Erwähnt nach J. FR. MECKEL. — TIETZE, A.: Zur operativen Behandlung der angeborenen Blasenspalte. Beitr. klin. Chir. **18**, 1 (1897). — TOBECK, ALFRED: Über Kloakenmißbildungen. Virchows Arch. **265**, 354 (1927). — TOLMATSCHEW: Ein Fall von Semilunarklappen der Harnröhre und vergrößerter Vesicula prostatica. Virchows Arch. **49**, 348 (1870). — TRENDELENBURG, F.: Über Operation zur Heilung der angeborenen Harnblasen- und Harnröhrenspalte. Arch. klin. Chir. **43**, 394 (1892).

UNTERBERGER: Urachusfistel. Retroversio-flexio uteri gravidi partialis incarcerata. Mschr. Geburtsh. **11** (1900).

VERHOOGAN, J.: Neoplasmes de la vessie. Encyclop. franç. Urol. **4**, 425 (1921). — VIALLETON: Essai embryologique sur le mode de formation de l'exstrophie de la vessie. Arch. provinc. de Chir. **1892**. — VOISIN: Blasenspalte. Sedillot recueil périod. Tome 21. p. 353. Erwähnt nach J. FR. MECKEL. — VOSS: Inversio vesicae urinariae et luxationes femor. congenit. bei demselben Individuum. Univers. Progr. Christiania, 1857. Vgl. Virchows Arch. **14**, 218 — VROLIK, G.: Blasenektropie. Mém. sur quelques sujets intéress. d'anat. et de physiol., p. 95. Amsterdam 1822. — VROLIK, W.: Tab. ad illustrandam embryogenerin bomin. et animal. Amsterdam 1849.

WAGNER, S. A.: Die Herkunft des Fruchtwassers. Wien 1913. — WAGNER-HOHENLOBBESE: Anus vestibularis. Inaug.-Diss. Halle 1898. — WAGSTAFF: Malformation of genito-urinary organs. Trans. path. Soc. Lond. **18**, 201 (1867). — WALDSTEIN: (a) Ein Fall von Bauch- und Beckenspalte. Mschr. Geburtsh. **6**, 273 (1897). (b) Bauch- und Beckenspalte, Epispadie, Ektopia vesicae. Ges. Ärzte Wien, Sitzg 21. Mai 1897. Wien. klin. Wschr. **1897**, Nr 21. — WALTER: (a) Von der Spaltung der Schambeine bei schweren Geburten. Berlin u. Stralsund 1782. (b) Dystokie infolge übermäßiger Erweiterung der fetalen Harnblase. Z. Geburtsh. **27**, 333 (1893). — WALTER, JOH. GOTTLIEB: Observationes anatomicae, S. 19. Berlin 1775. — WEIDMANN: De nativo vesicae urinariae prolapsu. Inaug.-Diss. Göttingen 1833. — WEISS: Ein Fall von Atresia ani mit Uterus und Vagina duplex. Inaug.-Diss. Marburg 1866. — WELSCH, A.: Über einen seltenen Fall von Dilation und Hypertrophie der Harnblase. Inaug.-Diss. München 1909. — WERBELOW: Ein Fall von Fissura abdomin. infer. Inaug.-Diss. Greifswald 1897. — WESTPHAL: Ein Fall von Geburtshindernis, bedingt durch die übermäßig ausgedehnte kindliche Harnblase. Inaug.-Diss. Königsberg 1896. — WEYDLING: Ein Fall von Bauchblasendarm und Genitalspalte mit Myelocystocele. Inaug.-Diss. Leipzig 1903. — WINCKEL, FRANZ v.: (a) Krankheiten der weiblichen Harnröhre und Blase. BILLROTHs Handbuch der Frauenkrankheiten. Stuttgart 1885. Dtsch. Chir. Lief. 62 (1885). (b) Über Einteilung, Entstehung und Benennung der Bildungshemmungen der weiblichen Sexualorgane. Slg klin. Vorträge (Gynäk.) **1899**, Nr 90/91. — WINKLER: Ist Ektopia viscerum vielleicht nur Folge abnormer Muskelinsertionen an der Rückseite des Rumpfes? Arch. Gynäk. **11**, 564 (1877). — WOERZ, v.: Eine Mißbildung mit Amnionsnabel. Ektopie der Blase, Symphysenspalte und Spina bifida. Zbl. Gynäk. **18** (1894). — WOLF, JOS.: Über operative Heilung eines Anus praeternaturalis vestibularis. Inaug.-Diss. Bonn 1917. — WOLFF: (a) De Cloaca et uteri duplicis formatione. Inaug.-Diss. Halle a. S. 1854. (b) Über Urachuscysten. Inaug.-Diss. Marburg 1873. — WOLFF, B.: Zur Kenntnis der Mißgeburten mit Erweiterung der fetalen Harnblase. Arch. Gynäk. **65**, H. 2 (1902). — WOLCZYNSKI: Geburtshindernis durch Kloakenharnblase. Wien. med. Presse **1882**, 1135. — WOOD: (a) Med. Chir. Transact. **52**, 85 (1868). (b) On fission and extraversion of bladder. Med.-chir. Trans. **1869**. (c) Ectopia vesicae combin. with epispadia. Trans. path. Soc. **24**. (d) Plastic operation for the relief of exstrophie of the bladder. Philad. med. Tim., 3. Juli **1875**. (e) Exstrophie of the bladder. Brit. med. J. **1880** II. — WRISBERG, HENR. AUG.: Dissertatio de praeternaturali et raro intestini recti cum vesica urinaria coalitu et inde pendente ani defectu. Göttingen 1779. (Gedruckt bei Johann Dietrich.) — WUTZ: Das Ligamentum vesicae mediale und dessen Epithelschlauch. Virchows Arch. **92**, 387 (1883).

ZANDER, RICHARD: Über Schistosoma reflexum des Menschen, ein Beitrag zur Entwicklungsmechanik unter normalen und pathologischen Verhältnissen. (Blindes Ende des Mastdarms in der Blasenwand.) Chemische und Medizinische Untersuchungen, Festschrift für MAX JAFFE. Braunschweig 1901. — ZEDEL, J.: Eine seltene Mißbildung. Z. Geburtsh. **32**, 230 (1895). — ZIEGENSPECK: Über Anus suburethralis, seine Entstehung und Behandlung. Arch. f. Gynäk. **34**, 492 (1889). — ZUCKERKANDL, O.: Die Chirurgie der männlichen Harnblase. GARRÈ, KÜTTNER, LEXERS Handbuch der praktischen Chirurgie, 5. Aufl., Bd. 4, S. 657. 1922. — ZWEIFEL: (a) Die Krankheiten der äußeren weiblichen Genitalien. Dtsch. Chir. **1885**, Lief. 61. (b) Ekstrophia vesicae mit Prolapsus ani. Zbl. Gynäk. **1890**, 555.

III. Fehler der Harnblasenform und -lichtung.

AHLFELD: (a) Geburtshindernis durch Erweiterung der Ureteren des Fetus. Arch. Gynäk. **4**, 161 (1872). (b) Monopus mit vollständigem Mangel der äußeren Genitalien und des Afters. Arch. Gynäk. **14**, 276 (1879). — ANDERS: (a) Über Kloakenmißbildungen. Virchows Arch. **229**, 531 (1921). (b) Entwicklungsmechanische Bemerkungen zur Atresia ani. Arch. Entw.mechan. **47**, H. 1/2. — ANGERER, HERMANN: Über die angeborene Riesenharnblase, zugleich über das angeborene Blasendivertikel. Z. urol. Chir. **20**, 36 (1926). — ANSCHÜTZ: Über kongenitale Blasendivertikel. Z. urol. Chir. **10**, 103 (1922). — ARNOLD, F.: Ein Fall von Uterus masculinus, angeborener Striktur der Harnröhre und hochgradiger Dilatation der Harnblase und Harnleiter. Virchows Arch. **47**, 7 (1869). — ASCHOFF, L.: Lehrbuch der pathologischen Anatomie, 6. Aufl., Teil 2, S. 490. — ASTRALDI: Ein Fall von zystischer Dilatation des unteren Ureterendes. Rev. Especial méd. **4**, 153 (1929). Ref. Z. urol. Chir. **29**, 112.

BACHRACH: Steinhaltiger Prolaps des vesikalen Ureterendes. Sectio alta. Z. urol. Chir. **23**, 140 (1927). — BARTH: Über den angeborenen Verschluß des Ureters mit zystenartiger Vorwölbung desselben in die Harnblase. Inaug.-Diss. Gießen 1897. — BECK: Über einen Fall von Harnblasen-Ureteren-Nierenbecken-Erweiterung ohne mechanische Behinderung des Harnabflusses. Frankf. Z. Path. **37**, 230 (1929). — BECKER: Akuter Prolaps der Urethra und des Ureters. Nederl. Tijdschr. Verloskde. **31**, 78 (1926). — BERENBERG-GOSSLER: Beitrag zur Entwicklungsgeschichte der kaudalen Darmabschnitte und des Urogenitalsystems des Menschen auf teratologischer Grundlage. Anat. H. **49**, H. 147/149, 611 (1913). — BLUM: (a) Harnblasendivertikel, neue Erfahrungen und kritische Literaturstudie. Leipzig: Georg Thieme 1919. (b) Blasendivertikel. Leipzig 1919. — BÖHI: Ein Fall von Geburtshindernis, bedingt durch übermäßige Dilatation der fetalen Harnblase usw. Arch. Gynäk. **101**, 700 (1914). — BORCHARDT, M.: Urachusdivertikel. Zur Kenntnis der Blasendivertikel. Ther. Gegenw. **27**, 216 (1925). — BORETTI, CESARE: Diverticoli della vesica urinaria. Bologna 1928. (Besprochen von v. LICHTENBERG: Z. urol. Chir. **1929**.) — BORRMANN: Blind endender Ureter mit zystischer Vorwölbung in die Harnblase. Virchows Arch. **186**, 25 (1906). — BOSTROEM, EUGEN: Beitrag zur pathologischen Anatomie der Nieren. Freiburg u. Tübingen 1884. — BOTTOMLEY: Congenitales strictures of the ureter. Ann. Surg. **1910**. — BRAUCH, AUGUST: Über die Atresie der fetalen Harnröhre und deren Folgezustände. Inaug.-Diss. Gießen 1897. — BROGLIO: Considerazioni patogenetiche e cliniche sul prolasso ureterale. Riforma méd. **42**, 658 (1926). — BROMAN, IVAR: Normale und abnorme Entwicklung des Menschen, S. 437. Wiesbaden 1911. — BUGBEE and WOLLSTEIN: Retention of urine due to congenital hypertrophy of the verumontanum. J. of Urol. **10**, 477 (1923). — BURCKHARDT: Handbuch der Urologie von FRISCH u. ZUCKERKANDL, Bd. 3. 1906. Erwähnt nach KERMAUNER.

CADE: Riesenharnblase. Lancet **1835 II**, 178. — CAILLÉ: Prolaps of the lower portion of the right ureter through the urethra in a child of two weeks old. Amer. J. med. Sci. **45**, 481 (1888). — CARRARO, NICOLA: Dilatazione cistica dell'estremità vesicale dell uretere. Arch. ital. Urol. **5**, 349 (1929). — CAULK, JOHN ROB.: The ureter as a possible origin of certain diverticula of the bladder. J. of Urol. **21**, 23 (1929). — CHONSKI, CASIMIR DE: De vitio quodam primae formationis inferiorem potissimum tum intestinalem partem et vesicam urinariam spectante (Vesica hipartita). Inaug-Diss. Berlin 1837. — CHWALLA, RUD.: (a) Ein Fall von angeborenem Verschluß der vesikalen Ureterendes. Z. urol. Chir. **23**, H. 3/4, 189 (1927). (b) Eine bemerkenswerte Anomalie der Harnblase bei einem menschlichen Embryo von 32,5 mm. Virchows Arch. **263**, 632 (1927). (c) Zur Genese der angeborenen Sanduhrblase. Z. urol. Chir. **23**, 200 (1927). (d) Über die Entstehung der zystischen Dilatation des vesikalen Ureterendes und des Uretermündungsdivertikels der Harnblase. Verh. dtsch. Ges. Urol. **1927**, 140. (e) Zur Ätiologie der Blasendivertikel. Arch. klin. Chir. **160**, 567 (1930). — COLESCHI, LORENZO: Calcoli dello sbocco dell' uretere con estroflessione del medesimo in vesica. Arch. de Radiol. **4**, 97 (1928). — COMMANDEUR: Riesenharnblase. Erwähnt von HERTZ. — CUTTER: Symptomes of stones in the bladder. Lancet **1854**, 185.

DELBET: Des vices de conformation congénital de la vessie et leur traitement. Ann. Mal. génito-urin. **1907**, 641. — DELORE, X.: Kongenitale Mißbildungen der Harnblase.

Zbl. Chir. **1899**, 1276. — DELPÈCHE: Traité des mal. des nouv. nés, p. 436. 1826. — DEPAUL: (Riesenkloake). De la retention d'urine chez l'enfant pendant la vie fetale. Gaz. hebdom. **1860**, 324. — DETWILER: On hourglass-bladder having many sacs. Virgin. Med. mouth. **15**, 644 (1888/89). Erwähnt nach CHWALLA. — DIENST: Über Atresia ani congenita etc. (Riesenharnblase.) Virchows Arch. **154**, 81 (1898). — DIETRICH, H. A.: Anatomie und Physiologie des Fetus und Biologie der Plazenta. Biologie und Pathologie des Weibes von HALBAN u. SEITZ, Bd. 6, 1, S. 222. 1925. — DRAUDT: Beitrag zur Kenntnis der Urachusanomalien. Dtsch. Z. Chir. **87**, 487 (1907). — DUNCAN, MATTHEWS: Riesenharnblase. Edinburgh med. J. **1870**, 163. Erwähnt nach HERTZ. — DURRIEUX: Les diverticules de la vessie. Thêse de Paris **1901**. — DYKES: Urachusdivertikelstein. Jber. Urol. **1910**.

EISENDRAHT: Congenitale stricture of the ureter. Surg. etc. **1911**. — ELGOOD: Notes of a case of persistant cloaca. Lancet **1906 I**, 1531. — ENDERLEN: Über Blasenektopie. Wiesbaden 1904. — ENGLISCH, JOSEF: (a) Über die Bedeutung der angeborenen (Verschließungen und Verengerungen der männlichen Harnröhre) Hindernisse der Harnentleerung. Wien. med. Wschr. **48**, Nr 50 f. (b) Über angeborene Verschließungen und Verengerungen der männlichen Harnröhre. Arch. Kinderheilk. **2**, H. 3 (1881). (c) Über Taschen und Zellen der Harnblase. Wien. Klin. **1894**. (d) Isolierte Entzündung der Blasendivertikel und Perforationsperitonitis. Arch. klin. Chir. **73**, 1 (1904).

FISCHER: Congenital diverticula of the bladder. Surg etc. **10** (1910). — FISCHER, MAX: Über Blasendivertikel. Inaug.-Diss. Straßburg i. E. 1915. — FOERSTER: Über einen Fall von doppelseitiger, kongentialer Zystenniere mit angeborenem Verschluß der Harnröhre. Inaug.-Diss. Erlangen 1908. — FORDYCE and CAPON: Idiopathische Blasenhypertrophie. Brit. J. Childr. Dis. **21** (1924). — FOTHERGILL: Stundenglasblase. Mem. Neur. Soc. London I. Erwähnt nach CHWALLA. — FREUND, B.: Riesenharnblase. Klinische Beiträge zur Gynäkologie von BETSCHLER u. FREUND. Breslau 1864. Erwähnt nach HERTZ. — FÜHT: Über einen Fall von Harnblasenverdoppelung. Zbl. Gynäk. **18** (1894). — FULLER: Anteroposterior division of the bladder. J. cutan. genit.-urin. cases **1900**. Erwähnt nach CHWALLA.

GALABIN: Riesenharnblase. Erwähnt von HERTZ. — GARRÉ u. ERHARDT: Nierenchirurgie. Berlin 1907. — GAYET-CIBERT: (a) Calcul dévelopé dans un diverticule ouraquien. Lyon méd. **135**, 789 (1925). (b) Quelques cas de diverticules de la vessie. J. d'Urol. **19**, 473 (1925). — GAYET et GAUTHIER: Blasendivertikel. J. d'Urol. **14** (1922). Erwähnt nach LURZ. — GOEBELS: Über Mißbildungen im Gebiet des fetalen Urogenitalsystems und der anderen Darmabschnitte. Inaug.-Diss. Bonn 1910. — GRINSTEIN: Urachusdivertikelstein. Jber. Urol. **1910**. — GRUBER, GEORG B.: Über Mißbildungen der Nieren und Harnleiter. Z. urol. Chir. **26**, 1 (1929). — GUTHRIE: Case of congenital deficiency of the abdominal muscles, with dilatation and hypertrophy of the bladder and ureters. Trans. path. Soc. Lond. **47**, 139.

HARTMANN: Tod des Kindes während oder kurz vor der Geburt durch Überfüllung der Harnblase desselben. Mschr. Geburtsh. **27**, 273 (1866). — HEBTING, JOSEF: Über Harnblasendivertikel mit besonderer Berücksichtigung ihrer Entstehung. Inaug.-Diss. Freiburg 1903. — HECKER u. BUHL: Klin. Geburtsh. **1**, 122 (1861). — HEINTZE, W.: Über die doppelte Harnblase an der Hand eines durch Operation geheilten Falles. Inaug.-Diss. Breslau 1909. — HEISS, ROBERT: Die mechanischen Faktoren des Verschlusses und der Eröffnung der Harnblase; ein Beitrag zur Anatomie der Harnblase. Schr. Königsberg. Gelehrten-Ges., Naturwiss. Kl. **5**, 133 (1928). — HERBINET et FAIX: Dystocie foetale par retention d'urine due a des malformations congénit. Soc. Obstét. Paris. Erwähnt nach STADLER. — HERBST, POLKEY and WELLER: Diverticula of the urinary bladde et preliminary report of their production experimentally in the dog. J. of Urol. **19, 445** (1928). — HERMANN: Calculus in dilated urachus. Ann. Surg. **78**, Nr 5, 668 (1923). Ref. Z. urol. Chir. **15**. — HERTZ, BENNO: Über kongenitalen Verschluß der Urethra. Inaug.-Diss. Bonn 1908. — HINMAN: Blasendivertikel. Surg. etc. **1919**. Erwähnt nach PASCHKIS. — HINSELMANN, HANS: Normales und pathologisches Verhalten der Plazenta und des Fruchtwassers. Biologie und Pathologie des Weibes, Bd. 6, S. 271. 1925. — HOFMOCKL: Ein Fall eines selten großen Divertikels der Harnblase beim Weibe. Arch. klin. Chir. **56**, 202 (1898). — HUPPERT: Fall von doppelter Harnblase. Arch. Heilk. **6** (1865). — HYMAN: Diverticula of the bladder in children. Internat. J. Med. a. Surg. **37**, 320.

JANY: Riesenharnblase. Klinischer Beitrag zur Gynäkologie von BETSCHLER u. FREUND, S. 240. Breslau 1864. Erwähnt nach HERTZ. — JEANBRAU, ÉMILIE: Dilatat. kystique de l'uretère étranglé au méat urinaire chez une accouchée. J. d'Urol. **23**, 255 (1927). — JILDEN: Ein Fall von Geburtshindernis infolge übermäßiger Ausdehnung der kindlichen Harnblase mit gleichzeitigem Ascites. Inaug.-Diss. Würzburg 1890. — JÜTTING: De ventriculi et vesicae urinariae duplicitate. Med. Inaug.-Diss. Berlin 1838.

KAPSAMER: Über zystische Erweiterung des unteren Ureterendes. Z. Urol. **2**, 800 (1908). — KAUFER, L.: Über ein ungewöhnlich großes Blasendivertikel. Z. Urol. **21**, 430 (1927). — KLOPP: Patent urachus with sarcoma developing in the wall. Ann. Surg. **73**, Nr 5, 643—644 (1921). Ref. Z. urol. Chir. **7**. — KNEISE u. SCHULTZE: Zur Frage der genitalen Blasendivertikel. Z. urol. Chir. **10**, 461 (1922). — KOBAYASHI-STERNBERG: Über kongenitale Elephantiasis der Bauchhaut und Hyperplasie des Harnapparates und Enddarmes. Virchows Arch. **258**, 9 (1925). — KOLISKO: Zystische Vorstülpung des Ureterendes. Wien. klin. Wschr. **1889**, Nr 48. — KRASA: Die Entwicklungsgeschichte des Urogenitalsystems beim Maulwurf. Anat. H. **55**, Nr 2. — KRASA u. PASCHKIS: (a) Zwei Fälle von Blasendivertikeln bei Säugetieren. Z. Urol. **14**, 443 (1920). (b) Das Trigonum vesicae der Säugetiere. Z. urol. Chir. **6**, 1 (1921). — KRETSCHMFR and MORRIS: Report of a case of true Hourglass-Bladder. J. of Urol. **10** (1923). Erwähnt nach CHWALLA. — KREUZBAUER: Beiträge zu den Mißbildungen der Harnorgane. Z. urol. Chir. **23**, 365 (1927). — KRÜGER, ROLF: Über die Riesenkloake. Z. urol. Chir. **32**, 330 (1931).

LANGE: (a) Über komplette Verdoppelung des Penis (Fistula rectourethral.) mit rudimentärer Verdoppelung der Harnblase usw. Beitr. path. Anat. **24**, 223 (1898). (b) Über Sirenenmißbildungen. Pathologie der Entwicklung und des Wachstums, Bd. 2, S. 467. Jena 1920. — LEDDERHOSE: Anomalien des Urachus. Dtsch. Chirurgie, Lief. 45a. 1890: Die Erkrankungen der Bauchdecken. — LEHMANN, WALTER: Zur Frage der kongenitalen Erweiterungen des Harnsystems, insbesondere der sog. atonischen Dilatationen. Bruns' Beitr. **155**, 201 (1932). — LENTZE: Blasendivertikel. Verwickelte Mißbildungen der Harn- und Geschlechtsorgane. Virchows Arch. **272**, 279 (1929). — LEX: Über sog. echte Blasendivertikel. Bruns' Beitr. **145**, 31 (1929). — LICHTENSTERN: Ein Beitrag zur Metaplasie des Harnblasenepithels. Wien. klin. Wschr. **1904**, Nr 13. — LINHART, v.: Myxom und Divertikel in der Blase eines Kindes. Wien. med. Presse **1867**. Erwähnt nach STEINMETZ. — LOCHOW: Riesenharnblase. Tagg russ. path. Ges. 1928. Zbl. Path. **46**, 170 (1929). — LOEWY, E.: Über einen Fall von hochgradiger, kongenitaler Dilatation der Harnblase mit mehrfachen Mißbildungen. Prag. med. Wschr. **1893**, Nr 28. — LUNGGREN, EINAR: Beitrag zur Klinik und Therapie der Vesica hipartita. Acta chir. scand. (Stockh.) **72**, 149 (1932). — LURZ: Über sog. kongenitale Blasendivertikel. Z. urol. Chir. **18**, 278 (1925). — LUSK: Riesenharnblase. Zbl. Gynäk. **1879**, 123.

McKENNA: Urterocele. Surg. Clin. N. Amer. **7**, 1001 (1927). — MAGENAU: Ein Fall von Geburtserschwerung durch kongenitale Hydronephrose. Inaug.-Diss. Tübingen 1902. MAIER: Das echte Blasendivertikel, seine Ätiologie und Klinik. Arch. klin. Chir. **132**, 265 (1925). — MARESCH: (a) Ureterdilatation. Wien. klin. Wschr. **1912**, Nr 4. (b) Harnblasendivertikel. Wien. klin. Wschr. **1926**, Nr 13, 375. — MATHIAS: Vereiterung des persistenten Urachus usw. Bruns' Beitr. **42**, 339 (1904). — MEARA, O.: Riesenharnblase. Erwähnt von HERTZ. — MECKEL: Fälle von zweigeteilter Blase. Handbuch der pathologischen Anatomie, Bd. 1, S. 651 f. 1812. — MÉRIEL: Les dérivés pathol. de l'ouraque. Gaz. Hôp. **1901**, No 20. — MERZ: Ein Fall von Kloakenbildung bei geschlossener Blase und Mißbildung der äußeren Genitale. Inaug.-Diss. München 1897. — MEYER, ROB.: (a) Vorweisung eines Schnittes durch das Becken eines 11 cm langen Fetus mit starker Blasenfüllung. Offener Urachus. Z. Geburtsh. **38**, 142 (1898). (b) Zwei Fälle von Mißbildung der Harnblase bei Feten. I. Stenose des oberen Blasenabschnittes. II. Frontales Septum der Blase mit fast völliger Abtrennung einer kleinen hinteren Kammer von der vorderen. Zbl. Gynäk. **1932**, 1090. (c) Über seltene Fälle von Mißbildung der Harnblase bei Feten. Z. Geburtsh. **102**, 221 (1932). — MICHELMANN: Fetale Harnblasendilatation als Geburtshindernis. Inaug.-Diss. Berlin 1902. — MICHELSON, F. D.: Contribution a l'étude de l'uretérocèle. Arch. Mal. Reins **3**, 1 (1927). — MINDER: Über die zystische Erweiterung des vesikalen Harnleiterendes. Schweiz. med. Wschr. **1929 II**, 882. — MOELLENDORFF, v.: Harnblase. Handbuch der mikroskopischen Anatomie, Bd. 7, 1., S. 297. Berlin 1930. — MONTENEGRO, ANTONIO: Zystische Dilatation der unteren Ureterenden. Rev. Especial. méd. **3**, 385 (1928). Ref. Z. urol. Chir. **1929**. — MOREAU: (a) Blasendivertikel. Ref. Schmidts Jb. **78**, 46 (1852). (b) Angeborene Harnblasendivertikel. Bull. Acad. Sci. Paris **8** (1852). Schmidts Jb. **78**, 46. MÜLLER: (a) Zur Kasuistik der Erschwerung der Geburt durch Erweiterung der kindlichen Harnblase. Arch. Gynäk. **47**, 130 (1894). (b) Ein Fall von Mißbildung am Beckenteil des weiblichen Urogenitalapparates. Inaug.-Diss. Marburg 1895.

NEELSEN: Zystische Erweiterung des Urterendes. Beitr. path. Anat. **3**, 227 (1880). — NEUMANN: Kloakenbildung. Fehlen der Urethra und des Afters; rudimentäre Anlage der äußeren Genitalien. Mschr. Geburtsh. **3**, 342. — NEUMANN, H. O.: Sympodie und Oligohydramnie. Zbl. Gynäk. **46**, 1564 (1922).

OEHLER: Eine seltene Mißbildung im Abdominalbereich (Riesenharnblase). Charité-Ann. **33**, 433 (1909). — OHLSHAUSEN: Zur Ätiologie der fetalen Peritonitis (bei Kloakenbildung). Arch. Gynäk. **2**, 280 (1871). — OPITZ: Dilatation der Harnblase bei Urethralstenose. Z. Geburtsh. **40**, 316 (1899). — OSLER: Congenital absence of the abdominal muscles with distended and hypertrophied urinary bladder. Bull. Hopkins Hosp. **12**, Nr 128, 331 (1901, Nov.).

PAGENSTECHER: Entstehung und Behandlung kongenitaler Blasendivertikel und Doppelblasen. Verh. dtsch. Ges. Chir. **33**, 240 (1904). — PASCHKIS: Die Erkrankungen der Harnblase ohne Entzündungen. Handbuch der Urologie von v. LICHTENBERG, VOELCKER u. WILDBOLZ, Bd. 5, S. 42. — PASSOW: De hypertrophia parietum vesicae urinariae. Inaug.-

Diss. 1848. — PATCH, FRANK S.: Ureterocele. Trans. amer. Assoc. genito-urin. Surgeons **19**, 77 f. (1926). — PÉAU: Vessie et urèthre surnumeraire. Gaz. Hôp. **1895**, No 63. — PELS-LEUSDEN: Über den sog. kongenitalen Defekt der Bauchmuskulatur usw. Arch. klin. Chir. **85**, 392 (1903). — PFANNER: Über einen Fall von Spina bifida occulta sacralis mit Blasendivertikel und inkompletter Urachusfistel. Wien. klin. Wschr. **1914**. — PIELICKE, O.: Demonstration eines palpablen Blasendivertikels (♂ a). Berl. klin. Wschr. **1904**, 508. — PIEPENBORN, JÜRGEN: Ein Beitrag zur Frage der Hydronephrose bei Neugeborenen. Hydronephrose als Geburtshindernis. Z. urol. Chir. **26**, 384 (1929). — PLACEO, FERNANDO: Contrib. clin. nella dilatazione cistica dell' estremità infer. dell' uretere. Ann. ital. Clin. **7**, 1334 (1928). — POMMER, GUSTAV: Harnblasenmangel, Blasendivertikel, Urachusfistel. Wiss. Ärzte-Ges. Innsbruck, 20. Febr. 1904. Wien. klin. Wschr. **1904**, Nr 16. — PORTAL, PAUL: Riesenkloake. La pratique des accouchements soutenue d'un grand nombre d'observations. Paris 1865. Erwähnt nach HERTZ. — PRAETORIUS: Harnblasendivertikel. Z. Urol. **15** (1921); Z. urol. Chir. **14** (1923). — PULIDO, MARTIN ANGEL: Zystische Dilatation einer Uretermündung. Hospit. de San Juan de Dios Madrid. Siglo méd. **83**, 95. Ref. Z. urol. Chir. **27**, 253 (1929).

RANSOM: A cystic tumor of the bladder in a stillborn child. Med. News Phil. **63**. Ref. Jber. Geburtsh. **1893**. — RECKLINGHAUSEN, V.: Eine richtige Urachuszyste. Vorweisung unterelsäss. Ärztever. Straßburg i. E., 19. Juli 1902. Dtsch. med. Wschr. **1902**, Nr 34. — REICHEL, PAUL: Die Entstehung der Mißbildungen der Harnblase und Harnröhre. Arch. klin. Chir. **46**, 740 (1893). — REISCHAUER: Inwieweit lassen sich die Fälle von angeborenem Harnröhrenverschluß in der Frage von der Abstammung des Fruchtwassers verwerten? Inaug.-Diss. Marburg 1895. — RENNER: Das Blasendivertikel. Erg. Chir. **19**, 543 (1926). — REVOL: Imperforierte Urethra beim Neugeborenen. Lyon méd., 22. Jan. 1906. Ref. Zbl. Gynäk. **1906**, 231. — ROBINSON: Congenital hypertrophy of the verumontanum as a cause of urinary retention. J. of Urol. **17**, 381 (1927). — ROCHET: Des prolapsus de l'extrémité inférieure de l'uretère dans la vessie. Soc. Chir. Lyon, 8. April 1905. Lyon méd., 30. Aug. **1905**, 203. — ROSE: Über Harnverhaltung beim Neugeborenen. Mschr. Geburtskde **25**, 425 (1864). — ROSER, W.: Über Operation der Urachuszysten. Arch. klin. Chir. **20**, 472 (1876).

SCHACHT, FERD. W.: Tuberculosis of vesical diverticulum. J. of Urol. **22**, 549 (1929). — SCHÄFFER, EMIL: Zur Lehre von den menschlichen Mißbildungen (Riesenharnblase). Arch. Gynäk. **53**, 15 (1897). — SCHATZ: Ein besonderer Fall von Mißbildung des weiblichen Urogenitalsystems. Arch. Gynäk. **3**, 304 (1872). — SCHILLING: Hochgradige Hypoplasie der Nierenanlage eines Neugeborenen. Virchows Arch. **232**, 176 (1921). — SCHMIDT, CARL OTTO: (a) Ein Fall von hochgradiger Dilatation der Harnblase, der Harnleiter und Nierenbecken infolge eines klappenartigen Verschlusses des Orificium urethrae internum. Z. urol. Chir. **9**, 158 (1923). (b) Ein Fall von hochgradiger Dilatation der Harnblase, der Harnleiter und des Nierenbeckens infolge klappenartigen Verschlusses des Orificium internum. Z. urol. Chir. **11**, H. 5, 158. (c) Beobachtungen bei Blasendivertikeln. Dtsch. Z. Chir. **215**, 48 (1929). — SCHNEIDER, H.: Über den bilateralen Nierendefekt. Inaug.-Diss. Gießen 1899. — SCHNEIDER, PAUL: Mißbildungen der männlichen Geschlechtsorgane. Handbuch der Urologie von v. LICHTENBERG, VOELCKER u. WILDBOLZ, Bd. 3, Abt. 1, S. 91. 1924. — SCHWYZER: Geburtshindernis durch hochgradige Erweiterung der fetalen Harnblase. Arch. Gynäk. **43**, 333 (1893). — SHATTOCK, SAMUEL: (Riesenkloake), Imperforate urethra in a fetus of about the fourth month. Path. Trans. Lond. **39**, 185 (1888). — SIMON: Beitrag zur Frage der Divertikelbildung der Harnblase. Z. urol. Chir. **6**, 59 (1921). — SLOBOZIANO, SOIU et PETRESCO: Dysembryome rénal uretère double unilateral et dilatation kystique intravésicale. J. d'Urol. **25**, 471. — SPONER and LINDSEY: Intravesical ureteral cyst, associated with embryogenic cartilage in the kidney of a newhorn infant. J. of Urol. **17**, 453 (1927). — STADLER: Ein Fall von multiplen, epidermisbekleideten Geschwülsten der Harnblasenschleimhaut. Beitr. path. Anat. **53**, 362 (1912). — STADLER, PHIL. HEINZ: Eine seltene fetale Mißbildung: Kommunikation der hypertrophischen Harnblase mit Rektum, Uterus bipartitus mit Atresie der Vagina, vollkommenem Fehlen der äußeren Kloake und undifferenzierten äußeren Geschlechtsteilen. Inaug.-Diss. Halle a. S. 1909. — STALPART: Riesenharnblase mit Urachusfistel. Observat. rar. med. anat. chir. Erwähnt nach HERTZ. — STERNBERG, C.: Riesenharnblase. Wien. klin. Wschr. **1926**, 375. — STIEDA: Über Atresia ani congenita und die damit verbundenen Mißbildungen. Arch. klin. Chir. **70** (1903). — STÖCKEL: Gynäkologie und Urologie. Verh. dtsch. Ges. Urol., 2. Tagg Berlin **1909**, 37. — STRASSMANN, P.: Doppelter Klumpfuß, Paraphimose, Nierenmangel, Fruchtwassermangel. Z. Geburtsh. **28**, 181 (1894). — STUMME: Über die symmetrischen kongenitalen Bauchmuskeldefekte und über die Kombination derselben mit anderen Bildungsanomalien des Rumpfes (Hochstand, Hypertrophie und Dilatation der Blase, Ureterendilatation, Kryptorchismus, Furchennabel, Thoraxdeformität usw.). Mitt. Grenzgeb. Med. u. Chir. **11**, 548 (1903). — SUGIMURA: Harnblasendivertikel. Virchows Arch. **204**, 349 (1911). — SWIBURNE: Diseases of the verumontanum as a cause of urinary obstruction. Amer. J. Urol. **6**, 283 (1910).

TANGL: Beitrag zur Kenntnis der Bildungsfehler der Urogenitalorgane. Virchows Arch. **118**, 414 (1889). — TILP: 3 Fälle von zystischer Erweiterung des Blasenendes überzähliger Ureteren. Progrès méd. Wschr. **1906**, Nr 25, 327. — TINNEMEYER: Über Hydronephrose aus Entwicklungsstörungen und über Enge im Ureterverlauf. Z. urol. Chir. **11**, 50 (1923). — TOLMATSCHEW: Ein Fall von semilunaren Klappen der Harnröhre und von vergrößerter Vesicula prostatica. Virchows Arch. **49**, 348 (1870).

UCKE: Über Persistenz der Kloake beim Fetus. Virchows Arch. **255**, 47 (1925).

VEIT, J.: Demonstration eines Sympous monopous. Verh. Ver. Ärzte Halle a. S. Münch. med. Wschr. **1907**. — VEIT, O.: Über Sympodie. Wiesbaden 1908. — VISHER, JOHN W.: Bilateral vesica diverticula at the ureteral orifices visualized with lipoidol. J. of Urol. **20**, 481 (1928). — VOGT: Tilfälde of Tödselfsforhindring par Grund af enorm Vaudansamling in Foeterets Underliv. Norsk. Magaz. Lägevidensk. R. **3**, **2**, 636 (1873). F. Virchow-Hirschs Jber. **1873 II**, 663.

WAGNER, G. A.: (a) Zur Therapie der Blasendivertikel nebst Bemerkungen über Komplikationen derselben. Arch. klin. Chir. **76**, 525 (1905). (b) Beiträge zur Frage der Herkunft des Fruchtwassers. Leipzig u. Wien 1913. — WALTHER: Dystokie infolge übermäßiger Ausdehnung der fetalen Harnblase. Z. Geburtsh. **27**, 333 (1893). — WARD: A clinical study of 11 cases of vesical diverticula. Brit. J. Surg **13**, Nr **49**. — WEISER: Blasen-Nabelfistel. Die nichttraumatischen Perforationen und Fisteln des Harntrakts. Z. urol. Chir. **28**, 120 (1929). — WELSCH, A.: Über einen seltenen Fall von Mißbildung. Inaug.-Diss. München 1909. — WESTPHAL: Ein Fall von Geburtshindernis, bedingt durch die übermäßig ausgedehnte kindliche Harnblase. Inaug.-Diss. Königsberg i. Pr. 1896. — WIESINGER: Urachus- oder Scheiteldivertikel. Dtsch. med. Wschr., 15. Juli 1897. Ver.beil. Sitzg 13. April 1897, 138. — WIGAND, FRIEDRICH: Über kongenitale Zystennieren (Riesenharnblase, Harnröhrenverschluß). Inaug.-Diss. Marburg 1899. — WILLEKE: Zwei Fälle von Hydronephrose bedingt durch Divertikel am Blasenende des Ureters. Inaug.-Diss. Marburg 1890. — WINCKLER: Demonstration eines Falles von doppelter Harnblase bei einem Knaben. (Doppelblase nach ENGLISCH.) Zbl. Chir. **1909**, 125. — WOLCYNSKI: (a) Riesenharnblase. Wien. med. Presse **1882**, 113. (b) Geburtshindernis, bedingt durch Aszites und durch die über kindskopfgroße Urinblase des Fetus. Wien. med. Presse **1882**, 1135. — WOLFF: Beiträge zur Lehre von den Urachuszysten. Inaug.-Diss. Marburg 1873, S. 20. — WOLFF, BRUNO: Zur Kenntnis der Mißgeburten mit Erweiterung der fetalen Harnblase. Arch. f. Gynäk. **65**, H. 2, 299 (1902). — WRISBERG, H. AUG.: Dissertatio de praeternaturali et raro intestini recti cum vesica urinaria coalitu et inde pendente ani defectu, observationibus anatomicis superstructa. Göttingen 1779. — WUTZ: Über Urachus und Urachuszysten. (Urachusdivertikel.) Virchows Arch. **92**, 387 (1883).

YOUNG, H. H.: Report of a case of vesical diverticul. containing a cancer. Trans. amer. Assoc. genit.-urin. Surgeons **4**, 121 (1909).

ZANDER, RICHARD: Über Schistosoma refl. des Menschen usw. (Harnröhrenverschluß, Kloakenbildung). Festschrift für MAX JAFFÉ. Braunschweig 1901. — ZAUFAL: Nierenmangel. Prag. med. Wschr. **23**, 305 (1898).

IV. Gewebsmißbildungen im Bereich der Harnblase.

ALBARRAN, J.: Les tumeurs de la vessie. Paris 1892. — ALLEMANN, R.: Über die Leukoplaquie der Harnwege. Schweiz. med. Wschr. **56**, Nr 41, 998 (1926). — ALTMANN: Zur Kenntnis der Zysten an der hinteren Blasenwand beim Mann. Z. urol. Chir. **24**, 438 (1928). — ANGERER, HERMANN: Über die angeborene Riesenharnblase. Z. urol. Chir. **20**, 36 (1926).

BACHRACH: Über Teleangiektasien der Blase. Fol. urol. (Lpz.) **4**, Nr 2. — BENEKE, RUD.: Ein Fall von Osteochondrosarkom. Virchows Arch. **161**, 70. — BERLINER: Die Teleangiektasien der Blase. Dtsch. Z. Chir. **64**, H. 5/6. — BLOCK and HALL: Dermoid der Harnblase. Amer. J. of med. Sci. April **1905**. Erwähnt nach TELEKY. — BOGAJEWSKI: Teratom der Harnblase. Petersburg. med. Wschr. **1902**, Nr 25. Vgl. TELEKY. — BRODY: Urachusgeschwülste. Arch. Surg. **14**. Erwähnt nach PASCHKIS. — BROCA: Pilimictio. Gaz. Hôp. **1868**, Nr 181.; Bull Soc. chirurg. **1868**, 260. Erwähnt nach MARTINI und ALBARRAN. — BRONGERSMA: Harnblasenwandzyste. Ber. dtsch. Urologenkongr. Wien **1907**, 388. — BRÜCHANOW: Cholesteatom der Harnwege. Prag. med. Wschr. **1898**, Nr 42/43. — BUA, CALLISTO: Contributo alla conoscenza delle cisti dell' uraco. Fol. gynaec. (Genova) **16/17**, 321 (1922). Ref. Z. urol. Chir. **14**, 220 (1924).

CAREY, EBEN J.: Quergestreifte Muskeln in der Harnblase. Amer. J. Physiol. **58** (1921); Amer. J. Anat. **29** (1921); **32** (1924). — CATTANI: Quergestreifte Muskulatur der Harnblase. Arch. Sci. med. **7** (1884). Erwähnt nach HERXHEIMER. — CHIVORÉ: Tumeurs de la vessie, chez l'enfant (spécialement étudiées au point de vue clinique). Thèse de Lille **1892**. — COOPER-FORSTER: The surg. diseases of the children. London 1860. — CULLEN: Erwähnt nach PASCHKIS.

DANZEL: Geschwulst mit Haaren im Rectum. (Histologische Bearbeitung von MARTINI.) Arch. klin. Chir. **17**, 442 (1874). — DÈLORE u. COTTE: Des grosses kystes de l'ouruque. Rev. Chir. (rum.) **32** (1906). — DITTEL, v.: Verhorntes Plattenepithel in der Harnblase. Wien. klin. Wschr. **1895**. Erwähnt nach HERXHEIMER. — DORAN: Eine Zyste des Urachus, nebst Bemerkungen über Cysten des Urachus und sog. Zysten der Allantois. Roy. med. a. chir. Soc., 24. Mai 1898. Zbl. Gynäk. **1898,** 1244.

EBSTEIN, W.: Zur Lehre von den chronischen Katarrhen der Schleimhaut der Harnwege und der Zystenbildung in derselben. Dtsch. Arch. klin. Med. **31,** 63 (1882). — ENDERLEN: Über Blasenektopie. Wiesbaden 1904.

FORDYCE: Verhorntes Plattenepithel in der Harnblase. Erwähnt nach HERXHEIMER. — FRANCKE, H.: Die Leukoplakie des Nierenbeckens. Beitr. path. Anat. **78,** 315 (1927).

GOEBEL: Über die bei der Bilharziakrankheit vorkommenden Blasentumoren mit besonderer Berücksichtigung des Karzinoms. Z. Krebsforsch. **3,** H. 3, 369 (1905). — GREIG: Report of a case of sarcoma of the urachus. Edinburgh med. J. **34,** 425 (1927). Ref. Z. urol. Chir. **23.** — GRUBER, GEORG B. u. EMMY BEST: Beiträge zur Frage der Bauchspaltenbildung. II. Angeborene Bauchspalte, okkulte Kloake und Rhachischisis bei einer sireniformen Mißbildung. Z. urol. Chir. **8,** 197 (1922). — GUSSENBAUER, CARL: Exstirpation eines Harnblasenmyoms nach vorausgehendem tiefem und hohem Blasenschnitt. Arch. klin. Chir. **1875,** 411.

HALL: Dermoid der Blase. Lancet **1860 II,** 461. — HALLÉ: Leucoplasie et cancroides dans l'appareil urinaire. Ann. Mal. génito-urin. **1896,** 481, 577. — HARTMANN: Über Urachuszysten. Inaug.-Diss. Halle 1911. — HERXHEIMER, GOTTH.: Gewebsmißbildungen. Anhang zu SCHWALBES Morphologie der Mißbildungen, Teil 3. 1913. — HEYMAN: Epithelmetaplasie in der Harnblase. Erwähnt nach HERXHEIMER. — HOFFMANN: Zur pathologisch-anatomischen Veränderung des Harnstranges. Arch. f. Heilk. **11,** 373 (1870). — HOTTINGER: Über Cysten der Harnblase. Fol. urol. **7** (Lpz.) 453 (1913). — HOUETTE: Rhabdomyome diverticulaire congenitale de la vessie. Ann. d'Anat. path. **6,** 267 (1929). — HOUTTUM, V.: Harnblasenwandzysten. Erwähnt nach HOTTINGER. — HÜSLER, GOTTFRIED: Beitrag zur Lehre von den Harnblasengeschwülsten im Kindesalter. Jb. Kinderheilk. **62,** 133 (1905).

IKEDA: Epithelmetaplasie in der Harnblase. Z. Urol. **1,** 369 (1907). Erwähnt nach HERXHEIMER.

JOSEPH: Die Geschwülste der Blase. v. LICHTENBERG, VOELCKER u. WILDBOLZS Handbuch der Urologie Bd. 5, S. 173 f.

KAUFMANN, EDUARD: Lehrbuch der speziellen pathologischen Anatomie, 7. Aufl., Bd. 2, S. 1217, Fig. 696. 1922. — KERMAUNER: Urachuszysten. Mißbildungen des Rumpfes. SCHWALBES Morphologie der Mißbildungen, Bd. 3, Abt. 2, S. 69. — KHAUM: Über ein primäres Karzinom des Urachus. Wien. klin. Wschr. **1916,** 130. — KLEINHANS: Zur Lehre von den präperitonealen Tumoren. Prag. med. Wschr. **1907,** Nr 25. — KLOPP: Offener Urachus mit Sarkomentwicklung in seiner Wand. Ann. Surg. **73,** 643 (1921). Ref. Z. urol. Chir. **7,** 221 (1921). — KNOX, ROB.: Some remarks on the formation of membranous cysts in the urinary bladder. Med. Tim. **1862,** 104. Erwähnt nach GUSSENBAUER. — KOHLFAHL: Ein Beitrag zur Kenntnis der Urachuszysten. Inaug.-Diss. Gießen 1918. — KOLOWSKI: Ein Fall von wahrem Nabeladenom. Dtsch. Z. Chir. **69,** 469 (1903). — KÜTTNER, H.: Das Cholesteatom der Harnwege. Beitr. klin. Chir. **114,** 609 (1919).

LABOULBÈNE: Harnblasenwandzyste. Erwähnt nach HOTTINGER. — LANE: Extensive, degenerative Naevus of the bladder. Lancet **1895,** 1252. — LE DENTU: Traité des malades des voies urinaires, Tome 2, p. 396. 1881. Erwähnt nach ALBARRAN. — LEDDERHOSE: Anomalien des Urachus. Erkrankungen der Bauchdecken. Dtsch. Chir. **1890.** Lief. 45 b. — LIEBENOW: Über ausgedehnte Epidermisbekleidung der Schleimhaut der Harnwege mit Bildung eines metastatischen Cholesteatoms am Zwerchfell. Inaug.-Diss. Marburg 1891. — LINHART, V.: (a) Myxom der Blase und Blasendivertikel. Wien. med. Presse **1867,** Nr 10, 11. (b) Myxom der Blase des Kindes. Wien. med. Presse **1867.** Erwähnt nach STEINMETZ. — LÖWENSON: Über einen besonderen Folgezustand der epidermoidalen Umwandlung des Harnblasenepithels. Petersburg. med. Z. **1862,** 225. — LUBARSCH: Über Zysten der ableitenden Harnwege. Arch. f. mikrosk. Anat. **41,** 303 (1894). — LUBARSCH, O.: Präkarzinomatöse Zustände, Metastasen, Metaplasie. Jkurse ärztl. Fortbildg **5,** 47 f. (1914). — LUSCHKA: Über den Bau des menschlichen Harnstrangs. Virchows Arch. **23,** 1 (1862).

MARCHAND: Ein Beitrag zur Kasuistik der Blasentumoren. Arch. klin. Chir. **22,** 676 (1878). — MARSHALL: Urachuszyste bei einer Operation angeschnitten. Erwähnt nach KERMAUNER. SCHWALBES Morphologie der Mißbildungen, Bd. 3, Abt. 2, S. 69. — MARTENS: (a) Urachuszyste. Urol. Jber. **1909.** (b) Sarkom, ausgehend vom periurachischem Gewebe (Fibrosarkoma). Dtsch. med. Wschr. **1909,** 1770. — MARTINI: Über Trichiasis vesicae. Arch. klin. Chir. **17,** 449 (1874). — MATHIAS: Vereiterung des persistierenden Urachus mit Durchbruch in die Blase und in die Bauchdecken. Beitr. klin. Chir. **42,** 339 (1904). — MEANS: Urachuszysten. Ann. Surg. **64** (1916). Erwähnt nach PASCHKIS. — MECKEL: Urachusdivertikel. Handbuch der pathologischen Anatomie, Bd. 1, S. 653. 1812. — MEYER, ROB.: (a) Kongenitale Abnormitäten im Gewebe der Niere usw. Z. gynäk. Urol. **2** (1910). (b) Über embryonale Gewebsanomalien und ihre pathologische Bedeutung im allgemeinen und solche des männlichen Genitalapparates im besonderen. Erg. Path. **15 I,** 431 (1911). — MICHIN: Zur Kasuistik der aus den Resten des Ductus onphalomesentericus sich entwickelnden malignen Neubildungen. Virchows Arch. **209**, 47 (1912). — MÖLLENDORFF, v.: (a) Exkretionssystem. Handbuch der mikroskopischen Anatomie. Bd. 6. 1928. (b) Handbuch der mikroskopischen Anatomie, Bd. 7, 1., S. 297. Berlin 1930. — MÖNCKEBERG, J. G.: Über heterotope, mesodermale Geschwülste am unteren Ende des Urogenitalapparates. Virchows Arch. **187**, 471 (1907). — MORGAN: Lymphosarkom in der kindlichen Harnblase. Med. Tim. **1833**. Erwähnt nach STEINMETZ.

NEUGEBAUER, GUST.: Steinbildung in Urachuszysten. Dtsch. med. Wschr. **1928**, 1421. NITZE: Lehrbuch der Kystoskopie, 2. Aufl., S. 263. — NUBOER: Ein Fall von Carcinoma urachi. Virchows Arch. **254**, 70 (1925).

OPPENHEIMER: Schleimhautzysten in der Muskulatur der Blasenwand. Frankf. Z. Path. **25**, 334 (1921). — ORDONEZ: Mischtumor der Harnblase? Gaz. méd. Roma III. s., **11** (1856). Erwähnt nach BENEKE.

PASCHKIS: Die Erkrankungen der Harnblase ohne Entzündungen, Urachus. v. LICHTENBERG, VOELCKER u. WILDBOLZs Handbuch der Urologie, Bd. 5, S. 146. — PAVONE: Un caso di rabdomyoma della vesica. Policlinico **1898/99**, 263. Erwähnt nach HÜSLER. — PENDL: Gallertkrebs einer Urachuszyste. Bruns' Beitr. **91**, 681 (1914). — PETERFI: Die Muskulatur der menschlichen Harnblase. Anat. H. **50**, 631. — PEU: Pratique des accouchements, p. 38 1694. — PFEIFFER: On abscess of the prevesical space and umbilicus, with special reference to their origin from cysts of the urachus and report of a case, simulating urachal cyst. Internat. Klin. **3**, 111 (1921). Ref. Z. urol. Chir. 8, 555 (1922). — POMMER, GUSTAV: Ein Struvitstein in einem Fall von Epidermisierung der Harnblase. Verh. dtsch. path. Ges. **9** (1905).

RANDALL: Disease of the urachus. Trans. amer. Assoc. genito-urin. Surgeons **19**, 211 (1926). — RANKIN and PARKER: Urachusgeschwülste. Surg. etc. **42** (1916). Erwähnt nach PASCHKIS. — RAYER: Pilimictio. Mém. Soc. Biol. **1850**, 220. Erwähnt nach ALBARRAN. — RECKLINGHAUSEN, v.: Urachuszyste bei einem 30jährigen Manne. Münch. med. Wschr. **1902**, 1551. — RECTENWALD: Ein Beitrag zur prosoplastischen Epithelentartung in den ableitenden Harnwegen. Inaug.-Diss. Freiburg i. B. 1909. — RIPPMANN: Fragliche Urachuszyste. Dtsch. Klin. **1870**. Erwähnt nach PASCHKIS. — ROBINSON: Zysten des Urachus. Ann. Surg. **14**, 357 (1891). Ref. Zbl. Gynäk. **1893**, 479. — ROKIKANSKY: Epidermidale Afterbildung (Cholesteatom) in den Harnwegen. Lehrbuch der pathologischen Anatomie, Bd. 3, S. 354. 1861. — ROSER: Über Operation der Urachuszysten. Arch. klin. Chir. **20**, 472 (1876). — ROTTER: Urachuszyste und Karzinom der Harnblase. Dtsch. med. Wschr. **1898**, Ver.beil. 7, 10. (Freie Ver.igg Chir. Berlin, 8. März 1897.)

SAXER: Ein Beitrag zur Kenntnis der Dermoide und Teratome. Beitr. path. Anat. **31**, 452; vgl. Verh. dtsch. path. Ges. Hamburg 1901. — SCHOLZ: Cystis urachi. Bericht des k. k. allgemeinen Krankenhauses in Wien 1877. Ref. Wien. med. Wschr. **1878**. — SCHRIDDE: Die ortsfremden Epithelgewebe des Menschen. Jena: Gustav Fischer 1909. — SCHWARZ: Das Karzinom des Urachus. Bruns' Beitr. **78**, 278 (1912). — SCHWARZ-KARSTEN, H.: Bemerkungen zu ELEN J. CAREYs Arbeit: Über die Möglichkeit, glatte Muskulatur auf experimentellem Wege in quergestreifte zu verwandeln. Virchows Arch. **274**, 354 (1929). — SHATTOCK: Chondrifying sarcoma removed, together with multiple papillomata, from the male urinary bladder. Trans. Path. Soc. Lond. **38**, 183 (1887). — STEINMETZ: Beitrag zur Kasuistik und Statistik der primären Geschwülste der Harnblase im Kindesalter. Dtsch. Z. Chir. **39**, 313 (1894). — STOERK: Über Cystitis (Pyelitis, Ureteritis und Urethritis) cystica. Beitr. path. Anat. **50**, 361 (1911). — STOERK, OSKAR: Zur Pathologie der Schleimhaut der harnleitenden Wege. Beitr. path. Anat. **26**, 379 (1899). — SWEET: Die Mischgeschwülste am unteren Ende des Urogenitalapparates der Kinder. Inaug.-Diss. Gießen 1901.

TELEKY, DORA: Teratoider Tumor der weiblichen Harnblase. Arch. klin. Chir. **97**, 497 (1909). — TERRIER et HARTMANN: Les myomes de la vessie. Rev. chir. (rum.) **1895**. — THOMPSON: Die Tumoren der Harnblase. Deutsch von WITTELSHÖFER, Wien 1885. — THOMPSON, H.: Chondrosarkom der Harnblase. Trans. Clin. Soc. Lond. **1887**. — TSCHAJKA: Umbilikalfisteln und Zysten des Urachus. Urologija (russ.) **4**, 19 (1924). Ref. Z. urol. Chir. **18**, 143 (1925).

VINCENTI, LIVIO: Annotazioni su di un rabdomioma multiplo della vesica. Riv. Clin. Bologna **1887**, 42.

WALTER, FRIEDR. AUG.: Einige Krankheiten der Niere und Harnblase. S. 38, Tafel XI. Berlin 1800. — WEISER: (a) Lancet **1906**. Erwähnt nach PASCHKIS. (b) Cysts of the urachus. Ann. Surg. **46** (1906). — WILMS: Die Mischgeschwülste, 2. Heft. Anhang: Die Mischgeschwülste der Blase und des Vas deferens, S. 159. Leipzig 1900. — WINCKEL, v.: Die Krankheiten der Harnblase des Weibes. Dtsch. Chir. Lief. **45 b**. — WOLFF, C. CH.: Beitrag zur Lehre von den Urachuszysten. Inaug.-Diss. Marburg 1873. — WUTZ, F. B.: Über Urachus und Urachuszytsen. Virchows Arch. **92**, 387 (1883).

YOUNG: Urachuszyste. Amer. J. Surg. **4** (1909). Erwähnt nach PASCHKIS.

ZUCKERKANDL, O.: Handbuch der Urologie von v. FRISCH u. ZUCKERKANDL. II. Erkrankungen der Harnblase, S. 626. 1905.

3. Kreislaufstörungen der ableitenden Harnwege.

Von

Georg B. Gruber-Göttingen.

Mit 24 Abbildungen.

Vorbemerkungen über die Gefäßversorgung.

Wie sich aus pathologischen Beobachtungen ergibt, wie ferner Tierversuche gelehrt haben, bildet das Stützgewebe der Nierenpforte, also auch dasjenige des Nierenbeckens mit der bindegewebigen Nierenhülle ein „funktionelles Ganzes". Die gesamte, zweiblätterige Bindegewebskapsel erweist sich als „wasserdicht" gegen den Peritonealraum. Ihr Anteil am Nierenbogen und anderseits an der Nierenpforte sind durch bindegewebige Zwischenzüge verbunden, d. h. durch Anordnungen eines Stützgewebes um die Verzweigung der Nieren-Blutgefäße. Die Vasa interlobaria treten zwischen den Bertinischen Säulen in die Nieren selbst ein; dort findet man, wenn man diese Gefäße entfernt, kanalartige Fortsetzungen des Sinus renalis. Die Wandung jener Kanäle bildet das gefäßumspinnende Bindegewebe, das zugleich die Außenhaut der fraglichen Blutgefäße darstellt und Lymphbahnen beherbergt. „Von der Eintrittsstelle des Gefäßes in den Parenchymkanal ausgehend", sagt Felix Fuchs, „gelingt es leicht, mit Hilfe einer Sonde, unter Zerreißung der zarten perivaskulären Bindegewebszüge, die Gefäßwand vom Parenchym loszulösen. Der hierdurch zum Klaffen gebrachte Perivaskulärraum steht in offener Verbindung mit dem Sinus renalis;" anderseits findet sich im eng nachbarlichen Bindegewebe — entlang sog. abirrenden Nierengefäßen, welche im Bereich des Nierenbogens eintreten und Verbindungszweige zu den ortsgerecht verlaufenden Nierengefäßen aufweisen, und entlang den zum Nierenbogen verlaufenden Blutaderzweigen — eine offene Verbindung der Gewebsmaschen zu den für gewöhnlich hervortretenden Spalträumen zwischen den Blättern der bindegewebigen Nierenkapsel hin; auch die Bindegewebsmaschen der Nierenrinde haben Anteil an dieser offenen Verbindung zu den kapselnahen Spalträumen, wie u. a. durch Versuche geeigneter Farbstoffeinspritzung erwiesen worden ist (Kumita, Fuchs).

Verschiedene Kreislaufstörungen, aber auch die Betrachtung gewisser Umstände im Verlauf von Hydronephrosen zwingen, die enge Verbundenheit der Nierengefäße mit dem Nierenstützgewebe und der Nierenkapsel ganz besonders im Auge zu behalten. In diesem Sinn läßt sich auch das Gefäßsystem des Nierenbeckens nicht einfach losgelöst von dem der Niere betrachten.

Für das Nierenbecken kommen als Schlagadern Zweige der Nierenarterie in Frage. Diese bilden durch mehr oder minder mächtig ausgeprägte Verbindungsbahnen Teile eines großartigen Gefäßnetzes, das mit seinen Rami capsulo-adiposi die Hüllen der Niere und der Nebenniere versorgt; es ist ein Netz, das nach oben an die Nebennierenschlagadern, nach unten an die Art. mesentericae angeschlossen erscheint, das anderseits aber auch Zweige zum Harnleiter hinsendet und in einem Arcus exorenalis mit der Art. spermatica in offene Beziehung tritt (SCHMERBER, ALBARRAN). Dadurch ist geradezu ein Circulus arteriosus perirenalis gegeben. Diesen Schlagadern entspricht ein Blutadernetz, das in seiner kapsuloadiposen Entwicklung ungefähr dieselbe Anordnung aufweist (Abb. 1).

Das obere Stück des Harnleiters wird mit Blut von der Nierenschlagader her versorgt, alsdann fließt ihm Blut aus Ästen der Art. spermatica interna zu. Auch Zweige der Art. haemorrhoidalis media, Ausläufer der Art. hypogastrica

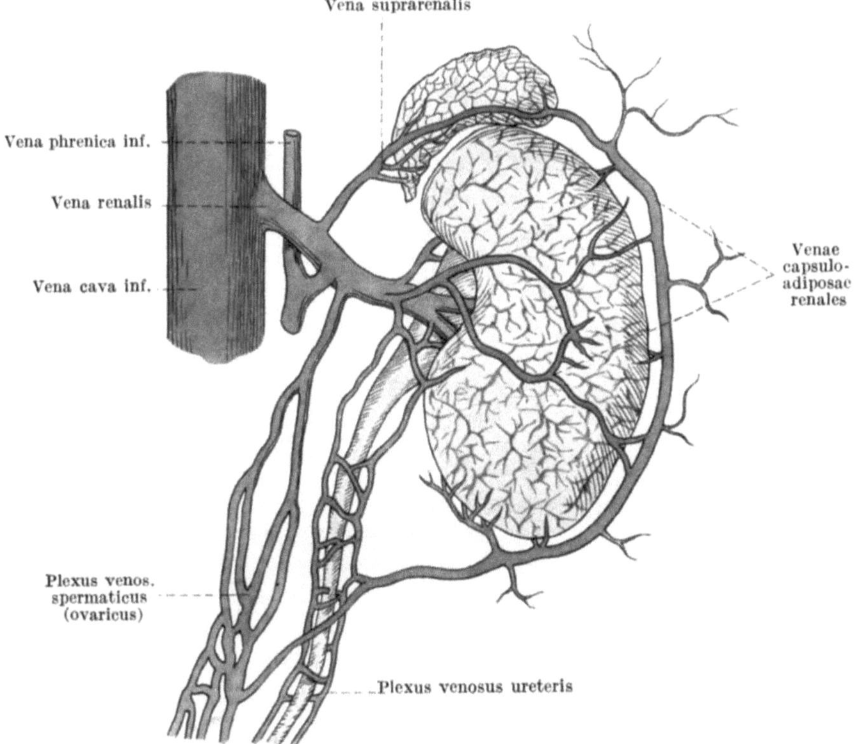

Abb. 1. Anastomosen der Nieren- und Nierenbeckenblutadern mit benachbarten venösen Gefäßen. Bildung eines Blutadernetzes im Kapselbereich mit Verbindung zu der Vena spermatica (ovarica) und den Harnleitervenen. Die feinen Blutaderverzweigungen der Niere entsprechen den VERHEYENschen Sternadern. (Entnommen bei ALBARRAN nach TUFFIER und LEJARS.)

und der Arteriae vesicales inferiores helfen das Schlagadernetz bilden, das ihn umgibt und begleitet. Abb. 1 zeigt den oberen Abschnitt des Harnleiters in seiner Blutaderversorgung, welche in einem starken Ast vom Ramus venosus capsulo-adiposus Blut erhält, ebenso wie Verbindungen mit den Blutadern der Nebennieren, mit der Nierenblutader und der Vena spermat. int. bzw. dem spermatischen Blutadergeflecht bestehen. Auch nach der Vena hypogastrica gegebenenfalls zur Vena iliaca communis, selbst in den venösen Blasenplexus fließt Blut aus der Harnleiterwand ab (W. KRAUSE, WALDEYER).

Von praktischer Bedeutung ist das Verhältnis der Interlobararterien zu den Kelchen des Nierenbeckens; es verzweigt sich nämlich die Nierenschlagader in ventral und in dorsal vom Nierenbecken zum Nierengewebe stehenden Interlobarschlagadern. Innerhalb des Sinus renalis umfassen also zwei Gruppen von Schlagaderästen das Nierenbecken nach Art einer Gabel oder Zwinge. Vielfach sind es nur zwei Äste der Renalarterie, welche diese Gabel darstellen. Es können sich nun nach Feststellungen von LEGEU und von FELIX FUCHS Interlobärschlagadern aus der ventralen Gruppe innerhalb des Sinus zwischen den Kelchen hindurch in die dorsale und Schlagadern der dorsalen Gruppe in die ventrale erstrecken; das bedeutet alsdann eine arterielle Kreuzung der mittleren Hauptebene der Niere, ein Vorkommnis, welches insonderheit für das verästelte Nierenbecken in Frage steht, während das krugförmige („blattförmige") durch die arterielle Umklammerung ausgezeichnet zu sein pflegt. Die Überkreuzung der Nierenschlagadern von vorne nach hinten oder umgekehrt muß bei Vornahme spaltender Operationen am Nierenparenchym in Rechnung gestellt werden.

Ungewöhnlich angeordnete Schlagaderzweige, welche etwa im Fall eines krugförmigen oder doch eines aus dem Sinus renalis hinausragenden Nierenbeckens an der extrarenalen

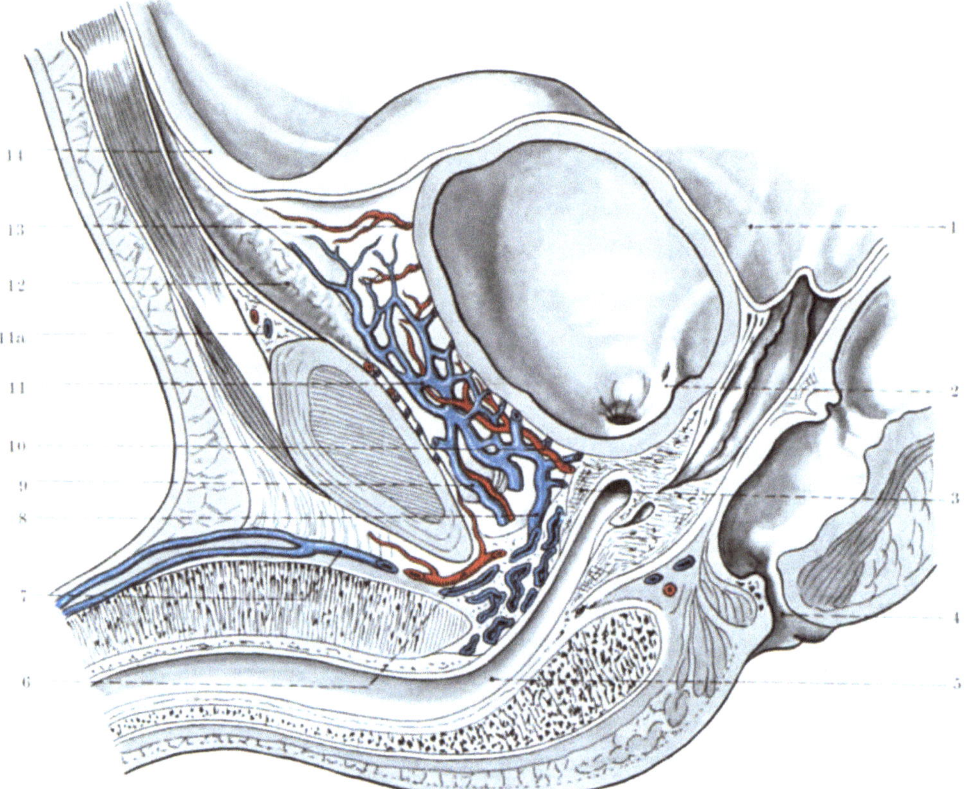

Abb. 2. Schnitt in der Pfeilrichtung etwas links von der Mitte durch die Beckenorgane eines Mannes. 1 Harnleiterfalte, 2 Blasendreieck, 3 vorderer Prostata-Anteil, 4 After, 5 Harnröhre, 6 Endast der Arteria pudenda communis, 7 Vena dorsalis penis, 8 Vena magna vesicalis anterior, 9 Vena cavi Retzii (= Plexus venosus praevesicalis), 10 Arteria vesicalis anterior, 11 Anastomose der großen vorderen Harnblasenvenen, 11a Vasa epigastrica im Spatium suprapubicum, 12 Cavum praevesicale Retzii, 13 vorderer Ast der Art. umbilicovesicalis, 14 mittleres Harnblasen-Nabelband (sog. „Urachus"). (Nach ALBARRAN.)

Beckenwand eng angeschmiegt verlaufen, werden beschuldigt, durch Druck die Wandfunktion des Nierenbeckens zu stören; so soll Abflußbehinderung zustande kommen[1].

An der Harnblase unterscheidet man obere und untere Schlagadern. Die oberen Zweige leiten sich zum Teil aus dem offen gebliebenen Stamm der Art. umbilicalis ab, um den Scheitel bis zur Spitze und etwa die Hälfte des Blasenkörpers zu versorgen. Stärker sind die Art. vesicalis inferiores, die den hypogastrischen Schlagadern entstammen und zu Blasenkörper, Blasengrund

[1] Darüber sind Einzelheiten, Abbildungen und Schrifttumshinweise in diesem Handbuch Bd. VI/1 auf S. 104 niedergelegt.

und Dreiecksfeld ihr Blut hinführen. WALDEYER fügt dem noch bei: „Als hintere Blasenarterien werden noch kleine Zweige der Aa. haemorrhoidales mediae (uterinae, Weib) bezeichnet, welche zur hinteren unteren Blasenwand treten, als vordere benennt man Ästchen, welche nicht selten (Mann) von der A. pudenda interna und (bei beiden Geschlechtern) von der A. obturatoria kommen."

Sehr bemerkenswert sind eigenartige Blutaderanordnungen der Niere bzw. der Nierenpforte. Ich folge in ihrer Schilderung einer neuen Darstellung von FELIX FUCHS, der an Hand von sog. Korrosionspräparaten diese Verhältnisse zu klären versuchte. „Die Aufteilung der an der vorderen Seite des Nierenbeckens bauchwärts von der Schlagader liegenden Vena renalis erfolgt stets fächerförmig. Ein schwächerer retropelviner Blutaderast ist manches Mal vorhanden, fehlt aber meistens. Die aus dem Hauptast der Nierenvene hervorgehenden Interlobärvenen sind zahlreicher, als die entsprechenden arteriellen Gefäße; demgemäß sind im Sinus renalis zwischen 2 Arterienästen meist mehrere Venen interponiert."

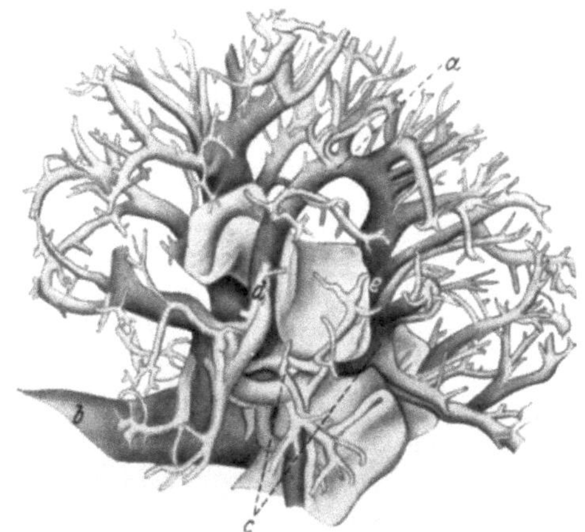

Abb. 3. Kranialer Teil einer korrodierten menschlichen Niere nach Injektion des Nierenbeckens und der Blutadern. a Blutader-Arkade, b Interlobärblutader, c Blutadernetze im Sinus renalis. Die Blutadern umspinnen die Beckenkelche, wobei sie den Fornizes großenteils eng anliegen, und zwar sowohl tangential (d) als auch zirkulär (e). (Nach FELIX FUCHS.)

„Die Interlobärvenen verbleiben nun zum Teil an der ventralen Fläche des Nierenbeckens, wobei sie in den Zwischenräumen zwischen den Kelchen liegen. Ein Teil der Interlobärvenen wendet sich in den Kelchinterstitien an die Dorsalseite des Beckens, um das hintere Gefäßgebiet der Niere zu bestreiten. Entsprechend dem Fehlen oder der mangelhaften Ausbildung eines retropelvinen Hauptastes sind diese Venen, welche zwischen den Kelchen und auch noch kurz nach dem Eintritt in das Parenchym aus dem ventralen in das dorsale Gefäßgebiet übertreten, bedeutend zahlreicher als die entsprechenden Arterien. Die Interlobärvenen treten in den Zwischenräumen zwischen den Papillen in die Columnae Bertini ein, in welchen sie gegen die Konvexität weiterziehen. Sehr bemerkenswert erscheint nun das genauere anatomische Verhalten der Interlobärvenen im Sinus, unmittelbar vor ihrem Eintritt in das Parenchym."

„Sie schmiegen sich hier auf das engste an die Fornizes der Kelche an, von welchen sie durch keinerlei Sinusfettgewebe getrennt sind, sei es nun, daß sie parallel zur Pyramidenachse ziehend den Fornix calycis in einer Geraden tangieren, sei es, daß sie die Pyramidenachse traversieren, um zu ihrer Columna Bertini zu gelangen und sich hierbei der Konturlinie des Fornix weitgehend anschmiegen (Abb. 3). Hierzu kommt noch, daß sowohl die Interlobärvenen des vorderen als auch die des hinteren Gefäßgebietes untereinander unmittelbar vor dem Eintritt in das Parenchym durch kurze aber starke Queranastomosen miteinander in Verbindung stehen. Solche Queranastomosen verbinden auch die Venen des vorderen mit jenen des hinteren Gebietes im Bereiche des Sinus. Auch diese anastomotischen Äste stehen zu den Fornizes fast durchweg in der geschilderten engen Beziehung. Auf diese Weise wird fast jeder Fornix calycis gänzlich oder zu etwa $^3/_4$ seines Umfanges von einem Venennetz umsponnen, dessen einzelne Äste zum großen Teil das Kaliber von Interlobärvenen besitzen und welche der Wand des Kelches unmittelbar anliegen.“

„Nach ihrem Eintritt in das Parenchym ziehen die Interlobärvenen in den Columnae Bertini bis an die Basis der Pyramiden, biegen an der Rindenmarkgrenze um und beschreiben einen Bogen um die Pyramidenbasis, dessen Konvexität die aus der Rinde stammenden Interlobärvenen aufnimmt, während die gleichen Gefäße der Columnae und Pyramiden in die Konkavität oder in den geradlinig verlaufenden Teil der Interlobärvenen münden. Diese Venenbogen sind auch an gut gelungenen Korrosionspräparaten nicht durchwegs geschlossene Arkaden, d. h. nicht alle anastomosieren im Inneren des Parenchyms mit Nachbargefäßen. Man findet aber, insbesondere an den Nierenpolen, geschlossene Venenarkaden, welche dann stets das folgende Verhalten zeigen (Abb. 4): Eine Interlobärvene zieht in der ventralen Organhälfte in direkter Fortsetzung der Vena renalis bis an die Parenchymmarkgrenze, überwölbt bogenförmig die Pyramidenbasis und steigt in der dorsalen Organhälfte wieder in den Sinus herab. Daselbst mündet sie in jenes Netz von Queranastomosen, welches im Sinus die Kelche umspinnt. Abb. 4 zeigt, halb schematisch, die Anastomosennetze des Sinus und des Parenchyms des in Abb. 3 dargestellten Korrosionspräparates.“

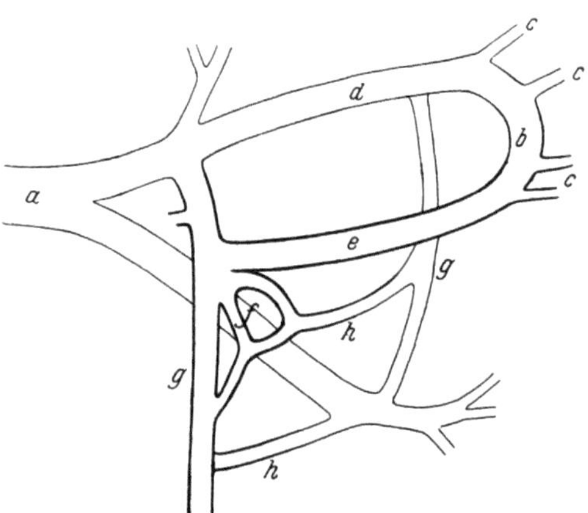

Abb. 4. Schematische Darstellung der Blutaderverbindungen des Korrosionspräparates der Abb. 3, a Interlobärblutader, b Blutaderbogen („Arkadenvene“) im Nierengewebe, c Interlobärblutader, d ventraler Blutaderbogenschenkel, unmittelbare Fortsetzung der Interlobärblutader, e dorsaler Blutaderbogenschenkel mündet in die Blutadernetze des Sinus renalis. Die Blutadernetze des Sinus renalis bestehen aus f kraniokaudalen Verbindungen, g ventrodorsalen Verbindungen und h Querverbindungen. (Nach F. Fuchs.)

Was die Blutadern der Harnblase betrifft, so sei zunächst auf die Abb. 2 verwiesen. Sie zeigt, wie das venöse Blut aus der Blase in äußerst verzweigte und verwickelt miteinander zusammenhängende Blutaderbündel übergeht; in dieser Form fließt das Venenblut aus einem Plexus subperitonealis vesicae zum Plexus pudendus und zu den Plexus vesicoprostatici; die Venen des Blasengrundes und des Dreieckfeldes ergießen sich nach Waldeyers Ausführungen in den hinteren (End-) Teil des Plexus vesico-prostaticus; sie nehmen noch auf die Venen der Prostata, z. T. die der Samenblasen, der Samenleiter und der unteren Harnleiterabschnitte; alle diese Venen seien mit leistungsfähigen Klappen versehen.

Für den pathologischen Anatomen sind gerade die nachbarlich gelegenen Blutadern des Blasengrundes und der vorderen Blasengegend bedeutungsvoll. Er bekommt ihre Durchschnittsstellen nach der gewöhnlich geübten Herausnahme der Beckenorgane regelmäßig zu Gesicht und kann oft genug in ihrer Lichtung rote oder ältere Schorfbildungen und deren Folgen, etwa Blutadersteine, feststellen. Gerade im Übergangsgebiet zur Kapsel der Vorsteherdrüse lassen sich Venenthrombosen von nicht unbeträchtlicher Ausdehnung bei älteren Männern oft genug erkennen. Bei Frauen sind es Züge des Plexus venosus vesicovaginalis, welche eine ähnliche Rolle spielen.

Besonderes Augenmerk gebührt der Blutaderverteilung in der Wand der Harnblase selbst, nachdem durch Robert Heiss erneut und mit allem Nachdruck auf die Rolle des inneren vesikalen submukösen Blutadergeflechtes für die Funktion des Blasenschlusses und der Blasenöffnung verwiesen wurde, und damit die Bedeutung der Blutadereinrichtung im Bereich des Blasendreiecks ein ganz neues Licht erhielt. Die Unterscheidung von drei Schichten der Blutaderversorgung der Blasenwand ist nach HEISS nicht gerechtfertigt. Einen Plexus muscularis der Blase erkennt er nicht an; denn er fand, daß die aus dem Plexus submucosus austretenden einzelnen Blutaderstämmchen mehr oder minder unmittelbar die Muskelschicht durchsetzen, um an verschiedenen Stellen in den Plexus subperitonealis einzumünden. Sie nähmen während des Durchtrittes allerdings ganz zarte Venen aus der Muskelschicht selbst auf, welche auch untereinander verbunden sein könnten. Es trete aber dieses Geflecht gegenüber den beiden anderen an Dichte und Maschenstärke ganz zurück.

Abweichende Verhältnisse herrschen im Dreiecksfeld der Blase; darüber schreibt HEISS: „Hier ist tatsächlich zwischen dem Detrusor urinae und dem Musculus trigonalis ein Geflecht vorhanden, das die Bezeichnung Plexus muscularis verdienen würde. Jedoch ist hier der sog. Plexus subperitonealis ganz schwach ausgebildet, so daß auch hier eigentlich nur zwei Geflechte in der Blasenwand vorhanden sind. So kommen wir also, wenn wir von dem Plexus muscularis aus den angeführten Gründen absehen, zu der Feststellung, daß nur zwei wohlcharakterisierte Venengeflechte an der Wand der Blase vorhanden sind, die ich als Plexus vesicalis externus und internus bezeichnen möchte."

Der Plexus venosus internus des Trigonum vesicae ist schon bei Behandlung der Einrichtungen für den Blasenschluß und die Blasenöffnung besprochen worden. Er stellt ein System von Venen vor, die in ihrem Verlauf, wie HEISS sagt, „obwohl sie von den verschiedensten Teilen des Blasenfundus kommen (so von den Plana paratrigonalia, vom Torus uretericus, von der Plica interureterica, von der Fossa retroureterica, vom Trigonum selbst und von der Area praeurethralis, einschließlich ein angrenzendes Stück der vorderen Blasenwand), dadurch untereinander übereinstimmen, daß sie alle der Harnröhrenmündung zustreben, und zwar hauptsächlich dem hinteren Umfang derselben, im Bereich der sog. Uvula vesicae. Dabei müssen sie fast alle das Trigonum vesicae passieren und so kommt es, daß dort das Geflecht am dichtesten ist. Die von der Area praeurethralis kommenden Venen senken sich zum kleineren Teil am vorderen Umfang des Orificium urethrae internum ein, zum größeren Teil umgreifen sie bogenförmig den Anulus urethralis, um sich in der Gegend der Uvula dem Geflecht des Trigonums beizugesellen." Als Abflußmöglichkeiten stehen dem Blut dieses Plexus internus Wege durch den hinteren Teil des Plexus subperitonealis und durch submuköse Venen der Pars prostatica urethrae unmittelbar in den Plexus vesicoprostaticus offen.

Das ganz ungewöhnlich dichte und reichhaltige Venennetz dieses Plexus internus, wie es in Abb. 5 nach der Darstellung von HEISS zu sehen ist, begegnet dem pathologischen Anatomen ungemein häufig. Es mochte merkwürdig erscheinen, daß auch in kaum entzündlich veränderten Harnblasen, und zwar vor allem in wenig gefüllten oder ganz leeren Blasen das rot- bis braunviolette Geäder dieses dichten Venennetzes so ungemein auffallend hervortrat, gegenüber der weißlichgelben oder ganz hellgrau-rosa gefärbten Blaseninnenwand. Die Untersuchungen von HEISS über den Blasenschluß, an den dieses Venennetz nach Art einer erektilen, kavernösen Einrichtung dadurch tätigen Anteil nimmt, daß es von Blut erfüllt wird, klären jene Befunde als physiologische Zustandsbilder auf.

Der Vollständigkeit wegen sei angemerkt, daß durch GILLETTE, vor allem aber durch FENWICK eine bestimmte Anordnung der subperitonealen Blasenvenen, an der Vorderwand in Form eines umgekehrten Ypsilons (= λ), an der Rückwand der Blase in Form eines großen lateinischen H beschrieben worden ist. HEISS ging auch diesen Verhältnissen nach, fand aber größere Verschiedenheiten und Spielarten in der Ausbildung dieser Venennetze. Den Vergleich der Venenanordnung an der Rückwand mit einem H fand er nicht gerechtfertigt, regelmäßig sei hier nur das Querstück. Und die Ⲗ-förmige Ausprägung des Venennetzes der Vorderwand scheint nicht vorherrschend, wenn sie auch vorkommt.

Was das Lymphgefäßsystem der Niere anbelangt, so unterscheidet man Lymphgefäße des Kapselgewebes als oberflächliche und solche des Nierenparenchyms als tiefe Lymphgefäße. Die oberflächlichen hat Stahr genauer untersucht und ihren Abfluß nach den paraaortischen und präaortischen Lymphknoten dargetan. Bartels schildert nach Stahrs Darstellung das oberflächliche Lymphgefäßsystem als zweifach angeordnet; „ein gröberes Kapillarnetz liegt oberflächlich, unter dem Peritoneum in der Fettkapsel und entsendet eigene Lymphgefäße zu den Lymphoglandulae aorticae; ein tieferes liegt im tiefen Blatte der fibrösen Kapsel, unmittelbar auf der Niere, ist viel zarter und dichter und anastomisiert mit den Lymphkapillaren der Rindensubstanz". Wenn Ludwig und Zwarykin die Lymphe in endothellosen Räumen zwischen Blutgefäßen und Harnkanälchen strömen ließen, traten Rindowsky und Stahr dafür ein, daß es sich dort um Lymphgefäße mit Endothelbekleidung handle. Aus der Darstellung von Felix Fuchs über die Hydromechanik der Niere entnehme ich indes, daß eine offene netzige Bahn im Bindegewebe der Niere und ihrer Hüllen, ein Spaltraumsystem in die Lymphgefäße übergeht. Fuchs beruft sich dabei vor allem auf Kumitas Untersuchungen, welche dartaten, daß die endothellosen spaltartigen Lymphräume der Kapsel sowohl mit jenen der Nierenrinde als auch mit dem wahren Lymphgefäßnetz des Parenchyms in Zusammenhang stünden, eine Anordnung, welche den Zweck der Nierenentkapselung bei Ödemzuständen begreifen läßt (vgl. auch die Angaben von Ssysganow!).

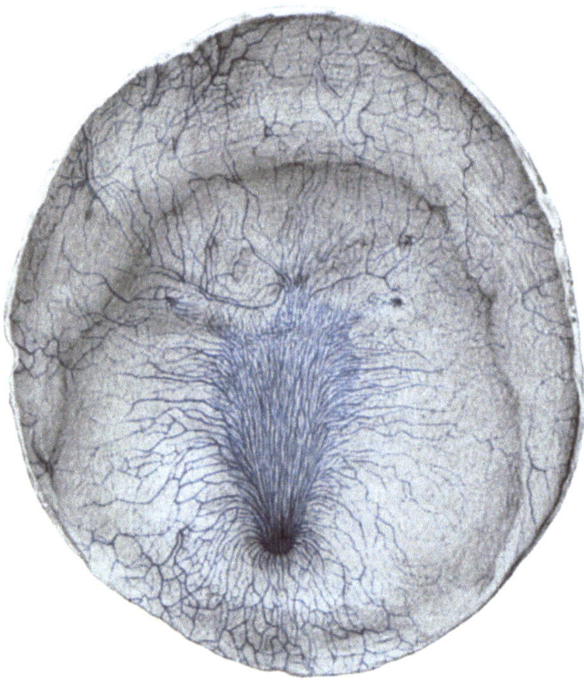

Abb. 5. Blick auf den Boden des Blasenfundus nach Blau-Einspritzung des Venenplexus. Man sieht die Anordnung des Plexus internus, die im Bereich des Blasendreiecks äußerst dichtgedrängte, nach der Harnröhrenrückwand verlaufende Venenstämmchen und -maschen aufweist. (Nach Heiss.)

Die Schilderung Vogels, der an Hand von rückläufig metastatischen Ausfüllungen der Lymphstraßen und -räume der Nieren bei ortsfernem primären Krebs die feinere Anordnung der Lymphgefäße im histologischen Präparat erkennen konnte, dürfte wohl zutreffend sein. Ich habe ähnliche, vielleicht nicht so vollkommene Bilder an einer Niere erhalten, welche vom Nierenbecken her auf dem Lymphweg von einem feinverzweigten papillären Krebs durchwachsen worden war. Es läßt sich also bestätigen, was Vogel schrieb: „Die Lymphgefäße verlassen in Begleitung der Blutgefäße am Umfange der Papillen die Niere. Rückwärts verfolgt verästeln sie sich innerhalb des Organs zu einem zirkumvaskulären Kapillargespinst, das die Gefäßarkaden mit einem dichten Maschenwerk, die Vasa interlobularia und deren größere Äste, sowie die Vasa recta mit gleichgerichteten gestreckten oder leicht gewundenen Ästen umgibt. Diese gehen — bei der ersteren wenigstens — hier und da ineinander über, sind sonst aber durch feine zirkuläre Zweige von oft auffallender Regelmäßigkeit miteinander verbunden. An den feineren Ästen der Vasa interlobularia winden sich die Lymphkapillaren noch in zierlichen Spiralen hinauf. Hingegen besteht zu den Vasa afferentia eine so enge Beziehung nicht mehr.“ — Ergänzend ist noch anzumerken, daß die Lymphgefäße die Nierenpforte vor und hinter den Gefäßen verlassen. Ihre Zahl ließ sich nach STAHR und BARTELS ebensowenig als feststehend erkennen, wie etwa eine Sicherung umschriebener Gruppen von nur aus den Nieren her versorgten Lymphdrüsen in der Aortenumgebung möglich gewesen wäre, da ja alle prä- und paraaortischen Lymphdrüsen untereinander in Verbindung stehen. JOSSIFOW führt noch aus, daß die fraglichen Lymphknoten auf der Vena cava inferior und auf der Bauchaorta in Höhe der Nierenpforten liegen. In dieselben Lymphknoten münden die Lymphgefäße der Nierenfettkapsel, der Nebennieren, der Geschlechtsdrüsen und des oberen Abschnittes der Harnleiter.

Sehr wenig liest man über Lymphknötchen innerhalb des lockeren Stütz- und Fettgewebes des Nierenhilus. Sie scheinen — wie ich aus zahlreichen Untersuchungsergebnissen an operativ entfernten Nieren schließen möchte — im Lauf langdauernder Entzündungsvorgänge im oder nächst dem Nierenbecken — namentlich bei Nierentuberkulose — als erworbene Bildungen aufzutreten. Ich bin u. a. solchen Knötchen in allen Stufen der Entwicklung bis zu vollendeten Follikeln mit Randzone und sog. Keimzentrum mitten im locker infiltrierten Hilusfettgewebe begegnet, und zwar innerhalb von Strecken, welche als kollateral entzündet gelten mußten bei Durchbruch eines alten solitären Nierentuberkels in das Nierenbecken.

Die Lymphgefäße des Harnleiters treten als netzige Anordnung in der Schleimhaut und in der Unterschleimhaut auf (KRAUSE); großmaschig durchsetzen sie die Muskulatur (SAKATA) und führen je nach der Höhe des Ureters nach 3 Lymphdrüsenorten ihren Inhalt ab; das Lymphgebiet des Harnleiters kranial der Kreuzung mit den Vasa spermatica endet in den Lymphoglandulae aorticae superiores, während für die tieferen aortischen und für die iliakalen und interiliakalen Lymphknoten das Quellgebiet im mittleren Harnleiterabschnitt (bis zur Kreuzung mit den Vasa iliacae) zu suchen ist, und vom untersten Ureteranteil die Lymphe zu den Lymphoglandulae hypogastricae abfließt (BARTELS).

Die ebengenannten hypogastrischen Lymphknoten, ebenso wie die iliakalen, die vorderen vesikalen und seitlichen vesikalen Lymphdrüsen empfangen die Lymphe der Harnblasenwandung. In der Muskulatur der Harnblase hat GEROTA Lymphgefäße sichergestellt. Dies lange umstrittene Vorkommen eines Lymphgefäßnetzes in der Blasenschleimhaut (HOGGAN, ALBANAN, GEROTA) hat LENDORF mittels Einspritzung von chinesischer Tusche erwiesen.

Das Vorkommen von Lymphknötchen im Bereich der Harnblasenwand, namentlich nahe dem Blasengang in Fällen von nicht sehr erheblicher chronischer Zystitis hat mein Lehrer HANNS CHIARI in seinem Unterricht nachdrücklich betont. Immerhin wären neue Untersuchungen über das Vorkommen echter Lymphknötchen in der inneren Harnblasenwand bei Menschen verschiedenen Lebensalters und unter physiologischen und pathologischen Umständen der Harnwege sehr erwünscht.

Blutarmut und Blutfülle (Anämie und Hyperämie, Varikosis).

Die Blasenschleimhaut hat im gewöhnlichen Zustand eine gelblichgraue oder ganz hellgrau-rosa Farbe; mitunter spielt auch in der Norm ein leicht ins Bräunliche hinübergehender Farbton mit. Aber alles in allem sind diese Farbfeinheiten sehr hell; man könnte sagen, die Innenwand der Harnblase zeichne sich im gesunden Zustand durch ihre Blässe, aus und zwar um so mehr, je ausgedehnter die Blase erscheint. Es verlohnt sich, über die Farbengebung der normalen Blasenschleimhaut in den Lehrbüchern der Zystoskopie nachzulesen (CASPER, JOSEPH). Auch dort ist die große Helligkeit der Blasenwand hervorgehoben, vorausgesetzt, daß mit genügend starker Lichtquelle und genügend nahe die betrachtete Stelle beleuchtet wird. Dieses helle Aussehen der Schleimhaut ist ferner bezeichnend für das Nierenbecken und den Ureter; die Grundfarbe ihrer Innenwand entspricht vielleicht mehr noch dem Weiß mit allerleichtester Gelbtönung einer fetten Milch. Gegenüber diesen lichten Farben läßt nun der Harnblasengrund — besonders im Zustand der zusammengezogenen Harnblase — eine graurote bis blaugraue, ja mitunter blauviolette Tönung hervortreten, bedingt durch die Füllung des Plexus venosus internus, dessen Blutaderbündel immer enger und dichter werden, je mehr man sich im Gebiet des Blasendreiecks dem Blasenmund nähert.

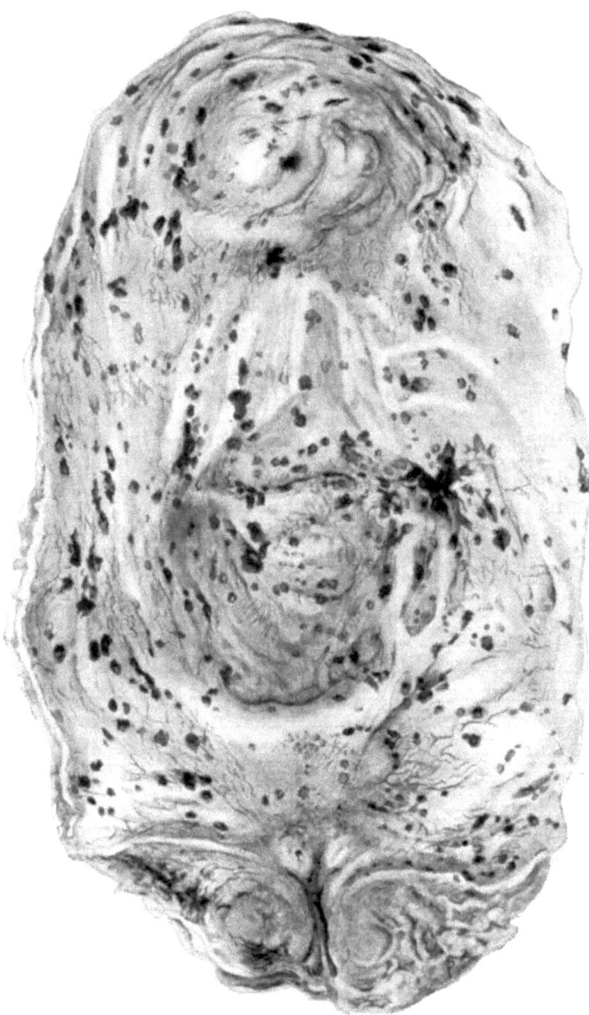

Abb. 6. Punktförmige Blutungen („Purpura“) in einer anämischen Blaseninnenwand bei einer Kranken mit akuter Nephritis im Verlauf eines Unterleibstyphus. (S. 193, 1904, ♂ 55a. Pathologisches Institut, Göttingen.)

Bei blutarmen, blutkranken oder ausgebluteten Menschen kann der hellgelblich-grau bis graurosa Farbton der Harnblase bis nahe an das Gelbweiße verändert sein. Damit kontrastiert in solchen Fällen die fahl graublaue oder lilafarbene Tönung des venenreichen Blasenausgangsgebietes auffallend, ebenso, wie Blutaustritte in die Wand, etwa der Harnblase in besonders scharfem Widerspruch der Farbtöne hervortreten (Abb. 6).

Nicht selten sind Anämie und Ikterus vereinigt. Dann sticht die Schleimhaut der ableitenden Harnwege ins Gelbe, und zwar in ein sehr hartes, kalkiges Gelb hinüber, während der Ikterus der Harnblase ohne wesentliche Anämie einen wärmeren, ins Gelbbräunliche gewendeten Farbton zeigt (Abb. 7).

Ausgesprochene arterielle Hyperämie der Schleimhaut der ableitenden Harnwege ersieht man im Fall der frischen akuten Entzündung; wie Ed. Kaufmann schreibt, besonders auf der Höhe der Bälkchen und Falten der Blasenwand; am Leichentisch wird man ihr in reiner Ausprägung so oft nicht begegnen,

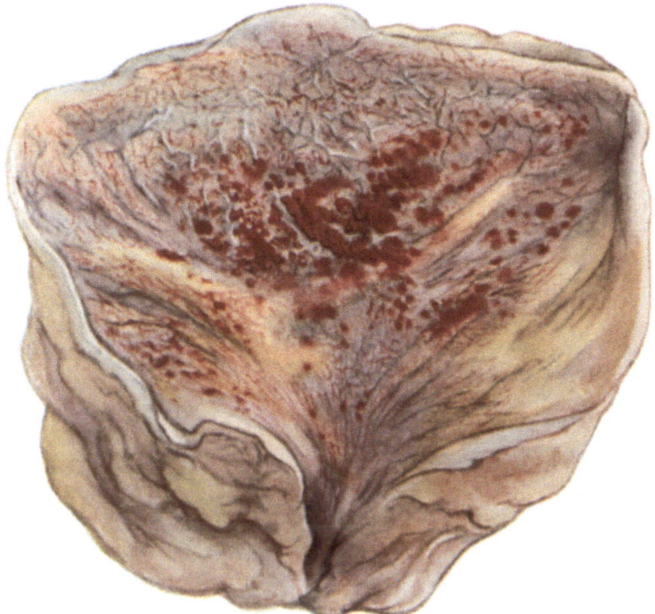

Abb. 7. Blaseninnenwand bei Cholämie. Ikterus der Harnblasenschleimhaut. Venöse Blutstauung. Fleckförmige Blasenwandblutungen. (S. 236, 1931. ♂ 46a. Pathologisches Institut, Göttingen.)

scheint mir, wohl aber bei zystoskopischer Untersuchung. Eine helle Gesamtrötung der Blasenwand kommt dabei zu Gesicht. Als umschriebene Erscheinung (sog. „Vitalreaktion") habe ich um Verletzungen des Nierenbeckens, des Harnleiters und der Blase diese Rötung als Ergebnis der Blutfüllung allerfeinst verzweigter und ziemlich dichter Haargefäße gesehen; die Schleimhaut darüber erschien saftig, feucht, frisch rotgrau. Nicht so selten kann man diese Hyperämie auch wahrnehmen im Umkreis der Harnleitereinmündung, wenn im Harnleiterende eine Störung etwa durch Steinablagerung stattfand.

Joseph (S. 57) beschreibt die Hyperämie in ihrem Übergang und als Begleitung der akuten Entzündung auf Grund endoskopischer Feststellungen sehr anschaulich. Er sagt, die Hyperämie, als Zeichen einer entzündlichen Wallung, verleihe der Blasenschleimhaut eine leuchtend rote Farbe. In der gleichmäßig entzündlichen Röte gingen die sonst so charakteristischen Gefäßbäumchen der normalen Blasenschleimhaut unter. Dieses Verschwinden der Gefäßbäumchen sei ein Hauptanzeichen der Zystitis, die Wiederkehr der Gefäßstruktur im zystoskopischen Bild sei ein Zeichen für das Abklingen der Entzündung. Im Stadium der reinen Hyperämie sei ein feuchter Glanz der Blasenschleimhaut gegeben. Die entzündliche Hyperämie ergreife nur selten die ganze Blase gleichmäßig; meist seien nur einige Abschnitte, der Sphinkter, das Dreiecksfeld, die Hinterwand befallen; der Blasenscheitel sei meistens weniger beteiligt als die anderen Gebiete. Die hyperämische Überfüllung der Gefäße könne im Verlauf der Entzündung zu Blutungen führen, welche nicht nur in der Blasenwand sich geltend machten, sondern gelegentlich zur Gerinnselansammlung in der Harnblase führten; allerdings habe dann die hyperämische Schleimhaut einen Stich ins Bläuliche oder Lilafarbene, weil in den Haargefäßmaschen eine venöse Stase vorherrsche. In anderen Fällen, in denen vielleicht eine mildere Infektion auch eine mildere Reaktion herausfordere, zeige die hyperämische Röte nicht das gleichmäßig flammende Bild; sie sei zarter, heller und fasse weiße Bezirke zwischen sich, in denen die Gefäße kaum verbreitert seien. Aber auch an den leicht hyperämischen Stellen ließe scharfe Betrachtung deutlich eine Vermehrung und Verbreiterung der Gefäße erkennen; diese hätten sich noch nicht so stark und vielfältig gefüllt, daß sie aneinanderstießen und das Bild einer rotlaufartigen Tönung erzeugten.

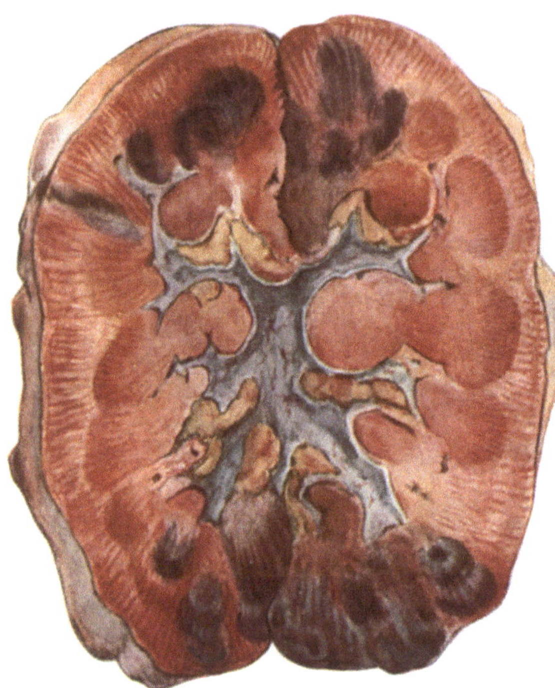

Abb. 8. Hochgradige Zyanose des Nierenbeckens. ♀ 27a. Infolge septischer Erkrankung kam es zu vielfachen, noch sehr frischen hämorrhagischen Keilbildungen in der Niere. Die ganze Niere war unmittelbar nach dem Aufschneiden viel düsterer, blaurot bis braunrot, als dies in der Abbildung zum Ausdruck kommt; gleichwohl ist diese durchaus naturgetreu und gibt die Farbtöne wieder, wie sie bei der malerischen Festhaltung eine Stunde nach der Sektion infolge heller werdenden Rötung der Schnittflächen durch O-Bindung des Hämoglobins aus der Luft zustande kam. (S. 312, 1931. Pathologisches Institut, Göttingen.)

Für die Umstände der weiblichen Blase während Schwangerschaft, Geburt und Wochenbett hat ZANGEMEISTER u. a. auch Angaben über den Befund der Hyperämie gemacht. Einer zunächst aktiven Hyperämie folgte in späteren Monaten der Schwangerschaft eine Stauungshyperämie nach. Da diese auch die Harnröhre betreffe, verursache sie infolge Wandanschwellung gelegentlich eine Erschwerung der Harnentleerung. Namentlich am Blasenboden und am Blasenhals sehe man solche Blutüberfülle; tiefer gelegene Venen schimmerten als bläuliche Bänder durch. Auch die Harnblase der Frau im Wochenbett lasse solche Hyperämie noch erkennen. Das dunkle Kolorit der Blaseninnenwand falle auf.

Venöse Hyperämie der ableitenden Harnwege kann man vor allem in Fällen schweren Herzfehlers mit Zyanosis der fernen Haut- und Schleimhautgebiete sehr deutlich wahrnehmen. Mehrfach fand ich Angaben über Blasenblutungen bei Männern, die im Zusammenhang mit chronisch verhärtender Lungenerkrankung Überlastungen des kleinen Blutkreislaufes und Blutrückstauungen im Stromgebiet der unteren Hohlader dargeboten. Die Leichenöffnung dieser Kranken bot zwar keine Blutungsreste, wohl aber eine auffallende Blutfüllung der basalen Blasen-Blutadern dar. Während die Eigenfarbe der venös-hyperämischen Harnwegsschleimhaut sich mehr ins düstere Graurote, ja bis ins Grau-Bläuliche oder Bräunliche ändert, läßt sich ein mehr oder weniger verzweigtes und maschig verbundenes, von Blut überfülltes Haargefäßnetz nahe unter der Oberfläche wahrnehmen. Auch in Fällen örtlicher Störungen der Blutverteilung, etwa im Verlauf von Entzündungen, Thrombosen, mechanischen Ablaufhindernissen für das Blut sind solch zyanotische Zustandsbilder der Schleimhaut ableitender Harnwege und der Blase feststellbar (Abb. 8). Im Sektionsbetrieb sieht man diese sehr sprechenden, dunkel grauroten bis düster violett-braunen Töne der venösen Hyperämie innerer Organe, also auch der Harnwege zwar nicht selten, doch jeweils nur ganz kurze Zeit, weil durch den oxydativen Einfluß der Luft Schnittflächen und dünnwandige Schleimhäute meist sehr schnell aus dem düsteren, charakteristischen Farbton in ein helles Rot umschlagen.

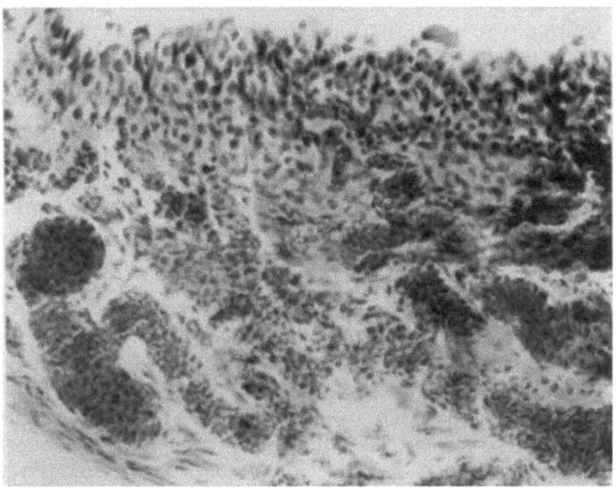

Abb. 9. Hyperämie des Blutadergeflechtes der Nierenbeckenschleimhaut. (Pathologisches Institut, Göttingen.)

Abb. 9 zeigt die vielfache Verzweigung, Schlängelung und überaus starke Blutfüllung von Blutadern des Nierenbeckens bei einem Harnsteinkranken.

Die besonderen Verhältnisse der Blutaderanordnung in der Niere bzw. im Gebiet der Nierenpforte lassen hier sehr beträchtliche Blutrückstauungen zu, ohne daß der arterielle Zufluß in die Niere wesentlich gestört würde. Die Aufrechterhaltung der Nierenversorgung mit Schlagaderblut ist natürlich für die lebensnotwendige Nierenleistung höchst bedeutungsvoll. Felix Fuchs hat die Frage untersucht, wieweit die eigenartige Anordnung der Blutaderverbindungen in der Niere und ihrem Kapsel- und Pfortengewebe, über die vorausgehend schon berichtet worden ist, wie weit sie den Aufgaben gerecht zu werden vermöge, bei vermehrtem Zufluß von Schlagaderblut vorübergehend ungewöhnliche Blutmassen aufzunehmen oder bei erschwertem Blutabfluß aus der Niere nach dem Herzen hin die Haargefäße im Nierengewebe vor Rückstauung venösen Blutes zu schützen. Fuchs betrachtet in Verfolgung der Frage, ob sich im Bereich der Nierenblutadern aus den morphologischen Einzelheiten Rückschlüsse auf die Leistungseigenart ziehen lassen möchten, vor allem die mächtigen Querverbindungen (Anastomosen) der Blutaderäste und Blutaderbögen im Nierenbereich.

„Ohne Zweifel", so führt er aus, „dienen diese zum Teil dem Zweck, das Blut aus der dorsalen Organhälfte in die ventral gelegene Vena renalis zu leiten, deren dorsaler Ast sehr klein ist oder häufig gänzlich fehlt. Doch kommt diese Bestimmung nur für die Anastomosen in Betracht, welche den Sinus in dorsoventraler Richtung durchqueren. Hingegen erscheint der funktionelle Wert jener Queranastomosen zunächst unerfindlich, welche in kranio-kaudaler Richtung die einzelnen Interlobärvenen miteinander verbinden. Es ist durchaus unwahrscheinlich, daß diese kranio-kaudalen Queranastomosen einer regulären Blutverschiebung in der Längsachse des Organs dienen. Es liegen keinerlei Anhaltspunkte vor, welche die Annahme gestatten würden, daß etwa das aus der kranialen Nierenhälfte abströmende Blut auf dem Wege der Queranastomosen des Sinus in die kaudalen Interlobärvenen abströmt oder umgekehrt. Hingegen wird die funktionelle Bedeutung des Systems der Queranastomosen dem Verständnis näher gebracht, wenn das Augenmerk auf das Problem der Zirkulationssicherung und ihrer Hilfsapparate hingelenkt wird. Eine Vergleichung mit anderen Gefäßregionen des Einzugsgebietes der Vena cava inferior deckt hier wesentliche Unterschiede auf: an der unteren Extremität tritt zur Vis a tergo des Kapillarblutes die Muskelaktion hinzu, welche im Verein mit den Venenklappen ein passives Ausdrücken der Venen in zentripetaler Richtung gewährleistet; die Fixation der Vena femoralis in der Lacuna vasorum begünstigt die Auswirkung des negativen Druckes. Im Bereiche der Leber wird der Zwerchfellsaktion ein fördernder Einfluß auf die Blutbewegung zugeschrieben. Diese Faktoren fehlen an der Niere. Jede Druck- und Geschwindigkeitsschwankung in der Cava müßte sich ungehemmt auf das Wurzelgebiet der Vena renalis fortsetzen und die Kontinuität der Zirkulation in den Kapillargebieten in Frage stellen. In den Queranastomosen und in den Arkadenbildungen der Nierenvenen dürfte nun jene Einrichtung zu erblicken sein, welche zum Teil die Rolle der Hilfsapparate anderer Venenbezirke übernimmt."

„Wenn während der Vorhofssystole und während der Exspiration der Blutstrom in der Vena cava und im Stamm der Nierenvene verlangsamt wird, bilden die Queranastomosen ein geräumiges Reservoir, welches das aus dem Wurzelgebiet der Nierenvene nachrückende Blut aufzunehmen vermag, und aus welchem es mit der vorhofsdiastolischen und inspiratorischen Phase der Zirkulationsbeschleunigung in die Nierenvene abströmt. Es ist zu bedenken, daß sich die Venennetze des Sinus bei Blutüberfüllung ausdehnen können, während eine Ausdehnung der in den Parenchymkanälen liegenden Venen nicht möglich ist, bzw. deren Stauung zu Parenchymkompression führen würde. Es dürfte mithin dem zwischen Cava und Wurzelgebieten eingeschalteten erweiterungsfähigen Netz der im Sinus liegenden Queranastomosen die Rolle eines Windkessels zugeschrieben werden, welcher Druckschwankungen in der ersteren von den letzteren fernhält."

„Auch die funktionelle Bedeutung der geschlossenen Venenarkaden des Parenchyms scheint mir in dieser Richtung zu liegen. Eine Rückstauung im Stamm der Nierenvene muß sich zunächst ungehindert in den ventralen Schenkel einer solchen Arkade fortsetzen. Anstatt nun restlos in die Interlobärvenen zurückzuströmen, findet der rückläufige Blutstrom einen breiten Ausweg in den dorsalen Arkadenschenkel, welcher in die Venennetze des Sinus einmündet. Es dürfte mithin auch in den geschlossenen Venenarkaden des Parenchyms eine Einrichtung zu erblicken sein, welche rückgestautes Blut von den Wurzelgebieten ablenkt und in die als Reservoir fungierenden Sinusvenennetzes überleitet."

„Die Venenarkade des Nierenlagers endlich kann als weitere Stauungssicherung betrachtet werden, die bei Überfüllung der zentraleren in Aktion tritt. Sie dürfte nicht so sehr als Reservoir fungieren als vielmehr dadurch, daß sie Blut, welches vorübergehend in der Vena renalis nierenwärts strömt, in das Gebiet der Vena azygos und spermatica ableitet, sei es durch ihre direkte Kommunikation mit dem Stamm der Vena renalis, sei es auf dem Wege jener Venen, welche die intrarenalen Netze unter Durchbrechung der Capsula fibrosa mit der Nierenlagerarkade verbinden. Die Bedeutung dieses Kollateralweges ist allgemein bekannt: Die Zirkulationserschwerung in der Nierenvene durch Tumor usw. bedingt die Überfüllung der kollateralen Venen des Nierenlagers auf diesem Wege und die der Vena spermatica durch direkte Beeinträchtigung ihres Abflusses (HOCHENEGG)."

„Es legt mithin die Architektur der renalen Venennetze den Gedanken durchaus nahe, das System der Anastomosen als eine Einrichtung aufzufassen, welche die Kontinuität des venösen Blutabflusses gewährleistet und eine Rückstauung von den Kapillargebieten ablenkt."

FUCHS bestätigte weiterhin, was HINMAN, HOU-JENSEN und DICKER bereits betonten: Es gelingt an herausgenommenen, menschlichen Nieren nicht, von der Nierenvene aus eine Durchströmung gegen die Arterie zu bewerkstelligen. Es erscheine diese Tatsache aus dem Grund bemerkenswert, weil Klappen oder sonstige greifbare Hindernisse einer Stromumkehrung nicht vorhanden seien. Die Begründung für die Unmöglichkeit des Rückstromes von der Blutader zur Schlagader fand FUCHS bei einer vergleichenden Untersuchung, die er folgendermaßen beschrieb:

„Wenn ich eine Niere von der Arterie aus vor dem Röntgenschirm mit 10%iger Jod-Natriumlösung durchströmte, trat auf dem Schirmbild außer dem arteriellen und dem weniger stark gefüllten venösen Gefäßbaum eine diffuse mäßige Verschattung des gesamten Organs auf, die durch die Kontrastfüllung der Kapillargebiete bewirkt wird. Bei Injektion in die Vene bleibt diese diffuse Verschattung aus. Hingegen füllen sich die Venennetze des Sinus und des Parenchyms unter gleichzeitiger Volumzunahme und Konsistenzerhöhung des Organs in solchem Maße, daß fast das gesamte Schattenbild der Niere, insbesondere dem Sinus entsprechend, von tiefen Kontrastschatten ersetzt wird, die den erweiterten, einander vielfach überschneidenden Venennetzen entsprechen."

Noch deutlicher wird es bei venöser Injektion erstarrender Massen, daß die erweiterten Venen, insbesondere des Sinus renalis, das Nierenparenchym komprimieren. Abb. 10 zeigt einen Schnitt durch ein Organ, dessen Vene mit TEICHMANNscher Masse gefüllt wurde. Es ist hier ersichtlich, wie die stark erweiterten Venenstäme vom Sinus aus sowohl die benachbarte Columna Bertini gegen die fibröse Kapsel hin zusammendrücken, als auch eine Pyramide seitlich komprimieren."

„Bereits dieses Bild führt greifbar vor Augen, daß die erweiterten Venen einen Druck auf das Parenchym ausüben, der zur Kompression der Kapillargebiete führen muß. Nun strömt bei Druckinjektion in ein Gefäß die Flüssigkeit dann in das Kapillargebiet ein,

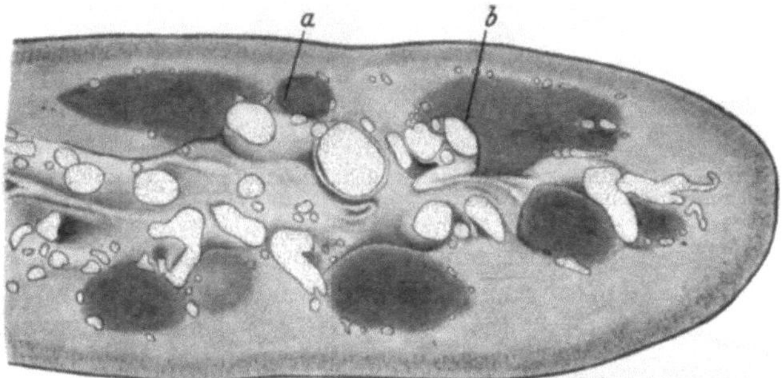

Abb. 10. Längsschnitt durch eine menschliche Niere mit einem durch Einspritzung erstarrender Flüssigkeit stark erweiterten Blutadersystem; die prall gefüllten Blutadernetze im Nierenpfortengewebe und im Nierenparenchym pressen bei a Nierenrindenteile (BERTINIsche Säule), bei b einen Markkegel. (Nach FELIX FUCHS.)

wenn die elastische Gegenwirkung der Wandspannung des Gefäßes bei steigendem Injektionsdruck größer wird als der Widerstand des Kapillargebietes. Die große Kapazität des Nierenvenensystems läßt diesen Punkt niemals erreichen, da die Erweiterung der Venennetze durch Kompression den Widerstand des Kapillargebietes steigert; dadurch ist ein Circulus vitiosus geschlossen: Steigender Druck in der Vene steigert den Kapillarwiderstand infolge der räumlichen Ineinanderlagerung von Venennetzen (im Sinus) und Kapillargebieten (im Parenchym), so daß der Widerstand in den Kapillaren von der Vene aus niemals überwunden werden kann."

„Aus diesen Verhältnissen ist im Hinblick auf die Pathogenese der Stauungsniere möglicherweise der Schluß zu ziehen, daß die funktionellen und morphologischen Veränderungen des Parenchyms nicht nur auf die Kapillarstauung, sondern auch auf direkte Druckwirkung der überfüllten Venennetze zu beziehen wären; dies ist eine offene Frage, die der Untersuchung an Hand chronischer Stauungsnieren harrt" (FUCHS).

Bei derartigen Stauungsversuchen im Blutadersystem der Niere sollen auch Durchbrüche des Blutaderinhaltes in das Nierenbecken vorkommen können. CEELEN fand auf diese Weise den eingespritzten Farbstoff ins Nierenbecken austreten, FUCHS hat Grund für die Annahme, daß in solchen Fällen nicht eine Vene des Sinus renalis platzte, sondern eine Interlobulärvene, deren ausgetretener Inhalt weiterhin den Perivaskulärraum zum Bersten brächte, worauf sich der so entstandene Parenchymriß durch einen benachbarten Nierenmarkkegel bis in den Kelch erstreckte.

Daß im Fall langdauernder Blutstauung in den Wänden der Harnorgane das Urinsediment auch hämosiderinbeladene Zellen („Herzfehlerzellen") enthalten kann, wird an anderer Stelle noch besprochen.

In der Harnblase läßt sich gelegentlich — d. h. selten genug — bei venöser Blutüberlastung eine schlauch- und spindelförmige Erweiterung von Anteilen des submukösen Venennetzes der Schleimhaut feststellen. Nach ZANGEMEISTER kommen die „sonst recht seltenen Schleimhautvarizen" in Harnblase und Harnröhre bei schwangeren Frauen häufiger als sonst zur Beobachtung. Es

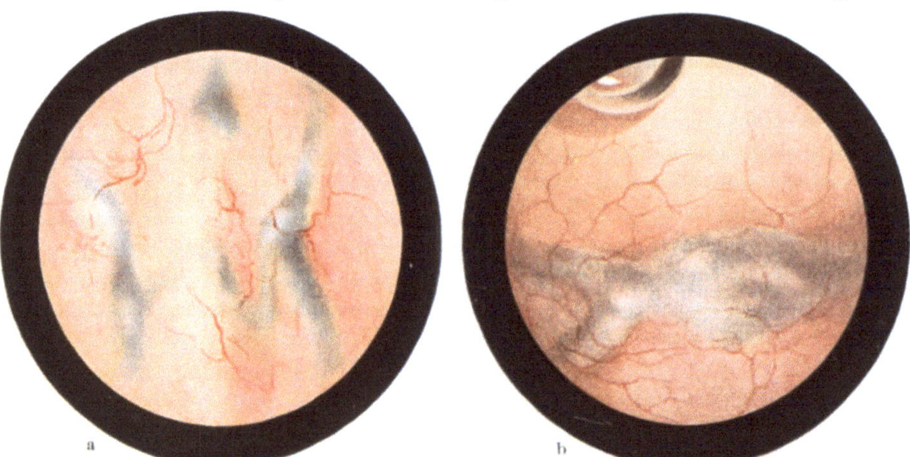

Abb. 11a—b. a Varizen der Harnblase, b Varizen des Blasenscheitels. (Nach JOSEPH: Lehrbuch der diagnostischen und operativen Zystoskopie, 2. Aufl. Berlin: Julius Springer 1929.)

könnten solche Varizen — meist wohl unter dem Einfluß eines Traumas — bersten und bluten. — Auf entsprechende Befunde achte ich am Leichentisch seit bald zwei Jahrzehnten, nachdem ich in Straßburg i. E. 1913 unverkennbare, kugelige bis eiförmige, hirsekorngroße Venenerweiterungen nahe dem Blasenhals einer alten Frau mit thrombotischem Inhalt (allerdings bei Zystitis) gefunden. Es gelingt aber die Feststellung von Varizen („Blasenhämorrhoiden" nach CASPER) an der Leiche nicht in dem Maß, wie beim Lebenden. JOSEPH gibt zwei sehr sprechende Bilder des zystoskopischen Befundes von varikös erweiterten Venen der Blase und des Blasenscheitels (Abb. 11), wie man sie meines Erachtens an der Leiche nie zu Gesicht bekommt.

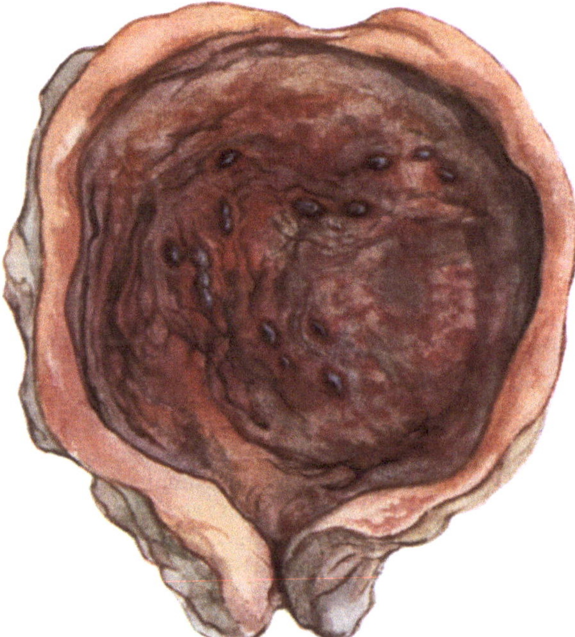

Abb. 12. Hämorrhagische Entzündung der Harnblase eines 65jährigen Mannes. Zugleich erkennt man knotige Blutadererweiterungen der Blasenwand. (S. 362, 1931. Pathologisches Institut, Göttingen.)

Ein zweitesmal fielen in meinem Beobachtungskreis varikose Venenerweiterungen in der Harnblasenwand bei einem Menschen mit Zystitis auf; in dem erweiterten Blutaderabschnitte war keine ausgesprochene Schorfbildung des Inhalts feststellbar; jedoch verschwammen die Grenzen der Blutkörperchen so ineinander, daß doch wohl ein Blutstillstand und eine Schädigung der Blutzellen vorgelegen hatte, was im Rahmen der dort gefundenen blutigen Zystitis weiter nicht verwunderlich erscheint (Abb. 12).

Über variköse Gefäßveränderungen in der Harnblase hat sich 1910 JUL. VOGEL näher ausgesprochen. Auch er betont die Seltenheit dieses Befundes an der Leiche (MORGAGNI habe die erste entsprechende Leichentischbeobachtung mitgeteilt). Die Blasenvarizen könne man nicht eigentlich den knotigen Mastdarmhämorrhoiden vergleichen; im Gegensatz zu diesen seien sie weniger geschlängelt, es handle sich meist nur um spindelförmige Erweiterungen, die man viel treffender Phlebektasien als Varizen benenne; in der Form entsprächen sie wohl am meisten den erweiterten Speiseröhrenvenen bei Leberzirrhose. VOGEL führt eine ganze Reihe von Forschern an (BRUNI, GUYON-ALBARRAN, LE FUR, PROUST, STÖCKEL, KUBINYI, RUGE), welche ebenso wie er an Frauen Blutungen aus varikösen Blasenvenen feststellen konnten. In einigen Fällen handelte es sich um Stauungsfolgen bei Schwangeren, an deren Neigung zu knotiger Varixbildung in der Blase auch LATZKO und SCHIFFMANN erinnert haben. Nach VOGEL kann man vielfach die Venenerweiterungen in der Harnblase auf extravesikale Erkrankungen der Unterleibsorgane zurückführen.

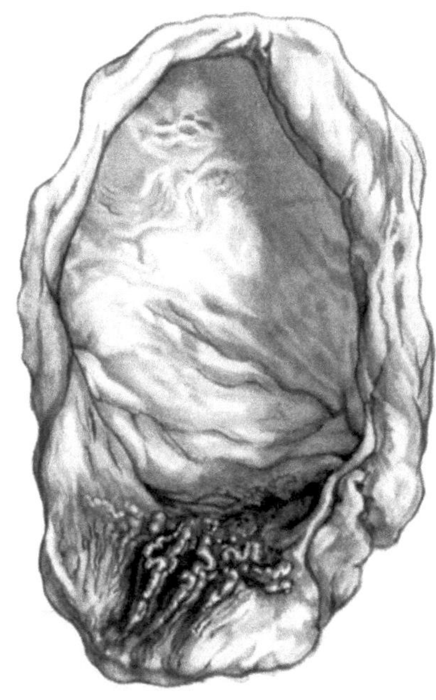

Abb. 13. Variköse Venenerweiterung am Blasenhals einer 73jährigen Frau. (S. 136, 1933. Pathologisches Institut, Göttingen.)

Eine sehr eindringliche Beobachtung von Blasenhalsvarizen gelang im Göttinger pathologischen Institut erst ganz kürzlich. Es handelte sich um die Blase einer 73jährigen Frau, die infolge einer septischen Allgemeinerkrankung verstorben war. Der Blasenhals zeigte bis an den Anfangsteil der Harnröhre heranreichend ein Gewirr und Geschlängel von stark vorspringenden dunkelblauroten, strotzend vollen Blutadern (Abb. 13). Die histologische Betrachtung ließ eine außerordentliche Anstauung im subepithelialen Venenplexus erkennen; zudem boten sich Zeichen der Stase, vielfach Blutaustritte und an einigen Stellen ganz deutlich auch beginnender Thrombose dar. Durch die Vorwölbung der varikösen Venengeflechte waren andere Anteile der Blasenwand, namentlich zystische Erweiterung v. BRUNNscher Nester unverhältnismäßig in die Tiefe gedrängt. Abb. 14 zeigt die mikroskopischen Verhältnisse am Blasenhals dieses Vorkommnisses.

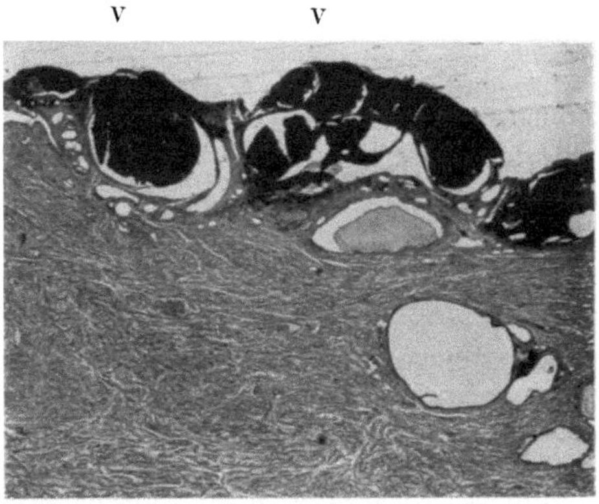

Abb. 14. Schnitt durch den varikös veränderten Blasenhals einer 73jährigen Frau (vgl. Abb. 13). V variköse Venen, C v. BRUNNsche Kryten. (S. 136, 1933. Pathologisches Institut, Göttingen.)

Variköse Schlängelungen und Erweiterungen der Blutadern habe ich gelegentlich auch im Verlauf des Harnleiters und zwar an dem Blutadergeflecht gesehen, das den Harnleiter umspinnt. Über eine eigenartige variköse Venenerweiterung beider Nieren, und zwar derartig, daß der Varix wie eine Sackbildung im Hilusgebiet auf das Nierenbecken drückte, haben GRUBER und FRANK Mitteilung gemacht.

Es handelte sich um ein chronisch-nierenkrankes Weib, dessen Nieren bei der Sektion äußerlich ganz gewöhnlich aussahen; erst als die Nieren auf dem Längsschnitt in zwei Hälften geteilt waren sah man rechts im Bereich der Nierenpforte hart an das Nierenbecken angelehnt eine sehr starke Schlängelung, Wandverdickung und Erweiterung eines Astes der Nierenvene vor ihrem Übergang in den Blutaderstamm. Diese Erweiterung war links bis zur Größe einer Walnuß gediehen. Die Wandung der Venenerweiterung war verhärtet, sie knirschte beim Einschneiden. Die Außenwand erwies sich glatt. Aus diesem Varixknoten, der keine festhaftenden Blutgerinnsel enthielt, setzte sich ebenfalls mit verdickter und verhärteter Wand der interlobuläre Venenzweig fort. Erweiterung eines geschlängelten und verhärteten Quellastes der Nierenvene innerhalb des Hilus bis zur Bleistiftdicke lag auch links vor. Aufgeschnitten ließ diese Vene flache schwarzbraune Wandthrombose erkennen, welche das Gefäßlumen nicht abschloß. — Im übrigen zeigten beide Nieren mehrere kleine Infarktnarben; die größte war an der Nierenoberfläche markstückgroß. Die Infarkte mußten lange zurückliegen; die fraglichen Stellen waren völlig narbig geschrumpft. Das dazwischenliegende Nierenparenchym war gewöhnlich beschaffen, seine Oberfläche war glatt. Nierenarterien waren zartwandig, nirgends verdickt und nirgends verlegt. Nierenbecken und Harnleiter zeigten blasse, zarte Schleimhaut, indes die Harnblase eine eitrig blutige Zystitis erkennen ließ (Rückenmarksleiden).

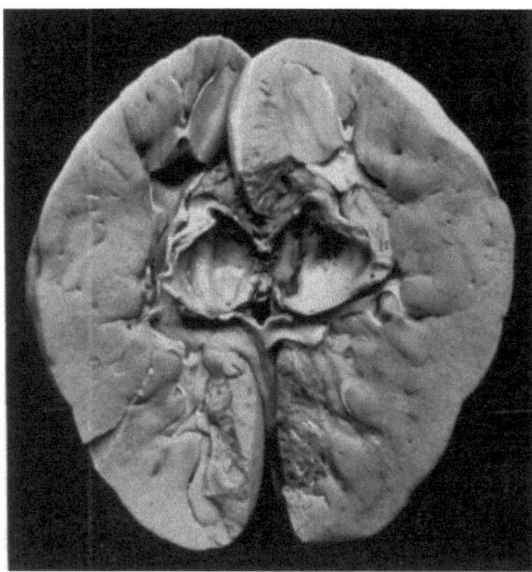

Abb. 15. Varixbildung eines renalen Venenzweiges im Gebiet der Nierenpforte. (Pathologisches Institut Mainz.)

Eine histologische Untersuchung der Venenvarix der linken Niere ließ an mancher Stelle der Adventitia eine rundzellige Infiltration erkennen. Die Venenwand erwies sich zum Teil wohl durch knotige Auflagerung organisierter, ehemaliger Thrombusmassen verdickt, zum Teil hyalin verändert, zum Teil verkalkt. Die elastischen Anteile der Venenwand waren in viele Netzzüge zersplittert, sie waren nicht ausgesprochen verstärkt, eher kümmerlich. Die Wandung der zugehörigen Nierenarterien war auch histologisch nicht krankhaft verändert.

Im übrigen bestand an der Leiche kein Zeichen der Thrombose oder Varikose. Da die Wandveränderungen der fraglichen varikösen Sackbildungen der Nierenblutadern auf ein sehr beträchtliches Alter hinwiesen, glaubten GRUBER und FRANK auf eine renale Phlebitis oder Phlebothrombose während des frühen Kindesalters zurückgreifen zu sollen, um diese Erscheinung zu deuten.

Blutung.

Blutungen im Bereich der ableitenden Harnwege führen zum mehr oder weniger ausgesprochenen klinischen Zeichen des Blutharnens (Hämaturie); dies gilt im allgemeinen auch von Blutungen, welche der Hauptsache nach in die Wandgewebe der Harnblase erfolgten. Es gibt in dieser Hinsicht Vorkommnisse so geringfügigen Blutaustrittes in die Harnwegslichtung, daß man wohl von einem Blutvorkommen im Harn, nicht aber von Hämaturie oder doch nur von „verborgener Harnblutung“ spricht.

Der bluthaltige Harn braucht, wenn die Beimengung von Blutkörperchen gering ist, keine auffallende Farbabweichung zu zeigen. Enthält der Urin jedoch größere Anteile gelösten Hämoglobins oder gleichmäßig verteilten Blutes (nach Aufschütteln), dann ist seine Farbe fleischwasserfarben, rötlich bis blutigrot, je nach der Größe der Beimengung. Die Farbe des Harns kann aber auch ins Gelbbraune bis Dunkelbraune (Bierfarbe) umgewandelt sein, wenn etwa ein Teil des Blutfarbstoffes im Urin eine Umsetzung in Methämoglobin erfuhr.

Harnwegs- und Harnblutungen sind vielfach nur geringfügigen Durchtritten von Blutkörperchen durch die Wände der Haargefäße zu denken. Die große Menge und Ausdehnung der Durchtrittsstellen führt zum Bild starker blutiger Durchsetzung, wie es bei hämorrhagischen Blasenentzündungen z. B. gefunden werden kann. Blutungen im Bereich der Harnwege erfolgen aus ganz verschiedenen Gründen, gleichviel, welche Örtlichkeit der harnleitenden Bahn man ins Auge faßt. Am eindringlichsten und massigsten sind wohl die

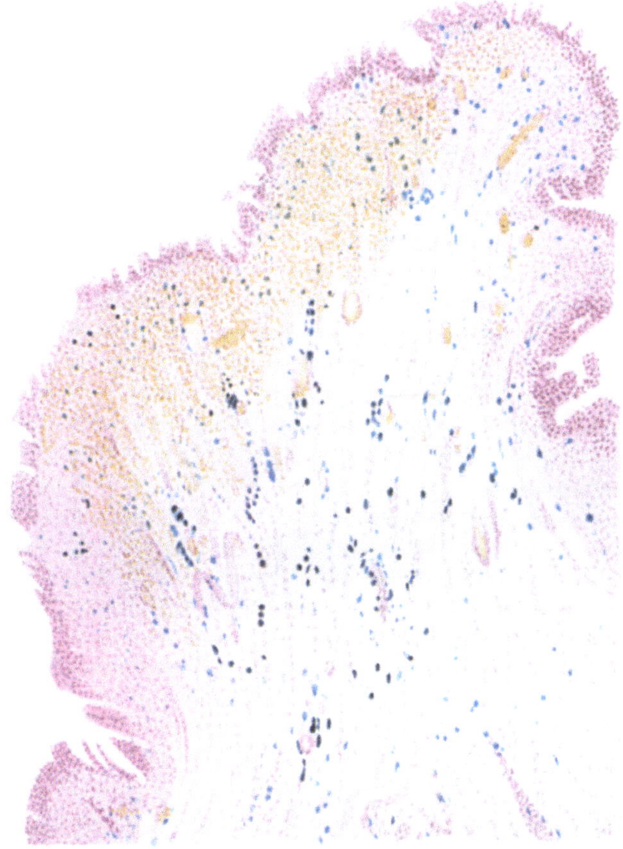

Abb. 16 Ödematöse Stelle der Blasenwand eines Säuglings mit subakuter Entzündung der Harnwege bei Ventilverschluß des Blasenausgangs durch blasig aufgetriebenes Endstück eines überzähligen Harnleiters. — Blutungen in die Blasenwand. Reichliche Hämosiderinbildung. Die Körnchen des Eisensalzes liegen fast durchweg in Wanderzellen. Stellenweise durchwandern sie auch das Blasenepithel. (Pathologisches Institut Göttingen. S. 3032, 1933.)

traumatisch bedingten Harnwegsblutungen; doch soll hier abgesehen sein von einer Darstellung jener schweren Verletzungen der Nierenzerreißung (die neben den anderen von jeher bekannten Umständen neuerdings nach meiner Innsbrucker Erfahrung im Rahmen des Skilaufes eine nicht allzu seltene Sportschädigung geworden ist), des Beckenschaufelbruches mit Harnleiterverwundung, der Harnblasenanspießung durch zertrümmernden Beckenbruch, der Harnbahnverwundung durch Geschoßteile oder Projektile, durch stechende oder schneidende Gewalt mit Waffen oder auch mit chirurgischen Instrumenten, welche kurz nach Eintritt des Schadens zu blutiger Harnabsonderung führen können. Doch sei daran erinnert, daß auch die Ureterensondierung zur

Harnblutung führen kann; ferner werden Blase und Nierenbecken durch die seitlich fortgepflanzte Prellungswucht eines in großer Nähe durch den Körper jagenden Geschosses in ihrer Wand von Blutungen durchsetzt (KIELLEUTHNER, GEBELE). Ich selbst habe dies an Nierenbecken feststellen können, die sich im sog. molekularen Wirkungsgürtel einer nierennahen Geschoßbahn befanden.

In zweiter Linie sind Blutbeimengungen zum Urin oft Zeichen entzündlicher Vorgänge in den Nieren oder in Harnwegen (Abb. 16). Da wir im Rahmen unserer Betrachtung die Nephritis, die Nierengefäßthrombosen, den Niereninfarkt und die intrarenalen Varizen nicht zu erledigen haben, bleiben hier die zystischen, ureteritischen und pyelitischen Erkrankungen übrig, wie sie

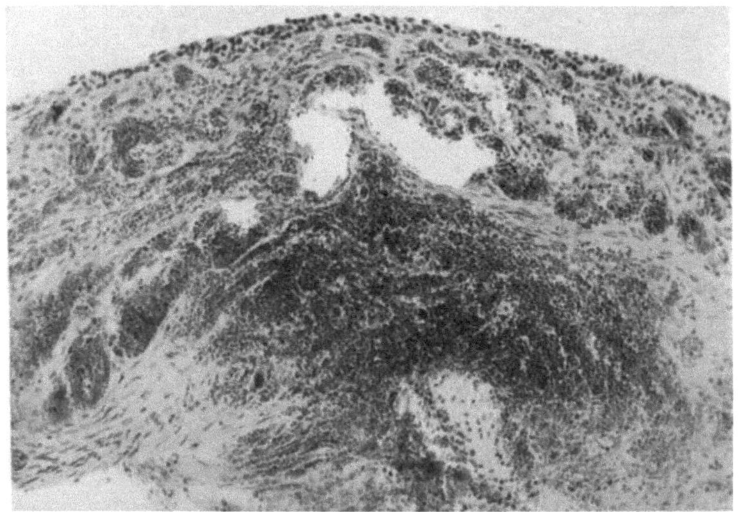

Abb. 17. Hyperämie und Blutung in der Wand des Nierenbeckens bei Urolithiasis mit Pyelonephritis. (Pathologisches Institut Göttingen.)

im Anschluß an örtlich zur Geltung kommende Infektionsfolgen, und zwar sehr häufig in Form metastatischer Infektionsfolgen oder als Begleitung einer Steinkrankheit gesehen werden (Abb. 17).

Tuberkulose, Lues, durchgebrochene Aktinomykose (RAČIĆ), aber auch chronisch granulierende Entzündungen anderer Art kommen in Betracht. Nicht vergessen seien schwere Blutungen aus den Harnwegen, welche durch Blasenschädigung nach Strahlenbehandlung — etwa wegen eines Krebses der Genitalgegend — eintreten können. Wie bei FLASKAMP, HAENDLY, HEIDLER u. a. zu lesen ist, können die aktinischen Blasenschäden vom einfachen Blasenkatarrh über die Form der dissezierenden Zystitis bis zur schweren, umfassenden Gangrän gefunden werden. Demnach stuft sich auch die Möglichkeit von Blutungen von einfachen Erythrozytenaustritten in das Gewebe bis zu schweren, lebensgefährlichen Blutflüssen.

Wenn man unvermutet Blut im Harn findet und klinisch seine Quelle zu überlegen hat, wobei der ganze Harnapparat in Frage steht, dann drängen sich gewöhnlich 4—5 Möglichkeiten der Herkunft des Blutes auf, die hier schlagwortartig angeführt sein sollen: 1. Das Harnsteinleiden, 2. Geschwulstbildung, 3. Nierentuberkulose, 4. beim Manne Prostatahypertrophie, 5. bei der Frau Retroflexion des graviden oder myomatösen Uterus.

LATZKO und SCHIFFMANN erwähnen nach MACKENZIE eine Zählung, welche unter 821 Fällen von Hämaturie Urolithiasis 192mal, Geschwulstbildung 113mal und Tuberkulose der Nieren 88mal feststellen ließ.

Dem pathologischen Anatomen der Jetztzeit kommen Harnorgane mit Urolithen nicht mehr so oft zu Gesicht, wie früher; freilich hat er dafür mehr Gelegenheit, chirurgisch exstirpierte Nieren mit schwer entzündlichen Veränderungen des Nierenbeckens wegen Steinleidens zu begutachten; dabei kommen auch hämorrhagische Pyelitiden und Ureteritiden, im Fall der Blasensteine hämorrhagische Zystitiden zur Beobachtung, aber doch offenbar nicht in dem Ausmaß als sie dem Kliniker überhaupt begegnen, der sie heute dank der Röntgenstrahlen viel zuverlässiger und früher feststellen kann als vordem.

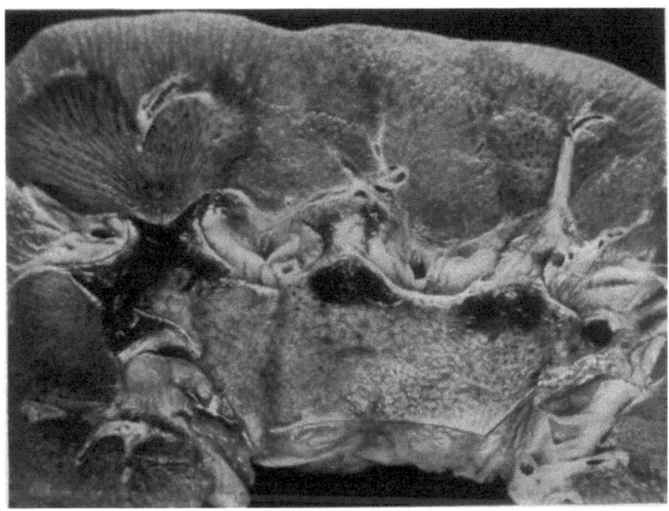

Abb. 18. Mehrfache Calyxblutungen eines 52jährigen Mannes mit Aorten- und Mitralklappen-Insuffizienz. (Pathologisches Institut Göttingen, S. 375, 1931.)

Die Rolle von Geschwülsten als Quelle oder Veranlassung von Harnwegsblutungen — Angiome, Kavernome (LUTZ), Papillome, Karzinome —, kommt bei der Abhandlung jener Bildungen in diesem Handbuch zum Wort (HÜCKEL). Dort wird auch die Bedeutung der Harnblasenendometriosen für das Vorkommen von Blasenblutungen hervorgehoben (vgl. WHITEHOUSE, J. MÜLLER, MORSON, A. PLAUT, B. OTTOW, FROMMOLT, F. OEHLECKER, JOSEPH, ROB. MEYER!). LATZKO und SCHIFFMANN weisen auf Hämaturien hin, welche bei Frauen geradezu als vikariierende Menstruation gedeutet worden sind („menstruelle Hämaturie“ von STRAUSS). Andere Beobachter sind SCHRÖDER, LOENNE, CANTONI, H. A. ROTH, SAUSSURE-FORD. Durch die nunmehr weiter fortgeschrittene Kenntnis von Endometriosen im Harnblasenbereich fällt auf vikariierend zystische Hämaturien vielleicht in dem ein und anderen Fall ein besonderes Licht. Zu bedenken sind ferner Harnblutungen bei Hämophilen (GRANDIDIER, GROSGLIK, SENATOR), ferner Blutungen infolge gestörter örtlicher Blutverteilung, etwa bei Herzkranken.

Bei Varizen des Nierenbeckens oder der Harnblase und bei reiner Stauungsüberlastung im Venennetz des Nierenbeckens werden Harnwegsblutungen gelegentlich offenbar; auch ein Teil der als „essentielle Nierenblutungen“ benannten Vorkommnisse dürfte hier einschlägig sein.

Durch das freundliche Entgegenkommen von Paul Schneider (Darmstadt) erhielt ich Kenntnis eines Vorkommnisses von Nierenblutungen, die bei einem jungen Mann auftraten, der mit 19 Jahren ein Erysipel am linken Bein, mit 21 Jahren eine akute Appendizitis durchgemacht. Der Heilverlauf der Appendektomie war durch eine Lungenentzündung erschwert; später umschriebene schmerzhafte Schwellung des rechten Unterschenkels, wiederholte Pleuraergüsse, mehrfache Lungenembolien. Revision der Operationsgegend, ohne den vermuteten Ileozökalabszeß zu finden; länger dauerndes hohes Fieber; ein Vierteljahr später Thrombophlebitis des linken Unterschenkels; ein Monat darauf fieberfrei; aber Puls klein und frequent. Nach einem halben Jahr zum erstenmal Hämaturie. Rechte Niere schmerzhaft, Harnblutung in Zwischenräumen wiederholt, daher anderwärts Nephrektomie. Niere anatomisch ohne groben Befund. Fornixblutungen. Vielleicht als Ausdruck „pyelovenösen Rückflusses"?? Immerhin fehlten alle pyelitischen Erscheinungen. Deshalb schloß Schneider auf irgendwie bedingten venösen Überdruck und bezweifelte die Berechtigung der Operationsanzeige für Nephrektomie. Im weiteren Verlauf heftige Nierenblutungen der anderen Seite zunächst ohne wesentliche Beschwerden, dann aber heftige Schmerzen in der Gegend der operierten Niere, deren Narbe völlig reizlos war. Urin alkalisch, wenig Leukozyten, Eiweiß +, Blutdruck und Rest-N nicht erhöht. Blutleukozytose 10000. Nierensekretion normal. Im Katheterurin Kolibazillen; keine Konkremente. Im Verlauf Temperatur normal, Schmerzen hören auf, heftige Hämaturie links. Nunmehr kam Schneider zu folgender Erklärung: Im Anschluß an die Appendizitis bestand eine Thrombophlebitis im rechten Bein, die wahrscheinlich aufstieg und wiederholte Embolien veranlaßte; später dürfte sie auf die linke Seite übergegriffen haben; es erfolgte wahrscheinlich eine aufsteigende Thrombose der Vena cava inferior, bis zur Höhe der Nierenvenen mit Stauung in diese, wodurch zuerst in der rechten, später in der linken Niere Blutungen hervorgerufen wurden. — Das Vorkommnis von Beobachtungen ehemaliger, dann rekanalisierter Thrombose der unteren Hohlvene bis in den Einflußbereich der Nierenvenen hat Schneider und habe ich selbst gelegentlich gesehen. Es gälte weiterhin darauf zu achten, ob nicht bei aufsteigenden Schenkelvenen- und Hypogastrikathrombosen, klinische oder anatomische Zeichen der Nierenbecken- bzw. Fornixblutungen gefunden werden können.

Als Harnbahnblutungen infolge veränderter Blutzusammensetzung sind die Hämaturien bei Blutkrankheiten, bei der Gelbsucht, bei schweren Anämien, bei leukämischen Myelosen und Lymphosen, beim Skorbut und bei Vergiftungen zu buchen.

Zur Frage der Harnblutungen und der Blutaustritte in die Wandung der Harnwege durch Aufnahme giftiger Körper sei auf die Ausführungen von Else Petri in Bd. X dieses Handbuches verwiesen; dort finden sich unter anderem in Tabellen übersichtlich geordnet die bekanntgewordenen Möglichkeiten angegeben, die geschieden sind in Beimengungen von Blut oder Blutfarbstoffabkömmlingen zum Harn oder in Gewebsblutungen der Harnblase (S. 558—561).

Über die leukämischen Wandveränderungen der ableitenden Harnwege konnte ich einige Erfahrungen sammeln. Sie wurden von Bühler verwertet. Ich erinnere mich sehr wohl einer Vorweisung in einer Unterrichtsstunde meines Lehrers Bollinger, welche die Harnblase eines leukämisch erkrankten Rindes betraf. Die Blasenschleimhaut war auffallend blaß, von feinen Blutaustritten durchsetzt und ließ in einem Quadranten eine flache, beetartige Vortreibung ohne irgendwelche Farbveränderung der Innenwand erkennen. Bollinger erklärte diese Vortreibung als Folge eines leukämischen Infiltrates in der Blasenwand. Ich achtete demgemäß durch fast 25 Jahre auf solchen Befund beim Menschen, jedoch ohne entsprechende Beobachtungen machen zu können. Freilich kamen uns, und das ist keine ungewöhnliche Erscheinung, Harnblasen mit reichlichen, fleckigen Blutaustritten bei Leukämischen unter, aber derartig starke Infiltratbildung, daß die Schleimhaut polsterartig nach innen vorgetrieben erschien, habe ich nicht gefunden. Macht man sich die Mühe, trotzdem die Wand des Nierenbeckens oder der Blase in Feinschnitten zu mikroskopieren, dann sieht man jedoch gelegentlich, daß hier leukämische Zellansammlungen in herdförmiger Anordnung vorkommen; sie finden sich mit intraparietalen oder intramuskulären Blutaustritten vereint, oder auch fern von solchen sowohl bei Myelosen als bei Lymphosen (Abb. 19 und 20).

Daß bei Tieren leukämische Infiltrate in der Schleimhaut des Nierenbeckens nicht selten seien, hat FOLKE HENSCHEN zum Ausdruck gebracht.

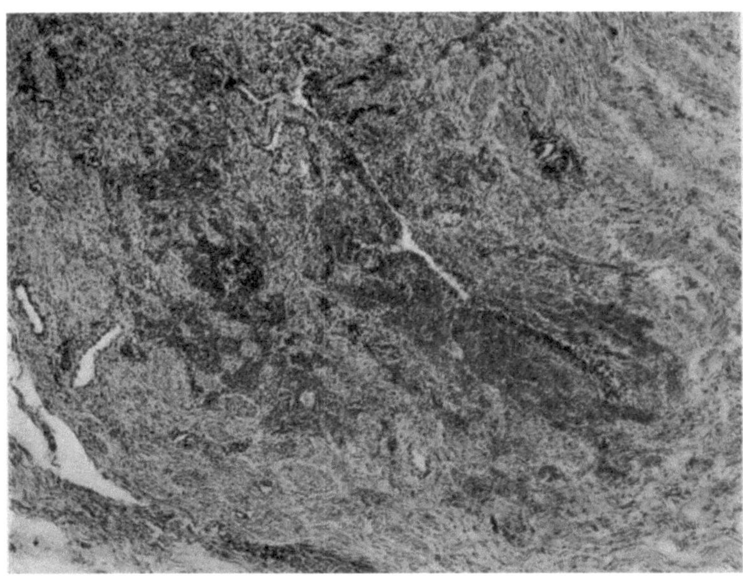

Abb. 19. Blasenwand mit intramuskulärer Blutung bei leukämischer Lymphose, ♂. 42 a. (S. 37, 1933. Pathologisches Institut Göttingen.)

Hier sind über die sog. „Purpura der Harnblase" ein paar Worte anzufügen. Zunächst kann man in dieser Bezeichnung lediglich einen beschreibenden

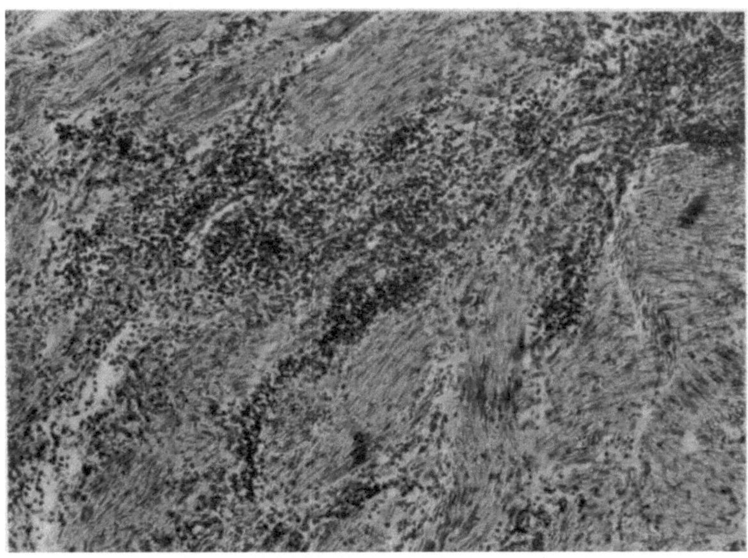

Abb. 20. Leukämisches Infiltrat innerhalb der Harnblasenwandmuskulatur. ♂. 42 a. (S. 37, 1933. Pathologisches Institut Göttingen.)

Hinweis auf das Verhalten der inneren Harnblasenwand ersehen, die von streifigen oder rundlichen kleineren oder größeren Blutungen eingenommen ist.

Der Name Purpura will also besagen, daß purpurfarbene Flecken, herrührend von Blutaustritten, die Innenwand der Blase einnehmen. Dies ist möglich bei ganz verschiedener Ursächlichkeit der Veränderung, beispielsweise bei Krankheiten des blutbereitenden Systems, aber auch bei Infektionskrankheiten wie beim Typhus abdominalis (vgl. Abb. 6), beim Fleckfieber, bei Meningokokkenmeningitis (Hanns Chiari), bei Grippe bzw. bei Influenza (Paschkis, Gironcoli, Stevens und Peters); auch ich habe bei mehreren perakut verstorbenen Grippekranken der Pandemie von 1918, welche schwerste Zeichen der Kreislaufstörung mit übermäßigen Stauungen darboten, fleckige Blasen- und Nierenbeckenwandblutungen wahrgenommen. Ferner wurden bei septikopyämischen Allgemeinerkrankungen bei Vergiftungen mit Blutveränderung Purpuraerscheinungen

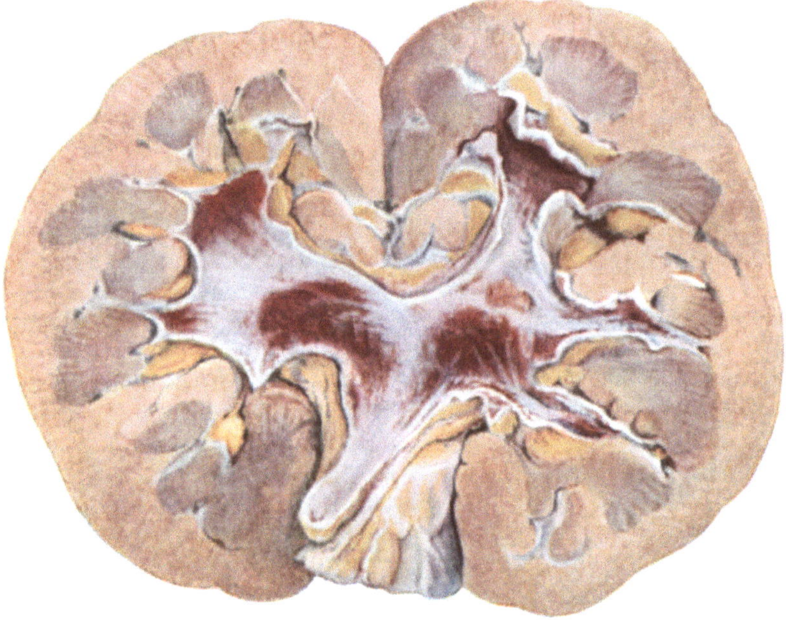

Abb. 21. Nierenbeckenblutungen bei hämorrhagischer Diathese. (♂ 21 a. S. 218, 1926—27. Pathologisches Institut Göttingen.)

der Harnwege festgestellt; sie können aber auch als Stauungsfolge im Blutkreislauf gelegentlich einmal gesehen werden, namentlich wenn diese Störung der Blutverteilung mit einer infektiösen oder toxischen Schädigung Hand in Hand ging. Vor allem aber findet sie sich im Symptomenkreis jener ätiologisch so oft nicht scharf zu fassenden Allgemeinstörungen, die man als „hämorrhagische Diathesen" benennt. Demnach gelten als Krankheiten mit der Erwartung einer Harnblasenpurpura der Morbus maculosus Werlhofii, die rheumatische Purpura[1], die sog. essentielle Thrombopenie, der Skorbut usw. Abb. 21 tut dar, daß dabei auch Blutungen in die Nierenbeckenwand vorkommen.

[1] Die vielgebrauchte Benennung „Peliosis" für solche Krankheit bedeutet etwas Ähnliches wie „Purpura", es liegt das Eigenschaftswort „πελιός = schwarzblau" zugrunde; die Beobachtung, daß Blutungen unter die Haut als schwarzblaue Flecken durchscheinen, führte zur entsprechend symptomatischen Krankheitsbenennung „Peliosis", wie „Purpura" auf das frischrote Aussehen der Blutungsflecken in Schleimhäuten von Hohlorganen oder im Bereich von Durchschnitten durch Gewebe mit heller Grundfarbe (Purpura cerebri) zu beziehen ist.

Das Vorkommen einer Blasenpurpura ist durch den gewaltigen Fortschritt der klinischen Zystoskopie sehr stark gefördert worden. Paschkis führt eine ganze Reihe von Forschern an, welche über den Befund von fleckigen Blasenwandblutungen bei allgemeiner Purpura der Haut und der sichtbaren Schleimhäute berichtet haben. Er verweist auf die von Blum besonders hervorgehobene Purpura vesicae, die ähnlich der Purpura rheumatica und ähnlich dem Erythema multiforme der Dermatologen auffallend oft im Frühjahr und Herbst, zusammen mit Erkältungskrankheiten verschiedenster Art zu bemerken sei (Kraucher). Der Meinung, daß es sich hier um eine lokale Blasenkrankheit handle, möchte ich nicht beipflichten; vielmehr dürfte entsprechend den Anschauungen von Stevens und Peters eine Blut- und Kreislaufschädigung durch giftige Stoffe in Frage kommen, also eine Toxämie, welcher in besonderen Fällen gerade die Haargefäße der Harnwege, bzw. der Blase nicht gewachsen sind; diese besondere Bereitschaft der Harnwegskapillaren bedürfte noch weiterer Aufklärung. Über die bisher vorliegenden mikroskopischen Gewebsuntersuchungen faßte Paschkis folgende Ausführungen zusammen:

Stevens und Peters machten in mehreren Fällen endovesikale Probeausschneidungen, die vesikale Purpuraflecken enthielten; dabei ergab sich ein unverändertes Epithel, keine entzündlichen Störungen, etwa in Form von leukozytärer Infiltration. Die Gefäße schienen erweitert. In älteren Fällen konnte man Gefäßthrombose wahrnehmen, sowie eine Quellung im Bindegewebe der Submukosa. Praetorius nennt als Veränderungen bei Blasenpurpura Erosionsbildung, ohne daß weiterhin tiefere Defekte (etwa ein Ulcus) zustande gekommen wären. Es ist auch ganz verständlich, daß über Blutungsstellen in zweiter Hinsicht das Epithel Schaden leidet; nicht weniger verständlich erscheint mir, daß es sich wiederherstellt, sobald der Kreislaufschaden, der doch meist vorübergehend ist, behoben ist. Auch Paschkis weist ausdrücklich darauf hin, daß man diese oberflächlichen Defekte als Ernährungsschädigungen des Epithels ungezwungen erklären könne. Blum hat eine andere Anschauung geäußert: Er sieht solche Epithelverluste über Purpurastellen, die zur Ausbildung einfacher Blasengeschwüre führen könnten, als Verdauungswirkung des Harnes an, eine Meinung, die von Szabo geteilt wird. Paschkis fügt hier an, es sei bisher der Nachweis solcher Entstehung eines Ulcus simplex aus einer Purpura vesicae noch nicht erbracht; die Annahme von Blum müsse man als eine durch nichts erhärtete Hypothese buchen. W. Latzko und Jos. Schiffmann sind ebenfalls geneigt, die besondere Natur der lokalen Purpura vesicae im Sinn von Blum zu verwerfen; sie weisen darauf hin, daß die klinischen Zeichen der als Blasenpurpura vielfach bezeichneten Erscheinung mit denen der Cystitis haemorrhagica übereinstimmten, deren zystoskopisches Bild neben Blutflecken die Neigung zur Erosions- und Geschwürsbildung erkennen lasse. Daß anderseits bei hämorrhagischer Entzündung der Harnwege vielfache Blutaustritte in das Wandgewebe vorkommen, das besagt allein schon der Name[1].

Einer besonderen Würdigung bedarf der Begriff der oben schon gestreiften sog. „essentiellen Hämaturie". Wie immer, wenn das Beiwort „essentiell" verwendet erscheint, so verdeckt es auch hier das Eingeständnis, daß sich die Urheber des Namens gestaltlich und ursächlich jene fraglichen Nierenblutungen nicht erklären konnten. Man zog die Hämophilie zur Deutung heran (Senator), man sprach von einer Angioneurose, welche den rätselhaften Nierenblutungen zugrunde liegen sollten (Sabatier). Klemperer meinte, es könne in diesem Sinn bei Frauen auch eine Unterdrückung der mensuellen Blutung mit vikariierendem Eintreten einer Nierenhämaturie vorkommen. Malherbe und Legueu haben wohl als die ersten 1899 diese angioneurotischen Deutungsversuche der sog. essentiellen Nierenblutungen angegriffen; sie verlangten für entsprechende Vorkommnisse mit vollem Recht eine genaueste histologische Untersuchung und vermuteten, daß man dann auch anatomische Unterlagen finden werde, welche hier den nichtssagenden Begriff „essentiell" verdrängen würden; dabei dachten sie hauptsächlich an Tuberkulose und an Nephritis als vorausliegende Blutungsursachen. Durch H. Israel, Janssen, Gottlieb, Scheele und Klose, ferner durch R. Hückel, Ninon Warsch, Ceelen,

[1] Vgl. das Hauptstück über die Blasenentzündung in diesem Band, S. 350.

RAVASINI, OSKAR ORTH, SMITH und durch FEL. FUCHS ist diese Angelegenheit weiter geklärt worden.

Es handelt sich, wie SCHEELE und KLOSE es darstellten, jeweils um „Blutungen aus kleinem Herd", für welche „das Mißverhältnis zwischen pathologisch-anatomischem Befund und Größe der Blutung" bezeichnend ist. FELIX FUCHS wies 1925 darauf hin, „wie leicht ein minimaler Prozeß in einem Fornix calycis zur Eröffnung mächtiger Venenstämme führen kann. Es könne nicht unmöglich erscheinen, daß bei der Untersuchung von Nieren, die aus unbekannten Gründen geblutet hatten, ein positives Ergebnis zu erzielen sei, wenn das Augenmerk des pathologischen Anatomen a priori auf die genannte Stelle gelenkt werde." Daß die Blutung tatsächlich an den Fornices erfolgte, haben HÜCKEL un WARSCH nachgewiesen, ja WARSCH fand in einem Fall sogar den Durchbruch des in der Schleimhaut eines Nierenbeckenkelches gelegenen Hämatoms in die Kelchlichtung hinein.

CEELEN konnte acht einschlägige Fälle untersuchen, von denen einige folgende Verhältnisse darboten: Es zeigte, wie sich CEELEN ausdrückte, „die Schleimhaut der Kelchspitze kleine oberflächliche und manchmal tiefer gehende Schleimhautdefekte nach Art von Erosionen und Geschwüren. Das Blut ergoß sich hierbei teilweise direkt in das Kelchlumen, vielfach infiltrierte es auch streifen- und flächenförmig die subepithelialen Zonen der anschließenden Kelchabschnitte. Da einer primären mechanischen Schleimhautverletzung entzündliche Prozesse folgen können, ist aus dem mikroskopischen Bild im Einzelfall nicht immer mit Sicherheit, wenn entzündliche Vorgänge vorliegen, zu erschließen, ob diese auch wirklich die primäre Schädigung darstellen oder ob sie sich an vorangegangene traumatische Schleimhautverletzungen angeschlossen haben..." 3 Wege der Fornixblutung nimmt CEELEN an, nämlich 1. eine direkte Blutung aus den Kelchvenen in das Nierenbecken durch Herstellung einer pyelovenösen Verbindung. 2. Perivaskuläres Aufsteigen der Kelchblutung in die Nieren; Durchbruch der blutgefüllten Lymphräume in die Harnkanälchen. gelegentlich in die subkapsulären Abschnitte. 3. Entwicklung einer perivaskulären Lymphangitis im Anschluß an entzündliche Venenthrombose und Stauungsblutung.

SMITH ersah als Quelle einer Blutung im Fornix calycis eine Exulzeration von 3 mm Durchmesser; in ihrem Grund fand sich eine teilweise mit Blutschorf erfüllte Vene; in der Umgebung bestand entzündliche Zellinfiltration, während sonst die Wand des Nierenbeckens unverändert erschien.

OSKAR ORTH, der zwar in seinen Präparaten die Fornixruptur selbst nicht fand, schildert Blutungen in der Kelchwand, die nach der Aussage von FUCHS dem Zustand bei Fornixdurchbruch entsprechen. Gelegentlich fanden sich im Kelchbereich „stärkere Blutungen in der Wand, die sich in dem lockeren Binde- und Fettgewebe des Hilus ausbreiteten. Vor allem zogen sie streifenförmig mit den Gefäßen in das Nierengewebe mehrfach hinein und waren bis zu den Arkuatagefäßen zu verfolgen. Mikroskopisch lagen frische Blutungen in dem lockeren perivaskulären Bindegewebe vor, die im Hilus gelegentlich bis unter das Epithel der Kelche reichten, so daß bis zum Einbruch nur noch ein kleiner Schritt fehlte. Sie folgten dann den ins Nierengewebe eindringenden Gefäßen, verbreiterten deren Bindegewebsscheiden bis zu den Bogengefäßen, drangen aber nirgends in das kompakte Parenchym selbst vor." Die von ORTH angenommene primäre Venenerkrankung — manche Blutäderchen schienen varikös erweitert zu sein und boten erhebliche Wandverdünnung dar — läßt FUCHS nicht gelten, da er kein Abflußhindernis im Bereich der Nierenvenen als Ursache einer Stauung ersehen konnte.

FUCHS selbst, dem beachtenswerte experimentelle Forschungen zur Frage der Fornixruptur zu danken sind, teilte entsprechende klinische Fälle mit, ebenso wie RAVASINI, und machte auf die Rolle des Pyelogramms zur Entdeckung von Fornixrupturen aufmerksam. Seine Studien zur Frage der „essentiellen" Hämaturie bildeten nur einen Teil der Fragestellung nach der Hydromechanik der Niere, wobei der sog. „pyelovenöse Reflux" ausgiebig beleuchtet werden konnte. Er faßte seine Beurteilung der beobachteten Vorkommnisse fraglicher „essentieller" Hämaturie und seine experimentellen Erhebungen zu diesem Punkt folgendermaßen zusammen: Man könne erwarten, daß vorübergehende Drucksteigerungen im Nierenbecken zu Fornixruptur und zu ihren Folgezuständen führen und daß auf diese Weise intra vitam renale Hämaturie bedingt sein könne.

An Nieren, welche wegen „essentieller Hämaturie" exstirpiert worden, seien Substanzverluste an den Fornices, Blutungen in der Fornixumgebung, im Sinus und in den Perivaskulärräumen nachgewiesen worden.

An Nieren, welche klinisch nur die Diagnose „essentielle Hämaturie" zuließen, habe man Fornixruptur pyelographisch nachgewiesen. In den eigenen Fällen ließen die Operationsautopsie und der klinische Verlauf eine anderweitige Organerkrankung als Blutungsursache ausschließen. Im einen Fall seiner Beobachtung hätten die geschilderten Besonderheiten bei der Pyelographie und bei der Nierenbeckenspülung, in einem zweiten Fall das Ergebnis der retrograden und der intravenösen Pyelographie die Annahme als gerechtfertigt erscheinen lassen, in den Fornixrupturen die Quelle der Blutung zu erblicken.

Der Zusammenklang dieser Beobachtungen rechtfertige die Forderung, in jedem Falle, bei welchem die klinische Untersuchung über die Diagnose „essentielle Hämaturie" nicht hinausgelange, die Bedeutung vorübergehender Drucksteigerung im Becken und das Auftreten pyelographisch sichtbarer Fornixrupturen bei der Beurteilung des Krankheitsbildes kritisch zu bewerten.

Was das Verfahren zur Auffindung von Fornixrupturen durch den pathologischen Anatomen anlangt, so erwähnt Fel. Fuchs eine Briefstelle Ceelens, die auch für unsere Zwecke bemerkenswert ist: „Die Technik der Aufsuchung der Blutungsherde an den Fornices ist eine einfache. Es genügt, das Nierenbecken bis in die Kelche aufzuschneiden und alle Papillen und Fornices zu inspizieren. Suspekte Stellen, die stets makroskopisch erkannt wurden, werden exzidiert und eingebettet."

Als besondere Form von Harnblasenblutungen gelten im Rahmen der Frauenheilkunde jene Vorkommnisse von Hämaturie nach rasch entleerter übergroßer Harnanstauung in der Blase infolge eingeklemmter, zurückgeschlagener myomatöser oder schwangerer Gebärmutter. Solche Blasenblutungen können ein lebensgefährliches Ausmaß annehmen. Zangemeister führte aus, daß die Blasenblutungen besonders dann auftreten, wenn die Gebärmutter nach der Blasenentleerung in ihrer Retroflexion verblieb. Doch könne die Blutung auch fortdauern, wenn der Uterus aufgerichtet würde. Latzko und Schiffmann schreiben darüber folgendes:

„Zur Erklärung dieser Blutungen sind verschiedene Hypothesen herangezogen worden. Am verbreitetsten war lange Zeit hindurch die Auffassung, daß es sich um eine Blutung „e vacuo" handle. Nachdem es aber auch nach der Entleerung einer maximal gefüllten Harnblase innerhalb derselben keinen negativen Druck gibt, hat man diese Annahme wohl allgemein fallen lassen. Wertheim glaubte, alle Blasenblutungen bei Retroflexio uteri gravidi auf Arrosion der durch Gangrän affizierten Gefäße zurückführen zu können. Nun gibt es sicher derartige Arrosionsblutungen, doch können die schweren Blutungen nach akuter Entleerung einer nicht gangränösen, ja nicht einmal entzündeten, sondern nur überdehnten Blase auf diesem Wege bestimmt nicht erklärt werden. Baisch hat die Nichtaufrichtung des retroflektierten, graviden oder myomatösen Uterus nach Blasenentleerung für die Blutungen verantwortlich gemacht und als eigentliche Ursache derselben die Fortdauer der venösen Stauung bezeichnet, die auch zystoskopisch nachgewiesen werden könne. Ihm haben sich eine ganze Reihe von Autoren (Holzbach, Linzenmeier, Reeb) angeschlossen. Als hauptsächliche Ursache kann aber die Stauung schon aus dem Grunde nicht betrachtet werden, weil Blasenblutung auch nach Aufrichtung des Uterus eintreten kann und bei der Harnverhaltung der Prostatiker ebenso beobachtet wird."

„Vergegenwärtigen wir uns den Zustand der Blasengefäße vor und nach der Entleerung einer überdehnten Harnblase, so müssen wir uns dieselben vorher auf ein Vielfaches ihrer ursprünglichen Länge ausgezogen, ihre Wand daher aufs äußerste verdünnt vorstellen. Ebenso muß ihr Lumen aufs äußerste reduziert sein. Dieser Umstand im Vereine mit dem hohen, von außen von der Blaseninnenfläche her auf den Gefäßen lastenden Druck bringt es mit sich, daß die Gefäßfüllung eine außerordentlich geringe, daß die Blasenschleimhaut, wie man sich durch Zystoskopie überzeugen kann, anämisch ist. Entleert man eine derartige, überdehnte Blase mit ihren überdehnten Gefäßen durch den Katheter plötzlich ohne besondere Vorsichtsmaßregel, so kann weder die überdehnte Blasen- noch die ebenso überdehnte Gefäßmuskulatur so rasch ihre Kontraktilität wiedergewinnen; die Blase bleibt zunächst ein schlaffer Sack, was man zystoskopisch an der reichlichen Bildung starrer Falten in der für normale Verhältnisse stark aufgefüllten Blase erkennt; die Blutgefäße erscheinen strotzend gefüllt, weit, wie varikös. War die Überdehnung eine maximale, die Entleerung eine rasche, so kann es vorkommen, daß die verdünnte, auch in ihrem Gefüge geschädigte Gefäßwand dem normalen Blutdruck nicht mehr standhält, daß sie reißt. Entleert man hingegen die Blase sehr langsam oder in Absätzen, so gewinnen die Gefäßwände während dieser Zeit ihre Kontraktilität wieder; es kommt infolgedessen nicht zur Gefäßzerreißung mit konsekutiver Blasenblutung."

Anhang.

Bemerkungen zum Vorkommen von Nierenlagerblutungen.

FAHR hat in diesem Handbuch[1] das „perirenale Hämatom" behandelt. Auf seine Ausführungen sei ausdrücklich verwiesen! Wenn trotzdem auch hier dieser Gegenstand gestreift wird, geschieht es, weil durch FELIX FUCHS einige neue Gesichtspunkte hereingetragen wurden, die eine Möglichkeit gemeinsamer pathologischer Beziehungen des Nierenbeckens und der Nierenkapsel in solchen Fällen — wenn auch nicht in allen — annehmen lassen.

Nach den Ausführungen von FELIX FUCHS kann ein sog. pyelovenöser Reflux bis zur Bildung von Flüssigkeitsansammlungen unter der Nierenkapsel führen, wobei die fragliche Flüssigkeit sowohl Harn, als Lymphe, Serum oder Blut zu enthalten vermöge. Freilich ist das mehr eine These als eine erwiesene Tatsache. Ob in Beobachtungen von MARKUS, ALBARRAN, KIRMISSON, MINKOWSKI u. a. die als pyelovenöser Rückfluß bezeichneten Umstände vorlagen, ist nicht bewiesen. Ich möchte zu bedenken geben, daß infolge der auf dem Lymphweg, also perivasal fortgeleiteten Entzündung bei primärer Pyelitis, eine Capsulitis renalis mit Blutungen, ja mit einem schließlich in perirenale Hygrombildung auslaufenden serohämorrhagischen Exsudat entstehen kann. Ein Teil der im Schrifttum erwähnten perirenalen Flüssigkeitsansammlung war mit Hydronephrose verbunden; es verdient also gewiß auch die Rolle des Nierenbeckendruckes hier eine aufmerksame Berücksichtigung.

Die sog. Nierenlagerblutung ist erstmalig von WUNDERLICH gewürdigt worden, der von eine „Apoplexie des Nierenlagers[2]" sprach. Nach SILBERNAGL kennt man im Schrifttum etwa 50 derartige Beobachtungen. COENEN, GROSSMANN, LÄWEN, RICKER, FAHR und HEILMANN haben dem Gegenstand Aufmerksamkeit geschenkt, desgleichen LATZKO und SCHIFFMANN.

Primäre Massenblutungen ins Nierenlager entstehen außerhalb der Nierenkapsel, sekundäre haben ihre Quelle in der Niere selbst, so sagt eine, meines Erachtens falsche Einteilung; denn es kann eine Gefäßveränderung der Nierenoberfläche unmittelbar zur Blutung ins Nierenlager führen. Besser wäre es, diese Blutungen, die zu mächtigen, retroperitonealen Blutergüssen führen können, nach der Veranlassung der Blutung bzw. nach den Veränderungen am Blutungsort einzuteilen.

Als ursächlich kommen ganz verschiedene Möglichkeiten in Frage, von denen ich nur folgende nenne: Rindenabszesse der Niere, kleine Aneurysmen der peripheren Nierengefäße; vor allem gilt es in solchen Fällen auch an die Frage einer Periarteriitis nodosa zu denken und möglichst viele Stellen der Niere und der angrenzenden Kapselgebiete, weiterhin aber der anderen Organsysteme des Leichnams histologisch auf derlei Gefäßveränderungen zu untersuchen, auch wenn makroskopisch gar kein Anhaltspunkt für solche Diagnose vorliegt. Nephritiden und arteriosklerotische Veränderungen sind eben alls als vorbereitende Störungen für Massenblutungen ins Nierenbett bezichtigt worden. LÄWEN und MARCHAND erklärten solche Blutungen aus Dehnung und Zerreißung kleiner Gefäße, nach RICKERS Anschauung kommt infolge neurovaskulärer Störung eine kapilläre Diapedesisblutung in Frage. HEILMANN betont, es sei die pararenale Blutung in den meisten Fällen eine zweite Krankheit. Es sei schwierig, sie durch nervöse Reflexstörung zu erklären, wenn man

[1] Dieses Handbuch Bd. VI/1, S. 137.

[2] Der Ausdruck „Apoplexie" in diesem Zusammenhang bezieht sich nur auf den äußerlichen Vergleich einer blutigen Hirnzerschmetterung. Inhaltlich ist es aber unrichtig, bei perirenaler Blutung von „Apoplexie" zu sprechen; denn die betroffenen Menschen fallen nicht schlagartig um. „Apoplexie" und Blutung sind zwei durchaus ungleichwertige Vorgänge, von denen der zweite den ersten bedingen kann, wenn die Blutung schnell in einem Zentralorgan um sich greift und die Rückbeziehung zur statischen Gleichgewichtserhaltung durchbricht. Im selben Sinn ist es falsch, Blutungen im Uterus, im Pankreas, im Nebennierengebiet als „Apoplexien" zu bezeichnen.

bedenken wolle, daß mitunter durch Reizung der einen Niere Gefäßkrämpfe in der anderen Niere ausgelöst wurden — was auch für die Kapselgefäße gelte. — Vermutlich spielt in derlei Blutungsfällen mitunter ein gewisser Grad von Harnstauung mit, wobei nicht ausgeschlossen ist, daß in manchen Fällen geringe, sonst gar nicht beachtete traumatisch wirkende Druck- oder Stoßbeanspruchung nach Art einer hydraulischen Pressung die subkapsuläre Nierenblutung einleitet (CONNERTH, FELIX FUCHS). Kommen entsprechende Fälle perirenalen Hämatoms zur Beobachtung, müßte man auf die angedeuteten Möglichkeiten achten, um das noch sehr dämmerige Wesen dieser Veränderung mehr und mehr zu erhellen.

Recht selten sieht man als Nebenbefund bei Leichenöffnungen Restzustände nach überstandenen Blutungen des Nierenlagers. Eine solche Beobachtung beschrieb und bildete LEHNERT[1] ab, die ihm bei einem 64jährigen Mann mit chronischem Gelenkrheumatismus und Syphilis unterlief; 7 Jahre vor dem Tod hatte der betreffende Mann eine Nierenentzündung erlebt; bei der Sektion fanden sich beiderseitig Schrumpfnieren mit Vernarbungen und verschiedenzeitigen, zum Teil verarbeiteten Blutungen des Nierenlagers. — Im Göttinger pathologischen Institut wurde kürzlich ein chirurgisch entfernter, mit der Nierenkapsel retrorenal schwartig verwachsener, derber, zum Teil verkalkter, ungemein hämosiderinreicher kallöser Bindegewebstumor untersucht, der, wie gesagt, retroperitoneal entwickelt war und offenbar den Rest einer lange zurückliegenden Nierenlagerblutung darstellte; wie jene Blutung zustande gekommen und wann sie sich ereignet, war leider nicht festzustellen.

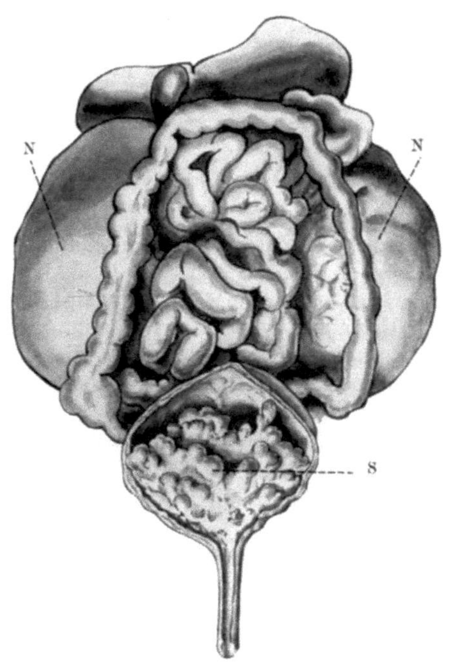

Abb. 22. Mächtige Auftreibung der Nierenlager (N) durch perirenale Hygrombildung. S Sarkom der Harnblase. 2jähr. Knabe. (Nach CONNERTH.)

Folgen der Harnwegsblutungen.

Als Folge der Blasenwandblutung, bzw. des Blutaustrittes in das Gewebe irgendwelcher Abschnitte der Harnwege kann man mitunter Hämosiderinablagerungen wahrnehmen (ZANGEMEISTER). Ich fand diesen Befund gelegentlich bei hämorrhagischer Pyelitis eines Harnsteinträgers, bei hämorrhagischer Zysto-Ureteropyelitis und fortgeleiteter interstitieller Nephritis mit perirenalem, entzündlichem Hygrom eines Säuglings und nach traumatischer Blasenwandblutung. Auch WERNER SCHULTHEIS und J. MÜLLER berichten über entsprechende Hämosiderinbefunde; MÜLLER hat im Blutungsfeld vesikaler Endometriose Hämosiderinablagerungen und hämosiderinerfüllte Wanderzellen in der Blasenwand abgebildet (vgl. auch den Abschnitt über Ablagerungen und Speicherungen in diesem Band, S. 243).

Aus der Tatsache, daß ich im Zug der Untersuchung sehr vieler Harnblasen jeden Alters, unter denen sich viele mit hämorrhagisch-zystischen Wandveränderungen befanden, nur in ganz wenigen Fällen Hämosiderin gefunden, möchte ich erschließen, daß in dem viel bewegten Organ eine längere Lagerung

[1] LEHNERT: Frankf. Z. Path. 15 (1914).

ausgetretenen Blutes nicht die Regel ist. Ähnlich, wie in der Uteruswand scheint ausgetretenes Blut rasch aufgezogen zu werden (PÖSCH!).

Eine andere Folge der Harnblasenblutung sahen BAISCH und HOLZBACH nach Entleerung der Blase, nämlich ein beträchtliches Wandödem. Wenn nach Blasenblutung Koagula im vesikalen Hohlraum verbleiben, dann können sie teerartig und — bei entsprechend infektiösem Zustand der Blase — stinkend werden. Selbst eine Art Ventilverschluß vermögen sie zu erzeugen, der zur Harnverhaltung führt (ZANGEMEISTER). Nach Nieren- und Ureterblutungen, kommt es nicht zu solchem Verschluß, schreibt ZANGEMEISTER, weil die Nieren- bzw. Harnwegsgerinnsel zu schlank seien; die letzteren sahen gewöhnlich wurstförmig aus, gingen längere Zeit mit dem Urin ab und bedingten nicht selten kolikartige Schmerzen. v. RECKLINGHAUSEN hat sie gekannt. Ich habe sie ebenfalls wahrgenommen, diese manchmal bindfadendünnen und wurmartigen Harnleitergerinnsel. Anderseits erinnere ich mich einer Beobachtung von PFANNER (meines Wissens nicht veröffentlicht), in der die Blase operativ von Blutungsgerinnseln befreit werden mußte; das Blut entstammte nicht den Blasenwandgefäßen, sondern war aus dem Nierenbereich gekommen.

Thrombose.

Blutschorfbildung im Bereich von Gefäßen der Harnwegswandungen scheint praktisch keine große Rolle zu spielen, es sei denn bei schweren, phlegmonösen oder zur Gangrän führenden Veränderungen. Im Zusammenhang mit Blutaustritten in die Innenhaut des Pelvis renis sah ich Thrombose einmal in submukösen Venen; das betraf eine Niere nach schwerster Nierenquetschung mit Rißbildung des Parenchyms und mit teilweise erfolgter Blutverschorfung in den Hauptästen der Nierenblutader. Doch ist es nicht die Regel, daß solche Veränderung im Nierenbeckengewebe zustande kommt. So fand ich bei Schußverletzung der Niere und stärkster Nierenlagerblutung mit Ausdehnung des Hämatoms bis in die Gekrösewurzel hinein ganz freie Blutadern in der Nierenbeckenwand. Und MEIXNER, der die Nieren eines durch Überfahrung verunglückten Mädchens untersuchte, erwähnt keine Veränderung des Nierenbeckens trotz Thrombose der Nierenschlagader und -blutader.

Als Folge einer ausgedehnten renalen Venenthrombose veranlaßt durch Rißbildungen des Rindenbereiches bei einem 24 Tage vorher verschütteten Soldaten konnte ich eine starke entzündliche Infiltration des perivasalen Gewebes bis in die Nierenbeckenwand hinein erkennen. In der Umgebung der größeren ausgedehnten Blutaderzweige des Nierenbeckens war diese entzündliche Zelleinstreuung sogar sehr beträchtlich.

CEELEN deutete gewisse Vorkommnisse thrombotischer Veränderung in renalen Interlobulärblutadern als Folge perivasal fortgeschrittener entzündlicher Vorgänge, die durch pyelitische Schädigung im Papillenkelchwinkel veranlaßt waren.

Bei histologischer Durchmusterung zahlreicher Vorkommnisse von Nierenstein-Pyonephrosen haben wir Gefäßthrombosen der Wandung des Pelvis renis nicht gesehen (TH. SCHULTHEIS); doch mag dies vielleicht Zufall sein; denn es leuchtet ein, daß bei erheblicher infektiöser Entzündung und Geschwürsbildung die unmittelbar benachbarten feineren Blutaderzweige unschwer zur Blutschorfbildung gelangen können.

Auch bei Blasenentzündung mit tiefgreifenden, nekrosierenden oder geschwürigen Veränderungen wird man dann und wann sekundären Schorfbildungen in Blutaderzweigen begegnen können. Ich habe weitgehende Blasenwandertötung mit Thrombose der oberflächlichen Blutadernetze bei einer Frau gefunden, welche sich beim Versuch einer Seifenspülung im Bereich des vorderen Scheidengewölbes eine Durchbohrung bis ins nachbarliche Blasengewebe zugezogen hatte. Einmal begegnete mir das Bild teilweise erfolgter thrombotischer Verlegung von Unterschleimhautblutadern der Blase eines an Typhus abdominalis verstorbenen jungen Menschen, der zugleich eine blutige Zystitis dargeboten; immerhin mußte man nach den Thrombosen suchen. Es ist bezeichnend für die geringe Rolle der Blutschorfentstehung in solchem Zusammenhang mit Zystitiden, daß O. ZUCKERKANDL in seiner ausgezeichneten Bearbeitung der verschiedenen Grade der Zystitis im Rahmen des mit A. v. FRISCH herausgegebenen Handbuches der Urologie über Gefäßthrombosen der Harnblasenwand keine Bemerkung macht.

Vor allem wird man Blutschorfe erwarten dürfen im Gebiet eitriger phlegmonöser peri- und parazystitischer Veränderungen etwa bei Fortleitung eitriger Vorgänge im Bereich der Prostata oder der Samenblase. Übrigens findet man auch bei geringeren, ja recht untergeordneten entzündlichen Veränderungen im Bereich der Prostata und des Beckenbodens, wohl auch im Zusammenhang mit hämorrhoidalen Venenerweiterungen des Mastdarms Thrombenbildungen und ihre phlebolithischen Folgen im Bereich der von der Prostata zum Blasenhals sich erstreckenden Venenzweige, ebenso wie in Blutaderabschnitten zwischen Blasenhals und Scheidengewölbe älterer Frauen; es handelt sich oft genug um beginnende schwarzrote Thrombenbildung. Sucht man darnach, ist auch der Befund von Blutadersteinen hier gar nicht so selten.

Gelegentlich trifft man Thrombosen in Gefäßen des Randgebietes zerfallender Krebse an, die im Blasenbereich zur Geltung gekommen sind.

Daß im Wundbereich nach Blasenverletzungen Blutschorfe in den gewaltsam durchtrennten Gefäßen gefunden werden, braucht nicht besonders behandelt zu werden. Doch sei darauf verwiesen, daß im Zusammenhang mit gynäkologischen Operationen und Ligaturen am Uterushals thrombotische Veränderungen in der benachbarten Blasenwand, auch im Gewebe der Ureterummantelung sehr wohl denkbar sind. Im Einzelfall, der etwa zu ischämischer Schädigung jener Gegenden geführt haben sollte, müßte man bei der Leichenöffnung darnach suchen. HADDA zufolge kann man nach Mastdarmoperationen mit dem Vorkommen von Thromben in den Venengeflechten der Blase rechnen, ein Umstand, der hämorrhagische Zystitisentstehung begünstige.

Schließlich sei noch angefügt, daß ich einmal bei Varikose des Blasenhalses Bilder beginnender Thrombose in etlichen knotenartigen und strangförmigen Erweiterungen des subepithelialen Blutadernetzes begegnet bin; es handelte sich um jene Beobachtung an einer alten Frau, deren Blase in Abb. 13 und 14 dieses Buches wiedergegeben ist.

Ischämie.

Unter den Vorgängen, welche zum Absterben der inneren Blasenauskleidung führen, sind neben schwer infektiösen und brandigen Zystitiden, sowie neben verhängnisvollen örtlichen Verätzungsfolgen jene Umstände von Blutsperre zu nennen, die das Bild der von STOECKEL so bezeichneten „Cystitis dissecans gangraenosa“ erzeugen. Sie kommt nach anhaltender Harnverhaltung mit akut zunehmender Lichtungsdehnung der Blase zustande. Die rückwärts umgeschlagene, schwangere Gebärmutter, welche zur Pressung und Ausziehung des Blasenhalses und zu einem starken Blasenwandödem (KOLISCHER) führt, verursacht solche Störung; aber auch Myome des Uteruskörpers können zu derartiger Verfangung des aus seiner Haltung und Lage gezerrten Uterus innerhalb der Excavatio rectouterina führen, daß infolge Zerrung und Pressung von Harnröhre, Blasenhals und Blasengrund die Harnentleerung schwieriger und schwieriger wird. Schwellungszustände, wie sie beispielsweise bei der Menstruation auftreten, können dann die Harnsperre vollständig machen (LATZKO und SCHIFFMANN). Infolge des Druckes des geklemmten Uteruskörpers (ob er nun schwanger oder durch Geschwulsteinlagerung vergrößert, gilt gleich) werde der obere Teil des Blasenfundus nach hinten gerichtet und eine Art Winkelbildung der Funduswand bewirkt, die schon CHROBAK kannte. Das sei von wesentlicher Bedeutung für die schwere Harnverhaltung bei eingeklemmtem, vergrößertem Uterus innerhalb des kleinen Beckens. Dadurch komme eine schon vor 150 Jahren von HUNTER, später von ZIEGENSPECK, dann wieder von KÜSTNER hervorgehobene Zweiteilung der Harnblase zustande, die es bewirke, daß gelegentlich die untere Hälfte der Harnblase entleert werden könne, während die obere gefüllt bleibe. Die ganz ungewöhnliche Harnverhaltung führt zur Überdehnung der Blasenmuskulatur und zur Leistungsschwäche des Austreibungsapparates, so daß der Blaseninhalt auf ein Vielfaches des gewöhnlichen Maßes ansteigen könne (über 10 Liter Urin in Fällen VAN PRAGSs und KÜSTNERs). Hydrureter, Ektasie des Nierenbeckens, anderseits träufelnder Harnabgang, aber auch Blasenruptur könnten als Folge eintreten. Komme es in der Tat zur Blasenzerreißung, so entstehe sie auf dem Weg über eine Blasengangrän, die man 2—3 Umständen zuzuschreiben habe: Der übermäßige Harndruck führe zur Blutarmut der Blasenwand, die Verhaltung des oft genug noch dazu infizierten Harnes begünstige seine Zersetzung und fördere die Gewebsschädigung. Zystische und nekrotisierende Veränderungen durch Druck, Infektion und Ätzwirkung bewirkten durchschnittlich in 6 Tagen nach Beginn der Harnverhaltung (KRUKENBERG) die Blasengangrän, welche manchmal nur einzelne Innenwandbezirke, selten die ganze Auskleidung der Blase umfasse. Nach KONRAD und SCHWEITZER läuft dies verhängnisvolle Geschehen manchmal noch wesentlich rascher ab (W. LATZKO und JOS. SCHIFFMANN).

Bei ZANGEMEISTER las ich eine Angabe von HAULTAIN, der unter 54 Vorkommnissen von Blasennekrose 34mal die Ursache in einer Retroflexio uteri gravidi gefunden habe. In wenigen Tagen könne sich die Gangrän der Blasenwand entwickeln, indes in anderen Fällen eine Woche lang Harnträufeln und Ischurie der Nekrose vorausging. Dies sei verständlich, da nach Versuchen von MAY und ALBARRAN beim Tier bereits nach 24stündiger Harnverhaltung außer starker Gefäßinjektion Ekchymosen und Epithelnekrosen in der Blase zu erkennen seien. SPENCER-WELLS habe im Wochenbett eine Blasengangrän nach 48stündiger Harnverhaltung beobachtet.

Neuerdings hat auch die aktinische Gewalt als Verursachung der Blasengangrän Bedeutung gewonnen (HAENDLY). Die Schädigung bietet sich nicht selten unter dem Bild einer dissezierenden Zystitis dar, die HEIDLER veranlaßt hat, von einer Cystitis dissecans actinogenetica zu sprechen.

Die brandigen Teile der Blaseninnenwand können nach Behebung der Harnsperre durch die Urethra abgehen. O. ZUCKERKANDL betont, daß der abgestoßene Innenwandanteil der Blase mitunter eine Dicke von 5 mm habe; er bestehe aus der nekrotischen „Schleimhaut“, an der häufig Reste der Muskelwand hafteten. Die brandige und abgestoßene Innenhaut der Harnblase bleibt mitunter in der Lichtung der Blase liegen und erscheint in ihrer Aufquellung als kindskopfgroße Masse, zugleich als Hindernis für die Harnentleerung (ZANGEMEISTER). Trotz solch eingreifender Gewebsberaubung hat man eine, wenn auch unvollständige Wiederherstellung einer epithelisierten Blaseninnenwand gesehen (SCHMORL). Im übrigen laufen schwere Vorkommnisse der geschilderten Art in das Zustandsbild der narbigen Schrumpfblase aus. Freilich erwachsen aus dem Brand der Harnblasenwand durch Perizystitis und Peritonitis und durch allgemeine septische Erkrankung sehr leicht verderbliche Folgen (ZANGEMEISTER).

Auch durch ungünstige Kindeslage bei verschleppter Geburt (Druck des Kindesschädels gegen die Blase, die anderseits an das Knochengerüst des Beckens gequetscht wird) oder durch weitgehende Gefäßunterbindungen nach operativer Entfernung eines Gebärmutterkrebses kann es zur Ischämie und zur Nekrose von Teilen der Blasenwand kommen.

Anzumerken ist noch, daß die blätterige Ablösung der brandig gewordenen Blaseninnenwand gelegentlich auch beim Mann gefunden wird, und zwar im Gefolge von Prostatahypertrophie oder einer Harnröhrenenge, die aus irgendwelchen Gründen zur Harnverhaltung, also zur Druckanämie der Blasenwand führte (HAUSMANN, BALVAY).

Es dürfte sich, das sei schließlich noch angemerkt, sehr empfehlen, in allen Fällen von lokaler oder umschriebener Blasengangrän, die zur anatomischen Beobachtung kommen — ob in ihrer Vorgeschichte nun entzündliche oder mechanische Umstände, operative oder geburtspathologische Bedingungen eine Rolle spielen, ob kriminelle Verätzungen vorausgingen oder eine Radium- und Röntgenbehandlung der Nachbargegend stattfand — stets sorgsame und ausreichende Gewebsuntersuchungen vorzunehmen, um gegebenenfalls die Rolle der gestörten Gefäßfunktion (Stase?, Thrombose?) als Glied in der Kette der Vorgänge zu erkennen, die zu so ausdrucksvollem Ende führten.

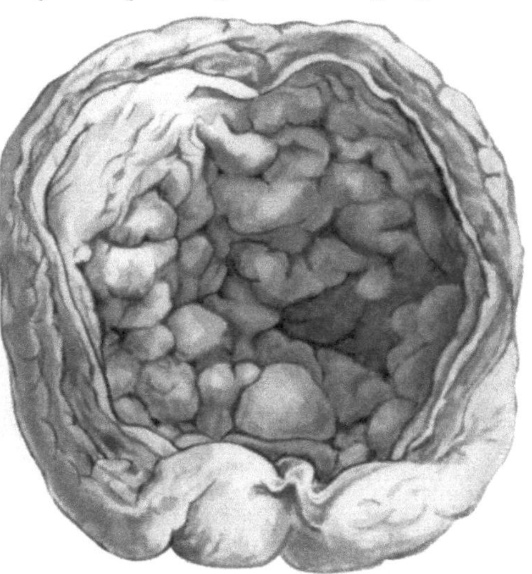

Abb. 23. Ödem der Blasenwand. 4/5 nat. Größe. (Pathologisches Institut Göttingen. M. U. 68.)

Ödem.

Bei der Besprechung der Einklemmungsfolgen des rückwärts umgeschlagenen schwangeren Uterus (Retroflexio uteri gravidi incarcerati) wurde bereits erwähnt, daß Ödemzustände der Blasenwand eintreten. KOLISCHER hat sie zystoskopisch festgestellt und als einen der Umstände für die dabei zustande kommende Harnverhaltung benannt; LATZKO und SCHIFFMANN ersehen in diesen Ödemen nicht die Verursachung, sondern die Folge der Blasendehnung durch Harnverhaltung. STOECKEL hinwiederum schreibt den im Blasenhals sitzenden Ödemen eine mechanische Rolle für die Behinderung der Blasenentleerung zu.

Solche Ödeme wulsten die Innenwand der Harnblase in Form gröberer oder feinerer ungleichmäßiger Kissen vor. Manchmal bietet die ödematische Stelle auch das Bild einer vielblasigen, durchscheinenden Veränderung. KOLISCHER und LATZKO sahen diese traubenähnliche Veränderung frühzeitig am lebenden Menschen zystoskopisch als Ausdruck eines kollateralen Ödems an jener Stelle der Blasenwand, an der ein parazystischer, entzündlicher Vorgang sich zum Durchbruch gegen die Blasenlichtung vorbereitete. Solch bullöses Ödem kann in der Blaseninnenwand jeweils nachbarlich von extravesikal gelegenen Entzündungsherden, in Nachbarschaft zerfallender Geschwülste (des Darmes, der Portio uteri, der Scheide), ferner in Nachbarschaft von Operationsstellen des weiblichen Genitales oder des Mastdarms auftreten. Es kann im Verlauf von Zystitis gesehen werden und kann perizystische, peritoneale und subperitoneale, traumatische entzündliche Veränderungen begleiten. v. FRANQUÉ hat auf das Vorkommen des bullösen Ödems im Bereich eines vorgefallenen cystisch erweiterten Harnleiterendes hingewiesen und dessen Gewebsverhältnisse eingehend beschrieben.

ED. KAUFMANN schilderte das bullöse Ödem als eine gequollene, wulstiggallertig schwappende Masse. v. FRANQUÉ wies darauf hin, daß die Bullae dieser merkwürdigen Schwellung nicht eigentlich Blasen, sondern die strotzend mit Ödemflüssigkeit erfüllten Maschen des lockeren subepithelialen Gewebes der Blasenwand sind. Es ist sehr wohl möglich, daß bei der bald deutlichen Blutarmut solch ödematischer Stellen der Blasenwand eine Gewebsertötung eintritt. SIMON hat dies im Fall eines vorgestülpten, erweiterten Harnleiterendstückes beschrieben.

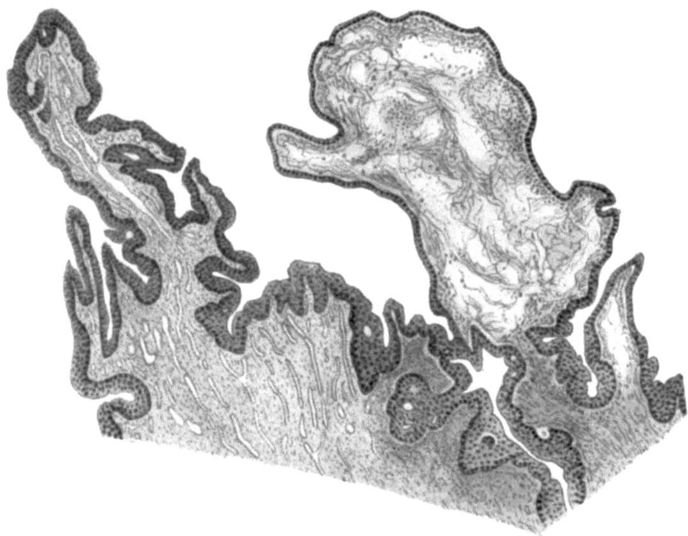

Abb. 24. Ödematöse Zottenbildung der Blasenschleimhaut bei proliferierender Zystitis (STOERCK). (Nach ZUCKERKANDL.)

Auf eine besondere, örtlich umschriebene Form des Harnblasenwandödems hat STOERK hingewiesen. Im Verlauf chronischer, proliferativer Zystitis, die durch geringe entzündlich eitrige Veränderungen, wohl aber durch zottige Neubildung der Innenwand ausgezeichnet ist, kann es zur Zirkulationsstörung solcher Zöttchen kommen. Das führt dann zur Anschwellung derartig polypöser Gebilde. Sie sind förmlich blasig aufgetrieben, durchscheinend; das Ödem setzt jedoch am Stiel des „Polypen" ganz unvermittelt ab. STOERK beschrieb als Ursache solch blasig ödematischer Aufteilung entsprechender Zotten die Ausbreitung eines Krebses in den Lymphbahnen der Blasenwand mit Störung des Lymphabflusses. Er weist auf ROKITANSKY hin, der seinerseits im Zusammenhang mit einem Zottenkrebs des Gebärmutterhalses „akzidentelle Erscheinungen in der Blase" fand, welche in dicht gedrängten, mohnkorngroßen, zarten, gestielten, knolligen, hyalin aussehenden Bläschen, bzw. gestielten Zystchen bestanden. Die größeren derselben hätten einen Bau aus sehr zartem, maschigem Bindegewebe, erfüllt von einem dünnen Serum aufgewiesen. Ein andermal handelte es sich in einer Beobachtung STOERKs um perizystische Schwielenbildung als Vorbedingung für die zottig-hydropische Veränderung der Blaseninnenwand. Man wird wohl, wie dies ZUCKERKANDL tat, auch an mechanische

Störungen der Zirkulation im Zöttchenstiel durch Drehung und Knickung unter Umständen denken dürfen (Abb. 24).

Schweres Blasenödem sah ich gelegentlich bei einer Frau, die als Abtreibungsversuch bei sich selbst die Einspritzung eines differenten Mittels (Seifenwasser) vornahm, vom Scheidengewölbe aus aber in die Blase geriet und die Blase nach links oben perforierte. Trotz eingreifender gynäkologischer Operation trat der Tod ein. Die fragliche Blasenstelle war genäht worden, ein mächtiges, wulstiges, blasses Ödem bedeckte die Nachbarschaft der übernähten Verletzungsstelle.

Über angioneurotische Ödembildung im Bereich des ganzen Harn- und Geschlechtsapparates hat N. Blaustein Mitteilung gemacht.

Schrifttum.

Albarran: (a) Sog. perirenale Hydronephrose. Diskussion. Semaine méd. **1899**, 165. (b) Harnverhaltung und Blasennekrose. Arch. Méd. expér. **1890**, 181. (c) Les tumeurs de la vessie, p. 35. Paris 1892. — Albarran-Grunert: Operative Chirurgie der Harnwege. Jena 1910.

Baisch: Blutung nach Entleerung der überdehnten Harnblase. Z. gynäk. Urol. **1** (1909). — Balvay: Cystit. pseudomembr. chez un prostatique. Lyon méd. **1898**. Erwähnt nach Zuckerkandl. — Baraduc: Varices de la vessie. Thèse de Paris **1877**. Erwähnt nach Marion. — Bartels, Paul: Das Lymphgefäßsystem, S. 211 u. 231. Jena 1909. — Blaustein, N.: Angioneurotic oedema of entire genitonrinary system. J. of Urol. **16**, Nr 5, 379 (1926). — Blum: (a) Purpura vesicae. Wien. med. Wschr. **1914**. (b) Purpura der oberen Harnwege. Z. Urol. **18**, 491 (1924). (c) Zur Diagnostik und Therapie renaler Massenblutungen. Z. urol. Chir. **19**, 169 (1925). — Bühler, Fritz: Beitrag zur Frage der Urolithiasis besonders in Verbindung mit Leukämie und Rückenmarksverletzungen. Z. urol. Chir. **37**, 406 (1933).

Cantoni: Zyklische Hämaturie bei Frauen. Riv. ital. Ginec. **1**. — Casper Leopold: Handbuch der Zystoskopie, 4. Aufl. Leipzig 1921. — Cassuto, A.: Purpura vesicae (zwei Beobachtungen). Z. urol. Chir. **22**, H. 3/4, 202. — Ceelen: Über essentielle Nierenblutungen. Virchows Arch. **275** (1929). — Chiari, Hanns: (a) Über das Vorkommen lymphatischen Gewebes in der Schleimhaut des harnleitenden Apparates des Menschen. Österr. med. Jb. **1881**, 9. (b) Demonstration über Meningitis suppuration cerebrospinalis meningococcica. Dtsch. med. Wschr. **1915**, 935. — Chrobak: Harnverhaltung bei Incarceratio uteri gravidi retroflexi. Slg klin. Vortr., N. F. **1904**, 377. — Coenen: (a) Das perirenale Hämatom und seine Beziehung zur sog. perirenalen Hydronephrose (Hygroma renis und zur sog. subkapsulären Hämatonephrose (Haematoma renis). Beitr. klin. Chir. **70**, 494 (1910). (b) Über hämorrhagische Zysten der Lumbalgegend und des Bauches. Z. ärztl. Fortbildg **9** (1912). — Connerth: Hygroma perirenalis. Z. urol. Chir. **11** (1923). — Cunéo et Marcille: Note sur les lymphatique de la vessie. Bull. Soc. Anat. Paris, VI. s., **76 III**, 649 (1901).

Doll: Die Apoplexie des Nierenlagers. Münch. med. Wschr. **1907**, Nr 49, 2417.

Ekehorn: Die anormalen Nierengefäße können eine entscheidende Bedeutung für die Entstehung der Hydronephrose haben. Arch. klin. Chir. **11** (1879).

Fahr: Kreislaufstörungen der Nieren. Handbuch der pathologischen Anatomie und Histologie, Bd. 6, Teil 1, S. 137. 1925. — Fenwick, H.: The venous system of the bladder and its surrounding. J. Anat. a. Physiol. **19**, 320 (1885). — Flaskamp: Über Röntgenschäden und Schäden durch radioaktive Substanzen. Sonderbände zu Strahlenther. **12** (1930). — Frank: Handbuch der Krankheiten des Blutes und der blutbildenden Organe. Berlin 1925. — Franqué, Otto v.: Über den Vorfall des Harnleiters durch die Harnröhre, nebst Bemerkungen zur Histologie des Oedema bullosum. Mschr. Geburtsh. **38**, 115 (1913). Frommolt: Zwei Fälle von Adenomyosis der weiblichen Blase. Zbl. Gynäk. **51**, 1159 (1927). Fuchs, Felix: (a) Untersuchungen über die innere Topographie der Niere. Z. urol. Chir. **18** (1925). (b) Über den pyelovenösen Reflux der menschlichen Niere. Z. urol. Chir. **22** (1927). (c) Über den pyelovenösen Reflux der menschlichen Niere (2. Mitt.). Z. urol. Chir. **23** (1927). (d) Betrachtungen über den Bau und funktionelle Bedeutung des Nierenstromes und der fibrösen Kapsel. Z. urol. Chir. **25** (1928). (e) Beobachtungen über die Benetzung der Nierenoberfläche bei künstlicher Durchströmung des Organs. Wien. klin. Wschr. **20** (1929). (f) Zur Frage der pyelographisch sichtbaren Nierenbeckenextravasate. Z. urol. Chir. **27** (1929). (g) Zur Frage der pyelographisch sichtbaren Nierenbeckenextravasate (2. Mitt.). Z. urol. Chir. **30** (1930). (h) Pyelovenöser Reflux und Hydronephrose. Dtsch. Z. Chir. **224** (1930). (i) Die Hydromechanik der Niere. Anatomische und experimentelle Grundlagen, biologische und klinische Bedeutung. Z. urol. Chir. **33**, 1 (1931).

Gerota: (a) Über die Lymphgefäße und Lymphdrüsen der Nabelgegend und der Harnblase. Anat. Anz. **12**, 89 (1896). (b) Bemerkungen über die Lymphgefäße der Harnblase.

Anat. Anz. **13**, 605 (1897). (c) Über die Anatomie und Physiologie der Harnblase. Arch. f. Physiol. **1897**, 428. — GILLETTE: Recherches anatomiques sur les Veines de la Vessie et sur les Plexus veineux intrapelvieus. J. Anat. et Physiol. **1869**, 470. — GOTTLIEB: Über die sog. essentielle Hämaturie. Z. urol. Chir. **18**, 237 (1925). — GROSGLIK: Über Blutungen aus anatomisch unveränderten Nieren. Slg klin. Vortr. **1898**. — GRUBER, GEORG B.: Die Nierenschädigungen durch Verschüttung und durch mittelbare fernwirkende Gewalt usw. Mschr. Unfallheilk. **26**, Nr 9/10 (1919). — GRUBER, GG. B. u. P. FRANK: Klinisch-pathologische Beiträge zum Gebiet der Urologie. Über ein sog. intrarenales Aneurysma der Nierenarterie und über intrarenale Varixbildung der Nierenvenen. Z. urol. Chir. **13**, 107 (1923).

HADDA: Über hämorrhagische Zystitis nach Operationen am Mastdarm. Berl. klin. Wschr. **1910**, 1579. — HAENDLY: Pathologisch-anatomische Ergebnisse der Strahlenbehandlung. Strahlenther. **12**, 1 (1921). — HAULTAIN: Blasennekrose bei Retroflexio uteri gravidi. Brit. gynaec. J. **5**, 484 (1890). Erwähnt nach ZANGEMEISTER. — HAUSMANN: Ein Fall von Diphtherie der Blasenschleimhaut usw. Mschr. Geburtskde **31**, 132 (1868). HEIDLER: Cystitis dissecans gangraenosa (STOECKEL) actinogenetica. Z. Geburtsh. **92**. H. 1 (1927). — HEILMANN, P.: Beitrag zur Frage der pararenalen oder perirenalen Blutungen. Virchows Arch. **277**, 256 (1930). — HEISS, ROBERT: Beiträge zur Anatomie der Blasenvenen. Arch. f. Anat. **1915**, 265. — HENSCHEN, FOLKE: Nierenbecken und Harnleiter. JOESTS Spezielle pathologische Anatomie der Haustiere, Bd. 3, S. 375. 1924. — HILDEBRAND: Pararenales Hämatom und paranephritische Blutzyste. Dtsch. Z. Chir. **40** (1894). HOGGAN: On the comparative anatomy of the lymphatics of the mammalian urinary bladder. J. Anat. a. Physiol. **15**, 355 (1881). — HOLZBACH: Blasenblutung bei Retroflexio uteri gravidi. Z. gynäk. Urol. **1**, Nr 3 (1909). — HOU-JENSEN: Die Verästelung der Arteria renalis in der Niere des Menschen. Z. Anat. **91** (1930). — HÜCKEL: Beitrag zur Frage der sog. essentiellen Hämaturie. Z. urol. Chir. **25** (1928). — HÜCKEL, R.: Anatomischer Beitrag zur Klärung dunkler Nierenblutungen. Dtsch. Z. Chir. **201**, 190 (1924).

ISRAEL, JAMES: Nierenkolik, Nierenblutung und Nephritis. Dtsch. med. Wschr. **1902**, 145.

JANSSEN: Zur Frage der Nierenblutungen aus nicht erkennbarer Ursache (essentielle Hämaturie). Z. urol. Chir. **16**, 87 (1924). — JOESSEL u. WALDEYER: Lehrbuch der topographischen Anatomie des Menschen, Bd. 2, S. 614f. — JOSEPH: Endometriose der Harnblase. Zbl. Chir. **57**, 113 (1930). — JOSEPH, EUGEN: Lehrbuch der diagnostischen und operativen Zystoskopie. Berlin 1929. — JOSEPH, H.: Blutung in das Nierenlager. Dtsch. Z. Chir. **94**, 461 (1908). — JOSSIFOW, G. M.: Das Lymphgefäßsystem des Menschen, S. 155. Jena 1930.

KAUFMANN, EDUARD: Lehrbuch der speziellen pathologischen Anatomie, 7. u. 8. Aufl., S. 1016, 1116. 1922. — KIRMISSON: Sog. perirenale Hydronephrose. Diskussion. Semaine méd. **1899**, 165. — KOCH, ERNST: Zur Frage der Herkunft der Massenblutungen im Nierenlager. Dtsch. Z. Chir. **118**, 350 (1912). — KOLISCHER: Tubenblasenfistel. Das bullöse Ödem der weiblichen Blase. Zbl. Gynäk. **19**, 113, 723 (1895). — KONRAD: Inkarzeration eines retroflektierten Uterus. Gangrän der Harnblasenschleimhaut. Zbl. Gynäk. **1900**, 1023. — KRAUCHER, G.: Beitrag zur Klinik der hämorrhagischen Blasenerkrankungen. Z. urol. Chir. **34**, 420 (1932). — KRAUSE, W.: Handbuch der menschlichen Anatomie, 3. Aufl. des C. KRAUSEschen Handbuchs, Bd. 1, S. 248. Hannover 1876. — KRETSCHMER: Statistik über Vorkommnisse von Hämaturie. Surg. etc. **1925**, 40. — KROHN: Zur Frage der sog. essentiellen Hämaturie. Z. urol. Chir. **22**, 467 (1927). — KRUCKENBERG: Die Gangrän der Harnblase bei Retroflexio uteri gravidi. Arch. Gynäk. **19**, 261 (1882). — KÜSTNER: Form der Blase bei Incarceratio uteri gravidi. Zbl. Gynäk. **1914**, 141. — KUMITA: (a) Über die Lymphgefäße der Nieren und Nebennierenkapsel. Arch. f. Anat. **1909**, 49. (b) Über die Lymphbahnen des Nierenparenchyms. Arch. f. Anat. **1909**, 1. — KUPRIJANOW: Das intrarenale arterielle System gesunder und pathologischer Nieren. Dtsch. Z. Chir. **188** (1924).

LÄWEN: Über das sog. perirenale Hämatom und andere spontane retroperitoneale Massenblutungen (Steinniere!). Dtsch. Z. Chir. **113**, 367 (1912). — LATZKO: Über inkrustierte Blasengeschwüre. Wien. klin. Wschr. **1901**, Nr 18. — LATZKO u. SCHIFFMANN: Erkrankungen des weiblichen Harnapparates usw. In Biologie und Pathologie des Weibes von HALBAN u. SEITZ, Bd. 5, Teil 4, S. 1070f. u. 1358f. 1928. — LAUCHE, A.: (a) Die extragenitalen. heterotopen Epithelwucherungen vom Bau der Uterusschleimhaut. Virchows Arch. **252**. 39—88 (1924). (b) Zur Frage der Entstehung der heterotopen Uterusschleimhaut. Zbl. Path. **35**, 274, 676 (1924/25). (c) Über die heterotopen Wucherungen vom Bau der Uterusschleimhaut. Krit. Sammelreferat. Mschr. Geburtsh. **68**, 113 (1925). — LEGEU: L'anatomie chirurgicale du bassinet et l'exploration interieure du rein. Ann. Mal. génito-urin. **1891**. LEJARS: Les Veines de la capsule adipeuse du rein. Arch. de Physiol. **1891**. — LENDORF, AXEL: Beiträge zur Histologie der Harnblasenschleimhaut. Anat. H. **17**, 55 (1901). — LENK: Über Massenblutungen in das Nierenlager. Dtsch. Z. Chir. **102**, 222 (1909). — LINZENMEIER: Blutung nach Entleerung der überdehnten Harnblase. Z. gynäk. Urol. **2** (1910). — LOENNE: Eine zyklische Blutung aus Blase und linkem Ureter bei fehlender

Uterusblutung. Zbl. Gynäk. **49**, 1129 (1925). — LUDWIG u. ZWARYKIN: Die Lymphwurzeln in der Niere des Säugetiers. Sitzgsber. Akad. Wiss. Wien, Math.-naturwiss. Kl. II **47**, 242. LUTZ, G.: Profuse Hämaturie infolge eines Nierenbeckenkavernoms. Z. urol. Chir. **17**. H. 1/2 (1925).

MACKENZIE: Statistik der Hämaturievorkommnisse. Surg. etc. **1924**, 39. — MARCUS: Experimentelle Untersuchungen über das Rückströmen von Harnblaseninhalt. Wien. klin. Wschr. **1903**, 725. — MARION: (a) Un cas d'hématurie par rupture d'une varice vésicale. J. d'Urol. **1921**. (b) Traité d'Urologie, Tome 1, p. 554. 1928. — MATUSOVSZKY: Über die Varizen der Harnblase. Z. Urol. **19**, 207 (1925). — MAY: Harnverhaltung und Blasennekrose. Über die Reklination der schwangeren Gebärmutter. Inaug.-Diss. Gießen 1869. MEIXNER: Zerreißung der Bauchaorta und der linken Nierenschlagader mit ungewöhnlichem Verlauf. Dtsch. Z. gerichtl. Med. **20**, 344 (1933). — MEYER, ROBERT: Die Pathologie der Bindegewebsgeschwülste. Handbuch der Gynäkologie (VEIT), herausgeg. von W. STOECKEL, Bd. 6, 1, S. 211. 1930. — MINKOWSKI: Über perirenale Hydronephrose. Mitt. Grenzgeb. Med. u. Chir. **16** (1906). — MORSON, A. CHLIFFORD: The pathology and treatment of a vesical tumour resembling an endometrioma. Brit. J. Surg. **15**, 264 (1927). — MÜLLER, J.: Endometrioide Adenomatose (Adenomyosis) und Zystadenomatose der Harnblase. Arch. klin. Chir. **145**, 394 (1927).

OEHLECKER, F.: Endometriose (Adenomyosis) der Harnblase. Zbl. Chir. **57**, 2 (1930). ORTH. OSKAR: Stellungnahme zu gewissen Blutungen aus Blase und Niere. Dtsch. Ges. Urol. München 1929. — OTTOW, B.: Wesen, Diagnose und Therapie der herotopen Endometriose der weiblichen Harnblase. Zbl. Gynäk. **53**, 3330 (1929).

PASCHKIS: (a) Purpura vesicae. Wien. med. Wschr. **1921**, Nr 39/40 u. 42. (b) Die Erkrankungen der Harnblase. Die sog. Purpura der Blase. Handbuch der Urologie von v. LICHTENBERG, VOELCKER u. WILDHOLZ, Bd. 5, S. 100. 1928. — PASSET: Essentielle Nierenblutung. Zbl. Krkh. Harn- u. Sex.organe **5**, 387 (1894). — PEPI, O.: Sulla porpora della vescica. Giorn. veneto Sci. med. **5**, No 7, 465 (1931). — PETRI, ELSE: Vergiftungen. Handbuch der speziellen pathologischen Anatomie und Histologie von HENKE u. LUBARSCH, Bd. 10, S. 558. 1930. — PICK: Spontanblutung in das Nierenlager. Med. Klin. **1910**. — PLAUT, A.: Adenomyosis der Harnblase. Zbl. Gynäk. **53**, 3358 (1929). — PODRINEC, E. u. W. POLLAK: Über Blasenblutungen bei Grippe. Mschr. Kinderheilk. **43**, H. 5, 480 (1929). PÖSCH, WALTER: Über den Nachweis von Hämosiderin im Endometrium. Arch. Gynäk. **123**, 671 (1924). — PRAETORIUS: Purpura der oberen Harnwege. Z. Urol. **18**, 193 (1924). PRAGS, VAN: Erwähnt nach LATZKO u. SCHIFFMANN.

QUINBY: Essentielle Nierenblutung. J. of Urol. **1920**.

RAVASINI: Essentielle Nierenblutung. Dtsch. Ges. Urol. München 1929 (Aussprache). RECKLINGHAUSEN, v.: Über venöse Embolie usw. Virchows Arch. **100**, 527. — REEB: Blasenblutung bei Retroflexio uteri gravidi. Mschr. Geburtsh. **24**, 126 (1906). — RICKER: (a) Über die hämorrhagische Infarzierung des Nierenlagers und andere kapilläre Diapedesisblutungen großen Umfangs an und in Organen der Bauchhöhle. Beitr. path. Anat. **50**, 579 (1911). (b) Bemerkung zu der Abhandlung von A. LÄWEN über das sog. perirenale Hämatom und andere, spontane retroperitoneale Massenblutungen. Dtsch. Z. Chir. **114**, 287 (1912). (c) Pathologie als Naturwissenschaft — Relationspathologie, S. 98. Berlin 1924. — RINDOWSKY: Die Lymphgefäße der Niere. Zbl. med. Wiss. **1869**, 145. — ROTH: Spontan. perirenal haematoma. California State J. med. **22**, 54 (1924). Ref. Z. urol. Chir. **16**. 88 (1924). — ROTH, H. A.: Vikariierende Menstruation. 201 Vorkommnisse, darunter 2 Nierenblutungen und 9 Blasenblutungen. Mschr. Geburtsh. **51**. — RUBRITIUS: Die klinische Bedeutung der Hämaturie. Wien: Ricola 1923.

SABATIER: Névralgie hématurique. Rev. de Chir. **1889**, 62. — SAKATA: Über den Lymphapparat des Harnleiters. Arch. f. Anat. **1903**, 1. — SAUSSURE-FORD: Zyklische Hämaturie bei Frauen. Amer. J. Obstetr. **12**, 154. — SCHEELE u. KLORE: Essentielle Hämaturie. Arch. klin. Chir. **134**, 388—438 (1925). — SCHINDLER: Zur Frage der Adenomyosis der weiblichen Genitalorgane, besonders des Eierstockes, zugleich über die endometrioide Fehlbildung der Tubenschleimhaut (Übergreifen auf die Harnblase). Frankf. Z. Path. **32**, 128 (1925). — SCHLICHTING: Spontane Blutungen in das Nierenlager. Dtsch. Z. Chir. **114**, 281 (1912). — SCHMERBER: Nierengefäße. Thèse de Lyon **1895**. — SCHMORL-OSTERLOH: Über einen Fall von Retroversio uteri gravidi incarcerata. Zbl. Gynäk. **19**, 924 (1895). SCHÜPBACH: Zur Kenntnis der sog. essentiellen Hämaturie. Z. urol. Chir. **1913**, H. 1, 270. SCHULTHEIS, THEODOR: Histologische Untersuchungen an Steinnieren. Z. urol. Chir. **31**. 193 (1931). — SCHWEITZER: Über Cystitis dissecans gangraenescens (STOECKEL) infolge Retroflexio uteri gravidi incarcerati. Zbl. Gynäk. **47**, 1140 (1923). — SENATOR: Renale Hämophilie. Berl. klin. Wschr. **1891**, Nr 1. — SHAPIRO, J. J.: Purpura of bladder. J. of Urol. **20**, Nr 5, 591 (1928). — SILBERNAGL: Nierenlagerblutung. Med. Inaug.-Diss. München 1931. — SIMON: Vorfall und Gangrän des erweiterten Ureterendes. Zbl. Gynäk. **29**, Nr 3, 76 (1905). — SMITH: An unusual case of unilateral renal bleeding. J. Canad. med. Assoc. **24**, 268 (1931). — SPENCER-WELLS: Blasengangrän im Wochenbett. Obstetr. Trans. **8**,

354. — SSYSGANOW: Über das Lymphsystem der Nieren und Nierenhüllen beim Menschen. Z. Anat. **91** (1930). — STAHR, A.: (a) Bemerkungen über die Verbindungen der Lymphgefäße der Prostata mit denen der Blase. Anat. Anz. **16**, 27 (1899). (b) Der Lymphapparat der Nieren. Arch. f. Anat. **1900**, 41—84. — STEVENS u. PETERS: Purpura vesicae. Trans. amer. med. Assoc. genito-urin. Surg. **12** (1919). — STIEDA: Angiom einer Nierenpapillenspitze als Ursache schwerster Blutung. Beitr. path. Anat. **71**, 545 (1923). — STÖCKEL: Über die Veränderungen der weiblichen Blase nach Blasengangrän. Mschr. Geburtsh. **17**, 1239 (1903). — STOECKEL: Cystitis gangraenosa dissecans. Zbl. Gynäk. **47**, 1467 (1923). STOERK: Beiträge zur Pathologie der Schleimhaut der harnleitenden Wege. Beitr. path. Anat. **26**, 367 (1899). — STRAUSS, H.: Über menstruelle und hypertonische Hämaturien. Nebst Bemerkungen über Kristallverklumpung. Z. urol. Chir. **12**, 84 (1923). — SZABO: Beiträge zur Purpura vesicae. Bruns' Beitr. klin. Chir. **127**, 116 (1922).

UNRUH: Über Blutungen im Nierenbecken und in den Ureteren bei Pocken. Arch. Heilk. **1872**.

VILLEMIN-BOECKEL: Un cas des Purpura vésical. J. d'Urol. **12**, 280 (1921). Ref. Z. urol. Chir. **9**, 260 (1922). — VIRCHOW, RUD. u. R. KRAUSE: Bindegewebshäute und Lymphspalten. Ein Briefwechsel. Virchows Arch. **162**, 541 (1900). — VOGEL: Über die Bedeutung der retrograden Metastase innerhalb der Lymphbahn für die Kenntnis des Lymphgefäßsystems parenchymatöser Organe. Virchows Arch. **125**, 495 (1891). — VOGEL, JULIUS: Über variköse Blasenblutungen. Berl. klin. Wschr. **1910**, 781. — VOLTERRA: Pathogenese der Nierenblutungen und ihre anatomischen Ursachen. Zbl. inn. Med. **36** (1926).

WALDEYER: Siehe JOESSEL-WALDEYER. — WARSCH: Zur Frage der sog. „essentiellen Hämaturie" der Niere. Z. urol. Chir. **26**, 339 (1929). — WESSEL: Essentielle Hämaturie. Inaug.-Diss. Köln 1923. Erwähnt bei JANSSEN. — WHITEHOUSE, H. B.: Endometrioma invading the bladder removed from a patient, who had never menstrualed. Proc. roy. Soc. med. **19**, Nr 3, 15 (1926). — WULFF: Schwere rechtsseitige Nierenblutung in der Gravidität, ohne daß die Niere erkrankt war. Dtsch. med. Wschr. **1907**, 1882. — WUNDERLICH: Apoplexie des Nierenlagers. Path. und Therapie, Bd. 3, S. 426. 1856.

ZANGEMEISTER: (a) Die Beziehungen der Erkrankungen der Harnorgane zu Schwangerschaft, Geburt und Wochenbett. Verh. dtsch. Ges. Gynäk. **1913 I**, 64. (b) Incarceratio uteri gravidi. Längsdehnung der Harnröhre. Verh. dtsch. Ges. Gynäk. **15**, H. 1 (1913). ZIEGENSPECK: Über normale und pathologische Anheftungen der Gebärmutter usw. (Retroflexio uteri und Blase). Arch. Gynäk. **31**, 50 (1887).

4. A. Ablagerungen und Speicherungen im Bereich der ableitenden Harnwege.

Anhang: Der Leichenharn.

4. B. Harnsteine.

Von

Georg B. Gruber-Göttingen.

Mit 83 Abbildungen.

A. Ablagerungen und Speicherungen.

Über Ablagerungen und Speicherungen in den Wandgeweben der ableitenden Harnwege ist bisher fast nicht geforscht worden. Mit Ausnahme gewisser Färbungsunregelmäßigkeiten umschriebener Wandstellen im Rahmen der sog. Malakoplakie der Harnblase und ihrer durch Blutungsfolgen verursachten besonderen Veränderungen in Aussehen und Gewebsverhältnissen — beide Möglichkeiten werden an anderem Ort gewürdigt[1] — hat man sich mit Stoffablagerungen in den fraglichen Gebieten so gut wie nicht beschäftigt. Es beruhen daher die kärglichen Angaben der folgenden Zeilen auf Wahrnehmungen im eigenen Wirkungskreis, wobei ich von Werner Schultheis freundlich unterstützt worden bin, der in einer kleinen Veröffentlichung die wesentlichsten Ergebnisse einer Reihenuntersuchung bereits niedergelegt hat. In folgender Anordnung werde ich die fraglichen Veränderungen besprechen:

1. Hyalin- und Amyloidablagerungen.
2. Fettige Stoffe in den Wänden der ableitenden Harnwege.
3. Glykogenablagerung.
4. Farbstoffablagerungen.
5. Kalkablagerungen.

1. Hyalin- und Amyloidablagerungen.

a) Hyaline Ablagerungen kann man gelegentlich — immerhin selten genug — innerhalb der drüsenähnlichen Buchten der Harnblase, namentlich in der Gegend des Blasenausgangs finden, welche als v. Brunnsche Krypten bezeichnet werden (vgl. S. 25).

Es handelt sich hier um leimähnliche, offenbar eiweißhaltige Ausscheidungen oder Ablagerungen, die im übrigen, wie wir in einem Einzelfall sahen, kleinen strahlig angeordneten Kristallen als Mutterstoff oder als Wiege dienen und also möglicherweise auch einmal den ersten greifbaren morphologischen Hinweis für eine Steinkernbildung in der Blase bieten (Abb. 1); es ist anzumerken, daß jene Blase einer 52jährigen Frau durch mäßige Zystitis ausgezeichnet war.

---

[1] Vgl. S. 183 und S. 375.

Hyaline Veränderung haben wir gefunden bei einem 39jährigen Blasensteinkranken, der an Stelle des meist völlig zugrunde gegangenen Epithels der Harnblase eine mehr oder weniger gleichmäßig aussehende, ohne Einzelheiten darbietende, eosinfärbbare Randzone zeigte; es dürfte sich dabei um Verquellung der Innenwandzone der Blase bei schwerer Urinzersetzung und nach Druckbeeinträchtigung durch den Stein gehandelt haben. Tiefer in der Blasenwand fand sich ausgesprochen chronisch-entzündliche Zelleinlagerung, vor allem auch Plasmazellen, eosinophile Leukozyten und vereinzelte hyaline Kugeln (Russell-Körperchen). An anderen Stellen war das Epithel wohl erhalten, das hyaline Aussehen fehlte.

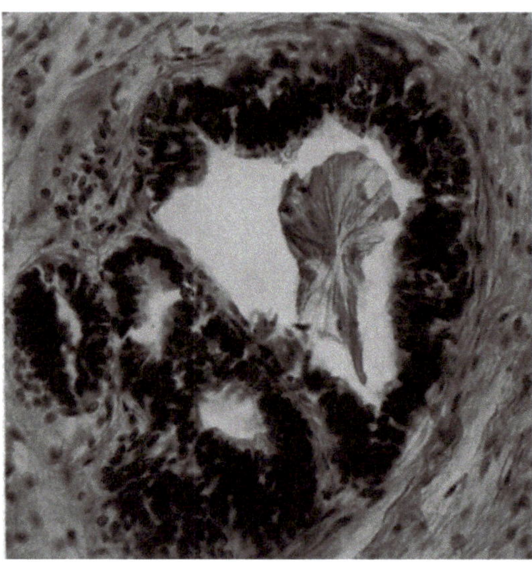

Abb. 1. Kristallisation in einer hyalinen, kolloidartigen Ausscheidungsmasse einer v. Brunnschen Bucht der Harnblase. (Von einer 52jährigen Frau mit leichter Cystitis urinaria.)

In anderen Fällen — und zwar meistens nach langwierigen Entzündungen der Harnwege — zeigte das Stützgewebe des Nierenbeckens Zeichen der Aufquellung und hyaliner Veränderung; dasselbe Bild boten gelegentlich die Wandungen kleiner Gefäße des Nierenbeckens. Am häufigsten trifft man hyalines Aussehen wohl im Zwischengewebe der in die Kelche des Nierenbeckens vorragenden Markpapillen.

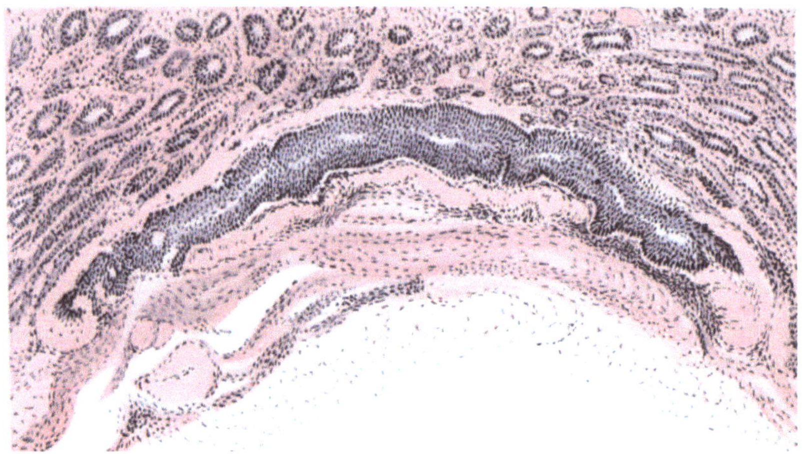

Abb. 2. Hyalinisierung, Einengung und Verschluß von Gefäßkapillaren des Nierenbeckens einer nephritischen Niere mit leichter Pyelitis und angeblich „essentieller" Blutung. (Innsbrucker Beobachtung, bearbeitet von N. Warsch.)

Ein besonderes Vorkommnis hyaliner Veränderungen des Nierenbeckenstützgewebes habe ich bei Untersuchung von Nieren festgestellt, welche wegen sog. „essentieller" Blutung operativ entfernt worden waren. Warsch hat sie beschrieben und dabei der eigenartigen hyalinen Umwandlung oder Aufquellung der präkapillären Gefäßwände nahe dem Epithel des Nierenbeckens gedacht. Abgesehen von ihren Endothelkernen waren Einzelheiten der sehr dicken, durchaus hyalinen Wände nicht feststellbar. Wie ein einziges, dickes Band, ganz gleichmäßig eosinrot gefärbt, zog sich jeweils die Gefäßwand um die äußerst kümmerliche Endothellage herum. Manchmal waren die Kapillargefäße mit einer hyalisierten Wand durch völligen Lichtungsverschluß ausgezeichnet. Die Abb. 2 zeigt diese bandartigen, hyalinisierten Gefäßlagen fast unmittelbar unter dem Epithel des Nierenbeckens.

Die von W. SCHULTHEIS besonders hervorgehobenen hyalinen RUSSELLschen Körperchen habe ich in sehr vielen Fällen chronischer Pyelitis gefunden, und zwar bei unspezifischen wie bei spezifischen Entzündungen; daß es immer „fuchsinophile" Körperchen gewesen seien, muß ich aber in Abrede stellen; wenigstens färbten sich bei Anwendung eines VAN GIESONschen Farbgemisches manche RUSSELL-Körper schmutzig rotgelb bis braungelb, ein Ton, der zwischen der Stufe des Pikrinsäuregelbs und der des Fuchsinrots lag; natürlich muß bei solcher Feststellung auch an die mengenmäßige Bereitung des verwendeten Farbgemisches gedacht werden, denn man kann bei Überschuß von Pikrinsäure die hyalinen Kugeln auch gelb färben. Was die Herkunft der RUSSELL-Körper anbelangt, so hat sich W. SCHULTHEIS an Hand seiner Ablagerungsuntersuchungen in den Wänden der ableitenden Harnwege nicht entschließen können, sie lediglich von einer einzigen Zellart, etwa den Plasmazellen, herzuleiten.

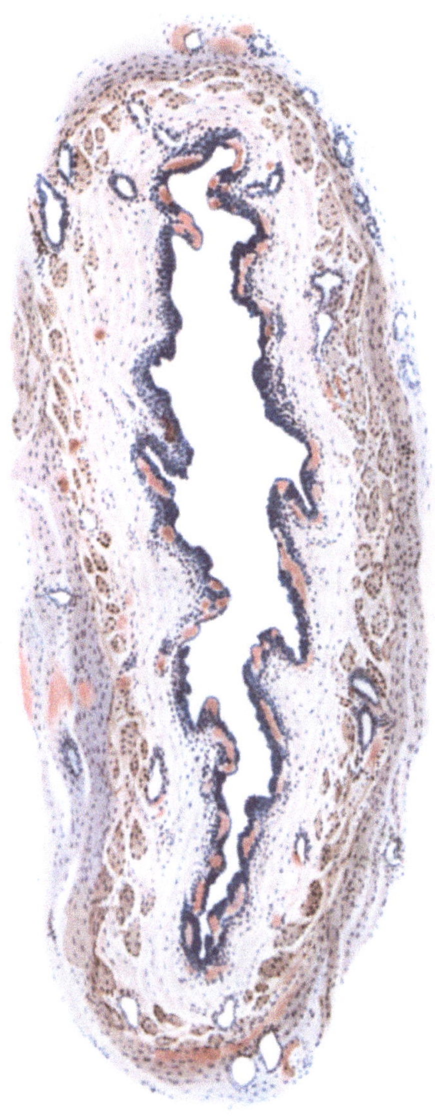

Abb. 3. Harnleiter mit Amyloidablagerung, hauptsächlich in der Wand submukös angeordneter Gefäße, da und dort auch im Bereich der glatten Uretermuskulatur. (Färbung mit Hämatoxylin-Kongorot. Lupenvergrößerung. Pathologisches Institut Göttingen.)

b) Amyloidablagerung im Rahmen allgemeiner Amyloidosis findet sich in den Wänden der ableitenden Harnwege nicht in einer auffallenden, die grob sinnlich wahrnehmbaren Eigenschaften der Gewebe beeinträchtigenden Weise. Meist ist das Amyloid gebunden an die feineren und feinsten Gefäße des Nierenbeckens, des Harnleiters und der Blase. Man findet es gelegentlich sehr ausgesprochen gerade in der Wand der Haargefäße ausgebildet, welche unmittelbar unter dem Epithel das Stützgewebe versorgen (Abb. 3 und 4). Die Haargefäße erscheinen in solchen Fällen oft äußerst plump, dickwandig, ihre Lichtung scheint verschlossen oder doch stark eingeengt. Seltener greift die amyloide Veränderung auch auf das Stützgewebe über; gelegentlich sahen wir einzelne Züge der glatten Muskulatur des

Nierenbeckens und der Harnleiter vom Amyloid befallen. Bei einem Kranken mit schwerster allgemeiner Amyloidosis deckte die Gewebsuntersuchung nach dem Tode reichliches Amyloid der Nierenbeckengefäße und der kleinen und größeren Schlagader- und Blutaderzweige des Harnleiters auf; auch waren Teile seiner Muskelwebung und des Stützgewebes der Innenwand durch den metachromatischen Ton des zur Färbung verwendeten Methylvioletts ausgezeichnet; dasselbe galt von der Harnblase.

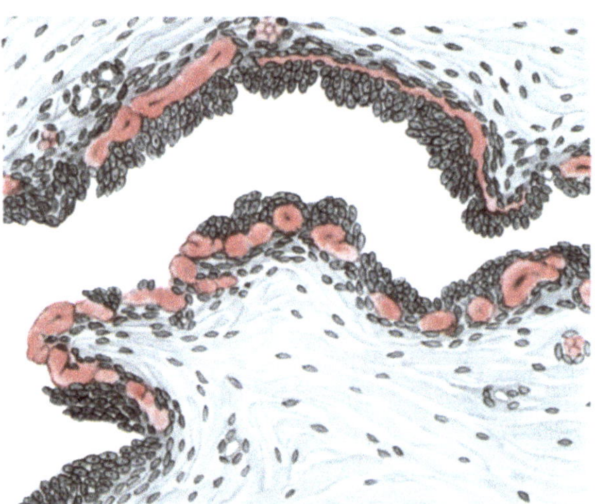

Abb. 4. Amyloid der feinen, subepithelialen Gefäße eines Harnleiters. Starke Einengung und Verschluß der Gefäßlichtung. (Pathologisches Institut Göttingen.)

Diese Erfahrung ist ziemlich übereinstimmend an einem Dutzend von Fällen allgemeiner Amyloidose gewonnen[1], die teils durch Entzündung der Harnwege ausgezeichnet, teils völlig frei von Entzündung befunden worden waren. Die der Amyloidose zugrunde liegenden Krankheiten bedingten keine Verschiedenheit in der Ausprägung des Amyloids innerhalb der Harnbahnwände. Auch die Tatsache, daß in einigen Fällen mehr oder weniger deutlich die amyloidveränderten feinen Gefäße eine Andeutung sehr gleichmäßiger Sudan-III-Färbbarkeit ergaben, daß also im gleichen Gewebsgebiet irgendwelche Fett- oder fettähnliche Stoffe ihren Niederschlag gefunden, konnte nicht zu einer weiteren Sonderung der Amyloidfälle nach ihrer Stärke oder ihrer pathogenetischen Besonderheit führen.

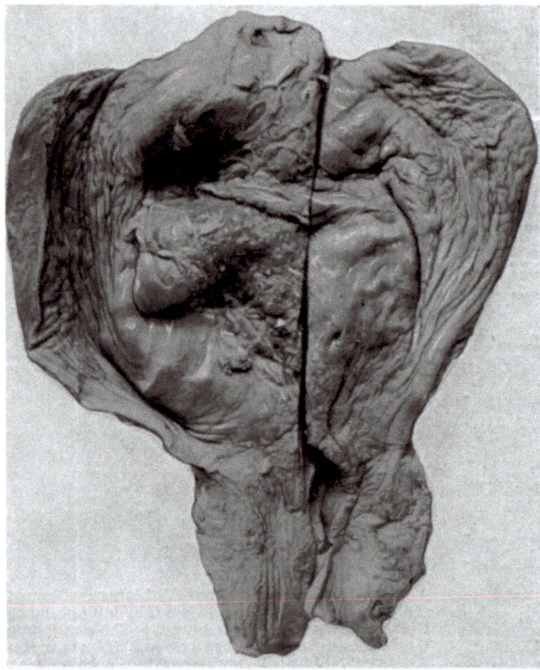

Abb. 5. Örtlich begrenzte Amyloidablagerung in der Harnblase (sog. Amyloidtumor). (Beobachtung von Solomin; Präparat des Pathologischen Instituts der deutschen Universität in Prag Nr. 4973.)

c) Im Bereich der Harnblase und der Harnröhre

[1] Nur durch die freundliche Unterstützung des Wiener pathologischen Instituts (Prof. Dr. Maresch) waren wir imstande, innerhalb kurzer Zeit in den Besitz des nötigen Beobachtungsgutes zu gelangen.

sind gelegentlich örtlich begrenzte, durch Amyloidablagerung ausgezeichnete Schwellungen gefunden worden. Solche Amyloidablagerungen — nicht in Gemeinschaft mit allgemeiner Amyloidosis, wohl aber neben tumorähnlichem Amyloid in anderen Organen — haben WILD, WARREN und LUBARSCH erwähnt. BERTEL V. BONSDORFF hat diese Vorkommnisse erneut gewürdigt, von denen der Fall WARRENS eine Frau mit Myelombildung betraf, wie überhaupt die Myelomkrankheit und solch atypische Amyloidose nach BERTEL V. BONSDORFFS Zusammenstellung recht nahe Beziehung zueinander haben, deren Gemeinsames die Störung im Eiweißstoffwechsel zu suchen sein dürfte.

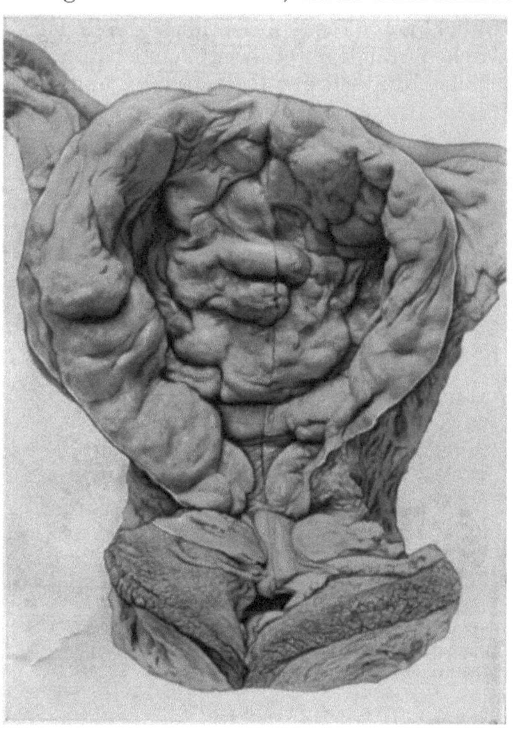

Abb. 6. Knotige Schwellungen der Harnblasenwand bedingt durch örtliche Amyloidablagerung (sog. Amyloidtumor). Beobachtung von LUCKSCH. (Präparat des Pathologischen Instituts der deutschen Universität in Prag Nr. 5505.)

Besonders bemerkenswert sind Vorkommnisse völlig auf die Blase beschränkt, tumorähnliche Amyloidbildung. SOLOMIN und LUCKSCH teilten zwei einschlägige Beobachtungen „lokaler Amyloidtumoren“ für die Blase mit, während sich die von TILP, sowie von HERXHEIMER und REINHARDT gemeldeten Fälle auf die Harnröhre beziehen.

Der Freundlichkeit von Herrn Kollegen LUCKSCH verdanke ich nicht nur die hier wiedergegebenen Abbildungen der von SOLOMIN und ihm gesehenen Blasen, sondern auch eine Reihe histologischer Schnitte seiner Beobachtung. Die Beobachtung von LUCKSCH bezog sich auf eine paranoiische Frau, die an chronischer Lungentuberkulose gelitten und an einer Dysenterie zugrunde gegangen war. Zugleich bestand bei ihr ein Dekubitus. Die Blasenwand schien ungleich dick, stellenweise bis zu 1 cm (Abb. 6). „An der Innenfläche wölbten sich zahlreiche platten- und wulstförmige bis 2 qcm große, stellenweise bis 5 mm hohe Erhebungen vor, so daß das Innere der Blase ein vollkommen höckeriges Aussehen darbot; im frischen Zustande hatten die Erhebungen eine gelbe Farbe, während die dazwischen liegenden Partien mehr weißlich erschienen, doch überzog die Schleimhaut allenthalben, augenscheinlich ohne Kontinuitätstrennung, die Innenfläche der Blase. In zwei den beiden gleichen Seiten des LIEUTAUDschen Dreiecks entsprechende Wülste mündeten die beiden Ureteren ohne weiteres Hindernis für die Sonde aus. Am Übergang des Blasenhalses in die Urethra hörten die Höcker auf. Die kurze Harnröhre war frei von Veränderungen und öffnete sich in gewöhnlicher Weise in die Vulva. Auf Durchschnitten durch die Wand der Blase boten sich die Höcker als durch Einlagerungen einer gelben homogenen Substanz bedingt dar, welche unter der Schleimhaut lagen, zum Teil von dieser scharf abgegrenzt waren, zum Teil ohne Grenze in diese übergingen; gegen die Muskulatur war die Grenze nirgends sehr scharf, ihre einzelnen Bündel gingen ebenfalls vielfach in die homogenen Massen über. Die Serose war frei von Veränderungen" (LUCKSCH).

SOLOMIN hatte ganz ähnliche Blasenverhältnisse bei einer 73jährigen, an BRIGHTscher Nierenkrankheit verstorbenen Frau gefunden. In der hinteren Wand der Harnblase fiel eine derbe, homogene, gelbe Schicht auf, eine Art von Einlagerung, die etwa 8 cm breit war und an der Grenze allmählich abnahm und ins übrige Gewebe überging. Die Schleimhaut über der „Einlagerung" war stellenweise zu Verlust gegangen (Abb. 5).

LUCKSCH hat eine sehr eingehende Schilderung des mikroskopischen Befundes mitgeteilt. Er fand zunächst „knapp unter dem gut erhaltenen mehrschichtigen Epithel, von diesem meist noch durch eine dünne Bindegewebslage getrennt, zwischen Bindegewebsfasern eingebettet, massenhafte, rundliche, homogene Schollen, die sich mit Hämatoxylin und van Gieson blau färbten; bei der eben

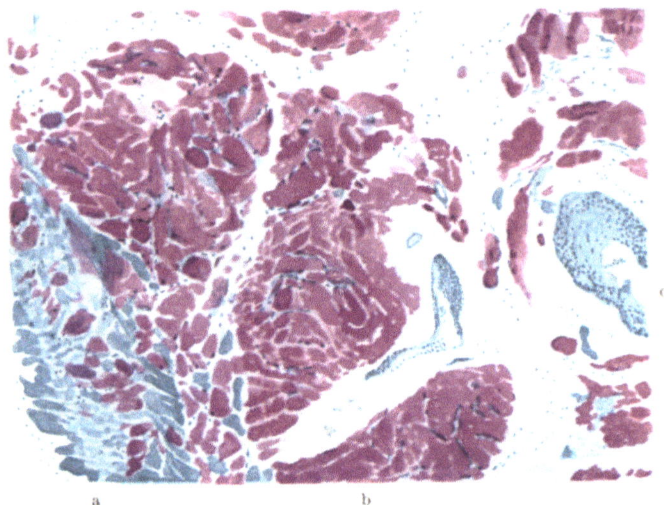

Abb. 7. Örtlich begrenztes, tumorartiges Amyloid der Harnblasenmuskulatur (Beobachtung von LUCKSCH). Methylviolettfärbung. Vgl. Abb. 6. a Blaseninnenwand, b Amyloid der Blasenmuskulatur, c Blutgefäß.

genannten Farbbehandlung spielte dieses Blau in ein Blaugrau und mattes Grau hinüber. Weiter gegen die Muskulatur zu nahmen die Einlagerungen oft mehr Bänderform an und lagen dann als längliche Schollen zwischen Bindegewebsbündeln anscheinend an der Stelle von Muskelbündeln, bis dann noch weiter nach außen nur mehr normale Muskelbündel zu erkennen waren.

Bei Färbung der Zelloidinschnitte mit Jod und Schwefelsäure nahmen die scholligen Einlagerungen eine blaugrüne Färbung an, während Bindegewebe und erhaltene Muskulatur sich gelb bis braun färbten. In den mit Methylviolett behandelten Schnitten zeigten die Schollen jedoch kaum einen Stich ins Rote. Wie dann an Paraffinschnitten dargetan wurde, wichen die Farbreaktionen von der Metachromasie sonstiger Amyloidbefunde etwas ab. LUCKSCH sprach deshalb zunächst davon, es handle sich hier um eine der Amyloidose nahestehende Form der Veränderung. Er verglich dann aber seinen Befund mit den SOLOMINschen Präparaten, die ganz zweifellos ausgefallene Farbreaktionen für amyloide Umwandlungen zeigten und kam dadurch zu dem Schluß, daß jene polsterartigen Verdickungen oder Einlagerungen der Harnblasenwand einer örtlichen Amyloidose zu danken seien. Und zwar handelte es sich um einen Vorgang, der die Muskulatur der Blasenwand fast isoliert als eine zwischen die einzelnen Muskelfasern in das Perimysium internum gesetzte Infiltration mit sekundärem

Schwund der Muskelfasern betroffen hatte. — Durch Herrn Kollegen LUCKSCHS Güte konnte ich erneute Paraffinschnitte von der Harnblase seines Falles herstellen und auf Amyloid färberisch behandeln. Es ist gar kein Zweifel, daß ein Amyloid hier vorlag. Gibt es doch unterschiedliche Amyloidstoffe, für die nicht alle Farbumschläge mit gleicher Stärke und Leuchtkraft zutreffen müssen. Was mir an den neu hergestellten Schnitten namentlich bei Kongorotfärbung noch auffiel, war die Tatsache, daß manche Abschnitte des befallenen Gebietes offenbar einer Nekrobiose anheimgefallen waren. In diesen Abschnitten fanden sich dann auch die von LUCKSCH bereits erwähnten Kalkverkrustungen, die keinen großen Umfang hatten. Wo die Muskulatur nicht durchaus stark befallen war, konnte man Muskelfasern sehen, in denen mehrere Kerne nahe aneinandergerückt, etwas unscharf begrenzt waren, etwa nach Art riesenzellähnlicher Muskelsprossen im Regenerationsgebiet atrophischer Muskulatur. Übrigens waren auch die Gefäße stellenweise verändert; nicht nur daß einzelne im Muskelanteil ihrer Wandung Amyloidreaktion gaben, es fanden sich im Randgebiet der Erscheinung andere, deren ganze Wand stark hyalin verquollen, dann und wann auch etwas schmutzig färbbar zu erkennen waren. LUCKSCH ist das ebenfalls aufgefallen und er beschreibt, daß in dem kernlosen Wandgefüge solcher Gefäße auch Verkalkungen zu sehen waren, ferner daß man gelegentlich den Eindruck von Phlebolithen erhielt. Die hyaline Veränderung erstreckte sich da und dort auch auf das Bindegewebe, in dem besonders häufig Verkalkungsstriche auffielen.

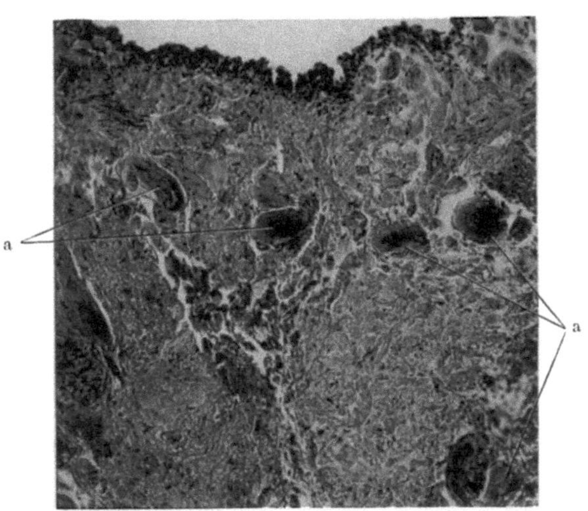

Abb. 8. Eigenartige, präamyloide (?), hyalin erscheinende Verquellung von Gefäßen (a) in der Wand einer durch tumorartiges Muskelamyloid ausgezeichneten Harnblase (Fall LUCKSCH). Kongorotfärbung. Vgl. Abb. 6.

LUCKSCH knüpfte an die Mitteilung seines Befundes noch die Besprechung von Einzelheiten über das Verhalten der Muskulatur, da ja Entwicklung der Muskelamyloidose zu verschiedenen Meinungen Anlaß gegeben. An der Grenze der Schichte amyloider Schollen hätten sich reichliche Übergangsbilder von diesen zu Bündeln normaler Muskulatur gefunden; diese Übergänge stellten sich, wie dies besonders in nach VAN GIESON und mit Jod gefärbten Schnitten deutlich hervorgetreten, so dar, daß in einem durch die umhüllende bindegewebige Scheide als zusammengehörig erkennbaren größeren Muskelbündel normale kleinere Muskelbündel mit Schollen abwechselten, welche noch die Form dieser kleinen Muskelbündel besessen und im Vergleich zu den Schollen, die mehr gegen die Schleimhaut zu gelegen, weniger intensiv gefärbt erschienen wären. In VAN GIESON-Präparaten seien die Schollen, gegenüber den normalen gelben Muskelfasern, grau gewesen, in der mit Jod gefärbten hätten sich die grünen Schollen deutlich von dem Braun der normalen Muskelfaser und dem Gelb der umhüllenden Bindegewebsscheibe abgehoben, die degenerierten Partien enthielten auch keine Kerne mehr. Bei Besichtigung dieser Übergangspartien mit stärkeren Vergrößerungen fand LUCKSCH Querschnittbilder, an denen deutlich zu erkennen war, daß die homogene Substanz zwischen den einzelnen Muskelfasern eingelagert war; die Muskelfasern waren an solchen Stellen viel dünner und rings von homogener Substanz umschlossen. Es schien danach die Veränderung vom Perimysium internum ihren Ausgang zu nehmen.

2. Fettige Stoffe in den Wänden der ableitenden Harnwege.

Es wurde schon darauf hingewiesen, daß ein Teil der amyloid veränderten Gefäßwände und Muskelgewebsstellen, die wir beobachten konnten, bei entsprechender Färbung die Tönung lipoider Stoffe erkennen ließ, mit denen die amyloid befallenen Gewebsteile durchsetzt sein mußten. Es entspricht weiterhin durchaus der Regel, wenn man im nekrobiotischen Gebiet spezifisch-tuberkulöser Wucherungen des Nierenbeckens, der Harnleiter oder Blasenschleimhaut eine Durchtränkung oder Belagerung mit fettigen Stoffen antrifft. Und daß im Rahmen anderer chronischer Entzündung mit der Bildung von Wandabszessen, wie etwa bei schweren langdauernden Pyonephrosen von Steinkranken oder bei

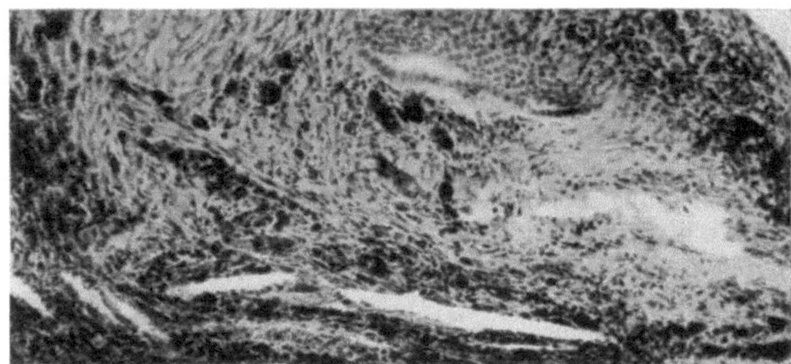

Abb. 9. Chronisch-entzündliches Infiltrat mit Pseudoxanthomzellen und Cholesterinablagerungen in der Wandung des Nierenbeckens eines 49jährigen Nierensteinkranken. (Göttinger Beobachtung.)

einer ins Nierenbecken durchbrechenden Aktinomykose, innerhalb des Granulationsgewebes auch massenhaft Lipo- und Lipoidophoren, d. h. Wanderzellen, erfüllt von Lipoidkörnchen gefunden werden, ist nur gewöhnlich. Auch Pseudoxanthomzellen mit zum Teil doppelbrechenden fettigen Stoffen sind wir in solchen Fällen begegnet, genau so, wie sich in Stellen chronisch-herdförmiger Entzündung und Nekrobiose der Nierenbeckenwand Cholesterinablagerungen in prachtvoller Ausprägung dartun ließen. Besonders aus W. Ebsteins Darlegungen über die Natur der Harnsteine geht hervor, daß der Eiter bei Pyonephrosen so stark cholesterinhaltig sein kann, daß man mit Cholesterinbelägen auf eiterumspülten Steinen etwa rechnen könnte. Ebstein erwähnt dafür eine Mitteilung von Church. (Daß Cholesterin im Harn bei Clylurie auftreten kann, sei anschließend bemerkt [Eppel, Brieger, Langgaard, W. Ebstein].)

W. Schultheis und ich haben mit der Zeit rund 200 Nierenbecken, Harnleiter und Harnblasen auf Ein- und Ablagerung fettiger Stoffe untersucht. Das Ergebnis war nicht sehr reichlich, und wenn es erfolgreich war, dann fiel es nicht durch massigen Befund stark ins Auge. Im wesentlichen kann man wohl sagen, daß in Fällen chronischer Wandentzündung der Harnbahn Ablagerung von Fetttröpfchen zu erwarten ist. Wir fanden sie an ganz verschiedenen Stellen und gar nicht regelmäßig an allen untersuchten Orten. Abgesehen von der Innenhaut der kleinen Nierenbecken- und Blasenwandschlagadern, waren manchmal Zellen des Stützgewebes locker davon erfüllt wobei die freien Histiozyten und Körnchenkugeln, noch zu erwähnen wären, die hier oft genug als Lipoidophoren angetroffen wurden. Seltener ließ sich ein Befund von feinsten fettigen Tröpfchen im Epithel und dann wieder nur in vereinzelten Epithelstrecken erheben, so in der Basalschichte des Harnblasenepithels teils in Spuren, teils dichter, ferner im Epithel der Papillenspitzen der Markkegel, im Epithel der Nierenbeckenwand. All diese Befunde beziehen sich nicht auf Kranke, die etwa an Lipurie gelitten.

Es war natürlich zu fragen, ob nicht schon unter gesunden Verhältnissen in Gewebszellen der Harnblase Fettkörnchen-Einlagerung möglich sein könnte. Die gangbaren Handbücher der Gewebelehre versagen in diesem Punkt einstweilen vollständig. Es machte mir den Eindruck, daß im Bereich des untersten

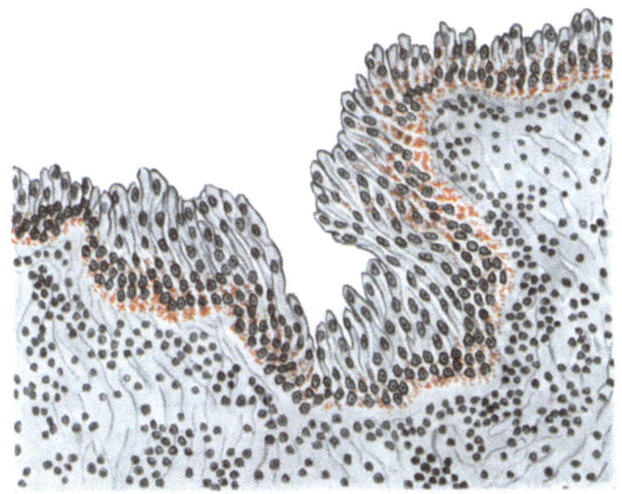

Abb. 10. Feinkörnelige Fetteinlagerung in Innenwandzellen der Harnblase bei einem 62jährigen Kranken mit mäßiger, chronischer Zystitis. (Göttinger Beobachtung.)

Harnblasenabschnittes und im Bereich der beginnenden Harnröhre, auch ohne daß eine Zystitis vorliegt, gelegentlich Einlagerung von Fettkörnchen in den Epithelzellen festzustellen sei. Ich bin jedenfalls solcher Einlagerung wiederholt, aber nicht regelmäßig — ja dies gilt nicht einmal für die Mehrzahl der untersuchten Fälle — im Bereich der v. BRUNNschen Zellnester begegnet.

3. Glykogenablagerung.

Die Wandepithelien der Harnabflußbahn, welche stets von wässeriger Flüssigkeit bespült und durchflutet werden und vom Augenblick des Todes ab des lebendigen Schutzes gegenüber der Zelldurchdringung entbehren, scheinen nicht mit Erfolg auf Glykogen untersucht worden zu sein; denn es gelang mir nicht, im Schrifttum einschlägige Angaben zu finden[1]. W. SCHULTHEIS und ich gaben uns viel Mühe, im Fall recht frischer Leichenöffnungen, die fraglichen Gewebsabschnitte sofort geeignet in Weingeist zu härten und den Versuch eines Glykogennachweises mit BESTschem Ammoniakkarmin zu versuchen. Mehr als 120 Fälle sind so behandelt worden und nur in drei Fällen ließ sich ein notdürftiger Erfolg erzielen; es handelte sich um folgende Beobachtungen:

1. Bei einem 46jährigen Weibe, das an Hirnsinusthrombose infolge einer Hirngeschwulst verstorben war, fand sich Glykogen als lockere Körnchen in Epithelzellen der Blasenwand

[1] Eine von TAKEICHI verfaßte japanische Arbeit war mir verschlossen; sie beschäftigt sich mit dem Glykogen in den Harnwegsepithelien.

und der Schleimhaut des Harnröhrenanfangs; es lag in etwas „ballonierten" Zellen der äußersten, also die Lichtung begrenzenden Innenwand. Dagegen vermißten wir es in den Zellen des Nierenbeckens und der Harnleiter.

2. Bei einer 33jährigen Frau mit einem Gallengangskrebs und Ikterus, die an einem Nackenkarbunkel zugrunde gegangen war, ließen vereinzelte Zellen des Nierenbeckenepithels der Harnleiterinnenwand und der Blasenauskleidung — hier wieder nahe dem Blasenausgang — Glykogen in Körnchenform nachweisen.

3. Ein dem Alter nach unbekannter Diabetiker bot in den innersten (lichtungsnahen) Abschnitten des Harnleiterepithels und in unregelmäßigen Epithelgebieten der Harnblase feine Glykogenkörnchen innerhalb des Protoplasmas dar. Die so beladenen Epithelzellen der Blase waren aufgetrieben oder aufgequollen und begrenzten die Blasenlichtung.

Alle drei Fälle waren frei von Entzündung der Harnwege. Mit Ausnahme des dritten Falles (Diabetes mellitus) fand sich kein Hinweis auf eine Allgemeinkrankheit, welche etwa für einen besonderen Glykogengehalt dieser Gewebsgebiete haftbar zu machen wäre. Kernglykogen war nicht zu sehen. Die Prüfung auf Anwesenheit von Fettkörnchen an denselben Organen blieb in diesen drei Fällen ohne Erfolg.

Es wäre durchaus wünschenswert, die Untersuchungen auf Glykogen, wie auf Ablagerung fettiger Stoffe an den Organen der Harnleitung geeignet fortzusetzen und die Anfänge, welche in den Mitteilungen von W. SCHULTHEIS gegeben sind, zu vervollständigen, um die Regeln solcher Ablagerung aufstellen zu können.

4. Farbstoffablagerungen.

Farbniederschläge in den Wandungen der ableitenden Harnwege betreffen weitaus in der Mehrzahl eine Folge zystitischer Gewebsblutungen. Zwar sind Nierenbecken- und Blasenwandblutungen an sich nicht selten festzustellen. Meist handelt es sich aber um frischere Ergüsse. Der Befund rostbraun verfärbter Wand der ableitenden Harnbahn ist dagegen recht selten, wenigstens nach meinen persönlichen Erfahrungen. Zumeist findet man den abgespaltenen Hämosiderinanteil des Blutfarbstoffs unter Wirkung des zersetzten Harns weiter verändert; in schwarzer oder schwarzgrüner Farbe bietet sich die Innenwand der Harnblase, auch gelegentlich des Nierenbeckens dar. Hämatin oder eine Schwefeleisenverbindung sind für diese dunkle Färbung verantwortlich. Das Vorkommen von Hämosiderinablagerungen in der Wand der Blase haben STOERK (für Fälle chronischer Zystitis) und J. MÜLLER (für Beobachtungen endometrioider Adenomatose) erwähnt. Wir selbst suchten nach Hämosiderin ganz regelmäßig an unserem Obduktionsgebiet mit folgendem Ergebnis:

Der Versuch, an mehr als 120 Nierenbecken und Harnblasen von Erwachsenen und Kindern einen mikroskopischen Hämosiderinnachweis zu führen, gelang W. SCHULTHEIS und mir nur in geringfügiger Weise. Wir verwendeten auch kindliche Blasen zu solchem Beginnen, hatten damit aber gar keinen Erfolg, während etwa im 10. Teil der untersuchten erwachsenen Fälle mittels der TURNBULL-Blaureaktion ein gewisses Ergebnis gezeitigt werden konnte. Hier handelte es sich ganz regelmäßig um Hämosiderinfunde in Speicher- und Wanderzellen, welche im Randgebiet entzündlicher Infiltration angetroffen wurden, und zwar bald im Nierenbecken, bald im Ureter, bald in der Harnblase, gelegentlich auch in der Wand aller drei Abschnitte. Nie waren diese Zellen sehr reichlich, man mußte mühsam danach suchen. In zwei Fällen von Bronzediabetes habe ich keinen Hämosiderinbefund in den ableitenden Harnwegen erheben können. Dagegen war im Fall eines Säuglings, der wegen eines ventilartig die Blase abschließenden Vorfalls des blasig aufgetriebenen Ureterendes an einer Harnstauung litt, die durch Infektion die Entwicklung einer blutig-fibrinösen Entzündung der Harnwege begünstigte, neben Blasenwandblutungen eine sehr auffallende Hämosiderinablagerung im subepithelialen Blasenwandgebiet festzustellen. Das Eisen lag feinkörnig fast durchaus in Wanderzellen; diese wurden — vermutlich in Durchwanderung begriffen — auch innerhalb des Blasenwandepithels gesehen. Manchmal waren die Siderozyten angehäuft um feine Blutgefäße herum gelagert, und gelegentlich sah man eine eisengespeicherte Zelle in einer Blutkapillare. Mit dem unbewaffneten Auge bot die Blasenwand lediglich das Bild einer blutigen, da und dort durch Fibrinklümpchen rauhen und schmutzig gelbbraun gefärbten Innenhaut (Abb. 11).

Wie Bittorf mitteilte, können im Harn von Menschen mit hochgradiger Blutstauung wegen Herzfehlers hämosiderinbeladene Wanderzellen gefunden werden, welche geradezu als Herzfehlerzellen des Harns zu bezeichnen seien. Sie boten körnige, gelbrötliche hämoglobinogene Farbstoffeinschlüsse dar. Ich habe keine Erfahrungen über solche Zellen im Urin; selbstredend müßten sie, um den Herzfehlerzellen gleichgestellt zu werden, eine positive Eisenreaktion (Berlinerblau oder Turnbull-Blau) zulassen.

Bei Ikterischen kann man zwar mit freiem Auge eine mehr oder weniger starke Verfärbung der Harnblaseninnenwand ins Gelbe feststellen; mikroskopisch gelang es mir aber nicht, eine greifbare Besonderheit — etwa an den

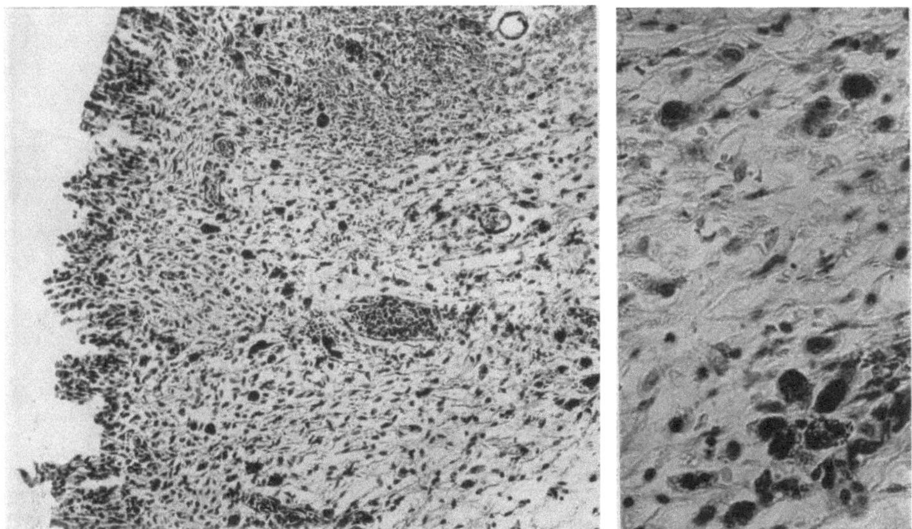

Abb. 11. Schwache und starke Vergrößerung eines Blasenwandschnittes bei hämorrhagischer Zystitis mit Gewebsblutung und Anwesenheit zahlreicher Wanderzellen mit Hämosiderinspeicherung. (Pathologisches Institut Göttingen. E. 3032/1933. — Vgl. auch Abb. 16 im Kapitel „Kreislaufstörungen“ dieses Bandes.)

Epithelzellen der Innenwand — zu finden, was ja auch kaum zu erwarten war (vgl. Abb. 7 im Abschnitt „Kreislaufstörungen“ dieses Bandes).

Die gelbliche Farbe, welche die Harnblaseninnenwand bei Ikterischen aufweist, beruht nicht auf Farbstoffansammlung in Zellen und Geweben, sondern auf dem Bilirubingehalt des Blutserums.

Bei der als Malakoplakie benannten, eigenartigen, granulierenden Veränderung der Harnwege sieht man u. a. auch gelbbraune bis schwärzlichgraue Verfärbungen der weichen, polsterartigen Vortreibungen. Ein Teil dieser Färbung ist bestimmt durch Eisenablagerung bedingt. (An anderer Stelle wird ausführlich auf diese eigenartige Harnblasenveränderung eingegangen; vgl. S. 375. Hier sei nur verwiesen auf die Arbeiten von v. Hansemann, Landsteiner und Stoerk, v. Gierke, Michaelis und Gutmann, Fränkel und Wetzel.)

Daß bei Spülung entzündeter Harnwege mit Silberlösungen die Blasenwand eine mehr oder weniger intensive Silberimprägnation erfahren kann, ist bekannt: dies lehrte besonders eindringlich eine Beobachtung von Blum: Ein älterer Mann mit chronischer Zystitis hatte sich selbst jahrelang die Blase mit Silbernitratlösung täglich gespült. Bei späterer Untersuchung ergab sich folgendes: Die Innenfläche der Blase war wie mit einer schwarzen Tapete ausgekleidet, welche matten Glanz zeigte; so sah man es durch das Zystoskop.

Die operativ eröffnete Blase war dadurch charakterisiert, daß die Innenfläche von tiefschwarzbraunen rhombischen Feldern gebildet war, zwischen denen die tiefen Falten der Blase hellrote Farbe zeigten. — Eine eigenartige Beobachtung phagozytierter, schwarzer Körnchen im Granulationswege des teilweise geschwürig veränderten Nierenbeckens eines Steinkranken hat Theodor Schultheis vermutungsweise auf Behandlung mit Silbermitteln zurückgeführt (Abb. 12).

Ich habe nie Gelegenheit gehabt, zu prüfen, ob künstlich in den Menschen eingebrachte Farbstoffe — Chromozystoskopie! — etwa imstande sind, nekrotische Wandstellen des Nierenbeckens oder der Harnblase zu färben. Denkbar ist dies aber wohl, wenn auch die Menge der Farbe im Urin sehr gering ist. Dagegen habe ich es gesehen, daß nach Trypaflavin-Einspritzung — ohne daß der

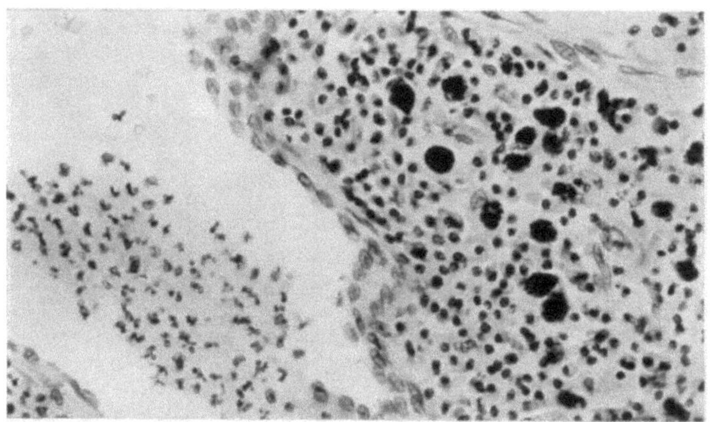

Abb. 12. Mit groben, schwarzen Körnern dicht erfüllte Wanderzellen im Granulationsgewebe eines steinerfüllten Nierenbeckens (Silbergranula?). (Beobachtung von Th. Schultheis, Pathologisches Institut Göttingen.)

Harn wesentlich verfärbt gewesen wäre — die Wandung der geöffneten Leichen-Harnblase eine auffallend gelbe Tönung etwa nach Art des Safrans erkennen ließ. Auch Askanazys Beobachtung der Blaufärbung der Blaseninnenwand einer alten Frau ist hier zu nennen, welche 8 Tage vor dem Tode Methylenblau eingenommen hatte.

5. Kalkablagerungen.

Niederschläge von Kalk als Folge eines dystrophischen Geschehens finden sich in der Harnblase gelegentlich im Bereich von Gewebsverödung, wie sie im Abschnitt der örtlichen Muskelamyloidose der Blase schon Erwähnung fanden. Solch kalkige Krustenbildung infolge örtlicher Dystrophie oder Nekrobiose der Innenwand kann sich auch nach Verbrennung durch unvorsichtiges Zystoskopieren einstellen, etwa in Form eines Ulcus incrustatum. Wenn man weiterhin nicht auf die im Bereich einer zur Nekrose neigenden Innenwandentzündung — etwa auch nach heftiger Strahlenbehandlung — oder die im Zusammenhang mit einer langwierigen, eitrig entzündlich erschwerten Steinkrankheit vorkommenden Kalkniederschläge zurückgreifen will, wie sie besonders als Verkrustung des zunächst mechanisch oder zirkulatorisch beeinträchtigten, ja ertöteten Innengewebes des Nierenbeckens gefunden werden, wenn man ferner auf die Besprechung der kalkigen Ablagerungen in Gefäßhäuten der Harnwege und auf die phlebolithischen Umwandlungen thrombosierter Blasenblutadern verzichtet, hat man kaum noch einen Anlaß, sich über Verkalkungen zu äußern.

Die Verkreidung im Bereich von spezifischen Harnleiter- und Nierenbeckengeschwüren, besonders jene bei tuberkulöser Wanderkrankung, die bis zum völligen Verschluß der Harnbahn führen kann, wird anderen Ortes besprochen (S. 501); freilich handelt es sich bei den kitt- und mörtelartigen Ausfüllungen der Lichtung meist mehr um eine Kalkadsorption an abgestoßenes, käsig ertötetes Gewebsgut und an ehemaligen Eiter als um Ablagerungen in Wandanteilen der noch bestehenden Webung selbst. Auch die in der Blasenwand vorkommenden Verkalkungen von Distomumeiern mit allen Abstufungen ausgeprägter, granulierender Fremdkörperentzündung findet bei anderer Gelegenheit ihre Würdigung (S. 530).

Die im Bereich der Nierenmarkpapillen gar nicht selten auftretenden Verkalkungen hat LUBARSCH auf S. 565 des Bandes VI, Teil 1, dieses Handbuches behandelt.

Anhang.

Der Leichenharn.

Wie dem klinischen Pathologen die Betrachtung des Harnes Wege der Diagnostik weisen kann, so ist es dann und wann nötig, dem Urin der Leiche volle Aufmerksamkeit zu schenken. Deshalb soll hier etwas ausführlicher auf Harnfarbe, Harngeruch und allerlei besondere Harnbeschaffenheit eingegangen werden; auch die Feststellung von Harnsedimenten kann gelegentlich im Rahmen einer Leichenuntersuchung noch wertvoll sein.

Mitunter fällt ein abweichendes Farbverhalten des Harns in der Leiche auf; in der Tat sollte der Sekant nie versäumen, sein Augenmerk auch der Urinfarbe zuzuwenden. Es seien hier an Hand der Ausführungen von FREISE und THANNHAUSER ganz kurz die Möglichkeiten und Zusammenhänge verschiedener Tönung der Harnfarbe angemerkt:

Die normale, gesättigt gelbe Farbe des Urins wird durch eine Reihe von Chromogenen veranlaßt, die man früher unter dem Namen „Urochrom“ zusammenfaßte. Der größte Teil dieser Chromogenstoffe entstammt dem Eiweiß; bei einschmelzenden und fieberhaften Krankheiten erscheint der Harn dunkler. Blutfarbstoffabkömmlinge spielen nur eine außerordentlich kleine Rolle für das Zustandekommen der Harnfarbe. Saure Harne sind meist dunkler als alkalische. Beim Stehen wird der Harn oft dunkler, wahrscheinlich infolge Sauerstoffbindung aus der Luft. Auffallend hell ist der Harn nach reichlichem Flüssigkeitsgenuß, nach Anwendung harntreibender Mittel, bei den verschiedenen Diabetesformen. Schrumpfnierenkranke, Anämische und Chlorotische pflegen ebenfalls einen hellen, fast farblosen Harn abzusondern. Gelbrot, braunrot, burgunderrot nennt FREISE den Harn bei Verdauungsstörungen, fieberhaften Erkrankungen, bei Herzleidenden (Stauungsharn) und bei Hämoporphyrinurie. Hämoglobinbeimengung in reichlicherem Maß färbt den Harn rötlich oder fleischwasserartig, Gelbsucht macht ihn bräunlich wie Bier oder gar grünlich. Übrigens kann auch Blutbeimengung oder Methämoglobin eine grünliche bis bierbraune, ja eine tiefbraune Harnfarbe bedingen; desgleichen färben Pigmente, wie das Melanin den Urin dunkelbraun bis schwärzlich. Braun färbt sich auch der alkalische Harn des Alkaptonurikers. Blau- bis Grünfärbung bemerkt man im Fall der Indikanurie (Typhus, Cholera), sowie bei Vorherrschaft des Bacillus pyocyaneus in den Harnwegen.

Hämoglobinurie kann anfallsweise auftreten als ein Zeichen gestörter Blutzusammensetzung. Sie wird aber auch im Verlauf mancher infektiöser Erkrankungen gesehen. So hat man sie für Malaria, Typhus, Erysipel, Scharlach, Gelbfieber, Ikterus, für infektiöse Nephritiden beschrieben (MANNABERG). Nach schweren Verbrennungen habe ich selbst mehrfach hämoglobinhaltigen Harn in der Leichenblase gefunden. Als Vergiftungen mit hämoglobinämischer und hämoglobinurischer Folge zählt MANNABERG auf Intoxikation durch Phenol, Naphthol, Glyzerin, Schwefelsäure, Oxalsäure, Essigsäure, chlorsaure Salze,

Chinin, Morchelgift, Kohlenoxyd (Gasofenheizung!). Er nennt die Transfusion artfremden Blutes und erwähnt Fälle innerer Blutung — bei Extrauteringravidität (MICHAELIS), Kopftrauma (ENSOR und BAROTT), Pankreaserkrankung (HAMMERSCHLAG) —, die durch Hämoglobinurie ausgezeichnet waren.

Wichtig ist, daß allerlei arzneiliche Mittel, die der Kranke eingenommen, seinen Harn in der Farbe verändern: Rheum, Senna, Frangula, Cascara, Santonin machen den Harn goldgelb; setzt man unter solchen Vorbedingungen Alkali zum Urin, wird er rot. Ferner, so schreibt FREISE, tritt nach Antifebrin, Analgen, Sulfonal, Trional, Tetronal, Purgatin, Isticin eine gelbrote bis blutrote Färbung auf. Phenolphthaleinpräparate verleihen dem Harne nach Zusatz von Alkalien eine dunkelrote Färbung. — Eine hellrote Färbung des Harns kann man nach Einnehmen von Pyramidon beobachten. Ebenso findet man oft nach dem Genuß gewisser Pilze den Harn rot gefärbt. Fluoreszierender, rotgefärbter Harn ist nach dem Genuß von mit Eosin gefärbten Nahrungsmitteln beobachtet worden. Grüngelb bis grünschwarz ist der Harn nach dem Gebrauch von Cephalantin, Extractum filicis maris. Nach dem Genuß von Methylenblau, Cytisin, Radix Pereziae ist der Harn blau bis blaugrün. Nach Azobenzol, Phenocoll, Guajacol ist der Harn rotbraun bis schwarz. Braun färbt sich der Harn ebenfalls nach Chinin. Dunkelgrüne bis schwarzgrüne Färbung des Harns sieht man nach Einnahme von Bromoform, Salol, Pyrogallol, Arbutin. Naphtholderivate können den Harn olivgrün färben. Ferner sollen auch natürliche Pflanzenfarbstoffe, wie von Rüben (Karotin) usw. in den Harn übergehen können und diesem eine charakteristische Färbung verleihen.

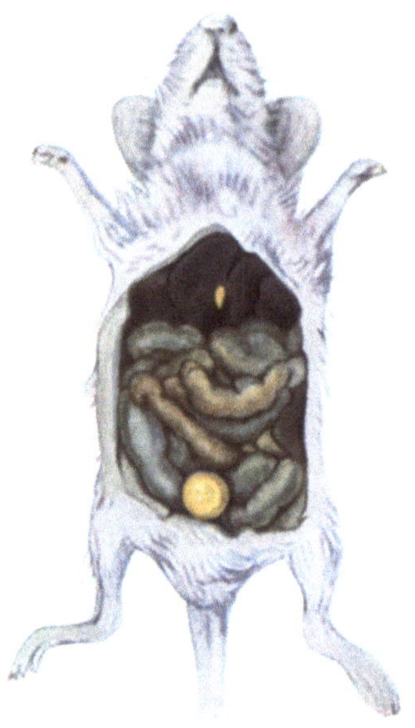

Abb. 13. Bauchsitus einer Maus, 24—48 Stunden nach Einspritzung von 1,0 ccm einer 1%igen wässerigen Eosinlösung unter der Analysenquarzlampe gesehen. (Nach KRAMER.)

ASKANAZY sah bei einer alten Frau, die eine Woche vor ihrem Tode zweimal 15 mg Methylenblau eingenommen, eine blaugrüne, trübe Beschaffenheit des Harns; ein Teil der im Sediment enthaltenen Harnsäurekristalle war blaugrün oder rein blau gefärbt.

Auch ist noch daran zu denken, daß aus Gründen der chromozystoskopischen Leistungsprüfung der Nieren gelegentlich Farbstoff in den Körper eingespritzt wird, der nach ganz kurzer Zeit und nur vorübergehend unter bezeichnender Tönung in den Harn übergeht. Das von R. KUTNER 1892 verwendete Methylenblau färbt den Urin grünlich, das von VOELCKER und JOSEPH eingeführte Indigokarmin färbt ihn bläulichgrün, Rosanilin von LÉPRINE verursacht eine Rotfärbung des Urins, ebenso eingespritztes Kongorot (BENHOLD), während das von LESCHKE vorgeschlagene Ferrozyan dem Harn die Farbe des Berlinerblaus mitteilen würde.

Nicht vergessen sei, daß es heute möglich ist, bei Untersuchung der Harnblase und des Harns im ultravioletten Licht der Analysen-Quarzlampe gewisse Stoffe festzustellen, die man mit freiem Auge nicht zu erkennen vermag. KRAMER (Abb. 13) hat im Mäuseversuch 24—48 Stunden nach Eosineinverleibung unter der Hanauer Quarzlampe den Bauchsitus des getöteten Tieres betrachtet. Harnblase und Harn leuchteten deutlich gelb auf. Wieweit für den Menschen derartigen Möglichkeiten — etwa nach Salizylbehandlung oder nach Tripoflavin-Einspritzung — nachgespürt wurde, entzieht sich meiner Kenntnis.

Auch die als Chylurie (Lymphurie) und als Lipurie bezeichneten Veränderungen in Aussehen und Zusammensetzung des Harns müssen bedacht werden. Es handelt sich bei der Lymphurie um eine mehr oder weniger milchige Beschaffenheit des Urins. Freilich wird es gut sein, in Zukunft mehr als es bisher jeweils geschah, den chylösen Harn (Lymphurie) vom einfachen Fettharn (Lipurie) zu unterscheiden, sich also nicht nur an das milchige Aussehen zu halten, sondern nach den Bestandteilen der Lymphe im Harn zu suchen. Chylusflüssigkeit kann durch Verlegung des Ductus thoracicus mit Rückstauung in seinen Wurzelgefäßen bis in den Nierenbereich geraten; als Ursache dafür sind tropische Malariainfektionen, Erkrankungen an bestimmten Helminthen (Filariasis)[1], ferner Druck tuberkulöser Drüsenpolster, möglicherweise auch Pressung durch Geschwulstmetastasen in Betracht zu ziehen. Daneben scheinen für die sog. „europäische Chylurie" aber auch noch andere, in den Nieren gelegene Störungen denkbar zu sein, die ebensogut einseitig als doppelseitig wirksam werden können. Neuerdings hat LUCKE in diesem Sinn unter Hinweis auf einschlägiges Schrifttum berichtet.

Eine Beobachtung LUCKES ist uns besonders beachtenswert, weil der Kranke, ein 24jähriger Mann, durch eine Balkenblase ausgezeichnet war, wie man sie sonst nur bei alter Prostatahypertrophie zu finden pflegt. Als Grund dieser Balkenblase konnte LUCKE weiße Gerinnsel in der Harnblase bzw. im Urin ansprechen, Gerinnsel, wie sie immer wieder als sprechend für Chylurie beschrieben worden seien. Die Blasenschleimhaut als solche erschien dabei ohne Veränderung. — Diese Beobachtung LUCKES, welche sich auf einen Mann in Göttingen bezog ohne alle tropischen Verursachungsmöglichkeiten zeichnete sich noch dadurch aus, daß nicht alle, sondern nur einzelne Bestandteile der Lymphe dem Harn beigemengt waren. Auf der Höhe dieser Chylurie bestanden deutliche Zeichen einer Niereninsuffizienz, die aber mit der diätetisch günstig beeinflußten Chylurie verschwanden. LUCKE zieht für die Erklärung seines Falles eine primäre Störung der Niere selbst heran.

Was nun die Lipurie angeht, so müssen schon beträchtliche Fettmengen in den Harn übertreten, um ihn milchig zu machen. Geringe Beimengungen von Fett- und Fettsäurenadeln lassen eine Lipurie nicht ohne weiteres greifbar in Erscheinung treten, dann dabei pflegt der Harn nur ein wenig getrübt zu sein. Solches Vorkommen knüpft sich an gewisse „Nephrosen", in deren Verlauf Fett und fettartige Stoffe in die Epithelien der Harnkanälchen eingelagert sind und aus den Epithelien oder mit den Epithelien in den Harn gelangen. Auch die Lipurie kann durch einseitige Nierenstörung, etwa durch eine im Nierenbecken vorstoßende hypernephroide Geschwulst bedingt sein. Lipurie kommt ferner in Fällen von Nierentuberkulose von fistelnder Nierenaktinomykose, von Pilzvergiftung und von Phosphorvergiftung ebenfalls gelegentlich vor. SEYDERHELM macht aufmerksam, daß das Fett dabei hauptsächlich innerhalb morphologischer Abschwemmteilchen des Harns gefunden werde. Hüten müsse man sich, Beimengungen von Gleitmitteln zum Urin, also von fettigen Salben, welche Katheter und Bougie schlüpfriger machen sollten, als vom kranken Körper stammend zu erklären, eine Angelegenheit, der wir später bei Besprechung des sog. „Urostealithes" wieder begegnen werden.

Harngeruch. Der Harn frischer Leichen, namentlich, wenn der Tod nach abzehrender oder fieberhafter Erkrankung eintrat — vorausgesetzt, daß Harnzersetzung ausblieb und daß nicht tiefgreifende Störungen und Zerstörungen an den ableitenden Harnwegen selbst im Spiel waren, erinnert in seinem Geruch oftmals an Fleischbrühe. Bei sehr kachektischen Leichen, ebenso nach Tod an schwerer Zuckerharnruhr, kann man mitunter einen süßlichen Azetongeruch wahrnehmen; indes ist es in solchem Fall am Leichentisch schwer zu

[1] Vgl. darüber die Ausführungen von MAX KOCH im Bd. VI, 1. Teil dieses Handbuches.

sagen, ob dieser Geruch nicht etwa mehr den aufgeschnittenen, blutreichen Organen und Geweben, namentlich den Lungen entströmt, als der eröffneten Harnblase. Ganz unverkennbar ist der ammoniakalische Zersetzungsgeruch des Harns und der Harnbahn, wenn etwa im Verlauf entzündlicher Blasenerkrankung bakterielle Harnstoffspaltung eingetreten ist. Bei chronischer Zystitis und Zystopyelitis — namentlich infolge von beträchtlicher Gewebsveränderungen, wie Nekrose, Geschwüren, Eiterung und Blutung — entströmt den eröffneten Harnwegen der Geruch von Schwefelwasserstoff; die Anwesenheit von Kolibazillen ist ein wesentlicher Faktor für diese Art der Harnzersetzung. — Seltener wird der pathologische Anatom in die Lage kommen, am Leichenharn den Merkaptangeruch des Urins festzustellen, der nach Spargelgenuß bemerkbar wird, oder den Veilchengeruch, der dem Harn nach Einnahme von Terpentinöl oder Myrtol anhaften kann (Freise).

An dieser Stelle sei das Vorkommen einer sog. „Pneumaturie" bedacht. Sie kann verschiedene Ursachen haben. Gewisse Bakterien, zum Teil Kolibazillen, vermögen innerhalb der Harnblase Gas zu bilden. Oder es trifft der seltene Umstand zu, daß zuckerhaltiger Urin innerhalb der mit Hefen verunreinigten Harnwege vergoren wird (Guyard). Friedrich Müller und Senator haben in entsprechenden Fällen von diabetischer Harngärung das in der Harnblase gebildete, bzw. mit dem Harn gewonnene Gas als ein Gemisch von Kohlensäure und Wasserstoff festgestellt. Der Harn enthielt Weingeist. Recht wesentlich für die Unterhaltung solcher Gärung kann eine gleichzeitig vorhandene Zystitis sein, die irgendwelchen gärtüchtigen Spaltpilzen fortgesetzte Entwicklungsmöglichkeit schafft. Auch der Bacillus lactis aerogenes kommt als Träger von Gärung in Betracht (Favre). Schließlich kann aber auch infolge blasenwärts erfolgten Durchbruchs einer entzündlichen Wucherung oder eines Gewächses vom Darm her Gasentwicklung in den Harnwegen auftreten. Grossmann beschrieb dies neuerdings für den Fall eines Adenocarcinoma gelatinosum des S-förmigen Darmes, das keine wesentlichen Darmbeschwerden gemacht. Nach O. Zuckerkandl fand man an Leichen mit Pneumaturie nicht nur die Blase, sondern auch Harnleiter und Nierenbecken mit Gas gefüllt. Nicht verwechseln darf man die Pneumaturie der Harnwege mit dem Emphysem der Harnbahn-Wandung, welche als Cystitis emphysematosa an anderem Ort näher geschildert wird (S. 371).

Niederschläge im Harn (Harnsediment). Besonderer Betrachtung bedarf das Harnverhalten bei ungewöhnlichen Beimengungen, welche als Ausscheidungen gelten können.

In dieser Hinsicht sei auf die Muzinurie verwiesen, die selten vorkommt. Es handelt sich um bandartige, gewundene Fäden oher Massen, ja um ausgußähnliche oder an Gerinnsel erinnernde Bildungen aus Muzin und Eiweißstoffen, ähnlich den Auflagerungen bzw. Abgängen bei Enteritis membranacea. v. Jacksch hat eine Ureteritis membranacea beschrieben, aber auch die Kelche des Nierenbeckens scheinen als Orte solcher Abscheidung in Frage zu kommen, was für die Frage gewisser weicher Konkrementbildungen nicht ohne Bedeutung sein dürfte (Baumüller, Frank, Mannaberg). Unmittelbar schließt sich hier die Nennung der Fibrinurie an, die als Folge heftiger Entzündung der Innenwand des Harnapparates gelten darf. Nach Mannaberg spielt hier die Kantharidenvergiftung eine Rolle. „Das Fibrin", so schreibt Mannaberg, „gerinnt zum Teil schon in der Blase und bereitet der Harnentleerung Schwierigkeiten. Es erinnert durch seine gallertige Beschaffenheit an Hühnereiweiß oder es bildet weiße, zähere, ja feste, fadenförmige Gebilde". Bartels und Senator haben solche Vorkommnisse nach Pflaster- und Salbenbehandlung mit Kanthariden beschrieben. v. Jacksch sah fädige Harngerinnsel im Zusammenhang mit einem Nierenabszeß, Klein als Ausscheidungen im Fall eines hochgradigen Amyloids der atrophischen Nieren. (Mannaberg. Vgl. auch Imbert und Blaufus.)

Einen ungewöhnlichen Reichtum, und zwar einseitigen Reichtum an Niederschlägen im Harn finden wir bei der Phosphaturie und bei der Urikurie. Jene bietet nach Thannhauser eine Trübung des frisch gelassenen Harns durch Phosphate, deren Menge nicht durch die eingenommene Nahrung oder durch Alkaligabe bedingt ist. Die Ursache dieser Erscheinung konnte LICHTWITZ in die Niere verlegen, welche zeitenweise nicht imstande sei, einen sauren Harn zu bereiten; es handelte sich darnach also um eine anfallsweise auftretende Störung einer Teilfunktion der Niere, ausgelöst über das vegetative (sekretorische) Nervensystem, das seinerseits wieder endogen (endokrin oder durch Tonusänderungen) oder exogen (psychische Erregung, Wirkung von Pharmaka) beeinflußt werden könne (THANNHAUSER).

Gerade als das Gegenteil der Phosphaturie benennt THANNHAUSER die Urikurie (auch als Uraturie bezeichnet). Dabei finden sich im frischen Urin reichlich die verschiedenen Kristallformen der freien Harnsäure. Auch hier handelt es sich darum, daß durch eine nervöse Vermittlung anfallsweise eine Partialfunktion der Niere gestört erscheint, wodurch die Reaktion des Harns nach der sauren Seite hin verschoben wird (THANNHAUSER).

Die als Oxalurie benannte Erscheinung des Auftretens reichlichen Niederschlages von kleesaurem Kalk im Harn entspricht nach THANNHAUSERs Ausführungen nicht einem einheitlichem Krankheitsbild. Man findet mitunter Oxalurie bei Ikterischen, Diabetikern, bei Pneumonie, Leukämie, bei sog. Neurasthenie als uncharakteristische Begleiterscheinung (MANNABERG). „Oxalatsediment wird nur dann pathognomonisch", schreibt THANNHAUSER, „wenn gleichzeitig eine Urolithiasis vorhanden ist".

Dagegen ist die Zystinurie als eine eigentümliche, einheitliche Störung anzusehen. Sie wurde, der Herkunft des Zystins aus dem Eiweißmolekül entsprechend (MÖREN, EMBDEN), als Störung des intermediären Zystinabbaus erkannt. THANNHAUSER ersieht in der Zystinurie den Ausdruck einer partiellen Störung der Desaminierung des Zysteins, eines intermediär auftretenden Produktes des Eiweißabbaues. Man kennt die Zystinurie bei Kindern und Erwachsenen (meist männlichen Geschlechtes), und zwar 1. in leichter reiner Form, 2. in mittelschwerer Form, verbunden mit Diaminurie (Leucin und Tyrosin oder Tryptophan oder gewisse Aminosäuren im Harn, mit denen man den Organismus des Kranken belastet hatte), endlich 3. in schwerer Form, bei der Zystin, andere Aminosäuren und Diamine sowohl spontan als auch nach Belastung im Urin auftreten (THANNHAUSER). Die Zystinurie ist meist einer angeborenen Störung zu verdanken, welche als erbliche Erscheinung der körperlichen Leistungseigenart auftreten kann. Übrigens findet man abgesehen davon gelegentlich auch Zystin im Harn bei akuter gelber Leberdystrophie neben Leucin und Tyrosin. THANNHAUSER hat es in Fällen von Salvarsanikterus feststellen können. Hingewiesen sei noch auf die von EDUARD KAUFMANN bei einem fast 2jährigen atrophischen Kind auf dem Leichentisch entdeckte, punktförmige Infiltration in Leber und Milz, welche ABDERHALDEN chemisch als Zystininfiltration bestimmte; neuerdings hat LIGNAC an Hand eigener Beobachtung die entsprechenden Verhältnisse genau beschrieben. Ob die von UMBER geäußerte Ansicht zutrifft, daß solche Zystininfiltrate bei der konstitutionellen Zystinurie zu entzündlichen Herdbildungen in der Muskulatur führen würden, muß weitere Untersuchung ergeben. Das Zystin gelangt mit der Nahrung in den Körper, es kann vom Organismus nicht synthetisch aufgebaut werden. Mengen bis zu 1,8 g gibt THANNHAUSER als Ausscheidungsgröße des Zystins beim Menschen an. Es sei leicht verständlich, daß bei derartig großen Mengen einer sehr schwer löslichen Substanz, welche bereits in den ableitenden Harnwegen ausfällt, der Steinbildung Vorschub geleistet werde (THANNHAUSER).

Was an Ausfällungen oder Schwemmteilchen den Niederschlag des stehenden oder zentrifugierten Urins zusammensetzen kann, soll in all seinen Möglichkeiten hier nicht geschildert werden. In dieser Hinsicht sei verwiesen auf die bekannten klinischen Hilfsbücher von SAHLI, SEIFFERT und MÜLLER, MEYER-LEHNHARTZ und auf die Darstellungen von SEYDERHELM und von FREISE im Handbuch der Urologie. Namentlich verdienen die von SEYDERHELM ausgearbeiteten Methoden der Sedimentfärbung mittels hochkolloidaler Farblösung Aufmerksamkeit.

SEYDERHELM gibt als Vorteile seiner Färbung (Trypanblau und Kongorot in Lösung, erhältlich zugleich mit der Anwendungsvorschrift bei Passek und Wolf, chemische Fabrik, Hamburg 26) die besondere Klarheit abgestuft getönter Zell- und Zylinderbilder an; auch gestatte sie die Möglichkeit eines Schlusses daraufhin, ob die im Niederschlag vorhandenen Zellen, namentlich farblose Blutzellen und Wanderzellen, abgestorben seien. Lebende Zellen mit intakter Zellmembran erwiesen sich für die aus großen Farbstoffteilchen bestehende, hochkolloide Farbstofflösung undurchgängig, im Gegensatz zur durchgängigen Membran abgestorbener Zellen, die sofort gefärbt würden. Je frischer eine Entzündung in den Harnwegen sei, um so weniger Leukozyten färbten sich bei Zusatz der SEYDERHELMschen Lösung; klinge die Entzündung ab, so nehme die Zahl der sich färbenden Leukozyten zu. Als brauchbare Anwendung, Fettbestandteile in niedergeschlagenen Zellen des Urins zu färben, benannte SEYDERHELM ein Sudanhämatoxylinverfahren von COHN; weiterhin teilte er kurz die Quellen des Schrifttums für eine kleine Zahl anderer Methoden mit, welche ebenfalls zur Färbung von Sedimentteilchen geeignet erscheinen sollen.

Adolf Bauer hat neuerdings die Anwendung der Alizarinfärbung des Harnsediments empfohlen; d. h. er versetzt das frische, nicht fixierte Sediment mit einem Tropfen alkoholischer Alizarinlösung und bekommt, wie er schreibt, hierdurch außerordentlich schöne Bilder, die teils in Gelbtönen Träger saurer Reaktion, teils in Rot- bis Violettönung Träger alkalischer Reaktion aufweisen; (ob man —, wie dies Bauer getan, aus der farbigen Reaktion von Zellen des Sedimentes, etwa von Zotten eines Harnblasengewächses auf die Gutartigkeit oder Bösartigkeit des Wachstums jener Gewebsanteile in der Blase schließen darf, erscheint mir sehr zweifelhaft; jedenfalls wäre Ausprobung dieses Verfahrens wünschenswert).

Zur Sedimentuntersuchung des Urins harnkranker Menschen wird auch der pathologische Histologe nicht selten herangezogen; und zwar wird ihm gewöhnlich die Frage vorgelegt, ob etwa unter den zelligen Schwemmteilchen sich „Geschwulstzellen" befänden. Ganz und gar mit Recht bestätigt in dieser Hinsicht Seyderhelm den Standpunkt von C. Posner, bei Beantwortung solcher Fragen sehr zurückhaltend zu sein. Nicht aus Einzelzellen, sondern aus Gewebsanteilen erwächst die histologische Stütze solcher Feststellung. Und gar die Frage, ob ein „bösartiges" Gewächs vorliege, kann histologisch einwandfrei doch wohl nur dann mit Bestimmtheit beantwortet werden, wenn man in der Lage ist, an den verdächtigen Gewebsteilchen das Verhalten des wuchernden Epithels gegenüber dem eigenen Stützgewebe und gegenüber den Bindegewebslagen der Harnblasen-, Ureter- oder Nierenbeckenwand zu bestimmen (darüber wird im Hauptstück der Geschwülste Näheres mitgeteilt, S. 610). Überhaupt habe ich den Eindruck gewonnen, daß im Punkt der Ansprechbarkeit zelliger Schwemmteilchen im Harn viele Ärzte nicht die Grenzen des Möglichen einsehen, woran zäh überlieferte Angaben in Lehrbüchern nicht unschuldig sind. Ich halte es im allgemeinen nicht für möglich, in einem Niederschlag von zahlreichen Epithelzellen — und zwar nur von Epithelzellen — der Harnwege, Zellelemente der Nierenbecken-Innenwand von solchen der Harnleiter und Harnblase zu unterscheiden. Es ist ganz unrichtig, daß die Nierenbeckenepithelien stets an einem Ende förmlich geschwänzt zulaufen, anderseits können gewiß auch Blasenepithelien so schlank erscheinen. Mit Seyderhelm darf man Epithelien im Harn erst dann auf die Nieren beziehen, wenn sonstige Anhaltspunkte des Sediments, etwa Epithelzylinder, auf eine Erkrankung der Niere hinweisen.

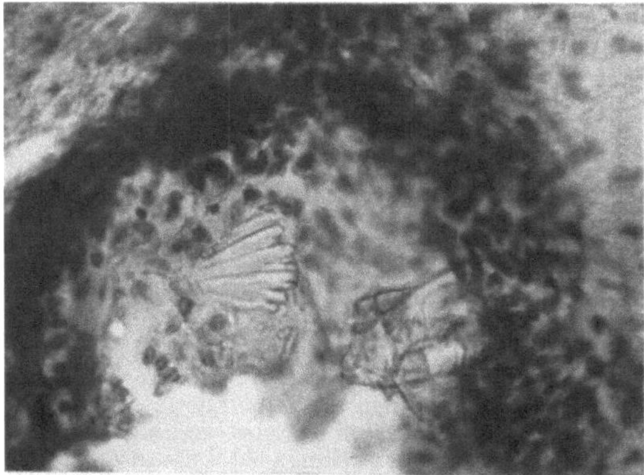

Abb. 14. Harnsäurekristalle (?) in einer Krypte der Harnblasenwand. Färbung in Hämatoxylin, Pikrinsäurefuchsin nach Alkoholhärtung. Zufallsbefund. (Pathologisches Institut Göttingen.)

Seltene Sedimente ersehen wir in parasitären Beimengungen. Teile der Chitinmembran, vor allem Häkchen der Skolezes bei Echinococcuserkrankung der Niere oder des kleinen Beckens mit Durchbruch in die Harnbahn, Eier oder Würmer (Distomum haematobium, Distomum japonicum) der Bilharziosis und feine fadenähnliche Filarien (Filaria sanguinis hominis) im Urin kommen hier in Betracht. Oxyuren und Askariden sind im Urin wohl nur nach Durchbruch aus dem Darm festzustellen.

Als Sonderfall kommt es vor, und zwar selten genug, daß Kotteilchen durch eine angeborene oder eine entzündliche Fistel oder infolge des blasenseitigen Durchbruchs eines Darmkrebses den Harn verunreinigen. Auch der Möglichkeit des Gallergusses, ja des Abgangs von Gallenkonkrementen mit dem Harn sei gedacht (vgl. S. 65 und S. 255 dieses Bandes!). Ganz ausnahmsweise finden sich im Urin Talgmassen und Haare („Pilimictio"), wenn ein Teratom aus der Nachbarschaft der inneren Geschlechtsorgane in die Harnblase durchbrach (vgl. S. 144).

Endlich mag noch angemerkt sein, daß man gelegentlich auch innerhalb von Buchten und Krypten der Harnblasenwand nach geeigneter Vorbehandlung (Alkoholfixierung!) im histologischen Schnitt Sedimentspuren finden kann. Die in Abb. 14 gezeigten Kristalle waren zunächst durch eine am gleichen Ort gefundene leimartige Ausscheidungsmasse vor dem Verlorengehen geschützt. Bei der Herstellung des Mikro-Lichtbildes litt diese Masse durch Druck auf das Deckglas Schaden, während die Kristalle um so gegensätzlicher hervortraten.

B. Die Harnsteine.

1. Geschichtliche Vorbemerkungen.

Die Urolithiasis ist ein Übel, das wahrscheinlich seit Menschengedenken durch schmerzhafte Anzeichen, durch Anfälle von Bluthamen und durch den Abgang kleiner Steine oder Steinteile, anderseits durch Konkrementfunde bei geopferten Herdentieren Aufmerksamkeit heischte, ja dazu beigetragen haben mag, ganz allgemein den Harn für Gesundheits- und Krankheitsfragen als Hinweis und Anzeiger zu benutzen. Nach Neuburger sind Anhaltspunkte gegeben, daß bereits in der mesopotamischen Medizin die Harnschau eine Rolle spielte, nicht weniger bei den Ägyptern, die ihrerseits wieder den Griechen und damit dem Abendland die Grundlagen medizinischer Anschauungsweise übermittelt haben. Nakano beginnt die Einleitung seines Atlas der Harnsteine mit der Erwähnung, daß Eriot Smith in einer 7000 Jahre alten Mumie aus dem ägyptischen Dorf El Alma Harnsteine gefunden habe. „Bei Chinesen, Indern, Semiten und Europäern", so schrieb Meckel von Hemsbach, „rief das Blasensteinleiden das spezielle Handwerk der Steinschneider als einen der ersten Zweige der Chirurgie" hervor. Bei Hippokrates ist die Steinkrankheit sehr bestimmt und in manchem Anzeichen hervorragend beschrieben. Ein eigenes, kurzes Wort kennt seine Sprache für den Ausdruck „ich leide am Harnstein" (= λιθάω), und man nannte die Steinkrankheit kurzweg „Lithiasis" (Pape). Von da ab reißt die Kunde über die Harnsteine im medizinischen Schriftwerk nicht mehr ab.

Auch die Abbildung hat sich verhältnismäßig frühzeitig der Steinoperation und der Harnsteine bemächtigt; am großartigsten ist die Entfernung des Blasensteins durch die Hilfeleistung des Steinschneiders in einer freilich etwas umstrittenen Reliefdarstellung am Grabmal des deutschen Königs Heinrich II. von der Hand des Tilman Riemenschneider im Bamberger Dom[1] dargestellt.

[1] Hollaender: Die Karikatur und Satyre in der Medizin (Stuttgart 1905) S. 47. Hollaender gibt dort auch die Legende wieder, wonach um das Jahr 1000 Heinrich II. im Kloster von Monte Cassino durch den heiligen Benediktus vom Stein befreit worden sei, eine Legende, welcher Riemenschneider in einer Reliefdarstellung des wundervollen Grabdenkmals des Königs im Bamberger Dom plastischen Ausdruck verliehen hat.

Hier sei ferner darauf verwiesen, daß gelegentlich im 17. und 18. Jahrhundert Harnsteine recht sprechend in Kupfer gestochen auf Flugzetteln (Totenzetteln) mit rühmendem Hinweis oder mit Worten voll Anteilnahme gegenüber dem Kranken der Mitwelt vorgelegt wurden; darüber ist bei Hollaender Näheres angegeben[1]. — —

Begriffsbestimmung. W. Ebstein bezeichnete als Harnsteine „feste Körper, welche sich meist in den Harnorganen — nur ausnahmsweise in pathologischen, mit den Harnorganen kommunizierenden Hohlräumen — entwickeln". Nakano verstand unter Harnsteinen „die Kristalle von Harnbestandteile enthaltenden, in den Harnwegen gebildeten Konkretionsmassen". Lichtwitz hinwiederum nennt Harnsteine „fest begrenzte, Gerüstsubstanz und meistenteils Kristalle von Harnbestandteilen enthaltende, in den Harnwegen gebildete Konkretionsmassen". Mit Tripelphosphat inkrustierte Schleimmassen fallen demnach nicht unter den Begriff des „Harnsteins", da sie nicht scharf begrenzt sind.

Die weitere Kennzeichnung, welche Ebstein seiner Begriffsfassung für die Harnsteine anfügte, gab späterhin zu Meinungsverschiedenheiten Anlaß, nämlich die Aussage, daß am Aufbau der Harnsteine außer den gewöhnlich oder nur ausnahmsweise im Harn auftretenden Bestandteilen sich auch eiweißartige Substanzen beteiligen, welche als pathologisches Produkt ein primäres Gerüst oder Skelet für die gedachten mineralischen Harnbestandteile bildeten. Diese Bezeichnung schließt halbweiche oder nachgiebige Gebilde aus, die man gelegentlich im Bereich der ableitenden Harnwege findet, Gebilde, welche meist eine geringe oder schon sehr deutliche Durchsetzung oder Überkrustung mit Versteinerungsstoffen aufweisen. Immerhin sind auch sie im Rahmen der sog. „Harnkonkretionen" („Harnkonkremente") zu berücksichtigen und sollen daher am Schluß dieses Hauptstückes genannt werden.

Zur Benennung ist noch folgendes zu bemerken. Es ist naheliegend, je nach der Örtlichkeit der Auffindung von „Nieren- oder Nierenbeckensteinen", „Harnleitersteinen", „Blasensteinen", „Harnröhrensteinen", „Vorhautsteinen" zu sprechen. Jedoch enthalten solche Namen keineswegs die Meinung, es seien jene Konkremente auch im Bereich der Örtlichkeit entstanden, die ihr Name umfaßt. Auch hat man, den anschaulichen Benennungen des Volkes entsprechend, Harnkonkremente feineren und feinsten Korns gelegentlich als „Harnsand", als „Harngrieß", „Nierensand", „Nierengrieß", „Blasengrieß" bezeichnet. Für „Grieß" gibt W. Ebstein eine besondere Kennzeichnung. Damit seien diejenigen Formen bezeichnet, welche sich durch eine gleichmäßig runde und kugelige, den Grießkörnern entsprechende Gestalt auszeichnen; Harnsand weise demgegenüber eine unregelmäßige Gestaltung der Körnchen auf. Wenn daneben weiterhin noch von „Grießsteinen" gesprochen werde, so könne man darunter äußersten Falles jene Konkremente verstehen, welche ihrer Korngröße wegen eben nicht mehr durch die männliche Harnröhre hindurchtreten könnten. —

Einteilung der Harnsteine. Eine alte, von den späteren Bearbeitern meist als zu bescheiden bezeichnete Einteilung geht auf Philipp v. Walther zurück, der besagt, man könne zweierlei Arten von Harnverkrustungen auseinanderhalten, nämlich solche um Fremdkörper, die in die ableitenden Harnwege bzw. die Blase gerieten, und solche Konkretionen, die ohne Fremdkörper sozusagen freiwillig aus dem Harn herausentstanden. Diese Walthersche Sonderung ist bestimmt nicht unrichtig, sie muß jedoch, wie Ebstein ausführte, ergänzt werden, und zwar 1. nach ihrer Beziehung zu verschiedenen

[1] Hollaender: Die Medizin in der klassischen Malerei, 2. Aufl., S. 370 f. Stuttgart: Ferdinand Enke 1913.

Örtlichkeiten der Harnwege; 2. nach den allgemeinen Eigenschaften der Steine (Größe, Gestalt, Farbe, Schwere, Oberflächenverhältnisse, Brucheigentümlichkeiten); 3. bedürfe die Zusammensetzung der Harnkonkremente durchaus der Berücksichtigung.

Entsprechend den eben genannten Gesichtspunkten werden nunmehr die Steine aus dem Bereich des Nierenbeckens, dann die Harnleitersteine, endlich die Blasen- und Harnröhrensteine nach ihren Formen

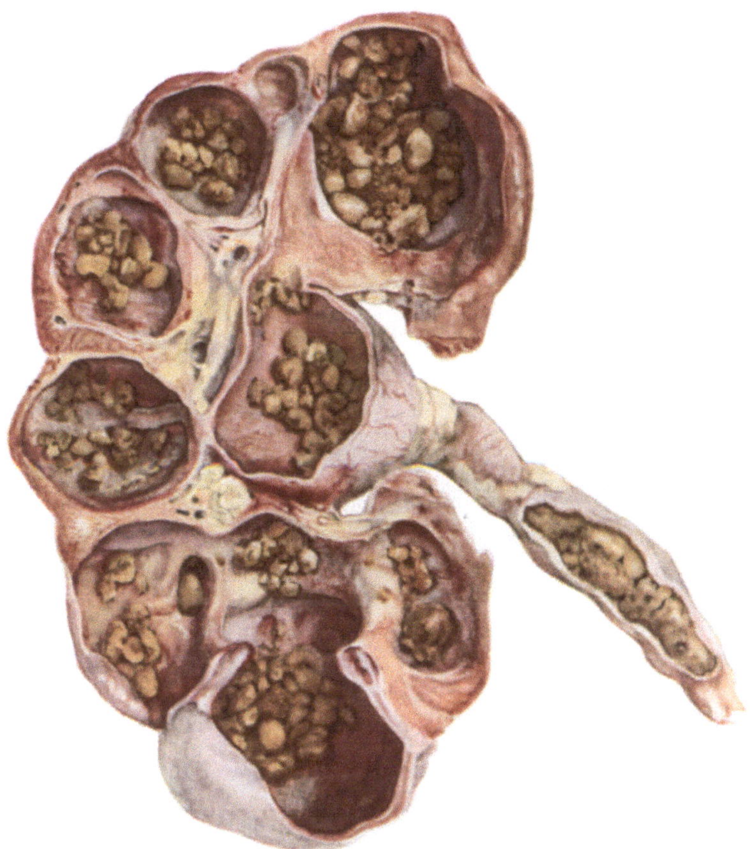

Abb. 15. Vielfache Nierensteine. Verlegung des Harnabflusses. Hydronephrose ♀ 28 a. ($^3/_4$ nat. Größe. Pathologisches Institut Göttingen. M.U. 207. Geschenk von San.-Rat SCHULTHEIS, Wildungen. E. 2245/1930.)

besprochen werden, worauf die Unterschiede der Zusammensetzung für die Harnsteine überhaupt gewürdigt sein sollen; im Rahmen dieser Würdigung kommen schließlich auch die Fremdkörpersteine zur Darstellung.

2. Nierensteine.

Angefangen von feinsten, fast pulverartigen Konkrementen, die aus unzähligen Einzelkörnchen bestehen, über grießigen, grobkörnigen Inhalt des Nierenbeckens (Abb. 15) oder seiner Kelche allein und über größere, mehrfache, nicht selten in Buchten der Nierenkelche geradezu eingeklemmte Stein-

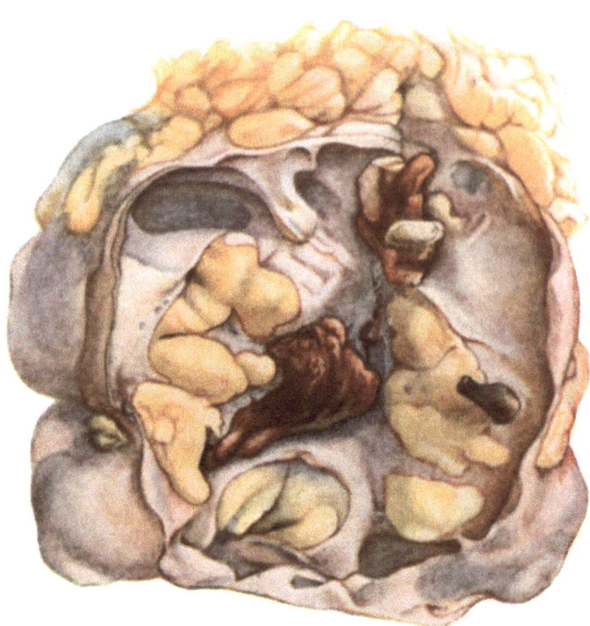

Abb. 16. Zwei Nierenkelchsteine, ein Nierenbeckenstein, ferner in der Tiefe eben noch sichtbar ein im obersten Ureter steckender Stein. Alte mächtige Hydronephrose mit völliger Nierengewebsschrumpfung und sekundärer Fettgewebswucherung im Kapsel- und Hilusgebiet. ($^4/_5$ nat. Größe. Bild nach einem Präparat von San.-Rat SCHULTHEIS, Wildungen. ♀ 45a. Vgl. auch THEODOR SCHULTHEIS, Fall 21.)

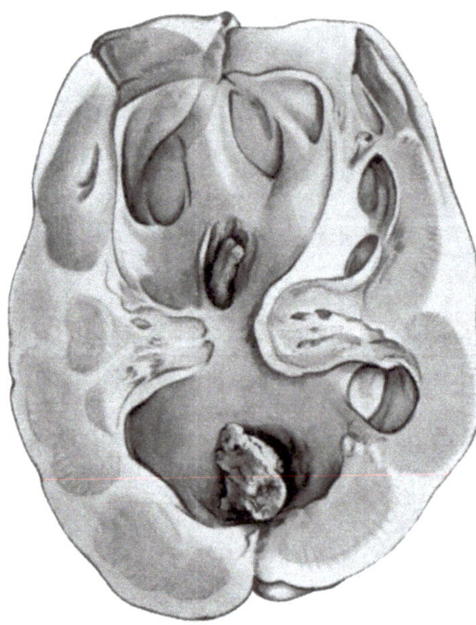

Abb. 17. Kelchstein im Nierenbecken. Unvollständiger Verschluß des Harnleiterabgangs. Mäßige Hydronephrose. ($^3/_5$ nat. Größe. Pathologisches Institut Göttingen. M.U. 82.)

bildungen (Abb. 16) bis zum einzelnen zackigen und verästelten Stein des Nierenbeckens, der wie ein Ausguß des Pelvis renis und seiner Kelchbuchten geformt ist und gerne mit einem Korallenstock verglichen wird (Abb. 20), gibt es alle möglichen Spielarten der Form. Man sieht es den größeren Steinen mitunter an, daß sie aus kleineren „herangewachsen" sind. Auf Durchschnitten, auch in Röntgenbildern, lassen sich Zonen solchen „Wachstums" oder besser gesagt ältere Kerne und jüngere Umschalungen oder Fortsatzbildungen manchmal recht gut wahrnehmen. Gar nicht selten erweist es sich, daß aus verschiedenen Kelchen derselben Niere in den Raum des Nierenbeckens kegelförmige, flaschenähnlich geformte oder ganz unregelmäßig warzige oder an Astknorren erinnernde Konkremente hineinlugen und ohne weiteres dartun, daß die erste Steinbildung im Raum der Nierenbeckenkelche ablief (Abb. 17).

Die in Abb. 15 wiedergegebene Zeichnung einer ungeheuren Grieß- und Steinbildung in der Niere hatte durch Verstopfung des Harnleiters mit abgegangenen, zusammengesinterten Steinmassen eine völlige Sperre für den

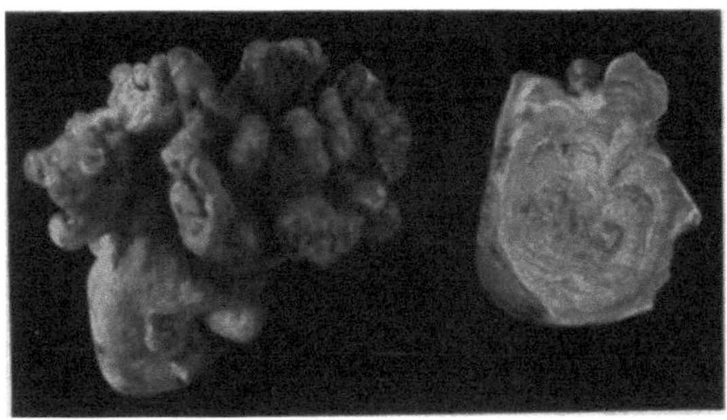

Abb. 18. Unregelmäßige, hellfarbene Steine aus dem Nierenbecken (eines Pferdes?). (Pathologisches Institut Göttingen.)

Harnabfluß geschaffen, so daß eine Wassersackniere die Folge sein mußte. Ähnliche Folgen, d. h. Einengung oder Sperrung des Harnabflusses durch Eintreibung eines Steinstückes in den Trichter zwischen Nierenbecken und Ureteranfangsstück zeigen die Abb. 16 und 17.

Kleine Nierensteine kommen, wie gesagt, in Vielzahl vor. Mitunter haben sie Kirschkern- und Erbsengröße, oder übertreffen diese noch; sie sind im

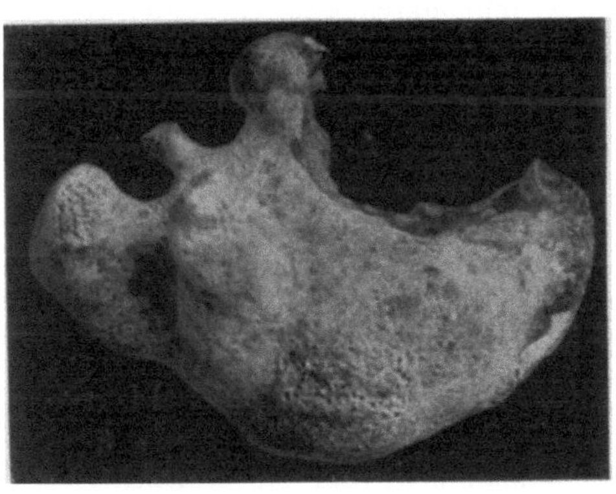

a

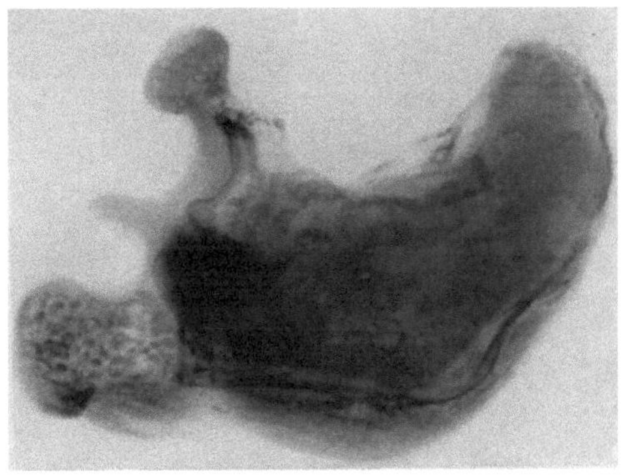

b

Abb. 19a und b. Aufsicht und Röntgenbild eines plumpen, verzweigten Nierensteins, der sich in einer durch Abszeßbildung schwer kranken Niere fand. (Pathologisches Institut Göttingen. M.U. 109, Phosphatstein.)

wesentlichen rundlich oder zeigen Neigung zu polyedrischer Gestaltung und Facettierung oder sie sind scheibenartig platt. Äußerst unregelmäßig, fußangelartig oder morgensternförmig können kleine Oxalatsteine des Nierenbeckens sein (von solchem Vorkommnis gibt Gottstein im v. Lichtenbergschen Handbuch der Urologie, Bd. 4, S. 287, ein sehr sprechendes Bild). In Abb. 18 gebe ich völlig unregelmäßige, grobhöckerig hellfarbene Nierensteine wieder, die ohne nähere Bezeichnung in der Sammlung des Göttinger Pathologischen Institutes sich befinden; (möglicherweise handelt es sich um

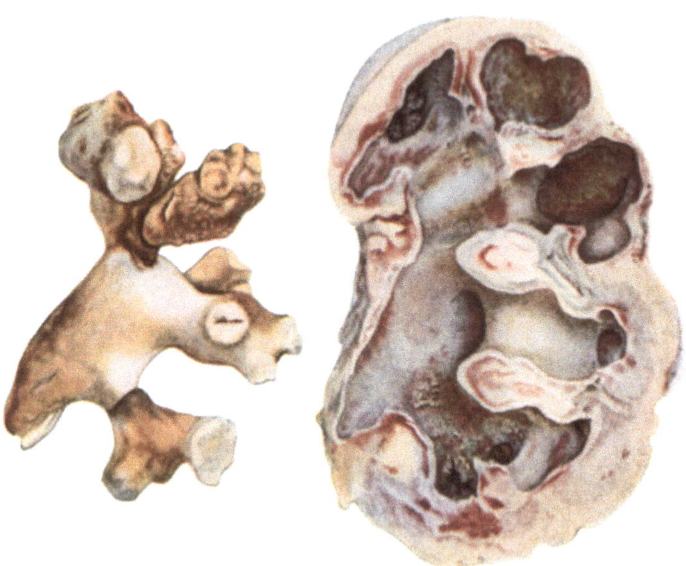

Abb. 20. Vielzackiger, schlanker Ausgußstein des Nierenbeckens mit der Hälfte der zugehörigen Niere, die weitgehend verödet und schwielig umgewandelt ist. Der zum unteren Ast des Nierenbeckens gehörige Steinteil war beweglich an den Stamm des Ausgußsteins aufs dichteste angelehnt. (4/5 nat. Größe. Pathologisches Institut Göttingen. M.U. 206. E. 2112/1930. Geschenk von San.-Rat SCHULTHEIS in Wildungen.)

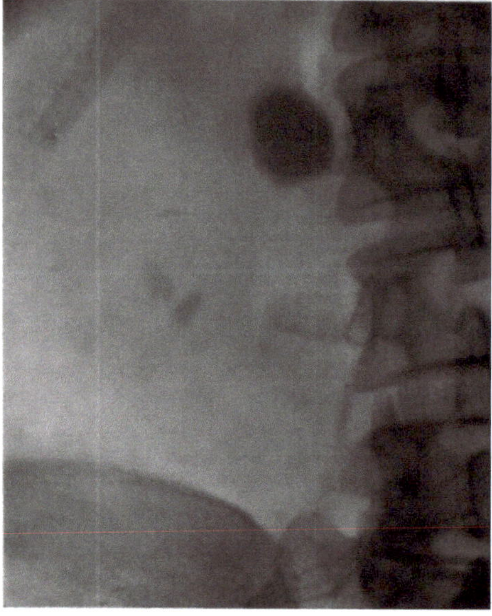

Abb. 21. Röntgenogramm der rechten Niere, ohne Füllung mit einem Kontrastmittel. Im Nierenbecken ein geschichteter, ovoider Stein mit dichterem Kern. Untersuchung der operativ entfernten Niere ergab eine Nierenaktinomykose und einen annähernd kugeligen Oxalatstein mit einem Mantel von phosphorsaurem Kalk. (Nach RAČIĆ. Präparat im Pathologischen Institut Göttingen.)

Nierenkonkremente eines Pferdes). Große Nierensteine sind immer unregelmäßig. Dies gilt vor allem von jenen vielzackigen Konkrementen, welche nach Art getreuer Abgüsse Positivbildungen des Raumes der Nierenbeckenkelche und des verästelten Pelix selbst darstellen; je nach der Spielart in der Gestaltung und Verzweigung des Nierenbeckens sind solche Steine plumper (Abb. 19a und b), manchmal herzförmig oder äußerst elegant, geweihähnlich; sehr oft bestehen sie nicht aus einem Stück, obwohl sie das Nierenbecken ganz ausfüllen: einzelne den Kelchlichtungen entsprechende Fortsätze sind dann durch mehr oder weniger ausgeprägte „Gelenkflächen" vom übrigen Konkrementstock getrennt, dennoch aber unmittelbar mit ihm in Berührung.

Neben diesen ungemein sprechenden Formen findet man gelegentlich, besonders in ampullären Nierenbecken auch eiförmige oder flachere Steine; ich habe solche bis Haselnußgröße wiederholt angetroffen. Auch eine Mehrzahl solcher Steine, welche dann gegenseitig die Form ihrer Außenflächen zu beeinträchtigen pflegen, ist sehr wohl möglich.

Abgesehen von den bisher genannten Formen, welche in den physiologisch vorgebildeten Hohlräumen der Nieren angetroffen werden, gibt es noch sog. „Parenchymsteine der Niere", d. h. Konkremente, welche innerhalb des

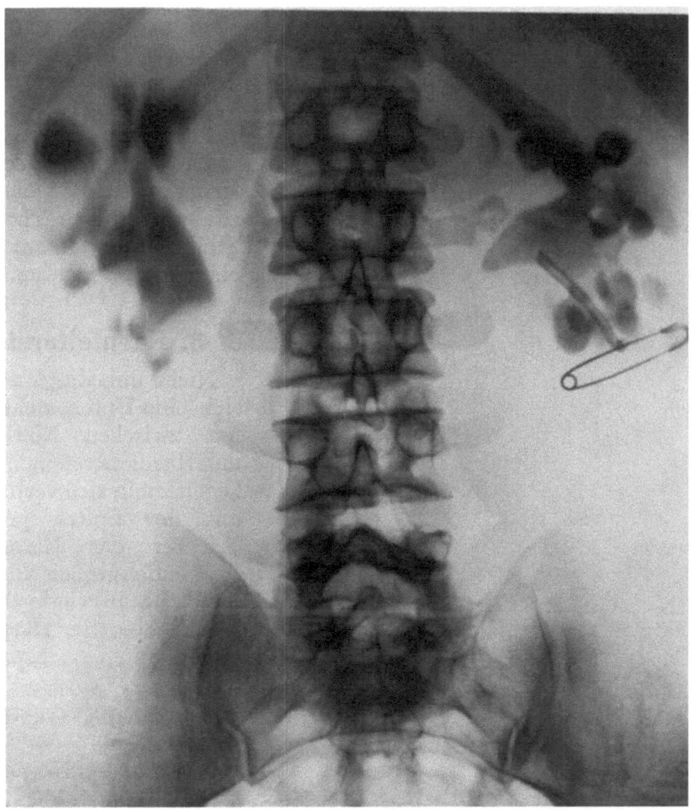

Abb. 22. Röntgenogramm beider Nieren eines harnsteinkranken Mannes (34a). Aufnahme ohne Kontrastfüllung der Nierenbecken. Auf der rechten Seite eine Nierenbeckenfistel zum Rücken hin, in die ein Gummirohr eingelegt ist. Sicherheitsnadel schützte das Gummirohr vor Abwanderung. Verzweigter, zackiger Nierenbeckenstein rechts, mehrfache, ebenfalls verzweigte Steinteile links. (Bild der chirurgischen Klinik Göttingen. Vgl. S. 299/1931 des Pathologischen Instituts Göttingen.)

Nierengewebes, d. h. in Hohlräumen, die der eigentlichen Schleimhaut entbehren, gefunden werden. Ich habe ein entsprechendes Vorkommnis nicht gesehen. Gottstein sagt, die Nierenparenchymsteine seien nicht sehr groß, rundlich geformt und recht selten. Fedoroff habe unter 221 operativ entfernten Nierensteinen nur 12 Parenchymkonkremente festgestellt.

Die Form der Nierensteine, wenigstens soweit sie große Ausmaße besitzen, läßt sich heute aus der Schattenbildung auf dem Röntgenbild bereits am Lebenden weitgehend feststellen. So zeigt Abb. 21 einen runden (kugeligen), einzelnen Stein im Nierenbecken, während Abb. 22 sehr deutlich ein verästeltes Konkrement auf der rechten Seite wiedergibt; auch links enthielt das Nierenbecken zackige Steinbildungen, die jedoch (infolge der angewendeten Aufnahmeweise) sich nur sehr unscharf darstellten. Je nach der angewendeten Darstellungsart — d. h. mit oder ohne eingeführten Verschattungsmittel (Uroselektan!) — läßt sich ferner das Verhältnis der Hohlform des Nierenbeckens und seiner Kelchbuchten zu der raumbeengenden Steingestalt vergleichsweise auf Röntgenbildern vom Lebenden weitgehend erschließen (Abb. 23), ein ausgezeichnetes Beispiel dafür, wie sehr die kundige Verwertung der Betrachtung mit Röntgenstrahlen die Kenntnis der pathologischen Morphologie am Lebenden fördern kann.

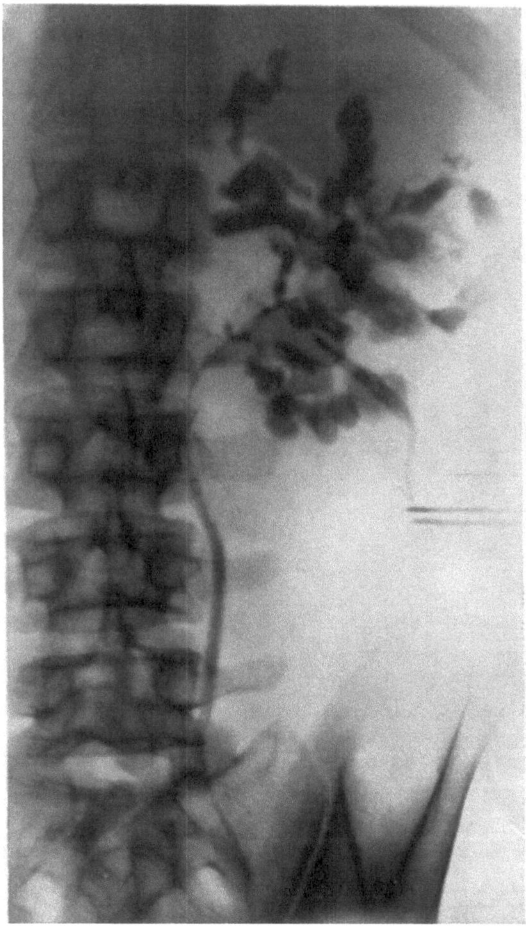

Abb. 23. Röntgenaufnahme der rechten Niere desselben Kranken wie in Abb. 22 nach Uroselektanausscheidung. Man erkennt im Vergleich zu Abb. 22, wie sehr das verzweigte Hohlraumsystem des Nierenbeckens und seiner Kelche den zackigen, verzweigten Stein im Nierenbecken übertrifft. Sehr deutlich stellt sich der Verlauf des Harnleiters dar. (Bild der chirurgischen Klinik Göttingen. Vgl. S. 299/1931 des Pathologischen Instituts Göttingen!)

Man pflegt zu den Konkrementbildungen im Nierenbereich auch den **Harnsäureinfarkt** der Neugeborenen zu zählen. Bei den Theorien der Steinbildung soll auf ihn näher eingegangen werden.

3. Harnleitersteine.

Nicht unbedingt scharf läßt sich eine Unterscheidung treffen zwischen Nierenbecken- und Harnleitersteinen; denn die kegelförmig sich verjüngenden, mit der Spitze jeweils im Trichter des Nierenbeckens steckenden großen Nierensteine (vgl. Abb. 16) sind gelegentlich in den obersten Harnleiterabschnitt hinein zapfenförmig verlängert. GOTTSTEIN nennt als besonderes Vorkommen den Umstand, daß der Stein wie ein stumpfer Nagel in den Harnleiter hineinrage, während er mit einem platten Kopf im Trichter des Nierenbeckens hänge. Häufiger wird man das Ureterkonkrement im weiteren Verlauf des Ureters finden, etwa an einer seiner Engen, vor allem knapp vor dem Durchtritt durch die Blasenwand oder aber im vesikalen Harnleitermund. Seitdem die Röntgendiagnostik in der praktischen Medizin solch überraschende Fortschritte gemacht hat, ist der Nachweis von Harnleitersteinen viel häufiger geworden als früher (HANSEN, SEBENING); ein Teil der in der Blase gefundenen Konkremente stammt gewiß auch aus der Niere, nachdem sie den Ureter durchwandert haben.

Wir pflegen als „Ureterstein" das im Harnleiter selbst angetroffene Konkrement zu bezeichnen, das durch ein Mißverhältnis seiner Gestalt und Ober-

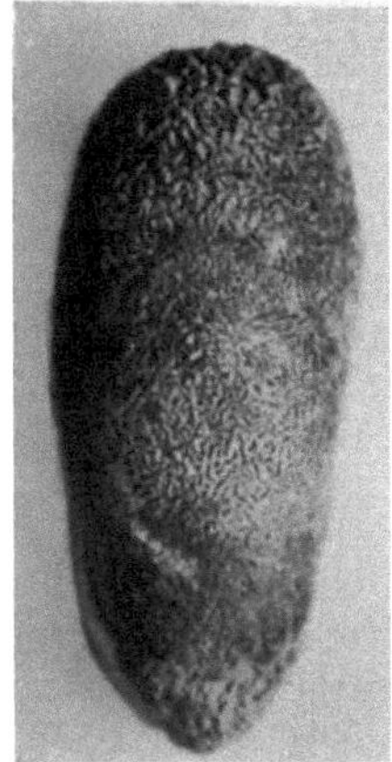

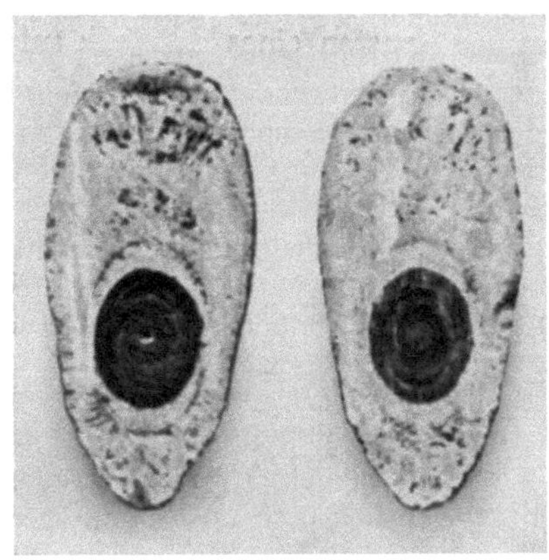

Abb. 24. Eiförmiger Ureterstein im untersten Abschnitt des Harnleiters gefunden von G. GOTTSTEIN. Auf dem Durchschnitt — der etwas verkleinert wiedergegeben ist, ließ sich ein stecknadelkopfgroßer Kern aus Phosphat, dann nach außen anschließend eine dunkle Zone aus Harnsäure, dann ein schwarzer Ring aus oxalsaurem Kalk, endlich eine Schale aus phosphatreichen Erden feststellen. (Nach GOTTSTEIN.)

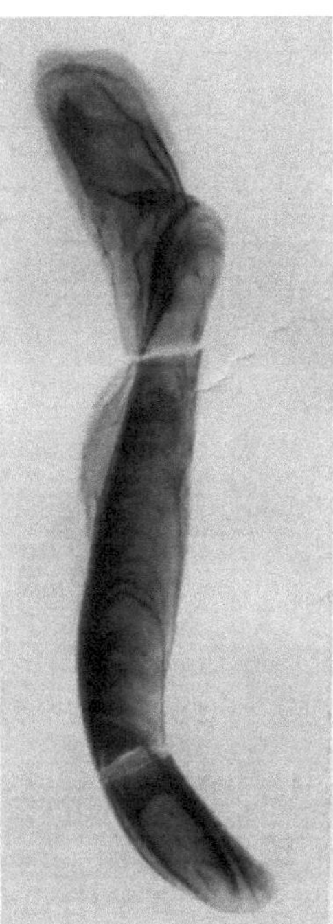

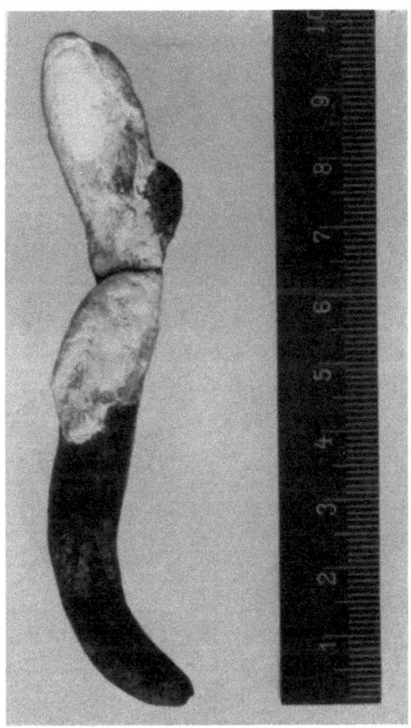

Abb. 25. Aufsicht und Röntgenbild eines Harnleitersteins von 9,9 cm Länge, gefunden bei der Leichenöffnung eines 39jährigen Mannes. Der Stein steckte mit dem schmalen, konischen, leicht geschwungenen Ende im Harnleitermund der Blasenwand. Er hatte die Harnabfuhr völlig gesperrt und sich langsam durch Anbildung neuer Schichten nierenwärts verlängert, wobei das Kaliber des Steins entsprechend der zunehmenden hydrurischen Erweiterung und der so hervorgerufenen Buchtenbildung des Harnleiters mächtiger und unregelmäßig wurde. Im Röntgenbild ist die stufenweise erfolgte Anschichtung gut zu erkennen. Die beiden Bruchbildungen erfolgten bei der Herausnahme der Harnorgane aus der Leiche. Die untere Hälfte des Steins war schmutzig grauschwarz gefärbt, die obere Hälfte ließ braungelbe bis schmutzig weiße Auflagerungen erkennen. Die zugehörige Niere war aufs äußerste hydronephrotisch gedehnt, in Ureter und Nierenbecken waren einzelne Innenwandstrecken im Sinn der Leukoplakie verändert. (Pathologisches Institut Göttingen. M.Kkr. 332.)

fläche zu der engen Lichtung irgendwie stecken blieb und nun durch Anschichtung neuer Krusten eines an Kalk und Phosphat reichen Mantels seine ursprüngliche Gestalt veränderte. Spindelformen und Dattelkernformen sind für Harnleitersteine sehr sprechend. KÜSTER bildete einen gurkenförmigen Harnleiterstein nach J. ISRAEL ab. Auf dem Durchschnitt oder auf Röntgenbildern kann man unschwer die Vergrößerungszonen infolge Anschichtung neuer steinbildender Stoffe erkennen. Nicht selten liegt ein Kern besonderer Zusammensetzung im Innern des Uretersteins verborgen. Welche Ausmaße Uretersteine gewinnen können, geht aus zwei Beobachtungen hervor, welche in Abb. 24 und 25 wiedergegeben sind.

Daß trotz längeren Verweilens von Steinen im Harnleiter nicht immer hochgradige Hydronephrose eintritt, darf man auf die dann nicht drehrunde Beschaffenheit des jeweiligen Ureterkonkrements zurückführen; solche Steine weisen auch gelegentlich eine unregelmäßige rinnenartige Aussparung an einer Seite auf, die es offenbar dem Harn gestattet, vorbeizufließen. Als einzigartige Form dürfte die von GÖRÖG bei Harnleitersteinen eines Hypernephromfalles gefundene Besonderheit gelten: Es handelte sich um röhrenförmige, oxalathaltige Steine, welche dem Harnleiterkatheter kein Hindernis boten; GÖRÖG sprach sie — gerade dieser eigentümlichen Gestalt wegen — als primäre Steine im Ureter an.

Harnleitersteine lassen sich sehr oft als Abgänge von Nierenkonkretionen dartun. Unter 368 Vorkommnissen von Uretersteinen (162 rechtsseitigen, 206 linksseitigen) fand GROSSMANN 23mal einen oder mehrere Steine in der gleichseitigen Niere, 12mal Steine in der gegenseitigen Niere, 6mal Steine in beiden Nieren. 17mal war der Harnleiter durch mehrere Steine belastet. In 12 Fällen boten beide Harnleiter einen Steinbefund dar. GROSSMANN weist auf PFLAUMER, JANBREAU, BRAASCH, ISRAEL, FEDOROFF und ROVSING als weitere Gewährsmänner für die Frage der Häufigkeit von Harnleitersteinen hin.

Nicht ganz selten werden Harnleitersteine sehr groß, worüber später einige Hinweise erfolgen.

4. Blasensteine.

Wieweit Blasensteine in der Harnblase selbst entstanden sind, wird mit aller Sicherheit nicht immer entschieden werden können. Als zweifellos vesikale Konkretionen müssen aber jene oft mächtigen Steinbildungen um Fremdkörper angesehen werden, welche gelegentlich von außen in die Blase geraten, sei es im Verlauf von schweren Beckenverletzungen (Knochensplitter, Geschoßteile), sei es in unerwünschter Begleitung von ärztlichen Eingriffen, Operationen (Ligaturfäden, abgebrochene Katheterstücke), sei es infolge spielerischer Einführung von Fremdkörpern in die Harnröhre (Nadeln, Nägel, Strohteile usw.).

Über Gestalt und Größe der Blasensteine gilt dasselbe wie über die Nierensteine. Vom pulverfeinen Blasensand über grießige Konkremente in unzählbaren Einzelkörnern zu Herden mit zahlreichen haselnußkern- bis walnußgroßen Steinen gibt es Übergänge. Diese größeren Steine beeinträchtigen sich in ihrer Gestalt, es finden sich die Spuren von Pressungen an ihnen, Abplattungen, schüsselförmige Eindellungen, oder ausgesprochene Facettierung und Neigung zur Polyederbildung (Abb. 26 und 27).

Sehr eigenartige Gestaltungen können durch die gegenseitige Beeinträchtigung von Harnsteinen in der Blase zustande kommen. Ein Beispiel, dessen Beobachtung Herrn Dr. RAČIĆ (Split) zu danken ist, sei mit seiner Erlaubnis in Einzelheiten hier mitgeteilt:

„Ein 39jähriger Dalmatiner leidet seit Kindheit an Blasenbeschwerden. Seit 10 Tagen unerträglicher Zustand. Im Röntgenbild zeigt sich ein etwas über hühnereigroßes, oberhalb der Symphyse quergestelltes Steinellipsoid. Darüber liegt, gegen rechts geneigt, ein zweites, ebenso großes Ellipsoid, das an der rechten Kantenfläche eine löffelförmige Aushöhlung erkennen läßt.“ 5. 6. 30 Epizystotomie, welche aus der sehr dickwandigen Blase die in der Abb. 28 dargestellten Konkremente gewinnen ließ.

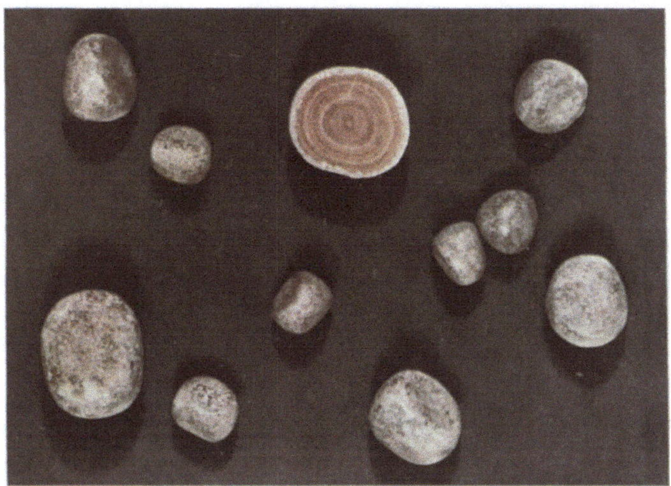

Abb. 26. Herde von Uratsteinen aus der Harnblase mit dünnem Kalkphosphatmantel; einer der Steine durchsägt und geschliffen. (Sammlung der chirurgischen Klinik Göttingen. Bild von K. H. BAUER.)

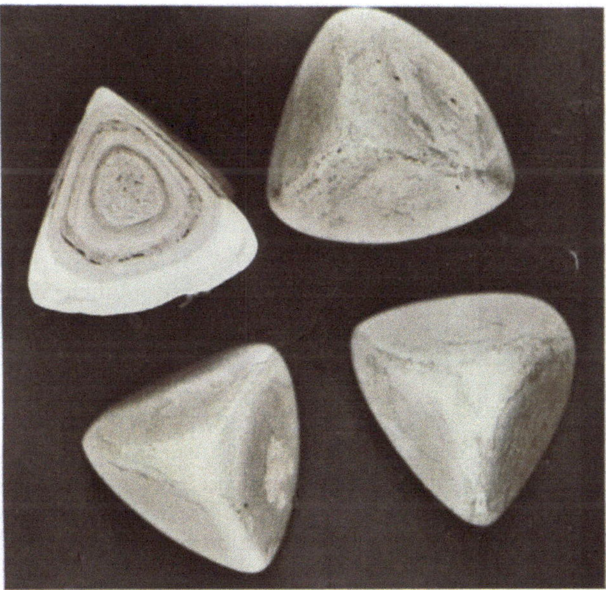

Abb. 27. Facettierte Harnblasensteine; einer durchschnitten und geschliffen. Die Steine bestanden im wesentlichen aus Tripelsalz und phosphorsaurem Kalk. (Sammlung der chirurgischen Klinik Göttingen. Bild von K. H. BAUER.)

Diese äußerlich völlig glatten, fast weißen Gebilde waren so gestaltet, daß die Wölbung des ersten in die Wanne des zweiten hineinpaßte. Den Maßen nach entsprachen sie etwas länglichen, großen Hühnereiern. Die Röntgenuntersuchung ergab für beide Steine innerhalb eines gleichmäßigen dicken Mantels je eine sehr dichte, scharf umschriebene Kernbildung von etwas gewellter Außenlinie; d. h. je einen dichteren Kern, vermutlich aus Oxalatkalk; auf der durchschnittenen und geschliffenen Hälfte des einen der beiden Konkremente tritt dies Verhalten deutlich zutage; tatsächlich fand sich ein Oxalatkern; die im wesentlichen aus phosphorsaurem Kalk bestehende Mantelschicht erwies sich besonders dicht gefügt,

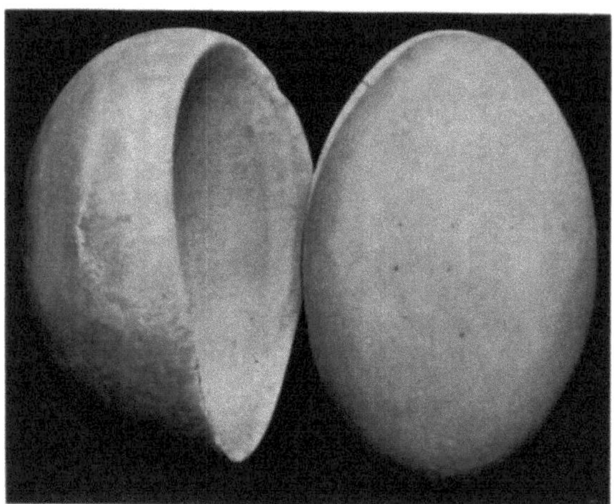

Abb. 28. Blasensteine, operativ gewonnen (Dr. RAČIĆ) bei einem jungen Dalmatiner. $^4/_5$ nat. Größe. (Sammlung des Pathologischen Instituts Göttingen. M.Kkr.)

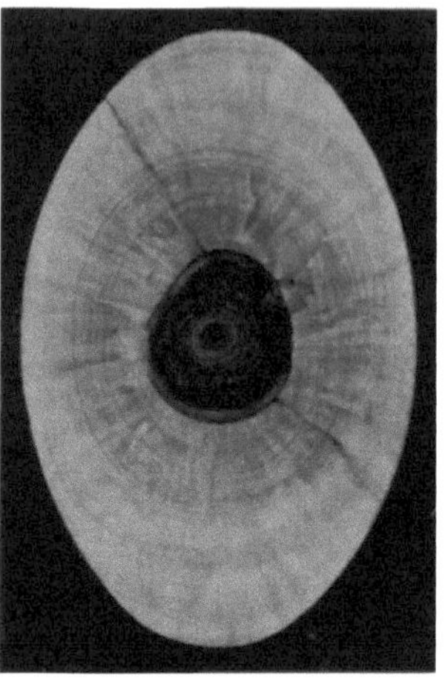

Abb. 29. Durchschnitt des eiförmigen Blasensteins der Abb. 28. Oxalatkern, Phosphatschale. $^4/_5$ nat. Größe. (Sammlung des Pathologischen Instituts Göttingen. M.Kkr.)

so daß auf dem Schliff ein ganz prachtvoller Eindruck, ähnlich dem Elfenbein entstand. Gewicht unmittelbar nach der Operation 85 g und 92 g, nach Ablauf von 2 Jahren 76 g und 82 g.

Hatten die soeben geschilderten Steine schließlich den Harnabfluß aus der Blase hochgradig erschwert, so gilt dies noch mehr für jene Steine, welche kleiner an Gestalt sich im Blasenausgang festsetzen. Es muß nicht immer von vornherein bei solcher Steineinkeilung Anurie bestehen; dies gilt namentlich von den rauhen, durch knorrige Auswüchse und radiäre Fortsätze ausgezeichneten Oxalatsteine, die sich frühzeitig verhacken können, ohne doch den Harnstrom aufzuhalten (ROSENBAUM). Der in Abb. 30 gezeigte Stein eines 10jährigen Knaben verursachte erst allmählich eine völlige Harnverhaltung, nachdem durch die sekundäre Phosphatmantelbildung eine Abdichtung gegenüber der Wand des Blasenhalses erfolgt war.

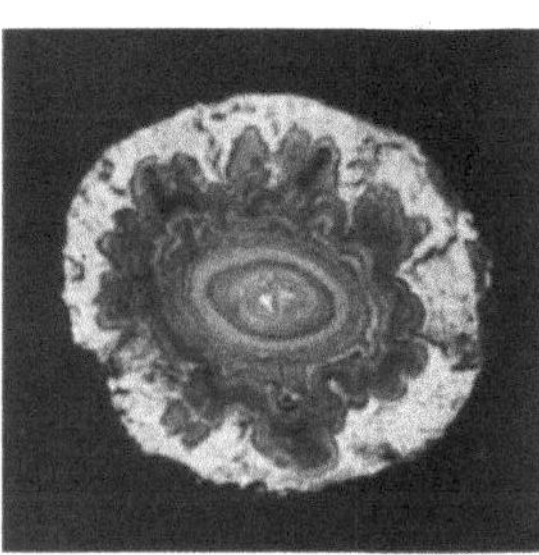

Abb. 30. Oxalatstein mit Phosphatmantel aus dem Blasenhals eines 10jährigen Dalmatiners. Harnverhaltung. Blase äußerst erweitert. Katheterismus unmöglich, weil Metallkatheter den im Blasenhals eingekeilten Stein nicht wegdrücken konnte.. Zunächst per rectum Verschiebung des Steins mit dem Finger. Blasenentleerung, später Epizystotomie und Entfernung des Steins durch Dr. RAČIĆ in Split. (Stein im Pathologischen Institut Göttingen. M.Krk. 331.)

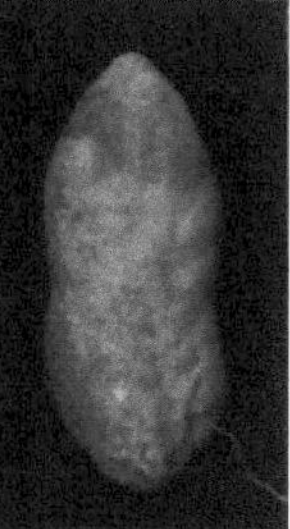

Abb. 31.

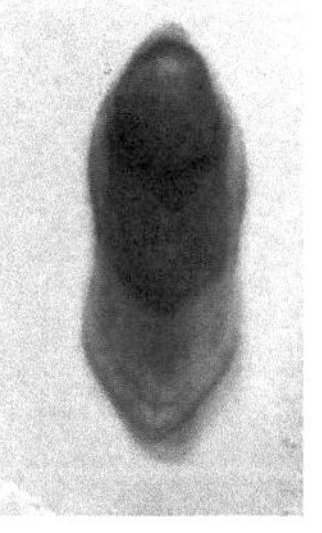

Abb. 32.

Abb. 31 und 32. Außenansicht und Röntgenbild eines im Anfangsteil der Harnröhre steckenden Blasenverschlußsteins. (Pathologisches Institut Göttingen. M.Kkr. 198.)

Es darf an dieser Stelle auch auf GROSSMANNS Mitteilung zur Kasuistik der Harnröhrensteine hingewiesen werden, da es sich in beiden Fällen um Oxalatsteine handelte, welche auf der Abwanderung aus dem Nierenbereich bis in den membranösen Harnröhrenabschnitt gelangten und dort durch Verkeilung den Harnstrom behinderten.

Gelegentlich haben Blasenkonkremente einen konischen Fortsatz, der in den Anfangsteil der Harnröhre hineinpaßt. Auch das in Abb. 31 und 32 wiedergegebene Konkrement gehört in die Reihe solcher Vorkommnisse: Wie das Röntgenbild zeigt, handelte es sich hier um ein kleines, im Anfangsteil der Harnröhre stecken gebliebenes, erbsengroßes Steinchen, das sich durch Anschichtung blasenwärts vergrößerte.

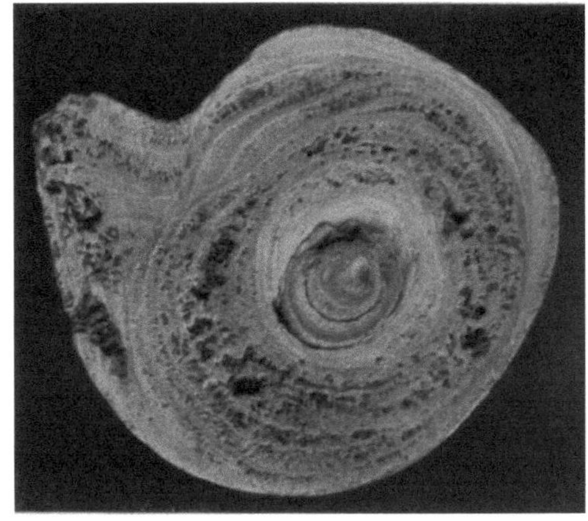

Abb. 33. Durchschnitt eines großen Harnblasendivertikelsteins mit zapfenförmigem Fortsatz. (Pathologisches Institut Göttingen. M.Kkr. 34.)

Entsprechende zapfenartig verlängerte Form, ja eine bis zur groben, unregelmäßigen Hantelform (Sanduhrform) auf dem Weg fortgesetzter Anschichtung neuer Krusten sich steigernde Gestaltung können Blasensteine aufweisen, die in Aussackungen der Harnblasenwand entstanden, sog. „Divertikelsteine“ (Schrifttum bei PAUL SPECKLIN). Auch mit der Gestalt türkischer Wasserpfeifen hat man sie verglichen und dann „Pfeifensteine“ genannt. Die dünne Verbindung der umfänglicheren Endsteile solcher Steine entspricht dem Divertikelmund.

Nicht immer sind Divertikelsteine mit einem Fortsatz versehen. Z. B. ließ der in einer Aussackung der Harnblase von SUSUMU USAMI gefundene Struvitstein jede Fortsatzbildung vermissen.

Der als Röntgenogramm in Abb. 35 wiedergegebene Stein, der frisch 60 g wog und 5 : 5 : 3 cm maß, wurde auf vaginalem Weg von Herrn Dr. ESAU (Oschersleben) operativ entfernt bei einem 41jährigen Fräulein, das seit seiner Jugend angeblich im Zusammenhang mit einer Kinderlähmung an Harnträufeln litt. 1924 brandige Zystitis und Blasenscheidenfistel, aber keine Steine; ebenso 1926. 1931 so starke Beschwerden, daß Sitzen unmöglich. Man fühlte in der Vagina die Spitze des Steines, der dann entfernt wurde. Blasenfüllungsraum nur einige Kubikzentimeter. Blasenscheidenfistel von 5 mm Durchmesser.

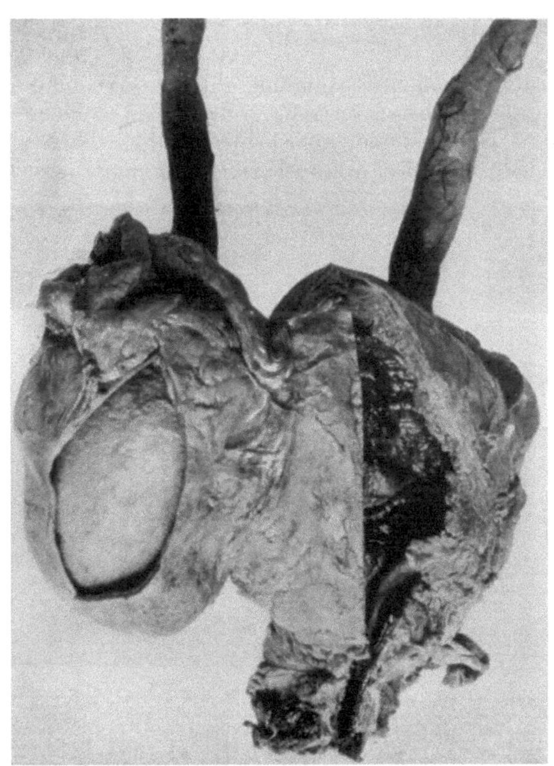

Abb. 34. Angeborenes Divertikel der Harnblase mit einem eiförmigen Stein als Inhalt. (Nach USAMI.)

Andere Formen von Harnsteinen, die sich bei altem Vaginalprolaps in der scheidenwärts gerichteten Aussackung der Harnblase (Cystocele vaginalis) fanden, zeigt Abb. 36. Man kann mitunter an solchen Divertikel- und Zystozelensteinen auf dem Durchschnitt ganz prachtvoll die Anschichtungen der phosphorsauren Erden erkennen, welche im Lauf der gewöhnlichen langwierigen Entzündung zustande kommen.

Sehr große Einzelsteine der Harnblase findet man heute seltener. Sie sind zu besonderen Hinweisstücken chirurgischer und pathologisch-anatomischer Sammlungen geworden, seit die wunderbaren Fortschritte der urologischen Einsicht und Hilfen das Blasensteinleiden frühzeitig mit Erfolg behandeln lassen. An solch riesenhaften Steinen kann man mitunter rinnenartige Aussparungen sehen, herrührend von wulstigen Harnblasenwandstrecken dort, wo die Harnleiter intramural verlaufen; auch Rinnenbildung im Stein gegenüber dem Harnblasenboden, veranlaßt durch den fortgesetzt ablaufenden Harnstoß, lassen sich in besonders gelagerten Fällen feststellen. Sehr sprechende Abbildungen rinnenförmiger Aussparung an großen Harnsteinen der Blase entsprechend dem Urinfluß hat Ultzmann in der Deutschen Chirurgie (Liefg. 52, S. 172, Abb. 77) wiedergegeben. Ich habe mich an dem mir zur Verfügung stehenden, reichlichen Sammlungsgut nicht davon überzeugen können, daß solche Reliefbesonderheiten an sehr großen Blasensteinen immer bedeutungsvoll wären.

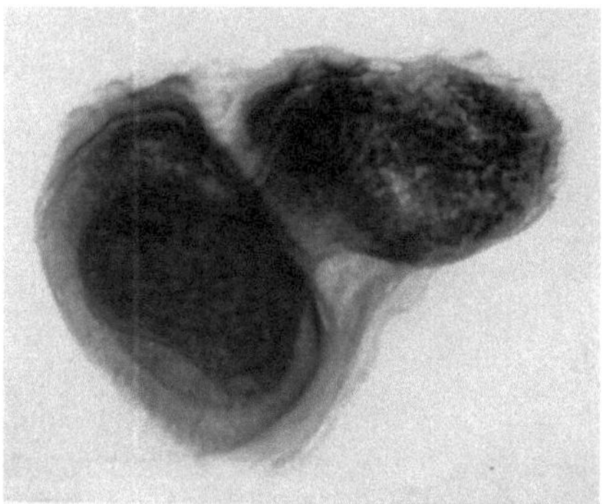

Abb. 35. Röntgenbild eines hantelförmigen Harnsteins, gebildet im Bereich einer Blasenscheidenfistel. ♀ 41. (Beobachtung von Esau; Stein im Pathologischen Institut Göttingen. E. 6668/193.)

Neben diesen verschiedenen Möglichkeiten der Harnsteingestaltung innerhalb der Blase ist noch eines sehr umfangreichen und wichtigen Vorkommens von Konkrementen besonderer Art zu gedenken, nämlich der sog. Fremdkörpersteine. Alle in die Blase gelangten Fremdkörper können als Kerne einer nachfolgenden Verkrustung wirken: dies gilt also für Metallteile (abgebrochene Katheterkuppen, Bruchstücke von Instrumenten der endovesikalen Chirurgie, abgeglittene Sonden), von Glas (Katheter), es gilt für Gummi und Seide (Bougie, Katheter, Unterbindungsfäden, Nahtschlingen), gilt für allerlei Gegenstände, welche durch eigenhändige Betätigung libidinis causa oder in gröblich-scherzhaften oder triebmäßig dunklen Femehandlungen durch andere in die Geschlechtsöffnung bzw. in den Harnröhrenmund gebracht, sehr leicht nach der Blase abgleiten können. Was in dieser Hinsicht alles in der Blase gefunden wurde, darüber haben Denucé, Porta, Pockward, Hirsch, Prochnow, Lohnstein, Langerer, v. Angerer, Schlagintweit berichtet.

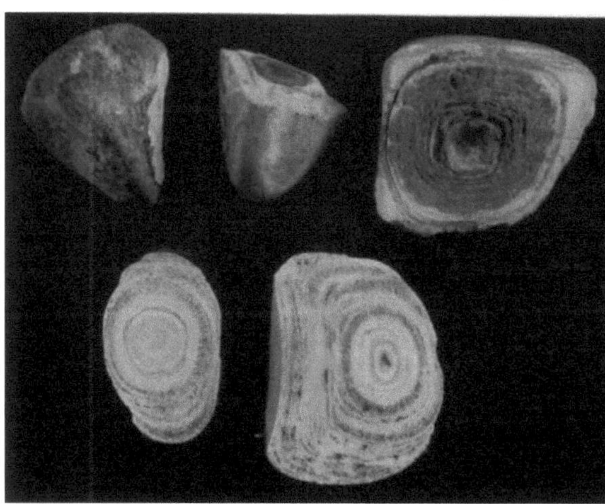

Abb. 36. Obere Reihe: 3 abgeschliffene Harnsteine aus einer Blasenaussackung (Zystozele) bei länger bestehendem Scheidenprolaps; der eine Stein durchschnitten. (Pathologisches Institut Göttingen. M.Kkr. 53.) Untere Reihe: 2 Steine aus einer Zystozele bei Scheidenprolaps; beide Steine durchschnitten. (Pathologisches Institut Göttingen. M.Kkr. 158.)

Ich erinnere mich, in dieser Hinsicht bei meinen Lehrern, dem Chirurgen O. v. ANGERER und dem Gynäkologen F. v. WINCKEL Vorweisungen erlebt zu haben, deren Gegenstände höchlichst überraschten; abgesehen von fälschlich eingelegten oder abgewichenen Pessaren, spielten Haarnadeln, Näh- und Stricknadeln, Zweigchen, Halme, Wachskerzchen, Bleistifthülsen, Griffel, Pfeifenbeißer, — einmal selbst ein Maikäfer als Blasenfremdkörper eine Rolle. SCHLAGINTWEIT fand in der Blase eines 60jährigen ein Efeublatt — angeblich eingeführt, um Würmer zu vertreiben; ein anderer Mann hatte sich — „der Schmerzlinderung wegen", wie er sagte — einen Fichtenzweig eingeführt, eine Frau trug in ihrer Blase eine ganze Petersilie. ZUCKERKANDL erwähnt an absonderlichen Fremdkörpern noch die Mitteilung einer Gurke (PROCHNOW), eines Schweinepenis (RODÉ), eines Schuhriemens (PHILIPPS), einer Meerschaumspitze (DITTEL).

Daß zur Vortäuschung von Krankheit Kieselsteine in die Harnröhre versenkt und in die Blase getrieben wurden, ist ebenso bekannt als der noch häufigere Umstand, daß Hysterische den Ärzten Kieselsteine usw. als mit dem Harn abgegangen vorweisen. Über Fremdkörpersteine bei Kindern hat HOTTINGER berichtet. Naturgemäß kommen hierfür meistens Mädchen in Betracht.

Nicht vergessen werden darf, daß aus dem Gebiet benachbarter, aber immerhin extravesikaler Wunden und Operationen auf dem Weg langsamer Wanderung und Fistelung Geschoßteile, Knochensplitter, Kleiderfetzen, Haare, Verbandstoffteile, Seidenfäden, Pinzetten, Aderklemmen u. dgl. in die Blase einwandern können. Der Inhalt von Dermoidzysten kann sich in die Blase entleeren (vgl. S. 144 dieses Bandes); es ist vorgekommen, daß zersetzter Uterin- oder Tubeninhalt, etwa Knochenteile eines Fetus den Weg in die Harnblase fanden (WINCKEL, FINCKE, HOLZHÄUSER, ZUCKERKANDL).

Zu den Fremdkörpersteinen kann man schließlich auch die um Bilharziaeier gebildeten Harnkonkremente rechnen, ein Vorkommnis, das W. EBSTEIN mehrfach beschäftigt hat und in der Beweisführung über die Bedeutung organischer Gerüste als Voraussetzung für die Harnsteinbildung bestärkte; freilich geben weniger die Bilharziaeier als der durch ihre Ablagerung veranlaßte Blasenkatarrh Anlaß zur Konkretion.

Je nach Art des Gegenstandes treten in der Regel Veränderungen an den Fremdkörpern ein. Metallische und Gummistücke werden langsam angegriffen, rauh, brüchig, pflanzliche Teile quellen auf, können auch zu faulen anfangen. Vor allem aber pflegen sich bald weißliche oder gelbbräunliche, mörtelähnliche Massen krustig auf den Fremdkörpern abzulagern; diese Verkrustung nimmt unter Umständen recht rasch zu, sie hüllt den Fremdkörper allmählich vollkommen in einen Steinmantel und kann Anlaß zu gewaltigem Ausmaß der Konkrementbildung geben.

Manche Fremdkörper werden noch nach vielen Jahren innerhalb von Harnsteinen gut erhalten vorgefunden, wie z. B. der Fall des Konkrementes um eine Haarnadel zeigte, welchen SCHULTHEIS sen. durch Lithotomie aufklären konnte. Die Patientin hatte 19 Jahre vorher die Haarnadel in ihre Blase hinein verloren. 21 Jahre nach onanistischer Einführung einer Bohne in die Urethra fand SCHULTHEIS innerhalb eines Riesenblasensteins die Reste jener Bohne wieder, freilich nur die Reste. Wie sehr sich Metallteile in Fremdkörpersteinen verändern können, erlebte ROSENSTEIN: 3 Jahre nach Abbruch einer Lithotribe fand er zwar einen Stein im ammoniakalischen Harn um den Metallteil gebildet; im Röntgenbild konnte man sehr wohl die Form des abgebrochenen Lithotriptorschnabels als Schatten im Stein erkennen; aber das Metallstück selbst war völlig zersetzt, aufgezehrt, verschwunden; als der Stein zersägt, dann pulverisiert wurde, gelang es nicht, auch nur ein Stückchen des abgebrochenen Instruments aufzufinden; nur sein „Negativ" in des Wortes eigentlicher Bedeutung war geblieben, und dessen eisenimprägnierten Wände dürften auf dem Steinröntgenogramm das Bild des verlorenen Lithotribenschnabels haben erscheinen lassen.

Einige Fremdkörpersteine zeigen die Abb. 37, 38 und 39, welche der Sammlung von Herrn San.-Rat SCHULTHEIS (Wildungen) entstammen.

Bekanntlich dient ein von PEZZER angegebener Katheter nach Blasen- und Prostataoperationen als Dauerkatheter; er darf aber als Drain durch die Bauchwandfistel gelegt, nur beschränkte Zeit liegen bleiben wegen der Gefahr seiner Verkrustung, zumal wenn er den

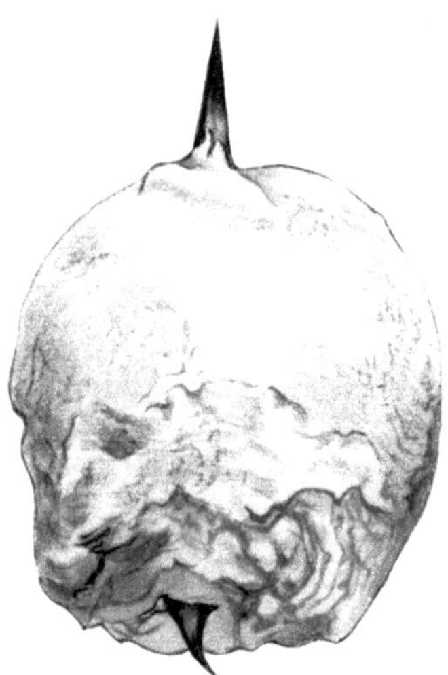

Abb. 37. Fremdkörperstein aus der Blase eines Mannes, der sich vor Jahren spielerisch eine Ahle in die Harnröhre eingeführt hatte. Beobachtung von San.-Rat SCHULTHEIS, Wildungen. (Pathologisches Institut Göttingen. M.Kkr. 317.)

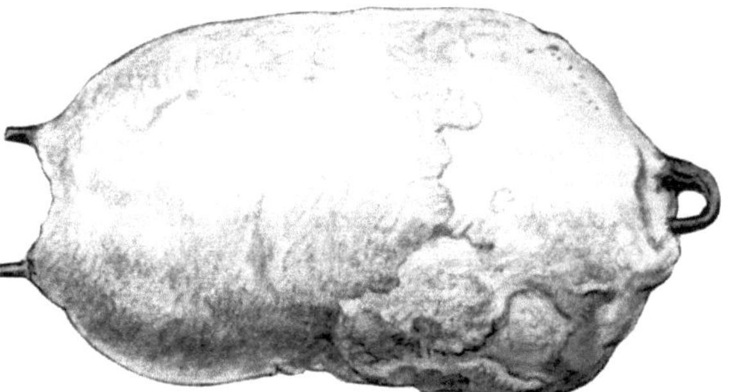

Abb. 38. Fremdkörperstein aus der Blase einer Frau, die sich vor längerer Zeit eine Haarnadel in die Harnröhre eingeführt hatte. (Pathologisches Institut Göttingen. M.Kkr. 317.)

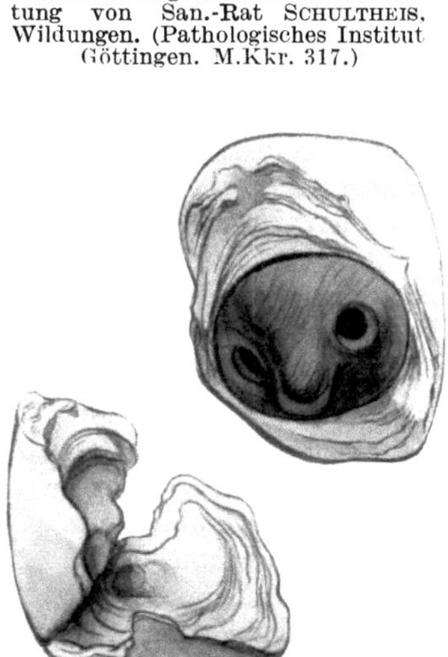

Abb. 39. Geschichteter Fremdkörperstein um das abgerissene Gewölbe eines PEZZER-Katheters. Beobachtung von San.-Rat SCHULTHEIS, Wildungen. (Pathologisches Institut Göttingen. M.Kkr. 317.)

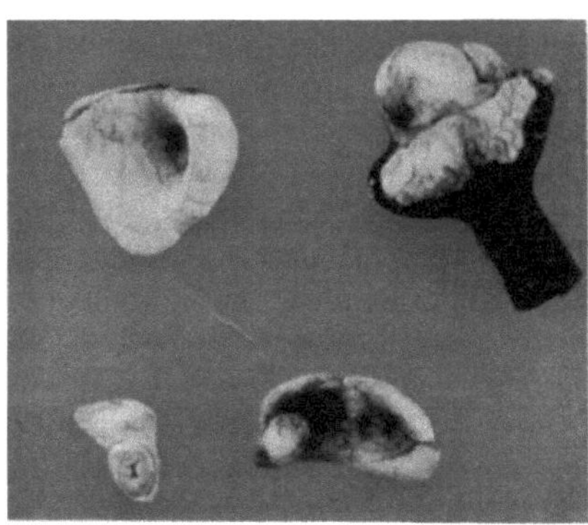

Abb. 40. Gewölbe eines PEZZER-Katheters mit mörtelartiger Verkrustung; Katheter war postoperativ eingelegt bei einem 77 Jahre alten Mann, bei dem wegen riesenhafter Prostata im Oktober 1932 eine Fistula suprapubica gemacht worden war. Alle 4—6 Wochen Katheterwechsel, dazwischen Spülungen. Am 23. 2. 33 ließ sich der Katheter nicht herausziehen; der sehr enge Fistelgang mußte gespalten werden, um so das Gummirohr zu entfernen; dabei fand sich die abgebildete Verkrustung mit den verschiedenen beigelegten Steinchen. Es scheint sich mehrfach von der Spitze des Kathetergewölbes ausgehend eine hutförmige Kruste gebildet zu haben, die dann bei irgendeiner Gelegenheit wieder in die Harnblase zurückfiel, um einem Nachfolger Platz zu machen. Der behandelnde Arzt glaubte, aus den entfernten Steinteilen 3 Generationen solcher Verkrustung errechnen zu können. (Beobachtung von Dr. ESAU, Oschersleben, E. 1280/1933. — Präparat im Pathologischen Institut Göttingen. M.Kkr. 333.)

Harn aus chronisch entzündeter Blase ableitet. Abb. 40 zeigt, wie rasch solche Verkrustung eintreten kann.

Fremdkörpersteine können sehr groß werden. SCHULTHEIS hat solch ein Konkrement abgebildet, das sich in der Zeit von 20 Jahren um eine spielerisch in die Harnröhre eingeführte, in die Blase abgeglittene Bohne gebildet hatte; es maß nach Länge und Breite 13:7 cm, im Längsumfang 32 cm, im Querumfang 20 cm und wog 500 g. Chemisch bestand es aus phosphor- und kohlensaurem Kalk.

Was die Natur der im allgemeinen mörtelartigen Krusten um die Fremdkörper anlangt, so handelt es sich meistens um Phosphat- und Karbonatmassen. Jedoch pflegen sie nicht frei zu sein von sonstigen Urinbestandteilen. Urate, seltener Oxalate können an der Schalenbildung beteiligt sein. BORN hat verhältnismäßig reine Uratablagerungen um Fremdkörper in der Blase beschrieben; das sind aber Ausnahmen; besonders oft ist ein reicher Gehalt an Tripelphosphat in den Krustenmänteln zu finden, wozu die meist vorhandene ammoniakalische Harnzersetzung in derart beleidigten Blasen das ihrige tut.

Im Anschluß an die Fremdkörperinkrustationen ist darauf hinzuweisen, daß man auch sog. „fixe Harnsteine" kennt. Man versteht darunter festhaftende Steine, die irgendwie mit der Wand der Harnwege verbunden sind, etwa derart, daß sie aus der kalkigen Inkrustation einer Geschwürsfläche „herauswuchsen" und nun stalaktitenartig in die Lichtung hineinragen. (ZUCKERKANDL läßt es unentschieden, ob es sich da um Inkrustation einer Geschwürsfläche handelt, oder ob ein rauher Stein vielleicht bei entzündlicher Schleimhautauflockerung an diese sozusagen „angelötet" würde, ein Vorgang, der auch nur auf dem Weg über entzündliche Exsudatbildung und Inkrustierung denkbar ist.) GRANDJEAN hat für eine 26jährige den Befund korallenartiger und stalaktitenartiger Phosphatbildungen in und auf der Harnblasenwand im Gefolge einer Nephrektomie wegen Tuberkulose beschrieben.

Es kommt auch vor, daß ein fixer Harnstein sich an einem Seidenfaden (im Gefolge einer die Blasenwand bis in die Lichtung hinein durchgreifenden Umnähung) gebildet hat und so weiterhin förmlich gestielt an der Blasenwand aufgehängt erscheint; dasselbe gilt von Fremdkörpersteinen um Gegenstände, welche die Blasenwand anspießten. Endlich ist an die Inkrustationen um Haare eines Dermoids zu erinnern, welche nach Durchbruch der Blasenwand in die Blase hineinhängen können, ohne sich aus dem Boden der teratoiden Bildung gelöst zu haben.

Anhang 1.

Harnröhrensteine (dargestellt nach HOTTINGER).

Harnröhrensteine sind weniger zahlreich beobachtet, als Blasensteine. THOMSON zählte auf 2962 Blasensteinfälle 409mal Konkremente der Harnröhre (ferner noch 116 Vorkommnisse von Vorhautsteinen). Die Harnröhrensteine, welche zumeist aus Steinbeständen der Nieren, Ureteren oder Harnblase herstammen, werden nach Einkeilung im Harnröhrenbereich durch Neuanlage von Phosphat und Karbonatkrusten und durch einseitige Nachschichtungen aus einer vorher rundlichen oder ovoiden Gestalt mehr und mehr umgewandelt und erscheinen dann lang, walzenartig oder stiftförmig. Dementsprechend haben lange getragene Urethralsteine zumeist einen auffallend exzentrisch gelegenen Kern, dessen Urat- oder Oxalatnatur auf die Entstehung des Konkrements außerhalb der Harnröhre hinweist. Jedoch können Steine auch in der Harnröhre selbst entstehen, beispielsweise etwa um dort liegengebliebene Fremdkörper (Stecknadeln!). Wird die Anschichtung, welche in der Richtung gegen den Harnstrom erfolgt, mächtig und mächtiger, können gewaltig lange Steine entstehen, die gegebenenfalls auch gelenkig gegliedert erscheinen.

Riesenharnröhrensteine beschrieben ISENBERG (7 cm lang, 2 cm dick in 6 zusammenhängenden Stücken) und LOUMEAU-DARLAU (9 cm lang). Ein von KURBATOW erwähnter Harnröhrenstein soll 390 g schwer gewesen sein, ein von ENGLISH zitierter Fall BENOITS gar 1050 g. In solchen Fällen schafft sich der über den Stein fließende Harn eine Rinne, die ihm trotz wachsender Größe des Konkrements den Abfluß sichert; denn nach PINAULT und nach HIRSCH können Konkremente der Urethra jahrelang getragen werden, ohne den Harnabfluß bedrohlich zu behindern; das ist aber gewiß nicht die Regel. Sehr häufig gibt der Harnröhrenstein zu Entzündungen, Infiltrationen, Phlegmonen im Harnröhrenbereich Anlaß. Harnverhaltung, Abszesse, Fistelbildungen sind die Folge.

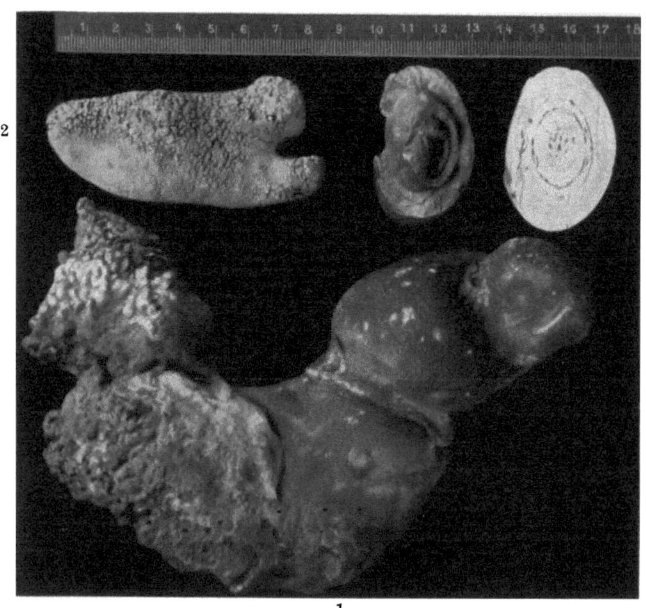

Abb. 41. 1 Riesiger Nierenbeckenstein vom Pferd (670 g). (Geschenk des Schlachthofes Hannover an das Pathologische Institut Göttingen. Kkr. 236.) 2 Kleinerer Nierenstein vom Pferd. (Pathologisches Institut Göttingen. M.Kkr. 290.) 3 Schalig gebauter, an kohlensaurem Kalk reicher Blasenstein vom Pferd. (Pathologisches Institut Göttingen. M.Kkr. 103.)

Eine besondere Form stellen die Harnröhrendivertikelsteine dar, die dem Harnröhrenanfang bzw. der Pars prostatica urethrae zu entstammen pflegen, sei es, daß sie in angeborenen Divertikeln, sei es, daß sie in entzündlich oder durch Harnstauung zustande gekommenen Ausbauchungen der Harnröhrenlichtung ihr Wachstum erfuhren, oder daß sich um eingekeilte Steine Aussackungen der Harnröhre bildeten (v. BOKAY). Harnröhrendivertikel hat man bei Frauen mit zahlreichen Steinen gefüllt gefunden. — Steine der Pars prostatica urethrae entwickeln sich auf Kosten der Vorsteherdrüse, indem sie sich ganz in sie einsenken und sie sozusagen „aushöhlen"; sie wachsen ferner nach der Blase hin, und wenn sie über den Blasensphinkter hinausragen, nehmen sie vesikal an Masse zu, so daß der Stein einer Sanduhr gleichen kann, deren Enge dem Blasenausgang, bzw. inneren Urethralmund entspricht; solche Steine entsprechen an Gestalt ganz und gar den Hantel- und Wasserpfeifenformen jener Konkremente, die in Verbindung mit Divertikeln oder Fisteln der Harnblase gefunden worden sind. Persönlich hatte ich in nahezu 25jähriger Tätigkeit am Leichentisch nicht die Gelegenheit, Urethralsteine (oder Präputialsteine) zu Gesicht zu bekommen.

Anhang 2.
Harnsteine bei Tieren.

Nierensteine, Harnleiter- und Blasensteine, sowie Urethralkonkremente sind auch für das Tierreich bekannt. Jüngst hat GROSSMANN davon einen Überblick in besonderer Arbeit gegeben, die manch bemerkenswerten Hinweis, auch auf das einschlägige Schrifttum enthält. Mit der Frage der Harnsteine bei Tieren befaßte sich im Rahmen seiner allgemeinen Untersuchung von Urolithen vor allem W. EBSTEIN. Speziell pathologisch-anatomische Mitteilungen, ebenfalls mit Schrifttumshinweisen finden sich in HENSCHENS Bearbeitung der Harnorgane im JOESTschen Buch der speziellen pathologischen Anatomie der Haustiere (Bd. 3, 1924). Diese Ausführungen dienen mir hier als Unterlage; auf sie sei ausdrücklich verwiesen.

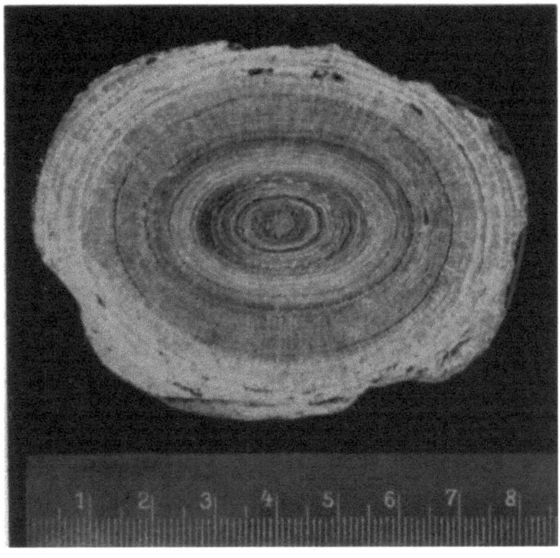

Abb. 42. Blasenstein (uratreich) von einem Hund. (Pathologisches Institut Göttingen.)

Häufig seien Nierenbeckensteine bei Rind und Pferd, seltener bei Hund und Schaf, noch seltener bei den sonstigen Haussäugetieren und beim Geflügel. Bemerkenswert ist eine Mitteilung von JOEST über Xanthinsteine bei einer 3—4jährigen wahrscheinlich leukämischen Kuh. Ganz entsprechend habe WEISKE einen Xanthinstein bei einem leukämischen Schafbock beschrieben. Entsprechend der Größe der fraglichen Tiere können Nierenbeckenkonkremente sehr groß werden. Ihr Gehalt an Kalk (Kalziumphosphat, Kalziumkarbonat, Kalziumurat) macht sie schwer (Abb. 41).

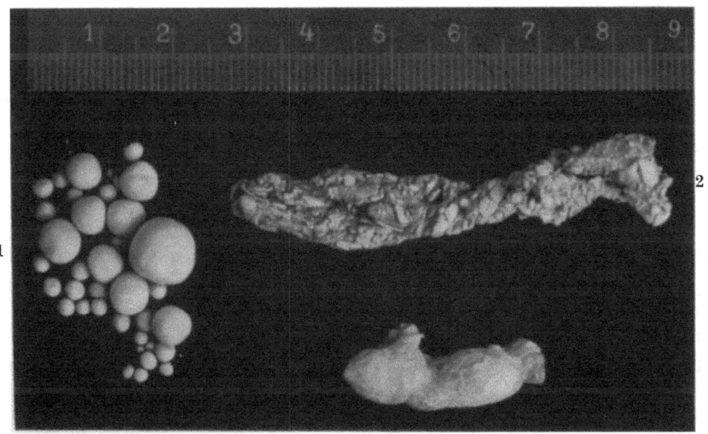

Abb. 43. 1 Blasensteinherde von einem Ochsen. 2 Harnröhrenkonkrement von einem Ochsen. 3 Nierenstein von einem Huhn. (Präparate des Pathologischen Instituts Göttingen. M.Kkr. 307 und 312.)

Blasenkonkremente seien häufig beim Hund, namentlich bei überfütterten, still lebenden Stadthunden. Man kennt Urat-, Oxalat- und Phosphatsteine, und zwar sowohl in Form der Kernkonkremente, als schaliger, zonierter Steine. Als Seltenheit werden Zystinsteine verzeichnet. Die Stockholmer Sammlung beherbergt auch einen Zystin-Indigostein (HENSCHEN). Sehr selten leide die Katze an Blasensteinen, häufig dagegen treffe dies für Pferd und Rind zu. Für Blasensteine bei Pferden sind enorme Gewichte bekannt, z. B. hatte in SOULAS Fall, wie HENSCHEN berichtet, der Blasenstein ein Trockengewicht von

9850 g. Eine Besonderheit der chemischen Zusammensetzung ist eine gewisse Regelmäßigkeit des Gehaltes an Eisen, sowie an Kieselsäure, die bei bovinen Harnsteinen nach EBSTEIN und ESSER mehr als $^9/_{10}$ der Gesamtmasse ausmachen kann. Wahrscheinlich spielen hier Nahrungsbesonderheiten, d. h. die Beschaffenheit der Futterstoffe und des Tränkwassers eine Rolle, besonders in Fällen einseitiger, ungeeigneter Fütterung. Selten sind Blasenkonkremente bei Schaf und Ziege, unter denen, die um rückgeflossenes Sperma gebildeten „Fremdkörpersteine" bei Zuchtböcken besonders genannt seien. Sehr große, umfangreiche, meist sandige, mörtelartige Konkremente wurden bei Schweinen festgestellt.

Harnröhrensteine, die meist bei männlichen Tieren gefunden werden, stellen so gut wie immer stecken gebliebene Konkremente aus höheren Abschnitten der Harnorgane dar. Hunde, Pferde, Esel, Ochsen (sehr selten Stuten und Kühe) sind als Träger von Harnröhrensteine verzeichnet worden.

Das pathologische Institut Göttingen besitzt in seiner Sammlung — leider ohne alle genaueren Hinweise auf Ort, Zeit und sonstige Besonderheiten der Herkunft — zahlreiche Harnsteine von Pferden, von Ochsen und Kühen, von Schweinen, Hunden und von einer Henne.

GROSSMANN, der schöne Abbildungen der verschiedensten tierischen Harnsteine beibrachte, benennt als Harnsteinträger unter den freilebenden Tieren Ratte, Reh, Wolf, Wildschwein, Nutria, Känguruh, Gemse, Seehund, Fischotter, Stör, Delphin, Kröte, Schildkröte, „und manche andere"; unsere Institutssammlung enthält einen Urolithen vom Hirsch. Die Befunde bei Wildtieren sollen spärlich sein; sie lassen keine Schlüsse auf die Bedeutung besonderer Ernährung für die Steingenese zu, wie GROSSMANN meint. Bei den Haustieren könne vielleicht der Mangel an Bewegung als steinfördernd mitwirken, im übrigen seien hier wohl Mängel in der Fütterung und Infektion die wichtigsten Bedingungen der Harnkonkrementbildung; dabei scheine es in der Hauptsache nicht auf ein Zuviel oder Zuwenig an irgendwelchen einzelnen Nährstoffen oder Vitaminen anzukommen (was eher die Zusammensetzung der Steine bestimme), als vielmehr auf allgemeine Unzweckmäßigkeit der Nahrung, „deren Faktor wir nicht erfassen können".

5. Zahl, Größe und Gewicht der Harnsteine.

Nach dem Eindruck, den man aus chirurgischen Mitteilungen gewinnt, scheinen die Vorkommnisse nur eines einzelnen Harnsteins über den Befund mehrfacher Konkremente etwas zu überwiegen; folgende Bearbeiter haben entsprechende Zahlen angegeben:

	Zahl der Fälle	Ein Stein	Mehrere Steine
KÜSTER	709	421 = 59,8%	288 = 40,2%
BRAASCH und FOULDS	850	467 = 55 „	383 = 45 „
GOTTSTEIN	162	109 = 67,2 „	53 = 33 „
GROSSMANN (nur Harnleitersteine) .	368	351 = 96,5 „	17 = 3,5 „

Freilich werden die Vergleichszahlen verschieden ausfallen, je nachdem ob man die Gesamtheit der Harnsteinfälle oder die Nierensteine, die Harnleitersteine, die Blasensteine getrennt aufführt. Für die Nierensteine möchte ich ein Überwiegen des solitären Konkrementvorkommens nicht anerkennen; dabei stütze ich mich auf eigene Wahrnehmungen an Hand vielfacher Steinnierenuntersuchungen. Freilich sprechen gegen diese meine Meinung die Statistiken der Chirurgen BRAASCH und FOULDS, KÜSTER und FEDOROFF; sie geben ein Überwiegen der solitären Nierensteine an. Wer indes weiß, daß man, um hier den tatsächlichen Verhältnissen nahezukommen, mit anatomischer Arbeitsweise bis in die einzelnen Nierenkelche hineinspüren muß, und daß man ohne Zusammenhang mit sog. „Ausgußsteinen" dort nicht selten kleine Konkremente findet, der wird den älteren chirurgischen Zahlenangaben in dieser Richtung mit Vorsicht begegnen. Daß aus Einzelsteinen durch Bruchbildung innerhalb des lebenden Körpers mehrere werden können, braucht kaum betont zu werden; übrigens kann man mit Hilfe der Röntgenuntersuchung an herausgenommenen und getrockneten Steinherden gelegentlich sehr schön die aus Bruchstücken entstandenen Umformungen erkennen (K. H. BAUER, HABS).

Über die Größe der Harnsteine ist schon in den vorausgehenden Abschnitten das Wesentliche gesagt worden. Sie treten in Spielarten von kleinsten, unzählbaren und unwägbaren Pulverkornformen bis zu riesengroßen Einzelgebilden auf, deren Ausmaße es oft kaum glaublich erscheinen lassen, es habe sie ein Mensch in sich tragen können. Namentlich können sich in gelähmten Blasen monströs große Steine entwickeln. Sehr große Harnblasensteine sind im Schrifttum auch als „Riesensteine" bezeichnet worden; man meint damit Konkremente, welche die Größe eines Hühnereies, also etwa 6 cm in der Längsachse überschreiten und mehr als 100 g wiegen.

Bei der Beurteilung von Gewichtsangaben muß man hier eines bedenken: Die Operateure nehmen in der Regel von den Steinen, die sie entfernt haben, sofort das Gewicht; d. h. sie wiegen den feuchten, also wenn er porös ist, mehr oder minder stark durchtränkten Stein. Wenn wir pathologischen Anatomen an unserem Sammlungsgut die Schwere solcher Steine nachbestimmen, bemerken wir gegenüber dem frisch festgestellten Gewicht immer einen Schwereverlust, der auf entsprechende Flüssigkeitsabdunstung der getrockneten Steine zu beziehen ist.

Ich verzichte hier auf die Wiedergabe einer bei Gottstein von Küster und Legeu übernommenen Gewichtstafel von Harnsteinen, die bei Leichenöffnungen gefunden worden sind. Es handelt sich um Gewichte, die zwischen 4080 g und 105 g spielen. (Ob Angaben über menschliche Harnsteine von mehreren Pfunden nicht einigen Zweifel verdienen, selbst wenn jene Steine sehr reich an oxalsaurem Kalk gewesen sein sollten, verdient Aufmerksamkeit.) In alten Sammlungen sind auch nicht selten Harnsteine von Tieren, namentlich sehr schwere Harnsteine von Pferden enthalten, die gelegentlich von späteren Sammlungsverwaltern unwissentlich falsch bezeichnet worden sind. Solche Konkremente vom Pferd und vom Rind können allerdings ein erhebliches Gewicht aufweisen. Bei Joest sind Gewichte von 2500 g (Solleys), 1500 g (Persillet), 1120 g (Wooldridge) für Nierenkonkremente des Pferdes, 4000 g (Sanwaitone) und 9850 g (Soula) für Blasensteine des Pferdes angegeben (vgl. Henschen).

An operativ entfernten großen menschlichen Harnsteinen, die man, wie gesagt, in willkürlicher Abgrenzung auch als „Riesenharnsteine" bezeichnet, wurden folgende Gewichte festgestellt:

Johnsen	339 g
Legeu	180 g
Burgos	155 g

Marchand beschrieb einen im Nierenbecken gefundenen eiförmigen Stein mit zylindrischem Fortsatz, der frisch 142 g, getrocknet 107 g wog. (Dieser Stein bestand weitgehend aus kohlensaurem Kalk; er gab keine positive Murexidprobe.) In der Göttinger pathologisch-anatomischen Sammlung befinden sich mehrere große menschliche Harnsteine mit folgenden Gewichten:

Solitärer Blasenstein eines Deutschen (29a), bestehend aus Oxalat, kohlensaurem Kalk, wenig Harnsäure und wenig Xanthin, zoniert; gewonnen von Schultheis sen., beschrieben von Krüger und von Fest; frisch gewogen 270 g (Abb. 50).

Solitärer Nierenbeckenstein eines Deutschen frisch gewogen (Harnsäure = Uratstein 267 g (gewonnen von Orth).

Blaseneinzelstein eines Dalmatiners (35a) 22 cm Längsumfang, 18,5 cm Breitenumfang (Uratstein), 261 g (gewonnen von Račić).

Solitärer Blasenstein eines Dalmatiners von 36 Jahren 234 g (gewonnen von Račić).

Solitärer Blasenstein eines Deutschen von 71 Jahren 105 g (gewonnen von Rosenbaum).

Solitärer Blasenzystinstein (trocken gewogen) 104 g (gewonnen von Schultheis).

Der auf S. 236 schon erwähnte von Schultheis bei einem deutschen Bauern operativ gewonnene riesenhafte, um einen Fremdkörper (Bohne) gebildete Harnstein, dessen Abguß in unserer Sammlung steht, maß nach Länge und Breite 13 × 7 cm, er wog frisch 500 g. Einen solitären Harnsäurestein von der Gestalt einer abgeflachten Birne und 420 g Gewicht hat Ultzmann abgebildet; dieser Stein maß nach Länge und Breite 9,5 : 7 cm. In Marions Traité d'Urologie I, S. 377 finde ich die Abbildung eines riesigen Nierenbeckensteins nach Tricomi; seine Maße waren 16,2 : 10,1 : 3,8 cm; er soll 804 g gewogen haben. Die auf S. 232, Abb. 28, wiedergegebenen zwei ellipsoiden Steine in der Harnblase eines von BAČIĆ (Split) operierten 39jährigen Dalmatiners wogen unmittelbar nach der Herausnahme 85 g und 92 g.

Über Blasendivertikelsteine kann man bei SPECKLIN folgende Angaben lesen: BLANC zeigte ein einschlägiges Konkrement von 180 g, BERESKIN ein anderes von 250 g. Ein von GROSSMANN entfernter, tiefsitzender Ureterstein (Oxalatkern mit einer Rinde aus Phosphaten und Karbonaten) maß 7,5 : 4,5 cm; er war annähernd walzenförmig und wog 113 g. Der von uns gefundene, in Abb. 25 dargestellte, fast 10 cm lange Ureterstein wog getrocknet 18 g; wie das Röntgenbild lehrte, besteht dieser Stein aus wenig dichten, bzw. verhältnismäßig leichten Stoffen. SCHMIDT teilte als Maße eines Harnleitersteins 6,5 cm Länge und 3,5 cm Dicke mit, was einem kleinen Ei entspricht; jener Stein wog 35 g. THEODOR SCHULTHEIS hat unter der Benennung eines „übergroßen Uretersteins" — einer Namengebung, die von FEDOROFF stammt und Harnleiterkonkremente von 7—10 cm Länge und entsprechender Dicke umfassen soll, — ein allerdings monströses Gebilde beschrieben. Der durch Operation aus dem unteren Ende des linken Harnleiters bei gleichseitiger Steinschrumpfniere entfernte Ureterstein, der ein teils weißliches, glattes, teils graubraunes, körniges Aussehen darbot, maß 12 : 4,5 : 3 cm; frisch nach der Operation wog er 98,5 g; 6 Monate später bei trockener Aufbewahrung 70 g. Dem Röntgenbild nach scheint dieser Stein durch Verkrustung und Aneinanderschichtung von zwei abgegangenen Nierenkonkrementen entstanden zu sein. [SCHULTHEIS gibt eine Gewichtsliste „übergroßer Harnleitersteine" wieder, aus der hervorgeht, daß auch 17 cm (ISRAEL), 18 cm (ROVSING) und 19 cm (SPECKLIN) lange Harnleitersteine gefunden worden sind.] [Die nach BACHRACH erwähnte Angabe von CARLESS I, es habe ein Harnleiterstein 803 g gewogen, ist wohl irrtümlich. Jedenfalls steht sie in stärkstem Gegensatz zu den von HANSEN angeführten Gewichten zahlreicher Ureter- und Nierenbeckensteine, welche in Milligramm (?) geschrieben sind.]

Über die Schnelligkeit der Harnsteinentstehung kennt man keine Regeln. Sicher bestehen Möglichkeiten rascher Bildung beträchtlicher Urolithen. So ging aus HANSENS Beobachtung bei vorher gesunden Bergleuten mit Wirbelbrüchen, als deren Komplikation Blasenlähmung und Urosepsis oft genug gesehen werden, eine so rasche Konkrementbildung in den Nieren und der Blase hervor, daß man schon nach 3 Wochen in der Niere, nach 6 Wochen in der Blase ihre Schatten radiographisch feststellen konnte. Jedenfalls können die Harnsteine in ganz verschiedener Zeit an Größe zunehmen. Man spricht in diesem Sinn von einem Steinwachstum. Urate und Oxalate pflegen sehr langsam zuzunehmen. Phosphatmäntel legen sich dagegen viel schneller und oft in überraschender Dicke an. Man weiß dies sehr genau aus Fällen, in denen nach bewußter Fremdkörperverirrung in die Blase alsbald die Verkrustung und Steinbildung einsetzte. Blasenentzündung mit alkalischer Harnzersetzung sind im allgemeinen die Voraussetzung für so schnelles Steinwachstum. Die Chirurgen wissen ferner aus zahlreichen Fällen von Rezidivsteinbildungen wenige Monate nach operativer Steinentfernung über die verhältnismäßig große Schnelligkeit der Harnsteinbildung in infizierten Harnwegen zu berichten. Anderseits gibt es genug Fälle mit einer durchsichtigen Vorgeschichte, Vorkommnisse, die schließlich nach Jahren des Steinleidens zur Operation führen und gar kein überwältigend großes Konkrement darbieten. Dies trifft z. B. für den von ROSENBAUM mitgeteilten und abgebildeten traumatisch entstandenen Urolithen zu (vgl. Abb. 76). Dagegen wuchs der auf S. 236 erwähnte Riesenharnstein von 500 g um eine Bohne, den SCHULTHEIS operativ entfernte, im Verlauf von 20 Jahren zu solcher Größe heran (13 : 7 cm), daß er nur nach Durchmeißelung auf dem Wege des hohen Steinschnittes entfernt werden konnte. GOTTSTEIN schreibt, daß sich bei einem jungen Mann innerhalb 7 Monaten ein erbsengroßer Nierenstein der einen Seite bis zum Umfang eines kleinen Apfels entwickelt hatte, während in der anderen Niere, die früher röntgenographisch frei gewesen, nun mehrere bohnengroße Konkremente saßen. — Auf das verhältnismäßig rasche Wachstum von sog. Bakteriensteinen sei noch besonders hingewiesen (HELLSTROEM, BOSHAMER).

Daß auch Verkleinerungen von Harnsteinen in vivo vorkommen, davon geben die gelegentlich gefundenen Steintrümmer — auch wenn sie als Kerne für neue Steinbildung dienten — Kunde. SCHEELE hat eine „spontane Harnsteinverkleinerung" in Röntgenbildern erkannt und dann bei der Operation entsprechende morsche Steintrümmer gefunden. — Über Auflösung von Harnsteinen innerhalb der Harnwege ist Zuverlässiges von allgemeiner Gültigkeit nicht bekannt; dagegen weiß man, daß zu Sammlungszwecken in Formalin aufbewahrte Harnsteine aufgelöst werden, wenn sie aus Harnsäure oder Uratsalzen bestehen (ORTH, SCHMORL).

6. Besonderheiten der Gestalt, Farbe, Härte und Zusammensetzung der Harnsteine.

Aus der Gestalt von Harnsteinen läßt sich unter Umständen auf wesentliche Tatsachen ihres chemischen Stoffbestandes schließen. ULTZMANN hat die auf dem größten Längsdurchmesser in zwei Hälften geschnittenen, freien ellipsoiden und fast kugeligen Steine der Harnblase miteinander verglichen und das Verhältnis von größtem Längsdurchmesser zu größtem Querdurchmesser bestimmt. Es zeigte sich, daß Urate, Phosphate und Zystinsteine — ich füge hinzu noch die Xanthinkonkremente — zu schmaler Ellipsoidbildung neigen, während sich Oxalate mehr der Kugelgestalt nähern. Diese charakteristische, ja bestimmende Gestalt bei freier Steinentwicklung „ist der Ausdruck des betreffenden Kristallsystems in seiner Massenkristallisation. Die Harnsäure, die Urate, die Erdphosphate und das Zystin gehören dem rhombischen Kristallsystem an; daher zeigt auch die Harnkonkretion — ihre Massenkristallisation — den Dreidurchmessertypus des rhombischen Systems, während der oxalsaure Kalk dem quadratischen Kristallsystem angehört, daher auch die Harnkonkretion aus oxalsaurem Kalk den Zweidurchmessertypus des quadratischen Systems zur Geltung bringen muß. Kombinieren sich die Steinbildner des rhombischen Kristallsystems, so resultiert immer auch die charakteristische Gestalt der abgeflachten Eiform, jedoch der in der Konkretion vorhandenen Menge der einzelnen Steinbildner entsprechend in verschiedenen Durchmessern. Kombiniert sich hingegen der oxalsaure Kalk (quadratisches System) mit dem Steinbildner des rhombischen Systems, so resultieren Steine, welche, wenn der oxalsaure Kalk prävaliert, mehr zur Kugelgestalt, und wenn die Steinbildner des rhombischen Kristallsystems prävalieren, mehr zur abgeflachten Eiform hinneigen. Ganz anders verhält es sich mit jenen Konkretionen, welche sich aus irgendeinem Grunde nicht frei als Solitäre in der Blase entwickeln können" (ULTZMANN).

Bis zu einem gewissen Grad gilt solche diagnostische Wertigkeit auch von der Farbe der Harnsteine, die gleichwohl nicht durchaus von der wesentlichen chemischen Zusammensetzung bestimmt zu sein braucht; denn sie kann auch von allerlei Beimengungen abhängen, die bei Nierenstörungen oder Zustandsänderungen der Harnwege im Urin als Harnfarbstoffbesonderheit oder als Beimischung zum Urin (Blutderivate) auftreten; wahrscheinlich können ganz allgemein auch ungewöhnliche Ausscheidungen — therapeutische Mittel — bei der Harnsteinfärbung usw. eine bestimmende Rolle spielen; für einzelne färbende Mittel, wie Methylenblau, ist dies erwiesen. Für die Härte der Steine spielt ihre Zusammensetzung gewiß eine wesentliche Rolle; jedoch ist dabei die Dichte des jeweiligen Kristallgefüges sicherlich nicht weniger bedeutsam.

Man kann Farbe und Zusammensetzung der Harnsteine nicht gut getrennt behandeln, obschon manche der einschlägigen Untersuchungsarten der Farbbeurteilung gar nicht gerecht wird. Während man früher, abgesehen von der Beschreibung des Aussehens, sich fast nur der qualitativen chemischen

Bestimmung der Harnsteine bediente, hat man — im Bestreben, die Entwicklungsgeschichte der Steine ablesen zu lernen — die mikroskopische Musterung von Dünnschliffen oder Dünnschnitten der Harnsteine hinzugefügt. Ein gutes Hilfsmittel für die Beurteilung der Zusammensetzung ganzer oder halbierter Konkremente fand sich in der röntgenographischen Steinaufnahme; weiterhin gibt die Betrachtung unter der Anylsen-Quarzlampe unter Abfilterung des sichtbaren Lichtes eine neue Möglichkeit, in die Steinzusammensetzung einzudringen; endlich kann die Oberflächenmikroskopie der Steinschliffe mit Hilfe der neuen ausgezeichneten Oberflächenbeleuchtungsverfahren in Verbindung mit geeigneter Mikroskopeinrichtung die Erforschung der Steinzusammensetzung fördern. —

Man kann unterscheiden glatte und rauhe Steine, mehr oder weniger regelmäßig geformte und scheinbar recht unregelmäßig gestaltete Gebilde. Eine Regel darüber ist kaum aufzustellen. Man kann vorläufig nur Aussehen und chemische Verhältnisse der Steine miteinander besprechen.

Hinsichtlich der Ergründung der Stoffzusammensetzung der Konkremente seien einige Fingerzeige gegeben, wobei ich mich an das Taschenbuch von Müller-Seiffert halte:

Um Harnkonkremente qualitativ zu klären, legt man einen Sägeschnitt mitten durch den Stein an, benützt bei einfachen Steinen das Sägemehl oder verschafft sich im Fall zusammengesetzter, zonierter Steine durch Abkratzen der entsprechenden Stellen getrenntes Ausgangsgut für die Untersuchung.

Die fragliche Probe wird auf einem Porzellandeckel geglüht. Verbrennt sie ohne oder nur mit wenig Asche, dann handelte es sich um organische Stoffe, also Harnsäure, harnsaures Ammonium, Xanthin oder Zystin.

Harnsäurefeststellung. Die gepulverte Probe wird auf dem Porzellandeckel mit einem Tropfen Salpetersäure angefeuchtet und über der Flamme eingedampft. Harnsäure veranlaßt einen orangeroten Fleck, der bei Ammoniakbefeuchtung purpurfarben wird (Murexidprobe).

Ammoniakfeststellung. Man löst die gepulverte Probe in Salzsäure auf, filtriert, alkalisiert das Filtrat mit Kalilauge und erwärmt im Reagensglas; dabei entsteht Geruch nach Ammoniak, dessen Dämpfe ein befeuchtetes Curcumapapier bräunen und an einem mit Salzsäure befeuchteten Glasstab Salmiaknebel entstehen lassen. Ist in der Probe Harnsäure und Ammoniak nachgewiesen, so enthält der Stein harnsaures Ammoniak.

Xanthinfeststellung. Die Murexidprobe gelingt nicht. Nun löst man die gepulverte Probe in verdünnter Salzsäure, verdampft langsam auf dem Porzellandeckel; bleibt ein zitronengelber Rückstand, der sich beim Befeuchten mit Ammoniak nicht verändert, aber bei Kalilaugezusatz rotgelb wird, dann ist Xanthin vorhanden.

Zystinfeststellung. Man löst eine pulverisierte Probe mit Ammoniak in der Wärme auf, filtriert und läßt das Filtrat verdunsten, wobei mikroskopisch erkennbare, regelmäßige, sechsseitige Kristallblättchen von Zystin entstehen.

Anorganische Stoffe bleiben beim Verbrennungsversuch als Asche zurück.

Kohlensäure wird am Aufbrausen erkannt, wenn man zum gepulverten Stoff verdünnte Salzsäure gibt. (Löst sich die Probe — auch beim Erhitzen nicht ganz, kann der Rückstand aus Harnsäure bestehen; Murexidprobe.)

Oxalsauren Kalk findet man, wenn man die mit verdünnter Salzsäure behandelte Pulverprobe filtriert, das Filtrat mit Ammoniak alkalisch und dann mit Essigsäure schwach sauer macht; ein auch in Wärme unlöslicher, weißer, pulveriger Niederschlag besteht aus oxalsaurem Kalk.

Magnesia- und Phosphorsäurenachweis. Versetzt man eine gepulverte Probe mit verdünnter Salzsäure, erwärmt, filtriert ab und gibt Ammoniak hinzu, dann bildet sich nach einigem Stehen im positiven Fall ein Niederschlag von Tripelsalz (phosphorsaurer Ammoniakmagnesia); im negativen Fall teilt man die Flüssigkeit in zwei Teile, setzt zum ersten etwas phosphorsaures Natron, zum zweiten schwefelsaures Magnesia; Niederschlag im ersten Teil bedeutet Gegenwart von Magnesia; Niederschlag im zweiten Teil bedeutet Gegenwart von Phosphorsäure.

Phosphorsäurenachweis. Man löst die Probe in Salpetersäure, setzt molybdänsaures Ammoniak zu und erwärmt; im positiven Fall ergibt sich ein gelber Niederschlag.

Für erste hinweisende Feststellung genügt auch das Ultzmannsche Untersuchungsschema.

<table>
<tr><td rowspan="3">Verbrennlich</td><td rowspan="2">Das Pulver verbrennt ohne sichtbare Flammen und ohne Geruch</td><td>Die Murexidprobe mit Ammoniak purpurrot, mit Kalilauge purpurviolett</td><td>Harnsäure und harnsaure Salze</td></tr>
<tr><td>Die Murexidprobe mit Ammoniak gelb, mit Kalilauge orangefarben</td><td>Xanthin</td></tr>
<tr><td colspan="2">Das Pulver verbrennt mit schwach leuchtender blauer Flamme und mit Geruch nach brennendem Schwefel und Fett oder nach Asa fetida</td><td>Zystin</td></tr>
<tr><td rowspan="3">Nicht verbrennlich</td><td colspan="2">Das native Pulver braust mit Chlorwasserstoffsäure auf</td><td>Kohlensaurer Kalk</td></tr>
<tr><td rowspan="2">Das native Pulver braust nicht mit Chlorwasserstoffsäure auf</td><td>Das geglühte Pulver braust mit Chlorwasserstoffsäure auf</td><td>Oxalsaurer Kalk</td></tr>
<tr><td>Das geglühte Pulver braust nicht mit Chlorwasserstoffsäure auf</td><td>Erdphosphate</td></tr>
</table>

Über die Notwendigkeit chemischer Feststellung der Art und Zusammensetzung von Harnsteinen haben sich jüngst Schultz-Brauns und Kircheisen geäußert: Da manche kristalline Harnsäure- und Uratsteine von kristallinen Oxalatsteinen äußerlich kaum unterschieden werden können — auch nicht bei mikroskopischer Betrachtung —, so müsse man chemisch vorgehen, aber nicht nur qualitativ; denn es zeigte sich ganz allgemein, daß aus dem Ausfall qualitativer Proben nicht geschlossen werden könne, ob die festgestellte Substanz einen wesentlichen Bestandteil oder eine geringfügige Beimengung des Steins darstelle. Es sei deshalb heute die quantitative Bestimmung bei der Diagnose der Steinart nicht zu entbehren.

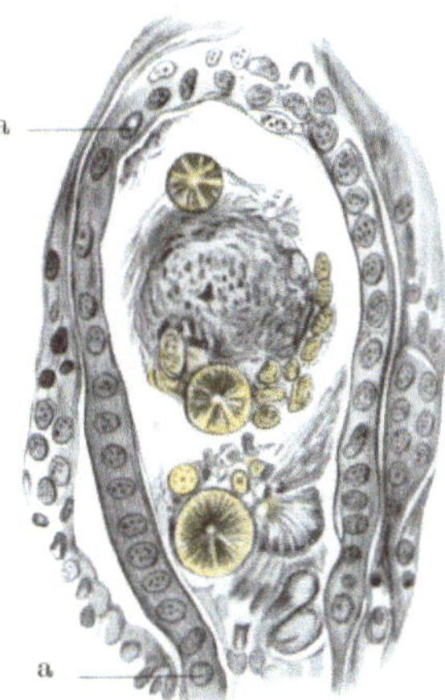

Abb. 44. Sammelröhrchen der Niere eines Neugeborenen mit sphärolithischen Gebilden des Harnsäureinfarktes. a Epithel des Sammelröhrchens. (Nach W. Ebstein.)

Harnsäurekonkremente und Uratsteine pflegen außen glatt oder doch nur schwach gekörnt oder flach gehöckert zu sein. Schultz-Brauns und Kircheisen nennen die Harnsäure- und Uratsteine glatt oder warzig. Es empfiehlt sich, wie Wilhelm Ebstein dies getan, Harnsäure- und Uratsteine auseinanderzuhalten. Harnsäuresteine kommen in verschiedensten Größen vom Sand angefangen bis zu den größten Nierenbecken- und Harnblasensteinen vor.

An den Anfang dieser Reihe ist wohl der Harnsäureinfarkt Neugeborener zu stellen, der, wie Lubarsch es beschrieben hat, aus längeren oder kürzeren wulstigen Klumpen in den erweiterten Sammelröhrchen der Nierenpapille besteht. Diese Klumpen, welche bei durchfallendem Licht bräunlich bis grauschwarz erscheinen, setzen sich zusammen aus größeren und kleineren Kügelchen, Sphärolithen, die schon Wilhelm Ebstein einer mikroskopischen Prüfung unterzog und sehr schön abbildete. Man sieht an ihnen „bei stärkerer Vergrößerung meist eine zentrale, radiäre Streifung, konzentrische Schichtung der Ränder“. Ein Eiweißgerüst ist diesen Kugelkristallbildungen eigen, und Lubarsch betont, daß er in Harnkanälchen der Nierenrinde von Nieren mit Harnsäureinfarkt fast immer Eiweißausscheidung fand. Es handelt sich hier gewiß nicht um ein kristallines Sediment, sondern um eine Konkrementbildung, die eine enge Verbundenheit von Gerüstsubstanz und Versteinerungsstoff voraussetzt. Gestalt und konzentrische Schichtung werden von einer Kolloidausfällung bestimmt (Lichtwitz). Chemisch bestehen diese Mikrolithen aus Einlagerungen gefärbter Ammoniumuratkristalle, wobei reichliche Harnsäure mit eingeschlossen sein dürfte (Thannhauser).

Die Uratsteine sind weicher als reine Harnsäurekonkremente; sie kommen nur selten rein als Ammoniumurat vor, bestehen häufiger aus Gemengen von Harnsäure, harnsaurem Ammon und anderen harnsauren Salzen. Auf dem Durchschnitt lassen sie fast stets jene gleichmäßige Schichtung nach Art gürtelförmiger Ringe erkennen, welche in der Tiefe der Farbtöne schwanken, was zum Teil auch durch die ganz verschiedene Dichte der kristallinischen Lagerung bedingt sein mag. Im großen und ganzen pflegen sie gelbbraun zu sein, d. h. sie spielen zwischen Rehbraun und der Farbe dunkler Ziegel (vgl. Abb. 246). Auch Uratsteine können recht hart sein; dem Gewicht nach sind sie verhältnismäßig leicht.

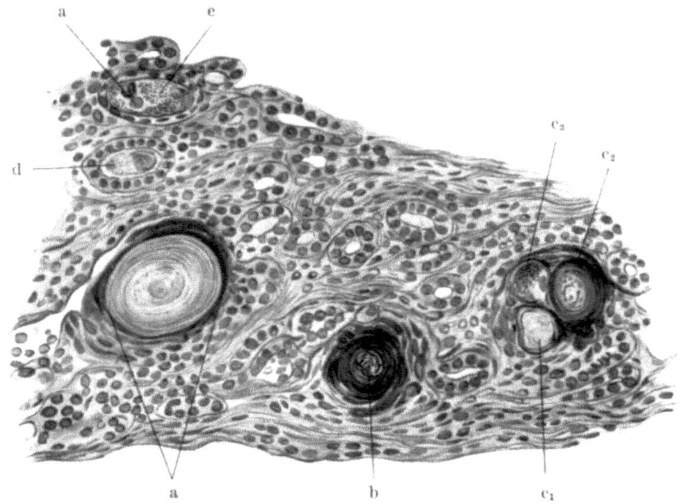

Abb. 45. Harnsäureinfarktbildungen in Sammelröhrchen der Nierenpapille eines Neugeborenen. a, b, c_1, c_2 und c_3 kugelige, geschichtete Körperchen in Sammelrohrlichtungen. d und e Harnkanälchenquerschnitte mit entsprechender, also meist körniger Masse erfüllt. Auch diese zeigte — allerdings bei noch stärkerer Vergrößerung — eine nicht sehr scharfe, aber doch deutliche Schichtung. Bei a (im Harnkanälchen links oben) kleine, vielleicht in Bildung begriffene, kugelige Bildungen. Ebstein sprach sie als in Lösung befindlich an. (Nach W. Ebstein.)

Reine Steine aus Harnsäure oder aus harnsaurem Natron kommen nach Ultzmann nicht selten vor; man finde die letzteren zumeist im Säuglingsalter. Harnsaure Kerne fänden sich im übrigen gewöhnlich in Oxalatsteinen, ebenso wie die Schichten der Oxalate mit solchen der Harnsäure oder harnsaurer Salze abwechselten.

An dieser Stelle sei kurz auch darauf verwiesen, daß uns durch G. Pommer, als durch A. Schultz und W. Schmidt histologische Darstellungsmethoden der Harnsäure und der Urate geschenkt worden sind. Pommers Bemühung gipfelte in der Anfärbung der Urate durch Pikrinsäure. Schnitte behandelte er mit pikrinsaurem Eisenoxyd und färbte dabei die Gewebsteile mit alkoholischer Hämateïnlösung. Schultz und Schmidt verwendeten zu Rottönung des Harnsäureinfarktes und kristalliner Harnsäure eine abgeänderte Karminfärbung, ähnlich der von Best und Fraenkel gelehrten Darstellungsweise des Glykogens. Oder sie bedienten sich einer Methylenblaupikrinsäure mit bestem Erfolg, wie die schönen Abbildungen entsprechenden Präparate zeigen, die sie zugleich mit den Angaben über ihr Verfahren[1] veröffentlicht haben.

[1] Schultz u. Schmidt: In Virchows Arch. **280**, 519f.

Oxalatsteine, deren hauptsächlicher Stoff oxalsaurer Kalk ist, haben so gut wie immer eine unregelmäßige Außenfläche. Freilich sehr kleine Stücke gleichen einigermaßen dem Hanfsamen; so hat sie bereits MARCET beschrieben; ihnen stellte er eine andere Form, die der Maulbeersteine, entgegen; dieser Vergleich mit den Maulbeeren mag mitunter stimmen, immer trifft er nicht zu. Man findet Oxalatsteine gelegentlich auch als kleine mehrspießige, fußangelartige, pyramidale Konkremente oder als Kügelchen

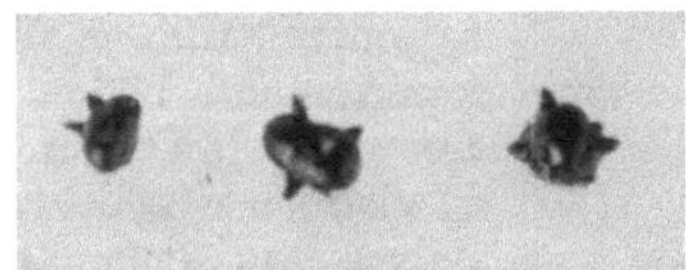

Abb. 46. Sehr kleine stechapfelförmige Oxalatsteinchen. (Nach GROSSMANN.)

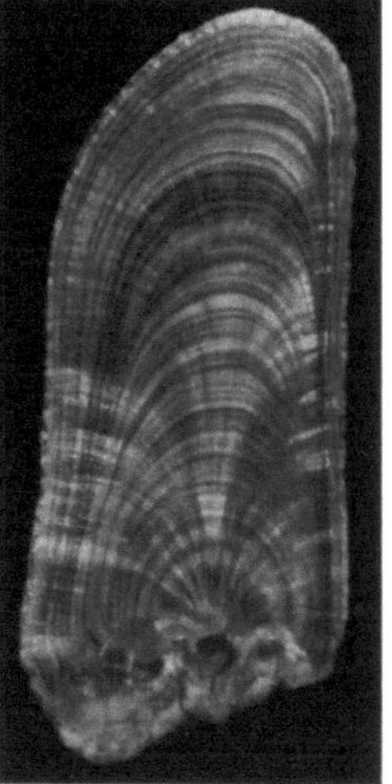

Abb. 46a. Schliffflàche eines maulbeer-morgensternartigen, sehr reinen Kalziumoxalatsteines. (Präparat und Bild von SCHULTZ-BRAUNS und KIRCHEISEN in Bonn.)

mit stachelähnlichen Auswüchsen (Abb. 46); an großen Steinen gleichen manchmal diese Auswüchse den knorrigen Zweigenden eines vielfach zurückgeschnittenen Dornstrauches. Andere hat man mit Morgensternformen oder mit der Schale wilder Kastanien verglichen. Manche Oxalatsteine zeigen eine Außenfläche der Art, als sei eine Vielzahl von Schildbuckeln mit zentraler Spitze auf eine Kugel so aufgesetzt, daß sich die Buckelränder berühren. (Später wird bei den Ausführungen über mikroskopische und chemische Verhältnisse der Konkremente an

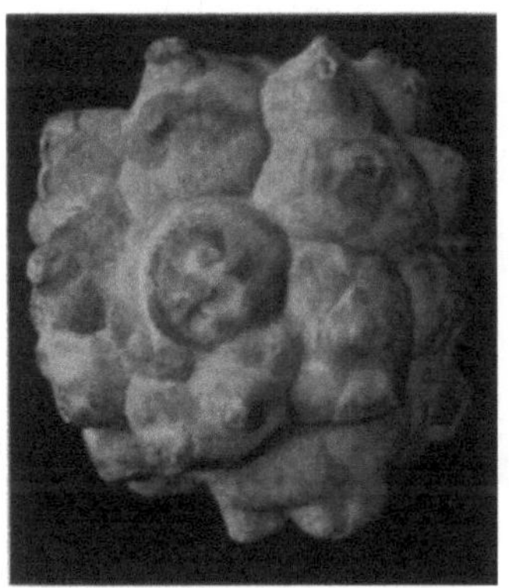

Abb. 47. Außenfläche eines mittelgroßen Oxalatsteins mit schildbuckelähnlichen Höckern. (Pathologisches Institut Göttingen.)

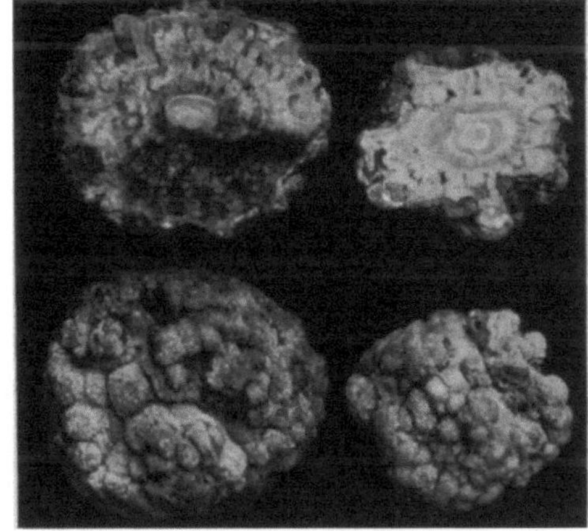

Abb. 48. Unregelmäßig vielwarzig geformte Oxalatsteine mit Bruchfläche (links oben) und mit geschliffenem Durchschnitt (rechts oben). Beide Steine zeigen einen kleinen helleren, mittleren Korn. (Pathologisches Institut Göttingen.)

Hand der Untersuchungen von SCHULTZ-BRAUNS und KIRCHEISEN die Beschreibung der Oxalatsteine noch erweitert. Vgl. S. 263.)

Auf dem Bruch erscheinen sie sehr rauh, auf dem geschliffenen Durchschnitt lassen sie oft prachtvoll gebänderte und gestromte, der Außenlinie parallel

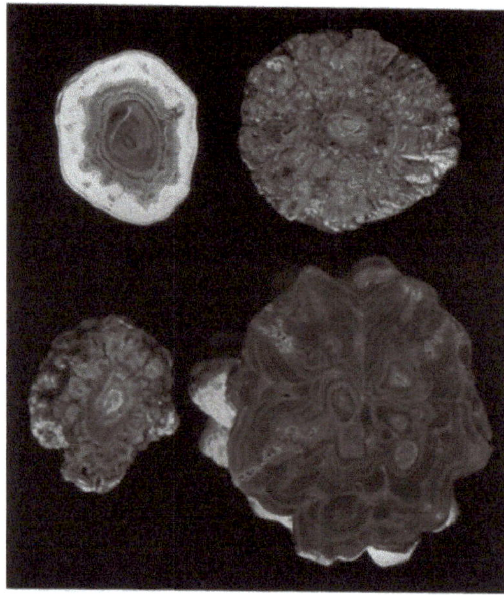

Abb. 49. Vier verschiedene Oxalate mit geschliffener Durchschnittsfläche. Der Stein rechts unten entspricht dem Oxalatkonkrement in Abb. 47. Die Steine links unten und rechts oben lassen einen helleren Kern wahrnehmen. Das Konkrement links oben zeigt um einen Oxalatkern einen Phosphatmantel. (Pathologisches Institut Göttingen.)

verlaufende, aber auch vielfach radiär durchbrochene Muster erkennen, wobei hellere und dunklere, gelbbraune bis schwarzbraune Farbbänder abwechseln (Abb. 46a).

Reine Oxalatsteine scheinen selten zu sein, wenn nicht überhaupt allerfeinste Urat- oder Harnsäurekerne das Kristallisationszentrum für die Oxalatkonkremente bilden. Nicht selten wechseln Oxalate und Urate in vielfacher Schichtung ab und geben auf dem Durchschnitt prachtvolle konzentrische Bilder (Abb. 50). Ein ganz eigenartiges Stück stellt das in Abb. 51 u. 52 wiedergegebene eiförmige Konkrement dar, das ROSENBAUM und BAUMANN (Osterode) in der Harnblase eines 71jährigen Prostatikers fanden. Vor vielen Jahren und durch lange Zeit hatte dieser Mann zystische Beschwerden, die jedoch in den letzten Jahren ganz zurückgetreten waren. Er trug ehemals einen Oxalatstein, um den sich im Lauf der Jahre ein sehr beträchtlicher, leicht brüchiger Mantel aus Phosphaten unter Beimengung von Uraten gebildet hatte. Schließlich legte sich aber darum wieder eine äußerst harte 2—3 mm dicke, schwarzbraune Außenschale von oxalsaurem Kalk, die ganz unregelmäßig von knorrigen und warzigen Auswüchsen besetzt war, welche so sehr für Oxalatsteine sprechen.

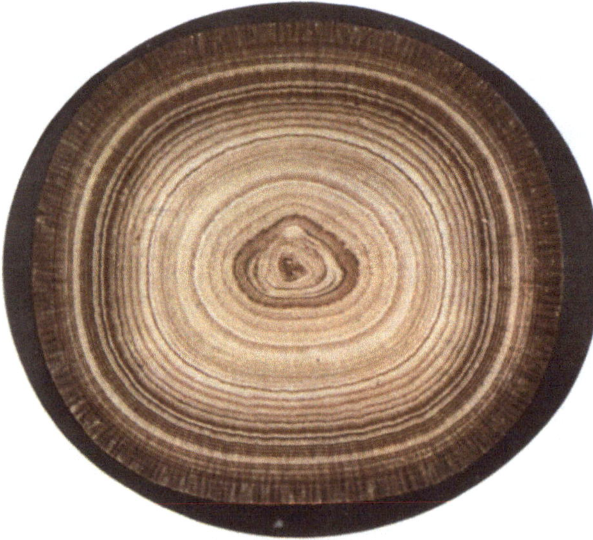

Abb. 50. Sehr großer, in frisch gewonnenem Zustand 270 g schwerer, 7 : 6 : 4 cm großer, flach kugeliger, vielfach geschichteter Stein zusammengesetzter Art. Bei der chemischen Untersuchung des aus der Durchschneidung stammenden Sägemehls ergab sich ein starker Gehalt an Kalk, der gebunden war an viel Oxalsäure, sehr viel Kohlensäure, wenig Phosphorsäure; ferner war wenig Harnsäure und wenig Xanthin nachweisbar. Bei der Feinheit der Schichtlinien ließ sich die qualitative Analyse leider nicht topographisch durchführen. (Der Stein wurde operativ gewonnen von San.-Rat Dr. SCHULTHEIS, beschrieben von KRÜGER und FEST, Wildungen. Sammlungspräparat Pathologisches Institut Göttingen. M.Kkr.324.)

Der Farbe nach sind Oxalatsteine braun gefärbt, und zwar spielen sie in braunen Tönen von stumpfer Ockerfarbe bis zum tiefsten, ans Schwarze heranreichenden Sepiaton. Oxalsaurer Kalk ist nun aber farblos. Die dunkle Tönung dieser Steine hängt offenbar von anderen, dem Harn beigemengten Stoffen ab, wohl auch von verändertem Hämoglobin (ULTZMANN). Oxalatsteine sind sehr hart, sehr dicht und relativ schwer. (Der größte „reine“ Oxalatstein der Sammlung des Göttinger pathologischen Instituts hat bei annähernd kugeliger Gestalt einen Durchmesser von 5,5 cm und wiegt nach jahrelanger trockener Aufbewahrung 100 g. Er entstammt der Harnblase eines Dalmatiners.)

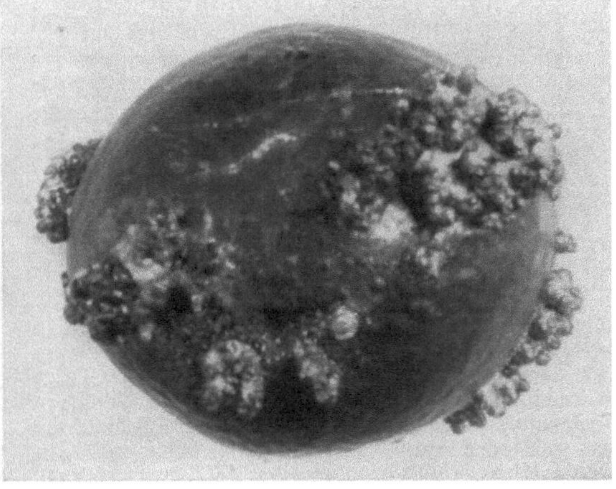

Abb. 51.

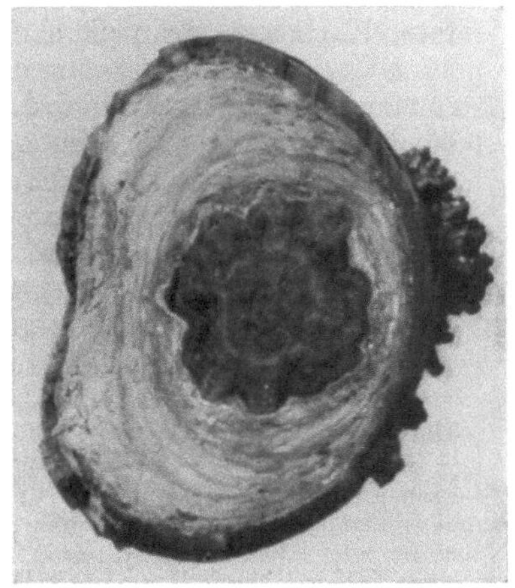

Abb. 52.

Abb. 51 und 52. Außenansicht und Durchschnitt eines gemischten Blasensteins von einem 71jährigen Mann. Kern und Mantel bestand aus Oxalat, die Zwischenschicht im wesentlichen aus Phosphaten. Gewicht 105 g. Beobachtung von ROSENBAUM (Osterode). (Pathologisches Institut Göttingen, E. 1888/1933. M.Kkr. 330.)

Nicht selten steckt in mehr oder weniger großen Harnkonkrementen unter einem Mantel von Phosphaten ein wesentlich kleinerer Oxalatkern; in solchen Fällen ist die äußere Unregelmäßigkeit des Oxalates durch die Umkrustung mit Phosphaten stark maskiert und in eine rundliche, eiförmige oder kugelförmige Gestaltung umgewandelt. Aber ebenso häufig ist auch dieser Kern nicht ganz rein, sondern enthält eine sehr kleine Zentralmasse aus Harnsäure oder Uratsalz.

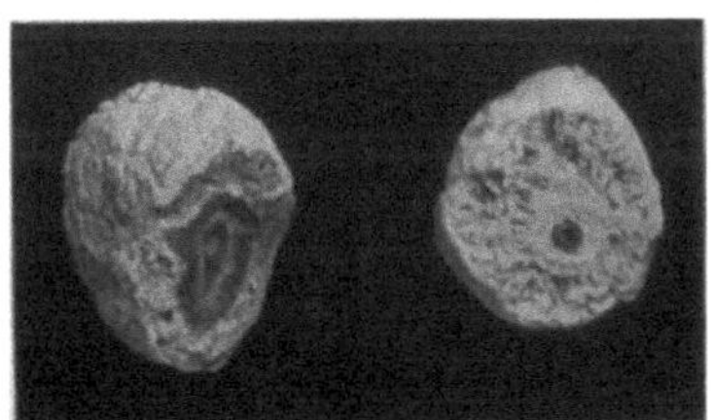

Abb. 53. Harnsteine mit geschichtetem Phosphatmantel. Links als Kern ein Oxalat, rechts als Kern ein abgebrochenes Katheterstück. (Pathologisches Institut Göttingen.)

Phosphatsteine gibt es in verschiedener Zusammensetzung. Als Kalkphosphate sind es helle, weiße und weißgelbe bis graue Konkremente; in den seltensten Fällen werden sie rein angetroffen (KLEINSCHMIDT); dann sind sie sehr hart und dicht und weisen eine fast glatte Oberfläche auf, die sich anfühlt wie feinster Würfelzucker (vgl. Abb. 28 u. 29!). Meist aber erweist sich das Kalziumphosphat vermischt mit dem Tripelsalz (phosphorsaurer Ammoniakmagnesia), welche sehr vielen Steinen und Steinschalen beigemengt ist, die unter chronisch-entzündlichen Umständen der Harnwege heranwuchsen (Fremdkörpersteines). Dann sind die Konkremente kreidig, bröckelig, krümelig, vielfach durch Adsorption der Harnfarbe oder der entzündlichen Harnveränderungen schmutzig-gelb bis bräunlich ja schwärzlich und grünlich gefärbt. Gemischte

Phosphatsteine erweisen sich stets als brüchig und rauh. Auf dem Bruch sind solche Steine erdig, mörtelartig.

Dichte und Schwere der Phosphatsteine wechseln; sie gehen mit dem Gehalt an Kalzium parallel.

Karbonatsteine sind sehr rar. KLEINSCHMIDT hat Kalziumkarbonat als Hauptsteinbildner beim Menschen in keinem Falle nachweisen können und auch WILHELM EBSTEIN betont die sehr große Seltenheit ihres reinen Vorkommens. Sie zeigen eine helle, gelbbräunliche bis weiße Farbe und sind hart; auf dem Bruch sind sie erdig; durchsägt und geschliffen erschien mir ein (nicht ganz reiner) Karbonatstein gleichmäßig und feinkristallinisch, dicht gefügt. Es sei noch KLEINSCHMIDTs Meinung über ihre Herkunft angefügt: „Wahrscheinlich", so meint er, „handelt es sich dabei mehr um Gebilde, die man nicht zu den eigentlichen Konkrementen rechnen darf, als vielmehr um pathologische Verkalkungen nekrotischen Gewebes, z. B. der Nierenpapillen bei Tuberkulose des Nierenbeckens. Solche schließlich zur Demarkation gelangenden Herde können, wenn sie in den Harnwegen gefunden werden, zu Verwechslungen wohl Anlaß geben". Ich glaube, daß KLEINSCHMIDT hier irrt, da die mir vorliegenden Kalziumkarbonatkonkremente ganz und gar nicht nach derartiger Petrifikation nekrotischen Gewebes aussehen. Hier muß weitere Forschung einsetzen.

„Bei Tieren, insbesondere bei Pflanzenfressern, spielt das Kalziumkarbonat eine große Rolle. Auch in der Sammlung des Freiburger pathologischen Institutes findet sich eine ganze Reihe von Nieren- und Blasensteinen, die in erster Linie aus diesem Salze bestehen. Sie gleichen sowohl auf dem Durchschnitt, wie auf dem Dünnschliff am meisten den Oxalatsteinen der Menschen, wenigstens was ihren Aufbau und ihre feine Schichtung betrifft. Die Farbe ist allerdings oft rein weiß oder grau und in nicht allzu seltenen Fällen auf der Oberfläche mit einem perlmutterartigen Goldglanz versehen" (KLEINSCHMIDT).

Xanthinsteine, die beim Menschen selten sind[1], werden nicht groß. Ein von KONRAD MARTIN LANGENBECK operativ gefundener Xanthinstein entsprach in der Größe einem „kleinen Ei". Xanthinsteine sind als gelbbraun, zimtfarben, zinnoberrot, dunkelbraun beschrieben worden. Abb. 60, Hinweis 2 und 7, gibt einen annähernden Eindruck von dem warmen rötlichen Ton, durch den sich Xanthinschichten in entsprechenden Steinen auszeichnen können.

Übrigens sind nicht alle Xanthinsteine fest; ein mir zugängliches Konkrement dieser Art erwies sich sehr spröde und brüchig. Xanthinkonkremente können weitgehend „rein" vorkommen (HOPPE-SEYLER), bilden aber auch Kerne oder Schalen in gemischten Steinen. Nach Angaben bei HENSCHEN zu schließen, scheinen sie bei Wiederkäuern gelegentlich vorzukommen. „Xanthinurie" ist eine bei diesen Tieren öfter wahrgenommene Erscheinung, während die Fleischfresser eher zur „Zystinurie" neigen. Es sind auch für Katzen und Hunde Zystinsteine beschrieben worden.

Über die Reinheit der Steine — reine Konkremente würden verhältnismäßig selten angetroffen — sagte ULTZMANN, am meisten zeichneten sich noch Zystinsteine in dieser Hinsicht aus; sie bestünden fast durchwegs aus einem Steinbildner, dem Zystin. Ihnen seien in der Regel nur ganz kleine Mengen von Erdphosphaten beigemengt. Einmal habe er in zwei kleinen Zystinsteinen, die ein und demselben Träger entstammten, Harnsäure abwechselnd mit Zystin in den Schichten der Konkremente gefunden. Zystin[2] bildet nicht oft Harnkonkremente. Ein von San.-Rat SCHULTHEIS (Wildungen) vor Jahren operativ gewonnener, auffallend großer (4,5 × 5 × 7,2 cm), zur Zeit 130 g wiegender,

[1] Der erste Xanthinstein von ASTLEY COOPER bei einem 55jährigen Mann mit hämorrhagischer Dysurie im Harn gefunden, ist von MARCET im Anfang des 19. Jahrhunderts bestimmt worden. Den zweiten Xanthinstein hat K. J. M. LANGENBECK in Göttingen bei einem 18jährigen Bauernjungen entfernt. LIEBIG, WÖHLER, B. UNGER und STAEDELER stellten seine Natur als Xanthin chemisch fest, als das ihn STROMEYER bereits äußerlich angesprochen. Der Name „Xanthin" stammt von UNGER. MARCET sprach von „Xanthoxyd". (Nach W. EBSTEIN: Natur und Behandlung der Harnsteine, S. 11. 1884.)

[2] Das Zystoxyd (Zystin) wurde 1810 von WOLLASTON entdeckt (W. EBSTEIN).

zusammengesetzter Zystinstein, dessen eine Hälfte sich in unserer Institutssammlung findet (E. 708/1931), besteht aus einem reinen Zystinkern (1,4 × 2,3 cm) von gelbgrauem, etwas fleckigem Aussehen. Darum herum sind, wie der Durchschnitt ergibt, 6 gürtelförmige Mantelzonen von graugelber bis weißgelber Farbe, Zonen, die weniger dicht einen radiären kristallinischen Bau unschwer erkennen lassen. Diese Schalen enthalten ebenfalls Zystin, aber daneben phosphorsauren Kalk und kohlensauren Kalk (Abb. 54 und 61).

Die Oberfläche dieses Zystinsteins ist gleichmäßig rauh, fast wie ein nicht sehr grobes Schmirgelpapier[1] beschaffen. E. KAUFMANN beschreibt einen Baseler Zystinstein als rundlich, glatt an der Oberfläche, weiß bis bernsteingelb mit blätterigem Bruch. KLEINSCHMIDT nennt die Zystinsteine klein, selten größer als ein Taubenei. Meist fänden sie sich einzeln, ihrer Farbe nach seien sie schmutzig-gelb. Es wird von den Zystinsteinen auch gesagt, sie fühlten sich wachsartig an, ähnlich dem Cholesterin. Über Zystinsteine, die im Ureter gefunden wurden, hat sich SUM-SCHICK ausgesprochen.

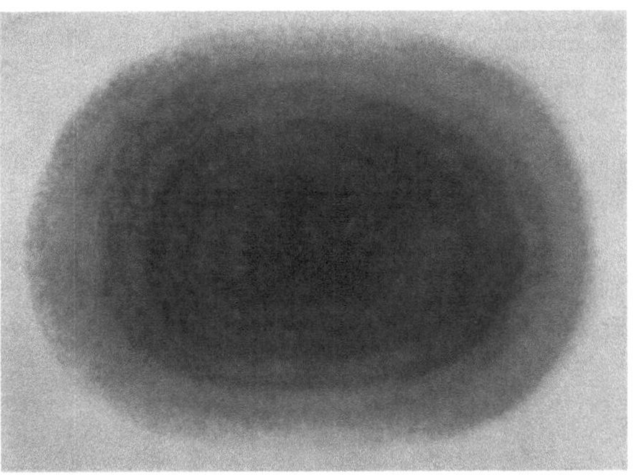

Abb. 54. Röntgenbild eines Zystinsteins von 130 g Gewicht. (Gewonnen von San.-Rat SCHULTHEIS, Wildungen. Pathologisches Institut Göttingen. M.Kkr. 323.) Vgl. denselben Zystinstein in den Abb. 60 u. 61 dieses Hauptstückes, Ziffer 6!

Harnsäuresteine, Uratsteine, Xanthinsteine, Zystinsteine, Phosphatsteine, sehr selten Oxalatsteine werden als Vorkommnisse einfacher, nicht gemischter Konkrementbildung beschrieben (NAKANO); W. EBSTEIN nennt in diesem Sinn auch reine Steine aus kohlensaurem Kalk. Gegenüber diesen stehen im Vordergrund die „gemischten Steine", unter denen NAKANO wieder unterscheidet die „einfach gemischten Konkremente" und die „mehrfach zonierten Konkremente".

KLEINSCHMIDT nennt „reine Steine" jene, die praktisch aus nur einem Steinbildner bestehen. „Chemisch reine Steine", so sagt er mit Recht, „gibt es nicht". Der Häufigkeit des Vorkommens nach reiht er sie ansteigend folgendermaßen aneinander: Harnsäuresteine, Xanthinsteine, Zystinsteine, Verbindungen des Kalkes mit der Phosphor- und Oxalsäure. Der kohlensaure Kalk komme als reiner Steinbildner für den Menschen nicht in Betracht.

Als „gemischte Steine" gelten KLEINSCHMIDT alle jene, die sich aus mehreren Steinbildnern zusammensetzen, gleichgültig ob sie deutlich zoniert sind oder nicht. Hier werden die Kalziumoxalatsteine mit Harnsäure-Uraten und Phosphat- oder Karbonatmantel, hier werden Phosphatsteine mit Uraten und Kalksalzen in den Schalenzonen besprochen und auf Einzelheiten der chemischen und gestaltlichen Spielarten eingegangen. Im Anhang dazu erwähnt KLEINSCHMIDT auch noch das Vorkommen ausschließlich aus phosphorsaurer Ammoniakmagnesia bestehender Konkremente, welche er als reine „Entzündungssteine",

[1] Eine Abbildung dieses außerordentlich großen Zystinsteins ist auch, allerdings in $^7/_{10}$ Verkleinerung, in der von BORCHARD und STICH besorgten neuen Ausgabe des Lehrbuchs der Chirurgie von GARRÉ und BORCHARD enthalten; (vgl. ferner Abb. 60, Hinweis 6 dieses Handbuches).

als Folge bakterieller Zystitis oder Nephritis mit ammoniakalischer Harngärung aufgefaßt wissen will; auch der von G. Pommer beschriebene reine „Struvitstein", ein Konkrement aus reinen Ammoniummagnesiumphosphatkristallen aufgebaut, die dem ganzen Gebilde ein zackiges Aussehen verleihen, sei hier einschlägig.

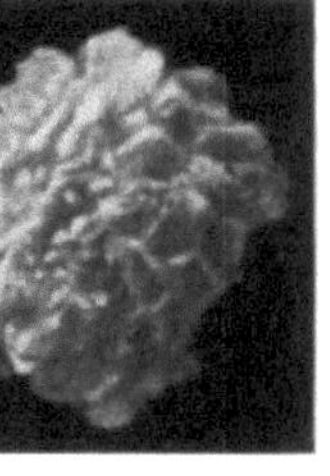

Abb. 55. Tripelphosphatstein vom Kristallisationsaufbau des Struvits. (Nach Pommer.)

Dieser Struvitstein hat sich in der Harnblase eines 73 Jahre alten Mannes gefunden, der an den Folgen eines wenige Tage vorher erlebten Beckenbruchs verstorben war. Die Harnblase war kindskopfgroß, die rechte Niere hydronephrotisch verändert. Die Blaseninnenwand erwies sich weitgehend leukoplakisch bzw. von epidermisartig ausgereiftem Epithel mit Stratum granulosum und Stratum corneum bedeckt, an anderen Stellen im Sinne einer exsudativen, pseudomembranösen Zystitis verändert; diese frische entzündliche Störung führte Pommer auf eine mit der Beckenfraktur zusammenhängende Quetschung der Blase zurück. Der Stein maß 15 : 24 : 28 mm und wog durchsägt 4,75 g. Seine Außenfläche zeigt die beigegebene Abbildung 55.

Im Zentrum des Konkrements befand sich eine Höhlung. Über die Entstehung des Steines sagt Pommer, er könne sich nur sehr langsam entwickelt haben; da es sich um Verhältnisse gehandelt habe, unter denen die Ausscheidung von $(NH_4)MgPO_4$ begünstigt, die Lösung des Phosphats aber behindert sein mußte, so käme neben der Folge einer ammoniakalischen Harnzersetzung

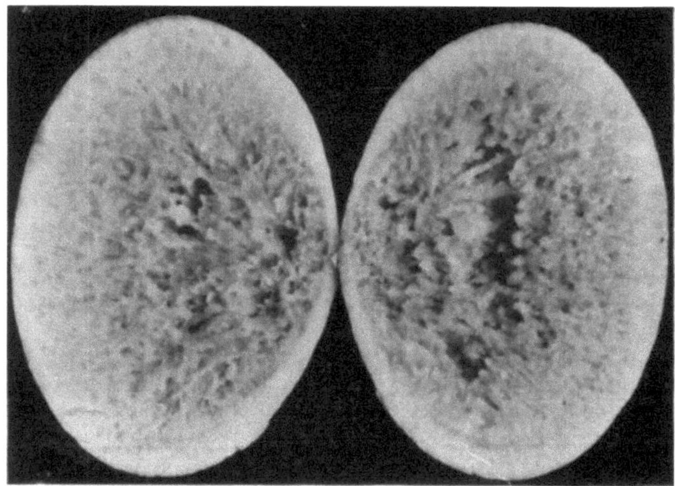

Abb. 56. Reiner, kristalliner Tripelphosphatstein (Struvitstein) aus der Harnblase eines Mannes (40a). (Nach Usami.)

auch die Auswirkung der Pflanzenkost in Frage, welche die Bildung freien Ammoniaks in der Blase ermögliche. Pommer neigt der letzteren Möglichkeit zu, weil der Stein nicht das Verhalten zeigte, das bei gewöhnlichen Tripelphosphatkonkretionen zu beobachten sei.

Kleinschmidt indes führt Pommers Struvitstein auf ammoniakalische Harnzersetzung zurück, ebenso wie er die in jenem Fall gefundene Epidermisierung der Harnblase als Folge einer chronisch entzündlichen Reizwirkung zuschreibt.

Die Mitteilung eines zweiten Struvitsteins verdanken wir Susumu Usami, der das Konkrement in einem angeborenen Blasendivertikel eines an schwerer Urosepsis leidenden Bauern fand (Abb. 56).

Der Stein war hühnereigroß, äußerlich fein porös, grauweiß. Seine Durchmesser betrugen 6,3 : 4,6 : 4,4 cm, sein Gewicht (getrocknet) 79,7 g. Die Sägefläche ließ innerhalb einer kreideweißen Außenzone ein aus dichten Kristallen im allgemeinen radiär zusammengesetztes Konkrement mit zentraler unregelmäßiger Höhle etwas exzentrisch im Steininnern erkennen. Außen waren die Kristalle mehr gelblich, gegen die Höhle hin graugelb; sie ragten mit Spitzen, Kanten und glitzernden Flächen in die Höhle hinein. Der ganze drusige Aufbau entsprach dem von POMMER beschriebenen Struvitstein. Die chemische und mineralogisch-petrographische Untersuchung lehrte, daß ein „Ammonium-Magnesium-Orthophosphat-Hexahydrat" vorlag.

Den Hohlraum in USAMIS Stein erklärte der mineralogische Untersucher (MARCHET) als sicherlich sekundär entstanden, vielleicht durch Umkristallisation bedingt, vielleicht auch als Ausdruck einer vorübergehenden Auflösung. Die kreidige Außenschicht wurde chemisch dahin aufgeklärt, daß sie aus amorphen Phosphaten, Ammonium, Magnesium und Kalzium bestand, so daß das ganze Konkrement einem Schalenstein entsprach, dessen Kern aus kristallinem Tripelphosphat aufgebaut war. Für die Entstehung auch des Struvitkernes wird die alkalische Harnreaktion bedeutungsvoll sein; denn ohne sie ist eine Ausfüllung des Tripelsalzes undenkbar. Eine vorübergehende Umstellung der Reaktion des Urins nach der sauren Seite, die nach dem klinischen Verlauf möglich war, könnte für eine Kristallösung und nachherige Umkristallisation bedeutungsvoll gewesen sein.

Neben den bisher genannten Steinvorkommnissen gibt es noch seltene, zum Teil umstrittene Meldungen über einzelne Beobachtungen, nämlich die „blauen Harnsteine", die „schwarzen Harnsteine", die als „Urostealithen" bezeichneten Bildungen und die in den Harnwegen gefundenen „Cholesterinkonkremente".

ULTZMANN hat blauen, kristallisierten Indigo in farblosen, oxalsauren Kalk eingeschlossen innerhalb eines Uratsteines im Dünnschliffpräparat gesehen. Wesentlicher ist aber die Beobachtung eines Nierensteines durch ORD, der dunkelbraun und schwarzblau aussah; man konnte mit ihm auf einem Papier blauschwarze Striche machen. Dieses Konkrement, das 40 g wog, setzte sich zusammen aus einem Blutgerinnsel, etwas kristallisiertem phosphorsaurem Kalk und vor allem aus Indigoblau. Die fragliche Niere war durch ein Sarkom zerstört, der Harnleiter völlig verschlossen gewesen. Der Indigo wurde als Spaltungsprodukt des Harnindikans erklärt. Einen erbsengroßen Indigostein aus der Niere eines Mädchens, den REUSS entfernt, erwähnt SCHUSTLER. Er sagt ferner, daß in der ULTZMANNschen Sammlung mehrere blau, violett und schwarz erscheinende Steine seien, daß ULTZMANN öfter auch schwarzblaue Konkretionen aus der Blase entfernt habe, welche zumeist Phosphatsteine gewesen, die durch Harnindigo blau, blauschwarz oder rotviolett gefärbt waren. Andere Mitteilungen über Indigosteine liegen vor von HANNS CHIARI und DORNER, der sich noch näher über die „Indigourie" ausgesprochen hat. Auch PFISTER hat sich eingehend zu dieser Angelegenheit geäußert.

Weiterhin hat ASKANAZY die Mitteilung „blauen Sandes" in der Harnblase einer Frau von 73 Jahren gemacht, welche an Dekubitalgeschwüren, Endokarditis und Aorteninsuffizienz, an Leberzirrhose und Schrumpfnieren gelitten. Die Harnblase dieser Frau wies eine klarblaue Farbe der Innenwand auf. Ihr Harn war trübe, grünlich-blau, er enthielt, wie man mikroskopisch fand, neben ungefärbten oder gelben Harnsäurekristallen solche von grünblauer bis leuchtend blauer Farbe. Die Frau hatte eine Woche vor ihrem Tod als Behandlungsmittel zwei Pillen von je 15 mg Methylenblau eingenommen. Die bakeriologische Urinuntersuchung hat kein Wachstum von Pyozyaneusbazillen ergeben. — In einem zweiten Fall, der am selben Tag zur Beobachtung auf den Leichentisch kam, handelte es sich um Blaufärbung von Harnsäuresteinen (neben ungefärbten), welche eine 83jährige Frau in ihrem rechten Nierenbecken trug. Auch in diesem Fall erwies sich die Blasenschleimhaut leicht blaufarben. Pyozyaneus wuchs aus den Harnkulturen nicht. Es ließ sich aber nicht feststellen, ob und wie weit die Kranke etwa Methylenblau oder ähnlich färbende Mittel eingenommen.

Zu den durch eingeführte Behandlungsmittel gegebenen Möglichkeiten gehört auch das Vorkommen silberhaltiger Harnsteine. BLUM hat dies für einen älteren Mann beschrieben, der täglich aus Gründen dauernder Zystitis mit Harnverhaltung seine Blase mit 0,1%iger Argentum nitricum-Lösung gespült hatte. Das war jahrelang geschehen; zuletzt mußte man den Kranken, der schließlich an einem Plattenepithelkrebs der Blasenwand litt, operieren, wobei auch eine (an anderer Stelle schon erwähnte) Argyrose der Blasenschleimhaut auffiel. 18 Jahre vor dieser Operation war demselben Patienten von Schustler ein hühnereigroßer Blasenstein entfernt worden. Diesen Stein beschrieb nunmehr Blum als ein grauweißes, kristallinisch auferbautes Konkrement mit auffallend schwarzen Bruchflächen. Mauthner stellte als wesentlichen Bestandteil des Steines metallisches Silber und Chlorsilber fest.

Anschließend sei eine andersartige Beobachtung aus meinem Wirkungskreis erwähnt, die ich bereits in der Göttinger medizinischen Gesellschaft bekanntgab. Eine Frau von 54 Jahren litt an lang dauernder Blasenentzündung mit heftigen schmerzhaften Anfällen und blutigen Harnabgängen, wie mir der behandelnde Arzt, Herr Dr. Esau (Oschersleben) mitteilte. In den letzten Wochen vor der Operation hatte die Kranke wiederholt „Bukkosperin“, ein Harnantiseptikum, eingenommen, das neben Extr. Bucco, Kopaivabalsam, Ol. Menth. piperit., Salol, Hexamethylentetramin und Fol. uvae ursi auch Azetyl-Salizylsäure enthielt[1]. Ein wässeriger Auszug aus diesem Mittel „Bukkosperin“, ebenso wie aus den Folia Bucco gibt mit verdünnter Eisenchloridlösung eine deutliche Violettfärbung als Phenolreaktion. Der durch Blasenschnitt gewonnene Stein erwies sich gut hühnereigroß, war äußerlich rauh, erdig, mißfarben, da und dort unscharf blauviolett gefärbt. Auf dem Durchschnitt bot er entsprechend der Abb. 57 eine wechselvolle Farbe zwischen weißgraurötlich und violett. Chemisch bestand er im wesentlichen aus Phosphaten, auch oxalsaurer Kalk war im Mehl der Durchsägung nachweisbar.

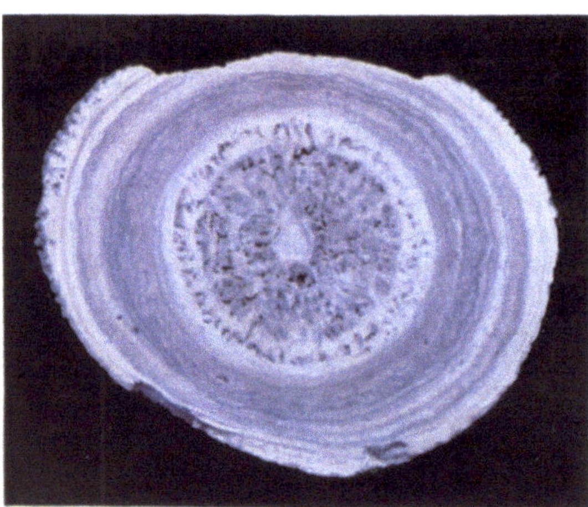

Abb. 57. Menschlicher Blasenstein mit violetten Zonen. ♀ 54a. (Geschenk von Dr. Esau. Pathologisches Institut Göttingen, E. 1770/1932.)

Unter die Analysenquarzlampe gebracht, leuchteten die helleren Schichten des Steines in schöner weiß-bläulicher Lumineszenz auf — genau so wie salizylsauer durchtränktes Filtrierpapier. — Ich möchte annehmen, daß die Blauviolettfärbung der nicht leuchtenden einzelnen Steinschichten eine Salizyl- bzw. Phenolreaktion gewesen sei in dem durch fortwährende Blutzersetzung (Blutung aus entzündeter Blasenwand) ausgezeichneten eisenreichen Urin. Inzwischen war es uns nicht möglich, bei anderen Steinkranken, die vor der Operation Bukkosperin erhalten hatten, eine ähnliche Beobachtung zu machen.

Es gibt auch schwarze Harnsteine, deren Farbe von einer Durchtränkung mit dem alkalisch gewordenen Homogentisinsäure enthaltenden Harn bei Alkaptonurikern herrührt (Hueck, Bauer, Grossmann). Es scheint, daß eine entsprechende Schwarzfärbung auch die Konkremente der Harnwege und Prostata im Fall chronischer Phenolvergiftung als Zeichen der Ochronose befallen kann (Pick, Puhr, Bauer).

Dem Urostealith Hellers widmete Ebstein große Aufmerksamkeit. Es handelt sich um Verkrustung aus phosphorsaurem bzw. kohlensaurem Kalk,

[1] Herrn Privatdozent Dr. Ruickoldt möchte ich für die Unterstützung bei Klärung dieses Falles bestens danken; er hat die nötigen chemischen Feststellungen besorgt; namentlich auch nachgewiesen, daß die violette Färbung der Steinzonen nicht auf Indigoblau zu beziehen ist.

um einen aus fettartiger, talgähnlicher, weicher Substanz bestehenden Kern. HELLER, MOORE, BOYER (VIDAL) haben derartiges beschrieben. Die Urostealithmasse habe einige den Fetten gemeinsame Eigenschaften. EBSTEIN selbst gelang keine ähnliche Beobachtung. ZUCKERKANDL erwähnt nur das Schlagwort „Urostealith", ohne sich darüber zu äußern, NAKANO schweigt ganz und gar in dieser Hinsicht. ULTZMANN hat das Vorkommen solcher besonderer Konkremente aus inneren Ursachen ganz und gar bestritten und die nicht unwahrscheinliche Auffassung vertreten, jene weichen, fettartigen Kerne seien Gleit- und Schmiermittel oder Stoffe, welche durch den Gebrauch alter Spritzen und Katheter in die Blase eingebracht worden seien. Wachskerzchen, Paraffinstäbchen u. dgl., die in die Harnröhre eingeführt wurden und nach der Blase hin verloren gingen, könnten sehr wohl zur Bildung entsprechend exogener „Urostealithen" Anlaß geben (KUKULA, KRUCKENBERG).

Solchen Beobachtungen und Erklärungen folgte HORBACZEWSKI nicht für ein Konkrement, das 85% ätherlösliche Stoffe aufwies. Inzwischen mehrten sich aber im Schrifttum der urologischen Fallbeschreibungen über Inkrustationen von außen eingeführter Wachs-, Paraffin- und schwerlöslicher Salbenmittel, so daß die Frage nach der körpereigenen Natur des Urostealithen im negativen Sinn als gelöst gelten dürfte (KROPP). GOTTSTEIN erwähnt auch in seiner vor wenigen Jahren erfolgten neuen Bearbeitung der Nephrolithiasis diesen Begriff nicht mehr, und HOTTINGER betont, man dürfte nur dann von „Fettsteinen" im Sinn der Harnkonkremente sprechen, wenn das die Steinbildung veranlassende Fett aus dem Körper stamme, wenn es etwa in Form einer Chylurie bereit gestellt worden sei.

Cholesterin kann im Harn vorkommen, z. B. im Verlauf einer Chylurie. Das besagt aber noch nicht, daß in den Harnwegen gefundene Cholesterinsteine (GÜTERBOCK[1]) sich immer auch dort gebildet hätten. Es ist erwiesen, daß infolge Durchbruchs der Gallenblase in den Harnstrang Gallensteine ihren Weg in die Harnblase fanden. Solche Cholelithen können wohl Kerne für sekundäre Umkrustung mit Harnsalzen und Harnerden bilden; es ergäbe sich dann ein Fremdkörperstein. W. EBSTEIN ließ indes doch auch andere Möglichkeiten endogener Cholesterinbeimengung zu Harnkonkrementen zu. Bei schweren Niereneiterungen gelangt mit dem Eiter reichlich Cholesterin in das Nierenbecken und kann dort entstandene oder entstehende Steine belasten (CHURCH). Unsicher ist eine von MC CARTHY mitgeteilte Beobachtung, die einen Nierenstein betraf, der 36,50% Fett und Cholesterin enthalten haben soll. Immerhin hat W. EBSTEIN bei Pyonephrose flüssiges Fett und Hämatoidin durch den Harn ausscheiden sehen, was ihn gegenüber der Frage der Urocholesterolithen und des Urosteatolithen vorsichtig abwartend stimmte.

Bei DORNER sind die Möglichkeiten der Cholesterinanreicherung in pathologischen Nierenbecken — etwa bei Pyonephrose genauer aufgeführt. Dabei wird auf WILDBOLZ verwiesen, der einmal nach Wiedereröffnung einer spontan versperrten Pyonephrose reichlich Cholesterin mit der Nierenflüssigkeit abgeben sah.

Ferner spielt die Frage eine Rolle, ob auch Kieselsäure in erdartiger Verbindung in menschlichen Harnsteinen vorkommt. Für die Harnsteine pflanzenfressender Haustiere ist dies sichergestellt. WILHELM EBSTEIN ist für das Vorkommen von kieselsauren Verbindungen in Harnsteinen — unter Hinweis auf Mitteilungen früherer Forscher und auf eigene Untersuchungen — an einigen kleinen menschlichen Phosphatsteinen eingetreten, welche bei qualitativer Analyse neben dem Phosphatgehalt auch etwas Kieselsäure bzw. Silikat auffinden ließen. KLEINSCHMIDT beruft sich auf EBSTEIN und nennt die Kieselsäure als sehr seltenen Stoff in Harnsteinen, ohne eigene Beobachtungen anzuführen. NAKANO ging auf die Frage des Kieselsäuregehaltes gar nicht ein.

Ich halte im Zusammenhang mit den mancherlei ungelösten Rätseln der sog. Lungensilikosen eine aufmerksame Beachtung des Harnsteinleidens, d. h. eine zuverlässige chemische Untersuchung der Harnkonkremente gerade von

[1] Vgl. Schrifttum im Kapitel der Mißbildungen der Harnwege!

Menschen mit Bergmannslungen für sehr erwünscht. Es ist nicht ganz unwahrscheinlich, daß aus den eingeatmeten Silizium- oder Silikat (?)-Mengen kleinste Teile innerhalb des lebenden Körpers in Lösung gehen; sicher ist, daß Silikatstaub aus den Lungen auch in die Bauchorgane verschleppt wird. Unter diesen Umständen gewinnt die EBSTEINsche Anschauung von der Möglichkeit eines Silikatvorkommens in Harnsteinen wieder etwas mehr an Boden. —

Ganz vereinzelt und keineswegs geklärt ist der von ISRAEL gemeldete Fund reinen, breiig-weichen Schwefels im rechten Nierenbecken eines 57jährigen Mannes; neben Cholesterin und organischen Stoffen sei der Schwefel zu 75% vertreten gewesen. Der Harn des Kranken war schwefelwasserstoffhaltig. —

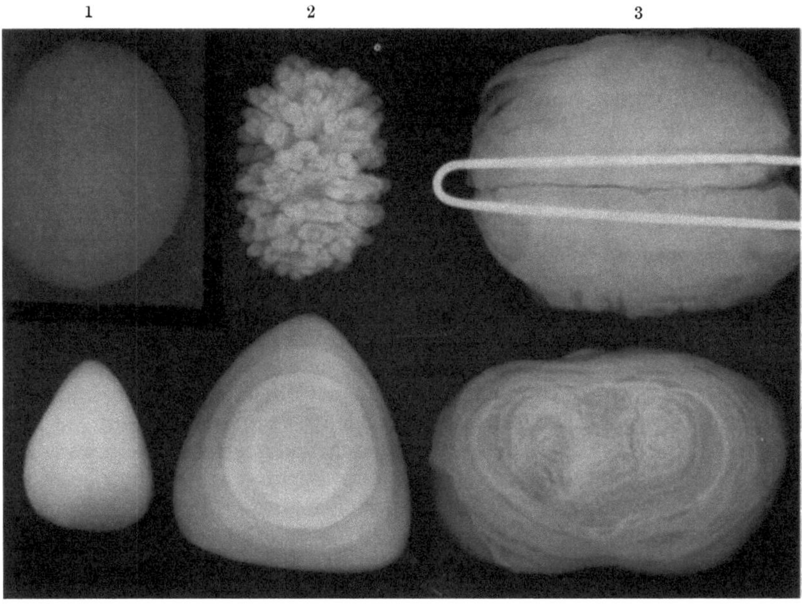

Abb. 58. Röntgenogramm verschiedenartiger Harnsteine. 1 Uratstein, sehr wenig dicht; 2 Oxalatstein, sehr dicht; 3 Fremdkörperkonkrement, Schale aus Phosphaten; 4 geschichteter Phosphatausgußstein; 5. facettierter kalkreicher Phosphatstein; 6 Kalziumkarbonatstein. (Bild von K. H. BAUER.)

Der morphologischen Untersuchung der Konkremente sind neuerdings Möglichkeiten erwachsen, über die sich K. H. BAUER wiederholt geäußert hat (vgl. auch HABS). Ausgehend von Gallensteinuntersuchungen hat er in den letzten Jahren das reiche Steinmaterial der Göttinger chirurgischen Klinik und unseres pathologischen Institutes erneuter Untersuchung zugeführt, und zwar mit Hilfe von drei neuen Verfahren, nämlich der Röntgenographie der Harnsteine, der Untersuchung ihrer Lumineszenzerscheinungen unter der Hanauer Analysenquarzlampe und der Mikroskopie im hellen auffallenden Licht. Diese drei Verfahren erscheinen, wie BAUER ausführte, um so brauchbarer, als das Untersuchungsgut für weitere Forschungen, insbesondere auch für Sammlungszwecke erhalten bleibt.

Was die Röntgenographie der Harnsteine anlangt, so bediente man sich in der Klinik ihrer schon lange, zunächst natürlich, um überhaupt eine Steindiagnose zu stellen. Frühzeitig haben v. FRISCH, BRUN u. a. auf die Vorteile ihrer Verwendung für die klinische Diagnostik hingewiesen. Und die von ZUCKERKANDL 1905 betonte Möglichkeit, mittels guter Röntgenaufnahmen beim

Lebenden sogar Baueigentümlichkeiten der intravesikalen Konkremente zu erkennen, ist mehr und mehr gepflegt worden (KUHN-FABER). RAČIĆ hat mir Platten gezeigt von Nieren- und Blasensteinen — aufgenommen am lebenden Menschen aus klinisch-diagnostischem Interesse —, welche die Natur zusammengesetzter Konkremente deutlich dartaten. Über die Verwendbarkeit der Röntgenographie zu ganz systematischer Untersuchung aus dem Körper entfernter Harnsteine hat mir K. H. BAUER für die Zwecke meiner Darstellung folgende Ausführungen zur Verfügung gestellt:

„Bekanntlich beruht die röntgenologische Darstellbarkeit der Struktur aller Konkremente darauf, daß die verschiedenen Bestandteile der Harnsteine meist schichtweise gegeneinander abgesetzt sind, daß sie zugleich stets eine ganz verschiedene Absorption für Röntgenstrahlen aufweisen und sich infolgedessen im Röntgenbild voneinander abheben. Die weitgehend chemisch reinen Steine unterscheiden sich durch ihre verschiedene Absorption, die verschieden zusammengesetzten Steine gleichzeitig durch ihre verschiedene, im Röntgenbild sich abhebende physikalische Struktur.“

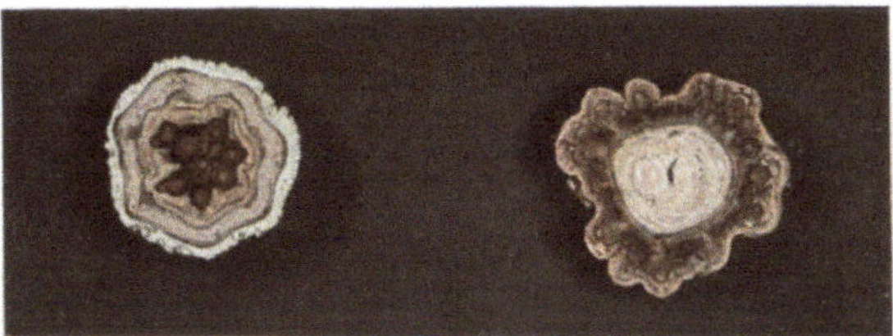

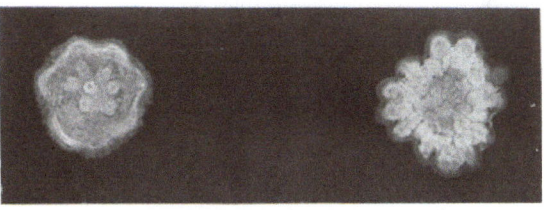

a b

Abb. 59a u. 59b. Vergleich zweier zusammengesetzter Steine auf dem Schliff der mittleren Sägefläche und im Röntgenbild. a Oxalatkern, Uratgürtel, Kalkphosphatmantel; b Uratkern, Oxalatmantel. (Aufnahme von K. H. BAUER.)

KUHN-FABER hat 1908 schon an Modellen die verschiedene Durchlässigkeit der Röntgenstrahlen für Harnsteine dargetan. In dieser Hinsicht ist nun die von SCHLECHT mitgeteilte Liste der Absorptionsverhältnisse der Steine gegenüber Röntgenstrahlen von Wichtigkeit. Diese Absorptionsverhältnisse hängen ab von Dichte und Atomgewicht der fraglichen Körper. So folgen in der Reihe von sehr röntgenstrahlendurchlässigen zu wenig durchlässigen Stoffen aufeinander, wobei die Absorptionsgröße jeweils zahlenmäßig ausgedrückt ist:

Harnsäure	0,97	nicht oder wenig sichtbar
Xanthin	1,00	
Zystin	1,18	
Phosphorsaure Ammoniakmagnesia	1,20	sichtbar
Phosphorsaurer Kalk	1,25	
Kohlensaurer Kalk	1,33	
Oxalsaurer Kalk	1,36	

„Bei entsprechender Erfahrung lassen sich die verschiedenen Steinarten, ohne daß man sie durchsägt untersuchen müßte, mit sehr hoher Sicherheit röntgenologisch voneinander unterscheiden. Die wenigen Fälle, bei denen das Röntgenbild Zweifel zuläßt, werden nach Durchschneidung mittels erneuter Röntgenuntersuchung oder der folgenden Methode in ihren Eigenheiten geklärt.“

Es kann sich recht hilfreich das Verfahren der Betrachtung unter der Analysenquarzlampe erweisen, deren Verwendbarkeit für pathologisch-anatomische Diagnostik ja schon KRAMER im Göttinger Pathologischen Institut dargetan hatte. K. H. BAUER kam bei einschlägiger Betrachtung von Harnkonkretionen zu folgendem Ergebnis: „Setzt man Harnsteine ultravioletten Strahlen aus und entfernt durch geeignete Filter das dem Ultraviolett noch beigemischte sichtbare Licht, so besitzen die für unser Auge nunmehr unsichtbaren ultravioletten Spektralstrahlen noch genügend Aktinität, um gegebenenfalls Aufleuchtungserscheinungen an den bestrahlten Gegenständen hervorzurufen. Im Schein dieser Lumineszenz sehen wir, daß jede Harnsteinart eine für

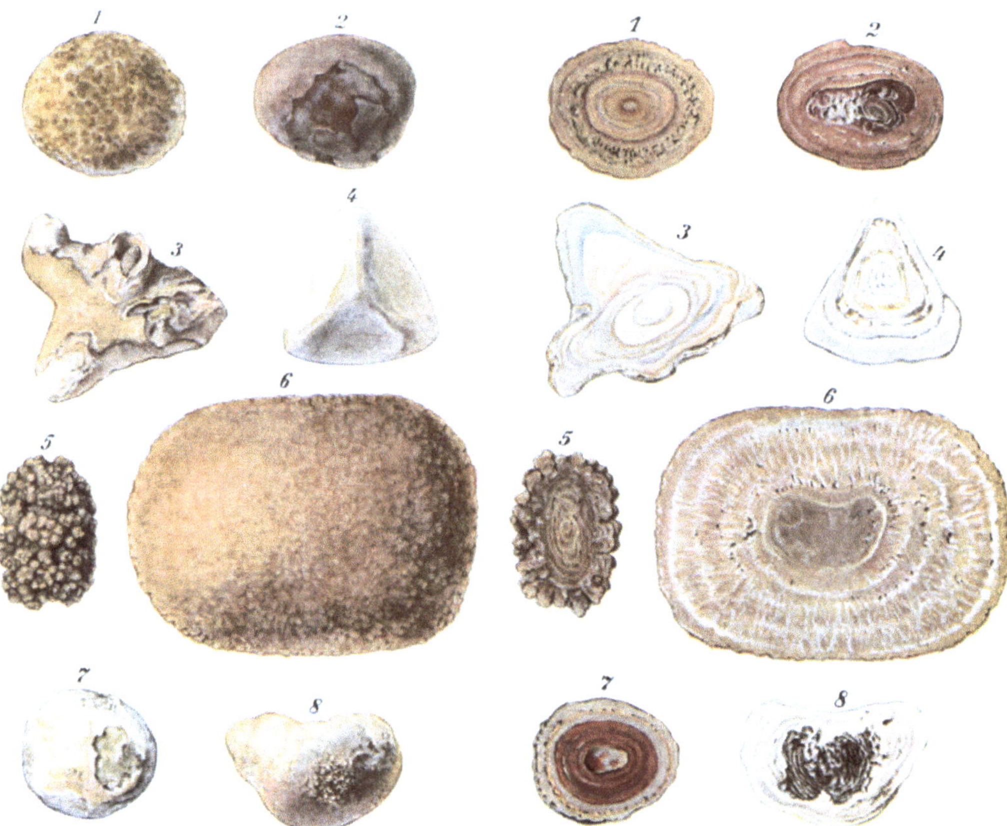

Abb. 60. Aufsicht und Durchschnitt von Harnsteinen. Vgl. dazu die Abb. 61; die dort angeordnete Doppelreihe gibt das Aussehen derselben Steine im ultravioletten Licht der Analysenquarzlampe wieder. 1 Uratstein, 2 Xanthinstein, 3 Phosphatausgußstein des Nierenbeckens, 4 facettierter Phosphatstein, 5 Oxalatstein, 6 zusammengesetzter Zystinstein: Kern reines Zystin, konzentrische Zonen enthalten Zystin und phosphorsauren Kalk, 7 zusammengesetzter Stein, Kern: Xanthin. Außenschale: Phosphor und kohlensaurer Kalk, 8 Fremdkörperstein um Haare. (Steine aus den Sammlungen der Chirurgischen Klinik und des Pathologischen Instituts in Göttingen. Die Abbildungen finden sich auch im Lehrbuch der Chirurgie, 7. Aufl. von Garrè-Borchard-Stich. — Berlin: Julius Springer 1933.)

sie charakteristische Leuchtfarbe erkennen läßt. Uratablagerungen z. B. zeigen ein tiefes sattes Gelb, die Xanthinsteine spielen dagegen in roten Farbtönen zwischen dunklem Zinnober bis ins Kardinalrot hinein. Wesentlich ist, daß im Lumineszenzlicht innerhalb sonst (d. h. bei gewöhnlicher Beleuchtung) gleichmäßig erscheinender Partien Zonen verschiedenartig aufleuchten, die vorher völlig gleichartig gesehen wurden. Wir werden also durch die Lumineszenzanalyse hier auf Örtlichkeiten chemisch-physikalischer Verschiedenheit hingewiesen, die bei der röntgenologischen und bei der gewöhnlich geübten chemischen Analyse der Steine dem Nachweis entgehen.“ Freilich beackern wir hier einstweilen völliges Neuland der Steinuntersuchung. Nur für wenige Stoffe,

z. B. für das Xanthin, vielleicht auch für Harnsäure und Urate, ist der Farbton im Ultraviolettstrahlengebiet handgreiflich. „Im übrigen aber besteht noch die Schwierigkeit, daß wir zunächst zwar die Tatsache verschiedener, an und für sich eindringlicher farbiger Aufleuchtung feststellen können, daß wir aber vorläufig nicht in der Lage sind, anzugeben, wodurch die besondere Lumineszenz bedingt ist, ob sie nicht etwa „zufälligen“ Beimischungen zu danken ist. Es liegt nahe, daß veränderte Blutfarbstoffe, Eigentümlichkeiten adsorbierter Harnfarbstoffe, Beimischungen medikamentöser Stoffe usw. zu den Steinbildnern eine Rolle spielen, und man darf erwarten, daß sich mit Hilfe der Lumineszenzanalyse im Laufe der Zeit Beimischungen zu den Steinen noch ganz sicher werden greifen lassen, die bislang dem Nachweis völlig entgangen sind.“

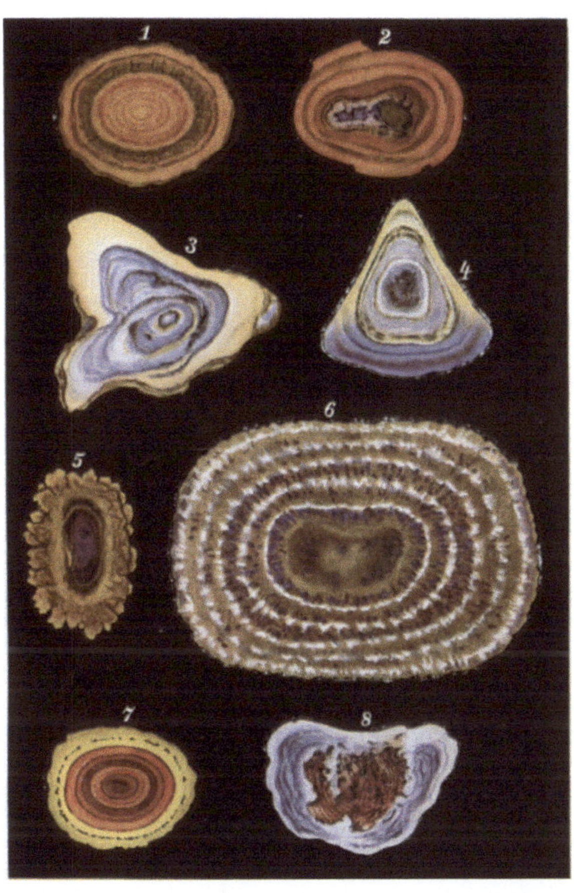

Abb. 61. Dieselben Steine wie bei Abb. 60 im ultravioletten Licht der Analysenquarzlampe. 1 Uratstein, 2 Xanthinstein, 3 Phosphatausgußstein des Nierenbeckens, 4 facettierter Phosphatstein, 5 Oxalatstein, 6 zusammengesetzter Zystinstein, 7 zusammengesetzter Stein, Kern: Xanthin, Mantel phosphor- und kohlensaurer Kalk, 8 Fremdkörperstein um Haare. (Nach einem Bild von K. H. Bauer.)

Den Ausführungen von K. H. Bauer möchte ich noch ausdrücklich anfügen: Es ist äußerst erstaunlich, wie grob die im Ultraviolettspektrum aufleuchtende Rotfarbe eines im gewöhnlichen Lichte ganz unscheinbar und matt braungrau aussehenden Xanthinsteins auf die Besonderheit dieses Konkrements hinweist. Ich habe auch am Xanthinsteindünnschliff solche Rotfärbung unter der Analysenquarzlampe sehr charakteristisch wahrgenommen — ganz im Gegensatz zu dem weißgelben und sattgelben Ton eines Urates, während im Tageslicht beide Dünnschliffe gelb bis gelbbräunlich und dabei etwas düster aussahen. Natürlich verlangt die Verwendung dieses diagnostischen Hilfsmittels eine weitgehende Farbentüchtigkeit des Betrachters.

Über die Mikroskopie der Harnsteine im auffallenden Licht hat K. H. Bauer folgende Gesichtspunkte niedergelegt: „Die mikroskopische Feinuntersuchung von Harnsteinen hatte bisher wegen der außerordentlichen Schwierigkeit der Herstellung von dünnen Schliffpräparaten praktisch keine sehr große Bedeutung gewonnen. Es besteht daher ein großer Fortschritt darin, daß man mit Hilfe der Mikroskopie in auffallendem Licht nunmehr leicht die geglättete Schnittflächen, feinpolierte Anschliffe der Konkremente oder ihrer natürlichen Oberfläche mikroskopieren kann. So werden Feinheiten der Struktur dem Auge ebensogut zugänglich, als wenn dünnste Schliffpräparate von 20 oder 30 μ Dicke hergestellt würden, deren Wichtigkeit ULTZMANN durchaus berechtigt dargetan hat.“ Auch SCHULTZ-BRAUNS und KIRCHEISEN haben neuerdings das Anschliff-Verfahren für mikroskopische Betrachtung sehr empfohlen. — Es kann im Rahmen dieses Buches die Charakterisierung der einzelnen Steinarten nach ihrem mikroskopischen Verhalten nicht im einzelnen ausgeführt werden: nur das Grundsätzliche der Methode sei hervorgehoben. Wie wir bereits aus den Untersuchungen von EBSTEIN, ULTZMANN, KLEINSCHMIDT und NAKANO mit mehr oder weniger überzeugender Deutlichkeit entnehmen konnten, weist jede Steinart, ja man könnte auch sagen, jeder Stein ein für sich charakteristisches mikroskopisches Bild auf, was ja bei der verschiedenen chemischen Zusammensetzung und der ganz verschiedenen Struktur zu erwarten ist.

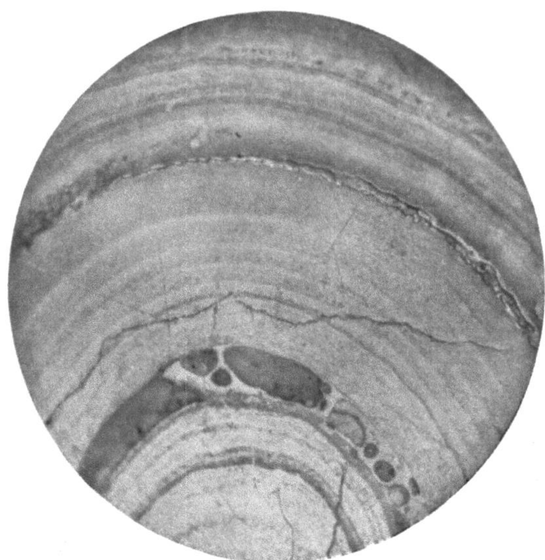

Abb. 62. Geschliffener Durchschnitt eines Uratsteins bei Oberflächenbeleuchtung, mikrophotographisch dargestellt. (Aufnahme von K. H. BAUER.)

Einige Abbildungen mögen die Brauchbarkeit dieser Betrachtung dartun (Abb. 62—67.)

Vergleicht man die beiden Abbildungen 62 u. 63, so fällt der Uratstein durch die außerordentlich fein lamellierte, rein konzentrische Schichtung auf, deren Differenzen nur durch geringere und stärkere Farbbeimischungen bedingt ist, während der Karbonatstein neben der Gürtelstruktur das feine Filigranwerk eines radiären kristallinischen Baues erkennen läßt.

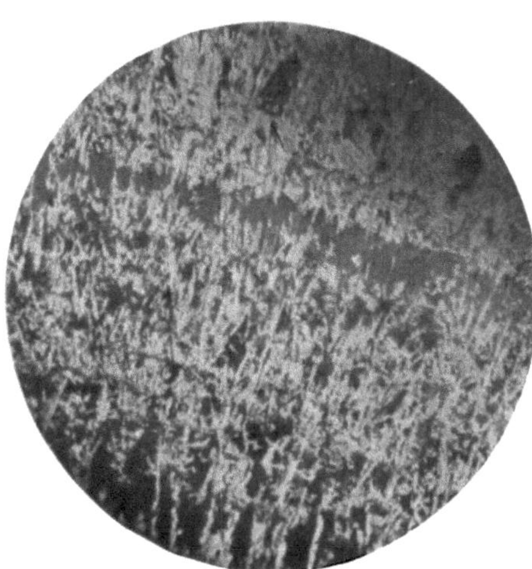

Abb. 63. Geschliffener Durchschnitt einer Kalziumkarbonatzone eines Harnsteins, mikrophotographisch bei Oberflächenbeleuchtung dargestellt. (Aufnahme von K. H. BAUER.)

K. H. BAUER zeigte vor allem, daß auch die Mikroskopie der nicht präparierten Steinoberfläche bereits Einblicke in den grob kristallinen Aufbau der Steine zu geben vermag.

„Man erkennt z. B. auf dem Oberflächenbild des Oxalatsteins ohne weiteres, daß es sich um reine Kristallbildung handelt und daß die braune Farbe dieser Steine nur durch den in den Zwischenbuchten abgelagerten Harnfarbstoff bzw. umgewandelten Blutfarbstoff bedingt ist“ [BAUER (Abb. 67)].

An dieser Stelle sei eine Mitteilung von SCHULTZ-BRAUNS und KIRCHEISEN eingefügt, welche in bezug auf die äußere von Oxalatsteinen an Hand mikroskopischer Vergleichsuntersuchungen ermöglicht wurde: Die beiden Forscher unterscheiden zwei morphologisch verschiedene Unterformen der Oxalatsteine; neben der maulbeerartigen, braunen komme noch eine zweite grob-kristalline Form vor, die den bekannten grob-balkigen reinen Cholesterinsteinen der Gallenblase ähnle; die beiden Formen träten vielfach auch vermischt in Erscheinung, und zwar sowohl mit maulbeerartigem Kern und sekundärer Kristallanlagerung (Abb. 67a) als umgekehrt.

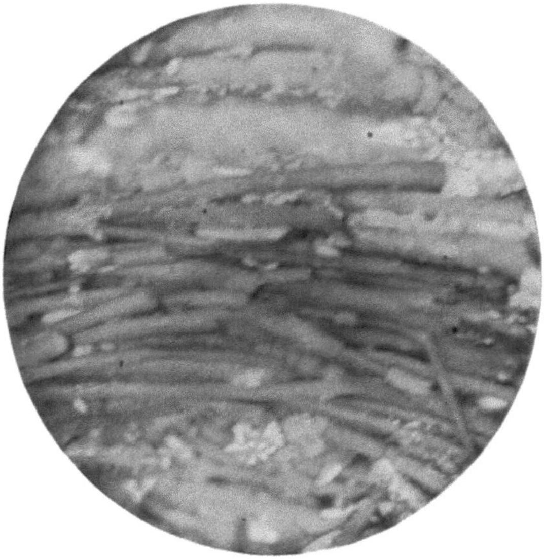

Abb. 64. Durchschnitt eines um Haare gebildeten Fremdkörpersteins im auffallenden Licht, mikrophotographiert. (Aufnahme von K. H. BAUER.)

Über die kristallographische Untersuchung der Harnsteine finden sich bei WAGNER, KRÜCHE, ULTZMANN, WILH. EBSTEIN und NAKANO Angaben. Wie gesagt, bediente man sich früher vor allem der Dünnschliffe für derartige Untersuchungen. Sie mußten so fein sein, daß man eine 300fache Vergrößerung noch anwenden kann. ULTZMANN preist diese Untersuchungsart ganz besonders; er sagt von ihr, der Geübte werde nicht nur die einzelnen Steinbildner in den Konkretionen erkennen, sondern er vermöge dies besser, als es durch eine andere Untersuchungsmethode möglich wäre; an der eigentümlichen Kristallisation, an ihrer Färbung und Schichtenbildung unterscheiden sich die Konkremente, man könne aber auch Dinge finden, welche durch eine chemische Analyse niemals festgestellt würden. So finde man an Dünnschliffen sehr schön, wie einzelne Steinbildner die anderen durchwachsen, man finde in einzelnen Schichten inselförmige Einlagerungen anderer Steinbildner, sog. „Einschlüsse“, man finde die Pigmente des Harnes in den verschiedenen Schichten in verschiedener Weise und in verschiedener Menge eingelagert, so z. B. das Harnindigo in großen wasserhellen Kristallen des

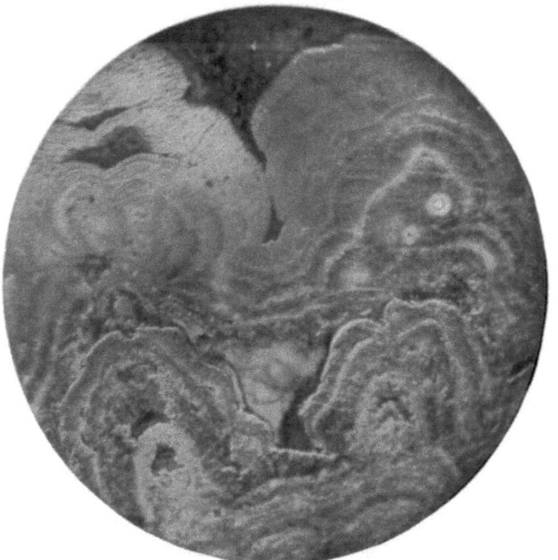

Abb. 65. Schliff eines alten Oxalatsteins im Bereich einer Umbauzone. Mikrophotogramm in auffallendem Licht. (Aufnahme von K. H. BAUER.)

oxalsauren Kalkes usw. Auch finde man zuweilen Lücken in der Konkretion, welche mit zelligen Gebilden (Eiterkörperchen) erfüllt gewesen und dann wieder feinkörnige farblose Schichten aus kohlensaurem Kalk, welche Umwandlungsprodukte der Blutkörperchen, Hämatoidin, enthielten. Doch sei die Darstellung brauchbarer Dünnschliffe sehr mühsam und zeitraubend; sie erfordere eine gewisse Übung und Geschicklichkeit. Ultzmann wie Wilh. Ebstein bedienten sich zur Herstellung von Steindünnschliffen der Hilfe einer mineralogisch-mechanischen bzw. physikokristallographischen Werkstätte[1].

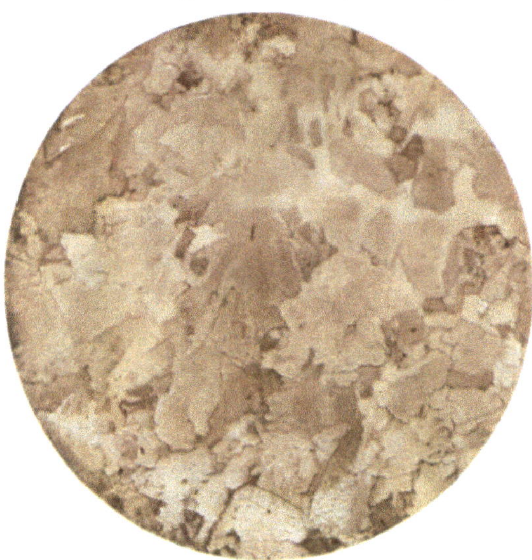

Abb. 66. Zystinsteinschliff in auffallendem Licht mikrophotographiert. (Aufnahme von K. B. Bauer.)

Über die Auswertung solcher Dünnschliffe finden wir in Wilh. Ebsteins Buch „Über Natur und Behandlung" (1884) der Harnsteine ausführliche Angaben. Ich halte mich im folgenden an Nakano, der erst vor wenigen Jahren (1925) in seinem Atlas der Harnsteine Ebstein vielfach bestätigt hat und in mancher Beziehung über ihn hinausgreifen konnte. Was die Kernbildung in Harnsteinen anlangt, so liegt sie nicht stets zentral, sondern oft genug exzentrisch. Auch können in einem Stein mehrere Kerne getroffen werden, ja, wie Nakano zeigte, selbst reine Kerne aus jeweils verschiedenen Stoffen.

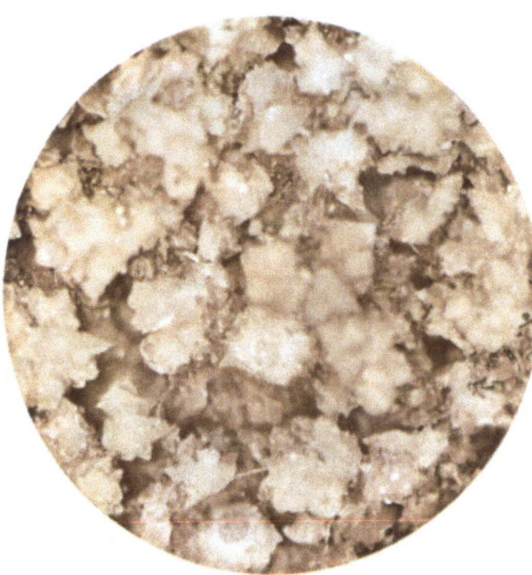

Abb. 67. Oberfläche eines reinen Oxalatsteins im auffallenden Licht mikrophotographiert. (Aufnahme von K. H. Bauer.)

Nakano sagt über die Kerne der im Dünnschliff untersuchten Harnsteine allgemein folgendes aus: Wenn der Kern mitgetroffen sei, so zeige er schon bei Besichtigung mit bloßem Auge, noch deutlicher aber bei Lupenvergrößerung

[1] Rühmlichst bekannt ist in dieser Hinsicht die alte Göttinger Firma Voigt & Hochgesang, Inhaber A. Rümenapf, Mechanisch-optische Werkstätte, Göttingen, Rosdorfer Weg 18. Sie hat für Ultzmann, für Ebstein und für mich sehr preiswürdige, tadellose Dünnschliffe hergestellt. Nakano ließ seine 5—20 Mikromillimeter dünnen Schliffe vom Techniker des mineralogischen Instituts der Universität in Tokio herstellen. Kleinschmidt hat seine Dünnschliffe selbst angefertigt und in hervorragend schönen Bildern wiedergegeben.

eine konzentrische Schichtung und eine radiäre Streifung. Es ließen sich zwei Typen unterscheiden: 1. Die Zonensubstanz, d. i. die konzentrische Schichtung des Steines, bleibe im Schliffe chemisch und kristallographisch in allen Zonen dieselbe (einfach zonierter Stein); 2. in einer anderen Art von Steinen sei die Zonensubstanz in den einzelnen Zonen verschieden (mehrfach zonierter Stein). Es komme vor, daß eine Zone eines Steins von verschiedenen Substanzen aufgebaut werde, wie bei den meisten Mineralien. Zur Untersuchung ist die Musterung im polarisierten Licht unerläßlich.

Über die radiäre Streifung der Harnsteine lesen wir bei NAKANO: „Die Kristallkörner, so wie die Sphärolithen, in einer Reihe angeordnet, können Streifen („Fasern") bilden, wodurch die radiäre Streifung entsteht. Bei Harnsteinen findet man noch außer gewöhnlichen Fasern gedrehte Fasern, welche unter dem gekreuzten Nikol spiralförmige Auslöschung zeigen."

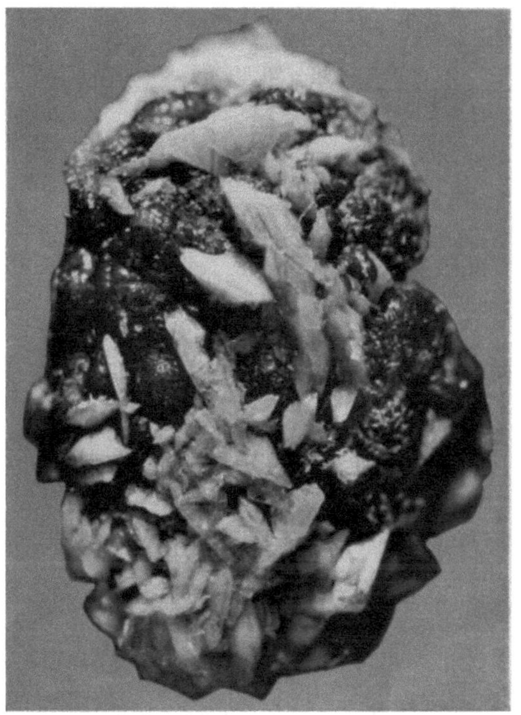

Abb. 67a. Mikroskopisches Bild der Außenfläche eines Kalziumoxalatsteins von maulbeerartiger Form mit Anlagerungen reiner Oxalatkristalle. (Nach SCHULTZ-BRAUNS und KIRCHEISEN.)

Über die konzentrische Schichtung oder Zonenstruktur der Harnsteine führt der japanische Forscher etwa folgendes aus: Wenn man die konzentrische Schichtung eines Harnsteins genau besieht, erkennt man die Zonenanordnung von Sphärolithgruppen, Kristallkörnern, amorphen Massen und Einschlüssen, oder mannigfache Kombinationen der eben fraglichen Formen. Eine von W. EBSTEIN beschriebene, wirrkristalline Anordnung findet sich nach NAKANO manchmal in ganzen Harnsteinmassen (EBSTEIN nennt dies den zweiten wirrkristallinen Typus); oder sie findet sich nur in einem Abschnitt einer Zone. Sieht man diesen Typus unter dem Mikroskop genau an, so erkennt man neben wirrkrystallinen Körnern auch gut ausgebildete Sphärolithen oder an bestimmten Stellen Sphärolithgruppen. Wie im Mineralreich erfolgen auch in Harnsteinen „Austauschungsvorgänge". Diese Vorgänge gehören zu den auf chemischen Veränderungen beruhenden Verwandlungserscheinungen; sie kommen im Mineralreich in großer Verbreitung vor, so daß man sie mit dem besonderen Namen der „Metasomatose" (metasomatische Umwandlung, Verdrängung oder Substitution) bezeichnete. Die besondere Art solcher Umwandlung besteht darin, daß feste Mineralstoffe, wenn sie mit mineralischen Lösungen wässeriger, pneumatolytischer oder schmelzfähiger Beschaffenheit in Berührung kommen, ihre Bestandteile teilweise oder ganz austauschen, indem die neugebildeten Verbindungen an die Stelle des festen Minerals treten oder dieses gewissermaßen verdrängen. Der chemische Charakter kann dabei völlig verändert werden. Kalksteine gehen dabei nicht nur in andere Karbonate, wie Dolomite, Eisenspate über, sondern auch in Silikate, Metalloxyde und Sulfide. Nakano kam auf Grund vergleichender allgemein-mineralogischer Betrachtung, die auch den sog. Pseudomorphosenerscheinungen gewidmet war, zu der Anschauung, jener zweite wirrkristalline Typus Ebsteins sei als Ausdruck metasomatischer Verdrängung oder Substitution, kurzum als „metasomatischer Typus" zu bezeichnen.

Weiterhin widmete Nakano der Riß- und Spaltbildung in Harnsteinen einige Absätze, wobei er auch der früheren Erklärungen dieser Erscheinung gedachte.

Nach Heller, Southam, Ultzmann wäre die bei chemischer Steinumsetzung mögliche, plötzliche CO_2-Entwicklung Ursache der Sprengung. Ultzmann dachte auch an die Möglichkeit eines zentripetalen Substanzmetamorphismus in der Weise, daß alkalischer Harn die harnsauren Schichten auflöse und durch lockere, brüchige Erdsalze ersetze. Ord ließ die Steine durch Änderung der Harnbeschaffenheit quellen und bersten, Leroy d'Etiolles dachte im Gegenteil an eine Zerreißung durch inneres Austrocknen. Wie bereits Ultzmann und Ord eingeräumt, so erklärte v. Frisch die spontane Steinsprengung für die Auswirkung eines Bakterienwachstums.

Nakano zufolge kommt für die Hohlraumentstehung in Harnsteinen ein Auslaugungsvorgang mit begleitender Pseudomorphose[1] in Betracht. Die Ursache von Spalten könne man nur aus physikalischen Voraussetzungen mit schneller Änderung der Kohäsion (= Kohäsionsunterschiede in bestimmten Richtungen) erklären. Als Kohäsionsänderungsursachen seien freilich Gasentwicklung, Quellung in verändertem imbibierenden Harn, Austrocknung und Bakterienwachstum in Rechnung zu stellen. Wie mir scheint, lassen sich mit Nakanos Ausführungen über das Problem der Spaltbildung und Selbstsprengung von Harnsteinen die Ausführungen gut vereinigen, welche K. H. Bauer über die Selbstzertrümmerung von Gallensteinen gemacht, indem er sagte, Spaltbildung und Facettierung von Gallensteinen hingen eng zusammen und seien nur kristallographisch erklärbar; es sei die Selbstzertrümmerung das Ende eines wahrscheinlich lang dauernden Umwandlungsvorgang, der mit Entquellung der Steinanlagen beim Übergang aus der Kugelform in die Polyederform beginne, allmählich unter weiterer Entquellung der Steine zur Spaltbildung führe und schließlich mit der Steinsprengung ende.

Über Sphärolithen in Harnsteinen gibt Nakano an: „Sphärolithen sind Kügelchen verschiedenen Aufbaues. In ihnen ist ein radialstrahliges Gefüge deutlich. Schnitte bei polarisiertem Licht durch die Mitte oder annähernd durch die Mitte solcher Kügelchen geben ein dunkles Interferenzkreuz. Wird der Sphärolith von mehr als zwei Substanzen aufgebaut, so nennt sie Rosenbusch Pseudosphärolithen und erklärt, daß die Erscheinung des verworrenen Interferenzkreuzes das sichere Zeichen eines Pseudosphärolithen sei. Da aber bei mehr tangentialem Schnitt stofflich einheitlicher Sphärolithen das Interferenzkreuz ebenfalls verworren erscheint, ist die Bemerkung von Rosenbusch nicht richtig." Wie Ebstein Rosenbuschs Pseudosphärolithen in Harnsteinen beobachtete, so hat sie auch Nakano aufgefunden.

Über die Dünnschliffuntersuchungen der einzelnen Harnsteinformen lesen wir bei Nakano folgende, in Einzelheiten von mir gekürzte Ausführungen:

„Uratsteine. Schnittfläche teilweise löcherig mit traubigen Auswüchsen und Kügelchenaggregaten, beides sekundär. Zonenbau regelmäßig, parallel den äußeren Umrissen, Radialstruktur deutlich. Zentralpartie (Kern) körnig. Die anderen Teile größtenteils ebenso, mit einigen konzentrischen, dichten, inneren Zonen und grobstrahligen peripherischen Zonen versehen.

Mikroskopisch. Die zentrale Partie besteht aus kurzen, 0,01—0,05 mm dicken und 0,1—0,5 mm langen, stark lichtbrechenden, in polarisiertem Licht gerade auslöschenden, wirr angeordneten Stengeln. Der Hauptteil des Steines besteht aus denselben Substanzen

[1] Vgl. darüber S. 9 und 10 in Nakanos Textteil zum Atlas der Harnsteine 1925.

wie die Zentralpartie, aber in mehr radialer Anordnung. Die in der Dicke kaum über 0,01 bis 0,05 mm betragenden radialstrukturierten konzentrischen Schichten sind meistenteils tiefer gefärbt und deshalb weniger durchsichtig. Die Radialfasern der hell aussehenden konzentrischen Zonen löschen gerade aus und sind ungleichmäßig lang, so daß die Oberfläche dieser Schichten zickzackförmig aussieht.

Die sekundären traubigen Auswüchse und Kügelchen sind sehr dünnfaserig radial und zeigen ein schwarzes Kreuz bei gekreuzten Nikols. Auch die einzelnen Zonen unterscheiden sich oft durch verschiedene Interferenzfarben.“

Die Untersuchung von Harnsteindünnschliffen ließ EBSTEIN zwei Haupttypen der Steinarten unterscheiden, die NAKANO bestätigte:

1. eine konzentrische Schichtung und eine radiäre Streifung,
2. einen wirrkrystallinischen Typus.

Der erste zeigt schon bei Besichtigung mit bloßem Auge, noch deutlicher aber bei Lupenvergrößerung, eine konzentrische Schichtung und eine radiäre Streifung. Der zweite charakterisiert sich dadurch, daß man bei der mikroskopischen Untersuchung krystallinische Massen in wirrer Anordnung sehen kann, es finden sich nämlich zahlreiche, regellos durcheinander gelagerte kristallinische Bildungen. Den zweiten Typus findet man meist kombiniert mit dem ersten.

„Oxalatsteine. Die schon makroskopisch sichtbare Struktur ist etwas kompliziert. Außer einer Neigung zu parallelkonzentrischer Struktur, welche in diesem Falle stark zurücktritt, sieht man unregelmäßige übereinandergelagerte Schichten, dünnfaserigen, traubigen Charakters. Die zwei einander folgenden Schichten sind oft ganz verschieden in der Oberflächenform. Die halbkugeligen bis fast kugeligen Teile der Struktur sind nicht gleichmäßig entwickelt, manche davon ragen bedeutend höher als die anderen hervor. Die konzentrischen sind nicht übereinander gestellt, sondern zeigen flach ausgedehnte Lückenräume zwischen denselben. In diesen Räumen sitzen sehr oft feine Kügelchen, welche auch die konzentrischen Zonen des Steines bilden.

Mikroskopisch gesehen besteht die zentrale Partie aus der Ansammlung zahlloser, stark doppelbrechender, gerade auslöschender Kügelchen. Diese Partie ist größtenteils bräunlich, getrübt, wahrscheinlich durch Beimengung einer eiweißähnlichen Substanz. Die anderen Partien (konzentrischen Zonen) bestehen aus demselben Kügelchenaggregat, vermengt mit körnigem Kalziumoxalat. Die maulbeerartige Oberflächenrauheit des Steines rührt, wie oben erwähnt, von dem ungleichartigen Wachstum der traubigen Aggregatenpartie her. Diese Teile sind sehr deutlich feinschichtig und feinfaserig. Viele von denselben bleiben nicht in der gewöhnlich glatten Form, sondern wachsen in runden Zacken aus oder nehmen, wenn dies in sehr starker Form der Fall ist, kugelförmige Bildungen an.“

„Phosphatsteine. Steinsubstanz sehr locker gebaut, aber deutlich konzentrisch, besonders in den äußeren Teilen, die Radialstruktur undeutlich. Die Steine lassen sich sehr leicht durch minimalen Fingerdruck in Schalen zerlegen.

Mikroskopisch. Der Hauptteil des Steines besteht aus mäßig lichtbrechenden, schwach doppelbrechenden, mehr oder weniger radial angeordneten Körnern und Säulchen. Manche Durchschnitte der Säulchen zeigen im polarisierten Licht gerade Auslöschung in bezug auf die oft bemerkbaren Spaltrisse. Außer diesem Hauptbestandteil lassen sich sehr feine, lichtbrechende, gerade auslöschende Körner und sonst noch die von diesen gebildeten sphärischen Aggregate erkennen. Es fehlen bei den Phosphatsteinen, im Gegensatz zu den Urat- und Oxalatsteinen die die Zonen und vereinzelten Radialfasern schmutzig färbenden Substanzen.“

„Zystinsteine. Steinsubstanz perlmutterglänzend; konzentrisch geschichtete, blätterigstrahlige Aggregate von etwa 0,5—7 cm Durchmesser. Die Blätter liegen dicht aneinander nach einem zentralen Punkte gelagert und bilden eine schöne Radialstruktur.

Im Mittelpunkte der Zentralpartie eines Präparates zeigt sich ein hexagonal-polyedrisches Kriställchen, dem die Zystinblätter konzentrisch und radialfaserig an- und übergeschichtet worden sind. In dieser Masse fällt die Zonenstruktur nicht so deutlich auf, wie bei den Uratsteinen und Oxalatsteinen, jedoch zeigt sich in schwachem Grade eine zickzackförmig konzentrische Struktur. Die radialen Streifungen zeigen sich als Zeichnungen von größeren und kleineren hexagonalen Stengeln, die bei Lupenvergrößerung gut sichtbar werden. Außerdem sieht man in den äußeren Zonen der Dünnschliffe häufig Risse, Sprünge und unregelmäßig gestaltete polyedrische Lücken, welche gewöhnlich in radialer Richtung verlaufen.

Mikroskopisch ist die Radialstruktur deutlich zu sehen, der konzentrische Zonenbau undeutlich. Die radiale Streifung charakterisiert sich dadurch, daß die größeren und kleineren Stengel, welche sehr häufig fragmentär sind, die Lückenräume nebeneinander parallel laufend in dichtem Gefüge ausfüllen. Was das ganze Bild der Masse betrifft, so erinnert es an das gefiederte Bild des Vogelflügels.

Die einzelnen Blätter zeigen starke Lichtbrechung mit gerader Auslöschung und deutlichem Pleochroismus.“

Ganz ausgezeichnete Abbildungen der Eigenart mikroskopisch gesehener Strukturverhältnisse in Dünnschliffen der verschiedenen Harnsteine mit sehr übersichtlichen Hinweisen bietet der Atlas von Kleinschmidt dar, auf den nachdrücklich verwiesen sei. Der Atlas von Nakano enthält keine Abbildungen mikroskopischer Steineigentümlichkeiten; anderseits ist er unübertroffen durch die Fülle farbiger und schwarzer Abbildungen des äußeren Aussehens und der mittleren Durchschneidungsfläche der verschiedenen Harnkonkremente.

Hier ist eine Einschaltung am Platz, die streng genommen, nicht zu unserem Gegenstand gehört. Ich nehme sie trotzdem vor, weil mich eigene Erfahrung lehrt, daß in alten Konkrementsammlungen der pathologischen Institute usw. sich nicht selten falsch gekennzeichnete Stücke befinden; manches geht als „Blasenstein", ohne ein Urolith zu sein. So enthielt die Sammlung des Göttinger Pathologischen Institutes aus lang zurückliegenden Zeiten das in Abb. 68 und 69 wiedergegebene Konkrement, das als „Blasenstein" beschriftet war. Auf dem Durchschnitt bot es angeschliffen ein prachtvolles Bild konzentrischer Anordnung, einem Achatschliff nicht unähnlich, wobei olivbraune bis olivgrüne Farbtöne vorherrschten. Der an sich auffallend leichte Stein lumineszierte unter der Quarzlampe in wunderbar rotem Farbenspiel (Abbildung 69). Wir waren zunächst der Meinung, es liege ein Xanthinstein besonderer Prägung vor; immerhin wollte ich sicher gehen und bat den Chemiker Hans Fischer um sein Gutachten. Da ergab sich nun, daß es sich um einen Darm- oder Magenstein eines Pflanzenfressers handeln müsse, um einen Bezoar, der seiner Zusammensetzung nach besondere Aufmerksamkeit beansprucht; vielleicht ist die an Lithofellinsäure reiche und auch durch Anwesenheit von Phylloerythrin, einem Abkömmling des Blattgrüns, ausgezeichnete Substanz dieser Art von Steinen südamerikanischem Futter oder einem von dort stammenden Futtermittel zu danken[1]. Neuerdings hat Alfred Treibs über die biologischen Abbauprodukte des Chlorophylls in solchen tierischen Steinbildungen berichtet.

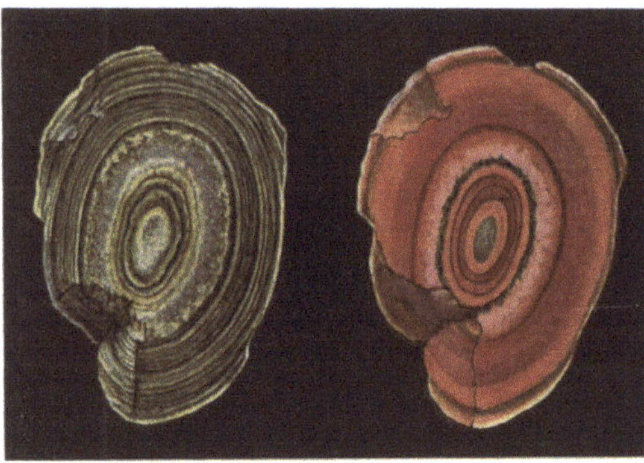

Abb. 68 u. 69. Schlifffläche eines unbekannten Darm- oder Magensteins von einem Pflanzenfresser, einmal bei gewöhnlichem Licht, einmal im Licht der Analysenquarzlampe gesehen. (Pathologisches Institut Göttingen. Dieses fälschlich als Xanthinstein bezeichnete Konkrement diente A. Treibs zur Untersuchung auf Phylloerythrin und Lithofellinsäure.)

In dem seit Ebsteins Untersuchungen heftiger hin- und herwogenden Streit über die Rolle der organischen Gerüstsubstanz für die Harnsteinbildung[2] spielte ebenfalls die mikroskopische Betrachtung der Konkremente auf Dünnschliffen und in Dünnschnitten nach geeigneter chemischer Vorbehandlung eine große Rolle. Unter „organischer Substanz" des Gerüstbaues der Harnsteine sind nicht Harnsäure, Oxalsäure, Zystin, Xanthin und Harnfarbstoffe zu verstehen, sondern wie Ebstein sagte, „lediglich diejenigen, den Protein- oder albuminoiden Körpern zuzuzählenden Substanzen, welche das Skelett oder Stroma sämtlicher Harnsteine bilden" und ohne welche — nach Ebsteins Ansicht — dieselben sich überhaupt nicht entwickeln könnten. Sie stellten geradezu eine „Conditio sine qua non" der Harnsteinbildung dar, und es sei keine, auch nicht die kleinste Konkretion ohne ein aus organischer Substanz bestehendes Stroma möglich; ebenso wenig sei das Wachstum der Steine

[1] Fischer, Hans: Ber. dtsch. chem. Ges. **47**, 2728 (1914); vgl. auch Ann. Chem. **39**, 257. Vgl. ferner Treibs: Hoppe-Seylers Z. **220**, 89 (1933).

[2] Über die Geschichte der „organischen Substanz" der Harnsteine, besser gesagt, des Harnsteingerüstes von Hippokrates an hat Ebstein auf S. 38—40 seines Buches über die Natur der Harnsteine anschauliche Mitteilung gemacht.

ohne Anwesenheit jener organischen Substanz denkbar. EBSTEIN ging bei seinen Untersuchungen von harnsaurem Nierensand aus, löste vorsichtig die Harnsäure in ganz leicht alkalischem Wasser oder Alkohol; den Lösungsvorgang verfolgte er zeitenweise in mikroskopischer Betrachtung unter vergleichender Anwendung des Polarisationsmikroskops. Das bei solchem Verfahren zurückbleibende Gebilde ließ bei Betrachtung mit starken Linsen weder Zellen noch Kerne, überhaupt keinerlei Struktur noch Textur erkennen. Lithionkarmin, Bismarckbraun, Hämatoxylin färbte jenes Residuum, das unter Verbreitung des Geruches von angebranntem Horn im offenen Verbrennungsversuch von der Flamme verzehrt wurde. In alkalischer Lösung zeigte der organische Rückstand jener Harnsandkörner bei Zusatz von Kupfervitriollösung eine violette Färbung. Mit MILLONs Reagens[1] erwärmt, nahm er eine schöne rote Farbe an; bei Jodbehandlung wurde er braun usw. Größere Steine bettete EBSTEIN nach chemischer Lösung der Harnsäure usw. in Zelloidin und schnitt sie, wie man ein Organstück für die mikroskopische Betrachtung zurichtet. Ein schönes Bild eines mit Eosin gefärbten Mikrotomschnittes eines kleinen Oxalatsteins, dessen kleesaures Salz mit HCl aufgelöst worden, findet sich im Atlas von KLEINSCHMIDT (Tafel 4, Stein Nr. 2925c). Man sieht dort eine zum Teil wellige Anordnung der organischen Gerüstsubstanz entsprechend der Steinzonierung. NAKANO hat bei der Dünnschliffschilderung der einzelnen Harnsteintypen auch des EBSTEINschen organischen Gerüstes jeweils gedacht und für den Uratstein, den Oxalatstein, die Phosphatsteine und den Zystinstein die Nachweismöglichkeit einer organischen Substanz bestätigt, doch trat er damit nicht der von EBSTEIN verfochtenen Lehre bei, es seien für die Steinbildung die Eiweißsubstanzen maßgebend. Vielmehr sieht NAKANO das organische Gerüst als sekundäre Erscheinung an, welche als eine bei der Auskristallisation der Harnbestandteile nur angeheftete Masse zu betrachten sei.

Damit gelangen wir zur Frage der Harnsteinentstehung. Es erscheint aber ratsam, vor Behandlung dieser Frage noch jener sog. „Organischen Konkremente“ oder „Eiweißsteine“ zu gedenken, die man gelegentlich in den Harnwegen fand und die für gewöhnlich wiederum eingeteilt werden in

a) Fibrin- oder eigentliche Eiweißsteine.
b) Amyloide Eiweißsteine.
c) Bakteriensteine.

a) Fibrin- oder Eiweißsteine sind nicht so ganz seltene Vorkommnisse. In EBSTEINs Buch über die Harnsteine sind sie im Anschluß an die Möglichkeit der Konkretion von Koagula besprochen. Als „Fibrinstein“ hat MARCET das erste einschlägige Konkrement bezeichnet, das er von ASTLEY COOPER zur Untersuchung erhielt. Ein in den Fünfziger stehender Mann, der an Dysurie und Hämaturie litt, hatte den fraglichen Stein mit drei anderen unter Schmerzen entleert. Das untersuchte Konkrement war weich und gelbbraun wie Bienenwachs, so groß wie eine Erbse, sphäroid geformt. Seine Eigenschaften erinnerten so sehr an den Faserstoff, daß MARCET sagte, wenn ähnliche Bildungen öfter vorkämen, würde er vorschlagen, sie als „Faserstoffsteine“ zu benennen. EBSTEIN erwähnt weiterhin einschlägige Mitteilungen von BRODIE, ENGLISCH, HELLER, HODGKIN, PROUT und WILLIS und betont, daß ENGLISCHs Fall einen Knaben von zwei Wochen betraf, in dessen linkem Nierenbecken nach Blutungen sich das fragliche Gebilde zeigte. Es haftete fest an den Nierenpapillenspitzen, füllte die zugehörigen Kelche aus und ragte in die Höhlung des Nierenbeckens hinein.

[1] Kristalle des Hydrargyrum nitricum oxydatum ergeben mit viel Wasser ein weißes basisches Salz $Hg(NO_3)_2 + 2\,HgO + H_2O$, das zur Bestimmung des Harnstoffs, sowie als „MILLONs Reagens“ auf Eiweiß dient (ARNOLD).

Zu ihrer allgemeinen Schilderung fügt EBSTEIN an, jene Eiweißsteine seien schmutzig-weiß bis gelbbraun, in der Konsistenz zähelastisch. Sie brannten mit gelber Flamme und verbreiteten einen Geruch nach verbrannter Hornsubstanz. In Kalilauge lösten sie sich beim Erhitzen unter Amoniakentwicklung und konnten aus dieser Lösung durch Essigsäure als weißer Niederschlag gefällt werden. In Essigsäure quollen die Fibrinsteine auf, um sich dann, wenn man erhitzte, zu lösen.

Im späteren Schrifttum spielen die von PEIPERS, KÜSTER, MORAWITZ und ADRIAN, FEDOROFF, J. ISRAEL, FLOTTMANN, ECKELT, GAGE und BEAL, IKOMA, WAXELBAUM (vgl. dort die Schrifttumshinweise) u. a. gemachten Mitteilungen über Eiweißsteine, endlich eine einschlägige Beobachtung von PFEIFFER

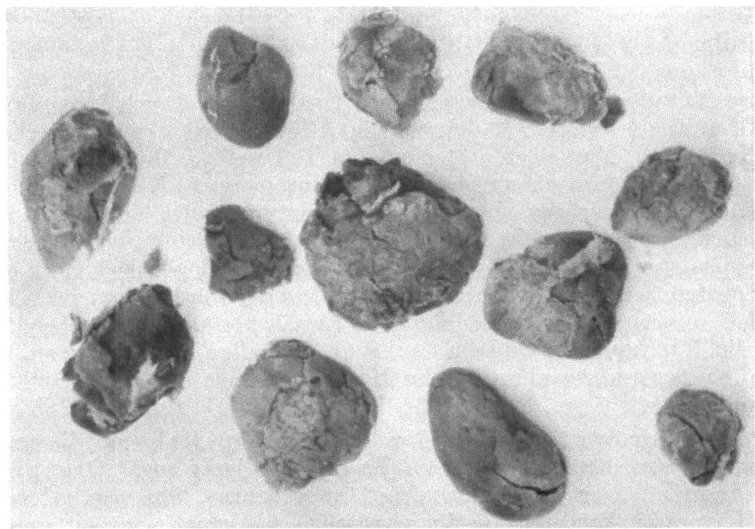

Abb. 70. Fibrinsteine des Nierenbeckens einer 39jährigen Frau, der 4 Jahre nach einer linksseitigen Nephrotomie mit Steinentfernung die pyonephrotisch veränderte Niere hatte entfernt werden müssen. (Nach FLOTTMANN.)

eine sehr bemerkenswerte Rolle. Geht man diesen Veröffentlichungen, die im wesentlichen Vorkommnisse bei Frauen beschreiben, nach, dann bemerkt man, daß nicht ganz gleichartige Erscheinungen den einzelnen Beobachtern vorgelegen haben; beispielsweise beschreibt PEIPERS die Inhaltsmassen, welche er in den Zysten einer Schrumpfniere fand, also eigentlich „Parenchymsteine“; sie zeigten alle Übergänge von eingedicktem Zysteninhalt bis zu steinartigen Bildungen mit harnsaurem Kern. Die Beobachtung von ADRIAN und MORAWITZ betraf eine 44jährige Frau, die an Harnkoliken litt und im Urin dichte Bakteriengeflechte entleerte, nämlich Kolibazillen und Streptokokken. Wie eine Operation ergab, beherbergte sie eine alte Steinniere mit großem Abszeß; dazu enthielt diese Niere in ihrem Nierenbecken 20—30 bohnen- bis erbsengroße, weiche, zum Teil durch und durch dunkelbraune Konkremente, zum Teil solche, die einen harten und unregelmäßigen Kalkphosphatkern aufwiesen. Mikroskopisch ließen sie einen konzentrischen Bau erkennen, indem Zonen eines sich durchschlingenden, faserigen Stoffes mit Lücken und Spalten gegeben waren, in denen strukturlose, kernige Massen lagen. In den äußersten Schichten der Konkremente fand man grampositive Kokken. Im großen und ganzen überwog bei diesen „Steinen“ die faserige Substanz gegenüber den strukturlosen Einlagerungen.

Auch Merkel hat eine eigenartige Beobachtung von Fibrinkonkrementen mitgeteilt. Eine 31jährige Kranke ließ im Becken einer Pyelonephritisniere etwa 30 bis haselnußgroße kugelförmige „Gerinnungsprodukte“ erkennen, wie er sich ausdrückte; auch sie bestanden — mikroskopisch gesehen — aus leicht gewellten, konzentrischen Lamellen. In ihren Spalten lagen feinste Fasern, zwischen diesen eine feinkörnige, amorphe Masse. Außen hafteten den Gebilden Leukozyten an, das Zentrum der „Gerinnselprodukte“ bestand aus roten Blutkörperchen und einem lockeren, unregelmäßigen Gefüge, das zum Teil unregelmäßige, körnige Kalkmassen enthielt. Bei Weigert-Färbung

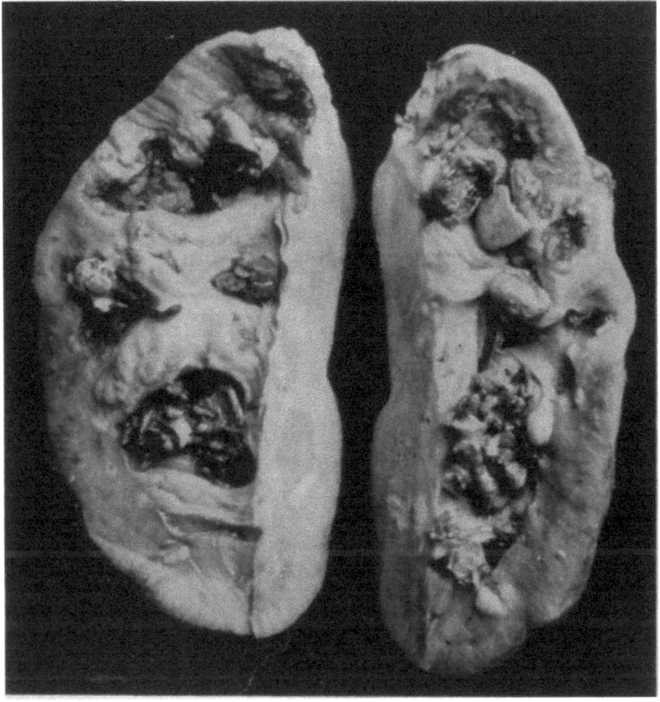

Abb. 71. Niere bei Pyonephrose mit zahlreichen, aus den Beckenkelchen herausragenden Fibrinsteinen. (Geschenk von Med.-Rat P. Schneider, Darmstadt, an das Pathologische Institut Göttingen. M.U. 269. E. 345, 4/1, 931.)

nahmen die Lamellen und die verschränkenden Netzgeflechte Blaufarbe an; diese blaue Färbung sei aber weniger intensiv gewesen als sonst bei Fibrin. Eckelt hat im Nierenbecken eines 3 Monate alten Kindes als Begleiterscheinung einer Pyelonephritis ein Konkrement von Kirschengröße gefunden; es bestand aus einem Fibrinnetz, in dem mehr oder weniger erhaltene Leukozyten und Kugelbakterien verfangen waren; letztere erwiesen sich allgemein verteilt. Im Kern des Konkrements dagegen lagen die Leukozyten angehäuft.

Flottmann hat aus dem Beobachtungskreis von Ed. Kaufmann eine Anzahl weicher Gebilde beschrieben (Abb. 70), welche er in einer Eitersackniere fand. Sie bestanden aus konzentrisch, lamellär angeordneten Eiweißmassen und ließen die Weigertsche Fibrinfärbung zu. Ob nun Eiweißanhäufungen infolge der Entzündung des Nierenbeckens oder aber auch Blutungen hier im Spiele waren, blieb unentschieden. Bakterien enthielten die Konkremente Flottmanns nicht. Äußerlich fehlte auch jede Krustenbildung, während nach dem

Innern hin die Steine sich mehr und mehr inkrustiert erwiesen. Im Zentrum schienen amorphe Massen ganz und gar von kristallinen Einlagerungen erfüllt zu sein; man konnte diese Einlagerungen mikroskopisch nicht sicher bestimmen; chemisch handelte es sich um Urate und Calciumphosphate.

Weitere Beobachtungen sind mitgeteilt von Becker, Ikoma und Blatt. Becker verfügte über eine Beobachtung von weichen Konkrementen aus einer pyonephritischen Niere eines Falles, den Neupert gesehen, ferner ebenso wie Ikoma und wie Blatt über Eiweißsteine in der Harnblase; allerdings hatten diese Steine mehr und minder reichliche Bakterieneinlagerungen, ja die Beobachtungen von Ikoma sind unmittelbar im Rahmen der Bakteriensteine zu berücksichtigen.

In meinen Göttinger Beobachtungskreis gelangten innerhalb ganz kurzer Zeit zwei Vorkommnisse von Eiweißsteinen. Den einen Fall hat mit Herr Kollege Paul Schneider (Darmstadt) freundlichst zugänglich gemacht: Es handelte sich um eine Frau von 35 Jahren mit chronischer Pyelonephritis. Die dem Göttinger Pathologischen Institut zugeschickte Niere bot den in Abb. 71 wiedergegebenen Anblick. Aus den Nierenkelchen ragten zahlreiche, wie lädierte Stellen erwiesen, geschichtete, weiche bis kautschukartig derbe, graubraun und schmutzig schwärzlich aussehende Konkremente.

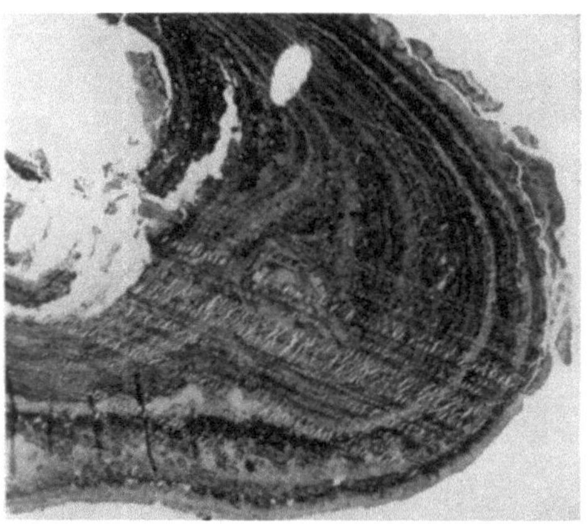

Abb. 72. Lupenvergrößerung eines Viertelsdurchschnittes eines etwa erbsengroßen Fibrinsteins aus der in Abb. 72 dargestellten Niere.

Die histologische Untersuchung ergab bei Lupenvergrößerung einen unregelmäßig zonulierten, vielschichtigen Aufbau. Die einzelnen Gürtelschichten selbst waren aber so gut wie strukturlos; vielfach erschienen sie stark ausgebuchtet, mitunter ließen sie Lücken oder Verzerrungsspalten zwischen sich. Das Zentrum bestand aus einer mehr homogenen, krümelig geronnenen Masse. In den Spalten lagen sehr gut erhaltene, zum Teil eosinophil gekörnte Leukozyten, im Kerngebiet, aber auch weiter außen, wurden Stellen angetroffen, die reich an Bakterienablagerungen erschienen. Das ganze Gebilde färbte sich recht ungleich mit Hämatoxylin; im ganzen wurde die Färbung angenommen; die Bakterien, kleinste Stäbchen färbten sich gut. Es handelte sich im wesentlichen um ein strukturloses Fibrinkonkrement, dem Bakterien mehr oder weniger reichlich an- und eingelagert schienen (Abb. 72).

Das zweite Göttinger Vorkommnis von Fibrinsteinen wurde bei der Leichenöffnung einer an Basedowscher Krankheit trotz Strumektomie verstorbenen 39jährigen Frau beobachtet. Als Nebenbefund erhoben wir eine nur einseitige Pyelonephritis (links). Die fragliche Niere war klein, schlaff, schwer zu entkapseln. Ihr Becken erschien nur wenig erweitert. Zwei Nierenkelche indes erwiesen sich umfänglicher; sie enthielten haselnußgroße, unregelmäßige, weiche, gelbbraune Gebilde; dagegen schien die rechte Niere nicht verändert zu sein. Im mikroskopischen Bild boten diese weichen, gelbbraunen Gebilde ein strukturloses netziges Fasergerüst dar, das da und dort von Kalksalzen imprägniert schien. Bakterieneinlagerungen zeigte diese Bildung nicht.

Besonders beachtenswert sind Mitteilungen von Waxelbaum aus jüngster Zeit und damit verglichen Angaben von Pfeiffer.

Waxelbaum berichtet über zwei Beobachtungen von Eiweißsteinen. Sein erster Fall ist dadurch absonderlich, daß es sich um ein hühnereigroßes ovales, schmutzig-weißes Harnblasenkonkrement handelte, das von einem 35jährigen Mann stammte, der seit $1^3/_4$ Jahren

Zeichen der Urolithiasis bot; Januar 1929 Nierenkolik; Mai 1929 Sectio alta und Entfernung zweier nußgroßer Blasensteine; März 1930 Spontanabgang eines kirschkerngroßen Blasensteins; Juli 1930 Nierenkolik, Brechreiz, Fieber, Leukozyten, Bakterien und Tripelphosphat

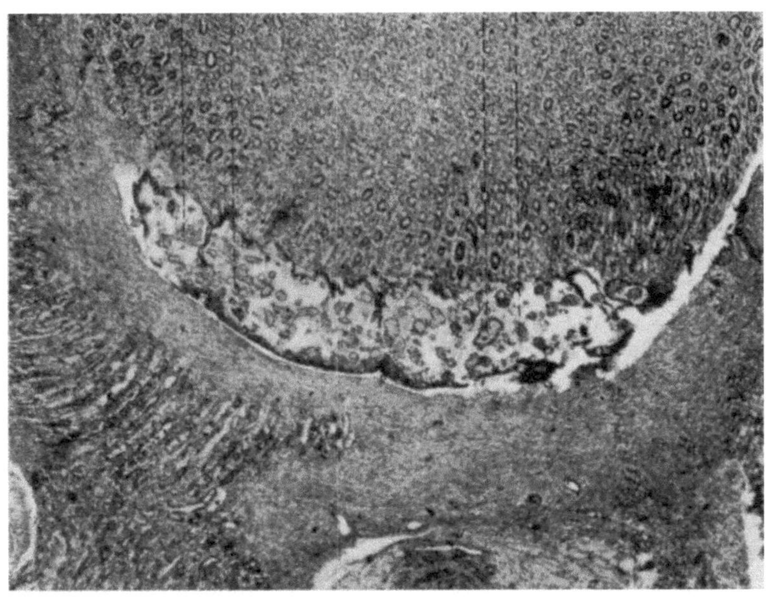

Abb. 73a u. b. a Nierenkelch mit zahlreichen Mikrolithen albuminöser Zusammensetzung. b Zusammengesinterte Mikrolithen. (Nach WAXELBAUM.)

im Harn; August 1930 erkennt man zystoskopisch ein als Geschwulst angesprochenes, bewegliches, gänseeigroßes Gebilde in der Harnblase; September 1930 Sectio alta, Entfernung des übergänseeigroßen, inkrustierten Gebildes, das, in Formalin eingelegt, sich offenbar verkleinerte. Bei der Untersuchung jenes Gebildes fand WAXELBAUM einen mäßig weichen Zustand, offenbar war die Außenschichte härter als das Innere; bei der Betastung blieb ein feiner Sand an den Fingerkuppen haften, die Oberfläche fühlte sich wie feines Schmirgelpapier an; auf dem Durchschnitt erkannte man ein vielfach konzentrisch geschichtetes Konkrement mit gröberen und feineren Schalenblättern, so daß die Durchschnittsfläche den Jahresringen ähnliche Zeichnung darbot. Mikroskopisch ließen sich drei Hauptbestandteile nachweisen: 1. Grampositive, in kurzen Ketten und Paaren wachsende Kokken (Streptokokken) diffus durch den ganzen „Stein“ verbreitet; 2. Kalziumschollen, die den größten Anteil der Lamellen bildeten; 3. einen feinfädigen, zum Teil amorphen, zum Teil krümeligen Eiweißstoff von unsicherer Herkunft, ferner die Umrisse nekrotischer Zellen, reichlich Oxalatkristalle, in geringerem Maß Harnsäure.

Abb. 73b. Mehrere Mikrolithen entsprechend einer Stelle in Abb. 73a. Diese Mikrolithen sind durch aufgelöste Schleimhautzellen in Zusammenklebung begriffen. a einfacher, lockerer Urstoff, b derselbe fester und in beginnender Schichtenbildung, c deutlich geschichteter Stein mit zwei Schichten, d geschichteter Stein mit mehrfachen Schichten. Vergrößerung 1:545.

Abgesehen davon, daß sie einen Mann betraf, während sonst die bakterienreichen Weichsteine fast immer bei Frauen festgestellt worden sind, fällt an dieser Beobachtung auf das sehr rasche Wachstum, sowie das Nebeneinandervorkommen mit anderen Steinen, endlich die Natur der Keime (Streptokokken), die das Konkrement bilden halfen.

Die zweite Beobachtung WAXELBAUMs betraf ein 12 Wochen altes, zu früh geborenes Mädchen, das an meningealer Sinusthrombose gestorben war. Reichliche Harnsäurekonkremente in beiden Nierenbecken; es handelte sich um pfeffer- bis reiskorngroße, ziegelrote, harte, etwas bröckelige Konkremente bei zarter Schleimhaut ohne Erweiterung des Nierenbeckens und ohne Verengerung seiner Kelche. Nach Formalinfixation wurden Stücke der Niere eingebettet und auf verschiedenen Wegen zu mikroskopischen Schnitten verarbeitet. Man fand bei mikroskopischer Betrachtung keinen Harnsäureinfarkt; das Nierenbeckenepithel zum Teil abgeschilfert, das darunter liegende Bindegewebe von Rundzellen (Lymphozyten) durchsetzt. An zwei Ästen eines Nierenbeckenkelches zahlreiche, in einzelnen Schnitten bis zu 100 Stück schwankend zahlreiche kleine Gebilde, die kleinsten erst mit mittelstarker Vergrößerung zu sehen, die größten makroskopisch sichtbar (0,40 × 0,15 mm) (Abb. 73a u. 73b).

Diese Gebilde stellten Mikrolithen verschieden an Gestalt und Bau vor, zum Teil gewöhnlich, feinkörnig, locker gebaut, feinstem Schotter ähnlich; aber selbst diese zeigten bei starker Vergrößerung eine gewisse Andeutung von Radiärstreifung. Schon in den ziemlich kleinen Massen erwiesen sich Schleimhautzellen eingeschlossen, aber auch andere kernähnliche Einlagerungen ohne sichere Deutungsmöglichkeit. Andere der kleinen Körper zeigten radiäre Streifung und gürtelförmige Schichtung; größere Konkremente ließen an Massenzunahme durch Apposition denken; sie boten ein recht polymorphes Gepräge; so sah man multiple oder konzentrische, lamellär gebaute, geschichtete Steine, maulbeer- oder kartoffelartige Gebilde, die kaum eine Schichtung, aber wohl Zelleinlagerung zeigen; diese Zellen waren teils reichlich, teils selten, stets aber konnte man sie erkennen; ob radiäre Spaltbildungen, die sich fanden, künstlichen Erzeugnissen entsprachen, blieb dahingestellt; das Zentrum der größeren Steine war wieder lockerer und bestand aus feinfädigem Netzwerk, zum Teil in wirrer Anordnung; auch zeigte sich Lückenbildung wie nach Auslaugung leicht lösbarer Stoffe. Färbungen auf Fibrin, Bakterien, Amyloid und Blutfarbstoff wurden vergeblich angestellt; Doppelbrechung im polarisierten Licht war nicht zu erweisen; Xanthoproteinreaktion verlief negativ; im Salzsäurepepsingemisch lösten sich die Mikrolithen auf, während sie in HCl- und in NaOH-Lösungen unverändert blieben.

Das Bild dieser von WAXELBAUM beschriebenen albuminösen Nephromikrolithen paßt sonst auf keine Form der Harnkonkremente. Sie kamen gleichzeitig mit echten Harnsäuresteinchen zur Beobachtung; nun löst sich aber durch Fixiermittel die Harnsäure auf, so daß nur kleine aus Eiweiß bestehende Gebilde übrig bleiben. WAXELBAUM meint, es sei fast sicher, daß die von ihm gesehenen Mikrolithen zum Teil von Harnsäureablagerungen umschlossen waren; es sei nicht wahrscheinlich, daß zwei voneinander unabhängigen Konkretionsvorgänge gleichzeitig im Spiel gewesen seien und es erscheine unmöglich, hier an eine sekundäre Steinbildung zu denken.

In WAXELBAUMs zweitem Fall war es fraglich, welche Rolle die histologisch erkennbare Entzündung des Nierenbeckens gespielt in Hinsicht auf jene Konkrementbildung. Es scheint mir, daß durch PFEIFFERs Mitteilung ganz entsprechende Bildungen in Kelchecken (Fornixwinkeln) des Beckens einer pyelonephritischen Schrumpfniere, die unter fortgesetzten Schüben leukozytärer und lymphozytärer Exsudation gestanden und Epithelwucherungen der Kelchwand und der Nierenpapillen wahrnehmen ließ, jene Beobachtung von WAXELBAUM ergänzt wird. STÄMMLER und PFEIFFER sprachen die von ihnen gesehenen Mikrolithen als Eiweißmassen an; auch sie zeigten nach Durchführung durch chemische Agentien zur Haltbarmachung und Härtung in Schnitten ein Gefüge aus feinen, in verschiedenen Richtungen, d. h. teils zonulär, teils radiär verlaufene Eiweißmassen, wie ich hinzufügen möchte, von zweifellos sphäroider Schichtung; auf Fibrin waren sie schwach zu färben. Der gebrachten Abbildung nach neige ich unbedingt zur Anschauung, daß aus den Lücken, wohl auch aus dem Kerngebiet dieser Mikrolithen kristalline Einlagerungen ausgelaugt worden sind (Abb. 74).

Hinzuweisen ist ferner auf die Mitteilung von THANNHAUSER und KRAUSS, die bei einem Kranken mit BENCE-JONESscher Albuminurie konzentrisch geschichtete Eiweiß„koagula“ gefunden haben, welche THANNHAUSER unmittelbar den von MORAWITZ und ADRIAN beschriebenen anreiht. —

Man machte sich darüber Gedanken, wie diese verschiedenen „Eiweißkonkremente" entstanden sein mochten. Darüber, daß in diesen Fällen als primäre Erscheinungen die Eiweiß- oder Fasergerüstmasse zu gelten habe, wurden Zweifel nicht geäußert. Dagegen gehen über das „Wie" ihrer Bildungen die Meinungen auseinander. Abgesehen von der Besonderheit des PEIPERSschen Falles sind folgende Spielarten der Erklärung bemerkenswert: MORAWITZ und ADRIAN meinten, Anhaltspunkte dafür gefunden zu haben, daß ein festes Konkrement durch Lösung allmählich von außen nach innen zu einem weichen Mantel werde; so finde man dann, wie in ihrem Fall, harte Steinkerne mit einem

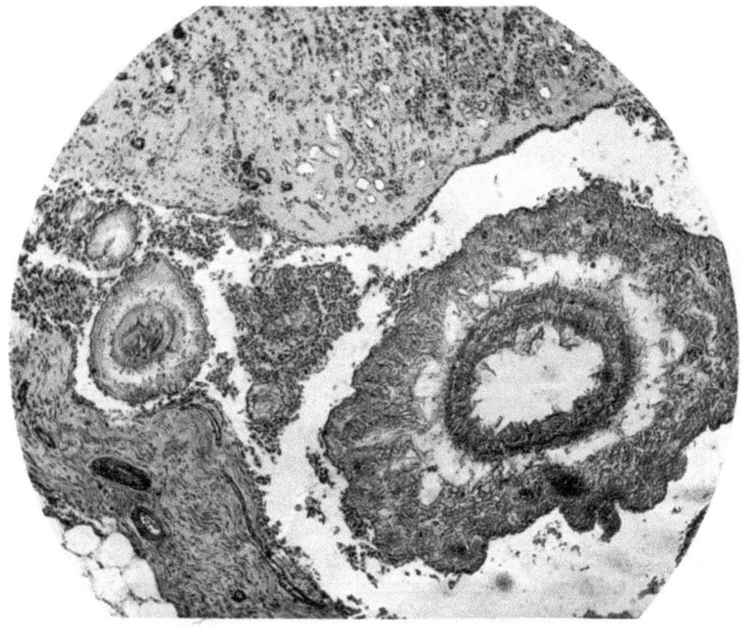

Abb. 74. Mikrolithen im Nierenkelch einer pyelonephritischen Schrumpfniere. (Nach PFEIFFER.)

weichen organischen Mantel, es sei denn, daß um den harten Zentralstein erst sekundär der weiche Mantel entstehe, und zwar aus Abscheidungen der Schleimhaut oder entzündlichen Sekretionsmassen, welche endlich noch durch Bakterien infiziert würden. ECKELT fand im Mittelpunkt seiner weichen Konkremente Leukozyten, darum herum Zelltrümmer und Bakterien. Er denkt daran, daß entzündliche Abscheidungen der Niere bzw. Nierenbeckenwand an der Konkrementbildung schuld seien die durchsetzenden Bakterien galten ihm als Erscheinungen sekundärer Bedeutung. MERKEL ersah in den weichen Steinen Gerinnselbildungen; ihm schienen also Blutungen wesentlich für die Entstehung solcher Steine. Die körnigen zentralen Massen deutete er als zerfallene Blutkörperchen.

Hier muß wieder auf W. EBSTEIN hingewiesen werden, weil er sich über die Möglichkeit einer Blutkoagelkernbildung von Harnsteinen geäußert hat. L. STROMEYER soll einen Knaben vom Blasenstein befreit haben; der Stein, so ist zu lesen, habe innerhalb konzentrischer Schichten einen braunschwarzen Kern aufgewiesen, dessen mikroskopische Untersuchung einen Aufbau aus Blutkörperchen ergab. Einen derartigen Befund habe ich ebenfalls in der pyonephritischen Niere eines dalmatinischen Jungen erheben können (Abb. 75).

Durch ROSENSTEIN ist ein besonders schönes Beispiel von Steinbildung um Blutgerinnsel mitgeteilt worden. Es handelte sich in jenem Fall um einen 41jährigen Mann, der 15 Jahre vor der schließlich notwendig gewordenen Operation einen Sturz erlitt, der die rechte Hüfte in Mitleidenschaft zog; unmittelbar darauf trat Harnbluten ein, es entwickelten sich fernerhin Beschwerden, die schließlich nach so langer Zeit einen chirurgischen Eingriff veranlaßten. Dabei fand sich der in Abb. 76 wiedergegebene Stein.

Immerhin scheinen derartige Vorkommnisse aber recht selten zu sein, und W. EBSTEIN hebt es gerade zu als merkwürdig hervor, daß die Blut- und Fibrinkonkretionen nur eine äußerst geringe oder, wie es scheine, oft gar keine Neigung zur Inkrustierung und Versteinerung zeigten; denn wenn sich um sie auch Mantelkrusten bildeten, der Gerinnselkern bliebe von Versteinerung frei. Das ist eine Ansicht, die aber doch nicht als Gesetz hingenommen werden darf, wenn man an die Möglichkeiten der Deutung der Konkremente im Fall von MORAWITZ und ADRIAN denkt. EBSTEIN weist für seine Meinung besonders auf HELLER hin, der mehrere einer Leichenniere entnommene Steine untersuchte; der Träger dieser Steine litt an Hämaturien. Einige der Steine bestanden ganz aus oxalsaurem Kalk, andere glichen diesen ganz und gar an der Oberfläche; aber ihr Kern bestand aus Fibrin. Auch habe W. ROBERTS für das Schaf einen Blasenstein beschrieben, der unter einer rauhen, warzigen, dünnen Kruste einen ovalen, scharf abgegrenzten Körper gezeigt habe. Beide Teile — Schale und Kern — hätten chemisch und mikroskopisch den Charakter zusammengeklebten, „konkreten" Blutes gezeigt. Schließlich seien hier noch kleine, etwa 2 mm im Durchmesser haltende, von LICHTWITZ im Harn gefundene Konkremente erwähnt, die wohl als Prostatakörperchen angesprochen werden dürfen und die, wie die Eiweißsteine, das Produkt einer Kolloidgerinnung darstellten. Sie waren hart, ähnlich gekochtem Reis, ließen sich aber unter einem Deckglas breit quetschen. LICHTWITZ fand sie im Harn eines Mannes mit zystitischen Beschwerden.

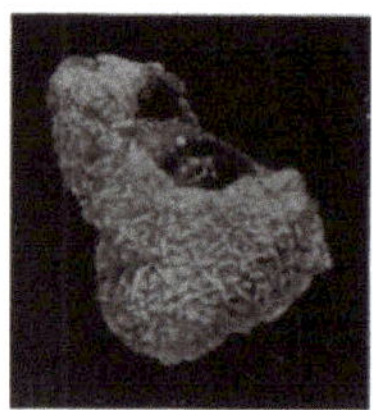

Abb. 75. In einem Nierenbeckenkelch (♂ 11a) steckende Inkrustation eines Gerinnsels; an einer Stelle, oben rechts, ragte das dunkle Gerinnsel unbedeckt von der Phosphatkruste zur Papillenspitze hin. (Pathologisches Institut Göttingen.) Der Phosphatmantel war schon älter, sehr hart, ungleichmäßig dick, das Gerinnsel von kleinen Kristallen durchsetzt (nat. Größe).

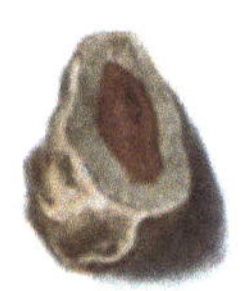

Abb. 76. Nierenstein (durchschnitten), im Anschluß an eine unmittelbar traumatisch bedingte Nierenblutung entstanden, nach 15 Jahren operativ entfernt. Kern des Steins als Blutgerinnsel noch nachweisbar. (Nach ROSENSTEIN.)

Eine besondere Art der Eiweißsteine stellt die nächste Gruppe dar, die Amyloidsteine.

b) Amyloide Eiweißsteine, die aus konzentrischen Schichten und Schollen zusammengesetzt waren, hat M. B. SCHMIDT in mehr als Stecknadelkopfgröße bei einem Phthisiker in einem Kelch des Nierenbeckens gefunden: es bestand allgemeine Organamyloidosis, die Nieren waren amyloid verändert und wiesen zahlreiche Schrumpfungsherde auf. 9 bräunliche „Steinchen", alle fazettiert, meist Tetraeder von 2 mm Achsenlänge darstellend, füllten den etwas erweiterten Nierenbeckenkelch. Die Konkremente waren wachsartig durchscheinend, makroskopisch und mikroskopisch frei von Inkrustationen. An einem frisch zerdrückten Stück zeigte das Mikroskop trübe und glasige Schollen verschiedener Form und Bruchstücke schöner, parallel geschichteter homogener

Lamellen, bei Jodzusatz wird fast alles braun oder bordeauxrot, zum Teil leicht grün; nachfolgende Schwefelsäurebehandlung führt diese Färbung in eine dunklere schmutzig-braune oder dunkelgrüne über.

Der Schnitt durch einen solchen gehärteten Stein ergab dieselben stark amyloid reagierenden konzentrisch gelagerten Schichten verschiedener Dicke und zwischen diesen sowie im Zentrum die erwähnten Schollen, stellenweise auch zwischen ihnen kernlose Zellen, welche offenbar dem Nierenbeckenepithel entstammten. Mit der WEIGERTschen Methode ließ sich weder fädiges noch körniges Fibrin färben. Nur in einer Beobachtung ASKANAZYs konnte M. B. SCHMIDT ein Analogon der amyloiden Beschaffenheit von Eiweißsteinen im Schrifttum finden. Später haben E. MEYER und FRITZ HERZOG für ein 15jähriges Mädchen solche „Konkremente“ mit lamellösem Bau beschrieben, sie fanden sich in Mehrzahl, waren bohnengroß und boten sich in einer schmutzigen, hellen Farbe dar.

Über die Quelle der von ihm beschriebenen Amyloidsteine konnte M. B. SCHMIDT eine sichere Vorstellung nicht gewinnen. Keinen Anhaltspunkt fand er für ihre Ableitung von den Zell- oder Gewebselementen der Schleimhaut; die amyloid veränderte Nierenpapille war nicht abgebröckelt. Ob das Sekret einer amyloiden Niere amyloid sein könnte, ist SCHMIDT zweifelhaft, da er derartiges nie gesehen, ebenso, wie er im Gegensatz zu DAVIDSOHN niemals am Inhalt einer Nierenzyste amyloide Reaktion gefunden hat. Es sei fraglich, ob die amyloide Nierenveränderung eine Beziehung zur amyloiden Beschaffenheit der Eiweißsteine habe.

ASKANAZYs Beobachtung bezog sich auf eine Zystenniere, welche in manchen geschlossenen Zysten jene eigentümlichen, geschichteten, radiär gestreiften, als „Rosetten“ benannten FOERSTER-BECKMANNschen Körperchen zeigte, Körperchen, die gelegentlich auch Amyloidreaktion geben, wie aus BECKMANNs, HEINs und ASKANAZYs Befunden erhellt. In jener Zystenniere nun hat ASKANAZY entsprechende Zystenkörperchen („Rosetten“) mikroskopisch klein in geschlossenen Hohlräumen gesehen; in anderen Zysten, aber auch in einigen Nierenkelchen waren größere, eckige, geschichtete, amyloide „Steinchen“ ohne Verkrustung; sie glichen den von M. B. SCHMIDT beschriebenen, waren aber größer. ASKANAZY meint, die amyloiden „Steinchen“ im Nierenbecken stammten von einem Zystendurchbruch in die Nierenbeckenkelche her. Diese Erklärung konnte aber M. B. SCHMIDT auf seine Beobachtung nicht anwenden, da es sich dort nicht um eine Zystenniere gehandelt hat. Die Entstehungsweise solcher Amyloidsteine ist dunkel geblieben.

MIAUCHYs Mitteilung über amyloidhaltige Eiweißsteine betraf einen 33jährigen Mann, der an allgemeiner Amyloidose bei tuberkulöser Spondylitis gelitten. Es handelte sich um eine Anzahl bräunlicher, leicht zerdrückbarer Kügelchen von 1 mm Durchmesser, die zumeist in den Calices lagen. Die Wand des Nierenbeckens war nicht verändert. Die Nieren gaben Amyloidreaktion vieler Glomeruli. In den Harnkanälchen waren hyaline und körnige Massen. Die kleinen Konkremente erwiesen sich auf dem Schnitt zonulär schalig geschichtet; die dunkleren Schichten reagierten bei Zusatz LUGOLscher Lösung oder bei Reaktion mit Jod und Schwefelsäure positiv. Methylviolett bewirkte keine Metachromasie. WEIGERTs Fibrinfärbung verlief negativ. Im Zentrum dieser Konkretionen fand man feinkörnige oder hyaline Massen, welche allem Anschein nach ehemaligen Harnzylindern entsprachen. Auch etliche winzige Sphärolithen, vermutlich Uratkristalle wurden gesehen; doch lagen diese in allen Schichten verstreut und fehlten im Zentrum der Konkretionen. Die Steinbildung in MIAUCHYs Fall ist so gedeutet worden, daß Harnzylinder einen Kern im Nierenbecken bildeten, auf den sich Schichten von Eiweiß und Amyloid niederschlugen. In die Eiweißschichten wurden Leukozyten, Epithelien und Erythrozyten eingeschlossen. Es gehe vielleicht eine Vorstufe des Amyloids in den Harn über, die dann durch irgendeine Fermentwirkung in den Harnwegen phasenartig zur Ausfüllung gelange; möglicherweise seien die Spender des Fermentes in jenen Zellen zu suchen, welche man innerhalb der Eiweißschichten eingeschlossen fand. Als wichtigsten Punkt seiner Beobachtung bezeichnete MIAUCHY die Tatsache, daß es ihm gelang, einfache Harnzylinder als Kerne von Eiweißsteinen nachzuweisen.

c) Bakteriensteine, von denen im Rahmen der Eiweißkonkremente schon mehrere erwähnt wurden, scheinen mir recht umstritten in ihrer Stellung als einer besonderen Form von „Konkrementen"; es fragt sich nämlich, ob dahinter nicht abgestorbene, abgestoßene Gewebsbröckel, Gewebsfetzen, Fibrinabscheidungen oder eiweißhaltige Niederschläge aus dem Harn stecken, welche als Träger und Nährboden für Bakterien dienen. Man hat solche „Steine" bis Kirschgröße beschrieben, ja wenn wir den ersten der von WAXELBAUM veröffentlichten Eiweißsteine hinzunehmen, der von Kokken durchsetzt war, bis Hühner- und Gänseeigröße; ihrer Farbe nach verhalten sie sich nicht streng einseitig; weißliche, gelbe, braune Bakteriensteine sind gesehen worden. Der Form nach wurden sie oval, rundlich, abgestumpft tetraedrisch, konzentrisch gebaut befunden.

SCHMORL teilte zwei Vorkommnisse mit: Bei einer Frau von 58 Jahren lagen im rechten Nierenbecken an 60 Konkremente, stecknadelkopf- bis kirschgroß, graugelb, facettiert, wachsartig, mattglänzend. Bei flüchtiger Betrachtung erinnerten sie an Uratsteine; sie fühlten sich weich an. Diese Konkremente bestanden aus teils noch lebenden, teils abgestorbenen Kolibazillen. Der zweite Fall bezog sich auf eine 81jährige Greisin mit heftigen Blasenblutungen. Mit dem Urin wurden unter Kolikanfällen kleine bis bohnengroße Konkremente entleert, von denen der größte bei weichem, aus Bakterienmassen bestehendem Kern eine Uratschale aufwies. Ähnliche Gebilde hat JORES beobachtet.

NAUMANN beschrieb die Nieren einer 26jährigen Frau, deren Kelche erfüllt waren von in Eiter eingehüllten Konkrementen; äußerlich sahen diese wie Gallensteine aus; sie waren graugelblich, glatt, teils oval, teils rund, oft tetraedrisch, an den Spitzen abgestumpft, erbsen- bis kirschgroß, weich-elastisch wie Gummi, konzentrisch geschichtet. Mikroskopisch erwiesen sich diese Schichten aus einem fädigen Geflecht, das aus Rasen stäbchenförmiger, plump erscheinender Bakterien bestand; kulturelle Untersuchung wies auf Kolibazillen hin.

RIESS hat 1913 über weiche Konkremente in menschlichen Harnwegen berichtet; neben einem Fibringerüst waren die fraglichen Steine vom Bacillus proteus, Bacillus jasminocyaneus und von Kolibakterien zusammengesetzt.

BORNEMANNS Beobachtung betraf ein 7jähriges Mädchen, das schon im Alter von 4 Jahren an Blutharnen litt. Man fand bei der Sektion eine doppelseitige Pyonephrose mit Nierensteinen, von denen einer pflaumengroß, schwarzbraun, leicht gehöckert, derb und hart, auf dem Durchschnitt geschichtet, von Eiter umspült im rechten Nierenbecken gegen den Harnleiterabgang hin lag. Gegen die Kelchbuchten gewendet fanden sich noch andere runde, kugelige, graurote, weiche, leicht bröckelnde bis walnußgroße, meist aber kleinere Konkremente, während im linken Nierenbecken ein etwa bohnengroßes, mit dem Messer leicht schneidbares Konkrement gefunden wurde, das ebenfalls von größeren und kleineren, grauroten kugeligen, weichen Gebilden begleitet war. Jeweils etwa 30 solcher Kugeln wurden in den Nierenbecken gezählt. Sie wiesen schaligen, geschichteten Bau auf, etliche der Kugeln waren innen hohl.

Mikroskopisch bestanden die weichen Konkremente — bei schwacher Vergrößerung betrachtet — aus konzentrischen Ringen, die stellenweise unterbrochen waren, so daß Segmente von verschiedener Größe entstanden. Zwischen diesen Segmenten lag stellenweise eine Masse, die sich aus reichlich feinkörniger, wenig grobkörniger Substanz zusammensetzte. Die einzelnen Segmente selbst hatten einen eigentümlich wabigen Bau. Einige Wabenteile färbten sich mit allen Farbstoffen intensiver als die anderen, wodurch girlandenartige Bilder entstanden. Der Farbenkontrast war bei allen Färbemethoden im wesentlichen der gleiche. Es bestand, da sich die Substanz fast nur mit einer Farbe färbte, in einer mehr oder weniger intensiveren Färbbarkeit. So zeigten die kleineren Waben sich ausgefüllt von einer scheinbar homogenen Masse, die größeren von netzartigen Fäden, in denen entweder eine heller färbbare homogene Masse lag wie die vorige, oder wenig feinkrümelige Massen.

Bei starker Vergrößerung fand man, daß fast die ganze Substanz aus Stäbchenbakterien bestand. Der eigentümliche wabige Bau kam nur dadurch zustande, daß dieselben in verschiedener Dichte lagen. Wo sie die eben erwähnte Girlandenform bildeten, hatten sich Kalkmassen niedergeschlagen, dadurch erklärte sich auch die intensivere Färbbarkeit bei Anwendung bestimmter Farbstoffe. In den Waben — um bei dem alten Bilde zu bleiben — fand sich entlang den Wänden etwas Schleim — wenigstens färbte sich die Masse hier mit Thionin rot — und hier hatten die Bakterien deutliche Stäbchenform und nahmen auch die gewöhnlichen Bakterienfarbstoffe gut an, während sie bei dichterer Lage und besonders im Zentrum der Kugeln nicht mehr deutliche Stäbchenform zeigten, zum Teil sogar wie Kokken aussahen. Da auch die Färbbarkeit dieser kokkenähnlichen Gebilde gegenüber den Stäbchenformen entschieden schlechter war, mußte man sie wohl für in Zerfall begriffene Stäbchen ansehen und nicht eine besondere Bakterienart annehmen.

Zwischen den Segmenten lagen wenig Leukozyten, rote Blutkörperchen und nekrotische Epithelzellen. Die Fibrinfärbung ergab niemals Blaufärbung einzelner Stellen oder Linien. Nach der GRAMschen Methode entfärbte sich die Hauptmasse der Bakterien, nur einzelne der wie Kokken aussehenden Formen im Zentrum der Kugeln und in den dichteren Schichten der konzentrischen Ringe blieben nach GRAM gefärbt, was jedoch bedeutungslos ist, da, wie hervorgehoben, es sich hier um zerfallene, abgestorbene Stäbchen handelte. Zusammen mit dem Resultat der bakteriologischen Untersuchung des Urins in vivo dürfte man annehmen, daß die Hauptmassen der Bakterien in den Kugeln Kolibakterien waren.

Die harten Steingebilde im Fall von BORNEMANN ließen bei qualitativ-chemischer Prüfung feststellen: Proteinsubstanz, phosphorsauren Kalk, oxalsauren Kalk, Spuren von kohlensaurem Kalk und Magnesium.

LAUDA hat für eine 23jährige Frau eine linksseitige Pyonephrose mit 11 steinähnlichen Körpern im Nierenbecken beschrieben; diese Gebilde lagen dicht beieinander; sie waren zum Teil bis bohnen-, ja kirschgroß, von wechselnder Gestalt, selten rundlich, meist plattgedrückt und sahen wie flache Kieselsteine von weißlichgelber bis bräunlicher Farbe aus. Ihre Oberfläche war glatt, ihre Konsistenz weich, etwa so wie gekochte Bohnen, leicht zu schneiden oder zu zerdrücken. Außen umgab sie ein mantelartiges, etwa 1 mm dickes Häutchen; je dicker dieses war, um so weißer erschien das Konkrement. Es umschloß einen feinkörnigen und leicht fädigen, teils breiigen Inhalt, der da und dort auch lamellöse Anordnung aufwies. Diese Lamellen konnte man aber nicht voneinander trennen. Zentral fand sich weiterhin in sehr verschiedener Anzahl eine Harngriesmasse. Mikroskopisch ließen sich Bakterien in einem netzigen Gerüstwerk aus degenerierten Gewebsteilen erkennen. Abgestoßene Zellen fanden sich in diesem Gerüst. Phosphorsaurer und kohlensaurer Kalk hatte es imprägniert.

Auch die bereits erwähnten bohnengroßen, weichen „Steine", welche MEYER und HERZOG im Urin eines 15jährigen Mädchens fanden, boten im Zentrum eines schaligen Eiweißbaues Bakterienmassen dar. Man operierte das Mädchen und fand im Becken der linken Niere vorquellende, gelbe Massen, ferner jene weichen „Steine", wie sie im Urin entleert worden waren, endlich daneben noch einen harten Stein. Die weichen, vorquellenden gelben Massen bestanden aus Bakterienrasen (Bact. coli), die weichen „Steine" entsprachen ganz den im Urin abgegangenen. Die Schichtung und Schalenbildung um den Bakterienkern erklärt LAUDA als Kolloidanreicherung und Ausflockung bei ausgebliebener

Verkrustung. Endlich ist der zwei von THOMA mitgeteilten Vorkommnisse weicher Steine — sie stammten von Männern — gedacht worden, in deren Zusammensetzung Kapselbakterien eine Rolle gespielt haben. Diese Beobachtungen veranlaßten THOMA zu Versuchen, in Kulturmedien von Kapselbazillen dadurch Steinbildungen zu machen, daß er den Nährböden Kalk in gewisser Verdünnung, auf der anderen Seite eiweißhaltige Körperflüssigkeit zusetzte. Es gelang in der Tat dadurch Mikrolithen zu erhalten. Doch ist mir fraglich, ob es erlaubt ist, mehr als ganz allgemein aus diesen Versuchen auf menschliche Steinbildungen zu schließen.

Auch BOSHAMER hat gleichsinnige Versuche angestellt; dazu haben ihn, abgesehen von Mitteilungen ROVSINGS über die Nierensteine und von Anschauungen HELLSTRÖMS über Entstehung und Wachstum von Urolithen eigene Beobachtungen von sog. Staphylokokkensteinen der Nieren veranlaßt, wie sie auch GROSSMANN gesehen hat. Solche Konkremente, die jeweils mehr oder minder durch ein Gerüst- und Faserwerk von Eiweißstoffen ausgerüstet seien, wurden — entsprechend ROVSINGS Beobachtung — nicht so selten bei metastatischen Nieren- und Nierenbeckenentzündungen im Verlauf oder nach typischen Staphylomykosen, etwa nach Angina, nach Osteomyelitis, Karbunkel, Kindbettfieber gesehen. Auch im Verlauf von Pyelitis nach Gonorrhöe wurden sie gefunden. Während nun HELLSTRÖM meinte, solche Steine seien im wesentlichen nichts anderes als eine Bakterienverklumpung mit Harnsalzimprägnierung und nachfolgender Ummantelung durch immer neue Niederschläge, greift BOSHAMER ausdrücklich auf den Umstand des Eiweißgerüstes solcher Konkremente zurück, die im Sinn einer Kolloidausflockung oder Ausfüllung schon ROVSING ins Auge gefaßt hatte. BOSHAMER zeigte im Reagensglas, daß bei bestimmter Verdünnung einer Fibrinogenaufschwemmung mit Urin unter Anwesenheit von Staphylokokken, wohl auch mancher Kolistämme, d. h. durchaus nicht aller Kolibakterien, eine Ausfällung des Eiweißes unter Mitreißung der Bakterien erfolgt, wozu noch eine Ein- und Anlagerung von Kristalloiden kommen könne. Um solchen Kern entstanden durch wesentlich gleichartige Wirkungen entsprechende Schalen und Mäntel.

Wenn man diese Beobachtungen weicher Harnsteine in ihrer Gesamtheit betrachtet, erscheint vielleicht die Unterteilung nicht ganz gerechtfertigt. Jedenfalls sind „reine“ Fibrinsteine selten und „reine“ Bakteriensteine nicht weniger. BORNEMANN meint, daß in manchen Bakteriensteinen wegen erlittener Veränderungen, sei es durch Urineinwirkung, sei es durch das Bakterienwachstum sich das Fibrin nicht mehr gut oder gar nicht mehr nachweisen ließ. BOSHAMER betont, daß es sich nicht um Fibrin, sondern um ein entzündliches Exsudateiweiß, etwa Fibrinogen, handle. Mehr oder minder dürften zunächst alle weichen, „organischen“ Harnsteine durch eine eiweißartige Abscheidung oder Stoffbildung ausgezeichnet sein. Manchmal ist das Verhältnis so, daß man nicht weiß, soll man den Stein nach seinem eiweißartigen Schalennetz oder nach den eingeschlossenen Bakterienhaufen benennen.

Die Erklärung solcher Gebilde bewegt sich bei den Forschern zwischen der Annahme von Blut- und Eiweißgerinnselbildungen in Begleitung entzündlicher oder degenerativer Nierenerkrankung mit Bakteriendurchsetzung (HELLER, BORNEMANN) und zwischen Keimdurchwachsung abgestoßener nekrotischer Fetzen des Nierenbeckengewebes und anschließenden Kolloidniederschlages bzw. kolloidale Ausfällung unter Mitreißung der Mikroben. Dabei mögen neben der Kenntnis des entzündlich exsudativen Vorgangs an der Wand des Nierenbeckens usw. auch ältere Meldungen über Muzinurie und Fibrinurie die Vorstellung der Ausscheidung von gerinnungsfähigen Stoffen in die Harnbahn hinein gefördert haben, wie sie von v. JAKSCH, MANNABERG, IMBERT und

Blaufus beschrieben worden sind. Hat man doch geradezu Ausgüsse des Nierenbeckens im Urin gefunden, welche aus Schleim und Fibrin ähnlich den Massen einer Enteritis membranacea bestanden. v. Jaksch hat dementsprechend eine Ureteritis membranacea beschrieben, und im Fall von Morawitz und Adrian bestand neben den Steinen in der Tat eine solche Veränderung im Harnleiter.

Bemerkenswert erscheint auch die kritische Stellungnahme von Martin B. Schmidt aus Anlaß seiner Beobachtung eines amyloiden Eiweißsteines. Seiner Ansicht nach sind die weichen Abscheidungen im Nierenbecken durchaus verschieden von dem sog. organischen, d. h. eiweißartigen Gerüst gewöhnlicher (fester) Harnsteine. Da solche weiche Abscheidungen zum Teil in unvollkommener Kristalleinlagerung begriffen, zum Teil gänzlich kristall- und krustenfrei angetroffen worden sind, dienten sie Schmidt zur Feststellung, daß tatsächlich — im Sinne von W. Ebstein — primär ausgedehnte eiweißartige Abscheidungen bestehen können, ehe die Versteinerung eintritt. In Hinsicht auf die Besonderheiten des Peiperschen Steinfundes und jenes von Morawitz und Adrian sei die Annahme der Möglichkeit einer sekundären Kristalldurchsetzung bis zur Ausbildung fester, geschichteter Konkremente nicht abzuweisen, eine Annahme, die im Widerspruch zu Aschoffs und Kleinschmidts These über die Regel primärer Kristalloidfällung aus übersättigtem Harn und sekundärer Eiweißdurchsetzung stünde, wenn anders nicht beide Möglichkeiten nebeneinander vorkommen.

Wenn eingangs die Stellung der Bakteriensteine etwas zweifelnd in Frage gezogen wurde, so sei schließlich noch einmal darauf zurückgekommen; denn wie besonders aus Hellströms Untersuchungen hervorgeht, gibt es sehr harte, richtig steinige Konkremente, in deren Kernmassen reichlichst Bakterien, namentlich Kokken (Staphylokokken) angetroffen werden. Boshamer zieht es vor, von Staphylokokkensteinen an Stelle von bakterienhaltigen Eiweißsteinen zu sprechen; man mag ihm dabei aus klinischen Gründen gerne Recht geben. Gleichwohl muß man bedenken, daß die Bakterienanwesenheit nicht gut herangezogen werden kann, eine weiche oder harte Konkrementart als etwas Besonders zu charakterisieren. Es ist lediglich ein Nebenumstand, der hier in Erscheinung tritt, ein Nebenumstand, gegenüber der Bedeutung der kolloidalen Ausfällung.

7. Theorien der Harnsteinbildung.

Man hat von alters her die Konkrementbildung an zweierlei stoffliche Voraussetzungen geknüpft. Lichtwitz hat in seinem Buch „Über die Bildung der Harn- und Gallensteine" den geschichtlichen Niederschlag dieser dualistischen Theorie knapp zusammengestellt: „Von den Harnsteinen meinte Hippokrates, daß der Schleim der Niere und der Harnwege sich anhäufe, haften bleibe und dadurch die Entwicklung des Steines ermögliche. Eine ähnliche Vorstellung bildete sich Galen. Anton von Heyde hat im Jahre 1684 die Grundsubstanz zuerst beobachtet, nachdem er das versteinernde Material in Salpetersäure gelöst hatte. Stöhelin sah die Substanz als das leimartige Bindemittel an, das die Partikelchen zusammenhält. Foucroy und Vauquelin haben im Jahre 1803 die Substanz systematisch untersucht und sie in Harnsteinen jeder Art gefunden. Sie meinen, daß sie aus einer albuminösen oder gallertigen Masse bestehe, gewisse Veränderungen eingegangen sei, bevor sie sich in dem Stein festsetzte, und eine Rolle bei der Entstehung der Harnsteine spiele. Ihrer Meinung haben sich Thomsen (1809), Wollaston (1810) und Walther (1820) angeschlossen. Die konzentrische Schichtung der organischen Substanz hat im Jahre 1846 Heinrich Meckel von Hemsbach beschrieben. Nach ihm hängt die Harnsteinbildung von dem Zusammentreffen eines katarrhalisch stagnierenden sauren Schleimes mit einem passenden Versteinerungsmittel ab.“ Später hat dann W. Ebstein dem organischen Gerüst eine grundlegende Bedeutung für die Entstehung der Steine zugesprochen. Es stamme die Gerüstsubstanz entweder aus der Niere selbst oder aus den Harnwegen, etwa aus epithelialen Abschuppungen. W. Ebstein, dessen Theorie mehr und mehr an Anhängern gewann, legte in folgender grundsätzlicher Darstellung seine Anschauung fest: „Das organische Gerüst ist der Träger für die übrigen steinbildenden Substanzen, die dem Konglomerat die Härte und Festigkeit geben, in dem durch sie das Gerüst petrifiziert wird. Dieses Gerüst, das auch in Form und Größe dem Konkrement selbst entspricht, ist eine unerläßliche Bedingung für die Weiterentwicklung und das Wachstum der Steine.“

Dieser dualistischen Anschauung stand aber schon längere Zeit eine andere gegenüber, die man unistisch nennen könnte: Chopart hat sie in Hinsicht auf harnsaure Steine ausgesprochen, indem er sagte: „Wenn ein Teil der Harnsäure ausgeschieden ist und in den Harnwegen verweilt, bilden diese sehr kleinen Körper, die unlöslich im Harn sind, jeweils ein steiniges Körnchen (grain calculeux). Dieses Körnchen vereinigt sich mit anderen, ihm benachbarten oder vermehrt sein Volumen durch allmähliche Anlagerung neuer harnsaurer Kristalle: es wird ein Griesstein (gravier), nachher ein großer Stein (pierre), indem sein Volumen wächst, und das Wachstum durch salinische Ablagerungen erfolgt“ (W. Ebstein). Durch allmähliche Juxtapositio und Appositio kleiner kristallisierter oder kristallinischer [1] oder amorpher Teilchen von Harnsäure, ihren Salzen oder anderen harnsteinbildenden Stoffen würden Harnsteine entstehen. So war, wie W. Ebstein sagt, die Meinung, der namentlich in Wien Heller und Ultzmann — wenn auch nicht in völliger Übereinstimmung — huldigten.

Nach Heller wären Harnsteine nur Konglomerate normaler oder abnormer Harnbestandteile ohne eine besondere bindende Substanz. Ein „Kleister“ sei für die Harnsteinbildung nicht nötig. Für die Ausscheidung der Harnbestandteile zu Konkrementen bedürfe es nur eines festen zentralen Körpers, seien es sezernierte oder in der Blase befindliche Harnbestandteile oder von außen in die Harnwege gelangte, feste Körper, welche durch Adhäsion den darauf sich konglomerierenden Stoffen Halt böten. Ultzmann hinwiederum bezweifelte die Notwendigkeit eines Bindemittels, weil er es auf Dünnschliffen nicht fand. auch machte ihn die an und für sich richtige Wahrnehmung stutzig, daß im allgemeinen die Steinbildner mikroskopisch in anderer Kristallgestalt aufträten, als die stofflich entsprechenden Harnsedimente. Weiterhin haben Aschoff und seine Schule den Gedanken einer Steinbildung ohne primäre Gerüstsubstanz vertreten. Aschoff, der zu dem prachtvollen Atlas der Harnsteine von Kleinschmidt das Vorwort schrieb, spricht die Überzeugung aus, daß nicht die Eiweißsubstanzen des sog. Gerüstes das Maßgebende für die Konkremententstehung seien, vielmehr sieht er das Wesentliche für die Steinbildung in einer Übersättigung der Flüssigkeit mit Steinbildnern. (Wenn das richtig wäre, fügte Lichtwitz diesem von ihm erwähnten Satz hinzu, dann müßten alle Menschen Harnsteine haben, da kaum ein Harn vorkomme, in dem Übersättigungen an Stoffen nicht gegeben seien, welche als Steinbildner bekannt sind.) Aschoff hat ferner mit Kleinschmidt eine Teilung der Harnsteine vorgenommen, indem er „primäre“ und „sekundäre“ Steinbildung unterschied. Primär wird ein Stein im klaren Harn gebildet; sekundär entsteht er an harnfremder Oberfläche unter

---

[1] „Kristallinisch nennt man diejenigen Körper, bei denen die einzelnen Kristalle klein und ineinander geschoben, wenig ausgebildet sind“ (Ebstein).

entzündlichen und nicht entzündlichen Umständen. Gerade die entzündlich veränderte Wand der Harnwege fällt nach THANNHAUSER unter den Begriff der harnfremden Oberfläche, so daß danach alle unter Entzündungsvorgängen zustande kommenden Harnsteine als sekundäre Steine gelten müßten. Später muß auf die ASCHOFF-KLEINSCHMIDTsche Erklärung noch einmal zurückgegriffen werden.

Endlich ist hier noch NAKANO als Anhänger jener Gruppe von Auslegern der Steinentstehung zu nennen, welche der Gerüstsubstanz keine ausschlaggebende Rolle für die Konkrementbildung zuschreiben. Seiner Meinung nach wäre das organische Gerüst nur eine sekundär bei Auskristallisierung der Harnbestandteile mitgenommene Eiweißmasse.

EBSTEINS Theorie hat sich mit der Zeit eine starke Umdeutung gefallen lassen müssen. Daß der Steinbildung die Schaffung einer für sie spezifischen Gerüstsubstanz vorausgehe, welche im normalen Harn nicht gegeben sei, stimmt nicht. Durch MORITZ und PFEIFFER, gegen deren Ausführungen sich W. EBSTEIN noch entschieden zur Wehr setzen wollte, wurde festgestellt, daß auch in jedem normalen Harn jeder kristallinische Sedimentanteil ein „organisches" Gerüst aufweise. ASCHOFF und SCHREIBER haben dies bestätigt und LICHTWITZ fügt diesen Fortschritten in der Erkenntnis über das Wesen der Harnsteine wörtlich bei: „Es ist selbstverständlich und stimmt mit unseren täglichen Erfahrungen überein, daß beim Vorgange der Kristallisation hochmolekulare und am meisten kolloide Stoffe eingeschlossen werden. Die Färbung aller Sedimente von Harnsäure und harnsauren Salzen beruht auf einem solchen physikalischen Festhalten von Farbstoffen. Dieses Festhalten ist eine Oberflächenerscheinung, und das Auftreten von Kristallen bedeutet die Entstehung frischer Oberflächen in großer Ausdehnung, an denen die Adsorption vor sich geht. Liegt ein Gemisch mehrerer adsorbierbarer Stoffe vor, so wird dasjenige sich an der Oberfläche niederschlagen, das die Oberflächenspannung am meisten erniedrigt. Da bereits die kolloidalen Stoffe der Körperflüssigkeiten in der Norm nicht von einheitlicher chemischer Natur sind, so wird auch die Gerüstsubstanz keine einheitliche sein. Sicher ist, daß sie eiweißartiger Natur sein kann."

Heute spielt trotz der Ablehnung durch KOHLER in der Theorie über die Harnsteinbildung die Beziehung auf kolloidchemische Vorgänge die führende Rolle. Die einen schreiben hier SCHADE das Verdienst zu, neue Gesichtspunkte gezeigt zu haben, die anderen LICHTWITZ. Indes dürfte zutreffen, was dieser selbst sagte, indem er die Priorität für sich ablehnte und sie MECKEL VON HEMSBACH zuschob, dessen wundervolle Schrift anscheinend mehr zitiert als gelesen werde. MECKEL schrieb: „Zwei nächste Ursachen sind in letzter Instanz zur Entstehung jedes wahren Gallen- und Harnsteins erforderlich, die Anwesenheit eines organischen Stoffes und namentlich Schleims, in dem Ablagerung von Salzen erfolgen kann, und anderseits eine für diese Ablagerung geeignete Harn- oder Gallenflüssigkeit, als Mutterlauge für Sedimente." Und weiter: „Die Anwesenheit eines sich zersetzenden, organischen Stoffes und namentlich Schleims ist unbedingt notwendig, weil Harnsalze und Gallenstoffe für sich zwar kristallinische, pulverige oder körnige Niederschläge bilden können, niemals aber feste größere Stücke; nur wo organische Bindemittel von Versteinerungsmasse durchdrungen wird, entstehen Steine. Als versteinerungsfähiges Material kann jede abgestorbene organische Substanz dienen, nicht aber lebende, weil diese keine Niederschläge annimmt" [1].

[1] LICHTWITZ sagt, es enthielten diese Sätze einen großen Teil der modernen Konkrementlehre. MECKEL VON HEMSBACH habe die Einheit aller in der Tierwelt vorkommenden, geschichteten Steinbildungen erkannt und als „das regelmäßigste und schönste Ideal" derselben die Perlen bezeichnet. „Die Perlen entstehen ebenso wie die Schalen von Muscheln und

In der folgenden Darstellung der dem Morphologen ferner liegenden Einzelheiten schließe ich mich, wie es schon zum Teil in den vorausgehenden Absätzen geschah, LICHTWITZ und THANNHAUSER an, deren Ausführungen großenteils wörtlich übernommen werden. Wie LICHTWITZ ausführte, gewann die Frage nach dem als „Gerüstsubstanz" bezeichneten eiweiß- oder leimartigen Stoffanteil der Steinbildungen „von neuem Interesse, als die Bildung von Niederschlägen und Konkrementen auf Fällungs- und Entmischungsvorgänge im kolloidalen System zurückgeführt wurde. Nachdem zuerst LICHTWITZ diesen Weg für die Prozesse in der Galle beschritten hatte, hat H. SCHADE in Experimenten, die den natürlichen Verhältnissen allerdings wenig nahe kommen, versucht, die Entstehung der Harnsteinbildung mit Hilfe kolloidaler Reaktionen zu erklären.

SCHADE hat Blutplasma mit Aufschwemmungen frischgefällten Kalziumkarbonats und -phosphats und ähnlicher Salze vermischt und durch Fibrinferment eine Fällung bewirkt. Es entstanden Niederschläge von Fibrin (Gerüstsubstanz), das die suspendierten Sedimente einschloß, allmählich an Festigkeit zunahm und zu steinähnlichen Gebilden wurde, die, wie KLEINSCHMIDT bemerkt, nicht die geringste Ähnlichkeit mit einem Harnstein haben: „Das Experiment von SCHADE, dem in der Literatur eine sehr große Bedeutung beigelegt wird, sagt über das Geschehen im Organismus und über die Bedeutung der Kolloidfällung im Harn für die Konkrementbildung nichts aus. Es handelt sich in dem Experiment von SCHADE um ein Sediment, das sich bei einer Fibrinogengerinnung mit dem Fibrinniederschlag zusammenbackt. Wenn man einen Niederschlag von Kalziumkarbonat in einer Kochsalzlösung aufschwemmt und das Chlorion mit Silbernitrat ausfällt, so entsteht in derselben Weise ein Gemisch der beiden Niederschläge. Daß der Fibrinniederschlag plastisch ist und eintrocknet, so daß eine harte trockene Masse entsteht, ist ebenso selbstverständlich, wie daß Schichten entstehen, wenn man eine Fibrinsedimentschicht auf die andere absetzen läßt. In diesen Experimenten bleibt der erste wichtige Akt der Stein- (Steinkern-) bildung, nämlich die Entstehung des Sedimentes, ganz unberücksichtigt. Auch die Entstehung der kunstvollen Struktur findet keine Aufklärung."

Jedoch hatte SCHADE — ähnlich, wie sich MECKEL VON HEMSBACH auf das Beispiel der Perle, der Muschelschale und des Schneckengehäuses bei der Deutung der geschichteten Steinbildung im Menschenleib bezog, — „als erster auf gleiche Vorgänge auch in der anorganischen Welt, auf die Ähnlichkeit des Lothringer Rogensteins und des Karlsbader Erbsensteins mit den Gallen- und Harnsteinen, hingewiesen. Die Rolle der organischen Substanz übernimmt hier ein organisches Kolloid, ein Brauneisenerzgel. SCHADE meint, daß die Schichtenbildung durch das Zusammentreffen der Ausfällungsvorgänge von Kolloiden und Kristalloiden zustande kommt. Ein gleichzeitiger Vorgang dieser Art an einer Oberfläche tritt aber nach allem, was wir von der Adsorption wissen, nicht ein. Anorganische Salze sind wenig oder gar nicht adsorbierbar, und nach MASINO verdrängen stark absorbierbare, selbst wenn sie in geringer Menge vorhanden sind, schwach adsorbierbare, auch wenn sie in großer Menge zugegen sind, aus der Oberfläche. Diese Angelegenheit hat für die Erklärung der Harnsteinbildung ein nicht nebensächliches theoretisches Interesse, sondern eine große praktische Bedeutung, die in der Frage klar wird: Wächst ein Stein konzentrisch durch gleichzeitige Apposition von Kolloid und von fertigen Kristallen (ent-

---

Schnecken durch Apposition von strukturlosen Schichten, die aus einem versteinernden weich-schleimigen Sekret entstehen, und worin sich sekundär eine strahlig radiale Struktur und Kristallisationstendenz ausbildet."

sprechend der Anordnung in den Reagensglasversuchen von SCHADE), oder wächst er auch in einer klaren, durch Kolloidschutz übersättigten Lösung? Mit anderen Worten: Erfolgt das Wachstum der Harnsteine von harmonischem Bau aus einem sedimenthaltigen oder aus einem klaren Harn? In der Perle, der Muschel- und Eierschale erfolgt die Versteinerung aus einer übersättigten Lösung. In der gleichen Weise geschieht die physiologische und pathologische Verkalkung bzw. Steinbildung" (LICHTWITZ).

THANNHAUSER führt über die hier einschlägigen Vorgänge wörtlich folgendes aus:

„Liegt in einer übersättigten Lösung ein Gemisch mehrerer adsorbierbarer Stoffe vor, so wird derjenige an der Oberfläche sich anreichern, der die Oberflächenspannung am stärksten herabsetzt. Jede Steinbildung hat ihre Entstehung solchen adsorbierenden Oberflächen zu verdanken. Ob diese Oberfläche nun durch ein morphologisch sichtbares Gebilde oder durch ultramikroskopische Kolloidteilchen dargestellt wird, ist für die Tatsache der Steinbildung gleichgültig. Im normalen Harn sind eine ganze Reihe von Kolloidteilchen vorhanden, so daß die verschiedensten Umstände diese kolloiden Teilchen derartig verändern können, daß an ihrer Oberfläche eine Niederschlagsbildung stattfindet. Durch die Untersuchungen von LICHTWITZ wissen wir, daß die Harnkolloide nicht immer in feinstverteiltem Zustande vorhanden sind und, daß unter normalen Verhältnissen bereits eine Kolloidfällung eintreten kann. Die Nubekulabildung ist, wie bereits erwähnt, ein derartiger Flockungszustand normaler Harnkolloide. Die Ausflockung der Harnkolloide bedingt aber nicht nur das Auftreten neuer Oberflächen, sondern hat entscheidenden Einfluß auf den Löslichkeitszustand der verschiedenen Steinbildner, die im Harn immer in übersättigtem Zustand vorhanden sind. Kommt es zur Ausflockung derartiger Kolloide nach der Harnentleerung, so entstehen kristallisierte Konkremente. Kommt die Ausfällung der Kolloide aber bereits in den ableitenden Harnwegen zustande, so können schon innerhalb der Harnwege Substanzen auskristallisieren und mit dem Harnstrom ausgeschieden werden. Es kann aber auch der Fall eintreten, daß die durch das Ausflocken des Kolloids hervorgerufene Veränderung der Oberflächenspannung des Harns, ein Haftenbleiben des ausgeflockten Kolloids an der Wand der ableitenden Harnwege zur Folge hat. In diese als Kern wirkende Kolloidfällung diffundiert der vorbeigleitende Harnstrom hinein und führt je nach dem Zustande des Harns zum Auskristallisieren einer in übersättigter Lösung vorhandenen Substanz, wobei noch die jeweilige Reaktion für die Art der auskristallisierenden Substanz entscheidend ist. Gleichzeitig gibt diese nunmehr zum Steinkern gewordene Kolloidflockung Veranlassung, daß neues Kolloid an diesem Kern zur Ausflockung kommt, und wiederum Harn in diese appositionierte Kolloidflockung hineindiffundiert und Kristalle absetzt. Dieser Vorgang geht dauernd weiter, so daß allmählich ein Gebilde entsteht, das uns in seiner zirkulären Anordnung die Kolloidabsetzung anzeigt und in seiner radiären Struktur das Durchdringen mit dem kristallisierenden Steinbildner erkennen läßt."

So spiegelt sich in einem modernen Gewand die im Prinzip von den älteren Forschern erkannte Zusammenwirkung einer primären Gerüstmasse als erstem Akt und einer kristallinen Durchdringung als zweitem Akt der Konkremententstehung. THANNHAUSER weist auch darauf hin, daß — wie wir es in den Eiweißsteinen gesehen haben —, Konkremente mit Mantelschichtung ohne Einlagerung steinbildenden Gutes möglich seien, ein Umstand, der ja auch M. B. SCHMIDT veranlaßte, auf die zu enge Gestaltung der ASCHOFF-KLEINSCHMIDTschen Theorie der Harnsteinbildung zu verweisen; auch LICHTWITZ hat diese Eiweißkonkremente mit voller Berechtigung als sehr wichtig für das Verständnis der formalen Genese der Harnsteine erklärt.

Weiterhin lesen wir bei THANNHAUSER:

„LICHTWITZ wies darauf hin, daß durch die Ausflockung normaler Harnkolloide in den ableitenden Harnwegen auch die Oberflächenspannung zwischen Harn und Wand des Organs herabgesetzt wird und dadurch eine stärkere Netzung der Wand stattfindet. Die hierdurch bedingte stärkere Adhäsion der Harnflüssigkeit an der umgebenden Harnwegswand könnte allein schon das Haftenbleiben von Kristallen an der Wand erklären und dadurch zur Steinbildung führen. Nach BENEKE und ULTZMANN sollen die meisten Harnsäuresteine durch Haftenbleiben eines Harnsäurekristalls an der Harnwegswand entstehen. ASCHOFF und KLEINSCHMIDT bezeichnen, wie gesagt, diese beiden Entstehungsmechanismen von Harnsteinen als primäre Steinbildung. Als sekundäre Steinbildung sehen diese Autoren einen Vorgang an, bei dem harnfremde Stoffe eine Oberfläche erzeugen, an der die Versteinerung vor sich geht. Hierher gehören: Fibringerinnsel, Blutkoagula, abgestoßene. entzündliche Schleimhautpartikel, Bakterienhaufen und Fremdkörper. Auch entzündliche oder nekrotische Veränderung der Auskleidung der Harnwege bildet eine neue und in gewissem Sinne als fremd zu bezeichnende Oberfläche zur sekundären Steinbildung."

Die Scheidung in zweierlei Arten von Steinbildung (Aschoff und Kleinschmidt) erkennt Thannhauser ebensowenig wie Lichtwitz als prinzipiell. sondern nur als graduell an, da in beiden Fällen eine Oberflächenveränderung hervorgerufen werde, sei es durch eine im klaren Harn entstehende Kolloidfällung, sei es in Form einer harnfremden Oberfläche, die durch Blutgerinnsel oder Entzündung entstanden seien.

Zu der von Kleinschmidt vorgenommenen Einteilung in entzündliche (bakterielle) und nichtentzündliche Steinbildung — die ersteren seien an Ammoniumsalzen reich — wies Lichtwitz auf die (praktisch unwesentliche) Tatsache hin, daß Sedimente von Ammoniumsalzen auch im sterilen Harn vorkommen; es bedinge aber ferner die Infektion (Mischinfektion) mit harnstoffspaltenden Mikroorganismen nur einen Teil der Blasenkatarrhe und einen verschwindend kleinen Teil der Nierenbeckenkatarrhe. Das Fehlen jener Salze rückte die entzündliche Entstehung anderer Steine nahe. Es sei sicher, daß sich auch andere Steine als die von Kleinschmidt genannten (so besonders Phosphatsteine) durch eine Infektion oder während der Dauer einer Infektionswirkung im Harn bilden könnten. Als ganz sicher aber könne angesehen werden, daß die Infektion keine notwendige Bedingung darstelle.

Im allgemeinen jedoch sei die Einteilung nach Kleinschmidt zutreffend und jedenfalls ausreichend für die Praxis. Man unterscheidet demnach eine Steinkernbildung (primäre Steinbildung) und eine Schalenbildung (sekundäre Steinbildung) nichtentzündlicher und entzündlicher Ätiologie, deren wechselseitige Kombination möglich erschiene. Daß sich um einen Kern oder einen Stein nichtentzündlicher Herkunft eine Schale durch Entzündung bilde, sei wohl häufiger als die nichtentzündliche Steinbildung um einen durch Entzündung entstandenen Steinkern.

Lichtwitz nennt als wichtigsten Punkt für die Steinbildung die Steinkernentstehung:

„Endogene Steinkerne enthalten kristallines Material meistens in radiär-konzentrischer Struktur. Ein strukturloser Kern kann sich strukturlos vergrößern. Dieser Prozeß stellt nach Ebstein die wirr kristallinische Steinbildung dar, während die Bildung einer konzentrisch-radiären Struktur als konzentrisch-schalige Steinbildung bezeichnet wird. Sehr große Aufmerksamkeit verdient die von den älteren Forschern (Krüche, Ultzmann, Ord) erwiesene, von Posner und Lichtwitz gewürdigte, aber von Aschoff und Kleinschmidt anscheinend zu wenig beachtete Tatsache, daß in den Harnsteinen (mit Ausnahme der Zystinsteine) die Kristalle nicht in denselben Formen auftreten wie in den Harnsedimenten. Das trifft auch für die Steinkerne zu. Es ist also nicht allgemein richtig, in der Steinkernbildung nichts anderes zu sehen, als eine Anhäufung von Sediment. Und es ist sicher ganz unzutreffend zu meinen, daß das Wachstum der Steine durch Anlagerung von Sediment stattfindet."

Der Harnsäure-Infarkt des Neugeborenen gilt als ein treffliches Beispiel für eine Kernbildung nicht nach Art einfacher Sedimentierung, sondern nach dem Modus der sphärolithischen Steinbildung. „Zwischen einem kristallinen Sediment und einem Sphärolithen besteht ein für das Verständnis der Steinbildung bedeutungsvoller Unterschied. Das Sediment tritt in übersättigter Lösung bei ungünstigen p_H- und Temperaturverhältnissen dann ein, wenn der Kolloidschutz versagt. Der Kristall nimmt Kolloid auf (Gerüstsubstanz). Die Bestimmung der Form geht vom Kristall aus" (Lichtwitz).

„Die Beziehungen, welche kristallinische Sedimente zur Steinbildung haben, sind sehr locker. Den geschichteten Steinen kommen gar keine Beziehungen zu für jene Zustände, bei denen kristalline Sedimente ausgeschieden werden. Sie können in den verschiedenen Schichten je nach der Konzentration und Reaktion des Harns verschiedene Steinbildner aufweisen. Lediglich bei den primären Harnsteinen ist aus den ätiologischen Zusammenhängen mit den kristallisierten Harnsedimenten ein charakteristisches Sediment zu erwarten.

Kristallisierte Sedimente können nur dann zum Steinbildner werden, wenn Kristalle in den ableitenden Harnwegen haften bleiben. Die so entstehenden Steine zeigen keine Struktur; sie sind zusammengeklumpte Kristallaggregate" (THANNHAUSER).

Die häufigste Art des Steinkerns ist nach LICHTWITZ eine Gruppe von Mikrolithen. Ferner spiele vielleicht die Nubekula des Harns — ein Fällungsprodukt der geringen, auch im normalen Harn vorhandenen Eiweißmengen und eiweißfällenden Stoffe (Chondroitinschwefelsäure, Nukleinsäure) als Körper mit „fremder" Oberfläche in solchem Sinn eine Rolle. „Die Nubekula ist eine Ablagerungsstätte für Kristalle. Das Prinzip ihrer Entstehung ist wahrscheinlich für die Bildung der Steinkerne und der Gerüstsubstanz von Bedeutung. Es zeigt, daß der normale Harn gerinnungsfähige Stoffe enthält und lenkt die Aufmerksamkeit auf die Bedingungen, die eiweißfällend wirken. Vielleicht spielt die „Chondroitinurie" eine Rolle neben zweifellos wirksamen physikalischen Einflüssen" (LICHTWITZ).

Auch sei hier auf die Einsicht hingewiesen, welche man im Bestreben, Bakteriensteine im Versuch herzustellen, gewonnen hat. BOSHAMER konnte zeigen, daß bestimmte Verdünnungen eines exsudateiweißhaltigen Harns bei Anwesenheit von Staphylokokken in kolloidale Flockung bzw. Fällung eintreten, wobei die Bakterien mitgerissen werden. Diese Feststellungen gewinnen noch besonderes Gewicht durch allerneuestens von J. TRAUBE, K. SHUMBURDIS und V. GOLDBERG unternommene Forschungen, welche ebenfalls in den natürlichen Verhältnissen weitgehend nachgeahmten Modellversuchen Teilvorgänge des kolloidchemischen Problems der Harnsteinbildung klären wollen. Wieweit nun diese Forschungen das Wesen der Genese der Urolithen überhaupt aufhellen werden, darüber kann man noch nichts sagen. Theoretisch nehmen die Untersucher an, daß entscheidend für die Konkrementbildung die gestörte Beziehung gewisser Schutzstoffe, wie der Chondroitinschwefelsäure oder Nukleinsäure zu Muzinkörpern des Harnes sei, wobei natürlich die Voraussetzung erfüllt sein muß, daß genügende Mengen von Steinbildnern zur Verfügung stehen. (Vgl. darüber LICHTWITZ in der von ihm, LIESEGANG und KARL SPIRO herausgegebenen „Medizinischen Kolloidlehre" 1933.)

8. Die Harnsteinkrankheit.

a) Häufigkeit und Verbreitung.

Kürzlich erschien eine Arbeit von WALTER GROSSMANN zur Geographie und Frequenz der Steinkrankheit, in der mit Recht betont ist, daß man bei Bewältigung der hier aufscheinenden Fragen nicht einfach die seit etwa 100 Jahren erschienenen Mitteilungen zu diesem Problem vergleichsweise nebeneinandersetzen könne. GROSSMANN hält es vielmehr für nötig, hier drei Perioden zu unterscheiden, nämlich 1. die der älteren Autoren mit Statistiken von den dreißiger bis zu den achtziger Jahren des 19. Jahrhunderts, 2. die Angaben aus der Zeit der beginnenden Urologie als eines selbständigen Wissenschaftszweiges, 3. die Zeit der modernen urologischen Untersuchungsmethoden.

In der ersten dieser drei Perioden ist fast nur die Rede von Blasensteinen, man konnte sie leicht feststellen, sie beschäftigten Arzt und Operateur in reichem Maß. Die zweite Periode ist die Vor-Röntgenära; auch hier kommen, wie GROSSMANN sagt, die Nierensteine zu kurz; und erst neuerdings, d. h. im dritten Abschnitt jener Einteilung kam es zu einer vergleichenden richtigen Berücksichtigung der Harnkonkremente aller Örtlichkeiten der ableitenden Harnwege.

In Berücksichtigung der ersten Periode führt GROSSMANN, an den ich mich auch weiterhin anschließe, folgendes aus: „Fast alle Autoren stützen sich auf die klassische Statistik CIVIALES von 1838, so auch die in großen Teilen selbständigen Untersuchungen von LOMBARD, HIRSCH, EBSTEIN und MARTIN. Seit der ausführlichen Statistik von SERGUIEWSKY 1902 ist keine größere Arbeit über diese Frage erschienen. Die ausführliche Darstellung von POUSSON und CARLES in der Encyclopédie française d'Urologie und die neueste von J. SWIFT JOLY in seinem Buche „Stone“ nehmen auch nur auf die älteren Autoren Bezug. Die Angaben dieser älteren Autoren sind nur mit Vorsicht zu verwerten: Erstens — wie bereits gesagt — aus Gründen der mangelhaften Diagnostik, zweitens wegen ihrer großen Lückenhaftigkeit, drittens wegen der sehr variablen Beobachtungsbedingungen. Ein annähernd ausführliches Bild konnten sich die Untersucher nur von den Ländern machen, in denen sie arbeiteten, oder zu denen sie andere, enge Beziehungen hatten. So CIVIALE hauptsächlich über Frankreich, EBSTEIN über Deutschland, SERGUIEWSKY über Frankreich, die Schweiz und Rußland. Während LOMBARD seine Statistik auf die Mortalitätsverhältnisse stützt, fußen die meisten anderen Autoren auf den Angaben der größeren Krankenhäuser oder auf der Zahl der Steinfälle in ganzen Ländern oder Landesteilen. Hier verlassen sich die einen auf zahlenmäßige Beobachtungen unter einem verhältnismäßig kleinen Einzelmaterial, die anderen auf Schätzungen im großen.“

Der zweiten Periode gehören zu die Mitteilungen von PREINDLSBERGER und von SCHLAGINTWEIT, soweit sie eigene Beobachtungssammlungen betreffen. Für die dritte Periode sei auf GROSSMANNS Zusammenstellung verwiesen, an deren Hand ich die nachfolgenden Tabellen gefertigt habe. Auch KNEISES und BEYERS Arbeit, endlich RAUTENBERGS Zusammenstellung ergaben Wege zu vielen verstreuten Mitteilungen, welche im Rahmen der geographischen Verbreitung der Lithiasis bedeutungsvoll sind.

Als vorbildlich können die Mitteilungen von PREINDLSBERGER und von RAČIĆ über die Steinkrankheit in Bosnien bzw. Dalmatien gelten. Auf diese möchte ich später noch etwas genauer eingehen. Zunächst sei ein Blick auf die Tabellen nach GROSSMANN (S. 288—295) geworfen, zu denen nachfolgende Bemerkungen gehören.

Bemerkungen zur geographischen Verbreitung der Harnsteinkrankheit (nach GROSSMANN).

I. Asien. MCCARRISSON sagt: Harnsteinreiche und harnsteinarme Bezirke unterscheiden sich durch die Ernährung. Geologische und klimatische Faktoren bedeutungslos. Große Temperaturunterschiede bei Tag und Nacht, Sommer und Winter. CURRANS Meinung, daß die Hockstellung bei der Miktion schuld sei, ist absolut abzulehnen, dann müßten wohl die Frauen und Mädchen überhaupt sehr harnsteingeplagt sein, was nicht der Fall ist. Weizenbau in den indischen Steinbezirken. Bei den armen Volksklassen, welche die meisten Steinträger stellen, wenig Milchgenuß. Rolle einer Hypovitaminose (aus dem Getreide?) von MCCARRISON betont. In Indien Harnsteinkrankheit als Blasensteinleiden besonders der Kinder auffallend, ob aus Ernährungsgründen fraglich. Kindernahrung meist A-vitaminarmer Reis, was aber auch für das harnsteinarme Nordchina gilt. Nach OLPP in Südchina auch Gemüse, Fleisch, tropische Früchte und Salz, nach HUECK außer Reis nur Salzfische, keine frischen Gemüse. In Nord-China (steinarm) dient als Hauptnahrung die proteinund ölreiche Sojabohne. Tropisches Klima in Süd-China. Keine geologischen Besonderheiten. Bei großer Vitaminarmut der Kindernahrung in Niederländisch-Indien treffen doch selten Steinkrankheit und Avitaminosen zusammen. In Palästina ein großer Gegensatz zwischen den eingewanderten Juden mit hygienischer Kinderaufzucht und den eingeborenen Arabern. Bei ersteren, welche 89% der urolithischen Erkrankungen stellen, viele Nierensteine im 2.—4. Lebensjahrzehnt; Araber stellen meist Kinderfälle unter 15 Jahren mit Blasensteinerkrankung; dabei für beide Boden, Klima, Wasser gleich; aber arabische Kinder unbeaufsichtigt; schlecht hygienisch erzogen; erwachsene Einwanderer viel mit Dysenterie, Kolitiden usw. behaftet, viel Bakteriurie. Einwanderer müssen schwer arbeiten, schwitzen viel, sondern trotz vielen Trinkens einen sehr konzentrierten Harn ab.

II. Afrika. Nach PFISTER sind die afrikanischen Negervölker gegenüber den Harnsteinen verschieden anfällig; im Kongostaat seien sie selten. Nach HIRSCHS Zusammenstellung Urolithiasis an der Westküste Afrikas, insbesondere in Senegambien sehr selten, während der am Niger gelegene Distrikt von Segu westlich von Senegambien die Harnsteinkrankheit als gewöhnliches Vorkommnis kenne. GROSSMANN berichtet (nach FORNARA), es kämen bei den nicht primitiven, mehr oder weniger zivilisierten Völkern Afrikas Harnsteine überall vor, zum Teil sehr häufig; dies gelte namentlich für die Elendsbezirke der Nordküste (BERTHERAND, FERRINI). Die Inseln Mauritius, Reunion und Madagaskar entsprächen in der Harnsteinhäufigkeit den Inseln des ostindischen Archipels. In Unterägypten könne man etwa für 10% der Fälle durch den Fund der Schizosoma-Eier in den Konkrementkernen eine unmittelbare Beziehung zur Bilharziakrankheit erkennen; doch dürfte die mittelbare Beziehung zur Bilharziosis auf dem Weg der chronischen Blasenentzündung noch größer sein.

III. Amerika. Die neuzeitliche Harnsteinforschung in Amerika berücksichtigt geographisch-pathologische Fragen kaum. Bei den amerikanischen Negern sei die Krankheit selten; sie nehme aber langsam bei ihnen zu (MATTES, PFISTER). Anfragen GROSSMANNS bei verschiedenen Urologen (BEER, BRAASCH, LOWSLEY), ob die Harnsteinkrankheit in Nordamerika zunehme, führte nicht zu bejahender Antwort. Dagegen fielen die Antworten südamerikanischer Chirurgen positiv aus; es scheine keine Steinart besonders bevorzugt. UMBER fiel die Häufigkeit des Oxalatsteins an brasilianischen Kranken auf, was er auf den Genuß des brasilianischen Volksgerichtes der schwarzen Bohnen zurückführte, die sehr oxalathaltig seien.

IV. Australien. Man finde in Australien Harnsteine häufig in einer Gegend, wo das Trinkwasser stark mineralhaltig sei und die Männer wegen des vielen Schweißverlustes viel trinken müßten (BROWN).

V. Europa. Wesentlicher Umschwung in der Gegend von Moskau gegen früher; heute höheres Alter der Steinkranken, mehr Nieren- und Harnleitersteine, früher mehr Blasensteine bei Jugendlichen (GOTTLIEB). Über das mittlere Rußland konnte GROSSMANN kein genügend sicheres Bild gewinnen. Im Nordkaukasus scheint in den letzten Jahren das Vorkommen von Nierensteinen zuzunehmen. In FINNLAND und LETTLAND scheint die Lithiasis selten zu sein, für Polen wird eine größere Häufigkeit des Blasensteins vorwiegend bei der jüdischen Bevölkerung angenommen. GROSSMANN sagt, man habe bis vor 10 Jahren die Steinkrankheit in den mitteleuropäischen Ländern an Zahl nicht besonders hoch bezeichnen können. Die Angabe über bestimmte endemische Herde stimmte nicht, wenn sie sich auch in Hand- und Lehrbüchern fortvererbte. Aus eigener Erfahrung kann ich (GG. B. GRUBER) sagen, daß ein Endemieherd in der Gegend um München (gegen Landshut hin) nach 1900 bestimmt nicht bestand. Bei Sektionen in München war der Fund eines Blasensteins keine häufige Angelegenheit, eher fand man Nierengries oder Nierensteine, aber auch dies nicht oft. KÜTTNER und WEIL schreiben, daß eine frühere Blasensteinendemie bei Kindern der Rauhen Alb — hauptsächlich waren es Oxalatsteine — erloschen sei. Nach zahlreichen Mitteilungen des allerneuesten Schrifttums nahmen 1924 die Nieren- und Uretersteine in Deutschland, Österreich und Ungarn zu (NICOLAS, PRAETORIUS, SARAFOFF, WEBER, SEBENING, HANSEN, KORTZEBORN, KLEMPERER, GROSSMANN). Solche Kunde strömte GROSSMANN aus allen Gegenden Deutschlands gleichmäßig zu, aus den nördlichen Küstengebieten, wie aus dem Voralpenland; Oxalatsteine stünden im Vordergrund; das geht auch aus den jüngsten Mitteilungen von SCHULTZ-BRAUNS hervor, der unter 45 Harnsteinen, die ihm zu diagnostischen Zwecken übersandt worden waren, in 30 Fällen Kalziumoxalat-, 12mal Phosphat- und 3mal Harnsäure- bzw. Uratsteine erkannte. (Leider können die Prosekturen im allgemeinen hier wenig mitarbeiten, da sie meist das einschlägige Beobachtungsgut nicht zu Gesicht bekommen, oder doch Leichen sezieren, die einst Konkremente trugen und nun längst davon befreit waren.) Während meiner Tätigkeit in Innsbruck (1923—1928) fiel mir in der nicht sehr reichlichen Urolithensammlung des pathologisch-anatomischen Museums die große Seltenheit der Oxalatsteine auf. In der Schweiz wird neuerdings in Basel und Zürich, d. h. in den Grenzgebieten gegen das Deutsche Reich hin eine Zunahme der Hilfsbeanspruchung wegen Nieren- und Harnleitersteine bemerkt. Dasselbe trifft im allgemeinen für Italien nicht zu, wohl aber in mäßigem Grad für Turin (ALESIO). Holland, früher das klassische Land der Urolithiasis, spielt in dieser Hinsicht keine besondere Rolle mehr. In England gingen wie in Holland die Blasensteine an Zahl zurück, die Nierensteine nahmen nicht auffällig zu; ebenso in Frankreich, wo nur für Marseille eine Ausnahme besteht, insofern zahlreiche armenische Einwanderer die Lithiasis ihrer Kinder einschleppen. Aber auch bei diesen scheine unter den neuen Ernährungs- und Lebensbedingungen die Harnsteinhäufigkeit abzunehmen.

Geographische Verbreitung

Land	Autor	Jahr	Steinkrankheit endemisch oder sporadisch oder unbekannt	Besonderheit des Ortes, der Rasse usw.	Steine	
					Blase	Niere
						I.
Nordöstliches Asien . . .	Serguiewsky	1902	unbekannt		Steinkrankheit	
Nördl. China .	Kerr	1862	,,		Steinkrankheit	
Südchina . . .	Hirsch	1886	endemisch		Steinkrankheit	
Provinz Kanton	Thompson	1881	,,		häufig	
Japan	Nakano	1925	,,		häufig	
Indien:						
Nordwestindien	McCarrison	1930	endemisch	Pundjab und Sind	,,	
	Freyer	1901	,,			
Südindien . .	McCarrison	1930	sporadisch			
Ostindien . .	McCarrison	1930	,,			
Siam	Scheube	1897	endemisch		,,	
	Pfister	1913	,,		,,	
	Schneider	1922	,,		,,	
	Nohle	1931	,,		,,	
Niederländisch-Indien . . .	Twist,	1911	,,		,,	
	de Langen,	1929	,,		,,	
	Sampoerna	1928	,,		,,	
	Roeyholt	1929	,,		,,	
Vorderasien:						
Kaukasusländer	Polack	1855	,,	Besonders Ost- und Nordostpersien	,,	
Armenien und Persien . .	Tholozan	1861	,,		,,	
	Ketschek	1925	,,			
Afghanistan .	Ebstein	1884	,,			
Turkestan . .	Perewschiwkin	1929	,,			
	Wedensky	1926	,,			
Arabien . . .	Pfister	1913	sporadisch			
Taif-Gebiet . .	Pfister	1913	endemisch		häufig	?
Palästina . . .	Garry und Druckmann	1919 bis 1925	ungleich	89% der Kranken eingewanderte Juden, Araber, hygienisch mangelhaft.	sporadisch, häufig	häufig
Syrien	Lombard	1877 bis 1879	endemisch	Gegend von Aleppo und Damaskus	häufig	
Smyrna . . .	W. Ebstein	1884	,,		,,	
						II.
Afrika:						
Nordküste . .	Bertherand Ferrini (zitiert nach Hirsch	1855	endemisch			
Marokko, Algerien . . .			,,			
Tunesien . .			,,			
Ägypten . . .			sehr häufig	Besonders in Unterägypten		

[1] Nach Grossmann zusammengestellt.

der Harnsteinkrankheit[1].

Alter Jugendliche Erwachsene	Befallene Bevölkerung arm	reich	Geographisch-Geologische Besonderheit Boden ? Wasser ?	Klima	Ernährung	Sonstiges
Asien.						
unbekannt			?			
selten			?		Sojabohnen	
endemisch			?	Tropisches Klima	Reis	
Jugendliche					,,	Jugendliche 43%, 78% d. Steine Urate, bei Erwachsenen mehr Oxalate
,,					Pflanzliche Kost	Meist Oxalatsteine
,,				Große Hitze bei Tage, Kälte bei Nacht. Auch großer Sommer-Winter-Temperaturunterschied	Weizenbau, wenig Milch	In den Steinen viel Urate und Harnsäure (83%)
Jugendliche	arm				Vitaminarme Kindernahrung	22% im 1. Lebensjahrzehnt 33% weniger als 15 Jahre alt
Jugendliche Erwachsene				Tropenhitze, starker Schweiß	Viel Durst	Viel Dysenterie, Kolitis, Bakteriurie
Jugendliche						
,,						
Afrika.						
Jugendliche	arm					
,,					Viel Pflanzenkost	Viele Oxalatsteine

Geographische Verbreitung der

Land	Autor	Jahr	Steinkrankheit endemisch oder sparadisch oder unbekannt	Besonderheit des Ortes, der Rasse usw.	Steine	
					Blase	Niere
						II. Afrika.
Zentralafrika:						
Kongostaat. .	FORNARA	1928	selten			
Südafrika:						
Kapland . . .	EBSTEIN	1884	häufig	An einig. Orten		
	PFISTER	1913	selten			
Afrikanische Ostküste:						
Insel Mauritius	VINSEN	1866	sehr häufig			
Insel Reunion	FONTOGNOUT		„ „			
Insel Madagaskar	POTHERAT		„ „			
Abessinien . .	EBSTEIN	1884	endemisch			
	POUSSON und CARLES	1814	„			
						III.
Nordamerika .	MARTIN	1877	nicht häufig	In verschiedenen Staaten		
	CAMPBELL	1930	selten	Bei Jugendlichen		
Florida . . .	HOLMES und	1930	häufig			
Südkalifornia .	COPLAN	1930	„			
Südamerika .	CIVIALE	1838				
	POUSSON und CARLES	1914	angeblich sehr selten			
	SAUREL	1876	desgl.			
	SMITH	1872	„			
Montevideo. .	NOGUEIRA	1932	häufig	Gilt für ganz Südamerika		
	ASTRALDI	1930		Selten bei Kindern		
Brasilien . . .	UMBER	1925				
						IV. Australien
Australien . .	BROWN	1927	häufig	In einigen Gegenden		
Ozeanien . . .	THOMPSON	1881	unbekannt			
						V. Europa
Osteuropa und Balkan:						
Rußland	SERGUIEWSKY	1902				
Norden und Randstaaten			selten			
Südliche Staaten	SERGUIEWSKY	1902	häufig, zum Teil endemisch	Berühmte Steinbezirke an der mittleren Wolga, besonders die Gouvernements Nischni und Kasan	sehr häufig	
	ASSENDELFT	1900			sehr häufig	

[1] Nach GROSSMANN zusammengestellt.

Harnsteinkrankheit[1]. (Fortsetzung.)

Alter Jugendliche Erwachsene	Befallene Bevölkerung arm	Befallene Bevölkerung reich	Geographisch-geologische Besonderheit Boden ? Wasser ?	Klima	Ernährung	Sonstiges
(Fortsetzung.)						
						Viel Bilharziosis
Jugendliche						
„						
„					Besonders bei Fleischessern	
„						
Amerika.						
				Sub-tropisch	Viel Obst und Limonaden	
					Nationalgericht der schwarzen Bohnen	Oxalatsteine!
und Antarktis.						
			Wasser, mineral-haltig	Heiße Gegend	Viel Durst und Schweiß	
(1. Teil).						
Jugendliche					Kwaß-Genuß, Kartoffelbrot	66,4% unter 15 Jahren. Viele Oxalatsteine
„					Viel Mehl-speisen	77% unter 10 Jahren. Mangelhafte Hygiene

Geographische Verbreitung der

Land	Autor	Jahr	Steinkrankheit endemisch oder sporadisch oder unbekannt	Besonderheit des Ortes, der Rasse usw.	Steine	
					Blase	Niere
				V. Europa (1. Teil).		
Gebiet von Moskau . .	KLEIN	1864	Früher ähnlich wie im mittleren Wolgagebiet.		häufig	?
	LEWSCHIN	1891				
	KUHL	1836				
	GOTTLIEB	1929	Jetzt wie in den westlichen Gebieten.		?	häufig
Kaukasusländer	DSIRNE	1898	häufig		häufig	
Aserbeidshan .	MIRKOSSIMOFF	1925	,,		,,	
	MUCHADZE	1927	,,		,,	
	GRIDNEV	1928	,,		,,	
Georgien . .	DZIBUTI	1925	,,		,,	
Nordkaukasus	TSCHAIKA	1925				zunehmend
Balkan:						
Bosnien . . .	PREINDLSBERGER	1913	endemisch	Besonders Banjaluka-Jajce-Travnik-Sarajevo	häufig	
Dalmatien . .	RAČIĆ	1928	endemisch		sehr häufig	
Übriger Balkan	KALLIONZIS	1900	häufig		desgl.	häufig
	MARIAN	1931	,,			
	BALACASCO	1929	,,			
	STOIANOVITCH	1931	,,			
Mitteleuropa:						
Deutsches Reich	EBSTEIN	1884	angeblich	Oldenburg, Altenburg, Oberschwaben, München, Landshut, Schwäbische Alb galten als Steingegenden; das ist völlig verändert. Als steinarm galten Alpenländer, Elsaß, Rhein-Moselgegend, Hessen	ehemals häufig, jetzt selten	Relative Zunahme der Nieren- und Harnleitersteine bei Erwachsenen
	HIRSCH	1886	endemisch			
	GEINITZ	1858	desgl.			
	GROSSMANN (auf Grund von Umfragen)	1933	sporadisch			
	HIRSCH	1886	unbekannt			
	KÜMMEL und GRAFF	1922	,,			
	KÜSTER	1896 bis 1922	,,			
Österreich, Ungarn u. Tschechoslowakei .	KUTULA	1894	häufig	Böhmen, Donau-Theißebene ehemals harnsteinreich, jetzt nicht mehr	ehemals häufig, jetzt selten	desgl.
	BÓKAY	1910	,,			

[1] Nach GROSSMANN zusammengestellt.

Harnsteinkrankheit[1]. (Fortsetzung.)

Alter Jugendliche Erwachsene	Befallene Bevölkerung arm	reich	Geographisch-geologische Besonderheit Boden ? Wasser ?	Klima	Ernährung	Sonstiges
(Fortsetzung.)						
Jugendliche						
,,						
,,						
Erwachsene						
Jugendliche						Ähnlich den Verhältnissen in benachbarten asiatischen Gebieten
Jugendliche 492 von 587 Fällen unter 20a	arm		Südalpiner Kalkgürtel der dinarischen Alpen. Ca- u. Cl-haltiges Wasser. Steiniges, kalkreiches, wasserarmes Karstgebiet		Unregelmäßige Kinderernährung	Vegetabilische Nahrung. Darmkatarrhe
Jugendliche	,,			Große Hitze	Unregelmäßige Kinderernährung. Wenig Milch	Schlechte hygienische Verhältnisse
Erwachsene		reich			Viel Gewürztes. Alkoholübermaß	Vgl. die Ausführungen im Text
Erwachsene						

Geographische Verbreitung der

Land	Autor	Jahr	Steinkrankheit endemisch oder sporadisch oder unbekannt	Besonderheit des Ortes, der Rasse usw.	Steine	
					Blase	Niere
						V. Europa
Mitteleuropa: Schweiz . . .	SERGUIEWSKY	1902	ehemals			
	EBSTEIN	1884	häufig, aber längst selten			
	SUTER	1933	Zunehmend	Grenzgebiet zum Deutschen		zunehmend
	CLAIRMONT	1933	desgl.	Reich, Basel und Zürich		
Italien . . .	CANTANI	1878	häufig	Sizilien u. Apulien	häufig	
	CIVIALE	1838	„	Brescia u. Cremona, Sardinien, Korsika,	„	
	PAVONE	1925	„	Malta, Balearen	„	
	PARLAVECCHIO	?	„		„	
	ALESIO	1929	zunehmend	Turin		zunehmend
Nordeuropa: Schweden und Norwegen .	EBSTEIN	1884	ehemals häufig		häufig	Jetzt Zu-
Dänemark . .	LOMBARD	1877 bis 1879	desgl.		„	nahme der Nieren-
Island	HELLSTRÖM	1932	„		„	steine
Arktis	KAYSER und BRAASCH	1922	unbekannt			
Westeuropa: Holland . . .	HIRSCH	1886	ehemals endemisch		sehr häufig	
	LANZ	1932	heute		selten	sporadisch
	BRONGERSMA	1924	sporadisch			
Belgien . . .	SCHLAGINTWEIT	1913	selten			
England und Schottland .	YELLOWLY	1829	häufig	Man unterschied	häufig	
	R. SMITH	1872	„	stets steinarme	„	
	CRISP	1870	„	und steinreiche	„	
	SWIFT JOLY	1929	selten	Gebiete. Schottland u. Norfolk galten als steinreich	selten	sporadisch
Frankreich . .	CIVIALE	1838		Lothringen, Vogesen und Süd-	häufig	
	DENOS u. MINET	1914		westen.		
	WILDBOLZ	1924		Hauptsteingebiete verschwunden.	selten	
	CHAUVIN	1932		Marseille (eingewanderte Armenier)	häufiger	

[1] Nach GROSSMANN zusammengestellt.

Harnsteinkrankheit[1]. (Fortsetzung.)

Alter Jugendlich Erwachsene	Befallene Bevölkerung		Geographisch-geologische Besonderheit Boden ? Wasser ?	Klima	Ernährung	Sonstiges
	arm	reich				
(2. Teil).						
						Hauptsächlich Oxalatsteine
Jugendliche	arm		Schlechtes Trinkwasser	Sehr heiß	Viel Tomaten. Viel Mehlspeisen. Schwere Weine	Schlechte hygienische Bedingungen
,,						30% waren Jugendliche
,,						Nierensteine nehmen in Schweden relativ zu (Oxalatsteine)
,,						
						Nierensteine nehmen nicht zu. (Oxalatsteine)
,,						
,,						
Erwachsene					Schlechte Mehlgerichte, dürftige vegetabilische Kost. Wenig Milch	Nierensteine, meist Oxalate
Jugendliche						
						Keine Steinzunahme zu bemerken
,,						

PREINDLSBERGER hat 1913 vor der Deutschen Gesellschaft für Urologie über die Ätiologie der Blasensteine vorgetragen und dabei sich ganz speziell auf die Lithiasis in Bosnien bezogen, der er mehrere Arbeiten gewidmet, nachdem

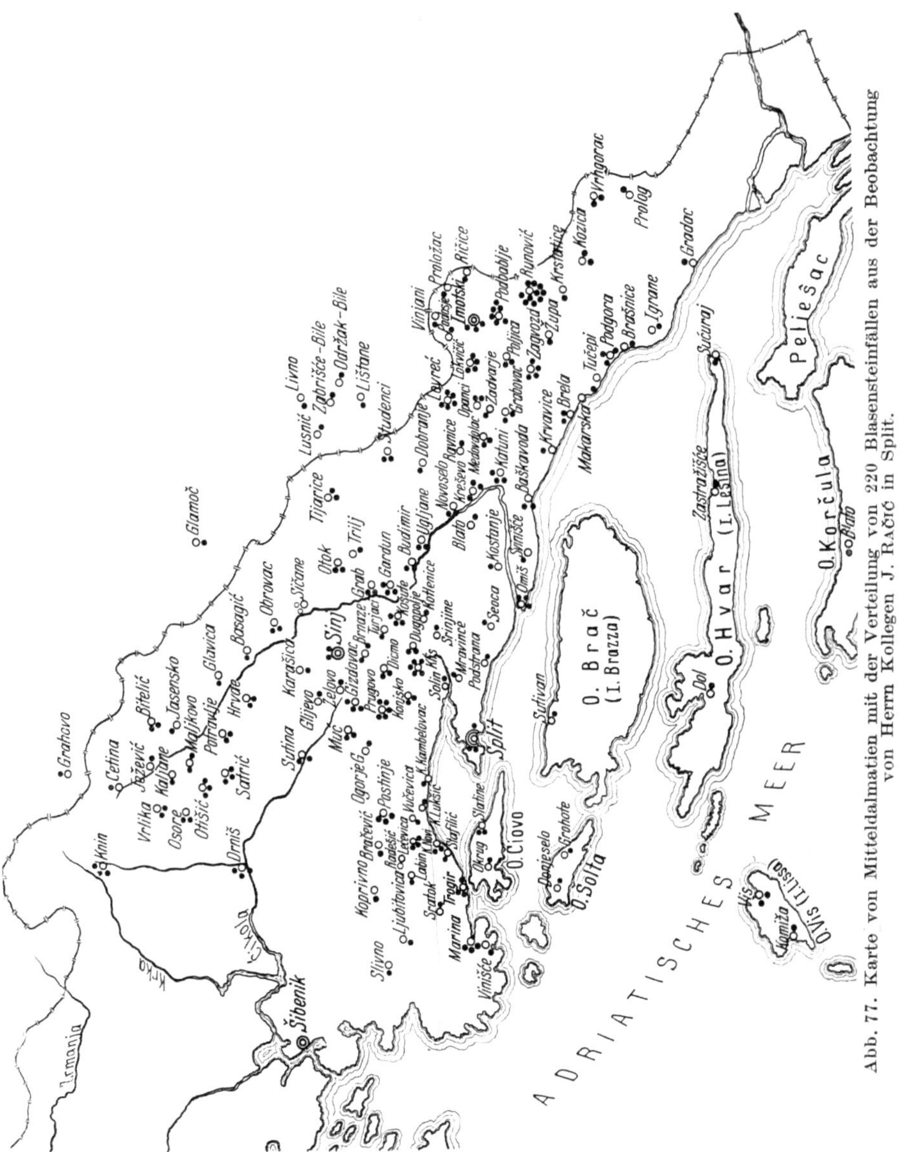

Abb. 77. Karte von Mitteldalmatien mit der Verteilung von 220 Blasensteinfällen aus der Beobachtung von Herrn Kollegen J. RAČIĆ in Split.

er sie an Ort und Stelle viele Jahre lang hat studieren können. Auf seine Ausführungen, welche namentlich den geologischen Verhältnissen der urolithisch stark befallenen Landesgebiete gerecht zu werden versuchte, sei verwiesen. Wesentlich ist dabei sein Bestreben der Anschaulichkeit, indem er 587 von ihm und anderen beobachtete Harnsteinvorkommnisse in eine Landkarte eintrug, um so eine Übersicht über die Verteilung der Fälle zu erlangen. Man ersah eine gleichmäßigere Ausbreitung der Steinkrankheit über das östliche Bosnien, wobei unter Berücksichtigung der Bevölkerungsdichte namentlich das Gebiet Banjaluka—Jajce—Travnik—Serajevo am meisten, d. h. 2—3mal mehr von der

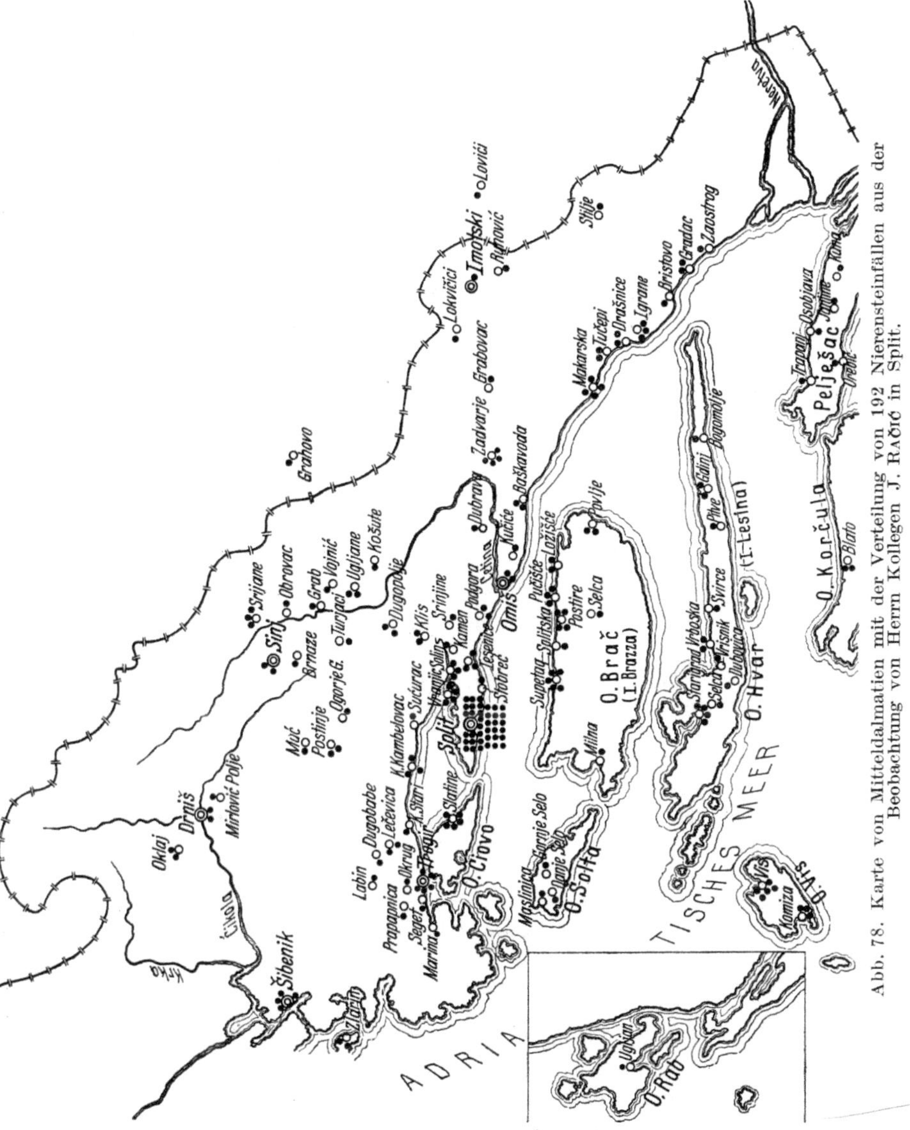

Abb. 78. Karte von Mitteldalmatien mit der Verteilung von 192 Nierensteinfällen aus der Beobachtung von Herrn Kollegen J. Račić in Split.

Steinkrankheit befallen war, als die übrigen Landesteile. Wieweit diese Anhäufung bestimmten geologischen Eigentümlichkeiten des Landes parallel ging, ist in der Tabelle angezeigt, bindende Schlüsse ermöglichte die Feststellung dieses Zusammentreffens größerer Häufigkeit mit der Fortsetzung des dinarischen Gebirgszuges gleichwohl nicht.

Sehr eingehende Mitteilungen über die mitteldalmatinische Harnsteinendemie liegen von RAČIĆ vor. Ich hatte Gelegenheit, mich unter freundlicher Leitung dieses erfahrenen Kollegen an Ort und Stelle von der Umwelt zu überzeugen, die für die Häufung einesteils der Blasensteine, andernteils der Nierenkonkremente dort in Frage kommt. Auf zwei von RAČIĆ mir freundlichst überlassenen Kartenskizzen (Abb. 77 und 78) läßt sich der Unterschied der Verteilung leicht erkennen. Im wesentlichen finden sich die Blasensteinkranken — großenteils Knaben oder junge Männer mit Beschwerden, die bis auf die Knabenzeit zurückgehen — im Lande fern der Küste, während die Nierensteinkranken (fast immer Erwachsene beiderlei Geschlechts) zum überwiegenden Teil den Inseln oder Küstenstreifen entstammen. Gewiß gilt dieser Unterschied nicht absolut; aber wenn man auf den beigegebenen zwei Kartenübersichten etwa einerseits die Gegend um das Städtchen Imotski oder um das Dorf Runović im Südosten, anderseits um die Hauptstadt Split vergleicht, fällt die Blasensteinhäufigkeit im Hinterland gegenüber der Nierensteinhäufigkeit an der Küste unzweifelhaft ins Auge. Vorläufig sei das nur festgestellt. Später soll darauf zurückgegriffen werden.

Die Zahl von insgesamt 412 Vorkommnissen der Urolithiasis aus dem Wirkungskreis nur eines einzigen Chirurgen (J. RAČIĆ), dem sie aus einem verhältnismäßig wenig ausgedehnten Gebiet innerhalb von 18 Jahren zuströmten, diese Zahl läßt ermessen, wie ungemein häufig die Harnsteinkrankheit in Dalmatien zu finden ist. Mit vollem Recht spricht RAČIĆ von der erschreckenden Häufigkeit der Harnsteinkrankheit in Dalmatien, die er geradezu als ein Landesübel hinstellt.

Aus dem Vergleich der einzelnen Posten in den vorhin gegebenen Tabellen nach GROSSMANNS Zusammenstellung, soweit sie frühere und neuere Verhältnisse betreffen, ergeben sich Veränderungen der Häufigkeit im Vorkommen der Harnsteine, nämlich einerseits eine Abnahme der Blasensteine Jugendlicher, anderseits eine — vielleicht scheinbare — Zunahme der Harnleiter- und Nierensteine. Es ist heute gar kein Zweifel, daß man berechtigt ist, beide Konkrementvorkommen getrennt zu betrachten; denn gerade auch die kartenartig aufgezeichneten Nachweisungen durch RAČIĆ lehren deutlich, daß hier wesentliche Unterschiede im Bedingungskreis bestehen müssen. Ebenso lehren es die Verhältnisse in Palästina schlagend, wo die ärmlichen, einheimischen, unhygienisch gehaltenen Araberkinder am Blasenstein erkranken, die angestrengt arbeitenden, von Dysenterien gequälten, zugewanderten Erwachsenen am Nierenstein.

Aus der geographisch-pathologischen Betrachtung der Häufung von Blasensteinfällen bei Kindern bis zur Dichte eines endemischen Vorkommens geht als gemeinsame Eigentümlichkeit der Kranken hervor die Ärmlichkeit ihrer Umwelt und damit wohl besondere, ungünstige Ernährungsumstände. Neuerdings spielt hier die Frage der Avitaminose herein; d. h. der Mangel an guter gemischter Nahrung kommt irgendwie mit in Anschlag. Und es scheint, wie GROSSMANN ausführt, daß nicht so sehr die primitiven Völker darunter zu leiden haben, als die halbzivilisierten, welche von einer natürlichen Nahrungssuche zu einer mehr schematisierten oder einförmigen Ernährung überzugehen pflegen. Flüssigkeitsmangel (Milchmangel) und Infektionsbereitschaft dürften ebenfalls eine Rolle spielen. Fraglich ist dagegen die Bedeutung der Rasse. Nicht die Rasse, sondern die an Rassenzugehörigkeit gebundene eigentümliche Lebensweise, ja die damit gegebene ganze Gestaltung der Umgebung und Sitten (Kult-Eigentümlichkeiten) sind es, die mehr oder weniger zu solcher Krankheit geeignet machen.

Dagegen nimmt solche Betrachtung manchen Umständen den Schein einer ätiologischen Bedeutung hinweg. Bodenbeschaffenheit, Trinkwassereigenart und Klima scheinen wenig bedeutungsvoll zu sein; „am ehesten dürfte noch ein heißes, trockenes Klima dadurch eine Rolle spielen, daß es die Schweißsekretion vermehrt und trotz reichlichen Trinkens zu einer oft wesentlichen Eindickung des Harnes führt" (GROSSMANN, RAČIĆ).

Mit der Hebung der Lebenslage, mit der Besserung des Lebensraumes nimmt für die gefährdeten jungen Menschen die Anfälligkeit für Blasensteine ab. In diesem Sinne spiegelt der durchgeführte tabellarische Vergleich mancherorts die Besserung der hygienischen und sozialen Verhältnisse.

Anderseits liest man, Nieren- und Harnleitersteine hätten zugenommen. Es ist gar kein Zweifel, daß die Feststellung der Steine in den oberen Harnwegen mancherorts gewaltig anstieg, das muß aber nicht unter allen Umständen besagen, es sei in der Tat mit einer Zunahme der Nieren- und Harnleitersteine zu rechnen.

Es ist bezeichnend, mit welcher Vorsicht GROSSMANN an Hand des Beobachtungsgutes seiner Arbeitsstätte, des Hedwigskrankenhauses in Berlin, sich der Beantwortung der hier interessierenden Frage zuwendet: $2^1/_2$ Tausend Harnsteinfälle in 7 Jahren, überwiegend Nieren- und Harnleitersteine. Er denkt an die ganz überraschend verfeinerte und gesicherte Möglichkeit der ärztlichen Steinfeststellung seit der Ausarbeitung der strahlendiagnostischen Arbeitsweise, während man früher im Dunkeln tappte. Wahrscheinlich werden auch dort noch mehr Steinfälle gefunden, wo sie bis heute noch wenig auffielen oder falsche Deutung fanden.

Unter dem Gesichtswinkel der viel zahlreicheren und gesicherten Erfassung möchte ich die Zunahme der Steinkrankheit, wie sie z. B. für Halle (KNEISE), Düsseldorf (FISCHER), Hannover (PRAETORIUS) und Wien (HASLINGER) gemeldet wurde, ansehen. Zwar berichtete NIKOLAUS aus Jena, daß in den Jahren 1888 bis 1900 nur 10 Fälle von Nephrolithiasis zur Beobachtung kamen, Jahre 1919 3 Fälle und im Jahre 1925 über 30 Fälle. Ist man da nicht mit RAUTENBERG versucht, zu fragen, ob daran die zweifellos im letzten Jahrzehnt bedeutend gebesserte Diagnostik (Röntgenmethodik) nicht etwas schuld sei, ob also nicht vielleicht nur eine größere Ausbeute bei gleichgebliebenem diagnostischem „Angebot" vorliege? Auch die fortgeschrittene, mit mehr Mut und Erfolg unternommene Nierenchirurgie offenbart nunmehr greifbar Nierensteine, die früher falsch gedeutet oder verborgen geblieben sein mögen. Die vorhin genannten 4 Meldungen stammen denn auch tatsächlich aus vorzüglichen urologischen Zentren. Anderseits will man diese Zunahme dadurch erklären, daß das deutsche Volk in verhältnismäßig kurzer Zeit gezwungen war, in der Art seiner Ernährung eine völlige Umstellung vorzunehmen, das erstemal nach Beginn des Weltkrieges, das zweitemal nach Kriegsende bzw. als die tiefe Geldinflation von 1923 überwunden wurde (v. LICHTENBERG, GROSSMANN). Indes, die letztgenannte Vermutung, welche GROSSMANN noch in einer früheren Arbeit überlegte, scheint ihm in seiner späteren, welche die geographischen Vergleiche der Harnsteinkrankheit wertet, nicht mehr so recht annehmbar. Man wird für die Fülle der Nierensteine und Harnleitersteine eine andere Konstellation ursächlicher Umstände anschuldigen müssen, als für die Blasensteine. Diese sind die Harnkonkremente der ärmlichen, schlecht ernährten Menschen, jene die Konkremente der üppigeren und auskömmlich ernährten. Freilich, solche Gegenüberstellungen gelten nicht sensu stricto; RAČIĆ schreibt z. B. 1928, daß unter seinen Nierensteinkranken die ärmeren Bevölkerungskreise in einer Überzahl von 50 : 6 zu zählen seien.

Über eine „Harnsteinwelle" in Mitteldeutschland berichten allerjüngst KNEISE und BEYER unter Hinweis auf die einschlägigen Mitteilungen anderer Forscher. An Sprechstundenkranken haben sie von 1927/28 bis 1932 folgende Feststellungen über das Harnsteinleiden gemacht: an Steinkranken wurden ermittelt

	Zugänge	Nieren- u. Harnleitersteinträger	Blasensteinträger	Steinkranke %
1927/28 unter	2332	49	16	3,0
1929 „ rund	1260	49	14	5,0
1930 „ „	1160	78	9	7,5
1931 „ „	1000	58	20	7,8
1932[1] „ „	716	57	11	9,5

Was die Steinzusammensetzung angeht, so handelte es sich in weitaus der größten Zahl der Fälle um Mischformen.

„Mag in der Tat in den verschiedenen Bezirken die Zusammensetzung der Steine verschieden sein, so ist doch das eine anscheinend in ganz Deutschland und in Österreich gleich, nämlich die Häufung der Steinfälle an sich", so drücken sich KNEISE und BEYER aus. Eine sichere, greifbare Ursache für die Zunahme der Harnsteine geben die beiden Forscher nicht an. — (Als ein bemerkenswertes Ergebnis ihrer Beobachtungen, welche mit Meldungen von K. FISCHER und von CHWALLA übereinstimmen, mag der in sehr vielen Fällen erbrachte Nachweis erstens einer rückfälligen Steinbildung in der operativ von Urolithen befreiten Niere, zweitens einer raschen Konkrementbildung in der anderen, nicht operativ behandelten Niere nachdem die eine Niere einem Eingriff unterworfen war.)

b) Alter und Geschlecht der Harnsteinkranken.

Die Grundsätzlichkeit, welche im vorigen Abschnitt zwischen Blasensteinen und Harnleiter- bzw. Nierenkonkrementen zutage trat, leuchtet auch ein, wenn man ein großes, gemischtes Beobachtungsgut solcher Art auf Alter und Geschlecht der Kranken prüft. Man hat in dieser Beziehung in den Mitteilungen des Schrifttums nicht immer bei den Zählungen eine Trennung des Fundortes der Konkremente im Körper vorgenommen, sondern die Urolithiasis kurzweg gezählt; das ist eine nicht wünschenswerte Feststellungsart. Für die Beurteilung einschlägiger Zählungen muß man ferner zum mindesten berücksichtigen, ob das gezählte Beobachtungsgut aus einer Gegend endemischer Harnsteinhäufung stammt oder nicht. Es ist unmöglich, hier all den Zählungen beschäftigter Harnchirurgen nachzugehen. Einige Beispiele müssen genügen.

SCHLAGINTWEIT, der in München, also fern von endemischer Harnsteinhäufung, wirkt, verfügte 1913 über 326 Steinfälle mit folgender Verteilung nach dem Alter:

Unter 326 Kranken war nur 1 Knabe von 7 Jahren; der jüngste erwachsene Patient zählte 29 Jahre; 2 weitere erwachsene Kranke zählten 30 Jahre;

im Alter von 30—40 Jahren standen 14 Kranke
„ „ „ 40—50 „ „ 38 „
„ „ „ 50—60 „ „ 81 „
„ „ „ 60—70 „ „ 119 „
„ „ „ 70—80 „ „ 62 „
„ „ „ 80—90 „ „ 8 „

Dem Geschlechte nach befanden sich unter den 326 Kranken SCHLAGINTWEITS nur 4 weibliche Patienten mit 2 Fremdkörpersteinen und 2 pyelitischen Konkrementen. Diese geringe Anfälligkeit der Frauen ist sehr bemerkenswert. Vielleicht hätten die Gynäkologen hier mehr zu berichten; indes läßt sich dann wiederum kein Vergleich mit dem durchschnittlichen Befall der Männer ziehen. ZANGEMEISTER gibt an, Frauen trügen manchmal unbewußt Blasensteine in sich; erst in der Schwangerschaft machten sich von diesen Steinen ausgehende Beschwerden geltend.

Eine von SCHLAGINTWEIT erwähnte gemischte Harnsteinstatistik des Wildunger Arztes MARC ergab ebenfalls die meisten Steinkranken im Alter von mehr als 60 Jahren; der jüngste Steinpatient MARCS zählte 11 Jahre und von seinen 900 Kranken waren nur 7 unter 30 Jahren; 6mal betraf die Steinkrankheit dieser großen Beobachtungsreihe das weibliche Geschlecht.

THOMPSONS und CATHELINS Feststellungen, die hinsichtlich des bevorzugten Alters der Steinträger MARCS und SCHLAGINTWEITS Erfahrung völlig entsprachen, zählten

unter 759 Vorkommnissen 3 Frauen (THOMPSON),
„ 63 „ 3 „ (CATHELIN).

[1] Nur die ersten 9 Monate im Jahr 1932 wurden gezählt; bei der ganzen Aufstellung schieden alle unsicheren oder zweifelhaften Fälle aus. Es handelte sich nicht um das Beobachtungsgut einer öffentlichen Anstalt, sondern um Krankenbeobachtung einer besonderen urologischen Privatabteilung.

Diese Zählungen entstammen nun einer Zeit, welche in Hinsicht auf die Feststellung und körperlich örtliche Bestimmung des Steinleidens noch nicht so geschickt war, als unsere jetzige Ärzteschaft, welche die sog. Urodiagnostik zu ungeahnter Zuverlässigkeit führen konnte, dank neuer Methoden einer anschaulichen, im wesentlichen morphologischen Feststellungsweise mit Hilfe der Röntgenstrahlen.

Mein Mitarbeiter RAUTENBERG hat es unternommen, eine Sammelstatistik aus verstreut niedergelegten Mitteilungen vieler urologisch tätiger Forscher herzustellen, die zum größten Teil in Deutschland, Österreich, Ungarn und Rußland tätig sind. Von fast allen Autoren wurde das 3. und 4. Lebensjahrzehnt als häufigste Leidenszeit der Steinträger angegeben, freilich ohne Berücksichtigung des mit Prostatahypertrophie verbundenen Steinleidens alter Männer. RAUTENBERG zählte zunächst die Lithiasis der Nieren und Harnleiter, in zweiter Linie die der Blase (nun einschließlich der gleichzeitigen Prostatiker). Aus seinen Darlegungen übernehme ich folgende Abschnitte:

„Nach HASLINGER, ISRAEL, KAIRIS und ZEISS, KÜSTER, WILDBOLZ u. a. verteilt sich die Nephrolithiasis ungefähr gleichmäßig auf die Geschlechter, nach FEDOROFF, LICHTWITZ u. a. überwiegt aber die Anzahl der männlichen Steinkranken erheblich. In Thüringen wurden sogar nur 12% Frauen unter den an Nierensteinen Erkrankten gefunden (NIKOLAS). Nieren- und Uretersteine sind nach GROSSMANN und POLLAK beim Mann doppelt so häufig wie bei der Frau.

Die folgenden 2 Listen wurden gewonnen an Hand der Mitteilungen folgender Forscher: R. BACHRACH, H. BECKER, J. BITSCHAI, P. BLATT, V. BLUM, R. BONN, CASPER, R. CHWALLA, D. EGYEDI, H. v. ENGELBRECHT, J. FARKAS, FEDOROFF, K. FILLENZ und L. HAAS, H. FISCHER, FRISCH, A. FRYSZMAN, GAGSTATTER, J. GOLDBERGER, J. GOTTLIEB, M. GRAUHAN und v. RHEREN, W. GROSSMANN, W. HOFMANN, E. HOLSTEIN, R. HOWALD, Th. HRYNTSCHAK, A. HUTTER, IKOMA, G. v. ILLYES, W. ISRAEL, M. JAKOBY, H. JANKE, E. JOSEPH, Z. KAIRIS, KAREWSKI, N. KLEIBER, W. KLEIN, M. KLIKA, O. KNEISE, O. KNEISE und R. SCHULZE, B. KOTT, B. LEMBERGER, Z. LENKO, F. LESCHNEW und E. LEVANT, LICHTENSTERN, A. MAJANZ, G. W. MAKASCHEW, J. MEYER, R. OPPENHEIMER, R. PASCHKIS, W. POLLAK, S. RATNER, E. REMETE, K. RIES, A. ROSENO, A. ROTHSCHILD, H. RUBRITIUS, SCHEELE, W. SCHÖNDUBE, A. SCHÜPPEL, E. SIMON, N. A. SMIRNOW, P. SSOLOWOFF, R. STOHR, STUTZIN, J. TRÖLTSCH, I. VOSSBECK, E. WEHNER, E. WEIDE, A. WEISER, K. WEISS.

Alters- und Geschlechtshäufigkeit von Nieren- und Harnleitersteinträgern; 452 Vorkommnisse aus dem Schrifttum.

Alter in Jahren	Männer		Frauen		Männer und Frauen		Insgesamt
	Nieren	Harnleiter	Nieren	Harnleiter	Nieren	Harnleiter	
0—5	1	—	—	1	1	1	2
6—10	4	—	—	—	4	—	4
11—20	8	2	5	3	13	5	18
21—30	56	23	36	14	92	37	129
31—40	62	23	30	10	92	33	125
41—50	46	10	15	8	61	18	79
51—60	25	4	14	3	39	7	46
61—70	6	1	2	1	8	2	10
71—80	1	—	1	—	2	—	2
81 und mehr .	—	—	—	—	—	—	—
Unbekannt . .	27	3	7	—	34	3	37
Summe	236	66	110	40	346	106	452
	302		150				

Wir fanden also unter 452 Nieren- und Harnsteinfällen in dem Beobachtungsgut von 452 Vorkommnissen 302 Männer = 66,9% und 150 Frauen = 33,1%. So überwiegen also hier die Männer unbedingt.

Alters- und Geschlechtshäufigkeit von Blasensteinträgern; 348 Vorkommnisse aus dem Schrifttum.

Alter in Jahren	Männer	Frauen	Summe
0—5 . . .	—	—	—
6—10 . . .	—	—	—
11—20 . . .	4	2	6
21—30 . . .	9	3	12
31—40 . . .	14	2	16
41—50 . . .	25	3	28
51—60 . . .	56	5	61
61—70 . . .	87	1	88
71—80 . . .	34	1	35
81 und mehr	7	—	7
Unbekannt .	94	1	95
Summe	330	18	348

Das Blasensteinleiden hat unter 348 Erkrankten 330 Männer = 94,8% und 18 Frauen = 5,2% betroffen. Dies überragend unterschiedliche Ergebnis stimmt mit den Beobachtungen von EGYEDI überein, der das Verhältnis der männlichen zu den weiblichen Blasensteinkranken wie 100 zu 5 angibt. Nach LATZKO beträgt dieses Verhältnis sogar nur 100 : 1,5.

Aus diesen beiden Listen geht indes nicht hervor, daß auch im Kindesalter das Harnsteinleiden gar nicht selten ist; freilich lassen die Zahlen der Tabellen keinen Schluß über die erste Frist der Konkrementbildung zu. Und daß diese sehr wohl in die Zeit der Kindheit fallen kann, ja, daß die Kindheit eine besonders gern befallene Lebensstufe in Hinsicht auf Harnsteine bildet, das ist heute für Gegenden urolithischer Endemie wohl bekannt.“

Dementsprechend sei ein Blick auf die Zusammenstellung von PREINDLSBERGER aus dem Jahre 1902 geworfen[1], welche Erfahrungen im Gebiet der bosnischen Harnsteinendemie spiegelt, freilich nur in Hinsicht auf die Blasensteinerkrankung. Im Verlauf von 8 Jahren konnte er 135 Vorkommnisse von Lithiasis vesicae behandeln, darunter nur 6 weibliche; sie ordneten sich dem Alter nach folgendermaßen an:

Im Alter von		Kranke	
1—5	Jahren standen	23 Kranke	98 Fälle unter 20 Jahren = 72,7%
5—10	„ „	34 „	
10—20	„ „	41 „	
20—30	„ „	10 „	
30—40	„ „	8 „	
40—50	„ „	8 „	
50—60	„ „	6 „	
60—70	„ „	2 „	
70—80	„ „	2 „	
80—90	„ „	1 „	
Summe		135 Kranke	

Diese Zusammenstellung lehrt, daß unter 135 Fällen 98 (= 72,6%) das 1. und 2. Lebensjahrzehnt betreffen. Dem entsprechen die dalmatinischen Erfahrungen von RAČIĆ für Split und Umgebung; 1929 teilte er mit, daß 151 von ihm behandelte Blasensteinfälle 117mal (= 84%) Kinder oder doch junge Menschen betrafen — diese in recht beschränkter Zahl —, die in der Pubertätszeit oder im ersten Mannesalter operiert, doch sämtlich nach ihrer Selbstaussage und nach elterlicher Bekundung seit der ersten Kindheit an Blasenbeschwerden krankten. Eine frühere Aufstellung von RAČIĆ (sie betraf die bis August 1924 operierten 107 Blasensteinfälle) ließ die Anfälligkeit kleiner und kleinster Knaben

[1] Aus PREINDLSBERGERS sehr bemerkenswertem Referat vor der Deutschen Gesellschaft für Urologie 1913 geht die überwältigende Anfälligkeit des Kinder- und Jünglingsalters für Blasensteine ebenfalls hervor; aber es fehlt eine umfassende Gliederung der rund 400 Fälle betragenden Erfahrung nach Alter und Geschlecht.

noch deutlicher zutage treten; es waren von den 107 Patienten 104 männlich und diese 104 verteilten sich folgendermaßen:

Im Alter von	8 Monaten stand	1 Kranker	81 Fälle unter 20 Jahren = 75,7%
,, ,, ,,	14 ,, ,,	1 ,,	
,, ,, ,,	18—20 Monaten standen	4 Kranke	
,, ,, ,,	2—4 Jahren ,,	19 ,,	
,, ,, ,,	4—6 ,, ,,	28 ,,	
,, ,, ,,	6—12 ,, ,,	14 ,,	
,, ,, ,,	12—15 ,, ,,	9 ,,	
,, ,, ,,	15—20 ,, ,,	5 ,,	
,, ,, ,,	20—30 ,, ,,	5 ,,	
,, ,, ,,	30—40 ,, ,,	4 ,,	
,, ,, ,,	45—72 ,, ,,	17 ,,	
	Summe	107 Kranke	

Diesen sprechenden dalmatinischen Erhebungen füge ich einige Zählungsergebnisse aus anderen Gegenden mit endemischer Harnsteinkrankheit an, die ebenfalls die hohe Beteiligung der Jugendlichen am Blasensteinleiden beleuchten können:

Weischer benennt für die Gegend von Shantung 33% harnsteinkranke Kinder.

Schneider benennt für Siam 32,9% harnsteinkranke Kinder.

Garry und Druckmann benennen für Palästina — aber nur unter der einheimischen Bevölkerung — 68,3% harnsteinkranke Jugendliche.

Nakano benennt in seinem Atlas für Japan rund 24% harnsteinkranke Jugendliche; auch da überwiegen die Knaben und Jünglinge bedeutend gegenüber den Mädchen. An anderer Stelle wird die fragliche Zahl jugendlicher Harnsteinleidender in Nakanos Gesichtskreis mit 30% angegeben.

Diese Anfälligkeit des Kindesalters für Blasensteine ist aber keine neue Erkenntnis der Medizin. Hirsch weist in dieser Hinsicht auf die Aphorismen des Hippokrates hin, welche Galen in seinen Kommentarien (Kap. XXVI; ed. Kühn XVII, Bd. 634) mit dem Satz „*αἱ δὲ λιθιάσεις ἴδιον ἔστι τῶν παίδων πάθημα*“ ganz eindeutig kennzeichnete. Auch nennt Hirsch Operationsstatistiken aus der ersten Hälfte des vorigen Jahrhunderts — darunter solche aus der rauhen Alb in Württemberg —, nach denen etwa zwei Drittel der Blasensteineingriffe Kinder bis 15 Jahre betroffen haben.

Dem Geschlecht nach beziehen sich alle diese Angaben über das endemische Blasensteinleiden bei Kindern und Jugendlichen fast ausschließlich auf Knaben und Jünglinge. Račić schrieb mir kürzlich[1], daß er auch nunmehr unter insgesamt 218 Vorkommnissen von Blasensteinerkrankung erst 7 weiblichen Geschlechtes verzeichne.

Diese Besonderheit der Alters- und Geschlechtsverteilung der Blasensteinträger in Endemiegebieten gab zur Frage Anlaß: Warum befällt die endemische Blasensteinkrankheit überwiegend Knaben — und zwar auch ganz kleine, ja noch im Säuglingsalter stehende Knaben? Die Frage enthält also zwei Gesichtspunkte; sie blickt auf die Anfälligkeit des früheren Alters und auf die des männlichen Geschlechts zugleich, unter der stillen und nach Heinrichs zutreffenden Voraussetzung, daß der Harnsäureinfarkt, der von manchen als Quelle des Blasensteinleidens der Knaben ernstlich angeschuldigt wird, bei beiden Geschlechtern gleich häufig vorkomme. Trotz aller Bedenken, welche dagegen von mancher Seite geäußert werden, möchte ich für die überwältigende Zahl der Steinträger im Knabenalter nicht eine dem männlichen Geschlecht besonders zukommende eingeborene Neigung zur Harnsteinbildung, also nicht eine „Diathesis urolithica“ in Anspruch nehmen, vielmehr die anatomische Verschiedenheit der Ausgangsgestaltung der menschlichen Harnwege, eine Deutung, der man sich auch schon zu Zeiten des Galen bedient hat (Hirsch). Mädchen und Frauen mit ihrer unverhältnismäßig weiteren, nicht von einer untergelegten Prostata gewissermaßen bedrängten Harnblase sind wirklich imstande, Steinchen

[1] Anfang Juni 1932.

und Steine leichter per vias naturales zu entleeren, als es für das männliche Geschlecht zutrifft. Eine Beleuchtung dieser Möglichkeit gab SCHLAGINTWEIT unter Berufung auf MARAIS: Eine 32jährige Frau habe nach 15 Monate lang andauernden, wehenartigen Beschwerden einen Stein von 6,6 × 4 cm aus der Harnröhre geboren, welch letztere allerdings dabei einriß. Auch habe VOYER von einem 7jährigen Mädchen berichtet, das nach 4jährigen Beschwerden einen Stein von 28 g Schwere, 9 cm Umfang, 5 cm Länge und 3,5 cm Breite durch die Harnröhre entleerte.

Diese Meinung, der Unterschied des Blasensteinnachweises bei Buben und Mädchen beruhe auf einer Retention der Konkremente in der Harnblase der Knaben, trägt demnach die andere Anschauung in sich, daß an und für sich die Voraussetzung oder Neigung zur Harnsteinbildung, also die Disposition, bei beiden Geschlechtern gleich sei. Wenn gleichwohl von manchen (vgl. RAUTENBERG) auch für die Nierensteine und Harnleitersteine der Erwachsenen ein statistisches Übergewicht der Männer als Konkrementträger dargetan wird, so mag hier vielleicht noch an eine Exposition des Mannes zu denken sein, die bei ihm Steine öfter bilden hilft.

Wenn man das Alter der Harnsteinträger betrachtet, dann fallen im Abschnitt der Blasenkonkretionen aber anderseits die alten Männer nicht weniger auf, und zwar auch abseits der Strecken endemischer Urolithiasis. In dieser Hinsicht sei nur kurz auf CHWALLA verwiesen, dessen Arbeit über „Blasenstein und Restharn" 223 Beobachtungen über die Blasensteinkrankheit zugrunde lagen, wobei — in 16jähriger klinischer Arbeit innerhalb von Wien — kein einziges blasensteinkrankes Kind zu verzeichnen war.

CHWALLAS Beobachtungsgut verteilte sich folgendermaßen: 202 Fälle betrafen Männer, 21 betrafen Frauen. 191 Blasensteinvorkommnisse der Männer werden als primär (= spontan) bezeichnet, 11mal spielten Ligaturen und Fremdkörper als Auslösung sog. sekundärer Blasensteine eine Rolle. — Von den 191 blasensteinkranken Männern hatten 144 = 75% eine Prostatahypertrophie, 18 = 9,4% eine Sphinkterstarre, 5 = 2,6% eine Harnröhrenstriktur, je 2 = 1,0% ein Prostatakarzinom bzw. eine zentrale Blasenparese und je 1 Kranker = 0,5% eine Prostatatuberkulose und ein Adenomrezidiv nach Prostatektomie. In 7 Fällen = 3,7% bestand Harnretention, die vermutlich auf eine Sphinkterstarre zurückzuführen war, ohne daß eine Bestätigung durch einen operativ-autoptischen oder einen Obduktionsbefund vorlag, ebensooft eine Veränderung am Blasenhals, bei der die Differentialdiagnose zwischen Sphinkterstarre und Prostatahypertrophie nicht mit Sicherheit gestellt werden konnte. Ähnlich konnte man in einem weiteren Fall zwischen Prostatahypertrophie und Prostatakarzinom nicht sicher entscheiden. Nur 2 jugendliche Patienten = 1,04% hatten eine reine Nephrolithiasis ohne Blasenhalsveränderungen.

CHWALLA hat leider keine gestufte Altersstatistik seiner Fälle gegeben. Ein Blick auf die etwas weiter oben mitgeteilte Zusammenstellung von RAUTENBERG zeigt aber, wie vom 30.—70. Jahr die Blasensteinkrankheit der Männer gewaltig ansteigt und wie selbst unter dem noch älteren Rest der Greise, bei den 71 bis 80jährigen die Zahl für Blasensteine recht hoch ist; ein Umstand, der nur in Hinsicht auf die von CHWALLA ja deutlich genug in den Vordergrund geschobenen Prostataerkrankungen seine Erklärung finden kann.

c) Bedingungen der Harnsteinbildung.

Schon die Behandlung der Frage nach geographischen Verschiedenheiten der Harnsteinhäufigkeit, ferner die Besprechung der geschlechtsverschiedenen Häufigkeit des Steinleidens — namentlich in Gegenden endemischen Vorkommens der Blasenkonkretionen, ließen Überlegungen anstellen über den Kreis der Bedingungen für die Urolithiasis. Offenbar handelt es sich nicht um Rasseneigentümlichkeiten, nicht unmittelbar um geologisch und geographisch zu bestimmende Umweltsfaktoren, wohl aber um Faktoren der Lebensart,

Lebenshaltung, der mehr oder weniger hygienischen Auseinandersetzung mit örtlichen Lebensnotwendigkeiten, die in Frage stehen. Dabei sind Umstände der Konstitution und der Vererbung nicht etwa kurzweg zu leugnen; diese spielen, vielleicht beschränkt, aber doch deutlich genug in bestimmter Richtung eine Rolle. Auf sie sei zuerst eingegangen:

Wenn man der Meinung ist, daß infolge der größeren Schwierigkeit der Ausschwemmung kleiner Partikelchen aus der Harnblase des Knaben — gegenüber der entsprechenden leichteren Gepflogenheit beim Mädchen — eine Bedingung für Zurückhaltung von Blasenkonkretionen und für das Heranwachsen größerer Blasensteine gegeben sei, greift man an einen Umstand körperlicher Besonderheit, die sozusagen im Bauplan des Mannes vorausbestimmt verankert liegt und auf dem Erbweg zwangsläufig immer wieder zum Ausdruck kommt. Schließlich könnte man natürlich auch das Leiden der Prostatahypertrophie und der mit dieser Störung verbundenen Exposition zum Steinleiden im Hinblick auf solche männlich-konstitutive Eigentümlichkeit beurteilen: Die nur beim Mann mögliche Entwicklung der Prostatavergrößerung schafft Harnabflußhindernisse, die wiederum sehr leicht — oft genug infolge der unumgänglichen Notwendigkeit der instrumentellen Harnbefreiung — zu Infektion, zur Blasenentzündung, zur Harnzersetzung in Ausbauchungen der hypertrophierten Blasenwand, zur Förderung der Steinbildung führt; es erwächst hier also aus einer rein konstitutionellen Baueigentümlichkeit des Mannes und aus seiner Disposition zur Prostatahypertrophie eine Expostionsbegünstigung für Umstände der Urolithenbildung. — Abgesehen von den eben zum Ausdruck gekommenen Überlegungen war es vorläufig nicht möglich, konstitutionelle Besonderheiten gerade der Steinkranken zu finden. GROSSMANN betont ausdrücklich, man habe vergeblich danach getrachtet, hier besonders belastete Menschentypen festzustellen; insbesondere fand sich keine Bevorzugung der Fettleibigen und des sog. arthritischen Habitus.

Man hat durch die neuzeitliche Forschung Anhaltspunkte dafür gewonnen, daß durch nervös übermittelte Störung die Niere in gewissen Partiarleistungen zurückbleibt, etwa in dem Sinn, daß sozusagen reflektorisch eine Alkaliurie oder eine übermäßige Azidurie die Folge ist (FISCHER, THANNHAUSER). Denkt man in diesem Sinn noch an die Möglichkeit einer gestörten Kolloidbereitung des in Ausscheidung begriffenen Harns, dann sind dies, zusammengenommen, Umstände, die, wie im Kapitel über die Theorie der Steinbildung gezeigt wurde, für die Harnsteinbildung oder doch -Zusammensetzung eine gewisse Rolle spielen. Mögen lokale Einflüsse die Nervenerregung auslösen, für die erhöhte oder verminderte Reizbarkeit der Niere, hierauf zu antworten, muß man wohl mit GROSSMANN einen konstitutionellen Faktor annehmen; das entspräche vielleicht auch der Feststellung zahlreicher neurasthenischer Symptome bei Steinpatienten. Auslösende Reizmöglichkeiten könnte man im übrigen ersehen in organischen Nervenerkrankungen, in Traumen, Infektionen, allen möglichen Affekten des Urogenitalapparates usw. Für die Betrachtung des endemischen Blasensteinleidens der Kinder würde der Reiz wieder anders gestaltet sein, worauf später noch einmal einzugehen ist.

Bemerkt sei noch, daß GROSSMANN ausdrücklich angibt, weder mit Diabetes mellitus, noch mit Gicht, Tabes, Geschwülsten oder Tuberkulose, insbesondere der Urogenitaltuberkulose die Urolithiasis auffallend häufig verbunden beobachtet zu haben (vgl. auch MINDER).

Speziell was die Tuberkulose anbelangt, so lehnen GROSSMANN wie BUSCH eine auffällig häufige Kombination mit dem Steinleiden ab. Dies entspricht durchaus meiner an morphologischer Bearbeitung vieler Nierentuberkulosen gewonnenen Erfahrung (vgl. GOTTSTEIN, S. 312 f.!).

Als konstitutionelle Abart gilt die Zystinausscheidung (Aminosurie, Diaminurie). So darf man auch in der von ihr abhängigen Zystinsteinbildung natürlich eine Wirkung jener eingeborenen Funktionsstörung ersehen. Auch für die Alkaptonurie ist das Vorkommen von Harnsteinen gemeldet (BAUER, HUECK, GROSSMANN); doch da handelt es sich nicht um „Alkaptonsteine"; die begleitende Konkremententstehung ist nicht wesentlich bedingt von der Homogentisinsäureausscheidung. Vielmehr handelt es sich um eine Adsorption des im alkalischen Alkaptonharn auftretenden dunklen Derivats der Homogentisinsäure an etwa vorhandene Konkremente. Dasselbe trifft in Ochronosefällen nach chronischer Phenolvergiftung zu; auch betrifft es nicht nur die Harnsteine, sondern auch die Konkremente der Prostata (PICK, PUHR).

An dieser Stelle ist ferner auf die Oxalurie, Phosphaturie, Uraturie hinzuweisen, welche gerne auch als „Diathesen" — das wären Auswirkungen eingeborener Bereitschaft, jene Stoffe auszuscheiden — genannt werden. Hier handelt es sich um eigenartige Veränderungen, die man vielleicht den Stoffwechselstörungen, vielleicht den Ausscheidungsneurosen zuzählen muß. Gewiß kommt bei Oxalurie dann und wann eine Oxalatsteinbildung zustande, bei Phosphaturie die Bildung von Phosphatsteinen, bei Urikurie oder Uraturie die Bildung von Harnsäure- oder von Uratkonkrementen. Indes ist dies nicht die Regel.

Unwillkürlich denken wir hier auch an den Harnsäureinfarkt der Neugeborenen, der ja in der Tat gar nicht selten als Ausgang für Steinbildungen beschuldigt wurde (PREINDLSBERGER, RAČIĆ, GROSSMANN). Und wir legen dabei auch großen Wert auf die Feststellung, daß sein Vorkommen für Knaben und Mädchen in gleichem Ausmaß zutrifft, was HEINRICHS im Nachgang zu seinen Untersuchungen über Harnsäureinfarkte in der Niere Neugeborener so freundlich war, mir brieflich mitzuteilen.

HEINRICHS hat 175 Nieren von Neugeborenen und Kindern bis zum Alter von 1 Jahr durchforscht.

Von den 175 waren	männlichen Geschlechtes	90
	weiblichen „	85
		175

Bei den 90 Nieren	von den männlichen Leichen waren durch Harnsäureinfarkt ausgezeichnet	15 = 17%;
bei den 85 Nieren	von den weiblichen Leichen waren durch Harnsäureinfarkt ausgezeichnet	17 = 20%;
unter 175 Nieren	beiderlei Geschlechter waren durch Harnsäureinfarkt ausgezeichnet	32 = 18%.

Wir denken an das alte, aber durchaus nicht stimmige Wort, Gicht und Harnsteinleiden seien Schwestern. Nur dann und wann trifft das für ein und denselben Kranken zu. Wenn Harnsäureinfarkte oder besser gesagt, kleinste, den durch Harnsäureablagerungen geschädigten Nierenpapillen entstammende, fremde Oberflächen bildende Partikel Zentren für Harnsteinbildung würden, müßte man diese urischen oder uratischen Zentren recht oft finden. (Ich verzichte auf Zählungen, wie oft man Urat- oder Oxalatkerne in durchsägten Steinen vorfand und verweise in dieser Hinsicht auf GOTTSTEIN und GROSSMANN; ich füge aber hinzu, daß man meines Erachtens diese Feststellung keinesfalls makroskopisch treffen kann, da sich um einen mikroskopisch kleinen, kolloidfremde Oberflächen tragenden, harnsauer imprägnierten Zentralkern unmittelbar ein Oxalatmantel niederschlagen kann). In der Tat dürfte das auffällige, charakteristische Bild makroskopischer Oxalatkerne das dennoch primär vorhandene mikroskopisch kleine Uratzentrum oft genug übersehen lassen; es dürfte also mit der Möglichkeit zu rechnen sein, daß an und für sich Erstbildungen der Konkremente um Uratzentren — vor allem in den Fällen kindlicher Harnsteinhäufung weit überwiegen. Wie gesagt sind es aber nicht reine Urat- oder reine

Harnsäurekerne, sondern selbst schon kleine Konkremente im Sinne der uratischen Sphärolithen oder nekrotische, durch Steinbildneradsorption ausgezeichnete Papillenanteile, die hier in Frage stehen. Der Gehalt des kindlichen Nierensekretes an Harnsäure oder Uraten allein könnte ja nicht die Bildung eines Steines bestimmen, mag solcher Gehalt oder mag die Ausfällung solchen Sedimentes aus dem Harn auch für die Zusammensetzung eines Steines bedeutungsvoll sein.

Kurzum, wie heute die Frage der Harnsteinbildung von der Forschung gesehen wird, muß man sagen, „die Veranlassung zur Steinbildung auch bei den sog. Diathesen der Oxalurie, Phosphaturie und Urikurie bzw. Uraturie ist in einer Störung der kolloidalen Beziehungen des Harns zu suchen, die sich als erhöhte Adsorbierbarkeit an fremde Oberflächen ausdrückt". Die erhöhte Ausscheidung der Steinbildner (in Sedimentform) reicht allein nicht zur Konkrementbildung hin (Lichtwitz, Renner, Grossmann).

Für den soeben niedergelegten Satz sind die von Ebstein und Nicolaier veröffentlichten Versuche, durch Diamidverfütterung, beim Tier Harnsteine zu machen, sehr belehrend; denn jene Forscher konnten nicht nur die größere Ausscheidungsmenge des fraglichen Oxalatsalzes, sondern auch eine toxische Nierenschädigung histologisch erweisen, daneben fielen ihnen abgeschuppte, nekrotische Epithelteile auf; eine Sintermasse solcher Teile bildete den Kern der experimentell erreichten Steinbildung, ein schöner Hinweis darauf, daß die vermehrte oder einseitige Sedimentbildung allein nicht für die Steinentstehung verantwortlich zu machen sein kann. (Vgl. auch die Versuche von Keyser mittels Verabreichung von Oxamid, Butyloxalat beim Tier Harnkonkremente zu machen und die von Grossmann gegebene Deutung der Ergebnisse.)

Die Experimente von Nicolaier und Ebstein, dann die Tatsache, daß man durch Ernährungseinflüsse die Reaktion und gewissen Sedimentgehalt des Urins beeinflussen kann, ließen natürlich das Augenmerk der Forscher stark auf Ernährungseigenarten als mögliche Auslösung der Harnsteinbildung richten. Darüber soll später noch gehandelt werden; zunächst noch einige Sätze zur Frage konstitutioneller oder endogener Faktoren für die Urolithiasis!

Wäre die Harnsteinbildung im wesentlichen einer konstitutionellen Diathese zu danken, dann müßte man eine überwiegende Doppelseitigkeit des Nierensteinleidens erwarten[1]. Nach Grossmann, der im eigenen Untersuchungsgut nur 8—19% Doppelseitigkeit fand, schwanken darüber die Angaben der Forscher ungemein; er gibt aus dem Schrifttum folgende Häufigkeit des doppelseitigen Nierensteinvorkommens an:

Jeanbreau	2,18%	Rovsing	14,2%
Ravasini	12%	Keyser und Braasch	15%
Fedoroff	12,3%	Cifuentes	20%
Gottstein	14%	Legueu	50%

Hier muß erst weiteres, neues unter modernen Gesichtspunkten gesammeltes und gesichertes Forschungsgut abgewartet werden, ehe man Stellung nehmen kann (vgl. dazu Ravasini).

Die Frage nach der Vererbbarkeit des Steinleidens ist positiv nur beantwortet für jene Zystinuriker, bei denen es zur Bildung von Zystinsteinen kam. Aber selbst hier liegt nicht für alle Fälle die überragende Macht des Vererbungsfaktors zutage! Im übrigen konnte Grossmann in einem klinischen

[1] Bei einseitiger Urolithiasis soll die rechte Körperhälfte nach Meinung der einen bevorzugt sein. Gottstein bestreitet das. Jede Seite käme ziemlich gleich oft als Ort der Harnsteinbildung in Frage. — Besonders bemerkenswert ist die Tatsache, daß die aus den beiden Seiten des Harnapparates ein und desselben Steinträgers gewonnenen Urolithen nicht gleichartig zusammengesetzt zu sein brauchen (Hansen).

Beobachtungsgut von 700 bzw. 900 Kranken knapp 5% finden, die Anhaltspunkte für Heredität darboten — und zwar bei Hinzuzählung solcher Fälle, in denen nur Geschwister an der gleichen Krankheit litten. Hellström hat 7% Heredität ausgerechnet. Einstweilen lehren uns diese Zahlen nicht viel. Was man als „Heredität" anspricht, weil in einer Familie mehrere Krankheitsfälle derselben Art vorkamen, kann auch Ausdruck derselben Schädlichkeitsaussetzung sein, ohne mit Vererbung und Konstitution viel zu tun zu haben.

Daß sich Harnsteine öfter, als es dem Durchschnitt entsprechen dürfte, bei Trägern von Nierenmißbildungen fanden, d. h. zusammen mit den Folgen angeborener Entwicklungsstörungen, die geeignet waren, den Harnabfluß zu beeinträchtigen, ist eine längst betonte Angelegenheit. Auch Grossmann nennt auf Grund eigener Erfahrung solches Zusammentreffen häufig; in diesem Sinn spielen Langnieren mit doppeltem Nierenbecken, ungleich ramifiziertes Nierenbecken, Hufeisennieren, verlagerte Einzelnieren (Beckennieren), auch Nieren mit überzähligen Arterien von der Aorta oder Hypogastrika her eine bevorzugte Rolle. Auch Zystennieren — fälschlich als „polyzystische Nierendegeneration" auch von solchen bezeichnet, die über die Abgrenzung von morphogenetischen Störungen (= Dysmorphien) und regressiven Metamorphosen oder Degenerationen doch wohl unterrichtet sein sollten —, wurden als Sitz von Steinbildung erkannt (Braasch, Pleschner, Blum, Grossmann). Über Konkretionen in Nierenzysten haben Legeu, Gottstein, Peipers und Askanazy berichtet. Nierenmißbildungen und Steinkrankheit als gemeinsame Erscheinung haben ferner berücksichtigt Israel (572 : 13), Ravasini (25%), Pollak (64 : 7) und Gottlieb, der 20% der Nierenentwicklungsstörungen mit Steinbildung vergesellschaftet sein läßt. Persönlich halte ich den Anteil der Steinkrankheit an dysontogenetischen Nieren auf Grund eigener Erfahrung indes für wesentlich kleiner als Gottlieb. Ich habe in sehr vielen untersuchten dystopen Nieren, Zystennieren, Hufeisennieren, solitären Klumpennieren, Nierenzysten nur 2mal den Befund der Urolithiasis gemacht, eine Zahl, die sicher noch nicht einmal 2% entspricht; ob das Ergebnis viel anders werden wird, wenn man die Fülle der Harnsteinträger auf Nieren- und Uretermißbildungen fachmännisch durchprüft, das möchte ich dahingestellt sein lassen. Meines Erachtens sind auch nicht derlei dysontogenetische Nieren an sich konstitutionell minderwertig, sondern ihre Topographie ist ungünstiger, sie führen leichter zu Harnstauung und Infektion — und damit auch zur Steinbildung.

Die speziell darauf eingestellten Vorgeschichtserhebungen bei 700 Steinkranken haben Grossmann in Hinsicht auf Konstitutions-, Vererbungs- und Mißbildungsfaktoren, obwohl diese schon häufiger zu erkennen waren, kein hinreichendes Ergebnis für die Klärung der Entstehung des Harnsteinleidens in so vielen, vielen Fällen gegeben. Am öftesten trat in der Anamnese der Faktor der Infektion der Harnorgane, und zwar auch nicht so selten jene der sog. — männlichen Adnexe — hervor.

Man hat Ernährungseigenheiten eine große Rolle bei der Steinbildung zugeschrieben. Speziell wird eine A-Avitaminose als konkretionsfördernder Faktor benannt (Osborne und Mendel, Holmes und Koplan). Für diese Benennung eines Vitaminmangels als Vorbedingung der Steinentstehung sprechen mehrfach bestätigte Untersuchungen am Tier.

Rattenversuche ergaben, wenigstens für einen Teil der Fälle, aber immerhin in auffallender Häufung, daß bei Vitamin-A-freier Ernährung Konkremente und unter diesen besonders reichlich Harnsteine willkürlich erzeut werden können (Fujimaki, Gasparjan und Owtschinnikoff, de Langen, McCarrison, Usuki). In einigen größeren Versuchsreihen waren es zwischen 13 und 23% der

Tiere, welche durch Blasensteinbildung ausgezeichnet waren. Nierenkonkremente dagegen fanden sich nur vereinzelt; in einer Versuchsreihe blieben die oberen Harnwege sogar vollständig frei (GASPARJAN und OWTSCHINNIKOFF, PERLMANN und WEBER).

Wenn nun jene Forscher, die von einer Häufung der kindlichen Blasensteinkrankheit in verschiedenen Erdstrichen berichtet haben, fast übereinstimmend bekundeten, daß in jenen Gegenden die Nahrung der kleinen Erdenbürger vor allem qualitativ ärmlich, dürftig sei, ja wenn einzelne geradezu von dem völlig unzureichenden Gehalt an Vitamin A reden, so stimmt dies gut zu dem Ergebnis jener Rattenversuche. Immerhin wäre es wünschenswert für die Erforschung der menschlichen Harnsteinbildung, den Avitaminosefaktor aus der Rolle der Anschuldigung mehr in die Rolle der gelungenen Überführung zu drängen.

Liegt hier vielleicht eine Möglichkeit der Erklärung für manche endemische Blasensteinhäufung bei Kindern vor, so mag sie wiederum für andere zweifelhaft erscheinen; gar nicht will diese Theorie für die Menge der in Zentraleuropa gesehenen Harnsteine passen; denn, wie GROSSMANN es ausgedrückt hat, „in Deutschland gibt es keine -Avitaminosen".

Speziell für die Kinderurolithiasis der dalmanitischen Hinterlande hat RAČIĆ auf die unzweckmäßige Kinderernährung und auf die große „Trockenheit" jener Menschen überhaupt hingewiesen. Seine sehr lebendige Schilderung, welche zu der einen Voraussetzung der Harnsäureinfarkte eine weitere hinzugesellt, ist so bemerkenswert, daß sie hier wörtlich folgen soll, weil sie jenen Lebensraum sehr gut kennzeichnet, den auch andere Beschreiber endemischer Kinderlithiasis im Auge hatten, wenn sie von mißlichen oder ärmlichen sozialen Verhältnissen und unhygienischer Lebensart der betroffenen Kreise sprachen:

„Die Sonne des dalmatinischen tiefblauen Himmels bescheint mit ihren bald milde wärmenden, bald unbarmherzig sengenden Strahlen ein Fleckchen Erde von unbeschreiblicher Schönheit, das an der Küste die Merkmale relativen Wohlstandes und zeitgemäßer Kultur trägt, dessen Hinterland aber ein armseliges Leben des Elends, der Not und Entbehrung mitten in einem unübersehbaren, öden, trostlosen Steinmeere, in kaum anbrechender Kulturdämmerung fristet. Die dem mageren Grundstück und der mühsam bebauten Flur alljährlich abgerungene, karge Ernte an Weizen, Mais und Kartoffeln, genügt eben, um die unterernährten, ihrem harten Schicksale stoisch ergebenen, und ihrer heimatlichen Scholle getreuen Dulder noch am Leben zu erhalten.

Die durch reichen Kindersegen erschöpfte Mutter verläßt regelmäßig am zweiten Tage nach der Entbindung ihr Lager, um zumindest ihren Hauspflichten zu obliegen. Ihre dürftige Ernährung besteht aus Schwarzbrot, Polenta, hartem Schafkäse, hin und wieder aus geräuchertem Fleisch, gesalzenen Sardellen, Sauerkraut, viel Zwiebeln und Knoblauch. Zur Durststillung wird kalkreiches Zisternenwasser mit Zusatz von saurem Wein oder Weinessig, nicht selten auch Branntwein genossen. Nach uralter Überlieferung verrichtet aber die Bedauernswerte in sengender Sonnenglut, schweißgebadet, auch noch die schwerste Feldarbeit. Ihre Leibesfrucht, ein winselndes Skelet im buchstäblichen Sinne, ist naturgemäß imstande, nur ein Minimum an Oxydationsenergie im allerersten Beginne des selbständigen Lebens zu entfalten, die regelmäßig eine reichliche Bildung von Harnsäureinfarkten in den Nieren zur Folge hat. Ob nebst dem genetisch endogenen Faktor, der in einem erhöhten Leukozytenzerfalle seine Grundlage haben mag, auch die herabgesetze Löslichkeit der Harnsäure infolge Harneindickung, wie dies besonders PFAUNDLER hervorhebt, für die reichlichen Harnsäureinfarkte der Neugeborenen im allgemeinen verantwortlich zu machen sei, will ich dahingestellt sein lassen. Regelmäßig ist der Harn solcher Kinder unseres Hinterlandes in den ersten Lebenstagen recht spärlich, stark sauer, oft trübe und reich an Harnsäure und harnsauren Salzen. In den Windeln sind ungemein häufig gelbrote Massen, besonders an den Rändern der nassen Stellen auffallend, die sich unter dem Mikroskop zum Hauptteil als Harnsäurekristalle entpuppen.

Die bedauernswerte Mutter, mit ihrer unzweckmäßigen Ernährung, spendet dem Neugeborenen mit der spärlichen Milch sicher wenig zusagende Nahrungsstoffe und absolut geringe Flüssigkeitsmengen, alles Umstände, die naturgemäß, nebst anderem, auch eine mangelhafte Durchflutung der Nieren und eine bedeutende Erschwerung der Wegspülung der reichlichen Harnsäureinfarkte zur Folge haben müssen. Schon in den ersten Lebenstagen wird den Kindern Schwarzbrot, von der Mutter vorgekaut, nebst abgekochtem Maisbrei, als Getränk recht kalkreiches Zisternenwasser gereicht. Der primitive, einförmige

Speisezettel der Kinder erstreckt sich bald auf alle die unzweckmäßigen Nahrungsmittel, die das Elend und die Armut den Erwachsenen selbst auftischt.

Die bereits durch die Harnsäureinfarkte gesetzte primäre Nierenschädigung und die dadurch bedingte Verminderung des Kolloidschutzes, die in der ersten Lebensperiode, sicher zum Hauptteil als Ausdruck der unzweckmäßigen Ernährung, regelmäßig zu beobachtende hohe Harnazidität, die reichliche Abscheidung von Harnsäure, harnsauren Salzen und Oxalaten, sind alles Bedingungen, die der Apposition neuer Ablagerungen ausfallender kristalloider Substanzen um den zentralen, von den Harnsäureinfarkten gelieferten Kern Vorschub leisten und zur Entstehung eines Konkrementes Veranlassung geben, das entweder im Organe selbst zu einem Niernsteine heranwächst oder in die Blase gelangt, um daselbst durch neue Apposition und Vergrößerung zu einem Blasensteine heranzureifen."

Dieser — der Urolithiasis der Knaben gewidmeten Schilderung — stellt Račić die Ernährungsverhältnisse jener Erwachsenen gegenüber, welche das Heer der Nierensteinleidenden bilden.

Soweit es ärmliche Bauern des Hinterlandes sind, bleibt die gleiche Nahrung im Spiel, wie sie vorher schon genannt wurde; freilich an den Küsten wird sie durch scharf gewürzte und gepfefferte Fischgerichte und Tomaten etwas — aber nicht günstig bereichert. Die Wohlhabenden nun aber — und das sind Bewohner der Küstenstriche und Städte, frönen nach Račićs Worten „den Genüssen einer reichen Tafel, welche purinreiche Nahrungsstoffe in scharfer, pikanter Zubereitung bietet; sie sind den heimischen, schweren Weinen keineswegs abhold und führen vornehmlich eine sitzende Lebensweise. Die damit im Zusammenhange stehende Änderung der Blutbeschaffenheit, die Störung der Nierensekretion und der kolloidalen Beschaffenheit des Harnes äußert sich bei den Armen und Wohlhabenden — aus verwandter Ursache — in dem so häufigen Abgange von Ziegelmehl, Harnsand und Harngrieß, einer bei uns alltäglichen, erschreckend häufigen Erscheinung". Račić hatte reichlich Gelegenheit, sich über die Wichtigkeit des alimentären Momentes als „steinbildungsfördernden" Faktors durch genaue Anamnese jedes einzelnen Falles, zu überzeugen „Die intelligenteren Patienten", so schreibt er, „hoben selbst, ohne Ausnahme, die ganz besondere Wichtigkeit, welche die Art ihrer Ernährung auf die Häufigkeit ihrer renalen Beschwerden ausübe, rückhaltlos und mit besonderem Nachdrucke hervor. Die Zahl der Patienten, die für jede Kolik mit oder ohne Steinabgang, ein Nachlassen ihrer kulinarischen Enthaltsamkeit anschuldigen, ist groß".

Es fiel Račić ferner außerordentlich oft bei Patienten der ärmeren Gesellschaftskreis, die an ein längeres Spitalkrankenlager gefesselt waren, und denen ihre Erkrankungsart den Genuß der vollen Spitalkost gestattete, die merkwürdige Tatsache auf, daß sie an heftigen Nierenkoliken erkrankten mit Abgang von Harnsand und Harngrieß, nicht selten kleinerer Konkremente. „Ich vernahm von denselben ausnahmslos die bestimmte Behauptung, noch niemals vorher eine derartige Kolik durchgemacht zu haben. Mag auch früher ihre Ernährungsart keine zweckmäßige gewesen sein, so erlitt dieselbe zweifellos seit ihrem Spitaleintritte, durch eine relative Überernährung mit stickstoffreicher Kost, bei mangelnder körperlicher Bewegung, eine gründliche Umwälzung. Daß Leute, die in ihrem Leben vielleicht nur zu Weihnachten frisches Fleisch genossen, einem gründlichen jähen Umschwung ihres gesamten Stoffwechsels, der dem täglichen Fleischgenusse (scharf zubereiteter Nieren-, Hirn- und Lebergerichte) folgen muß, nicht alle schadlos widerstehen können, dürfte wohl begreiflich sein. Ihre vielleicht bereits vorhandene, in ihrer konstitutionellen Eigenart gelegene, durch eine besondere Labilität des Nervensystems noch verstärkte, bisher latente Diathese ist durch den jähen Stoffwechselumschwung zu einer manifesten, aktiven geworden" (Račić).

Man sieht, Račić beschuldigt die Qualität der purinreichen Nahrung, die äußerst stark gesalzen und gewürzt die Nieren belästigen, reizen kann, er beschuldigt den reichlichen Alkoholgenuß (der zur Einreißung von Organeiweiß führt), und den Mangel an Wasser in einem oft unerhört heißen Land.

Man liest das Mißverhältnis des großen Schweißverlustes bei der Arbeit in sengender Hitze mit der Notwendigkeit reichlichen Genusses kalkreichen Wassers öfter beschuldigt als Grund für die Bildung von Harnsteinen; aber, wie schon angedeutet, gegen diesen Erklärungsversuch wendet sich erstens die Tatsache, daß es in unseren Breiten auch ohne sengende Hitze zahlreiche Harnsteine gibt, zweitens daß in Gegenden mit sehr kalkreichem, hartem Wasser unseres Vaterlandes nicht mehr Harnsteine gefunden werden, als in anderen mit weichem Trinkwasser. Der Hinweis auf den neuerdings reichlicheren Genuß oxalathaltiger Nahrungsmittel in unseren Breiten hinkt ebenfalls sehr stark, weil Konsumenten und Steinträger nicht oder nur zum

Teil übereinstimmen. So lassen im allgemeinen die „Ernährungshypothesen" ebenfalls unbefriedigt, mögen sie im Spezialfall, z. B. für die dalmatinischen Verhältnisse, auch als wichtige Bedingungen ganz berechtigt ins Treffen zur führen sein.

Ein Punkt kommt vielleicht in den Ausführungen von RAČIĆ um weniges zu kurz, ein Punkt, dem doch auch Berücksichtigung zusteht als einem unterstützenden Faktor. Das ist die relativ große Menge von Darmstörungen, die an der Kleinkindersterblichkeit ebenso mitschuldig sind, als sie wohl bei ihrer infektiösen Natur auf die Harnorgane übergreifen können, wenn die engen lymphatischen Verbindungen zwischen Darm und Nieren wirklich zu Recht bestehen, die uns FRANKE gelehrt hat. Die Berücksichtigung dieses Umstandes verweist auf den Faktor der Infektion im Rahmen der Harnsteinvorbedingungen.

Als Schlagwort spielt die Infektion im Kranz der Erklärungsversuche der Urolithiasis keine kleine Rolle. Wir wissen ja seit langer Zeit, daß Infektion der Harnwege — noch dazu bei Menschen mit alkalischer Harnausscheidung — die Gefahr langwieriger Entzündung der Blasenwege und damit der Konkretionsbildung in sich birgt. Die Infektion kann aus dem Phosphaturiker einen Phosphatsteinbildner machen, schreibt GROSSMANN, wenn auch nicht alle Phosphatsteine entzündlich entstehen müssen. Ganz allgemein gesehen, bildet die Infektion gewiß ein sehr oft nachweisbares Glied in der Beziehungskette zum Harnstein; ob aber ihre Rolle immer primär oder nicht doch auch oft nur sekundär aufzufassen ist, kann mitunter schwer zu entscheiden sein. Von einigen wird angenommen, daß das Primäre immer die Infektion, die Steinbildung also stets nur ein sekundärer Vorgang sei, gewissermaßen eine Art von Reaktion der Niere und Blase auf die Infektion (GARRY und DRUCKMANN). Diese Tatsache eines oft genug gesehenen Zusammenhangs der Steinkrankheit mit infektiöser Entzündung im Bereich der Harn- und Geschlechtsorgane wird im allgemeinen dadurch erklärt, daß 1. eine durch toxische Schädigungen bedingte Sekretionsanomalie der Nieren entsteht, daß 2. Bakterienhaufen und Entzündungsprodukte ein gutes Steingerüst abgeben, bzw. Bakterien- (Staphylokokken-) Anwesenheit einer Gelbildung des ungewöhnlich sezernierten Eiweißes Vorschub leistet (BOSHAMER) und daß 3. die durch manche Bakterienarten hervorgerufene ammoniakalische Harngärung die Steinbildung begünstigt (PERLMANN und WEBER, GROSSMANN, HELLSTRÖM). Ich möchte aber doch ablehnen, diesen Bedingungskreis als Ursachenkonstellation aller Harnsteinbildungen anzusehen.

Schon in den A-Avitaminoseversuchen fiel die sehr große Empfänglichkeit der Versuchstiere für Infektionen auf. Im allgemeinen gelingt es aber nicht, die Harnwege gesunder Tiere einfach durch Bakterieninstillation im Sinn einer steinbildenden Zystitis zu verändern. Es ist bemerkenswert, daß neuerdings amerikanische Forscher durch Einführung proteusverwandter Bakterienstämme in die durch Anwendung chemisch reizender Mittel schwer veränderte Blase Kalkinkrustationen, ja richtige Steinbildungen erzeugen konnten (HAGER und MEGATH, KEARNER).

Ein aus alkalischem Harn bei inkrustierender Pyelonephritis mit Steinabgang gewonnenes Bakterium, das als „Salmonella ammoniae" bezeichnet wurde und den Proteusstämmen nahe steht, wächst unter Ureaseentwicklung, es baut Harnstoff zu Ammoniak ab, wobei Ca, Mg und NH_4 ausfallen. Dies Bakterium läßt sich bei entsprechender Harnreaktion auf jede andere Blasenentzündung aufpfropfen, was für den Kolibazillus nicht zutreffen würde. Man findet die Salmonellainfektion bei Frauen häufiger als bei Männern. Im Meerschwein- oder Kaninchenversuch macht man zunächst durch Instillation von 0,5 ccm bzw. 2 ccm Salizylsäurealkohol eine zystische Reizung, dann gibt man etwa 5 Tage später 2 ccm einer Fleischbrühe mit Salmonellakultur (Bac. proteus ammoniae) in die Blase, welche nach wenigen Tagen die Tiere unter septischen Erscheinungen tötet. In der Blase findet man dabei schwere Verkrustung geschwüriger Flächen und kleine Konkrementbröckel. Grossmann hat diese Versuche mit Proteuskulturen erfolgreich nachgeahmt. Wurden Kokkenkulturen verwendet, so fielen sie negativ aus.

Diese in der Erzeugung inkrustierender Zystitis erfolgreichen Tierversuche beleuchten gewiß manche schwere krankhafte Blasenveränderung in einem großen Teil ihrer Erscheinung; ob sie immer auch den Beginn der Veränderung erklären, scheint mir zweifelhaft. Sie erklären sogar ganz gewiß nicht die größere Reihe von Steinvorkommnissen in infizierten menschlichen Harnwegen, weil, wie Grossmann hervorhebt, Proteusinfektionen gar nicht regelmäßig vorkommen und hinter der Zahl sonstiger entzündlich-infektiöser Harnwegserkrankungen zurückstehen.

Es gibt auch Phosphatsteinbildungen im infizierten sauren Harn, den Kokken gar nicht wesentlich zersetzen. Grossmann schilderte ein solches Vorkommnis mit hartnäckiger Staphylokokkenwucherung und dauernder Steinproduktion. Rosenow und Meisser erzeugten, ihrem Bericht nach, beim Hund Harnsteine mittels Einimpfung von Streptokokken in die Zahnpulpa, wobei sie Kulturen verwendete, die von einem Steinkranken stammten. Man kann solch vereinzelte Möglichkeit einstweilen nur berichten; sie muß in größerem Maß nachgeprüft werden. Und wenn diese Prüfungen positiv ausfallen —, dann beweisen sie, daß exogene Umstände Bedingungen für eine Harnsteinbildung schaffen, der wir in Form der sog. entzündlich entstandenen Urolithen oft genug begegnen. Aber diese Möglichkeit, auf bakteriellem Wege eine Urolithiasis in entzündeten Harnwegen zu machen, löst wiederum nicht das Gesamträtsel der Harnsteinbildung.

Ohne weiteres verstehen wir es, daß Harnstauungen und stagnierender Restharn der bakteriellen Zersetzung sehr entgegenkommen. Ein Circulus vitiosus kann darin bestehen, daß infektiöse zystische oder pyelitische Erkrankung zur Wandschädigung führt mit Störung der Nerv-Muskelbeziehung — auch jener der Wandungen der venösen Plexus, die zur Regulierung der Blasenöffnung und des Blasenschlusses so sehr nötig sind (Heiss). So kann die Entzündung die Harnaustreibungskräfte stark beeinträchtigen, es erfolgt Harnstauung, die ihrerseits wieder die Infektionswirkung erhält oder zu neuer Infektion führt.

Fernerhin muß bei Prüfung der Bedingungen für das Harnsteinleiden daran gedacht werden, daß bei Erkrankungen des Zentralnervensystems, aber auch bei Verletzungen der Wirbelsäule ohne organische Schädigung der Medulla spinalis, daß bei versteifenden Veränderungen der Wirbelsäule, daß nach schweren Frakturen oder Amputation im Becken und Oberschenkelgebiet (Wolf) eine gewisse, und zwar gar nicht so geringe Anfälligkeit für Harnsteinbildung besteht. Die dafür gegebenen Erklärungen — auch Grossmann beschäftigt sich mit diesen Dingen — gehen meist über Deutungsversuche nicht hinaus. Es ist wohl fraglich, ob man all diese Voraussetzungen unter einen Hut zu bringen vermag. Steinentstehung bei Hirn- und Rückenmarkskranken auch nach Wirbelsäulenverletzung, ja vielleicht selbst nach einseitiger Nierenausrottung, läßt, wenn nicht ganz offenkundige Harnaustreibungsschäden die Folge sind, wenn nicht durch sie der Weg für Harnstauung und septische Harnwegsinfektion mittelbar frei wurde (Oehlecker, Rüge), vielleicht den Gedanken der organisch-nervösen Schädigung und dadurch bedingten Störung in der reflektorisch erfolgten Steuerung von Partiarfunktionen der Nieren zu, die man wohl annehmen muß, aber einstweilen im einzelnen so wenig sicher kennt, daß man des unguten Gefühls der Hypothesenklügelei nicht ledig wird.

Diese Überlegungen führten uns auf das vielfach unsichere Gebiet der traumatischen Urolithiasis. Die Benennung „falsch-" und „echt"traumatischer Nierensteine (Rosenstein) empfiehlt sich ganz und gar nicht. Mit Oehlecker sprechen wir lieber von „unmittelbar traumatisch entstandenen Steinen", wenn etwa ein Fremdkörper oder eine Blutung sofort den Steinkern bildete, und von mittelbar entstandenen Steinen, wenn durch das Trauma infolge Harnstauung oder Infektionsmöglichkeit u. dgl. Bedingungen geschaffen wurden, die ihrerseits einer Harnsteinbildung günstig sind.

Sehr selten scheinen „unmittelbar" traumatische Steinentstehungen zu sein, also Konkremente, wie sie durch Umkrustung von Blutkoagula nach Verletzung der Niere entstehen können. Grossmann teilte vier entsprechende Vorkommnisse mit, die in Hinsicht auf gelegentlich auftauchende Begutachtungspflichten als Beispiele wörtlich angeführt seien:

1. Ein 23jähriger Mann mit einem linksseitigen Stein. Er hatte nach einem Sturz auf die linke Seite in seinem 13. Lebensjahre eine als „Nierenbeckenentzündung" diagnostizierte Erkrankung der linken Niere durchgemacht. — 2. Ein 39jähriger Mann, der 1 Jahr vor der Aufnahme bei einem Unfall eine Beckenfraktur und „innere Verletzungen" erlitten hatte. Wenige Wochen danach begannen linksseitige Nierenbeschwerden. Es fand sich ein hochsitzender Harnleiterstein. — 3. Ein 17jähriger Mann, der wegen einer linksseitigen Nierenruptur operiert worden war. Nach 4 Monaten kommt er zur Aufnahme wegen eines linksseitigen tiefsitzenden Harnleitersteins. — 4. Eine 23jährige Frau. Nach einem Sturze rechtsseitige Koliken und Hämaturie. Die Koliken wiederholen sich, nach 2 Jahren wird ein rechtssitzender Oxalat-Phosphatstein entfernt.

Bei der Besprechung solcher Möglichkeiten führte Grossmann aber auch aus, es müßten außer der Blutung in die Harnwege wohl noch andere Umstände mitwirken; denn gemessen an den doch sehr häufigen Harnblutungen seien derartige Steinbildungen außerordentlich selten. Dagegen hat mit Recht Boshamer betont, daß im Fall von Staphylokokkensteinen des Nierenbeckens die mittelbare traumatische Entstehung zu bedenken ist, wenn etwa nach einer Verletzung mit Staphylokokkeninfektion sich eine eitrige Nieren- oder Nierenbeckenmetastase ausbildete.

Ganz zum Schluß soll noch an jene gar nicht so raren Vorkommnisse von Harnsteinbildung im Verlauf schwerer leukämischer Erkrankung erinnert werden. Das Göttinger Sektionsgut birgt mehrere Fälle dieser Art, welche von Bühler gewürdigt wurden. Daß auch bei leukämischen Säugetieren Harnsteine angetroffen worden sind, wurde bei vorausgehender Gelegenheit bereits erwähnt. Diese Beobachtungen wären vielleicht jenen von Račić erwähnten, ganz anders bedingten anzureihen, die zur Ausscheidung großer Harnsäuremengen in den Nieren führen. Hier liegt aber noch eine andere Voraussetzung zutage: Die Leukämie führt durch Schädigung des Blutes und der Blutgefäßwände zu Blutaustritten und Infiltraten der die ableitenden Harnwege begrenzenden Flächen. Auf Abbildungen ist in einem früheren Kapitel die hämorrhagische Diathese solcher Fälle eindringlich gezeigt worden, vor allem wurde auch der Blutungsneigung im Bereich der Nierenkelche gedacht. So treffen hier zwei Umstände klarer als sonst zusammen: 1. Durch Blutungen in die Papillen oder Kelche des Nierenbeckenbereiches werden harnfremde Oberflächen geschaffen, wird das kolloidale Harngleichgewicht gestört. 2. Vermehrte Harnsäureausscheidung führt zur Flockung und zum Niederschlag an den harnfremden Oberflächen feinster Bluteiweißanteile. Feinster pulverförmiger Nierensand bis zu vielfachen körnigen harnsauren Steinchenbildungen sind das Ergebnis solcher zusammentreffender und förmlich aufeinander eingestellter Bedingungen. (Über das Kapitel Leukämie und Harnblutung vergleiche S. 187 dieses Bandes!)

d) Folgen der Harnsteinerkrankung.

Durch das Harnsteinleiden werden, abgesehen von klinisch-diagnostisch wichtigen Leistungsstörungen allerlei pathologisch-anatomisch oder histologisch greifbare Folgen an Nieren, Harnleiter, Harnblase und im Harnröhrengebiet veranlaßt, die man sinngemäß einteilen kann in unmittelbare Beleidigung der Wandung durch den Reiz der aufliegenden Konkremente und in Lichtungsstörungen der Harnwege durch Behinderung des Harnabflusses. Es ist weiterhin nicht gleichgültig, ob es sich um aseptische Verhältnisse trotz der Steinbildung handelt, oder ob das Steinleiden begleitet ist von einer Harninfektion. Es empfiehlt sich, auch hier nacheinander für Niere, Harnleiter und Harnblase die fraglichen Verhältnisse zu betrachten.

Im Göttinger pathologischen Institut hat THEODOR SCHULTHEIS sich an einem ziemlich unfänglichen Beobachtungsgut mit der Frage der Gewebsveränderungen an Steinnieren befaßt. Dabei fußte er auf GOTTSTEINS Einteilung der hier in Frage kommenden makroskopischen Eigentümlichkeiten. Nach ihm kommen vier Hauptgruppen veränderter Nieren in Betracht, nämlich

1. Die Niere von gewöhnlichem Aussehen: Es handelt sich meist um Nieren jüngerer Individuen, die sich äußerlich nur wenig von der normalen Niere unterscheiden, gelegentlich etwas größer, gelegentlich etwas kleiner sind.

2. Die atrophische Niere: Diese, auch „Steinschrumpfniere“ genannt, ist das Endstadium der sich in chronischen Fällen ausbildenden diffusen Nephritis mit weitgehendstem Schwund des Parenchyms und anschließendem Schrumpfungvorgang (Abb. 20).

3. Die sog. „perirenale Fettniere“: Hier wuchert einerseits das Kapsel- und Hilusfettgewebe mächtig außerhalb der Niere, anderseits dringt es meist entlang der Gefäße in das Organ ein und vermag hier große intrarenale Fettpolster zu bilden; das ist also eine Art Vakatwucherung des Fettgewebes an Stelle zugrunde gegangenen Parenchyms (Abb. 16).

4. Die Steinhydronephrose: Bei dieser spielen überwiegend Stauungs- und Druckerscheinungen eine Rolle, das Parenchym ist atrophisch, die Niere wird ein mehr oder weniger dünnwandiger, mit urinöser oder eitriger Flüssigkeit gefüllter, mehrkammeriger Hohlraum. Gelegentlich kann es auch, wenn nur einige Kelche durch den Stein verschlossen waren, zu einer echten partiellen oder Hemi-Hydronephrose kommen (Abb. 15 u. 80).

Wenn nun klinisch eine scharfe Unterscheidung zwischen aseptischen und infizierten Steinnieren möglich scheint, so kann man histologisch hier keine absolut scharfe Grenze ziehen; denn das Gewebsbild der Veränderungen steinleidender Nieren ist so und so sehr mannigfach und wechselnd; man findet Bilder, welche auf Störungen der örtlichen Blutverteilung zurückzuführen sind, und man findet zusammengesetzte Veränderungen entzündlicher Natur; ja diese entzündlichen Veränderungen pflegen recht in den Vordergrund zu treten, und zwar nicht nur im subepithelialen Bindegewebe des Nierenbeckens, sondern mehr oder weniger tief in das Nierengerüst hinein, so daß mit aller Berechtigung von einer Pyelonephritis gesprochen werden darf. Mag sein, daß sie unter aseptischen Verhältnissen bei kleinen, den Harnstrom in nichts behindernden Fällen fehlt oder kaum nennenswert ist — worüber wir ein eigenes Urteil nicht gewinnen konnten —, jedenfalls gelang es nicht, im Fall infizierter Steinnieren, eine Grenze histologischer Art zu ziehen zwischen einem für chronische Pyelonephritis und einem etwa für Pyonephrose allein gültigen Gewebsbild.

THEODOR SCHULTHEIS kam zu dem Schluß, daß die histologischen Befunde erheblich fortgeschrittener Steinnieren Ähnlichkeit haben mit den Befunden pyelonephritischer Schrumpfnieren, deren Histologie vor einiger Zeit von STAEMMLER und DOPHEIDE, weiterhin von PFEIFFER eingehend behandelt worden ist. Auch ihrerseits haben diese Forscher auf die Ähnlichkeit der pyelonephritischen und der Steinschrumpfniere hingewiesen, ja PFEIFFER meint, es deute dieser mangelnde Unterschied darauf hin, daß der Krankheitsvorgang bei beiden gleich sei, d. h., daß — wie sie es für die der Schrumpfung der Steinnieren vorausgehende Infektion annehmen — auch bei der pyelonephritischen Schrumpfniere der aufsteigende kanalikuläre Infektionsweg[1] anzunehmen sei.

Auf die Einzelheiten der von THEODOR SCHULTHEIS eingehend beschriebenen Veränderungen soll hier nicht eingegangen werden. Bilder der Pyelitis simplex, exsudativa, ulcerosa, productiva wurden gesehen. Das Epithel kann ganz abgestoßen sein, es kann an seiner Stelle eine mehr oder weniger schwielige Bindegewebslage oder ein sehr aktives Granulationsgewebe zutage liegen. Die sonst einschichtig epithelisierte Markpapille zeigt nicht selten mehrschichtiges Epithel, ja diese Mehrschichtigkeit erstreckt sich in die Sammelröhrchen noch ein Stück weit hinein. Anderseits ist auch eine zottige, ja polypöse Wulstung der sehr hochgewachsenen Epithelzellen nicht selten. Gelegentlich — ich sah dies einmal ausgeprägt in einem durch Riesenharnleiterstein blockierten Ureter — ist die bedrängte Wandung durch prosoplastische Epithelumwandlung in Form von Leukoplakieherden ausgezeichnet. (Bekanntlich hat LUBARSCH experimentell durch Einbringung von Kirschkernen in die Harnblase von Kaninchen Leukoplakie erzeugen können. Vgl. auch POMMERS Befund einer Harnblasenepidemisierung zugleich mit der Bildung eines Struvitsteines!)

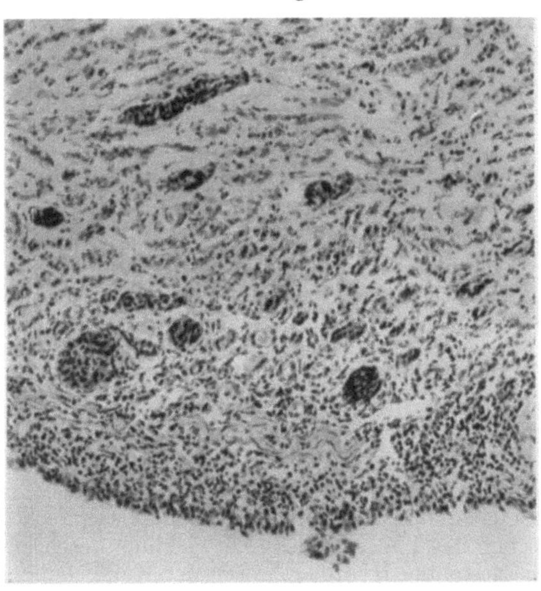

Abb. 79. Steinniere mit entzündetem Papillengewebe. Man sieht das Epithel der Sammelröhrchen stark gewuchert, mehrschichtig, so daß die Sammelrohrlichtung verlegt erscheint. (Nach THEOD. SCHULTHEIS, Pathologisches Institut Göttingen.)

Die tieferen Schichten der Nierenbeckenwand sind stets mehr oder minder ergriffen, die Muskularis ist gedehnt, kümmerlich da, hypertrophiert dort, von Bindegewebszügen vielfach durchkreuzt. Dadurch kommt es zu einer gewissen Unnachgiebigkeit der Nierenbeckenwand, die in chronischen Fällen schwielig erscheinen kann.

All diese Feststellungen gelten mehr oder minder auch für die Harnleiter solcher Nieren, zumal wenn Steinstücke in ihrem Bereich zur Einklemmung gelangten.

Weiterhin macht sich mehr und mehr die Druckwirkung der größer werdenden Steine oder des angesammelten Harns geltend. Die erste Folge des ansteigenden Druckes im Pyelon infolge eines Steines ist eine Kompression des Nieren-

[1] Diese Annahme entspricht einer landläufigen Meinung, deren Berechtigung angezweifelt werden kann; darüber wären neue Untersuchungen nötig.

parenchyms. Die relativ weiche Masse des Parenchyms, speziell der Rindensubstanz wird vom Nierenbecken aus gegen die unnachgiebige, feste Capsula fibrosa der Niere gedrängt. Als unmittelbarer Erfolg davon werden zunächst und am stärksten die kapselnahe gelegenen Malpighischen Körperchen zusammengepreßt, mit dem Ergebnis, daß aus den sonst kugeligen Körperchen flachellipsoide werden, die im mikroskopischen Bilde als flache Ellipsen mit zusammengedrängten Glomerulusschlingen auffallen. Die in den Columnae Bertini gelegenen Glomeruli, wie auch die mehr markwärts liegenden Körperchen, scheinen weniger durch Kompression geschädigt zu werden. Hier wirkt sich die Druckerhöhung anders aus. Die Bowmanschen Kapseln werden ausgeweitet, bald beteiligt sich auch der ganze tubuläre Apparat an der Erweiterung seines Lumens, so daß histologisch besonders die Tubuli contorti 1. und 2. Ordnung als weit gewordene Röhren erscheinen, angefüllt mit einem sich mehr oder weniger rot färbenden kolloiden Sekret, in ihrem histologischen Bilde viel mehr an eine Struma colloides als an eine Niere gemahnend. Dieses Bild kann entstehen aus einer primären Atrophie der Harnkanälchenepithelien mit einer Dehnung des Lumens (Ponfick), anderseits auch, wie Staemmler mehr geneigt ist anzunehmen, durch eine sekundäre Wiederauflösung des schon hyalinisierten Glomerulus und eine neuerliche Anfüllung dieses wiedergewonnenen Raumes mit dem Kolloid. Damit wäre auch das fast völlige Fehlen der Glomeruli auf diesen Bildern erklärt. Wahrscheinlich sind bei den Steinnieren diese beiden Vorgänge miteinander kombiniert, wodurch auch die ungemein verschiedene Größe der einzelnen kolloidgefüllten Zysten zu erklären ist. Hand in Hand mit dieser Ausweitung geht eine Druckatrophie des Epithels, die Zellen werden abgeflacht, gegen das widerstandsfähigere interstitielle Bindegewebe gedrückt, und schließlich kommt es zum Absterben der Zellen, zur Verödung und zur bindegewebigen Substitution der einzelnen Kanälchen und Glomeruli. Das Endstadium ist die nicht sehr häufige aseptische Steinhydronephrose. Besonders schön hat Ponfick diese Entwicklung beschrieben und an seinen experimentell hergestellten Hydronephrosen der Kaninchenniere bewiesen. Durch diese weitgehenden Veränderungen im Parenchym wird die Widerstandsfähigkeit des geschädigten Organs so weit herabgesetzt, daß es meistens nicht bei den eben geschilderten aseptischen Veränderungen bleibt und zu den entsprechenden Endstadien kommt, sondern zur infektiösen Erschwerung derselben, nämlich meist zur Pyelonephritis und Pyelonephrose. Die Infektion kann, wie oben schon erwähnt, vom kanalikulären Pyelon aus, von den Blut- oder von den Lymphbahnen aus erfolgen. Wesentlich ist Art und Virulenz des eindringenden Erregers (Theod. Schultheis). Dazu möchte ich sagen, daß höchstwahrscheinlich die urinogene Infektion vom Pyelon aus weit überschätzt wird, daß ferner die oft genannte Ausscheidungsinfektion im Grund genommen ein hämatogener Vorgang ist, weshalb es nicht nötig erscheint, sie besonders zu benennen. Die Annahme einer Bakterienausscheidung durch restlos ungeschädigte Nieren ist eine Behauptung, die man ebenso schwer beweisbar als widerlegbar nennen kann.

Von den Veränderungen der unter Erweiterung des Beckens und der Kelche sich vergrößernden, gleichwohl im Gewebsanteil kümmernden Niere, die man deshalb nicht ohne weiteres „Schrumpfniere“ nennen sollte, sei noch auf die Gefäße hingewiesen, welche im arteriellen Teil Lichtungseinengungen bei Dickenzunahme der Innenwandschichte aufweisen, so wie sie Ponfick bei seinen experimentellen Hydronephrosen gefunden, Busch für pyelektatische Nieren verschiedener Herkunft benannt, Staemmler fürdie pyelonephritische Schrumpfniere beschrieb. Theod. Schultheis hat in 57% seines Untersuchungsgutes solche Gefäßveränderungen gesehen. Darüber hat er sich folgendermaßen geäußert:

„Es bestand eine mehr oder weniger ausgedehnte Wucherung der Intima, bei nur mäßiger oder mangelnder Verdickung der Media. Eine Verdickung oder Veränderung der Adventitia ließ sich nicht immer eindeutig nachweisen. Die elastischen Anteile der Intima sind häufig enorm vermehrt, und zwar so, daß eine „Verdoppelung" der Elastica interna durch Abspaltung einer zweiten Schicht innerhalb der bindegewebig gewucherten Intima eintritt (KOCH). Dabei braucht die Intimawucherung nicht konzentrisch vor sich zu gehen, sondern in vielen Fällen imponiert die gewucherte Intima als eine kissen- oder zapfenförmig ins Gefäßlumen einspringende Verdickung.

Zum Versuch der Erklärung dieser Gefäßsklerose sind wiederum zwei folgende Gesichtspunkte heranzuziehen, nämlich der der intrarenalen Drucksteigerung und der der fortschreitenden Infektion. Genau wie die Glomeruli werden auch die Gefäße komprimiert, vorzugsweise stärker die dünnwandigen Venen als die widerstandsfähigeren Arterien. Schon dadurch kommt es zu einer Rückstauung des Blutes in den Arteriolen. Hinzu kommt, daß durch die Erniedrigung des Druckgefälles im glomerulotubulären Apparat zum Abflußwiderstand noch ein erhöhter Sekretionswiderstand kommt, die Rückstauung also und damit die Belastung der arteriellen Gefäßwand noch vergrößert wird.

Neben der Annahme einer funktionellen Hyperplasie der funktionell am stärksten belasteteten Arterienhäute darf man nicht vergessen, daß es auch im Verlaufe einer Arteriitis, vorzugsweise einer Endarteriitis obliterans, zu sklerosierenden Prozessen an den Gefäßen kommen kann.

Sieht doch JORES die Neubildung von elastischen Fasern mit gleichzeitiger Intimaverdickung oft also mit einer Endarteriitis verknüpft an. Bei dem hochgradigen Zustande der Entzündung, in dem sich viele der Steinnieren befinden, ist es als durchaus möglich zu bezeichnen, daß es auch auf diesem Wege zu einer sklerotischen Veränderung der Gefäße kommen kann. Allerdings habe ich in keinem Falle eine frische entzündliche Reaktion der Gefäße beobachten können. Hingegen fanden sich hier und dort Prozesse, die auf eine alte entzündliche Affektion der Gefäßwand hindeuteten."

Auch die Eigentümlichkeit der faserigen Kapsel und der Fettgewebshülle der Steinnieren gilt es zu beachten, zumal ja gerade durch GOTTSTEIN geradezu das Bild einer „perirenalen Fettniere" (= „lipomatösen Steinniere") aufgestellt worden ist. Darüber sagte er, es entwickle sich das Fettgewebe außerhalb der Niere und dringe „längs der Gefäße in das Parenchym ein". Diese Ausdrucksweise ist durchaus mißverständlich. Nicht in das Parenchym dringt das Fettgewebe (GOTTSTEIN nennt es kurzweg, aber nicht richtig „Fett") ein, sondern es schiebt sich nach Maßgabe der Nierengewebsschrumpfung vor und gewinnt von der Nierenpforte her um das Nierenbecken, ja selbst zwischen den einzelnen Markkegeln entlang den Gefäßen als wuchernder Teil des Interstitiums Platz. Nach den Ergebnissen der Durchmusterung seiner 25 Steinnieren hat sich THEOD. SCHULTHEIS folgendermaßen über die Kapselveränderungen geäußert:

„Die Capsula fibrosa, die mit der Capsula adiposa ihre eigene Gefäßversorgung hat, nimmt wohl hauptsächlich aus diesem Grunde an den Veränderungen, gleichviel welcher Art sie im Innern des Organs auch sein mögen, auffallend geringen Anteil. Besondere Bedeutung gewinnt sie dadurch, daß sie das die Nieren umgebende Fettgewebe so vor der von der Niere ausgehenden Infektion schützt. Häufig lokalisieren sich die mächtigsten interstitiellen Infiltrationen mit Vorliebe direkt unter der Kapsel, deren straffes Bindegewebe selbst völlig unbeteiligt bleibt. Erst wenn die Capsula fibrosa doch so weit geschädigt ist, daß sie den andrängenden Entzündungsprozeß nicht mehr aufhalten kann, kommt es einmal infolge von Durchschwitzung, ferner infolge eines Durchbruchs zu einer Mitbeteiligung der Capsula adiposa und damit des perirenalen Fettgewebes. Ob es dann zur chronisch proliferierenden Entzündung oder zur Einschmelzung, zum para- oder perinephritischen Abszeß der Kapsel kommt, hängt hauptsächlich von der Art und der Virulenz der einbrechenden Bakterien ab. Bleibt es in der Capsula adiposa nur bei der Infiltration und kommt es hinterher zur bindegewebigen Ausheilung, so ergibt sich ein Bild ähnlich dem der „perirenalen Fettniere." Das verhärtete, durch fibröse Septen untergeteilte Fettpolster erinnert dabei an den Aufbau eines Lipoms. Im Endstadium kommt es zum festen Verwachsensein der Capsula fibrosa mit dem Nierenparenchym, was klinisch in der erschwerten oder unmöglichen Dekapsulation der Niere seinen Ausdruck findet. Während die normale Kapsel nur leicht angeheftet ist und sich mühelos abziehen läßt, ist dies bei der Kapsel der Schrumpfniere wie auch der Hydronephrose in vielen Fällen erschwert, ja unmöglich."

Durch die Konkrementbildung, wo immer sie erfolgt, entstehen zunächst Einengungen der Harnewegslichtung. Geschieht sie in dem an und für sich geräumigen Abschnitt der Harnblase oder Niere, so kann der Raumverlust durch die Anwesenheit des Steines ganz bedeutungslos sein. Liegt aber das Konkrement an Stellen der Harnwege, die von Natur aus schon eng sind, keilt sich womöglich ein Stein gerade in solch engen Lichtungsstellen fest, so wird die Folge sehr bald erkennbar hervortreten. Solche Steinstenosen sind möglich am Übergang der Nierenkelche in das Nierenbecken, bei verästeltem Nierenbecken dort, wo sich die einzelnen Äste der Höhlung zum Stamm vereinigen. Mit Vorliebe bildet sich eine Ureterverlegung durch steckengebliebene Steine oder Steinteile am Harnleiteranfang, dann dort, wo der Harnleiter die großen Beckengefäße kreuzt, endlich juxtavesikal vor der Harnblasenwand oder intramural innerhalb derselben vor dem Uretermund. Liegt ein Konkrement — es kann auch ein großes sein — vor dem Blasenausgang, ja steckt es teilweise im Harnröhrenanfangsteil, so ist dies eine meist verhängnisvolle Angelegenheit, ebenso wie manche Verlegung der übrigen Harnröhrenstrecke durch wandernde Steine. Immer ist als Folge eine Harnverhaltung zu nennen, deren klinische Auswirkung je nach der mehr oder weniger oder gar vollständigen Sperre für den Harnstrom sich langsam oder schnell einstellen wird. Sie äußert sich anatomisch in der zunehmenden Erweiterung der vor dem einengenden Hindernis liegenden Harnwegsstrecke, äußert sich auch in bestimmt geordneter Hypertrophie der Muskulation des Nierenbeckens und des Harnleiters (Löffler), sowie der Harnblase, je nach dem, wo das Hindernis für die Harnaustreibung liegt. Harnleiterstrikturen lassen sich in einer großen Zahl von Vorkommnissen auf abgewanderte und eingeklemmte Nierensteine oder Steinteile zurückführen. Bachrach gibt zwar an, daß Steine von überraschender Größe und zackiger Oberfläche den Harnleiter, ohne festgehalten zu werden, spontan verlassen können. Anderseits kämen aber doch auch tiefgreifende Wandschädigungen des Harnleiters vor und es sei das eine leicht erklärliche Folge des durch die Beziehung von Ureterperistaltik und Steinbesonderheit veranlaßten Traumas; mit Hilfe des Blasenspiegels könne man an dem vielfach verwundeten und geschwollenen Harnleitermund nach Steindurchtritt einen Begriff von den Wandveränderungen erhalten, die durch solche Mißverhältnisse entstünden. Eine Frage ist es, ob der in einem verengten Ureteralschnitt gefundene Stein immer Ursache der Wandstriktur gewesen. Man hat für Fälle, in denen der eine Harnleiter eine Stenosierung mit Konkrementbildung, der andere nur Einengung, aber ohne jede Steinklemmung aufwies, daran gedacht, daß der geklemmte Ureterstein eine sekundäre Erscheinung sei (Hunner). Für die weiteren Folgen ist es natürlich maßgebend, daß eine etwa angeborene Harnleiterenge in Verbindung mit einem mehr oder weniger die Lichtung verlegenden Stein in doppeltem Sinn ein Abflußhindernis für den Harn darstellt, das zur Stauungserweiterung des kranialen Harnleiterabschnittes und des Nierenbeckens zu führen pflegt.

Von Interesse sind fernerhin Mitteilungen über die Entstehung von Harnröhren-Divertikeln als Auswirkung eingekeilter, abgewanderter Harnsteine, die in der Harnröhre kleiner Knaben stecken blieben, worüber bei J. v. Bokay nachzulesen ist.

Nach den vorhin benannten Möglichkeiten des Ortes einer Steinsperre kann also eine urolithische Hydronephrose zustandekommen infolge von Nierensteinen oder Harnleitersteinen; aber ebensogut infolge von Harnverhaltung durch Verlegung des Blasenausgangs oder der Harnröhre. Als Regel kann man gelten lassen, was Gottstein nach Frank und Glas anführt: „Je entfernter vom Nierenbecken das Hindernis gelegen ist, desto größer erscheint die Erweiterung der Harnwege und um so schwerer die Zerstörung des Parenchyms durch den fortschreitenden Druck der, je nach Art des Hindernisses verschieden lange andauernden Harnsekretion.“ Hier soll mehr auf die durch Nierensteine oder in loco durch abgegangene und im Harnleiter eingeklemmte Nierensteine verursachte Pyelektasie Bedacht genommen werden. GOTTSTEIN sagt, nur selten käme es dabei zu größerer Tumorbildung. Im allgemeinen ist dies zu bestätigen. Aber manchmal wird man doch auch durch die Größe einer Wassersackniere infolge Steineinklemmung überrascht. Es wurde überlegt, ob nicht etwa in solchen Fällen die Hydronephrose — aus angeborener Ursache — primär, das Steinleiden sekundär sei (DUVAL et GRÉGOIRE, FRANK und GLAS).

Man schreibt dem fibrös veränderten, schon lange durch Steinentwicklung und Entzündung sklerosierten Nierengewebe — zusammen mit der verdickten, fibrösen Kapsel einen gewissen Widerstand gegen die Wasserdehnung des Organs zu; ich meine dazu käme auch eine alsbald gestörte, verminderte Sekretionsmöglichkeit so schwer geschädigter Organe.

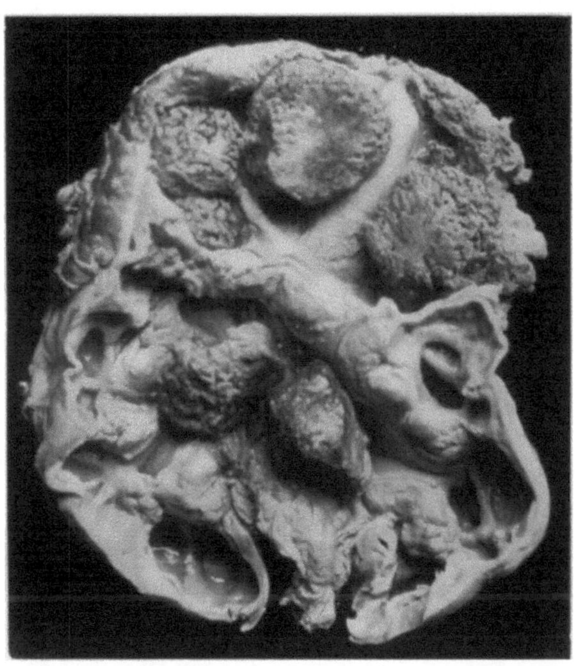

Abb. 80. Steinhydronephrose ♂ 44a. Operativ gewonnene Niere maß nach Härtung aufgeschnitten 15 : 10 : 6 cm. Das Nierengewebe war größtenteils auf 5 mm geschwunden und mit der Kapsel fest verwachsen. Nierenbecken und Kelche erweitert. Im Nierenbecken 6 taubenei- bis hühnereigroße, rauhe Steine mit gelenkähnlichen Abschliffen an einzelnen Stellen. Kleinere Konkremente in den Kelchbuchten eingeklemmt. Nierenbeckenschleimhaut verdickt, gewulstet, gelegentlich etwas graugelb belegt. (Sammlung San.-Rat SCHULTHEIS, Wildungen.)

Eine hydronephrotische Verödung der aufgetriebenen halben Niere infolge Steinverlegung des Harnabflusses aus der oberen Nierenbeckenhälfte zum Infundibulum hin zeigt Abb. 80.

Schließlich sei noch darauf hingewiesen, daß nach PONFICKS ausgedehnter Erfahrung, die im Kindesalter, ja bei Säuglingen nicht so sehr selten vorkommenden Hydronephrosen vielfach auf Anwesenheit oder auf ehemalige Wirkung inzwischen abgegangener Steine bezogen werden darf. Selbst der Befund von Hydronephrosen im späteren Leben zwinge, an solche Möglichkeiten zu denken.

Auf die Erscheinungen des Nierensteinleidens durch aufsteigende, in vielfach kleinen Abszeßherden der Niere, in Fistelbildung, in peri- und paranephritischer Eiterung oder in großer vereinzelter Abszeßbildung sich auswirkende Entzündung soll nur kurz verwiesen werden, ebenso auf die Steindurchbrüche — etwa in den Darm (O. ROSENBACH) und auf die Harnleiterperforation. Man vergleiche darüber die Angaben von GOTTSTEIN. Solche Durchbrüche sind — abgesehen von Folgen exogener traumatischer Einwirkung auf die vom flüssigen Inhalt angespannte, sehr leicht verletzbare Niere — eingeleitet durch tiefgreifende, entzündlich charakterisierte Gewebsstörungen und -zerstörungen. Anderseits führt die Entzündung jenseits der Steinsperre der Niere oder des oberen Ureterstückes, also in dem nicht mehr von Harn durchfluteten abgewendeten Teil des Harnleiters unter Umständen zur narbigen Obliteration;

dies gilt auch für alte Pyonephrosen mit Einschluß des Ureters bei tiefer Steinverlegung; nachdem die Harnsekretion der einschlägigen Niere aufgehört und die akut entzündlichen Vorgänge zur Ruhe gekommen, stellt sich hier dann und wann eine Verödung des vorher stark erweiterten, nun infolge der Einwucherung von Granulationsgewebe und seine durch Vernarbung solid gewordenen Harnleiters her, ein Vorgang, den man der gelegentlich vorkommenden Spontanausschaltung der durch schwere Tuberkulose in Verfall geratenen Niere vergleichen kann.

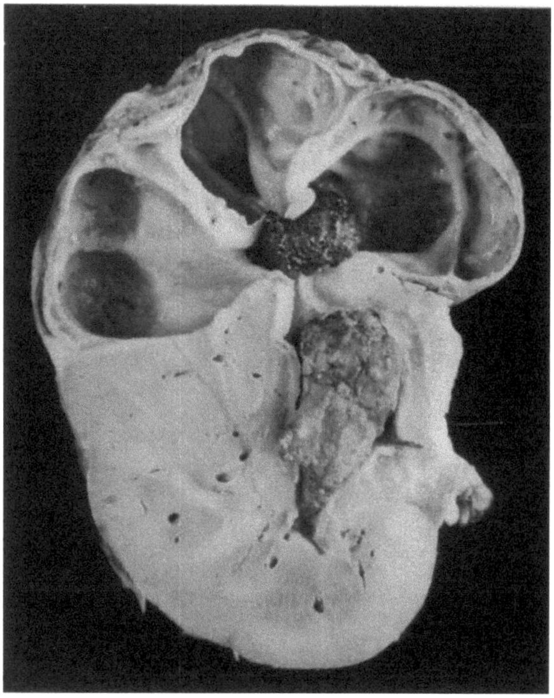

Abb. 81. 10,5 : 7 : 5,5 cm große, 150 g schwere, durch Operation gewonnene Niere mit 2 Steinen im Nierenbecken, deren oberer derartig verkeilt ist, daß er den Harnabfluß aus der oberen Beckenhälfte völlig verhinderte; infolgedessen Entwicklung einer hemihydronephrotischen Nierenverödung. (Pathologisches Institut Göttingen. E. 3847/1930. Geschenk von San.-Rat SCHULTHEIS, Wildungen.)

Über das Verhältnis von Nierentuberkulose und Harnsteinleiden bringt GOTTSTEIN eine Übersicht. Die primäre Rolle der Urolithiasis wird hier doch stark bezweifelt. Dagegen ist man eher geneigt, den Harnsteinen eine gelegentlich veranlassende Rolle im Fall des Nierenbecken-, Nierenkelch- oder Nierenparenchymkrebses zuzuschreiben. Nierensteine und Nierenkarzinom seien oft miteinander anzutreffen, während die gleichzeitige Beobachtung von Nierenstein und hypernephroider Geschwulst eine seltene Ausnahme darstellt. (Vgl. dazu GOTTSTEIN, ferner LUBARSCH in diesem Handbuch, Bd. 6, Teil 1, endlich HÜCKEL auf S. 579 dieses Bandes.)

HANSEN führte vor einigen Jahren aus, es hätte sich neuerdings geradezu unter dem Namen „Uretersteinkrankheit" ein neuer Begriff entwickelt, der die Charakteristika des kleinen, fast stets spontan abgehenden Steins umschließe, d. h. Vorkommnisse mit recht kurzer Anamnese. Die Arbeit HANSENS ist sehr bemerkenswert, da er Reihen spontan abgegangener, operativ entfernter Uretersteine, sowie operativ gewonnener Nieren- und Nierenbeckensteine zusammenstellte, auch Gewicht und chemische Zusammensetzung quantitativ prüfte. Die spontan abgegangenen Steine waren oxalatreicher als die operativ entfernten; auffallend gering sind die Gewichte der HANSENschen Steine. Die Ordnung der Steinträger nach Berufsgruppen ergab nichts sicher Greifbares. Vgl. auch SEBENINGS Ausführungen über das Krankheitsbild des Harnleitersteins.

Eine Besonderheit bringen gelegentlich Harnsteine im Ureter mit sich (Abb. 82), wenn sie von der engen vesikalen Harnleitermündung aufgehalten und doch von der Ureterwandperistaltik abwärts geschoben das Schleimhautendstück des intramuralen Abschnittes pilzförmig in die Blasenlichtung vor sich hertreiben. Durch nachfließenden Urin wird der hohle „Pilz" kugelförmig aufgetrieben und stellt als der unterste Teil eines Hydrureters eine Form der blasigen Auftreibung des vesikalen Harnleiterendes dar (intravesikale Ureterozele).

Gelegentlich entleeren sich solche Harnleiterendbläschen periodisch dadurch, daß nach Erreichung eines bestimmten Füllungsgrades das Steinchen aus seiner Gewebskammer frei wird und nun vorübergehend nicht mehr die Mündung des Prolapses verlegt. Man spricht in dieser Beziehung geradezu von Ventilverschluß des Harnleiterendes durch den Stein. Manchmal enthält die Mündungsblase des Ureters auch mehrere Konkremente. Durch sehr lange dauernde Lagerung kleiner Steine in solchen Harnleitervorfallsbläschen und durch Anschichtung neuen Steingutes können auch hier recht merkwürdige Formänderungen entstehen, die sogar durch sekundäre Verbindung zweier erst vereinzelter Anteile recht absonderlich werden. In der Göttinger pathologisch-anatomischen Sammlung befindet sich ein wohl dermaßen zustande gekommener Stein, ähnlich einem Hutpilz (Abb. 83), wie ihn ganz entsprechend PASCHKIS nach einem Stück aus O. ZUCKERKANDLs Sammlung abgebildet hat.

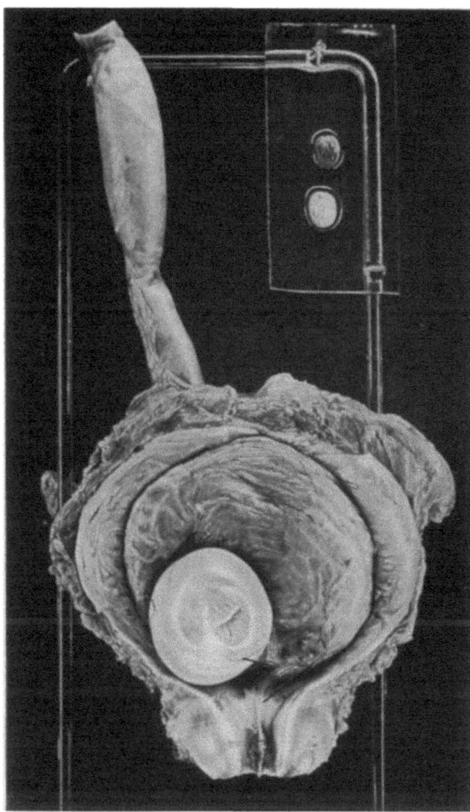

Abb. 82. Bläschenförmige Vorstülpung des vesikalen Harnleiterendes in die Blase infolge Mündungsverlegung durch einen pfefferkorngroßen Harnleiterstein. Oben rechts im Bild der aus seinem Lager vor dem Uretermund entnommene Harnstein von der Oberfläche und auf dem Durchschnitt gesehen, ♂ 65a. $^1/_2$ nat. Größe. (Beobachtung und Bild von S. OBERNDORFER, München.)

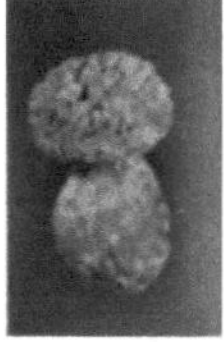

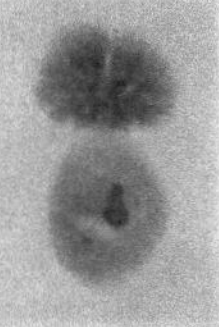

Abb. 83. Uretermündungsdivertikelstein (Aufsicht und Röntgenbild) entstanden aus sekundärer Verbindung zweier Einzelsteine. (Pathologisches Institut Göttingen.)

Die anatomisch greifbaren Folgen der Blasensteine entsprechen im Grunde genommen denen der Nieren- und Harnleitersteine. Wandveränderungen der Blase als Epithelverdickungen, Leukoplakie oder Epithelverlust sind gesehen worden. Allgemeine oder lokale, ja geschwürig-zystische Veränderungen mit Harnblutung aus Granulationen an epithelfreien Stellen, Schwielen in der Harnblasenwand kommen vor. Durch Erschwerung des Harnabflusses infolge ungünstiger Steinlagerung entstehen Muskelmassenzunahmen in der Blasenwand bis zur mehr oder weniger ausgesprochenen Balkenblase, entstehen auch im Sinn von LÖFFLER Muskelschäden bis zum bindegewebigen Ersatz der kontraktilen Faserung. Mitunter keilt sich ein Stein bei Prostatikern zwischen vorgewucherten hinteren Prostataanteil und Blasengrund bzw. -rückenwand ein. Wie weit in Divertikel oder Blasentaschen eingesackt erscheinende Konkremente primäre oder sekundäre Bildungen sind, läßt mitunter ihre Struktur auf dem mittleren Sägeschnitt erkennen. Druckgeschwüre und Fistelbildungen im Anschluß an eingekeilte Steine sind möglich, wie aber auch anderseits häufig genug Steinentstehung als Folge schwer entzündlicher, geschwüriger und fistelnder Blasenveränderung zu erklären ist. Um hier im Einzelfall zu entscheiden, muß neben der klinischen Geschichte der Steinaufbau beachtet werden.

Über das Verhältnis zwischen Blasensteinen und Blasengeschwülsten gelten dieselben Gesichtspunkte wie für Nierenkonkremente und Nierengewächse. Bei der Häufigkeit des Blasenpapilloms wird man, wenn es mit Harnsteinen vergesellschaftet ist, vorsichtig sein in der Beschuldigung der Lithiasis als Ursache der epithelialen Tumorbildung. Anderseits weiß man, daß durch den Steinreiz prosoplastische Epithelveränderungen möglich sind, daß zottige Epithelhyperplasien in Fällen chronischer Entzündung, wie sie das Steinleiden oft macht, vorkommen; daher ist — abgesehen von den statistischen Hinweisen — an die Möglichkeit zu denken, daß die Anwesenheit von Blasensteinen den Boden für ein Papillomwachstum vorbereitet, wie auch anderseits eine ursächliche Verknüpfung von Blasenkonkrementen und Blasenkrebs ernstlich erwogen wird; zu dieser Frage hat EDUARD KAUFMANN mehrere Beobachtungen beigebracht, die ihn zur Annahme bestimmten, es könne der dauernde Steinreiz wohl sicher eine Karzinombildung hervorrufen. Auch REINHARD hat Beiträge zu der Frage des Blasensteinleidens und seiner Beziehung zum Blasenkrebs geliefert, welche eine ursächliche Rolle der Lithiasis für die Geschwulstbildung als möglich, aber doch nicht etwa als leicht nachweisbar erscheinen lassen. Bei REINHARD finden sich Hinweise auf KAZAMA, der durch Einnähung von Gallensteinen oder gewöhnlichen Steinen in die Harnblase, auch in den Magen und in die Gallenblase Epithelwucherung, Adenombildung, Papillome und Karzinom bei Versuchstieren habe hervorrufen können. (Vgl. im übrigen die Ausführungen von HÜCKEL auf S. 600 f.)

Schrifttum.

Ablagerungen und Harnsteine.

ABDERHALDEN: Familiäre Zystindiathese. Hoppe-Seylers Z. **38**, 557 (1903). — ABDERHALDEN u. HANSLIAN: Beitrag zur Kenntnis der Zusammensetzung der Blasensteine von Bewohnern Kleinasiens. Hoppe-Seylers. Z. **80**, 113 (1912). — AKIMOTO, K.: Über amyloidartige Eiweißniederschläge im Nierenbecken. Beitr. path. Anat. **78**, H. 1, 239 (1927). — ALLARD u. GROSS: Alkaptonurie und Ochronose. Mitt. Grenzgeb. Med. u. Chir. **1908**. — ALLEMANN, K.: (a) Über die Leukoplasie der Harnwege. Schweiz. med. Wschr. **1926**, Nr 41, 998. (b) Sur la leucoplasie des voies urinaires. J. d'Urol. **22**, No 6, 449 (1926). — ANGERER, v.: (Persönlich empfangene Unterrichtung über Fremdkörper in Blase und Mastdarm.) — ASKANAZY: (a) Calculs insolites dans des reins polykystiques. Soc. méd. Genève, Sitzg 27. Mai 1909. (b) Deux cas ou ou a trouvé du sable bleu ou un calcul bleu dans les voies urinaires. Rev. méd. Suisse rom. **35**, No 10, 20. Okt. 1915. — ARNOLD: Repetitorium der Chemie. 1903. — ASCHOFF, L.: (a) Histologische Untersuchungen über die Harnsäureablagerungen. Verh. dtsch. path. Ges. Meran **1904**. (b) Über Konkrementbildungen. Verh. internat. Kongr. Turin **1912**, 327. — ASCHOFF, L., sen.: De genesi urolithorum. Dissertatio inauguralis medica. Berlin 1861. — ASCOLI: Harnkolloide und -kristalloide als Lösungsvermittler der Harnsäure. Biochem. Z. **200**, 95 (1928). — ASSENDELFT, E.: Geographie und Frequenz der Harnsteine. Bericht über 630 stationär behandelte Steinkranke in Nischni-Nowgorod. Arch. klin. Chir. **60**, 669 (1900). — ASTLEY, COOPER: Erwähnt nach W. EBSTEIN.

BACHRACH, R.: (a) Ein Fall von doppelseitiger Nephrolithiasis. Z. urol. Chir. **13**, 88 (1923); **15**, 124 (1924). (b) Steine des Ureters. Handbuch der Urologie von v. LICHTENBERG, VOELCKER u. WILDBOLZ, Bd. 4, S. 530. 1927. (c) Die Erkrankungen der Harnleiter. Handbuch von v. LICHTENBERG, VOELCKER u. WILDBOLZ, Bd. 5, S. 1. 1928. — BARBUZZA, J.: Die Harnsteinerkrankung bei Kindern. Semana méd. **2**, 639 (1929). — BARTELS: Krankheiten des Harnapparates. ZIEMSSENs Handbuch der speziellen Pathologie und Therapie, 1875. — BAUER, ADOLF: Erkennung einer Blasenzottengeschwulst mittels der Alizarinmethode. Z. urol. Chir. **35**, H. 3/4. — BAUER, J.: Die größere Häufung der Nierensteine in der Jetztzeit (Diskussion zu BAUER). Wien. klin. Wschr. **1931**, 334. — BAUER, K. H.: (a) Über Selbstzertrümmerung von Gallensteinen und Neubildung von Steinen auf der Grundlage von Steintrümmern. Arch. klin. Chir. **165**, 53 (1931). (b) Zur Untersuchungsmethodik von Konkrementen. Verh.

dtsch. path. Ges. **26**, 299 (1931). (c) Der Bau der Harnsteine im Licht neuerer Untersuchungsmethoden. Münch. med. Wschr. **80**, 161 (1933). — BAUER, O.: Über Steinbildungen in den Harnwegen bei Ochronose (Lithiasis ochronotica). Mitt. Grenzgeb. Med. u. Chir. **41**, 451 (1929). — BAUMÜLLER: Ein Fall von akuter Fibrinurie. Virchows Arch. **82**, 261 (1880). — BECKER, H.: Bakterien- und Eiweißsteine in den Harnorganen. Z. urol. Chir. **17**, 77 (1925). — BECKMANN: Über Nierenzysten. Virchows Arch. **9**, 221; **11**, 121. — BENEKE: Grundlinien des Stoffwechsels, S. 381. Berlin 1874. — BENHOLD: Farbstoffstudien und ihre diagnostische Bedeutung bei Amyloidose und anderen tubulären Nierenkrankheiten. Münch. med. Wschr. **1924**. — BERESKIN: Vgl. LERCHE. — BITSCHAI, J.: (a) Nierensteine und Nierentuberkulose. Z. Urol. **17**, 463 (1923). (b) Ein bemerkenswerter Fall von Steinniere. Z. Urol. **18**, 130 (1924). (c) Eiweißsteine. Z. Urol. **20**, 212 (1926). (d) Paraureteraler Nierenstein. Z. Urol. **23**, 1024 (1929). — BITTORF: Über „Herzfehlerzellen" im Harne. Münch. med. Wschr. **1909**, H. 35, 1775. — BLACKMANN: Harnsteine und Teratominhalt. Amer. J. med. Sci., Jan. **1869**. — BLANC: Blasendivertikelstein. Congr. Assoc. franç. Urol. **1910**. — BLATT, P.: Bakterienfibrinstein und Steinbildungstheorie. Z. urol. Chir. **17**, 67 (1925). — BLAUFUS: La fibrinurie. Thèse de Montpellier **1902**. — BLUM: (a) Nierenbeckenstein in Zystenniere. Z. urol. Chir. **9**, 50. (b) Argyrie der Blasenschleimhaut. Verh. dtsch. Ges. Urol. **4**, 262. Berlin 1913. — BLUM, V.: (a) Zur Diagnostik kleiner Konkremente in Nierenbecken und Harnleiter. Z. urol. Chir. **10**, 528 (1922). (b) Die herrschende Nierensteinwelle und ihre mutmaßlichen Ursachen. Wien. med. Wschr. **1931**, Nr 10, 335. — BOERHAVE: Geographie und Frequenz der Harnsteine. Praelectiones de calculis. Paris 1748. — BÓKAY: Die Lithiasis im Kindesalter in Ungarn. Jb. Kinderheilk. **1895**. — BÓKAY, J. v.: Beitrag zur Kenntnis der Harnröhrendivertikel bei Knaben. Jb. Kinderheilk. **52**, 181 (1900). — BONN, R.: Ein seltener Fall von Spätblutung nach Ureterolithotomie. Z. urol. Chir. **6**, 218 (1921). — BONSDORFF, BERTEL v.: Zur Kenntnis der atypischen Amyliodose. Arb. path. Inst. Helsingfors (Jena) N. F. **7**, 369 (1933). — BORN: Uratkonkremente als Fremdkörpersteine. Blasensteinzahlen bei einem Patienten. Verh. dtsch. Ges. Urol. **4**, 258 (1913). — BORNEMANN: Die sog. „Bakteriensteine" im Nierenbecken. Frankf. Z. Path. **14**, 458 (1913). — BOSHAMER, K.: Staphylokokkensteine der Nieren. Münch. med. Wschr. **1932**, 1951. — BOSS, W.: Fremdkörper der Harnblase. Z. urol. Chir. **34**, 378 (1932). — BOYER: Urostealith. Soc. Anat. Paris, 17. Nov. 1876. Progrès méd. **1877**, No 1, 8. — BRAASCH u. FOULDS: (a) Clinical data of nephrolithiasis. Surg. etc. **24**, Nr 1 (1917). (b) Postoperative Resultate bei Nephrolithiasis. J. of Urol. **11**, 525 (1923). (c) Problems of the treatment of multipl renal lithiasis. Trans. amer. Assoc. genito-urin. Dis. **18**, 407 (1925). — BRAATZ, J.: Riesennierenstein. Med. Welt **1931**, Nr 25, 875. — BRANDENBURG: Zunahme des Nierensteinleidens in Berlin. Med. Klin. **1931**, 1628. — BRIEGER: Chylurie. Z. physik. Chem. **4**, H. 6. — BRIGGS, W. T. and E. S. MAXWELL: Leukoplakia of the urinary tract. With report of one vesical and two renal cases. J. of Urol. **16**, Nr 1, 1. — BRODIE, B. C.: Works **II**, S. 539. Erwähnt nach EBSTEIN. (Vgl. deutsche Übersetzung seiner Vorlesungen über die Krankheiten der Harnwerkzeuge! Weimar 1833.) — BRONGERSMA, H.: Geographie und Frequenz der Harnsteine. Verh. 2. internat. urol. Kongr. Rom **1924**. — BRUN: Calcul ves. chez. l'enfant. Radiographie. Presse méd. **1898**. — BÜHLER, FRITZ: Beitrag zur Frage der Urolithiasis besonders in Verbindung mit Leukämie und Rückenmarksverletzungen. Z. urol. Chir. **37**, 406 (1933).

CABOT: A case of Cystitis with the formation of a thick epidermal sheet in the bladder. Amer. J. med. Sci. Philad. **101**, 139 (1891). — CAMPBELL, M. F.: Geographie und Frequenz der Harnsteine. J. amer. med. Assoc. **94**, 1753 (1930). — CASPER: Zur Pyelonephrolithotomie. Z. Urol. **17**, 20 (1925). — CASPER u. RICHTER: Funktionelle Nierenuntersuchung. Die Funktionsprüfung der Niere durch Farbstoffe und Phloridzin. Handbuch der Urologie, Bd. 2, S. 193. 1916. — CHENUT: Corps étrangers de la vessie et de la prostate. Thèse de Bordeaux **1917**. — CHEVALIER: 41 Fälle von Blasenstein beim Kind. Lyon. chir. **26**, 876 (1929). — CHIARI, HANNS: Über sog. Indigosteinbildung in den Nierenkelchen und -becken. Prag. med. Wschr. **1888**, Nr 56, S. 50 u. 542. — CHOPART: Traité des mal. des voies urinaires, I. Partie, 1. p. 144 f. Paris 1791. — CHURCH: Cholesterin und Harnsteine. Trans. path. Soc. Lond. **20**, 239 (1869). — CHWALLA, R.: (a) Über einige Fälle von auffallend rascher Konkrementbildung in der verbliebenen Niere nach Nephrektomie der anderen Seite. Z. urol. Chir. **25**, 165 (1928). (b) Das Spätschicksal unserer Nieren- und Uretersteinfälle. Z. urol. Chir. **26**, 161 (1928). (c) Blasensteine und Restharn. Z. urol. Chir. **30**, 84 (1930). — CIVIALE: (a) Traité de l'affection calculeuse. Paris 1838. (b) Traité sur les mal. des voies urin. Paris 1843. — COHN: Über Fixation und Konservierung von Harnsediment. Z. klin. Med. **38**, 26 (1899). — Congrès de la Lithiasis urinaire, 24.—25. Mai 1931. (Geographie und Frequenz der Harnsteine.) Ref. J. d'Urol. **32**, 3, 4 (1881). — CURLING: Teratom und Blasenstein. Trans. path. Soc. Lond. **20**, 238 (1869).

D'AGATA: Experimentelle kalkulöse Hydro- und Hydropyonephrose. 5. Kongr. ital. urol. Ges. Padua. Z. Urol. **21**, H. 7, 535 (1927). — DAIBERT, ALBERT: Mikroskopie der Harnsedimente. Wiesbaden: J. F. Bergmann 1896. — DAVIDSON, C.: Amyloid und Hyalin.

Erg. Path. **12**, 440 (1908). — Davydow: Über schleimigen Harn. Biochem. Z. **15**, 185 (1909). — Denos u. Minet: Geographie und Frequenz der Harnsteine. Encycl. franç. Urol 4 (1914). — Denuce: Mém. sur les corps étrangères introd. dans la vessie. J. Méd. Bordeaux **1856**. — Dittel: (a) Fremdkörper in der Harnblase. Med. Jb. **1867**. (b) Fremdkörper in der Blase. Wien. klin Wschr. **1891**. — Dorner: Über Cholesterinurie und Indigourie. Münch. med. Wschr. **1922**, 661. — Dshibuti: Die Nierensteine und ihre Verbreitung in Georgien. 1. Transkaukas. Chir.kongr. 1925. — Dunašev: 200 Fälle von Harnblasenstein. Verh. 2. Kongr. russ. Urol. Leningrad, 29.—31. Mai **1927**, 23. — Duval et Grégoire: Pathogénie et traitement des hydronephroses. 10. Sess. Assoc. franç. Urol. 1906.

Ebstein, W.: (a) Die Natur und Behandlung der Harnsteine, 1884. (b) Zur Naturgeschichte der Harnsteine. Naturwiss. Rdsch. **1900**, Nr 9. (c) Einige Bemerkungen zur Pathogenese der Harnsteine. Z. Urol. **2**, 997 (1908). (d) Bemerkungen zur Pathogenese der Urolithiasis. Dtsch. med. Wschr. **1908**, Nr 32, 1378. (e) Pyonephrose mit Ausscheidung von flüssigem Fett und Hämatoidinkristallen durch den Harn. Dtsch. Arch. klin. Med. **23**, 115. (f) Harnsaure Diathese und Leukämie. Virchows Arch. **154**, 349. (g) Die Harnblase bei der Bilharziakrankheit und ihre Beziehung zur Urolithiasis. Z. Urol. **4**, H. 1 (1910). — Ebstein, W. u. Nicolaier: (a) Über die experimentelle Erzeugung von Harnsteinen. Verh. 8. Kongr. inn. Med. (b) Über künstliche Darstellung von harnsauren Salzen in der Form von Sphärolithen. Virchows Arch. **123**, 373. (c) Über die Ausscheidung der Harnsäure durch die Nieren. Virchows Arch. **143**, 337 (1896). — Eckelt: Eiweißgerinnsel im Nierenbecken. Zbl. Path. **1912**, Nr 16. — Eggelt: Chylurie. Inaug.-Diss. Tübingen 1869. — Eggenberger: Harnblasenbrüche. Dtsch. Z. Chir. **94** (1908). — Egyedi, D.: Extraktion eines verhältnismäßig großen Steines aus der weiblichen Harnblase. Z. Urol. **20**, 426 (1926). — Embden: Über den Nachweis von Zystin und Zystein unter den Spaltungsprodukten der Eiweißkörper. Hoppe-Seylers Z. **32**, 94 (1901). — Engelbrecht, v.: Zur Klinik der Uretersteine. Z. urol. Chir. **10**, 265 (1922). — Englisch: Über eingesackte Harnsteine. Zbl. Harn- u. Sex.org. **1904**. — Englisch, Jos.: Eiweißstein. Österr. Jb. Paediatr. **6**, 27 (1875). Wien 1876. — Ensor u. Baratt: Paroxysmal hemoglobinuria of traumatic origin. Brit. med. J. **1903**. — Esan: Kankroid des Nierenbeckens bei Eiter-Steinniere. Arch. klin. Chir. **147**, 195 (1927).

Farkas, J.: Z. urol. Chir. **27**, 181 (1928). — Fedoroff: (a) Zur Kasuistik der Uretersteine. Z. Urol. **3**, 65 (1909). (b) Zur Klinik und Therapie der Nephrolithiasis. Z. Urol. **16**, 56 (1922). (c) Über operative Eingriffe bei tiefsitzenden Uretersteinen. Z. urol. Chir. **22**, 186 (1927). (d) Meine Erfahrungen bei Nephrolithiasis. Z. Urol. **22**, 123 (1928). (e) Statistik der Uretersteine. Russk. Klin. **7**, 36. Ref. Z. urol. Chir. **25**. — Fillenz u. Haas: Beiträge zur Diagnose und Therapie des Uretersteines. Z. Urol. **24**, 161 (1930). — Fincke: Blasenscheidenfistel und Blasensteine veranlaßt durch Fetusknochen. Dtsch. med. Wschr. **33**, 534 (1896). — Finsterer: Über Harnblasensteine. Dtsch. Z. klin. Chir. **80**, 414 (1906). — Fischer, K.: Rasche Steinbildung in der Restniere nach Nephrektomie. Z. Urol. **23**, 604 (1929). — Flottmann, W.: Über Fibrinsteine des Nierenbeckens. Virchows Arch. **261**, 685 (1926). — Foerster: Zystenkörperchen in Zystennieren. Handbuch der pathologischen Anatomie, 2. Aufl., Bd. 2 und Atlas der mikroskopischen pathologischen Anatomie, Text S. 83. Leipzig 1854/59. — Forbes: Indigo calculus from the kidney. Med. News, 18. Aug. **1894**. — Fourcroy, A. F.: Sur le nombre, la nature et les caractères distinctifs des différents matériaux qui forment les calculs. Ann. Mus. Hist. natur. Marseille **1 I**, 93 (1802). — Foucroy et Vauquelin: Mém. Inst. nat. Paris **4**, 112, 395 (1803). — Fraenkel: Krebs in Harnblasendivertikeln. Dtsch. med. Wschr. **1921**, 259. — Franck, A.: Strassbourg. méd. **89**, 382 (1929). — Frank: Über Muzingerinnsel im Harn. Z. klin. Med. **38** (1899). — Freise: Chemie des Harnes. Handbuch der Urologie von v. Lichtenberg, Voelcker u. Wildbolz. Bd. 1, S. 620. 1926. — Frisch: Ein Nierenbeckenstein in der Urethra anterior. Z. urol. Chir. **16**, 73 (1924). — Frisch, v.: Verhalten der Harnsteine gegen Röntgenstrahlen. K. k. Ges. Ärzte Wien 1897. — Fryszman, A.: Ein Beitrag zur Röntgendiagnostik der Blasensteine, -divertikel und Tumoren der Blase. Z. Urol. **20**, 321 (1926). — Fühner-Heubner: Trypaflavin. Experimentelle Pharmakologie, Bd. 1, S. 1257. — Fujimaki: Erwähnt in Lichtwitz.

Gage and Real: Fibrinous Calculs in the Kindney. Ann. Surg., Sept. **1908**. — Gagstatter: Z. Urol. **13**, 250 (1923). — Garry, G. u. Druckmann: Die Urolithiasis in Palästina. Z. Urol. **24**, 200 (1930). — Gasparjan u. Owtschinnikoff: Zur Frage der Steinbildung im Organismus (Avitaminose und Steinbildung). Z. urol. Chir. **30**, H. 5/6, 365 (1930). — Gajet: Pyonephrose calculeuse. Presse méd. **29**, No 41, 410. — Gironcoli, de: Rechtsseitige Nierentuberkulose und links Nephrolithiasis beim selben Individuum. 5. Kongr. ital. urol. Ges. Padua. Z. Urol. **21**, H. 7, 537 (1927). — Goebel: Über Blasensteine (nach in Ägypten gemachten Erfahrungen). Dtsch. Z. Chir. **81**, 287 (1906). — Goebel, C.: Chirurgie der heißen Länder. Erg. Chir. **3**, 259 (1911). — Göröy, Denes: Über eine seltene Form der primären Uretersteine. Z. urol. Chir. **28**, 247 (1929). (Ref.). — Goldberger, J.: Die Behandlung der Gicht und der uratischen Steinkrankheit durch Verabreichung von überschüssigen Basen. Z. Urol. **23**, 343 (1929). — GOTTLIEB, J.: (a) Anurie infolge Steinverschlusses bei kongenital solitär angelegter Niere. Z. Urol. **22**, 97, 469 (1928). (b) Ein Fall von Harnblasenruptur durch Lithotripsie. J. of Urol. **28** (1929). (c) Frequenz und Geographie der Harnsteine. Zur Klinik und Therapie der Nieren- und Harnleitersteine. Arch. klin. Chir. **155**, 1 (1929). — GOTTSTEIN: Nephrolithiasis. Handbuch der Urologie von A. v. LICHTENBERG, VOELCKER u. WILDBOLZ, Bd. 4, S. 272. 1927. — GRAUHAN u. v. REHREN: Die Nephrektomien der Kieler Chirurgischen Klinik vor und nach Einführung des U. K. Z. Urol. **23**, 572 (1929). — GRANDJEAN, A.: Deux cas de curettage de vessic par les voies naturelles pour incrustations calcaires. Fol. urol. (Lpz.) **6**, 657 (1912). — GROSSMANN: (a) Beitrag zur Ätiologie der Pneumaturie. Z. Urol. **21**, 634 (1927). (b) Zur Kasuistik der Harnröhrensteine. Z. Urol. **23**, 796 (1929). (c) Beitrag zur Pathologie und Klinik der Harnsteinkrankheit. I. Mitt. Klinik der Harnleitersteine. Z. urol. Chir. **29**, 186. (d) Beitrag zur Pathologie und Klinik der Harnsteinkrankheit. II. Mitt. Bedingungen der Steinbildung. Z. urol. Chir. **29**, 187, 402 (1930). (e) Über die Steinkrankheit der Tiere. Z. urol. Chir. **32**, 375 (1931). (f) Ein ungewöhnlich großer Harnleiterstein. Dtsch. med. Wschr. **1931**, Nr 10. — GRUBER, GEORG B.: (a) Allgemeine Pathologie, pathologische Anatomie, Geschwulstforschung (Konstitution und Harnsteine). Jber. Urol. **1926**, 399. (b) Harnsteinbildung in Dalmatien. Münch. med. Wschr. **80**, 161 (1933). — GUYARD: Du développement spont. des gras de la vessie. Ann. gén.-urin. **1883**.

HABS: Der Vergleich zwischen Schnittpräparat und Röntgenogramm von Gallensteinen, zugleich ein Beitrag zur Frage der Selbstzertrümmerung der Gallensteine. Bruns' Beitr. klin. Chir. **147**, 3 (1929). — HAGER, B. H.: A contribution to the etiology of calcareous pyelonephritis. J. of Urol. **15**, 133 (1926). — HAGER, B. H. and T. B. MAGATH: The etiology of incrusted cystitis with alkaline urine. J. amer. med. Assoc. **85**, 1352 (1925). — HALLE: Leukoplasie et cancroides dans l'appareil urinaire. Ann. Mal. génito-urin. **14**, 481, 525 (1896). — HANSEN: Zur Klinik der gelähmten Blase. Arch. orthop. Chir. **29**, 342 (1931). — HANSEN, R.: Beitrag zur Kenntnis der Nieren- und Uretersteine. Z. Urol. **25**, 885 (1931). — HAMMERSCHLAG: Hämoglobinämie nach Arrosion des Pankreas durch ein Magengeschwür. Mitt. Ges. inn. Med. Wien **1**, 210. — HASLINGER: (a) Die pyelonephritische Schrumpfniere. Z. urol. Chir. **24**, 1 (1928). (b) Die operative Therapie der Nephrolithiasis. Z. urol. Chir. **28**, 42 (1929). — HASSELSTRÖM, E.: Ein Fall von spontaner Verkleinerung eines Nierensteins. Uppsala Läk. för. Förh., N. F. **3**, H. 3/6, 703. — HECKENBACH: Stein in einem falschen Blasendivertikel. Z. Urol. **20**, 225 (1926). — HEIN: Über das Adenokystom der Nieren und der Leber. Inaug.-Diss. Königsberg 1899. — HEINRICHS: Das Vorkommen des Harnsäureinfarkts in der Niere des Neugeborenen. Beitr. path. Anat. **89**, 229 (1932). — HELLER: Urostealith, ein neuer Körper als Harnstein. Hellers Arch. **1845**, 1. — HELLER JOH. FLOR.: Die Harnkonkretionen, ihre Entstehung, Erkennung und Analyse. Wien 1860. — HELLSTRÖM: Beitrag zur Kenntnis der Staphylokokken-Pyelitis. Acta chir. scand. (Stockh.) Suppl. **6** (1924). — HELLSTRÖM, J.: (a) Einige Erfahrungen über Entstehung, Wachstum und spontanen Abgang von Nierensteinen. Z. urol. Chir. **18**, 248 (1925). (b) Staphylokokkurie und Nierensteine. Z. urol. Chir. **30**, H. 3/4, 173 (1930). (c) Ein Fall von metaplastischer Knochenbildung in der Niere im Zusammenhang mit Nierenstein. Z. Urol. **25**, H. 6, 401 (1931). — HENSCHEN, FOLKE: Harnorgane in JOESTS spezieller pathologischer Anatomie der Haustiere, Bd. 3. Berlin 1924. — HERCZEL: Blasenstein und Geburt. Zbl. Gynäk. **1898**, 1079. — HERMANN, HANS: Über Substitution der Muskulatur der Harnblase durch Bindegewebe. Zbl. Path. **35**, 417 (1925). — HERSCH-BEN-KUTNER: Über Fibrinurie. Inaug.-Diss. Berlin 1907. — HERXHEIMER u. REINHART: Über lokale Amyloidosis. Berl. klin. Wschr. **1913**, 1648. — HIPPOKRATES: *Περὶ, ἀέρων, ὑδάτων, τόπων*. Ausgabe von LITTRÉ, Paris (1839 bis 1861) II, p. 36, 38. Nach THEODOR BECK: HIPPOKRATES Erkenntnisse. S. 62, 63. Jena: Eugen Diederich 1907. — HIRSCH: Urolithiasis. Die Organkrankheiten vom historisch-geographischen Standpunkt und mit besonderer Betrachtung der Ätiologie bearbeitet. Handbuch der histologisch-geographischen Pathologie, Bd. 3, S. 319. Stuttgart 1886. — HIRSCH: (a) Beitrag zur Lehre von den Fremdkörpern der männlichen Harnblase. Dtsch. Z. Chir. **70**, 45 (1903). (b) Harnröhrenstein der 53 Jahre lang getragen wurde. Z. Urol. **1923**. — HODGKIN: Eiweißstein. Guys Hosp. Rep. **2**, 268 (1837). — HOFMANN, FR.: Entstehung von Harnsteinen durch fremde Körper in der Blase. Arch. Heilk. **1874**, H. 5/6. Erwähnt nach MALY, Bd. 5, S. 149. 1875. — HOFMANN, W.: Über einen Fall von ungewöhnlich großem Nierenstein. Z. Urol. **19**, 881 (1925). — HOLLAENDER, E.: Der Blasenstein in medikohistorischer Beziehung. Berl. klin. Wschr. **1908**, Nr 5. — HOLLSTEIN, E.: Ein Fall von Ureterstein. Z. Urol. **20**, 20 (1926). — HOLMES, R. J. u. M. M. COPLAN: Geographie und Frequenz der Harnsteine. J. of Urol. **23**, 4 (1930). — HOLZHÄUSER: Blasensteine um Seidenfäden. Med. Inaug.-Diss. Straßburg 1898. — HOPPE-SEYLER: (a) Xanthinstein. Medizinisch-chemische Untersuchungen, S. 584. Berlin 1866—71. (b) Handbuch der chemischen Analyse. Berlin 1909. — HORALEK, F.: Calculosis vaginaler Zystozelen. Ref. Z. urol. Chir. **18** (1925). — HORBACZEWSKI: Analysen zweier seltener Harnsteine. Zbl. physik. Chem. **18**, 335 (1893). — HOTTINGER, RUDOLF: Einige Bemerkungen über Blasenfremdkörper, speziell bei kleinen Kindern. Z. Urol. **23**, 516 (1929). — HOWALD, R.: Gleichzeitiges Vorkommen von Tuberkulose und Steinbildung in den Nieren. Z. urol. Chir. **27**, 120 (1929). — HRYNTSCHAK, TH.: (a) Hufeisenniere mit Stein beim Kind. Z. Urol. **22**, 823 (1928). (b) Z. urol. Chir. **25**, 124 (1927). — HUECK: Harnstein bei Alkoptonurie. Erwähnt bei O. BAUER. — HUECK, O.: Geographie und Frequenz der Harnsteine. China med. J. **45**, 546 (1931). — HUTTER, A.: Pyelographie, Nierensteinleiden und Hypernephrom. Z. urol. Chir. **26**, 683 (1928). — HYMANN, A.: Albumin fibrin and bacterial stones of the urinary tract. J. of Urol. **19**, Nr 5, 551 (1928).

IKOMA: (a) Eiweiß- und Bakterienkonkremente. Z. urol. Chir. **15**, H. 1/2 (1924). (b) Über die sog. Eiweißsteine der Harnwege. Zugleich ein Beitrag zur Frage der Konkrementbildung überhaupt. Z. urol. Chir. **15**, H. 1/2 (1924). — ILLYÉS, G. v.: Über die Diagnose der Nieren- und Harnleitersteine. Z. urol. Chir. **34**, 1 (1932). — IMBERT: La fibrinurie. Ann. Mal. génito-urin. **23 II**, 1315 (1905). — IMBERT et BLAUFUS: Note sur un cas de fibrinurie avec albuminurie sans hématurie. Ann. Mal. génito-urin. **20**, 214 (1902). — ISENBERG: Die Steine der männlichen Harnröhre. Ann. russ. Chir. **1898**. Erwähnt nach HOTTINGER. — ISRAEL: Fall von Ureteritis bacterica membranacea. Chirurgische Klinik der Nierenkrankheiten, 1901. S. 563. — ISRAEL, J.: (a) Chirurgie der Nierenkrankheiten, 1895. S. 563. (b) Nieren- und Uretersteine. Fol. urol. (Lpz.) **9**, 459 (1918). — ISRAEL, W.: (a) Beiderseitige Steinniere und Spondylarthritis ankylopoetica. Z. Urol. **16**, 321 (1922). (b) Beiträge zur Pathologie der Nephritis dolorosa, sowie der Anuria calculosa. Z. urol. Chir. **12**, 206 (1923). (c) Über die Gefahr der periureteralen Infektion nach Harnleitersteinschnitt. Zbl. Chir. **1926**, Nr 38, 2388.

JACOBY: Beitrag zur pyelonephritischen Schrumpfniere. Z. urol. Chir. **29** (1930). — JAKOBY, M.: Hypernephroider Krebs der Niere, kombiniert mit Nierenbeckenstein, papillärer Krebs des Nierenbeckens und Harnleiters, Ureteritis. Z. Urol. **23**, 718 (1929). — JAKSCH, v.: Zur Kenntnis der Ausscheidung muzinartiger und fibrinartiger geformter Massen aus dem uropoetischen System. Z. klin. Med. **1893**, 551. — JANKE, H.: Zur Operation doppelseitiger Nieren- und Uretersteine. Z. Urol. **21**, 838 (1927). — JEAN, G.: Rein en fer à cheval lithiasique. J. d'Urol. **27**, 42 (1929). — JEANBREAU: Des calculs de l'uretère. Rapp. prés. à la 13. Sess. de l'Assoc. d'urol., p. 1. Paris: O. Doin 1909. — JEANBREAU, E.: Uretersteine. Encycl. franç. d'Urol. C. r. Assoc. franç. Urol. **13** (1909). — JOËL, E.: Zur Kolloidchemie des Harns. Z. Urol. **16**, 124 (1922). — JOEST: (a) Xanthinstein beim Rind. Bericht der tierärztl. Hochschule in Dresden, 1907. (b) Spezielle pathologische Anatomie der Haustiere, Bd. 3. 1924. — JORES: Pathologie der Harnorgane, LUBARSCH-OSTERTAG. Erg. Path. **11**, 182 (1907). — JOSEPH, E.: Beitrag zur Chirurgie tiefsitzender Uretersteine. Z. Urol. **18**, 575 (1924).

KAIRIS, Z.: (a) Beitrag zur Klinik und Diagnostik der strahlendurchlässigen Nierensteine. Z. urol. Chir. **20**, 66 (1926). (b) Zur Ursache der Malakoplakie der Harnblase. (Zugleich ein Beitrag zur Frage der lymphatischen Gewebsreaktion an den Harnwegen.) Virchows Arch. **266**, H. 3, 788 (1928). — KAIRIS, Z. u. ZEISS: Beiträge zur modernen Diagnostik und Therapie der Nephrolithiasis. Z. Urol. **23**, 241 (1929). — KAREWSKI: Z. urol. Chir. **12**, 182 (1923). — KAMIL, F.: Ein seltener Fall von drei großen Steinen im Harnleiter in der prostatischen und in der vorderen Harnröhre. J. urol. Chir. **34**, 315 (1932). KAPSAMER: Über spontane Fraktur von Blasensteinen. Wien. klin. Wschr. **1903**. — KAUFMANN, EDUARD: Lehrbuch der speziellen pathologischen Anatomie, 7. u. 8. Aufl., Bd. 2, S. 1107; ferner S. 1111 u. 1126. Berlin u. Leipzig 1922. — KEARNS, W. M.: Alkaline incrusted cystitis, urethritis and prostatitis. J. of Urol. **20**, 125 (1928). — KETSCHEK: Die Harnsteinerkrankung in Armenien. 1. Transkaukas. Chir.kongr. 1925. — KILOSANIDSE: Die Harnblasensteine und ihre Verbreitung in Georgien. 1. Transkaukas. Chir.kongr. 1925. — KLEIBER, N.: Gekreuzte Kolik und gekreuzte Funktionsstörung in der gesunden Niere bei Nephrolithiasis. Zbl. Chir. **1927**, Nr 9, 528. — KLEIN, A.: Zur Kenntnis der Ausscheidung von Fibrin und fibrinartigen Gerinnseln. Wien. klin. Wschr. **1896**. — KLEIN, W.: Extravesikal gelegener (durchgebrochener) großer Ureterstein. Z. urol. Chir. **24**, 538 (1928). — KLEINSCHMIDT, OTTO: Die Harnsteine. Berlin 1911. — KLEMPERER, G.: (a) Untersuchungen über die Lösungsverhältnisse der Harnsäure im Urin. Verh. 20. Kongr. inn. Med. **1902**, 219. (b) Zur Kenntnis der Phosphaturie. Ther. Gegenw. **31**, 459 (1929). — KLIEN: Über die Steinkrankheit in Rußland. Arch. klin. Chir. **6**, 78 (1864). — KLIKA, M.: Pyelolithophonie. Z. Urol. **22**, 688 (1928). — KNEISE, O.: Zur Frage der Nieren-, Harnleitersteinoperationen und der Erholungsfähigkeit des Nierengewebes, bzw. seiner Funktion. Z. Urol. **23**, 527 (1929). — KNEISE, O. u. G. BEYER: Die Harnsteinwelle in Mitteldeutschland. Z. Urol. **27**, H. 1 (1933). — KNEISE, O. u. R. SCHULZE: Zur Frage der sog. kongenitalen Blasendivertikel. Z. urol. Chir. **10**, 461 (1922). — KOHLER: Das chemische Gleichgewicht im Harn. Erg. inn. Med. **17**, 473 (1919). — KOTT, B.: Aus unseren Erfahrungen in der Nierenchirurgie. Z. Urol. **22**, 504 (1928). — KRAMER, KURT: Pathologisch-anatomische und physiologische Untersuchungen mit der Quarzlampe. Virchows Arch. **279**, 215 (1929). — KROPP: Die sog. Fettsteine der Harnblase. Dtsch.

med. Wschr. **49**, 982 (1923). — KRUCKENBERG: Erwähnt nach KLEINSCHMIDT. — KRÜGER, HANS u. GUIDO V. FEST: Mitteilung eines Falles von Riesenblasenstein. Z. ärztl. Fortbildg **28**, Nr 17 (1931). — KÜMMELL, H. u. H. GRAFF: Geographie und Frequenz der Harnblase. Handbuch der praktischen Chirurgie, Bd. 4. Stuttgart 1922. — KÜSTER: (a) Bemerkungen über Nieren- und Harnleitersteine mit Demonstrationen. Berl. klin. Wschr. **1894**, Nr 35. (b) Chirurgie der Nieren, der Harnleiter und der Nebennieren. Stuttgart: Ferdinand Enke 1902. (c) Eiweißstein. Dtsch. Chir. **1902**, Lief. 52, 401. — KÜTTNER, H. u. S. WEIL: (a) Geographie und Frequenz der Harnblase. Über die Verbreitung und Ätiologie der Blasensteinkrankheit in Württemberg. Bruns' Beitr. **63**, 364 (1909). (b) Über Blasensteinkrankheit in Württemberg. Beitr. klin. Chir. **63**, 364 (1909). — KUHN-FABER, PAUL: Röntgendiagnostik von Harnsteinen. Kopenhagener med. Ges., 17. März 1908; erwähnt nach ROVSING. — KUKULA, O.: Die Lithiasis der Harnblase in Böhmen. Wien 1894. — KUMMER u. BRUTSCH: Calculose vésicale géante. J. d'Urol. **12**, Nr 3. — KUTNER, ROB.: Ein Versuch, den Harn zu diagnostischen Zwecken mit Methylenblau zu färben. Dtsch. med. Wschr. **1892**, Nr 48, 1086.

LANDOIS: Zur Kenntnis der Ochronose. Virchows Arch. **193**, 275 (1908). — LANDWEHR: Tierisches Gummi, ein normaler Bestandteil des menschlichen Harns. Zbl. med. Wiss. **1885**, 369. — LANGEN, C. D. DE: Geneesk. Tijdschr. Nederl.-Indië **69**, 806 (1929). — LANGENBECK, K. MARTIN: Erwähnt nach W. EBSTEIN. — LANGGAARD: Über das Vorkommen von Cholesterin im Urin. Virchows Arch. **76**, 545. — LATZKO: Gynäkologische Urologie. Handbuch der Urologie von v. LICHTENBERG, VOELCKER u. WILDBOLZ, Bd. 5, S. 876. 1933. — LATZKOW, W.: Über Blasensteine bei Frauen. Wien. klin. Wschr. **1928**, Nr 47, 1625. — LAUDA: Bakteriensteine im Nierenbecken und ihre Entstehung. Frankf. Z. Path. **27**, Nr 1/2, 181, 263 (1922). — LECERCLE: Blasensteine bei einem Kind von 18 Monaten. Ref. Z. urol. Chir. **25**, 138 (1928). — LEERSUM, E. C.: Vitamin-A-deficiency and urolithiasis. Brit. med. J. **1927**, Nr 3488, 873. — LEGUEU: (a) Calculs du rein et de l'urétère. Thèse de Paris **1890**. (b) La lithiase renal. Encyclop. franç. Urol. **2**, 539 (1914). (c) Localisations multiples et simultanées de la lithiase rénale. J. des Pract. **36**, No 16. — LEGUEU et FREY: Calculs dans un rein malformé et en ectopie. J. d'Urol. **17**, 153. — LEMBERGER, B.: Über die operative Therapie tiefsitzender Uretersteine. Z. urol. Chir. **19**, 259 (1926). — LENKO, Z.: Ein seltener Fall mißlungener Steinzertrümmerung. Z. Urol. **17**, 679 (1923). — LERCHE: The surgical treatment of diverticula of the urinary bladder. Ann. Surg. **1901**. Erwähnt nach STECKLIN. — LEROY D'ETIOLLES: Traité prat. de la gravelle et des calculs urinaires. Paris 1866. — LESCHKE: Untersuchungen über die Funktion der Niere. Münch. med. Wschr. **1914**, 1498. — LESCHNEW u. LEVANT: Zur Diagnostik und zum operativen Eingriff bei doppelseitigen Nierensteinen. Z. Urol. **24**, 17 (1930). — LEUPOLD, E.: Amyloid und Hyalin. Erg. Path. **21 I**, 172 (1925). — LEVY, M. L.: Thermometer in the bladder. J. amer. med. Assoc. **90**, Nr 2, 115 (1928). — LEWIN, A. u. H. TATERKA: Die Veränderungen der Harnwege bei Erkrankungen des Zentralnervensystems. Verh. dtsch. Ges. Urol. **1928**. Leipzig 1929. — LEWSCHIN: (a) Geographie und Frequenz der Harnblase. Verh. internat. med. Kongr. Berlin **3** (1891). (b) Über die geographische Verteilung der Steinkrankheiten in Rußland. Verh. 10. internat. med. Kongr. Berlin **3** (1891). — LICHTENBERG, A. v.: (a) Harnstauung. Jkurse ärztl. Fortbildg **1928**, Nr 2. (b) Geographie und Frequenz der Harnsteine. Jkurse ärztl. Fortbildg **1928**, 2. (c) Harnleitersteinerkrankung. Jkurse ärztl. Fortbildg **20**, 30 (1929). — LICHTENSTERN: Operationen bei Beckennieren. Z. urol. Chir. **15**, 127 (1924). — LICHTENSTERN, K.: Mikrolithiasis. Wien. klin. Wschr. **1926**, Nr 40, 1156. — LICHTWITZ: (a) Über die Bedeutung der Kolloide für die Konkrementbildung und die Verkalkung. Dtsch. med. Wschr. **1910**, Nr 15. (b) Das schillernde Häutchen auf dem Harn bei Phosphaturie. Verh. dtsch. Kongr. inn. Med. **1912**, 516. (c) Über die Löslichkeit der wichtigsten Steinbildner im Harn. Z. exper. Path. u. Ther. **13**, 271 (1913). (d) Die Bildung der Harnsedimente und Harnsteine. Z. Urol. **7** (1913). (e) Über die Bildung der Harn- und Gallensteine. Berlin 1914. (f) Prinzipien der Konkrementbildungen. Bildung der Gallensteine und Harnsteine. Handbuch der normalen und pathologischen Physiologie, Bd. 4, S. 591. 1929. (g) Über Uroselektan. Chirurg **2**, 357 (1930). (h) Komponenten und Aufbau der Harnkonkremente. LICHTWITZ, LIESEGANG u. SPIRO'S: Medizinische Kolloidlehre, Bd. 1, S. 136. 1933. — LICHTWITZ u. ROSENBACH: Über die Kolloide des normalen menschlichen Harns I. Hoppe-Seylers Z. **61**, 117 (1909). — LIEBENOW: Über ausgedehnte Epidermisbekleidung der Schleimhaut der Harnwege usw. Med. Inaug.-Diss. Marburg 1891, S. 21. — LIGNAC: (a) Über Störung des Zystinstoffwechsels. Münch. med. Wschr. **71**, 1016 (1924). (b) Über Störung des Zystinstoffwechsels bei Kindern. Arch. klin. Med. **145**, 139 (1924). (c) Über Erkrankungen mit und durch Zystinablagerungen in verschiedene Organe. Krkh.forsch.**2**, 43 (1926). — LION, K.: (a) Über Divertikelsteine. Z. Urol. **20**, 263 (1926). (b) Spontanperforation von Uretersteinen. Med. Klin. **1930**, Nr 51 (1892). — LÖFFLER, LEONHARD: Muskelveränderungen am Nierenbecken und Ureter bei Stauung in den harnableitenden Wegen. Z. urol. Chir. **36**, 384 (1933). — LOHNSTEIN: Beitrag zur Kasuistik der Fremdkörper in der Harnblase. Dtsch. med.

Wschr. **1892**, Nr 38, 854. — LOMBARD: Climatologie médicale. Paris 1878/79. — LOUMEAU-DARLAU: 9 cm langer Urethralstein. J. Méd. Bordeaux, April **1893**. Erwähnt nach HOTTINGER. — LUBARSCH: (a) Die Metaplasiefrage und ihre Bedeutung für die Geschwulstlehre. Arb. hyg. Inst. Posen. Wiesbaden 1901. (b) Einiges zur Metaplasiefrage. Verh. dtsch. path. Ges. **1906**, 198. (c) Zur Kenntnis ungewöhnlicher Amyloidablagerungen. Virchows Arch. **271**, 867 (1929). — LUCKE, H.: Über Chylurie. Z. klin. Med. **124**, 380 (1933). — LUCKSCH: Über lokale Amyloidbildung in der Harnblase. Verh. dtsch. path. Ges. 7. Tagg **1904**, 34. — LUDWIG: Über Lithiasis der Harnwege beim weiblichen Geschlecht. Festschrift für CHROBAK. Wien 1903. — LUKAS: Über das Zusammentreffen von Harn- und Gallensteinen. Arch. klin. Chir. **113**, H. 2 (1920).

MCCARRISON: Trans. far-east. Assoc. trop. Med. Hong-Kong **3** (1929). — MCCARTHY: Cholesterin-Harnstein. Med. chir. trans. Lond. **55**, 263. (1872) — MAJANZ, A.: (a) Zur Diagnostik und Therapie der Harnleitersteine. Z. urol. Chir. **22**, 293 (1927). (b) Blasensteine beim Weibe. Z. Urol. **22**, 263 (1928). — MAKASCHEW, G. W.: Ein Fall von Verletzung der Vena cava bei der Nephrektomie. Z. Urol. **23**, 973 (1929). — MANNABERG: (a) Muzinurie und Fibrinurie. Handbuch der Urologie von v. FRISCH u. ZUCKERKANDL, Bd. 2, S. 403. (b) Medizinische Klinik der Krankheiten der Niere und des Nierenbeckens. Handbuch der Urologie, Bd. 2, S. 381. 1905. — MARCHAND: Nierenstein von ungewöhnlicher Größe. Berl. klin. Wschr. **1892**, Nr 3, 59. — MARCET: (a) Versuch einer chemischen Geschichte und ärztlichen Behandlung der Steinkrankheiten. Bremen: Johann George Heyse 1818. (b) Steinkrankheiten. (Deutsch von HEINEKEN.) Bremen 1838. — MARTENS: Zunahme des Nierensteinleidens in Berlin. Med. Klin. **1931**, 1629. — MECKEL VON HEMSBACH: Mikrogeologie. Über die Konkremente im tierischen Organismus, 1856. — MERKEL: Eine seltene Komplikation bei Pyonephrose. Auftreten kugelförmiger Gerinnungsprodukte im Nierenbecken. Virchows Arch. **207**, 56 (1912). — MÉSĆAROS, K.: Nierenstein und Nierentuberkulose. Arch. klin. Chir. **143**, H. 2, 413. — MEYER, A. W.: Zunahme des Nierensteinleidens. Med. Klin. **1932**, 218. — MEYER u. HERZOG: Ein Fall von Eiweißsteinen im Urin. Med. Klin. **17**, Nr 35, 1056 (1921); Dtsch. med. Wschr. **47**, Nr 10, 283. — MEYER, J.: Über die Auflösung von Blasensteinen durch permanente Säuredurchspülung der Blase. Z. urol. Chir. **26**, 348 (1928). — MEYER-LEHNHARTZ: Mikroskopie und Chemie am Krankenbett. Berlin 1922. — MICHAELIS: Über eine neue Form von Hämoglobinurie. Dtsch. med. Wschr. **1901**, 51. — MINDER, J.: Blasensteinbildung bei Urogenitaltuberkulose. Z. Urol. **23**, 757 (1929). — MINGRAM: Beitrag zur Frage der Steinbildung in den Harnwegen nach Wirbelbrüchen. Dtsch. Z. Chir. **98**, 89. — MILLIKEN, L. F.: Nephrolithiasis. J. of Urol. **20**, Nr 4. 456 (1928). — MIR-KASSIMOFF: Über die Verbreitung der Harnsteinkrankheit in Aserbeidshan (siehe auch die Diskussionsbemerkung zu diesem Vortrag). 1. transkaukas. Chir.kongr. 1925. — MIYAUCHI: Amyloidhaltiger Eiweißstein. Zbl. Path. **26**, 288 (1915). — MÖRNER: (a) Untersuchung über die Proteinstoffe und die eiweißfällenden Substanzen des normalen Menschenharns. Skand. Arch. Physiol. (Berl. u. Lpz.) **6**, 332 (1895). (b) Zystin, ein Spaltungsprodukt der Harnsubstanz. Hoppe-Seylers Z. **28**, 595 (1899). — MOORE: Harnsteine, bestehend aus HELLERS Urostealith. Hellers Arch. **3**, 413 (1854). — MORAWETZ u. ADRIAN: Eiweißsteine. Mitt. Grenzgeb. Med. u. Chir. **17**, 579 (1907). — MORHOST: Über die Löslichkeit der Harnsteine. Ther. Mh. **1893**, Nr 8. — MORITZ: Über den Einschluß von organischer Substanz in den kristallenen Sedimenten des Harns. 14. Kongr. inn. Med. 1896. — MÜLLER, FRIEDRICH: Über Pneumaturie. Berl. klin. Wschr. **1889**. — MÜLLER, J.: Endometroide Adenomatose (Adenomyosis und Zystadenomatose der Harnblase; Literaturhinweise!). Arch. klin. Chir. **145**, 394 (1927). — MÜLLER, Kurt: Nierensteine nach Traumen der Wirbelsäule. Arch. klin. Chir. **50**, 3. — MÜLLER-SEIFFERT: Taschenbuch der medizinisch-klinischen Diagnostik, 30. Aufl. 1933.

NAKAJIMA, A.: (a) Steinchen in Blasenkonkrementen. Z. Urol. **16** (1922). (b) Studie über Blasensteine. Z. Urol. **16**, 155 (1922). — NEUBURGER: Geschichte der Medizin, Bd. 1. S. 31 f. Stuttgart 1906. — NEUGEBAUER, GUSTAV: Über Harnröhrensteine. Dtsch. med. Wschr. **1920**, Nr 20. — NEUMANN: Über Bakteriensteine im Nierenbecken. Dtsch. med. Wschr. **37**, 1473 (1911). — NEUPERT: Fibrinsteine der Niere. Dtsch. med. Wschr. **1925**, 1343. Vgl auch BECKER. — NIKOLAS: Beobachtungen über Nierensteinerkrankungen in Ostthüringen. Z. Urol. **20**, 422 (1926). — NITZE: Lehrbuch der Kystoskopie, 1889.

OEHLECKER, F.: (a) Geographie und Frequenz der Harnsteine. Über Nieren- und Harnleitersteine. Ärztl. Ver. Hamburg, 20. Okt. 1931. Ref. Münch. med. Wschr. **1931**, 50. (b) Zur traumatischen Entstehung von Nierensteinen. Zbl. Chir. **1932**, 1264. — OLPP, G.: Geographie und Frequenz der Harnsteine. Arch. Schiffs- u. Tropenhyg. **1910**, Beih. 5. — OPPENHEIMER, R.: Über Ureterolithotomie am juxtavesikalen Harnleiterende beim Weibe. Z. Urol. **23**, 537 (1929). — ORMOND, J. K.: Unusual effect of silver nitrate on the renal pelvis. J. of Urol. **18**, Nr 1, 91 (1927). — OTTENSTEIN, B.: Über Harnkolloide und ihre Bestimmung nach der Goldzahlmethode. Biochem. Z. **128**, 382 (1922). — OTTOM, B.: Multiple primäre Blasensteine in großen Zystozelen alter Frauen. Z. urol. Chir. **32**, H. 5/6. 430 (1931). — OTTOW: Ligatursteine der weiblichen Blase. Zbl. Gynäk. **54**, 1513 (1930).

PACKWARD: Foreign bodies in the male bladder. Ann. Surg. **1897**. — PAPE: Griechisch-deutsches Handwörterbuch, Bd. 2. Braunschweig 1877. — PARACELSUS: (a) De origine morborum ex tartaro. Basel 1589. (b) Zwei Bücher über die Krankheiten, die durch den Stein entstehen. ASCHNERS Ausgabe des Paracelsus, Bd. 1, S. 805. 1926). (c) Über tartarische Krankheiten. ASCHNERS Ausgabe des Paracelsus, Bd. 2, S. 6. 1928. — PASCHKIS, R.: (a) Über doppelseitige Nierensteine. Med. Klin. **22**, 1522 (1926). (b) Sand, Gries und Steine des Harnapparates. Wien 1931. — PEIPERS: Über eine besondere Form von Nierensteinen. Münch. med. Wschr. **1894**, 531. — PERESCHIWKIN: Die Steinkrankheit in Turkestan. 1. Kongr. Ärzte Turkestans 1922. — PERLMANN u. WEBER: (a) Experimentelle Erzeugung von Blasensteinen durch Avitaminose. Dtsch. med. Wschr. **1928**, Nr 25, 1045. (b) Zur experimentellen Blasensteinerzeugung. Münch. med. Wschr. **1930**, Nr 16, 680. — PFEIFFER, E.: (a) Ätiologie und Therapie der harnsauren Steine. 5. Kongr. inn. Med. 1886. (b) Vier Fälle von Zystinurie bei vier Geschwistern. Zbl. Harn- u. Sex.org. **5** (1894). (c) Über oxalsaure Nierensteine und über Oxalurie. 6. Kongr. inn. Med. 1895. (d) Eine neue Zystinfamilie. 8. Kongr. inn. Med. 1897. (e) Ein Polyp der Harnblase als Steinkern bei Bilharzia. Z. Urol. **3** (1909). (f) Indigo in Blasensteinen. Z. Urol. **10** (1916). (g) Über die pyelonephritische Schrumpfniere. Z. urol. Chir. **36**, 79 (1932). — PFISTER, E.: (a) Die Steinkrankheit bei der Negerrasse. Arch. Schiffs- u. Tropenhyg. **1913**, 599. (b) Chinesische Blasensteine. Z. Urol. **7**, 945 (1913). (c) Über eierhaltiger Harngries bei Bilharziakrankheit. Fol. urol. (Lpz.), Jan. **1913**. (d) Ein Harnröhrenstein bei Bilharziakrankheit. Z. Urol. **1913**, H. 2. (e) Beiträge zur Histologie der ägyptischen Blasensteine. Dtsch. Z. Chir. **121** (1913). (f) Urolithiasis und Bilharziosis. Arch. Schiffs- u. Tropenhyg. **17**, H. 10 (1913). (g) Über das organische Gerüst der Harnsteine. Z. Urol. **9**. (h) Über blaue Indigokristalle in ägyptischen Blasensteinen. Z. Urol. **10**, 329 (1916). (i) Die Tropenkrankheiten der Harnorgane. Handbuch der Urologie von v. LICHTENBERG, VEOLCKER u. WILDBOLZ, Bd. 4, S. 820. 1927. (k) Geographie und Frequenz der Harnsteine. Handbuch der Urologie, Bd. 4. 1927. — PHILIPPS: Foreign body in the bladder. Brit. med. J. **1847**. — PICK: Über die Ochronose. Berl. klin. Wschr. **1906**, 477. — PINAULT: Calculs de l'urèthre prostat. J. d'Urol. **8**. — PLESCHNER: Harnstein in einer Zystenniere. Z. urol. Chir. **9**, 50. — PLESCHNER, HANS GALLUS: Divertikelstein. Z. Urol. **23**, 502 (1929). — POLLAK, H.: Die Behandlung der Nieren- und Harnleitersteine. Z. urol. Chir. **22**, 387 (1927). — POMMER, GUSTAV: (a) Ein Struvitstein in einem Fall von Epidermisierung der Harnblase. Verh. dtsch. path. Ges. 9. Tagg **1905**, 28. (b) Mikroskopische Untersuchungen über Gelenkgicht. Jena 1929. — PORT: Ein Fall von nicht-parasitärer Chylurie mit Sektionsbefund. Z. klin. Med. **59**, 455 (1906). — PORTA: Della Litotrizia. Mailand 1859. — POSNER: (a) Über Eiweißkörper im normalen Harn. Virchows Arch. **104**, 497. (b) Studien über Steinbildung. Z. klin. Med. **9**, **16** (1885, 1889). (c) Über Harnsteine. Berl. klin. Wschr. N. H. **45** (1900). (d) Zur Frage der Steinbildung und Steinbehandlung. Wien. klin. Wschr. **1911**. (e) Die Bildung der Harnsteine. Z. Urol. **7** (1913). (f) Persische Blasensteine. Z. Urol. **13** (1919). (g) Diagnose und prognostische Bedeutung der Harnsedimente nach neuerer Anschauung. Halle 1925. — POUSSON et CARLES: Geographie und Frequenz der Harnsteine. Encyclop. franç. Urol. **3**. Paris 1914. — PRAETORIUS, G.: Zunehmende Häufigkeit von Harnsteinen in Hannover. Dtsch. med. Wschr. **1925**, 311. — PREINDLSBERGER: (a) Über Lithiasis in Bosnien. Wien. klin. Rdsch. **1900**, Nr 46, 47, 48, 49. (b) Über Steinoperationen. 74. Verslg Ges. Naturforsch. Karlsbad 1902. Wien. med. Presse **1902**, Nr 39 f. (c) Weitere Mitteilungen über Lithiasis in Bosnien-Herzegovina. Wien. klin. Rdsch. **1902**, Nr 41. — PROCHNOW: Über Fremdkörper in Harnröhre und Blase. Dtsch. med. Wschr. **1893**, Nr 48, 1262. — PROUT, W.: Untersuchung über das Wesen und die Behandlung des Harngrieses und der Harnsteine. Weimar 1823. — PUHR: Ochronose. Virchows Arch. **260**, H. 1 (1926).

RAČIĆ, J.: (a) Beitrag zur Kenntnis der Blasen- und Nierensteinkrankheit in Dalmatien. Z. urol. Chir. **17**, 127 (1925). (b) Weiterer Beitrag zur Kenntnis der Blasen- und Nierensteinkrankheit in Dalmatien. Z. Urol. **22**, 577 (1928). (c) Isolierte Aktinomykose der Niere. Beitr. path. Anat. **87**, 474 (1931). — RATNER, S.: Harnleitersteine. Z. Urol. **24**, 430 (1930). RAVASINI, C.: Über Nephrolithiasis bilateralis. Z. Urol. **23**, H. 6/7, 471 (1929). — RECKLINGHAUSEN, v.: (a) Gerüst und Kern der Harnsteine. Handbuch der allgemeinen Pathologie des Kreislaufs und der Ernährung, S. 51. Stuttgart 1883. (b) Einschlüsse in Harnsteinen. Wien. klin. Wschr. **1900**, Nr 22. — REINHARDT, A.: Steinleiden und Krebs der Harnblase. Arch. klin. Chir. **164**, 564 (1930). — REMETE, E.: Beiträge zur Kasuistik der Blasensteine. Z. Urol. **14**, 355 (1920). — RENDALL, E.: Trauma and renal stone. Lancet **220 I**, Nr 9, 5609 (1931). — RENNER: Stoffwechselstörung und Niere. Handbuch der Urologie von v. LICHTENBERG, VOELCKER u. WILDBOLZ, Bd. 4, S. 775. 1927. — RESCHABEK: Zur Statistik der Nephrolithiasis nach dem Material des pathologisch-anatomischen Institutes der Nordkausasischen Universität usw. 1. Kongr. Chir. Nordkaukasus 1925. — REYER, A.: (a) Geographie und Frequenz der Harnsteine. Wien. med. Wschr. **1856**, 4—5. (b) Über Harnsteine in Ägypten. Wien. med. Wschr. **1856**, Nr 14. — RIES, K.: Über einen Fall von Perforationsperitonitis durch Blasenstein. Z. Urol. **23**, 651 (1929). — RIESS: Über weiche Konkremente der Harnwege. Med. Inaug.-Diss. Leipzig 1913. — RODÉ: Fremdkörper in der Harnblase. Med. Inaug.-Diss. Erlangen 1891. — ROSENBACH, O.: (a) Ein Fall von Pyelitis calculosa mit Perforation in das Colon ascendens. Med. Inaug.-Diss. Breslau 1873. (b) Kritischer und experimenteller Beitrag zur Frage der Entstehung der Nierensteine. Mitt. Grenzgeb. Med. u. Chir. **22**, 630 (1911). — ROSENBLUM: Xanthinsteine. N. Y. med. J., 16. Jan. **1915**. — ROSENBUSCH: Mikroskopische Physiographie der massigen Gesteine, S. 82. Stuttgart 1877. — ROSENO, A.: Nierensteine als Folgezustände stumpfer Nierenverletzungen. Z. urol. Chir. **26**, 67 (1928). — ROSENSTEIN: (a) Metallschwund im Blasenstein bei ammoniakalischem Urin. Verh. dtsch. Ges. Urol. **4**, 262 (1913). (b) Über echten traumatischen Nierenstein. Z. urol. Chir. **21**, 326 (1927). (c) Zunahme des Nierensteinleidens in Berlin. Med. Klin. **1931**, H. 45, 1629. — ROSENOW, E. C. u. J. G. MEISSER: (a) J. amer. med. Assoc. **1922**, Nr 14. (b) Harnsteinbildung durch Streptokokkeninfektion. J. amer. med. Assoc. **78**, 4 (1923). — ROST, FR.: Über Blasen- und Nierensteine im Tierversuch. Arch. klin. Chir. **162**, 701 (1930). — ROTH: Ungewöhnliche Blasen und Nierensteine. Berl. klin. Wschr. **62** (1911). — ROTHSCHILD, A.: Zur Entfernung der Harnleitersteine. Dtsch. med. Wschr. **52**, 1939 (1926). — ROVSING: (a) Die Blasenentzündung usw. Berlin: August Hirschwald 1890. (b) Erfahrungen über Uretersteine. Mon.ber. Urol. **1901**, Nr 6. (c) Über Diagnose und Behandlung der Nierensteine auf Grund 29jähriger Erfahrung. Z. urol. Chir. **12**, 358 (1923). — RUBRITIUS, H.: Beitrag zur Behandlung der kalkulösen Anurie. Z. Urol. **23**, 495 (1929). — RUGE: Zur traumatischen Entstehung von Nierensteinen. Zbl. Chir. **1932**, 2098.

SACHAROFF, E.: Ein Fall von Nephrolithiasis; 3000 Steine. Z. Urol. **1930**, H. 11, 827. — SAHLI: Lehrbuch der klinischen Untersuchungsmethoden. Leipzig 1918. — SAMPOERO: Nederl. Tijdschr. Geneesk. **1928**, 579. — SCHABL: Ein Beitrag zur Kenntnis der sog. Fettsteine der Harnwege. Z. Urol. **10**, 209 (1916). — SCHADE, H.: (a) Beiträge zur Konkrementbildung und Entstehung der Harnsteine. Münch. med. Wschr. **1909**, H. 1/2. (b) Zur Entstehung der Harnsteine und ähnlicher Steine organischer und unorganischer Herkunft. Z. Chem. u. Ind. Koll. **4**, 175 (1909). (c) Zur Genese der Gallensteine. Z. exper. Path. u. Ther. **8**, 2 (1910). (d) Beiträge zur Konkrementbildung II. Münch. med. Wschr. **1911**, 723. — SCHAR: Ein Beitrag zur Kenntnis der sog. Fettsteine der Harnwege. Z. Urol. **10**, 209 (1916). — SCHEELE: (a) Über spontane Verkleinerung von Nierensteinen. Z. Urol. **18**, 528 (1924). (b) Zur Klinik der Paranephritis. Zbl. Chir. **52**, 582 (1925). — SCHEPELMANN: Historisches zur Kenntnis der Entstehung von Harnsteinen. Berl. klin. Wschr. **1911**, 525. — SCHEUBE, B.: Geographie und Frequenz der Harnsteine. Arch. Schiffs- u. Tropenhyg. **1897**, 3. — SCHITTENHELM: Untersuchung der Harnsteine. Handbuch der biochemischen Arbeitsmethoden, S. 903. Berlin 1910. — SCHLAGINTWEIT: Entstehung, Behandlung, Verhütung der Blasensteine. Verh. dtsch. Ges. Urol. **4**, 217 (1913). — SCHMIDT, ALBIN: Fall von außerordentlich großem Ureterstein. Z. urol. Chir. **28**, 264—266 (1929). — SCHMIDT, M. B.: (a) Referat über Amyloid. Verh. dtsch. path. Ges. 7. Tagg **1904**, 8. (b) Harnsäureinfarkt. Verh. dtsch. path. Ges. **1913**, 16. — SCHMORL: Zur Kenntnis der Harnkonkremente. Verh. dtsch. path. Ges. **4**, 242 (1901). — SCHMUCKLER, R.: Zur Ätiologie der Nephrolithiasis. Z. urol. Chir. **33**, 255 (1931). — SCHNEIDER, O.: Der endemische Blasenstein in Siam. Z. Urol. **16**, 473 (1922). — SCHNITZLER: Ein Beitrag zur Kenntnis der Pneumaturie. Internat. klin. Rdsch. **1894**. — SCHÖNDUBE, W.: Über die Hypophysentherapie des Nieren- und Uretersteines. Z. Urol. **23**, 865 (1929). — SCHREIBER: Über sog. Schatten der Harnsäurekristalle. Virchows Arch. **153**, 147 (1898). — SCHÜPPEL, A.: Beitrag zur Vermeidung von Klippen der urologischen Röntgendiagnostik. Z. Urol. **21**, 274 (1927). SCHULTHEIS: (a) Ungewöhnlich großer, durch hohen Steinschnitt entfernter Blasenstein. Verh. dtsch. Ges. Chir. Berlin **29**, 78 (1900). (b) Ahle in einem Blasenstein. Verh. dtsch. Ges. Urol. **4**, 264 (1913). — SCHULTHEIS, THEODOR: (a) Histologische Untersuchungen an Steinnieren. Z. urol. Chir. **31**, 193 (1931). (b) Übergroße Uretersteine. Z. Urol. **26**, 480 (1932). — SCHULTHEIS, WERNER: Über Stoffniederschläge und Ablagerungen in den Wänden der ableitenden Harnwege. Z. urol. Chir. **36**, H. 1/2 (1932). — SCHULTZ-BRAUNS, O. u. E. KIRCHEISEN: Mikrochemische und mikroskopische Untersuchungen an Harnsteinen. (Nach brieflicher Mitteilung an den Verfasser.) — SCHUSTLER: Die Krankheiten der Harnblase. Dtsch. chir. Klin. **1890**, Lief. 52. — SEBENING: Das Krankheitsbild des Harnleitersteins, seine Erkennung und Behandlung. Münch. med. Wschr. **1930**, 380. — SEITZ: Über die Form der Ureteren bei Feten und Neugeborenen. Beitr. Geburtsh. **18** (1908). — SELIGSOHN: Zur Bildung der oxalsauren Konkremente. Zbl. med. Wiss. **1873**, Nr 22. — SEMATZKI: Zur Frage der Steinbildung in der Harnblase. Russki Wratsch. **1907**, Nr 33. — SENATOR: (a) Über Pneumaturie im allgemeinen und bei Diabetes usw. Beitr. wiss. Med. **3**. (b) Die Erkrankungen der Nieren, 2. Aufl. NOTHNAGELS Handbuch der speziellen Pathologie und Therapie. Wien 1902. — SERGUIEWSKY, W.: (a) Geographie und Frequenz der Harnsteine. Ann. Mal. génito-urin. **20**, 257 (1902). (b) Etude sur la distribuation géographique de la lithiasie urinaire. Extrait des annales des maladies des organes génitourinaires. Paris: Typographie Philippe Renouard 1902. — SEYDERHELM, R.: (a) Die Urinsedimente. Handbuch der Urologie von v. LICHTENBERG, VOELCKER

u. WILDBOLZ, Bd. 1, S. 589. (b) Untersuchung über die Vitalität von Zellen mit kolloidalen Farbstoffen. Dtsch. med. Wschr. **51**, 180 (1925). — SHARMA: Erwähnt nach McCARRISON (s. dort). — SHAW, S.: Vesical calculus with nucleus of paraffin war. Lancet **211**, 225 (1926). — SIMON, E.: Über Kalksteinbildung in der Niere nach Wirbelsäulenbruch und Rückenmarkslähmung. Z. Urol. **21**, 444 (1927). — SIMON, L.: Über präkanzeröse Zustände der Harnblase. Dtsch. Z. Chir. **227**, 539 (1930). — SITKOWSKI: Steinkrankheiten (Aussprache). 1. Kongr. Ärzte Turkestan 1922. S. 14. — SMIRNOW, A. N.: Der Einfluß der operativen Eingriffe auf die Nierenfunktion bei Nephrolithiasis und Nephroptosis. Z. urol. Chir. **24**, 143 (1928). — SOLOMIN, P.: Über lokales zirkumskriptes Amyloid in der Harnblase. Prag. med. Wschr. **1897**, 3, 17. — SPECKLIN: (a) Z. Urol. **8**, 668 (1914). (b) Ein Fall von Blasendivertikelstein beim Weibe. Inaug.-Diss. Straßburg 1914. — SSOLOWOFF: Sektio alta transperitonealis. Z. Urol. **23**, 15 (1929). — STAEDELER: Erwähnt nach W. EBSTEIN. — STAEMMLER: Über pyelonephritische Schrumpfniere. Münch. med. Wschr. **1932**, Nr 50, 2005. — STAEMMLER u. DOPHEIDE: Die pyelonephritische Schrumpfniere. Virchows Arch. **277**, 713 (1930). — STEIN: Demonstration von Steinen und Fremdkörpern der Blase. Z. Urol. **2**, 724 (1908). — STEINITZ, H. u. L. REMEN: Zystinurie mit doppelseitigen Nierensteinen. Med. Klin. **1931**, Nr 49, 1791. — STEPP: Über die fragliche Zunahme des Nierensteinleidens. Med. Klin. **1931**, 1630. — STERN, K.: Zur Wachstumsgeschwindigkeit der Nierensteine. Klin. Wschr. **1929**, Nr 6, 265. — STOERK: Über Cystitis cystica. Beitr. path. Anat. **50**, 368 (1911). — STOHR, R.: Anurie durch beiderseitigen Steinverschluß des Nierenbeckens bei einem 16 Monate alten Kind. Mschr. Kinderheilk. **40**, 124 (1928). — STROMEYER: Frorieps Notizen **2**, Nr 22, 352 (1849). — STUDENSKY: Zur Lehre von der Bildung der Harnsteine. Dtsch. Z. Chir. **7**, 171. — STUTZIN: (a) Z. Urol. **18**, 130 (1924). (b) Strukturen und Steine. Z. Urol. **23**, 805 (1929). — SUBOTZKI: Über Blasengangrän. Z. urol. Chir. **21**, 1 (1927). — SUM-SCHICK: Zystinstein im Harnleiter. Z. Urol. **23**, 985 (1929). — SWIFT, JOLY: Geographie und Frequenz der Harnsteine. „Stone“. London 1929. Erwähnt nach GROSSMANN.

TAKEICHI: Über das Glykogen in den Epithelzellen der Harnwege. Fukuoka-Ikwadaigaku-Zasshi (jap.) **24**, 113 (1931). — TARDO: Fernresultate der Operationen wegen Nephrolithiasis. Ital. Urol.kongr. Rom 1924. Z. urol. Chir. **16**, 170. — TATEVKA, H. u. L. DINKIN: Kalkkonkremente in den Nieren und im Nierenbecken bei Knochenerkrankungen. Dtsch. med. Wschr. **1927**, Nr 25, 1055. — THANNHAUSER, S.: Stoffwechsel und Stoffwechselkrankheiten, S. 548. München 1929. — THANNHAUSER u. KRAUSS: Eiweißsteine. Über eine degenerative Erkrankung der Harnkanälchen (Nephrose) bei BENCE JONESscher Albuminurie mit Nierenschwund. Dtsch. Arch. klin. Med. **133**, 183 (1920). — THÉVENOT: Calcul rénal bilatéral de cystine pure chez une fillette. J. d'Urol. **27**, 231 (1929). — THOMPSON, N.: Maladies des voies urinaires. Paris 1881. — TILP, A.: Über lokales tumorförmiges Amyloid der Harnröhre. Zbl. Path. **20**, 913 (1909). — TRAUBE, SKUMBURDIS u. GOLDBERG: Beitrag zum Problem der Nierensteinbildung. Münch. med. Wschr. **1932**, 1083. TRÖLTZSCH, J.: Eiweißsteine im Nierenbecken. Z. urol. Chir. **24**, 448 (1928). — TSCHAIKA: Die Nierensteinkrankheit auf Grund des Materials der urologischen Klinik am Kiewer medizinischen Institut. 1. Kongr. Chir. Nordkaukasien 1925. — TWIST, A. J. VAN: DUYMAAR Geographie und Frequenz der Harnsteine, S. 758. Jamus/Leyde 1911.

ULTZMANN: Über Harnsteinbildung. Wien 1875. — ULTZMANN u. HOFMANN: Atlas der physiologischen und pathologischen Harnsedimente, 1871. — ULTZMANN (SCHUSTLER): Die Krankheiten der Harnblase. Dtsch. Chir. **1890**, Lief. 52. — UMBER, F.: Geographie und Frequenz der Harnsteine. Ernährung und Stoffwechselkrankheiten. Berlin 1925. — Umfrage über die Zunahme des Nierensteinleidens usw. Med. Klin. **1931**, 1628. — UNGER: Zunahme des Nierensteinleidens. Med. Klin. **1931**, 1630. Erwähnt nach W. EBSTEIN. — USAMI: Zur Kenntnis des angeborenen Divertikels und des Struvitsteines. Virchows Arch. **263**, 99 (1927). — USUKI: Jap. J. Gastro-enterol. **1**, 18 (1929).

VIRCHOW, RUD.: Zystinsteine in den Nieren. Virchows Arch. **10**, 230 (1856). — VISCHER: Ein Beitrag zur Zunahme der Harnsteine. Schweiz. med. Wschr. **1932**, 1205. — VOELCKER u. JOSEPH: Die Chromzystoskopie. Wiesbaden 1906. — VOSSBECK, J.: Ein Nierenstein von ungewöhnlicher Größe. Z. Urol. **17**, 673 (1923).

WACHSELBAUM: Beobachtungen über die Beteiligung von Eiweiß bei der Entstehung von Harnsteinen. Beitr. path. Anat. **86**, H. 3, 633 (1931). — WAGNER: Blasenstein und Geburt. Z. Geburtsh. **59**, 344. — WAGNER, E.: Handbuch der allgemeinen Pathologie, 7. Aufl. Leipzig 1876. — WALDEYER: Lienale Leukämie mit ausgebreiteten Steinbildungen in Leber und Nieren. Virchows Arch. **35**, 214 (1866). — WALTHER, PHIL. v.: Über die Harnsteine, ihre Entstehung und Klassifikation. Graefes J. Chir. u. Augenheilk. **1**. Berlin 1820. WARREN: Amyloid der Blase. Amer. J. Path. **6** (1930). Erwähnt nach B. v. BONSDORF. — WARSCH, N.: Zur Frage der sog. „essentiellen Hämaturie der Niere“. Z. urol. Chir. **26**, 339 (1929). — WAXELBAUM, F.: Beobachtungen über die Beteiligung von Eiweiß bei der Entstehung von Harnsteinen. Beitr. path. Anat. **86**, H. 3, 633 (1931). — WDEDENSKY, D.: Geographie und Frequenz der Harnsteine. Verh. 2. Ärztekongr. Mittelasien (Taschkent)

1926. — WEBER: Steinbildung in der Niere nach einfacher Rückenquetschung ohne Wirbelfraktur. Münch. med. Wschr. **1892**, Nr 12. — WEBER, A.: Ureterstein oder Appendizitis? Dtsch. med. Wschr. **1931**, Nr 36, 1542. — WEBER, W.: Steinbildung und Knochenerkrankungen. Berl. urol. Ges., Sitzg 25. Febr. 1930. Z. Urol. **36**, 25 (1930). — WEHNER, E.: Beitrag zur Klinik und Operation der prostatischen Harnröhrensteine und ein Fall von Spontanperforation eines Riesenröhrensteines. Z. urol. Chir. **10**, 204 (1922). — WEIDE, E.: Z. Urol. **24**, 346 (1930). — WEISCHER, P.: Zur Kasuistik der Blasensteine unter der Landbevölkerung von Shantung. Z. urol. Chir. **25**, 245 (1928). — WEISER, A.: Primärer Pfeifenstein der prostatischen Harnröhre. Z. urol. Chir. **28**, 160 (1929). — WEISS, K.: Über den pyelographischen Nachweis strahlendurchlässiger Konkremente im Nierenbecken und Ureter. Z. urol. Chir. **29**, 479 (1930). — WELFIELD, J.: Urologic Rev. **1928**, Nr 8, 493. — WIBES, PH.: Renal calculus in infancy. Lancet **219 II**, Nr 15, 5589, 794 (1930). — WIDAL, WEILL et LAUDAT: La Lipémie des brightiques. Semaine méd. **1912**, 529. — WILD: Beitrag zur Kenntnis der amyloiden und der hyalinen Degeneration des Bindegewebes. Beitr. path. Anat. **1**, 175 (1886). — WILDBOLZ: (a) Cholesterin im Harn. Korresp.bl. Schweiz. Ärzte **34**, 308 (1904). (b) Geographie und Frequenz der Harnsteine, S. 208. Lehrbuch der Urologie. Berlin 1924. — WILLIS, R.: Krankheiten des Harnsystems; übersetzt von HEUSINGER. Eisenach 1841. — WINCKEL: Über den Durchbruch extrauteriner Fruchtsäcke in der Blase. Slg klin. Vortr. **1903**. — WOHLANER, E.: Steine in Beckennieren. Sitzg Berl. urol. Ges., 22. Febr. 1927. Z. Urol. **21**, 606 (1927). — WOLF, WILHELM: Steinbildung bei Oberschenkelamputierten. Münch. med. Wschr. **1931**, 1699.

YOUNG, E. L.: Leukoplakia of the bladder. J. of Urol. **18**, Nr 4, 407 (1927).

ZANGEMEISTER: Die Beziehungen der Erkrankungen der Harnorgane zu Schwangerschaft, Geburt und Wochenbett. Verh. dtsch. Ges. Gynäk. **15** (1913). — ZUCKERKANDL: (a) Über Nierensteine. Arch. klin. Chir. **87**, 481. (b) Einige seltene Konkretionen der menschlichen Harnwege. Wien. klin. Wschr. **1900**, 8. — ZUCKERKANDL, O.: (a) Allgemeine Symptomenlehre. Handbuch der Urologie von A. v. FRISCH u. O. ZUCKERKANDL, Bd. 1, S. 689f. 1904. (b) Fremdkörper in der Harnblase. Handbuch der Urologie von FRISCH u. ZUCKERKANDL, Bd. 2, S. 681f. 1905.

5. Die entzündlichen Erkrankungen der ableitenden Harnwege und der Nierenhüllen einschließlich der Pyelonephritis und der Pyonephrose.

Von

Walter Putschar-Göttingen.

Mit 98 Abbildungen.

Einleitung.

Eine zusammenfassende ausführliche Darstellung der pathologischen Anatomie und Histologie der hier behandelten Kapitel liegt bisher im Schrifttum nicht vor. Das ganze Gebiet ist zum Teil von seiten der Pathologen etwas stiefmütterlich behandelt worden, wobei man besonders den Mangel systematischer Untersuchungen empfindet. Die Darstellung mußte sich deshalb weitgehend auf das klinisch-urologische, vielfach kasuistische Schrifttum stützen, das naturgemäß zum Teil die Dinge aus einem anderen Gesichtswinkel darstellt, als sie der Pathologe sieht. Vor allem die einschlägigen Abschnitte des Handbuches der Urologie von Lichtenberg, Voelcker und Wildbolz, sowie die einzige breitere Darstellung der pathologischen Anatomie der Zystitis im Handbuch der Urologie von Frisch und Zuckerkandl boten viel wertvolles Material zur Darstellung. Da aber eine geschlossene und kritische Darstellung nur auf Grund möglichst großer eigener Erfahrungen möglich ist, habe ich viel selbstuntersuchtes Material als Basis der Darstellung verwertet. Dies gilt besonders für die Abschnitte über banale Zystitis, Pyelitis, Pyelonephritis, Pyonephrose und Tuberkulose. Ich habe dabei absichtlich auch neben den Meinungen, die sich aus dem Studium des Schrifttums ergeben, die persönliche Ansicht, soweit sie durch eigene Untersuchungen gestützt war, zum Ausdruck gebracht. Die Bearbeitung der vorliegenden Abschnitte hat mir die Überzeugung gebracht, daß auf diesem Gebiet für die Pathologen morphologisch und experimentell sowie in systematischer Untersuchung bei enger Zusammenarbeit mit dem Kliniker noch ein fruchtbares, bisher zu wenig beachtetes Arbeitsfeld gegeben ist.

I. Banale Entzündungen der ableitenden Harnwege.

A. Die entzündlichen Erkrankungen der Harnblase (Zystitis).

1. Häufigkeit, Alters- und Geschlechtsverteilung der Zystitis (Lit. S. 532).

Die häufigste aller Harnblasenerkrankungen ist der Blasenkatarrh — die Zystitis — in ihren verschiedenen Erscheinungsformen. Die Zystitis kommt in jedem Lebensalter vor, bevorzugt aber gewisse Altersklassen, wobei sich die beiden Geschlechter verschieden verhalten.

Im Säuglingsalter und frühen Kindesalter ist der Blasenkatarrh keineswegs selten, häufig vergesellschaftet mit einer Entzündung des Nierenbeckens und der Niere. Im späteren Kindesalter und der Pubertätszeit ist die Zystitis selten.

Bei Frauen tritt sie besonders mit Beginn der Geschlechtsfunktionen häufiger auf, wobei der Geschlechtsverkehr als solcher eine auslösende Rolle spielen kann (Deflorationszystitis). Viel wichtiger für das Auftreten der Zystitis bei der Frau sind aber die Einwirkungen der Schwangerschaft und Geburt mit ihren Folge- und Begleiterscheinungen und den davon abhängigen Infektionen. Eine zweite Häufung zeigt das Auftreten der Zystitis bei Frauen im Alter der Rückbildung der Geschlechtsorgane und auch in der anschließenden Periode nach Eintritt des Klimakteriums. In der Mehrzahl der Fälle von Blasenentzündung bei Frauen handelt es sich um eine spontan auftretende Zystitis. SUTER fand unter 354 Zystitiden eigener Beobachtung bei Frauen 327 spontan entstandene Fälle und nur 27 instrumentelle Infektionen. Häufig, besonders bei älteren Frauen, spielen Erkältungen eine auslösende Rolle beim Blasenkatarrh.

Im Gegensatz dazu sind beim Mann die spontanen Zystitiden, die zwar in allen Lebensaltern vorkommen, sehr viel seltener als bei der Frau (SUTER). Dies hat seinen Grund, abgesehen von den oben erwähnten begünstigenden Wirkungen von Schwangerschaft und Wochenbett für das Zustandekommen der Zystitis bei der Frau darin, daß die männliche Blase durch die Länge der Urethra viel abgeschlossener ist von der Außenwelt als die weibliche Harnblase, die durch die kurze Urethra in naher Beziehung zu der bakterienreichen Vagina und Vulva steht. Sehr viel häufiger als die spontane Zystitis ist beim Manne die instrumentelle Infektion der Harnblase. Es sind daher in erster Linie die Jahre der Vollreife und die späteren Lebensjahrzehnte betroffen. Erstere weil die instrumentelle Behandlung der Gonorrhoe Anlaß zu Blasenentzündungen gibt, letztere weil operative und instrumentelle Maßnahmen bei der Prostatahypertrophie sehr häufig zur Infektion der Harnblase führen. Die große Rolle, welche die Prostatahypertrophie als auslösender Faktor bei der Zystitis spielt, geht aus der Angabe SUTERs hervor, daß er unter 460 männlichen Zystitisfällen eigener Beobachtung 231 Prostatiker fand, von denen 103 operiert waren. Im ganzen waren 267 Fälle instrumentell infiziert und nur 93 spontan.

Bei beiden Geschlechtern finden sich Blasenkatarrhe häufig in Begleitung von Steinleiden und Geschwülsten der Harnblase, auch ohne Infektion durch Instrumente (SUTER).

Im ganzen ist die Zystitis bei Frauen überhaupt klinisch sehr viel (nach SUTER 3—4mal) häufiger als beim Mann, dies gilt auch für das frühe Kindesalter.

Diese im wesentlichen dem klinischen Schrifttum entnommenen Feststellungen stimmen nicht völlig mit den Ergebnissen der pathologisch-anatomischen Statistik überein. Das hat zum größten Teil seinen Grund darin, daß ein großer Teil der Zystitiden nicht gerade bei Eintritt des Todes vorhanden ist, und daß der Altersaufbau eines Sektionsmaterials ein ganz anderer ist als der Altersaufbau bei klinischen Patienten. WESSEL fand bei 8029 Sektionen, die in den letzten 25 Jahren im Göttinger pathologischen Institut ausgeführt wurden, 378 Zystitiden unter 541 banalen Infektionen der Harnorgane. Zystitis war somit in 4,7% aller Sektionen vorhanden und machte 69,8% aller banalen Infektionen der Harnorgane überhaupt aus. 219 von diesen Fällen waren mit entzündlichen Erkrankungen anderer Abschnitte der Harnorgane kombiniert und nur in 159 Fällen (1,9% aller Sektionen) war die Entzündung auf die Harnblase allein beschränkt.

Hinsichtlich der Geschlechterbeteiligung besteht eine Abweichung von den klinischen Feststellungen, da in unserem Material 232 Männer (61,3%) 146 Frauen (38,6%) gegenüberstehen. Unter den isolierten Blasenentzündungen steigt allerdings auch in unserem Material die Beteiligung der Frauen auf 49%. Die Alters- und Geschlechtsverteilung ist aus nachfolgender Tabelle und Abb. 1 im einzelnen ersichtlich.

Es zeigt sich bei Betrachtung der graphischen Darstellung, daß die Kurve der Männer einen kleinen Gipfel im 3. Jahrzehnt aufweist, der sich aus der großen Zahl der Rückenmarksschädigungen, meist durch Wirbelschüsse mit Osteomyelitis und Blasenlähmung (32 Fälle) in den Kriegsjahren erklärt. Der große Gipfel im hohen Alter ist auf die große Zahl der Prostatiker (62 Fälle) zu beziehen. Bei den Frauen ist das 4. und 5. Jahrzehnt am stärksten befallen,

Alters- und Geschlechtsverteilung bei Zystitis im Göttinger Sektionsmaterial nach Wessel.

Jahrzehnt	♂	♀	Zusammen
1	7	8	15
2	7	6	13
3	30	21	51
4	19	22	41
5	27	30	57
6	29	28	57
7	68	15	83
8	35	7	42
9	3	5	8
10	—	1	1
?	7	3	10
Zus.	232	146	378

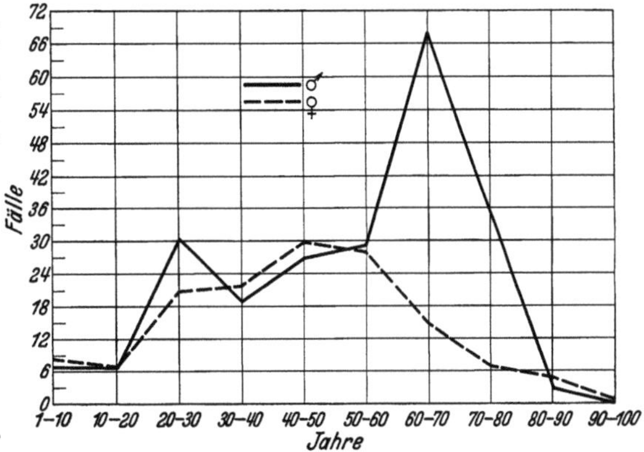

Abb. 1. Alters- und Geschlechtsverteilung bei Zystitis im Göttinger Sektionsmaterial nach Wessel.

während im hohen Alter die Zahl der Zystitiden stark absinkt. Bei den jüngeren Frauen war 13mal Puerperalsepsis und Sepsis post abortum nachweisbar, bei den älteren Frauen spielen verjauchte Genitalkrebse eine große ätiologische Rolle.

Klinisch ist die Funktion der Blase gestört, was sich in häufigem und sehr schmerzhaftem Harnlassen kundgibt. Im zystoskopischen Bild ergeben sich je nach der Art der Zystitis sehr mannigfache Befunde, regelmäßig ist jedoch Rötung und Schwellung der Schleimhaut festzustellen; daneben spielen Ödem, Blutungen, sowie fibrinöse und eitrige Beläge eine große Rolle. Der Harn zeigt meist saure, seltener alkalische Reaktion und ist in der Regel getrübt, fleischwasserartig oder direkt mit blutigen Beimengungen in Form von Gerinnseln untermischt. Im Schleudersatz, der sehr reichlich sein kann, finden sich regelmäßig meist massenhaft Leukozyten, als Zeichen der Eiterbeimengung, daneben vereinzelte Lympho- und Monozyten und nicht regelmäßig in wechselnder Menge Erythrozyten und abgestoßene Blasenepithelien, sowie gelegentlich massenhaft Bakterien verschiedener Art. Für die Beurteilung der Schwere einer Zystitis ist es ratsam, nicht nur den Schleudersatz, sondern vor allem ein Nativpräparat des Harns mikroskopisch zu untersuchen, da man dabei einen guten Eindruck vom Leukozytenreichtum des ganzen Harns bekommt. In schweren Fällen sieht man außer einzelnen Leukozyten auch zusammengeballte Leukozytenhaufen, deren Zellen untereinander fibrinös verklebt sind. Der Eiweißgehalt, den die Eiterbeimengung bedingt, ist meist sehr gering. Nach Suter entsprechen etwa 100000 Leukozyten im Kubikzentimeter Harn einem Eiweißgehalt von $1^0/_{00}$.

2. Ätiologie der Zystitis (Lit. S. 532).

a) Bakterielle Ätiologie.

Die Verursachung der Blasenentzündungen war lange umstritten. Obwohl PASTEUR, der sich eingehend mit der Harnzersetzung beschäftigte, schon 1860 die Vermutung aussprach, daß die Zystitis durch gewisse Bakterien hervorgerufen werde, welche mit Instrumenten in die Harnblase gelangten, konnte sich diese Lehre bei den Klinikern nur langsam durchsetzen. Zwar wurden PASTEURS Befunde schon 1864 von TRAUBE und anderen bestätigt, aber noch in den 80er Jahren standen namhafte Urologen wie THOMPSON und GUYON der ätiologischen Bedeutung der Bakterien für die ammoniakalische Harngärung und für die Zystitis durchaus ablehnend gegenüber.

Heute ist die ätiologische Bedeutung von Bakterien für das Zustandekommen der Zystitis einwandfrei in der überwiegenden Mehrzahl der Fälle erwiesen, wenn auch rein chemische oder physikalische Wirkungen eine sterile Blasenentzündung in vereinzelten Fällen veranlassen können. Vor allem waren es ausgedehnte klinisch-bakteriologische Untersuchungen ROVSINGS, denen sich dann Arbeiten von CLADO, ALBARRAN, HALLÉ und vielen anderen anschlossen, durch die der bakteriellen Ätiologie zum Sieg verholfen wurde. ROVSING fand besonders harnstoffzersetzende Keime als Erreger der Zystitis. Da er im Tierversuch nur bei Ligatur der Urethra — also bei einer künstlich erzeugten Harnstauung — Zystitis und Harnstoffzersetzung fand, so nahm er auch für die menschliche Zystitis die chemische Schädigung der Blasenwand durch die Harnstoffzersetzung als eine notwendige Voraussetzung der Bakterienwirkung auf das Gewebe an. Im Gegensatz dazu zeigten CLADO, ALBARRAN und HALLÉ, daß gerade das nicht harnstoffzersetzende B. coli einer der häufigsten Erreger der Zystitis sei. Die Richtigkeit dieser Auffassung konnte BARLOW dadurch erweisen, daß es ihm gelang mit B. coli beim Kaninchen auch ohne Harnstauung Zystitis zu erzielen. Spätere Untersucher, wie TANAGO, FALTIN, BAISCH, RASKAY und MELCHIOR haben nachgewiesen, daß tatsächlich sowohl durch harnstoffspaltende wie durch Harnstoff nicht umwandelnde Bakterien Zystitis hervorgerufen werden kann.

Hier ist auch mit einigen Worten auf die sog. „abakterielle“ Harnwegsinfektion mit Pyurie und Zystitis einzugehen. Solche Fälle, in denen weder bakterioskopisch, noch kulturell, noch im Tierversuch Bakterien nachzuweisen waren, haben SUTER, FALTIN, SOEDERLUND und RUNEBERG beschrieben. Zystoskopisch besteht eine typische, eitrige, gelegentlich auch fibrinös-hämorrhagische Zystitis (SUTER, SOEDERLUND). Meist besteht gleichzeitig renale Pyurie (SUTER, SOEDERLUND, RUNEBERG). Ätiologisch denkt SOEDERLUND an die Wirkung toxischer Ausscheidungsprodukte, doch scheint trotz des fehlenden Bakteriennachweises die bakterielle Ätiologie wahrscheinlicher (SUTER, FALTIN, RUNEBERG). RUNEBERG denkt in erster Linie an Staphylokokkeninfektion, FALTIN an Gonorrhöe, bei denen unter fortbestehender Eiterung die Keime allmählich verschwinden, bzw. so selten werden, daß der Nachweis nicht mehr gelingt.

b) Parasitäre Ätiologie.

Neben der bakteriellen Ätiologie der Zystitis spielen die tierischen Parasiten als Veranlasser einer Blasenentzündung in unseren Gegenden nur eine sehr geringe Rolle. Es sind Infektionen mit verschiedenen Protozoenarten beschrieben worden. In erster Linie steht die in manchen Ländern nicht seltene Amöbenzystitis. Seltener sind Flagellaten (Trichomonas vaginalis), und nur in einem Fall Infusorien (Balantidium coli) als Erreger von Zystitis beschrieben worden. Von den höheren tierischen Parasiten spielt unter den Würmern nur Schistosomum haematobium, der Erreger der Bilharziosis, eine große Rolle in tropischen und subtropischen Gegenden. Die eingehende Beschreibung dieser parasitären Erkrankungen findet sich für die ganzen Harnwege gemeinsam unter den besonderen Infektionen (S. 527f.) mit Angabe des einschlägigen Schrifttums, so daß wir uns hier mit diesem kurzen Hinweis begnügen können.

c) Chemische Ätiologie.

Die chemisch bedingte Zystitis ist im Vergleich mit der Häufigkeit der bakteriell bedingten sehr selten. Es handelt sich dabei entweder um Reizwirkung von gelegentlich überdosierten Arzneimitteln oder um direkte Vergiftungen. Es sind zwei verschiedene Wege zu unterscheiden, die zu einer chemisch bedingten Zystitis führen können. Die erste Möglichkeit besteht darin, daß chemische Substanzen, die im Blut kreisen, durch die Nieren ausgeschieden werden. Zweitens können Chemikalien, die aus therapeutischen Gründen oder bei mißglückten Abtreibungsversuchen direkt in die Blase eingebracht werden, eine Zystitis hervorrufen.

Wenden wir uns zunächst der Zystitis durch Ausscheidung chemischer Substanzen zu. Es handelt sich dabei zum Teil um gering ausgebildete Formen, die unter dem Bilde einer katarrhalischen Zystitis verlaufen und vor allem durch Hyperämie und Ödem ausgezeichnet sind. Solche Blasenreizungen sind bekannt als Wirkung von Terpentinöl (DE JONGH), Kopaivabalsam (KAUFMANN), Sadebaumöl (FRÖHNER, HUSEMANN); ferner sind derartige Veränderungen bekannt geworden bei Vergiftung mit Barium (SCHEDEL, WOLFF, WURZ) und Wismut (ENGELHARDT), sowie Methylalkohol (BÜRGER).

Bei den stärker wirkenden chemischen Substanzen tritt meist die Entzündung unter dem Bilde einer hämorrhagischen Zystitis auf. So kann das Gift der spanischen Fliegen — das Kantharidin — sowohl leichte katarrhalische Zystitis als auch hämorrhagische Zystitis veranlassen. MOTZ und DENIS konnten eine leichte Kantharidenzystitis anatomisch untersuchen und fanden eine sehr starke kapillare Hyperämie mit geringen entzündlichen Erscheinungen und leichter Vermehrung der Bindegewebszellen in der Submukosa. Bullöses Ödem sowie Hyperämie und Blutungen im Blasendreieck sah MELEN. Epithelabschilferung und Abgang blutiger Schleimhautfetzen beschrieb CZERWONKA, jedoch betonen AUFRECHT, ELLINGER und KOBERG, daß es nie zur Ausbildung tieferer Geschwüre käme. Zystitis mit kleinen Blutungen ist bei Chromsäurevergiftung gesehen worden (GERGENS, H. MEYER). Eine rezidivierende, sterile hämorrhagische Zystitis beschrieb SUTER bei einem 23jährigen Chemiker, der 6 Jahre lang mit Nitrobenzol arbeitete. Nach Aussetzen dieser Beschäftigung verschwand die Zystitis, kam aber später bei Arbeiten mit Anilin wieder.

Schwerere Blasenveränderungen fand SIMON bei Menschen, die wegen Schädeltraumen, Gehirnaffektionen oder Scharlach bis zu 6 g Urotropin täglich bekamen. Da das Hexamethylentetramin, das den Handelsnamen Urotropin führt, im Körper Formaldehyd abspaltet, sind die Blasenschädigungen als Formaldehydwirkung aufzufassen. Die Entzündung zeigte in diesen Fällen einen stark hämorrhagischen Charakter. Auch im Kaninchenversuch läßt sich die schädigende Wirkung der Überdosierung von Hexamethylentetramin auf die Harnblase zeigen; man findet dabei histologisch eine typische Entzündung mit zelliger Infiltration und ödematöser Durchtränkung der Submukosa. Hämorrhagische Zystitis wird ferner bei Vergiftung mit Kalium chloricum beobachtet (MARCHAND). Nekrotisierend-hämorrhagische

Zystitis kann bei Sublimatvergiftung auftreten (KRAMER), sowie bei Vergiftung mit Thuyaöl (JAKSCH, LEWIN).

Bei Anilin- und Naphtholeinwirkung kommt nicht selten Zystitis vor (PETRI). MÜLLER beobachtete dreimal hämorrhagisch-nekrotisierende Zystitis, einmal Geschwürsbildung und einmal Leukoplakie bei Anilinarbeitern.

Bei Karbolvergiftung kann eitrige Zystitis auftreten (LEWIN). Auch bei Vergiftung mit Kolozynthin kann Zystitis entstehen (PADTBERG, JAKSCH), Blasenhalsentzündung bei uratischer Diathese hat KLIKA beschrieben und auf die chemische und mechanische Reizwirkung der Uratkristalle zurückgeführt. Über eine möglicherweise durch Neosalvarsan veranlaßte Zystitis hat FERNANDEZ berichtet. Als seltene Ursachen von Zystitis gibt PETRI noch Vergiftungen mit Schwefelkohlenstoff, Kolchizin, Knoblauch, Santonin und Schlangengift an. SUTER erwägt auch die Möglichkeit, daß manche bakteriologisch völlig negative Zystitis durch Ausscheidung irgendwelcher giftig wirkender Stoffwechselprodukte bedingt sein könnte.

Unter den durch lokale Einbringung von Chemikalien erzeugten Zystitiden lassen sich therapeutische Schädigungen und mißglückte Abtreibungsversuche, bei denen die Spülflüssigkeit in die Blase statt in die Scheide gelangte, unterscheiden. In allen diesen Fällen entwickelt sich eine schwere nekrotisierend gangränöse Zystitis, die häufig zum Tode führt. Über Blasengangrän nach therapeutischer Spülung mit zu konzentrierter Lösung von Kaliumpermanganat berichteten MORSON, DAWSON und FRONSTEIN (20%ige Lösung!). Einen analogen Befund sah PATCH nach Spülung mit zu starker Sublimatlösung. Eine weitere therapeutische Schädigung mit Blasengangrän ist durch Auffüllung der Blase mit 20—25% Bromnatriumlösung, das als Röntgenkontrastmittel diente, besonders bei Schwangeren beschrieben worden (NEUPERTH, OTTOW, HINDSE-NIELSEN). Im Falle HINDSE-NIELSEN bestand eine hämorrhagisch-gangränöse Zystitis mit Muskelnekrose und teilweiser narbiger Blasenschrumpfung.

Ein Kuriosum stellt eine hämorrhagische Zystopyelitis dar, die durch therapeutische Einspritzung von Benzin in die Blase, das zur Auflösung eines in der Blase befindlichen Wachsstäbchens diente, hervorgerufen wurde.

Als Spülflüssigkeiten zu Abtreibungszwecken sind verschiedene chemische Substanzen in die Harnblase eingespritzt worden: Kochsalz (BEGOUIN), heiße Salzlösung, Borsäure und Essig (ROBINSON), Kochsalz und Essig (MOCK), Ammoniaklösung (MOCK), hochkonzentrierte essigsaure Tonerde (ANDLER). Auch in diesen Fällen hat sich immer eine nekrotisierende, meist gangränöse Zystitis ausgebildet.

d) Physikalische Ätiologie.

Zystitis durch rein physikalische Einwirkungen ist selten, jedoch gibt es einige Vorkommnisse, bei denen physikalische Faktoren eine nennenswerte Rolle spielen. Eine vorwiegend mechanische Alteration, die allerdings oft mit Innervationsstörungen und Bakterienwirkung vereint ist, liegt der meist leichten Zystitis nach gynäkologischen Eingriffen zugrunde (MELLO, ALBANO), die fast ausschließlich das Trigonum betrifft. Auch bei zackigen Blasensteinen, bei Fremdkörpern und bei Sedimenten mit scharf kantigen Kristallen (Oxalaten) spielt die physikalische Reizung der Schleimhaut neben der Bakterienwirkung eine gewisse Rolle. Thermische Einwirkungen können bei intravesikalen Kauterisationen entzündliche Reizungen veranlassen. In seltenen Fällen können heiße, zu Abtreibungsversuchen verwendete Spülflüssigkeiten irrtümlicherweise in die Blase eingebracht werden und die Schleimhaut schädigen.

Eine größere Bedeutung als alle diese immerhin seltenen Vorkommnisse verdienen die aktinischen Blasenschädigungen nach therapeutischer Anwendung von Radium-, Mesothorium- und Röntgenstrahlen bei Behandlung der Uteruskarzinome. Diese Schädigungen sind gewiß viel häufiger, als das ziemlich spärliche Schrifttum vermuten läßt. HAENDLY hat bei 127 sezierten Fällen von gynäkologischen Karzinomen 44mal Blasenschädigungen, darunter 12mal schwere Veränderungen beobachtet, wovon 7 Fälle völlige Blasengangrän betrafen. Auch HEIDLER beschrieb eine Cystitis dissecans gangraenescens nach Radiumeinwirkung. Die stärksten Schädigungen setzt Radium und Mesothorium, wodurch 10 der schweren Schädigungen HAENDLYs bedingt waren, während Röntgenbestrahlung nur zweimal starke Blasenveränderungen bewirkte. Man muß zwischen Frühschädigungen, die sich sofort an die Bestrahlung anschließen und Spätschädigungen unterscheiden, die bis zu 9 Jahren nach der Bestrahlung auftreten können (OTTOW). Es kommt infolge der Strahlenwirkung zu Rötung, Schwellung und bullösem Ödem der Blasenschleimhaut. Das Epithel geht verloren, es entwickeln sich tiefgreifende Geschwüre, die oft inkrustiert sind (ZEISS, DEAN). Diese Geschwüre zeigen große Neigung zu tiefgreifender Nekrose und Perforation, so daß sich Blasenscheidenfisteln oder auch Blasenmastdarmfisteln entwickeln können. Fast immer sitzen die Blasenschädigungen an der Hinterwand, die der Strahlenwirkung vom Uterus aus am stärksten ausgesetzt ist. Makroskopisch zeigen diese Geschwüre große Ähnlichkeit mit inkrustierten Krebsgeschwüren und können auch unter dieser Diagnose operiert werden (ZEISS, FEDOROFF). Diese Geschwüre können mit Zurücklassung derber weißer Narben abheilen (ZEISS). Häufig kommt eine schwere bakterielle Infektion — besonders bei bestehender Fistel hinzu und führt zu aszendierender Pyelonephritis (ZEISS). Histologisch findet man Hyalinisierung des Bindegewebes und der Muskulatur. Die Gefäße zeigen Thrombosen (HAENDLY) und Endarteriitis obliterans (DEAN), im übrigen findet man ein uncharakteristisches Granulationsgewebe mit Fibrin und Eiter belegt (DEAN).

3. Bakteriologie der Zystitis (Lit. S. 532).

Die Zahl der Bakterienarten, die bei Zystitis aus dem Harn gezüchtet wurden, ist sehr groß. Trotzdem kommen für die weit überwiegende Mehrzahl der Fälle nur relativ wenige Erreger in Frage. Eine große Schwierigkeit besteht auch in der bakteriologischen Identifizierung der gezüchteten Keime, besonders weil die gleichen Bakterien zu verschiedenen Zeiten Abweichungen in ihrem kulturellen Verhalten aufweisen können. Auf die Fülle rein bakteriologischer Einzelheiten und die Beschreibung der zahlreichen Spielarten vor allem der Bacterium coli- und der Bacillus proteus-Gruppe kann hier nicht eingegangen werden. Sehr eingehende Angaben über die spezielle Bakteriologie der Zystitis finden sich in den Arbeiten von ROVSING, FALTIN und TANAKA. Der Arbeit von TANAKA[1], der bei 50 genau bakteriologisch untersuchten Zystitisfällen 30 verschiedene Bakterien züchten konnte, entnahm ich folgende Tabelle als Beispiel für die Mannigfaltigkeit der auftretenden Keime.

Die größte Rolle als Erreger der Zystitis spielen die Kolibazillen und die banalen Eiterkokken (Strepto- und Staphylokokken). Der zahlenmäßige Anteil der beiden Bakteriengruppen wurde und wird verschieden beurteilt, was unter anderem vor allem weitgehend von der Zusammensetzung des untersuchten Krankenmaterials abhängt. Man wird zu verschiedenen Ergebnissen gelangen, je nachdem man vor allem Männer oder Frauen untersucht. Außerdem ergibt auch die Auswahl der Kranken, je nachdem man in einer urologischen,

[1] TANAKA: Z. Urol. 3, 435 (1909).

Nr.	Stäbchenbakterien	Bei wie vielen Pat. gefunden	Wie oft in Rein-kulturen
1	Bacillus ureae subtilis	4	1 (mit Tbc.)
2	Bacillus ureae subtilis (FALTINA)	4	
3	Eine Art von Bacillus ureae subtilis	1	1
4	Bacillus ureae longus liquefaciens (NEUER)	1	
5	Bacillus ureae albus (LÖFFLER)	1	
6	Bacillus ureae lactis aureus	1	
7	Bacillus ureae flavus liquefaciens (NEUER)	1	
8	Bacillus ureae implexus	1	1
9	Bacillus ureae albus non liquefaciens (NEUER)	1	
10	Bacillus ureae non liquefaciens (MELCHIOR)	2	1
11	Bacillus ureae (DELBRÜCKI)	1	
12	Bacterium coli commune	14	8
13	Bacillus ureae (KARPHUS)	1	
14	Bacillus similityphosus (MASCHEK)	1	
15	Bacillus citreus (FRANKLAND)	1	
16	Bacillus tuberculosis (KOCH) (fehlte neunmal in Kultur, einmal mit anderen Bakterien)	11	1
17	Leptothrix ureae flava (NEUER)	2	
18	Bacterium ureae (birnförmige Hefeart [NEUER])	1	1

Nr.	Mikrokokken	Bei wie vielen Pat. gefunden	Wie oft in Rein-kulturen
1	Staphylococcus pyogenes aureus	22	9
2	Staphylococcus pyogenes albus	2	
3	Staphylococcus pyogenes citreus	1	
4	Micrococcus ureae septicus liquefaciens (NEUER)	1	1
5	Diplococcus ureae aureus liquefaciens (NEUER)	1	
6	Diplococcus ureae flavus liquefaciens tardus	1	
7	Monococcus ureae flavus non pyogenes (ROVSING)	4	
8	Monococcus ureae flavus non liquefaciens (NEUER)	1	
9	Micrococcus cinnabarinus (ZIMMERMANN)	2	
10	Streptococcus pyogenes	1	
11	Gonococcus NEISSERI (fehlte einmal in Kultur, einmal in Mischkultur)	5	3

Außerdem aber Streptodiplokokkus (nach GRAM färbbar) fehlte einmal in Kultur.

Bakterienbefunde bei vorwiegend spontaner Zystitis nach SUTER.

	♂	♀
Bacterium coli	80	222
Atypisches Bacterium coli	12	12
Staphylokokken (albus, aureus, haemolyticus)	17	15
Streptokokken (pyogenes, viridis, longus, lanceolatus)	6	6
Pseudodiphtheriebazillen	3	5
Bacillus proteus	1	—
„ typhi	1	—
Pneumokokken	—	1
Bacillus pyocyaneus	—	1
„ paratyphi	—	1
„ pneumoniae (FRIEDLÄNDER)	—	1
Sterile Kulturen	21	23
Tuberkelbazillen in Mischinfektion	—	3
Gesamtfälle	141	290

chirurgischen, medizinischen, dermatologischen oder gynäkologischen Klinik untersucht, große Abweichungen in den zahlenmäßigen Ergebnissen. Diese verschiedene Beurteilung geht zurück bis in die Anfangszeit der Bakteriologie der Zystitis. Während ROVSING die Kokken in erster Linie als Erreger der Zystitis fand, sahen CLADO, ALBARRAN und HALLÉ vor allem Stäbchenbakterien, die später mit dem von ESCHERICH beschriebenen Bacterium coli identifiziert wurden.

Einen sehr guten Überblick über die Rolle der einzelnen Bakterien als Erreger der Zystitis gibt die

Zusammenstellung von SUTER (S. 340) über 431 bakteriologisch untersuchte Fälle (222 Frauen, 80 Männer), die unter 814 Fällen so ausgewählt wurden, daß vor allem spontane Infektionen der Niere und der Harnwege untersucht wurden. Diese Tabelle hat also vor allem für die Ätiologie der spontanen Zystitis Geltung.

Nach den Befunden SUTERS wäre für die spontane Zystitis der Frauen Bacterium coli in etwa 80% der Fälle als Erreger anzusehen, während bei der Zystitis der Männer etwa nur 60% Koliinfekte aus seinem Material errechnet werden können. Dabei ist es sehr wichtig zur bakteriologischen Untersuchung vor allem lokal unbehandelte Fälle zu bekommen, weil sonst oft sekundäre Mischinfekte vorliegen. Die Befunde von SAS bestätigen die Angaben SUTERS. SAS fand unter 70 meist lokal unbehandelten Zystitisfällen bei Frauen 47 Monoinfektionen mit Bacterium coli und 23 Kokkeninfekte. Unter diesen wurden 12mal Mikrokokken, 6mal Streptokokken, 2mal Mikro- und Streptokokken und Bacterium coli, 1mal Bacillus proteus nachgewiesen. Hervorzuheben ist, daß SAS an seinen lokal unbehandelten Fällen niemals Bacillus pyocyaneus fand, während FALTIN unter 86 Fällen 14mal Pyozyaneus züchtete. Unter den 47 Koliinfekten von SAS waren 24 akut, 3 subakut und 20 chronisch; unter den 23 Kokkeninfekten 6 akut und 17 chronisch. SAS unterscheidet in seinem Material der spontanen Zystitis primäre auf die Blase beschränkte, und sekundäre von Nieren- und Adnexerkrankungen abhängige Fälle. Es ist interessant, daß auch die Erreger dieser beiden Gruppen verschieden sind. Unter den 47 reinen Koliinfekten bestanden in 43 Fällen Nierenbeckenentzündungen oder Adnexerkrankungen. Dagegen war unter den 23 Kokkeninfektionen 20mal nur eine Zystitis nachzuweisen. Auch im zystoskopischen und klinischen Bild sollen nach SAS gewisse Unterschiede zwischen Koli- und Kokkenzystitis gegeben sein. Die Kolizystitis neigt mehr zu umschriebenen Entzündungsherden, während die Kokkenzystitis meist diffus auftritt und fast immer terminale Hämaturie aufweist.

Im Gegensatz zur spontanen Zystitis zeigt die postoperativ oder instrumentell veranlaßte Zystitis vorwiegend Kokken als Erreger. So fand BAISCH unter 40 nach einer gynäkologischen Operation aufgetretenen Zystitiden 6mal Streptokokken, 34mal Staphylokokken und nur 10mal außerdem Bacterium coli; auch ALBANO fand überwiegend häufig Kokken bei Zystitis nach gynäkologischen Operationen. Ganz ähnlich liegen die Verhältnisse bei der Zystitis der lokal behandelten Gonorrhoiker und Prostatiker. Jedoch lassen sich diese Befunde nur am Beginn als Monoinfektionen erkennen, während nach längerer Zeit bei instrumenteller Blasenbehandlung nach SUTER regelmäßig Mischinfektionen mit Bacterium coli bestehen.

Mischinfektionen verschiedener Art sind überhaupt sehr häufig und können einen gewissen Wechsel der beteiligten Keime aufweisen. Diese Erscheinung ist als Florenwechsel bekannt geworden und der Gegenstand eingehender Studien gewesen (MAXWELL und CLARKE, ROVSING, FALTIN, BAISCH, BROWN, SUTER, TANAKA). Die Wandlung der Bakterienflora bei mischinfizierter Zystitis geht dabei nach gewissen, sich oft wiederholenden Kombinationen (SUTER). Nach SUTER bleibt die initiale Kokkeninfektion nicht lange bestehen, sondern es tritt — wie schon oben erwähnt — meist Bacterium coli hinzu. Im weiteren Verlauf können dann die Kokken ganz verschwinden, während sich Bacterium coli meist sehr hartnäckig behauptet. Doch können später auch die Kolibazillen durch sehr virulente Staphylokokken wieder verdrängt werden. Auch harnstoffzersetzende Stäbchenbakterien (Bacillus proteus, Bacillus pyocyaneus) können Bacterium coli verdrängen und ersetzen. Nach der Ansicht von SAS und SZOLD ist die Bakterienflora der Blase von der Harnreaktion abhängig, wobei die Harnreaktion das primär gegebene sei. Es läßt sich nach diesen Autoren bei

Mischinfektionen mit steigender alkalischer Harnreaktion eine proportionale Zunahme der Strepto- und Mikrokokkenbefunde nachweisen.

Die Infektionen mit anderen Bakterien sind seltene Vorkommnisse. Eine gewisse Rolle spielen die Zystitiden bei Typhus und Paratyphus, sowie bei Gonorrhoe. Diese Infekte sind für die ganzen ableitenden Harnwege gemeinsam bei den besonderen Infektionen ausführlich besprochen, dort ist auch die einschlägige Literatur zusammengestellt (S. 522 u. 524). Außerdem sind beschrieben Pneumokokken (BAGY), Pneumobazillen (THÉVENOT und LEBOEUF), Influenzabazillen (RASKAY, BELLONI), Influenzabazillen und Gonokokken (OPPENHEIMER), Pseudodiphtheriebazillen (v. FRISCH). Einen dem Diphtheriebazillus nahestehenden Bacillus lactophiles züchtete SCHOTTMÜLLER bei Infektion der Harnwege. Ein hämolytisches bewegliches Bacterium coli, ohne Milchzuckervergärungsvermögen, das in 49 Fällen schwere Zystopyelitis veranlaßte, beschrieb DUDGEON. Ein Bacterium coli anaerogenes bei Zystitis fand WORDLEY. Über 5 Fälle von Infektion der Harnwege mit dem Bacterium coli nahestehenden Bacillus Morgan Typus XII berichtet WAALER.

Ferner sind in vereinzelten Fällen Infektionen mit dem anaeroben Bacillus phlegmonis emphysematosae von FRAENKEL und WELCH bekannt geworden (eingehende Erörterung und Schrifttum im Abschnitt über Gasbrand S. 374). Als Erreger der inkrustierenden Geschwüre und Zystitis ist ein dem Proteus nahestehender Keim Salmonella ammoniae von HAGER und MAGATH beschrieben worden (Näheres im Abschnitt Ulcus incrustatum und inkrustierende Zystitis S. 367). Über Zystitis als Komplikation von Grippe hat WAIJTLANDT berichtet. R. HERZENBERG hat auf die Häufigkeit einer sekundären Harnwegsinfektion (Katheterismus!) bei Fleckfieberkranken hingewiesen.

In einer nicht geringen Zahl von Fällen ist schließlich der Nachweis der Erreger nicht möglich, obgleich wahrscheinlich auch hierbei meist Bakterien die Ursache der Zystitis sind (SUTER, s. Tabelle S. 340).

4. Pathogenese der Zystitis (Lit. S. 534).

a) Infektionswege bei Zystitis.

Die Feststellung, auf welchem Wege die Bakterien, welche die Zystitis hervorgerufen haben, in die Harnblase gelangt sind, ist nur in einem Teil der Fälle mit Sicherheit möglich. Es sind vier Wege möglich: 1. Die aufsteigende Infektion in der Harnröhrenlichtung, 2. die absteigende Infektion in der Harnleiterlichtung, 3. die Infektion auf dem Blutweg (embolisch-hämatogen) und 4. die Infektion auf dem Lymphweg von benachbarten Organen aus.

α) Die aufsteigende Ausbreitung durch die Harnröhre (urethrogen-aszendierender Infektionsweg).

Dieser Weg ist mit Sicherheit nachzuweisen für alle Fälle von Zystitis nach meist lang dauerndem Kathetergebrauch und für die nach instrumentellen Eingriffen innerhalb der Blase auftretenden Formen. Dabei sind zwei Möglichkeiten für die Herkunft der Bakterien gegeben. Entweder sie stammen aus der Außenwelt oder sie haben ihren Sitz in der Harnröhre selbst.

Die erste Möglichkeit führt zur Zystitis bei nicht absolut zuverlässiger Sterilisierung der Instrumente, des Gleitmittels und der Hände. Es handelt sich in diesen Fällen meist um Infektionen mit Staphylo- und Streptokokken, doch scheinen nach SUTER auch Kolibazillen nicht selten beteiligt zu sein. Diese Kolibazillen könnten dem nicht völlig sterilisierten urologischen Instrument selbst anhaften, was bei der Häufigkeit von Koliinfekten der Harnwege leicht vorkommen könnte, oder sie stammen von der Haut in der Umgebung der Urethralöffnung, die nach BAISCH wegen der Nähe des Anus und bei Frauen des Vestibulum vaginae besonders reich an Kolibazillen ist. Gegen diese Infektion kann man sich durch peinlich sauberes Arbeiten weitgehend schützen.

Anders die zweite Form der instrumentellen Infektion, die auch mit völlig sterilen Instrumenten oder Spülflüssigkeiten hervorgerufen werden kann, wenn die Harnröhre nicht keimfrei ist. Systematische Untersuchungen normaler Harnröhren haben ergeben, daß diese nur zum Teil (etwa $^1/_3$ der Fälle) keimfrei sind, während in den übrigen Fällen die Harnröhre verschiedene als Zystitiserreger bekannte Keime beherbergt. SAVOR fand unter 93 bakteriologisch untersuchten normalen weiblichen Harnröhren nur 34 Fälle steril. In den übrigen 59 Fällen wurden 22mal Staphylococcus pyogenes (6mal Staphylococcus aureus, 16mal Staphylococcus albus), 18mal nichtpyogene Staphylokokken, 4mal Streptokokken, 9mal Diplokokken, 14mal Bacterium coli und 5mal sonstige „Bazillen“ nachgewiesen. Dabei waren in einem Fall oft mehrere Bakterienarten gleichzeitig vorhanden. Interessant sind ferner die Feststellungen von BAISCH, daß bei bettlägerigen Frauen die Harnröhre nahezu regelmäßig Kolibazillen enthält, während dies normal nicht der Fall ist. Es geht aus diesen Untersuchungen hervor, wie sehr der Bakteriengehalt der Harnröhre von verschiedenen Umständen abhängig ist. Bei dieser Sachlage ist es vollkommen verständlich, daß auch bei sorgfältigstem Arbeiten eine instrumentelle Blaseninfektion nicht immer zu vermeiden ist.

Es bleibt nun noch die Frage zu erörtern, inwiefern dieser Weg, der für die instrumentelle Zystitis einwandfrei erwiesen ist, auch für die spontane Zystitis in Frage kommt. Die Meinungen über die Bedeutung des spontanen Aufsteigens von Harnröhrenkeimen in die Harnblase sind immer noch geteilt. Ein sicherer Beweis für die urethrogene Entstehung einer spontanen Zystitis ist niemals zu erbringen. Es lassen sich nur alle Gesichtspunkte anführen, die dafür sprechen, daß dieser Infektionsweg keine geringe Rolle spielt. In erster Linie ist hier das bedeutende Überwiegen des weiblichen Geschlechtes unter den Fällen der spontanen Zystitis anzuführen. Die Kürze, relative Weite und der gerade Verlauf der weiblichen Harnröhre rücken die Blasenschleimhaut gleichsam näher an die Körperoberfläche heran. Dazu kommt noch, daß die Ausmündung der weiblichen Harnröhre im Bereich der Vulva gelegen ist, die sowohl von der Vagina aus als durch die Nachbarschaft des Anus eine reiche Bakterienflora aufweist. KOTTMAIER mißt der Infektion der weiblichen Urethra bei der Defäkation eine große Bedeutung bei. Die Möglichkeit des Aufsteigens von Keimen ist bei der Auflockerung der Harnröhre während der Schwangerschaft in besonderem Maße gegeben. Es sind wohl ein Teil der in und nach der Schwangerschaft auftretenden Blasenentzündungen (Cystitis gravidarum, Cystitis post partum et puerperalis) als aszendierende Infekte aufzufassen; besonders dann, wenn nicht gleichzeitig eine Pyelitis oder Pyelonephritis besteht. Auch bei der keineswegs seltenen Deflorationszystitis wird die Annahme einer urethrogen aszendierenden Infektion den Befund am zwanglosesten erklären. Die Möglichkeit einer aufsteigenden Infektion von der Harnröhre ist auch durch die Eigenbeweglichkeit der Kolibazillen, die nach SUTER den Hauptanteil unter den Erregern der spontanen Zystitis darstellen, gegeben. Die ziemlich seltenen gonorrhoischen Zystitiden sind wohl meist aufsteigende Infektionen (Näheres und Schrifttum im Abschnitt über Gonorrhoe S. 522). Bei Männern wird besonders im Anschluß an Gonorrhoe, bei Harnstauung durch Harnröhrenstrikturen und Prostatahypertrophie das Aufsteigen der Bakterien begünstigt (SUTER). Auch die durch Kolibazillen hervorgerufene oder durch andere Keime veranlaßte Prostatitis kann zur aufsteigenden Infektion der Blase führen (SUTER).

Wichtig für die Beurteilung dieses Infektionsweges sind anatomische Untersuchungen MAEDAS an Blasen kleiner Mädchen. MAEDA fand recht häufig Rundzelleninfiltrate und in 33% auch Bakterien im Gewebe des Blasenbodens. In guter Übereinstimmung mit dieser Feststellung stehen die Angaben von DINGWALL-FORDYCE, daß man im Katheterharn gesunder weiblicher Kinder unter 2 Jahren in 90% der Fälle Kolibazillen findet, die bei älteren Kindern wieder fehlen.

Es läßt sich also wohl sagen, daß eine Reihe von Argumenten für eine nennenswerte Bedeutung des urethrogen-aszendierenden Infektionsweges bei manchen Formen der Zystitis besonders bei Frauen sprechen.

β) Die absteigende Ausbreitung durch die Harnleiter (nephrogen-deszendierender Infektionsweg).

Für die absteigende Infektion der Blase von der Niere aus lassen sich meist ebenso wie für den aufsteigenden Weg keine zwingenden Beweise beibringen. Dies gilt schon aus dem Grunde, weil es sich meist als unmöglich erweist anzugeben, ob die Nieren- oder die Blasenerkrankung von längerer Dauer sei. Diese Frage der aszendierenden oder hämatogenen Niereninfektion wird bei der Besprechung des Infektionsweges der Pyelonephritis eingehend besprochen (S. 401f.). Sicher gibt es nicht selten eine absteigende Infektion der Harnblase bei Pyelitis oder Pyelonephritis oder sonstigen bakteriellen Entzündungsherden in der Niere. Am klarsten liegen die Verhältnisse bei den im Gefolge von Infektionskrankheiten auftretenden Zystitiden. Besonders sind solche bei Typhus und Paratyphus zu beobachten, wobei nicht ganz entschieden ist, ob die gleichzeitig bestehende Bakteriurie immer Ausdruck eines infektiösen Herdes in der Niere sein muß oder ob die Bakterien auch die intakte Niere passieren können (Näheres und Schrifttum im Abschnitt Typhus und Paratyphus S. 524). Jedoch sind zweifellos auch manche typhösen und paratyphösen Zystitiden urethrogen aszendierend. Auch bei anderen Infektionskrankheiten können deszendierende Zystitiden beobachtet werden; so im Falle RASKAYS veranlaßt durch Influenzabazillen. Nach SUTER treten bei Masern nicht selten Kolizystitiden, bei Scharlach eitrige Streptokokkeninfekte auf, wovon die letzteren wohl sicher als deszendierend gewertet werden dürfen.

Bei den so häufigen Koliinfekten überhaupt ist die Entscheidung zwischen auf- oder absteigendem Infektionsweg am schwierigsten, sicher kommen beide Ausbreitungsarten vor. VINTICI und CONSTANTINESCO messen der absteigenden Zystitis bei hämatogener Pyelonephritis eine große Bedeutung bei. Zugunsten der überwiegenden Rolle der aszendierenden Infektion scheint die Tatsache des Überwiegens der weiblichen Fälle zu sprechen, während die Bereitschaft zur absteigenden Infektion bei beiden Geschlechtern zumindest gleich ist. Es bliebe also bei der Annahme einer hauptsächlich deszendierenden Ausbreitung die Bevorzugung des weiblichen Geschlechtes ungeklärt.

Sicher absteigend sind jene Fälle von Strepto- oder Staphylokokkeninfektion der Harnblase, bei denen gleichzeitig ein hämatogener Entzündungsherd in der Niere besteht, der unter dem Bilde einer embolisch-eitrigen Herdnephritis, eines Nierenabszesses oder einer Pyelonephritis verlaufen kann.

γ) Die Ausbreitung durch die Blutbahn (hämatogen-embolischer Infektionsweg).

Die hämatogene Entstehung spielt bei der banalen diffusen Zystitis wahrscheinlich kaum eine große Rolle. Sichere Fälle dieser Art sind nicht bekannt. Allerdings rechnen MAISONNET und CRISTAU mit der Möglichkeit, daß bei

Harnstauung eine hämatogene Blaseninfektion mit Kolibazillen zustande kommen könne, die sich dann weiter in den Harnwegen verbreitet. Jedoch ist dafür kaum ein Beweis zu erbringen. Eine große Rolle spielt die hämatogene Blaseninfektion vor allem im amerikanischen Schrifttum bei jener Form der umschriebenen Zystitis, die als Ulcus simplex bekannt ist. In erster Linie wird hierfür zur Erklärung das Bestehen einer fokalen Infektion ausgehend von Zahnwurzeln, Tonsillen, Nebenhöhlen usw. angenommen (Hunner u. a.). Es handelt sich dabei um grünwachsende Streptokokken, die auch im Tierversuch eine besondere Affinität zu den Harnorganen zeigen (Bumpus, Meisser und Rosenow). (Eine eingehende Darstellung dieser Fragen und des einschlägigen Schrifttums findet sich im Abschnitt Ulcus simplex S. 363.) Neuerdings hat Gloor darauf hingewiesen, daß man eine besondere Form der hämorrhagischen herdförmigen Zystitis, die vermulich hämatogen entsteht, nicht selten kurz nach Anginen oder Mittelohrentzündungen auftritt. Unter 77 Fällen isolierter Zystitis sah Gloor 11 solche Fälle.

δ) Die Ausbreitung durch die Lymphgefäße von Nachbarorganen aus (lymphogen-kontinuierlicher Infektionsweg).

Das Übergreifen von entzündlichen, besonders eitrigen Erkrankungen von Nachbarorganen auf die Harnblase spielt unter den Entstehungsarten der Zystitis keine große Rolle. Es handelt sich dabei entweder um eine Ausbreitung in den Lymphbahnen oder der Prozeß schreitet direkt im Gewebe selbst fort. Meist entwickelt sich dabei wohl in erster Linie eine Para- und Perizystitis (s. S. 383), oder es kommt zur Entwicklung einer entzündlichen Blasenfistel (s. S. 382). Es kann sich dabei aber auch eine Zystitis bilden. Als Ausgangsherde kommen vor allem die weiblichen Adnexe (Ovar, Tube, Parametrien) und die männlichen Adnexorgane (Prostata, Samenblase, Ductus deferens) in Frage, ferner die Erkrankungen des Mastdarms. Dabei kann es sich um rein entzündliche, meist eitrige Erkrankungen der Ausgangsorgane (Salpingitis, Oophoritis, parametrane Exsudate, Prostatitis, Spermatozystitis, infizierte Analfissuren, Divertikulitis des Sigmoids, entzündete Hämorrhoidalknoten) handeln, oder es liegen vereiterte Dermoide des Ovars, infizierte Tubargraviditäten oder verjauchte Mastdarmkrebse vor.

Die Frage, ob Bakterien aus der Darmlichtung auf dem Lymphweg in die Blase gelangen können, ist von Posner und Lewin, Faltin und Markus experimentell untersucht worden. Dabei hat sich ergeben, daß bei langer Kotstauung und schwerer Darmwandschädigung eine Durchwanderung von Keimen in die Blase möglichst ist. Durchwanderung von Keimen nach scharfer Lösung bei Uterusexstirpation beschreibt Bauereisen. Eine nennenswerte Rolle für die Entstehung der Zystitis spielen alle diese Möglichkeiten zahlenmäßig nicht.

b) Häufigkeit der verschiedenen Infektionswege und Bedeutung begünstigender Umstände (Prädisposition).

Der hämatogene und der lymphogene Infektionsweg spielen zahlenmäßig bei der Entstehung der Zystitis keine nennenswerte Rolle. Es bleibt also vor allem die Bedeutung des aszendierenden und deszendierenden Ausbreitungsweges abzuwägen. Für die instrumentellen und postoperativen Infektionen, sowie für die Blasengonorrhoe, ferner für einen Teil der Schwangerschafts- und Wochenbettzystitis und die Deflorationszystitis (Sippel) ist die aufsteigende Infektion wohl sichergestellt. Ebenso kann die deszendierende Infektion bei Infektionskrankheiten mit Bakteriämie, bei Pyämie mit renaler Metastase, sowie bei Bestehen eitriger und infektiöser Prozesse in der Niere und im Nierenbecken überhaupt als genügend gesichert gelten. Umstritten bleiben vor allem die Fälle von spontaner Zystitis sowohl im Kleinkindesalter als auch im mittleren Alter. Es sind dies gerade jene Fälle, die meist keine begünstigenden Umstände erkennen lassen. Es soll hier nicht die ganze — weitgehend spekulative — Frage der aszendierenden und deszendierenden Infektion breit erörtert werden, weil sie sich in gleicher Weise bei der Erörterung der Pyelitis und Pyelonephritis stellt, wo sie ausführlich dargestellt werden muß. Deshalb sei hier auf jene Ausführungen verwiesen (S. 401f.). Es läßt sich hier nur so viel nochmals hervorheben, daß das 3—4fache Überwiegen der spontanen Zystitis der Frauen gegenüber den Männern, sowie das häufige Fehlen pyelitischer und renaler Zeichen für die aszendierende und gegen die deszendierende Infektion spricht (SUTER). Es kommen sicher beide Infektionswege in Betracht, aber vielleicht ist der aufsteigende Weg bei der isolierten spontanen Zystitis doch häufiger als der absteigende.

Für das Zustandekommen einer Zystitis genügt die Anwesenheit von Bakterien allein nicht. Dies ergibt sich aus der Tatsache, daß sowohl Bakteriurien als auch renale Pyurien jahrelang bestehen können, ohne eine Zystitis zu veranlassen. Die Gründe, warum sich eine Infektion entwickelt, sind oft nicht feststellbar; dies gilt in erster Linie für die besonders bei Frauen häufige spontane Zystitis. Es bleibt dabei nur die Möglichkeit auf eine nicht näher erfaßbare individuelle oder in der Blasenschleimhaut lokal bedingte Disposition zur Infektion zurückzugreifen (SUTER).

In einer Reihe anderer Fälle lassen sich aber begünstigende Umstände erweisen. Diese bestehen in mechanischer Reizung der Blase und ihrer Nachbarschaft wie sie bei Rektum- und Uterusexstirpationen gegeben sind. Wenn eine scharfe Ablösung durchgeführt werden muß, kann auch noch die Möglichkeit einer bakteriellen Durchwanderung der geschwächten Blasenwand eine Rolle spielen (BAUEREISEN). HADDA hat unter 94 Patienten mit Mastdarmexstirpation und ausgiebiger Blasenablösung nach Katheterisierung 45mal Zystitis beobachtet. Eine große Rolle unter den disponierenden Umständen spielt auch die ständige mechanische Schädigung der Blasenwand, wie sie von Fremdkörpern und Steinen veranlaßt wird. Desgleichen wirken alle Verletzungen, wie Harnröhrenrupturen, Blasenquetschungen bei Beckenbruch usw. begünstigend. Auch die kleinen Traumen, wie sie jede Geburt für die Sphinkterregion und den Blasenboden bedingt, wirken disponierend. Dazu kommt in diesen Fällen noch die Auflockerung der Gewebe, die Erschlaffung der Urethra und die starke Hyperämie der Beckenorgane während der Schwangerschaft. Auch Senkungen und Knickungen des Uterus, sowie Blasenhernien führen zu Stauungs- und Ödemzuständen in der Blasenschleimhaut.

Die stärkste Begünstigung für das Auftreten eines Zystitis bedingen also Vorkommnisse, die zur teilweisen oder völligen Harnretention führen. Hier sind in erster Linie Träger von Harnröhrenstrikturen und Prostatiker zu nennen; auch schwere Verletzungen und Einkeilungen des retroflektierten schwangeren Uterus im kleinen Becken bedingen Retention. Ähnliche Wirkungen können psychische Harnverhaltung sowie Störungen der Sensibilität und Innervation der Blase bei Verletzungen und Erkrankungen des Rückenmarks veranlassen. Bei Kindern kommt als Ursache der Retention noch hochgradige Phimose und dysontogenetische Falten- und Klappenbildung der Harnröhrenschleimhaut in Frage.

Alle Blasenleiden, die zu dauernder Anwendung von Katheter und Blasenspülungen Anlaß geben, müssen als eine gesteigerte Exposition beurteilt werden, die mit der Zeit regelmäßig zur Zystitis führt.

5. Verlaufsformen der gewöhnlichen Zystitis (Lit. S. 534).

Die Beurteilung pathologisch-anatomischer Sektionsbefunde bei Zystitis ist durch verschiedene postmortale Veränderungen erschwert. Der Harn, der in der Leichenblase angetroffen wird, ist häufig postmortal getrübt, weil das Blasenepithel oft schon wenige Stunden nach dem Tode sich loslöst und dem Harn beimengt. Ferner setzen in zystitischen Blasen besonders bei jauchiger Beschaffenheit des Harns bald Farbveränderungen der Schleimhaut ein, die schmutzigbraune bis blaugrüne Farbtöne annehmen kann. Wahrscheinlich handelt es sich dabei um Bildung von Sulfhämoglobin unter Einwirkung von Schwefelwasserstoff auf den Blutfarbstoff. Aus diesem Umstande erklärt sich, daß der Sektionsbefund sehr erheblich besonders hinsichtlich der Farbtöne vom zystoskopischen Befund abweichen kann. Auch die Gewebsbeschaffenheit der Blasenwand unterliegt postmortalen Veränderungen. Die Schleimhaut nimmt bisweilen eine eigenartige schlüpfrige Beschaffenheit an und das Gewebe der Blasenwand kann morsch und zerreißlich werden. Dies alles gilt besonders für uroseptische Leichen, die im Sommer erst nach 24 Stunden oder noch längerer Zeit zur Sektion kommen. Aus diesen Gründen ist es schwierig, gute histologische Zystitispräparate mit erhaltenem Epithel aus dem Sektionsmaterial zu gewinnen.

In der Mehrzahl der Zystitisfälle ist die ganze Blasenwand, wenn auch nicht an allen Stellen in gleichem Ausmaß, von der Entzündung betroffen, man ist dann berechtigt von einer diffusen Zystitis zu sprechen. Daneben sieht man aber, besonders zystoskopisch, häufig genug einzelne Stellen der Blasenschleimhaut zystitisch verändert oder viele kleine Entzündungsherde (SUTER). Auch kommen häufig Fälle vor, in denen sich die Entzündung auf einen Abschnitt der Blase — besonders das Blasendreieck — beschränkt. Vor allem bei Frauen spielt die umschriebene Zystitis des Blasendreiecks eine größere Rolle. Die Urologen sprechen in solchen Fällen von einer Trigonitis (HEYMANN). Pseudomembranöse Formen dieser im Blasendreieck lokalisierten Zystitis hat RYALL beschrieben. Eine geringfügige Entzündung des Blasendreiecks ohne zystitischen Harnbefund kann bei Frauen im Involutionsalter die Grundlage einer „Reizblase" sein.

Besondere Formen der umschriebenen Zystitis stellen jene Fälle dar, bei denen die Schleimhaut außerhalb des erkrankten Herdes keine nennenswerten Zeichen von Zystitis zeigt, wie dies beim Ulcus simplex häufig der Fall ist.

Die Harnblase läßt wie alle anderen Schleimhäute je nach dem Grad der Entzündung und dem besonderen Charakter des Exsudates verschiedene anatomische Erscheinungsformen der Zystitis unterscheiden, die man schematisch als katarrhalische, eitrige, hämorrhagische, pseudomembranöse und gangränöse Zystitis einteilen kann. Alle diese Formen zeigen einen akuten oder subakuten Verlauf, und oft sind verschiedene Formen dieses Schemas zugleich im Einzelfall verwirklicht. Die chronische Zystitis läßt sich meist schon makroskopisch durch gewisse Eigenheiten von den akuteren Formen abgrenzen.

Unter 378 Zystitiden fand WESSEL im Göttinger Sektionsmaterial der letzten 25 Jahre 335 mit akutem oder subakutem Verlauf und nur 43 ausgesprochen chronische Formen. Die akuten und subakuten verteilen sich auf die verschiedenen Formen folgendermaßen:

Cystitis catarrhalis	4
„ simplex (= purulenta).	218
„ ichorosa	5
„ haemorrhagica	29
„ pseudomembranosa	48
„ gangraenosa	29
Abszesse in der Blasenschleimhaut. . .	2

Schließlich kommen noch seltenere Sonderformen der Zystitis hinzu, die wegen ihrer abweichenden morphologischen oder ätiologischen Befunde in einem eigenen Kapitel besprochen werden, ebenso wie die umschriebenen geschwürigen Formen der Zystitis.

Durch die Stagnation des Harns und hinzutretende Infektion kann sich eine schwere Zystitis im Bereich von Divertikeln der Harnblase (Divertikulitis) ausbilden, die eine Entzündung der Umgebung des Divertikels (Peridivertikulitis) nach sich zieht (LEGUEU).

a) Die katarrhalische Zystitis.

Die katarrhalische Zystitis stellt den geringsten Grad einer akuten Blasenentzündung dar und wird häufig nur als Anfangsstadium einer stärker ausgebildeten Entzündung in Erscheinung treten. Das zystoskopische Bild ist gekennzeichnet durch eine feinmaschige Gefäßzeichnung und Rötung der Schleimhaut. Im Harn findet man meist vor allem Bakterien, jedoch nur wenige Leukozyten und Blasenepithelien. Bei der Sektion ist meist nicht viel von der Entzündung zu sehen, da die Hyperämie in der Leiche weitgehend schwindet. Im histologischen Bild findet sich vor allem eine starke Hyperämie der oberflächlich gelegenen Kapillaren und Gefäße in der Schleimhaut, sowie eine ödematöse Durchtränkung des Schleimhautstromas. Daneben nur in geringem Maße Leukozytenauswanderung ins Gewebe sowie Lockerung des gleichfalls von vereinzelten Leukozyten durchwanderten Epithels.

Solche katarrhalische Formen der Zystitis sieht man außer leichten Infekten bei Erkältung oder als Anfangsstadium einer Zystitis auch als Folge mechanischer Reizung nach intravesikalen Eingriffen. Ferner bei Ausscheidung reizender chemischer Substanzen durch die Nieren (Anilin, Copaivabalsam, Terpentin, Kanthariden, Sadebaumöl, Barium, Wismut, Methylalkohol) (Schrifttum im Abschnitt über chemische Ätiologie S. 337). LIEBEN unterscheidet eine primäre katarrhalische Zystitis durch Erkältung, die nahezu nur bei Frauen auftritt und als diffuser Katarrh besonders im Blasendreieck gelegentlich mit Ausbildung von bullösem Ödem verläuft, von einer sekundären katarrhalischen Zystitis nach Grippe und ähnlichen fieberhaften Erkrankungen, die bei Männern und Frauen gleich häufig auftritt, mehr herdförmig begrenzt ist und gelegentlich zu kleinen Blutungen und Geschwürsbildungen führt.

b) Die eitrige Zystitis.

Die eitrige Zystitis ist die häufigste Form der akuten Blasenentzündung. Besonders bei bakterieller virulenter Infektion wird das katarrhalische Anfangsstadium meist sehr rasch durchlaufen und geht in die eitrige Zystitis über. Das zystoskopische Bild zeigt eine tiefrote, geschwollene und aufgelockerte Schleimhaut, die keine einzelnen Gefäße mehr erkennen läßt, daneben kann man Eiter- oder Fibrinbeläge sehen, sowie eitrige Pusteln im Epithel. Im Harn finden sich außer Bakterien vor allem massenhaft Leukozyten, die durch Fibrin zu kleinen Klumpen verbacken sein können.

Der Leichenbefund zeigt meist nur ziemlich wenig von der Rötung, dagegen tritt die Schwellung der Schleimhaut, die plumpere Faltung und die Auflockerung auch makroskopisch in Erscheinung. Wenn das Epithel postmortal nicht verloren gegangen ist, kann man auch kleinste gelbe Stippchen gelegentlich in der Schleimhaut erkennen. Die Schleimhaut ist oft mißfarbig, eitrig oder fibrinös belegt. Besonders in der Tiefe der Falten ist der Eiter angesammelt. Auf der Höhe der Falten können seichte Erosionen auftreten, die meist mit eitrigen und fibrinösen Massen bedeckt sind. Gelegentlich können sich auch nicht sehr tiefgreifende Geschwüre ausbilden. Die Schleimhaut ist trotz der Schwellung meist gegen die Unterlage verschieblich, die übrigen Wandschichten der Blase sind nicht verändert.

Histologisch sieht man je nach Grad und Dauer der eitrigen Entzündung verschiedene Bilder. Zunächst ist das Ödem innerhalb der Schleimhaut stark ausgebildet. Die Kapillaren sind prall gefüllt, zeigen randständige Leukozyten und Diapedese. Es kommt zu einer ausgedehnten leukozytären Infiltration des ödematösen Schleimhautgewebes und zu einer regen Leukozytendurchwanderung durch das stark aufgelockerte Blasenepithel. Auf diesem Wege gelangen ja die ungeheuren Mengen von Leukozyten in den Harn, die sich im Zentrifugat auffinden lassen. Innerhalb des Epithels bilden sich oft kleine Hohlräume aus, die geronnene eosinfärbbare, sekretähnliche Massen enthalten. Auch in solche Hohlräume wandern oft reichlich Leukozyten ein, so daß direkt kleine Eiterpusteln entstehen, die sich auch etwas über das Niveau des Epithels vorwölben können (ZUCKERKANDL).

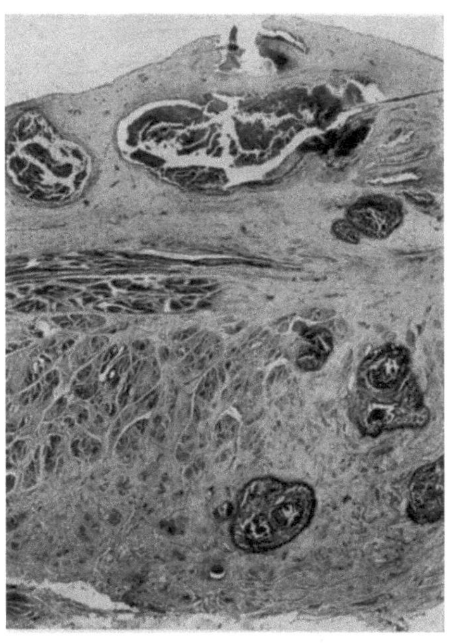

Abb. 2. Abszesse in allen Wandschichten der Blase mit Durchbruch in die Blase bei perizystitischer Eiterung. Lupenvergrößerung. (53 Jahre, ♂, S. 23, 1931, eigene Beobachtung.)

Die entzündlichen Infiltrate werden mit der Zeit immer dichter, dabei ist es charakteristisch, daß sich bald zu den neutrophilen Leukozyten auch Eosinophile sowie Lymphozyten hinzugesellen. In den subakuten Fällen können die Ansammlungen von Lymphozyten und Plasmazellen sehr große Ausdehnung erreichen und sowohl mehr diffus als auch in follikelähnlicher Gruppierung angeordnet sein. Zwischen den Infiltratzellen findet man dann auch oft reichlich eosinophile Schollen (RUSSEL-Körper). Auch die tieferen Bindegewebslagen sind in den nicht ganz akuten Fällen oft mitbeteiligt. Sie sind gleichfalls ödematös, die hier verlaufenden größeren Venen sind weit und zeigen perivaskuläre Zellansammlungen, bei denen gleichfalls oft Lymphozyten und Plasmazellen eine große Rolle spielen. Die weiten Venen zeigen gelegentlich enorme Blutstauung, gelegentlich Stasen und rote Thromben. In seltenen Fällen greift die Entzündung direkt auf die Venenwand über, so daß sich eine richtige Phlebitis mit oder ohne Thrombose ausbilden kann. In einem Fall sah ich eine Urosepsis bei schwerer Zystitis ihren Ausgang von solchen septischen Phlebitiden der Blasenwand nehmen.

Auch das Mesenchym bleibt nicht unbeteiligt, sondern es erfolgt schon nach ziemlich kurzer Dauer der Entzündung eine reiche Neubildung von Kapillaren, besonders in den oberflächlichen Schichten der Schleimhaut. Außerdem läßt sich eine Vermehrung der fixen Bindegewebszellen feststellen, die sehr protoplasmareich werden, lange Fortsätze aufweisen und einen ovalen blaßfärbbaren Kern besitzen (O. ZUCKERKANDL). Diese länger dauernden Formen der eitrigen Zystitis gehen allmählich in die chronische Zystitis über.

Eine besondere Form der eitrigen Blasenentzündung stellt die Entwicklung von Abszessen in der Blasenwand dar. Vor allem bei perizystitischer Eiterung kann es zu einer multiplen Abszeßbildung im Bereich der Muskulatur der Blase kommen, die sich allmählich in die Schleimhaut fortsetzen, dort aufbrechen und den Eiter entleeren. Man sieht dann die Blasenschleimhaut mit Eiterherden besetzt, die sich in tiefere Abszesse fortsetzen (s. Abb. 24, S. 384). Histologisch erkennt man in der ödematösen Blasenwand zahlreiche scharf begrenzte eitrige Einschmelzungsherde in allen Wandschichten (Abb. 2). Möglicherweise können solche Blasenwandabszesse auch hämatogen gelegentlich entstehen.

Die eitrige Zystitis ist das typische Bild sowohl der spontanen als auch der instrumentell erzeugten Zystitis. Die Ursache der eitrigen Zystitis ist nahezu ausnahmslos eine bakterielle Infektion.

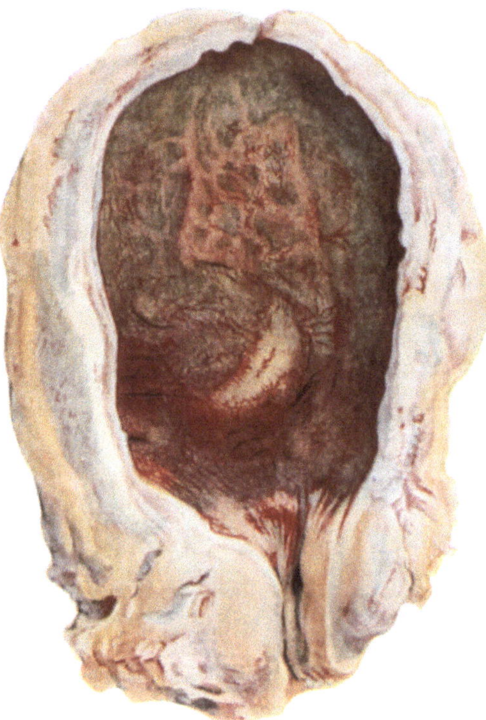

Abb. 3. Hämorrhagische Zystitis bei Nephrolithiasis und geringer Prostatahypertrophie. (66 Jahre, ♂, S. 11, 1930, eigene Beobachtung [3/4 nat. Größe].)

c) Hämorrhagische Zystitis.

Nicht selten sind hämorrhagische Formen der Zystitis, die auch mit Eiterung kombiniert sein können. Im zystoskopischen Bild treten neben den sonstigen Zeichen der Zystitis Blutungen hervor, die oft im Blasengrund angeordnet sind, aber auch an allen anderen Stellen der Blasenschleimhaut, oft in Form multipler kleiner Flecken oder auch als größere dunkelrote Gebiete angeordnet sein können. Der Harn enthält in diesen Fällen reichlich Erythrozyten, es können auch makroskopisch sichtbare schwarzrote Gerinnsel dem fleischwasserfarbenen Harn beigemischt sein.

Die pralle Gefäßfüllung und vor allem die Blutungen schwinden auch nach dem Tode nicht, so daß man in diesen Fällen bei der Sektion eine stark gerötete, oft schwarzrot gefleckte Blasenschleimhaut zu Gesicht bekommt. Dabei zeigt die Schleimhaut oft das Aussehen von dunkelrotem Samt mit streifigen Blutungen und eitrigen Belägen (Abb. 3). Im übrigen bestehen die schon beschriebenen Erscheinungen einer Zystitis.

Auch im mikroskopischen Bild tritt der hämorrhagische Charakter der Entzündung hervor. Man sieht zwischen den Infiltraten in der Schleimhaut und in der Submukosa Erythrozyten in wechselnder Menge. Die Gefäße sind besonders stark gefüllt und zeigen Verbackung von Erythrozyten, wie man sie im prästatischen Zustand antrifft. An manchen Stellen ist in größerer Ausdehnung flächenhaft das Gewebe meist in den oberflächlichen Schichten der Schleimhaut von stärkeren Blutungen durchsetzt, gelegentlich wie hämorrhagisch infarziert. An solchen stark durchbluteten Stellen bilden sich leicht oberflächliche Substanzverluste aus. Die Blutungen sind meist auf der Höhe der Falten gelegen. Im Bereich solcher Epithelverluste können blutige Eiterflocken auf der Schleimhaut haften bleiben und sich leicht mit Harnsalzen imprägnieren (Abb. 4). Die hämorrhagische Zystitis kommt bei verschiedenen bakteriellen Infekten, nach SAS vor allem bei Kokkeninfektionen vor. Auch bei Infektionskrankheiten, besonders bei Masern (GALLI) kann hämorrhagische Zystitis auftreten. Jedoch wurde auch bei einer Reihe von Vergiftungen hämorrhagische Zystitis beobachtet: Kantharidin, Hexamethylentetramin, Nitrobenzol, Chromsäure, Anilin. Hämorrhagisch nekrotisierende Zystitis ist bei Sublimatvergiftung und als Anilinwirkung bekanntgeworden (Schrifttum s. im Abschnitt über chemische Ätiologie der Zystitis S. 337). Eine besondere Form der herdförmigen hämorrhagischen Zystitis mit kleinfleckigen Blutungen, Fibrinbelägen und kleinen Ulzerationen an der Blasenhinterfläche bei sonst unveränderter Blasenschleimhaut hat kürzlich GLOOR im Anschluß an Anginen, Influenza oder Mittelohrentzündungen beobachtet. Die Erreger waren meist Staphylo- oder Streptokokken.

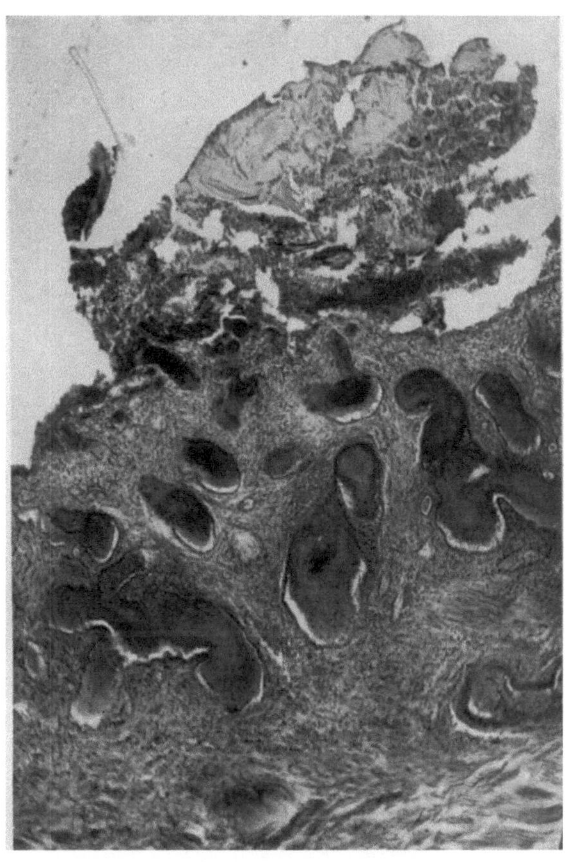

Abb. 4. Hämorrhagische Zystitis bei Polyzythämie, leichte Inkrustation des fibrinös-eitrigen Belages im Blutungsbereich. (47 Jahre, ♀, S. 397, 1931, eigene Beobachtung.)

d) Pseudomembranös-nekrotisierende Zystitis.

Die vorwiegend mit fibrinösem Exsudat einhergehende Form der Zystitis ist nicht sehr häufig und weist meist auf einen ziemlich virulenten Infekt hin. Im zystoskopischen Bild sieht man je nach der Ausdehnung des Prozesses Fibrinmembranen der entzündeten Schleimhaut fest aufsitzen. Im Harn können sich neben den üblichen Bestandteilen bei Zystitis auch größere und kleinere Fetzen vorfinden, die aus einem Fibrinfilz mit Leukozyten und Resten von Epithelien bestehen.

Makroskopisch erscheint die Blase teilweise oder ganz von einem gelbgrauen bis schmutzig braungrünen Schorf bedeckt, der eine feinstrukturierte Oberfläche zeigt (Abb. 5). An manchen Stellen läßt sich der Belag ablösen und man erkennt darunter die oft durchblutete Schleimhaut. Auch Geschwürsbildungen können sich nach der Schorflösung ergeben, jedoch reichen sie bei der pseudomembranösen Form nicht sehr tief.

Mikroskopisch sieht man an Stelle des Epithels eine Fibrinmasse von netziger Struktur ergossen, die teils auf erhaltenen Epithelteilen aufsitzt, meist aber die Reste von Epithel ebenso wie sehr zahlreiche Leukozyten einschließt. Die Verschorfung betrifft nur die oberflächlichen Schichten der Schleimhaut, eine stärkere leukozytäre Demarkation an der Basis des Schorfs wird öfter vermißt. Kommt es bei Ablösung des Schorfes zur oberflächlichen Geschwürsbildung, so kann diese narbig durch Granulationsgewebe abheilen. Die Schleimhaut und Submukosa, sowie in wechselndem Maße auch das intermuskuläre Bindegewebe sind entzündlich infiltriert, wobei je nach der Dauer der Entzündung mehr Leukozyten oder mehr Lymphozyten und Plasmazellen hervortreten.

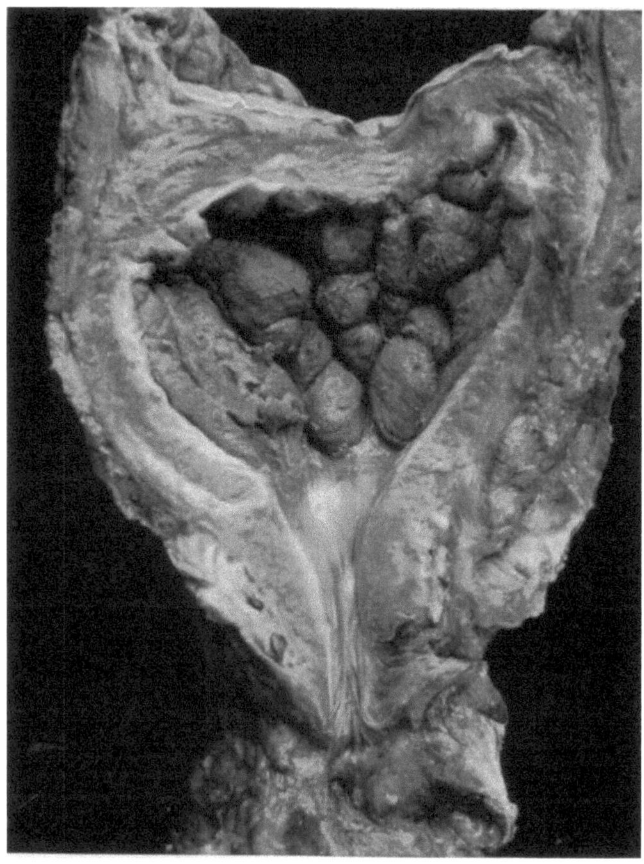

Abb. 5. Schwere, pseudomembranös-nekrotisierende Zystitis in kontrahierter Blase nach Harnröhrenzerreißung. (27 Jahre, ♂, S. 289, 1925/26. Sammlungspräparat des Göttinger pathologischen Instituts [nat. Größe].)

Ätiologisch handelt es sich oft um Kokkeninfektionen, besonders nach Blasen- und Harnröhrenverletzungen. Auch nach lokaler oder allgemeiner Sublimatschädigung wird pseudomembranöse Zystitis beobachtet (KRAMER).

e) Cystitis gangraenosa.

Die schwerste Verlaufsform der Zystitis stellt die gangränöse Blasenentzündung dar. Sie zeigt fließende Übergänge zu den nekrotisierenden pseudomembranösen Formen der Zystitis, aus denen sie auch gelegentlich hervorgehen kann. Während bei den pseudomembranösen oft chronischen Formen der Zystitis meist nur die oberflächlichen Schleimhautanteile nekrotisch werden und sich mit Fibrinausschwitzungen durchtränken, geht bei den gangränösen meist akuten Formen die Gewebszerstörung viel tiefer und führt in der Regel zur Abstoßung größerer Gewebsfetzen, weshalb auch STOECKEL den Namen Cystitis dissecans gangraenescens vorgeschlagen hat. Als synonyme Bezeichnungen finden sich im urologischen Schrifttum Cystitis membranacea, Cystitis exfoliativa, sequestrierende Blasengangrän und viele andere, während für die Fälle nur geringer Gewebszerstörung DUCHANOFF die Bezeichnung Cystitis gangraenosa simplex empfiehlt.

In den allermeisten Fällen handelt es sich nicht um eine reine Gangrän, sondern es bestehen meist auch entweder primäre oder öfter sekundäre entzündliche Veränderungen. Hinsichtlich der dabei meist bestehenden Kreislaufstörungen und ihrer Ursachen sei auch auf das entsprechende Kapitel GRUBERS verwiesen[1]. Eingehende Bearbeitungen finden sich bei PRIGL, DUCHANOFF und besonders hinsichtlich statistischer Angaben und Literatur bei WOLFERTH und MILLER. Das Bild der gangränösen Zystitis war auch den älteren Autoren schon bekannt.

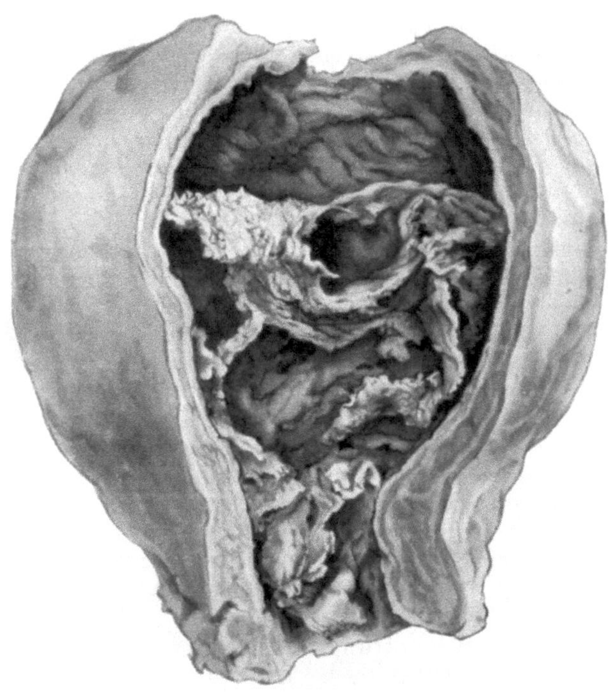

Abb. 6. Gangränöse Zystitis mit völliger Abstoßung der Schleimhaut bei fraglicher Sublimatwirkung (E. 74, 1895/96. Sammlungspräparat des Göttinger pathologischen Instituts [$^{2}/_{3}$ nat. Größe]).

Nach PRIGL hat TULPIUS (1716) als erster den Abgang einer „Haut“ aus der Harnröhre einer Frau beobachtet. Es war zwischen den alten Autoren lange umstritten, ob es sich in diesen Fällen um eine echte Gewebsmembran (LIEUTAUD, MORGAGNI) oder um eine Pseudomembran aus Exsudatmassen handle (FONTAINE, ANDRAL, MOREL, LAVALLÉE und CIVIALE).

Klinisch bestehen meist schwere Allgemeinerscheinungen. Sehr häufig findet man Harnretention (nach der Zusammenstellung von WOLFERTH und MILLER in 105 von 153 Fällen). Im Harn findet sich meist Blut, Eiter und Bakterienmassen, er zeigt oft jauchige Beschaffenheit und kann nekrotische Fetzen enthalten, welche die Diagnose ermöglichen. Fast immer ist die Harnreaktion alkalisch. Die Zystoskopie ist oft unmöglich oder durch Blutungen erschwert.

Makroskopisch zeigt die Cystitis gangraenosa je nach der Ausdehnung des Prozesses verschiedene Bilder. Es kann nur ein Teil der Blasenschleimhaut (besonders an der Hinterwand) von der Gangrän ergriffen sein oder die ganze Blase ist gleichmäßig verändert. Dabei findet man meist schmutzig graugrüne schlüpfrige oder mehr bröcklige, zum Teil an den Rändern von der Blasenwand abgelöste, gelegentlich auch frei in der Blase liegende

[1] Dieses Handbuch, Bd. VI/2, S. 195.

Membranen (Abb. 6). In manchen Fällen stellen diese gelegentlich bis zu 1 cm dicken (PRIGL) Membranen Ausgüsse der ganzen Blase dar. Sie können besonders bei Frauen im ganzen oder in einzelnen Teilen durch die Harnröhre entleert werden. Gelegentlich beobachtet man auch Inkrustation des häutigen Sackes mit Harnsalzen, wie sie bei der alkalischen Reaktion leicht ausfallen. Diese Membranen können histologisch außer Fibrin und Exsudatzellen auch nekrotisches Schleimhautgewebe, ja sogar Muskulatur und Gefäße (PRIGL) erkennen lassen. Die Blasenschleimhaut erscheint geschwollen mißfarbig, zum Teil mit Blutungen durchsetzt oder schmutzig bläulichrot verfärbt. An Sektionspräparaten treten meist grünliche Farbtöne, wohl infolge rasch eintretender Zersetzung, hervor. Die Schleimhaut kann stellenweise oder ganz fehlen, die freiliegende Submukosa oder Muskularis zeigt oft eine zundrige Beschaffenheit. In selteneren Fällen reicht die Nekrose bis an den Bauchfellüberzug der Blase heran. Dabei ist es eine feststehende Tatsache, daß die inneren Schichten immer am schwersten geschädigt sind. Nach den Angaben von WOLFERTH und MILLER war in 43 Fällen nur die Mukosa, in 29 Fällen Mukosa und Submukosa, in 39 Fällen Mukosa, Submukosa und Teile der Muskularis und in 13 Fällen alle Wandschichten der Blase bis an das Bauchfell von der Gangrän ergriffen.

Mikroskopisch wechseln die Bilder je nach der Dauer der Erkrankung und der Beteiligung entzündlicher Vorgänge. Neben den regelmäßig anzutreffenden Nekrosen und Nekrobiosen findet man Blutungen und Fibrinansammlungen in inniger Durchmischung mit den abgestorbenen Gewebsteilen und oft von zahllosen Bakterien verschiedener Art durchsetzt. Bestand primär eine Entzündung, so kann man alle histologischen Befunde einer akuten oder chronischen Zystitis antreffen, ist die Entzündung erst zur Gangrän hinzugetreten, so beobachtet man vor allem eine intensive leukozytäre Infiltration an der Grenze der Nekrose. Dabei liegt nach STOECKEL das Typische des ganzen Prozesses darin, daß sich die Entzündung nicht auf und in der Schleimhaut abspielt, sondern, daß die Entzündungserreger in die tieferen Blasenwandschichten eindringen, innerhalb deren der Prozeß dann dissezierend fortschreitet, bis größere Teile oder die ganze Innenfläche der Blase losgeschält ist. Auch Stasen und Thrombosen können an den Gefäßen der Blasenwand beobachtet werden. In den späteren Stadien treten Bindegewebswucherung und schwielige Umwandlung stärker hervor.

Völlige Ausheilung und Regeneration der ganzen Schleimhaut ist ziemlich selten; gelegentlich nach wenigen Wochen beobachtet (PRIGL). In den meisten Fällen bleibt eine infizierte oft nur teilweise epithelisierte Schrumpfblase zurück (SCHÜPPEL), soweit die Erkrankten überhaupt am Leben bleiben. Die Mortalität ist bei der Zystitis gangraenosa sehr hoch. Nach WOLFERTH und MILLER sind von 153 Erkrankten 84 gestorben (über 50%!). Dies liegt zum Teil an den übrigen Erkrankungen, die durch die Cystitis gangraenosa kompliziert wurden, zum Teil an den Komplikationen der Cystitis gangraenosa selbst. Es kann zur Harnblasenruptur kommen. In der Zusammenstellung von WOLFERTH und MILLER ist diese schwere Komplikation nur 5mal, darunter 3mal bei Schwangerschaft im retroflektierten Uterus angeführt und 1mal bei extrauteriner Gravidität. KRUKENBERG fand im Schrifttum von 1765—1882 8 Todesfälle durch Harnblasenruptur bei Inkarzeration des retroflektierten schwangeren Uterus. Diese Zerreißungen liegen an der Blasenhinterwand, wo das Collum uteri den stärksten Druck ausübt. In diesen Fällen führt die urinöse Peritonitis meist rasch zum Tode; auch Durchwanderungsperitonitis ohne Perforation wird beobachtet. Gelegentlich kommt es allmählich zum Durchbruch, so daß schon Verwachsungen bestehen. In diesen Fällen entwickeln sich urinöse Phlegmonen und Abszesse im Beckenbindegewebe. Eitrige Perizystitis und parazystitische Phlegmone bei gangränöser Zystitis hat ESAU beschrieben; nach BOVIN soll diese Komplikation keineswegs selten sein. Im Anschluß an solche Eiterungen oder auch von der Blase direkt kann es zur septischen Allgemeininfektion kommen. Pyelonephritis und Pyonephrose im Gefolge der Blasengangrän ist nach WOLFERTH und MILLER nur 6mal unter 153 Fällen beobachtet. Diese Autoren meinen aber, daß diese Komplikation wohl häufiger sein dürfte, da sie selbst fünf einschlägige Beobachtungen machen konnten.

Die große Zusammenstellung von WOLFERTH und MILLER umfaßt 153 Fälle bis 1924, die 46 Männer und 105 Frauen betreffen.

DUCHANOFF konnte unter Heranziehung neuerer Fälle sowie besonders des russischen Schrifttums bis 1930 die Zahl auf 183 erhöhen, wobei er eine Beteiligung des weiblichen Geschlechts mit 66% angibt. Die viel stärkere Anfälligkeit des weiblichen Geschlechtes erklärt sich daraus, daß in erster Linie Veränderungen im Bereich der weiblichen Geschlechtsorgane die Veranlassung zur gangränösen Zystitis abgeben. In der nachfolgenden Tabelle, die aus den Angaben von WOLFERTH und MILLER gewonnen ist, sind die verschiedenen Gruppen von Erkrankungen angeführt, die zur Cystitis gangraenosa führen können.

Ätiologie der Blasengangrän nach WOLFERTH und MILLER.

	Gesamtzahl	♂	♀	Art der Schädigung						tödlichen Ausgang
				nur Mukosa	auch Submukosa	auch Muscularis	alle Wandschichten	Perforation	Ausstoßung der Schleimhaut	
1. Gravidität im retroflektierten Uterus	40	—	40	10	5	6	9	3	32	25
2. Schwere Geburt	21	—	21	6	5	5	1	—	20	5
3. Druck von der Umgebung	11	—	11	—	4	4	1	1	7	4
4. Zystitis	14	7	7	3	3	7	—	—	13	6
5. Harnröhrenstriktur	7	7	—	1	2	2	—	—	6	6
6. Blasenstein	6	5	1	1	2	1	—	—	6	1
7. Blasenspülung (Reizmittel)	6	2	4	2	—	4	—	—	4	1
8. Allgemeininfektion	13	3	10	4	3	3	—	—	6	11
9. Erkrankungen des Zentralnervensystems	11	8	3	6	4	—	—	—	4	10
10. Trauma	4	3	1	—	—	2	1	—	3	3
11. Verschiedenes	20	11	7	10	1	5	1	1	11	12
Gesamtzahl	153	46	105	43	29	39	13	5	112	84

Die größte Rolle spielt die Einklemmung der schwangeren retroflektierten Gebärmutter (40 Fälle). In diesen Fällen kommt es nach STOECKEL immer nur zu einer umschriebenen, auf die Hinterwand beschränkten, aber oft sehr tief reichenden Gangrän mit sekundärer Entzündung. Gerade diese Nekrosen neigen zur Ruptur. Außer diesem Sonderfall können auch schwere Geburten entweder unmittelbar oder während des Wochenbettes zur Blasengangrän führen (2 Fälle). In den 11 Fällen der dritten Gruppe der Tabelle waren es vor allem Uterusgeschwülste (Myome), extrauterine Schwangerschaften oder raumbeengende Erscheinungen an der Scheide (Tampons, Pessare, Hämatokolpos), welche durch Druckwirkung die Blasenschädigung veranlaßten.

Während in allen diesen Fällen das Primäre eine schwere Kreislaufstörung mit venöser Stauung und Ischämie ist, zu der eine Infektion mit irgendwelchen

Harnbakterien hinzutritt, gibt es eine andere Gruppe von Fällen, in denen nur entzündliche Veränderungen vorliegen. Bei diesen auf dem Boden einer Zystitis entstehenden Blasengangränen (14 Fälle) handelt es sich zum Teil um besonders wirksame Infektionen, größtenteils erfolgt die Gangrän aber erst bei Harnretention. In dieser Gruppe spielen die Prostatiker eine gewisse Rolle. Vielleicht ist auch die Katheterisierung gelegentlich der Anlaß zur Retention und Gangrän (ESAU). Außer bei banaler Zystitis wurde auch im Verlaufe einer Blasentuberkulose Gangrän der Blasenwand beobachtet (PRIGL).

Eine weitere Gruppe (7 Fälle) betrifft meist gonorrhoische Harnröhrenstrikturen, die gleichfalls zur Zystitis und Retention neigen. Die Blasengangrän bei Zystolithiasis (6 Fälle) kann infolge der mechanischen Reizung im Verein mit der meist bestehenden Zystitis auftreten.

Bei den bisher geschilderten Gruppen sowohl mit primärer Kreislaufstörung als auch mit primärer Entzündung spielten Bakterien regelmäßig eine Rolle. Es handelt sich dabei um die verschiedenen Keime, die eine Zystitis veranlassen können. Irgendein charakteristischer Erreger der Blasengangrän scheint nicht zu existieren.

Altersanfälligkeit bei Blasengangrän nach WOLFERTH und MILLER.

	Gesamtfälle (%)	Fälle ohne Schwangerschaft (%)
1. Jahrzehnt	1 (0,9)	1 (1,6)
2. Jahrzehnt	10 (9,5)	7 (10,9)
3. Jahrzehnt	33 (31,4)	17 (26,6)
4. Jahrzehnt	38 (36,2)	17 (26,5)
5. Jahrzehnt	10 (9,6)	9 (14,1)
6. Jahrzehnt	4 (3,8)	4 (6,2)
7. Jahrzehnt	5 (4,8)	5 (7,9)
8. Jahrzehnt	4 (3,8)	4 (6,2)
Gesamtzahl	105	64

Außer dieser unter Mitwirkung von Bakterien entstehenden Cystitis gangraenosa gibt es eine rein chemisch bedingte Blasengangrän mit steriler demarkierender Entzündung. Gerade in diesen Fällen ist ebenso wie bei vorangehender Zystitis oft die ganze Blasenschleimhaut verändert. Zum Teil handelt es sich dabei um mißlungene Abtreibungsversuche, wobei unfreiwillig eine Blasenspülung meist mit reizenden chemischen Substanzen vorgenommen wurde. Es wurden verwendet: Kochsalz (BEGOUIN), heiße Salzlösung, Borsäure und Essig (ROBINSON), Kochsalz und Essig (MOCK), Ammoniaklösung (MOCK), hochkonzentrierte Essigsauretonerde (ANDLER). Zum Teil waren therapeutische Blasenspülungen mit zu konzentrierten Lösungen die Ursache von Gangrän. Solche Angaben liegen vor über Kaliumpermanganat (MORSON, DAWSON, FRONSTEIN [20%ige Lösung!]) und sehr konzentrierte Sublimatlösung (PATSCH). Schließlich sind Fälle von gangränöser Zystitis besonders bei Schwangeren nach Auffüllung der Blase mit 20—25%ige Bromnatriumlösung als Röntgenkontrastmittel beschrieben worden (NEUPERTH, OTTOW, HINDSE-NIELSEN). Im Falle HINDSE-NIELSEN bestand eine hämorrhagisch-gangränöse Zystitis mit Muskelnekrose und teilweiser narbiger Schrumpfung.

Eine Cystitis dissecans gangraenescens actinogenetica hat HEIDLER bei einer Frau, die nach Kollumkarzinomexstirpation prophylaktisch mit Radium nachbehandelt wurde, beschrieben. Weitere 7 Fälle von Blasengangrän nach Radium- und Mesothoriumbestrahlung von Uteruskrebsen wurden von HAENDLY veröffentlicht.

Unter den 13 Fällen von Cystitis gangraenosa bei Allgemeininfektionen hat nach WOLFERTH und MILLER 8mal Typhus abdominalis vorgelegen. Der kausale Zusammenhang ist in diesen Fällen nicht geklärt, möglicherweise spielen auch hierbei Kreislaufstörungen eine Rolle.

Die Altersanfälligkeit ist aus beigegebener Tabelle nach WOLFERTH und MILLER ersichtlich. Das 3. und 4. Lebensjahrzehnt ist auch, abgesehen von den mit Schwangerschaft komplizierten Fällen, am häufigsten befallen. Bei Kindern liegt nur eine einzige Beobachtung von ORLOWSKI bei einem 3jährigen dysenteriekranken Mädchen vor.

f) Chronische Zystitis.

Die subakuten Formen der Zystitis gehen allmählich in die chronische Zystitis über, so daß eine scharfe Trennung nicht möglich ist. Die zystoskopischen Bilder sind sehr wechselnd, worauf hier nicht näher eingegangen werden kann. Der Harnbefund ist meist geringer als bei der akuten Zystitis. Die chronische Zystitis ist so gut wie immer durch Bakterien hervorgerufen.

Makroskopisch fällt bei der chronischen Zystitis häufig eine starke Faltenbildung der Schleimhaut auf mit dazwischengelegenen Nischen. Diese Falten

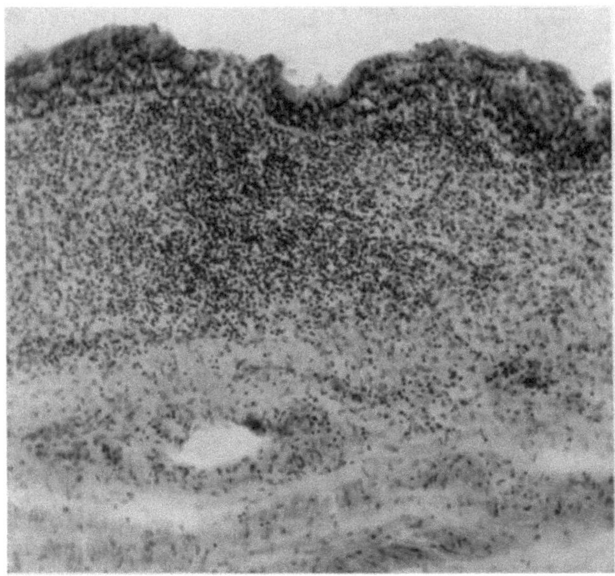

Abb. 7. Verdickung und unregelmäßigere Anordnung des Epithels bei chronischer Zystitis, im subepithelialen Gewebe starke, vorwiegend lymphozytäre Infiltration. (45 Jahre, ♂, S. 411, 1931, eigene Beobachtung.)

sind meist auffallend starr und auch an den faltenlosen Stellen ist die Schleimhaut oft unverschieblich gegen die Unterlage. Im übrigen ist die Schleimhaut mehr oder weniger stark diffus oder fleckig gerötet, gelegentlich auch grünlich mißfarbig oder durchblutet. Auch schiefergraue Färbung durch Ablagerung von Blutpigment wird beobachtet (O. ZUCKERKANDL). Auf der Höhe der Falten sieht man nicht selten nekrotische Schorfe oder seichte Geschwüre. In seltenen Fällen können solche Geschwüre an den Ureterostien und im Trigonum bei Kolizystitis auftreten und eine Blasentuberkulose vortäuschen (TARDO). In den Nischen zwischen den Falten ist trüber Harn oder Eiter angesammelt. Es können überhaupt alle makroskopischen Befunde der akuten Zystitis neben den charakteristischen Veränderungen der chronischen Zystitis angetroffen werden. Die Muskelbalken springen oft stärker unter der Schleimhaut vor und es können sich auch kleine Divertikel ausbilden (s. Abb. 38, S. 425).

Es fällt überhaupt bei der chronischen Zystitis vor allem die Derbheit der Wandung auf. Während die eröffnete normale Harnblase einen schlaffen Sack darstellt, der sich seiner Unterlage anschmiegt, bleibt bei chronischer Zystitis die Wölbung des Hohlorgans auch nach der Sektion bis zu einem gewissen Grad erhalten. Als weiteres Kennzeichen beobachtet man häufig eine beträchtliche Verdickung der Wandung die bis zu 2 cm betragen kann. Ferner besteht eine verminderte Elastizität der Blasenwand (O. ZUCKERKANDL). Diese Verdickung der Blasenwand beruht vor allem auf einer starken Zunahme des Bindegewebes, was man an dem knirschenden Geräusch beim Schneiden und an dem streifigen Aussehen der graurötlichen Schnittfläche feststellen kann. In seltenen Fällen von schwerer, chronischer Zystitis ist auch das Blasenperitoneum unverschieblich mit der Blasenwand verbunden (O. ZUCKERKANDL).

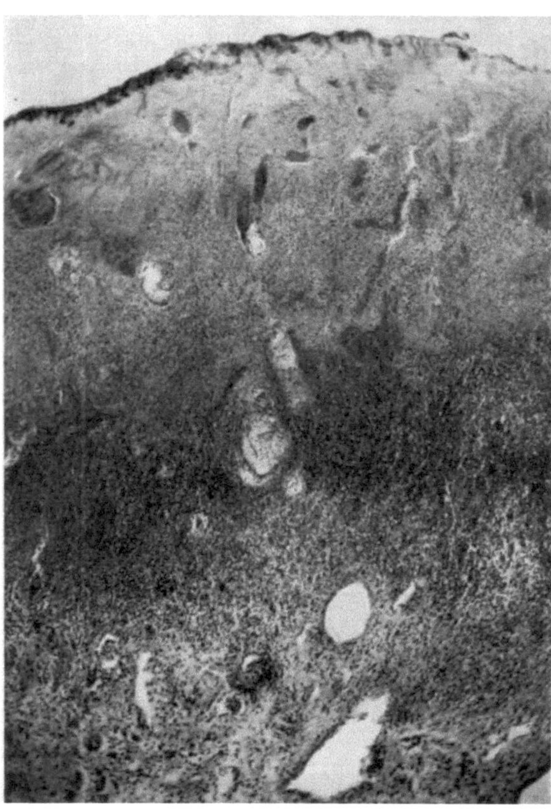

Abb. 8. Nekrose mit leichter Inkrustation auf der Höhe einer Falte bei chronischer Zystitis, im Nekrosebereich Reste von Gefäßen, an der Basis starke Demarkation. (60 Jahre, ♂, S. 407, 1931, eigene Beobachtung.)

Auf die häufig in Begleitung der chronischen Zystitis auftretenden Lymphfollikel (Cystitis follicularis und pseudofollicularis) wird in einem gesonderten Abschnitt gemeinsam für die ganzen Harnwege eingegangen (S. 464).

Die histologischen Befunde der chronischen Zystitis sind teils exsudativer, teils produktiver Art. Das Epithel ist bei der chronischen Zystitis auch bei langer Dauer der Entzündung größtenteils erhalten, wie man sowohl durch Zystoskopie wie durch histologische Verarbeitung von Operationsmaterial feststellen kann (O. ZUCKERKANDL). Das häufige Fehlen des Epithels, das man teilweise für einen vitalen Befund bei der chronischen Zystitis ansah, ist eine Leichenerscheinung. Im Verlauf der langdauernden Zystitis kann man meist hyperplastische Vorgänge am Epithel feststellen. Das Epithel wird dicker und seine Zellen zeigen eine unregelmäßigere Anordnung (Abb. 7). Es entsteht vielfach späterhin eine Tiefenwucherung in Form solider Zapfen oder kryptenartiger Buchten. Aus solchen Anfängen gehen die Zysten- und Drüsenbildungen hervor, die bei der Cystitis cystica und glandularis das Bild beherrschen (s. S. 467). Auch die bei chronischer Entzündung nicht seltene Umwandlung in Plattenepithel ist in einem eigenen Abschnitt dargestellt (S. 478). In den chronischen Stadien sieht man auch noch zellige Durchwanderung des Epithels, jedoch weniger als bei der akuten Zystitis.

Die zellige Infiltration besteht bei der chronischen Zystitis ganz vorwiegend aus Lymphozyten (Abb. 7), denen oft sehr zahlreiche Plasmazellen beigemischt sind. Dabei beobachtet man nicht selten, daß die Plasmazellen mehr verstreut im Gewebe liegen, während die Lymphozyten häufig in größeren

Infiltraten vereinigt sind. Außerdem sieht man neutrophile und eosinophile Leukozyten, aber meist in ziemlich geringer Menge. Die Anordnung der Infiltrate ist häufig so, daß in den oberflächlichen Schichten der Schleimhaut eine sehr dichte, oft diffuse, gelegentlich auch mehr umschriebene Zellansammlung besteht. Jedoch sind bei der chronischen Zystitis auch die tieferen Bindegewebslagen und häufig auch das intermuskuläre, ja sogar das subperitonale Bindegewebe und das perivesikale Fettgewebe von chronisch entzündlichen Infiltraten eingenommen, je nach Grad und Dauer der Entzündung. Diese Infiltrate sind meist in der Umgebung von Gefäßen in Form größerer und kleinerer Zellansammlungen ausgebildet, während man in den tieferen Wandschichten weniger einzeln eingestreute Zellen antrifft. Außerdem besteht oft ein chronisches Ödem besonders der inneren Wandschichten. Die Beschreibung hämorrhagischer Oberflächenveränderungen erübrigt sich an

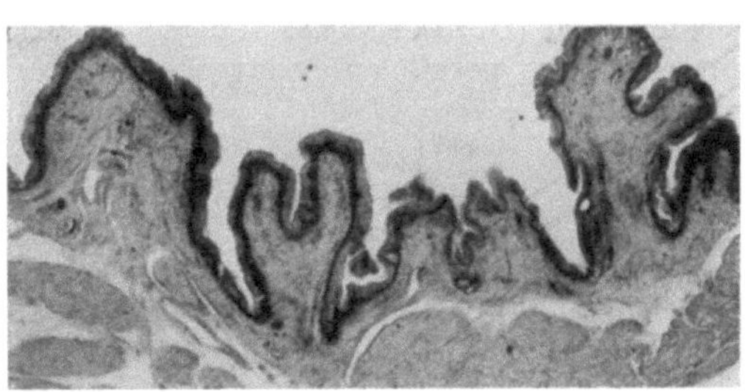

Abb. 9. Starre Faltung der Blasenschleimhaut bei chronischer Zystitis. (81 Jahre, ♀, S. 10, 1931, eigene Beobachtung.)

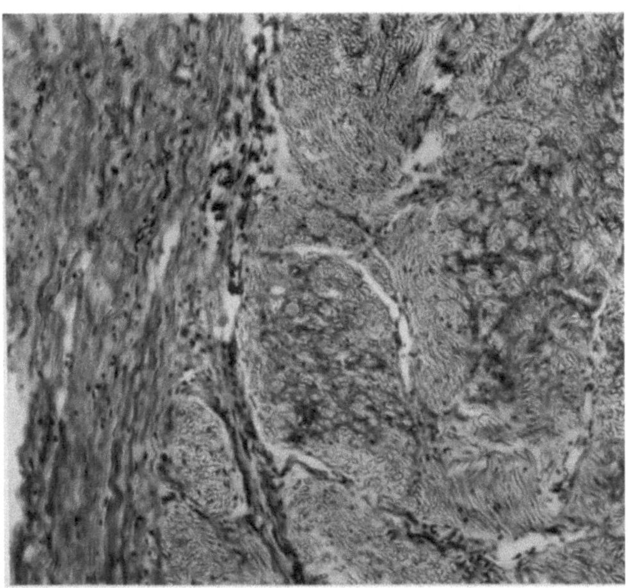

Abb. 10. Fibrös-hyaline Umwandlung der Blasenmuskulatur und Wucherung des intermuskulären Bindegewebes bei chronischer Zystitis. (71 Jahre, ♂, S. 186, 1932, eigene Beobachtung.)

dieser Stelle, da sie keine Abweichungen von den analogen Befunden der akuten Zystitis darbieten. Die nekrotischen Vorgänge bei der chronischen Zystitis, die meist auf der Höhe der Falten zustande kommen, unterscheiden sich von jenen der akuten Zystitis dadurch, daß es in der Regel nicht zu einer fibrinösen Exsudation kommt, sondern sich eine tiefgreifende einfache Nekrose entwickelt (O. ZUCKERKANDL). Innerhalb der Nekrosezone finden sich Zellverfall und Reste thrombosierter Gefäße. An der Basis sieht man eine starke leukozytäre

Demarkation gegen das ödematöse angrenzende Gewebe. Das Epithel fehlt im Bereich der Nekrosen und die Oberfläche inkrustiert leicht (Abb. 8).

Die proliferativen Erscheinungen in der Schleimhaut bestehen vor allem in einer schon ziemlich frühzeitig einsetzenden sehr reichlichen Kapillarneubildung, durch welche die diffuse Röte des zystitischen Spiegelbefundes hervorgerufen wird (O. ZUCKERKANDL). Es ist eine Eigenheit dieser Kapillaren, einen untereinander parallelen, gestreckten Verlauf zu nehmen, der senkrecht zur

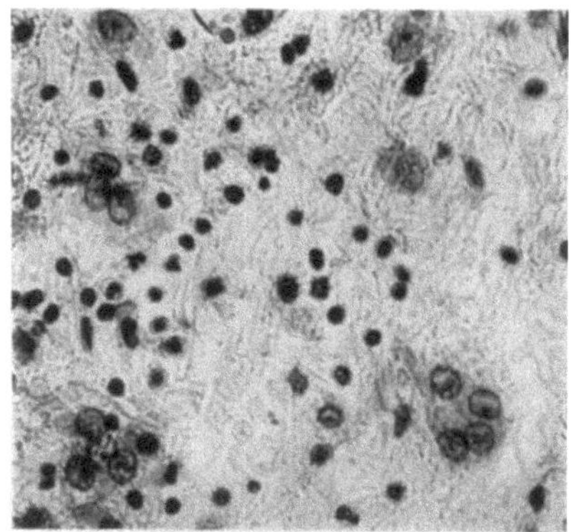

Abb. 11. Mesenchymale Riesenzellen bei chronischer Zystitis. (47 Jahre, ♀, S. 129, 1932, eigene Beobachtung.)

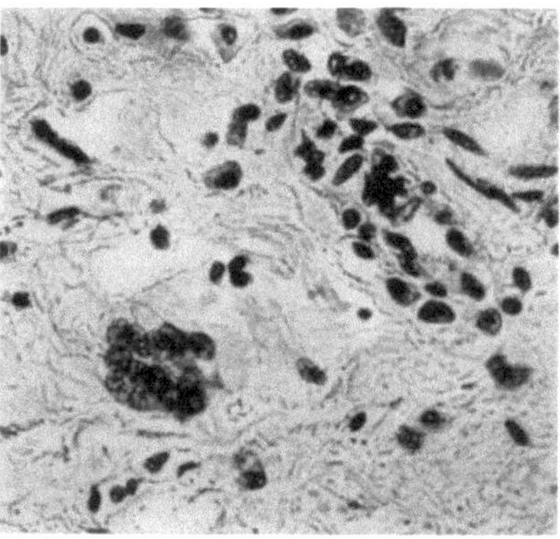

Abb. 12. Vielkernige mesenchymale Riesenzelle bei chronischer Zystitis. (47 Jahre, ♀, S. 129. 1932, eigene Beobachtung.)

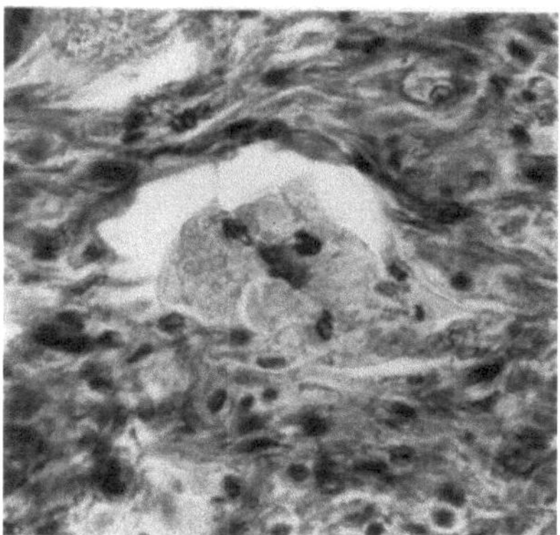

Abb. 13. Mesenchymale Riesenzellen mit Ausbildung hyaliner Schollen im Protoplasma und Pyknose der Kerne bei chronischer Zystitis. (60 Jahre, ♂, S. 407, 1931, eigene Beobachtung.)

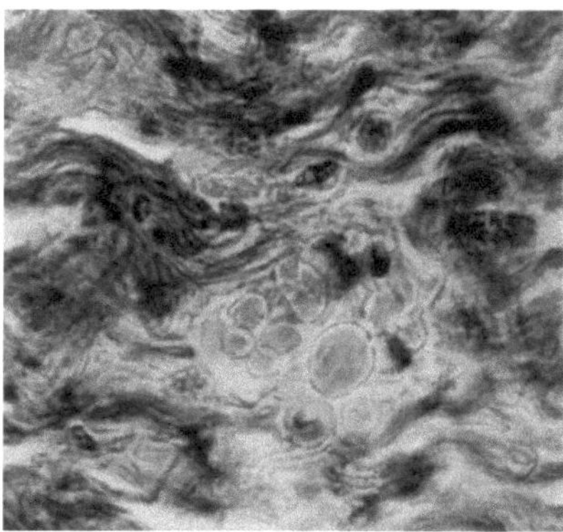

Abb. 14. Auflösung mesenchymaler Riesenzellen in hyaline Schollen, daneben pyknotische Kernreste, bei chronischer Zystitis. (60 Jahre, ♂. S. 407, 1931, eigene Beobachtung.)

Schleimhautoberfläche liegt. Unter dem Epithel teilen sich die Kapillaren zu einem feinen subepithelialen Gefäßnetz auf. Auch größere Gefäße treten besonders in den tieferen Schichten stark hervor und lassen oft starke Schlängelung erkennen. Außerdem kommt es zu einer bedeutenden Vermehrung der Bindegewebszellen und mächtigen Neubildung von Bindegewebsfasern, wodurch eine Verdickung der Schleimhaut und der anderen Wandschichten entsteht. Zunächst erfolgt diese Bindegewebsneubildung vor allem in der Schleimhaut und im angrenzenden Gewebe und erscheint als jugendliches durchfeuchtetes Bindegewebe. Späterhin verschwinden die Kapillaren zum Teil wieder und das Bindegewebe wird derb und kernarm. Durch diese Vorgänge erklärt sich zum Teil die Starrheit der ausgeprägten Schleimhautfalten und die Unverschieblichkeit gegen die Unterlage (Abb. 9). Unterstützt wird diese Wirkung noch durch ein häufiges chronisches Ödem. Bei längerer Dauer oder großer Intensität der chronischen Zystitis kommt es auch zu einer starken Bindegewebsneubildung zunächst zwischen den Bündeln der Blasenmuskulatur. Späterhin sieht man hyaline Verquellungen dieses Bindegewebes. Gelegentlich kann es weiterhin zu einem teilweisen Ersatz der Muskelbalken selbst durch hyalines Bindegewebe kommen (Abb. 10), so daß man von einer Fibrose der Blasenwand sprechen kann. Dabei können unter dem neugebildeten Bindegewebe reichlich elastische Fasern vertreten sein (O. ZUCKERKANDL). Fettgewebsdurchwachsung der Blasenwand, die gelegentlich bis an die Schleimhaut heranreichen kann, wird manchmal beobachtet. In Anbetracht der Häufigkeit von Blutungen in der Blasenschleimhaut ist man erstaunt, nur selten und wenig Eisenpigment bei chronischer Zystitis nachweisen zu können. Es dürften hier die Verhältnisse für die Blutresorption vielleicht ähnlich günstig liegen wie im Endometrium.

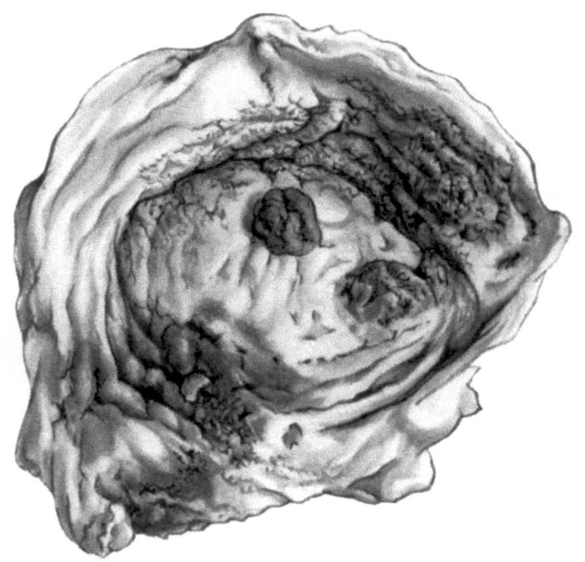

Abb. 15. Granulationspolypen bei chronischer Zystitis eines Prostatikers. (85 Jahre, ♂, S. 35, 1933, eigene Beobachtung [4/5 nat. Größe].)

In drei Fällen von chronischer Zystitis konnte ich feststellen, daß aus großen Mesenchymzellen, die als sehr plasmareiche Gebilde zwischen den lockeren Fibrillenbündeln der Mukosa und Submukosa liegen, symplasmatische Gebilde hervorgehen, die man als Riesenzellen bezeichnen kann. Diese Riesenzellen erweisen sich als große Protoplasmabezirke mit pseudopodienartigen Ausläufern, deren Plasma bei Eisenhämatoxylinfärbung einen etwas gelbgrauen Farbton annimmt. Sie enthalten im Schnitt meist 3—4 (Abb. 11), gelegentlich auch bis 15 (Abb. 12) zentral gelegene, sehr regelmäßige, ovale, blaß färbbare Kerne mit feiner Chromatinstruktur. Die Riesenzellen unterscheiden sich von den gewöhnlichen Bindegewebszellen nur durch die Größe des Plasmaleibes und die Kernzahl. Sie liegen in nischenartigen Gewebslücken, die von Fibrillen umrahmt werden. Im Schrifttum habe ich Riesenzellen, abgesehen von dem Spezialfall der Cystitis emphysematosa, nicht beschrieben gefunden.

In zwei Fällen ließen sich weitere Veränderungen dieser mesenchymalen Riesenzellen feststellen. In dem einen Fall waren nahezu alle Riesenzellen mit mittelgroßen Fetttröpfchen angefüllt. In dem anderen Fall war eine eigenartige hyaline Protoplasmaumwandlung nachzuweisen. Die verschiedenen Stadien dieser Umwandlung sind nebeneinander zu sehen. Zunächst werden umschriebene Plasmabezirke von kugeliger Gestalt gegen die Umgebung abgegrenzt, später treten immer mehr solche hyaline, schwach färbbare Kugeln im Zelleib auf. Die Kerne werden gegen das Zentrum oder auch gegen den Rand verdrängt; sie verlieren ihre regelmäßige Eiform, werden platter und stärker färbbar (Abb. 13). Schließlich finden sich nur pyknotische Kernreste in dem weitgehend zu hyalinen

Kugeln umgewandelten Protoplasma. Als Endstadium sieht man ein völliges Untergehen der Riesenzelle und es bleibt nur ein Häufchen hyaliner Kugeln übrig, die bis zu 20 μ groß sind und innerhalb von Gewebslücken liegen (Abb. 14). Möglicherweise können auch auf diesem Wege RUSSEL-Körper entstehen, allerdings habe ich eine Eosinophilie dieser Hyalinkörper in meinem Fall nicht beobachten können. Vermutlich sind diese mesenchymalen Riesenzellen bei der Zystitis keineswegs selten, wurden aber anscheinend bisher nicht beachtet.

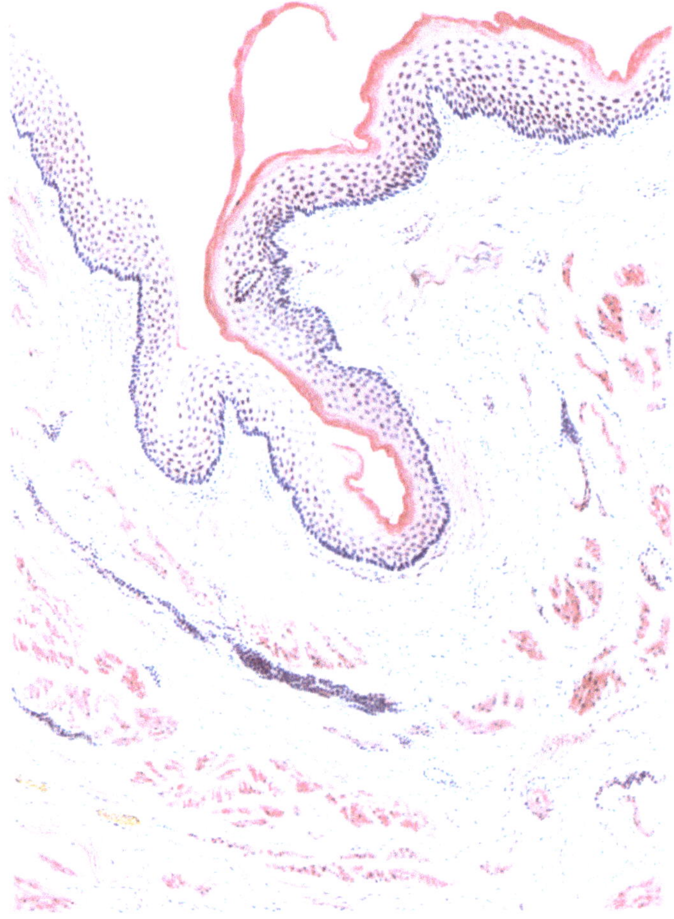

Abb. 16. Schrumpfblase mit Fibrose der Blasenwand und leukoplakischer Epithelmetaplasie (nach einem Präparat von Prof. R. RÖSSLE aus SUTER).

Eine seltene Form der chronischen Blasenentzündung ist die von STOERK beschriebene Cystitis proliferans oedematosa. Bei dieser Form der chronischen Zystitis kommt es nicht zu einer diffusen Verdickung der Schleimhaut, sondern die Bindegewebs- und Gefäßwucherung führt zu lappigen, kolbigen oder zottigen polypösen Bildungen an der Schleimhautoberfläche, die dünngestielt oder breitbasig aufsitzen können (O. ZUCKERKANDL). Histologisch zeigen diese polypösen Bildungen ein lockeres gefäßreiches Bindegewebe als Stroma. Die Gefäße sind oft büschelförmig angeordnet und bilden ein subepitheliales Netzwerk. Das Epithel überzieht diese Polypen unverändert. Durch

Knickung des Zottenstiels kommt es oft zu Kreislaufstörungen, die sich in Form von ödematöser Durchtränkung und blasiger Umwandlung des Stromas kundtun. Ödematöse Granulationstumoren an den Ureterostien beobachtete Chwalla in 2 Fällen und auch GORODISTSCH sah entzündliche Pseudopolypen am Sphinkterrand.

In anderen seltenen Fällen kommt es zu vereinzelten größeren Granulationspolypen in der chronisch entzündeten Blase, die der Schleimhaut breitbasig aufsitzen und eine knopfförmige Gestalt zeigen. Die Farbe dieser Granulome ist meist dunkler als die Umgebung, was durch stärkeren Blutgehalt und gelegentliche Blutaustritte bedingt wird. Zwei pfennigstückgroße Granulome dieser Art habe ich in der Blase eines 85jährigen Prostatikers mit starker chronischer Zystitis gesehen (Abb. 15). Makroskopisch besteht in diesen Fällen eine sehr große Ähnlichkeit mit Malakoplakie. Histologisch sieht man zwischen dicht angeordneten parallelen neugebildeten Gefäßen sehr reichlich Lymphozyten, Plasmazellen und Leukozyten eingelagert. Jedoch fehlen im Gegensatz zur Malakoplakie die großen Zellen und die Einschlußkörperchen, desgleichen vermißt man eine positive Eisenreaktion. Auch Fett ist in meinem Fall nur in ganz vereinzelten Zellen nachweisbar. Das Epithel dürfte wohl erst postmortal verlorengegangen sein. Wenn man annimmt, daß die Einwirkung des Harns auf das Gewebe ein wesentlicher Faktor für das Zustandekommen des typischen malakoplakischen Gewebsbefundes ist, so ist der Gedanke nicht von der Hand zu weisen, daß aus solchen Granulomen möglicherweise Malakoplakieherde hervorgehen können, wenn das Epithel verlorengeht. Solche Granulome in der Blase sind auch von THOMAS bei doppelseitiger Pyelonephritis, sowie von BRAASCH und HURLEY bei Pyelonephritis und Nephrolithiasis beobachtet worden. Bei genauer Beobachtung dieser Befunde wird man sie gewiß häufiger finden, als nach den Schrifttumangaben anzunehmen wäre.

Als Endergebnis einer schweren chronischen Zystitis kann eine Schrumpfblase mit sehr derber, schwer schneidbarer, am Schnitt streifiger Wandung zurückbleiben. Solche Schrumpfblasen können bis zu mehrere Zentimeter dicke Wandungen aufweisen, während die Blasenlichtung bis auf einen nußgroßen Hohlraum einschrumpfen kann (O. ZUCKERKANDL). Die anatomisch als Schrumpfblase zu bezeichnende Erscheinung stellt die narbig fibröse irreparable Verkleinerung der Harnblase nach lange dauernder Entzündung dar. Sie ist zu unterscheiden von der Schrumpfblase der Urologen (contracted bladder, irritable bladder, Reizblase), wobei die Verkleinerung der Blasenlichtung auf einen entzündlichen Reizzustand mit starker Kontraktion zurückzuführen ist, der nicht dauernd bleiben muß.

Die narbige Schrumpfblase entsteht durch hyaline Umwandlung und Schrumpfung des neugebildeten, zunächst zellreichen, späterhin immer derber werdenden Bindegewebes, das sich im Verlaufe der chronischen Zystitis in allen Schichten der Blasenwand gebildet hat (Abb. 16). Schrumpfende Geschwürsnarben können gleichfalls zur Verkleinerung der Blase beitragen. Einen brückenförmigen Narbenstrang, der von einer Uretermündung frei zum Blasendreieck verlief, hat ALSKNIS bei Schrumpfblase nach schwerer Zystitis und einseitiger Pyonephrose beobachtet.

6. Besondere Verlaufsformen der umschriebenen Zystitis.

a) „Ulcus simplex“ und ähnliche Formen umschriebener Zystitis (Lit. S. 536).

Es gibt unspezifische, oft isolierte Blasengeschwüre, die besonders im urologischen Schrifttum unter dem Namen „Ulcus simplex“ bekannt sind. Es ist deshalb nötig, auf diese Befunde einzugehen. In der anatomischen Literatur findet man nahezu nichts über diese Geschwüre, sie werden bei Leichenöffnungen kaum je angetroffen. Während das Ulcus cystoscopicum und die anderen instrumentell oder traumatisch (Elektrokoagulation) verursachten Blasengeschwüre abzutrennen seien, soll man nach der Auffassung von PASCHKIS in diese Gruppe von uncharakteristischen chronischen, umschriebenen Blasenveränderungen, die nur zum Teil echte Geschwüre im anatomischen Sinn darstellen, auch ähnliche im Schrifttum unter anderen Namen bekannte Veränderungen einbeziehen. Diese Zusammenfassung wird auch für diese Darstellung geeignet erscheinen, es muß aber betont werden, daß ein Teil besonders amerikanischer Autoren die Zusammengehörigkeit des Ulcus simplex und der anderen hier angegliederten Blasenveränderungen bestreitet. Da die zystoskopische Diagnose nicht immer mit Sicherheit eine Entscheidung gestattet, ob ein sehr flaches Ulkus oder eine umschriebene Wandveränderung ohne Geschwürsbildung vorliegt, so erscheint es begreiflich, daß sich auch nicht geschwürige Formen der herdförmigen Zystitis in dieser klinisch umschriebenen Gruppe vorfinden. Durch alle diese Umstände ist eine erhebliche Verwirrung in der Bezeichnung entstanden.

Die Bezeichnung Ulcus simplex geht auf FENWICK zurück, wurde dann von LE FUR übernommen und ist seitdem allgemein in Anwendung. In Amerika hat HUNNER (1914) eine neue Form des Blasengeschwürs beschrieben, die er als „elusive ulcer" (ausweichendes oder heimliches Geschwür) bezeichnet, wegen der Kleinheit und schwierigen zystoskopischen Darstellung der Veränderung. HUNNER und mit ihm viele amerikanische Urologen grenzen diesen Geschwürstypus (HUNNERs type [CULLEN]) scharf vom Ulcus simplex FENWICKs ab, während vor allem PASCHKIS die Gruppenzusammengehörigkeit dieser Veränderungen betont. Andere Bezeichnungen für diese Veränderungen sind „Panmural cystitis" (KEENE), Pancystitis (GERAGHTY), Punctate ulcer (REED). HUNT spricht von einem Ulcus submucosum, was, wie schon PASCHKIS mit Recht betont, eine anatomisch widersinnige Namengebung ist. Es soll wohl damit zum Ausdruck kommen, daß die schwersten Veränderungen meist in der Submukosa angetroffen werden, während die Schleimhaut nicht immer geschwürig verändert ist. In diese Gruppe ist wahrscheinlich auch die Cystitis parenchymatosa von NITZE zu rechnen (KRETSCHMER, SMITH) der angibt, niemals ein Ulcus simplex gesehen zu haben, desgleichen die interstitielle Zystitis SKENES (SMITH) und die submuköse Zystitis von DONOHUE. PASCHKIS schlägt die anatomisch richtige Bezeichnung Cystitis infiltrans circumscripta ulcerosa vor.

Klinisch bestehen meist Harndrang, Schmerzen und Neigung zu Blasenblutungen (besonders bei der Zystoskopie). Der Harn ist meist klar und enthält nur wenige Leuko- und Erythrozyten (HUNNER). Die Blase ist oft reizbar, so daß auch dieses Symptom gelegentlich zur Bezeichnung des ganzen Zustandes herangezogen wird — „irritable bladder" (REED). Dabei ist das Fassungsvermögen der Blase meist verringert (contracted bladder [FRONTZ]). Die Heftigkeit der Beschwerden steht oft im Gegensatz zu der Geringfügigkeit der Veränderungen (PASCHKIS).

Zystoskopisch findet man in einer sonst morphologisch völlig normalen Blase an umschriebener Stelle Rötung, glanzlose Oberfläche, Ödem bis zur Blasenbildung, oder seichte Substanzverluste mit teilweise losgelösten Schleim-, Fibrin- oder Epithelmembranen (PASCHKIS). Gerade das Fehlen allgemeiner Entzündungserscheinungen der Blase gestattet die Unterscheidung des Ulcus simplex von der ulzerösen Zystitis. Nur nach Ausschließung von Tuberkulose und Lues kann die Diagnose bei chronischem Verlauf gestellt werden (PASCHKIS).

Diese Substanzverluste zeigen streifenförmige, unregelmäßige oder mehr rundliche Gestalt. Sie sind stecknadelkopf- bis zweipfennigstückgroß und treten nur selten multipel auf. Auch „Kontaktgeschwüre“ sollen vorkommen (SIROVICZA). BUERGER unterscheidet oberflächliche und chronische kallöse Blasengeschwüre, auch SÖDERLUND hat wallartig aufgeworfene Ränder beim Ulcus simplex beobachtet. Hinsichtlich der Lokalisation stimmen die Angaben der Untersucher nicht ganz überein. KEENE, der 20 Fälle von „elusive ulcer“ beobachtet, hat betont, daß diese Geschwüre meist am Blasenscheitel, nie aber an den Ureterenmündungen oder im Blasendreieck vorkämen, da dort die Submukosa — der Ort der stärksten Veränderungen — fehlt. Im Gegensatz dazu gibt PASCHKIS besonders auch das Blasendreieck, die Seitenwände und die Vorderwand der Blase als Sitz des Ulcus simplex an. Diese Unterschiede in der Lokalisation veranlaßten auch die Amerikaner zur Abtrennung des „elusive ulcer“ als besondere Erkrankung. Die histologischen Befunde sind ziemlich übereinstimmend. Die Innenfläche läßt meist das Epithel vermissen. Es bestehen nicht selten seichte Geschwüre. Das benachbarte Epithel zeigt gelegentlich Plattenepithelcharakter mit Ansätzen zur Verhornung (HUNNER), auch Erscheinungsformen der Cystitis glandularis sind in der Umgebung von einfachen Geschwüren gesehen worden (HUNNER, KRETSCHMER). In Anbetracht des ausgesprochen chronischen Verlaufes sind diese Begleiterscheinungen leicht verständlich. Die Submukosa zeigt meist starke, oft herdförmige Ansammlungen von Rundzellen, wie sie bei der chronischen Zystitis überhaupt häufig sind. Außerdem tritt Ödem und eine starke Bindegewebsneubildung in der Submukosa hervor (HUNNER, KRETSCHMER). Gerade diese Fibrose der Submukosa, die auch die Muskularis betreffen, und bis an die Serosa heranreichen kann, soll die Unterscheidung von den Befunden der chronischen Zystitis gestatten (FRONTZ). Auch die entzündlichen Infiltrate können alle Wandschichten der Blase betreffen. Neben der Bindegewebsneubildung tritt besonders in der Submukosa meist auch eine starke Gefäßneubildung hervor, die angiomähnliche Bilder ergeben kann (BUERGER).

Geschlechtsanfälligkeit bei Ulcus simplex nach PAPIN (etwas ergänzt).

Autor	Fälle	♀	♂
HUNNER . .	25	25	—
BUMPUS . .	15	13	2
KEENE . .	10	10	—
REED . . .	5	5	—
FORDER . .	3	3	—
HUNT . . .	37	18	19
FRONTZ . .	26	3	23

Hinsichtlich des Geschlechtes der Erkrankten fällt auf, daß FENWICK, FRONTZ und CHAMBERS Ulcus simplex vorwiegend bei jüngeren Männern gesehen haben, während das „elusive ulcer“ HUNNERs und der anderen amerikanischen Autoren vorwiegend bei Frauen auftritt, wie die obenstehende Zusammenstellung PAPINs zeigt.

Ob sich hinter diesem unterschiedlichen Verhalten doch ein zunächst nicht klar erweisbarer Wesensunterschied zwischen dem Ulcus simplex FENWICKs und dem ausweichenden Geschwür HUNNERs verbirgt, muß derzeit unentschieden bleiben. Es ist sehr eigenartig, daß diese in Amerika häufig beschriebene Erkrankung in Europa recht selten zu sein scheint. Während PASCHKIS nur 11 sichere Fälle von Ulcus simplex gesehen hat, berichtet HUNT über 37 Beobachtungen der MAYO-Klinik bei gleicher Beteiligung der Geschlechter, von denen 20 operativ bestätigt wurden. Am häufigsten finden sich die Geschwüre zwischen 30. und 50. Lebensjahr (KRETSCHMER, PAPIN).

Über die Ätiologie und Pathogenese sind sehr verschiedene Hypothesen vorgetragen worden, ohne daß überzeugende Beweise für dieselben bis heute beigebracht wären. LE FUR glaubt, daß die einfachen Blasengeschwüre von umschriebenen Blutungen oder Infektionen ausgehen. Diese Blutungen sollen durch Thrombosen, Embolien oder umschriebene Gefäßveränderungen bedingt sein. Die Infektionen sollen hämatogen oder lymphogen entstehen. Diese verschiedenen Möglichkeiten wurden von LE FUR experimentell mit verschiedenen Bakterien und chemischen Substanzen studiert. Schon LE FUR hat Analogien zum peptischen Magengeschwür aufgestellt. BLUM hat diese Gedanken weiter verfolgt und ist zu der Auffassung gelangt, daß das Ulcus simplex aus den Herden der Blasenpurpura durch die Einwirkung peptischer Substanzen im Harn hervorgeht. Gegen diese rein hypothetische Annahme spricht nach PASCHKIS die Seltenheit des Ulcus simplex gegenüber der Häufigkeit der Blasenpurpura. Außerdem wäre kaum zu verstehen, warum nur einer der zahlreichen Blutungsherde bei Purpura peptisch verändert sein sollte.

Ganz andere Vorstellungen hat HUNNER über die Entstehung dieser Blasengeschwüre geäußert. Er meint, daß es sich um hämatogen-embolische, bakterielle Infektionen der Blasenwand handelt, die ihren Ausgangspunkt besonders von Erkrankungen der Zähne, der Tonsillen, des Mundes und der Nebenhöhlen des Schädels nehmen (fokale Infektion). Für diese Annahme spricht nach seiner Meinung, daß nahezu die ganze Dicke der Blasenwand an umschriebener Stelle erkrankt ist und daß die stärksten Veränderungen die tieferen Schichten betreffen, während Zeichen einer gewöhnlichen Zystitis fehlen. MEISSER und BUMPUS haben bei 15 einschlägigen Beobachtungen der MAYO-Klinik 7mal Tonsillitis, 5mal Grippe, 3mal Scharlach und 11mal Zahnwurzelerkrankungen nachgewiesen. Sie konnten aus diesen Herden immer neben anderen Keimen grünwachsende Streptokokken züchten, denen sie eine besondere ätiologische Rolle beimessen. In 2 exstirpierten Blasenstücken fanden sich allerdings Diplokokken, was als Beweis für die fokale Infektion angesehen wurde. MEISSER und BUMPUS haben durch intravenöse Injektionen von Kulturen grünwachsender Streptokokken aus Zahn- und Tonsillarerkrankungen neben anderen Veränderungen häufig embolische Zystitis bei Meerschweinchen erzeugen können, zu der sekundäre Koliinfektion hinzutrat. Sie schreiben den grünwachsenden Streptokokken eine besondere Affinität zum Harnapparat zu. Ähnliche Ergebnisse erzielten MEISSER und BUMPUS mit Injektionen von Keimen aus dem Harn von Menschen mit umschriebener embolisch bedingter Zystitis, während die Injektion von Kolibazillen allein ergebnislos war.

HINMAN und LEE BROWN gelang es sogar mit Keimen, die aus exstirpierten Blasengeschwüren gezüchtet waren, bei Kaninchen durch intravenöse Injektion „submuköse Geschwüre“ (also offenbar in der Blasenwand lokalisierte umschriebene Entzündung) zu erzeugen. Diese Versuche scheinen in gewissem Sinne für die Auffassung HUNNERS, der sich viele amerikanische Urologen angeschlossen haben, zu sprechen. Gleichzeitig bestehen nicht selten „Ureterstrikturen“ und Niereninfektionen (DODSON), die nach HUNNERS Meinung gleichfalls Folgen von Herdinfektionen wären. Die von MEISSER und BUMPUS anamnestisch ermittelten Tonsillar-, Zahnwurzel- und Grippeerkrankungen wird man bei der ungemeinen Häufigkeit solcher Erkrankungen überhaupt als Beweisstück der Lehre von der fokalen Infektion nicht überschätzen dürfen. Jedenfalls gibt die Mitteilung KEENES, der selbst ein Anhänger der Lehre von der fokalen Infektion ist, daß in seinen Fällen die Entfernung von Zähnen und Tonsillen erfolglos war, sehr zu denken. HUNT gibt an, daß von den 18 Patientinnen mit Ulcus simplex 13 eine oder mehrere Schwangerschaften durchgemacht haben und daß bei 3 von diesen während der Schwangerschaft oder im Anschluß an die Geburt die ersten Symptome aufgetreten sind. Trotz dieser Feststellung in seinem Material bleibt HUNT bei der Annahme einer fokalen-hämatogenen Infektion. Es scheint mir bei dieser Sachlage naheliegender auch dem Geburtstrauma eine Rolle beizumessen. REYNARD und MICHON sahen Ulcus simplex neben dem Ureterostium nach schwerer Zangengeburt unter dem histologischen Bild einer chronischen Zystitis. BRAASCH und THOMAS weisen darauf hin, daß fast immer gleichzeitig eine Pyelitis oder Pyelonephritis besteht, von der aus die Blaseninfektion erfolgt. Im weiteren Verlauf soll die Blaseninfektion bis auf eine umschriebene Stelle — eben das Ulcus simplex — abheilen (Braasch). Abschließend läßt sich sagen, daß die Ätiologie des Ulcus simplex noch weitgehend ungeklärt ist.

Paschkis fand in einem Fall bei Ulcus simplex im Sekret der Urethra und Vagina den von Lipschütz als Erreger des Ulcus vulvae acutum gefundenen Bacillus crassus und erwägt die Möglichkeit einer ätiologischen Bedeutung. Albarran fand Bacillus proteus Hauseri, Kretschmer Bacterium coli sowie Strepto- und Staphylokokken, bei Hinman und Sirovicza war der Harn steril.

Ähnliche Geschwüre fand Knapp auf dem Boden einer ausgeheilten Blasentuberkulose. Kahn beschrieb ein makroskopisch krebsähnliches solitäres Blasengeschwür infolge Radiumeinwirkung auf den Gebärmutterhals, ähnliche Befunde wurden von Haendly als Strahlenschädigung festgestellt. Die Beziehungen des Ulcus simplex zum Ulcus incrustatum werden im nächsten Abschnitt erörtert. Von dem sog. „einfachen akuten perforierenden“ Blasengeschwür der englischen und französischen Autoren liegen keine anatomisch-überzeugenden Beobachtungen vor und Paschkis ist deshalb geneigt diese Vorkommnisse der „spontanen“ oder traumatischen Blasenruptur zuzurechnen.

b) Ulcus incrustatum und inkrustierende Zystitis (Lit. S. 536).

Es kommt nicht sehr selten im Verlaufe chronischer Entzündungsprozesse in der Harnblase zur Ausfällung von Harnsalzen besonders an nekrotischen Bestandteilen der Blasenwand. Diese Inkrustationen können die ganze Blasenwandfläche betreffen oder beschränken sich öfter auf umschriebene, meist geschwürig veränderte Stellen. Es können auch einzelne Geschwüre inkrustiert werden. Hinsichtlich der Einteilung dieser Veränderungen bestehen verschiedene Auffassungen. Während ein Teil der Autoren (Hager u. a.) die Abgrenzung der inkrustierten Geschwüre von der inkrustierten Zystitis nicht scharf durchführt, tritt Paschkis für eine Sonderstellung des Ulcus incrustatum ein. Gerade diese Form der Blasenwandinkrustation wird aber von vielen Autoren als eine weitere Entwicklungsform des Ulcus simplex angesehen. Fenwick sieht die Inkrustation als regelmäßige Erscheinung im zweiten (zystitischen) Stadium des Ulcus simplex an und Sirovicza spricht direkt von einem Ulcus simplex incrustatum. Paschkis vertritt die Auffassung, daß ein Ulcus simplex niemals in ein Ulcus incrustatum übergehen könne und hält das Ulcus inrustatum für einen eigenen Krankheitsprozeß. Paschkis zieht im Handbuch der Urologie als Stütze für diese Meinung irrigerweise auch Gg. B. Gruber heran, der in seiner mit P. Frank veröffentlichten Arbeit wörtlich sagt: „Jedenfalls halten wir es für höchst zweifelhaft, daß hinter dem Ulcus incrustatum sich eine Krankheitseinheit verberge.“ Auch Remete ist neuerdings (1930) der Auffassung von Paschkis entgegengetreten, da er bei einer 32jährigen Frau viele Jahre nach Uteruseinklemmung bei Schwangerschaft und engem Becken 16 teils einfache teils inkrustierte Geschwüre im Blasenscheitel fand. Ein Beweis für die Sonderstellung des Ulcus incrustatum scheint bisher nicht erbracht. Es dürften wohl recht verschiedenartige Blasenwandveränderungen besonders Nekrosen, Exsudatmassen und Geschwüre, aber auch Geschwülste (besonders Papillomzotten, s. diese) den Boden für Salzausfällungen abgeben können, wenn der Harn eine entsprechende meist alkalische Zusammensetzung aufweist. Aus diesem Grunde erschien es zweckmäßig die verschiedenen inkrustierenden Blasenwandveränderungen in einem gemeinsamen Abschnitt zu besprechen, da die Umstände, die dazu führen, vermutlich recht ähnliche sind. Es soll damit weder ein grundsätzlicher Unterschied zwischen Ulcus simplex und Ulcus incrustatum zum Ausdruck gebracht werden noch sollen die Befunde eines isolierten Ulcus incrustatum mit der diffusen inkrustierenden Zystitis wesensgleich angesehen werden, aber der vermutlich sekundär hinzutretende Umstand der Inkrustation ist beiden gemeinsam und rechtfertigt ihre gemeinsame Besprechung.

Klinisch bestehen meist die Erscheinungen einer schweren Zystitis mit häufiger Harnentleerung, die Blase ist sehr reizbar und hat nur geringes Fassungsvermögen. Der Harn enthält meist Blut und Eiter, ist in der Regel alkalisch, seltener sauer, auch kleine Konkrementbröckel können beigemengt sein (PASCHKIS).

Zystoskopisch können besonders bei trübem Harn und enger Blase leicht Verwechslungen mit inkrustierten Geschwülsten, Ligatursteinen oder Leukoplakie unterlaufen. Bei sonst reizloser übersichtlicher Blase ist das zystoskopische Bild charakteristisch (PASCHKIS).

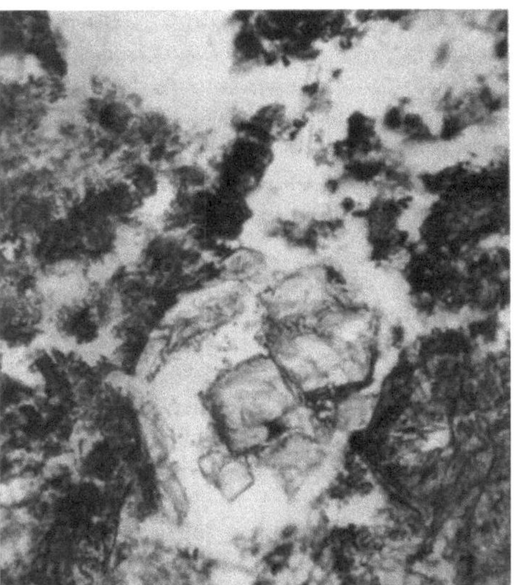

Abb. 17. Kristalle (Oxalate ?) im Oberflächenbereich eines Ulcus incrustatum (Präparat von Prof. C. STERNBERG-Wien).

Die inkrustierten isolierten Geschwüre sind sehr viel seltener als die Inkrustationen bei Zystitis. Sie können ganz tropfsteinartiges Aussehen durch die am Geschwür festhaftenden Konkretmassen darbieten, so daß PASCHKIS sehr treffend von einem Stalaktitengeschwür gesprochen hat. In anderen Fällen sind die Inkrustationen weniger hochgradig. Chemisch handelt es sich wohl meist hauptsächlich um Phosphate. Diese Geschwüre sind besonders am Blasenboden und an den Harnleitermündungen gelegen (RUBRITIUS). Auf das verhältnismäßig häufige Vorkommen inkrustierender Geschwüre an einer oder beiden Harnleitermündungen bei jüngeren Frauen nach dem Puerperium hat RUBRITIUS hingewiesen. Die meist kleinen Geschwüre können auch zusammenfließen und so größere Teile des Blasendreiecks einnehmen. Gerade diese Formen zeigen Übergänge zu der mehr ausgebreiteten inkrustierenden Zystitis. Bei diesen Inkrustationen kann die Blasenwand bis auf das 3fache verdickt sein (LANGWORTHY). Außer den inkrustierten Stellen kann die Blase das Bild einer diffusen Zystitis zeigen (PAPIN, Fall 3) oder man sieht umschriebene zystitische Herde (HAGER) oder die übrige Schleimhaut erscheint reizlos.

Das histologische Bild zeigt je nachdem ob ein umschriebenes inkrustiertes Geschwür oder eine ausgedehntere inkrustierende Zystitis vorliegt verschiedene Bilder. Im ersten Fall ist die Nekrose meist tiefgreifend und kann bis an die Muskulatur herangehen (HAGER). Als besonders charakteristisch für das echte Ulcus incrustatum gibt PASCHKIS an, daß die Salzablagerungen weit in die Tiefe reichen und daß auch im lebenden Gewebe Kalkausfällungen zum Teil in Form feiner an die Kapillarwände angeschlossener Gitterfiguren in Erscheinung treten. Gelegentlich finden sich die Verkalkungen unterhalb eines fibrinartigen Belages (RUBRITIUS, Fall 2). Diese Salzausfällungen können in amorpher und in kristallisierter Form auftreten (RUBRITIUS). Man kann sogar die einzelnen Kristallformen im inkrustierten Material gelegentlich erkennen (Abb. 17).

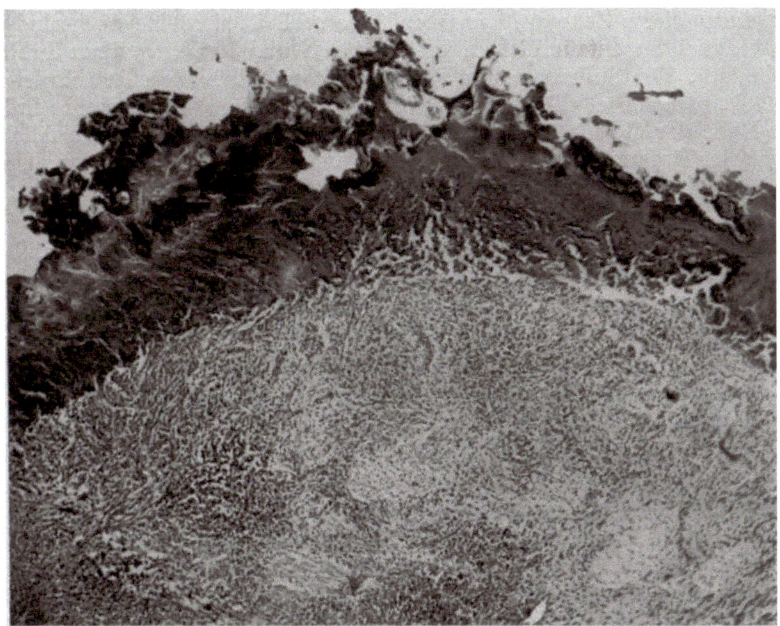

Abb. 18. Ulcus incrustatum (Präparat von Prof. C. STERNBERG-Wien.)

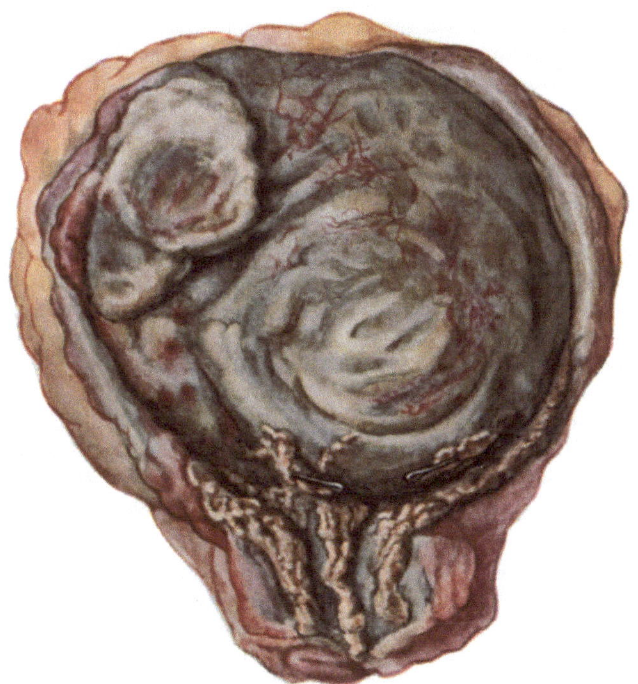

Abb. 19. Inkrustierende Zystitis bei Blasenkrebs. (63 Jahre, ♂, S. 214, 1933, eigene Beobachtung [$^4/_4$ nat. Größe].)

An die inkrustierte Zone auf der Oberfläche schließt sich eine wechselnd breite Zone mit dichten entzündlichen, leukozytären und lymphozytären Infiltraten an (Abb. 18). Die Submukosa ist schon oft stark ödematös oder schwielig umgewandelt, meist entzündlich infiltriert, wobei besonders lymphozytäre Infiltrate in der Nähe der Gefäße hervortreten; auch Plasmazellen können reichlich vorhanden sein (RUBRITIUS, Fall 3). Die Gefäße sind meist sehr weit und prall gefüllt, zum Teil lassen sich blutführende Kapillaren bis in die Zone der Inkrustation verfolgen.

Bei der inkrustierenden Zystitis ist die Inkrustation auf die oberflächlichsten nekrotischen Schichten oder auf pseudomembranöse Auflagerungen beschränkt, im übrigen besteht das Bild einer chronischen Zystitis. In der Umgebung der inkrustierten Herde werden auch rein zystitische Anteile angetroffen (HAGER).

Hinsichtlich der Geschlechtsanfälligkeit stimmen alle Untersucher überein, daß inkrustierende Geschwüre und inkrustierende Zystitis bei Frauen viel häufiger als bei Männern angetroffen werden. Unter 50 Beobachtungen der MAYO-Klinik waren 34 Frauen und 16 Männer (HAGER) im Alter von 23—68 Jahren. Dabei fällt auf, daß die erkrankten Frauen meist jünger, die erkrankten Männer dagegen meist älter als 45 Jahre sind (HAGER).

Unter den ätiologischen bzw. begünstigenden Umständen spielen vor allem zwei eine große Rolle. Bei den Frauen sind es in erster Linie Blasenschädigungen im Gefolge schwerer Geburten mit Drucknekrosen, nekrotisierender Zystitis, Vesikovaginalfisteln usw., die den Boden für Inkrustationen und Geschwüre abgeben. Bei den Männern gewinnen vor allem die Folgen der Prostatektomie größere Bedeutung. Im Material HAGERs waren von 10 über 50 Jahre alten erkrankten Männern 5 vor längerer Zeit prostatektomiert und einer hatte ein schweres Perinealtrauma mit nachfolgender kompletter Inkontinenz vor langer Zeit erlitten. Aus diesen Tatsachen ergibt sich, daß bei beiden Geschlechtern traumatische Schädigungen des Blasenbodens in erster Linie begünstigend für das Auftreten inkrustierender Prozesse wirken.

Der Unterschied in der Altersanfälligkeit der beiden Geschlechter erklärt sich zwanglos aus den angeführten Umständen. Jedoch nicht alle Fälle lassen ein Trauma in der Vorgeschichte nachweisen. Nach PASCHKIS spielen inkrustierende Pyelitiden und Steinleiden überhaupt eine gewisse Rolle und auch LANGWORTHY, HAGER und KEARNS haben Fälle beschrieben, die mit Lithiasis vergesellschaftet waren. KEARNS und TURKELTAUB betonen, daß inkrustierende Zystitis eine häufige Begleiterscheinung von Blasengeschwülsten sei und besonders nach Koagulation des Tumors zur Ausbildung komme. Aus eigener Erfahrung kann ich bestätigen, daß auch ohne intravesikalen Eingriff die schwere Zystitis, welche oft bei Blasenkrebsen besteht, zur Inkrustation neigt. Dabei können besonders die Harnleitermündungen und das Blasendreieck mit Inkrustationen bedeckt sein (Abb. 19). Gelegentlich sollen Inkrustationen nach diesen Autoren auch bei der Blasentuberkulose beobachtet werden. In neuerer Zeit sind inkrustierende Geschwüre mehrfach als Spätschädigung nach gynäkologischer Röntgen- und Radiumbehandlung aufgetreten (HANDORN, NEU, ZEISS, DEAN). KEARNS und TURKELTAUB nennen auch noch Vitaminmangel als begünstigenden Umstand.

Zu diesen vorbereitenden Bedingungen muß noch eine Infektion der Blase hinzutreten, durch die eine ammoniakalische Reaktion des Harnes geschaffen wird, um Inkrustationen auftreten zu lassen. HAGER hat unter 50 Fällen nur einmal alkalische Harnreaktion vermißt. Die bakteriologische Untersuchung zeigt wechselnde Ergebnisse. So fand RUBRITIUS Pseudodiphtheriebazillen in Reinkultur (Fall 2), Kokken und Stäbchen (Fall 4), plumpe Stäbchen (Fall 5); KEARNS und TURKELTAUB züchteten Strepto- und Staphylokokken. Während alle diese Keime nur als Erreger einer Zystitis gewertet werden können, glauben HAGER und MAGATH einen spezifischen Erreger der inkrustierenden Zystitis nachgewiesen zu haben. Es gelang ihnen in 3 Fällen einen dem bei Ozaena isolierten ähnlichen gramnegativen Bazillus zu züchten, den sie als Salmonella ammoniae beschrieben. Dieser Erreger stammt nach Ansicht der Autoren wahrscheinlich aus dem Darm und gelangt erst sekundär in die schon erkrankte Blase. Er soll die Fähigkeit besitzen eine Urease frei zu machen, welche den Harnstoff in Ammoniak umwandeln und dadurch den Harn alkalisch machen könne. Tatsächlich ist es HAGER und MAGATH in Tierversuchen gelungen, inkrustierende Zystitis mit diesem Erreger zu erzielen. Auch KEARNS konnte diesen dem Bacillus proteus nahestehenden Keim bei einem einschlägigen Fall züchten und erzielte damit unter einer Reihe von Tierversuchen bei einem Kaninchen eine inkrustierende Zystitis. Die disponierende Blasenschädigung wurde durch Einspritzung von 2 ccm Alkohol mit 0,1% Salizylsäure bewirkt. Nach 5 Tagen wurden 2 ccm Bouillonkultur der fraglichen Bazillen eingespritzt und schon 4 Tage nachher war das Tier tot und zeigte ausgedehnte Inkrustationen der Blasenschleimhaut (daneben sterile Abszesse in Leber und Milz). Über die Bedeutung dieser Befunde für die Ätiologie der Inkrustationen wird man erst urteilen können, wenn größere Nachuntersuchungen vorliegen. Es ist noch zu bemerken, daß PASCHKIS für das Zustandekommen des „echten" Ulcus incrustatum, das er bekanntlich von der inkrustierenden Zystitis scharf abgrenzt, die Möglichkeit eines erhöhten Blutkalkspiegels bei bestehender Infektion und Gefäßschädigung heranzieht.

Während in der Mehrzahl der Fälle die oberen Harnwege nicht mitergriffen bzw. überhaupt unverändert sind, beobachtete HAGER in 5 von 50 Fällen Pyelonephritis als Komplikation. Bezeichnenderweise war unter seinen 3 Fällen mit 10—20jähriger Krankheitsdauer 2mal Pyelonephritis hinzugetreten, was dafür spricht, daß die Pyelonephritis nicht als Ursache sondern als Folge der Blasenerkrankung anzusehen ist.

7. Sonderformen der Zystitis.

a) Cystitis emphysematosa (Lit. S. 537).

Die Cystitis emphysematosa ist eine recht seltene Form der Blasenentzündung, die mit der Ausbildung von Gasblasen in der Harnblasenwand einhergeht. Sie ist analog der Ausbildung von Gaszysten in der Scheide, im Darm und Mesenterium, wie sie besonders aus dem Schrifttum der Tierpathologen bekannt ist. Die Zahl der bekannten Fälle von Cystitis emphysematosa der Menschen dürfte nicht ganz 30 betragen. Das weibliche Geschlecht ist sehr viel häufiger erkrankt als das männliche. Lange Zeit hat man angenommen, daß die Erkrankung überhaupt nur bei Frauen vorkomme. Unter den bekannten Fällen betreffen nur 7 Männer (LAUTENSCHLÄGER, WILDBOLZ und 4 Fälle von R. G. MILLS) und eine eigene Beobachtung. Bei der großen Seltenheit der Erkrankung ist es erstaunlich, daß R. G. MILLS allein 11 Fälle im Laufe der letzten Jahre aus dem pathologischen Institut der MAYO-Klinik mitteilen konnte. Möglicherweise ist die Erkrankung in Amerika häufiger als bei uns.

Klinisch ist die Diagnose niemals gestellt worden. Aus diesem Grunde ist vielfach besonders von seiten der Urologen bezweifelt worden, ob es sich überhaupt bei der Cystitis emphysematosa um eine vitale, nicht nur agonale oder gar postmortale Erscheinung handelt. Da aber im histologischen Bild in eine Reihe von Fällen Fremdkörperriesenzellen in der Umgebung der Gasblasen gesehen wurden, kann wohl kein Zweifel sein, daß es sich um vitale Vorgänge handelt. Gewöhnliche Zersetzungsvorgänge sind sicher nicht maßgebend, da

R. G. MILLS schon bei einer 2 Stunden nach dem Tode ausgeführten Leichenöffnung typisch ausgebildete Cystitis emphysematosa nachgewiesen hat.

Das makroskopische Aussehen ist recht charakteristisch. Man sieht in der Blasenschleimhaut verstreut meist 1—2 mm große, gelegentlich erbsengroße (SINELŠČIKOV) dünnwandige, vorgewölbte gasgefüllte Zystchen. Die Blasenschleimhaut selbst zeigt Hyperämie und meist zum Teil ziemlich ausgedehnte flächenhafte schwarzrote Blutungen. Die Gaszysten sitzen zum Teil im Bereich der Blutungen, zum Teil in unveränderten Schleimhautabschnitten (Abb. 20). Letztere sind teilweise mit einem roten Hof umgeben. Nur im SCHÖNBERGschen Fall 1 war der Harn eitrig und in einem Falle von R. G. MILLS bestand eine schwere Zystitis, sonst sieht man makroskopisch keine starken Entzündungserscheinungen. Die Gasblasen lassen sich in gleicher Weise wie in der Schleimhaut auch in den tieferen Schichten der Blasenwand nachweisen. Selten können die Gasbläschen sogar unter dem Bauchfellüberzug der Blasenhinterfläche angetroffen werden (SCHÖNBERG Fall 2).

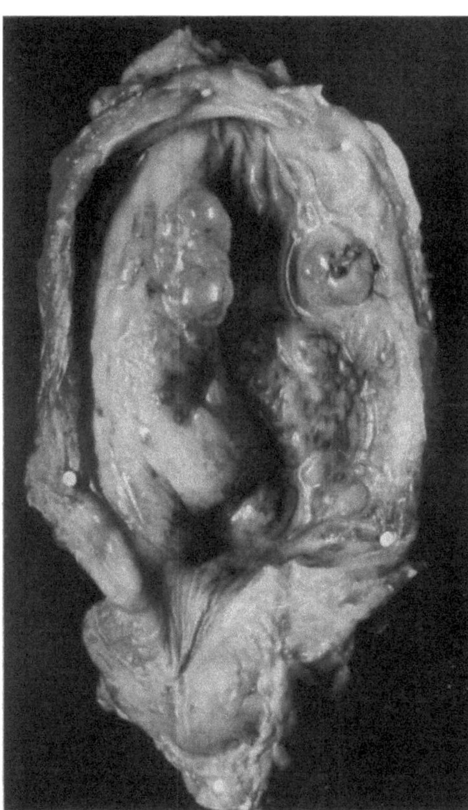

Abb. 20. Cystitis emphysematosa mit Schleimhautblutungen. (39 Jahre, ♂, S. 443/1933, eigene Beobachtung [nat. Größe].)

Eine während der Drucklegung dieses Beitrags gemachte eigene Beobachtung betrifft einen 39jährigen Mann (S. 443/1933).

Pathologisch-anatomische Diagnose: Zustand nach Cholezystektomie und Choledochusdrainage. Hochgradiger Ikterus. Cholämische Blutungen in den geraden Bauchmuskeln. Ausgedehnte frischere und ältere Pankreasfettgewebsnekrosen. Subakute fibrinöse Pleuritis über der ganzen linken Lunge mit Atelektase. Eitrige Bronchitis. Lungenödem. Geringe Herzdilatation. Hochgradige hämorrhagische Cystitis emphysematosa.

Die Blase zeigt an ihrer Hinterwand oberhalb des Blasendreiecks zahlreiche stecknadelkopf- bis haselnußgroße, zum Teil gruppierte und zu traubigen Vorwölbungen zusammengeordnete Gasbläschen (Abb. 20). In deren Umgebung, zum Teil aber auch an anderen Stellen der Schleimhaut finden sich kleine flächenhafte Blutaustritte. Die Gefäßzeichnung ist überall stark ausgeprägt, die Schleimhaut erscheint gerötet.

Auch bei den Tieren ist Cystitis emphysematosa beschrieben worden, in beiden bekannten Fällen handelt es sich um weibliche Individuen. HUEPER beobachtete Cystitis emphysematosa mit großen Gasblasen bei einer Hündin mit schwerem experimentell erzeugtem Diabetes und OLT fand bei einem weiblichen Schwein, das nach Geburt von 6 Ferkeln gelähmt war, die Blasenschleimhaut dicht von Gaszysten durchsetzt. Auch diese beiden unmittelbar nach der Tötung erhobenen Befunde beweisen die vitale Entstehung der fraglichen Veränderungen.

Histologisch zeigen die meisten Befunde weitgehend übereinstimmende Verhältnisse. Das Epithel fehlt oft größtenteils, wobei wahrscheinlich die häufige postmortale Ablösung des Blasenepithels mitspielt. Die Schleimhaut und das angrenzende Gewebe ist meist verdickt und von Leukozyten und Erythrozyten durchsetzt. Meist treten die Lymphozyten besonders in der Umgebung der Blutgefäße in stärkeren Ansammlungen auf. In anderen Fällen finden sich nur Zeichen einer ganz akuten Zystitis mit zahlreichen Leukozyten (NOWICKI Fall 2).

Die Gasblasen liegen meist in Hohlräumen, die mit Endothel umgeben sind und als Lymphgefäße aufgefaßt werden, daneben findet man aber auch im Gewebe freie Gasblasen, die das Gewebe zersprengen (Abb. 21). Gelegentlich kann man

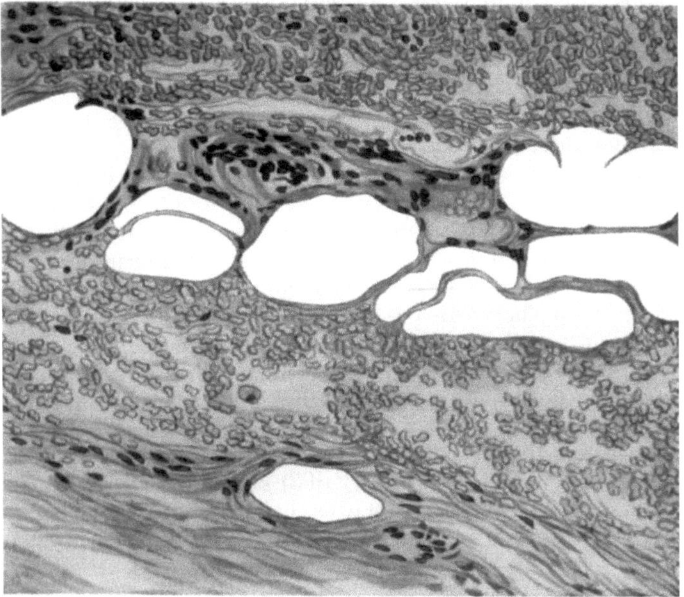

Abb. 21. Cystitis emphysematosa mit frischen Blutungen, durch Gas erweiterten Lymphspalten und riesenzellartigen Bildungen. (69 Jahre, ♂, umgezeichnet, nach R. G. MILLS, 200fache Vergrößerung.)

den Zusammenhang erweiterter Lymphgefäße mit Gasblasen im Schnitt nachweisen (R. G. MILLS). Die überwiegende Mehrzahl der Blasen liegt in der Schleimhaut und im angrenzenden Bindegewebe, während sie in der Muskulatur viel spärlicher vertreten sind. Meist ist das Gewebe im Bereich der Gasblasen ödematös, manchmal findet man auch innerhalb von Gasblasen Ödemflüssigkeit (R. G. MILLS).

In einer Reihe von Fällen sind in der Umgebung der Gasblasen Riesenzellen angetroffen worden (EISENLOHR, NOWICKI, SCHÖNBERG Fall 2, SINELŠČIKOV, CAMARGO), während sie in der Mehrzahl der Fälle fehlen. Zum Teil hat man daran gedacht, daß es sich hierbei vielleicht gar nicht um echte Riesenzellen handelt, sondern daß Täuschungen vorliegen, hervorgerufen durch die dichte Aneinanderlagerung von Kernen in dem von den Gasblasen zusammengepreßten Gewebe. In einzelnen Fällen (besonders SCHÖNBERGS Fall 2) sind jedoch die Riesenzellen so reichlich und zeigen das Aussehen von Fremdkörperriesenzellen, so daß man an dem gelegentlichen Vorkommen solcher durch die Gasbildung bedingter Gewebsreaktionen kaum zweifeln kann.

Die Blutungen, welche im Gewebe angetroffen werden, sind meist ganz frisch, nur in einem Falle mit langer Vorgeschichte konnte R. R. MILLS Eisenpigment im Gewebe nachweisen.

Bei meiner eigenen Beobachtung besteht eine geringe Drüsen- und Zystenbildung an der Schleimhaut der Blasenhinterwand. Die Schleimhaut zeigt wechselnd dichte, teilweise herdförmig angeordnete Infiltration mit Lymphozyten und Plasmazellen. Die Gasblasen sind in der Schleimhaut und in der Submukosa ausgebildet. Die großen Blasen liegen frei im Gewebe, das hier zerrissen erscheint. Sie enthalten etwas körnig geronnene Flüssigkeit, die Umgebung ist meist durchblutet. Die kleineren Gasblasen liegen zum Teil in ausgeweiteten Lymphgefäßen mit typischer Endothelauskleidung. Die Gefäße zeigen sehr starke Blutfüllung und stellenweise frische Leukozytenauswanderung. Die Mesenchymzellen sind auffallend groß, zum Teil mehrkernig, von dem Aussehen der Riesenzellen, wie ich sie bei chronischer Zystitis öfter beobachtet habe. Diese Veränderung ist nicht auf die Umgebung der Gasblasen beschränkt. Die Blasenmuskulatur ist stark fettdurchwachsen. Bakterioskopisch waren im Schnitt nur sehr wenige grampositive Stäbchen von plumper Form nachweisbar.

In vielen Fällen sind Bakterien sowohl im Schnitt innerhalb der Gaszysten nachgewiesen als auch gezüchtet worden. Schon 1888 hat EISENLOHR ovale aerob und anaerob wachsende Bakterien gezüchtet, die in Stichkulturen in Gelatine und Agar Gas bildeten. KEDROWSKY züchtete gleichfalls kokken- und stäbchenähnliche Keime mit starker Gasbildung, die tierpathogen waren, aber keine Gaszystenbildung hervorriefen. SCHÖNBERG fand kulturell in seinem 1. Fall Bacterium coli, im 2. Fall Streptokokken, Sarzinen und gramnegative Stäbchen. Im 3. Fall, den er bakteriologisch genau auswertete, konnte SCHÖNBERG (1912) aerob und anaerob wachsende, wenig bewegliche, starke gasbildende koliähnliche Stäbchen züchten, die aber durch Koliserum nicht agglutiniert wurden. Im Tierversuch ließ sich mit diesen Bakterien Gasbildung im Gewebe und in serösen Ergüssen hervorrufen. Auch NOWICKI (Fall 2) kultivierte ein stark gasbildendes Bacterium coli, desgleichen KAGAN. JÄGER hatte schon 1907 ein — allerdings rasch bewegliches — stark gasbildendes Bacterium coli als Erreger des Intestinalemphysems der Schweine beschrieben. Es scheint nach diesen Befunden berechtigt, mindestens für einen Teil der Fälle von Cystitis emphysematosa das Auftreten eines gasbildenden Bacterium coli mit verantwortlich zu machen. Allerdings müssen noch andere Umstände mitwirken. Oft liegen histologisch Zeichen einer mehr oder minder stark ausgeprägten chronischen Zystitis vor. Eine weitere Begünstigung für das Auftreten der Gasbildung in der Blasenwand ist in der Hinfälligkeit der Kranken gegeben, sowie besonders in schweren Stauungserscheinungen. In der Mehrzahl der Fälle ist das zum Tode führende Leiden in Herzfehlern, Perikarditiden, Pneumonien und schwerer Lungentuberkulose mit allgemeiner Stauung gegeben, wozu noch öfter Thrombosen oder Embolien kommen. Die schwere Kreislaufstörung dürfte neben bestehender Zystitis und Infektion mit eigenartigen Kolibazillen das Harnblasenemphysem veranlassen. Auch geringfügige Traumen können bei hinfälligen Patienten auslösend wirken. So sah R. G. MILLS bei einer 76jährigen Frau mit schwerer Zystitis gerade die Stellen der Blasenwand emphysematös verändert, welche mit dem Katheter berührt worden waren.

b) Gasbrand der Blase (Lit. S. 537).

Außer der Cystitis emphysematosa, die nach Ansicht der meisten Autoren durch gasbildende Kolibazillen hervorgerufen wird, gibt es — allerdings äußerst selten — Gasbrand der Harnblase hervorgerufen durch den anaeroben Bacillus phlegmones emphysematosae von FRÄNKEL und WELCH.

Die nicht ganz seltenen Wundinfektionen in der Umgebung der Blase mit Gasbrandbazillen sollen hier nicht näher erörtert werden. In diesen Fällen spielt sich die Gasphlegmone hauptsächlich in der Umgebung der Harnblase ab. Eine Gasansammlung im Blasenhohlraum (Tympanie) fand PFANNER bei Granatsplittersteckschuß der Blase und Mischinfektion des Schußkanals mit pyogenen Kokken und gasbildenden Anaërobiern.

WEISER beschrieb eine „spontane", in ihrer Entstehungsart ungeklärte Gasphlegmone der Blase und der Genitalorgane bei einem 69jährigen Mann. Klinisch bestand blutiger Harn und sehr starke Pneumaturie. Die Obduktion ergab perivesikale und perineale Phlegmone und Ödem. Die Blase enthielt Blutkoagula, die Schleimhaut war zundrig zerfallen, die Muskulatur lag frei und enthielt stellenweise Gasblasen. Der Tod war durch Gasbrandsepsis erfolgt. Kulturell fanden sich bei Lebzeiten in aerober Kultur Staphylokokken und nicht hämolysierende Streptokokken, in anaerober Kultur Bacillus phlegmones emphysemotosae FRÄNKEL-WELCH.

Einen ähnlichen Fall sah DUNHAM (zit. nach WEISER). Bei einem 65jährigen Mann kam es nach Selbstkatheterismus zu rasch progredientem Emphysem und Gangrän der Blase und der Genitalorgane.

Diese Fälle weichen sowohl hinsichtlich des Erregers als auch im anatomischen und klinischen Bild von der Cystitis emphysematosa ab, bei der es niemals zu einer perivesikalen Phlegmone oder einer gangränösen Zystitis, wie sie hier vorgelegen haben, kommt.

Eine Beobachtung, die weitgehend einer typischen Cystitis emphysematosa geglichen zu haben scheint (die Arbeit ist mir nur im Referat zugänglich), haben ŠIKL und PICEK bei einer 39jährigen Frau mit Puerperalsepsis veröffentlicht. Es fanden sich Gasblasen in der Schleimhaut und im intermuskulären Bindegewebe, das Epithel fehlte. Fremdkörperriesenzellen (wie bei der Cystitis emphysematosa) und Thrombosen waren nachzuweisen. Bakteriologisch fanden sich Gasbrandbazillen FRÄNKEL-WELCH. Eine ähnliche Beobachtung bei einer Frau gleichfalls mit Nachweis von FRÄNKEL-WELCHschen Gasbrandbazillen hat ganz kurz TH. BAUER mitgeteilt, wobei allerdings STERNBERG auf die Möglichkeit postmortaler Veränderungen hinwies.

Auch diese Fälle wird man trotz einer gewissen Ähnlichkeit von der Cystitis emphysematosa abgrenzen müssen, wie dies auch WEISER sowie ŠIKL und PICEK selbst hervorheben.

c) Malakoplakie (v. HANSEMANN) (Lit. S. 537).

Im Anschluß an die Entzündungen der Harnblase ist noch eine eigenartige, ziemlich seltene Blasenerkrankung zu beschreiben, der v. HANSEMANN den Namen Malakoplakie gegeben hat[1]. Der Name ist nur beschreibend und war nur als vorläufige Benennung gedacht, hat sich aber im Schrifttum fest eingebürgert, während die von LANDSTEINER und STOERK vorgeschlagene Bezeichnung Cystitis chronica en plaques sich nicht durchsetzen konnte.

Die überwiegende Mehrzahl der Beobachtungen betrifft zufällige Nebenbefunde bei der Leichenöffnung. Nur in vereinzelten Fällen ist die Diagnose im Leben mit Hilfe des Zystokops gestellt worden (ZANGEMEISTER, BERG, BLUM, THOMSON-WALKER und BARRINGTON). Besonders interessant ist die Beobachtung BERGS, daß 18 Jahre nach der ersten Feststellung der Malakoplakie bei pyonephrotischer Steinniere nach Entfernung derselben die Herde zwar etwas abblaßten, aber sonst unverändert erhalten blieben.

Es handelt sich um meist multiple, weiche, beetförmige, gelbliche bis braunschwarze Herde in der Blasenschleimhaut, die oft in der Mitte eine Delle

[1] μαλακός = weich; πλάξ = Haufen, Kuchen.

erkennen lassen. Bei endovesikaler Untersuchung am Lebenden fand allerdings BERG die Herde lederhart und auch BLUM berichtet über einen derb-kallösen Rand bei weichem Zentrum. Es ist also möglich, daß die durchaus weiche Beschaffenheit, die bei den Sektionen festgestellt wurde, zum Teil durch Leichenveränderungen beeinflußt ist. Die Herde sind stecknadelkopf- bis markstückgroß; die großen Herde können zu größeren Platten zusammenfließen (Abb. 22). Die großen Herde zeigen gelegentlich eine flach pilzförmige Gestalt mit leicht überhängenden Rändern. Oft sind die Erkrankungsherde von einem roten Hof

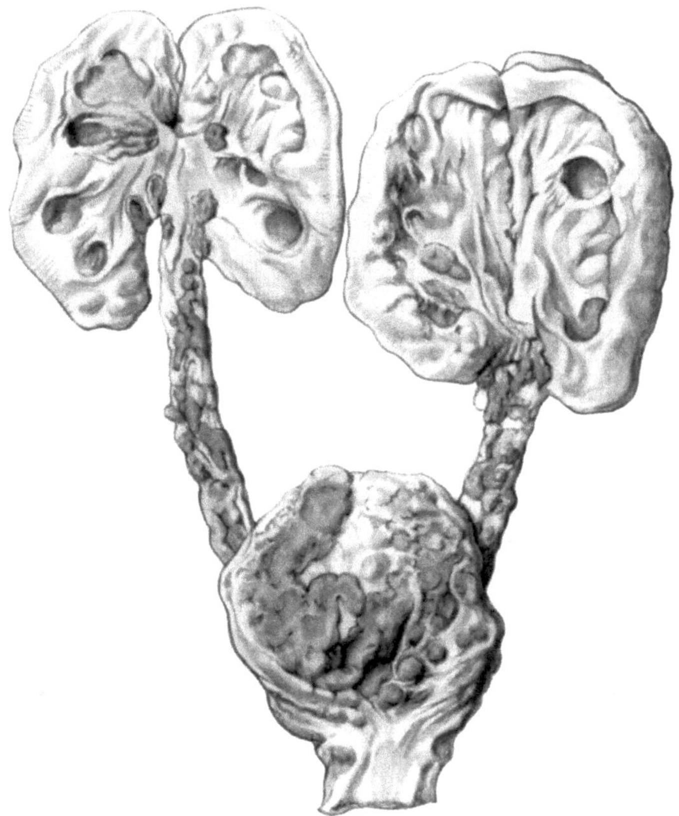

Abb. 22. Malakoplakie der Blase, der Ureteren und Nierenbecken. (30 Jahre, ♀, umgezeichnet nach FERRARI und NICOLICH.)

umgeben, gelegentlich kann er aber auch fehlen. Die übrige Blasenschleimhaut kann ganz reizlos sein oder auch verschiedene Formen von Zystitis aufweisen. Die Zahl der malakoplakischen Herde beträgt bis gegen 30, in einer Beobachtung v. HANSEMANNs waren etwa 100 plattenförmige Herde vorhanden. Die Herde können sich an allen Stellen der Blasenschleimhaut finden, doch scheint die Gegend des Blasendreiecks am häufigsten befallen. Im Gegensatz zur Regel war im Falle von THOMSON-WALKER und BARRINGTON gerade das Blasendreieck frei von Veränderungen, während die übrige Blasenschleimhaut zahlreiche gelbe Platten aufwies. Hydronephrose, hervorgerufen durch einen malakoplakischen Herd am Ureterostium, sah MINELLI. Im Nierenbecken und Ureter sind nur in 3 Fällen malakoplakische Veränderungen neben Herden in der Blase gefunden worden (MICHAELIS und GUTMANN Fall 2, v. HANSEMANN, FERRARI-NICOLICH).

Vorwiegend ist das hohe und höchste Alter befallen, dabei zeigt sich eine viel größere Häufigkeit bei Frauen als bei Männern. Unter den 33 in der Zusammenstellung von BLUM (1918) erfaßten Beobachtungen waren 24 Frauen und 9 Männer; darunter waren nur 3 Fälle jünger als 40 Jahre. Bei Kindern liegen nur 3 Beobachtungen vor (KAÌRIS $^1/_4$ Jahre ♀, OPPERMANN 8 Jahre ♀, FRAENKEL-WALDSCHMIDT Fall 1, 9 Jahre ♂). Oft sind die befallenen Menschen abzehrenden Krankheiten mit langem Siechtum erlegen. Ziemlich häufig wurde Tuberkulose

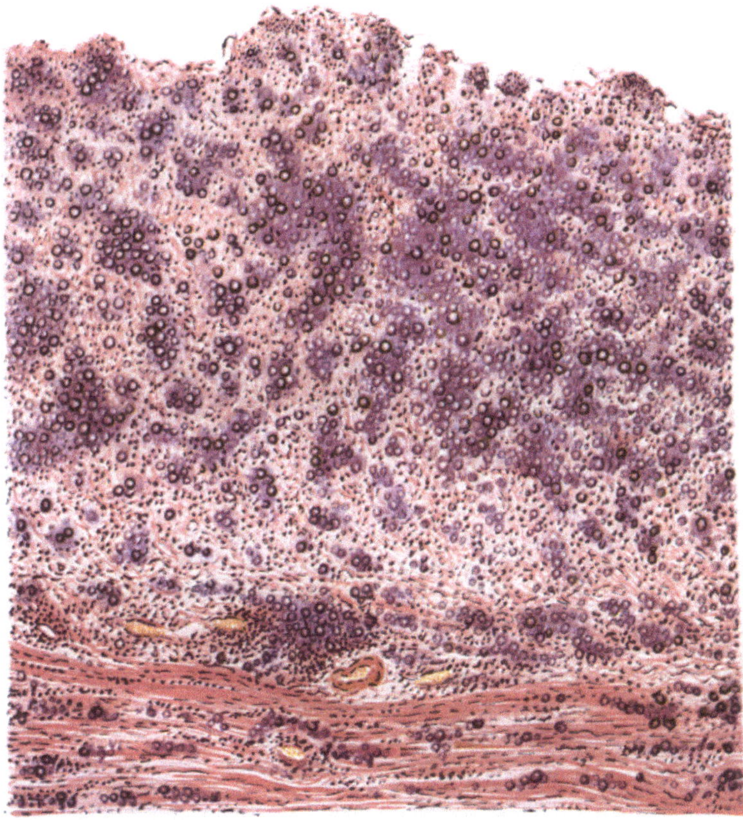

Abb. 23 Malakoplakischer Herd in der Blase mit zahlreichen verkalkten „Einschlüssen". (Präparat von Dozent Dr. TH. BAUER-Wien [nach PASCHKIS].)

an anderen Organen beobachtet. Nach einer Zusammenstellung von WALDSCHMIDT war unter 20 obduzierten Malakoplakiefällen 6mal Tuberkulose als Todesursache, 5mal als belangloser Nebenbefund angegeben, während sie in 7 Fällen völlig fehlte und 2 Beobachtungen Angaben über diesen Punkt vermissen lassen.

Mikroskopisch zeigen die malakoplakischen Herde einen sehr eigenartigen Aufbau (Abb. 23), den schon v. HANSEMANN in allen Einzelheiten festgelegt hat. Das Epithel reicht an den Seiten der Gewebsplatten eine Strecke weit hinauf; in den größeren Herden fehlt es zentral immer, in den kleineren meist. Die Gewebsherde selbst bestehen fast ausschließlich aus großen runden, oder bei dichter Lagerung gegeneinander abgeplatteten Zellen mit kleinen, oft exzentrischen Kernen und hellem, gelegentlich schaumigem Protoplasma. Diese „großen

Zellen", welche das histologische Kennzeichen der ganzen Erkrankung darstellen, liegen meist dicht beisammen und sind nur durch sehr feine Bindegewebsfäserchen getrennt, während die elastischen Fasern meist völlig fehlen. Außer diesen großen Zellen finden sich nur vereinzelte Lymphozyten, Plasmazellen oder besonders in den oberflächlichen Schichten gelegentlich polymorphkernige Leukozyten. Meist sind die Plaques reich an neugebildeten, dünnwandigen, senkrecht zur Oberfläche laufenden Gefäßen. Als weiteres Kennzeichen dieser Erkrankung lassen sich „Einschlüsse" sowohl in als zwischen den Zellen nachweisen, die oft kugelig geschichtet sind und sich meist stark mit Hämatoxylin färben. Die ganzen Gewebsherde liegen fast immer nur in der Schleimhaut und der angrenzenden Schicht der Unterschleimhaut und sind meist von der Muskulatur durch eine Bindegewebslage getrennt. An der Basis der malakoplakischen Herde findet man oft mehr oder minder stark ausgebildete Infiltrate aus Lymphozyten und Plasmazellen; gelegentlich werden sie aber auch völlig vermißt.

Die „großen Zellen" sind meist nahe der Oberfläche im Bereich der Epitheldefekte am schönsten ausgebildet, während sie in den seitlichen Abschnitten und in der Tiefe mehr verschieden gestaltige, oft spindelige Formen aufweisen und nicht so groß sind. Neben einkernigen sind auch mehrkernige Zellen (LANDSTEINER und STOERK), selbst Riesenzellen (HART) gesehen worden. In dem schaumigen oder vakuolisierten Protoplasma finden sich neben den typischen „Einschlüssen", auf die noch einzugehen ist, auch Kerntrümmer, rote Blutkörperchen, Zerfallsubstanzen aller Art und oft sehr reichlich Bakterien vom Aussehen des Bacterium coli.

Die Deutung dieser „großen Zellen" ist von den verschiedenen Untersuchern verschieden gegeben worden. Die Annahme von MICHAELIS und GUTMANN, daß es sich um epitheliale Zellen handelt, hat schon v. HANSEMANN als unhaltbar gekennzeichnet und alle späteren Bearbeiter sind sich darüber einig, daß die fraglichen Zellen vom Mesenchym abstammen. Der Gedanke v. HANSEMANNs, daß diese Zellen irgendwelchen Protozoen entsprechen könnten, wurde von SCHAUDINN abgelehnt. v. HANSEMANN selbst nahm dann Beziehungen zum Endothel von Lymphgefäßen an, LANDSTEINER und STOERK wiesen auf die Ähnlichkeit mit mesenchymalen Wanderzellen (MARCHANDs große Phagozyten und MAXIMOWs Polyblasten) hin, GÜTERBOCK denkt an Abkömmlinge großer Lymphozyten, HART spricht von Adventitialzellen der Lymphscheiden und LOELE setzt sie in Beziehung zu großen Granulationsgewebszellen, während v. GIERKE, v. ELLENRIEDER, MINELLI und KIMLA auf gestaltliche Beziehungen zu Epitheloidzellen hinweisen. Allen diesen Anschauungen ist gemeinsam, daß sie die „großen Zellen" aus den mesenchymalen Gewebsreserven ableiten. Sicher handelt es sich um reaktiv gebildete Zellen, die große phagozytäre Fähigkeiten haben und wahrscheinlich auch amöboid beweglich sind. Dafür spricht auch die — allerdings einzig dastehende — Beobachtung von LANDSTEINER und STOERK, daß solche große Zellen mit phagozytierten Substanzen in dünnwandige Blutgefäße einwandern können. LANDSTEINER und STOERK haben auch auf die gestaltliche Ähnlichkeit mit den großen Zellen in den Gewebswucherungen bei Lepra und Rhinosklerom hingewiesen. HEILMANN meint, daß in seinem Fall die Malakoplakieherde aus den Zellansammlungen einer Cystitis follicularis hervorgegangen seien. Er beobachtete in vergrößerten Keimzentren mit Kernzerfall und Leukozyteneinwanderung große Zellen mit Einschlußkörpern, daneben größere typische Malakoplakieherde. Dagegen hat KAIRIS, bei dessen Beobachtung neben der Malakoplakie der Blase eine linksseitige Langniere mit zwei Ureteren und Hemihydronephrose sowie chronischer Zystitis bestand, keine Übergänge der Lymphfollikel zu Malakoplakieherden gesehen.

Die charakteristischen „Einschlüsse", die niemals bei anderen Erkrankungen beobachtet wurden, sind stark lichtbrechende farblose, oft konzentrisch geschichtete Gebilde mit zentralem Kern. Sie sind 1—10 μ groß, gegen Einwirkung von Säuren und Alkalien widerstandsfähig. Die kleinen Körperchen dieser Art liegen innerhalb von Zellen und nahe der Oberfläche, die größten meist außerhalb der Zellen in den basalen Teilen. Sie werden gelegentlich auch außerhalb der Herde angetroffen; v. HANSEMANN hat sie sogar zwischen den Bündeln der Blasenmuskulatur unterhalb eines malakoplakischen Herdes beobachten können. Oft geben diese Körperchen eine positive Reaktion auf anorganisches Eisen, wie MICHAELIS und GUTMANN nachwiesen und die späteren Untersucher bestätigten. Allerdings ist der Ausfall dieser Reaktion sehr wechselnd, nach HART abhängig vom Vorhandensein begleitender Blutungen, und tritt manchmal erst nach längerer Einwirkung der Reagenzien ein. Häufig sind die Einschlußkörper auch verkalkt, wie schon v. GIERKE durch Silberreaktion nachwies. Die Zahl und Größe dieser Körperchen ist in den verschiedenen Fällen recht wechselnd, anscheinend sind sie in den späteren Fällen häufiger, aber vollständig vermißt werden sie nie.

Die Deutung dieser Gebilde ist umstritten. Sicher handelt es sich nicht um Parasiten, wie schon v. HANSEMANN betonte. Während LANDSTEINER und STOERK sowie GÜTERBOCK glauben, daß die Einschlüsse durch Phagozytose in die Zellen gelangen, analog den anderen aufgenommenen Zerfallsprodukten, vertreten v. GIERKE, MINELLI und HART die Anschauung, daß die Einschlüsse als Zellprodukte aufzufassen sind. LOELE ist es gelungen experimentell durch Einwirkung von Kolibazillenkultur und frischen Urin auf Blut im Brutschrank Gebilde zu erzeugen, die den „Einschlußkörpern" weitgehend ähnlich waren und positive Eisen- und Kalkreaktion aufwiesen. HART denkt an eine Ausscheidung der aus dem Harn aufgenommenen Substanzen und Salze in Vakuolen, die dann zur Ausbildung der Einschlußkörper führt. Schließlich werden diese Körperchen aus den Zellen ausgestoßen, wodurch sich die Zellen der schädlichen „Harnnsubstanzen" entledigen. Die Durchtränkung mit Eisensalzen hält HART in Übereinstimmung mit v. GIERKE für sekundär und nach der Verkalkung eintretend, abhängig von der Anwesenheit eisenhaltiger Verbindungen aus zerfallenem Blutpigment. Die eigenartige gelbe bis bräunliche Farbe der Platten dürfte durch die Anwesenheit von zerfallendem Blut, das nur zum Teil als Hämosiderinkörnchen vorliegt (HART), zum Teil die Einschlußkörper diffus durchtränkt, hervorgerufen sein.

In fast allen Fällen werden in den malakoplakischen Herden sehr reichlich teils einzeln liegende, teils in Haufen angeordnete, vielfach massenhaft innerhalb von „großen Zellen" liegende Bakterien vom Aussehen und färberischen Verhalten der Kolibazillen angetroffen. Eine Ausnahme davon macht die Beobachtung GÜTERBOCKS. Die Bakterien finden sich auch in den tiefen Gewebsschichten der malakoplakischen Herde und werden meist in den großen Herden zahlreicher angetroffen, als in den kleinen. Sie sind zum Teil wenigstens sicher vital im Gewebe vorhanden, da LANDSTEINER und STOERK zeigen konnten, daß ein Teil der intrazellulären Bazillen nur schlecht färbbar war und krümeligen Zerfall erkennen ließ. Diese Befunde bestätigt auch HART. v. GIERKE ist es in einem Fall gelungen, Kolibazillen zu kultivieren.

Die Ätiologie der Malakoplakie ist nicht gesichert, aber es haben sich unter den neueren Untersuchern gewisse übereinstimmende Überlegungen herausgebildet. Die Annahme von MICHAELIS und GUTMANN, daß eine epitheliale, nicht sicher gutartige Geschwulst vorliege, ist gänzlich verlassen. Schon v. HANSEMANN betonte, daß es sich um reaktive Vorgänge handelt, was alle späteren Untersucher bestätigten. LANDSTEINER und STOERK stellten die entzündlichen

Veränderungen in den Vordergrund, sprachen direkt von einer besonderen Form der Blasenentzündung (Cystitis chronica en plaques), als deren Erreger sie die Kolibazillen ansehen. Eine ähnliche Auffassung vertritt MICHE. Im Gegensatz dazu hält die Mehrzahl der Bearbeiter die Entzündung nicht für das wesentliche, sondern für eine gelegentliche Begleiterscheinung. Die pathogenetische Bedeutung der Kolibazillen ist einmütig abgelehnt worden; man spricht ihnen höchstens den Wert einer Sekundärinfektion zu. Für diese Annahme spricht die Häufigkeit der Kolibazillen in den Harnwegen überhaupt und die Beobachtung, daß die meisten Bazillen in den größeren, also wohl älteren Herden angetroffen werden. KIMLA denkt an eine tuberkulöse Ätiologie und ZANGEMEISTER hat sich in ähnlichem Sinne geäußert. Unter den 2 Fällen KIMLAS ist der eine nur makroskopisch einer Malakoplakie ähnlich, erweist sich aber histologisch als eine käsige Tuberkulose. Schwieriger ist der 2. Fall zu beurteilen. Hier lag sicher eine Malakoplakie vor, die aber mit Tuberkelbazillen wohl sekundär infiziert war (es bestand eine einseitige offene käsige Nierentuberkulose). KIMLA selbst hat schon diese Möglichkeit in Betracht gezogen. In beiden Fällen KIMLAS wurden Tuberkelbazillen in den Plaques nachgewiesen, während Bacteriun coli fehlte. Im Falle v. GIERKES fanden sich auf der Blasenschleimhaut, aber nicht in den Gewebsherden, Tuberkelbazillen, die er selbst als Sektionsverunreinigung bei der schweren Tuberkulose anderer Organe deutet. Aus den Beobachtungen KIMLAS kann man nur schließen, daß das makroskopische und zystoskopische Bild der Malakoplakie nicht absolut charakteristisch ist, sondern daß die Diagnose durch den histologischen Nachweis der großen Zellen und der Einschlußkörper gesichert sein muß. In diesem Zusammenhang ist auch eine Beobachtung von WILDBOLZ zu erwähnen, der eine histologisch einwandfrei tuberkulöse plaquesförmige Zystitis unter dem makroskopischen Bild der Malakoplakie beschrieben hat.

Ähnliche Bilder kommen auch bei unspezifischen Entzündungen anderer Art vor. So beschrieb SCHMIDT eine durch Streptokokken hervorgerufene „Malakoplakie" bei einer 43jährigen Frau mit starkem Ödem der Blasenschleimhaut. Mikroskopisch fanden sich keine großen Zellen, sondern nur Fibrin- und Leukozytenansammlungen, sowie Blutungen, Nekrosen und Thrombose kleiner Gefäßästchen. Er denkt dabei allerdings an die Möglichkeit, daß diese akute nekrotisierende Cystitis en plaques der Beginn einer typischen Malakoplakie sein könnte. Einen in mancher Hinsicht an Malakoplakie erinnernden Fall, histologisch mehr einer Leukoplakie ähnlich, der durch einen unbekannten zu Fäden auskeimenden Mikroorganismus (Hefe ?) veranlaßt sein sollte, haben DICKSON, GRAY und KIDD beschrieben.

Zugunsten der tuberkulösen Ätiologie ist die nicht selten nachgewiesene Tuberlose anderer Organe herangezogen worden. Man wird darauf nicht viel Wert legen dürfen, wenn man die Häufigkeit der Tuberkulose überhaupt in Betracht zieht und bedenkt, daß die Malakoplakie vorwiegend bei abzehrenden Krankheiten (Phthise!) auftritt. Außerdem gibt es ja genügend autoptisch gesicherte Fälle ohne Zeichen von Tuberkulose. Die Mehrzahl der Untersucher lehnt auch eine Tuberkulose, wie überhaupt eine bakterielle Ätiologie der Malakoplakie entschieden ab. v. GIERKE und später WEGELIN, MINELLI, HART und LOELE sehen im Eindringen von Urin an Stellen von Epitheldefekten oder bei abnormer Durchlässigkeit des Epithels die Veranlassung zur reaktiven Zellwucherung, die dann als malakoplakischer Herd erscheint. Der chemische Reiz des oft zystitischen Harns soll zu einer Wucherung von Mesenchymzellen unter Ausbildung phagozytierender, amöboid beweglicher Elemente führen. Die Durchtränkung dieser Zellen mit Harn würde die Aufquellung und Vakuolenbildung in denselben, sowie die Abscheidung von Einschlußkörper im Sinne von HART und LOELE bedingen. Blum, der den peptischen Eigenschaften des Harns eine gewisse Rolle zuspricht, konnte mit zystitischem Harn- und Pepsinzusatz nach längerem Stehenlassen Epithelverquellungen ähnlich den malakoplakischen Zellen beobachten. Th. Bauer und H. B. Herrmann (zit. nach Paschkis) fanden Quellungsbilder an tierischen Blasenepithelien besonders bei künstlich alkalisch gemachtem Harn. Erst sekundär käme es durch das Eindringen von Bakterien (Bacterium coli) zu entzündlichen Veränderungen und Blutungen, deren Abbauprodukte als Pigment und als Durchtränkung der Einschlußkörper mit Eisensalzen in Erscheinung träten. Eine besondere Disposition zu dieser Erkrankung ist durch chronische konsumierende Erkrankungen und hohes Alter gegeben, beide Zustände, in denen die Abwehrkräfte des Körpers darniederliegen.

Oestreich denkt bei der Malakoplakie an eine Erscheinungsform der Lymphogranulomatose, die durch die Einflüsse der Harnbespülung etwas verändert wäre. Auch in den Lebertuberkeln seines mit schwerer Tuberkulose der Bauchorgane einhergehenden Falles habe er „Malakoplakiezellen“ gefunden. Da Einschlüsse, Pigmentschollen, Riesenzellen, Nekrosen und Bakterien in der Beobachtung Oestreichs fehlten, erscheint die Zugehörigkeit zur Malakoplakie nicht völlig gesichert. Die Zellen in den Lebertuberkeln dürften sich wohl zwangloser als Epitheloidzellen deuten lassen. Die Befunde anderer Untersucher sprechen in keiner Weise für Beziehungen zwischen Malakoplakie und Lymphogranulomatose. Auf die Beziehungen der Malakoplakieherde zum lymphatischen Gewebe haben besonders Wetzel und Heilmann hingewiesen, in der Mehrzahl der Beobachtungen sind solche Beziehungen aber nicht festgestellt worden.

Als begleitende Erkrankungen der Harnorgane neben der Malakoplakie sind vermerkt: Pyelonephritis, Peri- und Paranephritis (Michaelis und Gutmann, Fall 1), Hydronephrose und eitrige Pyelitis mit malakoplakischen Herden in Nierenbecken und Ureter (Michaelis und Gutmann Fall 2), Zystopyelonephritis mit Malakoplakieherden in beiden Nierenbecken, Ureteren und Blase (Ferrari und Nikolich), aszendierende Pyelonephritis (Güterbock); hämorrhagische Zystopyelitis (Panizzoni), chronische Pyelitis follicularis bei Langniere mit 2 Nierenbecken (Kairis), verschiedene chronische Nephritiden (Landsteiner und Stoerk Fall 1, Fränkel und Waldschmidt beide Fälle, Hart (kombiniert mit Nephrolithiasis), Hedren, Wetzel, v. Gierke), Ureteritis cystica mit Hydronephrose (Minelli), Cystitis follicularis (Heilmann, Wetzel). Die Möglichkeit des Nachweises von Malakoplakiezellen im Harn als diagnostisches Hilfsmittel ist nach Paschkis nur gering, da sie von anderen gequollenen Zellbestandteilen des Harns nicht mit genügender Sicherheit unterschieden werden können. Nach endovesikaler Auskratzung will Berg Malakoplakiezellen im Harn gefunden haben, desgleichen Blum nach Probeexzision und Elektrokoagulation.

d) Herpes der Blase (Lit. S. 538).

Mitbeteiligung der Harnblase kommt bei Herpes zoster und Herpes simplex, wenn auch selten vor. Im älteren Schrifttum findet sich die Bezeichnung Herpes auch für Cystitis cystica (Klebs) oder für blasige Epithelabhebungen (Caspar). Schiffmann weist mit Recht darauf hin, daß man die Bezeichnung nur für den wirklichen Herpes verwenden soll.

Volk hat 1913 bei Herpes zoster eine hämorrhagische Zystitis mit sterilem Harn beschrieben, die mit dem Abklingen der Herpes verschwand (keine Zystoskopie). Schiffmann sah bei Herpes progenitalis eine komplette Ischurie mit Blut und Eiter im Harn, die Zystoskopie wurde verweigert. Frankl-Hochwarth berichtete über Blasenparese bei Herpes zoster.

Während in diesen Fällen nur Vermutungen hinsichtlich der Miterkrankung der Blasenschleimhaut geäußert werden konnten, liegen auch zystokopisch gesicherte Beobachtungen vor, die das Vorkommen herpetischer Effloreszenzen auf der Blasenschleimhaut erweisen.

DUBOIS (1926) sah bei einem etwa 40jährigen Mann mit den klinischen Erscheinungen einer Zystitis, der gleichzeitig an einem Herpes zoster der linken Gesäßhälfte litt, zystokopisch herpetische Bläschen mit rotem Entzündungshof in der linken Blasenhälfte. Die Heilung erfolgte mit Schorfbildung und Abstoßung der Borken. Das gleichzeitige Befallensein von Gesäßhaut und Blasenschleimhaut erklärt DUBOIS aus der Versorgung beider durch Äste des Plexus sacralis. 2 Fälle von Herpes zoster der Blase hat auch DARGET beobachtet [J. d'Urol. **27**, 229 (1929) zit. nach HEYMANN].

Einen Herpes simplex der Harnblase, der unter dem klinischen Bild einer rechtsseitigen Pyelitis verlief und neben einem Herpes labialis bestand, beschrieb GREMME (1931). Zystoskopisch fanden sich neben der rechten Harnleitermündung etwa 20 bis hirsekorngroße klare Bläschen mit hellrotem Hof. Zwei Tage später waren die Bläschen trüb, schmutzig gelbbraun, der Hof dunkler. Nach 5 Tagen war der Herpes labialis abgetrocknet und in der Blase sah man nur noch leicht gelbliche Flecke. Der klinische Verlauf als Pyelitis im Falle GREMMEs legt den Gedanken nahe, ob nicht auch im Nierenbecken Herpesbläschen auftreten könnten, gesehen wurden sie bisher begreiflicherweise nicht, da anatomische Befunde überhaupt fehlen.

e) **Lichen ruber planus** (Lit. S. 538).

Von Lichen ruber planus der Blase sind in der mir zugänglichen Literatur nur 2 Beobachtungen mitgeteilt (ZERKOWITZ, HEYMANN), die beide ganz analoges Aussehen zeigten. HEYMANN fand bei einem 21jährigen Mädchen mit Lichen ruber planus der Haut, bei dem Blutharnen und Harndrang bestand, zystoskopisch auf der ganzen Blasenschleimhaut verteilt flacherhabene, lachsrosa Herde, die sich scharf von der gelblichen Blasenschleimhaut abhoben. Nahe dem Blasenausgang waren die Herde zu größeren Wülsten zusammengeflossen. Entzündliche Veränderungen der übrigen Blasenschleimhaut fehlten ebenso wie im Falle von ZERKOWITZ. Die Abheilung erfolgte ohne Pigmentierung. Die Beobachtung von ZERKOWITZ zeigte die Lichenherde auf das Blasendreieck beschränkt. Eine schiefrige Verfärbung der Blasenschleimhaut bei Lichen ruber planus der Haut hat ISAAC beobachtet. Eine neue analoge Beobachtung HEYMANNs betrifft eine 75jährige Frau, bei der die Hauterscheinungen schon länger abgeheilt waren [Z. urol. Chir. **38**, 94 (1933)].

f) **Plasmozytom der Blase** (Lit. S. 538).

Die Plasmozytome, die besonders im Nasenrachenraum vorkommen, werden heute wohl allgemein nicht als echte Geschwüre, sondern als eigenartige umschriebene rein oder vorwiegend plasmazelluläre entzündliche Reaktionen aufgefaßt. In dem mir zugänglichen Schrifttum findet sich nur eine einschlägige Beobachtung von G. MARION und LEROUX. Es handelte sich um einen 44jährigen Mann, der erst Hämaturie, dann Pyurie hatte und eine knotige Durchsetzung der ganzen Blasenschleimhaut mit weichen, makroskopisch sarkomartigen Massen erkennen ließ. Die histologische Untersuchung ergab nur Plasmazellen.

8. **Entzündliche Blasenfisteln** (Lit. S. 539).

Die entzündlich entstandenen Blasenfisteln als Folge eitriger Entzündung von Nachbarorganen lassen sich in drei Gruppen einteilen: 1. Fisteln zwischen Blase und Darm, 2. Fisteln zwischen Blase und weiblichem Genitale, 3. Blasenfisteln bei eitrigen Prozessen des Beckenskelets.

Die Blasendarmfisteln entzündlichen Ursprungs nehmen ihren Ausgang von der Appendix oder vom Sigmoid. Ein klinisches Kennzeichen für das

Bestehen einer Blasendarmfistel ist der Abgang von Gas (Pneumaturie) und gelegentlich auch Kotbestandteilen mit dem Harn. Allerdings kann auch bei Infektion mit gasbildenden Bakterien ohne eine Blasendarmfistel Pneumaturie bestehen. Im Verlaufe einer Appendizitis kann es dazu kommen, daß die Appendix selbst — besonders bei tiefer Lage im kleinen Becken — mit der Blasenhinterwand verklebt und schließlich in die Blase perforiert. Es kann aber auch ein perityphlitischer Abszeß nach Appendizitis in die Blase durchbrechen (WEISER).

Nach PALMA sind bis 1930 etwa 40 appendizitische Blasenfisteln im Schrifttum vermerkt. Eine Blasenzökalfistel dicht neben dem Appendixabgang bei Obliteration der Appendix beschrieb CHAUVIN.

Die Blasensigmoidfisteln spielen vor allem in der amerikanischen Literatur eine große Rolle, während sie bei uns kaum vorzukommen scheinen (1 Fall WEISERS). Sie entstehen bei chronischer Entzündung im Bereich von Sigmoiddivertikeln (Divertikulitis). Nachdem Verklebungen und Verwachsungen zwischen dem entzündeten Colon sigmoideum und der Harnblase erfolgt sind, kommt es nicht selten zum Durchbruch in die Blase (GRAVES, SUTTON, CHUTE).

Die entzündlichen Blasengenitalfisteln entstehen bei Durchbruch vereiterter, gelegentlich auch tuberkulöser „Adnextumoren“, bei Pyosalpinx oder vereiterter extrauteriner Gravidität. Auch in diesen Fällen geht der Perforation eine Verwachsung des erkrankten Organs mit der Blase voraus. Nach DI PALMA und STARK sind bis 1929 34 Beobachtungen entzündlicher Fisteln zwischen Harnblase und weiblichem Genitale bekannt geworden. SORRENTINO beschrieb die Perforation einer eitrigen Adnexentzündung nach Appendizitis in die Blase.

Die Blasenfisteln bei eitrigen Erkrankungen des Beckenskelets sind viel seltener als die beiden anderen Gruppen. Die Einwanderung von Knochensequestern in die Harnblase bei Tuberkulose der Symphyse ist mehrfach beschrieben worden (LÖFFLER, NOVI, MARINESCU). Der Durchbruch eines koxitischen Abszesses in die Harnblase wurde von PILLET und POLITZER beobachtet. Über einen osteomyelitischen Abszeß am linken Oberschenkel mit Fistelbildung und Einbruch in die Blase hat DE LA PENA berichtet. (Über die aktinomykotischen Blasenfisteln s. bei Aktinomykose.)

Über die Lokalisation der Blasenfisteln macht SUTTON an Hand von 34 vorwiegend entzündlichen Fisteln aus dem Beobachtungsmaterial der MAYO-Klinik folgende Angaben: Meist liegt die Fistelöffnung im Blasenscheitel (8 Fälle) oder an der Blasenhinterwand (7 Fälle). In 5 Fällen lag die Fistel in der Nähe der linken Harnleitermündung, in einem Falle war die Harnleitermündung direkt in die Fistelbildung einbezogen. Die linke Seite ist viel häufiger betroffen als die rechte (nach SUTTON 9 : 3), was sich wohl aus der großen Häufigkeit der Perforation bei Diverticulitis sigmoidea in Amerika erklären dürfte.

Die Blase selbst zeigt meist nach der Perforation nur lokale entzündliche Erscheinungen um die Fistelöffnung, gelegentlich auch bullöses Ödem in der weiteren Umgebung. Seltener sieht man das Bild einer diffusen Zystitis. In sehr seltenen Fällen führt der Eiterdurchbruch in die Harnblase zu gangränöser Zystitis mit tödlichem Ausgang. Diese seltene Komplikation konnte HOCHENEGG bei Perforation eines appendizitischen Abszesses und HAIM bei Durchbruch eines eitrigen „Adnextumors“ in die Blase beobachten.

9. Entzündung der Blasenumgebung (Peri- und Parazystitis)

(Lit. S. 540).

Die Harnblase ist allseits von einem oft fettgewebsreichen Bindegewebsmantel umgeben, der besonders vorne und an den Seiten stärker ausgebildet ist, während er unter dem peritonealen Überzug an der Hinterseite am dünnsten erscheint. Diese Bindegewebslagen sind nur Teile des Beckenbindegewebes ohne scharfe anatomische Begrenzung. Das prävesikale Bindegewebe ist locker und fettarm und ermöglicht gleitende Lageänderungen der Harnblase gegenüber der Symphyse. Die Trennung der Bindegewebshüllen in einige anatomisch gesonderte Abschnitte, wie sie von ENGLISCH versucht wurde, ist weder anatomisch befriedigend, da die Abgrenzung meist willkürlich bleibt, noch für den Gebrauch der Kliniker und Pathologen nötig, da meist größere Teile der Bindegewebshüllen von der Entzündung befallen sind.

Eine gewisse Sonderstellung nimmt nur das Spatium praevesicale Retzii ein, jener spaltförmige Raum im lockeren Bindegewebslager, der vorne von der Fascia transversa und hinten von der Aponeurosis umbilico-praevesicalis begrenzt wird und nach unten bis an die Ligamenta puboprostatica heranreicht.

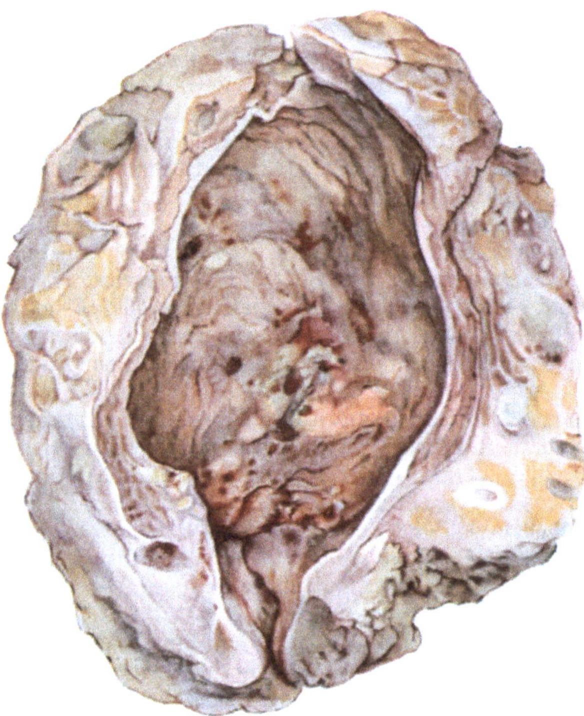

Abb. 24. Perizystitische Abszesse bei Skrotalphlegmone mit multiplen Durchbrüchen in die Blase. (53 Jahre, ♂, S. 23/1931, eigene Beobachtung [4/5 nat. Größe].)

Die Namengebung der entzündlichen Erkrankungen in der Blasenumgebung ist nicht einheitlich. Nach SUTER wird unter Perizystitis vornehmlich im deutschen Schrifttum die Entzündung des Blasenperitoneums gemeint, während Parazystitis zur Bezeichnung der Entzündung des Binde- und Fettgewebes in der Umgebung der Blase dient. Die französischen und englischen Autoren sprechen meist nur von Perizystitis. AVERSENQ sonderte die Entzündung des Spatium Retzii als Extrazystitis von der Perizystitis ab. Tatsächlich ist die Abgrenzung zwischen den einzelnen Formen oft anatomisch und klinisch unmöglich.

Man kann akute, meist eitrige und chronische fibröse oder fibrös-lipomatöse Formen der Parazystitis unterscheiden.

Die geringsten Grade der akuten Parazystitis werden meist nicht beachtet. Man kann aber nicht selten bei schweren Zystitiden eine ödematöse Durchtränkung des perivesikalen Binde- und Fettgewebes wahrnehmen. Die größte Rolle spielt die eitrige Parazystitis in ihren verschiedenen Erscheinungsformen. Es kann zur Ausbildung eines größeren Abszesses — besonders im prävesikalen Abschnitt und im Spatium Retzii — kommen oder es bilden sich viele kleinere Abszesse, die gelegentlich die Blase an allen Seiten umgeben können. Man findet dann in den verdickten und oft durch sulziges Ödem eigenartig glasig aussehenden und steifen Binde- und Fettgewebshüllen eitererfüllte Höhlen und Gänge. Als

Typus für diese Form teile ich eine eigene Beobachtung mit, bei der es zu vielfachen Durchbrüchen der perivesikalen Abszesse durch die Blasenschleimhaut gekommen ist, ohne daß dabei eine stärkere diffuse Zystitis entstanden wäre (Abb. 24). Außerdem ist der Fall deshalb besonders als Beispiel geeignet, weil er alle drei Arten der Entzündung der Blasenumgebung (Peri-, Para- und Extrazystitis) aufweist.

53jähriger ♂ Arbeiter (S. 23/1932).

Klinisch: Skrotalphlegmone nach Schlag gegen das Skrotum. Peritonitis? Pathologisch-anatomische Diagnose: Skrotalphlegmone. Vereiterte und inzidierte Lymphdrüsen in der rechten Leistenbeuge. Hoden und Nebenhodenabszesse beiderseits. Eitrige Einschmelzung des Beckenbindegewebes um Mastdarm, Prostata und Blase (Parazystitis) mit Abszessen in der Blasenwand und mehrfachen Durchbrüchen in die Blase. Abszedierende Pyelonephritis beiderseits mit Nierenabszessen. Abszesse im hinteren und unteren Teil der Prostata. Lokale eitrige Peritonitis über dem Blasenscheitel (Perizystitis), durch verklebte Dünndarmschlingen und Netz gedeckt. Eitersammlung zwischen Netz und vorderer Bauchwand. Offene Verbindung zwischen der lateralen Operationswunde rechts und den Eitermassen auf dem Blasenscheitel (wahrscheinlich perforierter Bubo). Das Cavum Retzii ist mit steifen Eitermassen ausgefüllt (Extrazystitis). Histologisch ist die Blasenwand vielfach von Abszeßhöhlen durchsetzt, die von Leukozyten und Plasmazellen ausgekleidet sind (s. Abb. 2, S. 349). Das übrige Gewebe zeigt eine recht dichte chronisch entzündliche Infiltration. Bei Fettfärbung erkennt man fleckweise Fettablagerungen in der Blasenwandung. Die Blasenschleimhaut ist weitgehend zerstört, ihr Epithel fehlt größtenteils (postmortal?).

Außer der abszedierenden Form kommt auch eine diffuse Phlegmone der Blasenhüllen vor. Legueu hat 5 Fälle dieser Art in 12 Jahren beobachtet.

Die Entstehung der perivesikalen Entzündung ist auf verschiedenen Wegen möglich. 1. Fortgeleitet von benachbarten Organen, 2. fortgeleitet von Blasenentzündungen, 3. bei infizierten Blasenverletzungen, 4. hämatogen (embolisch). Die größte Rolle scheint das Übergreifen von benachbarten Organen zu spielen, wobei in erster Linie eitrige Erkrankungen der Prostata und der Urethra, seltener der Samenblasen in Frage kommen, aber auch vom weiblichen Genitale kann bei eitrigen Prozessen oder verjauchten Krebsen das paravesikale Gewebe ergriffen werden. Ebenso können verjauchte Mastdarmkrebse oder entzündliche Prozesse an Sigmoiddivertikeln zur Infektion des perivesikalen Gewebes führen. Auch nach Operationen im Beckenbereich kann es zur Infektion der Blasenhüllen kommen. Parazystitis bei Beckenosteomyelitis hat Broun beschrieben. Das Übergreifen von entzündlichen Blasenerkrankungen auf die Blasenhüllen scheint nur unter besonderen Umständen vorzukommen, wenn die Durchwanderung der Keime durch eine Wandschädigung oder Überdehnung der Blase begünstigt wird. In erster Linie kommen hier nach Suter die überdehnten zystitischen Blasen bei Prostatahypertrophie und Harnröhrenstriktur in Frage, des weiteren infizierte Steinblasen mit Druckstellen, verjauchte Krebse und mischinfizierte Tuberkulosen. Gelegentlich kann auch ein entzündetes Blasendivertikel die Quelle der Infektion sein.

Die Blasenverletzungen führen zur Entzündung der Blasenhüllen entweder wenn die Blase schon vorher infiziert war, oder wenn der verletzende Gegenstand die Infektionskeime einbringt. Im ganzen ist diese Entstehung nicht häufig. Außer Knochensplittern bei Beckenbrüchen kommen eingeführte Fremdkörper oder urologische Instrumente in Frage.

Die Bedeutung der hämatogen-embolischen Entstehung der Parazystitis von ferner Infektionsquelle aus ist umstritten. Es handelt sich dabei vorwiegend um die Eiterung im Spatium Retzii. Suter und Hassler stehen dieser Annahme recht skeptisch gegenüber und betonen, daß man bei genauer Untersuchung doch meist latente in der Nähe der Blase gelegene Infektionsherde fände. Für die typhösen Parazystitiden erscheint auch Suter die hämatogene Entstehung einigermaßen gesichert. Allerdings kann ja auch ein typhöser

Herd in der Nähe der Harnblase zur Entwicklung kommen (z. B. in der Bauchdeckenmuskulatur). Metastatische Parazystitis hat GREENBERG nach Angina und BROUN in 2 Fällen nach Grippe beschrieben. Einen „anscheinend primären" perivesikalen Abszeß haben TADDEI und ANGELELLI veröffentlicht. Die Möglichkeit einer embolisch-metastatischen Entstehung des parazystitischen Abszesse scheint also wohl zu bestehen, wenn auch dieser Weg keine große Rolle für die Gesamtzahl der Fälle spielt.

Die überwiegende Mehrzahl der Fälle von parazystitischer Eiterung betrifft nach SUTER Männer, was für die große ätiologische Bedeutung der Erkrankungen der inneren männlichen Geschlechtsorgane spricht, die ja in besonders inniger anatomischer Verbindung mit der Harnblase und ihrer Umgebung stehen. Die erregenden Bakterien sind sehr vielfältig und entsprechen der Verschiedenheit der mannigfaltigen auslösenden Infektionsherde.

Die chronische Parazystitis findet sich vor allem im Anschluß an chronische tiefgreifende entzündliche Prozesse der Harnblase. Es kommt dabei zu einer schwieligen Verdickung des perivesikalen Bindegewebes zum Teil mit Zunahme des Fettgewebes. Das anatomische und histologische Bild entspricht weitgehend den analogen Veränderungen der Nierenhüllen, so daß hier auf eine eingehendere Schilderung verzichtet werden kann.

B. Die entzündlichen Erkrankungen des Harnleiters (Ureteritis).

1. Vorkommen, Infektionswege und Einteilung (Lit. S. 540).

Die Entzündung des Harnleiters ist eine sehr häufige, oft klinisch und pathologisch-anatomisch wenig beachtete Begleiterscheinung einer Harnweginfektion, die sich entweder von der Niere zur Blase oder umgekehrt ausgebreitet hat. Neben dieser weitaus häufigsten sekundären Ureteritis, bei der die Ureterentzündung nur eine Teilerscheinung einer zunächst an anderer Stelle des Harntraktes lokalisierten Entzündung ist, gibt es in vermutlich seltenen Fällen auch eine primäre Ureteritis, welche als ersten Infektionsherd im Harntrakt die Uretererkrankung zeigt. Die Ursache einer Ureteritis ist wohl nahezu immer eine bakterielle Infektion. Selten kann auch chemische Reizung der Schleimhaut durch Balsamica oder Kanthariden eine Ureteritis veranlassen. Bei den anderen Giften, welche eine Zystitis hervorrufen können, liegen meist keine Angaben über das Verhalten der Harnleiter vor, aber es ist anzunehmen, daß sie sich nicht grundsätzlich anders als die Blase verhalten.

Das Haften einer Infektion wird durch Harnstauung oder Wandschädigung (Steine) begünstigt.

Die Alters-, Geschlechts- und Seitenverteilung entspricht den bei der Pyelitis und Pyelonephritis gemachten Feststellungen (s. S. 398), da die Ureteritis ja meist nur eine Begleiterscheinung dieser Erkrankungen ist. Es läßt sich unter den einseitigen Erkrankungen ein Überwiegen der rechten Seite feststellen. Im ganzen ist das weibliche Geschlecht in allen Lebensaltern klinisch viel häufiger betroffen als das männliche.

Die Infektionswege bei primärer Ureteritis können dreierlei Art sein: Entweder die Keime werden auf dem Blutweg eingeschleppt oder es kommt zu einem direkten oder durch Lymphwege vermittelten Übergreifen einer Entzündung der Nachbarschaft auf den Harnleiter. Die Bedeutung der hämatogenen Infektion für die Ureteritis ist vor allem im amerikanischen Schrifttum vielfach erörtert worden, seit HUNNER auf die Häufigkeit entzündlicher Ureterstrikturen hingewiesen hat. Es sollen vor allem Zahnwurzel- und Tonsillarerkrankungen als Ursachen einer fokalen Infektion im Bereich der Harnleiter eine große Rolle spielen. Die Diskussion über die Häufigkeit solcher Veränderungen ist noch im Gange. Anatomisch gesicherte Beobachtungen einer embolisch-metastatischen Ureteritis liegen nicht vor, wenn auch die Möglichkeit einer Infektion auf diesem Wege nicht zu leugnen ist. Das direkte Übergreifen bzw. der Lymphweg können zweifellos bei der primären Ureteritis eine Rolle spielen. Vor allem werden die Erkrankungen der Appendix in diesem Zusammenhang zu nennen sein, worauf auch die Beobachtungen USLANDs hinweisen, der bei 34 akuten Wurmfortsatzentzündungen 18mal Harnweginfektionen fand. Auch die Entzündungen der weiblichen Adnexe können Ureteritis veranlassen. So nimmt DELBET ein direktes Überwandern von Keimen von der Tube auf den Ureter an. Ferner können entzündliche Prozesse an den Samenblasen, der Prostata, sowie am distalen Abschnitt des Ductus deferens auf den Ureter übergreifen, wie auch HECKENBACH hervorhebt. Außer diesen Prozessen können eitrige Entzündungen in der Umgebung des Ureters parametrane oder perityphlitische Eiterungen eine Harnleiterentzündung veranlassen. Auch nach Ausbildung einer meist postoperativen Ureter-Scheiden- oder Ureter-Bauchdeckenfistel, sowie nach Einpflanzung der Harnleiter in den Dickdarm bei Blasenexstirpation ist die erste Lokalisation einer Harnweginfektion im Harnleiter gelegen.

Über isolierte Ureteritis liegen nur vereinzelte Beobachtungen vor. So sah ISRAEL bei einem 28jährigen Mann mit Hämaturie eine schwere entzündliche Infiltration des ganzen Ureters bei intakter Niere. Die Ureterwandung war verdickt, die Schleimhaut erodiert und alle Wandschichten mit Rundzelleninfiltraten durchsetzt. Eine durch Stäbchenbakterien hervorgerufene pseudomembranöse Ureteritis mit Neigung zur Verkalkung beschrieb ISRAEL nach Trauma mit Nierenkontusion. Weitere anscheinend isolierte pseudomembranöse Harnleiterentzündungen beschrieben STERN und VIERTEL, sowie WHITE. Es muß allerdings betont werden, daß sich in allen diesen Fällen die Annahme einer isolierten Harnleiterentzündung auf den makroskopischen Aspekt der Niere gründet. Es ist sehr wohl möglich, daß bei mikroskopischer Musterung der Harnorgane auch diese Ureteritiden — analog den Pyelitiden — nicht wirklich einzige, sondern nur stärkste Entzündungsherde in den Harnwegen gewesen wären.

Viel häufiger als die primäre Ureteritis ist die sekundäre Form. Es sind hierbei zwei Ausbreitungsrichtungen der Infektion möglich: Entweder die Infektion breitet sich deszendierend vom Nierenbecken gegen die Blase aus oder es findet sich eine aszendierende Infektion des Ureters, ausgehend von einer Zystitis. In beiden Fällen stellt die Ureteritis nur das Bindeglied zwischen einer Infektion des Nierenbeckens und der Blase dar. Es sei allerdings hervorgehoben, daß z. B. eine antiperistaltische Infektion des Nierenbeckens nicht auch zu einer Ureteritis führen muß, aber in den meisten Fällen ausgedehnterer Harntraktinfektionen ist auch der Ureter beteiligt. Bei der aszendierenden Infektion kann der Ureter von der Lichtung aus sowie von seinen oberflächlichen oder tieferen Lymphgefäßen aus infiziert werden, im letzteren Falle ergibt sich vor allem eine Periureteritis. Bei der deszendierenden Infektion dürfte im wesentlichen die Infektion von der Ureterlichtung aus erfolgen. Da die Infektionswege bei der Pyelitis und Pyelonephritis (S. 401) eingehend besprochen sind, kann ich mich hier mit diesen kurzen Andeutungen begnügen.

Nach dem makroskopischen und klinischen Verhalten unterscheidet ISRAEL zwei Grundtypen der Ureterentzündung. Erstens die Infektion des nicht erweiterten Ureters, die ohne vorangehende schwere Harnstauung eintritt und als starre Ureteritis bezeichnet wird. Sie ist im weiteren Verlauf dadurch gekennzeichnet, daß der Ureter in ein enges, starres und kurzes Rohr verwandelt wird, das auf dem kürzesten Weg Nierenbecken und Harnblase verbindet. Gerade diese Form der Ureteritis kann zu entzündlichen Ureterstrikturen führen. Die zweite Form der Ureteritis ist dadurch gekennzeichnet, daß die Entzündung erst nach bestehender schwerer Harnstauung und Dilatation infolge eines Abflußhindernisses eintritt. ISRAEL spricht in diesen Fällen von einer schlaffen Ureteritis. Der Harnleiter ist dabei meist stark erweitert, verläuft geschlängelt oder geknickt und ist im ganzen verlängert. Nach der Dauer des Prozesses kann man eine akute und eine chronische Ureteritis unterscheiden, wobei man die akute nach dem Grad der Entzündung und der Beschaffenheit des Exsudates in eine katarrhalische, eitrige, hämorrhagische, pseudomembranöse und inkrustierende Form einteilen kann.

2. Akute und subakute Ureteritis (Lit. S. 540).

Bei den leichtesten Graden der akuten Ureteritis ist makroskopisch wenig zu sehen, höchstens fällt eine leichte Quellung und glasige Beschaffenheit der Schleimhaut auf. Erst mikroskopisch sieht man teilweise Leukozyteninfiltrate in der ödematös durchtränkten Mukosa, sowie stärkere Leukozytendurchwanderung durch das Epithel, außerdem erkennt man eine stärkere kapillare Injektion. In diesen Fällen spricht man von einer katarrhalischen Ureteritis.

Bei der eitrigen Ureteritis sieht man die Schleimhaut mit deutlich erkennbarer Gefäßzeichnung oder meist sogar diffus gerötet, in der Leiche oft mißfarbig (besonders stark bei alkalischer Beschaffenheit des Harns) und geschwollen, von samtartiger Beschaffenheit. Gelegentlich sind eitrige Flocken der Schleimhaut aufgelagert. Diese Formen gelangen am häufigsten zur Beobachtung und sind meist Begleiterscheinungen einer Cystitis, Pyelitis oder Pyelonephritis. Die Veränderungen können den ganzen Harnleiter gleichmäßig betreffen oder auf umschriebene Bezirke beschränkt sein. Je nach der Art der Ausbreitung kann man — zum mindesten am Anfang — bei der aszendierenden Infektion den unteren Ureterabschnitt am stärksten oder allein entzündet finden, was sich auch im eitrigen Inhalt des betreffenden Abschnittes kundtut (NECKER), während bei deszendierender Infektion die dem Nierenbecken am nächsten gelegenen Ureterabschnitte die stärksten entzündlichen Veränderungen zeigen können.

Im histologischen Bild sieht man ein stärkeres Ödem der Schleimhaut mit reichlicher leukozytärer Infiltration und Leukozytendurchwanderung. Das Epithel kann teilweise abgestoßen werden, was in Sektionspräparaten oft eine postmortale Erscheinung ist. Gelegentlich können auch sich kleine Abszesse in der Ureterwandung ausbilden (PERLMANN). Das Ödem und die entzündliche Infiltration beschränkt sich bei der eitrigen Ureteritis meist nicht auf die Schleimhaut, sondern betrifft auch die Muskulatur und in hochgradigen Fällen auch das periureterale Gewebe. Letzteres ist besonders der Fall, wenn die Infektion auf dem Wege der periureteralen Lymphbahnen erfolgte. Frühzeitig sieht man auch bei der akuten Ureteritis, wie auch sonst in den Harnwegen, Infiltrate von Lymphozyten und Plasmazellen auftreten.

Hämorrhagische Ureteritis wird nicht häufig beobachtet, man kann dabei — meist neben eitriger Exsudation — streifige und fleckige Blutungen antreffen. Die Blutungen können sowohl in der Schleimhaut als auch zwischen den Bündeln der Muskulatur gelegen sein.

Eine größere Rolle spielt dagegen die pseudomembranöse Ureteritis mit fibrinreicher Exsudation, wobei die ganze Schleimhaut mit schmutzig gelbbraunen rauhen, zum Teil blutig und eitrig belegten Membranen bedeckt sein kann (Abb. 25). Sie tritt besonders bei schweren Infektionen auf, wie man sie bei Ausmündung der Harnleiter in bakterienreichem Gebiet sieht. Solche Fälle sind vor allem die Blasenekstrophie, Ureter-Scheiden- und Ureter-Bauchdeckenfisteln, sowie Uretereinpflanzung in den Dickdarm, aber auch bei Erkrankungen des Zentralnervensystems, bei Urolithiasis sowie bei Blasen- und Prostata-

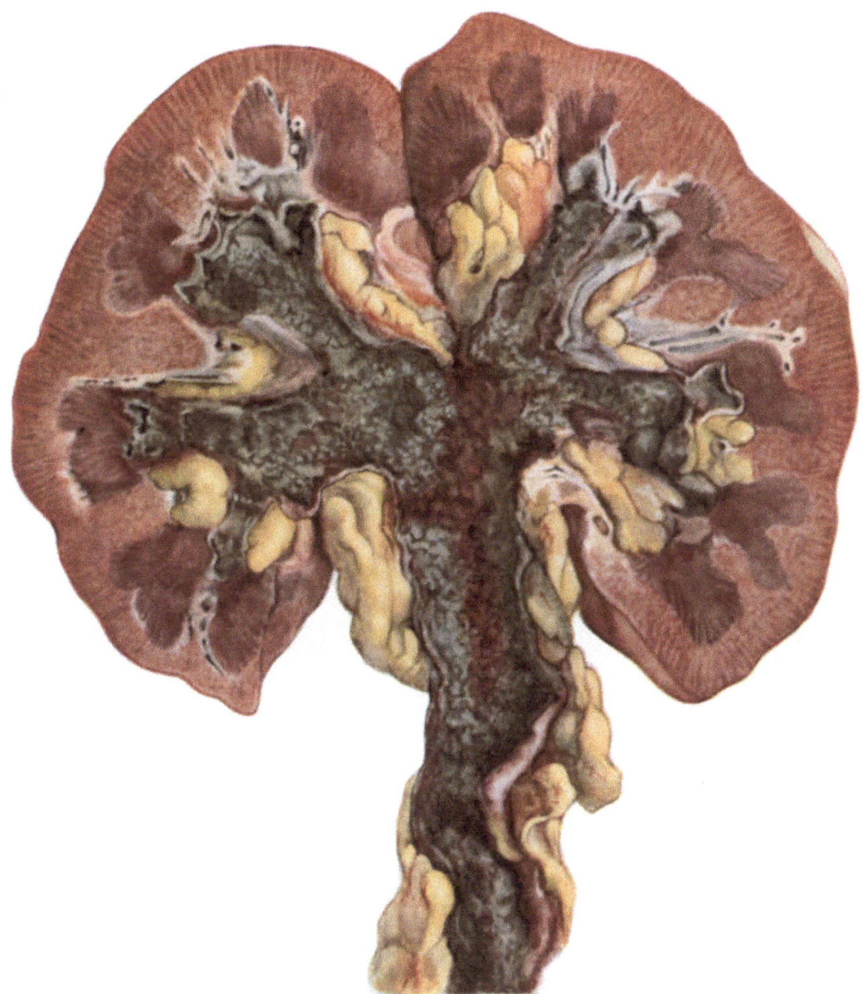

Abb. 25. Pseudomembranös-hämorrhagische Ureteritis und Pyelitis mit leichter Inkrustation bei Blasenkrebs mit jauchiger Zystitis. (63 Jahre, ♂, S. 214/1933, eigene Beobachtung [4/5 nat. Größe].)

geschwülsten kommen schwere Ureteritiden vor. Direkte wurmartige Fibrin- und Eiterausgüsse des Harnleiters haben WHITE, sowie STERN und VIERTEL beobachtet. Solche Ausgüsse, die unter kolikartigen Schmerzen mit dem Harn abgehen können, ermöglichen die klinische Diagnose. Auf dem Boden einer solchen speudomembranösen Entzündung kann es zur Inkrustation der Schleimhaut kommen (ISRAEL). So sah CAULK (zit. nach GOTTSTEIN) in 4 Fällen neben Ulcus incrustatum und Pyelitis incrustata auch die Ureterschleimhaut mit Phosphaten und Oxalaten imprägniert. Histologisch sieht man häufig das Epithel weitgehend fehlen. Der stark hyperämischen Schleimhaut sind direkt

Fibrinmembranen aufgelagert, auf denen sich zum Teil Eitermassen befinden, zum Teil werden auch die Membranen durch Eitermassen unterspült und gelockert. Es besteht eine starke leukozytäre Demarkation. Die Verschorfung kann in hochgradigen Fällen bis an die Muskulatur heranreichen (Abb. 26).

Auch Geschwürbildung wird gelegentlich bei schwerer Ureteritis beobachtet. Besonders eingeklemmte Steine bei infizierter Urolithiasis können Dekubitalgeschwüre und Drucknekrosen veranlassen, die bis zur Ureterperforation führen können. Auch Ureterdivertikel können Sitz von entzündlichen

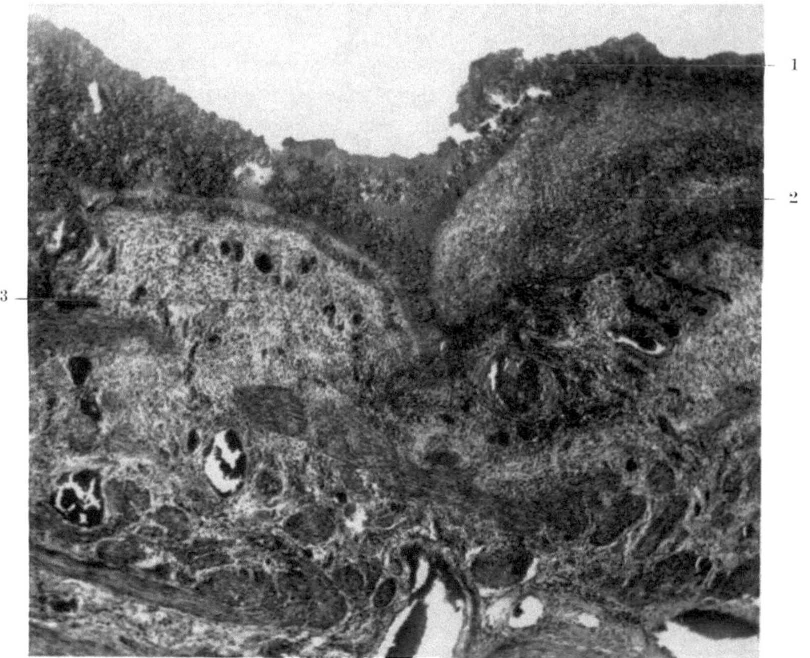

Abb. 26. Pseudomembranös-phlegmonöse Ureteritis bei Spina bifida mit Blasenlähmung. 1 Eiterbelag, 2 Fibrinmembran, 3 Granulationsgewebe. (12 Jahre, ♀, S. 53/1920/21, Präparat von Geheimrat E. KAUFMANN-Göttingen.)

Veränderungen sein und sogar Perforation veranlassen. So sah STEVENS zwei nahe dem Nierenbecken gelegene Ureterdivertikel stark entzündet und perforiert, wodurch ein Abszeß in der Umgebung entstand.

3. Chronische Ureteritis (Lit. S. 540).

Bei der chronischen Ureteritis wird die Wandung des Ureters derber, und, wenn er nicht stark dilatiert ist, bedeutend dicker; die Lichtung ist oft enger und infolge der starren Wandung schlechter sondierbar. In anderen Fällen ist der Ureter klaffend weit, aber auch dann ist die Wand relativ verdickt und derber als gewöhnlich. Die Schleimhaut ist oft graurot und läßt manchmal ektasierte, Gefäße erkennen, dabei ist manchmal eine lederartige Faltung der Oberfläche feststellbar. In erweiterten Ureteren treten auch oft quere Falten und Leisten hervor (vgl. Abb. 38, S. 425). Abgesehen von diesen Veränderungen kann man als Begleiterscheinung einer chronischen Ureteritis Zystenbildung. Follikelbildung und herdförmige Plattenepithelmetaplasie antreffen. Hinsichtlich dieser Erscheinungen, die für die ganzen Harnwege gemeinsam erörtert werden, sei auf die entsprechenden Abschnitte verwiesen (S. 464 f.). Die Wandverdickung des Harnleiters gibt demselben, da es sich im wesentlichen um eine Bindegewebs-

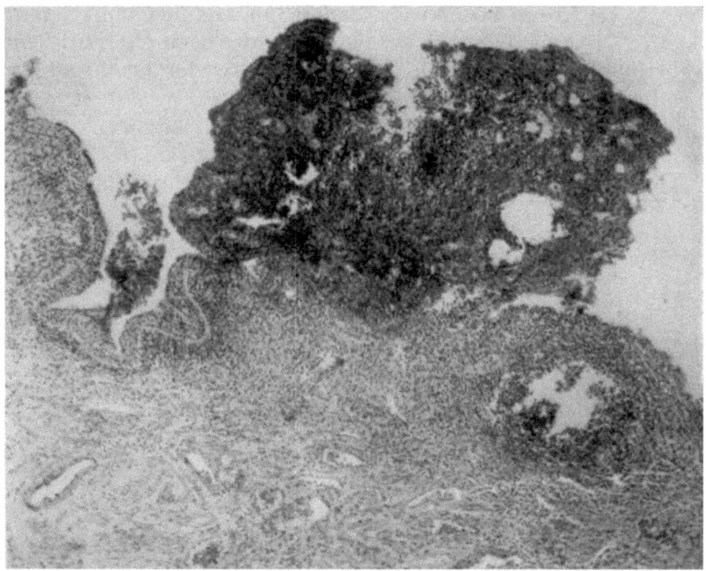

Abb. 27. Granulationspolyp mit starker chronisch entzündlicher Infiltration im Ureter bei Steinpyonephrose (♀, E. 2307/1930, eigene Beobachtung.)

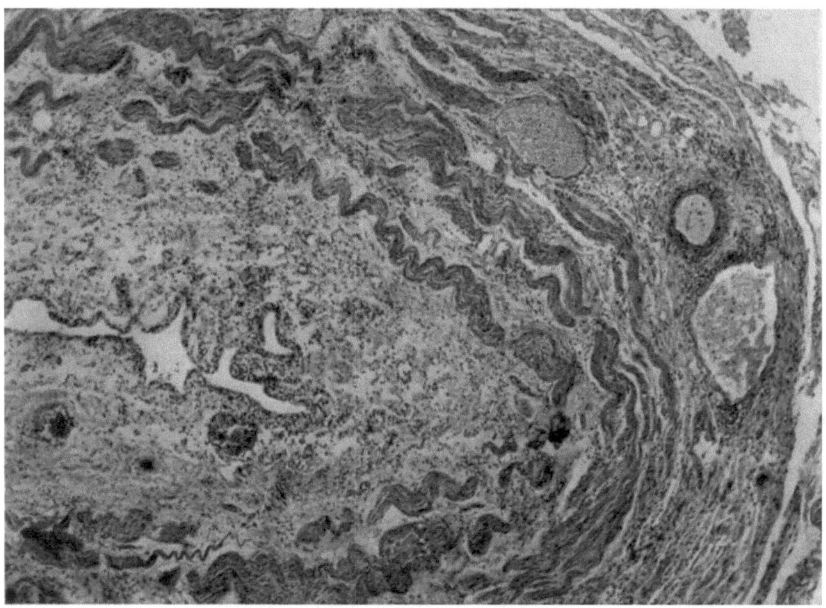

Abb. 28. Chronische Ureteritis mit starkem Ödem der Schleimhaut und des intermuskulären Gewebes. (71 Jahre, ♂, eigene Beobachtung).

neubildung handelt, auf dem Durchschnitt ein weißliches Aussehen. Häufig ist der Ureter mit dem gleichfalls schwielig umgewandelten periureteralen Gewebe fest verbunden.

Die Geschwürbildungen können narbige Abheilungen gelegentlich mit Strikturbildung veranlassen. In seltenen Fällen nach vermutlich zirkulären Geschwüren kommt es zum völligen bindegewebigen Ureterverschluß wie man ihn bei der Pyonephrosis occlusa, besonders im Gefolge von Nephrolithiasis antreffen kann. Es kann aber auch aus einer geschwürigen Ureteritis eine Granulationsgewebswucherung hervorgehen, die sich entweder beetförmig gegen die Lichtung wölbt oder in umschriebener polypöser Form auftritt. Solche bis linsengroße Granulome habe ich gelegentlich besonders bei Nephrolithiasis beobachtet. Auch Patch berichtet über ein zirkuläres Uretergranulom nahe dem Nierenbecken bei einem 10jährigen Knaben mit Nephrolithiasis und

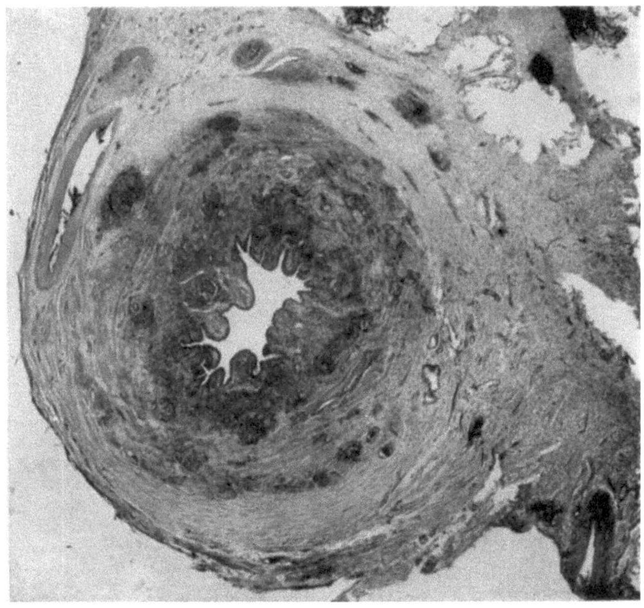

Abb. 29. Schwere chronische Ureteritis und Periureteritis mit lymphatischen Zellherden bei pyonephrotischer Schrumpfniere. (42 Jahre. ♂, E. 376/1931, eigene Beobachtung.)

Hydronephrose, sowie über multiple papillomartige Uretergranulome gleichfalls bei Nephrolithiasis. Im histologischen Bild bestehen diese Granulome aus einem lockeren mesenchymalen Grundstock mit dichten Einlagerungen von Lymphozyten, Plasmazellen und eosinophilen Leukozyten sowie Russel-Schollen. Das Epithel reicht meist nur seitlich eine Strecke weit, während der Hauptteil des Granuloms frei von Epithel ist (Abb. 27). Patch hat auch Nekrosen im Granulombereich beobachtet. Ähnlich aussehende Herde werden bei der äußerst seltenen Lokalisation der Malakoplakie im Harnleiter beobachtet, die im entsprechenden Abschnitt der Blase besprochen ist (s. S. 376 u. Abb. 22).

Die Histologie der chronischen Ureteritis zeigt vorwiegend produktive Veränderungen. Das Epithel wird häufig verdickt und sendet manchmal basale Zapfen und Zellnester aus, welche zur Zystenbildung führen können, in anderen Fällen erfolgt Umwandlung in Plattenepithel (Leukoplakie). Das Schleimhautstroma kann stark durch Neubildung von Bindegewebe und von Gefäßen verdickt werden. Nicht selten findet man auch ein chronisches Ödem in allen Wandschichten, wodurch die Tätigkeit der Muskulatur beeinträchtigt wird (Abb. 28). Die zelligen Infiltrate bestehen nun nahezu ausschließlich aus Lymphozyten und Plasmazellen und zeigen vorwiegend eine dichte Gruppierung in der Umgebung der Gefäße. Auch in den tieferen Schichten der Ureterwand finden sich Infiltrate zwischen den Muskelbündeln ebenso wie häufig auch im periureteralen Fettgewebe (Abb. 29). Ablagerungen von Blutpigment in Zellen sind ebenso wie bei der chronischen Zystitis nicht häufig zu beobachten, gelegentlich findet man verfettete Zellen. Die Muskelschicht des Ureters wird gleichfalls meist durch eine starke Bindegewebsneubildung verdickt. Zunächst ist das Bindegewebe saftig und zellreich, späterhin wird es kernarm und zeigt gelegentlich hyaline Umwandlung. Durch die Verschwielung und Fibrose der Ureterwand kann die Muskulatur weitgehend zum Schwund kommen.

4. Entzündliche Ureterstrikturen (Lit. S. 540).

Außer den angeborenen und den traumatischen Strikturen werden auch Harnleiterverengerungen nach entzündlichen Veränderungen beobachtet. Die Häufigkeit dieser Ureterstrikturen wird sehr verschieden bewertet, wahrscheinlich spielt sie aber neben der angeborenen Striktur zahlenmäßig keine sehr große Rolle. Solche Strikturen können ringförmig sein oder in selteneren Fällen sich auch auf eine längere Strecke des Harnleiters erstrecken. Sie können an jeder Stelle des Harnleiters zur Ausbildung kommen, doch sind die durch Veränderungen der Ureterwand bedingten Strikturen besonders im unteren Teil des Ureters anzutreffen (Bachrach). Baker fand unter 49 Fällen die Striktur 35mal 3—6 cm und 14mal 9—12 cm oberhalb der Blase. Die entzündlichen Ureterstrikturen sind im Gegensatz zu den angeborenen und traumatischen oft multipel und doppelseitig.

Die Entstehung einer entzündlichen Ureterstriktur kann sehr verschieden sein. So kann jede umschriebene tiefgreifende, besonders geschwürige und mit Narbenbildung abheilende Entzündung der Ureterschleimhaut zu einer bleibenden Verengerung führen. Besonders ringförmige Geschwüre heilen meist mit Verengerung. Auch ein Dekubitalgeschwür bei Urolithiasis kann zur Narbenstriktur führen. Desgleichen kann eine auf den Ureter übergreifende von einem benachbarten Organ ausgehende Periureteritis eine Striktur hervorrufen. Dabei kommt es zu einer umschriebenen Bindegewebsneubildung in der Ureterwand, wobei die Schrumpfung des Bindegewebes zur Verengerung führt. So hat Boshamer auf Grund von 3 eigenen autoptisch bestätigten Beobachtungen darauf hingewiesen, daß Ureterstriktur nach Parametritis viel häufiger vorkommt als man annimmt.

Eine andere Möglichkeit der entzündlichen Strikturbildung ist gegeben durch hämatogene umschriebene Entzündung der Ureterwand. Vor allem hat Hunner die große Häufigkeit von Ureterstrikturen überhaupt und von entzündlichen Harnleiterverengerungen im besonderen immer wieder betont. Er selber hat in 15 Jahren 2500(!) Ureterstrikturen, die teils im Beckenabschnitt, teils am oberen Harnleiterende gelegen waren, klinisch beobachtet. Dabei handelt es sich nicht um die hochgradigen Verengerungen, sondern um die „weite Form" der Striktur (Braasch). Ein großer Teil dieser Ureterstrikturen, die Hunner für einen der wesentlichsten kausalen Faktoren bei der Entstehung der Pyelitis und Pyelonephritis hält, werden von ihm sowie Church, Goldstein, Baker und anderen amerikanischen Autoren auf fokale Infektion zurückgeführt. Es sollen vor allem Zahnwurzel- und Tonsillarerkrankungen sein, die zur hämatogenen Infektion des Harnleiters Anlaß geben. Baker fand bei 50 Fällen von „Ureterstriktur" bei Frauen mit Pyelitis 23mal Bacterium coli, 3mal Staphylococcus albus und 24mal keinerlei Bakterien. In 21 von diesen Fällen (42%) waren die Tonsillen, in 11 (22%) die Zähne, in 7 (14%) Zähne und Tonsillen, in 2 (4%) die Nebenhöhlen erkrankt und stellten den vermutlichen Infektionsherd dar, während in 9 Fällen (18%) kein Ausgangspunkt einer Herdinfektion auffindbar war. Im europäischen urologischen Schrifttum spielt die Ureterstriktur eine sehr viel geringere Rolle als im amerikanischen. Es ist möglich, daß auch spastische Kontrakturen Strikturen vortäuschen. Solche Spasmen sollen lange anhalten und sogar Hydronephrose veranlassen können (HEPBURN). Vielleicht entstehen solche Spasmen zum Teil auch nur durch den Fremdkörperreiz der Sonde (BACHRACH). Jedenfalls schränken namhafte europäische Urologen wie v. LICHTENBERG und MORRISSEY die Bedeutung der HUNNERschen Strikturen stark ein und H. KÜMMEL leugnet das Vorkommen einer Harnleiterstriktur bei fokaler Infektion vollkommen. In gleicher Weise betonen LEGUEU und FEY, daß entzündliche Ureterstrikturen nur sehr selten vorkommen. DESNOS konnte im französischen Schrifttum nur 3 sichere Fälle auffinden. Auch BRAASCH hat in seinem Referat auf dem Urologenkongreß (1929) aus seiner Erfahrung keine überzeugenden Fälle HUNNERscher Strikturen anführen können. Es bedürfte eingehender systematischer anatomischer Untersuchungen zur Klärung dieser Frage. SCHREIBER hat bei 100 genau untersuchten Leichen in 12% Ureterstrikturen gefunden, mißt aber der umschriebenen Ureteritis im Sinne HUNNERS nur eine geringe ätiologische Bedeutung bei.

Auch durch narbige Schrumpfung und Strangbildung ohne direkte Entzündung des Ureters kann eine Striktur entstehen. Nach BACHRACH sind diese Strikturen vorwiegend im oberen Abschnitt des Ureters gelegen.

5. Ureterfisteln infolge Entzündung von Nachbarorganen

(Lit. S. 540).

Ebenso wie an der Blase kommen auch am Ureter Fisteln und Perforationen vor, hervorgerufen durch eitrige Prozesse in benachbarten Organen. Eine zusammenfassende Darstellung dieses Gebietes findet sich nur in der Arbeit von WEISER, auf die sich meine Ausführungen stützen. Am häufigsten führt die eitrige Appendizitis zum Durchbruch in den Harnleiter, besonders bei retrozökaler Lagerung des Wurmfortsatzes. Die Fistel kann entweder direkt zwischen Wurmfortsatz und Harnleiter zustande kommen oder es bildet sich eine indirekte Appendix-Ureterfistel, wenn ein perityphlitischer Abszeß und nicht die Appendix selbst zum Durchbruch gekommen ist. Einen Fall direkter Appendix-Ureterfistel, in dem es zum Abgang von Kotpartikeln mit dem Harn gekommen war, hat CHRZELITZER beschrieben. Als Beispiel der indirekten Fistel sei eine Beobachtung von COMTE (zit. nach WEISER) angeführt, bei welcher ein großer perityphlitischer Abszeß nicht nur in den Ureter und ins Zökum, sondern auch nach außen perforierte.

In zweiter Linie kommen paranephritische Eiterungen in Betracht. Einen zweiten Fall indirekter Ureter-Kolonfistel beschrieb NEUMANN (zit. nach WEISER) bei einem großen paranephritischen Abszeß, der in den Ureter und ins Kolon durchgebrochen war.

Als dritte Möglichkeit kommt das Übergreifen entzündlicher Erkrankungen der Beckenknochen auf den Ureter in Betracht. Einen einschlägigen Fall hat LINDSJÖ bei einem 6jährigen Knaben beobachtet. Es bestand massive Pyurie aus dem linken Harnleiter, die nach Nephrektomie wegen Verdacht auf Nierentuberkulose nicht aufhörte. Im weiteren Verlauf stellte sich eine sequestrierende Ostitis der linken Hüfte mit Ureterperforation als Ursache der Pyurie heraus.

Eine Uretero-Vaginalfistel ein Jahr nach Radiumbestrahlung von der Vagina aus, hervorgerufen durch Endarteriitis obliterans, beschrieb KRETSCHMER.

6. Periureteritis (Lit. S. 540).

Die Entzündung der Bindegewebshüllen und des periureteralen Fettgewebes ist eine häufige Begleiterscheinung einer Ureteritis. In den allermeisten Fällen handelt es sich um eine gleichzeitige Erkrankung des Ureters und seiner Umgebung. Es kann aber auch in einzelnen Fällen zunächst nur das periureterale Gewebe erkrankt sein. Dies ist besonders der Fall, wenn eine aufsteigende Infektion sich innerhalb der periureteralen Lymphbahnen ausbreitet oder wenn eine Entzündung oder Eiterung von der Umgebung des Ureters (Parametritis, Perityphlitis) auf die Bindegewebshüllen des Harnleiters übergreift oder von einem benachbarten Organ (Appendix, weibliche oder männliche Adnexorgane) die Entzündung auf den Harnleiter fortgeleitet wird und so zunächst dessen äußere Hüllen ergreift. Allerdings bleibt auch in diesen Fällen die Periureteritis nicht lange isoliert, sondern es tritt bald eine Ureteritis hinzu. Ebenso ruft jede stärkere und länger dauernde Ureteritis eine Periureteritis hervor.

Man kann eine akute und eine chronische Periureteritis unterscheiden. Die akute Periureteritis kann sich als eine nur mikroskopisch erkennbare Lymphangitis und Perilymphangitis der periureteralen Lymphbahnen darbieten, die wahrscheinlich bei der aszendierenden, endogenen Infektion eine große Rolle spielt. In anderen Fällen liegt eine phlegmonös-eitrige Durchtränkung des periureteralen Gewebes vor wie man dies bei Senkung einer paranephritischen Eiterung oder bei perityphlitischen, appendizitischen und parametranen Exsudaten gelegentlich, aber keineswegs häufig sehen kann. Auch an eine perivesikale Eiterung kann sich aufsteigende eitrige Periureteritis anschließen.

Viel augenfälliger und häufiger sind die Veränderungen der chronischen Periureteritis, die man nach dem anatomischen Befund in eine fibröse und eine fibrolipomatöse einteilen kann. Die geringsten Grade der fibrösen Periureteritis äußern sich in einer gewissen schlechteren Verschieblichkeit des Ureters gegen das umliegende Gewebe. In den hochgradigeren Fällen trägt die periureterale Bindegewebswucherung wesentlich zur Verdickung des Harnleiters bei, so daß gelegentlich auch ohne Erweiterung der Lichtung die Ureteren bis daumendicke, derbe Stränge darstellen können, deren Wandung bis zu 1 cm dick werden kann. Dabei umgibt das Bindegewebe nicht nur konzentrisch den Harnleiter, sondern zeigt auch septenartige Ausläufer in die Umgebung, wodurch besonders die Unverschieblichkeit hervorgerufen wird. Besonders bei lang bestehender Pyonephrose sieht man schwere Veränderungen.

Histologisch tritt diese Bindegewebsneubildung in Form einer dicken Adventitia des Ureters in Erscheinung, die konzentrisch geschichtet ist und späterhin oft hyalin umgewandelt wird. Auch die Septen des periureteralen Fettgewebes sind verdickt. Daneben finden sich oft chronisch entzündliche, besonders perivaskulär angeordnete Infiltrate, die hauptsächlich aus Lymphozyten und Plasmazellen bestehen. Gelegentlich kommt es auch zur Ausbildung richtiger Lymphfollikel mit Keimzentren im periureteralen Gewebe (vgl. auch Abb. 29, S. 392).

Die fibrolipomatöse Periureteritis wird weniger häufiger beobachtet. Dabei kommt es zu einer Wucherung des periureteralen Binde- und Fettgewebes. In solchen Fällen kann der Ureter völlig unverschieblich in gewucherten und verhärteten Fettgewebsmassen eingebacken sein. Histologisch erscheint auch hier neben einer Wucherung von innig durchflochtenem Binde- und Fettgewebe oft stärkere chronisch entzündliche Infiltration ausgeprägt. Ähnlich wie an den Nierenhüllen kommt diese Veränderung häufig bei Nephrolithiasis und Pyonephrosen vor.

C. Pyelitis, Pyelonephritis und Pyonephrose.

1. Begriffsbestimmung der Pyelitis und Pyelonephritis (Lit. S. 541).

Der Besprechung der Pyelitis und der Pyelonephritis sind grundsätzliche Bemerkungen vorauszuschicken, welche einerseits die Beziehungen zwischen Pyelitis und Pyelonephritis klarlegen sollen und anderseits die Abgrenzung der Pyelonephritis von anderen Nierenerkrankungen betreffen.

Die erste Frage, die man sich vorlegen muß, ist die, ob es überhaupt eine Pyelitis als isolierte Erkrankung des Nierenbeckens gibt oder ob die Niere nicht immer bei Pyelitis miterkrankt ist. Die Bezeichnung Pyelitis ist von klinischer Seite vielfach angewendet worden, doch zeigte die spätere Erfahrung, daß sich hinter dem klinischen Bild der Pyelitis nicht selten eine Pyelonephritis verbirgt. Auch die Ureteren und die Harnblase sind bei Pyelitis selten völlig unbeteiligt, wenn auch die stärksten Symptome auf das Nierenbecken als Erkrankungsherd hindeuten. Gerade in den letzten Jahren hat man bei sorgfältiger bakteriologischer Untersuchung feststellen können, daß in den meisten Fällen die bakterielle Infektion nahezu die ganzen Harnwege betrifft, daß aber auch die Erkrankung oft ausgedehnter ist, als man nach klinischer Erwartung oder makroskopischem Befund annehmen würde. Von diesen Feststellungen ausgehend ist der Gedanke der Systemerkrankung der Harnorgane gegenüber der Vorstellung einer streng lokalen Erkrankung einzelner Harnwegsabschnitte immer mehr in den Vordergrund getreten. Aber auch durch die anatomischen Untersuchungen GOHRBANDTS ist die Annahme einer isolierten Pyelitis erschüttert worden. Bei eingehender mikroskopischer Untersuchung findet man in Nieren, die makroskopisch nur entzündliche Veränderungen des Nierenbeckens darbieten, nahezu immer auch im Nierengewebe umschriebene Entzündungsherde. Diese Feststellung kann ich aus eigener Erfahrung durchaus bestätigen. Ich konnte nur in 2 Fällen einer sehr geringgradigen Pyelitis bei Untersuchung einiger Nierenstücke keine Nierenveränderungen nachweisen, aber auch solche Fälle sind nicht beweisend für die Existenz einer isolierten Pyelitis, da man bei einer hinreichend quantitativen mikroskopischen Nierenuntersuchung vielleicht auch in diesen Fällen kleine entzündliche Nierenherde gefunden hätte. Die innige Zusammengehörigkeit von Niere und Nierenbecken geht ja auch aus GOHRBANDTS Feststellungen hervor, daß man in glomerulonephritischen Schrumpfnieren nahezu immer auch chronisch entzündliche Veränderungen im Bereich der Nierenbeckenwandungen antrifft. Es läßt sich also sagen, daß eine isolierte Nierenbeckenentzündung wohl kaum je vorkommt. Trotz dieser Tatsache ist es nicht unberechtigt, am Begriff der Pyelitis festzuhalten, wenn man sich nur der Einschränkung bewußt bleibt, daß mit diesem Namen nur die Stelle der stärksten und makroskopisch augenfälligen, nicht aber der einzig vorhandenen Veränderungen gekennzeichnet werden soll. Es gibt ja tatsächlich Fälle genug, in denen auch bei genauester makroskopischer Betrachtung keine Nierenveränderungen neben der Nierenbeckenveränderung festgestellt werden kann. In solchen Fällen wird man mit Recht von einer Pyelitis sprechen. Aus diesen Gründen sind im nachfolgenden auch die entzündlichen Nierenbeckenveränderungen ohne Rücksicht auf die begleitenden Nierenveränderungen in dem Abschnitt „Verlaufsformen der Pyelitis" dargestellt.

Schwieriger ist die Begriffsbestimmung der Pyelonephritis. Während früher alle aufsteigenden eitrigen Niereninfektionen unter diesem Namen zusammengefaßt wurden, wie dies im wesentlichen auch KAUFMANN und ASCHOFF noch tun, kann heute aus mehreren Gründen diese Definition nicht als zureichend gelten. Erstens ist der urinogen aufsteigende Infektionsweg in seiner überwiegenden Bedeutung vielfach angezweifelt worden und es ist neben der aszendierenden — sei es intraureteralen oder lymphogenen — Infektion die hämatogene Entstehung auch bei der Pyelitis und Pyelonephritis immer mehr in den Vordergrund gerückt worden. Zweitens kann man die Bezeichnung Pyelonephritis nicht auf eitrige Infektionen einschränken, da es — besonders im Gefolge der Nephrolithiasis — aber auch bei gewöhnlichen Infektionen häufig genug chronische, nicht eitrige, sondern vorwiegend produktive Formen der Pyelonephritis gibt.

Durch die Möglichkeit einer hämatogenen — vielleicht sogar ziemlich häufigen — Entstehung der Pyelonephritis ist die Abgrenzung dieser Nierenerkrankung gegenüber der eitrig-embolischen Nephritis, sowie gegenüber den miliaren embolischen Rindenabszessen und dem Nierenkarbunkel durchaus unsicher und vielfach willkürlich geworden. Die eitrig embolische Nephritis ist von STOERK abgehandelt[1], so daß ich hier nicht mehr auf die Befunde derselben, sondern nur auf das Grenzgebiet gegen die Pyelonephritis eingehen werde. Wenn man den Ausdruck Pyelonephritis beibehalten will, so kann man sinngemäß nur jene Formen der Nierenentzündung damit belegen, bei denen in offensichtlicher Weise das Nierenbecken miterkrankt ist. Dieser Gesichtspunkt muß maßgebend sein zur Abgrenzung gegenüber anderen eitrigen Nierenerkrankungen. Es geht aber nicht an, einfach die Begriffe infektiöse Nephritis und Pyelonephritis gleichzusetzen, wie dies CROSBIE tut, da eine Pyelonephritis ohne Entzündung des Nierenbeckens eine widersinnige Bezeichnung ist. Man muß sich dabei im klaren sein, daß in manchen Fällen wenigstens der Unterschied zwischen einer Pyelonephritis und einer embolisch-eitrigen Herdnephritis nur darin gelegen sein kann, daß im ersteren Fall die Herdnephritis durch Ausscheidung von Keimen und Toxinen mit dem Harnstrom zu einer Miterkrankung des Nierenbeckens geführt hat. Es läßt sich somit ein grundsätzlicher Unterschied zwischen den embolisch-eitrigen Nierenerkrankungen einerseits und der Pyelonephritis anderseits meines Erachtens nicht aufrechterhalten, sondern es scheint mir so zu sein, daß die embolisch-eitrige oder abszedierende Nierenerkrankung eine hämatogene Vorstufe einer Pyelonephritis darstellen kann, daß sie aber auch ohne eine Nierenbeckeninfektion zu veranlassen ablaufen kann. Es ist also die Frage der lokalen Beschränkung oder der weiteren Ausbreitung, die für den makroskopischen Befund und somit für die Benennung maßgebend wird. Es ist allerdings noch zu erwähnen, daß rein theoretisch eine hämatogene Pyelonephritis auch durch gleichzeitige Infektion von Niere und Nierenbecken zustande kommen kann. Bei der hier vorgeschlagenen Fassung der Pyelonephritis als Inbegriff aller — oft eitrigen — Entzündungen, die Niere und Nierenbecken zugleich betreffen, werden sicher ihrer Genese nach verschiedene, ihrer Morphologie nach aber sehr ähnliche oder völlig gleiche Prozesse zusammengefaßt. Man könnte ja zwischen einer Nephropyelitis, bei der das Nierenbecken von der Niere aus infiziert wird, und einer Pyelonephritis im engeren Sinne, bei der die Niere vom Nierenbecken aus ergriffen wird, unterscheiden, wie dies TADDEI tut. Jedoch hat diese Unterscheidung nur bedingten Wert und ist nur in wenigen Fällen möglich, da bei länger dauernder Entzündung der Ausbreitungsweg häufig genug am endgültigen Befund nicht mehr ablesbar ist. Es wird bei der Besprechung der Infektionswege auf diesen Punkt noch näher einzugehen sein.

Eine Abgrenzung der Pyelonephritis muß auch gegenüber der interstitiellen Nephritis versucht werden, da es sich auch bei der Pyelonephritis um eine zunächst wenigstens rein im interstitiellen Gewebe entwickelte Nierenentzündung handelt. Die Schilderung der als anatomische Krankheitseinheit angesehenen

[1] STOERK: Dieses Handbuch, Bd. VI/1. S. 473.

interstitiellen Nephritis durch FAHR[1] zeigt weitgehende Übereinstimmung mit mikroskopischen Befunden einer geringgradigen nichteitrigen Pyelonephritis. FAHR betont die Lagerung der Infiltrate in der Umgebung der Arteriolen und hebt als bevorzugte Lokalisationen die Rinde und die Rindenmarkgrenze hervor. Die größeren Herde werden als keilförmig angegeben mit der Spitze des Keils gegen das Mark gerichtet. Ebenso wie bei der Pyelonephritis bleiben die Glomeruli lange verschont, während die Tubuli von den interstitiellen Infiltraten aus zum Teil zerstört werden. Daraus ergibt sich, daß eine mikroskopische Unterscheidung des einzelnen Entzündungsherdes bei beginnender Pyelonephritis und bei interstitieller Nephritis nicht möglich ist, sondern nur die Untersuchung der ganzen Niere kann die Klärung ermöglichen. Bei dieser Analogie drängt sich eine Vermutung auf, für die ich einen anatomischen Beweis nicht erbringen kann, da mir einschlägiges Untersuchungsmaterial fehlt, die ich aber trotzdem zur Diskussion stellen möchte. Vielleicht besteht gar kein wesentlicher Unterschied zwischen diesen beiden Formen der Nephritis. Am häufigsten wird die interstitielle Nephritis im Gefolge von Scharlach angetroffen. Es ist klinisch bekannt, daß beim Scharlach oft Pyelitis und Zystitis sowie leichte Pyurien auftreten, was auch SUTER hervorhebt. Es wäre also sehr wohl möglich, daß die interstitielle Nephritis eine leichte Form einer chronischen Pyelonephritis darstellt, wobei die Nierenbeckenveränderungen makroskopisch keineswegs augenfällig zu sein brauchen. Zugunsten dieser Auffassung scheinen auch die Feststellungen ŚCIESIŃSKIS zu sprechen, der unter 12 Fällen akuter interstitieller Nephritis nur 3mal das Nierenbecken unverändert fand, während 4mal geringe und 5mal beträchtliche pyelitische Befunde nachweisbar waren. Bei dieser Annahme würde die periarterielle Infiltration und die keilförmige Gestalt der Herde, sowie ihre Lokalisation, zwanglos erklärt, da wir die Bedeutung der perivaskulären Lymphbahnen für die Ausbreitung der Pyelonephritis seit den schönen Untersuchungen von ACHILLES MÜLLER kennen. Dagegen scheint mir die Art der Herdbildung und die Lagerung der Infiltrate sowie besonders die fehlende Beteiligung der Glomeruli bei Annahme einer hämatogen-toxischen Einwirkung nicht ohne weiteres verständlich.

Diese zweifellos gegebene Unsicherheit der Einteilung und Abgrenzung, die zum Teil auf ungenügenden Kenntnissen dieser verhältnismäßig wenig anatomisch studierten entzündlichen Nierenerkrankung zurückzuführen ist, hat dazu geführt, daß man — besonders im englischen und amerikanischen Schrifttum — einfach von chirurgischer Nephritis (surgical kidney) spricht. Das Bedürfnis einer anatomischen Einteilung kann sich aber unmöglich mit einer solchen allgemeinen Bezeichnung begnügen. Es ist allerdings richtig, was auch NECKER betont, daß unsere Kenntnisse auf diesem Gebiete heute etwa jenem Stande entsprechen als man die Gesamtheit der nephritischen, nephrotischen und vaskulären Nierenveränderungen unter dem Sammelbegriff des „Morbus Brightii“ zusammenfaßte. Vielleicht wird es bei Zusammenarbeit von Klinikern und Pathologen möglich sein auch das zweite Gebiet der Pyelonephritis einer sinngemäßen Unterteilung zuzuführen.

2. Häufigkeit, Alter, Geschlecht und Seitenbeteiligung bei Pyelitis und Pyelonephritis (Lit. S. 541).

Die Pyelitis und Pyelonephritis zeigt eine ziemlich charakteristische Verteilung über die verschiedenen Lebensalter. Sehr häufig wird sie im Säuglings- und Kleinkindesalter angetroffen. Auch bei Neugeborenen kann Pyelitis beobachtet werden durch Infektion während der Geburt (CONRAD) oder vom Darm

[1] FAHR: Dieses Handbuch, Bd. VI/1, S. 362—367.

aus (SAUER, RUNGE), dabei können die unteren Harnwege unverändert sein (GÖRTER und LIGNAC). In den späteren Kinderjahren und in der Pubertätszeit treten Pyelitis und Pyelonephritis relativ selten auf. Eine stärkere Häufung der Erkrankungsfälle beginnt wieder mit Eintreten der Geschlechtsreife, um zwischen dem 30. und 40. Lebensjahr die höchsten Krankheitszahlen zu erreichen. Dieser Höhepunkt wird wohl wesentlich durch die große Zahl von Schwangerschafts-Pyelitis und -Pyelonephritis mit beeinflußt. Im späteren Alter zeigt sich zunächst ein Absinken der Erkrankungszahl, dem jedoch — wie auch NECKER hervorhebt — im höheren Alter ein neuerlicher Anstieg folgt. Wahrscheinlich ist der zahlenmäßige Anstieg der Erkrankungen im höheren Lebensalter auch durch Träger von Prostatahypertrophien wesentlich mitbedingt.

Die statistischen Angaben über die Verteilung der Erkrankungsfälle auf die beiden Geschlechter sind naturgemäß von dem Wirkungskreis des einzelnen Untersuchers weitgehend abhängig. Trotzdem läßt sich nach allen klinischen Angaben ein bedeutendes Überwiegen der Frauen gegenüber den Männern bei der Pyelitis und Pyelonephritis feststellen, auch wenn man das Kleinkindesalter und die Zeitperiode der Schwangerschaftserkrankungen nicht einrechnet. Das Zahlenverhältnis läßt sich ungefähr so ausdrücken, daß klinisch zwei Drittel der Erkrankungen Frauen und nur ein Drittel Männer betreffen (NECKER). Ich gebe nachfolgend die von NECKER aus dem Schrifttum gesammelten Angaben über die Geschlechtsanfälligkeit bei Pyelitis und Pyelonephritis in Form einer Tabelle wieder:

Geschlechtsanfälligkeit bei Pyelitis und Pyelonephritis.

Autor	Zahl der Fälle	♂	♀
KRETSCHMER	200	78	122
JÜLICH	170	30	140
CULVER, HERROLD und PHIFER	116	36	80
BECKMANN und VON DER REISS	58	14	44
LINDEMANN	48	17	31
HELLSTRÖM	398	64	34
LÖWENBERG	29	8	21
HOHLWEG, LENHARTZ, KÜSTER, THOMAS, KÜMMER und LEHMANN	1758	462	1296
Gesamtzahl	2777	709	2068

Die Angaben über die Seitenbeteiligung bei Pyelitis und Pyelonephritis können nur mit einer gewissen Vorsicht gemacht werden. Die rein klinischen Angaben sind für die Frage nicht zu verwerten, sondern man muß möglichst die mikroskopisch-kulturelle Untersuchung nach doppelseitigem Ureterenkatheterismus fordern. Die Verteilung auf die beiden Seiten hängt aber auch von der Auswahl der untersuchten Kranken ab. Die Häufigkeit der doppelseitigen Erkrankung wird recht verschieden angegeben. So fand CULVER, HERROLD und PHIFER 58,7% doppelseitige Erkrankungen und WOSSIDLO zählte unter einem Material, das auch Pyonephrosen einschloß, unter 186 Beobachtungen 105 doppelseitige Erkrankungen. Bei Frauen sind scheinbar doppelseitige Erkrankungen seltener. Bei 78 Frauen fand SCHEIDEMANDEL nur 22mal beide Nieren erkrankt. Noch stärker weicht die Angabe KEHRERs ab, daß bei Schwangerschaftspyelitis nur 8% doppelseitige Erkrankungen zu verzeichnen wären. Doch fand KRETSCHMER auch unter 25 Niereninfektionen während Schwangerschaft und Wochenbett 20mal bakteriologisch doppelseitige Erkrankung. Nach RUNEBERGs Feststellungen wären überhaupt nahezu alle Infektionen zunächst doppelseitig und würden erst im weiteren Verlauf einseitig. Auch FÖRSTER fand bei exakter Methodik an einem größeren Material fast ausschließlich doppelseitige und auf die ganzen Harnwege ausgebreitete Infektionen, was auch NECKER bestätigt. Man wird also annehmen dürfen, daß etwa in der Hälfte der Fälle die Doppelseitigkeit der Erkrankung offensichtlich ist, während sie darüber hinaus noch in einem Teil der Fälle bakteriologisch nachgewiesen werden kann. Unter den einseitigen Erkrankungen überwiegt die rechte Seite etwas. Nach den Angaben von CULVER, HERROLD und PHIFER sind unter den einseitigen Erkrankungen 52% rechts lokalisiert. Bei der Schwangerschaftspyelitis ergibt sich ein starkes Überwiegen der rechten Seite, wenn man nur nach den klinischen Symptomen urteilt. So fand KEHRER bei Schwangerschaftspyelitis 74% rechtsseitige Infektionen und SCHEIDEMANDEL bei Frauen überhaupt 45 rechtsseitige Infektionen gegenüber 13 linksseitigen. Da aber auch unter den 25 Fällen KRETSCHMERS, von denen 20 bakteriologisch einwandfrei doppelseitig waren, nahezu nur auf der rechten Seite Beschwerden bestanden, so muß man annehmen, daß auch bei der Schwangerschaftspyelitis meist doppelseitige Infektionen vorliegen, wobei das rechte Nierenbecken wegen der besonderen Umstände der Uteruslage entweder schwerer erkrankt ist oder nur subjektiv stärkere Symptome veranlaßt.

Alle diese Feststellungen sind dem klinischen Schrifttum entnommen, die Ergebnisse einer pathologisch-anatomischen Statistik weichen in mehrfacher Hinsicht von den Angaben der Kliniker ab. So fand WESSEL unter 8029 Sektionen, die in den letzten 25 Jahren im Göttinger Pathologischen Institut ausgeführt wurden, nur 23 Pyelitiden neben 112 Pyelonephritiden. Die Pyelitis macht also im Sektionsmaterial nur 0,29%, bezogen auf alle Sektionen, und 4,2%, bezogen auf alle banalen Infektionen der Harnorgane, aus, während die Pyelonephritis in 1,3% aller Leichenöffnungen gefunden wird und 20,7% aller nichttuberkulösen Infektionen der Harnorgane darstellt. Die Seltenheit der Pyelitis in der pathologisch-anatomischen Statistik erklärt sich aus mehreren Umständen. Erstens erweisen sich viele Fälle, die klinisch als Pyelitis gelten bei der Sektion als Pyelonephritis und zweitens heilen viele Pyelitiden aus. Besonders gilt dies für die klinisch so häufige Pyelitis gravidarum, die man anatomisch nur sehr selten zu sehen bekommt. Daß die Pyelitis anatomisch oft nur ein vorübergehendes Durchgangsstadium zur Ausbildung einer Pyelonephritis ist, geht daraus hervor, daß in 4 von den 23 Pyelitiden eine Pyelonephritis der anderen Seite bestand.

Der auffallendste Unterschied ergibt sich bei der Beteiligung der Geschlechter gegenüber den klinischen Feststellungen. WESSEL fand bei den Pyelitiden ein geringes Überwiegen der Frauen (13 ♀ : 10 ♂), dagegen zeigte sich bei den Pyelonephritiden ein starkes Überwiegen der Männer mit 77,6% gegenüber 22,3% Frauen. Daß das keine lokale Eigentümlichkeit unseres Sektionsmaterials ist, geht daraus hervor, daß auch ASCHOFF die überwiegende Häufigkeit der Pyelonephritis bei Männern betont. Der Grund für diesen Unterschied gegenüber den klinischen Angaben liegt darin, daß klinisch Pyelitis und Pyelonephritis gemeinsam betrachtet werden, so daß die sehr große Zahl der zweifellos bei Frauen häufigeren Pyelitiden das Bild bei der Pyelonephritis verschieben. Die Leichenöffnung stellt Endstadien fest, deshalb überwiegt die Pyelonephritis der Prostatiker mit dauernder Harnstauung so bedeutend, während die Pyelonephritis der Frauen, bei denen meist nur vorübergehend — etwa während der Schwangerschaft — Harnstauung besteht, späterhin vielfach zur Ausheilung kommt.

Die Alters- und Geschlechtsverteilung bei Pyelonephritis ist aus folgender Tabelle und Abb. 30 ersichtlich.

Die Betrachtung der Tabelle und der Kurve ergibt für beide Geschlechter übereinstimmend mit der klinischen Erfahrung eine Häufung der Erkrankungen im frühen Kindesalter, die besonders deutlich wird, wenn man bedenkt, wie wenig zahlenmäßig die Kindersektionen im gesamten Material ausmachen. Bei den Männern findet sich entsprechend den bei der Zystitis erörterten Verhältnissen ein starker Gipfel im 3. Jahrzehnt, der größtenteils durch die zahlreichen Wirbelschüsse der Kriegsjahre mit Rückenmarksverletzung und Osteomyelitis bedingt ist. Der höchste Gipfel wird bei den Männern im 7. Jahrzehnt infolge der Häufigkeit der Prostatahypertrophie erreicht. Bei den Frauen zeigt sich ein gleichmäßiges Ansteigen vom 2.—6. Jahrzehnt, also im wesentlichen die Auswirkungen der Periode der Geschlechtsreife und der Genitalgeschwülste, während im höheren Alter die Zahl der Erkrankungen rasch absinkt.

In guter Übereinstimmung mit den klinischen und bakteriologischen Feststellungen, daß der ganze Harntrakt häufiger als man annimmt erkrankt ist, stehen die Angaben WESSELs. Unter den 23 Pyelitiden waren nur 5 isoliert, während in 18 Fällen auch Zystitis vorhanden war. Unter den 112 Pyelonephritiden fanden sich nur 20 ohne Mitbeteiligung der Harnblase. Dabei ist hervorzuheben, daß hier ein deutlicher Unterschied der Geschlechter besteht. Von den 25 Pyelonephritiden bei Frauen waren 10 (40%) ohne Miterkrankung der Blase, also möglicherweise hämatogen entstanden, während unter den 87 Pyelonephritiden bei Männern nur 10 (11,5%) ohne Mitbeteiligung der Blase waren, was auf die überwiegende Bedeutung der aszendierenden Infektion bei den Männern hinweist.

Alters- und Geschlechtsverteilung bei Pyelonephritis im Göttinger Sektionsmaterial, nach WESSEL.

Alter	♂	♀	Zusammen
1—10	4	3	7
10—15	—	—	—
15—20	1	2	3
21—30	11	3	14
31—40	6	4	10
41—50	6	4	10
51—60	8	6	14
61—70	34	1	35
71—80	13	1	14
81—90	1	—	1
?	3	1	4
Zusammen	87	25	112

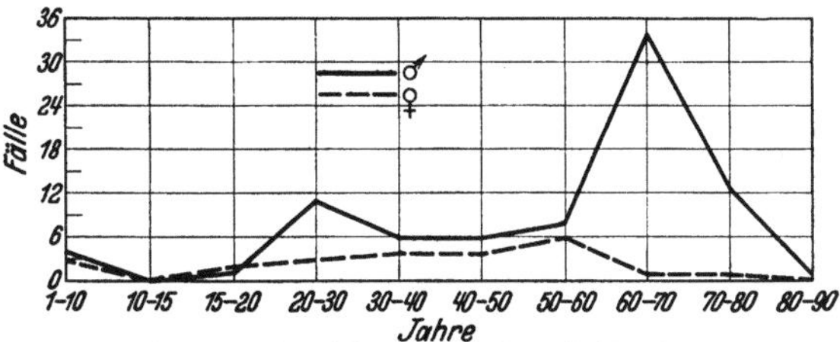

Abb. 30. Alters- und Geschlechtsverteilung bei Pyelonephritis im Göttinger Sektionsmaterial, nach WESSEL.

Die **Doppelseitigkeit** ist entsprechend den vorgeschrittenen Stadien, die zur Sektion kommen und in Anbetracht der genaueren Untersuchungsmöglichkeit viel häufiger als sie klinisch festgestellt wird. Unter den 23 Pyelitiden waren 14 (60,9%) doppelseitig. Von den 92 mit Zystitis kombinierten Pyelonephritiden waren 81 (88%) doppelseitig, dagegen fanden sich unter den 20 Pyelonephritiden ohne Blasenbeteiligung nur 8 (40%) doppelseitige und 12 (60%) einseitige Erkrankungen, da die auf die Niere und das Nierenbecken beschränkten Infektionen oft leichtere Erkrankungen darstellen, bei denen der Tod durch interkurrente Erkrankungen verursacht wurde.

Hinsichtlich der Bevorzugung der rechten Seite stimmen die Angaben WESSELs mit den klinischen Statistiken überein. Von den 8 einseitigen Pyelitiden betrafen 6 (75%) die rechte Seite und von 23 einseitigen Pyelonephritiden waren 13 (56,5%) auf der rechten Seite entwickelt.

3. Pathogenese der Pyelitis und Pyelonephritis (Lit. S. 541).

a) Infektionswege.

Die Möglichkeiten der Infektion von Niere und Nierenbecken sind sehr verschiedenartig und die Beurteilung der Bedeutung der einzelnen Infektionswege ist auch heute noch umstritten. Dies hat seinen Grund darin, daß aus dem fertigen Befund einer meist fortgeschrittenen Erkrankung, wie er bei der Operation oder Sektion zur Beobachtung gelangt, häufig der Weg der Infektionsausbreitung nicht mehr feststellbar ist. Aber auch die Frühfälle sind nicht immer eindeutig in ihren Befunden. Da auch die Tierversuche recht wechselnde Ergebnisse aufweisen und überdies eine meist nicht völlig mit den menschlichen Verhältnissen vergleichbare Nachahmung der spontanen Infektion darstellen, ist den subjektiven Werturteilen über die zahlenmäßige Rolle der einzelnen Infektionswege weiter Spielraum gegeben.

Man kann die Infektionswege nach verschiedenen Gesichtspunkten einteilen, je nachdem man den Infektionsherd, von dem die Ausbreitung erfolgt, lokalisieren will oder ob man den Infektionsweg bezeichnen will.

Man kann hinsichtlich des Ausgangsherdes eine urogenitale Infektion, bei welcher der Infektionsherd im Bereich des Urogenitaltraktes liegt, von einer endogenen Infektion unterscheiden, bei welcher der infektiöse Ausgangsherd irgendwo im Körper jedenfalls aber außerhalb des Urogenitalapparates seinen Sitz hat. Ich möchte dabei im Gegensatz zu NECKER, dessen Einteilung ich im wesentlichen folge, die Bezeichnung urogenitale Infektion gegenüber urinogener Infektion bevorzugen. Erstens weil sie deutlich zum Ausdruck bringt, daß der Infektionsherd auch innerhalb der Geschlechtsorgane seinen Sitz haben kann und zweitens weil als urinogene oder urogene Infektion auch vielfach nur die gegen den Harnstrom in der Ureterlichtung erfolgende Keimausbreitung bezeichnet wird (J. und W. ISRAEL). Als dritte Möglichkeit, die aber keine große Bedeutung hat, schließt sich bei dieser Einteilung die direkte Kontaktinfektion traumatischer oder operativer Herkunft an.

Hinsichtlich der Richtung der Keimausbreitung innerhalb der Harnorgane läßt sich eine aszendierende und eine deszendierende Infektion unterscheiden. Schließlich kann noch der Weg, den die Infektion nimmt, näher bezeichnet werden. Man kann in diesem Sinne von einem hämatogenen, lymphogenen und intraureteralen Infektionsweg sprechen, wobei man sich bewußt sein muß, daß zur eindeutigen Kennzeichnung des Infektionsmodus die Bezeichnung nach allen drei angeführten Einteilungsprinzipien nötig ist.

α) Infektionswege bei Infektionsquelle außerhalb des Urogenitaltraktes (endogene Infektion).

αα) *Keimeinschleppung auf dem Blutweg (hämatogene endogene deszendierende Infektion).*

Die Voraussetzung einer hämatogenen Infektion ist eine Bakteriämie, wie sie bei Infektionskrankheiten oder septischen Prozessen aber auch bei lokalen Eiterungen — wenn auch oft nur kurze Zeit — nicht selten besteht. Die Frage ob eine Bakterienausscheidung bei vollkommen unveränderter Niere möglich ist, kann auch heute noch nicht als eindeutig beantwortet gelten. Die Mehrzahl der Untersucher neigt zu der Auffassung, daß die renale Bakteriurie eine Nierenschädigung zur Voraussetzung hat. Diese Nierenschädigung kann in einer umschriebenen Entzündung bestehen, kann aber vielleicht auch subtilerer Art sein und so nicht histologisch greifbar werden. In erster Linie wird man dabei an feine Gefäßwandläsionen denken müssen (KOCH). Eine sichere Entscheidung, ob eine Bakteriurie ohne morphologische Nierenschädigung vorkommt, wäre nur durch Aufarbeitung der fraglichen Nieren in lückenloser Schnittreihe möglich, da man auch bei Untersuchung zahlreicher Stücke gerade die vielleicht kleinen erkrankten Gebiete übersehen kann.

Dieser hämatogene Infektionsweg ist durchaus wahrscheinlich bei den nach oder bei Typhus und Paratyphus auftretenden Harnweginfektionen, besonders bei jenen Fällen in denen vor allem die Nieren ergriffen sind. Ähnlich liegen die Verhältnisse bei manchen Grippe- und Influenzaepidemien, wo gelegentlich Nieren- und Nierenbeckeninfektionen vermutlich hämatogen — allerdings durch Mischinfektion mit Kokken — zustande kommen können (LEVINTHAL, KUCZINSKY und WOLFF). In gleicher Weise gilt dies für die bei Kindern nach Infektionskrankheiten auftretenden Pyurien, wie sie ARAAND-DELILLE und BESPALOFF in 4,5% von 200 Säuglingen nachweisen konnten.

Außer diesen mit Bakteriämie einhergehenden Infektionskrankheiten sind es Eiterungen aller Art, die bakterielle Metastasen in den Nieren veranlassen können. In erster Linie sind hier Furunkel, Panaritien, eiternde Wunden, aber auch eitrige Prozesse an den Nebenhöhlen, den Zahnwurzeln und den Tonsillen zu nennen. Die Bedeutung der fokalen Infektion ist besonders im amerikanischen Schrifttum sehr stark hervorgehoben worden (HUNNER, BUMPUS und MEISSER, ROSENOW, QUINSBY, STIRLING). In erster Linie werden Zahnwurzelerkrankungen und Tonsillitiden als Infektionsquellen verantwortlich gemacht. So fand BUMPUS bei 64 Patienten mit Pyelonephritis, Blasengeschwüren oder „idiopathischer“ Zystitis 43mal frische oder abgelaufene Tonsillarerkrankungen, sowie 45mal Zahnwurzelabszesse. Auch STIRLING bezieht von 175 Pyelonephritiden 50% auf Tonsillarerkrankungen und 21% auf Zahnerkrankungen als Infektionsquelle. Man wird bei der großen Häufigkeit derartiger Entzündungsherde im Mund und Rachenbereich vorsichtig in der Beurteilung des Zusammenhanges sein müssen, besonders wenn es sich um abgelaufene Tonsillitiden handelt. Daß solche Beziehungen besonders zwischen Tonsillen und Nieren bestehen, kann als feststehend angesehen werden, was auch schon vor vielen Jahren (1913) von deutschen Autoren betont wurde (SCHEIDEMANDEL, EPPINGER). Dafür spricht ja auch die Angabe von BUMPUS, daß er bei 35 von 45 Kranken nach Entfernung der vermutlichen Infektionsquelle eine wesentliche Besserung der Erkrankung der Harnorgane erzielte. Es bleibt aber doch sehr fraglich, ob die von den amerikanischen Autoren genannten hohen Hundertsätze den tatsächlichen Verhältnissen entsprechen.

Als Stütze für die Lehre von der Bedeutung der fokalen Infektion führen BUMPUS und MEISSER auch an, daß es ihnen gelungen sei grünwachsende Streptokokken aus Tonsillen zu züchten, die bei 80% der intravenös geimpften Kaninchen Nierenveränderungen hervorriefen. Diese spezifische Affinität der fraglichen Keime zu den Harnorganen soll sich bei weiteren Tierpassagen noch steigern. Nach Ansicht von BUMPUS und MEISSER wären die Kolibazillen nur als Mischinfekt zu werten, da sie im Kaninchenversuch keine Nierenveränderungen hervorriefen. Dieser Einwand kann aber nicht als beweiskräftig angesehen werden.

Gerade ROVSING hat die Rolle der hämatogenen Entstehung der Koliinfektion besonders betont. Unter 285 eigenen Beobachtungen von Kolipyelitis sah er 170 als akute endogene Nephropyelitis von Anginen, Appendizitis, Kolitis usw. ausgehen. Bei Säuglings- und Kinderpyelitis sind gleichfalls Heilungen nach Tonsillektomie bekannt geworden (CZERNY, FÄRBER und LATZKY). Auch BARTH wies auf die Bedeutung der hämatogenen Kolinephritis hin, in deren Frühfällen man Niereneiterung ohne Zystitis feststellen könne. Entscheidend für die Möglichkeit der hämatogenen endogenen Infektion, ist der Nachweis einer Bakteriämie vor Eintritt der Harnweginfektion, wie es KOTTWITZ, TRUMP und SCHÖNFELD bei Säuglingspyelitis im Verlaufe epidemischer Darmkatarrhe gelang. Positive Bakterienbefunde im Blut wie sie WIDAL und BERNARD bei septischer Schwangerschaftspyelitis, sowie CRABTREE in 40% von 32 akuten Pyelonephritiden nachweisen konnten, schließen dagegen die Möglichkeit nicht aus, daß der primäre Infektionsherd schon im Urogenitaltrakt gelegen war (urogenitale hämatogene deszendierende Infektion).

Im Tierversuch gelingt es, hämatogene Nieren- und Harnweginfekte hervorzurufen, besonders bei — wenn auch nur kurz dauernder (LEPPER) — Harnstauung oder traumatischer Nierenschädigung (HESS, MOSKALEFF, BREVER). KOCH konnte mit wenig virulenten saprophytischen Kokken beim Kaninchen nach intravenöser Injektion eitrige Markherde hervorrufen ähnlich der ORTHschen Ausscheidungsnephritis.

Eingehende experimentelle Untersuchungen über die Infektionswege der Niere hat HELMHOLTZ am Kaninchen mit Kolibazillen einer spontanen Harntrakterkrankung eines Kaninchens angestellt. Er konnte bei intravenöser Injektion an 17 von 31 Versuchstieren eine hämatogene Niereninfektion hervorrufen. Ebenso gelang es ihm, durch einfache Injektion in die Blase bei 10 von 15 Tieren eine aszendierende Niereninfektion zu erzielen. Besonders interessant sind seine Angaben über die Lokalisation der Veränderungen. Bei den hämatogenen Infekten waren vor allem die Rinde, die Markpyramiden und die Papillenspitzen betroffen, während das subpelvine Gewebe nur in einem Fall infiltriert war. Dagegen zeigten die aszendierenden Infektionen hauptsächlich periureterale und in den Kelchen subpelvin gelegene Leukozyteninfiltrate, aber nur in einem Fall Rindenabszesse.

Unter den anatomischen Befunden beim Menschen lassen sich nur wenig Merkmale anführen, die mit einiger Sicherheit auf die hämatogene Entstehung hindeuten. Das einzig zuverlässige Merkmal ist der Nachweis einer arteriellen Bakterienembolie im Bereich von Glomerulusschlingen oder in Arteriolen des Markes oder der Rinde. Ein solcher Nachweis wie ihn GOHRBANDT erbracht hat, wird bei der Pyelonephritis nur in wenigen Frühfällen möglich sein. Anders liegen die Verhältnisse bei der embolisch-eitrigen Herdnephritis und den miliaren Rindenabszessen, wobei meist solche Embolien erweisbar sind. Der Nachweis von Bakterienmassen in Venen besonders der Markpyramiden kann nicht als Beweis für hämatogene Entstehung dienen, da RIBBERT gerade beim aszendierenden Infekt auf den Übertritt von Keimen aus dem Nierenbecken in Venen hinwies und auch die Studien von FUCHS über den pyelovenösen Reflux schränken die Bedeutung intravenöser Bakterienbefunde als Zeichen für hämatogene Entstehung stark ein. Alle anderen Befunde besonders auch die kleinen Rindenabszeßchen können ebensogut bei aufsteigender Infektion entstehen. Es wird somit der anatomische Befund in den meisten Fällen bei der Frage nach der Möglichkeit einer hämatogenen Infektion kein sicheres, sondern höchstens bei Bewertung der ganzen Sachlage ein wahrscheinliches Urteil gestatten.

ββ) Keimeinschleppung auf dem Lymphweg (lymphogene endogene deszendierende Infektion).

Seit FRANKE den Nachweis erbrachte, daß zusammenhängende Lymphbahnen zwischen dem Zökum, dem Colon ascendens und der rechten Niere bestehen, ist die Möglichkeit dieses Infektionsweges immer wieder erörtert worden. Das war um so naheliegender, da ja das Bacterium coli einerseits häufig der Erreger von Pyelitiden und Pyelonephritiden ist und anderseits regelmäßig als Darmsaprophyt angetroffen wird. Die Möglichkeit dieses Infektionsweges hängt in erster Linie davon ab, ob und unter welchen Umständen die Darmwand für Kolibazillen durchlässig ist. Auf diese Sonderfrage, die Gegenstand eingehender Untersuchungen war, soll hier nicht näher eingegangen werden. Es sei nur soviel hervorgehoben, daß in Tierversuchen chronische Obstipation allein nicht genügte um eine Koliinfektion der Niere zu erzeugen (NECKER und GARA). Nur SIEBER, sowie DAVID und MCGILL gelang es in vereinzelten Fällen Infektion einer experimentellen Hydronephrose durch Opiumobstipation allein zu erzielen. In gewissem Sinne für die Möglichkeit dieses Infektionsweges scheint die Tatsache zu sprechen, daß die Pyelitis rechts viel häufiger beobachtet wird als links. Da nun links Lymphbahnen zwischen Darm und Niere nicht nachgewiesen sind, könnte die Tatsache in diesem Sinne gedeutet werden. Es ist aber anderseits mit BLOCH hervorzuheben, daß man bei Annahme dieses Weges nach Darmerkrankungen häufiger peri- und paranephritische Eiterungen antreffen müßte, da zunächst ja vom Darm aus die Kapsellymphgefäße ergriffen werden müßten.

Aus klinischen Feststellungen ist zum Teil wohl eine sichere Beziehung zwischen Darmerkrankung und Harnweginfektion erkennbar, aber über den Weg dieser Infektion ist nichts sicheres auszusagen. Diese Beziehung kann auch darin bestehen, daß die Darmerkrankung die Harnwege zur Infektion disponiert, ohne selbst Infektionsquelle zu sein. Diese Überlegung mag bei atonischer Obstipation und Atonie der Harnwege, bei Kompression und Verziehung des Ureters durch Megakolon oder bei Appendixnarben in Frage kommen (NECKER). Ähnliche Gedanken entwickelt ABELS hinsichtlich der Säuglingspyelitiden im Gefolge intestinaler Störungen.

Eine wesentliche Rolle als Infektionsquelle kommt der Darmerkrankung gewiß in manchen Fällen zu. So sah KÜMMELL bei 10 hartnäckigen Kolipyelitiden Ausheilung nach Appendektomie. Auch PERRIER beobachtete Ausheilung einer nach 13jähriger Enterokolitis aufgetretenen Kolipyelonephritis nach Exstirpation des Colon ascendens und transversum. Nach ROUX spielt vor allem die bei jüngeren Menschen nicht sehr seltene Aszendensobstipation eine beachtliche Rolle für die Infektion der Nieren mit Kolibazillen, wobei die Erkrankung der Darmschleimhaut die Durchwanderung ermöglicht. Auf die Häufigkeit von Harnwegsinfektionen bei akuter Appendizitis hat USLAND hingewiesen, der unter 34 Beobachtungen 18 Harnweginfekte bei 5 Männern und 13 Frauen fand, wobei es sich fast immer um Mischinfekte von Eiterkokken und Kolibazillen handelte. Während v. RIHMER der lymphogenen endogenen Infektion auch bei bestehender Zystitis für die Kolipyelitis eine große Bedeutung beimißt, betont auch HEITZ-BOYER, der den enterorenalen Symptomenkomplex am eingehendsten bearbeitete, daß es sich wahrscheinlich um eine hämatogene vom Darm aus durch eine vorübergehende Bakteriämie vermittelte Infektion der Harnwege handle. KRETSCHMER, der unter 200 Fällen von Pyelitis gravidarum bei 30% Magen-Darmerkrankungen fand, mißt ebenso wie RICHTER bei dieser Form der Pyelitis dem Lymphweg vom Darm zur Niere eine große Bedeutung bei.

β) Urogenitale Infektion.

αα) *Aufsteigende Keimverschleppung in der Harnleiterlichtung (intraureterale aszendierende Infektion).*

Während man in früherer Zeit das Aufsteigen der Keime innerhalb der Ureterlichtung für die allerhäufigste Art der Infektion hielt, ist man in den letzten Jahren in der Bewertung dieses Infektionsweges zurückhaltender geworden. Die Annahme, daß die intraureterale aszendierende Infektion eine große Rolle spielt, fand in den Tierversuchen von ALBARRAN (1889) sowie SCHMIDT und ASCHOFF (1893) ihre Bestätigung. In allen diesen Versuchen ließ sich Pyolonephritis durch Injektion von Bakterien in den Ureter bei gleichzeitiger Ureterligatur erzielen. Gerade diese Ureterligatur ergibt aber Verhältnisse, wie sie für den Menschen nur in seltenen Fällen etwa bei Steineinklemmung im Harnleiter oder bei völliger Harnverhaltung bei Prostatahypertrophie in Frage kommen. Aus diesen Gründen darf man die Bedeutung dieser Tierversuche für die Erklärung der beim Menschen tatsächlich vorliegenden Verhältnisse nicht überschätzen.

Die Voraussetzung für das Zustandekommen einer Infektion auf diesem Wege ist, abgesehen von der Anwesenheit von Bakterien in der Blase, das teilweise oder völlige Versagen des muskulären Verschlusses an der Uretermündung. Während man sich früher vorstellte, daß Bakterien auch ohne Änderung der Harnströmung ins Nierenbecken aufsteigen könnten, wobei man vor allem an die Eigenbeweglichkeit der Kolibazillen sowie an ein Ansteigen der unbeweglichen Kokken mit Gasbläschen dachte, hat man jetzt diese Möglichkeiten sehr in Zweifel gezogen. Es läßt sich wohl sicher sagen, daß — mindestens in der Mehrzahl der in Frage kommenden Fälle — noch eine Umkehr des Harnstromes hinzukommen muß, um eine intraureterale Infektion zu ermöglichen. Diese Umkehrungsmöglichkeit des Harnstromes kann vorübergehend oder dauernd bestehen; je nach dem spricht man von einem temporären oder persistenten Reflux. Ein solcher Reflux kann zustande kommen durch krampfhafte Blasenkontraktionen bei geschlossenem Blasensphinkter und klaffendem Ureterostium — also rein passiv durch Rückstauung bei intravesikaler Drucksteigerung — oder auch aktiv durch antiperistaltische Wellen eines gereizten Ureters.

Der temporäre Reflux bei anscheinend normalem Schließapparat des Ureterostiums wurde im Tierexperiment festgestellt. So konnte SEMBLINOFF bei mechanischer Reizung einer mäßig gefüllten Hundblase Aufsteigen von Berlinerblaulösungen bis ins Nierenbecken durch antiperistaltische Wellen feststellen. Ähnliche Ergebnisse erzielten LEWIN und GOLDSCHMIDT bei stoßweiser Blasenfüllung und CUNNINGHAM hatte sogar bei 75% der Versuchstiere Reflux feststellen können. Gerade der temporäre Reflux dürfte meist durch Antiperistaltik bedingt sein. Er kommt gewiß auch beim Menschen vor, doch ist seine Häufigkeit schwer zu beurteilen. Unterentwicklung des vesikalen Harnleiterabschnittes begünstigt das Zustandekommen eines temporären Refluxes (BLUM). Nach NECKER können auch chemische und thermische Reizungen der Harnleitermündung Antiperistaltik auslösen. Auch ANDLER und GAYET haben Reflux bei Einbringung von ätzenden Flüssigkeiten in die Blase (mißglückte Abtreibungsversuche) beobachtet. Man kann Infektionen, die durch solche plötzliche Umkehr des Harnstromes zustande kommen, auch als „antiperistaltische“ (BLUM) oder Rückstoßinfektion (NECKER) bezeichnen. Im klinischen Bild sind solche Fälle nach NECKER durch schlagartiges Auftreten und stürmischen Verlauf mit heftigen Schmerzen gekennzeichnet. Sie werden beobachtet bei JANETschen Spülungen (FELEKI) nach intravesikaler Anwendung starker Lapislösungen (ILLYÉS, BLOCH) sowie bei schlecht funktionierendem Verweilkatheter in reizbarer Blase und nach Lithotripsien (NECKER).

Im Gegensatz dazu wird der permanente Reflux meist durch Rückstauung in den oft erweiterten Harnwegen bewirkt, so daß NECKER in solchen Fällen direkt von einer Rückstauungsinfektion spricht. Die Voraussetzung des permanenten Refluxes ist eine schwere anatomische Störung des Ureterostiums selbst oder der Innervation seines Schließmuskels. In erster Linie kommen schwere chronische besonders ulzeröse Zystitiden, vor allem auch Blasentuberkulose in Betracht, wobei durch Wandverdickung, Ödem, Geschwürsbildung oder Narbenschrumpfung das Klaffen der Harnleitermündung bedingt sein kann. Ähnlich wirken partielle Blasenresektionen und Prostatektomien, wobei neben der Narbenschrumpfung noch eine Störung der Nervenversorgung wirksam werden kann. Schließlich führt die Atonie bei spinalen Erkrankungen und die Dilatation bei chronischer Abflußbehinderung (Harnröhrenstrikturen, Prostatahypertrophie) zu Versagen des Harnleiterverschlusses. BUMPUS hat unter 1036 Zystogrammen in der MAYO-Klinik 89mal Reflux festgestellt, davon 33mal beidseitig, 29mal linksseitig und 27mal rechtsseitig. Von diesen Fällen betrafen 38,8% Tuberkulosen, 33,3% Blasenresektionen, 18,9% Pyelonephritiden, 11,6% Harnröhrenstrikturen, 11,3% Erkrankungen des Zentralnervensystems, 7,5% Blasengeschwülste, 4,7% Prostatahypertrophien und 2,3% Blasendivertikel.

Bei Bestehen eines permanenten und doppelseitigen Refluxes kann sich eine Blaseninfektion rasch auf den ganzen Harnapparat ausdehnen. Auch André weist darauf hin, daß sowohl bei banalen Infekten wie auch bei der Tuberkulose der Reflux als Ausbreitungsart eine große Rolle spielen könne. Auch in der Schwangerschaft kann infolge der Dilatation (Luchs) sowie der Muskelhypertrophie und ödematösen Durchtränkung der Ureteren und ihrer Ostien Reflux auftreten und eine aszendierende intraureterale Infektion veranlassen.

Die Bedeutung des Versagens des Harnleiterverschlusses für das Zustandekommen einer aufsteigenden Infektion des Nierenbeckens und der Niere ergibt sich aus den Tierversuchen von Gruber und Rabinovitsch. Dabei zeigte es sich 24 Stunden nach Schlitzung eines Ureterostiums und Einbringung hochvirulenter Kolibazillen in die Blase auf der operierten Seite fast immer, auf der nicht operierten Seite in 30—60% eine Pyelitis.

ββ) *Aufsteigende Keimeinschleppung auf dem Lymphwege (lymphogene urogenitale aszendierende Infektion).*

Durch die Untersuchungen von älteren Anatomen und vor allem durch die eingehenden Studien von Bauereisen (1911) wurden Lymphgefäßverbindungen von der Blase entlang der Harnleiterwand bis zur Nierenkapsel und zur Niere nachgewiesen. Außerdem fand Bauereisen auch in der Uretermukosa selbst ein weitmaschiges Lymphgefäßnetz. Durch diese Lymphgefäßverbindungen ist die Möglichkeit einer aszendierenden lymphogenen Infektion gegeben.

Dabei lassen sich zwei Unterformen dieses Infektionsweges unterscheiden, die sich aber nicht scharf trennen lassen. Die Infektion kann erstens entlang der Lymphbahnen der Muskelwand und der Adventitia des Ureters sich ausbreiten oder sie kann gleichsam im Schleimhautgewebe selbst — tatsächlich wohl (wie auch Necker hervorhebt) auf dem Weg der subepithelialen Lymphbahnen des Ureters — sich ausbreiten. Der verschiedene klinische Verlauf der Infektionen der letzteren Art hat Necker veranlaßt, sie als „kontinuierliche im Schleimhautgewebe selbst fortschreitende Infektion" von der lymphogenen abzutrennen, nachdem auch Frisch und Feleki auf die Möglichkeit dieses Infektionsmodus hingewiesen haben. Da es sich, wie erwähnt, in beiden Fällen um eine lymphogene Ausbreitung handelt, und da sicher eine scharfe Trennung nicht möglich ist, möchte ich nicht von einem besonderen Infektionsweg sprechen, wie es Necker tut, sondern lieber von einem besonderen Typus der lymphogenen aszendierenden Infektion.

Die Möglichkeit der aszendierenden lymphogenen Infektion ist durch Tierversuche mehrfach erwiesen. Eisendraht und Kahn sowie Eisendraht und Schulz gelang es nach Koli-, Staphylokokken- und Proteusinfektion, in der Hundeblase perivaskuläre Rundzelleninfiltrate in den Ureterwandschichten bis zum Nierenbecken und entlang der Gefäße bis in die Nierenrinde zu verfolgen. Bei 6 von 27 Versuchstieren konnten sie sogar aus dem Nierenbeckenharn die entsprechenden Keime in Reinkultur gewinnen. Ebenso konnte Weiser durch Einbringung von Pyozyaneus auf die leicht lädierte Oberfläche des Ureters bei Kaninchen nach 5—10 Tagen typische Pyelonephritis sowie Infiltrate in der Wand des Ureters und der Blase und Abszesse am anderen Ureter beobachten. Die Infiltrate waren vorwiegend im Bereich der Lymphbahnen gelegen. Wie schnell die lymphogene aszendierende Keimverbreitung vor sich gehen kann, zeigen die Versuche von Walker, der nach Einbringung von Bakterien oder pulverisierten Farbstoffen mit und ohne Ligatur des Ureterlumens die betreffenden Substanzen 10—16 Stunden später in den Wandschichten des oberen Ureterabschnittes und in der Nierenkapsel nachweisen konnte, während Harn und Blut steril blieben. Im Gegensatz zu diesen Befunden gelangten David und MATTILL bei Hundeversuchen zu der Auffassung, daß schon leichte Harnstauung genüge, um eine intraureterale aszendierende Infektion hervorzurufen, während den Lymphbahnen keine Bedeutung zukäme. Es ist aber hervorzuheben, daß auch diese Autoren in der Gegend der periureteralen Lymphbahnen Infiltrate gefunden haben, so daß ihre Einwände nicht als ganz stichhaltig angesehen werden können.

Beim Menschen ist die Frage der Nachweismöglichkeit des lymphogenaszendierenden Infektionsweges vor allem durch SUGIMURA im Institute von HANSEMANNS anatomisch studiert worden. Er fand bei 21 Beobachtungen von akuter und chronischer Zystitis nur inkonstant die Schleimhaut des untersten Harnleiterabschnittes entzündlich verändert, während perivaskuläre Infiltrate häufig in der Adventitia und Muskularis des Harnleiters nachzuweisen waren. Eingehende anatomische Untersuchungen über die Bedeutung der lymphogenaszendierenden Infektion fehlen. WALKER fand bei einer rasch verlaufenden Urosepsis nach Prostatektomie Bakterien in der Prostatakapsel, den Ureterlymphgefäßen und der Nierenkapsel, dagegen waren die Blasenwand, die Ureterschleimhaut und das Nierengewebe selbst in Schnitten frei von Keimen. Zugunsten der Annahme dieses Infektionsweges spricht auch die Feststellung von SWEET und STEWARD, daß bei Uretereinpflanzung in den Darm durch Zwischenschaltung eines Gummirohrs die sonst fast sichere Infektion der oberen Harnwege vermieden werden kann. Da der intrareturale Weg durch das Gummirohr nicht behindert wird, tritt gerade durch dieses operative Experiment der Lymphbahnunterbrechung die Bedeutung der Lymphbahnen für die Keimverbreitung bis zur Niere besonders deutlich hervor. WEISER führt 4 Fälle von aufsteigender Infektion an, bei denen infolge eines organischen Hindernisses in der Ureterlichtung seiner Meinung nach nur der lymphogene Weg in Frage kommt. Auch BAUEREISEN, SUGIMURA, SCHIFFMANN und SZAMEK sowie HECKENBACH weisen auf die Bedeutung des lymphogen aszendierenden Infektionsweges hin.

Als Ausbreitungsweg kommen die Lymphbahnen des Ureters in erster Linie bei Infektionsquellen im Bereich der Prostata und Samenblasen in Frage (HECKENBACH), ferner bei Ureterscheidenfisteln (BAUEREISEN, SCHIFFMANN und SZAMEK) sowie bei infizierten Blasengeschwülsten (NECKER). Doch auch die weiblichen Adnexe können vermutlich solche Infektionen veranlassen, so nimmt DELBET ein direktes Überwandern von Keimen aus der Tube in den Ureter an. Ähnlich dürften die Verhältnisse hinsichtlich der von USLAND nachgewiesenen, nicht seltenen Beziehungen zwischen Appendix und Ureter liegen.

Es ist noch nötig, mit wenigen Worten auf jenen oben erwähnten Typus der aufsteigenden lymphogenen Infektion einzugehen, der sich vorwiegend in dem Lymphgefäßnetz der Ureterschleimhaut und in dieser selbst abspielt. Besonders eindeutig erscheint dieser Infektionsweg für die von NECKER beschriebene artefizielle Pyelitis, die durch mehrmalige intravesikale Einspritzung von Harn kranker (zum Teil gonorrhoischer) Menschen zur Befreiung vom Militärdienst erzeugt wurde. Dabei ließ sich der hämatogene Weg sicher ausschließen. Es entwickelte sich schleichend eine doppelseitige Pyelitis mit schwerer Pyurie, die durch diesen Infektionsweg am zwanglosesten erklärt werden kann. Aber auch bei Frauen konnte NECKER bei doppelseitiger Pyelitis nach Trigono-Zystitis diesen Infektionsweg wahrscheinlich machen, da er beim Ureterenkatheterismus gelegentlich nur im unteren Harnleiterabschnitt Eiter, im oberen aber klaren Harn antraf.

εε) Keimeinschleppung auf dem Blutweg bei Infektionsquelle im Urogenitalapparat (hämatogene urogenitale deszendierende Infektion).

In erster Linie sind es Eiterungen im Bereich der Schwellkörper des Penis, der COWPERschen Drüsen, der Samenblasen, der Prostata oder des periureteralen und perivesikalen Gewebes, welche septische Allgemeininfektion und dabei gelegentlich embolisch metastatische Niereneiterungen veranlassen, die auch unter dem Bilde einer Pyelonephritis verlaufen können. Auch die weiblichen Adnexe (Pyosalpinx, Abszeß der Gl. Bartholini, eitrige Para- und Perimetritis) können gelegentlich, wenn auch seltener die Quelle hämatogener Metastasierung in die Nieren werden.

In dieses Gebiet gehören auch septische, eitrige Niereninfektionen, die früher nicht selten im Anschluß an intravesikale Eingriffe beobachtet wurden. Daß in solchen Fällen tatsächlich der Blutweg in Frage kommt, haben JOCHMANN, LENHARTZ, BERTELSMANN und MAU durch positive Bakterienbefunde im Blut bei sog. „Katheterfieber" nachweisen können. Der Eintritt der Keime in die Blutbahn dürfte meist im Bereich kleiner Schleimhautläsionen der hinteren Urethra erfolgen (NECKER). So beschrieb ASCHNER eine schwere Septikämie mit Infektion einer kongenital abnormen Niere nach Katheterisierung eines Prostatikers und BERG sah 24 Stunden nach Sondierung der Urethra eine schwere pyogene Niereninfektion. Im Tierversuch gelang es ALBARRAN, bei intrapelviner Bakterieninjektion und Ureterunterbindung Pyelonephritis dieser Niere und hämatogene Eiterherde in der zweiten Niere zu erzeugen, wodurch die hämatogene Harnweginfektion von einem im Harntrakt gelegenen Herd aus erwiesen ist.

γ) Direkte Kontaktinfektion.

Direkte Infektionen der Niere und des Nierenbeckens sind bei Verletzungen (Hieb-, Stich-, Schußwunden) möglich, wobei die Keime von außen mit dem verletzenden Instrument eingebracht werden oder wo eine Wundinfektion hinzutritt. In gleicher Weise können operativ eröffnete Niere und Nierenbecken sowie Nähte und Dauerdrains im Nierenbereich infiziert werden.

Ein zweiter Weg der direkten Infektion vor allem des Nierenbeckens, ist darin gegeben, daß bei Ureterenkatheterismus Keime, sei es von außen oder von der infizierten Blase, in das Nierenbecken gelangen. In gleicher Weise können gelegentlich Nierenbeckenfüllungen mit therapeutischen Lösungen oder mit Röntgenkontrastmitteln Infektionen veranlassen (NECKER).

δ) Die Häufigkeit der einzelnen Infektionswege.

Die Beurteilung der Häufigkeit der einzelnen Infektionswege ist bei dem heutigen Stand unserer Kenntnisse vom pathologisch-anatomischen Standpunkt nur schätzungsweise möglich. So viel scheint jedoch sicher, daß der hämatogene Infektionsweg besonders bei der Pyelonephritis in letzter Zeit vor allem von den amerikanischen Autoren doch wohl überschätzt wird. Es wird zukünftiger Zusammenarbeit von Klinikern und Pathologen bedürfen, um die Bedeutung der hämatogenen Infektion klarzustellen. Da wir hämatogene Infektionen der Nieren bei den Geschlechtern gleich häufig antreffen, ist das Überwiegen der Pyelitiden beim weiblichen Geschlecht in allen Lebensaltern auch abgesehen von der Schwangerschaftspyelitis sehr auffallend. Wenn man weiterhin bedenkt, daß bei Frauen bis zu 40% der Pyelitiden durch B. coli hervorgerufen werden, während wirklich spontane Kolipyelitiden beim Manne sehr selten sind (NECKER), und daß durch die Untersuchungen von ALBECK und ALSBERG bei Schwangeren, sowie durch DINGSWALL und SAMELSON bei Säuglingen sehr häufig latente Koliinfektionen der Harnblase nachgewiesen wurden, so liegt der Gedanke nahe, in Übereinstimmung mit alten pathologisch-anatomischen Erfahrungen dem aszendierenden Infektionsweg neben dem hämatogenen doch eine recht große Bedeutung beizumessen. Ob nun dieses Aufsteigen häufiger in der Ureterlichtung oder in den Lymphbahnen der Ureterwand erfolgt, ist schwer zu sagen, jedenfalls sprechen viele Tatsachen auch für die Bedeutung der Lymphbahnen. Die lymphogene Infektion vom Darm aus erscheint am wenigsten einwandfrei belegt. Die direkte Kontaktinfektion ist naturgemäß auf wenige Fälle beschränkt. Eine endgültige Klärung aller hierhergehörigen Fragen wird nur durch systematisch angelegte pathologisch-anatomische Untersuchungen am Menschen möglich sein, da die Tierversuche immer nur bedingt verwertbar sind. Die Bilder der Pyelitis und Pyelonephritis, welche man am Sektionstisch zu sehen bekommt, sind allerdings wegen der fortgeschrittenen Stadien der Entzündung oft ungeeignet zur Klärung des Infektionsweges.

b) Begünstigende Umstände für die Haftung der Infektion (Prädisposition).

Die Anwesenheit von Bakterien genügt allein in der Regel nicht, um eine Infektion — besonders eine lang dauernde und tiefgreifende — hervorzurufen. Von dieser Tatsache kann man sich leicht im Tierversuch überzeugen, wo man ohne Gewebsschädigung oder Harnstauung kaum zum Ziel kommt. Aber auch die menschliche Pathologie bietet genügend Beispiele, da man sehr viel häufiger Bakteriurien als wirkliche Harnweginfektionen feststellen kann. Dies gilt sowohl hinsichtlich der Kolibakteriurie als auch hinsichtlich der recht häufigen Bakterienausscheidung bei Typhus und Paratyphus.

Es müssen also noch Umstände zur Anwesenheit der Bakterien hinzutreten, um ein „Angehen" der Infektion zu bewirken. In dieser Beziehung sind zu nennen allgemeine Schädigungen der Widerstandskraft des Gesamtorganismus, wie sie durch konsumierende Erkrankungen, schlechten Ernährungszustand sowie Schwangerschaft und Wochenbett gegeben sein können. Anderseits können auch lokale Schädigungen des Nieren- und Nierenbeckengewebes die Haftung der Infektion begünstigen. Solche Schädigungen können in stumpfen Traumen, Quetschungen, Blutergüssen oder lokalen Kreislaufstörungen bestehen, welche die Widerstandskraft des betroffenen Gewebes herabsetzen. Die Hauptrolle spielt aber zweifellos sowohl im Tierversuch als auch beim Menschen die Harnstauung als wichtigster Begünstigungsfaktor der Infektion überhaupt. Sie bewirkt eine intensivere Einwirkungsmöglichkeit der Keime wegen der längeren Verweildauer und begünstigt gleichzeitig die Vermehrung der Keime.

Die Umstände, welche eine Abflußstörung in den Harnwegen bewirken können, sind außerordentlich mannigfaltig. Der Sitz des Hindernisses kann an jeder beliebigen Stelle der Harnwege gelegen sein. Die Hindernisse sind zum Teil das Ergebnis pathologischer Veränderungen wie Entzündungen, Narbenbildungen, Geschwulstwachstum, Vergrößerung benachbarter Organe und ähnliches. Daneben können geringfügige Abweichungen der normalen Entwicklung wie geschlängelter oder geknickter Harnleiterverlauf oder Überkreuzung desselben mit abnorm gelagerten Gefäßen, Klappenbildung, sowie tiefe Aufzweigung des Harnleiters, ferner tiefgeteiltes oder sackförmiges Nierenbecken eine Harnstauung begünstigen. In gleicher Weise begünstigt die Harnstauung durch Kompression der Ureteren in der Schwangerschaft die Ausbildung einer Pyelitis.

Einen Sonderfall der Abflußstörung stellen die meist zur Infektion besonders neigenden Mißbildungen der Harnorgane dar, die zumal bei der Pyelitis und Pyelonephritis der Säuglinge eine große Rolle spielen (MERTZ, COURTIN, GORTER, BOSS). Es liegt eine reiche Kasuistik über dieses Gebiet vor, aus der ich nur wenige Beispiele anführen möchte. So hat ROMITI über 5 Nephrektomien bei Pyelonephritis wegen teilweiser oder vollständiger Ureterverdoppelung berichtet. Ähnliche Beobachtungen machten TADDEI, THOMAS, GUYOT und JEANNENEY, DUVERGEY. Dabei soll nach ROSS infolge besonderer Abflußbehinderung bei Langnieren vor allem das untere Nierenbecken erkranken. Heminephrektomie wegen Hemipyonephrose bei Hufeisenniere haben BERNASCONI sowie ELIZALDE und GRIMALDI ausgeführt. Eitrige Infektionen in Zystennieren haben CHEVASSU, GRIPEKOVEN, LEFÈVRE und MANGÉ beobachtet. ISNARDI sah Pyelonephritis bei Ureterausgangsdivertikel. Häufig handelt es sich dabei um sehr schwere Infektionen, die infolge der dauernden Harnstauung zur Zerstörung der Niere führen. Die Beziehungen der sich aus solchen Infektionen letzten Endes häufig ergebenden Pyonephrosen zu den Mißbildungen werden bei der Pyonephrose erörtert (S. 446).

Einen weiteren Sonderfall stellt die Urolithiasis dar, weil einerseits durch teilweisen oder völligen Verschluß Harnstauung hervorgerufen wird, anderseits aber auch die direkte mechanische Beleidigung der Harnwegschleimhaut die Festsetzung von Bakterien im Gewebe begünstigt.

Eine besondere Exposition zur Infektion der Harnwege ist in allen jenen Fällen gegeben, in denen eine Verbindung der Harnwege mit dem Darm, der Scheide oder der äußeren Haut besteht, die alle reich an pathogenen Keimen sind. Solche Verbindungen können angeboren sein, wie bei der Blasenekstrophie, oder erworben, wie die Ureterbauchdecken- und Ureterscheidenfisteln (selten auch dysontogenetisch) sowie die Nierenbeckenkolonfisteln.

Eine Verschlimmerung einer schon bestehenden Harnweginfektion kann auch durch Entzündungsfolgen, besonders Narben und Strikturen, die durch die bestehende Entzündung zustande kamen, bewirkt werden, so daß sich ein Circulus vitiosus entwickelt, der dann meist zur Pyonephrose führt.

4. Bakteriologie der Pyelitis und Pyelonephritis (Lit. S. 541).

Die Bakteriologie der Pyelitis, Pyelonephritis und Pyonephrose zeigt weitgehende Übereinstimmung mit den Befunden, die im entsprechenden Abschnitt der Zystitis erörtert wurden. Dies hat vor allem darin seinen Grund, daß es sich ja viel öfter als man zunächst annimmt, nicht um lokale Infektionen handelt, sondern um eine Keimverseuchung des ganzen harnableitenden und oft auch des harnbereitenden Systems. Wir sehen also auch bei der bakteriellen Ätiologie der Pyelitis und Pyelonephritis nur wenige Keime eine zahlenmäßige große Rolle spielen, obwohl die Zahl der gelegentlich nachgewiesenen Erreger recht groß ist. Neben den Kolibazillen und den an zweiter Stelle stehenden Eiterkokken, von denen die Staphylokokken häufiger als die Streptokokken beteiligt sind, spielen alle anderen Infektionen zusammen eine untergeordnete Rolle in der Größenordnung von etwa 5—10% der Gesamterkrankungen. Im nachfolgenden gebe ich eine von NECKER, dessen Darlegungen ich weitgehend folge, aus Schrifttumangaben zusammengestellte Tabelle (S. 412) etwas ergänzt wieder, welche die zahlenmäßigen Verhältnisse der häufigen Erreger gut veranschaulicht.

Welche Untersuchungen immer man herausgreift, es zeigt sich unabhängig von der Art der untersuchten Kranken ein sehr starkes Überwiegen der reinen Koliinfektionen. Bei Angaben, die sich auf Männer, Frauen und Kinder beziehen, werden die Hundertsätze für Koli-Monoinfektionen etwa bei 60 liegen. Überwiegen die Männer, so wird die Zahl der Koli-Monoinfekte auf etwa 50% herabgehen. Eine noch viel stärkere Beteiligung zeigt die Monoinfektion mit Bacterium coli bei der Pyelitis der kleinen Kinder (besonders der Mädchen) und bei der Schwangerschaftspyelitis. In solchen Zusammenstellungen können die reinen Koliinfekte 70—90% ausmachen. Als Mittelwert für die Koliinfektion nimmt NECKER rund 70% an.

Alle Angaben über die Häufigkeit der einzelnen Erreger leiden unter dem Mangel, daß man die Befunde verschiedener Untersucher nicht ohne weiteres

Bakterienbefunde bei Pyelitis und Pyelonephritis nach einer Zusammenstellung NECKERS.

Autor	Zahl der Fälle	Koli-Monoinfektionen %	Koli-Kokken-mischinfektionen %	Staphylokokken %	Streptokokken %
CULVER, HERROLD und PHIFER	116	74	—	9	10
I. V. DUFIG	128	63	13	11,5	3
JÜLICH	170	62,5	—	23,2	9
KEHRER (P. gravidarum)	147	72,8	—	3,2	14,6
KRETSCHMER	200	66	6	19	0,5
LINDEMANN	48	81	2	4,5	2
MATHÉ und BELT	875	78	4	10	4
SCHEIDEMANDEL	100	85	—	2	—
BLOCH	33	54	—	24	—
RHIMER	68	69	13	—	—
LEHMANN	85	84	—	3,5	3,5
AXEN	308	68,5	9,7	12,6	2,5

vergleichen kann. Vor allem deshalb, weil die verschiedenen klinischen Formen der Pyelitis vor allem die spontanen und die instrumentellen, aber auch die akuten und die chronischen Formen nicht als getrennte Gruppen in der Statistik erscheinen. Aus diesen Tatsachen erklären sich auch die großen Schwankungen bei den Zahlenangaben der einzelnen Untersucher.

An zweiter Stelle stehen einwandfrei die Staphylokokken, doch schwanken die Angaben von 5—80% (LEGUEU). Im Durchschnitt werden etwa 10—20% anzusetzen sein. Auch hier sind die Zahlen von der Auswahl der Fälle abhängig, weil die Kokkeninfekte außer bei der hämatogenen Metastasierung vor allem bei instrumenteller Infektion auftreten. Auch die Angaben über Streptokokken schwanken in ähnlichen Grenzen, wenn sie auch sicher im ganzen seltener als die Staphylokokken vorkommen.

Einigermaßen zuverlässige Schlüsse über die tatsächlich vorliegenden Verhältnisse gestatten die Angaben HELLSTRÖMS, der sein Material in spontane Pyelitiden und Pyelonephritiden scheidet und in Fälle, die durch instrumentelle Eingriffe und nicht entzündliche Harnwegerkrankungen kompliziert waren. Weiterhin teilt HELLSTRÖM sein Material in Kinder unter 15 Jahren und Erwachsene.

Bei 156 ,,Spontanpyelitiden" von Individuen unter 15 Jahren (140 ♀ : 16 ♂) fanden sich in 92% Kolibazillen (davon 87,5% Monoinfektionen) und in 11,4% Staphylokokken (davon 2,5% Monoinfektionen). Unter 242 ,,Spontanpyelitiden" bei Erwachsenen (80% ♀ : 20% ♂) waren in 74% Bacterium coli überhaupt nachweisbar, darunter 61% als Monoinfektion. Daneben waren Staphylokokken in 30% der Fälle nachweisbar und in 18,3% als Monoinfektion. Wenn man die Koliinfekte allein in Betracht zieht, so betrafen 90% derselben Frauen. Aus diesen Zahlen ergibt sich einwandfrei das Überwiegen der Kolibazillen bei der in allen Lebensaltern besonders häufig das weibliche Geschlecht betreffenden Spontanpyelitis.

Bei der zweiten Gruppe der ,,komplizierten Pyelitiden" fand HELLSTRÖM, daß bei infizierter Urolithiasis die Kolibazillen stark überwiegen, während bei Prostatikern (108 Fälle) Kolibazillen und Staphylokokken etwa gleich häufig vorkommen und bei Blasengeschwülsten (16 Fälle) Staphylokokken stark überwiegen. Die Zahlen für das Gesamtmaterial HELLSTRÖMS von 507 Fällen lauten: 64,9% Kolibazillen, 30% Staphylokokken und in 11% Beteiligung anderer Mikroorganismen.

Während bei den Frauen eine starke Überzahl von Koliinfektionen vorliegt, errechnen sich aus der Gesamtheit der männlichen Erkrankungsfälle 58%

Staphylokokkeninfektionen und nur 28,6% Koliinfekte. Dieser Unterschied der Geschlechter deckt sich zum Teil auch mit der Unterscheidung in „spontane" und „komplizierte" Formen, da die letzteren, besonders die instrumentell bedingten bei Männern viel häufiger sind. Auch SCHWARZWALD und FRISCH fanden bei Männern $^2/_3$ Staphylokokkeninfekte gegenüber $^1/_3$ Koliinfekten; ähnliche Ergebnisse teilte BLOCH mit.

Das starke Überwiegen der Koliinfekte in allen Gesamtstatistiken erklärt sich somit in erster Linie daraus, daß die überwiegende Mehrzahl aller Erkrankten Frauen sind, und daß bei diesen die Koliinfektion die allerhäufigste Ätiologie darstellt.

Dazu kommen noch eine Reihe Mischinfektionen von Bacterium coli und Kokken. Nach den Feststellungen von FALTIN, ROVSING, SUTER u. a. verschwinden bei Harnweginfektionen die Staphylokokken nicht selten ziemlich bald und es bleibt eine reine Koliinfektion zurück. Man wird also erwägen müssen, ob nicht ein nicht später zahlenmäßig zu erfassender Anteil der Koliinfektionen ursprünglich ein Kokkeninfekt war. Eine scheinbare Steigerung der Koliinfekte kann sich noch weiter dadurch ergeben, daß die Kokken bei Harnkultur leicht von den Kolibazillen überwuchert werden; deshalb ist die bakterioskopische Sedimentuntersuchung in Frühfällen sehr aufschlußreich (NECKER).

Es ist in diesem Zusammenhang auf die Frage der Pathogenität des Bacterium coli mit einigen Worten einzugehen. Die Beantwortung dieser Frage ist durch die Tatsache der zahlreichen Unterarten dieser Bakteriengruppe (nach NECKER 72!), die sich nicht gleich verhalten, enorm erschwert. Von manchen Untersuchern wird die pathogene Wirkung des Bacterium coli vollkommen geleugnet (BAUMGARTEN, ROSENOW, MEISSER). Andere dagegen halten an der pathogenen Wirkung des Bacterium coli fest, erachten sie aber als eine milde. So sagt ROVSING, daß das Bacterium coli vom Harnweg aus nur unter Mitwirkung von Retention oder Trauma die Niere angreifen könne und daß auch die hämatogenen Koliinfekte relativ milde verliefen, doch gebe es auch schwere sogar tödlich verlaufende Koliinfektionen. Neuerdings sind auch hämolytische Kolistämme vielfach bei Harnweginfektionen gezüchtet worden, die anscheinend bei Männern häufiger vorkommen als bei Frauen. Der Mitteilung NECKERs entnehme ich, daß DUDGEON, WORDLEY und BAWTREE unter 69 Harnkolistämmen 31 (45%) hämolytische Stämme fanden, von denen 22 (74%) von 27 Infekten bei Männern und 11 (26%) von 42 Erkrankungen bei Frauen wuchsen. Ähnlich fand LÖWENBERG bei Männern 64%, bei Frauen 34% hämolytische Kolistämme bei Harnweginfekten. Die Frage der ätiologischen Bedeutung des Bacterium coli ist also auch heute nicht restlos geklärt. Es sei in diesem Zusammenhang an die nicht seltenen symptomlosen massiven Kolibakteriurien erinnert.

Es bleibt noch die Wirkung der Bakterien aufs Gewebe zu erörtern. Die Kolibazillen können sowohl leichte chronische „Oberflächeninfektionen" der Harnwege bedingen, als auch schwere Verlaufsformen mit Gewebszerstörung veranlassen. Diese Prozesse zeigen jedoch wenig Neigung, die Nierenumgebung zu ergreifen (GRAFF) und sind weitgehender Rückbildung fähig.

Die Infektionen mit Staphylococcus aureus nehmen meist von einem Eiterherd an anderer Stelle des Körpers ihren Ursprung und erfolgen embolisch-metastatisch. In diesen Fällen ist der Verlauf meist septisch, das pararenale Gewebe wird oft ergriffen und die Nierenveränderungen zeigen das Bild einer schweren akuten Pyelonephritis. Im Gegensatz dazu bedingen die meist aszendierend entstandenen Infektionen mit Staphylococcus albus, die häufig von Prostata und Samenblasen ausgehen, vorwiegend chronische oberflächliche Entzündungen ohne tiefgreifende Zerstörungen (NECKER).

Streptokokken können sehr bösartige akute Infektionen veranlassen, werden aber auch in Pyonephrosen nicht selten angetroffen (NECKER). Auch bei den schweren und bedrohlichen Formen der Schwangerschaftspyelitis finden sich häufig Streptokokken (SEITZ). Bezüglich der gonorrhoischen, typhösen und paratyphösen Infektionen, die nicht extrem selten vorkommen, sei auf die entsprechenden Abschnitte bei den besonderen Infektionen der Harnwege verwiesen (S. 522 und 524).

Ziemlich seltene, aber rasch fortschreitende Infektionen kann Bacillus proteus Hauseri hervorrufen, der bei ulzeriertem Blasenkrebs oder in die Blase durchgebrochenem Uteruskrebs bei fauliger, stark alkalischer Harnbeschaffenheit nicht selten vorkommt (NECKER). Pyelonephritiden und Niereneiterungen mit Nachweis von Bacillus proteus sind mehrfach beschrieben (BERTELSMANN und MAU, RAYET, LENHARTZ, BLUMER und LARTIGEN [3 tödliche Fälle]), daneben kommen auch leichtere Infektionen vor (LEHMANN 3 Fälle).

Bacterium faecialis alcaligenes haben BLUMENTHAL und HAMM bei schwerster, septischer Pyelonephritis mit tödlichem Ausgang beschrieben, ferner OPPENHEIMER, LANGSTEIN, MATHÉ und BELT bei Pyelitis.

Dysenteriebazillen wurden von FÖRSTER, HILGERS, COLALB und JONESCO sowie NECKER bei hoch fieberhaften Pyelonephritiden nachgewiesen. Bacillus pneumoniae (FRIEDLAENDER) wurde von ILLYÉS, SPASSOKUKOSZKY, BERGLUND, BERTRAND-FONTAINE und PARLIER, GONNET und GATÉ beobachtet. Während in Europa diese Ätiologie der Pyelitis und Pyelonephritis sehr selten ist, konnten VISKOVSKIJ und UVEDENSKIJ aus Mittelasien 56 einschlägige Beobachtungen mitteilen.

Außer diesen Angaben über seltenere Infektionserreger entnehme ich der Darstellung NECKERS noch folgende Aufzählung über seltene Bakterien, die ich zum Teil durch neue Angaben ergänze:

Diplokokken (MAYO), Pneumokokken (JÜLICH, PAPIN, LEMOINE), Pyozyaneus (HENKEL, BLUM, JÜLICH, FOLEY, MATHÉ und BELT, NECKER), Pseudodiphtheriebazillus (FRISCH, CHIAUDANO), Bacillus xylinum (BAUER), Eberthella alcalescens (POPOFF und SPANSWICK), Micrococcus pharyngitidis siccae (KRTESCHMER und HUFNAGEL), Bacillus Morgan Nr. 1 (RIDING).

Die Mykosen der Niere und Harnwege sowie die Protozoeninfektionen sind bei den besonderen Infektionen beschrieben (S. 517 und 527).

5. Verlaufsformen der Pyelitis (Lit. S. 545).

Als Pyelitis oder Nierenbeckenentzündung im engeren Sinne des Wortes wäre eigentlich nur die Entzündung des Nierenbeckens selbst mit Ausschluß der Nierenkelche zu verstehen. Es ist jedoch nicht üblich, diese Trennung entsprechend der normal-anatomischen Nomenklatur durchzuführen, zumal die Erkrankung der Nierenkelche und des eigentlichen Nierenbeckens eine untrennbare Einheit darstellen. Wir werden also Bezeichnung Pyelitis auf die Entzündung des Nierenbeckens und der Nierenkelche gemeinsam anwenden.

Das Nierenbecken kann im ganzen gleichmäßig entzündlich verändert sein (diffuse Pyelitis), oder es bestehen umschriebene Entzündungsbezirke (herdförmige Pyelitis), die dem Abflußgebiet einer oder einiger Nierenpyramiden entsprechen können. Nicht selten bestehen besonders bei Infektionen, die von der Niere auf das Nierenbecken übergreifen, gerade in den Nierenkelchen die ersten und schwersten Veränderungen. Die Veränderungen können sich auch auf das Gebiet eines Nierenkelches beschränken. Anderseits kann man bei Fortleitung der Infektion vom Harnleiter gelegentlich gerade die dem Ureterabgang benachbarten Anteile der Nierenbeckenschleimhaut allein oder doch am stärksten entzündlich verändert finden.

Die Lichtung des Nierenbeckens kann bei der Pyelitis der Norm entsprechen, sie kann aber auch mäßig oder auch stark erweitert sein, wenn Abflußstörungen bestehen. Gerade bei der chronischen Pyelitis sind die Erweiterungen von Becken und Kelchen manchmal beträchtlich (vgl. Abb. 38, S. 425). Solche Störungen des Abflusses können in einer Kompression des Ureters von außen bedingt sein, wie sie z. B. durch den schwangeren Uterus, durch Drüsentumoren entlang der Beckengefäße, durch Adnextumoren und ähnliche Prozesse bewirkt werden. Die Abflußstörung kann auch durch Verlegung der Ureterlichtung, durch Steine, Geschwülste oder Granulationspolypen gegeben sein, oder Schrumpfung bzw. angeborene Enge des Ureters (Striktur) ist die Ursache. Schließlich können auch Abflußstörungen durch Veränderungen in der Blase (Geschwülste, narbige Schrumpfung der Ureterostien u. a.) oder im Bereich der Harnröhre (Prostatahypertrophie, Striktur, hochgradige Phimose) zustande kommen. In anderen Fällen kann besonders bei chronischem Verlauf das Nierenbecken bei Pyelitis auch stärker eingeengt sein, was durch eine Wucherung und sklerotische Verhärtung des Hilusfettgewebes bedingt werden kann.

Dies gilt auch für die Kelche, die gleichzeitig mit dem Nierenbecken erweitert sein können oder man findet normale Kelche bei weitem Becken oder schließlich eine Ausweitung der Kelche ohne entsprechende Erweiterung des Nierenbeckens. Auch einzelne Kelche können erweitert angetroffen werden.

Man kann die Pyelitis in akute und chronische Formen einteilen, wobei das subakute Stadium das Bindeglied darstellt. Nach der Art und Beschaffenheit der Exsudation sowie nach dem Grad der Entzündung läßt sich auch bei der akuten Pyelitis eine katarrhalische, eitrige, hämorrhagische und pseudomembranöse Form unterscheiden.

a) Katarrhalische Pyelitis.

Die katarrhalische Pyelitis entspricht wohl der „Nierenbeckenreizung“ der Kliniker. Anatomisch bekommt man diesen geringsten Grad einer Nierenbeckenentzündung nicht häufig zu Gesicht bzw. der geringe makroskopische Befund kann leicht übersehen werden. Die aktive Hyperämie der Schleimhaut verschwindet in der Leiche. Erhalten bleibt bis zu einem gewissen Grade die Schwellung und Auflockerung der Schleimhaut. Der Nierenbeckenharn ist meist leicht getrübt, allerdings kann auch hier die häufige postmortale Epithelabschilferung leicht Täuschungen veranlassen. Es ist deshalb empfehlenswert, ein Nativpräparat des trüben Harns zu untersuchen, wobei man in den meisten Fällen nur Epithelzellen finden wird als Zeichen dafür, daß postmortale Veränderungen vorliegen. Mikroskopisch sieht man Zeichen einer geringen akuten Entzündung mit Auflockerung des Epithels und stärkerer Leukozytendurchwanderung. Das Schleimhautstroma ist etwas ödematös und leicht leukozytär infiltriert. Die subepithelialen Kapillaren sind stark gefüllt, ragen in das Epithel hinein, und zeigen, ebenso wie die größeren Gefäßchen, Randstellung und Durchwanderung von Leukozyten.

b) Eitrige Pyelitis.

Die eitrige Pyelitis ist die klinisch und anatomisch häufigste Form der Nierenbeckenentzündung. Sie kennzeichnet sich zystoskopisch durch Eiterentleerung aus dem Harnleiter der erkrankten Seite (renale Pyurie) und führt zu einer starken Leukozytenbeimengung im Harn. Sowohl bei aufsteigenden als auch bei absteigenden Infektionen, wie auch bei sog. spontaner Pyelitis wird diese Form häufig angetroffen. Es handelt sich so gut wie immer um bakterielle Infektionen.

Makroskopisch ist die Nierenbeckenschleimhaut meist stark gerötet und geschwollen, wobei entweder eine fein verästelte Gefäßzeichnung (vgl. Abb. 37, S. 423) zu sehen ist oder die Rötung ist gleichmäßig ohne Einzelheiten. Die Schleimhautoberfläche erscheint samtartig manchmal mit eitrigen Belegen bedeckt. Bei jauchig-eitrigem Charakter der Entzündung kann die Schleimhaut auch schmutzig grünlich erscheinen. Die ganze Nierenbeckenwandung ist verdickt stärker durchfeuchtet und fühlt sich steifer an.

In schweren Fällen können sich meist oberflächliche eitrig oder blutig belegte Geschwürsbildungen vorfinden, die sowohl im Nierenbecken selbst als auch in den Kelchen gelegen sein können. Gerade in infizierten Steinnieren kommt es unter Mitwirkung des mechanischen Reizes nicht selten zur Geschwürsbildung. Solche Geschwüre können auch am Ureterabgang sitzen, wodurch später Narbenschrumpfung mit Harnstauung veranlaßt werden kann. Kommt es aus irgendwelchen Gründen zu einer Abflußstörung stärkeren Grades in solchen Nieren, so entwickelt sich eine Pyonephrose (siehe S. 445).

Die eitrige Pyelitis kann sich aber auch auf umschriebene Bezirke beschränken, die dann durch die starke Rötung und die eitrigen Belege von der umgebenden, weniger stark entündeten, aber wohl kaum je unveränderten Schleimhaut abstechen.

Mikroskopisch zeigt sich eine starke Hyperämie in den oberflächlicheren und tieferen Gefäßen der Schleimhaut mit starker Leukozytenemigration. Das Epithel ist meist dicht von Leukozyten durchsetzt, es kann sich auch stellenweise ablösen. Die Oberfläche des Epithels kann mit zusammengesinterten Eitermassen, die bei längerer Dauer der Entzündung auch leicht inkrustieren können, bedeckt sein. Das Schleimhautstroma ist meist sehr stark ödematös und zellig infiltriert, wobei sich zu den zunächst überwiegenden polymorphkernigen Leukozyten oft schon sehr bald reichlich Plasmazellen und Lymphozyten zugesellen können (GOHRBANDT). Die Muskulatur wird in hochgradigeren Fällen durch Ödem und Infiltration auseinandergedrängt und dadurch in ihrer Wirkung beeinträchtigt.

c) Hämorrhagische Pyelitis.

Manche Formen der eitrigen Pyelitis sind durch eine besondere Neigung zu Blutungen ins Gewebe und in die Nierenbeckenlichtung gekennzeichnet. Auch ohne Eiterung werden hämorrhagische Formen der Nierenbeckenentzündung beobachtet. In solchen Fällen zeigt die Schleimhaut je nach der Ausdehnung der Blutungen eine streifige oder fleckige schwarzrote Zeichnung auf dunkelrotem Grund. Der Nierenbeckenharn kann von fleischwasserähnlicher Beschaffenheit bis zu direkt blutigem Aussehen alle Grade der Blutbeimengung aufweisen. Auch kleine Blutkoagula können gelegentlich im Nierenbecken angetroffen werden. Diese hämorrhagische Entzündung ist nicht selten im Bereich der sehr gefäßreichen Kelchnischen lokalisiert (Abb. 31) und kann auf diese Stellen allein beschränkt sein. Gelegentlich kann eine solche hämorrhagische Pyelitis die anatomische Grundlage einer sog. „essentiellen Hämaturie" darstellen (CEELEN, LÖWENECK, MILLER und YOUNG, WARSCH).

Mikroskopisch tritt die blutige Durchtränkung aller Wandschichten des Nierenbeckens — besonders der oberflächlichen — stark hervor. Die Hyperämie ist meist eine maximale. Auch blutige Geschwürsbildungen und Salzimprägnation von ergossenen Blutmassen können gelegentlich beobachtet werden. Klinisch ist eine Purpura der oberen Harnwege (PRAETORIUS) bekannt, die wie eine akute Infektion verläuft, ohne daß es gelänge, Erreger nachzuweisen. Nach RUMPEL tritt diese Pyelitis haemorrhagica vor allem bei Männern im mittleren Alter auf. Da es sich um eine entzündliche Erkrankung handelt, zieht RUMPEL die Bezeichnung Pyelitis haemorrhagica vor.

d) Pseudomembranöse Pyelitis.

In anderen Fällen kommt es zu einer stärkeren fibrinösen Exsudation. Dabei ist die Schleimhaut des Nierenbeckens völlig (vgl. Abb. 25, S. 389) oder nur an umschriebenen Stellen mit mehr oder minder festhaftenden, meist nicht sehr dicken gelbgrauen bis schmutzig braunroten Membranen bedeckt (Abb. 31). Nach Abziehen derselben liegt die stark gerötete Schleimhaut bloß. In Kelchen können solche Membranen röhrenförmige Ausgüsse darstellen. Auch nekrotisch-ulzeröse Veränderungen kommen gelegentlich vor.

Mikroskopisch sieht man meist nur Reste des Epithels, die in die Fibrinmassen eingeschlossen sind; gelegentlich sieht man auch über intaktem Epithel Fibrin, das von der Nachbarschaft herübergeflossen ist. An der Basis der fibrinös nekrotischen Massen ist meist eine starke leukozytäre Demarkation ausgeprägt. Die zellige Infiltration und die Verdickung der Schleimhaut ist in diesen Fällen überhaupt meist besonders stark, so daß Hyperämie, Ödem und zellige Infiltration in allen Wandschichten ausgeprägt ist (Abb. 32). An der Oberfläche dieser Membranen können sich Kalk- und Harnsäure niederschlagen, so daß inkrustierende Formen der Pyelitis zustande kommen. Nicht selten sieht man solche Inkrustationen der Schleimhaut in infizierten Steinnieren, wie dies CAULK (zit. nach GOTTSTEIN) in 4 Fällen in Nierenbecken und Ureteren bei Ulcus incrustatum der Blase feststellen konnte. Die Niederschläge bestanden aus Phosphaten mit geringer Oxalatbeimengung. In der Regel sind diese Inkrustationen geringer als in der Harnblase.

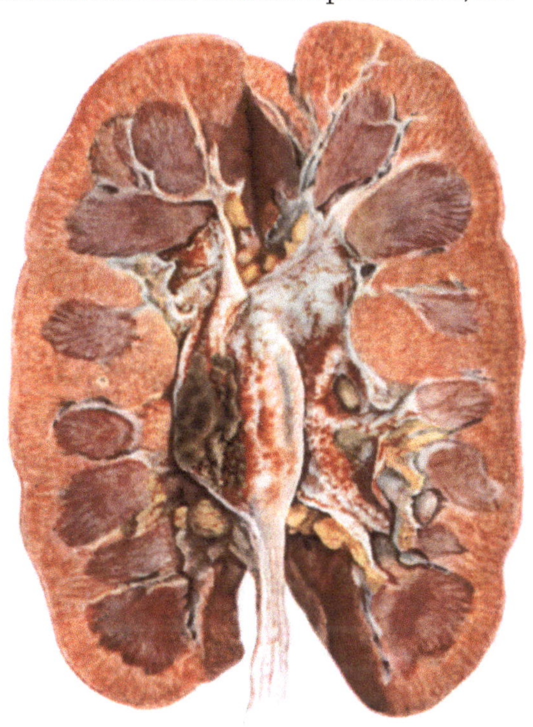

Abb. 31. Pseudomembranös-hämorrhagische Pyelitis. (65 Jahre, ♂, S. 166, 1925/26, Sammlungspräparat des Göttinger pathologischen Instituts [3/4 nat. Größe].)

e) Chronische Pyelitis.

Bei der chronischen Pyelitis (vgl. Abb. 38, S. 425) ist die Schleimhaut des Nierenbeckens meist derber und weniger stark gerötet als bei der akuten Pyelitis. Die Gefäßzeichnung tritt oft in Form gröberer Ästchen mit stärkerer Schlängelung und gelegentlich variköser Erweiterung hervor. Die Schleimhaut ist verdickt, oft wie glasig. Die Muskelwand des Nierenbeckens ist gleichfalls oft verdickt und häufig mit dem Hilusfettgewebe stärker verbunden (Peripyelitis). Die Verdickung der Muskularis ist zum Teil auf eine Arbeitshypertrophie zurückzuführen, da bei der starren Infiltration der Nierenbeckenwand die Muskulatur bei der Entleerung des Nierenbeckens mehr Arbeit leisten muß. In anderen Fällen ist die Verdickung mehr durch Bindegewebsneubildung bedingt. In manchen Fällen mit völlig starrem Nierenbecken kann die Muskulatur auch atrophieren. Neben diesen für die chronische Pyelitis einigermaßen charakteristischen Veränderungen können auch alle Befunde der akuten Pyelitis, wie Eiterung, Blutungen, Nekrosen, Geschwüre und Inkrustationen beobachtet werden. Hinsichtlich der häufig bei chronischer Pyelitis vorkommenden lymphatischen Knötchen (Pyelitis follicularis) und der epithelialen Zysten- und Drüsenbildungen (Pyelitis cystica et glandularis) sei auf die entsprechenden, für die ganzen ableitenden Harnwege gemeinsamen Abschnitte verwiesen (S. 464 und 467). Die chronische Pyelitis wird außer als Endstadium der akuten Formen auch nahezu regelmäßig als Nebenbefund bei Nephrolithiasis angetroffen (SCHULTHEIS). Ferner hat GOHRBANDT auf die Häufigkeit chronisch-pyelitischer Veränderungen in wechselndem Ausmaße bei entzündlichen Nierenerkrankungen und Schrumpfnieren aller Art aufmerksam gemacht, und ŚCIESIŃSKI hat neuerdings seine Befunde bestätigt.

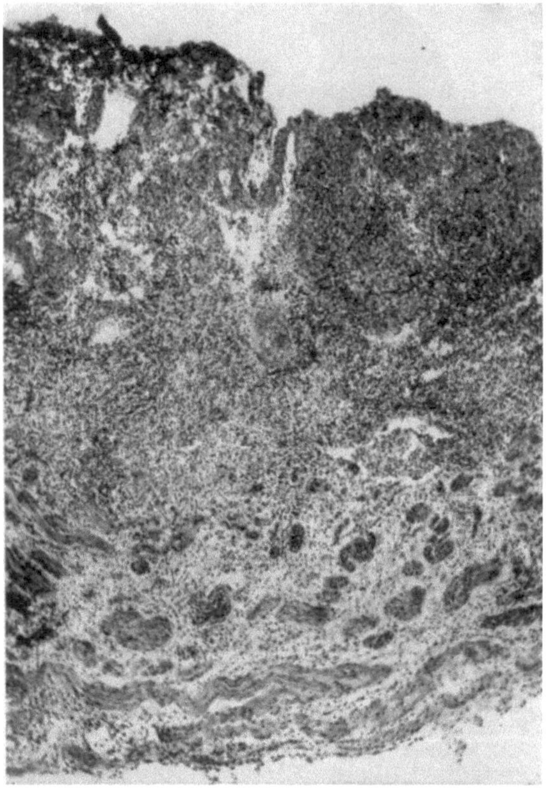

Abb. 32. Pseudomembranöse Pyelitis mit sehr starker Infiltration und Hyperämie, Ödem des intermuskulären Gewebes. (19 Jahre, ♂, E. 2016/1931, eigene Beobachtung.)

Mikroskopisch sieht man am Epithel des Nierenbeckens häufig proliferative Erscheinungen. Das Epithel wird vielschichtig, die Anordnung der Zellen erscheint weniger gleichmäßig, manchmal trifft man auch nahezu faserartig in die Länge gestreckte Epithelzellen an, wodurch die epitheliale Bekleidung ein rasenartiges Aussehen bekommt (Abb. 33). Nicht selten führt die Proliferation auch zur Ausbildung von Zellpolstern und Leisten, die sich gegen das Bindegewebe vordrängen. Aus diesen Wucherungen können Zysten und drüsenartige Bildungen hervorgehen. Die nicht selten bei lang dauernder Pyelitis besonders in Steinnieren auftretende Umwandlung des Übergangsepithels in Plattenepithel (Leukoplakie) ist in einem eigenen Abschnitt für die ganzen Harnwege dargestellt (S. 478). Die zellige Durchsetzung des Epithels mit Lymphozyten und Leukozyten ist meist nicht sehr stark. Dafür weist das Schleimhautstroma oft eine äußerst dichte, gleichmäßige oder mehr in Herden besonders perivaskulär angeordnete zellige Infiltration auf (Abb. 34).

Diese Infiltrate bestehen in erster Linie aus Lymphozyten, daneben findet man in wechselnder Menge auch Plasmazellen und Leukozyten. Während GOHRBANDT häufig Plasmazellen in den Infiltraten gesehen hat, fand sie ŚCIESIŃSKI seltener. Auf das reichliche Auftreten von Gewebsmastzellen bei chronischer Pyelitis hat ŚCIESIŃSKI hingewiesen. Manchmal können besonders reichlich eosinophile Leukozyten vorhanden sein. Auch RUSSEL-Schollen werden oft angetroffen. Gelegentlich finden sich im Stroma kleine Kalkschollen (Abb. 35), in deren Umgebung auch Riesenzellen, die vielleicht die Kalkschollen abbauen, angetroffen werden können. Blutpigmenthaltige Zellen findet man meist trotz häufiger Blutungen nur in geringer Menge. Manchmal sind fettgespeicherte Zellen im Schleimhautstroma in größerer Menge vorhanden.

Das Stroma der Schleimhaut zeigt in einer Reihe von Fällen starke Neubildung von Kapillaren. Die Gefäße sind auch in den tieferen Schichten oft auffallend weit. Dazu kommt in den schwereren und sehr lang dauernden Fällen auch eine starke Neubildung von Bindegewebe und elastischem Gewebe, sowohl in den subepithelialen Schichten als auch zwischen den Bündeln der Muskulatur und zum Teil auch ins Hilusfettgewebe ausstrahlend. Zunächst ist dieses Bindegewebe sehr zellreich, später wird es derb, gelegentlich auch hyalin umgewandelt.

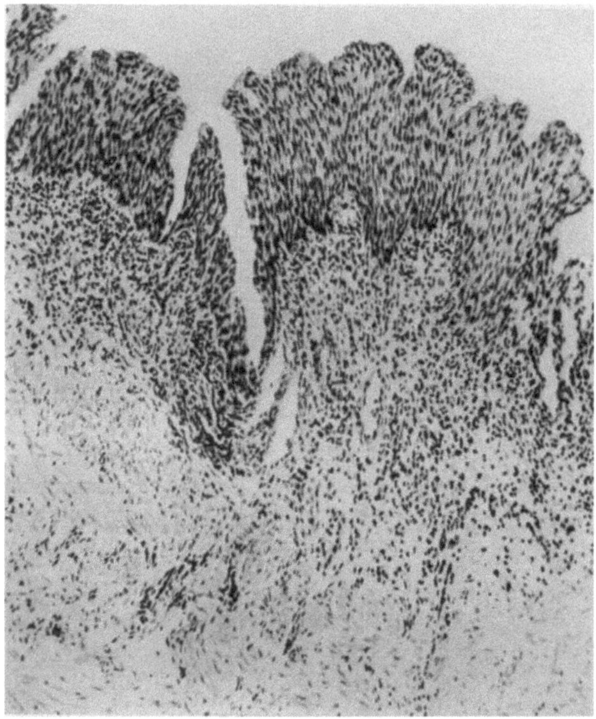

Abb. 33. Vielschichtiges Übergangsepithel mit langgestreckten Zellen bei chronischer Pyelitis in Steinniere. (39 Jahre, ♀, E. 4237 bis 39/1930, nach TH. SCHULTHEIS.)

Die Muskelbündel sind oft stark auseinandergedrängt, teils durch herdförmige Zellansammlungen in der Umgebung der Gefäße, teils durch streifige Infiltrate zwischen den Muskellagen. Auch durch chronisches Ödem und vor allem durch neugebildetes Bindegewebe wird die Muskulatur zersprengt. Die Muskelfasern selbst können teils hypertrophieren, teils besonders bei massiver Bindegewebswucherung und Fettgewebseinwachsung der Druck- oder Inaktivitätsatrophie verfallen. Durch alle diese Erscheinungen wird eine gelegentlich beträchtliche Verdickung der Nierenbeckenwandung bedingt. In Fällen leichterer chronischer Pyelitis kann die Gewebsneubildung nahezu ausbleiben, so daß man vor allem nur zellige Infiltrate antrifft.

In manchen Fällen entwickelt sich ein sehr gefäßreiches Granulationsgewebe mit weiten Kapillaren (Pyelitis proliferans [PASCHKIS]). In seltenen Fällen nimmt die Schleimhaut bei chronischer Nierenbeckenentzündung ein höckeriges und warziges Aussehen an, so daß man von einer Pyelitis polyposa sprechen kann.

Im histologischen Bild zeigt die Pyelitis polyposa viel Ähnlichkeit mit der Cystitis vegetans oedematosa (STOERK). Nur daß — wenigstens in dem von mir beobachteten Fall — die polypösen Wucherungen nicht so ödematös erscheinen. Man sieht von den inneren Schichten des Nierenbeckens ausgehend plump-polypöse und fingerförmige Fortsätze, die an der Oberfläche von einer dünnen Epithelschicht bekleidet sind. Das lockere Stroma dieser kleinen Polypen zeigt eine äußerst dichte, vorwiegend lymphozytäre Infiltration (Abb. 36).

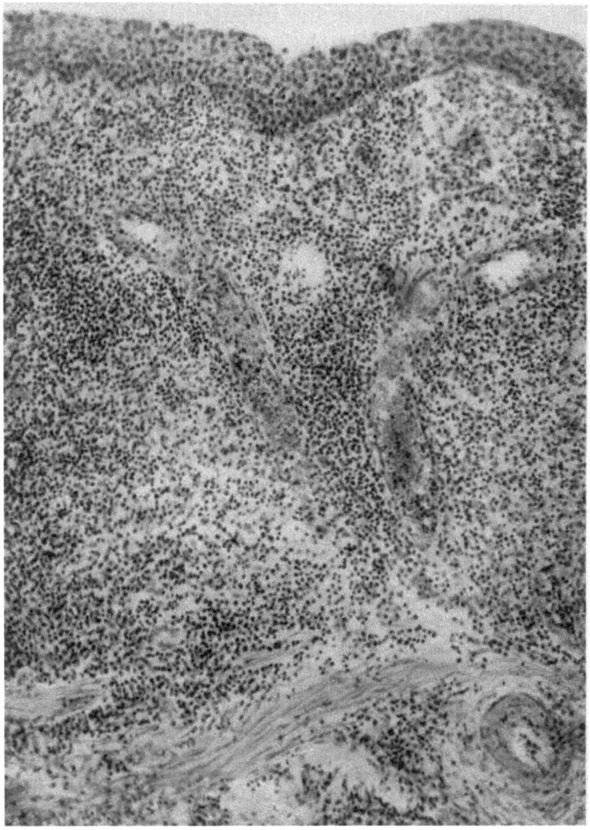

Abb. 34. Chronische Pyelitis bei Ureterbauchdeckenfistel, starke chronisch-entzündliche Infiltration bis zwischen die Muskelbündel. (48 Jahre, ♀, E. 2008/1931, eigene Beobachtung.)

6. Peripyelitis

(Lit. S. 545).

Die Entzündung des peripelvinen Fettgewebes ist eine sehr häufige Begleiterscheinung der Pyelitis und Pyelonephritis, wenn man auch im allgemeinen wenig darauf achtet und wenn auch die makroskopischen Veränderungen meist wenig auffällig sind. Die akute Peripyelitis ist oft makroskopisch gar nicht erkennbar, höchstens bemerkt man eine stärkere Durchfeuchtung des Hilusgewebes. Histologisch erkennt man aber nicht selten eine ödematöse Durchtränkung, Hyperämie und leukozytäre Infiltration des Binde- und Fettgewebes in der Umgebung des Nierenbeckens. Besonders bei der aszendierenden lymphogenen Infektion wird man im peripelvinen Gewebe frühzeitig eine Lymphangitis und Perilymphangitis antreffen, an die sich eine ausgedehntere Infiltration anschließen kann, aber auch bei einer nicht auf dem Lymphweg entstandenen Pyelitis ist oft genug das peripelvine Gewebe gleichfalls entzündlich infiltriert. Besonders ausgeprägt ist diese Mitbeteiligung des Hilusgewebes in der Umgebung der Kelche und der Kelchnischen bei der Pyelonephritis, wo in vielen Fällen gerade die Ausbreitung der Entzündung von den Kelchnischen über das Hilusgewebe und von da aus entlang der Gefäße ins Nierengewebe eine große Rolle spielt. Häufig genug kann man bei Pyelitis und Pyelonephritis auch Blutungen im Hilusgewebe sowohl in der Umgebung des eigentlichen Nierenbeckens als auch besonders wieder in der Umgebung der Kelchnischen antreffen. Eine eitrig-phlegmonöse Peripyelitis wird selten beobachtet. Sie kann gelegentlich bei Nierenbeckenverletzungen sowie bei perirenaler oder periureteraler Phlegmone vorkommen.

Die chronische Peripyelitis ist eine nahezu regelmäßige Begleiterscheinung einer nennenswerten chronischen Pyelitis oder Pyelonephritis. Meist

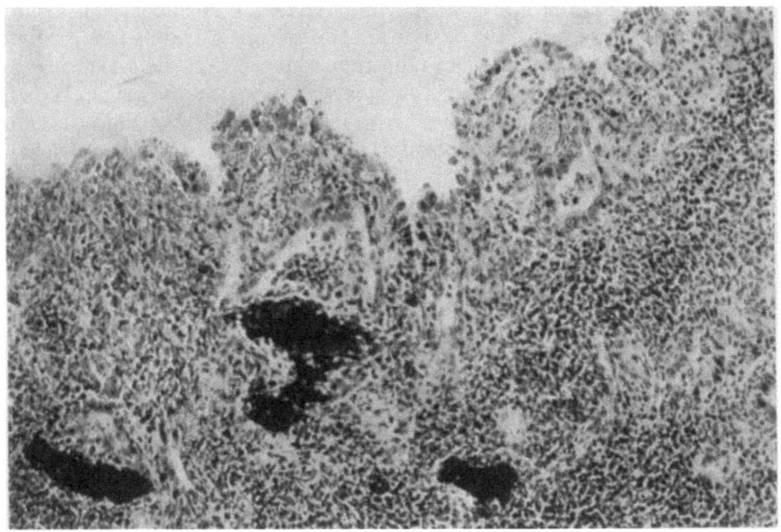

Abb. 35. Verkalkungen in der Schleimhaut bei chronischer Pyelitis neben Nierentuberkulose und Nephrolithiasis. (36 Jahre, ♀, E. 4112/1930, eigene Beobachtung.)

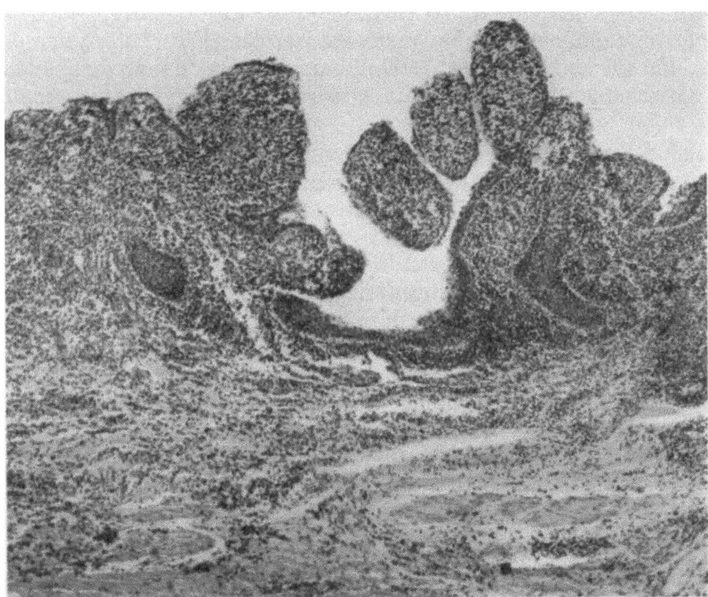

Abb. 36. Polypöse Pyelitis mit starker chronisch-entzündlicher Infiltration bei Nephrolithiasis. (E. 4236/1930, eigene Beobachtung.)

handelt es sich dabei um eine mäßige Wucherung des Bindegewebes und Fettgewebes am Nierenhilus. Besonders unmittelbar an die Nierenbeckenwand angrenzend kann sich eine stärkere bindegewebige Adventitia ausbilden. Mikroskopisch sieht man dabei eine teils fein zerstreute, teils mehr in perivaskulären

Haufen angeordnete Infiltration mit Lymphozyten und Plasmazellen. Manchmal bilden sich auch kleine Lymphknötchen mit Keimzentren im Hilusfettgewebe aus.

In hochgradigeren Fällen kann entweder die Bindegewebswucherung oder die Fettgewebswucherung im Vordergrund stehen. Je nachdem kann man von einer fibrösen oder fibro-lipomatösen chronischen Peripyelitis sprechen. Die hochgradigsten Veränderungen dieser Art findet man an Pyonephrosen und unter diesen wieder besonders bei den Steinnieren. Dabei kann die Wucherung des Hilusfettgewebes so weit gehen, daß das Nierenbecken eingeengt wird. Makroskopisch ist bei der fibrösen Form die Nierenbeckenwand im ganzen sehr stark verdickt und zeigt strahlige Bindegewebszüge gegen die Umgebung. Bei der fibrolipomatösen Form findet man ein manchmal knollig gewuchertes, eigenartig starres Fettgewebe, das von derben grauweißen Bindegewebszügen in kleine Bezirke unterteilt ist. Mikroskopisch sind auch in diesen Fällen neben der Neubildung von Bindegewebe und Fettgewebe meist starke chronisch-entzündliche Infiltrate feststellbar.

7. Pyelonephritis (Lit. S. 546).

Wie schon eingangs bei der Begriffsbestimmung erörtert wurde, sollen hier unter dem gemeinsamen Namen Pyelonephritis alle Niereninfektionen zusammengefaßt werden, in denen das Nierengewebe und das Nierenbecken makroskopisch offensichtlich Sitz der entzündlichen Veränderungen sind, ohne Hinblick auf die verschiedene Entstehungsmöglichkeit solcher Prozesse. Dies kann um so eher geschehen, als — wie schon mehrfach erwähnt wurde — auch am anatomischen Präparate oft über den Infektionsweg nichts Sicheres auszusagen ist. Aus diesem Grunde soll auch hier auf die Unterscheidung einer Nephropyelitis und einer Pyelonephritis im engeren Sinne verzichtet werden. Die Frühstadien der Pyelonephritis, die nur mikroskopisch erkennbar sind und daher makroskopisch als Pyelitis erscheinen, werden noch im Abschnitt über die Histogenese der Pyelonephritis näher zu erörtern sein.

Bei der Sektion fällt einem sehr häufig auf, daß auch bei doppelseitiger Pyelonephritis der Prozeß in den beiden Nieren ungleich weit fortgeschritten ist. Häufig genug sieht man auf einer Seite eine makroskopisch nur als Pyelitis in Erscheinung tretende Veränderung, während die zweite Niere das typische Bild einer Pyelonephritis darbietet. Ebenso kann die eine Niere schon chronische Veränderungen und Narbenschrumpfungen darbieten, während die zweite Niere sich im akuten oder subakuten Stadium befindet. Gerade dieses ungleichmäßige Verhalten der beiden Nieren ist bei der Pyelonephritis im Gegensatz zu den anderen entzündlichen Nierenerkrankungen sehr ausgeprägt, wie auch STAEMMLER und DOPHEIDE hervorheben. Dabei ist, ebenso wie bei der Pyelitis, klinisch die rechte Niere viel häufiger befallen als die linke und das weibliche Geschlecht in allen Lebensaltern viel öfter betroffen als das männliche.

Nach dem makroskopischen Befund und dem klinischen Verlauf lassen sich mehrere Formen unterscheiden, die man als perakute, akute bis subakute und chronische Pyelonephritis bezeichnen kann. Desgleichen lassen sich diffuse und herdförmige Pyelonephritiden unterscheiden. Das Wort diffus bedeutet hier aber im Gegensatz zu der strengen Bedeutung bei der Glomerulonephritis nur, daß ungefähr im Bereich aller Nierenpyramiden entzündliche Veränderungen vorhanden sind, während bei der herdförmigen Pyelonephritis sich der Prozeß auf eine oder einzelne Pyramiden und die zugehörigen Rindenbezirke beschränkt.

Die Nierenbeckenveränderungen sollen bei der Pyelonephritis nur kurz angedeutet werden, da sie mit den bei der Pyelitis geschilderten völlig übereinstimmen.

a) Makroskopische Befunde.

Die perakute Pyelonephritis tritt meist im Bereich der ganzen Niere auf und kann deshalb als eine diffuse Form der Pyelonephritis bezeichnet werden (NECKER). Im französischen Schrifttum ist diese Form auch als perakute kongestive Nephropyelitis (MARION) bekannt. Diese Fälle enden oft in wenigen Tagen letal und zeigen uroseptischen Verlauf (NECKER). Die Nieren sind dabei vergrößert und durch subkapsuläres Ödem besonders leicht zu entkapseln. Die Oberfläche ist feucht und zeigt ausgedehnte dunkelrote Fleckungen, die sich zum Teil in einzelne kleine rote Flecke auflösen. In diesen hämorrhagischen Bezirken kann man zahllose kleinste gelbliche Stippchen finden. Auf dem

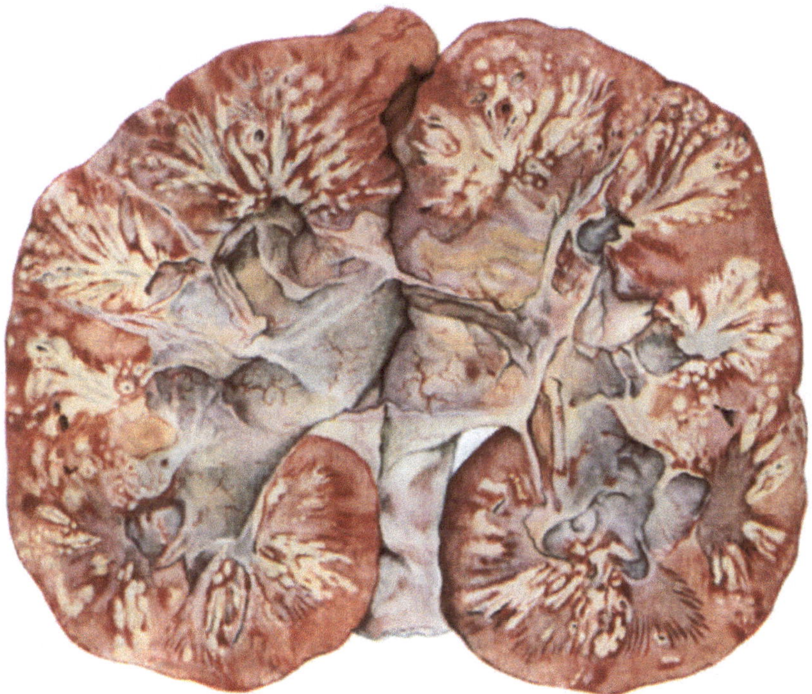

Abb. 37. Eitrige akute Pyelonephritis mit Abszessen bei Skrotalphlegmone und eitriger Perizystitis (53 Jahre, ♂, S. 23/1931, eigene Beobachtung [3/4 nat. Größe].)

Durchschnitt sieht das Gewebe verquollen aus und ist brüchig. Die Rindenmarkzeichnung ist stark verwischt. Entsprechend den hämorrhagischen Oberflächenherden sieht man nun blutige Durchtränkungen, die meist das Gebiet einer Nierenpyramide oder einen Teil einer solchen einnehmen. Auch hier kann man kleine gelbliche Stippchen und Streifchen sehen, während größere Abszesse und stärkere eitrige Einschmelzungen vermißt werden. Das Nierenbecken kann gleichfalls Blutungen sowie akut entzündliche Veränderungen aufweisen. Es handelt sich in diesen Fällen offenbar um schwere, stark toxisch wirkende Infektionen. Auch Pyämien können davon ausgehen, wobei eine septische Thrombose der Vena renalis das Bindeglied bilden kann (KAUFMANN, ASCHNER). Im ganzen sind diese Fälle selten.

Die akute oder subakute Pyelonephritis ist diejenige Form, welche am häufigsten zur Beobachtung gelangt. Sie kann sich auf den Bezirk einer Pyramide und den zugehörigen Kelch beschränken (herdförmige Pyelonephritis) oder sie kann ungefähr gleichmäßig über alle Nierenpyramiden ausgebreitet sein (diffuse Pyelonephritis). Der makroskopische Anblick ist meist sehr charakteristisch. Auch diese Nieren sind groß, geschwollen und ungewöhnlich leicht zu entkapseln. Schon beim Abziehen der Kapsel werden oft kleine oberflächlich gelegene Abszeßchen eröffnet, die mit der Kapsel verklebt waren und an deren Innenfläche eine umschriebene eitrige Entzündung hervorgerufen haben. Es wird ausgehend von solchen Stellen nicht selten ein Eiterdurchbruch durch die Nierenkapsel mit Ausbildung eines paranephritischen Abszesses beobachtet. Die Nierenoberfläche zeigt meist gruppiert angeordnete hirse- bis hanfkorngroße gelbliche Stippchen, die meist von einem roten Hof umgeben sind. Beim Einschneiden entleert sich ein Tropfen gelben Eiters. Diese Abszeßchen zeigen meist eine besondere Häufung in einem Bezirk, welcher der Basis der zugehörigen erkrankten Nierenpyramide entspricht. Diese Anordnung unterscheidet sich von der gelegentlich ganz gleichmäßigen Verteilung der pyämisch-embolischen Rindenabszesse, womit aber nicht gesagt sein soll, daß solche pyelonephritische Herde nicht auch von embolisch entstandenen Infekten ausgegangen sein können. Bei längerem Bestehen des Prozesses können die Abszesse auch erbsengroß, selten noch größer werden. Auf dem Schnitt ist das Gewebe trüb und quillt oft etwas vor. Im Rindenbereich findet man kleine Abszesse, daneben zum Teil auch mehr keilförmige oder kleeblattförmige Herde, die aus dem Zusammenfluß einzelner kleiner Eiterherde entstehen. In den Markpyramiden sieht man fast immer graugelbe bis buttergelbe radiäre Streifen, die aber in nicht sehr hochgradigen Fällen nicht immer bis an die Papillenspitzen heranreichen. In hochgradigen Fällen ist das Bild sehr eindrucksvoll, man sieht von der Papillenspitze fächerförmig gegen die Nierenrinde ausstrahlend hochgelbe oft rot umrandete Streifen, die zum Teil zu größeren Gebieten, von denen sich Eiter abstreifen läßt, zusammenfließen (Abb. 37). Durch diese Bilder wird sehr leicht der Eindruck erweckt, daß die Eiterung direkt in den Harnkanälchen aufsteigt, was aber keineswegs erwiesen ist, da diese Befunde auch eine andere Deutung erlauben. Hier sei nur auf ähnliche Bilder bei der eitrigen Ausscheidungsnephritis ORTHs verwiesen, näher wird die Bedeutung und Entstehung dieser Bilder im histogenetischen Teil zu besprechen sein. Wenn der Prozeß sehr intensiv ausgeprägt ist, so können große Teile von Markpyramiden samt der Papillenspitze eitrig einschmelzen. In anderen Fällen werden die Papillenspitzen nekrotisch, zeigen dann ein eigenartig glasig-durchscheinendes Aussehen (KAUFMANN) und können schließlich als jauchig-schmierig zerfallende polypenartig in die Nierenkelche hineinragende Gebilde angetroffen werden. Solche Fälle mit starker Gewebseinschmelzung und hochgradigen Kelchveränderungen leiten über zu den Befunden der primären Pyonephrose. Die Kelche und besonders die Kelchnischen zeigen aber in vielen Fällen die stärker entzündlichen Veränderungen, die meist ausgeprägter sind als im eigentlichen Nierenbecken. Das Nierenbecken und die Kelche sind besonders bei länger dauernder Entzündung meist etwas erweitert und entleeren beim Einschneiden stark eitrig getrübten Harn oder direkt rahmigen Eiter.

In den länger dauernden subakuten Fällen kommen zu den eitrigen und nekrotischen Prozessen auch produktive Erscheinungen. Gelegentlich können sich größere Abszesse durch ein Granulationsgewebe abkapseln. Häufiger sieht man Granulationsgewebsbezirke in den Pyramiden oder herdweise in der Rinde, die sich durch rötlichgraue Farbe und etwas derbere Beschaffenheit abheben (Abb. 38). Oft erscheint auch das Granulationsgewebe buttergelb bis grünlich, was durch reichliche Speicherung von Fett und Lipoiden bedingt ist. Solche Bezirke können Verwechslungen mit tuberkulösen Veränderungen veranlassen.

Bei der chronischen Pyelonephritis ist das Bild noch mannigfaltiger. Die Niere ist manchmal schon etwas verkleinert, die Nierenhüllen sind oft verdickt und manchmal besonders im Bereich narbiger Einziehungen mit der Nierenoberfläche verwachsen, so daß die Kapsel nicht immer leicht abziehbar ist. Die häufigste Form der chronischen Pyelonephritis stellt das chronische Stadium

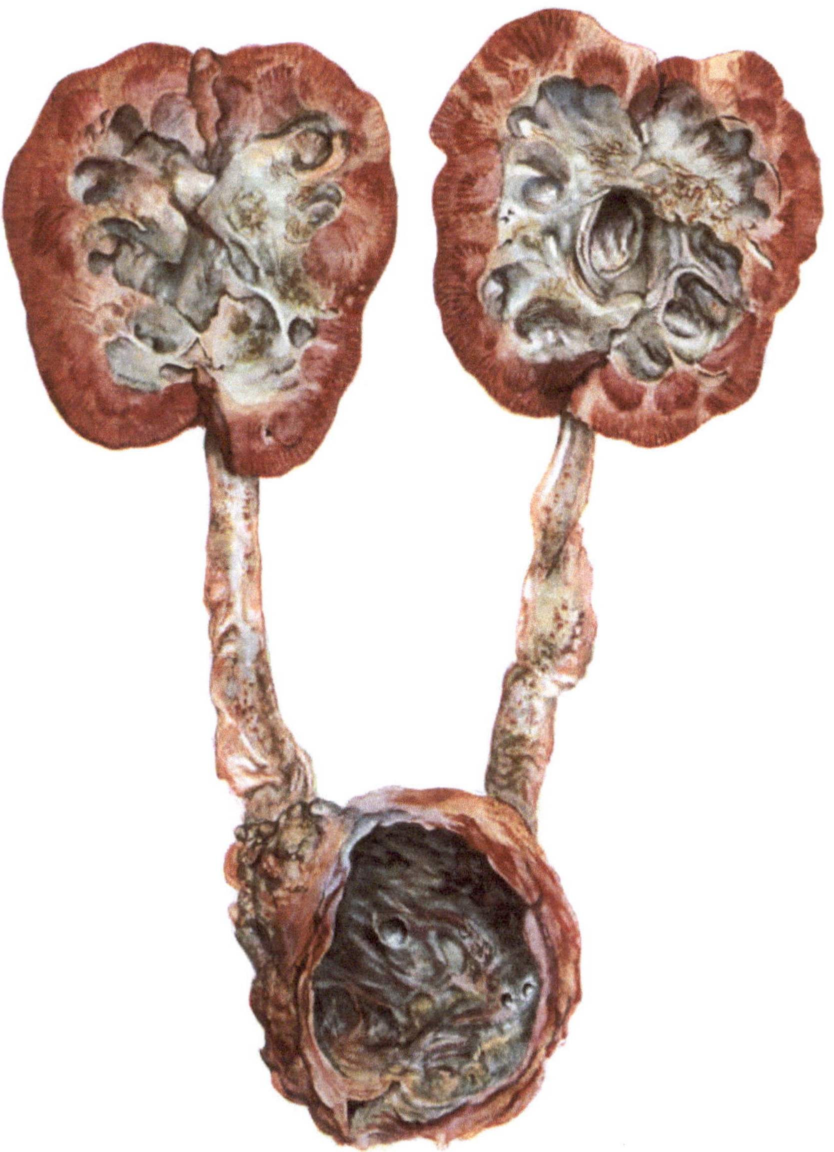

Abb. 38. Chronisch-eitrige Zystitis, chronische Ureteritis und doppelseitige vorwiegend nicht-eitrige Pyelonephritis bei Querschnittsläsion, 20 Jahre nach Messerstich ins Rückenmark. (50 Jahre, ♂, S. 227/1930, eigene Beobachtung [nat. Größe].)

einer eitrigen Pyelonephritis dar. Man sieht neben abheilenden narbigen, eingesunkenen Herden, die gelegentlich beträchtliche Ähnlichkeit mit Infarktnarben haben können, auch noch gruppierte Abszesse oft von schwielig verhärtetem Gewebe umgeben. Auch auf dem Schnitte gehen eitrige und produktive

Veränderungen nebeneinander. Die Rinde ist oft ungleich verschmälert, manche Markpyramiden erscheinen wie zusammengesunken, rötlichgrau und lassen gelegentlich die radiäre Streifung völlig vermissen. Zwischendurch sieht man auch eitrige Herde und Streifen sowie gelegentlich größere Abszesse, vor allem aber oft verfettete Granulationsgewebsbezirke, die manchmal so umschriebene gelbe Herde bilden, daß sie ähnlich wie hypernephroide Geschwülste aussehen können. Durch alle diese Veränderungen entsteht ein sehr buntes Aussehen und eine unregelmäßige Zeichnung der Schnittfläche. Das Nierenbecken ist oft etwas erweitert, gelegentlich auch durch Wucherung des verhärteten Hilusfettgewebes eher verengt. Die Schleimhaut ist lederartig verdickt, faltig, graurot, manchmal polypös, leukoplakisch verändert oder inkrustiert. Besonders in Steinnieren treten derartige Veränderungen häufig auf. Nicht selten werden

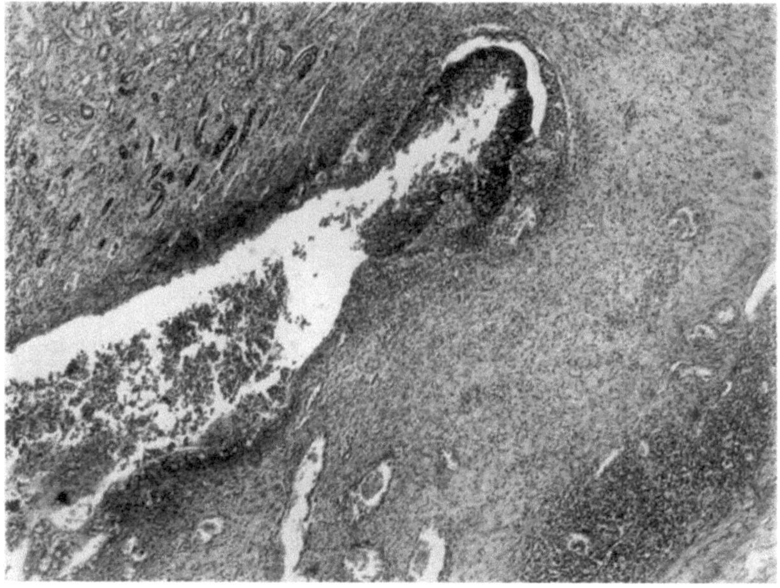

Abb. 39. Ulzerös-eitrige Kelchnischenpyelitis mit Bindegewebswucherung und starker chronisch-entzündlicher Infiltration im umgebenden Gewebe bei geringer chronischer Pyelonephritis. (13 Jahre, ♂, S. 132/1932, eigene Beobachtung.)

epitheliale Zysten und follikuläre Knötchen beobachtet. Die Kelche sind gleichfalls meist etwas erweitert, im Bereich der Kelchnischen können Granulationsgewebsmassen, gleichfalls oft verfettet, polypenartig in die Kelchlichtung vorragen. Auch an der Kelchschleimhaut werden Falten und Leistenbildungen nicht selten beobachtet. Es zeigen sich fließende Übergänge zu den Befunden der primären Pyonephrose.

Neben dieser Form der chronischen Pyelonephritis gibt es auch eine chronische, nichteitrige Pyelonephritis mit schleichendem Verlauf. Besonders in nicht infizierten Steinnieren werden, wie auch SCHULTHEIS hervorhebt, solche Veränderungen öfter beobachtet. Das Gewebe wird dabei mehr und mehr verhärtet, auf der Oberfläche und auf dem Schnitt sieht man hellere, derbere, zum Teil narbig eingezogene Bezirke, das Nierenbecken ist verdickt derb und bei Lithiasis meist erweitert. Das Ausmaß der produktiven Veränderungen tritt oft erst histologisch in Erscheinung.

b) Mikroskopische Befunde.

Die mikroskopischen Befunde bei Pyelonephritis sind sehr verschieden, je nachdem welches Stadium man untersucht. Außerdem wechselt der Befund auch sehr bei den eitrigen und den keineswegs seltenen nichteitrigen Formen der Pyelonephritis. Zweifellos ist früher die eitrige Einschmelzung und Abszeßbildung bei der Pyelonephritis zu sehr als ein regelmäßiger Befund betont worden. Auch STAEMMLER und DOPHEIDE weisen neuerdings darauf hin, daß die Eiterung eine bei der Pyelonephritis keineswegs notwendige oder regelmäßige Komplikation sei.

Die perakute Pyelonephritis, von der ich nur einen Fall untersuchen konnte, zeigt die stärksten Veränderungen in der Rinde. Hier finden sich

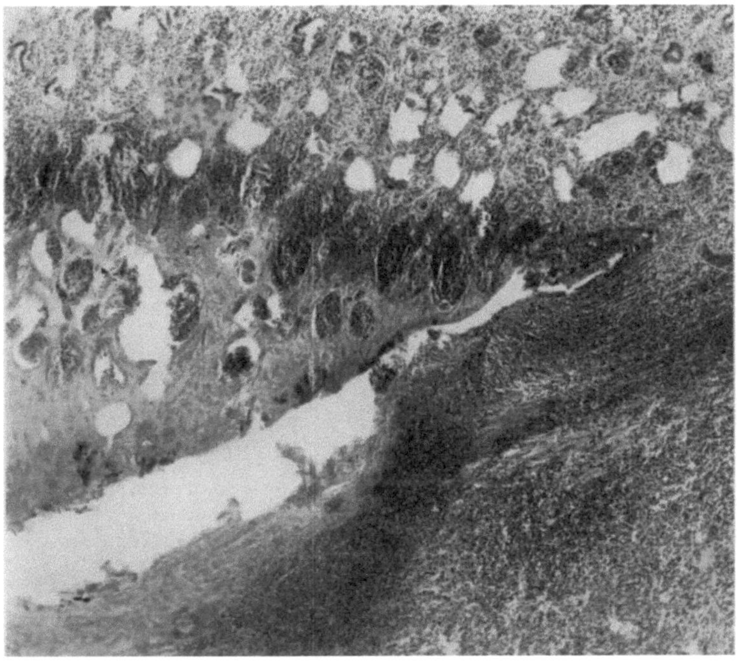

Abb. 40. Schwere ulzerös-nekrotisierende Kelchnischenpyelitis und Papillennekrose bei eitriger Pyelonephritis bei Prostatakrebs. (60 Jahre, ♂, S. 407/1931, eigene Beobachtung.)

infarktähnliche Herde mit sehr starker blutiger Durchsetzung des Zwischengewebes und sehr intensiver leukozytärer Infiltration im Stützgewebe ähnlich einer Phlegmone. In den betroffenen Bezirken enthalten die Tubuli contorti und die Schaltstücke sowie die initialen Sammelrohre vielfach Leukozytenmassen. Ein Teil der Kanälchen ist etwas erweitert. Das Epithel ist größtenteils gut erhalten. Die Glomeruli sind unverändert. Diese leukozytäre Infiltration setzt sich zungenförmig bis in die Nierenpyramiden fort. Hier findet man Gruppen von erweiterten Harnkanälchen, die Leukozytenmassen enthalten, ohne daß das Epithel sichtbar geschädigt wäre. Die Befunde nehmen gegen die Papillenspitze sichtlich ab, um völlig zu verschwinden. Die Veränderungen des Nierenbeckens sind gering. Es handelt sich offenbar — wenigstens in meinem Fall — um eine Nephropyelitis.

Die gewöhnliche eitrige Pyelonephritis zeigt in vollentwickelten Fällen meist eine ziemlich starke Pyelitis, die hier nicht mehr näher geschildert zu werden braucht. Hervorgehoben sei nur, daß die Entwicklung am stärksten im Bereich der Nierenkelche und besonders der Kelchnischen ausgebildet ist. Die Bevorzugung der Kelchnischen für die Infektion erklärt sich nach STOERK rein mechanisch, da hier ein toter Raum für die Harnströmung besteht, wodurch eine Harnstauung und infolge davon eine Anreicherung und Haftung der Bakterien begünstigt wird, während an den Papillenspitzen die Harnströmung und an den Kelchwänden die Peristaltik die Ansiedlung der Bakterien erschwert. In den Nischen sieht man Eitermassen und eine starke leukozytäre Durchsetzung des Epithels, der ganzen Kelchwand sowie des umgebenden Gewebes (Abb. 39). Es treten häufig Blutungen und Fibrinauflagerungen hinzu; weiterhin kommt es nicht selten zu Ulzerationen und Nekrosen. Die benachbarten Papillenspitzen können gleichfalls der Nekrose verfallen, wobei sich

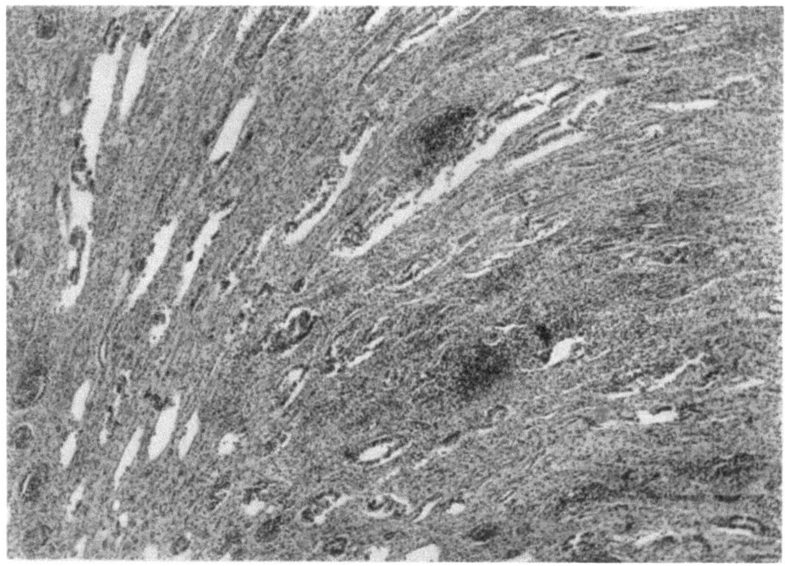

Abb. 41. Teilweise interstitielle, teilweise in Kanälchen eingebrochene leukozytäre Infiltrate in einer Markpyramide bei eitriger Pyelonephritis. (60 Jahre, ♂, S. 407/1931, eigene Beobachtung.)

meist eine leukozytäre Demarkation gegen das erhaltene Gewebe ausbildet (Abb. 40). Nicht selten können sich diese im Nierenbecken zutage liegenden nekrotischen Abschnitte mit Harnsalzen und Kalk inkrustieren. Die Kanälchen in der Papillenspitze können erweitert sein und große Mengen abgestoßener Epithelien oder auch Leukozyten enthalten. Zum Teil sind diese Epithelablösungen wohl postmortal. Überhaupt sind pyelitische Nieren einer sehr raschen Zersetzung unterworfen, so daß an Leichenpräparaten oft das Nierenbeckenepithel und meist der Epithelüberzug der Papillen fehlt. Die bekannten, makroskopisch geschilderten, gelben Streifen im Nierenmark (Abb. 41) erweisen sich histologisch zum Teil als längs getroffene erweiterte Harnkanälchen oder Gruppen von solchen, die Leukozytenmassen enthalten, ohne daß ihr Epithel stärker geschädigt erschiene. Zum Teil werden sie aber auch durch eitrige, zwischen den Kanälchen im Zwischengewebe gelegene Infiltrate gebildet, wie dies auch MÜLLER beschrieben hat. Das Stützgewebe der Nierenpyramiden und der Markzone überhaupt ist ödematös, in späteren Stadien beginnt auch eine Wucherung der Bindegewebszellen. Bei hochgradiger Pyelonephritis bleibt es meist nicht bei den geschilderten langgestreckten, im Mark meist fleckweise verteilten Infiltraten, sondern es entwickeln sich meist langgestreckte Abszesse, in deren Bereich ganze Gruppen von Kanälchen zerfallen. In solchen zunächst nur mikroskopisch erkennbaren, später gelegentlich ziemlich umfangreichen Abszessen finden sich meist massenhaft Bakterien. Außerdem kann man Bakterien (besonders Kolibazillen) in Schaltstücken, Schleifen und Sammelröhren, sowie in Venen und Kapillaren antreffen (RIBBERT). Bei längerem Bestand der Abszesse bemerkt man am Rande eine Gewebsproduktion, wobei besonders eine feine bis mittelgroßtropfige Verfettung der mesenchymalen Zellen auffällt (Abb. 42), auch die Leukozyten innerhalb der Abszesse verfetten

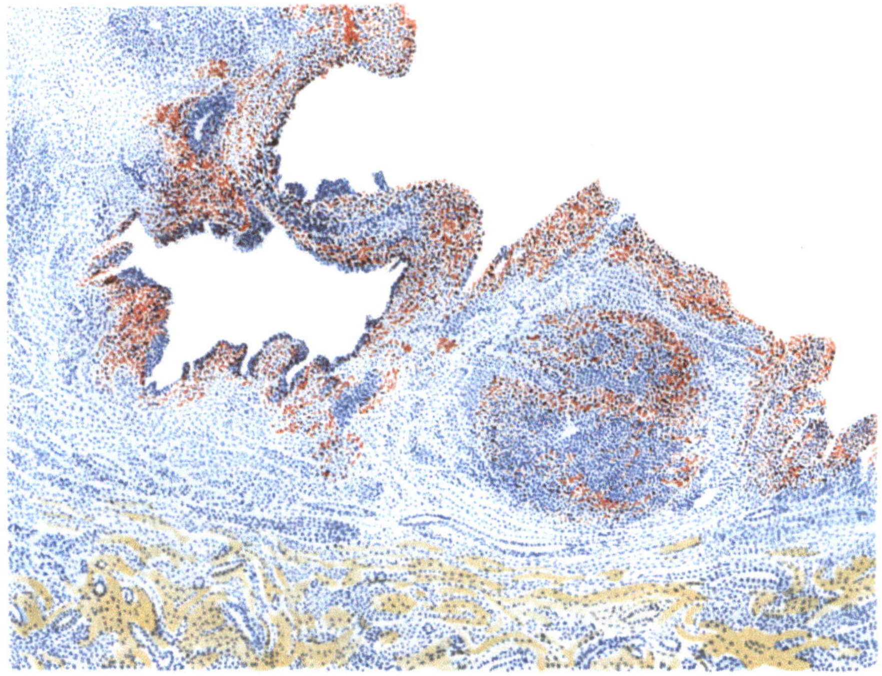

Abb. 42. Verfettung im Randgebiet und im Inneren von pyelonephritischen Abszessen. (72 Jahre, ♂, E. 3372/1930, eigene Beobachtung.)

zum Teil. Es ist immer auffallend, wie wenig das Epithel der Kanälchen auch in unmittelbarer Umgebung der Abszesse geschädigt ist. SCHMIDT und ASCHOFF haben darauf hingewiesen, daß man am Epithel der Kanälchen, die von Infiltraten umgeben sind, Epithelwucherungen wahrnehmen könne, die teils durch die Verlegung der Kanälchenlichtung durch abgestoßene Epithelien vorgetäuscht werden, teils als wirkliche Wucherung zu werten sind, da sich zahlreiche Mitosen nachweisen lassen. Verfettungen werden meist vermißt. Im allgemeinen sind die Markveränderungen in der Nähe der Rinde stärker als nahe der Papillenspitze.

In der Rinde sieht man in solchen Fällen oft sehr ausgedehnte interstitielle Infiltrate, die im Gegensatz zu den Markherden eine mehr diffuse Ausbreitung zeigen oder meist wenigstens größere Bezirke einnehmen. Diese Infiltrate bestehen zum großen Teil aus polymorphkernigen Leukozyten, in manchen Fällen sind auch reichlich eosinophile Leukozyten beteiligt. Es ist aber hervorzuheben, daß auch bei der eitrigen Pyelonephritis sowohl im Mark wie auch in der Rinde die Infiltrate zum Teil aus Lymphozyten und Plasmazellen bestehen. Dies gilt besonders für jene Infiltrate, die in allen Nierengebieten, vor allem in den rindennahen Markzonen und in der Rinde selbst, eng an Gefäßzweige angeschlossen sind. Auch in der Rinde wird nicht selten eitrige Einschmelzung und Abszeßbildung beobachtet, die ganz analoge histologische Befunde wie im Mark darbieten, nur sind hier die Einschmelzungsherde meist mehr rundlich gestaltet (Abb. 43). Die Glomeruli erscheinen in akuteren Stadien so gut wie unbeteiligt. Die Kanälchen lassen in der Regel gleichfalls keine nennenswerte Schädigung erkennen, besonders fehlen Verfettungen fast völlig. Degenerative Erscheinungen in Form von Körnung und Vakuolisierung des Protoplasmas sowie Auflockerung des Zelleibs gegen die Kanälchenlichtung können in Leichenpräparaten leicht

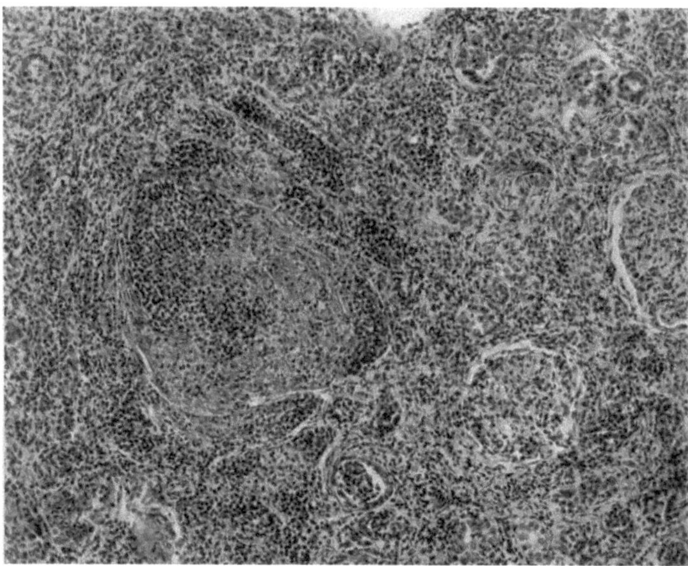

Abb. 43. Beginnende eitrige Einschmelzung im Rindenbereich bei Pyelonephritis. (50 Jahre. ♂, S. 227/1930, eigene Beobachtung.)

durch die früh einsetzenden postmortalen Veränderungen vorgetäuscht werden. Auch in der Rinde kann man ganze Gruppen von Kanälchen mit Leukozytenmassen erfüllt finden. Im Bereich von Abszessen gehen auch Teile des Nierenparenchyms völlig zugrunde. Diese Veränderungen finden sich in allen Rindenzonen bis an die Nierenoberfläche heran. Oft zeigen die Herde im ganzen eine keilförmige Gestalt, und es lassen sich direkte Zusammenhänge zwischen den entzündlichen Herden in der Rinde und im Mark nachweisen. Die Veränderungen sind in einzelnen Fällen sehr wechselnd, so daß manchmal die Rinden-, manchmal die Markveränderungen stark überwiegen. SCHMIDT und ASCHOFF haben darauf hingewiesen, daß außer der eitrigen Einschmelzung nicht selten auch primäre Nekrosen angetroffen werden, die mikroskopisch klein sein können und nur wenige Kanälchen und zugehörige Glomeruli betreffen oder auch makroskopische Dimensionen annehmen und ein infarktartiges Aussehen zeigen. Es handelt sich jedoch nicht wirklich um Infarkte, da die zugehörigen Gefäße nicht verlegt sind und da die Herde nicht Gefäßbezirken, sondern einem Papillarbereich entsprechen. Im Innern dieser Herde findet man besonders reichlich zum Teil schlecht färbbare Bakterien in den Harnkanälchen. Das Randgebiet zeigt eine demarkierende Entzündung mit eitriger

Einschmelzung, so daß bei größeren Herden direkte nekrotische Sequester entstehen können.

Die Gefäße zeigen in den akuten Stadien eine Anreicherung und Randstellung von Leukozyten, sowie später Emigration. Nach RIBBERT sollen innerhalb der Gefäße auch Myelozyten reichlich vertreten sein. Dabei kann es zur Ausbildung wandständiger Leukozytenthromben oder zur verschließenden Thrombose kommen (RIBBERT). Im weiteren Verlauf werden nicht selten phlebitische Veränderungen beobachtet, die mit knospenartigen Intimawucherungen bis zur Einengung der Lichtung sowie Mediainfiltration einhergehen und nicht selten auch mit Thrombose vergesellschaftet sind (STUMPF).

Bei der nichteitrigen Pyelonephritis, die sich als eine ausgedehnte interstitielle Nephritis mit Beteiligung des Nierenbeckens darbietet, sind die

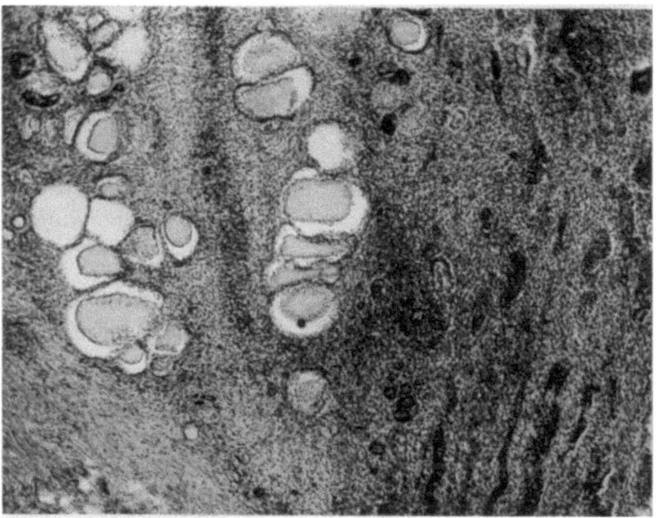

Abb. 44. Alter pyelonephritischer Markherd mit Wucherung und chronisch-entzündlicher Infiltration des Zwischengewebes, sowie Atrophie oder Ausweitung der Kanälchen mit Bildung kolloider Zylinder. (46 Jahre, ♀, S. 191/1932, eigene Beobachtung.)

entzündlichen Infiltrate ebenso ausgebildet, wie es für die eitrige Form geschildert wurde, nur bestehen sie vorwiegend aus Lymphozyten und Plasmazellen und zeigen manchmal eine besonders deutliche perivaskuläre Anordnung. Besonders früh scheint es bei dieser Form zu einer Bindegewebsneubildung zu kommen.

Die Abheilungserscheinungen sollen hier nur insoweit geschildert werden, als sie sich auf kleine erkrankte Gewebsbezirke beziehen, da die Vorgänge des Umbaues und der Narbenschrumpfung des ganzen Organs im Abschnitt über die pyelonephritische Schrumpfniere und zum Teil bei der Pyonephrose eingehend dargestellt werden. Die kleinen Abszesse können allmählich durch Granulationsgewebe ausgefüllt werden, die Lipoidphagozyten schwinden, das junge mesenchymale Gewebe geht in ein derbes und schließlich hyalines Bindegewebe über, das als scharf umschriebener Narbenbezirk auf die abgelaufene Eiterung hinweist. In seltenen Fällen finden sich in der Umgebung solcher Abszesse große Zellansammlungen, die mit Cholesterin gespeichert sind (SCHLAGENHAUFER). Die nichteitrige Form führt mehr zu einer diffusen Bindegewebsvermehrung im erkrankten Gebiet mit Atrophie und zum Teil auch Ausweitung der Kanälchen (Abb. 44). Übrigens gehen wie erwähnt auch in den mit Eiterungen komplizierten Fällen ausgedehnte nichteitrige interstitielle produktive Prozesse vor sich. Liegen die Erkrankungsherde oberflächlich, so bildet sich bei der Abheilung eine trichterförmige Narbe, wie sie BRUCCAUFF eingehend geschildert hat. Durch die starke Zunahme des kollagenen Bindegewebes und das teilweise Erhaltenbleiben der Kanälchen, zum Teil mit zystischer Ausweitung und kolloidem Inhalt, wird das völlige Zusammensinken des Gewebes verhindert. Auch das elastische Gewebe beteiligt sich an der Narbenbildung. Die Glomeruli werden in diesen Bezirken auch schließlich, aber erst spät fibrös umgewandelt. In typischen Fällen sind solche Narben von vaskulären Schrumpfungsherden zu unterscheiden, da man in diesen sowohl nach Infarkten wie bei Angiosklerose die Glomeruli viel dichter gelagert findet, weil das Zwischengewebe wenig wuchert und die Kanälchen meist schwinden. Außerdem bieten die sklerotischen Gefäße ein gewisses Unterscheidungsmerkmal, da bei der entzündlichen Narbenbildung höchstens geringe sekundäre Gefäßveränderungen entstehen, die nicht der typischen Arteriosklerose gleichen. Eine sichere Entscheidung, auf welche Art eine Nierennarbe entstanden ist, wird sich naturgemäß nicht immer aus der Untersuchung der Narbe allein treffen lassen. Als besonders charakteristisch beschreibt BRUCCAUFF, daß im Zentrum der Narbe nur schwieliges Bindegewebe ohne Gewebsreste angetroffen wird, und daß gelegentlich gegen das Mark zu von der tiefsten Stelle der Rindennarbe ein derber Bindegewebszug verläuft (Abb. 45). Gelegentlich werden Reste von Blutpigment und Kalkablagerungen in diesen Narben angetroffen (BRUCCAUFF). In der Umgebung der Narben sind die erhaltenen Kanälchen oft weit, hypertrophisch und stärker geschlängelt (Abb. 45).

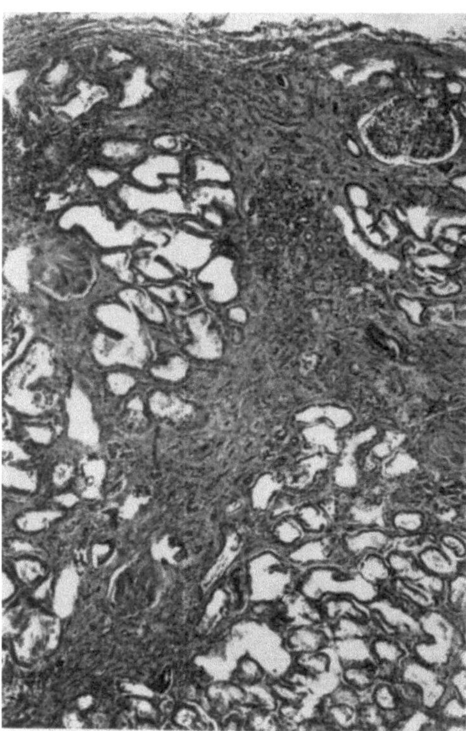

Abb. 45. Kleine pyelonephritische Narbe im Rindenbereich mit hochgradiger Atrophie der Kanälchen und Verödung einzelner Glomeruli, stellvertretende Hypertrophie und Ausweitung der umgebenden Kanälchen. (46 Jahre, ♀, S. 191/1932, eigene Beobachtung.)

Das Epithel kann bei länger dauernder Pyelonephritis außer Hypertrophie auch Umbauerscheinungen zeigen, die wohl als Folgen der Regeneration zu deuten sind. Die Kanälchen sind oft stärker gewuchert und zeigen adenomartige Wucherungen (HERZENBERG). PFEIFFER hat ein vermutlich durch übersteigerte Regeneration entstandenes kleines papilläres Adenom in einer pyelonephritischen Narbe abgebildet. In einem einzigen Fall hat HERZENBERG eine Umwandlung des Epithels der geraden Kanälchen in ein mehrreihiges Übergangsepithel beobachtet. Sie deutet diesen Befund als indirekte Metaplasie bei Regeneration, da ein Einwachsen von Nierenbeckenepithel durch den Befund rein kubischen Epithels an der Ausmündung der betreffenden Kanälchen auf der Papillenspitze auszuschließen war. Aus eigener Erfahrung kann ich noch hinzufügen, daß man in chronischen Stadien der Pyelonephritis gelegentlich nahe den Papillenspitzen zystische Hohlräume antrifft, die mit zwei- bis mehrschichtigem Übergangsepithel ausgekleidet sind, so daß zunächst der Gedanke naheliegt, daß nach Verlust des Epithels hier Nierenbeckenepithel in Sammelröhren eingewachsen wäre, jedoch läßt sich auch für diese Vorkommnisse eine indirekte Metaplasie des Kanälchenepithels nicht ausschließen.

Kurz erwähnt seien hier die keineswegs einheitlichen anatomischen Befunde bei der Pyurie der Kinder. So fand CHOWN bei 30 anatomisch untersuchten Pyuriefällen meist Herdnephritis oder eitrige interstitielle Nephritis, dagegen nur selten eine stärkere Pyelitis. GRIFFIN fand an einem größeren Material die Nieren zum Teil unverändert, zum Teil mit Rundzellenherden, Abszessen, chronisch-interstitiellen Veränderungen und bindegewebiger Verhärtung. Da nur 70 von 160 Fällen autoptisch eine Zystitis aufwiesen und da das Nierenbecken oft nur wenig verändert war, denkt GRIFFIN in erster Linie an eine hämatogene Entstehung. Die 60 bakteriologisch untersuchten Fälle zeigten 38mal Bacterium coli, 15mal Bacterium coli und Streptokokken und 7mal Streptokokken allein.

c) Histogenese und Ausbreitung der Infektion innerhalb der Niere.

An den vollausgebildeten Formen der Pyelonephritis ist der Weg der Infektion und die Histogenese des ganzen Prozesses meist nicht mehr feststellbar. Man muß geeignete Frühfälle untersuchen, die makroskopisch höchstens das Bild einer leichten Pyelitis oder einer ganz beginnenden Pyelonephritis bieten, um sich eine Vorstellung von der Ausbreitung dieses Entzündungsprozesses zu machen. Über die Histogenese der Pyelonephritis sind sehr verschiedene Auffassungen geäußert worden, je nachdem die Infektion als eine hämatogene oder aszendierende aufgefaßt worden ist. Es ist, wie dies in dem einleitenden Abschnitt erörtert wurde, sehr wohl möglich, daß sowohl hämatogene wie aszendierende Infektionen schließlich zu dem anatomischen Bild der Pyelonephritis führen können.

So schildert RUNEBERG, der die hämatogene Infektion für die maßgebend häufige hält, die Entwicklung der Pyelonephritis folgendermaßen: Die im Blut kreisenden Bakterien werden durch die Glomeruli ausgeschieden, wobei sie herdförmige Glomerulitiden hervorrufen. Die Bakterien gelangen in die Harnkanälchen und können an Stellen der Stromverlangsamung (etwa an den Schleifenknien) festgehalten werden und dort eitrige „Ausscheidungsherde" (im Sinne ORTHS) veranlassen. Weiterhin gelangen die Keime ins Nierenbecken, wo bei geeigneter Disposition eine Pyelitis entstehen kann. Von dieser Pylitis aus entsteht lymphogen eine disseminierte interstitielle Nephritis, wobei ein Teil der Abszeßbildungen sekundär thrombo-embolisch entstehen soll. In solchen Fällen würde also, wie dies auch RUNEBERG selbst ausspricht, eine Ausscheidungsnephritis vorliegen, die sekundär zur Pyelitis und Pyelonephritis führt. Auch VINCENT und ebenso COLE nehmen bei der Kolibazillurie und Koliinfektion der Niere überhaupt an, daß die Bazillen erst in die Glomeruli und Tubuli gelangen und erst absteigend die Infektion der Kelche und des Nierenbeckens veranlassen. Anatomisch gesicherte Beobachtungen für die absteigende Infektion (Nephropyelitis) sind auch von GOHRBANDT und SCIESINSKI mitgeteilt worden. Wie schwierig die Unterscheidung der aufsteigenden und absteigenden Infektion sein kann, zeigt die Beobachtung GOHRBANDTS, daß er mehrfach in Nieren, die makroskopisch als aszendierende Pyelonephritis gedeutet wurden, Bakterienembolien in Glomerulusschlingen und in Gefäßen mit reaktiver Veränderungen in der Umgebung beobachtet hat. Auch MÜLLER bestätigt diese Entstehungsmöglichkeit und betont, daß die Bilder der aszendierenden und deszendierenden Niereninfektion nicht immer zu trennen sind. Besonders in den Fällen der perakuten Pyelonephritis scheint ein solcher Ausbreitungsweg (Nephropyelitis im Sinne von TADDEI) von der Niere zum Nierenbecken erwägenswert. Ebenso soll bei Kindern die hämatogene deszendierende Nephropyelitis die Regel sein (BRÜNING).

Aber auch bei der unter den anatomischen Untersuchern geläufigeren Vorstellung einer aufsteigenden Infektion sind verschiedene Möglichkeiten gegeben. Die von KLEBS gegebene Darstellung, daß die Infektion urinogen-aszendierend durch ein Eindringen und Ansteigen der Keime von der Papillenspitze aus in der Lichtung der Harnkanälchen erfolgte, hat sich lange behauptet. Vor allem sind die mehrfach erwähnten gelben Streifen immer wieder in dem Sinne gedeutet, daß sie gleichsam den durch die eitrige Reaktion markierten Weg der Bakterien darstellen. Eine besondere Stütze fand diese Ansicht in den Tierversuchen von ALBARRAN, ROVSING, SCHMIDT und ASCHOFF, sowie SAVOR. In allen diesen Versuchen wurde aber durch Ureterunterbindung eine schwerste Harnstauung erzeugt, wie sie beim Menschen nur in seltensten Fällen am Beginn einer Pyelonephritis, etwa bei akutem Steinverschluß des Harnleiters oder bei kompletter Harnretention durch Prostatahypertrophie vorliegt. MÜLLER hat gegen diese Überlegungen eingewandt, daß ein Aufsteigen der Keime in den Kanälchen gegen den Harnstrom nur bei kompletter Harnrückstauung eintreten könne, wie sie beim Menschen nur in seltenen Fällen verwirklicht sei. MÜLLER hat deshalb nach einem anderen Ausbreitungsweg gesucht, der geeignet wäre, alle Befunde zwanglos zu erklären. Die auf Anregung STOERKs unternommenen sehr sorgfältigen und an einem großen Material durchgeführten Untersuchungen MÜLLERs sind das anatomisch zuverlässigste, was über dieses umstrittene Gebiet geschrieben worden ist.

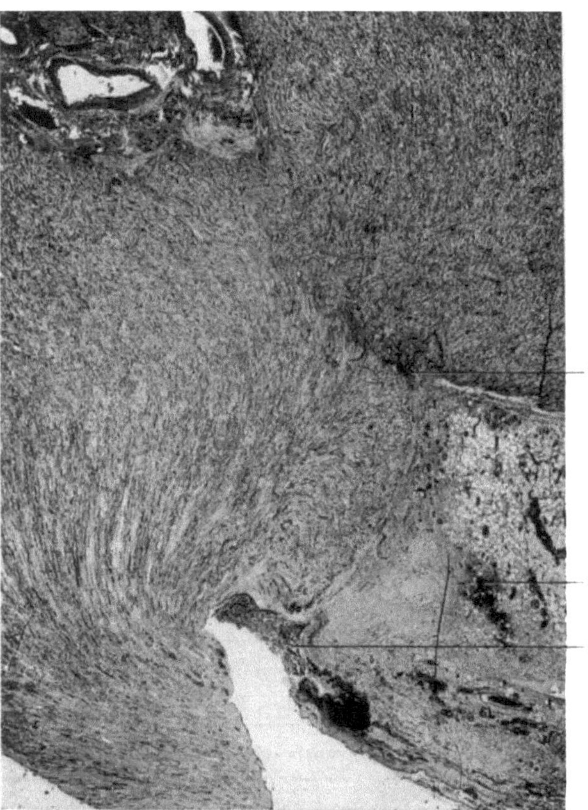

Abb. 46. Frühstadium einer Pyelonephritis ohne Veränderungen in der Markpyramide. 1 eitrige Kelchnischenpyelitis, 2 entzündliche Infiltration in dem gewucherten und hyperämischen Gewebe in der Kelchumgebung, 3 beginnende zellige Infiltration des Nierengewebes entlang der perivaskulären Lymphbahnen. (71 Jahre, ♂, S. 186/1932, eigene Beobachtung.)

Man muß dabei zurückgreifen auf die Befunde, wie man sie in Nieren mit einfacher „Pyelitis" findet. Dabei bemerkt man in Mark und Rinde verstreut kleine Herde mit vorwiegend lymphozytärer Infiltration, die sich ausgesprochen in der Umgebung von Gefäßen ausgebildet haben. Die Harnkanälchen sind in diesen Fällen völlig unbeteiligt. In den geringgradigsten Fällen von Pyelitis findet man nur im Nierenbecken besonders in der Nische zwischen Kelch und Papille kleine subepitheliale Infiltrate, die jedoch auch auf Serienschnitten keine Fortsetzung in das Nierengewebe erkennen lassen. Bei Untersuchungen geeigneter Stadien konnte MÜLLER folgenden Weg feststellen, den ich auf Grund eigener Untersuchungen durchaus bestätigen kann. Es kommt zu einer stärkeren Infiltration in der Nierenbeckenwandung im Bereich der Kelchnische, an die

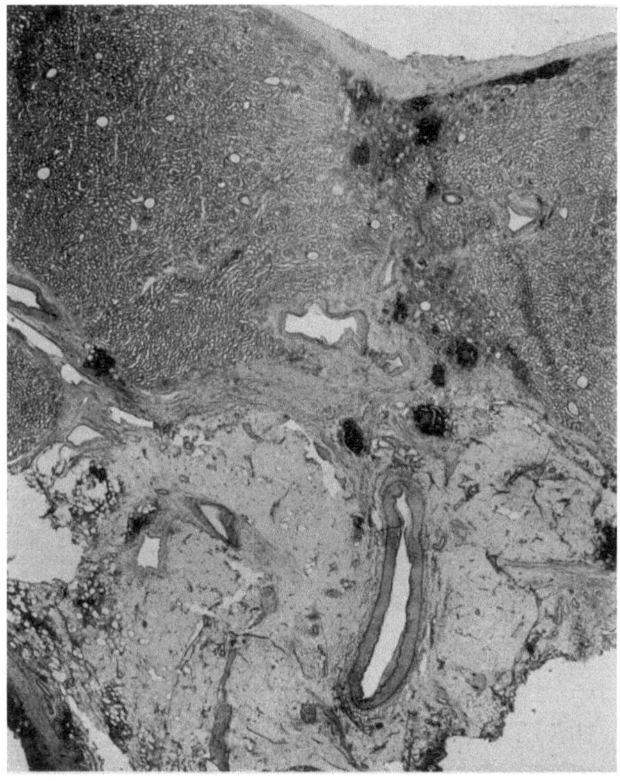

Abb. 47. Pyelonephritische Narbe mit umschriebener fibröser Perinephritis und starker entzündlicher Infiltration, ausgesprochen perivaskuläre Ausbreitung der Infiltrate, chronische Pyelitis (links unten) und Peripyelitis. (50 Jahre. ♀, E. 3244/1930, eigene Beobachtung.)

sich bald auch eine Infiltration des angrenzenden Hilusfettgewebes anschließt. Von dieser Stelle gehen in Begleitung der großen Gefäße Infiltrate aus, die höchstwahrscheinlich in perivaskulären Lymphspalten gelegen sind und erreichen so das Nierengewebe, indem sie die BERTINIschen Säulen mit den Gefäßen durchsetzen und sich auch weiterhin entsprechend der Gefäßverteilung im Nierengewebe ausbreiten. Man findet diese Infiltrate in den Arkaden der Grenzschicht, von wo aus sie entlang der Vasa interlobaria und ihrer Verzweigung die Rinde erreichen und sich in Begleitung der Vasa recta in das Mark und gegen die Papillen zu erstrecken. Besonders wichtig für die Bewertung des Befundes ist, daß man Stadien findet, bei denen die geschilderten Infiltrate in der Kelchnische und entlang der Gefäße bis in die Grenzschicht von Rinde und Mark zu verfolgen sind, ohne daß irgendwelche Leukozytenansammlungen in Kanälchen oder sonst im Gewebe der Papillenspitzen nachzuweisen waren (Abb. 46). Ich konnte ein solches Frühstadium einer Pyelonephritis in einer Niere mit „Pyelitis" finden, wobei die zweite Niere bereits makroskopisch das typische Bild der Pyelonephritis darbot. In diesem Fall waren die Infiltrate vorwiegend lymphozytär. Hervorzuheben ist noch, daß die Gefäße in solchen Fällen weder Thrombosen noch Embolien erkennen lassen, wie MÜLLER hervorhebt und ich konnte auch in meinen Fällen keine Gefäßverschlüsse nachweisen. Die Annahme MÜLLERS, daß diese Infiltrate in perivaskulären Lymphräumen gelegen sind, erscheint nach der derzeitigen Kenntnis der Nierenlymphgefäße (KUMITA) genügend gesichert. Gelegentlich ist auch bei abgeheilten pyelonephritischen Herden an der Anordnung der lymphozytären Infiltrate noch der Ausbreitungsweg zu erkennen (Abb. 47). Der Gedanke, daß der Lymphweg bei der Ausbreitung der zur Pyelonephritis führenden Infektion innerhalb der Niere eine

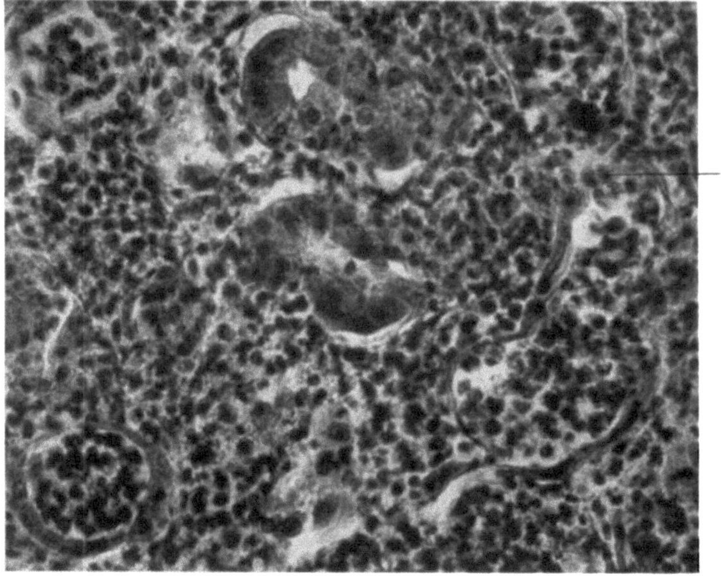

Abb. 48. Teils interstitielle, teils in Haupt- und Schaltstücken gelegene Leukozytenansammlungen bei Pyelonephritis. Das Epithel der leukozytenhaltigen Kanälchen stark abgeflacht, bei 1 Durchbruch der interstitiellen Infiltrate in ein Kanälchen. (61 Jahre, ♂, S. 407/1931, eigene Beobachtung.)

große Rolle spielen kann, ist auch schon vor MÜLLER durch STEVEN ausgesprochen worden. Für die Richtigkeit dieser Ansicht spricht auch die Feststellung von SCHMIDT und ASCHOFF, daß man im Tierversuch in Frühstadien der Pyelonephritis gelegentlich nur ausgedehnte perivaskuläre Infiltrate in der ganzen Niere antrifft. Neue Untersuchungen von STUMPF unter CEELENS Leitung haben die MÜLLERschen Angaben vollauf bestätigt.

Es bleibt nun noch zu erörtern wie von den geschilderten perivaskulären Infiltraten aus die übrigen bei einer voll ausgebildeten Pyelonephritis nachweisbaren Befunde zustande kommen. Dafür hat MÜLLER eindrucksvolle Beweise an Serienschnitten erbracht. Er konnte zeigen, daß die Infiltrate im Markbereich zunächst rein interstitiell liegen ohne Beteiligung der benachbarten Kanälchen. An engumschriebenen Stellen, die immer nur eine Seite des Kanälchens betreffen, zeigt sich ein kleiner Epitheldefekt und an dieser Stelle erfolgt der Einbruch der zunächst interstitiell gelegenen Infiltrate in die Kanälchenlichtung. Dicht neben der Durchbruchsstelle ist das Epithel wieder völlig intakt. Auf diese Weise entstehen jene gelben Streifen, da die eingedrungenen Leukozyten mit dem Harnstrom abwärts gespült werden, so daß sie allmählich die Papillenspitzen erreichen und nun eine intrakanalikuläre aufsteigende Infektion vortäuschen. MÜLLER konnte an einzelnen Kanälchen multiple solche Einbrüche nachweisen, sie kommen nicht nur an geraden Kanälchen sondern auch an Schleifen vor. In gleicher Weise lassen sich die Infiltrate in der Rinde bis zu Durchbruchsstellen in die Tubuli contorti verfolgen, wodurch die leukozytenführenden Rindenkanälchen zustande kommen, deren Leukozytenmassen gleichfalls bis in die Pyramiden abgeschwemmt werden (Abb. 48). Da die Glomeruli zunächst gar nicht betroffen sind, wird die Abscheidung von Harnwasser in diesen Nephren nicht gestört sein, solange der ableitende Weg nicht endgültig unterbrochen ist. Daß bei den geschilderten Durchbruchsbefunden MÜLLERS nicht die Ausbreitung der Infektion von der Kanälchenlichtung gegen das Interstitium sondern umgekehrt erfolgt, geht neben allen anderen Umständen auch daraus hervor, daß bei einem Durchbruch von innen nach außen die zirkuläre Zerstörung des Epithels wenigstens gelegentlich angetroffen werden mußte, was MÜLLER jedoch niemals gesehen hat. Der gleiche Einwand läßt sich gegen die Deutung als Ausscheidungsherde im Sinne ORTHS erheben. Die frühesten entzündlichen Herdbildungen treten nach MÜLLERS Untersuchungen bei der Pyelonephritis in der Regel in der Rinde auf. Bei weiteren Fortschritten der Eiterung finden sich dann die geschilderten Abszeßbildungen. MÜLLER konnte in Serienschnitten die eitererfüllten Kanälchen bis in die Abszesse hinein verfolgen, wo sie unterbrochen waren durch völlige Zerstörung ihrer Wandung.

Zu einer anderen Auffassung über die Art und Ausbreitung der Infektion bei der Pyelonephritis gelangte RIBBERT. Er sieht als erste Nierenveränderung eine Leukozytenanreicherung in den Kapillaren und Venen des Markes an, wobei häufig Myelozyten im Gefäßlumen auftreten sollen. Weiterhin kommt es unter dem Einfluß der Toxinresorption aus dem Nierenbecken besonders in den Papillen und gegen die Markgrenze zu zur Leukozytenauswanderung. Diese im Interstitium liegenden Leukozyten brechen in gerade Kanälchen und Schleifen ein und gelangen von dort aus mit dem Harnstrom aus den geraden Kanälchen in die Papillenspitzen, aus den Schleifen durch den aufsteigenden Schleifenschenkel in die Nierenrinde. Alle diese Vorgänge sollen nach RIBBERT die Folge reiner Toxinwirkung sein, da er in diesen Stadien niemals Bakterien im Gewebe nachweisen konnte. Erst später treten Bakterien im Gewebe auf zunächst als ausgedehnte Wucherungen innerhalb von Markvenen, die vermutlich im Bereich der Papillennekrosen in die Gefäße gelangt sind. Weiterhin hat RIBBERT solche Bakterienrasen (vor allem Kolibazillen) in geraden Kanälchen und Schleifen angetroffen. In der Rinde fand RIBBERT gleichfalls als erste Veränderung eine Leukozytose in den Kapillaren um die zunächst unveränderten Schaltstücke, der eine Leukozytenauswanderung in das Interstitium und eine Einwanderung in die Schaltstücke folgte. Auch in der Rinde sollen erst in den späteren Stadien Bakterien in Form von Bakterienzylindern in den Kanälchen auftreten, die zur Nekrose des Epithels führen. Die Ausbreitung der Toxine und auch der Bakterien vom Mark zur Rinde soll in erster Linie durch den aufsteigenden Schleifenschenkel mit dem Harnstrom erfolgen, daneben spielen nach RIBBERTS Meinung kontinuierliches Bakterienwachstum in den Venen oder Verschleppung infizierter Thromben eine geringere Rolle. Dem Lymphweg mißt RIBBERT für diese frühe Ausbreitung keine Bedeutung bei. Sicher stellt der Weg über den aufsteigenden Schleifenschenkel neben dem Lymphweg eine Ausbreitungsmöglichkeit dar. Jedoch scheint es fraglich, ob die Bakterienbefunde innerhalb der Kanälchen und Gefäße wirklich in dieser Ausprägung als vital aufzufassen sind. RIBBERT selbst weist auf die Geringfügigkeit der Reaktion in der Umgebung hin und betont auch, daß der Übergang der Keime aus den Venen nicht klar zu verfolgen sei. Da es bekannt ist, daß die Bakterien postmortal in der Niere stark wuchern und auch an Stellen vorgefunden werden können, wo sie im Leben nicht gelegen haben, wird man den bakterioskopisch-topographischen Befunden keine zu große Bedeutung beimessen dürfen. Desgleichen glaube ich nicht, daß das negative Ergebnis des histologischen Bakteriennachweises ausreicht, um einen großen Teil der Veränderungen auf reine Toxinwirkung zu beziehen.

Es läßt sich somit sagen, daß gewiß noch viele Punkte bezüglich des Infektionsmodus und der Genese der Pyelonephritis ungeklärt sind, jedoch erscheint die lymphogene Ausbreitung der Infektion innerhalb der Niere durch die Untersuchungen MÜLLERs wenigstens als ein Weg anatomisch gut gesichert und mit den tatsächlichen Befunden vollkommen vereinbar. Allerdings ist damit nicht festgelegt, wie die veranlassende Pyelitis, zustande kommt, die zu dieser Pyelonephritis im engeren Sinne TADDEIS führt. Jedoch sind diese Fragen schon in anderem Zusammenhang erörtert worden.

8. Die pyelonephritische Schrumpfniere (Lit. S. 546).

a) Begriffsbestimmung und Statistik.

Das Vorkommen pyelonephritischer Schrumpfnieren ist verhältnismäßig wenig beachtet worden. Erst in den letzten Jahren sind eingehendere, teils mehr klinische (HASLINGER), teils pathologisch-anatomische Untersuchungen (STAEMMLER und DOPHEIDE, PFEIFFER) veröffentlicht worden. Vor Besprechung der Befunde ist es notwendig, eine begriffliche Abgrenzung der pyelonephritischen Schrumpfniere zu geben. Man muß dabei vor allem eine, wenn auch keineswegs scharfe Grenze gegenüber der primären Pyonephrose finden. Bei dieser Abgrenzung wird man sich daran halten dürfen, daß als Schrumpfniere sinngemäß nur ein Organ bezeichnet werden kann, das kleiner als eine normale Niere oder zum mindesten nicht größer als eine solche ist. Der Schwund des Parenchyms allein kann somit für die Bezeichnung Schrumpfniere nicht hinreichen, da man sonst auch einen großen dünnwandigen Hydronephrosensack als Schrumpfniere bezeichnen müßte. Ich kann mich dabei nicht der Ansicht HASLINGERs anschließen, daß man infizierte Hydronephrosen mit chronisch-pyelonephritischen Veränderungen als pyelonephritische Schrumpfnieren bezeichnen soll. Die Abgrenzung gegenüber der chronischen Pyelonephritis mit einzelnen Narben, wie sie BRUCAUFF unter 100 Pyelonephritiden 40mal antraf, ist gleichfalls keine scharfe. Man wird sich auch hier vor allem nach dem Gesichtspunkt der Organverkleinerung für die Wahl der Bezeichnung Schrumpfniere richten. Auch die mangelhafte Nierenfunktion wird vor allem bei der Schrumpfniere, allerdings nur bei der doppelseitigen, ausgeprägt sein, während sie bei einzelnen Narben normal ist (STAEMMLER und DOPHEIDE).

Es bleibt noch die Frage einer strengen Trennungsmöglichkeit gegenüber Schrumpfnieren aus embolisch-eitrigen Prozessen entstanden zu erörtern. ASCHOFF unterscheidet zwischen einer hämatogen entstandenen Nephrocirrhosis apostematosa und einer urinogen bedingten Nephrocirrhosis pyelonephritica. Ich glaube nicht, daß diese Trennung streng beizubehalten ist, wenn man überhaupt der hämatogenen Entstehung der Pyelonephritis eine Bedeutung beimißt. Da, wie eingangs erörtert wurde, zwischen den embolisch-eitrigen Nierenentzündungen und gewissen Formen der Pyelonephritis kein grundsätzlicher Unterschied, sondern nur eine Verschiedenheit in der Ausbreitung besteht, wird man noch mehr für die narbigen Endzustände dieser

Prozesse keine scharfe Trennung durchführen können. So beschreibt BRAASCH eine chronische atrophische vorwiegend einseitige Pyelonephritis, die aus septischen Infarkten hervorgeht. Es zeigt sich eben, daß man bei der innigen Verflochtenheit der verschiedenen Nierenveränderungen den Begriff der Pyelonephritis und damit auch der pyelonephritischen Schrumpfniere nur als Bezeichnung eines anatomischen Zustandes verwenden kann, ohne sich dabei gleichzeitig hinsichtlich seiner Genese festzulegen.

Nach den Angaben von HASLINGER, STAEMMLER und DOPHEIDE, sowie von PFEIFFER ist die pyelonephritische Schrumpfniere viel häufiger als man bisher angenommen hat. So hat PFEIFFER unter 970 Sektionen des Chemnitzer pathologischen Institutes neben 27 vaskulären und 3 glomerulonephritischen 18 pyelonephritische Schrumpfnieren beobachtet. HASLINGER gibt an, daß er bei sorgfältiger Auswahl unter 530 infektiösen Nierenerkrankungen poliklinischer Patienten 20 (3,8%) pyelonephritische Schrumpfnieren fand. Die pyelonephritischen Schrumpfnieren treten meist erst nach dem 20. Lebensjahre auf, nur STAEMMLER und DOPHEIDE haben bei einem 6 und einem 12jährigen Mädchen, sowie PFEIFFER bei einem 17jährigen Mädchen pyelonephritische Schrumpfnieren beobachtet. Die übrigen 22 Beobachtungen PFEIFFERs betrafen Menschen im Alter von 38—79 Jahren. Dabei zeigt sich, wie klinisch bei der Pyelonephritis überhaupt, ein starkes Überwiegen der Frauen. Bei STAEMMLER und DOPHEIDE 4 ♀ : 1 ♂, bei PFEIFFER 17 ♀ : 6 ♂, also im ganzen etwa $^3/_4$ Frauen und $^1/_4$ Männer unter den Trägern pyelonephritischer Schrumpfnieren. HASLINGER fand unter 20 pyelonephritischen Schrumpfnieren 17 Frauen und 3 Männer. Die Häufigkeit der pyelonephritischen Schrumpfnieren bei Frauen im Gegensatz zu der überwiegenden Zahl schwerer Pyelonephritiden im Sektionsmaterial bei Männern (WESSEL), scheint gleichfalls dafür zu sprechen, daß die Pyelonephritis bei der Frau einen langsameren und gutartigeren Verlauf nimmt, während es beim Mann seltener zur Ausbildung einer Schrumpfniere kommt, da schon früher septisch oder urämisch in vielen Fällen der Tod eintritt. Unter den pyelonephritischen Schrumpfnieren ist etwa die Hälfte doppelseitig (wenn auch ungleich weit geschrumpft), die Hälfte einseitig. Unter den einseitigen betreffen etwa $^3/_4$ die rechte und $^1/_4$ die linke Seite, entsprechend der Seitenlokalisation der Pyelitis und Pyelonephritis überhaupt. So fand PFEIFFER unter 23 Fällen 11 doppelseitige und 12 einseitige, darunter 9 rechte und 3 linke Schrumpfnieren.

Die klinische Bedeutung der pyelonephritischen Schrumpfniere erhellt aus der Angabe PFEIFFERs, daß bei 9 von seinen 23 Beobachtungen die Schrumpfniere direkt oder indirekt die Todesursache war (Urämie, Apoplexie, septischeitrige oder sonstige Komplikationen). Von diesen Beobachtungen betrafen 7 beide und 2 nur eine Niere, in den letzten beiden Fällen versagte die zweite Niere durch eine Eiterung bzw. eine Steineinklemmung. In 3 weiteren Fällen bestanden klinisch Zeichen schwerer Nierenschädigung. Schließlich waren in 8 Fällen klinische Symptome nicht vorhanden. Es handelte sich um 5 einseitige und 3 leichte doppelseitige Schrumpfungen.

b) Makroskopische Befunde.

Das makroskopische Bild der pyelonephritischen Schrumpfniere ist ziemlich charakteristisch. Oft ist nur einseitig eine hochgradige Schrumpfniere ausgebildet (STAEMMLER und DOPHEIDE). Die Niere ist meist etwas, gelegentlich sogar hochgradig verkleinert. HASLINGER hat hühnereigroße pyelonephritische Schrumpfnieren gesehen. Die Kapsel ist meist etwas, gelegentlich sogar sehr stark verdickt und nicht ganz leicht abziehbar. Besonders an der Stelle der narbigen Einziehungen haftet die Kapsel etwas stärker. Die Oberfläche zeigt ein unregelmäßiges bucklig-höckriges Aussehen. Zwischen diesen gelbgrauen bis bräunlichroten Höckern sieht man meist ziemlich flache beetförmige oder trichterförmige dunkelgraurote narbige Einziehungen, die am Rand strahlige Ausläufer erkennen lassen. Die Vorwölbungen entsprechen zum Teil dem erhaltenen Nierenparenchym, doch sieht man außerdem oft knotige Buckel von blasserer Farbe als die Umgebung, welche sich mikroskopisch als umschriebene Ausgleichshypertrophien und Hyperplasien erweisen (Abb. 49).

Die Schnittfläche zeigt meist eine leichte Erweiterung des Nierenbeckens und der Kelche, die aber im Gegensatz zur Hydronephrose unverhältnismäßig gering ist gegenüber dem Parenchymschwund (STAEMMLER und DOPHEIDE). Das Nierengewebe ist ungleichmäßig verschmälert, derber und blasser als normal.

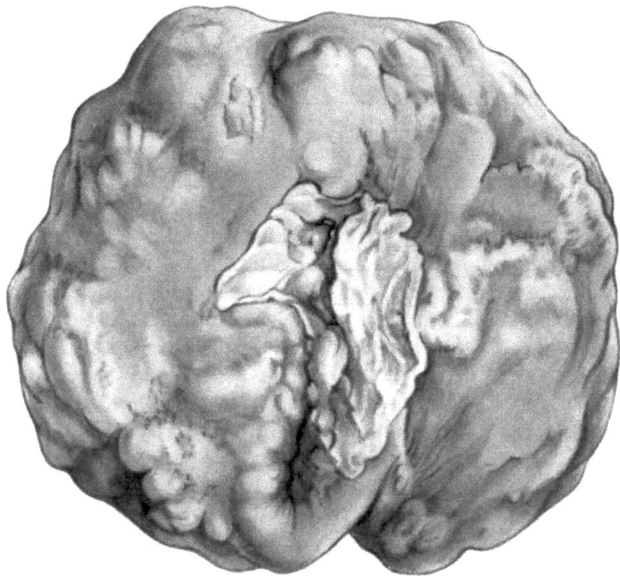

Abb. 49. Pyelonephritische Schrumpfniere mit knotigen Regeneraten. (51 Jahre, ♂, S. 452/1929, eigene Beobachtung [4/5 nat. Größe].)

Zum Teil ist die Rindenmarkzeichnung verwaschen oder völlig geschwunden (Abb. 50). Die Rinde ist im Bereich der narbigen Einziehungen stark verschmälert, gelegentlich gleichsam verschwunden. An anderen Stellen ist die Rinde erhalten oder sogar adenomartig knotig vorgewölbt. Das Mark zeigt pyramidenweise Schrumpfungs- und Verödungserscheinungen, wodurch gelegentlich die charakteristische radiäre Streifung der Pyramiden aufgehoben wird. Auch einzelne kleinere graurote Narbenbezirke sieht man in Mark und Rinde eingestreut, jedoch sind die histologischen Veränderungen immer sehr viel ausgedehnter als man makroskopisch annehmen konnte. Stellenweise kann man auch noch floride Eiterungen zum Teil mit schwieliger Umgebung antreffen. Das Nierenbecken kann alle Formen einer chronischen Pyelitis aufweisen, wobei besonders die Kelche meist sehr stark beteiligt sind. Der Ureter wird oft erweitert angetroffen (STAEMMLER und DOPHEIDE).

Die makroskopische Differentialdiagnose gegenüber den vaskulären Schrumpfnieren und gegenüber der nephritischen Schrumpfniere bereitet in reinen Fällen keine Schwierigkeiten. Es ist hier vor allem die Ungleichmäßigkeit der Nierenschrumpfung charakteristisch, wie auch STAEMMLER und DOPHEIDE hervorheben. Schwierig kann die Unterscheidung werden, wenn bei alten Leuten auch vaskuläre Schrumpfungen gleichzeitig mit pyelonephritischen vorliegen. Eine gewisse, gelegentlich sogar weitgehende, Ähnlichkeit kann mit einer Infarktschrumpfniere bestehen. In der Regel sind aber bei dieser die Narben größer, tiefer und schärfer, so daß die Niere im ganzen wie zerschnürt und mit kraterförmigen Einziehungen besetzt erscheint. Trotzdem ist es fraglich, ob hier makroskopisch immer eine Unterscheidung möglich ist. Histologisch wird der Nachweis schwerer chronisch-entzündlicher interstitieller Veränderungen neben Zeichen einer starken chronischen Pyelitis den Ausschlag geben. Desgleichen kann die Schrumpfniere nach embolischen Eiterungen, wie schon oben ausgeführt wurde, äußerst ähnlich aussehen und

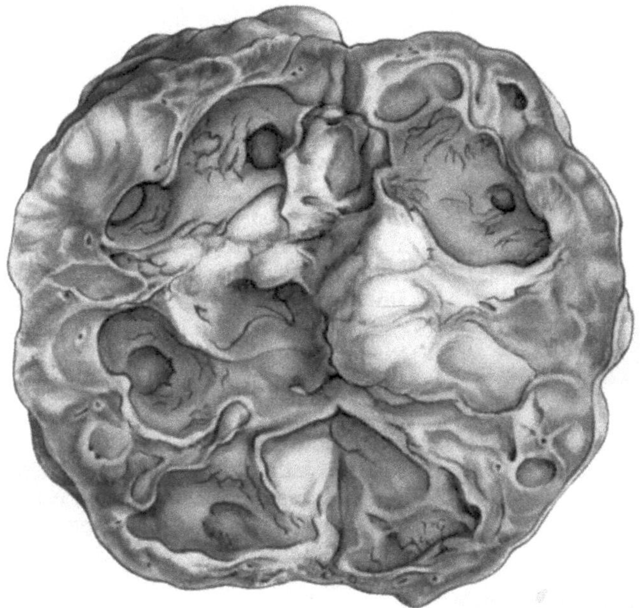

Abb. 50. Pyelonephritische Schrumpfniere mit geringer Nierenbecken- und Kelcherweiterung. (51 Jahre, ♂, S. 452/1929, eigene Beobachtung [4/5 nat. Größe].)

wird auch mikroskopisch nicht immer abzugrenzen sein. Zumal da der Nachweis einer mäßigen chronischen Pyelitis differentialdiagnostisch wenig bedeutet, da GOHRBANDT geringe derartige Veränderungen in Schrumpfnieren beliebiger entzündlicher Entstehungsart sehr häufig finden konnte.

Die Steinschrumpfniere stellt eigentlich oft nur einen Sonderfall einer pyelonephritischen Schrumpfniere dar, wobei — besonders in den nichtinfizierten Fällen — mehr produktiv-indurative Prozesse als Eiterungen vorliegen. Gerade bei der Steinschrumpfniere sind oft die Wucherungen des Hilus- und Kapselgewebes sehr ausgeprägt.

c) Mikroskopische Befunde.

Bei der Schilderung der sehr mannigfaltigen und komplizierten mikroskopischen Befunde der pyelonephritischen Schrumpfniere folge ich im wesentlichen der eingehenden Darstellung von STAEMMLER und DOPHEIDE. Das eigentliche Nierenbecken zeigt Veränderungen wie sie bei und nach chronischer Pyelitis angetroffen werden. Im wesentlichen findet sich eine ausgedehntere Infiltration mit Lymphozyten und Plasmazellen, das Bindegewebe ist besonders zwischen den Muskelbalken stärker vermehrt; auch peripyelitische Infiltrate und Bindegewebswucherung sind oft zu beobachten. Die stärksten und charakteristischsten Veränderungen werden in den Nierenkelchen angetroffen. Das normal meist zweireihige Epithel der Nierenkelche ist verdickt, mehrschichtig und zeigt vielfach Ähnlichkeit mit einem indifferenten Plattenepithel. In hochgradigen Fällen findet sich an umschriebenen Stellen auch typische Plattenepithelentwicklung zum Teil mit Verhornung. Das normal einreihige Epithel, das die Nierenpapillen überzieht, ist gleichfalls verdickt, mehrschichtig und bedeckt kappenartig die Papille. Dabei erkennt man häufig noch stärkere Leukozytendurchwanderung des Epithels mit Ausbildung kleiner Vakuolen und Pusteln als Zeichen dafür, daß die exsudativen Erscheinungen noch nicht völlig geschwunden sind. Solche Befunde sind als Anfänge der Leukoplakie auf dem Boden einer immer wiederholten Regeneration des Epithels bei chronischer Entzündung aufzufassen. Dabei zeigt das sonst glatt aufsitzende Epithel vielfach auch zapfenförmige Wucherungen und Einsenkungen gegen das subepitheliale Bindegewebe. Die chronisch entzündlichen Infiltrate sind im subepithelialen Bindegewebe der Kelche in der Regel viel stärker ausgebildet als im übrigen Nierenbecken.

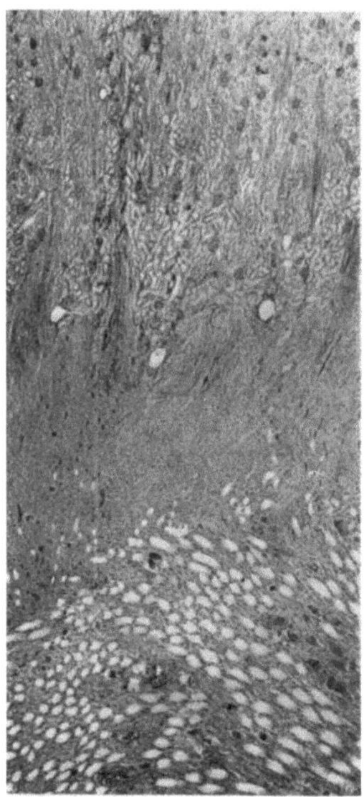

Abb. 51. Kanälchenatrophie und beginnende Entwicklung einer fibrösen Schranke an der Rindenmarkgrenze, Pyelonephritis bei Doppelureter und zystischer Vortreibung des Ureterendes. (10 Wochen ♀, E. 3032/1933. Beobachtung von Prof. GG. B. GRUBER.)

Die Veränderungen des Nierengewebes selbst sind sehr mannigfaltig und sowohl beim gleichen Fall an verschiedenen Stellen wie besonders bei verschiedenen Fällen recht wechselnd. Schwerwiegende Veränderungen finden sich vor allem in den Markpyramiden. Nahe der Papillenspitze sind die Kanälchen meist eng, ihr Epithel ist niedrig und atrophisch. In den rindenäheren Abschnitten der Markpyramiden kann man neben Gruppen atrophischer Kanälchen auch erweiterte Sammelröhren antreffen, die vielfach Eiweißmassen und abgestoßene Epithelien enthalten. Die auffälligste Veränderung besteht in einer starken Wucherung des interstitiellen Bindegewebes. Zunächst tritt diese Wucherung in der Neubildung eines äußerst kernreichen dichten Gewebes hervor, in dessen Bereich die Kanälchen mehr und mehr verschwinden. Dieses Gewebe zeigt eine wechselnd starke, teils diffuse, teils herdförmige Infiltration mit Lymphozyten und Plasmazellen. Im weiteren Verlauf geht dieses Gewebe zur Faserbildung über und wird so allmählich kernärmer und dichter. Gegen die Rinde zu, aber immer noch markwärts von der eigentlichen Rindenmarkgrenze gelegen, verdichtet sich dieses Bindegewebe zu einem querverlaufenden Wall, der die höher gelegenen Kanälchenabschnitte abschließt („Barriere" von STAEMMLER und DOPHEIDE) (Abb. 51). In diesem derben Bindegewebswall kann man nur mit Mühe die atrophischen Reste einzelner Kanälchen erkennen. Vereinzelt sieht man auch erweiterte Kanälchen mit niedrigem Epithel und kolloidartigem Inhalt (vgl. Abb. 44, S. 431). Man kann bei dieser chronischen vorwiegend produktiven Entzündung auch noch Reste frischerer exsudativer Vorgänge in Form von Leukozytenansammlungen in und um Kanälchen antreffen.

Die Nierenrinde zeigt mannigfache Veränderungen, die teils durch das Fortschreiten des Prozesses vom Mark her, teils durch die Abflußstörung infolge der Markverödung und bindegewebigen Schrankenbildung zustande kommen. Die Mannigfaltigkeit der Rindenveränderungen versuchen STAEMMLER und DOPHEIDE in vier Stadien zusammenzufassen, die aufeinander folgen können.

Das erste Stadium der Rindenveränderung ist gekennzeichnet durch das gute Erhaltensein der Glomeruli, die gleichmäßige Atrophie sämtlicher Harnkanälchen und die diffuse lymphozytäre Infiltration des Zwischengewebes, das ödematös durchtränkt, aber noch nicht stärker gewuchert ist (Abb. 52). In den Infiltraten finden sich außer Lymphozyten auch Plasmazellen und Leukozyten in wechselnder Menge. Die Harnkanälchen lassen dabei ebenso wie die Glomeruli Exsudatbildung oder degenerative Veränderungen vermissen. Ähnliche Bilder sind in angiosklerotischen Nieren bekannt. Es fragt sich, ob die Kanälchenatrophie im vorliegenden Fall durch toxische Einflüsse oder durch Kreislauferschwerung bedingt wird. Absolut scharf ist die Abgrenzung dieser zur besseren Übersicht aufgestellten Stadien nicht und man kann zwischen den atrophischen Kanälchen auch vereinzelte erweiterte und mit Exsudatmassen erfüllte Kanälchen antreffen.

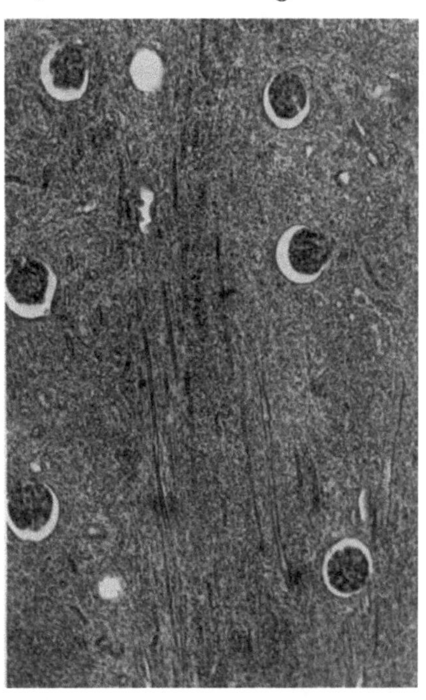

Abb. 52. Starke Wucherung und chronisch entzündliche Infiltration des interstitiellen Gewebes, hochgradige Atrophie der Kanälchen. Erweiterung der Kapselräume bei wohlerhaltenen Glomeruli. Chronische Pyelonephritis bei Nephrolithiasis. (27 Jahre, ♂, E. 4158/1931, eigene Beobachtung.)

Das zweite Stadium der Rindenveränderung ist gekennzeichnet durch eine dichte Lagerung und hyaline Umwandlung der Glomeruli, sowie durch Wucherung des Bindegewebes bei stärkerem Zurücktreten der entzündlichen Infiltrate (Abb. 53). Auch dieses Stadium zeigt Ähnlichkeit mit manchen Befunden vaskulärer Schrumpfnieren. Nach STAEMMLER und DOPHEIDE wäre die Glomerulusverödung folgendermaßen vorzustellen. Zunächst kommt es — vermutlich infolge toxischer Schädigung des Glomerulusepithels — zu einfachen oder multiplen Adhäsionen von Knäuelschlingen an der zunächst nicht stärker verdickten Kapsel. Es ist dabei allerdings hervorzuheben, daß solche einfache Kapseladhäsionen ohne Behinderung der Zirkulation im Glomerulus nach eigener Erfahrung bei genauer Durchmusterung von Nieren überhaupt ziemlich häufig auch schon bei Kindern angetroffen werden können. Von dieser bindegewebigen Kapseladhäsion soll dann die fibröse Umwandlung des ganzen Nierenkörperchens erfolgen. STAEMMLER und DOPHEIDE halten diese Art der Glomerulusverödung für die häufigste in der pyelonephritischen Schrumpfniere. Daneben sieht man aber doch auch reichlich Glomeruli mit verdickten Kapselmembranen und auch die Kanälchen zeigen oft hyaline Verdickungen der Basalmembran. An den nicht verödeten Glomeruli läßt sich oft eine Ausweitung des Kapselraumes als Zeichen der so häufig im Verlauf der Pyelonephritis hinzutretenden Harnstauung und Hydronephrose feststellen (vgl. Abb. 52). Die Kanälchen sind in diesem Stadium zum Teil schon erweitert und mit kolloidartigen Massen erfüllt.

Das dritte Stadium der Rindenveränderung ist gekennzeichnet durch das starke Zurücktreten oder völlige Fehlen der hyalinen Glomeruli, während die zystisch erweiterten und mit kolloidartigen Massen erfüllten Kanälchen das ganze Bild beherrschen (Abb. 54). Schon PONFICK hat diese Bilder bei hydronephrotischen Nieren gesehen und von einem schilddrüsenähnlichen Umbau der Nierenrinde gesprochen. Der Schwund kann zum Teil durch Abflachung der Schlingenknäuel bei Ausweitung des Kapselraumes zustande kommen, wie es PONFICK bei der Hydronephrose beschrieben hat, so daß Zysten entstehen. Als häufigere Form erachten jedoch STAEMMLER und DOPHEIDE den Abbau der hyalinen Glomeruli durch ein Granulationsgewebe, wie sie ihn mehrfach beobachten konnten und wie er in ähnlicher Form von HERXHEIMER in vaskulären Schrumpfnieren gesehen wurde. Ich konnte diese Form des Glomerulusabbaus nur in einer pyonephrotischen Schrumpfniere beobachten (vgl. Abb. 61, S. 456). Die Erweiterung der Kanälchen mit Retention und Eindickung des eiweißhaltigen Sekretes ist auf die dauernde Abflußstörung infolge der Markverödung sowie die stellenweise Unterbrechung von Harnkanälchen durch Narbengewebe im Rindenbereich zurückzuführen.

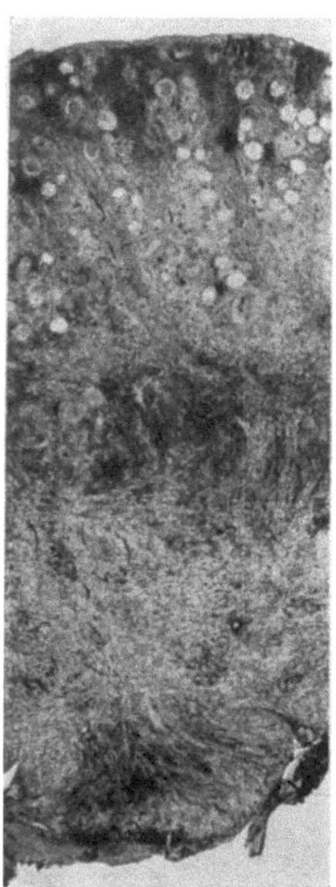

Abb. 53. Pyelonephritische Schrumpfniere mit schwieliger Markverödung, starker chronisch entzündlicher Infiltration an der Rinden-Markgrenze und hyaliner Umwandlung der Glomeruli. (E. 3454/1931, eigene Beobachtung.)

Das vierte Stadium der Rindenveränderung wurde von STAEMMLER und DOPHEIDE nur einmal beobachtet. Es kommt dabei nicht nur zu einem fast völligen Schwund der Glomeruli, sondern auch die kolloidhaltigen Kanälchen schwinden weitgehend durch fortschreitende chronische Entzündung mit Ausbildung starker Infiltrate und reiche Bindegewebsneubildung. In diesem Endstadium sieht man im Narbengewebe sehr zahlreiche und dichtgelagerte Arterienästchen, deren Wandung meist auffallend wenig verdickt und degenerativ verändert ist. Solche höchstgradige Veränderungen erinnern an die narbigen Steinschrumpfnieren. Überhaupt betonen auch STAEMMLER und DOPHEIDE sowie SCHULTHEIS, daß die Nephrolithiasis zu Veränderungen führt, die in vielem völlig der chronischen Pyelonephritis gleichen, wodurch der von mir eingangs gemachte Vorschlag, die Veränderungen bei Nephrolithiasis als chronische nichteitrige Pyelonephritis zu bezeichnen, eine Stütze findet.

Die Gefäßveränderungen sind im Gegensatz zu den meisten anderen Schrumpfnieren auffallend gering und äußern sich in einer mäßigen Intimahyperplasie mit Lichtungseinengung und müssen als sekundär bedingt aufgefaßt werden. Daneben findet man oft chronische Phlebitiden.

In großer Ausdehnung sind zwischen den narbigen Bezirken vikariierend hypertrophische und hyperplastische Gewebsabschnitte zu sehen, welche die auffällige makroskopische Höckerung der Oberfläche bedingen. In diesen

Gebieten sind die Kanälchen weit, hoch epithelisiert, zum Teil stärker gewunden und zum Teil papillär gefaltet. Vielfach sieht man auch innerhalb des Kanälchenepithels die Ausbildung synzytialer Verbände und epithelialer Riesenzellen, die möglicherweise aus amitotischen Kernteilungen hervorgehen.

9. Pyonephrose (Lit. S. 547).

a) Begriffsbestimmung, Einteilung, Bakteriologie und Statistik.

Man versteht unter Pyonephrose eine weitgehende Verödung des Nierenparenchyms, die meist mit einer Erweiterung des eitererfüllten Nierenbeckens und vor allem der Kelche verbunden ist. Der Name ist in Analogie zur Hydronephrose gebildet, so daß eine Verwechslung mit den Nephrosen, im Sinne tubulärer Degenerationen, wohl nicht in Frage kommt, wie dies HASLINGER befürchtet. Man kann auch von Eiterniere sprechen, denn mehr soll das Wort Pyonephrose nicht besagen. Es handelt sich dabei um ein Endstadium einer chronisch-eitrigen Niereninfektion. Das Bild der Pyonephrose ist morphologisch ziemlich einheitlich, kann aber auf verschiedene Weise entstehen. Das Wort Pyonephrose allein charakterisiert somit einen Zustand, läßt aber zunächst keinen Schluß über die Entstehungsart zu. Im wesentlichen sind es zwei Möglichkeiten, die eine Pyonephrose herbeiführen können. Entweder es handelt sich um eine Pyelonephritis, die zu sehr weitgehender Nierenzerstörung geführt hat, wobei durch Harn- bzw. Eiterstauung das Nierenbecken erweitert wird, oder es liegt primär eine Hydronephrose vor, die erst durch hinzutretende Infektion zur Pyonephrose wird. Dieser Unterschied zwischen den beiden Hauptformen der Pyonephrose kommt auch in der Benennung zum Ausdruck. Die pyelonephritische Form wird als primäre Pyonephrose bezeichnet, während man bei vorangegangener Erweiterung des Nierenbeckens von einer sekundären Pyonephrose spricht, die auch als infizierte Hydronephrose oder Uropyonephrose besonders im französischen und englischen Schrifttum bekannt ist. Eine scharfe Grenze ist zwischen den beiden Formen nicht zu ziehen, da ein gewisses Maß von Harnstauung fast bei jeder Pyelonephritis besteht, wie bei Besprechung der Prädisposition zur Nieren- und Nierenbeckeninfektion ausgeführt wurde.

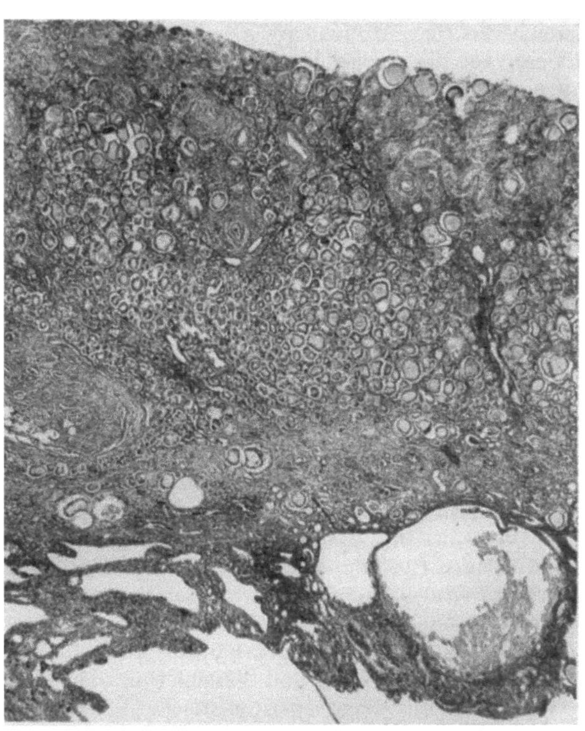

Abb. 54. Pyelonephritische Schrumpfniere mit „schilddrüsenartiger Umwandlung", im Papillenbereich größere Zysten. (46 Jahre, ♀, S. 191/1932, eigene Beobachtung.)

Einen zwischen den beiden Grenzformen stehenden Typus hat VOELCKER als Kombinationspyonephrose beschrieben. Diese ist dadurch gekennzeichnet, daß zu einer erheblichen Dilatation des Nierenbeckens ohne nennenswerte Kelcherweiterung eine Infektion hinzutritt, welche in raschem Verlauf den Untergang des Nierengewebes veranlaßt. Wahrscheinlich sind besonders sackartige Formanomalien des Nierenbeckens für diese Form der Pyonephrose disponiert (NECKER).

Die Abgrenzung der primären Pyonephrose von der pyelonephritischen Schrumpfniere ist ebensowenig scharf wie die Trennung zwischen der pyelonephritischen Schrumpfniere und einer Niere mit einzelnen pyelonephritischen Narben. Grundsätzlich sind es nur verschiedene Grade desselben Vorganges, welche bei der einzelnen pyelonephritischen Narbe in einer gut leistungsfähigen Niere, bei der ausgedehnten Narbenbildung in der funktionell unterwertigen pyelonephritischen Schrumpfniere und bei der Pyonephrose mit fast völlig zerstörtem Parenchym, wobei man von einer Funktion kaum mehr sprechen kann, vorliegen. Als besondere Note des Befundes der Pyonephrose kommt noch die fast immer vorhandene starke Abflußbehinderung mit Nierenbecken- und Kelcherweiterung hinzu. Infolge der Schwere und Dauer der Entzündung sind auch bei der Pyonephrose die perinephritischen Schwielenbildungen und Verwachsungen viel ausgeprägter als bei der pyelonephritischen Schrumpfniere. Desgleichen fehlen bei der Pyonephrose die Regenerationsversuche und vikariierend hyperplastischen Bezirke, welche der pyelonephritischen Schrumpfniere eine grobbucklige Oberfläche geben. Vor allem ist aber bei der Pyonephrose keine nennenswerte Menge von Nierenparenchym mehr erhalten und auch eine Rindenmarkzeichnung oft nicht mehr feststellbar. Die pyelonephritische Schrumpfniere ist meist kleiner, die Pyonephrose meist größer als eine normale Niere. Mit Hilfe dieser differentialdiagnostischen Merkmale ist die Unterscheidung der primären Pyonephrose und der pyelonephritischen Schrumpfniere möglich.

Die Entstehungsweise der beiden Typen der Pyonephrose ist, wie erwähnt, eine verschiedene. Bei der primären Pyonephrose sind es oft die Folgen der bestehenden Pyelonephritis, welche die Abflußbehinderung steigern und so einen Circulus vitiosus hervorrufen, der erst mit der nahezu totalen Organzerstörung seinen Abschluß findet. In dieser Hinsicht sind besonders strikturierende Narben am Ureterabgang, sowie überhaupt chronische Ureteritis und Periureteritis mit Verdickung der Wand und Verengerung der Lichtung zu nennen. In gleicher Weise können derbe peripyelitische Verwachsungen und starke Wandverdickungen des Nierenbeckens wirken. Auch perinephritische Verwachsungen können die Entstehung einer Pyonephrose begünstigen. In gleicher Weise bedingen Steine primärer oder sekundärer Entstehung eine Pyonephrose. Außerdem führen nach NECKER konservative operative Eingriffe an infizierten Nieren besonders Nephrolithotomie, sowie Beschädigung des Ureters bei Ureteroperationen, Uterusexstirpationen oder Blasenresektionen nicht selten zur Pyonephrose.

Unter den Bedingungen der sekundären Pyonephrose wären alle Faktoren aufzuzählen, welche zur Hydronephrose überhaupt führen. Hervorgehoben sei nur, daß Mißbildungen der Nieren, des Nierenbeckens, der Harnleiter sowie der Blase und Harnröhre im Gebiet der sekundären Pyonephrose eine große Rolle spielen.

Aus den kasuistischen Mitteilungen über die Beziehungen zwischen Mißbildungen der Harnorgane und Pyonephrose entnehme ich folgende Angaben ohne Anspruch auf Vollständigkeit: Pyonephrose bei angeborener Ureterdilatation (BOECKEL, ALVAREZ COLODRERO), bei abnormem Verlauf der Nierengefäße (SWAN), bei Ureter bifidus (THOMPSON, BOECKEL). Pyonephrose eines Beckens bei Langnieren mit Doppelureter (VILAR, MOLLER), mit gleichzeitiger

Steinbildung (HERBST, LAZARUS), bei Kommunikation der Nierenbecken beider Seiten (MULLER), bei Dreiteilung des Nierenbeckens (MOKRZYCKI), bei Hufeisenniere (KAREWSKI), mit Steinbildung auf ein Nierenbecken beschränkt (ARNSPERGER, STROEDER), mit Lithiasis und Karzinom (MELEN und GASPAR). Pyonephrose in ektopischen Beckennieren (LEPOUTRE, PERRIER, COULAZOU und CONSTANTINESCO), mit gleichzeitiger Steinbildung (ALCOCK, JEAN), bei Blasenektopie (SANCHEZ-COVISA).

Ferner kann die Urolithiasis bei primärer Steinbildung und Steinverschluß des Harnleiters auch sekundäre Pyonephrose veranlassen. Geschwülste innerhalb der Harnwege können durch Verlegung und außerhalb der Harnwege durch Kompression eine Pyonephrose veranlassen. So sahen BOROSS und PUHR Pyonephrose bei einem gestielten Nierenbeckenfibrom und PALLASSE und DESPEIGNES bei Kompression durch eine Uterusgeschwulst. Hinsichtlich der übrigen Faktoren sei auf die Darstellung der Hydronephrose von GRUBER in diesem Band, S. 703 f., verwiesen.

In bakteriologischer Hinsicht scheinen die Pyonephrosen nicht wesentlich von den Pyelonephritiden abzuweichen. Es finden sich auch hier in erster Linie Kolibazillen und seltener Kokken. Es kommen vielleicht Streptokokken häufiger vor als bei der gewöhnlichen Pyelonephritis, da STEINER bei 6 Pyonephrosen regelmäßig Streptokokken nachweisen konnte. In einer Reihe von Fällen ist der Eiter steril (DOERING, BRÜTT). Die Art der Bakterien ist gewiß für das Maß der Gewebszerstörung nicht so ausschlaggebend als der Grad der Abflußstörung.

Die Nephrolithiasis spielt bei der Pyonephrose eine große Rolle. Man kann auch von einer Steinpyonephrose sprechen. Es besteht jedoch zwischen der Steinpyonephrose und der Pyonephrose ohne Konkrementbildung genau so wenig ein grundsätzlicher Unterschied wie zwischen der Steinpyelonephritis und der gewöhnlichen Pyelonephritis, wenn auch manche Befunde in Steinnieren besonders ausgeprägt sind. Die große Bedeutung der Nephrolithiasis geht aus allen statistischen Angaben über Pyonephrosen hervor. So fanden SCHOLL und JUDD in den Jahren 1907—1923 an der MAYO-Klinik neben 503 Hydronephrosen 474 Pyonephrosen, bei denen 187mal Stein (39%) und nur 2mal Geschwülste der Niere beobachtet wurden. ZUCKERKANDL sah bei 78 Pyonephrosen 30mal primäre oder sekundäre Nierensteine (38%). v. RIHMER gibt an unter 32 Pyonephrosen in 43% der Fälle meist sekundäre Steinbildungen gefunden zu haben. Die verschiedenen Angaben stimmen also sehr gut überein: rund 40% der Pyonephrosen sind durch die Anwesenheit von Nierensteinen ausgezeichnet.

Die Pyonephrosen treten klinisch in der Regel einseitig auf. Was zum Teil wohl darin seinen Grund hat, daß so schwere doppelseitige Nierenzerstörungen mit dem Leben nicht vereinbar sind. So sah v. RIHMER unter 32 Pyonephrosen nur 2 doppelseitige. WESSEL fand unter 8029 Sektionen des Göttinger Pathologischen Instituts bei 112 Pyelonephritiden 18mal Pyonephrosen, von denen 9 (50%) doppelseitig ausgebildet waren. Aber auch in den Fällen mit einseitiger Pyonephrose war die andere Seite nahezu nie gesund. Die rechte Seite ist — wie bei der Pyelitis und Pyelonephritis überhaupt — klinisch häufiger der Sitz einer Pyonephrose als die linke.

Die Verteilung auf die beiden Geschlechter ist analog wie bei der Pyelitis und Pyelonephritis. Alle klinischen Statistiken ergeben ein starkes Überwiegen der Frauen. Nach ISRAEL betreffen 63,2% der Pyonephrosen Frauen, v. RIHMER fand unter 32 Pyonephrosen 22 bei Frauen und andere Untersucher sind zu ähnlichen Zahlen gelangt. Es läßt sich also sagen, daß rund $^2/_3$ Frauen und $^1/_3$ Männer unter den Trägern einer Pyonephrose gefunden werden. Im Göttinger

Sektionsmaterial fand WESSEL allerdings ebenso wie bei der Pyelonephritis ein Überwiegen der Männer (10 ♂ : 8 ♀).

Im Kindesalter wird die Pyonephrose nur sehr selten beobachtet. Dies spricht für die gute Ausheilungsfähigkeit der nicht seltenen kindlichen Pyelitis und Pyelonephritis. Es sind aber vereinzelt auch schon bei Säuglingen Pyonephrosen gesehen worden (HAMBURGER, WIDENHORN). Erst nach dem 20. Lebensjahr werden Pyonephrosen öfter beobachtet. Dieser plötzliche Anstieg nach Eintritt der Geschlechtsreife erklärt sich aus dem Einfluß von gonorrhoischen Infekten,

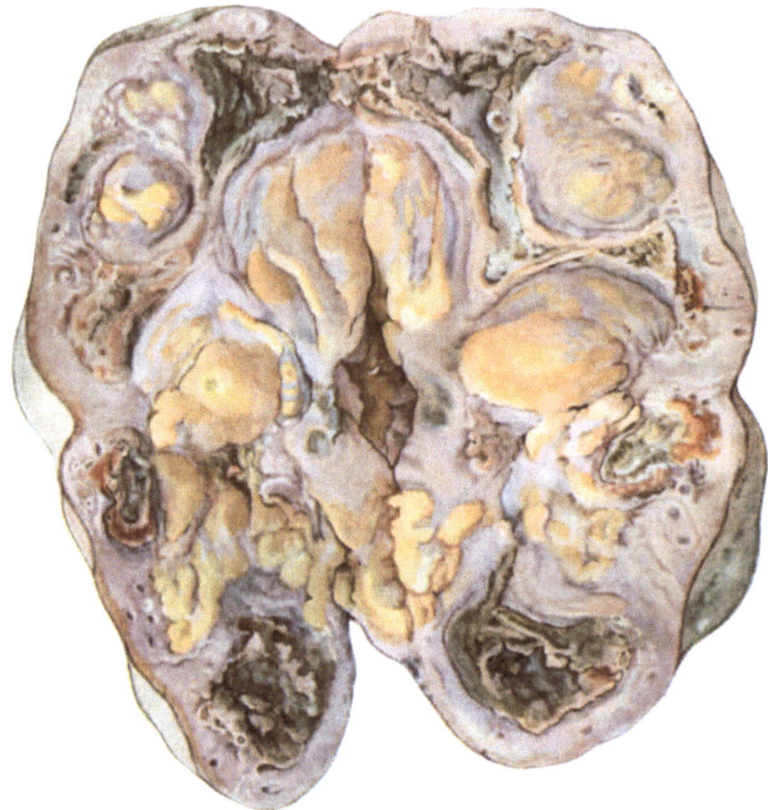

Abb. 55. Primäre Pyonephrose mit ausgedehnter Papillennekrose und sklerös-lipomatöser Wucherung des Hilusfettgewebes. (54 Jahre, ♀, Sammlungspräparat der Göttinger chirurgischen Klinik. Prof. R. STICH [4/5 nat. Größe].)

sowie von Erkrankungen während der Schwangerschaft und des Wochenbettes (NECKER). Über die späteren Lebensjahrzehnte verteilen sich die Pyonephrosen ziemlich gleichmäßig und werden bis ins hohe Alter beobachtet.

b) Makroskopische Befunde.

Die makroskopischen Befunde der primären und der sekundären Pyonephrose zeigen gewisse Unterschiede, die auch am anatomischen Präparat ohne Kenntnis der Vorgeschichte häufig die Diagnose ermöglichen.

Bei der primären Pyonephrose ist die Niere entweder normal groß oder doch wenigstens nicht extrem vergrößert, gelegentlich sogar klein. Es bestehen meist sehr derbe perirenale Schwartenbildungen mit Wucherung und Verhärtung des Binde- und Fettgewebes der Nierenkapsel, so daß es oft nur schwer gelingt, die Niere freizulegen. In vielen Fällen ist die Kapsel überhaupt nicht abziehbar. Das Nierenparenchym ist in voll ausgebildeten Fällen enorm, bis zu 2—3 mm verschmälert, läßt keine Abgrenzung von Rinde und Mark erkennen, zeigt rötlichgraue Farbe und zähe Konsistenz. Die erweiterten kavernenartigen Kelche enthalten eitrige oder schleimige, gelegentlich auch blutige Massen. RANDALL fand in einem mit Pneumaturie komplizierten Fall, der durch ein gasbildendes Bacterium coli veranlaßt war, reichlich geruchloses Gas in der Eiterniere. Von den Nierenpapillen ist nichts mehr zu sehen. Die Wandungen der Kavernen können von Granulationsgewebe ausgekleidet sein, das häufig durch starke Fett- und Lipoidspeicherung eine buttergelbe Farbe zeigt (s. Abb. 57) und gelegentlich in Form polypöser Wucherungen in die Kavernenhohlräume hineinragt. Seltene Fälle mit enormer Cholesterinspeicherung bei chronischen Staphylomykosen hat SCHLAGENHAUFER beschrieben. Die Abgrenzung der aus den Kelchen hervorgegangenen Kavernen wird durch die sporenartig vorspringenden gleichfalls indurierten und verdünnten Columnae Bertini bewirkt. Das Nierenbecken selbst muß bei der primären Pyonephrose nicht stärker erweitert sein, seine Wandungen sind meist starr und das Hilusfettgewebe ist meist gewuchert, teilweise schwielig umgewandelt und verhärtet (Abb. 55). Da die Wandungen des Nierenbeckens meist starr sind und auch in der Regel derbe perirenale Verwachsungen bestehen, so kommt es nur bei besonders starker Sekretstauung zu einer starken Vergrößerung der Niere, wie dies bei Steinverschluß des Ureters beobachtet werden kann.

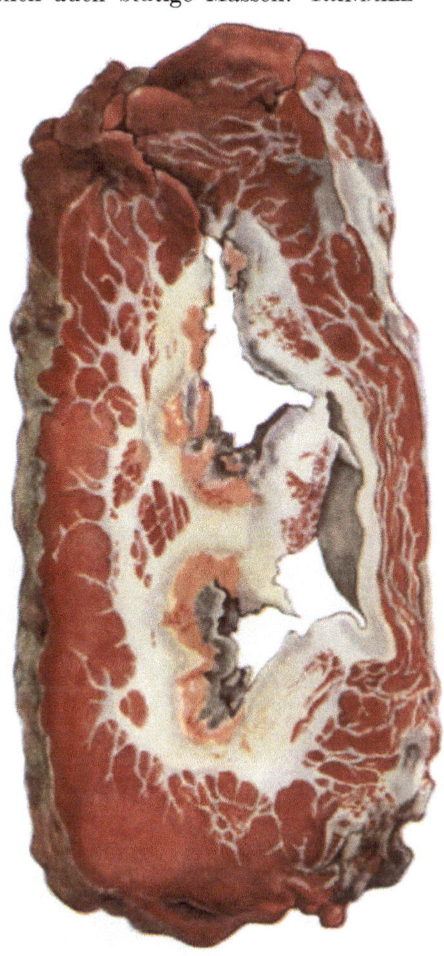

Abb. 56. Scheibe einer pyonephrotischen Schrumpfniere mit starker Lipoidspeicherung im Granulationsgewebe und starker sklerös-lipomatöser Perinephritis. Sudanfärbung. (42 Jahre, ♂, E. 376/1931, eigene Beobachtung [nat. Größe].)

In den Anfangsstadien der primären Pyonephrose besteht das Bild einer stark fortgeschrittenen Pyelonephritis mit Abszeßbildungen und narbigen Umwandlungen, das hier nicht nochmals geschildert werden soll. Die Besonderheit besteht im Verhalten der Kelche. Es kommt in einem oder mehreren Kelchen zu einer Sekretstauung. Die Kelchschleimhaut zeigt schwerste pyelitische Veränderungen, dabei ist der dünne Halsabschnitt des Kelches durch die geschwellte und infiltrierte Schleimhaut verengt und oft durch Sekret völlig verlegt. Hinter dieser isthmusartigen Einengung am Übergang des Kelches ins Nierenbecken kommt es durch die Sekretstauung zu einer kugeligen Ausweitung des Kelches, während das Gewebe der Nierenpyramiden von den Kelchnischen aus teils der eitrigen Einschmelzung, teils der narbigen Umwandlung verfällt, oft nachdem es vorher durch Granulationsgewebe ersetzt wurde. Es liegt also bei der primären

Pyonephrose das Schwergewicht der Veränderungen im Bereich der Kelche und der Kelchnischen, von denen aus das Nierengewebe allmählich zum Schwund gebracht wird, so daß die völlige kavernöse Umwandlung der Niere zustande kommt. Es kann weitgehende Ähnlichkeit banaler Pyonephrosen mit Nierenbeckentuberkulosen bestehen, so daß in manchen Fällen die Differentialdiagnose nur histologisch zu stellen ist.

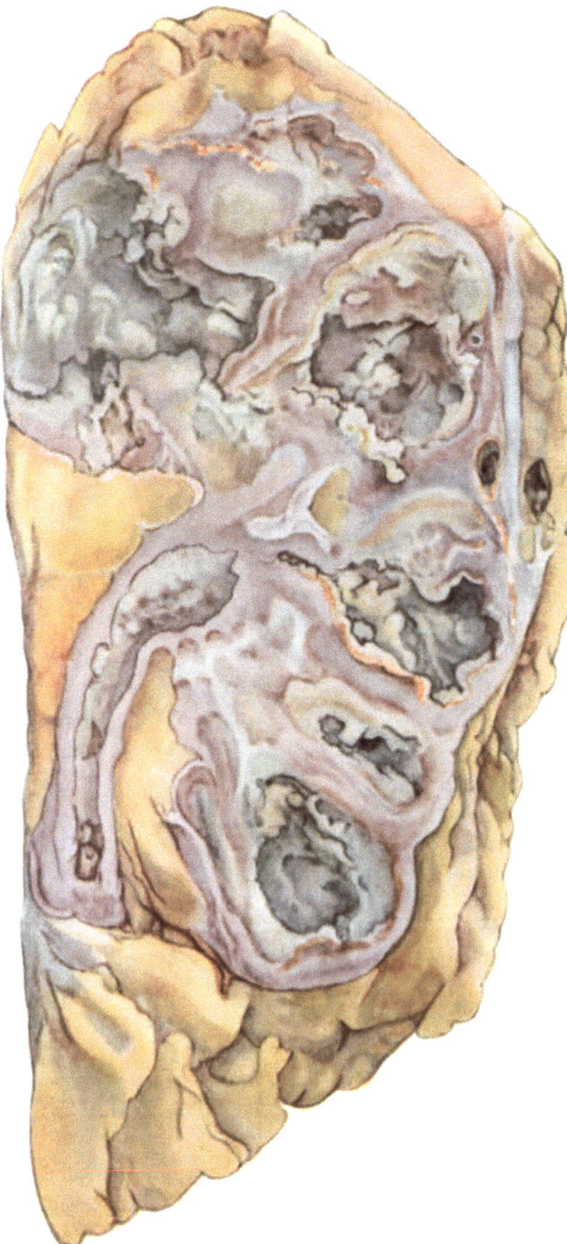

Abb. 57. Sekundäre Pyonephrose bei Steinverschluß des Harnleiters mit starker Wucherung der Fettkapsel, lipoidhaltiges Granulationsgewebe in der Wandung der Kelchkavernen. (E. 2027/1930, eigene Beobachtung [4/5 nat. Größe].)

In den Endstadien der Pyonephrose ist nahezu das ganze Nierenparenchym geschwunden. Die Kavernen sind von verfettetem Granulationsgewebe ausgekleidet und durch die Narbenschrumpfung kann der Organrest verkleinert werden, so daß man von einer pyonephrotischen Schrumpfniere sprechen kann. Gerade in diesen Fällen besteht eine starke sklerolipomatöse Perinephritis. Alle diese Veränderungen lassen sich bei Anwendung makroskopischer Sudanfärbung sehr klar hervorheben (Abb. 56).

Bei der Kombinationspyonephrose VOELCKERS ist außer den eben geschilderten starken Kelcherweiterungen auch eine stärkere Erweiterung des extrarenalen Nierenbeckens zu sehen.

Die sekundäre Pyonephrose zeigt in mehreren Punkten ein etwas anderes Verhalten. Die Niere ist so gut wie immer, gelegentlich sogar enorm vergrößert. Das hochgradig erweiterte Nierenbecken kann mehrere Liter eitrigen Inhalts aufweisen. Dabei ist vor allem auch das Nierenbecken selbst und nicht nur die Kelche stark erweitert (Abb. 57).

Die Verwachsungen der Nierenkapsel und die Verhärtung des perirenalen Fettgewebes ist meist sehr viel weniger ausgeprägt als bei der primären Pyonephrose. Die Verschmälerung des Parenchyms ist gelegentlich hier noch hochgradiger als bei der primären Pyonephrose, dagegen ist häufig in den hochgradig ausgeweiteten Kelchen der Rest der völlig plattgedrückten, aber nicht gänzlich zerstörten Nierenpyramiden an der streifigen Zeichnung des Gewebes noch erkennbar. Die Genese ist anders als bei der primären Pyonephrose, da zunächst schon eine Hydronephrose bestanden hat, die eine mehr oder minder weitgehende Druckatrophie des Parenchyms bewirkte. Während die primäre Pyonephrose eine schwere Pyelonephritis mit Ausbildung von Kelchkavernen infolge Sekretstauung darstellt, handelt es sich bei der sekundären Pyonephrose eigentlich um eine eitrige Pyelitis in einer Hydronephrose, wobei die Veränderung des atrophischen Parenchyms meist mehr chronisch entzündlich sklerosierend als eitrig ist. Die Größe dieser Pyonephrosensäcke ist vermutlich dadurch mitbedingt, daß die Dehnung vor der Ausbildung entzündlicher Verwachsungen und Schwartenbildung entsteht.

Die Schleimhaut des Nierenbeckens zeigt bei allen Pyonephrosen schwere chronisch-entzündliche Veränderungen, wie sie bei Besprechung der Pyelitis geschildert wurden. Es finden sich gelegentlich starke Inkrustationen des Gewebes, besonders in einzelnen Kelchen. Außerdem sieht man häufig kleine Knötchen sowie Zysten. Die Schleimhaut zeigt nicht selten das Bild einer Pyelitis polyposa, und das Epithel läßt häufig metaplastischen Umbau in Plattenepithel in Form weißlicher Flecken erkennen. Alle Formen der Entzündung und der Entzündungsfolgen sind in Steinnieren infolge der mechanischen Irritation durch die Steine besonders stark ausgeprägt. In den pyonephrotischen Kavernen finden sich gelegentlich konkrementartige, weiche, eingedickte Eitermassen (Devroye). So sahen Duvergey und Ramarony etwa 200 erbsengroße ganz weiche Konkremente bei Pyonephrose. Auch Fibrin- und Bakteriensteine werden gelegentlich beobachtet (eingehende Darstellung und Schrifttum s. bei Gruber, S. 267f.).

In der Regel sind die Pyonephrosen offen, wenn auch der Abfluß sehr erschwert ist. In manchen Fällen ist der Ureter durch einen Stein verschlossen (Abb. 57). Selten werden auch völlige Obliterationen des Ureters beobachtet (Lichtenstern, Colombino, Gilbert), so daß eine Pyonephrosis occlusa entsteht, wie sie bei der Tuberkulose nicht selten angetroffen wird. Ein Teil dieser Fälle betrifft Steinnieren (Marogna, Marinescu). Die Ureterverödung geht wahrscheinlich meist von einer zirkulären Ulzeration aus, die dann bindegewebig vernarbt. Die Fälle 1 und 3 von Lichtenstern betreffen primäre Pyonephrosen bei Staphylokokkeninfektion mit teilweiser Obliteration des Ureterabganges und des Nierenbeckens. Im zweiten Falle Lichtensterns und bei der Beobachtung Colombinos liegt eine sekundäre Pyonephrose mit starker Nierenbeckenerweiterung vor. Es können aber auch einzelne Kelchkavernen durch Gewebe oder durch eingeklemmte Steine verschlossen werden, so daß partielle Pyonephrosen entstehen. Eine Hemipyonephrose bei narbiger Zweiteilung des Nierenbeckens hat Boeckel beschrieben. Solche geschlossene Pyonephrosen sind verschiedentlich unter falschen Diagnosen chirurgisch angegangen worden, wobei sie paranephritische Eiterungen oder abdominale Geschwülste vortäuschten.

Die Pyonephrosen können das Parenchym so weit verdünnen, daß der Durchbruch einer Kelchkaverne erfolgt. Bei den primären Pyonephrosen erfolgt die Perforation infolge der bestehenden perirenalen Verwachsungen oft in Form von Fistelgängen mit verzweigtem Verlauf, die in Nachbarorgane durchbrechen können (Necker). Am häufigsten kommt es infolge solcher Durchbrüche zu paranephritischen Eiterungen. So haben Schott und Judd 63mal paranephritische Abszesse bei 474 Pyonephrosen beobachtet. Bei der Perforation von

Steinpyonephrosen können Konkremente im paranephritischen Eiterherd gefunden werden. Von den Durchbrüchen in Nachbarorgane wird Perforation in den Dickdarm am häufigsten beobachtet (ESCAT, J. ISRAEL, DOERING, SCHOTT und JUDD). Freier Durchbruch in die Bauchhöhle tritt sehr selten ein (HULK, MITTERSTILLER, MICHEL und ARTRAUD). Perforation einer Steinpyonephrose in die Bauchhöhle hat GOTTSTEIN gesehen. Die Rupturgefahr ist bei den großen und dünnen Eitersäcken der sekundären Pyonephrosen größer als bei den primären Pyonephrosen mit schwartigen Verwachsungen. So sah HOFFMANN Perforation einer infizierten Hydronephrose in die Bauchhöhle mit nachfolgender Peritonitis bei forcierter Füllung mit Kollargol. Perforation einer Pyonephrose in die vorderen Bauchdecken beobachtete MARTIN.

c) Mikroskopische Befunde.

Die mikroskopischen Befunde der primären Pyonephrosen zeigen weitgehende Übereinstimmung mit den Veränderungen bei Pyelonephritis und pyelonephritischer Schrumpfniere. Bei sekundärer Pyonephrose bestehen außerdem noch die Veränderungen, welche den hydronephrotischen Nierenumbau kennzeichnen. Groß sind die histologischen Unterschiede zwischen den fortgeschrittenen Stadien primärer und sekundärer Pyonephrosen jedenfalls nicht, da überhaupt der Hydronephrose und der chronischen Pyelonephritis eine Reihe von Befunden, wie z. B. die schilddrüsenartige Umwandlung der Harnkanälchen, gemeinsam sind.

Es sollen hier, um Wiederholungen zu vermeiden, die Befunde der chronischen Pyelonephritis und der Abszeßbildung, sowie der pyelonephritischen Schrumpfung, die zum Teil auch bei der Pyonephrose vorliegen, nicht wiederholt werden, da sie in den entsprechenden Abschnitten eingehend dargestellt wurden. Aus diesen Gründen kann ich mich auf die Darstellung der für die Pyonephrose charakteristischen Veränderungen beschränken. Diese Befunde lassen sich in Veränderungen des Nierenbeckens und vor allem der Nierenkelche und in Veränderungen des Nierengewebes selbst einteilen.

Im Nierenbecken besteht oft eine schwere chronische Pyelitis mit Verdickung des Epithels, wobei auch in späten Stadien immer noch eine sehr starke Durchwanderung von Leukozyten auffällt. Das Nierenbeckenepithel läßt dabei häufig zapfenförmige Wucherung und umschriebene Rundzelleneinlagerungen erkennen. Die Wandung des Nierenbeckens kann sehr massive Bindegewebsneubildung aufweisen, so daß ihre Struktur stark verändert ist. Die geringen Reste der Muskulatur sind oft teilweise hypertrophisch. Außerdem besteht in den hochgradigen und fortgeschrittenen Fällen meist eine fibröse oder sklerolipomatöse Peripyelitis mit starker, oft herdförmiger Rundzelleninfiltration.

Die Veränderungen der Nierenkelche, die den Ausgangspunkt des typisch pyonephrotischen Bildes darstellen, erscheinen in den Anfangsstadien als eine besonders intensive Kelchpyelitis. In den Kelchnischen finden sich Eiter- und Fibrinmassen, das Epithel wird stark von Leukozyten durchsetzt, das umgebende Gewebe ist stark ödematös und infiltriert. Soweit gleicht das Bild manchen Anfangsstadien einer Pyelonephritis überhaupt. Bei der Pyonephrose zeigt die Kelchpyelitis einen besonders schweren und chronischen Verlauf. Es kommt zur langwierigen Geschwürsbildung in den Kelchnischen und an den Papillenspitzen. Diese Geschwüre sind mit Fibrinmassen bedeckt und zum Teil auch mit Harnsalzen inkrustiert. Im Verlaufe dieser chronischen Entzündungsprozesse kommt es zu einer Gewebsproliferation mit Ausbildung eines Granulationsgewebes und vor allem mit Neubildung von sehr zahlreichen Kapillaren und kleinen Gefäßen. Infolgedessen finden sich häufig Blutungen im Gewebe und Blutbeimengungen im Kelchinhalt. Bei Abheilung der ulzerösen Prozesse im Kelchbereich bildet sich ein dickeres und unregelmäßiger gebautes Epithel aus. Oft findet man aber auch eine stärkere, ja polypöse Wucherung des neugebildeten Granulationsgewebes in den Kelchnischen und an den Papillenspitzen. In diesem Granulationsgewebe finden sich reichlich gestreckt verlaufende Kapillaren. Die lockeren Maschen des Gewebes sind durchsetzt von Leukozyten, Lymphozyten und Plasmazellen. Außerdem sieht man als Folge der häufigen Blutungen vielfach verstreut blutpigmenthaltige Zellen. Die auffälligste Veränderung tritt jedoch bei langem Bestehen der Eiterung hervor. In diesen Fällen zeigen sich

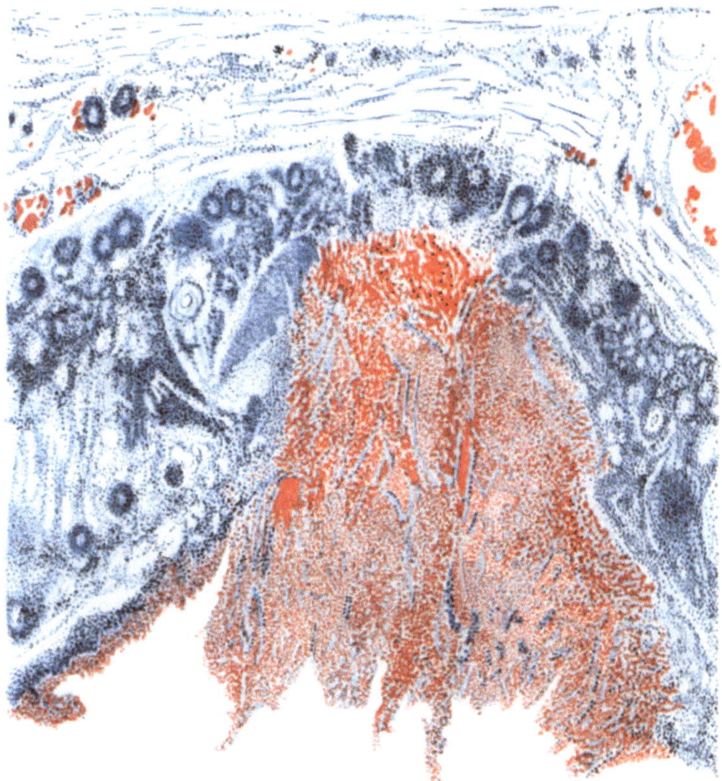

Abb. 58. Granulationspolyp mit hochgradiger Fett- und Lipoidspeicherung im Kelch einer pyonephrotischen Schrumpfniere, starke chronisch-entzündliche Infiltration und Einlagerung von Lymphfollikeln im verödeten Nierengewebe und in den schwartig veränderten Nierenhöhlen. (42 Jahre, ♂, E. 376/1931, eigene Beobachtung.)

im Nierenbecken und besonders in den Kelchnischen und an den Papillenspitzen butter- bis ockergelbe Gewebspartien und polypöse Wucherungen. Im histologischen Präparat erscheint das Gewebe an solchen Stellen dicht durchsetzt von großen, hellen, schaumigen Zellen, die sehr dicht gelagert sind, so daß Bilder entstehen, die entfernt an ein Hypernephrom erinnern. Bei Sudanfärbung zeigt sich, daß alle diese Zellen aufs dichteste mit kleinen und mittelgroßen Fetttröpfchen beladen sind und einen dunklen pyknotischen Kern aufweisen (Abb. 58). Es handelt sich dabei um Fett- und Lipoidspeicherzellen (sog. „Pseudoxanthomzellen“) des Granulationsgewebes, weniger um verfettete Leukozyten. Fälle mit besonders hochgradiger Entwicklung eines lipoidgespeicherten Granulationsgewebes, bei denen weitgehende Ähnlichkeit mit Aktinomykose bestand, hat SCHLAGENHAUFER bei eigenartigen Staphylomykosen beobachtet. Neben diesen produktiven und Speicherungsvorgängen schreitet aber die Gewebszerstörung durch Nekrose, Atrophie und fibröse Umwandlung immer weiter fort. In den späteren Stadien der pyonephrotischen Gewebszerstörung ist eine Abgrenzung des Nierenbeckens und der Nierenkelche vom Nierengewebe nicht mehr möglich. Man sieht in diesen Fällen angrenzend an das Granulationsgewebe und Epithel des Nierenbeckens ein zunächst zellreiches, späterhin außerordentlich derbes, grobgebündeltes Bindegewebe, das auch das lockere Hilusgewebe ersetzt und sich in breiteren Zügen in die dürftigen Reste des Nierengewebes fortsetzt.

Die Veränderungen des Nierengewebes selbst sind sehr mannigfaltig und entsprechen allen Stadien einer Pyelonephritis. Besonders kennzeichnend für die Pyonephrose in den fortgeschrittenen Stadien ist die Umwandlung der pyelonephritischen Abszesse in größere Gewebsbezirke von Granulationsgewebe, wodurch der Hohlraum des Abszesses allmählich vollkommen verschwindet. Dieses zunächst zarte, später faserreiche Gewebe enthält außerordentlich reichlich Zellen, die mit fettigen und lipoiden Stoffen beladen sind (Abb. 59), wodurch der ganze Gewebsbezirk makroskopisch eine hochgelbe Farbe bekommt, die sich von dem mehr gelbgrünen Farbton eitriger Infiltrate meist gut mit bloßem Auge unterscheiden läßt. Im weiteren Verlauf können solche, meist scharf begrenzte Herde in derbes narbiges Bindegewebe mit wirtelartiger Schichtung der Fibrillen übergehen, wobei die Schaumzellen allmählich verschwinden. Im übrigen sind in den fortgeschrittenen Pyonephrosen und pyonephrotischen Schrumpfungen die Gewebszerstörungen noch viel hochgradiger als in pyelonephritischen Schrumpfnieren, wenn sie auch grundsätzlich gleicher Art sind.

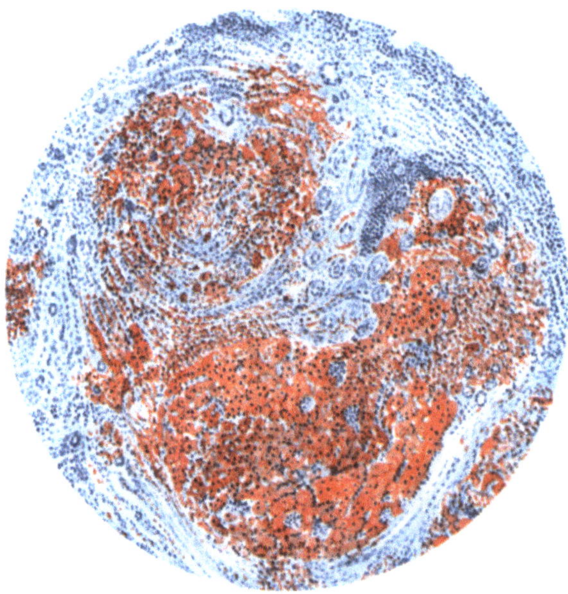

Abb. 59. Granulationsgewebsherd mit hochgradiger Fett- und Lipoidspeicherung in der Rinde einer pyonephrotischen Niere. (26 Jahre, ♀, E. 606/1931, eigene Beobachtung.)

Vom Nierenmark ist meist so gut wie nichts erhalten, man sieht an seiner Stelle ein derbes großgebündeltes Bindegewebe und dazwischen Bezirke mit außerordentlich dichter, teils diffuser, teils mehr herdförmiger Infiltration. Diese Infiltrate bestehen vorwiegend aus Lymphozyten, daneben sind häufig auch Plasmazellen zu sehen. Sowohl in diesen Zonen, wie in den Resten der Rinde findet man auch typische Lymphfollikel mit Keimzentren, daneben sieht man auch Lymphknötchen in hyaliner Umwandlung (Abb. 60). In diesen Gebieten findet man nur vereinzelte Kanälchen mit niederem Epithel und enger Lichtung oder ausgeweitet und mit kolloiden Massen erfüllt.

Der auffallendste Bestandteil des Gewebes sind die großen Gefäßäste, die in Gruppen beisammen liegen und von derbem Bindegewebe vielfach inselartig umgeben werden. Überhaupt fällt im ganzen Gewebe die dichte Lagerung größerer und kleinerer Gefäßäste auf. Die Gefäße sind meist sehr muskelstark und dickwandig, ihre Intima ist häufig diffus verdickt, wodurch die Lichtung sehr stark eingeengt wird. Verkalkungen fehlen meist und die Elastika zeigt oft nicht das für Arteriosklerose charakteristische Verhalten. Es handelt sich um eine sekundäre Gefäßveränderung, wie sie auch sonst in Schrumpfnieren vorkommt. Auffallend ist, daß an den großen Venen eine besonders starke, locker außen angelagerte Längsmuskulatur mit stark hypertrophischen Fasern gefunden werden kann.

Eine genauere Abgrenzung von Rinde und Mark ist oft auch mikroskopisch nicht mehr möglich (vgl. Abb. 60). Die Rinde zeigt sehr stark durch Binde-

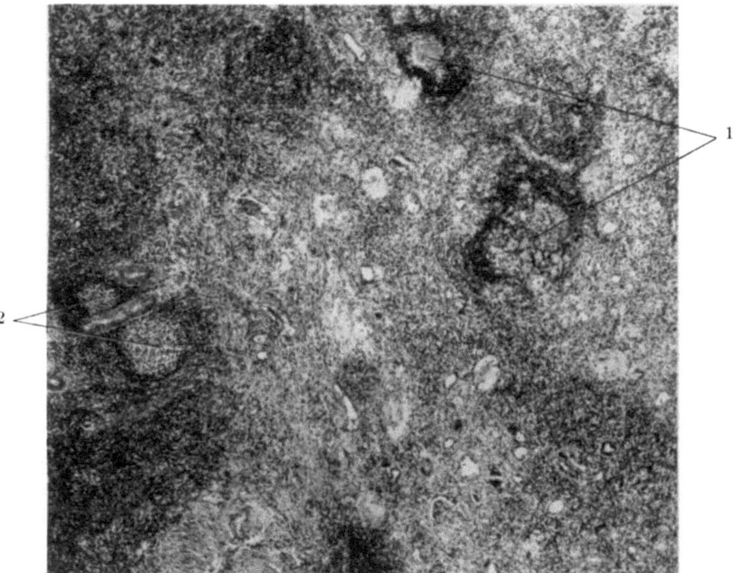

Abb. 60. Höchstgradige Verödung des Nierengewebes mit einzelnen hyalin umgewandelten Glomeruli und Resten atrophischer Kanälchen in pyonephrotischer Schrumpfniere, 1 lymphatische Follikel mit zentraler hyaliner Umwandlung, 2 Lymphfollikel mit Keimzentren. (26 Jahre, ♀, E. 606/1931, eigene Beobachtung.)

gewebszüge verworfene Strukturen. Das Zwischengewebe ist dichtest infiltriert. Erhaltene Glomeruli sind in späten Stadien meist überhaupt nicht mehr auffindbar. Sogar hyaline Glomeruli werden kaum noch angetroffen. Dagegen sieht man noch Reste hyaliner Glomeruli, die in der Weise wie es Staemmler und Dopheide beschrieben haben, durch junges Granulationsgewebe von einer Seite her ausgenagt werden, bis nur noch eine hyaline Schale überbleibt, die auch dann noch schwindet (Abb. 61). Die Kanälchen sind weitgehend geschwunden. Die wenigen erhaltenen Tubuli zeigen niederes Epithel und kolloiden, eingedickten, gelegentlich auch verkalkten Inhalt. Ein Teil der Kanälchen ist zystisch umgewandelt. Ebenso wie die Grenze von Nierenbecken und Niere und die Rindenmarksgrenze geschwunden sind, so gehen auch nach außen die narbigen Reste der Nierenrinde ohne scharfe Begrenzung allmählich in die regelmäßig bestehenden, meist hochgradigen peri- und pararenalen Binde- und Fettgewebsschwarten über. Auch in diesen Abschnitten sieht man Reste von Blutpigment in Zellen gespeichert und herdförmige Infiltrate, sowie gelegentlich echte Follikelbildung mit Keimzentren. Wenn die Zerstörung in einer Kelchnische besonders tief gedrungen ist, kann sich ein von Granulationsgewebe ausgekleideter Fistelgang gegen das die Niere umgebende Gewebe ausbilden. Wenn der Durchbruch nicht vollständig ist, so kann sich wenigstens an der Nierenoberfläche ein gegen das pararenale Gewebe entwickelter Granulationsgewebsherd von analogem Aufbau wie die polypösen Wucherungen in den Nierenkelchen ausbilden. Die Endstadien der Pyonephrose gehen im Umbau des Gewebes und Abbau des spezifischen Parenchyms der Niere noch weit über das 3. und 4. Stadium der Rindenveränderung bei pyelonephritischer Schrumpfniere im Sinne von STAEMMLER und DOPHEIDE hinaus. Die hier gegebene Schilderung gilt in erster Linie für die primäre Pyonephrose. Die Befunde der sekundären Pyonephrose weichen um so mehr von denen der primären ab, je weiter schon vor Beginn der Eiterung die hydronephrotische Verödung des Nierengewebes fortgeschritten war.

10. Entzündliche Erkrankungen der Nierenhüllen (Lit. S. 549).

a) Anatomische Vorbemerkungen und Namengebung.

Vor Erörterung der entzündlichen Erkrankungen der Nierenhüllen ist es nötig, kurz auf die anatomischen Verhältnisse einzugehen (Abb. 62). Die Niere ist von einer ziemlich festen, in der Norm gut abziehbaren, bindegewebigen Kapsel umschlossen, die an der Hilusgegend ansetzt (Capsula fibrosa renis — Tunica fibrosa STROMBERG). An die Bindegewebskapsel schließt sich nach außen die Fettgewebskapsel der Niere (Capsula adiposa renis) an, die besonders an der Hinterfläche der Niere stärker entwickelt ist. Diese Fettkapsel wird vorne von einem dünnen, meist mit dem Bauchfell verwachsenen Bindegewebsblatt (Fascia renalis anterior [GEROTA]) begrenzt. Die hintere Grenze bildet ein stärker ausgebildetes Bindegewebsblatt (Fascia renalis posterior [GEROTA] = Fascia retrorenalis [ZUCKERKANDL]). Hinter dieser Faszie ist das retrorenale (= retroperitoneale) Fettgewebe gelegen. Nach unten zu sind die beiden Anteile der Fascia renalis (GEROTA) nicht völlig vereinigt, so daß hier eine freie Verbindung zwischen der Nierenfettkapsel und dem retroperitonealen Fettgewebe besteht. Das Lymph- und Blutgefäßsystem der Niere und der Nierenhüllen steht vielfach in Verbindung miteinander.

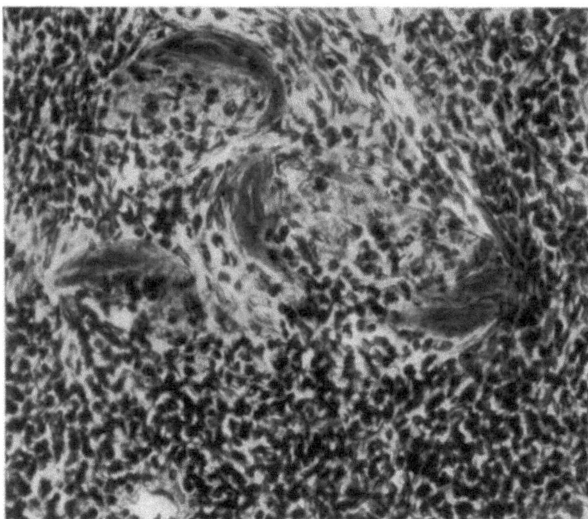

Abb. 61. Abbau hyalin umgewandelter Glomeruli durch Granulationsgewebe und starke lymphozytäre Infiltration der Umgebung in pyonephrotischer Schrumpfniere. (42 Jahre, ♂, E. 376/1931, eigene Beobachtung.)

Die Bezeichnung der entzündlichen Vorgänge in den Nierenhüllen ist sehr wechselnd und vielfach verwirrend. Man spricht von Perinephritis, Epinephritis und Paranephritis, womit aber keineswegs von allen Autoren dasselbe gemeint wird. Ich schließe mich der auch von PLESCHNER im Handbuch der Urologie übernommenen Einteilung ISRAELs an. Nach ISRAEL wird als **Perinephritis** die Entzündung der Capsula fibrosa renis, als **Epinephritis** die Entzündung der Capsula adiposa renis und als **Paranephritis** die Entzündung des retrorenalen Fettgewebes bezeichnet. Die Abgrenzung der einzelnen Entzündungsformen, besonders die Abgrenzung zwischen Epi- und Paranephritis ist übrigens im einzelnen Fall oft unmöglich.

b) Perinephritis.

Die Entzündungen der fibrösen Nierenkapsel schließen sich eng an Nierenerkrankungen an. Bei fast jeder akuten entzündlichen Nierenerkrankung erkennt man eine stärkere Durchfeuchtung und kapillare Injektion an der Innenfläche der Capsula fibrosa, die mikroskopisch als ein Ödem der Bindegewebskapsel und zum Teil auch der Fettgewebskapsel in Erscheinung tritt (NECKERs Perinephritis serosa). Bei oberflächlich gelegenen Eiterherden der Nierenrinde, gleichgültig ob sie embolisch oder aszendierend entstanden sind, sieht man sehr oft gleichsam als Abklatsch einen fibrinös oder eitrig belegten Entzündungsherd an der gegenüberliegenden Fläche der fibrösen Kapsel. Histologisch findet man dabei netzige Fibrinauflagerungen mit reichlichen ausgewanderten Leukozyten auf der Nierenoberfläche (Abb. 63).

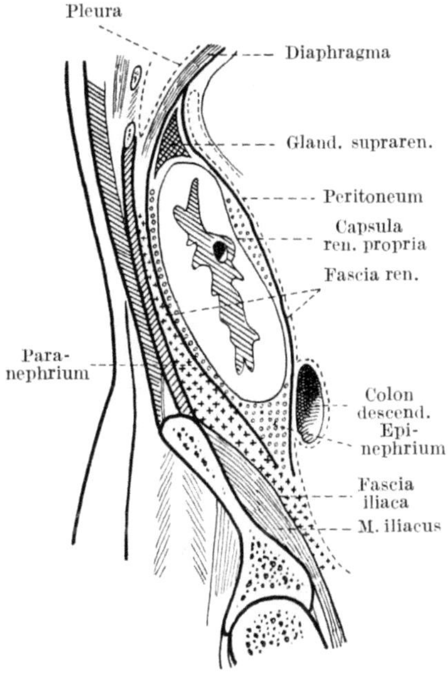

Abb. 62. Längsschnitt durch die Niere, Nebenniere und Fascia renalis. (Nach GEROTA aus PLESCHNER.)

Bei Durchbruch von Nierenabszessen gegen die Kapsel kann es zu einer ausgedehnten **eitrigen Perinephritis** kommen. Kommt es in diesem Spaltraum zu stärkerer Eiterung, so löst sich die Nierenkapsel ab und die Niere ist von Eiter umspült. Man spricht in solchen Fällen von einem „subkapsulären Abszeß".

Eine hämorrhagische Perinephritis hat CASARIEGO beschrieben (zit. nach PLESCHNER).

Bei manchen mehr chronisch verlaufenden Nierenerkrankungen kommt es nicht zur Eiterung, sondern zur Entwicklung eines Granulationsgewebes an der Innenfläche der fibrösen Kapsel.

Möglicherweise als ein späteres Stadium der granulierenden Perinephritis ist die nicht selten zu beobachtende **fibröse** oder **fibrolipomatöse** Perinephritis aufzufassen. Sie wird im Gefolge chronischer Pyelonephritiden, Pyonephrosen und Nephrolithiasis sehr häufig angetroffen, worauf auch O. A. SCHWARZ hinwies. Bei Pyelonephritis ist die fibröse Perinephritis oft auf die an den Nierenherd angrenzenden Kapselbezirke beschränkt, so daß einer pyelonephritischen Narbe meist ein verdickter, mit der Niere fest verlöteter Kapselabschnitt gelagert ist (vgl. Abb. 47, S. 435). In hochgradigen Fällen besteht meist eine Verbindung mit Epinephritis. Die Kapsel kann in solchen Fällen zu einer mehrere Zentimeter dicken, weißen Schwarte werden und kann sich knorpelhart anfühlen. LICHTENSTERN hat 24 einschlägige Beobachtungen beschrieben, bei denen er Tonsillenerkrankungen ätiologisch für bedeutsam hält. Dabei ist gelegentlich — zum mindesten bei der operativen Freilegung — das Mißverhältnis zwischen der Geringfügigkeit oder dem scheinbaren Fehlen einer Nierenveränderung und die starke Ausprägung der entzündlich-produktiven Kapselveränderungen auffallend (GROSSMANN). Einzelne Fälle können auch ohne Nierenveränderungen zustande kommen, da eine Infektion der Nierenkapsel auf dem Lymphweg möglich ist. Besonders HECKENBACH hat auf die Ausbreitung entzündlicher Erkrankungen der männlichen Adnexorgane entlang der periureteralen Lymphbahnen bis in die Nierenhüllen nachgewiesen, und WALKER fand bei experimentellen Infektionen der Urethra die Keime in den Ureter- und Nierenhüllen, während die Harnleiterlichtung und die Niere selbst keimfrei blieben. Daß es auch ohne Bakterieneinwirkung zur fibrinösen Perinephritis kommen kann, zeigt eine Beobachtung von ILLYÉS, bei der es bei harnsaurer Diathese zur Ablagerung von Kristallen an der Nierenoberfläche und in der Nierenkapsel gekommen ist. Auch bei Organisation perirenaler Hämatome können ähnliche Bilder entstehen.

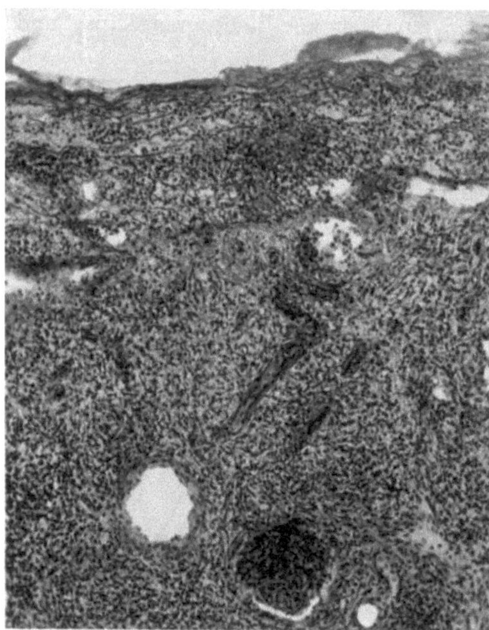

Abb. 63. Frische fibrinöse Perinephritis bei chronischer Pyelonephritis und Nephrolithiasis. (27 Jahre, ♂, E. 4158/1931, eigene Beobachtung.)

Die fibrolipomatöse Form der Entzündung der Nierenhüllen zeigt sich makroskopisch als ein fester, gelegentlich — besonders bei Steinnieren (perirenale Fettniere GOTTSTEINS) — sehr dicker Panzer aus Fettgewebe, das durch zahlreiche und derbe Bindegewebssepten in einzelne Bezirke zerteilt ist. Dabei sind die stärksten fibrösen Schwarten meist in unmittelbarer Nähe der Niere ausgebildet. Den bindegewebigen Anteil solcher Kapselschwarten kann man bei makroskopischer Sudanfärbung besonders deutlich darstellen (vgl. Abb. 56, S. 449).

Die histologischen Befunde der chronischen Entzündung können für alle Nierenhüllen gemeinsam dargestellt werden, da bei einer erheblichen chronischen Perinephritis immer auch die Fettkapsel mitbeteiligt ist. Bei der fibrösen Form findet sich eine hochgradige Wucherung von zunächst zellreichem, später derbfaserigem oder hyalin umgewandeltem Bindegewebe. Dazu kommt eine Bindegewebsneubildung und Verdickung der Septen, die in das perirenale Fettgewebe ausstrahlen. Die Gefäße sind oft hyperämisch, das Gewebe kann von chronischem Ödem durchsetzt sein. Man findet nicht selten kleine Blutungen oder Reste von solchen in Form blutpigmenthaltiger Zellen, die in Gruppen beisammen liegen. Außerdem finden sich in wechselnder Menge und Anordnung entzündliche Infiltrate. Am häufigsten sieht man Lymphozyten und Plasmazellen, teils in perivaskulärer Anordnung, teils diffus im Gewebe verstreut, außerdem kann man vereinzelte polymorphkernige Leukozyten und gelegentlich sogar reichlich eosinophile Leukozyten antreffen. In manchen Fällen zeigen die lymphatischen Zellherde das Aussehen von Lymphfollikeln mit einem Keimzentrum. Bei der fibrolipomatösen Form sind die mikroskopischen Bilder hinsichtlich der entzündlichen Erscheinungen ganz ähnlich, nur daß hier eine gemeinsame und innig durchflochtene Wucherung des Bindegewebes und Fettgewebes vorliegt (Abb. 64). In seltenen Fällen können die Nierenhüllen von umfangreichen Wucherungen eines Granulationsgewebes eingenommen sein, dessen Zellen durch maximale Lipoidspeicherung und schaumige Struktur ausgezeichnet sind, wie dies SCHLAGENHAUFER bei chronischen Staphylomykosen der Niere gesehen hat.

c) Epinephritis und Paranephritis.

Als Epinephritis wird hier die Entzündung der Nierenfettkapsel bezeichnet, die im Schrifttum auch vielfach als Paranephritis oder als Perinephritis geführt wird.

Man kann eine eitrige und chronisch-fibröse Form der Epinephritis unter-

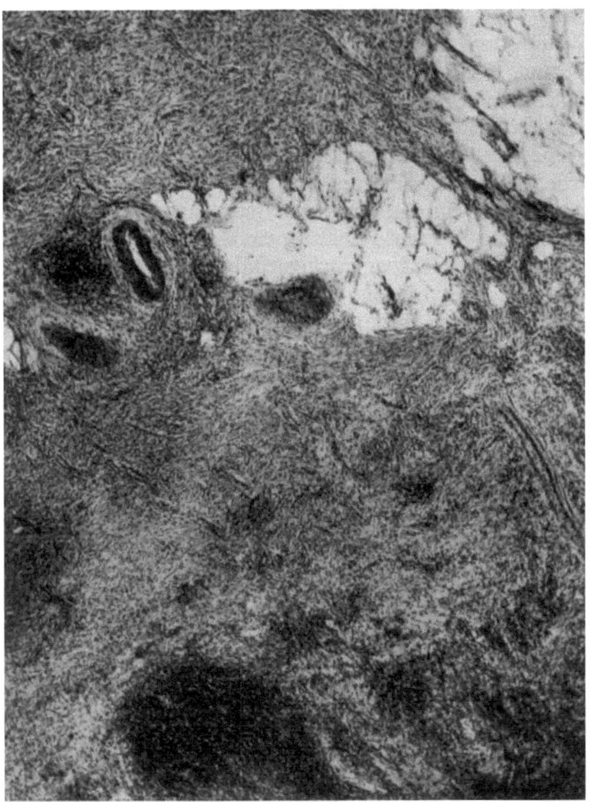

Abb. 64. Hochgradige fibrolipomatöse Perinephritis bei pyonephrotischer Schrumpfniere. (42 Jahre, ♂, E. 376/1931, eigene Beobachtung.)

scheiden. Die nicht sehr seltene eitrige Epinephritis führt häufig zur Abszeßbildung (= para- oder perinephritischer Abszeß anderer Autoren) und ist meist Gegenstand chirurgischer Eingriffe. Es kommt dabei zu einer oft sehr ausgedehnten Einschmelzung und Eiteransammlung im Bereich der Nierenfettkapsel. Man findet in nicht operierten Fällen eine Vorwölbung des Nierenlagers. Beim Herausnehmen der Niere gelangt man in einen meist hinter der Niere gelegenen Hohlraum, der dicke, gelbgrüne Eitermassen (bis mehrere Liter) enthält. Die Wandung der Abszeßhöhle besteht aus zum Teil nekrotischen, gelegentlich zundrig oder jauchig zerfallenden, manchmal mißfarbigen Fettgewebsteilen, die Blutaustritte und fibrinös eitrige Beläge erkennen lassen. Wenn der Abszeß längere Zeit bestanden hat, kann sich auch eine fibröse Abkapselung ausbilden.

In anderen Fällen kommt es nicht zur Ausbildung eines umschriebenen Abszesses, sondern es entwickelt sich eine Phlegmone des Nierenkapselfettgewebes.

Der epinephritische Abszeß ist in der Regel einseitig ausgebildet. HAMMER stellte bis 1923 etwa 10 Vorkommnisse doppelseitiger epinephritischer Eiterung aus dem Schrifttum zusammen. In den doppelseitigen Fällen treten die beiden Abszesse meist nacheinander auf, als Ausnahme gibt CHWALLA in seinen beiden Beobachtungen gleichzeitiges Auftreten an.

Am häufigsten lokalisiert sich der epinephritische Abszeß an der Hinterseite der Niere, wo die Fettkapsel am stärksten ausgebildet ist. Seltener wird er am oberen Pol beobachtet (2 Fälle von PEACOCK), am seltensten ist die Eiterung in der dünnen Fettgewebsschicht der Nierenvorderfläche gelegen. So hat GRESSET bei 2 jungen Frauen im Anschluß an Douglasabszesse phlegmonöse Eiterung zwischen verdicktem Peritoneum und Nierenvorderfläche auftreten sehen.

Der epinephritische Abszeß befällt Männer deutlich öfter als Frauen, was mit der stärkeren beruflichen Exposition der Männer gegen Infektionen aller Art erklärt wurde. Im Sektionsmaterial spielen Eiterungen der Nierenhüllen keine große Rolle. WESSEL fand unter 8029 Sektionen des Göttinger pathologischen Instituts nur 14 immer einseitige para- und perinephritische Abszesse (0,1%, bezogen auf das gesamte Sektionsmaterial). Die rechte Seite ist nach Angabe der meisten Autoren etwas häufiger befallen als die linke. Von den Altersklassen ist das 3.—5. (am stärksten das 4.) Lebensjahrzehnt vorwiegend befallen. Im höheren Lebensalter ist der epinephritische Abszeß selten, im Kindesalter (SCHATZ) und im Säuglingsalter (CHWALLA) kommt er gelegentlich vor. Ich gebe nachfolgend eine tabellarische Zusammenstellung der Befunde von CHWALLA und FRIEDRICH hinsichtlich des Geschlechts, der erkrankten Körperseite und des Alters.

	CHWALLA (34 Fälle)	FRIEDRICH (43 Fälle)
♂	21 (rund 62%)	26 (rund 60%)
♀	13	17
Links	14	20
Rechts	18	23
Beiderseits	2	—
1. Lebensjahrzehnt	4	—
2. „	3	4
3. „	7	11
4. „	9	17
5. „	8	3
6. „	2	5
7. „	1	2
8. „	—	1

Klinisch beginnt der epinephritische Abszeß meist ohne vorhergehende Zeichen mit hohem Fieber und Schüttelfrost. Ein symptomloser Verlauf, wie ihn GAGSTATTER einmal beobachtete, gehört zu den Seltenheiten. Der Harn zeigt in der Regel auch in den Fällen ohne ersichtliche Nierenbeteiligung bei Untersuchung der Ureterkatheterportion auf der erkrankten Seite eine geringe Beimengung von Erythrozyten und Leukozyten (BOEMINGHAUS).

Der epinephritische Abszeß kann sich nach verschiedenen Richtungen weiter ausbreiten. Nicht selten tritt eine Senkung des Eiters ein und es kann dann zum Durchbruch in verschiedene Hohlorgane des Bauch- und Beckenraumes kommen (Dickdarm, Blase, Scheide). COLICA sah Durchbruch einer subphrenischen Eiterung in den Magen bei Steinpyonephrose.

Einen charakteristischen Befund eines paranephritischen Abszesses eigener Beobachtung mit Senkung und Durchbruch ins Zökum (Abb. 65) gebe ich auszugsweise wieder:

41 Jahre, ♂ (S. 306/31).

Klinisch: Rechtsseitige Pyonephrose und retrozökaler paranephritischer Abszeß.

Pathologisch-anatomische Diagnose: Zustand nach breiter Eröffnung und Drainage eines paranephritischen Abszesses rechts und Nephrotomie wegen Nephrolithiasis. Zweimarkstückgroße, fetzige Perforationsöffnung zwischen Abszeßhöhle und Zökum. Eitrige abgesackte Peritonitis zwischen Unterfläche des rechten Leberlappens und Flexura hepatica. Jauchiger Senkungsabszeß zwischen Blase und Rektum. Schwere eitrige Zystitis und Ureteritis rechts. Großer Blasenstein. Wunde an der Unterfläche des rechten Leberlappens. Übernähte Zwerchfellperforation. Pneumothorax rechts. Beginnende fibrinöse Pleuritis über dem rechten Unterlappen. Kompensatorische Blähung der linken Lunge. Erhebliche Hypertrophie des linken Ventrikels. Auffallende Anämie aller Organe.

Die am oberen Pol gelegenen Eiterungen können auf dem Wege der kommunizierenden Lymphbahnen des Retroperitoneal- und Pleuralraums eine Pleuritis veranlassen oder es kann auch zu einem direkten Durchbruch des Abszesses durchs Zwerchfell mit Pleuraempyem kommen (2 Fälle von PEACOCK), weiterhin kann eine solche Eiterung in die Lunge einbrechen und zum massiven Aushusten von Eiter Anlaß geben (FICK, HASLINGER, ROUBIER, GREBENŠČIKOV, DEESTEN). Am seltensten erfolgt ein Durchbruch in die freie Bauchhöhle, wohl hauptsächlich, weil meist vor dem Durchbruch Verklebungen mit irgendwelchen Bauchorganen erfolgen. Durchbruch eines linksseitigen paranephritischen Abszesses in die Bauchhöhle mit eitriger Perisplenitis, eitrigerThrombophlebitis der V. lienalis und pylephlebitischen Leberabszessen beschrieb NATHAN. WOLFSOHN hat über den Durchbruch eines Nierenkarbunkels durch die Nierenhüllen in die freie Bauchhöhle bei Staphylokokkensepsis berichtet, der von einer diffusen Peritonitis gefolgt war. Auffallend ist, daß kein gesicherter Fall des Übergreifens einer Nierenhülleneiterung auf die Niere beobachtet zu sein scheint, obwohl die Ausbreitung von entzündlichen Nierenprozessen auf die Nierenhüllen häufig genug vorkommt.

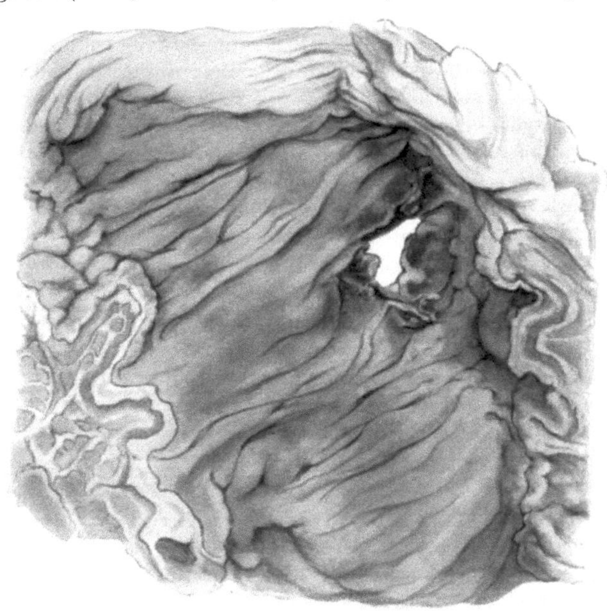

Abb. 65. Durchbruch einer paranephritischen Eiterung ins Zökum. (41 Jahre, ♂, S. 306/1931, eigene Beobachtung [$^3/_4$ nat. Größe].)

Die epinephritische Eiterung kann auf verschiedenen Wegen entstehen: 1. Metastatisch (hämatogen), 2. durch Übergreifen eitriger Nierenerkrankungen auf die Hüllen, 3. fortgeleitet von benachbarten Organen (lymphogen), 4. direkt von außen her.

Die Hauptrolle spielen zweifellos die metastatisch entstandenen epinephritischen Eiterungen. Dabei sind 2 Möglichkeiten gegeben: Entweder der Bakterienembolus gelangt direkt in das Fettgewebslager der Nierenkapsel und veranlaßt dort Gewebszerstörung und Abszeßbildung oder der Bakterienembolus gelangt in eine Nierenrindenarterie und führt zu oberflächlicher kleiner Abszeßbildung der Niere und erst von diesem Nierenherd aus erfolgt die — wohl lymphogene — Infektion der Fettkapsel. FRIEDRICH bezeichnet die erste Form als primärmetastatisch und nennt die auf dem Umweg über einen embolischen Nierenrindenabszeß entstandenen epinephritischen Eiterungen sekundärmetastatisch. Welche von beiden Formen häufiger vorkommt ist umstritten. KÜMMEL und DOBERAUER, DONATH, RIEDEL und FRIEDHEIM halten die direkte embolische Entstehungsweise der epinephritischen Eiterung für die häufigste, während ALBRECHT, JORDAN, ISRAEL, REHN und BAUM indirekte Entstehungsart vom embolischen Nierenherd aus für die häufigste halten. Bei dieser Entscheidung ist zu bedenken, daß der embolische Nierenherd sehr klein sein und zur Zeit der Eröffnung des epinephritischen Abszesses längst abgeheilt sein kann. Außerdem ist bei der Operation die Kontrolle der Niere nicht vollkommen möglich. Wie häufig der Ausgang von embolischen oder sonstigen Nierenherden ist, geht aus der Angabe ISRAELS hervor, daß er in 34 von 43 Nierenveränderungen als Ursache nachweisen konnte. Zugunsten der direkten embolischen Entstehung der epinephritischen Abszesse führt FRIEDHEIM 3 autoptisch gesicherte Fälle an (1 eigener, 1 Fall RIEDELS, 1 Fall des Eppendorfer Krankenhauses). Jedoch ist die Beweiskraft dieser Fälle nicht absolut, da wie erwähnt die Nierenherde zur Zeit der Autopsie längst ausgeheilt sein können. Es läßt sich also wohl sagen, daß die Entstehung der epinephritischen Eiterung ausgehend von einem embolischen Nierenabszeß am häufigsten vorzukommen scheint, wenn auch die direkte embolische Entstehung keineswegs geleugnet werden soll. Die Tierversuche von KOCH und REHN haben beide Möglichkeiten als zutreffend erwiesen. Eine besondere Begünstigung zur Entstehung eines epinephritischen Abszesses bei Bakteriämie ist in einer lokalen Gewebsschädigung gegeben, die durch Blutung oder Trauma veranlaßt sein kann. In diesem Sinne sprechen auch die Tierversuche von KOCH und REHN, bei denen die Gewebsschädigung durch die Chloroformnarkose dargestellt wurde. Unter 101 paranephritischen Abszessen, die von 1898—1908 im preußischen Heer beobachtet wurden, waren nach NENTWIGS Angabe bei 22 Traumen ätiologisch mit heranzuziehen. Das Auftreten paranephritischer Abszesse nach stumpfem Trauma der Lendengegend bei vorangegangener Hauteiterung ist mehrfach beobachtet (BOEMINGHAUS, HARZBECKER u. a.).

In der Regel sind es periphere Primärherde, welche die epinephritischen Eiterungen veranlassen, wobei eitrige Hauterkrankungen im Vordergrund stehen. Der primäre Herd kann längst äußerlich abgeheilt sein zur Zeit der Metastasierung (HERCZEL). Nach PLESCHNERS Zusammenstellung sind folgende Primärherde für epinephritische Abszesse im Schrifttum angeführt:

1. Periphere Herde: Furunkel (BINDI, BOEMINGHAUS 7 von 52 Fällen, BUSSENIUS und RAMMSTEDT, DEBREZ, FICK, HARZBECKER 16 von 32 Fällen, JORDAN [als einzige Metastase], KAREWSKI, KUKULA, OEHLECKER, REVICI, TARANTINO); Karbunkel (HOCHENEGG, MAASS); eitrige Hauterkrankungen (BAUMANN, BOEMINGHAUS in 10 von 52 Fällen, BUSSENIUS und RAMMSTEDT, FICK [Abszeß nach Enthaarungsmittel], KUKULA [Ekzem]); Panaritium (HERCZEL, KAREWSKI, KUKULA); Schweißdrüsenabszeß (KAREWSKI); Periostitis dentis (BUSSENIUS und RAMMSTEDT); nach Impfung (SALA).

2. Anderweitige Erkrankungen: Gonorrhoe mit ihren Komplikationen (HARZBECKER, KAREWSKI, MIYATU, STROMINGER); Puerperium (HARZBECKER 3 von 32 Fällen), Perimetritis (HARZBECKER); Magen-Darmerkrankungen (HARZBECKER 3 von 32 Fällen, LAVENANT [15 Monate nach gastrointestinalem Infekt]); Typhus (AFFONSO, HARZBECKER, REVICI); Paratyphus (HERZFELD); Appendicitis (BOEMINGHAUS 3 von 52 Fällen); Grippe (BOECKER, BOEMINGHAUS 5 von 52 Fällen, HARZBECKER, KUKULA); Angina (KUKULA). Dieser Zusammenstellung lassen sich noch folgende Primärherde anfügen: Vereitertes Atherom, Pneumonie, abszedierende Thrombophlebitis, umschriebene Peritonitis, 2mal Otitis media, Prostatitis, chronische Osteomyelitis (CHWALLA), Durchbruch einer eitrigen Peritonitis ins Nierenlager (WOLFSOHN); infizierter Mückenstich (LABAND).

Die große Häufigkeit peripherer Eiterungen als Eintrittspforte zeigt nebenstehende Zusammenstellung nach FRIEDRICH.

Autor	Periphere Eiterungen	Gesamtfälle
FRIEDHEIM .	10	16
HARZBECKER	16	31
SCHEELE . .	15	30
NECKER . .	7	19
BAUMANN. .	7	9

Zu einer Reihe von Fällen ist der Ausgangspunkt der Abszeßbildung nicht aufzuklären (sog. idiopathischer epinephritischer Abszeß).

Der zweite Entstehungsweg der epinephritischen Eiterung, der gleichfalls keine geringe Rolle spielt, ist die direkte Fortleitung von chronischen eitrigen Nierenerkrankungen. In erster Linie kommen abszedierende Pyelonephritiden, Pyonephrosen, mischinfizierte Tuberkulosen der Niere und infizierte vereiterte Steinnieren in Betracht. In diesen Fällen schließt sich die epinephritische Eiterung entweder an eine Perinephritis an oder die dünne bindegewebige Kapsel wird von der Niereneiterung ohne vorangehende ausgedehnte entzündliche Reaktion einfach durchbrochen.

Die dritte Möglichkeit besteht in der Fortleitung der Eiterung von benachbarten Organen auf das Fettgewebe des Nierenlagers. Diese Überleitung erfolgt wohl vorwiegend auf dem Lymphweg. In diesem Zusammenhang sind Pleuritiden, Osteomyelitiden der Wirbelsäule, eitrige Prozesse an Magen, Darm, Leber, Gallenblase und Appendix in erster Linie als Infektionsquellen zu nennen. Auch eitrige Entzündungen der weiblichen Adnexe, seltener wohl der Prostata und Samenblasen können auf dem Weg über die retroperitonealen und periureteralen Lymphbahnen das Fettgewebslager der Nieren infizieren. Eine große Rolle in der Gesamtheit der epinephritischen Eiterungen spielt dieser Weg allerdings nicht.

Noch seltener kommt die vierte Möglichkeit der direkten Infektion von außen her in Frage (Schuß, Stich, Schnittverletzung). In diese Gruppe kann man auch die Vereiterungen des Wundbettes nach Nephrektomien rechnen, die nach LEGUEU auf Zurückbleiben von Teilen des Nierenbeckens bei eitrigen Entzündungen zu beziehen sind. Guten Aufschluß über die Entstehungsart der epinephritischen Abszesse gibt folgende Zusammenstellung nach HUNT auf Grund von 106 operierten Fällen der MAYO-Klinik.

	Fälle (%)	Fälle (%)
1. Bei chronischen entzündlichen Nierenprozessen	42 (39,5)	Pyonephrose 19 (18) Lithiasis 12 (11,3) Tuberkulose 10 (9,4) Infiziertes Hypernephrom 1
2. Bei (embolischen) Nierenrindenabszessen . .	31 (29,2)	
3. Ohne auffindbare Nierenveränderung	28 (26,6)	
4. Bei traumatischer Nierenruptur.	5 (4,7)	

Unter den Erregern der eitrigen Epinephritis spielen zweifellos Staphylokokken die weitaus wichtigste Rolle (FRIEDRICH in 12 von 17, SIMON in 14 von 22, PEACOCK in 15 von 21, CHWALLA in 20 von 23 bakeriologisch untersuchten Fällen). Es handelt sich dabei hauptsächlich um Staphylococcus aureus, seltener albus. In weitem Abstand folgen Streptokokken (BOEMINGHAUS 3 Fälle, FRIEDRICH 2 Fälle), LABAND fand hämolytische Streptokokken. Noch viel seltener finden sich Pneumokokken (HAMMER, WOLFSOHN), Pneumobazillen (FRIEDRICH), PLESCHNER gibt als gelegentliche Erreger Gonokokken und Kolibazillen an. Über eine enorme perinephritische Eiterung bei intakter Niere mit Gonokokken im Harn und Eiter (auch kulturell) 6 Wochen nach einer unkomplizierten Gonorrhoe berichtet STROMINGER. Einen aktinomykotischen paranephritischen Abszeß mit 2 l Eiter, der typische Drusen enthielt, hat LECLERC bei fraglicher Aktinomykose der Lunge beobachtet. Tumorartiges aktinomykotisches Granulationsgewebe beobachteten HUNT und MAYO II in einem alten paranephritischen Abszeß mit Resten von Nierensubstanz.

Die chronischen mit fibröser Umwandlung und zum Teil Fettgewebswucherung einhergehenden Formen der Epinephritis lassen sich von den entsprechenden perinephritischen Veränderungen kaum abgrenzen und stellen makroskopisch nur einen höheren Grad der Veränderungen unter Einbeziehung der Fettkapsel dar, während die mikroskopischen Bilder durchaus denen der chronischen Perinephritis gleichen, so daß hier auf eine Wiederholung der Befunde verzichtet werden kann. In seltenen Fällen kann das ganze retroperitoneale Gewebe in eine derbe Schwielenmasse umgewandelt sein.

D. Begleiterscheinungen entzündlicher Harnwegserkrankungen.

Im Verlaufe vor allem von chronischen Entzündungen der ableitenden Harnwege werden verschiedene Veränderungen beobachtet, die zum Teil nicht direkt mit der Entzündung zusammenhängen, die aber doch als häufige Folgeerscheinungen entzündlicher Erkrankungen in diesem Abschnitt erörtert werden müssen. Dabei handelt es sich um Ausbildung lymphatischer Rundzellenherde oder echter Lymphfollikel in der Schleimhaut der Harnwege sowie um epitheliale Zystenbildung und auch um die Umdifferenzierung des Übergangsepithels zu Plattenepithel. Häufig genug kommen diese verschiedenen Entzündungsformen auch im gleichen Fall nebeneinander vor, wodurch die sachliche Zusammengehörigkeit dieser Befunde augenfällig gekennzeichnet wird. Da alle diese Veränderungen die ganzen Harnwege grundsätzlich in gleicher Weise betreffen, wenn auch die Harnblase am häufigsten und meist am stärksten verändert ist, so erscheint es zweckmäßig, um unnötige Wiederholungen zu vermeiden, bei dieser Besprechung die ableitenden Harnwege im Ganzen zu betrachten.

1. Einlagerung von Rundzellenherden und Lymphfollikeln in der Schleimhaut der ableitenden Harnwege bei chronischer Entzündung. (Cystitis-, Ureteritis- und Pyelitis pseudofollicularis et follicularis) (Lit. S. 551).

Das Vorkommen kleiner lymphatischer Gewebsherde in der Schleimhaut der Harnwege ist schon lange bekannt. So schreibt ROKITANSKY[1] schon 1861: „Lymphdrüsenneubildung — sehr selten als mohnkorn- bis hirsekorngroße den Solitärdrüsen der Darmschleimhaut ähnliche Gebilde in und unter der Schleimhaut der Nierenbecken, Harnleiter und dabei auch der Blase — bei Typhus, Exanthemen, Cholera.“ Unklar war zunächst, ob dieser Befund immer als pathologisch anzusehen ist oder in welchem Ausmaße auch normal lymphatisches Gewebe in der Harnwegschleimhaut anzutreffen ist. WEICHSELBAUM hat bei 5 jugendlichen Selbstmördern ganz vereinzelte makroskopisch nicht sichtbare, lymphatische Gewebsherde gefunden und hält diesen Befund für normal. Dagegen konnte PRZEWOSKY niemals bei Kindern Lymphfollikel in den Harnwegen finden und auch CHIARI, STOERK, SALTYKOW, LUBARSCH, RUNEBERG, MAEDA u. v. a. halten das Vorhandensein von Lymphfollikeln auf Grund ausgedehnter Untersuchungen für einen pathologischen Befund. Auch neuere Untersuchungen

[1] ROKITANSKY: Lehrbuch der speziellen pathologischen Anatomie, 3. Aufl., Bd. 3, S. 354.

von CICERI (1929) an 90 Fällen gelangen zu dem Ergebnis, daß in der normalen Harnwegschleimhaut keine Lymphfollikel vorkommen, während er kleine perivaskuläre Rundzelleninfiltrate noch als normal ansieht. Es darf somit als sicher gelten, daß die makroskopisch sichtbare, knötchenförmige Einlagerung lymphatischer Zellen als ein pathologischer Befund angesehen werden muß.

Die zweite Frage ist, ob es berechtigt erscheint, die follikuläre oder pseudofollikuläre Form der chronischen Entzündung der Harnwege als ein besonderes Krankheitsbild abzugrenzen. Vom klinischen Standpunkt aus wurde eine solche Abgrenzung für die Pyelitis follicularis durch v. FRISCH versucht, wobei das Vorhandensein von Hämaturie charakteristisch sein sollte. Diese Auffassung der Pyelitis follicularis als Krankheitsbild mit besonderem Verlauf ließ sich aber nicht aufrecht erhalten (BAETZNER). Vom anatomischen Standpunkt erscheint gewiß die makroskopisch erkennbare Ausbildung von Rundzellenknötchen als ein besonderes Merkmal einer banalen chronischen Harnwegsinfektion, das durch ein besonderes Beiwort in der Diagnose zum Ausdruck kommen kann, aber man muß sich dabei bewußt sein, daß kein abgesondertes Krankheitsbild vorliegt und daß sich alle Übergänge zu den regellos angeordneten Rundzelleninfiltraten der gewöhnlichen chronischen Entzündung auffinden lassen. Dabei kann der Entzündungsprozeß, der zur lymphatischen Herdbildung geführt hat, schon abgeklungen sein, so daß wir es dabei mehr mit Entzündungsfolgen als mit dem entzündlichen Vorgang selbst zu tun haben. Aus diesem Grunde erfolgt auch die Besprechung in diesem Zusammenhange.

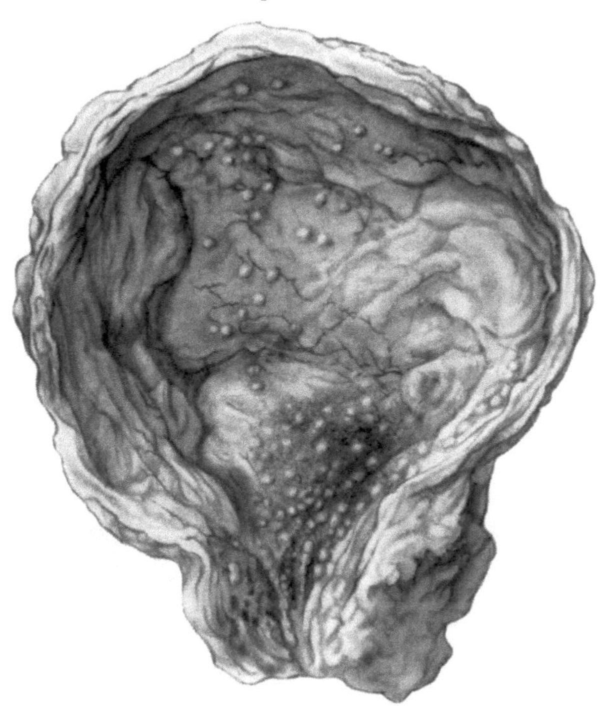

Abb. 66. Ausgedehnte lymphatische Knötchenbildung in der Harnblase. (83 Jahre, ♀, S. 403/1932, eigene Beobachtung [4/5 nat. Größe].)

Der makroskopische Befund ist meist sehr kennzeichnend. Man sieht in der Schleimhaut verstreut mohnkorn- bis hirsekorngroße, ganz leicht erhabene, grauweiße etwas durchscheinende Knötchen, die sich von dem mehr rötlichgrauen Farbton der übrigen Schleimhaut unterscheiden lassen. Der Befund ist ganz entsprechend wie bei den solitären Lymphknötchen des Dickdarms. Es ist makroskopisch nicht immer möglich, die lymphatischen Herde von Epithelnestern und kleinsten Zysten zu unterscheiden, wenn auch SALTYKOW darauf hinweist, daß die Epithelnester eine mehr undurchsichtige weißliche Farbe besitzen, wodurch manchmal eine Unterscheidung ermöglicht wird. Auch mit Tuberkeln besteht eine große Ähnlichkeit, aber die sonstigen Umstände des Falles lassen häufig leicht eine Entscheidung treffen.

Am häufigsten werden diese lymphatischen Knötchen in der Harnblase angetroffen, wobei sie das Blasendreieck und die Umgebung der Harnleitermündungen bevorzugen. Während man manchmal nur vereinzelte Knötchen antrifft, ist in anderen Fällen die Blasenschleimhaut an allen Stellen mit dicht gelagerten Knötchen bedeckt (Abb. 66). Dabei fällt oft im Gegensatz zur Tuberkulose eine außerordentlich gleichmäßige Verteilung der Knötchen auf. Daneben können sich alle Zeichen einer noch bestehenden oder frisch abgelaufenen Zystitis finden. Ganz entsprechend ist der makroskopische Befund im Harnleiter und im Nierenbecken, nur hat man hier seltener Gelegenheit, diese Veränderung zu sehen. Im ganzen kommen die lymphatischen Knötchen in prägnanter Ausprägung nicht sehr häufig vor. PRZEWOSKY fand lymphatische

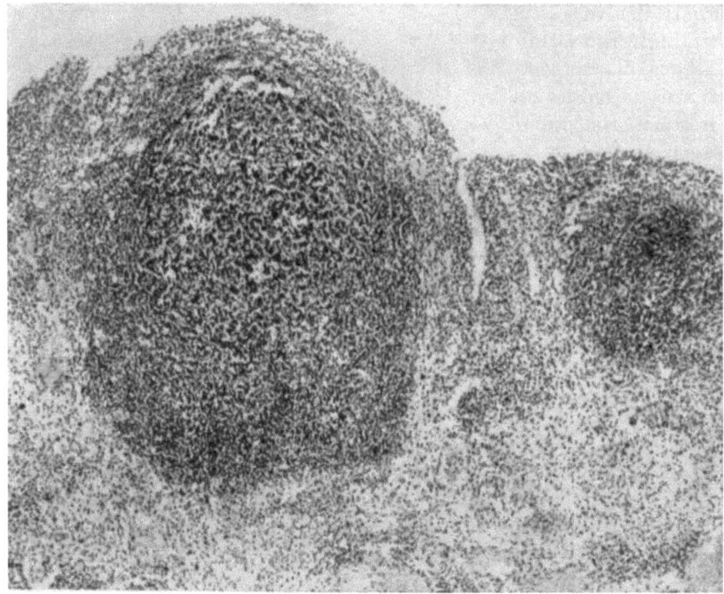

Abb. 67. Lymphatische Herdbildung von follikelähnlichem Bau in der Blasenschleimhaut. (47 Jahre ♀, S. 129/1931, eigene Beobachtung.)

Knötchen bei 1% der untersuchten Erwachsenen. Ich konnte unter rund 1300 Sektionen des Göttinger pathologischen Institutes in den Jahren 1930—32 nur 7mal makroskopisch ausgeprägte Knötchenbildung in der Harnblase feststellen. SUTER beobachtete unter 136 zystoskopisch untersuchten Zystitisfällen 23 „follikuläre“ Formen. MAEDA sah bei einer größeren Untersuchungsreihe von Harnblasen erwachsener Frauen in 37% Zellknötchen im Blasendreieck und in 15% im Blasenfundus. Im Nierenbecken sind die Knötchen viel seltener als in der Blase. ŚCIESIŃSKI fand sie unter 106 Fällen nur 7mal. Meist handelt es sich um ältere oder alte Menschen mit langdauernden Entzündungsprozessen in den Harnwegen. Am Harnleiter und Nierenbecken ist besonders bei Nephrolithiasis aber gelegentlich auch bei Hydronephrose der Befund sehr ausgeprägt. Nach CHRISTELLERs Angabe, der unter 74 Fällen 35mal in großen Übersichtsschnitten Lymphknötchen periureteral im Nierenbecken und im Nierengewebe selbst fand, sind diese Veränderungen bei chronischen Infektionen verschiedenster Art nicht selten.

Histologisch ist der Befund nicht immer gleich. In den meisten Fällen besteht das Knötchen aus einer unmittelbar unter dem Epithel gelegenen Rundzellenansammlung, die ganz überwiegend aus Lymphozyten besteht und nur wenige Plasmazellen enthält. Die Abgrenzung dieses Infiltratherdes gegen die Umgebung ist nicht immer scharf. Häufig genug löst sich der Rundzellenherd allmählich gegen das umgebende Gewebe auf und geht in die sonstigen streifenförmigen oder perivaskulären, chronisch-entzündlichen Infiltrate über (Abb. 67). In diesen Fällen läßt sich innerhalb des Zellherdes keine für Lymphknötchen charakteristische Gefäßanordnung feststellen und ein Retikulum ist gleichfalls nicht vorhanden (STOERK). Man kann mit ZUCKERKANDL bei strenger Namengebung in solchen Fällen von einer pseudofollikulären Form sprechen, da die Knötchen nicht völlig Lymphfollikeln entsprechen. In anderen Fällen lassen sich teils neben solchen Herden, teils auch ausschließlich mikroskopisch typische Lymphfollikel nachweisen, die sog. „Keimzentren" mit lockerer Anordnung größerer Zellen im Zentrum besitzen und einen retikulären Bau zeigen, wie dies auch CHRISTELLER beschrieben hat. In diesen Fällen kann man von der eigentlich follikulären Form sprechen. Ein wesentlicher Unterschied besteht zwischen den beiden Formen nicht, denn die echten Follikel stellen nur eine weitere Ausdifferenzierung der neugebildeten lymphatischen Zellhaufen dar, die nicht in allen Fällen erreicht wird. Da die Unterscheidung der echten Follikelbildung von den weniger hoch differenzierten Rundzellenherden nur mikroskopisch möglich ist, erscheint es für den makroskopischen Gebrauch zweckmäßig von einer Cystitis bzw. Ureteritis oder Pyelitis granularis oder granulosa zu sprechen wie dies auch MAEDA tut. Allerdings können bei dieser Bezeichnung auch solide Epithelnester gemeint sein.

Daß die Neubildung von lymphatischem Gewebe tatsächlich mit chronisch entzündlichen Reizen in Verbindung steht, beweisen abgesehen von der Erfahrung am Menschen die Versuche von CHRISTELLER und JAKOBY, die bei Hunden und Katzen durch Einbringung steriler Nierensteinbröckel oder terpentingetränkten Hollundermarks ins Nierenbecken im Verlauf einer chronisch-aseptischen Entzündung Neubildung von Lymphozytenherden und Lymphfollikeln beobachten konnten, die sie von Histiozyten und Retikulumzellen ableiten. Die LEWINschen Versuche haben gezeigt, daß solche Knötchen frühestens 1 Monat nach Beginn der Entzündung auftreten.

2. Zysten- und Drüsenbildung in der Schleimhaut der ableitenden Harnwege bei chronischer Entzündung (Cystitis, Ureteritis und Pyelitis cystica et glandularis) (Lit. S. 551).

Das Vorkommen von Zysten in der Schleimhaut der Harnwege ist seit den Anfängen der pathologischen Anatomie bekannt. Schon MORGAGNI hat 1748 in zwei Fällen das typische Bild einer Ureteritis cystica beschrieben (zit. nach SERTOLI). RAYER erwähnt 1841 „Eruptions vésiculeuses" in den Harnwegen und ROKITANSKY schreibt 1861[1]: „In der Schleimhaut des harnableitenden Apparates, zumal jener der Ureteren, kommen zuweilen, und zwar gemeinhin in großer Zahl, hie und da in Gruppen beisammenstehend, Zysten von Mohnkorn- bis Erbsengröße nebst kleinen mikroskopischen vor. Sie enthalten eine dünne seröse, eine dickliche kolloide, farblose oder gelbliche bräunliche Flüssigkeit, ein leim- oder harzartiges kolloides Klümpchen. Letztere finden sich auch frei in der Harnblase, indem sie aus geplatzten Zysten hereingelangten. Dabei sind in der Schleimhaut des Beckens wohl auch dendritische in ihren Endkolben kleine Zysten tragende Vegetationen zugegen." VIRCHOW hat ganz analoge Beobachtungen von Harnblasenzysten mit eingedicktem Inhalt unter dem

[1] ROKITANSKY: Lehrbuch der speziellen pathologischen Anatomie, 3. Aufl., S. 354.

Titel „Prostatakonkretionen beim Weib“ veröffentlicht. Die erste histologische Beschreibung dieser Zysten verdanken wir LITTEN. Die kurzen Anführungen mögen genügen, um zu zeigen, daß der anatomische Befund der Zystenbildung in den Harnwegen schon lange genau bekannt ist.

Es ist nun die Vorfrage zu erörtern, ob diese Zysten und die Drüsen, die in pathologischen Fällen in großem Maße angetroffen werden können, auf normal vorhandene Epithelansammlungen oder Drüsen zurückzuführen sind. Hinsichtlich der normalen Verhältnisse sei auch auf die Ausführungen GG. B. GRUBERs über die Anatomie und Physiologie der ableitenden Harnwege verwiesen[1]. Hier sei noch folgendes angeführt. Seit v. LIMBECK und v. BRUNN Epithelsprossen und Epithelnester in den Harnwegen nachgewiesen haben, ist die Frage nach der Bewertung dieses Befundes offen. Während das Vorkommen echter Drüsen als normal-anatomische Bildung in den Harnwegen mindestens in weiterer Entfernung vom Blasenausgang, wo immerhin einzelne verlagerte Urethraldrüsen vorkommen könnten, von allen Untersuchern abgelehnt wird (v. BRUNN, LUBARSCH, ASCHOFF, STOERK, CICERI u. v. a.), ist die Beantwortung hinsichtlich der Epithelzapfen- und Epithelnester nicht so eindeutig. Zwar haben ASCHOFF und HERXHEIMER bei Kindern keine Epithelnester in der Harnwegschleimhaut angetroffen, doch fanden MARKWALD und LENDORF bei Neugeborenen und kleinen Kindern epitheliale Nester im Ureter. Dabei ist allerdings hervorzuheben, daß STOERK mit Recht betont, daß der Nachweis der fraglichen Bildungen bei Neugeborenen und Kindern nicht unbedingt gegen die Deutung als pathologischen Befund spricht. Erschwert wird die Beurteilung noch dadurch, daß tatsächlich im höheren Lebensalter besonders im Blasendreieck die fraglichen Epithelnester sehr häufig auch ohne sonstige erhebliche pathologische Veränderungen angetroffen werden. ŚCIESIŃSKI fand bei Kindern bis zu 15 Jahren in 31%, bei Menschen von 16—50 Jahren in 47% und jenseits des 50. Lebensjahres in 57% Epithelnester und Epithelsprossen im Nierenbecken und MAEDA beobachtete bei einer Reihenuntersuchung von Harnblasen erwachsener Frauen im Blasendreieck in 82% und im Blasenfundus in 33% LIMBECK-BRUNNsche Nester. ŚCIESIŃSKI betont, daß er in 47% von 106 untersuchten Nierenbecken Epithelnester angetroffen habe, ohne daß sie in sichtlich entzündeten Nierenbecken häufiger oder größer gewesen wären als in nicht entzündeten. Aus diesem Grunde lehnt ŚCIESIŃSKI den Zusammenhang zwischen Entzündung und Epithelsprossung ab. Dabei ist jedoch zu bedenken, daß unter dem Material ŚCIESIŃSKIs unter 106 Fällen nur 4 normale Nieren waren, allerdings zeigten auch von diesen 3 Epithelnester. Es wird also zum Teil von der keineswegs feststehenden Definition des Pathologischen abhängen wie man diesen Befund beurteilen will. Bei der Besprechung der Histogenese der Zystenbildung wird auf diese Zellnester und Epithelzapfen noch breiter einzugehen sein. Es läßt sich also wohl sicher sagen, daß Drüsen in den Harnwegen mindestens außerhalb der unmittelbaren Umgebung des Blasenausganges als pathologisch anzusehen sind. Hinsichtlich der Epithelnester und -zapfen wird man gleichfalls annehmen dürfen, daß ein gehäuftes Vorkommen derselben besonders im Nierenbecken und Harnleiter sowie in der Harnblase mindestens außerhalb des Blasendreieckes auch im höheren Lebensalter als pathologisch aufzufassen ist, wie dies auch MAEDA annimmt. Auch CICERI hat in neuen Untersuchungen die Epithelzapfen- und Epithelnester in den Harnwegen als Normalbefund in Abrede gestellt.

Zur Namengebung sind einige Ausführungen nötig. Der alte von KLEBS rein beschreibend gebrauchte Name Herpes vesicae urinariae ist irreführend, seit wir mit dem Namen Herpes eine ätiologisch besondere Krankheitsgruppe

[1] Dieses Handbuch, Bd. VI/2, S. 21 f.

meinen und seit vereinzelte echte Herpeserkrankungen der Blase bekannt geworden sind (s. S. 381). Die Bezeichnung Cystitis cystica oder Cystitis glandularis ist nicht sehr glücklich, weil man nach gewöhnlichem Sprachgebrauch in dem Beiwort einer entzündlichen Erkrankung ein besonderes Merkmal der Entzündungsform erwartet. Dies trifft im vorliegenden Falle nicht direkt zu. Die Zysten- bzw. Drüsenbildung ist nur mittelbar mit dem Entzündungsvorgang verbunden ganz ähnlich, wie dies für die Leukoplakie zutrifft. Es wäre deshalb richtiger von einer Zystenbildung oder Drüsenbildung bei chronischer Entzündung der Harnwege zu sprechen, bzw. von einer Zystenbildung in den Harnwegen auf entzündlicher Basis. Wenn man eine lateinische Bezeichnung wählen will, so kann man vielleicht vorschlagen, von einer Cystosis bzw. Glandulosis cystis urinariae, ureteris sive pelvis renalis zu sprechen und damit den tatsächlichen Verhältnissen richtigen Ausdruck verleihen. Die Abgrenzung der Zystenbildung von der Ausbildung echter Drüsen ist nur mikroskopisch möglich. Hier sei nur vorweggenommen, was im histogenetischen Abschnitt eingehender zu erörtern sein wird, daß ihrer Entstehung nach die Zysten und die Drüsen in den ableitenden Harnwegen innig zusammengehören und trotz starker morphologischer Differenzen ihrem Wesen nach einem einheitlichen Prozeß angehören, so daß aus diesem Grunde die gemeinsame Besprechung notwendig erscheint.

Klinisch sind die Blasenveränderungen leicht mit dem Zystoskop feststellbar, während die Zystenbildung in den oberen Harnwegen wohl nur äußerst selten direkt klinisch erkennbar ist. So konnte JACOBY bei sehr hochgradiger Zystenbildung in Harnblase und Harnleitern an den letzteren deutliche Aussparungen im Röntgenbild wahrnehmen, die er auf die Blasenbildung zurückführt. Meist bestehen sonstige Zeichen einer chronischen Infektion der Harnwege. Hochgradigere Zystenbildung in den ganzen Harnwegen ohne klinische Erscheinungen ist sehr selten (CLELAND).

Das makroskopische Bild ist außerordentlich wechselnd. In der Blase sieht man bei geringgradiger Veränderung nur die Epithelnester besonders im Bereich des Blasenhalses und des Blasendreieckes als kleine weißliche, flach erhabene Knötchen und nur bei ganz scharfem Zusehen oder besser mit Hilfe der Lupe erkennt man, daß ein Teil dieser Knötchen einen kleinen Hohlraum besitzt, wodurch eine eigenartig schaumige Struktur der dichtgelagerten Epithelnester entsteht (vgl. Abb. 74, S. 481). In den typischen Fällen findet man besonders im Blasendreieck entweder vereinzelte oder gruppierte kleinste bis linsengroße Zystchen. Auch in der Umgebung der Harnleitermündungen sind häufiger kleine Zysten zu beobachten. Es können an jeder Stelle der Blasenwand Zysten auftreten, die erbsen- bis kirschgroß werden können und in hochgradigen Fällen so dicht gelagert erscheinen, daß die ganze Blaseninnenfläche mit Zysten besetzt ist. Die kleinen Zysten sind nicht oder kaum über die Schleimhaut erhaben. Die größeren und großen Zysten wölben sich meist stark vor. Gelegentlich sieht man auch eine Gruppe von Zysten, die polypös vorgewölbt und nur durch einen manchmal schmalen Stiel mit der Schleimhaut verbunden sind. Die Zysten zeigen meist einen wasserklaren dünnflüssigen, manchmal auch fadenziehenden, gelblich oder bräunlich verfärbten Inhalt. Gelegentlich ist der Zysteninhalt fest und läßt sich als harzartiges rundliches Gebilde mit der Messerspitze aus der eröffneten Zyste herausheben. Der Zysteninhalt kann auch ganz hart und dunkel werden, ähnlich wie die Prostatakonkremente. In solchen Fällen erzeugt ein Tropfen Schwefelsäure unter Gasbildung Gipsnadeln zum Beweis dafür, daß der Zysteninhalt verkalkt war (v. LIMBECK). Außer der Zystenbildung bestehen oft — aber nicht immer — entzündliche Veränderungen. Die Blasenschleimhaut ist oft gerötet, gefaltet, verdickt, man sieht hahnenkammartige Wucherungen und nicht selten auch gerade im Blasendreieck zwischen und über den Zystenbildungen weißliche Epithelverdickungen (Leukoplakie).

An den Harnleitern ist der Befund ganz ähnlich (Abb. 68b), abgesehen davon, daß die Veränderung viel seltener ist als in der Harnblase. Wenn hier die Zysten dicht gedrängt sind und erhebliche Größe erreichen (Abb. 68a), so kann der uneröffnete Ureter schon ein rosenkranzartiges Aussehen darbieten (CLELAND). Da in den Harnleitern durch eine ausgedehnte Zystenbildung die Lichtung nennenswert oder hochgradig eingeengt wird, kommt es gelegentlich zu stärkerer

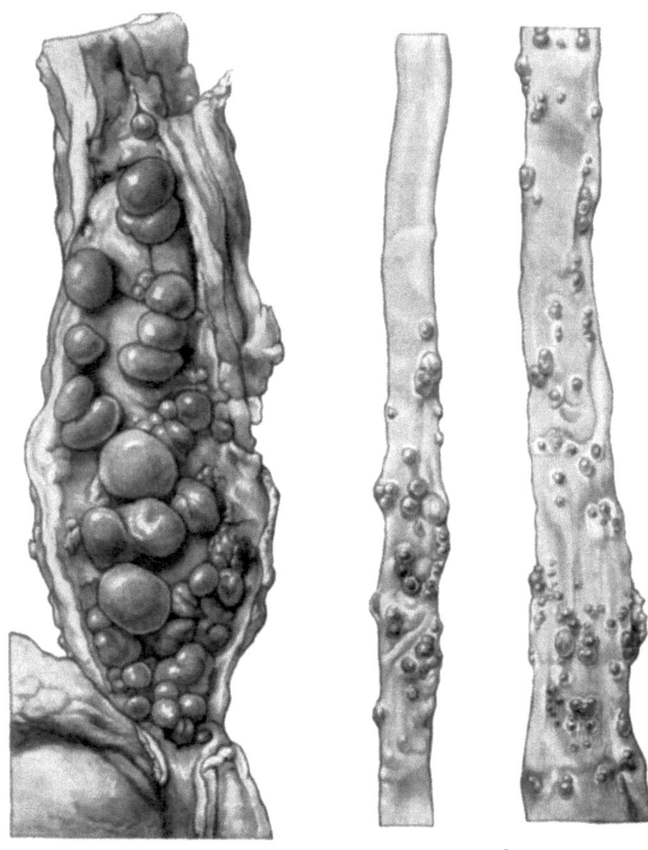

Abb. 68. Zystenbildung in der Harnleiterschleimhaut, a zahlreiche ungewöhnlich große Zysten nahe dem unteren Harnleiterrande mit starker Einengung der Lichtung. (81 Jahre, ♀), b geringere Zystenbildung im Verlauf beider Harnleiter. (Nach Präparaten von Prof. OBERNDORFER-München-Schwabing [nat. Größe].)

Harnstauung, wodurch der schwere Verlauf einer schon bestehenden Infektion begünstigt wird. Es ist hervorzuheben, daß stärkere Grade der Ureteritis und Pyelitis cystica besonders in Begleitung von Pyelonephritis und Pyonephrose angetroffen werden. Besonders der Endausgang in Pyonephrose wird zum Teil wenigstens als Folge der schweren Harnstauung bei Verlegung der Harnleiterlichtung durch umfangreiche Zysten zu erklären sein (PASCHKIS).

Im Nierenbecken werden die Zysten gleichfalls gelegentlich gehäuft angetroffen. Sie können sowohl im eigentlichen Nierenbecken als auch innerhalb der Nierenkelche gelegen sein (Abb. 69). Bei gruppierter Zystenbildung in der Umgebung des Harnleiterabganges kann gleichfalls Hydro- oder Pyonephrose zustande kommen. Auch im Nierenbecken und in gleicher Weise im Ureter lassen sich oft außerdem die verschiedensten chronisch entzündlichen Veränderungen, sowie Leukoplakien und lymphatische Knötchenbildung nachweisen.

Die Häufigkeit der Zystenbildung im Bereich der Harnwege wird verschieden zu beurteilen sein, je nachdem man die geringsten Grade der oft nur mikroskopisch erkennbaren Zystenbildung bei dieser Beurteilung mitrechnet oder ob man nur makroskopisch typisch ausgeprägte Fälle in Betracht zieht. Die geringsten Formen der Zystenbildung besonders im Bereich des Blasenhalses und Blasendreieckes sind außerordentlich häufig. Aber auch die makroskopisch auffallende Zystenbildung ist in der Harnblase keineswegs selten. So fand

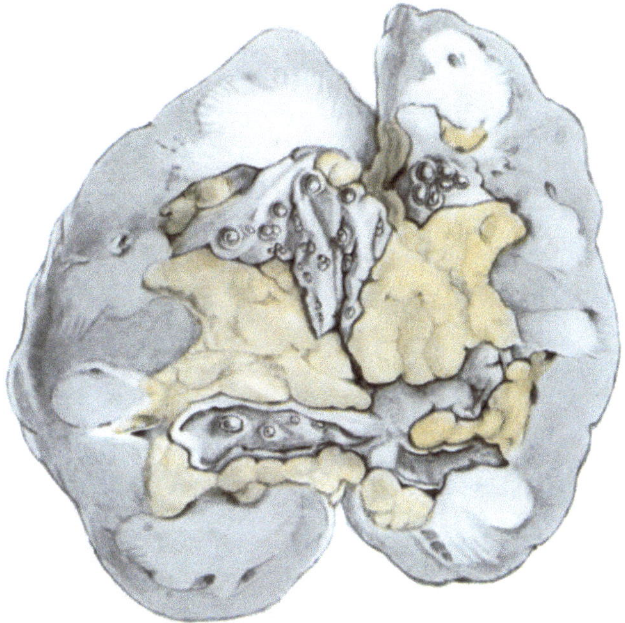

Abb. 69. Zystenbildung in der Schleimhaut des Nierenbeckens. (63 Jahre, ♀, E. 827/1903, Sammlungspräparat des Göttinger pathologischen Instituts [4/5 nat. Größe].)

Lubarsch unter 220 Sektionen 10mal Blasenzysten und Saltykow unter einigen hundert Sektionen 15 Blasenzystenfälle. Wessel sah unter 378 Zystitiden, darunter 43 mit ausgesprochen chronischen Verlauf, im Göttinger Sektionsmaterial 5mal „Cystitis cystica" in den Protokollen vermerkt. Eine ähnliche Beziehungszahl gibt Suter, der unter 136 zystoskopisch untersuchten Zystitiden nur einmal Zystenbildung in der entzündeten Harnblase beobachtete. Im Ureter und besonders im Nierenbecken treten die Zysten sehr viel seltener auf als in der Harnblase. Lubarsch fand bei 3000 Sektionen nur 4mal Ureterzysten und 2mal Nierenbeckenzysten. Die reichliche Entwicklung echter Drüsen im Bereich der Harnwege ist sehr viel seltener als die Zystenbildung. Angaben über die Häufigkeit der Drüsenbildung habe ich im Schrifttum nicht gefunden.

Die Harnwegszysten treten vorwiegend im höheren Lebensalter auf und sind bei Frauen viel häufiger als bei Männern. Die 10 Beobachtungen Lubarschs betreffen ausschließlich Frauen, darunter 9 im höheren Lebensalter. Unter den 15 Fällen Saltykows waren 13 Frauen und nur 2 Männer. Unter den 13 Frauen waren nur 4 im Alter von 30—50 Jahren, dagegen 9 im Alter von 60—87 Jahren.

Der mikroskopische Befund der vollentwickelten Zystenbildung ist sehr typisch (Abb. 70). Die Zysten liegen meist in den oberflächlichen Schichten der Schleimhaut und lassen in der Regel — wenigstens bei Untersuchung einzelner Schnitte — keinen Zusammenhang mit dem Epithel der Oberfläche erkennen. Das auskleidende Epithel ist bei größeren Zysten meist einreihig, in kleineren auch mehrreihig. Je größer die Zyste ist, desto niedriger erscheint das auskleidende Epithel. Bei der Auskleidung mit mehrschichtigem Epithel findet man entweder Übergangsepithel oder seltener auch ein wenig differenziertes Plattenepithel. Nicht selten zeigen die an die Zystenlichtung angrenzenden Zellen zylindrische Form mit mehr basalständigem Kern und hellem, gelegentlich etwas becherzellartig aufgeblähtem Protoplasma. Auf die Feinheiten der

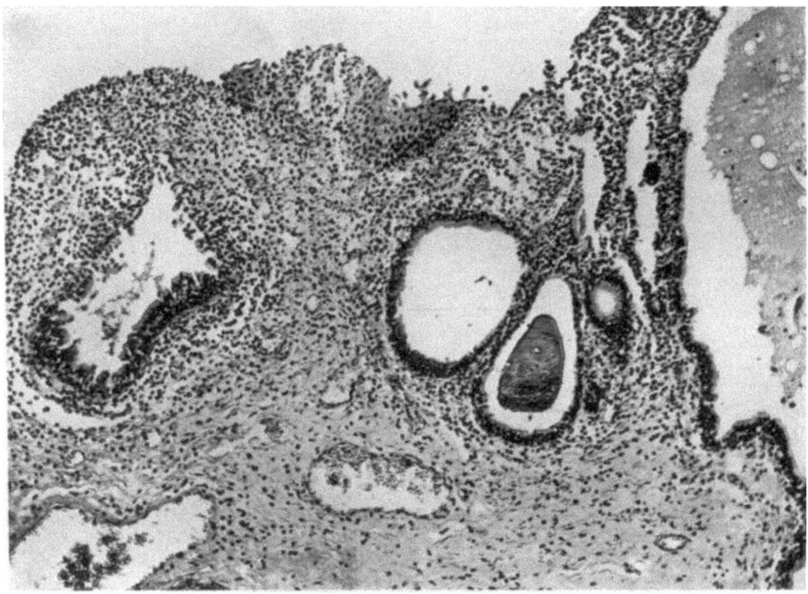

Abb. 70. Zystenbildung in der Schleimhaut der Harnblase, teils mehrreihig epithelisiert, teils mit kolloid eingedicktem Inhalt. (Eigene Beobachtung.)

Epithelauskleidung wird bei der Histogenese der Zystenbildung noch einzugehen sein. Die einreihig epithelisierten Zysten zeigen teils hohes Zylinderepithel als Auskleidung teils ein mehr kubisches oder sogar endothelartig flaches Epithel. Der Inhalt der Zysten besteht aus homogenen, geronnenen, kolloidähnlichen Massen, die in der Regel keine Schleimreaktion geben. Gelegentlich finden sich auch rote und weiße Blutkörperchen, sowie einzelne abgestoßene Epithelzellen im Zysteninhalt. Es können auch schollige Umwandlungsprodukte von Epithelien angetroffen werden, die entfernte Ähnlichkeit mit manchen Protozoen (Kokzidien) haben. Hinsichtlich des Zysteninhaltes ist allerdings zu berücksichtigen, daß solche zellige Beimengungen zum Teil durch postmortale Veränderungen bedingt sein können (STOERK).

Die zunächst unter dem Niveau der Schleimhaut gelegenen Zysten wölben sich durch Veränderung und Schwund des Bindegewebes immer mehr vor und es kann eine polypöse Bildung mit einem zunächst breiten späterhin gelegentlich auch dünnen Stiel entstehen. Diese Stielbildung kommt durch Kontraktion der Wandung und unter dem Einfluß der Harnströmung zustande ähnlich wie bei den polypösen Wucherungen im Uterus (STOERK).

Neben den typisch ausgebildeten Zysten finden sich fast immer auch solide oder wenigstens teilweise solide Epithelstränge und Epithelnester. Das Bindegewebe der Blasenwand ist fast immer, gelegentlich sogar stark vermehrt und oft auch stärker chronisch entzündlich infiltriert. Es lassen sich überhaupt die verschiedensten Befunde der chronischen Harnwegsinfektion neben der Zystenbildung feststellen.

Über die Histogenese der Harnwegszysten sind verschiedene Anschauungen geäußert worden. LITTEN dachte in erster Linie an eine entzündliche Verklebung von Schleimhautfalten und dadurch bedingte Isolierung und Verlagerung des Oberflächenepithels als Ursache der nachfolgenden Zystenbildung. Neben diese Möglichkeit stellt schon v. LIMBECK als Ausgangspunkt der Zystenbildung die zentrale Verflüssigung von Epithelzapfen und Epithelnestern, wie er sie nachweisen konnte, die vielfach später nach den analogen Befunden v. BRUNNS als BRUNNsche Epithelnester bekannt wurden. Auch STOERK meinte zunächst, daß

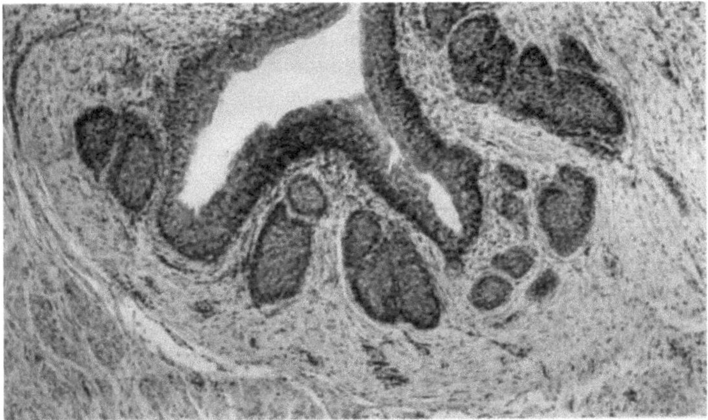

Abb. 71. Reichliche LIMBECK-BRUNNsche Epithelnester im Ureter. (Eigene Beobachtung.)

die Ausbildung von Verklebungen und das Erhaltenbleiben oder die solide Ausfüllung von winkelartigen Buchten zwischen Schleimhautfalten für die Entstehung der Zysten bedeutungsvoll sein könnten. Die unvollkommene Blasenfüllung bei Zystitis schien ihm das Entstehen dieser Veränderungen zu begünstigen. Jedoch hat später auf Grund weiterer Untersuchungen STOERK diesen Standpunkt verlassen und ausschließlich umschriebene Epithelwucherungen für die Zystenbildung verantwortlich gemacht. Schon LUBARSCH und ASCHOFF haben sehr die Einheitlichkeit der Zystenbildung betont und die Ableitung von Epithelnestern und -zapfen als zutreffend angesehen. LUBARSCH bezeichnet die Anwesenheit LIMBECK-BRUNNscher Epithelnester geradezu als eine Voraussetzung zur Zystenbildung, er erwähnt allerdings nebenbei noch die Möglichkeit der Zystenbildung aus Schleimhautkrypten oder abnorm gelagerten Harnröhrendrüsen. ASCHOFF lehnt die Verklebung der Schleimhautfalten als Ursache der Zystenbildung direkt ab und spricht ausschließlich den Epithelnestern eine Bedeutung zu. Er läßt allerdings diese Nester auf zweierlei Arten entstehen: Einerseits durch aktives Tiefenwachstum des Epithels („tiefe Abschnürung“), anderseits durch Wucherung bindegewebiger Leisten mit Loslösung basaler Epithelabschnitte („hohe Abschnürung“). Das Vorkommen der Bildung von Epithelnestern durch Vordringen des Bindegewebes ohne Epithelwucherung ist allerdings von STOERK bestritten worden. Es läßt sich also wohl zusammenfassend sagen, daß die Harnwegszysten so gut wie ausschließlich aus Epithelzapfen und Epithelnestern hervorgehen, die durch aktive Epithelwucherung entstehen.

Diese Epithelzapfen und Nester sind in der Regel zunächst solide (Abb. 71). Bei der serienmäßigen Untersuchung zeigt sich übrigens, daß wirklich freiliegende Epithelnester viel seltener sind als man bei Untersuchung einzelner Schnitte annehmen möchte, da sich doch in vielen Fällen eine schmale stielförmige Verbindung zum Oberflächenepithel nachweisen läßt (STOERK). Diese Zapfen haben zunächst kolben- oder birnförmige Gestalt und stehen in deutlichem Zusammenhang mit der Oberfläche (v. LIMBECK), erst im weiteren Verlauf kann diese Verbindung immer dünner werden und schließlich schwinden, so daß isolierte Epithelnester zustande kommen (v. BRUNN). Diese Zapfen und Nester treten besonders an den engen Stellen der Harnwege auf (ASCHOFF), so daß HERXHEIMER eine auf diese Schleimhautabschnitte begrenzte elektive Wucherungsfähigkeit annimmt. Es ist zwar richtig, daß an diesen engen Stellen die Epithelnester und somit auch die Zysten am häufigsten auftreten, aber sie können auch an jeder anderen Stelle der Harnwegschleimhaut zur Ausbildung kommen, so daß man diese Wucherungsfähigkeit der ganzen Harnwegschleimhaut zuerkennen muß, wie auch schon STOERK betont hat.

Auch der Gedanke LUBARSCHs, daß die Epithelwucherung aus embryonal versprengten oder nicht verbrauchten Epithelien hervorginge, hat kaum Wahrscheinlichkeit für sich, da man nicht an jeder beliebigen Stelle solche embryonale Versprengungen erwarten dürfte. LUBARSCH selbst hat ja auch neben dieser Annahme der Versprengung im postfetalen Leben eine große Bedeutung zuerkannt. Nach unseren heutigen Kenntnissen dürfte wohl die postfetale Entstehung der Epithelzapfen und Epithelnester mindestens als die überwiegend häufige, wenn nicht ausschließlich in Betracht kommende Entstehungsform anzusehen sein. STOERK, der sich am eingehendsten mit der Entstehung der Harnwegszysten beschäftigt hat und dessen Darstellung ich hier vielfach folge, vertritt den Standpunkt, daß alle diese Nester und Zapfen zunächst solide sind und erst sekundär eine Lichtung erhalten.

Die Lumenbildung ist grundsätzlich auf zwei Arten möglich: Entweder durch Degeneration der zentralen Epithelabschnitte, also passiv, oder durch Sekretion von den zentralen Epithelien, also aktiv.

Eine größere Zahl besonders früherer Untersucher hat die Lichtungsbildung als Degenerationsvorgang aufgefaßt. Schon v. LIMBECK spricht von einer schleimigen Degeneration der zentralen Epithelzellen. LUBARSCH sieht den Zysteninhalt als ein kolloidartiges Zerfallsprodukt des Epithels an und ASCHOFF spricht von einem zentralen Zerfall mit schleimiger Umwandlung unter Mitwirkung von seröser Transsudation. In ähnlicher Weise fassen HERXHEIMER und SALTYKOW die Umwandlung der Zapfen in Zysten als Zerfalls- und Verflüssigungsvorgang auf. LUBARSCH schildert die Höhlenbildung als einen Zerfall der zentralen Zellen an deren Stelle kolloides und körniges Material tritt, da dieses Zerfallmaterial liegen bleibt, so vergrößert sich das ganze Gebilde, wobei die Nachgiebigkeit des entzündeten Bindegewebes mitwirkt und schließlich bleibt nur ein einreihiges Epithel übrig. Allerdings ist hervorzuheben, daß LUBARSCH keine scharfe Trennung zwischen Degeneration und Sekretion gegeben sieht und die Bezeichnung Degeneration bevorzugt, weil er niemals Schleimreaktion nachweisen konnte. Auch GIANI, der Blasencysten im Tierexperiment hervorrufen konnte, faßt die zentrale Hohlraumbildung als eine regressive Metamorphose auf und spricht von einer „Aufblätterung" des Epithels. Er fand in der Zystenflüssigkeit „staubförmigen Detritus", abgeschuppte Epithelien, rote und weiße Blutkörperchen, sowie glasig-hyaline Umwandlungsprodukte von Epithelzellen.

Die Auffassung der Höhlenbildung als Sekretionsvorgang ist nur von wenigen Untersuchern vertreten worden (LENDORF, BAYER, MARKWALD, STOERK und ZUCKERKANDL). Vor allem hat STOERK viele Argumente zugunsten der Annahme sekretorischer Vorgänge beigebracht. Er wiederholte die Tierversuche GIANIS und fand bei absolut lebensfrischer Konservierung der Blasenschleimhaut im Gegensatz zu diesem, daß die Cysten immer ein scharf linear umsäumtes Lumen besitzen und daß dieses Epithel niemals die geringsten Zeichen degenerativer Veränderungen erkennen läßt. Die Untersuchung von verschieden lange nach dem Tode fixiertem Material brachten STOERK zu der Überzeugung, daß es sich bei den sog. degenerativen Veränderungen im wesentlichen um postmortale Kunstprodukte handelt. Als positive Stütze der Sekretionstheorie konnte STOERK in gewissen Phasen der Zystenbildung typische Schleimbildung nachweisen. STOERK und ZUCKERKANDL schildern die Lumenbildung folgendermaßen: Zunächst finden sich zwischen den Epithelien der LIMBECK-BRUNNschen Epithelnester wie zufällig eingestreut runde Tröpfchen, ohne Beziehung zu einer besonderen Anordnung der umgebenden Epithelien und nicht genau im Zentrum der Zapfen. Bald zeigt die unmittelbar angrenzende Zellage radiäre Stellung, der sich auch die entfernter gelagerten Zellagen der 2. und 3. Schicht anschließen. Allmählich wird der Tropfen größer und die umgebenden Zellen nehmen das Aussehen eines sezernierenden Epithels an. Die Kerne werden basalständig, das lumenwärts gerichtete Protoplasma wird umfangreich, hell und läßt bei guter Konservierung feine Granula erkennen. In bestimmten Stadien läßt sich typische Schleimtropfenbildung mit den entsprechenden Färbungen nachweisen. SCHRIDDE bringt die Radiärstellung und höhere Epithelform allerdings mit der Annahme einer „räumlichen Akkomodation" bei fehlender Harnbenetzung in Zusammenhang. Ähnliche Bildungen können vereinzelt im Oberflächenepithel bei Cystitis papillaris auftreten (STOERK und ZUCKERKANDL). Zunächst finden sich in der Umgebung dieser hohen hellen Epithelzellen mehrere Lagen dunkler Epithelzellen. STOERK stellt sich die Umbildung dieser plumpen Zapfen zu einreihig epithelisierten Schläuchen und Zysten so vor, daß auch die vorwiegende Wucherungsfähigkeit in diesen sezernierenden Zellen gelegen ist und daß so die Schläuche gleichsam aus dem sie umgebenden mehrschichtigen Zellmantel herauswachsen. Jedenfalls erscheint ihm die Annahme, daß nur durch Zufall ein einreihiges und als solches dauernd bestehen bleibendes Epithel hervorgeht, unvorstellbar. Als Stütze für die Annahme der besonderen Wachstumsfähigkeit der drüsenähnlichen Epithelien führt STOERK die Tatsache an, daß die drüsigen und zystischen Bildungen meist viel größer sind als die soliden. Die Umwandlung der soliden zu drüsigen und zystischen Bildungen ist zweifellos ein recht verwickelter Vorgang, zumal wenn es sich um verzweigte Schlauchbildungen handelt. Jedenfalls geht die Wucherung und Lichtungsbildung eng verbunden vielfach gleichzeitig vor sich. Aus dem Angeführten geht hervor, daß besonders von STOERK und ZUCKERKANDL eine Reihe von Beobachtungen beigebracht wurden, die das Vorkommen sekretorischer Vorgänge zweifellos erscheinen lassen. Es bleibt nur die Frage noch in soferne offen, ob es ausschließlich sekretorische Vorgänge sind, die zur Lumenbildung in den Epithelzapfen führen, oder ob auch regressive Zellumwandlungen daneben eine gewisse Rolle spielen. Hinsichtlich der Art des Sekretes betonen STOERK und ZUCKERKANDL, daß es weder in den Stadien des ersten Auftretens noch in den späten Stadien, wo eingedicktes Sekret in Zysten gefunden wird, eine typische Schleimreaktion gibt, daß man aber in mittleren Stadien frischerer Zystenbildung öfter eine einwandfreie Schleimreaktion an den Epithelien und am Sekret erhalten könnte.

Die Frage nach weiteren Umwandlungsformen der Blasenzysten ist nur teilweise zu beantworten. Vermutlich können sich dauernde Zustände am Epithel ausbilden, so daß die Zysten erhalten bleiben. In diesem Sinne deutet auch STOERK jene Fälle, die keine nennenswerten entzündlichen Veränderungen mehr erkennen lassen. Eine Rückbildungsmöglichkeit ist mindestens an den frei mit der Oberfläche in Verbindung stehenden Hohlgebilden noch darin gegeben, daß ähnlich wie an den Drüsen des Uterushalses allmählich von der Oberfläche unter Erweiterung und Verflachung der Mündung Deckepithel einwuchert, wodurch der Schlauch immer mehr evertiert und wieder in die Blasenoberfläche einbezogen wird (STOERK). GIANI hat für die Verhältnisse im Tierexperiment angenommen, daß die Zystenbildung nur ein vorübergehender Zustand sei, und daß die Zysten gegen die Blasenlichtung platzten und dann restlos verschwänden. Ähnliche Beobachtungen will SALTYKOW an menschlichen Blasenzysten gemacht haben, dagegen verweist STOERK auf die Möglichkeit von Kunstprodukten. SALTYKOW denkt ferner daran, daß nach Platzen der Zysten die flottierenden Zystensepten zu polypösen und papillären Bildungen werden könnten, was STOERK durchaus bezweifelt. Daß Zysten platzen können, so daß der kolloide Inhalt ohne epitheliale Begrenzung frei im Bindegewebe zu liegen

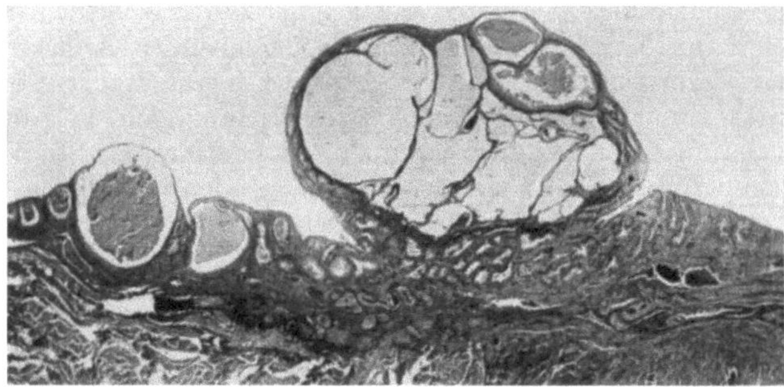

Abb. 72. Polypöse Zystenbildung der Harnblasenschleimhaut, die großen Zysten geplatzt und das Sekret ins Stroma ausgetreten. (50 Jahre, ♂, S. 421/1932, eigene Beobachtung.)

kommt, konnte ich an einer polypösen, aus mehreren Zysten zusammengesetzten Bildung in der Blase beobachten (Abb. 72). Hinsichtlich der Beziehungen zwischen Zysten- und Drüsenbildung einerseits und Papillom- bzw. Karzinomentstehung anderseits sei auf die Ausführungen HÜCKELs über die Harnwegsgeschwülste verwiesen[1]. Hier sei nur erwähnt, daß nach der Ansicht STOERKs zwischen dem gelegentlichen Zusammentreffen von Papillom- und Zystenbildung kein kausaler Zusammenhang besteht, höchstens daß die Zystenbildung Folge einer bei Blasengewächsen häufigen chronischen Zystitis ist.

Außer den drüsenähnlichen Bildungen, die im Verlaufe der Zystenbildung in den Harnwegen auftreten und gelegentlich typische Schleimreaktion geben, findet man in selteneren Fällen auch eine reiche Entwicklung typischer Drüsen, die an Dickdarmdrüsen erinnern und massenhaft Becherzellen mit regelrechter Schleimsekretion enthalten. Zum Teil sind diese Drüsen einfach schlauchförmig, zum Teil auch komplizierter gebaut und verzweigt. Ihr Epithel ist hoch, hell manchmal vakuolisiert, die Kerne sind basalständig. Dazwischen sieht man reichlich Becherzellen mit Muzinreaktion und kann vielfach als Zeichen des regen Wachstums Kernteilungsfiguren sehen. Bei hochgradiger Entwicklung solcher Drüsen ist die Schleimhautoberfläche mit zähem Schleim bedeckt. Einzelne dieser Drüsen können auch zystisch umgewandelt werden (EDELMANN). Die meisten Beobachtungen einer ausgedehnten Drüsenbildung betreffen die Harnblase (STOERK und ZUCKERKANDL, EDELMANN). Dabei handelt es sich

[1] Dieses Handbuch, Bd. VI/2, S. 594, 604, 623, 635.

immer um schwere chronische Entzündungsprozesse, die häufig mit Zystenbildung, Leukoplakie und Einlagerung lymphatischer Zellherde kombiniert sind. Eine ausgedehnte Schleimdrüsenentwicklung im Becken einer hydronephrotischen Schrumpfniere mit Abszessen hat BRÜTT beschrieben. Histogenetisch gehen die Drüsen ebenso wie die Zysten aus epithelialen Strängen und Nestern hervor. Nach der Auffassung STOERKs ist die Drüsenbildung als eine Weiterentwicklung und besondere Ausprägung der sekretorischen Phase der Zystenbildung anzusehen. Diese gemeinsame Abstammung von Drüsen und Zysten rechtfertigt die gemeinsame Besprechung.

Eine besondere Form der erworbenen Drüsenbildung stellen die Schleimhautveränderungen bei der angeborenen Blasenekstrophie dar. Hierbei entwickelt sich unter dem Einfluß der Umwelt aus dem Übergangsepithel, das bei der Geburt auch in diesen mißbildeten Harnblasen vorhanden ist, eine Epithelisierung und Schleimdrüsenwucherung, die weitgehend Ähnlichkeit mit Dickdarmschleimhaut hat. STOERK hat in der Blase eines Knaben mit Blasenekstrophie alle Vorstadien der Drüsenbildung in Form von Epithelnestern und mehrreihig epithelisierten Schläuchen nachweisen können, außerdem fand er in der Tiefe der Muskulatur Zysten mit gestautem Sekret und platteren Epithelien. Dieses Sekret zeigte im Gegensatz zu dem der oberflächlichen Drüsen nur schwache oder gar keine Schleimfärbung. ENDERLEN erwägt bei der Erklärung dieser Drüsenwucherung drei Möglichkeiten: Keimversprengung, Rückkehr des Epithels zum Zustand des Kloakenstadiums und indirekte Metaplasie im Sinne SCHRIDDEs, wobei er für die Metaplasie eintritt. Nach den Befunden STOERKs kommt eine Keimversprengung nicht in Frage, sondern die Drüsenbildung bei der Ekstrophie ist nichts anderes als eine besonders hochgradige, durch Reize und Entzündung veranlaßte Drüsenneubildung. Für diese Auffassung spricht auch die Beobachtung von STOERK und ZUCKERKANDL, daß bei einem 68jährigen blasensteinkranken Mann, bei dem nach Sectio alta eine Bauchdeckenfistel zurückgeblieben war — wo also sozusagen eine künstliche Ekstrophie vorlag —, schon 42 Tage später kleine Zysten und Drüsen mit Becherzellen am Fistelrand nachgewiesen werden konnten.

Bei der Frage nach der Entstehung der Zysten und Drüsen in den Harnwegen ist besonders zu beachten, daß die hochgradigen Fälle von Zystenbildung und noch mehr die ausgeprägten Drüsenbildungen so gut wie immer im Gefolge lang dauernder und schwerer Entzündungsvorgänge in der Schleimhaut der Harnwege auftreten. Neben den verschiedenen Formen der Pyelitis, Ureteritis und Zystitis spielt vor allem die Urolithiasis unter den zur Zysten- und Drüsenbildung disponierenden Erkrankungen eine erhebliche Rolle. So haben LITTEN, sowohl wie SILCOCK die Ureterzysten in ihren Fällen nur auf der Seite der Steinbildung angetroffen. Es läßt sich somit sagen, daß chronische entzündliche und mechanische Reize zur Zysten- und Drüsenbildung führen können. Es kommt dabei zunächst zu einer Epithelwucherung im Gefolge der entzündlichen Veränderungen, die zur Ausbildung von Epithelsträngen und Nestern führt. Solche Epithelwucherungen sind auch an anderen Schleimhäuten nach chronischer Entzündung hinreichend bekannt. Eine Eigenart im Verhalten der Harnwege besteht nur darin, daß aus diesen Wucherungen späterhin oft Schläuche, Zysten und Drüsen hervorgehen. Das Fehlen stärkerer entzündlicher Veränderungen, das gelegentlich bei geringerer Zystenbildung festgestellt werden kann, spricht nicht gegen die Annahme, daß im wesentlichen entzündliche Veränderungen die Voraussetzung zu dieser Epithelwucherung schaffen, da die Zysten bestehen bleiben und die auslösende Entzündung längst abgeklungen sein kann.

Ein klarer Beweis zugunsten der ätiologischen Bedeutung mechanischer und entzündlicher Reize bei der Entstehung der Harnwegszysten ist auch in den

Tierversuchen von GIANI gegeben. GIANI konnte bei Kaninchen nach Blasenschnitt durch Einführung einer dicken, mit Tuberkelbazillen beladenen Zelloidinröhre Steinbildung mit chronischer Reizung erzielen. Schon nach 14 Tagen fanden sich Epithelsprossen, die rasch größer wurden und ihre stielförmige Verbindung mit der Oberfläche verloren. Diese Gebilde wurden allmählich hoch, so daß nach 40 Tagen typische, zum Teil vorgewölbte Zysten zu sehen waren.

Daraus ergibt sich, daß bei der Drüsen- und Zystenbildung der Harnwege eine direkte Metaplasie mit fortschreitender Differenzierung und Wucherung des Epithels vorliegt, die in erster Linie — wenn nicht ausschließlich — durch chronische entzündliche und mechanische Reize ausgelöst wird. Das Ergebnis dieser Wucherung ist nur mittelbar Entzündungsfolge, aus diesem Grunde habe ich eingangs die Bezeichnung Cystitis (Ureteritis, Pyelitis) cystica sive glandularis als irreführend abgelehnt.

Für vereinzelte Fälle hat CICERI die Annahme gemacht, daß es sich um zystische Hamartien handeln könnte, da entzündliche Veränderungen fehlten. Eher dürften solche Fälle wohl im Sinne GRUBERS zu deuten sein, der bei einseitiger hypoplastischer Zystenniere Nierenbecken- und Ureterzysten fand und annahm, daß in solchen Fällen eine besondere Wucherungsbereitschaft des dysontogenetisch gestörten Epithels auf entzündliche Reize bestünde.

Die Auffassung KAHLDENS in Übereinstimmung mit den Ansichten von EVE, SILCOCK, BLAND-SUTTON und PISENTI, daß die Harnwegszysten Folgen einer Sporozoeninfektion seien, erwies sich als Fehldeutung eines Befundes. Die angeblichen Sporozoen waren eiförmige, meist kernlose oder mit pyknotischem Kern versehene Gebilde im Innern der Zysten, die schon von LUBARSCH, der auf die fehlende Beweglichkeit in Nativpräparaten hinwies, als eigenartige Degenerationsprodukte von Epithelzellen erkannt wurden. Es handelt sich dabei um eine analoge Fehldeutung umgewandelter Epithelzellen, wie bei den sog. Molluskumkörperchen des Molluscum contagiosum, die auch lange als protozoenartige Erreger angesehen wurden.

Über die eigentliche Veranlassung der Epithelwucherung läßt sich schwer etwas Sicheres sagen. STOERK vertritt die Anschauung, daß es vor allem die im Gefolge der chronischen Entzündung regelmäßig auftretende starke Kapillarneubildung in den subepithelialen Schichten ist, die zur Epithelwucherung führt. Als veranlassendes Moment erscheint ihm dabei die bessere Ernährung der Epithelien in der Nähe der neuen Kapillaren. Auch für die weitere Wucherung, die Ausbildung von Zysten und Drüsen macht STOERK die gute Vaskularisierung der Umgebung verantwortlich.

3. Leukoplakie der Harnwege (Lit. S. 552).

Unter Leukoplakie der Harnwege versteht man das Auftreten von Plattenepithel statt des Übergangsepithels an umschriebenen Stellen. Die Leukoplakie der Harnwege ist keine rein entzündliche Erkrankung, aber da chronische Entzündungsvorgänge häufig der Leukoplakie vorangehen, ist es notwendig, sie im Anschluß an die entzündlichen Erkrankungen zu besprechen.

Die erste Beschreibung verdanken wir ROKITANSKY[1], der die Erkrankung folgendermaßen schildert: „Epidermoidale Afterbildung (Cholesteatom) in Form dicker, geschichteter, in großen Blättern sich abstoßender, weißer, glänzender Lagen von Epidermiszellen. Auf einzelnen umschriebenen Inseln oder in weitläufigen Strecken, nicht selten als Bestandteil einer über den ganzen

[1] ROKITANSKY: Lehrbuch der pathologischen Anatomie, 3. Aufl., Bd. 3, S. 354. Wien: Wilhelm Braumüller 1861.

Apparat bis in die Urethra hin ausgedehnten Wucherung. Auf einer chronisch entzündeten, papillären Schleimhaut.“

Die Bezeichnung Cholesteatom wird wohl besser vermieden und auch heute weniger gebraucht, weil sie entsprechend dem Sprachgebrauch der pathologischen Namengebung eine Geschwulstbildung im Sinne eines Blastoms vortäuschen könnte. Als synonyme Bezeichnung hat sich neben Leukoplakie (λευκός = weiß, πλάξ = Haufen, Kuchen) noch Xerose (ξερός = trocken) eingebürgert.

Die Leukoplakie der Harnwege ist vergleichbar mit den entsprechenden Epithelveränderungen der Luftwege, der Zunge, der Speiseröhre, der Gallenblase und der Gebärmutter, die zum Teil auch als Pachydermie bezeichnet werden.

Zusammenfassende Darstellungen mit reichen Schrifttumangaben finden sich unter anderem in den Arbeiten von ENGLISCH, CORSDRESS, HALLÉ, LAVONIUS und FRANCKE. Die Leukoplakie der Harnwege ist — wenigstens in größerer Ausdehnung — eine ziemlich seltene Erkrankung; CORSDRESS stellt (bis 1923) 59 Leukoplakiefälle der Harnwege aus dem Schrifttum zusammen. HENNESSEY hat bis 1927 79 Beobachtungen von Leukoplakie der Harnblase und KUTZMANN bis 1929 64 Leukoplakien des Nierenbeckens gesammelt. Als Nebenbefund bei der Obduktion scheint die Leukoplakie in geringen Graden — zumindest in der Harnblase — keineswegs so selten zu sein, als die relativ geringe Zahl der Veröffentlichungen annehmen ließe. LUBARSCH gibt an unter 160 Sektionen 6mal inselförmige Leukoplakien der Harnblase gesehen zu haben und HEYMANN fand sogar in 10 von 20 untersuchten Harnblasen umschriebene Verhornungen.

Hinsichtlich der befallenen Örtlichkeit macht CORSDRESS folgende Angaben:

Blase allein	37 Fälle
Blase und Ureter	1 Fall
Nierenbecken allein	13 Fälle
Nierenbecken und Ureter	3 „
Blase, Ureter und Nierenbecken	2 „
Unbestimmt ob Ureter oder Nierenbecken	2 „

Die Blase ist somit ganz überwiegend häufig befallen. Es ist jedoch fraglich, ob dies zutrifft, da unter dem angeführten Material viele klinische Beobachtungen sind. Dem Zystoskop sind aber nur die Blasenbefunde zugänglich. Ob auch unter den Leichenbefunden die Harnblase so stark bei der Leukoplakie überwiegt, ist nicht gesichert. Hervorzuheben ist, daß niemals eine Leukoplakie der Blase und des Nierenbeckens mit Überspringung des Harnleiters gesehen wurde (CORSDRESS). Doppelseitig ausgebildete Leukoplakien fanden sich unter 21 Harnleiter und Nierenbecken betreffenden Beobachtungen nur 3mal (LIEBENOW-MARCHAND, HALLÉ, CHIARI). Leukoplakie der Blase und beider Ureteren ohne Beteiligung der Nierenbecken beschrieb ÅKERBERG.

Die Altersverteilung gestaltet sich in der CORSDRESS'schen Zusammenstellung folgendermaßen:

1—20 Jahre	5	Über 51 Jahre	13
21—50 „	34	Alter unbekannt	7

Man sieht also eine ganz überwiegende Bevorzugung des mittleren Lebensalters. Wenn man den ausgesprochen chronischen Verlauf der Erkrankung bedenkt (5—10 Jahre und länger), wird man annehmen dürfen, daß auch ein Teil der Fälle, die erst jenseits des 4. Lebensjahrzehntes festgestellt wurden, schon früher entstanden sind.

Die Geschlechtsanfälligkeit zeigt bei CORSDRESS eine deutliche Bevorzugung der Männer (35 ♂ : 18 ♀ [6 Fälle ohne Geschlechtsangaben]); nach WILHELMI betreffen sogar 75% der Leukoplakien in der Blase Männer. Für die

Leukoplakie des Nierenbeckens gilt dieser Unterschied allerdings nicht, da in der FRANCKEschen Zusammenstellung 19 männlichen, 17 weibliche Erkrankungsfälle gegenüberstehen. Es wird nötig sein, besonders bei Obduktionen darauf zu achten, ob tatsächlich die Leukoplakie der Blase bei Männern häufiger ist als bei Frauen.

Klinisch verläuft die Leukoplakie der Blase meist unter dem Bild einer chronischen Zystitis, falls nicht andere begleitende Erkrankungen im Vordergrund stehen. Der Harn enthält Leuko- und Erythrozyten und gelegentlich schon makroskopisch erkennbare silbrige Schüppchen als charakteristische Beimengung (PASCHKIS). Zystoskopisch zeigen die meist glatten, trocken aussehenden, silbrigen Herde, die sich von der geröteten zystitischen Schleimhaut scharf abheben, meist ein charakteristisches Bild, wenn auch gelegentlich Verwechslungen mit Inkrustationen und Schleimbelägen vorkommen können (PASCHKIS).

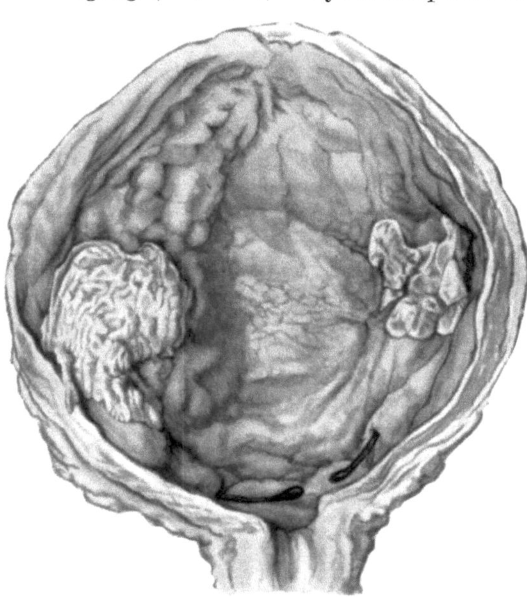

Abb. 73. Zwei große leukoplakische Herde in der Harnblase. (65 Jahre, ♀, nach einem Präparat von Prof. OBERNDORFER-München-Schwabing [4/5 nat. Größe].)

Makroskopisch bilden die leukoplakischen Stellen ein charakteristisches weißlichgraues, manchmal perlmutterähnliches, silbrig glänzendes Aussehen. Die Ausbildung der Herde ist in Blase, Ureter und Nierenbecken im wesentlichen gleich. Sie sind gelegentlich nur 2—3 mm groß und können dann — besonders zystoskopisch — leicht übersehen werden. Öfter finden sich auch pfennig- bis dreimarkstückgroße rundliche oder landkartenartig begrenzte, faltige, weißliche bis perlmutterglänzende Herde, die an den Rändern sich oft ablösen (Abb. 73). Seltener ist die ganze Harnblase (ALBARRAN, RAVASINI, KRETSCHMER) oder das ganze Nierenbecken (BESELIN, HALLÉ, RONA, RAFIN, LAVONIUS, RICHEY, ROMITI, KRETSCHMER, CUMMING, FRANCKE) gleichmäßig von der Veränderung ergriffen. In ganz seltenen Fällen ist die Schleimhaut der ganzen Harnwege leukoplakisch verändert (MARCHAND-LIEBENOW, HALLÉ). Die Oberfläche der leukoplakischen Herde ist glatt oder gefaltet; gelegentlich lassen sich zusammenhängende weißliche Membranen abheben. Das darunterliegende Bindegewebe zeigt manchmal eine papilläre Oberfläche. Gelegentlich sieht man am Rande oder innerhalb der leukoplakischen Herde geschwürige Veränderungen.

Außer diesen Fällen gibt es die sog. Cholesteatome sowohl im Nierenbecken (ROKITANSKY, KÜTTNER, FULCI, BESELIN), als auch in der Blase (LÖWENSON, BRÜCHANOW). In diesen Fällen kommt es zu einer massiven Ansammlung der Epithelmassen, teils durch gesteigerte Abschuppung (CORSDRESS) teils durch Abflußstörung (KÜTTNER), die zum Teil zu kugeligen Gebilden zusammenballen und mit fettigen Massen und Cholesterinkristallen als Folge entzündlicher Exsudation durchsetzt erscheinen. So hat LÖWENSON $3^3/_4$ Pfund cholesteatomartiger Massen in der Blase einer 40jährigen Frau gefunden; auch im Nierenbecken sind solche atherombreiähnliche Massen gefunden worden (HALLÉ).

Außer diesen typischen Vorkommnissen finden sich nicht selten bei der Leichenöffnung besonders im Blasendreieck und zwischen den Harnleitermündungen fleckförmige Zonen, die sich nur wenig durch ihre Farbe abheben. Erst nach Formalinhärtung tritt nach eigener Erfahrung der Unterschied des Epithels besser durch seine weißliche Farbe hervor (Abb. 74). Schon im frischen Zustand erkennt man aber bei genauer Betrachtung am besten mit einer Lupe eine eigenartige wabig-schaumige Struktur dieser Zonen. Diese Stellen zeigen dicke Polster aus mehrschichtigem Plattenepithel von eigenartigem Bau und lassen jede Verhornung vermissen. Dieses vielschichtige Epithel zeigt stark wabige Struktur mit sehr hellen Zellen und besonders deutlichen Zellgrenzen (Abb. 75). Es erinnert sehr an

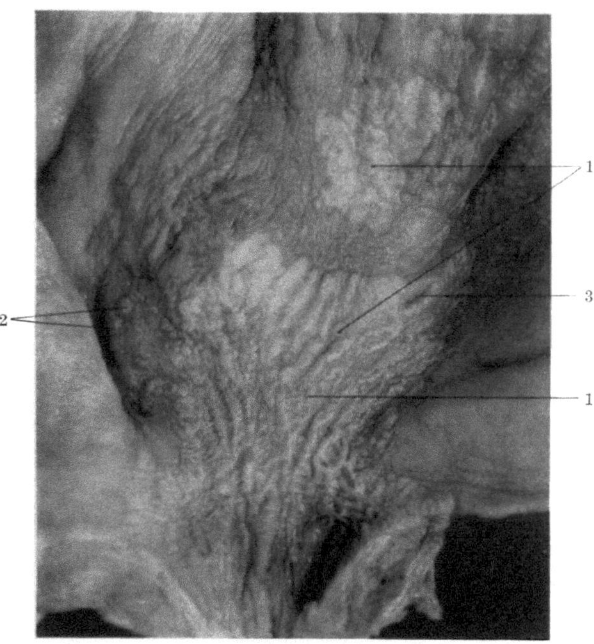

Abb. 74. „Präleukoplakische" Herde (1) im Blasendreieck, neben dem rechten Harnleiterostium vereinzelte subepitheliale Tuberkel (2) bei rechtsseitiger Nierentuberkulose, 3 linkes Ureterostium. (23 Jahre, ♀, S. 9/1932, eigene Beobachtung [nat. Größe].)

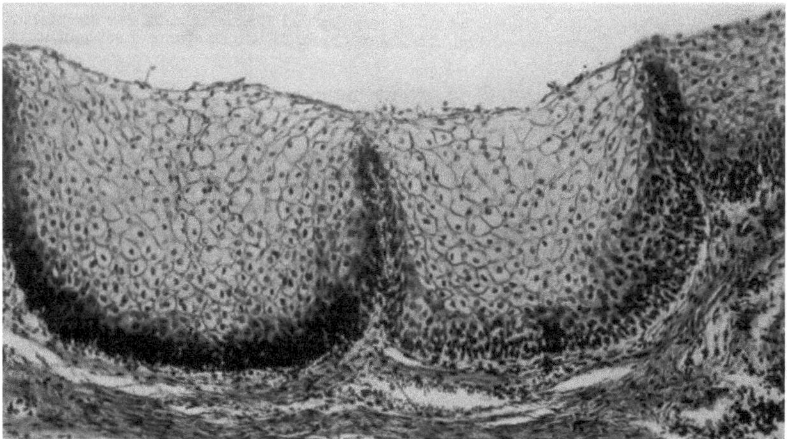

Abb. 75. Blasig-vakuolisiertes Plattenepithel in der Harnblase als Vorstadium typischer Leukoplakie. (23 Jahre, ♀, S. 9/1932, eigene Beobachtung.)

das Epithel der Vagina oder der Lippen beim Neugeborenen. Irgendeine Körnung der Zellen oder sonstige Anzeichen der Verhornung sind nicht zu sehen. Auch STOERK erwähnt diese hydropische Umwandlung des Epithels, die LICHTENSTERN wohl mit Recht als Vorstadium der Leukoplakie ansieht, während

CORSDRESS diese Fälle für eine Sonderform der Leukoplakie hält. Im Nierenbecken und Ureter sind solche Herde bisher nicht bekannt geworden. Dagegen konnte ich im Harnleiter bei eingeklemmtem Harnleiterstein eine typische Plattenepithelmetaplasie ohne jede Verhornung beobachten (Abb. 76). Die von CORSDRESS gesammelten Fälle verteilen sich auf die 3 Typen folgendermaßen:

1. Leukoplakie der Harnwege mit Ansammlung von Epithelbrei (= Cholesteatom),
   a) Nierenbecken 5 Fälle,
   b) Harnblase 2 Fälle;
2. Leukoplakie mit Verhornung,
   a) Nierenbecken und Harnleiter 17 Fälle,
   b) Harnblase 27 Fälle;
3. Leukoplakie ohne Verhornung (nur in der Blase) 7 Fälle.

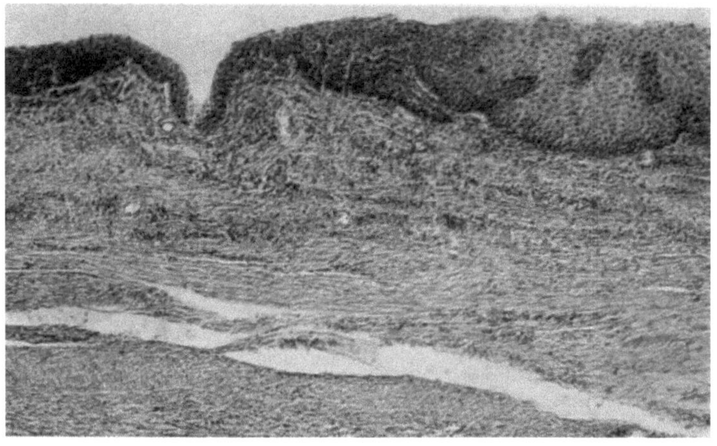

Abb. 76. Leukoplakie ohne Verhornung im Harnleiter bei Ureterstein, in der kryptenartigen Einsenkung noch Übergangsepithel. (39 Jahre, ♂, S. 103/1933, eigene Beobachtung.)

Außer den leukoplakischen Veränderungen zeigen die Harnwege meist Zeichen chronischer Entzündungen. Leukoplakieherde in einer entzündlichen Schrumpfblase beschrieb ÅKERBERG. Leukoplakische Herde in Blasendivertikeln haben BLUM, CZERNY, BUGBEE und STEVENS gesehen. Im Falle von STEVENS zeigten die am Divertikeleingang gelagerten Hornmassen ein tumorähnliches Aussehen.

Die mikroskopischen Befunde zeigen an Stelle des Übergangsepithels Plattenepithel. Außer der oben schon angeführten Umwandlung in blasiges Plattenepithel, wie es in der Blase häufig vorkommt, kann gelegentlich auch typisches Plattenepithel ohne Verhornung beobachtet werden. In den allermeisten Fällen zeigt jedoch dieses Epithel irgendwelche in der Richtung der Verhornung liegende Umwandlungen der oberflächlichen Epithelschichten. Von dieser Epithelveränderung lassen sich mehrere (nach HALLÉ und ENGLISCH 3) Typen unterscheiden.

Der 1. Typ (HALLÉ, ENGLISCH, LAVONIUS) ist der Epidermis außerordentlich ähnlich. Man findet eine zylindrische Basalschicht, darüber eine Stachelzellschicht, dann die keratohyalinhaltige Körnerschicht und zu oberst Hornlamellen (Abb. 77). Der Unterschied gegenüber der Epidermis besteht in einer unregelmäßigeren Ausbildung des Aufbaus und der Schichtdicke (ENGLISCH, FRANCKE). Außerdem ist die Verhornung keine vollständige (LAVONIUS, FRANCKE), da die Hornschicht sich zwar nach GRAM und GRAM-WEIGERT färbt, aber Goldorange nach der Methode von EBBINGHAUS nicht hält. Nur LAVONIUS sah noch platte kernlose, selten kernhaltige Zellen über der Hornschicht.

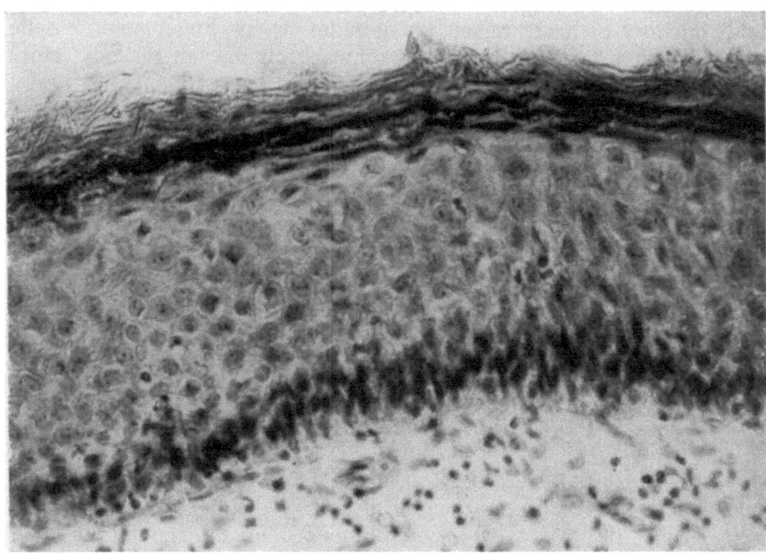

Abb. 77. Leukoplakie des Nierenbeckens mit Ausbildung einer typischen Körner- und Hornschicht bei Tuberkulose. (28 Jahre, ♂, E. 3126/1930, eigene Beobachtung.)

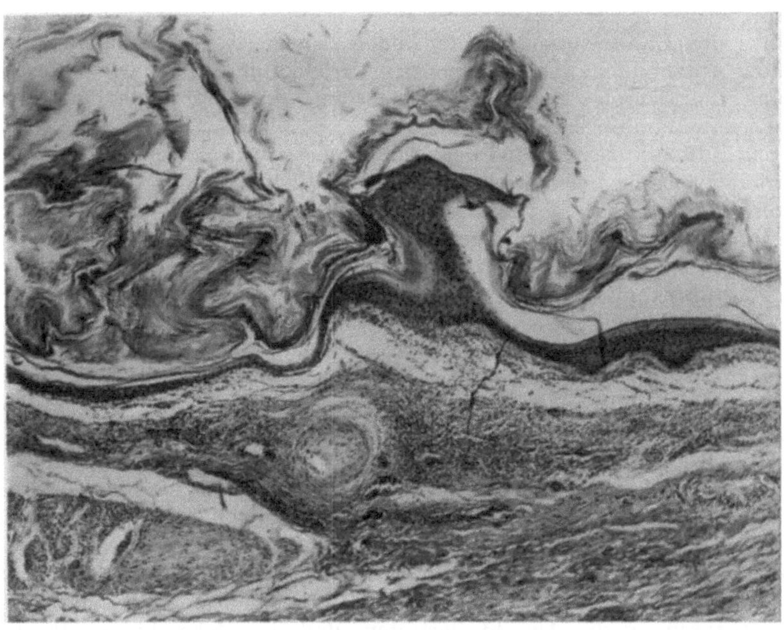

Abb. 78. Leukoplakie der Harnblase mit hochgradiger unvermittelter Verhornung ohne Ausbildung einer Körnerschicht. (65 Jahre, ♀, Beobachtung von Prof. OBERNDORFER-München-Schwabing.)

Der 2. Typ von HALLÉ und ENGLISCH scheint nach FRANCKE ziemlich selten zu sein. Er ist dadurch gekennzeichnet, daß auf wenige basale Schichten unvermittelt die Hornschicht folgt (Abb. 78), während eine Körnerschicht vermißt wird.

Der 3. Typ (= FRANCKES und LAVONIUS' 2. Typ) zeigt eine niedrige Stachelzellschicht, darüber mehrere Lagen polygonaler, wenig abgeplatteter Zellen mit blasen- oder kommaförmigem Kern und schwach färbbarem Plasma. Horn- und Körnerschicht fehlen völlig.

STOERK und LICHTENSTERN beschrieben Bildung kernhaltiger Schuppen in den obersten Zellreihen, während die basalen Schichten dem Übergangsepithel gleichen. Von FRANCKE wird die Zugehörigkeit dieser Bilder zur Leukoplakie allerdings abgelehnt, da es gerade auf die Plattenepithelstruktur der Basalschichten ankäme. Die beiden letzten Formen haben manche Ähnlichkeit mit dem oben beschriebenen Typus des blasigen Plattenepithels.

Das verhornte Plattenepithel der Harnwege zeigt deutliche Glykogenfärbung (IKEDA, LAVONIUS). Außerdem lassen die Epithelzellen ebenso wie die der Epidermis längsgerichtete Protoplasmafasern erkennen (LAVONIUS, RECKTENWALD, FRANCKE).

Die Umwandlung von normaler Nierenbeckenschleimhaut in Leukoplakieherde hat nur LAVONIUS beschrieben. Sie soll in der Weise erfolgen, daß das normale Epithel bis auf die Basalschicht verschwindet, auf die sich dann das epidermisierte Epithel aufbaut. Zwischen dem Übergangsepithel und den leukoplakischen Herden kann man eine Epithelzone beobachten, deren Charakter indifferent ist, so daß sie weder vollkommen dem Plattenepithel noch dem Übergangsepithel entspricht. In anderen Fällen (HALLÉ, FRANCKE) fehlt zwischen den leukoplakischen Herden das Epithel vollkommen, man findet nur verdickte Bindegewebszonen mit pseudomembranösen Auflagerungen nekrotischer Zellmassen.

Außer den Epithelveränderungen finden sich meist — aber nicht immer — chronisch entzündliche Veränderungen: Verdickung des Bindegewebes, Einstreuung von Lymphozyten und Plasmazellen und gelegentlich lymphfollikelartige Zellansammlungen.

Wichtig für die Beurteilung der ätiologischen Faktoren ist die Betrachtung der vorangehenden oder nebenhergehenden Erkrankungen der Harnorgane. CORSDRESS gibt 11mal Zystolithiasis bei Blasenleukoplakie und 8mal Nephrolithiasis bei Leukoplakie des Nierenbeckens an, 23mal akute Zystitis am Beginn, 9mal chronische Entzündungen, 14mal Pyelonephritis, 3mal Kombination mit Urogenitaltuberkulose. Nach FRANCKE, dessen Feststellungen nur für das Nierenbecken Geltung haben, war 29mal das Nierenbecken erweitert und nur 3mal sonst normal (LAVONIUS). Steine waren 11mal im erkrankten Nierenbecken (außerdem 3mal in Ureter oder Blase) beobachtet worden. Eitrige Entzündung der Niere (Pyonephrose, Pyelonephritis, eitrige Nephritis) war 26mal mehr, dagegen war nur 9mal die leukoplakische Niere tuberkulös erkrankt.

Cholesteatomähnliche Leukoplakie in einer pyonephrotischen Langniere mit Ureter bifidus beschrieb IMMINK.

Hinsichtlich der Pathogenese sind sehr verschiedene Meinungen geäußert worden, die zum Teil als widerlegt gelten können.

MARCHAND meint in seinem Fall, daß das Plattenepithel von der äußeren Haut durch eine Fistel eingewachsen sei. Er ließ jedoch später durch seinen Schüler LIEBENOW die Ansicht vertreten, daß die Mehrzahl der Herde aus normalem Epithel entstanden sei. LEBER beobachtete das Zusammentreffen von Xerosis conjunctivae und Leukoplakie des Nierenbeckens und fand auch den sog. Xerosebazillus, dessen Harmlosigkeit später erkannt wurde. ALBARRAN dachte die COHNHEIMsche Theorie der Keimversprengung als Erklärung der Leukoplakie heranziehen zu müssen, da man damals nur dem

Ektoderm die Fähigkeit zuschrieb verhornendes Plattenepithel zu bilden und auch KLUG spricht von Fehlbildung mit Störung der Korrelation zwischen Ektoderm und Mesoderm. LAVONIUS konnte in 150 eingehend untersuchten Nierenbecken (mit Ausnahme der 5 Leukoplakiefälle) keine versprengten Plattenepithelinseln finden.

Es bleibt also nur die — nach unseren derzeitigen Kenntnissen genügend gesicherte — Annahme, daß das verhornende Plattenepithel durch Umwandlung (Metaplasie VIRCHOWS) aus dem Übergangsepithel entsteht. Die Mehrzahl der Untersucher hat sich dieser Annahme angeschlossen (HALLÉ, IKEDA, LIEBENOW, LAVONIUS, FRANCKE u. a.).

Es handelt sich dabei um eine indirekte Metaplasie, wobei aus den weniger differenzierten Basalzellen das verhornende Plattenepithel hervorgeht. SCHRIDDE spricht von Prosoplasie ausgehend von der aus Vergleich mit fetalem Ösophagusepithel gewonnenen Anschauung, daß das verhornende Plattenepithel eine Weiterentwicklung über die gewöhnliche Dauerform des Übergangsepithels hinaus darstelle. Dieser Auffassung ist von LAVONIUS widersprochen worden, der eine echte progressive (prosoplastische im Sinne BORSTS) indirekte Metaplasie annimmt. FRANCKE pflichtet nach seinen Untersuchungen vollkommen LAVONIUS bei und hält SCHRIDDES Prosoplasie nicht für erwiesen.

Die Veranlassung zu diesem Epithelumbau ist in chronischen Reizen zu suchen, die — wie die obigen Ausführungen zeigen — in erster Linie in chronischen unspezifischen, gelegentlich auch tuberkulösen, häufig im Gefolge von Steinleiden auftretenden Entzündungen bestehen. Es können aber auch rein mechanische Ursachen (Steine, Hydronephrosen) den Reiz abgeben (in 4 Fällen der CORSDRESSschen Zusammenstellung fehlen entzündliche Veränderungen vollkommen). Besonders eindrucksvoll ist die Bedeutung des chronischen Reizes in einem Fall von ROMITI, der 15 Jahre nach Drainage eines paranephritischen Abszesses und Anlegung einer Nierenfistel bei Entfernung von 3 Stücken Drainrohr und einem Stück Nélatonkatheter aus dem Nierenbecken einen leukoplakischen Herd fand. Möglicherweise spielt die Harnreaktion bei der Epithelumwandlung eine gewisse Rolle. So fand TH. BAUER bei Meerschweinchen 4 Tage bis 3 Wochen nach mehrmals täglich ausgeführte intravesikaler Einspritzung von 1% Sodalösung vakuolige Verquellung des Epithels, während er bei Anwendung von 1‰ Essigsäure Verhornung erzielen konnte. Die Lues, der man eine große Rolle bei der Entstehung der Leukoplakiezunge einräumt, kommt hier kaum in Frage, da sie nach CORSDRESS nur in 1 Fall vorhanden war. In der Literatur seit der CORSDRESSschen Arbeit findet sich noch im Falle VALENTINES Lues und Gonorrhoe in der Anamnese. SAUVEUR und VIRIGHI geben an, daß die Leukoplakie häufig tertiär luischer Entstehung wäre, und VALVERDE berichtet über Erfolge mit antiluischer Therapie. Die Lues kann gewiß wie jede andere chronische Entzündung zur Leukoplakie führen, aber für die Gesamtheit der Fälle spielt diese Ätiologie kaum eine Rolle. Desgleichen kommen der Gonorrhoe und der Tuberkulose als solcher keine besondere ätiologische Bedeutung zu, sondern sie können nur ebenso wie andere chronische Entzündungen die Veranlassung zur Epithelumwandlung abgeben. Ungeklärt bleibt — worauf auch POMMER hinwies — warum nur sehr wenige der zahllosen Fälle chronischer Harnwegserkrankungen diesen eigenartigen Epithelumbau erkennen lassen. Man wird dabei auf nicht näher umschreibbare Besonderheiten, sei es des Individuums, sei es des lokalen Epithels, zurückgreifen müssen, die eine ungewöhnliche Reizbeantwortung erklären könnten. Gelegentlich entstehen Plattenepithelkarzinome auf dem Boden von Leukoplakie (Näheres im Abschnitt HÜCKELS über die Geschwülste der Harnwege S. 580, 591, 631).

II. Entzündungen der Harnwege mit besonderer Ätiologie.

A. Tuberkulose.

1. Infektionswege bei Tuberkulose (Lit. S. 554).

Bei der Tuberkulose der Harnorgane sind grundsätzlich die gleichen Infektionswege möglich wie bei den banalen Entzündungen. Es kann somit rein theoretisch die Infektion sich auf- oder absteigend ausbreiten. Dabei kann die absteigende Infektion von einem lymphogen oder hämatogen entstandenen Nierenherd ihren Ausgang nehmen, während die aufsteigende Ausbreitung in der Harnleiterlichtung oder in den Lymphbahnen des Ureters und seiner Umgebung erfolgen könnte. Es gilt, diese verschiedenen Infektionswege und ihre Bedeutung zu erörtern. Vorwegzunehmen ist, daß auf Grund der klinischen und pathologisch-anatomischen Erfahrung der hämatogenen, deszendierenden Infektion der Harnorgane die überwiegende, ja nahezu ausschließliche Bedeutung zukommt. Die Fragen der Entstehung der Nierentuberkulose sind schon von STOERK[1] geschildert worden. Hier sollen in Ergänzung jener Darstellung die dort nicht erörterten Gesichtspunkte hervorgehoben und die Betrachtung für den ganzen Harnapparat erweitert werden.

a) Hämatogene deszendierende Infektion.

Die Voraussetzung einer hämatogenen Metastasierung der Tuberkulose ist in der Anwesenheit der Tuberkelbazillen im Blut (Bakteriaemie) zu erblicken. Die Beziehungen zwischen Bakteriämie und Bakteriurie sowie die Frage der Haftung der Bazillen in den Kapillarschlingen und die Bedeutung der Eigenart der Gefäßverzweigung in der Niere ist bei STOERK eingehend erörtert. Es ist auch heute noch umstritten ob Tuberkelbazillen im Harn ohne Nierentuberkulose auftreten können. Die Möglichkeit ist nicht von der Hand zu weisen, da KIELLEUTHNER bei 3 von 11 Lungentuberkulosen mit makro- und mikroskopisch tuberkulosfreiem Urogenitalapparat mit dem Harn bei Meerschweinchen Tuberkulose hervorrufen konnte.

Während man früher (GUYON u. a.) der aszendierenden Infektion die größte Bedeutung beigemessen hat, wurde von BAUMGARTEN u. a. in erster Linie oder ausschließlich die deszendierende Infektion betont. Schon die klinische Erfahrung, daß man oft die Blase bei Nierentuberkulose unverändert bzw. nicht spezifisch verändert findet und daß eine bestehende Blasentuberkulose nach Nephrektomie meist rasch abheilt, zeigt die Bedeutung der Nierentuberkulose als Ausgangspunkt für die Tuberkulose der Harnorgane überhaupt. Gegen die Annahme einer hämatogen deszendierenden Tuberkulose wurden verschiedene Gesichtspunkte angeführt, die sich nicht als stichhaltig erweisen. Es wurde dabei vor allem auf die gelegentliche Einseitigkeit der chronischen Nierentuberkulose gegenüber der immer doppelseitigen, sicher hämatogenen Miliartuberkulose hingewiesen. Wir kennen aber auch bei anderen sicher hämatogen entstandenen Organtuberkulosen das Auftreten einzelner Herde mit chronischem Verlauf. Gewiß spielt dabei die geringe Zahl der Bazillen im Blut und die ungleiche Ansprechbarkeit der betroffenen Gewebe eine große Rolle. Bei seltenen Fällen, wo die Nierentuberkulose aus einer tuberkulösen Infarkt-

[1] STOERK: Dieses Handbuch, Bd. VI/1, S. 487.

bildung — also offenbar durch Einschwemmung eines größeren bazillenhaltigen Käsebröckels — entsteht, ist die Erklärung der Einseitigkeit unschwer.

Ein weiteres Argument gegen die hämatogene Entstehung der chronischen Nierentuberkulose bildete die von der miliaren Nierentuberkulose abweichende Lokalisation. Während bei der miliaren Tuberkulose multiple vor allem in der Rinde gelegene Tuberkel auftreten, findet man als Frühveränderung der chronischen Nierentuberkulose meist einen einzelnen im Markbereich gelegentlich auch nahe der Papillenspitze gelegenen käsig-tuberkulösen Herd. Dieser Unterschied läßt sich auch im Tierversuch darstellen. Bei Injektion großer Mengen sehr virulenter Tuberkelbazillen bekommt man immer das Bild einer hämatogenen Miliartuberkulose (DURAND-FARDEL, BAUMGARTEN u. a.).

Erst als PELS-LEUSDEN wenige und schwach virulente Tuberkelbazillen in öliger Aufschwemmung bei Hunden und Ziegen, die nicht sehr empfindlich für Tuberkulose sind, in die Nierenarterie injizierte, gelang es, ein der chronischen Nierentuberkulose des Menschen weitgehend entsprechendes Krankheitsbild hervorzurufen. Analog diesen Befunden konnte KOCH mit großen Mengen virulenter Staphylokokken hämatogene, doppelseitige, miliare Abszesse in Rinde und Mark hervorrufen, während er mit abgeschwächten Kulturen öfter das Bild einer einseitigen „Ausscheidungsnephritis“ erhielt. Für die Verschiedenheit der Lokalisation lassen sich mehrere Erklärungen geben. COHNHEIM, sowie ORTH und seine Schüler nahmen an, daß solche Markherde durch Ausscheidung von Tuberkelbazillen von nicht tuberkulös erkrankten Glomeruli in die Kanälchen zustande kämen, wo sie dann in den Sammelröhren steckenblieben und tuberkulöse Veränderungen veranlaßten. Gegenüber dieser Anschauung ist zu betonen, daß gerade die Frühfälle der Marktuberkulose enge Beziehungen zu Blutgefäßen aufweisen, was wohl zwangloser durch eine direkte hämatogene Entstehung zu erklären ist; zumal da die oben angenommene „Ausscheidung“ von Tuberkelbazillen von unveränderten Glomeruli nicht als gesichert gelten kann. Es bleibt dabei allerdings trotz der Eigenart der Gefäßverteilung in der Niere noch in mancher Hinsicht ungeklärt, warum bei der chronischen Nierentuberkulose die Frühveränderungen im Nierenmark gelegen sind. Am ehesten ließe sich diese Tatsache befriedigend erklären, wenn man annimmt, daß nicht einzelne Bazillen, sondern kleine Emboli, die nicht bis zu den Glomerulusschlingen vordringen können, sondern in die Markgefäße einschießen, die chronische Nierentuberkulose veranlassen, auch ohne Infarkte hervorzurufen. Ein Beweis für eine derartige Annahme ist am Menschen bisher nicht erbracht, weil alle bisher bekannten Frühstadien von chronischer Nierentuberkulose für eine derartige Feststellung zu weit fortgeschritten sind. In diesem Sinne sprechen auch die Versuche von PELS-LEUSDEN, daß bei dem Zustandekommen der chronischen Nierentuberkulose mit abgeschwächten Bazillen die gleichzeitig gesetzte Fettembolie nicht ohne Bedeutung ist.

Jedenfalls läßt sich sagen, daß kein einziger Befund gegen die hämatogene Entstehung der chronischen Nierentuberkulose spricht, wenn auch manche Einzelheiten der Frühvorgänge nicht restlos geklärt sind. Sicher ist dieser Infektionsweg der allerhäufigste, wenn sich auch genaue Zahlen nicht angeben lassen. EISENDRAHT schätzt die hämatogene Infektion auf 90% aller Nierentuberkulosen.

Rein theoretisch ist die Möglichkeit einer direkten hämatogenen Infektion des Nierenbeckens, des Harnleiters oder der Blase mit Tuberkelbazillen gegeben. Reine Nierenbeckentuberkulosen ohne irgendeinen nachweisbaren tuberkulösen Herd in der Niere sind nach DE BERNE-LAGARD nur vier bekannt (VINCENT, WILDBOLZ, HARTMANN, GAUTHIER). Eine granulöse Tuberkulose der Kelche, des Beckens und des Ureters ohne Nierenherde hat DAX bei einer 45jährigen

Frau beschrieben. Jedenfalls sind derartige Fälle außerordentlich selten und daher klinisch belanglos.

b) Lymphogene deszendierende Infektion.

Die Annahme einer lymphogenen Entstehung der Nierenbeckentuberkulose ist von TENDELOO auf Grund einiger Sektionsbefunde gemacht worden und wurde vor allem von BRONGERSMA durch klinische Beobachtungen gestützt. Als Hauptargumente zugunsten dieses Infektionsweges wird die häufige Einseitigkeit der chronischen Nierentuberkulose und die Lokalisation der ersten Herde in den Markpapillen angeführt.

TENDELOO nimmt an, daß es von einer Lungen- und Pleuratuberkulose durch retrograden Lymphstrom zu einer Tuberkulose der paraaortalen Lymphknoten kommen kann. Von dort aus breitet sich die Infektion entlang der Lymphbahnen bis zum Nierenhilus aus und erreicht das Nierenbecken. Wenn das Nierenbecken erreicht ist, erfolgt die weitere Ausbreitung analog wie bei der Pyelonephritis, wobei zunächst die Markpyramiden und Papillenspitzen ergriffen werden.

Die Fälle TENDELOOS zeigen allerdings außer pyelitischen Veränderungen schon eine Beteiligung der Papillenspitzen und Markpyramiden, so daß sie nicht eindeutig sind, abgesehen davon, daß, wie oben erwähnt, auch eine Pyelitis tuberculosa hämatogen entstehen könnte. Die Annahme TENDELOOS, daß die Tuberkulose der paraaortalen Drüsen älter war als die der Niere, ist schwer objektiv zu erweisen. Daß tatsächlich ein retrograder Lymphstrom vom Thorax in das Abdomen vorkommt, ist durch die Mitbeteiligung der paraaortalen Drüsen bei starker Anthrakose und Silikose erwiesen, worauf auch TENDELOO besonders Gewicht legt. Möglicherweise entsprechen die fünf oben erwähnten Beobachtungen angeblich rein pyelitischer Tuberkulosen eher den Forderungen TENDELOOS. Gegen die Darstellung TENDELOOS lassen sich verschiedene schwerwiegende Einwände machen. Vor allem findet man häufig genug bei Nierentuberkulose die retroperitonealen Lymphknoten unverändert. Nur bei sehr lang dauernden chronischen Nierentuberkulosen sind die paraaortalen Lymphknoten häufig tuberkulös. Auch die Einseitigkeit ist nicht befriedigend erklärt, da die paraaortalen Lymphknoten nach beiden Seiten Lymphgefäßverbindungen haben. Überdies ist die Lungen- und Pleuratuberkulose nicht selten auf der anderen Seite gelegen als die Nierentuberkulose. Die Einwände TENDELOOS gegen die Tierversuche PELS-LEUSDENS, daß dabei auch die Lymphbahnen in der Umgebung der Nierenarterie eine größere Rolle gespielt hätten, erscheinen nicht überzeugend. Aus allen diesen Gründen lehnt auch WILDBOLZ die lymphogene Entstehung der Nierentuberkulose im Sinne TENDELOOS zum mindesten für die überwiegende Mehrzahl der Fälle ab.

Für vereinzelte Fälle läßt sich dieser Infektionsweg nicht ausschließen. Auch von anderen tuberkulösen Herden in der Nähe der Niere ist vereinzelt ein Übergreifen auf die Niere festgestellt worden. So beobachtete LE FUR das direkte Übergreifen eines spondylitischen Senkungsabszesses auf die Niere und MOON hat einmal die tuberkulöse Infektion der Niere von einer Nebennierentuberkulose ausgehen gesehen. Jedenfalls sind diese Fälle bezogen auf die Gesamtheit der Wirbel- oder Nebennierentuberkulosen extrem selten.

Die lymphogene Infektion bzw. das direkte Übergreifen von tuberkulös erkrankten Nachbarorganen spielt vermutlich bei der isolierten Erkrankung des Harnleiters oder der Blase eine größere Rolle als bei der Niere und dem Nierenbecken. Besonders bei der gelegentlich vorkommenden Ausbreitung einer Prostata oder Samenblasentuberkulose auf die Harnblase kommt dieser Infektionsmodus in Betracht.

c) Aszendierende Infektion.

Bei der aufsteigenden Infektion muß man unterscheiden zwischen der Möglichkeit einer rein aszendierenden Infektion der Nieren und der aszendierenden Infektion der zweiten Niere bei hämatogener Infektion der ersten Niere und deszendierender Ausbreitung bis zur Blase. Für die erste Möglichkeit können nur ganz vereinzelte Fälle in Frage kommen, weil eine isolierte Tuberkulose der Blase oder der Ureteren sehr selten vorliegt. Einwandfreie Fälle dieser Art sind von ROVSING und BARTH mitgeteilt worden, es handelte sich dabei um den Durchbruch einer tuberkulös veränderten Samenblase bzw. eines verkästen Vas deferens in den erweiterten und gestauten Ureter, wobei die Tuberkelbazillen bis ins Nierenbecken im Harnstrom aufsteigen konnten. Tierexperimentelle Untersuchungen von WILDBOLZ, die später von TOSATI und SUGIMURA bestätigt wurden, haben ergeben, daß man durch intraureterale Injektion von Tuberkelbazillen ohne Harnstauung Nierenbeckentuberkulose erzeugen kann. Im Gegensatz dazu haben ALBARRAN, HANSEN, BERNARD und SALOMON, MAUGEAIS und KAPPIS bei intraureteraler Tuberkelbazilleninjektion nur dann eine Nierenbeckentuberkulose hervorrufen können, wenn dauernde Harnstauung erzeugt wurde. Sogar direkte Impfung des Nierenbeckens war nur bei Ureterligatur erfolgreich (BERNARD und SALOMON). Bei Einbringung humaner oder boviner Tuberkelbazillen in die Harnblase trat keine Tuberkulose der Nieren ein (HANAU, BERNARD und SALOMON, SAWAMURA). Auch bei 24stündiger (HANSEN, ROVSING) oder dauernder Harnstauung (BERNARD und SALOMON) war das Ergebnis negativ. Sogar bei Einbringung von Tuberkelbazillenreinkulturen in offenen Celluloidröhrchen in die Blase konnte GIANI keine aszendierende Harnwegstuberkulose erzielen.

WILDBOLZ zeigte, daß in seinen Versuchen die Infektion bestimmt aszendierend und nicht etwa hämatogen erfolgte, da er bei Ligatur eines Ureters diese Niere niemals erkranken sah; während für eine hämatogene Infektion gerade eine solche Niere besonders günstig sein müßte.

Eine solche aszendierende Infektion kann sich entweder in der Harnleiterlichtung oder in den Lymphbahnen der Harnleiterwand und ihrer Umgebung ausbreiten. WILDBOLZ und SUGIMURA sahen wohl Knötchenbildung in den periureteralen Lymphbahnen, jedoch niemals eine aufsteigende lymphogene Infektion bis zur Niere, sondern die Infektion wurde gegen die regionären Lymphdrüsen abgedrängt. Im Gegensatz dazu glauben BAUEREISEN und BONHOEFFER gezeigt zu haben, daß sich im Tierversuch die Tuberkulose entlang der periureteralen Lymphbahnen bis zur Niere ausbreiten kann.

Für die menschliche Pathologie sind die Ergebnisse dieser Tierversuche nur mit großer Vorsicht verwertbar. Eine nennenswerte Rolle kann die aufsteigende Infektion nur für die zweite Niere bei hämatogener Infektion der ersten Niere spielen. Vor allem ist auf die Infektionsmöglichkeit durch den gerade bei Tuberkulose nicht selten zu beobachtenden Rückfluß von Blaseninhalt bis ins Nierenbecken hinzuweisen. Dabei erfolgt der Reflux meist auf der gesunden Seite (DEROCHE und CHEVALIER). CAPORALI fand unter 7 Fällen von vesikoureteralem Reflux 5 bei Tuberkulose. Auch ANDRÉ und GRANDINEAU haben in 3 Fällen bei Tuberkulose Reflux beobachtet, von denen einer aszendierende Uretertuberkulose zeigte. Daß tatsächlich eine aszendierende Infektion der zweiten Seite vorkommt, beweisen klinische Beobachtungen von Eiteransammlungen im untersten Ureterabschnitt (KREISSL, THORNDIKE, WILDBOLZ). Auch anatomisch einwandfreie Beobachtungen aszendierender Uretertuberkulose liegen vor. So fand HOTTINGER bei einem 60jährigen Mann mit einseitiger Nierentuberkulose, sowie schwerer Blasen- und Prostatatuberkulose den zweiten Ureter im unteren Abschnitt schwer tuberkulös verändert, während im oberen

Abschnitt nur vereinzelte Tuberkel zu sehen waren und Niere sowie Nierenbecken völlig tuberkulosefrei befunden wurden. Ähnliche Beobachtungen wurden von LEGUEU, PAPIN und VERLIAC, BAETZNER, PACHOUD und ZOEPFFEL mitgeteilt. Daß dabei doch der periureterale Lymphweg eine Rolle spielen kann scheint aus einer Beobachtung von WILDBOLZ hervorzugehen, der bei einer einseitigen Nieren- und Blasentuberkulose den Ureter der zweiten Seite im untersten Abschnitt schwer tuberkulös erkrankt fand, außerdem fand sich im peripelvinen Gewebe ein isolierter Tuberkel, obwohl der obere Ureterabschnitt und das Nierenbecken selbst frei von Tuberkulose war. Auch ROVSING mißt dem periureteralen Lymphweg bei der Ausbreitung einer Genitaltuberkulose auf die Nieren eine große Bedeutung bei.

Eine aszendierende Infektion der Blase von einer Tuberkulose des Penis oder der Urethra ausgehend kommt nicht in Frage. Nur bei Tuberkulose der Prostata und Pars prostatica urethrae kann der Blasenhals mitergriffen werden.

2. Nieren- und Nierenbeckentuberkulose (Lit. S. 554).

a) Einteilung, Statistik und Bakteriologie.

Die Nierentuberkulose steht in innigster Beziehung zur tuberkulösen Erkrankung der Harnorgane überhaupt, weil sie meist den Ausgangspunkt der Harnwegsinfektion darstellt. Die Nierentuberkulose und Nierenbeckentuberkulose ist zum Teil schon von STOERK[1] abgehandelt worden. Hier sollen vor allem die Punkte erörtert werden, die sich jener Darstellung ergänzend angliedern. Da in der STOERKschen Darstellung vorwiegend die makroskopischen Befunde geschildert sind, so soll hier die Histologie der Nierentuberkulose besprochen werden. Eine Ergänzung soll die Darlegung weiterhin durch statistische Angaben, sowie durch Erörterungen der Beziehungen zwischen Tuberkulose und Nierenmißbildungen, bzw. Nierensteinen finden.

Zunächst soll eine Einteilung der Nierentuberkulose, die bei der Mannigfaltigkeit der Bilder unvollkommen bleiben muß, versucht werden. Man kann diese Einteilung nach verschiedenen Gesichtspunkten vornehmen. Dem klinischen Bedürfnis entspricht die Einteilung in geschlossene parenchymatöse und offene pyelitische Formen (KÖNIG, PELS-LEUSDEN). Für die anatomische Einteilung kann man sich vielleicht recht gut an die Typen der eitrigen Nierenerkrankungen halten. Entsprechend den miliaren embolischen Abszessen findet sich die hämatogene Miliartuberkulose der Niere. Dem septischen Infarkt entspricht der ziemlich seltene tuberkulöse Infarkt der Niere. Die knotige parenchymatöse Nierentuberkulose ist das Analogon des sog. Nierenkarbunkels und die isolierten Kavernen im Nierenparenchym entsprechen den solitären Nierenabszessen. Alle diese bisher aufgezählten Formen sind als parenchymatöse Form der Nierentuberkulose zusammenzufassen. Diesen Formen steht die Fülle jener Nierentuberkulosen gegenüber, bei denen die Niere und das Nierenbecken erkrankt ist und die im klinischen Sinne als offene Tuberkulosen bezeichnet werden können. Die Analogie zu diesen Formen ist die Pyelonephritis, eine Bezeichnung, die nicht mehr besagt, als daß Niere und Nierenbecken entzündlich erkrankt sind. Jedoch die Analogie geht noch weiter, da auch in der Ausbreitung dieser Form der chronischen Nierentuberkulose Vieles dem Verhalten der banalen Pyelonephritis entspricht. Während man vielfach bisher nur jene Formen der chronischen Nierentuberkulose, die makroskopisch große Ähnlichkeit mit der banalen Pyelonephritis zeigen, als Pyelonephritis tuberculosa bezeichnete, möchte ich vorschlagen, den Begriff

[1] STOERK: Dieses Handbuch, Bd. VI/1, S. 487.

der tuberkulösen Pyelonephritis auf alle Formen der chronischen Nierentuberkulose auszudehnen, in denen Nieren und Nierenbecken offensichtlich erkrankt sind. Auch RUNEBERG hat sich in diesem Sinne ausgesprochen. Als Endstadium einer solchen tuberkulösen Pyelonephritis kann sich ebenso wie bei einer banalen Pyelonephritis eine Pyonephrose, hier von spezifisch tuberkulösem Charakter ausbilden. Es fallen also bei dieser Einteilung auch die offenen kavernösen Nierentuberkulosen unter den Begriff der tuberkulösen Pyelonephritis. Gerade diese pyelonephritische Form der Tuberkulose soll hier noch eingehender geschildert werden, weil sie in unlösbarer Beziehung zur Tuberkulose der ableitenden Harnwege steht. Als seltene Form schließt sich die fibröse chronische Nierentuberkulose an, die zu Bildern entsprechend der pyelonephritischen Schrumpfniere führen kann.

Die Häufigkeit der einzelnen Formen der Nierentuberkulose ergibt sich aus einer Zusammenstellung WESSELs aus den in den letzten 25 Jahren im Göttinger pathologischen Institut durchgeführten Obduktionen. Unter 8029 Sektionen finden sich 173 Tuberkulosen der Harnorgane. Es fand sich somit in 2,1% aller Sektionen bzw. 24,1% aller infektiösen Erkrankungen der Harnorgane eine Tuberkulose des Harnapparates. Diese Zahl stellt einen unteren Grenzwert dar, da im Göttinger Sektionsmaterial Tuberkulosen überhaupt sehr spärlich vertreten sind. Von den 172 Harnorgantuberkulosen sind in 171 Fällen eine oder beide Nieren tuberkulös erkrankt, während nur in einem einzigen Fall eine isolierte von der Prostata ausgehende Blasentuberkulose beobachtet wurde. Diese Tatsache zeigt die nahezu ausschließliche Bedeutung der Nierentuberkulose für die Infektion der Harnwege. Unter den 171 Nierentuberkulosen finden sich 115 akute und subakute Miliartuberkulosen der Nieren (1,4% aller Sektionen und 66,9% aller tuberkulösen Infekte der Harnorgane), während nur 55 Fälle chronische Nierentuberkulosen (0,7% aller Sektionen und 32% aller Harnorgantuberkulosen) betreffen.

Die Richtigkeit dieser Angaben ergibt sich daraus, daß CHAMBERS, MORRIS und HILDEN-BROWN unter 5338 Sektionen 2,95% Nierentuberkulosen fanden. SCHLESINGER sah bei 2345 Sektionen des Berner pathologischen Instituts 5,3% Nierentuberkulosen neben 20,7% tuberkulösen Lungenherden. HOBBS stellte bei 1000 an Tuberkulose Verstorbenen in 16,2% Nierentuberkulose fest. Die Hauptmasse der Nierentuberkulosen wird von der hämatogenen Miliartuberkulose gebildet. Nach Abzug der Miliartuberkulosen errechnen sich die chronischen Nierentuberkulosen auf 0,7% aller Leichen (WESSEL); in guter Übereinstimmung damit steht die Angabe KAPSAMMERs (1%).

Die Verteilung auf die einzelnen Formen der Nierentuberkulose, sowie die Beteiligung der beiden Geschlechter und der beiden Körperseiten ist aus nachfolgender Tabelle ersichtlich.

Diagnose	Zahl	♂	♀	r.	l.	bds.	Seite unbek.
Akute Miliartuberkulosen	101	62	39	—	—	101	—
Subakute Miliartuberkulosen	14	12	2	1	4	9	—
Tuberkulöse Infarkte	5	2	3	3	1	1	—
Knotige Parenchymtuberkulose	9	6	3	4	2	3	—
Isolierte Parenchymkavernen	8	5	3	2	5	1	—
Käsige Markherde (Frühstadien)	2	1	1	—	1	—	1
Tuberkulöse Pyelonephritis (darunter drei Frühformen)	30	21	9	13	11	6	—
Tuberkulöse Pyonephrose (davon drei verschlossen)	11	7	4	5	5	1	—

Was die einzelnen Formen betrifft, so erscheinen die hier mitgeteilten Zahlen für die knotige Form und für die isolierte Kaverne sehr hoch und es ist hier sehr wohl möglich, da die Zuteilung nach Protokollangaben erfolgen mußte, daß sich in diesen Gruppen einige wenig ausgedehnte tuberkulöse Pyelonephritiden verbergen, denn WILDBOLZ sah unter 600 Nierentuberkulosen nur fünf knotige Formen.

Die in der obigen Tabelle wiedergegebenen Zahlen bieten keinen Anhaltspunkt für die Häufigkeit der einseitigen, bzw. doppelseitigen Nierentuberkulosen, da als doppelseitig in der Tabelle nur jene Fälle erscheinen, in denen die Nierentuberkulose auf beiden Seiten das gleiche anatomische Bild zeigt. Tatsächlich fanden sich, abgesehen von den 115 immer doppelseitigen hämatogenen Miliartuberkulosen unter den 55 chronischen Nierentuberkulosen 27 (49%) doppelseitige Erkrankungen. WILDBOLZ sah neben etwa 600 Kranken, bei denen wegen einseitiger Nierentuberkulose die Nephrektomie ausgeführt wurde, 78 Patienten mit doppelseitiger Nierentuberkulose (12,6%). In den fortgeschrittenen Fällen der Obduktionsstatistik fand RAFIN 47,9% statt klinisch 14,6% doppelseitige Nierentuberkulose. Allerdings ist dabei meist die eine Niere frischer erkrankt als die andere. BARNEY und JONES fanden unter 119 Autopsien sogar 70,6% doppelseitige Nierentuberkulosen. Die Seitenbeteiligung zeigt nach WILDBOLZ keine nennenswerten Unterschiede, höchstens überwiegt die rechte Seite unbedeutend.

Die Altersverteilung der chronischen Nierentuberkulose ist keine gleichmäßige. Im Kindesalter ist die Nierentuberkulose, wenn man von der hämatogenen Miliartuberkulose absieht, viel seltener als in den späteren Lebensjahrzehnten. VIGNARD und THÉVENOT fanden 1912 nur 38 chronische Nierentuberkulosen bei Kindern im Schrifttum mitgeteilt. FALCI gibt an, daß nach den Büchern des Service civil in Paris dort von 1911—1925 50 Kranke unter 18 Jahren wegen Nierentuberkulose behandelt wurden. Die Erkrankungen verteilen sich über die einzelnen Lebensjahre des Kindesalters folgendermaßen:

Jahre	FALCI	VIGNARD und THÉVENOT
1— 6	2	12
7—12	8	9
13—18	40	17

Dabei hatten 27% dieser Jugendlichen und Kinder doppelseitige Nierentuberkulosen, während die Erwachsenen nur 14% doppelseitige Erkrankungen aufwiesen (FALCI). Da bei Kindern die chronische Nierentuberkulose häufig zur Metastasierung neigt, ist die Prognose viel ungünstiger als beim Erwachsenen (WILDBOLZ). Die Geschlechtsbeteiligung bei der chronischen Nierentuberkulose ist nicht eindeutig beantwortet. Nach WILDBOLZ ergeben operative Statistiken ein Überwiegen der Frauen. Er selbst fand allerdings beide Geschlechter etwa gleich beteiligt; zum selben Ergebnis gelangte HEIDRICH an der KÜTTNERschen Klinik. In unserem Sektionsmaterial zeigt sich eine viel häufigere Erkrankung der Männer. So fand WESSEL unter 115 Miliartuberkulosen 74 Männer und nur 41 Frauen und unter 55 chronischen Nierentuberkulosen 34 Männer und 21 Frauen. Im Göttinger Sektionsmaterial verhalten sich somit sowohl bei der akuten wie bei der chronischen Nierentuberkulose ♂ : ♀ etwa wie 3 : 2. Vielleicht spielt die Steigerung der männlichen Sektionen in den Kriegsjahren dabei eine gewisse Rolle. Allerdings gibt auch ROVSING ein bedeutendes Überwiegen der Männer in den Obduktionsstatistiken an (89 ♂ : 58 ♀). Die Alters- und Geschlechtsverteilung bei der chronischen Nierentuberkulose ergibt sich aus folgender Tabelle und Abb. 79.

Am stärksten ist bei beiden Geschlechtern das 2.—4. Jahrzehnt befallen, nur im hohen Alter zeigt sich noch ein leichter durch die Alterstuberkulosen bedingter Anstieg, während das 5. und die erste Hälfte des 6. Jahrzehntes sehr wenig Nierentuberkulose aufweisen.

In nahezu allen Fällen wird die Nierentuberkulose durch den Typus humanus des Tuberkelbazillus hervorgerufen. Nur in 4 Fällen (2 Fälle von JOANNOVIC, DEUTSCH, KATZ) ist durch Kultur und Tierversuch Geflügeltuberkulose festgestellt worden. Der eine Fall von JOANNOVIC zeigte septischen Verlauf. Bei der Beobachtung von KATZ waren die Bazillen vielfach innerhalb von Leukozyten gelegen, während Verkäsung und Bindegewebswucherung vermißt wurde. Einen abnorm milden Verlauf beobachtete BLATT bei 5 offenen kavernösen Nierentuberkulosen, so daß er an die Möglichkeit einer Varietät der Bazillen denkt. Eine Pyonephrose mit säurefesten, aber nicht alkoholfesten „falschen Tuberkelbazillen" (Smegmabazillen?) beschrieb SABROE.

Eine ziemlich häufige Erscheinung bei chronischer Nierentuberkulose ist die Mischinfektion. YAGO fand bei 100 exstirpierten tuberkulösen Nieren 13% Mischinfektionen, und zwar außer Strepto- und Staphylokokken in 3 Fällen auch Pyozyaneus. FRISCH sah unter 10 mischinfizierten Nierentuberkulosen 5mal Kolibazillen, 3mal Staphylokokken und 2mal Streptokokken. VELO stellte bei 15 operierten offenen Nierentuberkulosen, bei denen kein Ureterenkatheterismus gemacht worden war, 8mal Mischinfektion fest, darunter 5mal mit Staphylococcus pyog. alb., 1mal mit Bacillus Hauseri, 1mal mit Staphylokokken und Bacillus Hauseri und 1mal mit Pyozyaneus. PUNTONI beschrieb Mischinfektion einer Nierentuberkulose mit Paratyphus B.

Alters- und Geschlechtsverteilung der chronischen Nierentuberkulose im Göttinger Sektionsmaterial nach WESSEL.

Alter	♂	♀	Zusammen
1—3	1	2	3
4—10	—	—	—
11—15	1	1	2
16—20	6	4	10
21—30	8	5	13
31—40	10	4	14
41—50	5	2	7
51—60	1	—	1
61—70	2	1	3
?	2	—	2
Zusammen	36	19	55

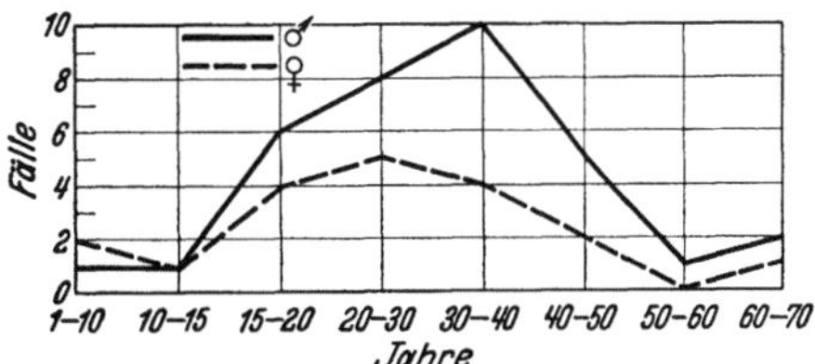

Abb. 79. Alters- und Geschlechtsverteilung bei chronischer Nierentuberkulose im Göttinger Sektionsmaterial nach WESSEL.

Der Nachweis von Tuberkelbazillen im Harn bei Nierentuberkulose ist meist mit Tierversuch oder Kultur (besonders auf LÖWENSTEIN-Nährboden) zu erbringen, wenn die bakterioskopische Sedimentuntersuchung versagt. ROVSING konnte bei 90% der Nierentuberkulosen den Bazillennachweis im Harn erbringen. STEINDL hat sogar LANGHANSsche Riesenzellen im Harn gefunden, die Tuberkelbazillen enthielten (zit. nach SCHWANKE).

b) Histologische Befunde bei chronischer Nieren- und Nierenbeckentuberkulose.

Die makroskopischen Verhältnisse der Nieren- und Nierenbeckentuberkulose sind schon von STOERK[1] besprochen worden, so daß hier auf eine neuerliche Darstellung verzichtet werden kann. Es wird in diesem Zusammenhange in Ergänzung der Schilderung STOERKs vor allem auf die histologischen Befunde bei chronischer Nieren- und Nierenbeckentuberkulose, sowie auf die Art der Ausbreitung der Infektion innerhalb der Niere einzugehen sein.

[1] STOERK: Dieses Handbuch, Bd. VI/1, S. 494—506.

Die anatomisch untersuchten Frühfälle von Nierentuberkulose, wie sie von TITTINGER, ROSENSTEIN, MARION und SCHÜPBACH mitgeteilt wurden, sowie die in den eingehenden Untersuchungen von WEGELIN und WILDBOLZ veröffentlichten Beobachtungen und die Fälle KOIKES zeigen alle eine Übereinstimmung in der Lokalisation. Der tuberkulöse Herd, von dem die chronische Nierentuberkulose ihren Ausgang nimmt, ist immer in der Papille nahe der Spitze oder im Bereich der Kelchnische gelegen. Jedenfalls handelt es sich um einen im Markbereich gelegenen Herd. Ein Rindenherd als Ausgangspunkt einer chronischen Nierentuberkulose ist bisher anscheinend nicht bekannt geworden. In etwas vorgeschritteneren Fällen findet sich der offensichtlich älteste Herd im Markbereich, während die Rindenherde frischer sind. Die Gründe für diese

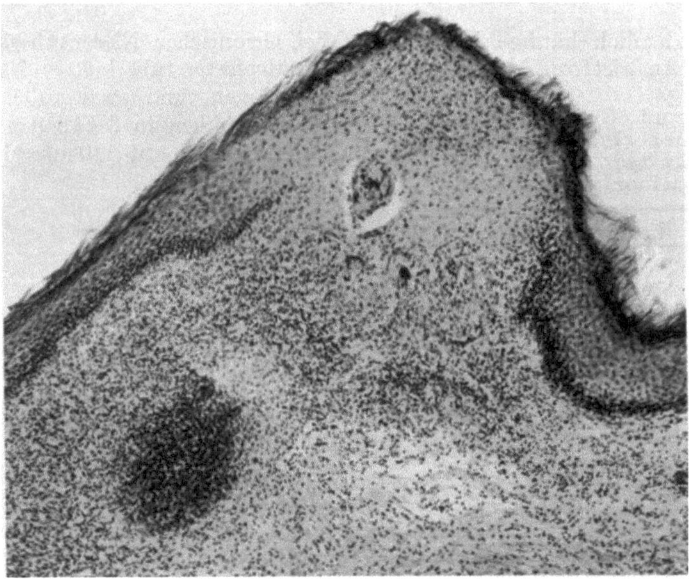

Abb. 80. Intra- und subepithelial gelegener Tuberkel im Nierenbecken, Leukoplakie. (28 Jahre, ♂, E. 312/61930, eigene Beobachtung.)

eigenartige Lokalisation wurden schon bei der Besprechung der Infektionswege erörtert. Nach WEGELIN und WILDBOLZ, deren Ausführungen ich hier im wesentlichen folge, liegen die ersten Tuberkel sowohl an den seitlichen Partien der Papillen, wie in der Kelchnische subepithelial (Abb. 80). Das Epithel über diesen Knötchen geht rasch verloren und es entwickelt sich ein tuberkulöses Geschwür, das mit Käsemassen bedeckt ist und die Kelchnische, sowie oft die Seitenfläche der Papille einnimmt. In diesen Käsemassen finden sich meist außerordentlich reichlich Tuberkelbazillen, gelegentlich findet man auch Verkalkungen. Durch Weiterschreiten des Verkäsungsprozesses kann es zur Kavernenbildung im Papillenbereich kommen. Auch in beginnenden Fällen können solche Markkavernen — vermutlich aus einem hämatogen-embolisch entstandenen Herd (EKEHORN) — auftreten und dann erst mit oder ohne fistulösem Durchbruch zur Infektion des Nierenbeckens führen. Eingehend anatomisch untersuchte Fälle dieser Art wurden von EKEHORN, SÖDERLUND und PERSSON mitgeteilt. Im Gewebe der Papille liegen die Tuberkel zunächst rein interstitiell und verdrängen und komprimieren die Kanälchen. Dadurch kann es zu einer Harnstauung in den dem erkrankten Gebiet übergeordneten

Kanälchenabschnitten kommen, die sich in einer Ausweitung und gelegentlich schon makroskopisch feststellbaren Zystenbildung äußert. Im weiteren Verlaufe kommt es zum Einbruch von Tuberkeln in die Kanälchen und zur Abschwemmung von Tuberkelbazillen mit und vermutlich auch zum Teil gegen den Harnstrom. Durch Einbruch von Tuberkeln in zystisch erweiterte Kanälchen können Kavernen entstehen, die teils mit Epithel, teils mit tuberkulösem Granulationsgewebe ausgekleidet sind (WEGELIN und WILDBOLZ). Von diesen Markherden aus sieht man eine Ausbreitung junger Tuberkel in perlschnurartiger Aufreihung entlang der Arteriolae rectae gegen die Grenzschicht zu. Dabei betonen WEGELIN und WILDBOLZ, daß in diesen Fällen weder die Wandung noch die Lichtung der Arterien verändert ist. Sehr frühzeitig, bevor noch diese kontinuierliche Tuberkelaussaat entlang der Markarteriolen bis zur Rindenmarkgrenze vorgedrungen ist, bemerkt man Tuberkelbildung oder auch nur perivaskuläre Rundzelleninfiltrate entlang der Arteriae arciformes und ihrer Verzweigung bis in den Rindenbereich. Diese typische Anordnung ist besonders in früh untersuchten Fällen deutlich, bevor die Tuberkel konfluieren und verkäsen und so zu dem hinsichtlich seiner Entstehung nicht mehr übersichtlichen Bild der kavernösen Nierentuberkulose führen. Das Nierengewebe zeigt in der Umgebung der Tuberkel chronisch entzündliche Infiltrate, die vorwiegend aus Lymphozyten bestehen, jedoch manchmal reichlich Plasmazellen, eosinophile oder polymorphkernige Leukocyten enthalten. Diese Infiltration betrifft Rinde und Mark in gleicher Weise. Die Kanälchen zeigen an ihrem Epithel nach KOIKE in der Nähe der Tuberkel oft stärkere Körnung des Protoplasmas oder schlechtere Kernfärbbarkeit bis zur völligen Nekrose. Bei fortschreitender Verkäsung verfallen sie selbstverständlich der Nekrose und Einschmelzung. Im allgemeinen fällt aber auf, was ich aus eigener Erfahrung besonders hervorheben möchte, daß ebenso wie bei der banalen Pyelonephritis trotz der interstitiellen Infiltration das Epithel der Tubuli wenig degenerative Veränderungen, vor allem — im Gegensatz zu dem Nierenbefund bei schwerer Lungentuberkulose — fast niemals nennenswerte Verfettungen erkennen läßt. Höchstens in unmittelbarer Umgebung von Tuberkeln findet man einige feintropfig verfettete Kanälchen. Die Glomeruli sind zunächst unverändert.

Diese interstitielle Infiltration ist oft viel ausgedehnter und nicht nur auf die Umgebung spezifisch tuberkulöser Herde beschränkt. Man sieht nicht selten über einer tuberkulös erkrankten Markpyramide große Strecken der zugehörigen Rindenabschnitte von dichtesten interstitiellen Infiltraten eingenommen, ohne daß — wie ich mich mehrfach überzeugen konnte — in diesen Zonen Tuberkel vorhanden zu sein brauchen. In diesen Herden kommt es weiterhin zu einer Wucherung des interstitiellen Bindegewebes und zu einer sehr starken Atrophie der Kanälchen. Im weiteren Verlaufe findet man die von sehr plattem Epithel ausgekleideten Kanälchen mit kolloiden Zylindern ausgefüllt. Die Basalmembranen der Kanälchen sind oft verdickt und hyalin verquollen. Die Glomeruli zeigen in diesen Stadien starke hyaline Kapselverdickungen und sind teils in fibröser Umwandlung begriffen, teils völlig fibrös-hyalin organisiert. Es entsteht also in weiten Gebieten der Niere eine Umwandlung, wie sie weitgehend den Befunden einer chronisch-produktiven, nicht-eitrigen Pyelonephritis entspricht, wie wir sie in ganz analoger Weise in Steinnieren sehen (Abb. 81). Diese Veränderungen sind von ORTH, WEGELIN und WILDBOLZ sowie KOIKE beschrieben worden, ohne daß die auffallende Übereinstimmung mit pyelonephritischen Befunden erwähnt wird. Da diese Herde, wie auch bei Pyelonephritis, oft keilförmige Gestalt zeigen und an ihrer Basis oft eine größere Arterie aufweisen, sprechen WEGELIN und WILDBOLZ von „keilförmiger zirkumskripter Rindenatrophie“ und KOIKE von „Pseudoinfarkten“. Aus der obigen

Schilderung geht hervor, daß es sich nicht um eine einfache Atrophie, sondern um eine chronische produktive Entzündung mit dichter Infiltration, Bindegewebsneubildung und Parenchymverödung handelt. ORTH nahm an, daß diese Herde zum Teil durch tuberkulöse Gefäßveränderungen wie Einbrüche in die Lichtung der Arterien oder Einengung der Lichtung durch Intimatuberkel entstünden. Es wären also zum Teil tuberkulöse Infarkte, zum Teil Folgen einer stark herabgesetzten Zirkulation. WEGELIN und WILDBOLZ fanden die Gefäße innerhalb dieser Herde völlig unverändert, desgleichen KOIKE und ich konnte in den von mir untersuchten Fällen gleichfalls keine Beziehung zu Gefäßveränderungen feststellen. WEGELIN und WILDBOLZ sahen überhaupt nur zweimal Einbruch tuberkulöser Herde in Arterien, und gerade in dem einen Fall mit völliger käsiger Verlegung der Arterienlichtung fehlte die infarktartige Herdbildung. Damit soll nicht bezweifelt werden, daß es tuberkulöse Infarkte sowohl durch Einschwemmung gröberer Käsebröckel bei in eine Vene durchgebrochener Lungen- oder Lymphdrüsentuberkulose — wie dies STOERK erwähnt — als auch über chronisch tuberkulösen Nierenmarkherden durch Gefäßverlegung — wie dies ORTH beschrieb — gibt, aber nicht alle keilförmigen Herde, die bei chronischer Nierentuberkulose auftreten, sind Folgen von Kreislaufstörungen. Es bleibt nun die Frage zu erörtern, wie man diese produktiven Entzündungsprozesse erklären will. Es kann sich dabei um toxische Wirkungen der benachbarten tuberkulösen Prozesse handeln, man wird aber in manchen Fällen auch an eine Kombination von Nierentuberkulose mit durch andere Bakterien unterhaltener Pyelonephritis denken müssen (VERLIAC), da ja nicht selten Mischinfektionen vorliegen. Die Form dieser Herdbildung und ihre Beziehung zur Gefäßverzweigung kann bei ihrer Deutung, sei es als tuberkulotoxische, sei es durch bakterielle Mischinfektion bewirkte Pyelonephritis nicht überraschen, da bei der Besprechung der Pyelonephritis die Bedeutung der periarteriellen Ausbreitung für diese Form der Nierenentzündung eingehend dargelegt wurde.

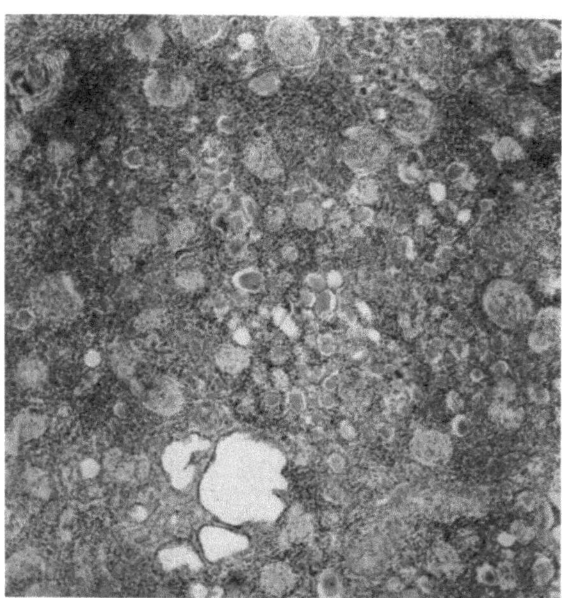

Abb. 81. Chronische Pyelonephritis mit Glomerulusverödung und Kolloidzylinderbildung bei chronischer Nierentuberkulose und Nephrolithiasis. (40 Jahre, ♂, E. 3373/1930, eigene Beobachtung.)

Die Venen zeigen bei chronischer Nierentuberkulose nicht selten Intimatuberkel, besonders im Abflußgebiet großer Markherde. WEGELIN und WILDBOLZ haben solche Intimatuberkel zum Teil mit typischen LANGHANSschen Riesenzellen in 11 von 15 Fällen gesehen. Manchmal fanden sie auch nur polsterförmige Lymphozyteninfiltrate in der Intima. Uncharakteristische chronische Infiltration aller Wandschichten größerer Venen konnte ich in weitgehend verödeten tuberkulösen Nieren häufig beobachten.

Welche Wege sind für die Ausbreitung der Tuberkulose innerhalb des Nierengewebes maßgebend? Grundsätzlich sind drei Ausbreitungsmöglichkeiten gegeben: der Harnweg, der Blutweg und der Lymphweg. Der Harnweg kann für Abschwemmung von Bazillen bei Einbruch von Tuberkeln in Kanälchen in Frage kommen. Er wird vor allem für die Infektion der ableitenden Wege wichtig sein. Bei Harnstauung ist auch eine Infektion höherliegender Kanälchenabschnitte gegen die Stromrichtung möglich, außerdem kann auch mit dem Harnstrom eine Bazillenverschleppung in höher gelegene Abschnitte zustande kommen, wenn der Einbruch in den aufsteigenden Schleifenschenkel erfolgt ist. Eine große Bedeutung wird dieser Form der Ausbreitung ebenso wie bei der banalen Pyelonephritis nicht zukommen. Der Blutweg wurde schon kurz bei der Besprechung der Infarkte gestreift. Im ganzen sind Einbrüche von Käseherden in Arterien oder spezifische Endarteriitiden zu selten, um bei der so regelmäßigen Ausbreitung des Prozesses gegen die Rinde zu und vor allem bei der sukzessiven Erkrankung anderer Papillen und Markpyramiden eine nennenswerte Rolle spielen können. Es bleibt also wohl nur die Ausbreitung in den perivaskulären Lymphbahnen übrig. Für diese Annahme, der auch Wildbolz und Wegelin, Stoerk, Runeberg und Koike zustimmen, sprechen die Befunde der Tuberkelausbreitung entlang der Verzweigung der Art. arciformes bis in die obersten Rindenschichten. Es wird also ebenso wie dies Achilles Müller für die banale Pyelonephritis nachgewiesen hat, der Weg über die Kelchnischen und die perivaskulären Lymphbahnen sowohl für die primär erkrankte Papille wie auch für die später vom Nierenbecken aus infizierten der wichtigste sein. Das zeigt uns, daß eine sicher — sei es direkt oder indirekt — hämatogene Infektion, wie es die Nierentuberkulose ist, sehr wohl den Verlauf einer Pyelonephritis nehmen kann. Ich glaube, diese Tatsache sollte uns in der Ablehnung einer hämatogenen Entstehung der banalen Pyelonephritis etwas vorsichtiger machen.

In allen bisher erörterten Fällen handelte es sich um eine tuberkulöse Pyelonephritis. In seltenen Fällen ist die erste tuberkulöse Herdbildung auf das Nierenbecken beschränkt (Vincent, Gautier, Wildbolz, Hartmann), wobei zunächst subepitheliale Tuberkel entstehen. Jedoch lehnt es Wildbolz ab, mit Hallé von einer pyelitischen Form der Nierentuberkulose zu sprechen, da es sich dabei um seltene Ausnahmen handelt. Die Histologie der Nierenbeckentuberkulose bietet sonst wenig, was sich von der Tuberkulose anderer Schleimhäute unterscheiden würde. Meist konfluieren die tuberkulösen Geschwüre rasch, so daß das Epithel ganz oder fast ganz verloren geht und das Nierenbecken von einem epitheloidzelligen, meist stark verkäsenden Granulationsgewebe eingenommen ist, in dem oft sehr reichlich Langhanssche Riesenzellen eingestreut sind. In den käsigen Massen können sich Kalk- und Harnsalze ablagern, so daß Inkrustationen entstehen. Häufig erscheinen die käsigen Massen mit sudanophilen Substanzen diffus durchtränkt, und in der an die Verkäsung angrenzenden Schicht des Granulationsgewebes sieht man häufig die Zellen mit Fetttröpfchen durchsetzt. Diese Granulationszone kann sich in manchen Fällen unter Zerstörung des Gewebes weiterarbeiten, so daß eine Aushöhlung des Organs erfolgt. Dabei vermißt man in solchen Fällen die oben geschilderte Aussaat von Tuberkeln in das Rindengewebe — wenigstens an vielen Stellen — ähnlich wie man manchmal bei schwerer chronischer banaler Pyelitis verhältnismäßig wenig Herde in der Niere selbst antrifft. Gerade in solchen Fällen ist eine chronische produktive Entzündung mit weitgehender Parenchymverödung in den nicht tuberkulös erkrankten Abschnitten zu sehen, deren Bilder völlig der pyelonephritischen Schrumpfung und pyonephrotischen Verödung entsprechen. Dabei kann sich das tuberkulöse Granulationsgewebe des Nierenbeckens gegen das verödete Nierengewebe durch eine bindegewebige Schranke abgrenzen (Abb. 82). Das Gewebe wird immer weitgehender durch erst zellreiches, späterhin sehr derbes faserreiches Bindegewebe ersetzt, in dem nur vereinzelte erhaltene oder hyalin umgewandelte Glomeruli sowie sehr spärliche atrophische oder zu Kolloidzysten umgewandelte Kanälchen erkennen lassen, daß es sich um eine Niere handelt. Die große Ähnlichkeit dieser histologischen Bilder läßt es begreiflich erscheinen, daß makroskopisch die Unterscheidung einer banalen Hydro- oder Pyonephrose von einer tuberkulösen schwierig oder unmöglich sein kann.

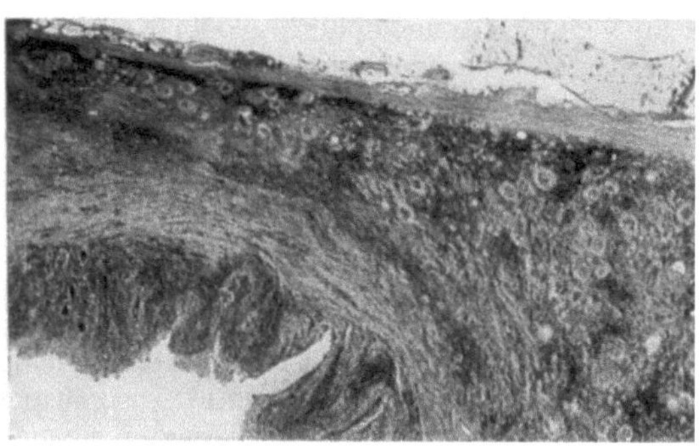

Abb. 80. Chronische Nierenbeckentuberkulose mit fibröser Schrankenbildung im Nierenmark und pyelonephritischer Verödung der Rinde. (25 Jahre, ♀, E. 2302/1931, eigene Beobachtung.)

In den vorgeschrittenen Stadien der Nierentuberkulose findet man oft kavernöse Hohlräume, die mit spezifischem Granulationsgewebe ausgekleidet sind, dadurch kann man sie von Stauungszysten unterscheiden, die meist klaren Inhalt und wohlerhaltenes Epithel aufweisen (WILDBOLZ).

Die Frage der Ausheilungsmöglichkeiten der Nierentuberkulose ist vielfach erörtert worden. Von klinischer Seite sind mehrfach Beobachtungen mitgeteilt worden, die eine solche Möglichkeit in seltenen Fällen erwägen lassen. So hat CASPER klinisch und anatomisch Ausheilung einer seit 26 Jahren bestehenden Nierentuberkulose beschrieben, wobei auch die Tuberkulose der ableitenden Harnwege abheilte, und EKEHORN fand bei einer geschlossenen tuberkulösen Pyonephrose, bei der die Tuberkulose des Ureters und der Blase spontan geschwunden war, den Inhalt steril. Anatomisch lassen sich nicht sehr häufig starke Bindegewebsbildung oder auch völlige fibröse Vernarbung einzelner Tuberkel feststellen (Abb. 83), daneben finden sich doch meist noch floride Prozesse. Eine gewisse Heilungstendenz zeigt sich bei der als Kitt- oder Mörtelniere bekannten Form der tuberkulösen Pyonephrose. Dabei kommt es manchmal nur in einzelnen Abschnitten der Niere zu einer Abheilung des tuberkulösen Granulationsgewebes. Die käsigen Massen werden durch Kalkeinlagerung zu einer mörtelartigen Substanz umgewandelt, während in anderen Abschnitten der Niere noch eine aktive Tuberkulose bestehen kann (Abb. 84). CRENSHAW sah unter 1817 in der MAYO-Klinik beobachteten Nierentuberkulosen 131mal röntgenologisch Verkalkungen (bei Männern 3mal so häufig als bei Frauen). Das Nierengewebe ist in solchen Fällen fast völlig geschwunden. An Stelle des

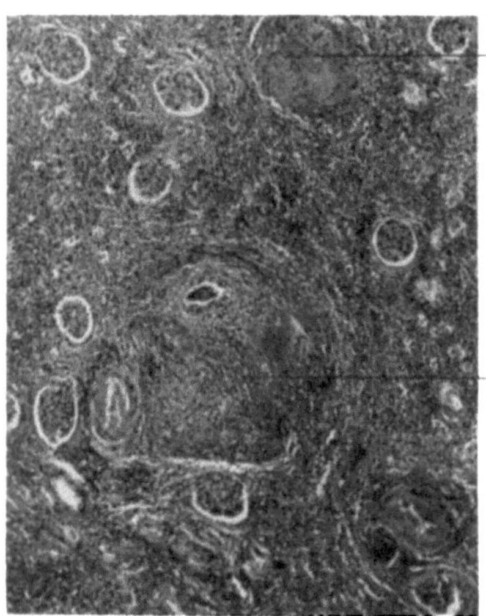

Abb. 83. Chronische Nierentuberkulose mit sehr starker lymphozytärer Infiltration der Rinde bei Atrophie der Kanälchen, 1 vollständig und 2 teilweise fibrös abgeheilter Tuberkel. (23 Jahre, ♀, S. 9/1932, eigene Beobachtung.)

Granulationsgewebes, welches die Kavernen oder das Nierenbecken auskleidet, sieht man eine derbe, hyalin umgewandelte, äußerst kernarme Bindegewebsmembran, die oft fleckige Verkalkungen erkennen läßt (Abb. 85). Vom Nierengewebe selbst sind nur vereinzelte kolloidhaltige Kanälchen oder hyaline Glomeruli erhalten. In der Regel ist die ganze Gewebslage, welche die Mörtelmassen umgibt, nur wenige Millimeter dick. Die Veränderungen zeigen große Ähnlichkeit mit den Befunden völlig verkreideter Lymphdrüsen. Gelegentlich können einzelne Kavernen sich völlig reinigen und später gegen das Nierenbecken abschließen, so daß nach Abheilung des Granulationsgewebes Pseudozysten entstehen, die von einer derben Bindegewebsmembran ausgekleidet sind (WILDBOLZ). In manchen Fällen ist die ganze Niere in einen häutigen Rest umgewandelt, der mit Mörtelmassen erfüllt ist, dabei ist meist der Harnleiter an einer oder mehreren Stellen verödet. ZUCKERKANDL hat für diese Fälle den kennzeichnenden Namen Pyonephrosis tuberculosa occlusa oder geschlossene tuberkulöse Pyonephrose vorgeschlagen. Solche Mörtelnieren können viel größer als normale Nieren sein (kindskopfgroß [SCHAANNING], 7 Pfund schwer [MACALPINE]), aber auch sehr klein werden (4,5 : 1,5 cm [KUMMER]). Man hat dabei auch von „Autonephrektomie" gesprochen, weil durch die Selbstausschaltung der tuberkulösen Niere die Bazillenausscheidung aufhört und deshalb die Tuberkulose der Harnwege abheilen kann. Eine wirkliche Heilung stellt diese Verkalkung und Abkapselung wohl meist ebensowenig dar, wie die analogen Vorgänge in der Lunge. Trotz schwieliger Abheilung des spezifischen Granulationsgewebes und Verkalkung der Käsemassen, werden wohl meist lebensfähige Tuberkelbazillen zurückbleiben, so daß auch die geschlossene tuberkulöse Pyonephrose eine ständige Infektions- und Gefahrenquelle für den Träger darstellt.

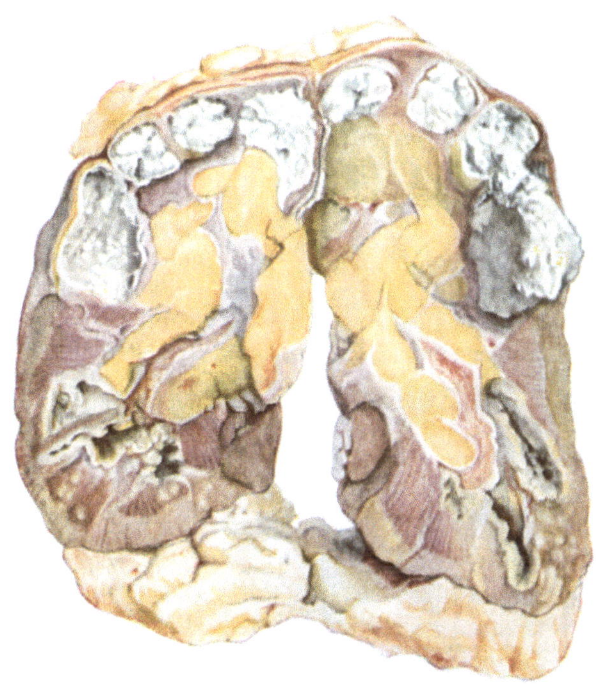

Abb. 84. Tuberkulöse Pyelonephritis teilweise in Form einer Mörtelniere abheilend. (48 Jahre, ♂, E. 4834/1930, eigene Beobachtung [3/4 nat. Größe].)

Es soll hier noch kurz auf einige seltene Formen der Nierentuberkulose eingegangen werden. In seltenen Fällen kommt es zur Ausbildung großer Knoten, die aus dicht gelagerten Tuberkeln bestehen, so daß man von einer knotigen Form der Nierentuberkulose spricht. WILDBOLZ fand diese knotige Tuberkulose nur 5mal unter 600 Nephrektomien wegen Tuberkulose, und KOIKE sah unter 109 exstirpierten tuberkulösen Nieren nur 2 reine Knotenformen. Der histologische Befund ist gekennzeichnet durch sehr dichte Lagerung großer epitheloidzelliger Tuberkel mit Riesenzellen ohne Neigung zu käsiger

Einschmelzung. Es besteht hinsichtlich des Verhaltens des tuberkulösen Gewebes eine gewisse Ähnlichkeit mit der sog. hyperplastischen Lymphdrüsentuberkulose. WILDBOLZ hält diese Form der Nierentuberkulose für eine ziemlich gutartige in ihrem Verlauf und denkt an besondere Allergiezustände des Nierengewebes als Begründung für die fehlende käsige Einschmelzung. Der tatsächlich sehr ähnliche Befund der „skrofulösen" Lymphdrüsen scheint diese Annahme von WILDBOLZ zu stützen.

Eine andere selten beobachtete Form der Nierentuberkulose ist die fibrös-indurative Form mit Ausgang in Nierenschrumpfung. In diesen Fällen finden sich nur wenige spezifisch tuberkulöse Gewebsbildungen, und es bleibt auch hier vielfach Verkäsung und Zerfall aus. Dagegen sieht man die Nieren noch sehr viel stärker, als das oben schon im Verlaufe der tuberkulösen Pyelonephritis geschildert wurde, eingenommen von uncharakteristischen, chronisch entzündlichen, interstitiellen Infiltraten mit starker Bindegewebsneubildung, wobei es zunächst zur Atrophie der Kanälchen und schließlich auch zur Verödung der Glomeruli kommt. Diese Befunde zeigen, abgesehen von den spärlichen spezifischen Herden, viel Ähnlichkeit mit einer chronischen banalen Pyelonephritis. In einigen Fällen (SCHÖNBERG, CEELEN, KIRCH, REYMOND) war die bindegewebige Vernarbung so weit fortgeschritten, daß das Bild einer Schrumpfniere entstand. In diesen Nieren ließen sich neben den eben geschilderten Verödungen auch infarktartige Herde bei Verengerung oder Verschluß der Gefäße durch tuberkulöse Endarteriitis feststellen.

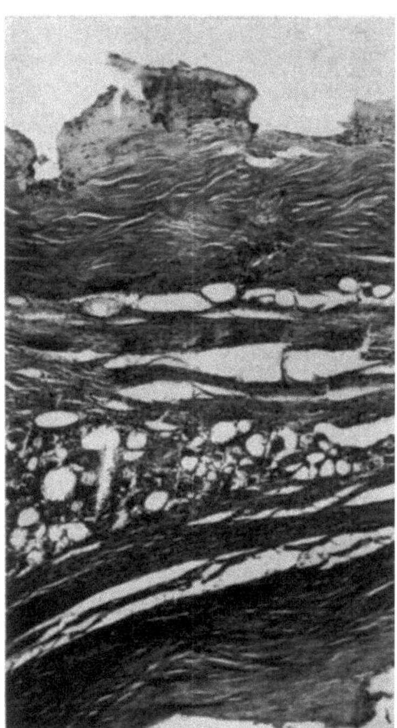

Abb. 85. Schwielige Abheilung mit Verkalkungen in Kittniere, dürftige Reste atrophischen Nierenparenchyms zwischen zwei benachbarten Kelchkavernen. (48 Jahre, ♂, E. 4834/1930, eigene Beobachtung.)

Kurz sollen noch jene seltenen Fälle gestreift werden, die unter der Bezeichnung tuberkulöse Nephritis bekannt sind. Sie gliedern sich den eben geschilderten an, lassen aber im Gegensatz zu diesen spezifische tuberkulöse Gewebsveränderungen nicht erkennen. Nephritische Erscheinungen bei Tuberkulosen sind nicht sehr selten festzustellen und man dachte an rein toxisch bedingte Nierenläsionen. Diese Annahme war um so naheliegender, als sowohl KOCH selbst wie auch ARLOING, ROUX und COURMENT, CARRIÈRE, RAMOND und HULET nach Tuberkulininjektionen und nach Einbringung von Tuberkelbazillen in Kollodiumsäckchen in die Bauchhöhle von Versuchstieren entzündliche Nierenveränderungen beobachtet haben. In ein anderes Licht werden diese Nierenveränderungen gerückt, seit besonders durch die Untersuchungen KIELLEUTHNERs die Häufigkeit der Ausscheidung von Tuberkelbazillen im Harn bei Phthisikern ohne autoptische Nachweismöglichkeit einer Tuberkulose der Harn- oder Geschlechtsorgane erwiesen wurde. Allerdings fand KIELLEUTHNER niemals in eiweißfreiem Harn Tuberkelbazillen und nimmt deshalb an, daß die Bazillenausscheidung ohne Nierenschädigung nicht möglich sei. HEYN und D'ARRIGO wiesen bei chronischer fibröser Nierentuberkulose auch im unspezifisch veränderten Gewebe Tuberkelbazillen nach, und JOUSSET konnte in völlig tuberkelfreien Nieren von Phthisikern in Herden interstitieller oder „parenchymatöser“ Nephritis sehr vereinzelte Tuberkelbazillen bei Untersuchung großer Schnittreihen nachweisen, während er gleichzeitig im Blut keine Bazillen fand. Ähnliche Feststellungen haben FEODOROW sowie BOLOGNESI gemacht, und LIEBERMEISTER gelang es mit Hilfe des Antiforminverfahrens in den unspezifisch entzündeten Nieren Tuberkulöser Tuberkelbazillen nachzuweisen. Man kann gegen diese Befunde einwenden, daß nur die restlose Serienverarbeitung des ganzen Organs die Anwesenheit eines spezifischen Herdes sicher ausschließen ließe, aber der positive Nachweis der Bazillen in offensichtlich histologisch unspezifisch entzündeten Partien bleibt trotzdem bestehen. Es liegt nahe, hierbei eine besondere Immunitätslage des Organismus anzunehmen, bei der die für uns kennzeichnende spezifische Gewebsreaktion ausbleiben kann. Die Aufklärung dieser sehr interessanten Grenzfälle der Nierentuberkulose muß weiteren Untersuchungen vorbehalten bleiben.

c) Nierentuberkulose bei Mißbildungen der Harnorgane.

Bei der großen Häufigkeit von Entwicklungsstörungen der Harnorgane nimmt es nicht wunder, daß auch tuberkulöse Erkrankungen mißbildeter Nieren nicht sehr selten beobachtet werden. Vielleicht bietet die fehlerhaft entwickelte Niere sogar eine günstigere Entwicklungsmöglichkeit für eine tuberkulöse Infektion als die normale Niere. Es hat sich über die Tuberkulose der mißbildeten Nieren in den letzten Jahren ein ziemlich reiches kasuistisches Schrifttum entwickelt, aus dem die folgenden Angaben ohne Anspruch auf Vollständigkeit entnommen sind.

Tuberkulose der einzigen Niere wurde von JOLSON und DEVROYE beobachtet. Über eine halbseitige Tuberkulose einer verschmolzenen Kuchenniere hat VERLIAC berichtet. Zwei Fälle von verschmolzener gekreuzter Nierendystopie mit Tuberkulose wurden von ADLER-RÁCZ veröffentlicht, dabei war einmal die regelrecht gelagerte, das andere Mal die dystope Niere tuberkulös.

Eine große diagnostische Schwierigkeit kann sich bei Langniere mit 2 Nierenbecken und 2 Ureteren ergeben, wenn nur das eine Nierenbecken tuberkulös erkrankt ist. HEYMANN hat einen solchen Fall beobachtet, bei dem die Stellung der Diagnose dadurch erschwert wurde, daß zunächst der gesunde Ureter katheterisiert wurde. Eine ähnliche Beobachtung bei Ureter bifidus und Langniere machte KEY. Weitere Fälle von Tuberkulose in Langnieren mit doppeltem oder tiefgeteiltem Ureter haben STOSSMANN, PERSSON und GIULIANI mitgeteilt, dabei waren im Falle GIULIANIS beide Becken der Langniere, wenn auch nicht gleich stark erkrankt.

Ziemlich häufig wird die Nieren- und Nierenbeckentuberkulose bei Hufeisenniere beobachtet. Dabei ist in den allermeisten Fällen nur das eine, oft nur durch eine schmale Parenchymbrücke vom zweiten getrennte Nierenbecken tuberkulös erkrankt. In diesen Fällen führt die Heminephrektomie zum Erfolg. Nach v. HUTH sind bis 1929 17 operierte Fälle dieser Art bekannt geworden. Hufeisennieren mit Tuberkulose der einen Hälfte haben ESCAT, GAYET, BALSCHEFFSKY, RISIGARI, MILLIGAN und v. HUTH beschrieben, eine vorwiegend einseitige Tuberkulose bei Hufeisenniere hat BENGOLEA veröffentlicht.

Tuberkulose in Zystennieren wurde von CHEVASSU, BRUGNATELLI, CHAUVIN und TRISTANT, sowie VINTICI beschrieben. Im Falle BRUGNATELLIS bestand außerdem eine Schwangerschaft.

d) Nierentuberkulose und Nephrolithiasis.

Das Zusammentreffen von Nierentuberkulose und Nephrolithiasis ist nicht häufig, aber doch häufiger, als daß man es als rein zufällig betrachten könnte

(GOTTSTEIN). Dabei kann sowohl die Lithiasis wie die Tuberkulose die „erste Krankheit“ sein. Die Häufigkeit bewegt sich, bezogen auf die Gesamtzahl der Erkrankungen, in niederen Grenzen. So fand TARDO unter 1047 operierten Nierensteinfällen nur 10mal gleichzeitig Tuberkulose (etwa 1%) und HOWALD ermittelte unter 1000 Nierentuberkulosen von WILDBOLZs Beobachtung 1,4% Nierensteine. Dabei handelte es sich um 11 Männer und 3 Frauen, alle im Alter von 20—50 Jahren. HOGGE konnte allerdings unter nur 47 Operationen 5mal (10%) ein Zusammentreffen von Lithiasis und Tuberkulose feststellen.

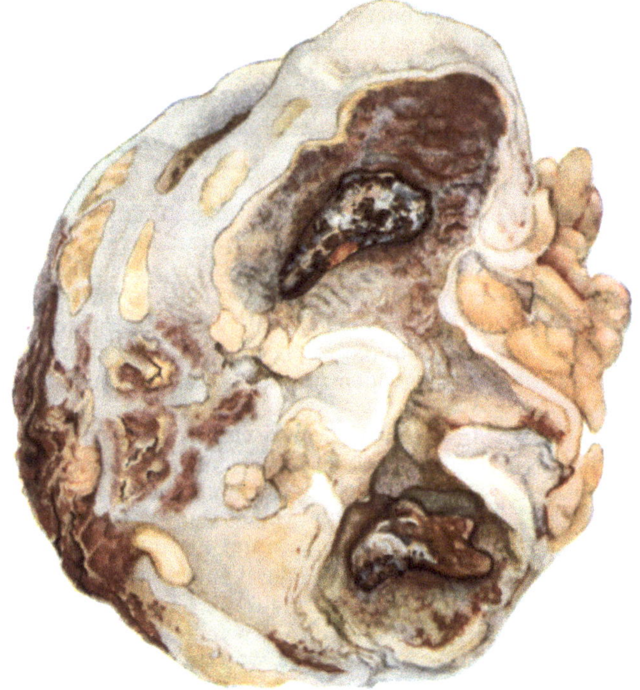

Abb. 86. Chronische Nierentuberkulose und Nephrolithiasis bei Mischinfektion. Übergreifen auf die Nierenhüllen. (36 Jahre, ♀, E. 4112/1930, eigene Beobachtung [nat. Größe].)

Die Unterscheidung, ob der Stein oder die Tuberkulose zuerst vorhanden war, ist nicht immer ganz einfach. Da die sekundäre Steinbildung gewiß häufig durch Inkrustation tuberkulöser Käsebröckel zustande kommt (KÜSTER), so finden sich in diesen Fällen chemisch vor allem Karbonate und Phosphate. Die andere Zusammensetzung eines Steines, sowie seine Größe spricht vor allem, wenn die Tuberkulose gering entwickelt ist, eher für primäre Steinbildung. Bei solchen sekundär bei Tuberkulose entstandenen Nierensteinen konnte LIEBERMEISTER zum Teil massenhaft Tuberkelbazillen innerhalb des Steines nachweisen. LIEBERMEISTER nimmt an, daß eine gleichzeitig mit Nephrolithiasis bestehende Tuberkulose gelegentlich übersehen werden kann.

Die bekannt gewordenen Beobachtungen lassen sich nach GOTTSTEINs Zusammenstellung, die durch weitere Literaturangaben ergänzt ist, folgendermaßen einteilen:

1. Nierentuberkulose und Nephrolithiasis in derselben Niere: KLIPPEL, ELIOT, HAGENBACH, KÜMMELL, FISCHER, SCHWARZWALD, BITSCHAI, LIEBERMEISTER, LAUDA, ORTH, O'NEIL, FRERICHS, V. OPEL, MÉSZÁROS,

Kovalevič, Sermet (3 Fälle), Simon, Mezö (2 Fälle), Salleras, Howald-Wildbolz (5 Fälle), Kusneckij, sowie eine eigene Beobachtung.

2. Nierentuberkulose der einen und Nephrolithiasis der zweiten Seite: Wildbolz, Rovsing, Eliot, Pousson, de Favento, André und Grandineau, Giuliani, Pendl, Howald-Rovsing (3 Fälle).

3. Doppelseitige Nierentuberkulose mit doppelseitiger Nephrolithiasis: H. Joseph, Kümmell, Liebermeister, Howald-Wildbolz (2 Fälle).

4. Doppelseitige Tuberkulose bei einseitiger Nephrolithiasis: Kretschmer.

5. Doppelseitige Nephrolithiasis bei einseitiger Tuberkulose: Nicolich, Fowler, D'Agata, Howald-Wildbolz (3 Fälle).

Vermutlich oder sicher primäre Steinbildungen haben Sermet, Fowler, O'Neil, Kovalevič, sowie Frerichs, v. Opel, Wildbolz, Hagenbach, Liebermeister, Orth, Salleras und Howald-Wildbolz beschrieben. Darunter fanden sich Urate und reine Harnsäuresteine (Salleras), Oxalatsteine (Howald-Wildbolz).

Sicher sekundäre Steinbildung bei Tuberkulose beobachtete Simon, Charvin, Liebermeister, ferner Mezö (2 Fälle, davon einmal Steinbildung in einem postoperativen Ureterempyem) und D'Agata. Kovalevič hat darauf hingewiesen, daß es vor allem bei protrahiertem Verlauf der Tuberkulose und besonders bei Mischinfektion zur sekundären Steinbildung kommt. Auch meine eigene Beobachtung betrifft eine mischinfizierte Nierentuberkulose einer 36jährigen Frau (Abb. 86).

Für die Frage der Begünstigung einer tuberkulösen Infektion durch primäre Steinbildung ist eine Beobachtung von Orth aufschlußreich, der analog der Beobachtung Klippels nur in dem Kelch, in dem der Stein lag, eine Tuberkulose der Papille fand.

e) Nierenhüllen bei Nierentuberkulose.

Bei den Veränderungen, die an den Nierenhüllen im Verlaufe einer Nierentuberkulose zur Beobachtung gelangen, muß man zwischen banal-entzündlichen und spezifischen Prozessen unterscheiden. Schon in den frühen Stadien zeigt sich im Bereich von Rindenherden eine geringe adhäsive Perinephritis, die sich durch festeres Haften der Kapsel an diesen Stellen äußert. In späteren Stadien wird die Nierenkapsel meist dicker und kann in mehrere Zentimeter dicke Bindegewebsschwarten umgewandelt erscheinen (Wildbolz). In anderen Fällen beteiligen sich Bindegewebe und Fettgewebe an der Schwartenbildung. Bei allen mit starker Schrumpfung des Organs einhergehenden Tuberkulosen kommt es zu einer starken Wucherung des gelegentlich von Bindegewebszügen durchsetzten Hilusfettgewebes, die sich auch entlang der großen Gefäßäste strangartig fortsetzt. Besonders hochgradig sind die Verschwielungen der Kapsel und die Wucherung des Hilusfettgewebes bei geschlossener tuberkulöser Pyonephrose. Im allgemeinen sind aber — wenigstens zur Zeit der Operation — die perinephritischen Verwachsungen nicht sehr stark (Marion).

Viel seltener sind die spezifisch tuberkulösen Veränderungen der Nierenhüllen. Man kann diese Veränderungen nach Wildbolz einteilen in die fungöse Perinephritis, den paranephritischen kalten Abszeß und die käsig knotige Tuberkulose der Fettkapsel.

Der perirenale tuberkulöse Fungus ist eine seltene Begleiterscheinung einer im Rindengebiet ausgebreiteten chronischen Nierentuberkulose, wobei sich das tuberkulöse Granulationsgewebe flächenförmig zwischen den einzelnen Schichten der schwartig umgewandelten Kapseln ausbreitet (Wildbolz).

Der paranephritische Abszeß kann bei fistulösem Durchbruch einer tuberkulösen Pyonephrose beobachtet werden, aber auch sonst können oberflächlich gelegene Herde die Abszeßbildung in den Hüllen veranlassen. Nicht immer ist eine Beziehung zu tuberkulösen Rindenherden ersichtlich, so daß auch eine Infektion durch die Lymphbahnen in Frage kommen kann. Wie WILDBOLZ besonders hervorhebt, sind nicht alle bei Tuberkulose beobachteten paranephritischen Eiterungen rein tuberkulös, da gerade die mischinfizierten Fälle anscheinend zur Abszeßbildung in den Nierenhüllen neigen.

Solche Abszesse können ins Kolon durchbrechen (SCHMIDT) oder es bilden sich Senkungsabszesse aus, die dann in den Darm (BEKKERMANN) oder durch die Haut (ORELL) durchbrechen. Eine spontane Nierenkolonfistel bei Nierentuberkulose beobachteten SALLERAS und VILAR.

Die käsig-knotige Tuberkulose der Fettkapsel ist sehr selten. WILDBOLZ sah nur 2 Fälle dieser Art. Dabei sind in der Fettkapsel verstreut miliare und größere verkäste Tuberkel sowie gelegentlich erbsengroße Käseknoten (ISRAEL) zu finden. Die Infektion der Kapsel dürfte in diesen Fällen auf dem Lymphweg vom Nierenbecken aus erfolgen (WILDBOLZ).

Nach Nephrektomie wegen Tuberkulose kann eine Tuberkulose des Wundbettes auftreten, die von Resten des Nierenbeckens (LEGUEU) oder vom Ureterstumpf (THÉVENOT) ihren Ausgang nimmt, auch im Göttinger Sektionsmaterial fand WESSEL eine Beobachtung dieser Art.

3. Uretertuberkulose (Lit. S. 554).

Die Tuberkulose des Ureters ist in den allermeisten Fällen eine Folge- und Begleiterscheinung einer offenen Nierentuberkulose derselben Seite. Seltener findet sich eine Uretertuberkulose bei Tuberkulose der anderen Niere oder der Blase. Außer diesen fortgeleiteten Tuberkulosen, bei denen die Erkrankung des Harnleiters nicht die erste Lokalisation im Harntrakt ist, gibt es seltene Fälle, in denen der Harnleiter den ersten Erkrankungsherd im Harntrakt aufweist. Schließlich gibt es, wenn auch vermutlich ziemlich selten, eine hämatogene Miliartuberkulose im Ureter. Die Häufigkeit der Uretertuberkulose geht aus der Angabe von ROVSING und RYDGAARD hervor, daß sie in 85% aller Fälle von Nierentuberkulose makroskopische Ureterveränderungen fanden. Dabei zeigte sich das Alter von 20—40 Jahren bevorzugt. Die rechte Seite war häufiger erkrankt als die linke.

Die hämatogene Miliartuberkulose spielt bestimmt keine nennenswerte Rolle. Angaben über die Häufigkeit der Mitbeteiligung des Ureters bei der Miliartuberkulose lassen sich nicht machen, da besonders darauf gerichtete Untersuchungen nicht vorliegen. Sicher ist der Befund einzelner miliarer Knötchen in der Ureterschleimhaut leicht zu übersehen, bzw. mit BRUNNschen Epithelnestern, kleinsten Zysten oder Rundzellenherden zu verwechseln. Bei einem genauer daraufhin untersuchten Fall von allgemeiner Miliartuberkulose konnte ich einen submiliaren Tuberkel in einem Ureter auffinden. Es bleibt natürlich auch hier die Möglichkeit, daß ein miliarer Nierenherd die Infektion des Ureters veranlaßte, doch scheint mir die Annahme einer gleichzeitigen hämatogenen Aussaat in Niere und Ureter naheliegender. Für die chronische Uretertuberkulose ist, soweit sich die Verhältnisse überblicken lassen, diese Entstehungsart belanglos.

Eine isolierte Uretertuberkulose kann lymphogen oder durch direktes Übergreifen von der Umgebung zustande kommen. Man wird dabei an tuberkulöse Prozesse der weiblichen Adnexorgane, der Appendix, des Zökums, des Ductus deferens und der Samenblasen denken müssen, auch ein tuberkulöser

Senkungsabszeß bei Wirbel- oder Beckenkaries könnte auf den Ureter übergreifen. Jedenfalls sind solche Vorkommnisse recht selten. Aszendierende isolierte Ureteritis tuberculosa haben ROVSING und BARTH bei Einbruch einer tuberkulösen Samenblase bzw. eines verkästen Vas deferens in den Harnleiter beobachtet. Eine isolierte Ureteritis tuberculosa mit positivem Tierversuch und deszendierender geringer Blasentuberkulose hat BAETZNER bei makroskopisch und histologisch unveränderter Niere beobachtet. Ein tuberkulöses Geschwür der Blase mit Pyurie des einen Ureters bei anatomisch unveränderter Niere beobachtete BREKKE bei einer 27jährigen Frau, die früher eine Spondylitis durchgemacht hatte. Vermutlich war dabei zunächst der Ureter und von da ausgehend die Blase tuberkulös erkrankt.

In allen übrigen überwiegend häufigen Fällen ist die Uretertuberkulose eine sekundäre Erscheinung bei Nierentuberkulose, selten vielleicht auch bei isolierter Blasentuberkulose. Bei 55 chronischen Nierentuberkulosen fand WESSEL im Göttinger Sektionsmaterial 25mal Uretertuberkulosen, darunter 5mal Erkrankung beider Harnleiter. Auf die einzelnen Formen der Uretertuberkulose verteilen sich diese Beobachtungen folgendermaßen: 12mal ausgedehnte käsige Kanaltuberkulosen, 5mal ulzeröse Formen, 2mal nur Knötchenbildung, 2mal tuberkulöse Narbenbildung und 4mal Obliteration nach Tuberkulose.

Bei der sekundären Uretertuberkulose muß man unterscheiden zwischen den Veränderungen des Ureters der erkrankten Seite und der gesunden Seite, weil der Infektionsweg in beiden Fällen verschieden ist. Auf der erkrankten Seite erfolgt die Infektion durch den Harnstrom oder vielleicht sogar häufiger deszendierend lymphogen. Auf der Seite der gesunden Niere kann sich die Tuberkulose von einem Blasenulkus ausgehend direkt auf die Ureterschleimhaut fortsetzen und so allmählich emporkriechen, oder es kommt zu einer lymphogen aszendierenden Infektion auf dem Weg der periureteralen Lymphbahnen ausgehend von einer Blasentuberkulose. Schließlich bleibt noch eine, vermutlich nicht sehr seltene Infektionsmöglichkeit, durch Reflux von bazillenhaltigem Harn in den Harnleiter der gesunden Seite. Ein solcher Reflux ist zystoskopisch und röntgenologisch nicht so selten feststellbar und ANDRÉ betont gerade bei der Tuberkulose die Bedeutung dieses Ausbreitungsweges. Dabei kommt es zu einer Infektion von der Schleimhautoberfläche aus. Ein solcher Reflux kann in einer tuberkulösen Blase bei mangelhaftem Ureterverschluß, geschlossenem Blasensphinkter und Drucksteigerung durch Blasenkontraktion zustande kommen. Auf der Seite der erkrankten Niere ist die Tuberkulose häufig über den ganzen Harnleiter ausgebreitet oder in Frühstadien auf die oberen, beckennahen Abschnitte beschränkt, während man bei der Uretertuberkulose der gesunden Seite entsprechend dem aufsteigenden Infektionsweg gerade die unteren blasennahen Abschnitte am stärksten oder allein erkrankt findet.

Das anatomische Bild der Uretertuberkulose kann recht verschieden sein. Meist sieht man kleinere und größere, teils ovale, teils landkartenartig begrenzte, selten zirkuläre Geschwüre mit unterhöhlten Rändern; daneben finden sich in der Umgebung und im Geschwürsgrund Knötchen. Diese Geschwüre können, wie erwähnt, bei der absteigenden Form der Uretertuberkulose auf den obersten Abschnitt beschränkt sein oder auch den ganzen Harnleiter einnehmen. Bei der viel selteneren aufsteigenden Form kann lediglich der unterste Harnleiterabschnitt ulzerös verändert sein. Im weiteren Verlauf können die Geschwüre konfluieren, so daß die ganze Innenfläche des Harnleiters mit einem verkäsenden, höckerigen Granulationsgewebe bedeckt ist (Abb. 87). Der Ureter ist bei chronischer Tuberkulose meist etwas — gelegentlich sogar sehr stark — verdickt und derb, manchmal auch weit und schlaff. Beim Aufschneiden kann die

Harnleiterlichtung durch bröckelig eingedickte käsige Massen völlig verlegt sein oder sie enthält Eiter, der mit Käsebröckeln untermischt ist. Bei lange dauernden Prozessen kommt es zu einer ausgedehnten schwieligen Umwandlung der Harnleiterwand und zu starker fibröser oder auch fibrolipomatöser Periureteritis, dabei kann der ganze Ureter etwas schrumpfen, so daß er eine straffe Verbindung von der Niere zur Blase darstellt. Durch diese Schrumpfung wird einerseits eine starke Einziehung der Blasenwand an der Uretermündung bedingt, anderseits kann auch die Niere etwas herabgezogen werden (STRAUSS). Bei der narbigen Abheilung von tuberkulösen Uretergeschwüren können sich — meist multiple — Strikturen ausbilden. In seltenen Fällen führt die narbige Abheilung besonders zirkulärer tuberkulöser Geschwüre zum völligen bindegewebigen Verschluß des Ureters. Das Versiegen der Nierensekretion begünstigt die Obliteration. Dieser Verschluß erfolgt meist nur an umschriebener Stelle, besonders nahe dem Abgang des Ureters vom Nierenbecken. Durch diesen Verschluß wird die Niere dieser Seite völlig ausgeschaltet (Pyonephrosis tuberculosa occlusa, sog. „Autonephrektomie"). Viel seltener obliteriert der Ureter vollkommen, meist bleibt wenigstens an einzelnen Stellen die Lichtung erhalten, die mit eitrig käsigen, bei langem Bestand mörtelig-kreidigen Massen ausgefüllt ist. Als seltenes Abflußhindernis hat PAGÉS einen haselnußgroßen Ureterwandtuberkel gesehen, der nahe dem Nierenbecken gelegen war. In einzelnen Fällen kann es zu Fistelbildung und Durchbruch in Zervix oder Scheide bei Uretertuberkulose kommen. MITTERSTILLER beobachtete Perforation eines tuberkulösen Uretergeschwürs in die Bauchhöhle. Während in der Mehrzahl der Fälle nach der Exstirpation der tuberkulösen Niere eine leichte Uretertuberkulose abheilt, kommt es doch bei schwerer Uretertuberkulose nicht selten zum fistelnden Durchbruch des tuberkulösen Ureters in der Nephrektomienarbe. Dies ist besonders dann der Fall, wenn der erkrankte Harnleiter blasenwärts obliteriert ist. Zunächst entwickeln sich dabei kalte oder bei Mischinfektion auch heiße Abszesse im Ureterstumpf. In seltenen Fällen kann der Durchbruch auch in die Blase erfolgen (BOECKEL, zit. nach VERRIOTIS). Wenn der Ureter gegen die Blase zu nicht verschlossen ist, kann bei schwerer Uretertuberkulose eine länger dauernde gelegentlich intermittierende Pyurie mit oder ohne Bazillenausscheidung bestehen bleiben (VERRIOTIS).

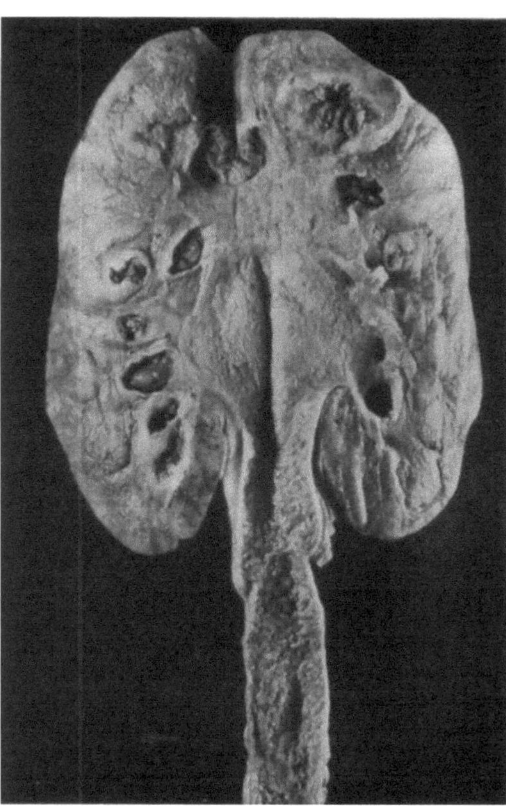

Abb 87. Tuberkulöse Pyelonephritis mit flächenhafter käsiger Nierenbecken- und Uretertuberkulose (32 Jahre, S. 289, 1910/11, Sammlungspräparat des Göttinger pathologischen Instituts [$^1/_2$ nat. Größe].)

Die histologischen Veränderungen zeigen eine bunte Mischung spezifischer und unspezifischer Entzündung.

Als erste Veränderung findet man bei der deszendierenden Uretertuberkulose, die von einer offenen Nierentuberkulose ausgeht, eine Aussaat oft nur mikroskopisch erkennbarer, zunächst subepithelial gelegener epitheloidzelliger Riesenzellentuberkel. Gerade diese Anordnung der Tuberkel ohne Läsion des Oberflächenepithels spricht für die Ausbreitung auf dem Lymphweg, die neben der Harnstrominfektion sicher eine Rolle spielt (Müller). Wenn einmal die Verkäsung und der Durchbruch eines solchen Herdes in die Harnleiterlichtung erfolgt ist, so kommt es zur Geschwürsbildung, an die sich eine ausgedehnte Kanaltuberkulose anschließen kann.

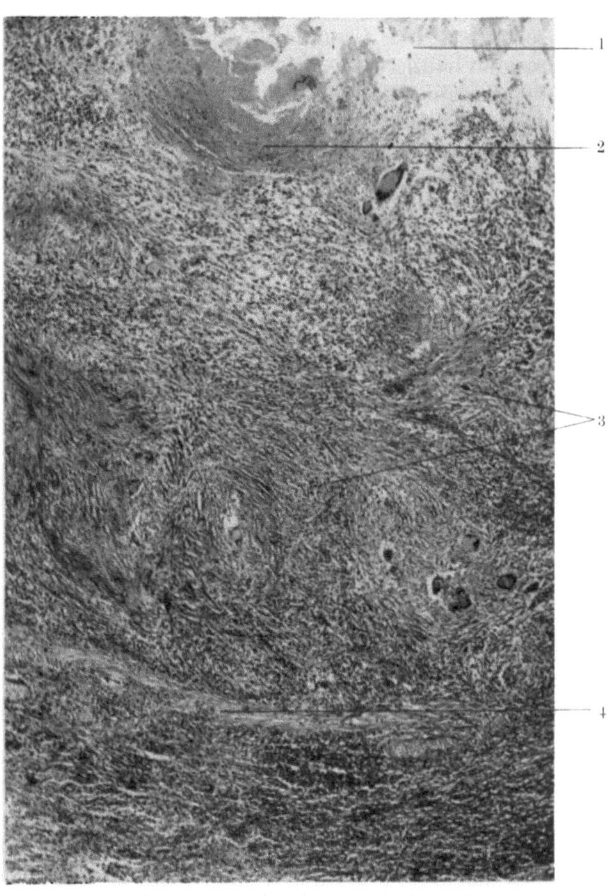

Abb. 88. Chronische Uretertuberkulose. 1 Ureterlichtung. 2 Verkäsungszone, 3 Tuberkel mit teilweiser fibröser Umwandlung, 4 Reste der atrophischen Harnleitermuskulatur. (23 Jahre, ♀, S. 9/1932, eigene Beobachtung.)

Nur selten führen solche Knötchen zu größeren, obturierenden Konglomerattuberkeln in der Ureterwand (Pagés). Meist kommt es bald zum käsigen geschwürigen Zerfall, womit der Beginn der tuberkulösen Ulzeration gegeben ist. Zunächst sind diese Ulzera oberflächlich und beschränken sich auf die Schleimhaut, dabei sind im Geschwürsgrund und unter den Geschwürsrändern häufig noch Tuberkel zu sehen. Schon in diesem Stadium tritt häufig uncharakteristische ausgedehnte Ureteritis und Periureteritis hinzu, die mit starker, vorwiegend lymphozytärer Infiltration einhergeht und vielfach die Zerstörung des Epithels herbeiführt. Als seltene Form der Harnleitertuberkulose haben Hallé und Motz eine dichte beetförmige Infiltration der Schleimhaut mit nachfolgendem kavernösen Zerfall beschrieben. Im weiteren Verlauf der chronischen Harnleitertuberkulose werden die Geschwüre größer und tiefer und fließen teilweise zusammen. Daher werden oft starke produktive Veränderungen in Form von Bindegewebswucherung neben Verkäsung beobachtet. Diese Bindegewebswucherung führt zu einer gelegentlich sehr starken Verdickung der Ureterwand, besonders wenn auch eine fibröse Periureteritis hinzutritt. Die Muskulatur wird dabei teilweise durch die Ulzeration und die Tuberkelbildung zerstört, teilweise durch die Schwielen und unter dem Einfluß der Inaktivität zum Schwund gebracht. In späteren Stadien finden sich Knötchen in allen Wandschichten des Ureters (Abb. 88) und zum Teil auch im periureteralen Binde- und Fettgewebe (Periureteritis tuberculosa). Die Geschwüre fließen immer mehr zusammen, so daß zum Schluß eine einheitliche Schicht von tuberkulösem Granulationsgewebe den Ureter auskleidet. In diesem Stadium tritt die umschriebene Knötchenbildung meist zurück gegenüber einem flächenhaft entwickelten epitheloidzelligen Granulationsgewebe mit vereinzelten eingestreuten Riesenzellen, während an der Basis meist eine dichte lymphozytäre Demarkation zu sehen ist. Das Granulationsgewebe ist ebenso wie die oft ausgedehnten Käsemassen häufig etwas verfettet. In manchen Fällen kommt es auf der Oberfläche der Käsemassen zur Ausfüllung von Kalk und Harnsalzen, so daß die oberste Lage inkrustiert ist. Dadurch, daß bindegewebige Abheilung und neue Gewebszerstörung oft lange nebeneinander hergehen, kommt es zu so weitgehender Veränderung der Ureterwand, daß normale Strukturen nicht mehr erkennbar sind. In seltenen Fällen ist der verödete Harnleiter makroskopisch in den umgebenden Schwielenmassen überhaupt nicht mehr auffindbar.

4. Blasentuberkulose (Lit. S. 554).

Die Blasentuberkulose ist eine häufige Begleiterscheinung einer chronischen Nieren- und Nierenbeckentuberkulose (Pyelonephritis tuberculosa). WESSEL fand im Göttinger Sektionsmaterial unter 172 tuberkulösen Erkrankungen der Harnorgane 27 Blasentuberkulosen (15,7%). Darunter fanden sich 17 Blasentuberkulosen bei 55 chronischen Nierentuberkulosen. KOIKE gibt an, bei 109 Nephrektomien wegen Tuberkulose die Blase nur 10mal zystoskopisch unverändert gesehen zu haben, in 15 Fällen bestand eine geringgradige Blasentuberkulose, und in 91 Fällen war die Blasentuberkulose typisch ausgeprägt. In diesen Fällen ist die Blasentuberkulose eine sekundäre Lokalisation im Harnapparat und kommt durch nephrogene deszendierende Infektion zustande. Neben dieser Infektionsart, die zweifellos die überwiegend häufigste bei der Blasentuberkulose ist, kann man in vereinzelten Fällen auch isolierte Blasentuberkulosen antreffen, welche die erste tuberkulöse Veränderung im Bereich der Harnorgane darstellen. Es kommt dabei die Möglichkeit einer hämatogenen oder lymphogenen Infektion sowie ein direktes Übergreifen von einem Nachbarorgan in Frage.

Die hämatogene Entstehung wird wohl keine große Bedeutung besitzen. So fand SAXTORPH unter 342 akuten Miliartuberkulosen der Niere nur 4mal miliare Tuberkel in der Blase, und WESSEL sah unter 115 akuten und subakuten Miliartuberkulosen der Niere in den Göttinger Sektionsprotokollen 8mal Blasentuberkulose vermerkt. In 4 von diesen Fällen waren nur kleine Knötchen zu sehen, in 2 Fällen außerdem auch kleine Ulzera, in 2 weiteren Fällen fanden sich nur kleinste Geschwürchen. Es ist dabei allerdings nicht absolut auszuschließen, daß ein älterer Nierenherd im Parenchym übersehen oder nicht im Protokoll vermerkt worden ist. Auch in diesen Fällen läßt sich also eine Entstehung von der Niere aus nicht sicher ausschließen, wenn auch die hämatogene Entstehung für die kleinen Knötchen zweifellos näher liegt. Es ist allerdings hervorzuheben, daß die Blasenschleimhaut meist nicht auf miliare Tuberkel genau abgesucht wird, ferner daß die Tuberkel nicht in der Schleimhaut selbst liegen müssen und schließlich, daß man bei der Häufigkeit follikulärer Knötchen, kleiner Zysten und solider Epithelnester in der Blase nur zu leicht miliare Tuberkel übersehen kann. Es wären zur Klärung der tatsächlichen Häufigkeit der hämatogenen Miliartuberkulose der Blase systematische histologische Untersuchungen notwendig.

Die lymphogene Entstehung bzw. das direkte Übergreifen des Prozesses von tuberkulös erkrankten Nachbarorganen aus wird für das Zustandekommen der isolierten Blasentuberkulose eine größere Rolle spielen. In erster Linie wird man mit einem Übergreifen von tuberkulösen Prozessen der Samenblasen, des Vas deferens und der Prostata auf die Blase rechnen müssen, wenn auch ein solches Vorkommnis auf die Gesamtheit der männlichen Genitaltuberkulosen bezogen gewiß sehr selten ist. Blasentuberkulose bei Nebenhodentuberkulose hat CATHELIN klinisch beobachtet. BOWEN und BENNET haben ein solitäres Tuberkulom im Blasenscheitel bei Induration des Nebenhodens und der Prostata gesehen, das zunächst klinisch als Karzinom erschien und sich erst histologisch als Tuberkulose erwies. Zwei weitere Fälle von Blasentuberkulose bei männlicher Genitaltuberkulose beschrieb ROVSING. Ferner kann der Durchbruch tuberkulös veränderter weiblicher Adnexe in die Blase zu einer isolierten Blasentuberkulose führen, wie SFAKIANAKIS in 3 Fällen sah. Auch ISRAEL (zit. nach JUNGANO) hat eine Blasentuberkulose bei Durchbruch einer verkästen Tube in die Blase beobachtet. HOTTINGER beschrieb tuberkulöse Granulationen am Rand eines Blasendivertikels, das durch eine Fistel mit einem tuberkulösen Darmabschnitt in Verbindung stand; außerdem fand er noch in 2 weiteren Fällen tuberkulöse Blasengeschwüre ohne nachweisbare Nierentuberkulose. SAXTORPH (zit. nach JUNGANO) fand unter 205 chronischen Urogenitaltuberkulosen nur eine isolierte Blasentuberkulose ausgehend von einem großen retrovesikalen tuberkulösen Abszeß. Weitere Fälle sog. isolierter Blasentuberkulose haben klinisch ROVSING, BRONGERSMA (zit. nach JUNGANO), ROCHET und LUCRI beschrieben. Am besten untersucht ist die Beobachtung JUNGANOS, bei welcher der Katheterharn aus beiden Ureteren im allerdings nur 3wöchigen Tierversuch steril war. Ein großes tuberkulöses Blasenulkus neben Lungen- und Darmtuberkulose mit multiplen Perforationen und Peritonitis ohne sonstige tuberkulöse Herde im Urogenitaltrakt beschrieb FERRIS in einem autoptisch gesicherten Fall. Ganz gesichert ist keine dieser isolierten Blasentuberkulosen ohne klar erkennbare Beziehung zu einem tuberkulös erkrankten Nachbarorgan. Während in allen diesen Fällen ein tuberkulöser Primärherd im Körper — wohl meist in der Lunge — vorhanden ist, will GRAVEGNA eine wirklich primäre Tuberkulose der Vulva und Harnblase beobachtet haben, die mit histologisch typischer Knötchen- und Geschwürsbildung an der Blasenvorderwand einherging.

Die Häufigkeit der Blasentuberkulose ist nicht sehr groß. So fand FERRIS unter 751 tuberkulösen Leichen nur 10 Blasentuberkulosen, dabei war 1mal Nierentuberkulose, 6mal Nieren- und Genitaltuberkulose und 2mal Genitaltuberkulose vorhanden, während 1mal die Blasentuberkulose isoliert war. In 9 von diesen 10 Fällen handelte es sich um Männer. ELIASBERG hat bei 3 von 5 Nierentuberkulosen im Kindesalter auch schwere Blasentuberkulose beobachtet.

Nach der anatomischen Verlaufsform kann man die Blasentuberkulose in die produktive und die exsudativ-ulzeröse Form einteilen. Im Göttinger Sektionsmaterial fand WESSEL unter 17 Blasentuberkulosen bei chronischer Nierentuberkulose 7 produktiv-knötchenförmige, 8 exsudativ-ulzeröse und 3 gemischte Formen der Blasentuberkulose. Die produktive Blasentuberkulose tritt abgesehen von der schon oben erörterten vermutlich seltenen hämatogenen Miliartuberkulose auch in Form einzelner oder gruppierter miliarer Knötchen auf, welche meist nahe der Harnleitermündung der erkrankten Niere gelegen sind. Diese Tuberkel zeigen histologisch den Bau junger epitheloidzelliger Riesenzellentuberkel oft ohne zentrale Verkäsung und sind zunächst unter dem intakten Epithel gelegen. Dieses Stadium stellt den Beginn einer Blasentuberkulose bei Infektion von der Niere aus dar. Erst späterhin geht das Epithel verloren, die Knötchen verkäsen im Zentrum und können zu Geschwüren zerfallen. Auch direkt an der Uretermündung kann es zur Verdickung der Mündungslippen durch Tuberkelbildung kommen.

Eine andere mehr chronische, recht seltene Form der produktiven Blasentuberkulose ist in der Ausbildung tuberkulöser, gelegentlich tumorartiger (BOWEN und BENNETT) Granulome gegeben. Eine eigenartige plaqueförmige tuberkulöse Zystitis, die makroskopisch große Ähnlichkeit mit Malakoplakie aufweist, haben WILDBOLZ und KIMLA beschrieben. Die Blasenschleimhaut war im Falle WILDBOLZ mit zahlreichen, runden, gelblichen, beetartigen, teils gruppierten, teils konfluierten Herden mit weißlicher Randzone und rotem Hof besetzt, während Geschwüre fehlten. Histologisch fand sich gefäßarmes Granulationsgewebe, daneben stellenweise typische Tuberkel mit Riesenzellen und kleine Nekrosen sowie Lymphozyten und Epitheloidzellen. Die für Malako-

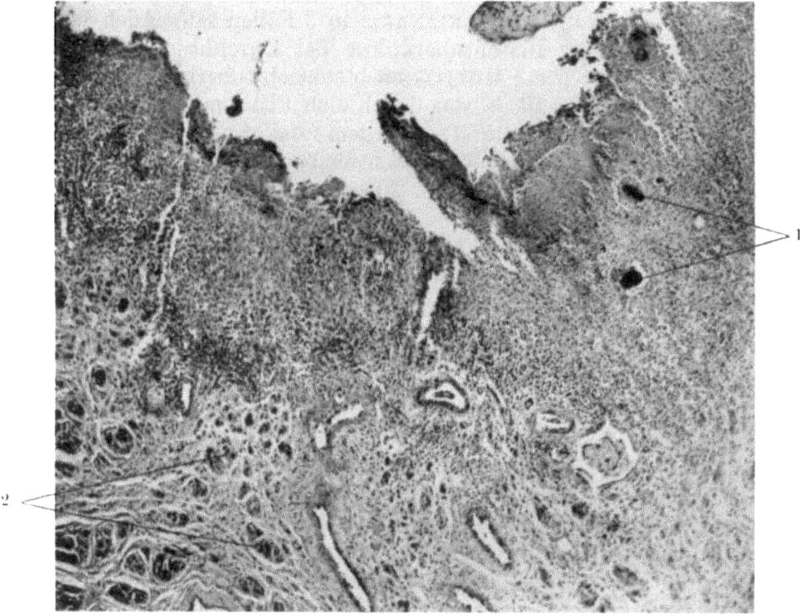

Abb. 89. Geschwürige Blasentuberkulose. 1 LANGHANSsche Riesenzellen, 2 neugebildete Gefäße im Geschwürsgrund. (Nach einem Präparat von Prof. C. STERNBERG-Wien.)

plakie charakteristischen großen Zellen mit „Einschlußkörpern" fehlten. Bakterioskopisch ließen sich Tuberkelbazillen und intrazellulär gelegene Kolibazillen nachweisen.

Sehr viel häufiger ist die exsudativ-ulzeröse Blasentuberkulose. Diese Geschwüre sind entsprechend ihrer Entstehung durch bazillenhaltigen Nierenharn vorwiegend in der Umgebung der Harnleitermündung der erkrankten Seite und überhaupt im Blasendreieck lokalisiert. Häufig sind auch die Ureterostien selbst in die Geschwürsbildung einbezogen und gelegentlich weitgehend zerstört. Die Geschwüre können zunächst solitär sein, werden aber später meist multipel angetroffen. Im späteren Verlauf finden sich auch außerhalb des Blasengrundes tuberkulöse Geschwüre, wenn es zur massiven Bazillenanhäufung im Blasenharn oder zu Abklatschinfektionen von schon bestehenden Geschwüren aus kommt. Die Größe der Geschwüre ist sehr schwankend, man kann kleinste lentikuläre Ulzera, aber auch handtellergroße konfluierte Geschwüre antreffen. Die Form ist bei den kleinen und getrennt liegenden Geschwüren meist rundlich bis oval. Die konfluierten großen Geschwüre zeigen oft landkartenartige Begrenzung. Die Ränder der Geschwüre sind oft etwas unterminiert und im

Geschwürsgrund kann man zum Teil ebenso wie in der Umgebung der Ulzera kleine graugelbe Knötchen sehen. Die Blasenschleimhaut ist meist im ganzen gerötet oder doch stärker injiziert. Die Geschwürsränder sind livide verfärbt, gelegentlich auch stärker gerötet, der Geschwürsgrund ist oft käsig-eitrig belegt. Bei den häufigen Mischinfektionen, besonders mit Bacterium coli, aber auch mit Kokken können die Befunde einer schweren banalen, jauchigen oder nekrotisierenden Zystitis hinzutreten.

Diese Geschwüre gehen aus zerfallenden, in die Blasenlichtung durchgebrochenen konfluierten Tuberkeln hervor. Man kann histologisch alle Stadien dieser Geschwürsbildung verfolgen. Bei der chronischen ulzerösen Blasentuberkulose kommt es zu einer Verdickung und starken Bindegewebswucherung in der Blasenwand, besonders in der Gegend des Geschwürsgrundes. Bei ausgedehnter chronischer Ulzeration vermißt man im Geschwürsgrund oft auch Knötchenbildung, dagegen sieht man ein tuberkulöses, stark verkäsendes Granulationsgewebe mit vereinzelten LANGHANSschen Riesenzellen (Abb. 89). Die tieferen Schichten der Blasenwand zeigen zum Teil uncharakteristische chronischentzündliche Infiltrate besonders in der Umgebung der Gefäße und an der Basis der Geschwüre, zum Teil findet man aber auch in den tieferen Schichten und zwischen den Muskelbündeln Tuberkel.

Außer und zwischen den tuberkulösen Veränderungen sieht man meist — besonders bei der nicht seltenen Mischinfektion mit anderen Keimen — starke chronisch-zystische Veränderungen wie Epithelwucherung, lymphozytäre Infiltrate, gelegentlich auch Leukoplakie.

Die tuberkulösen Geschwüre können zum Teil unter Narbenbildung abheilen. Dies ist besonders dann der Fall, wenn die erkrankte Niere operativ entfernt wird. In manchen Fällen geht neben der narbigen Abheilung die geschwürige Zerstörung weiter, so daß schließlich eine tuberkulöse Schrumpfblase entsteht, wobei das ganze Organ gleichmäßig geschrumpft sein kann oder auch durch umschriebene Narbenbildung sanduhrförmig eingeengt erscheint. Nicht zu verwechseln mit der Schrumpfblase im anatomischen Sinn ist die bei Blasentuberkulose häufig klinisch feststellbare Reizbarkeit mit geringem Fassungsvermögen (irritable bladder). HALLÉ und MOTZ sowie HEILER haben in seltenen Fällen eine so weitgehende tuberkulöse Zerstörung der Blase gesehen, daß nur frisches Narbengewebe von Serosa überzogen übrig geblieben war.

Neben der ulzerösen tuberkulösen Zystitis kommt seltener eine mehr diffuse käsige Zystitis vor, wobei die ganze Innenfläche der Blase mit Käsemassen bedeckt ist. Die Oberfläche dieser schmutzig-graugelben Käsemassen kann mit Kalk- und Harnsalzen imprägniert sein, wie man dies gelegentlich auch an den Belegen tuberkulöser Geschwüre beobachten kann. Histologisch ist in diesen Fällen in großer Ausdehnung ein stark verkäsendes tuberkulöses Granulationsgewebe entwickelt, während das Epithel größtenteils oder ganz fehlt. In dem Granulationsgewebe sind nicht selten ebenso wie im Gewebe am Grund tuberkulöser Geschwüre stärkere Verfettungen des Gewebes feststellbar. Tuberkelbazillen lassen sich in den käsigen Belägen der Geschwüre und zum Teil auch im Gewebe selbst gelegentlich in ungeheuren Massen nachweisen, während bei den produktiven Formen der bakterioskopische Bazillennachweis nicht immer gelingt.

In seltenen Fällen kommt es besonders in mischinfizierten tuberkulösen Blasen (SCHÜRER) zu einer so weitgehenden Zerstörung der Blasenwand, daß spontane Perforation und Peritonitis eintritt. CAULK beobachtete spontanen Durchbruch eines tuberkulösen Blasengeschwürs mit Ausbildung eines großen urinös-eitrigen Abszesses. Nach dessen Inzision entleerte sich in der Leistenbeuge Eiter und Harn. Eine tuberkulöse Blasen-Mastdarmfistel haben NORTH und HERMANN gesehen.

Tuberkulose in Blasendivertikeln haben DUVERGEY, DUVERGEY und DAX, sowie SCHACHT beschrieben. Im Falle SCHACHTs bestanden drei Blasendivertikel mit tuberkulösen Veränderungen bei Nierentuberkulose. In den Beobachtungen von DUVERGEY, sowie DUVERGEY und DAX bestand teilweise kavernöse Prostata- sowie Samenblasentuberkulose, Nierentuberkulose und Schrumpfblase mit enghalsigem, bis zu 2 l fassendem Divertikel, das tuberkulöse Geschwüre aufwies.

Gelegentlich können bei Blasentuberkulose lebensbedrohende Blutungen auftreten (PASTEAU).

B. Lues (Lit. S. 559).

Pathologisch-anatomische Beobachtungen über luische Veränderungen an den Harnwegen fehlen fast vollkommen, während den Urologen das zystoskopische Bild der Blasenlues in verschiedenen Erscheinungsformen geläufig ist. Ich folge deshalb in der Darstellung weitgehend den Ausführungen von W. ISRAEL[1]; eingehende Darstellung und Schriftangaben auch bei ASCH, DREYER, PICKER, CHOCHOLKA und in dem Referat von O. A. SCHWARZ (Literatur bis 1925).

Eine anatomische Beobachtung luischer Nierenbeckenveränderungen ist mir nicht bekannt. Nur in WOHLWILLs Beobachtung (Fall 2) einer schwieligen luischen Narbenschrumpfung der Niere mit fast völliger Gewebszerstörung findet sich die Angabe, daß das Nierenbecken völlig verödet und innerhalb der Schwielen unauffindbar war. Im Falle MOUTHs war bei gummöser Nierenschrumpfung ein kirschkerngroßer geschrumpfter Rest des Nierenbeckens erhalten.

Klinisch sind zwei Vorkommnisse veröffentlicht, die als luische Pyelitis gedeutet wurden (WELZ, GOTTFRIED). WELZ fand bei einer 25jährigen Patientin mit papulösem Exanthem und positiver Wa.R. eine resistente linksseitige Pyelitis (Harn und Blut mehrmals steril), die sich auf Jodkali, Sublimat und Salvarsan rasch besserte. Im Falle GOTTFRIEDs handelt es sich um einen 21jährigen Mann, der sich, um Befreiung vom Militärdienst zu erreichen, mehrmals wahrscheinlich Harn eines kranken Menschen in die Blase einspritzen ließ. Es trat Harndrang, Hämaturie und Fieber auf, der Harn wurde eitrig, Kultur und Tierversuch hatten ein negatives Ergebnis, die Wa.R. war positiv. Es bestand eine doppelseitige Pyelitis, wahrscheinlich links auch eine Pyelonephritis, die gegen Silbernitratspülungen resistent war und sich erst auf antiluische Behandlung besserten. In diesen beiden Fällen ist die Diagnose aus Anamnese, serologischem Befund und therapeutischem Erfolg gestellt worden.

Luische Veränderungen des Ureters sind auch klinisch nicht bekannt. In dem anatomischen Schrifttum fand ich nur die Angabe von WOHLWILL (Fall 2), daß bei Lues der Harnorgane die rechte Niere und der zugehörige Harnleiter eine einheitliche Schwielenmasse bildeten. Nur das unterste Stück des Harnleiters war 1 cm weit sondierbar, sonst war der Ureter völlig verödet und in Schwielengewebe aufgegangen, in dem sich nur geringe unspezifische chronisch-entzündliche Infiltrate fanden. In einem von HADDEN veröffentlichten Fall war der Ureter nicht selbst luisch erkrankt, sondern nur durch ein an der Teilungsstelle der rechten Art. iliaca communis sitzendes Gummi komprimiert und oberhalb des Hindernisses erweitert.

Auch über die Lues der Blase sind die anatomischen Angaben äußerst spärlich. Im älteren Schrifttum finden sich einige Angaben, die mit einer gewissen

[1] ISRAEL, W.: Handbuch der Urologie von LICHTENBERG, VOELCKER u. WILDBOLZ, Bd. 4. Berlin: Julius Springer 1927.

Wahrscheinlichkeit als luische Veränderungen gedeutet werden können. MORGAGNI (1767) beschreibt geschwürig-eitrige Herde in der Harnblase eines Mannes mit Narben an der Glans penis und an der Epiglottis und mit Zungengeschwüren und spricht von „Lustseuche". RICORD (1851) erwähnt 2 Beobachtungen, die er für Lues hält. Bei einem 52jährigen Mann mit phagedänischer Zerstörung des Penis fanden sich mehrere teils in Verheilung begriffene Blasengeschwüre und im Blasendreieck einige weißliche Narben. Im zweiten Fall war neben einem phagedänischen Penisaffekt eine Schrumpfung und ulzerös-granulierende Veränderung der Blase nachweisbar. Diese beiden Beobachtungen können allerdings nur mit großem Vorbehalt hier eingereiht werden, da — wie schon NOGUÉS mit Recht eingewandt hat — auch Tuberkulose vorgelegen haben kann. Mit größerer Sicherheit ist eine Beobachtung VIRCHOWS (1852) zu verwerten, die eine 84jährige Frau mit syphilitischer Ozaena und ausgedehnter Nasen- und Schlundzerstörung betrifft. Die Blase zeigte außer Schwellung und Verfärbung der Schleimhaut bei übelriechendem Harn weißliches Narbengewebe an Blasenhals und Urethra, zum Teil von einem balkenförmigen Gewebszug überbrückt. A. VIDAL DE CASSIS (1853) fand bei einem Luiker ein perforiertes Blasengeschwür, das zur Peritonitis geführt hatte. NOGUÉS bezweifelt die luische Ätiologie auch in diesem Fall. Einigermaßen gesichert erscheint die luische Ätiologie im Falle TARNOWSKYS (1872), der bei einem 4jährigen Knaben mit Primäraffekt im Mund, nässenden Hautpapeln, Papeln und Ulcera in Mund und Rachen, sowie Leberlues auch Ulcera in der Blase und Urethra fand. HESSE erwähnt die Beobachtung kondylomartiger Wucherungen auf der Blasenschleimhaut bei einem 25jährigen Luiker, die im „post mortem Record" des London-Hospital niedergelegt sein soll. Die Beurteilung aller dieser älteren Beobachtungen ist durch den Mangel mikroskopischer Befunde erschwert und eingeschränkt.

Im neueren anatomischen Schrifttum fand ich nur die Beobachtung von WOHLWILL (Fall 2), daneben vereinzelte klinische aber histologisch oder autoptisch gesicherte Fälle (CARRERA, SAELHOF, SPREMOLLA). CARRERA berichtet über submuköse Gummibildung in der Blase mit Proliferation endothelialer Zellen, Arteriitis in allen Wandschichten und perivaskulärer Infiltration von Lymphozyten und Plasmazellen. SAELHOF fand bei einem 34jährigen Mann eine diffuse Zystitis und 5 kleine tiefgreifende Geschwüre mit Krusten nahe dem linken Harnleiterostium. Histologisch zeigten diese bis in die Muskulatur reichenden luischen Blasengeschwüre Bindegewebswucherung, reichlich Plasmazellen und Lymphozyten, sowie eine Endarteriitis geringen Grades. Eine Beobachtung von tumorförmiger Blasenlues, bei der erst histologisch sich die luische Natur der Wucherung sicher nachweisen ließ, hat SPREMOLLA berichtet. Im Falle WOHLWILLS handelt es sich um einen 55jährigen Mann (Paralytiker) mit luischer Mesaortitis und hochpositiver Wa.R. Die rechte Niere war völlig narbig zerstört, das Nierenbecken und nahezu der ganze Harnleiter verödet. Die Harnblase war sehr klein, derb und dickwandig. Die Schleimhaut fehlte großenteils, stellenweise erschien sie wulstig verdickt, dazwischen fanden sich narbige Partien und breite Bindegewebszüge. Der Colliculus seminalis war durch Narbenbildung fast völlig isoliert. Mikroskopisch war eine starke Bindegewebsvermehrung zwischen den Muskelbündeln der Blase erkennbar. Die erhaltene Schleimhaut zeigte uncharakteristische chronisch-entzündliche Veränderungen mit Einlagerung von Blutpigment. Nur an einer Stelle fanden sich größere Infiltratmassen, die breit zum Teil in Venenwände eindringen. Spirochäten waren nicht nachweisbar, dagegen fanden sich in der schwieligen Niere Zeichen von Endarteriitis obliterans. Zweifellos sind solche zur ausgedehnten Narbenbildung führenden luischen Veränderungen der Harnwege — zum mindesten heute — ganz außerordentlich selten.

Ein dem VIRCHOWschen Fall vergleichbares Präparat der LANDAUschen Frauenklinik in Berlin erwähnt W. ISRAEL.

Durchbruch von Blasengeschwüren, die als gummöse Erscheinungen gedeutet wurden, in den Mastdarm wurde in der neueren Zeit nur 2mal klinisch-röntgenologisch beobachtet (PICOT, BLANC und NÉGRO). BALLENGER und SMITH beschrieben eine gummöse Blasen-Mastdarmfistel mit Einbeziehung einer Dünndarmschlinge, bei der autoptisch gummöse Infiltrate am Darm festgestellt wurden.

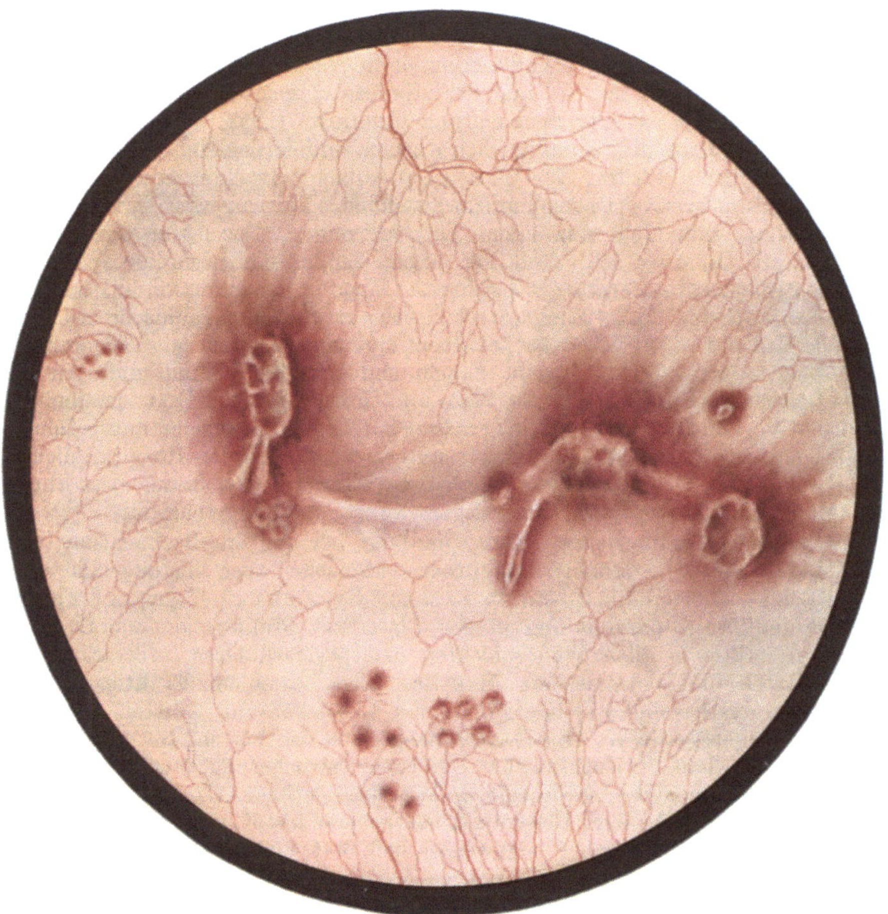

Abb. 90. Frische Papeln, vereiternde Papeln und aus zerfallenen und zusammengeflossenen Papeln entstandene Geschwüre der Blasenschleimhaut. Zusammengesetztes Bild aus verschiedenen Stellen einer Blase. (Nach E. R. W. FRANK, aus ISRAEL, Handb. d. Urologie, Bd. IV.)

Im Gegensatz zu diesen äußerst spärlichen Feststellungen steht die rasch zunehmende Zahl klinisch zystoskopischer Beobachtungen von Blasenlues. Wobei die Diagnose zum Teil bei dem ziemlich charakteristischen Aussehen mit Hilfe der serologischen Reaktionen und nach dem Erfolg der spezifischen Therapie gestellt wird. LUCENA RAURICH gibt an, unter 53 systematisch zystoskopierten Luikern in 7,5% (!) Blasenmanifestationen gefunden zu haben. Die meisten Fälle betreffen das tertiäre Stadium der Lues, nur wenige das sekundäre. Primäraffekte dürften in der Blase kaum vorkommen. Das zystoskopische Bild der Blasenlues ist sehr mannigfaltig. Im Sekundärstadium finden sich fleckförmige

Rötungen (erythematöses Syphilid DUROEUX), Papeln und Geschwüre, die aus Papeln möglicherweise unter Mitwirkung der Harnbespülung hervorgehen (Abb. 90), während im Munde ein solcher Zerfall in der Regel ausbleibt. Die Papeln sitzen meist feinen Gefäßzweigen auf, sind flach erhaben, kreisrund bis linsengroß, bräunlich, im Gegensatz zu Tuberkeln (HESSE); gelegentlich mit kranzartiger Einfassung wie impetiginöse Hautpapeln (MICHAILOFF). Sie liegen zerstreut oder gruppiert meist in der Nähe der Uretermündungen, selten im Blasenscheitel. Es sind bis zu 12 Papeln beobachtet worden. Bei der Abheilung schiebt sich vom Rand her weißliches Epithel vor, Narben bleiben nicht zurück, nur FRANK erwähnt einmal bräunliche Flecke.

Im Tertiärstadium der Lues finden sich sowohl gummöse Bildungen und chronisch-interstitielle Entzündungen, als auch tertiäre-papulöse Syphilide. Die Mehrzahl der Gummen liegen in der Nähe der Harnleitermündungen, GAYET und FAVRE sahen einmal Mitbeteiligung des untersten Harnleiterabschnittes. Sie sind meist geschwürig zerfallen, nur selten glatt, papillär oder polypös von geschwulstartigem Aussehen (Abb. 91). Sie können erbsen- bis wallnußgroß werden. Gelegentlich reichen die Geschwüre bis an die Muskulatur heran (GRAEFF). Die interstitiellen Prozesse geben der Blasenschleimhaut ein parkettartiges gefeldertes Aussehen mit groben Wülsten und tiefen Falten (PICOT, GAYET und FAVRE). MICHAILOFF hat außerdem Spätsyphilide in Form serpiginöser Geschwüre beschrieben. Die tertiären Syphilome können eingezogene Narben oder wenigstens teils anämisch teils hyperämische Flecken zurücklassen. Die Blasenlues ist meist mit einer Zystitis kombiniert. Nicht selten besteht eine Mischinfektion.

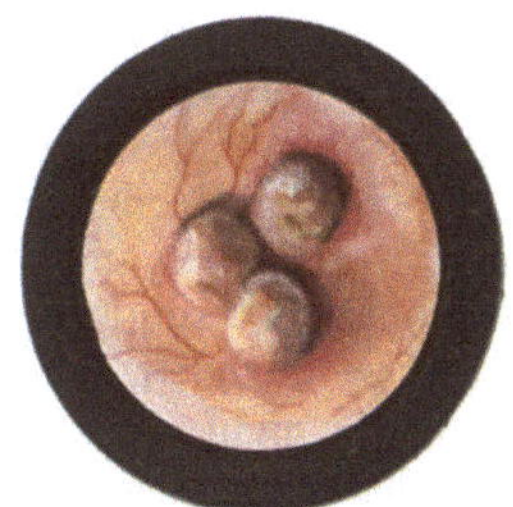

Abb. 91. Gummigeschwülste der Blasenschleimhaut. (Nach v. MARGULIES, aus ISRAEL, Handb. d. Urologie, Bd. IV.)

C. Aktinomykose (Lit. S. 559).

Die Aktinomykose der ableitenden Harnwege ist außerordentlich selten. Eine aktinomykotische Erkrankung des Nierenbeckens ist in der mir zugänglichen Literatur nicht beschrieben, wenn man den Nachweis des Erregers im Gewebe für die Einreihung fordert. Die nicht so sehr seltene Aktinomykose der Niere läßt meist das Nierenbecken unbeteiligt, da sich abgekapselte aktinomykotische Abszesse im Nierenparenchym ausbilden. Es kommen aber zwei Arten von Mitbeteiligung des Nierenbeckens bei der Nierenaktinomykose vor.

Erstens der Durchbruch eines aktinomykotischen Eiterherdes, der in einer Nierenpyramide gelegen war, in das Nierenbecken (BAUM, PINNER). In diesen Fällen wurden Aktinomyzesdrusen mit dem Harn entleert, ohne daß das Nierenbecken dabei aktinomykotisch erkrankte. Im Fall PINNERs war der Harn blutig, im Nierenbecken fanden sich einige Blutungen, an einer Stelle ragten körnige gelbliche Massen aus einer Pyramidenspitze in das Nierenbecken vor (Nieren- und Lungenaktinomykose).

Die zweite Art der Mitbeteiligung des Nierenbeckens bei Nierenaktinomykose bietet anatomisch das Bild einer banalen eitrigen Pyelitis oder Pyelonephritis (STANTON, RECHT, RAČIĆ), neben spezifischen Herden in der Niere, auch die Ureteren und die Blase sind stark entzündlich erkrankt. Im Falle STANTONs war das Nierenbecken mit dünnem gelbgrünen Eiter erfüllt, in der Blase bestand eine ulzeröse Zystitis, aber es waren in den Harnwegen keine Aktinomyzesdrusen nachzuweisen. Im Falle RECHTs bestand eine Mischinfektion der Niere mit Aktinomykose und Diplo- und Streptokokken.

Die von RAČIĆ operierte und veröffentlichte isolierte Nierenaktinomykose, die klinisch das Bild einer intermittierenden Pyonephrose darbot, konnten wir untersuchen. Das erweiterte und stark chronisch-entzündlich veränderte Nierenbecken enthielt außerdem einen runden Oxalatstein mit einem Mantel von Tripelphosphat. Im histologischen Bild zeigt sich eine enorme Verdickung der Schleimhaut des Nierenbeckens. Das Epithel fehlt teilweise, alle Wandschichten sind aufs dichteste von Lymphozyten und Plasmazellen durchsetzt, vereinzelt sind Lymphfollikel zu sehen. Stellenweise sind auch dichtere herdförmige Ansammlungen von polymorphkernigen Leukozyten vorhanden; auch eosinophile Leukozyten sind reichlich beteiligt. In einem Teil der Schnitte sieht man an einigen Stellen innerhalb der entzündeten Nierenbeckenschleimhaut größere Anhäufungen von großen, mit Fett und Lipoiden beladenen Zellen mit schaumigem Plasma (sog. „Pseudoxanthomzellen") ganz ähnlich wie sie in der Umgebung der aktinomykotischen Herde der Niere selbst angetroffen werden. Pilzdrusen sind auch an diesen Stellen im Nierenbecken nicht erkennbar. Das Hilusfettgewebe zeigt gleichfalls, besonders perivaskulär, herdförmige Lymphozytenansammlungen, teilweise nach Art primitiver Lymphknötchen.

Es ist nicht ganz sicher, wie diese Art der Miterkrankung des Nierenbeckens und der Harnwege bei Nierenaktinomykose zu beurteilen ist. Handelt es sich um ein zufälliges Zusammentreffen einer Nierenaktinomykose mit einer banalen Erkrankung der Harnwege oder ist die Zysto-Uretero-Pyelitis doch von der aktinomykotischen Erkrankung abhängig?

Mit Ausnahme der eben geschilderten Ureteritis bei Nierenaktinomykose findet sich nur eine Angabe in dem mir zugänglichen Schrifttum über eine aktinomykotische Erkrankung des Ureters (AMMENTORP) (Fall 4). Es handelt sich um eine Aktinomykose der Appendix, die zu Abszessen hinter dem Zökum, sowie im Psoas, Iliakus und Glutaeus geführt hatte. Diese Abszesse waren in den rechten Ureter und in die Blase durchgebrochen und hatten eine aktinomykotische Erkrankung derselben veranlaßt.

Etwas häufiger ist die Harnblase bei Aktinomykose ergriffen. Die Möglichkeit einer primären Blasenaktinomykose ist gegeben. Eine klinische Beobachtung PONCETs ist in dieser Hinsicht sehr interessant, wenn auch der Infektionsmodus nicht sichergestellt werden konnte. Bei einem 58jährigen Mann, der die Gewohnheit hatte, sich Getreidehalme in die Harnröhre einzuführen, fanden sich zwei Blasensteine, die Pflanzenteile und eine Getreidegranne enthielten. Außerdem bestand eine anorektale Aktinomykose, anscheinend unter Mitbeteiligung von Prostata und Blasenhinterwand. In dem zystitischen Eiter waren Aktinomyzesdrusen nachzuweisen. PONCET läßt die Entscheidung zwischen einer primären anorektalen Aktinomykose mit Übergreifen auf die Blase oder einer primären Blasenaktinomykose mit sekundärer Beteiligung des Rektums offen; jedenfalls ist die Möglichkeit dieses Infektionsmodus plausibel.

Alle anderen Beobachtungen betreffen eine sekundäre Beteiligung der Harnblase meist durch Übergreifen der aktinomykotischen Erkrankung von den Organen der Nachbarschaft. ROSENSTEIN gibt an, daß unter 320 Vorkommnissen von Bauchaktinomykose 11mal die Harnblase im Bereich der Eiterung lag. Dabei kann sich ein perizystitischer aktinomykotischer Abszeß entwickeln, der ins Rektum (HESSE) oder durch die vordere Bauchwand (ULLMANN, Fall 1) mit einem Fistelgang perforiert oder es erfolgt der Durchbruch in die Blase selbst (BOSTROEM, Fall 12 = Fall MIDDELTORPF; AMMENTORP, Fall 4; SHIOTA, Fall 6; BILLROTH, ZEMAN [die beiden letzten zit. nach ROSENSTEIN, WEISER]) oder in Blase und Rektum (WOLFF, Fall 5) oder es unterbleibt eine Perforation (LANGHANS [zit. nach BOSTROEM, Fall 11]). In den meisten Fällen hat die Aktinomykose der Beckenorgane von der Appendix ihren Ausgang genommen (LANGHANS; BOSTROEM, Fall 11; WOLFF, Fall 5; SHIOTA, Fall 6; WEISER), soweit darüber Angaben gemacht werden. Bei Durchbruch in die Harnblase fand BOSTROEM (Fall 2) eine diphtherisch-jauchige Zystitis, WOLFF (Fall 5) eine schmierige Zystitis, Pyelitis und streifige Nierenabszesse. Angaben über spezifisch aktinomykotische Erkrankungen der Blasenwand liegen in diesen Fällen nicht vor. Es scheinen die Verhältnisse hier ähnlich zu liegen, wie sie oben für die Veränderungen an Nierenbecken und Harnwegen bei Nierenaktinomykose besprochen wurden. Klinisch ist der Eiterdurchbruch in die Harnblase relativ günstig zu bewerten, da nicht selten Spontanheilung danach erfolgt (ROSENSTEIN). Über Durchbruch eines „pseudoaktinomykotischen" Abszesses mit Drusen von Bacillus fusiformis berichten CORONINI und PRIESEL.

Eine histologisch gesicherte Beobachtung einer spezifisch aktinomykotischen Erkrankung der Blasenwand, die zystoskopisch das Bild eines polypösen Blasentumors darbot, beschrieb KÖSTER. Bei einem 40jährigen Mann, der im Krieg (Strohlager!) ein lang dauerndes intertriginöses Ekzem unter dem Nabel bekam, fand sich eine brettharte Infiltration zwischen Bauchwand und Blase, ein aktinomykotischer Abszeß am Blasenscheitel und an der entsprechenden Stelle der Blasenschleimhaut ein tumorartiges aktinomykotisches Granulationsgewebe, das frei in die Blasenlichtung hineinragte. Einen entsprechenden Fall veröffentlichte RUPP. Es bestand ein breitbasiger „Tumor" von Handtellergröße und höckeriger Oberfläche zwischen Blasenscheitel und Vorderwand. Im weiteren Verlauf wurde der „Blasentumor" hühnereigroß und zeigte leisten- und kammförmige Vorsprünge mit Ödemblasen und kleinsten gelben, zum Teil aufgebrochenen Knötchen, sowie Schleimhautblutungen. Später brachen an der vorderen Bauchwand mehrere Fisteln durch, aus denen sich Eiter mit Drusen und Fäden von Aktinomyzes entleerte.

Ein ähnliches Vorkommnis scheint der klinischen Beobachtung SCHILLERS zugrunde zu liegen. Es bestanden perizystische aktinomykotische Abszesse (ausgehend von der Appendix) und Granulationen, aber keine grobe Perforation in die Blase (Probefüllung). Trotzdem wurden Aktinomyzesdrusen mit dem Harn ausgeschieden, so daß man eine spezifische Erkrankung der Blasenwand annehmen muß. Aktinomyzesdrusen als Beimengung des eitrigen Urins im Gefolge von Aktinomykose im Blasenbereich sind außerdem bei BOSTROEM (Fall 12), PONCET, SHIOTA (Fall 6), BULL und WEISER, ferner bei klinischer Prostataaktinomykose neben Pyonephritis und banaler Zystitis (TH. COHN) vermerkt. Im Falle WEISERS wurden neben typischen Aktinomyzesdrusen auch „Pseudodrusen" aus zusammengeballten Fäden von Bacillus fusiformis beobachtet. Auffallenderweise wurden im Falle KÖSTERS Drusen im Harn vermißt. Eine primäre Aktinomykose im Bereich der vorderen Bauchwand und des prävasikalen Gewebes (Paracystitis actinomycotica), die perakut nach stumpfer Verletzung mit einem schweren Schmiedehammer entstanden war, beschrieb HOCHENEGG. Ein weiterer Fall von aktinomykotischer Parazystitis wurde von MICHELSON veröffentlicht.

D. Andere Mykosen (Lit. S. 560).

Es kommen selten noch verschiedene andere Mykosen im Harnapparat vor, die besonders bei Diabetes beobachtet wurden, weil das Pilzwachstum durch den hohen Zuckergehalt der Gewebsflüssigkeit begünstigt wird. Einer Arbeit von LUNDQUIST ist zu entnehmen, daß 3mal Oidium albicans, 1mal Sporotrichose, 1mal Cryptococcus renalis und 1mal Enentiothamnus als Erreger von Nierenmykosen beschrieben wurden. LUNDQUIST selbst beschreibt eine Pyelonephritis bei einer 64jährigen Frau, bei der sich in den Nierenabszessen reichlich Pilzherde (vermutlich Oidium) fanden, während das eitrig entzündete Nierenbecken keine Pilze enthielt. Eine Aspergillus-Mykose der Niere, die makroskopisch einer kavernös-käsigen Tuberkulose glich, beschrieb kürzlich WEGELIN [2].

Soorerkrankungen der Harnorgane sind mehrfach beschrieben. Teils auf die Niere beschränkt bei allgemeiner hämatogener Soormetastasierung, teils exogener Herkunft und nur in den Harnwegen ausgebildet. Es soll hier auch auf die Nierenveränderungen eingegangen werden, weil sie zum Teil das Bild einer Pyelonephritis zeigen und weil sie bei den spezifischen Infektionen der Niere [1] nicht besprochen wurden.

SCHMORL beobachtete bei einem 10jährigen Mädchen, das an Typhus verstorben war, Soor im Rachen und Oesophagus, sowie eine offenbar hämatogene Metastasierung in der linken Niere. Die Nieren waren groß, weich, mit punkt- und streifenförmigen Blutungen und ließen Abszesse mit rotem Hof in der Rinde, spärlicher auch im Mark, erkennen. Histologisch fand sich eine hämorrhagische Nephritis mit ausgedehnter Nekrose der Epithelien der Tubuli contorti und ausgebreiteter interstitieller Infiltration. In vielen Glomerulusschlingen und Kapillaren waren Kokkenembolien ebenso wie im Zentrum der Abszesse vorhanden. In einer umschriebenen Gruppe von Abszessen der linken Niere fanden sich verzweigte, zum Teil kolbig angeschwollene, zum Teil degenerierte Soorfäden in den Abszessen und Kapillaren, sowie in einzelnen Venen und Glomerulusschlingen, gelegentlich mit Einwucherung in den Kapselraum und in einen Tubulus rectus. Kulturell wurden Staphylokokken, Streptokokken und Soor nachgewiesen. In einer Beobachtung HEUBNERs fand sich an der Grenze von Niere und Mark eine bröckelige Zone, mikroskopisch sah man in der Rinde alle Kapillaren und viele Glomeruli wie injiziert mit „Hefebazillen" und Pilzfäden; gelegentlich waren sie auch innerhalb von Tubuli contorti gelegen.

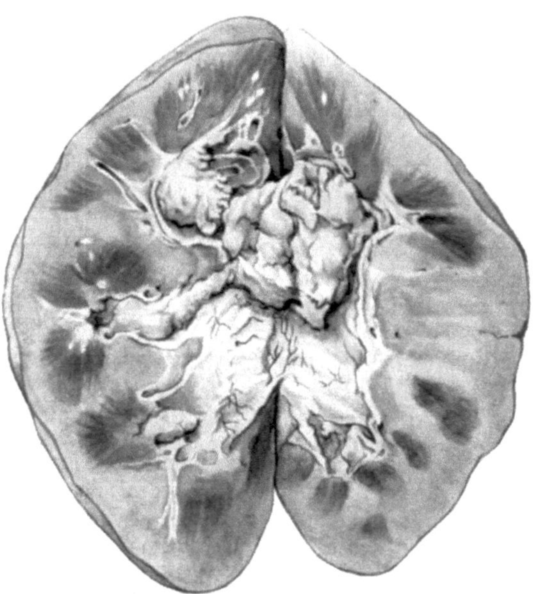

Abb. 92. Massive Soorwucherung im Nierenbecken mit Pyelonephritis. (Umgezeichnet nach J. TANNENBERG.)

Ein einzigartiges Vorkommnis einer doppelseitigen Soorpyelonephritis bei einem 32jährigen Diabetiker teilte TANNENBERG mit. Es bestand dreieinhalb Tage Anurie, am vierten Tag ging wenig mit weißen Fetzen untermischter Harn und weißliche wurmartige Gebilde (Ureterausgüsse) ab. Die Nieren und die erweiterten Ureteren waren mit ihrer Umgebung fest verwachsen. Auf der Nierenober- und Schnittfläche fanden sich stecknadelkopf- bis erbsengroße, graugelbe Herde und Streifen. Beide Nierenbecken und die Kelche waren prall mit weichelastischen fibrinähnlichen graugelben Massen erfüllt (Abb. 92), die in den Ureteranfang hineinreichten. Die Nierenbecken boten starke Gefäßinjektion, die

[1] Dieses Handbuch, Bd. VI/1. [2] Z. urol. Chir. **36**, 281 (1933).

Papillen sahen wie angenagt aus. Die Blase unverändert, die Ureteren leer. Bakterioskopisch sah man septierte Sproßpilze und runde Körner, in der Kultur wuchs Soor, Penicillium glaucum, Proteus und saprophytische Stäbchen. Histologisch fand sich eine eitrige aszendierende Pyelonephritis mit Abszessen. An den Papillenspitzen waren Nekrosen mit dichter Einwucherung von Soorfäden und wenig Conidien in Form drusenähnlicher Rosetten zu sehen. In der Randzone waren Leukozyten, Plasmazellen und Fibroplasten gelegen. Auch in der Rinde fanden sich ähnliche Herde. In vereinzelten Abszessen war eine frische Sooreinwachsung ohne Nekrose zu sehen. In der Umgebung der Pilznekrosen waren hämochromatotische Ablagerungen nachweisbar. Im Ureter fehlte das Epithel, die Wandung zeigte mäßige chronische Entzündung ohne Soor.

TANNENERG nimmt eine Kombination einer banalen Pyelonephritis mit Soorinfektion an und erwägt die Möglichkeit eines kontinuierlichen aufsteigenden Wachstums oder einer Pilzverschleppung durch Antiperistaltik des Ureters.

Soor der Harnblase ist mehrfach bei Diabetikern beobachtet worden (BRIK, v. FRISCH). Die Begünstigung des Soorwachstums durch den Zuckergehalt der Körperflüssigkeiten ist auch bei anderen Lokalisationen (Verdauungstrakt) bekannt. Im Falle v. FRISCHs bestand eine heftige Zystitis mit Pneumaturie. Zystoskopisch erkannte man auf der fleckweise geröteten Blasenschleimhaut vereinzelte hanfkorngroße Auflagerungen.

GUIARD fand Soor im Harn einer Schwangeren und WOSSIDLO beobachtete bei chronischer Gonorrhoe Soor im Harn besonders nach Massage der Prostata und Samenblasen. RAFIN beschrieb eine Soorzystitis bei Oxalatstein der Blase. In diesen Fällen ist wohl eine exogene Infektion der Blase anzunehmen, WOSSIDLO denkt an Einschleppung mit unsauberen Instrumenten. Hyphen und Conidiensporen einer Moniliaart wies REDI in einem Nierenbecken durch Ureterenkathetherismus nach.

Gelegentlich sind in neuerer Zeit auch Hefepilze als Entzündungserreger in den Harnwegen angetroffen worden. Über nicht tierpathogene Hefen in Nieren und Blase bei Diabetes hat ERNST berichtet. KLAUSNER (1924) fand bei einem 28jährigen Mann mit rezidivierendem Harnröhrenherpes nach Instillationen den Harn blutig und trüb. Im Harn und im blutigen Sperma waren Hefepilze nachweisbar.

Eine eitrige Hefezystitis (Blastomykose) beobachtete RHAMY (1926). OTA und MASUDA beschrieben 1930 eine akute Zystitis mit Bluthamen und urtikarieller Entzündung der ganzen Blasenschleimhaut bei einem 19jährigen Mann ohne Diabetes, die durch eine stark mäusepathogene Hefe verursacht war.

E. Lymphogranulomatose (Lit. S. 561).

Die ableitenden Harnwege sind nur sehr selten der Sitz lymphogranulomatöser Gewebswucherungen, obwohl die Niere selbst nicht allzu selten erkrankt ist. In dem mir zugänglichen Schrifttum fand ich nur 6 Beobachtungen von Lymphogranulomatose der ableitenden Harnwege mit folgender Lokalisation: Niere, Nierenbecken, Ureter und Blase Fall 7 von FRÄNKEL und MUCH, Ureter allein Fall GRAETZ, Blase allein 4 Fälle (SCHLAGENHAUFER, HALIR, BLATT und MARKUS, SZENES). Von diesen Fällen betreffen 3 Männer (FRÄNKEL und MUCH, GRAETZ, BLATT und MARKUS) und 3 Frauen (SCHLAGENHAUFER, HALIR, SZENES).

Bei einer eigenen einschlägigen Beobachtung wurden folgende Befunde erhoben.

38 Jahre, ♀ (S. 238/1933). Lymphogranulomatose sämtlicher Bauch- und Beckenlymphknoten mit Kompression der Vena cava inferior und Einwucherung in dieselbe.

Granulomatöse Umwachsung beider Nebennieren, besonders der linken. ADDISONsche Krankheit. Ausgedehnte Lymphogranulomknoten am Beckenperitoneum, an der Serosa der Mesenterien und des Magens. Granulomknoten in Leber, Milz und Pankreas. Ausgedehnte Granulomknoten in der Pleura costalis und diaphragmatica rechts.

Die linke Niere zeigte im Hilusfettgewebe und von da aus eine Strecke weit ins Nierengewebe hineinreichend in Umgebung der Venen bis erbsengroße Granulomknoten, die auch mikroskopisch keine Beziehung zum Nierenbecken erkennen ließen. Der linke Ureter ist von mächtigen knotigen Granulommassen eingemauert und zeigt an einer Stelle einen linsengroßen Granulomknoten in seiner Adventitia. Die Harnblase zeigt an ihrem peritonealen Überzug dicht gedrängte bis pfennigstückgroße, flach erhabene rötlichgraue Herde und Buckel, in der Schleimhaut erkennt man nahe dem Blasenausgang zwei hanf- bis pfefferkorngroße, gelbweiße, scharf begrenzte Knoten (Abb. 93), die sich mikroskopisch als typisches Lymphogranulomgewebe erweisen (Abb. 95). Erst im mikroskopischen Bild wird das Ausmaß der lymphogranulomatösen Durchsetzung der Blasenmuskulatur deutlich erkennbar.

Die in der Arbeit von CHUTE angeführten Fälle der amerikanischen Literatur sind nicht eindeutig verwertbar, weil nur von Lymphoma malignum gesprochen wird, ohne daß sich aus der Darstellung ersehen ließe, ob Lymphogranulom oder Lymphosarkom gemeint ist.

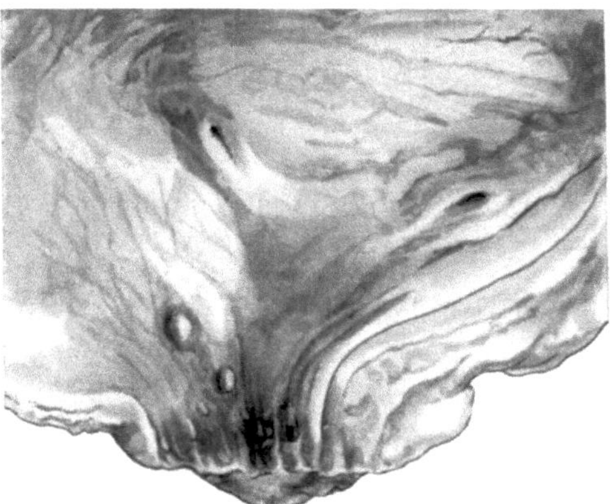

Abb. 93. Lymphogranulomknoten im Blasendreieck. (38 Jahre, ♀, S. 238/1933, eigene Beobachtung [nat. Größe].)

Bei der Beobachtung von FRÄNKEL und MUCH handelt es sich um einen 28jährigen Mann mit allgemeinen lymphogranulomatösen Drüsenschwellungen. Die linke Niere enthält neben verstreuten linsengroßen erweichten gelbweißen Herden einen größeren Herd in einer Markpapille mit Übergreifen auf das Nierenbecken. Auch der Ureter ist 1,5 cm über der Blase derb infiltriert, seine Innenfläche gelbweiß, seine Lichtung verengt, sein oberer Abschnitt leicht erweitert, die Harnblase zeigt an 3 Stellen linsengroße, etwas vorgewölbte Infiltrate. Im Falle von GRAETZ waren Niere, Nierenbecken und Blase unverändert, nur der linke Ureter zeigte in seinem abdominalen Abschnitt eine 6 cm lange spindelige Auftreibung, die aus weichen lymphomatösen Massen bestand.

Die Lymphogranulomatose der Blase tritt makroskopisch meist in Form umschriebener, über die Schleimhaut erhabener grauweißer Höcker und Knoten (Abb. 93) in Erscheinung, die bis erbsengroß werden können (HALIR), jedoch auch sehr klein und schlaff sein können (SZENES). Durch die dichte Gruppierung der kleinen Knötchen im Falle SZENES entsteht eine höckrige Beschaffenheit der ganzen befallenen Blasenschleimhaut (Abb. 94). Die stärksten Veränderungen finden sich in diesem Fall im Blasendreieck. In den meisten Fällen ist die Blasenwand stark verdickt (bis zu 15 mm im Falle SZENES). Das Granulomgewebe beschränkt sich meist nicht auf die Schleimhaut, sondern ist auch zwischen den Bündeln der Muskulatur und in der Umgebung der Blase als grauweißes, derbes Aftergewebe erkennbar.

Die Erkrankung greift offenbar meist von benachbarten Organen auf die Harnblase über. Bei SCHLAGENHAUFER waren außer Milz, Pankreas und Bauchlymphknoten auch die Mesosalpinx und das Mesovar, sowie die Urethra und das periurethrale Gewebe ergriffen; auch die Beobachtung von SZENES zeigte außer einer Lymphogranulomatose aller Lymphknoten granulomatöse Erkrankung der inneren weiblichen Geschlechtsorgane. Im Falle von BLATT und MARKUS war die Prostata der Hauptsitz der Erkrankung, von wo aus Blase und Rektum ergriffen wurden, die miteinander verwachsen erschienen. Nur bei der Beobachtung von HALIR ist kein direktes Nachbarorgan erkrankt, sondern nur Leber, Milz, Lungen und Leistenlymphdrüsen.

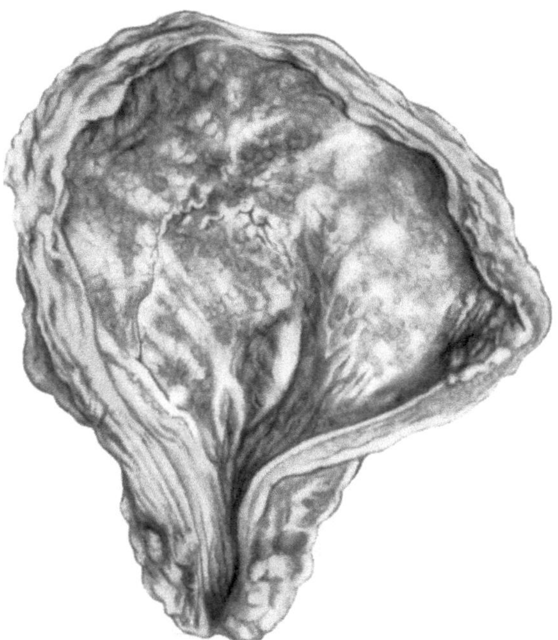

Abb. 94. Ausgedehnte Lymphogranulomatose der Blase (umgezeichnet nach SZENES).

Im histologischen Bild findet man typisches Lymphogranulomgewebe in Form beetförmiger Herde oder als Knoten in der Schleimhaut (Abb. 95), doch ist meist auch die Unterschleimhaut von breiten Granulomzügen durchsetzt, die sich in die Muskulatur erstrecken und deren Bündel auseinanderdrängen. Diese Granulominfiltration kann bis in das perivesikale Fettgewebe reichen (SZENES). Ebenso ausgedehnt waren die Veränderungen bei meiner Beobachtung. In diesem Fall ließ auch der Granulomknoten in den Außenschichten des Harnleiters eine beginnende Einwucherung in die Uretermuskulatur feststellen.

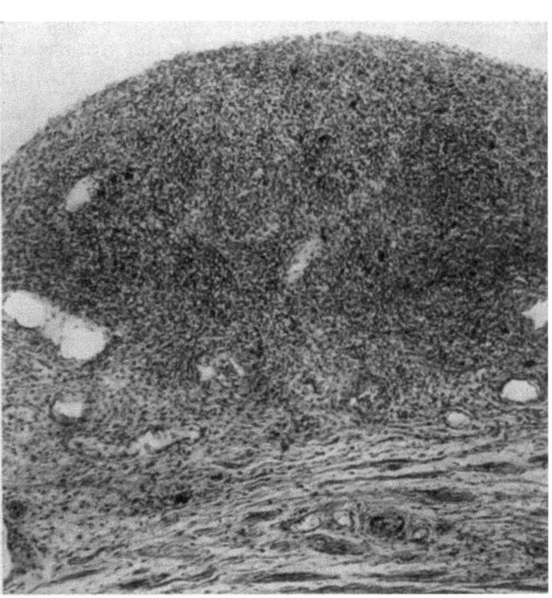

Abb. 95. Beetförmiger Herd von Lymphogranulomgewebe mit zahlreichen STERNBERGschen Riesenzellen in der Blasenschleimhaut. (38 Jahre, ♀, S. 238/1933, eigene Beobachtung.)

Einen Sonderfall stellt die Beobachtung von BLATT und MARKUS dar, da es sich hier um eine Kombination von Lymphogranulomatose mit Tuberkulose handelt. Schon makroskopisch fallen graue miliare Knötchen und kleinste Abszesse in der Blasenschleimhaut auf, die zum Teil mit nekrotischen Schorfen bedeckt sind.

Histologisch finden sich neben breiten Zügen von typischem Lymphogranulomgewebe, die alle Wandschichten durchsetzen und die Muskulatur stark auseinanderdrängen, käsige Nekrosen, sowie sehr zahlreiche miliare Tuberkel, zum Teil in innigster räumlicher Beziehung zum Granulomgewebe. In diesen

Knötchen, zum Teil aber auch sonst im Gewebe finden sich sehr reichlich ungewöhnlich rasch färbbare Tuberkelbazillen.

F. Lepra (Lit. S. 561).

Über lepröse Erkrankung der ableitenden Harnwege sind in dem mir zugänglichen Schrifttum nahezu keine Angaben zu finden. Nach BARRERA und CHAVARRIA kommen akute Nierenprozesse bei Lepra vor. Leprabazillen wurden im Harn auch von UHLENHUTH und WESTPHAL nachgewiesen. PFISTER erwähnt ohne nähere Schrifttumsangabe, daß bei Leichenöffnungen knotige und geschwürige Veränderungen lepröser Art in der Blase festgestellt worden seien. Auch JADASSOHN gibt an, daß BABES kleine Lepraknötchen in der Blasenschleimhaut gesehen habe. Eine japanische Monographie von KOBAYASHI über viszerale Lepra, die möglicherweise nähere Angaben über die Mitbeteiligung der Harnwege enthält, war mir leider nicht zugänglich.

G. Gonorrhoe (Lit. S. 561).

Die gonorrhoische Erkrankung der Harnorgane ist nicht so häufig, als man annehmen würde. Es bleibt allerdings dabei zu erwägen, ob die Infektion der Harnwege wirklich so selten ist, wie es nach den Schrifttumangaben scheint, oder ob nur die bakteriologische Nachweismöglichkeit eingeschränkt erscheint.

Der Nachweis einer gonorrhoischen Harnwegserkrankung ist aus mehreren Gründen schwierig. Bakterioskopisch ist die Identifizierung gramnegativer Diplokokken immer nur mit einer gewissen Wahrscheinlichkeit möglich. Die Kultur ist nicht ganz einfach, da die Gonokokken besonders gegen Abkühlung empfindlich sind. Aber auch, wenn die Kultur gelingt, bereitet die Identifizierung noch große Schwierigkeiten. Nach den Angaben von SHIVERS (1923) besteht eine weitgehende morphologische und kulturelle Übereinstimmung zwischen dem Gonokokkus und dem Micrococcus catarrhalis. Der Gonokokkus ist nach SHIVERS nur durch die Zuckervergärung und die Komplementfixation mit Sicherheit zu identifizieren. Aus diesen Gründen sind die ätiologischen Angaben des älteren Schrifttums nur mit Wahrscheinlichkeit verwertbar, aber auch bei den neueren Beobachtungen sind diese mühsamen Untersuchungen nur selten ausgeführt worden.

Außer diesen in der bakteriologischen Methodik und den Lebensumständen der Gonokokken bedingten Schwierigkeiten bleibt noch zu erwägen, daß der Gonokokkus auch durch andere Keime verdrängt oder verdeckt werden kann (Sekundär- bzw. Mischinfektion). In erster Linie werden in dieser Hinsicht Bacterium coli, vielleicht auch andere Kokken in Frage kommen.

Im Schrifttum finden sich Angaben über folgende Mischinfektionen bei gonorrhoischer Niereninfektion: Gonokokken, Bacterium coli und Staphylokokken (THEDENET), Gonokokken, Staphylokokken und Bacillus proteus (SCHULTZ und VIVIAN), Gonokokken und Influenzabazillen (KOPP), Gonokokken und Balantidium coli (MALIVA und v. HAUS), Gonorrhoe und Tuberkulose (NIXON und FAYOL).

Die gonorrhoische Infektion der Niere kann unter dem Bilde der Pyelitis, Polyonephritis und Pyonephrose auftreten. Das anatomische Bild zeigt dabei keine irgendwie die Gonokokkeninfektion kennzeichnende Abweichungen gegenüber den durch andere Erreger veranlaßten Prozessen dieser Art. Ziemlich häufig findet man in chronischen Fällen im Nierenbecken follikelartige Rundzellenherde (v. FRISCH, SIMMONS, YOUNG, MICHON, GAYET, BARNEY, ZINNER). Nach PARMENTER, FOORD und LEUTENEGGER wurden viermal bei gonorrhoischer Pyelonephritis Gonokokken in Tubuli und Glomeruli nachgewiesen. Gonorrhoische Pyonephrose bei doppelseitiger Zystenniere beschrieb SCHÖNWERTH, bei Ureterknickung durch abnormen Gefäßverlauf DOSZA. Einen isolierten großen Gonokokkenabszeß im oberen Nierenpol sah WEISSWANGER.

Auch der klinische Verlauf kann ganz uncharakteristisch sein (GAYET). Eine gonorrhoische Pyelitis mit ungewöhnlich starker Hämaturie hat SCHOTTMÜLLER beschrieben.

Nach der Zusammenstellung von PARMENTER, FOORD und LEUTENEGGER sind bis 1930 im Schrifttum 60 Niereninfektionen durch Gonokokken mitgeteilt. Davon erscheinen 28 nur als möglich (bakterioskopisch im Ausstrich), 27 als wahrscheinlich (Kultur) und nur 5 als gesichert (Fermentationsstudien). Nach dem anatomischen Befund und hinsichtlich der befallenen Seite gliedern sich diese Fälle folgendermaßen:

	Fälle	rechts	links	beiderseits
Pyelitis	25	11	7	7
Pyelonephritis .	15	5	5	5
Pyonephrose . .	20	10	7	3

Die Zusammenstellung ergibt, daß die Pyelitis, die Pyelonephritis und die Pyonephrose etwa gleich häufig angetroffen werden. Die rechte Seite ist, wie bei diesen Erkrankungen anderer Ätiologie auch, deutlich häufiger befallen, als die linke (mit Ausnahme der Pyelonephritis). Doppelseitige Erkrankung findet sich bei der Pyelitis und Pyelonephritis gonorrhoica in einem Drittel der Fälle; die gonorrhoische Pyonephrose scheint noch seltener doppelseitig aufzutreten. Meist handelt es sich um Erwachsene, doch sind auch selten bei Kindern gonorrhoische Pyelitiden und Pyelonephritiden beobachtet worden (NOBECOURT).

Der Infektionsweg ist wie bei der Pyelitis und Pyelonephritis überhaupt umstritten. Während NECKER und BACHRACH die aszendierende Infektion, besonders entlang den Lymphbahnen der Ureterwandung, für die häufigste Form halten, erachten PUGH, BIRKHAUG, PARLON die Blutstrominfektion als Regel. Die Möglichkeit einer hämatogenen Infektion zeigt eine Beobachtung HIMMELHEBERS, der bei Gonokokkensepsis Pyelitis sah, wobei nur im Blut nicht aber im Harn Gonokokken nachweisbar waren. Eine gonorrhoische vermutlich hämatogen infizierte Hydronephrose mit Spontanruptur bei unveränderter Blase beschrieb R. R. SIMMONS. Die Möglichkeit einer aufsteigenden urinogenen Infektion erwägen MALIVA und v. HAUS, wobei sie an einen Transport der unbeweglichen Gonokokken durch die in ihrem Falle gleichfalls vorhandenen Balantidien denken. Man wird die Möglichkeit einer hämatogenen Infektion vor allem bei Freibleiben der Harnblase zugeben müssen. Für die nicht seltenen Fälle einer Infektion bei Abflußstörung und Erkrankung der unteren Harnwege, wie sie besonders bei Ureterstrikturen gegeben erscheint, dürfte wohl die aufsteigende (urinogene oder lymphogene) Infektion in erster Linie in Frage kommen.

Die Harnleiter sind bei Gonorrhoe anscheinend auch nicht häufig miterkrankt. Nach NECKER häufiger bei mischinfizierten postgonorrhoischen Eiterungen, besonders wenn eine Harnröhrenstriktur besteht, als bei akuten Gonorrhoen. Der Infektionsweg dürfte wohl meist in den Lymphbahnen des Ureters zu suchen sein (BACHRACH). Als Endausgang solcher Ureteritiden werden Verengungen und Strikturen beschrieben, die dann nicht selten Anlaß zur Infektion der zugehörigen Niere geben. Solche Strikturen wurden von DOURMASHKIN und COHEN, JOHNSON und JUSTINA, KELLY (mit Pyoureter), AUNSTON, BAAR beschrieben. Über Ureterstenose bei Gonorrhoe berichten JOHNSON und HILL sowie BIRKHAUG und PARLOW. PARMENTER, FOORD und LEUTENEGGER geben in ihrer bis 1930 reichenden Zusammenstellung an, daß Ureterstrikturen bei Gonorrhoe bekannt seien, davon seien 9 histologisch und röntgenologisch gesichert. Nach PARMENTER, FOORD und LEUTENEGGER sind in fast allen Fällen von gonorrhoischer Niereninfektion die Ureteren erweitert oder verdickt; auch SISK und WEAR haben in zwei Fällen die Ureteren erweitert gefunden.

Die Harnblase kann in verschiedener Form an der Gonorrhoe beteiligt sein. Eine vorübergehende Mitbeteiligung des an den Blasenausgang grenzenden Schleimhautgebietes (Zystokollitis FINGER) ist bei der akuten Gonorrhoe häufig (SUTER). Es scheint sich dabei mehr um eine kollaterale Entzündung zu handeln, da FALTIN und SUTER in solchen Fällen den Blasenharn meist steril gefunden haben.

Das zystoskopische Bild zeigt in akuten Fällen nach FINGER meist eine wulstige Schwellung der Schleimhaut des Blasenbodens mit Blutungen und fetzigen Epithelablösungen. In chronischen Fällen hat NITZE Fleckungen und Schwellungen beobachtet.

Die gonorrhoische Zystitis ist meist auf den Blasenboden beschränkt (FINGER, NITZE, KNORR, STOECKEL, SUTER). Daneben sahen KNORR, SUTER und LINZENMAIER fleckförmige Blutungen in der übrigen Blasenschleimhaut. Diffuse Zystitis bei Gonorrhoe ist äußerst selten (STOECKEL, SUTER). Eine diffuse Zystitis mit kulturellem Gonokokkennachweis beschrieb LINZENMAIER. Bullöses Ödem und Geschwürsbildung, sehr ähnlich wie bei Blasentuberkulose, haben SISK und WEAR bei Cystitis gonorrhoica beobachtet. Anatomische Befunde über Blasengonorrhoe scheinen nicht vorzuliegen.

H. Typhus und Paratyphus (Lit. S. 562).

Bei Typhus sowie bei Paratyphus A und B findet sich häufig Bazillurie. HERZ und HERRNHEISER fanden unter 374 Typhus- und Paratyphusfällen 219mal spezifische Bakteriurie (42%). Nach Ansicht dieser Autoren ist die Bakteriurie bedingt durch eine Nieren- oder Harnweginfektion. Auch SCHOTTMÜLLER betont, daß bei Typhus bis zu 50% der Fälle klinisch eine Infektion der Harnwege aufweisen. Bei Paratyphus N (ERZINDJAN) werden nach FAIN Komplikationen an den Harnorganen noch häufiger beobachtet als bei Paratyphus A und B.

Eine hartnäckige Typhusbazillurie, bei der die anatomische Untersuchung der exstirpierten Niere samt Nierenbecken und Ureter keine Veränderungen ergab, beschrieb STEINTHAL.

Über die Häufigkeit von Harnwegsinfektion bei Typhus im Sektionsmaterial geben die Mitteilungen HÖLSCHERS Auskunft. Unter 2000 Typhussektionen, die im Münchener pathologischen Institut von 1854—1890 ausgeführt wurden, fand er folgende Veränderungen an den Harnorganen: 37 „Nierenkeile" bei Pyämie (wohl embolisch-eitrige Herde), 3 Nierenabszesse, 2 eitrige Pyelitiden, 1 diphtherische Pyelitis, 3 Zystitiden, 1 diphtherische Zystitis.

Da sowohl pyämische als auch aszendierende eitrige Infektionen nicht typhöser Natur an Niere und Nierenbecken bei Typhus nicht selten vorkommen, sind die älteren nicht bakteriologisch gesicherten Beobachtungen nicht sicher verwertbar. Es ist nach E. MELCHIOR allerdings meist charakteristisch, daß die banalen pyämischen Infekte während der Fieberperiode auftreten, während die durch Typhusbazillen bedingten Eiterungen in der Rekonvaleszenz beobachtet werden. Während sich in der überwiegenden Mehrzahl der Fälle die typhöse Darmerkrankung als Ausgangspunkt der Niereninfektion nachweisen läßt, gelingt dies in einzelnen Fällen nicht. Dadurch ist man zur Annahme eines isolierten „renalen Typhoids" gekommen (POSSELT, FLEXNER). Autoptisch einigermaßen gesichert erscheint nur die Beobachtung VANZETTIS, der bei einem 15jährigen Mädchen ohne Milz- oder Darmveränderungen von den „parenchymatös nephrotischen" und mit Infarkten durchsetzten Nieren Typhusbazillen kultivieren konnte. Man müßte in solchen Fällen den Durchtritt von Typhusbazillen aus dem Darm in die Blutbahn annehmen, ohne daß es zur Darmerkrankung käme (FLEXNER). Ein Beweis für eine solche Annahme ist schwer zu erbringen und man wird bedenken müssen, daß die typhöse Darmerkrankung auch sehr leicht verlaufen und deshalb übersehen werden kann.

Die typhösen Niereninfektionen können unter verschiedenen banalen anatomischen Bildern ablaufen, die nichts für den Typhus Charakteristisches darstellen. Deshalb kann die Diagnose auch nur bakteriologisch gestellt werden. Aus diesen Gründen erübrigt es sich, auf die feineren anatomischen und histologischen Befunde näher einzugehen, da den Befunden der Pyelonephritis, Pyelitis, Ureteritis und Zystitis nichts hinzuzufügen wäre.

Es kommen am häufigsten in den rasch tödlich verlaufenden Fällen multiple miliare Nierenabszesse (FLEXNER), seltener streifige eitrige Infiltrate in der Niere mit Beteiligung des Nierenbeckens und der Blase vor (SCHEIB). In solchen Fällen scheint das Bild einer hämatogen entstandenen Pyelonephritis vorzuliegen. TROISIER hat einen größeren solitären Nierenabszeß, der Typhusbazillen in Reinkultur enthielt, beschrieben. Eine durch den Typhusbazillus veranlaßte doppelseitige Schwangerschaftspyelonephritis hat VOZZA veröffentlicht. Die Mehrzahl der chronischen typhösen Infektionen der Niere erscheint als Pyonephrosen (WRIGHT, PATCH). Diese treten etwa gleich häufig doppelseitig (CAMPBELL und RHEA, YOUNG und LEHR, Fall 2) und einseitig auf (PATCH). Die Pyonephrosen können aus pyelonephritischen Abszessen hervorgehen (GARNIER und LARDEMOIS). In einer anderen Reihe von Fällen ist eine Begünstigung der Infektion durch Harnstauung (Hydronephrose) gegeben. Eine infizierte intermittierende Hydronephrose bei Durchbruch eines typhösen Nierenabszesses ins Nierenbecken beschrieben FERNET und PAPILLON. Über eine in früherer Zeit vereiterte Hydronephrose mit alten Narben und einem großen Geschwür im Nierenbecken, deren Inhalt Typhusbazillen in Reinkultur enthielt, berichteten MEYER und AHREINER. Eine typhöse Pyonephrose mit 6 Liter Inhalt (!) beobachtete E. MELCHIOR bei Enge des Ureterabganges. PATCH beschrieb eine typhöse Pyonephrose mit 2 Ureterstrikturen, wobei er offen läßt, ob alte Strikturen die Entzündung begünstigten oder erst als Folgen einer Periureteritis hinzugetreten sind.

In einer anderen Gruppe von Beobachtungen wurde die typhöse Infektion des Nierenbeckens durch das Vorhandensein von Steinen, die mechanisch die Schleimhaut reizen, begünstigt. GRAEVES fand typhöse Pyonephrose bei Verschluß des Ureters durch einen Phosphatstein. ROVSING beschrieb bei einem Urat-Oxalatstein des Nierenbeckens eine typhöse Pyonephrose, außerdem bestand in diesem Falle eine ulzeröse Ureteritis und Zystitis. Doppelseitige „Typhusschrumpfnieren" mit einem Stein in einem paranephritischen Abszeß hat SIMON bei einem 15jährigen Knaben $4^1/_2$ Jahre nach Darmtyphus beobachtet. Für die Annahme, daß die Steine meist schon vor der Typhusinfektion vorhanden sind, spricht auch die Beobachtung von YOUNG und

LEHR (Fall 2), wobei sich aus dem Eiter Bacillus typhi in Reinkultur züchten ließ, während aus dem Steinkern Bacillus proteus kultiviert wurde. In einzelnen Fällen wird man aber auch die Steinbildung als Folge der Typhusinfektion ansehen dürfen. So ließ sich im 1. Fall von YOUNG und LEHR sowohl aus dem Steinkern wie aus dem Eiter Bacillus typhi in Reinkultur gewinnen.

Die Niereninfektion bei Typhus erfolgt wohl immer hämatogen. Die begleitende Pyelitis, Ureteritis und Zystitis wird man als deszendierende Infektion auffassen dürfen.

Bakteriologisch handelt es sich meist um reine Infektionen mit Typhusbazillen. Nur die Beobachtung von CAMPBELL und RHEA erwies sich als Mischinfektion mit Kolibazillen.

Nach den Angaben von HERZ und HERRNHEISER findet sich im Verlauf des Typhus und Paratyphus häufig Pyelitis. LOEPER und LEMAVIE haben eine durch Paratyphus B veranlaßte Pyelozystitis beschrieben, ohne daß eine nachweisbare Darmerkrankung bestand. Das Vorkommen einer von einer Darmerkrankung unabhängigen paratyphösen Zystopyelitis besonders bei Frauen bestätigt auch SCHOTTMÜLLER. Er nimmt für diese Fälle eine von der Harnröhre aufsteigende Infektion an.

Der Ureter dürfte in diesen Fällen häufiger miterkrankt sein; ausdrücklich angegeben ist eine Rötung im oberen Drittel des Ureters im 2. Falle SCHEIBS und eine geschwürige Ureteritis in ROVSINGS Beobachtung. Die Ureterstrikturen im Falle PATCHS fanden schon oben Erwähnung. Starke Erweiterung der Ureteren wurde im 2. Falle von YOUNG und LEHR gesehen.

Die Harnblase kann gleichfalls durch Typhusbazillen entzündlich verändert werden, wobei nach M. MELCHIOR besonders die Harnstauung eine erhebliche Rolle spielen. Im Kaninchenversuch konnte M. MELCHIOR bei Injektion von Typhusbouillonkultur in die Harnblase nur nach zeitweiser Unterbindung der Harnröhre Zystitis erzeugen.

Nach HERZ und HERRNHEISER ist die typhöse bzw. paratyphöse Zystitis nicht sehr selten, da sie unter 23 langdauernden spezifischen Bakteriurien 11mal intensive Blasenentzündung beobachten konnten. Auch SCHOTTMÜLLER betont, daß Blasensymptome bei Typhus häufig, bei Paratyphus regelmäßig beobachtet würden. Da Frauen 10mal so häufig als Männer betroffen sind, nimmt SCHOTTMÜLLER eine urethrogen aszendierende Infektion an.

Als erster hat M. MELCHIOR eine typhöse Zystitis beobachtet (1892). Weitere Beobachtungen wurden von HANS KURSCHMANN, SCHAEDEL, LEVI, LEMIERRE mitgeteilt. BROWN berichtete über eine auf die Harnblase beschränkte Typhusinfektion, die durch einen mit Typhusbazillen beschmutzten Katheter veranlaßt sein sollte.

In den meisten Fällen handelt es sich um leichtere Formen, die unter dem Bild einer katarrhalischen Zystitis verlaufen. Die Erscheinungen treten meist am Beginn der Rekonvaleszenz auf (SCHAEDEL). Nur in einem Fall haben HERZ und HERRNHEISER Geschwüre und Beläge in der Blase gefunden. Desgleichen bestanden Blasengeschwüre bei ROVSINGS Beobachtung und im 2. Falle von YOUNG und LEHR bei chronischer typhöser Zystitis. Eine schwere pseudomembranös-nekrotisierende Zystitis mit Reinkultur von Typhusbazillen im Harn bestand im 2. Falle SCHAEDELS, der auch autoptisch gesichert wurde. Histologisch fanden sich im nekrotischen fibrindurchtränkten Gewebe reichlich Stäbchen vom Aussehen der kulturell nachgewiesenen Typhusbazillen. Hinsichtlich des relativ häufigen Vorkommens von Blasengangrän bei Typhus — ohne daß die Blasenveränderungen durch Typhusbazillen bedingt sein müssen — sei auf den Abschnitt über Cystitis gangraenosa verwiesen (S. 352).

J. Entzündungen der Harnwege durch Protozoen

(Lit. S. 563).

1. Amöbiasis.

In den letzten Jahren häufen sich die Veröffentlichungen über entzündliche Erkrankungen der Harnwege hervorgerufen durch Entamoeba histolytica Schaudinn. Hinsichtlich der synonymen Bezeichnungen der unter verschiedenen Namen veröffentlichten, aber offenbar identischen Amöben sei auf die Darstellung Kochs[1] verwiesen. Die Biologie der Entamoeba histolytica ist eingehend bei den Darmparasiten[2] abgehandelt. Hier soll nur auf die entzündlichen Veränderungen durch Amöbeninfektion der Harnwege eingegangen werden, wobei besonders die seit der Kochschen Bearbeitung erschienenen Arbeiten herangezogen werden sollen. In den meisten Fällen handelt es sich um Zystitis, wobei im Harn vegetative und enzystierte Formen der Entamoeba histolytica nachgewiesen werden können. Es kann terminale Hämaturie bestehen (Panayototou). Castellani und Chalmers erwähnen auch vermutlich im Nierenbecken lokalisierte Amöbeninfekte, die Lendenschmerz und Bluthamen veranlassen können. Petzetakis hat sogar eine durch Amöben bedingte Nephritis beschrieben, die durch Emetin rasch geheilt wurde.

Die Zystitis ist meist nur leicht. Eitrige Zystitis beobachtete Fischer. Doch können auch schwerere Veränderungen zystoskopisch festgestellt werden, die gelegentlich stark mit den geringen subjektiven Erscheinungen in Widerspruch stehen (Petzetakis und Mylonas). So hat Reiss bei Amöbenzystitis im Blasendreieck ein zehnpfennigstückgroßes Geschwür mit aufgeworfenen Rändern beobachtet. Petzetakis und Mylonas berichten sogar über 5 scharfrandige Blasengeschwüre bei einem Kranken mit Amöbenzystitis. Anatomische Untersuchungen scheinen über die Amöbenzystitis nicht vorzuliegen.

In den meisten Fällen ist eine vorangegangene oder gleichzeitig bestehende Amöbendysenterie angegeben.

Die geographische Verbreitung der Amöbenzystitis ist eine sehr ausgedehnte. Es sind Fälle in Ägypten (Panayototou), Somaliland (Stefano), Argentinien (Goyena), China (Fischer, Reiss) und in Italien besonders in der Umgebung von Bologna (Franchini) beschrieben worden. Die Häufigkeit scheint regionär verschieden zu sein. Während Goyena die Amöbenzystitis in Südamerika als sehr selten bezeichnet, sagt Stefano, sie sei im Somaliland keineswegs selten. Die Häufigkeit in manchen Gegenden kann man auch daraus ersehen, daß einzelne Untersucher über eine größere Zahl von Beobachtungen verfügen (Pirani 11 Fälle, Panayototou 7 Fälle, Franchini 10 Fälle).

Die pathogene Bedeutung der Amöben für den Harntrakt ist nach den derzeit vorliegenden Veröffentlichungen nicht zu bezweifeln. Die Frage einer bakteriellen Mischinfektion etwa mit Bacterium coli ist allerdings zu erwägen. Mischinfektionen von Entamoeba histolytica und Bilharzia haben Macfie sowie Petzetakis und Mylonas (2 Fälle) beobachtet. Mischinfektion mit Schistosoma Mansoni beschrieb Panayototou.

Für die Infektion der Harnwege mit Amöben bei oder nach Amöbenenteritis sind verschiedene Möglichkeiten gegeben. Bei der Beobachtung Craigs war eine direkte Infektion möglich, da autoptisch eine Blasendarmfistel gefunden wurde. In der Mehrzahl der Fälle muß der Weg ein anderer sein. Nach Franchini kommt der Blut- und Lymphweg in Frage, außerdem besonders bei Frauen auch die direkte Übertragung vom Anus auf die Urethra. Daß der Blutweg mit

[1] Koch: Dieses Handbuch, Bd. V/1, S. 750.
[2] W. Fischer: Dieses Handbuch, Bd. IV/3, S. 642.

oder ohne Nierenpassage sehr wohl möglich ist, zeigen die Befunde von PETZETAKIS, daß oft im Verlaufe einer Amöbendysenterie lebende Amöben im Harn und im Sputum nachzuweisen sind, es scheint also gelegentlich eine Amöbämie im Verlaufe der Dysenterie zu bestehen.

2. Trichimonas vaginalis und andere Flagellaten.

In den letzten Jahren sind einige Fälle von Infektion der Harnwege mit Trichomonas vaginalis bekannt geworden, die es wahrscheinlich machen, daß dieser Flagellat, der häufig als harmloser Parasit in der Vagina angetroffen wird, unter besonderen Umständen pathogen wirken kann. In den vorliegenden Beobachtungen mit Krankheitserscheinungen handelt es sich immer um Frauen.

VISHER fand Trichomonas im Harn und in der Scheide bei einer hochfiebernden Patientin. ESCOMEL berichtet über Trichomonasinfektion bei einer Diabetikerin mit sauer reagierendem eitrigen Harn, während die Scheide frei von Trichomonas war. RASMUSSEN hat 2 Fälle von Trichomonas cystitis bei schwangeren Frauen beschrieben. BRANSFORD LEWIS und GRAYSON-CARROLL haben in einem Fall Trichomonas vaginalis im Harn bei Ureterenkatheterismus nachgewiesen. In diesem Fall war offenbar auch das Nierenbecken infiziert. In allen diesen Fällen sind die entzündlichen Erscheinungen verhältnismäßig gering. Anatomische Befunde liegen nicht vor.

Eine massive Infektion eines Nierenbeckens einer 27jährigen Frau mit Giardia (neben Bacterium coli) bei lang dauernder geringer Zystitis und Ureteritis beschrieben E. W. AYER und I. M. NEIL, wobei die Möglichkeit einer pathogenen Wirkung der Giardiainvasion erwogen wird. Über eine recht unklare, gehäuft im Krieg aufgetretene (etwa 15 Fälle) Protozoenpyelitis, bei der teilweise sichere Flagellaten unbestimmter Art teilweise amöboide Zellen (veränderte Körperzellen ?) im Harn nachgewiesen wurden, berichteten REITLER und KOLISCHER.

3. Balantidium coli.

Eine einzigartige Beobachtung haben MALIVA und v. HAUS mitgeteilt. Sie fanden bei einem 22jährigen Mädchen das anscheinend seit Kindheit an Gonorrhoe litt, eine Zystitis, Ureteritis und linksseitige Pyelonephritis mit Narbenbildung und reichlich Fremdkörperriesenzellen. Im Harn wurden Balantidium coli und Gonokokken gefunden, während in der pyelonephritischen Niere nur Streptokokken, Staphylokokken und Bacterium coli nachgewiesen wurden. Die Autoren zweifeln nicht an der pathogenen Bedeutung des Balantidium coli und meinen, daß der bewegliche Ziliat die unbeweglichen Gonokokken in die oberen Harnwege verschleppt haben könnte.

K. Wurminfektion der Harnwege (Lit. S. 564).

1. Bilharziosis.

Im Verlaufe der Bilharziaerkrankung der Harnwege kommt es meist auch zu entzündlichen Erscheinungen. Nur auf diese soll hier näher eingegangen werden; hinsichtlich der Parasitologie und des Infektionsmodus sei auf den Abschnitt von KOCH[1] verwiesen. Die Erkrankung wird meist durch Schistosoma haematobium (BILHARZ) hervorgerufen, doch kommen auch andere Harnwegerkrankungen durch Schistosoma Mansoni vor. Gelegentlich wurden

[1] Dieses Handbuch, Bd. VI/1, S. 729.

Eier beider Wurmarten im Harn gefunden (POMARET und ANDRANI; CONSTANTINI, LEREBOULLET und NADAL). Mischinfektionen von Schistosoma Mansoni und Entamoeba histolytica wurde von PANAYOTOTOU beobachtet (1 Fall). Über Mischinfektion von Schistosoma haematobium und Entamoeba histolytica haben PETZETAKIS und MYLONAS in 2 Fällen berichtet.

Der Reiz wird vor allem durch die in großen Massen besonders in der Submukosa der Blase abgelegten Eier veranlaßt, wobei besonders das Chitin der Eierhüllen giftige Wirkungen entfaltet.

Nach den Angaben von MADDEN sind in Ägypten 94% der Erkrankten Männer, was wohl in erster Linie mit einer starken Exposition durch die von Männern verrichtete Feldarbeit in den überschwemmten Feldern zu erklären sein wird.

Klinisch steht die Hämaturie im Vordergrund, nur wenn stärkere gelegentlich durch bakterielle Mischinfektion bedingte, zystitische Erscheinungen bestehen, kommen Schmerzen und Harndrang hinzu. Die Diagnose läßt sich durch den Nachweis der oft massenhaft im Harn vorhandenen Eier stellen.

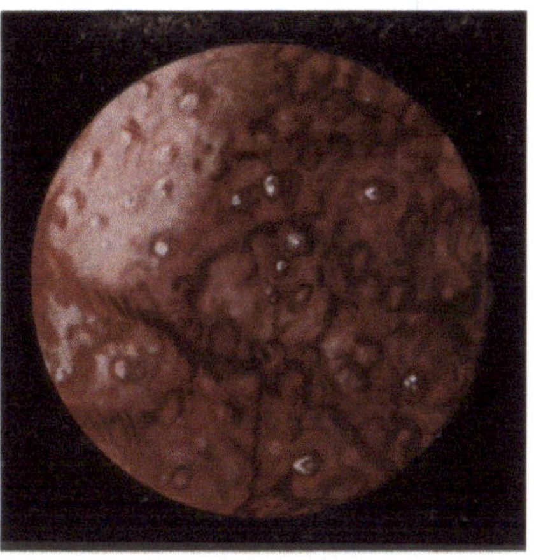

Abb. 96. Zystoskopisches Bild einer stark entzündeten Bilharzia-Blase. (Nach MARION aus PFISTER.)

Das zystoskopische Bild ist meist sehr charakteristisch (Abb. 96). In den Anfangsstadien mit geringen entzündlichen Erscheinungen sieht man verstreut glänzend weiße Knötchen in der stärker injizierten Blasenschleimhaut, die sich als Eiansammlungen erweisen. Später treten meist die verschiedenen Erscheinungsformen einer chronischen Zystitis auf, daneben sieht man größere Eierknötchen, sowie maulbeerförmige und hahnenkammartige, blaurote Wucherungen und schließlich körnige Inkrustationen, sowie Geschwüre mit Krusten und zähem, blutigem Schleim.

Röntgenologisch treten die verkalkten Eimassen gelegentlich als knochendichte Schatten hervor, während die Kalkablagerungen in tuberkulösen Herden nie so massive Schatten geben (LOTSY).

Bei makroskopischer Betrachtung der vollentwickelten Bilharziose der Blase finden sich recht wechselnde Bilder. Hier tritt die sandige Beschaffenheit und gelbbraune Farbe der Schleimhaut (Abb. 97) stark hervor, so daß die Gewebe beim Schneiden knirschen, deshalb sprachen die englischen Autoren direkt von einer Sandblase (sandy bladder). In den schwersten chronischen Fällen kann die Blase geschrumpft, die Wandung verdickt und völlig starr, ihre Innenfläche mit ausgedehnten Kalkplatten ausgekleidet sein, wobei die Reste der Schleimhaut lederartige Beschaffenheit zeigen (MADDEN). Am frühesten und stärksten ist in der Regel das Blasendreieck und der Blasengrund befallen. In späteren Stadien findet sich nicht selten auch Geschwürsbildung und kleine Abszesse in der Blasenwand. Weiterhin kommt es zu polypösen Granulationswucherungen, die vom submukösen Gewebe ausgehen, während später auch selten Papillombildungen auftreten. Bezüglich der häufig aus der leukoplakischen Epithelumwandlung (GOEBEL) hervorgehenden Bilharziakarzinome der Blase sei auf den Abschnitt HÜCKELs über Blasengeschwülste verwiesen[1].

[1] HÜCKELS: Dieses Handbuch, Bd. VI/2, S. 642f.

Dort finden sich auch nähere Angaben über die geographische Verbreitung der Bilharziaerkrankung (S. 640).

Außer der Blase sind meist auch die unteren Abschnitte der Harnleiter ergriffen (URQUHART) und werden gelegentlich so dick wie eine Aorta (GOEBEL), wobei in gleicher Weise wie in der Blase sandige Inkrustation (Abb. 97), Geschwürsbildung und papilläre Wucherungen vorkommen. Selten sollen auch die Harnleiter allein befallen sein (IBRAHIM). Die oberen Abschnitte der Harnleiter und die Nierenbecken sind meist frei von Bilharziaveränderungen. GIRGES erwähnt auch diffuse Infiltrationen und Papillombildung mit Eiern im Nierenbecken, die Schleimhaut wird gleichfalls rauh und uneben. Desgleichen fand

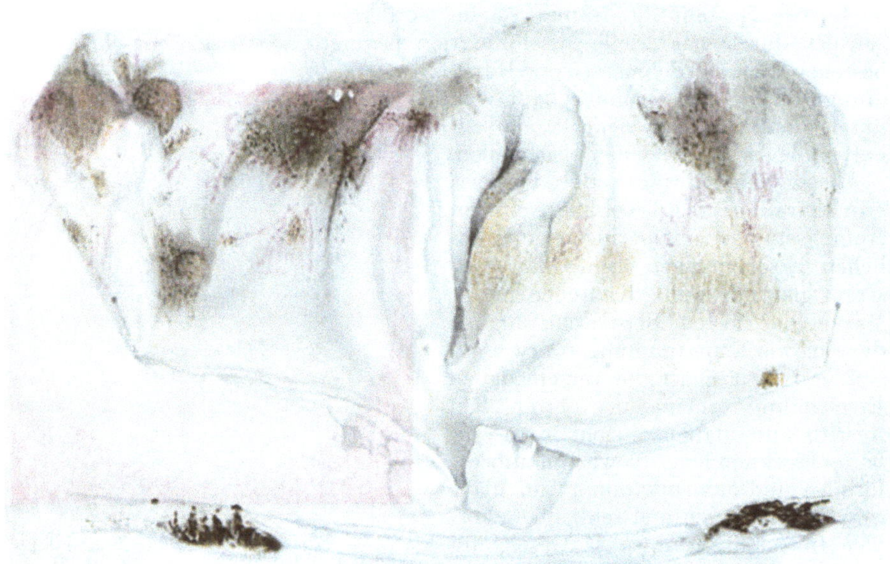

Abb. 97. Blase und Harnleiter mit „Sandauflagerungen" und Konkrementen bei Bilharziosis. (Nach einer Zeichnung von Dr. A. BILLHARZ-Sigmaringen aus PFISTER].)

DE LUCA bei Harnleiterlithiasis und subakuter Pyelonephritis fibrolipomatöse und papilläre Veränderungen am Nierenbecken mit Einlagerung von Bilharziaeiern.

Im histologischen Bild finden sich neben den Befunden einer chronischen Zystitis vor allem die Eimassen im Gewebe. Diese können in so dichten Massen abgelegt sein und durch Kalkmassen verbacken und von jungem Bindegewebe umgeben erscheinen, daß das Gewebe ganz verdeckt erscheint (infarcimento bilharzico von SONSINO). Die Eier liegen vorwiegend in der Submukosa, da die Würmer bis hierher in den Venen und Lymphgefäßen vordringen können, werden aber auch zwischen den Muskelbändern angetroffen. Gelegentlich kann man auch Wurmpärchen in solchen ausgeweiteten Gefäßräumen antreffen. In der Umgebung der Eier finden sich dichte Ansammlungen von Lymphozyten, Plasmazellen und Leukozyten. Oft ist eine sehr starke Eosinophilie der Infiltrate zu beobachten (Abb. 98). Nach KOCH tritt diese Eosinophilie nur in der Umgebung abgestorbener Eier in Erscheinung. Da ein großer Teil der Eier im Gewebe abstirbt, kommt es zu Verkalkungen der Eier und des Gewebes zwischen denselben. Eine Reihe von Veränderungen sind als Folge des Absterbens der Eier zu deuten. So kommt es nicht selten zur Ausbildung von Fremdkörperriesenzellen, welche an abgestorbenen Eiern Lakunen ausnagen, ähnlich wie Osteoklasten am Knochen (GRUBER). Es kann aber auch zur reaktiven Knötchenbildung in der Umgebung abgestorbener Eier kommen, wobei besonders Epitheloidzellen und Riesenzellen hervortreten (GRUBER). Es handelt sich bei diesen Gebilden um Fremdkörpertuberkel. Das Epithel der Blasenschleimhaut fehlt in den Fällen mit stärkerer Zystitis größtenteils und man sieht chronisch entzündliche Infiltrate und Bindegewebswucherung in den bloßliegenden Schleimhautschichten.

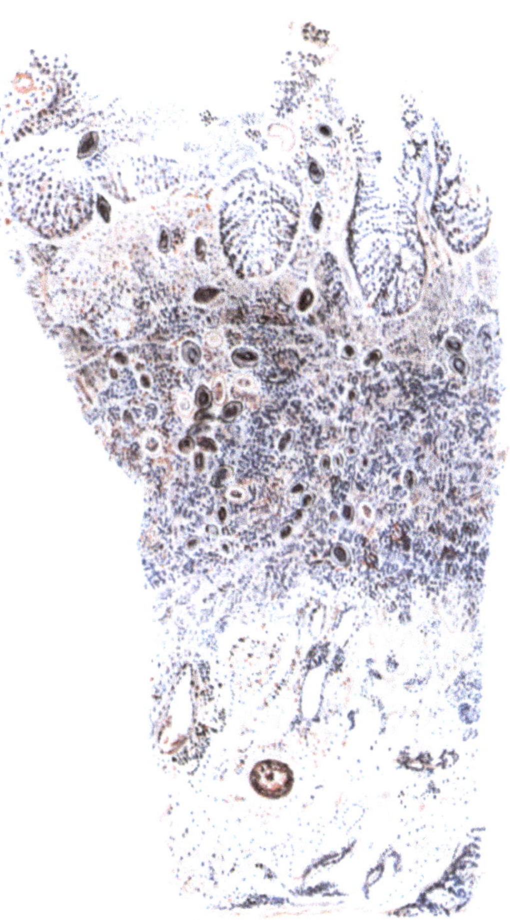

Abb. 98. Verkalkte Eier von Schistosoma haematobium in der Harnblasenwand eines 20jährigen Negers von der Goldküste (HE-Färbung), in der Umgebung der Eier zahlreiche eosinophile Zellen. Obwohl fast nur abgestorbene Eier vorhanden, ist ihre Wanderung bzw. ihr Transport nach der Schleimhautoberfläche deutlich zu erkennen. (Nach MAX KOCH.)

Die polypösen Granulationswucherungen der späteren Stadien enthalten auch meist Eier in großen Mengen. Außerdem sieht man meist zahlreiche Gefäße, die oft weit sind und angiomähnliche Bilder ergeben können. Gelegentlich sind starke ödematöse Quellungen im Zwischengewebe zu beobachten, wodurch myxomähnliche Bilder entstehen. Auch in diesen kondylomartigen Wucherungen sind reichlich entzündliche Infiltrate und gelegentlich auch Abszeßbildungen zu beobachten. Nicht selten bestehen auch am Epithel Zystchen und drüsenähnliche Wucherungen oft mit Papillenbildung, wie sie ähnlich bei der Cystitis cystica und glandularis angetroffen werden, ferner Leukoplakie (GOEBEL).

Die histologischen Veränderungen an den Ureteren gleichen im großen und ganzen durchaus den Blasenveränderungen. URQUHART hat Granulome und selten auch Zystenbildung an der Harnleiterschleimhaut bei Bilharziosis beobachtet. Ein gewisser Unterschied besteht darin, daß GÖBEL die Harnleitermuskulatur immer viel stärker erkrankt gefunden hat als die Blasenmuskulatur. Zahlreiche subperitoneale und periureterale Venen zeigen die von LETULLE beschriebene Endophlebitis. Die tiefgreifenden Uretergeschwüre führen zu schwielig-narbigen Strukturen mit chronisch-entzündlichen Infiltraten, die oft einen Epithelüberzug vermissen lassen. Die Veränderungen im Nierenbecken sind entsprechend den Blasenveränderungen.

Im Gefolge der Bilharziosis kommt es nicht selten zu Folgeerscheinungen an den Nieren. Teils weil die Mischinfektion, die sich in der chronischen Zystitis äußert, Pyelonephritis veranlassen kann, teils weil durch Geschwürsbildung im unteren Ureterabschnitt Narbenstrikturen entstehen können, die zu Hydro- oder Pyonephrosen führen. Diese Prozesse sind oft doppelseitig und veranlassen nicht selten den Tod. Meist besteht Mischinfektion mit Bacterium coli (RUFFER).

Bei schweren entzündlichen Veränderungen im Verlaufe der Bilharziosis beobachtet man auch sklerosierende Perizystitis bzw. Periureteritis. Nach MARION kann es auch zu urinöser Abszeßbildung mit Fisteln, gelegentlich sogar zur Harnblasenruptur bei sehr tief greifenden Bilharziaveränderungen kommen. Polypöse „hahnenkammartige" Auswüchse am Blasenperitoneum hat schon GRIESINGER gesehen.

Eine häufige Komplikation der Bilharziosis sind Blasensteine, die sich um Eimassen als Steinkern bilden. Aus den Inkrustationen in den Ureteren können primäre Harnleitersteine entstehen (PFISTER).

2. Eustrongylus gigas.

In seltenen Fällen kann beim Menschen Eustrongylus gigas zu entzündlichen Erkrankungen der Harnorgane Anlaß geben. GENAZZANI sah bei einer 33jährigen Frau, die viel mit den Beinen im Wasser arbeiten mußte, Pyelonephritis und fand im Harn neben Eiter auch Eier von Eustrongylus gigas. Nach der Angabe GENAZZANIS hat CARAZZA 9 einschlägige Fälle gesammelt. Hinsichtlich der näheren Angaben über diesen Parasiten sei auf den entsprechenden Abschnitt von KOCH[1] verwiesen.

Schrifttum.

I. Banale Entzündungen der ableitenden Harnwege.

A. Die entzündlichen Erkrankungen der Harnblase.

1.—3. Allgemeines, Statistik, Ätiologie und Bakteriologie der Zystitis.

ADLER: Blasenverätzung infolge Abortversuchs. Zbl. Gynäk. **1927**, 1922. — ALBANO, G.: Le cistiti ginecologiche post-operative. Ann. Ostetr. **47**, 861 (1925). — ALBARRAN: Zit. nach SUTER. — ALBARRAN et COTTET: Ann. mal. génito-urin. **1900**, 847. — AUFRECHT: Über Schrumpfniere nach Kantharidin. Zbl. med. Wiss. **1882**, 849.

BAISCH: Beitr. Geburtsh. 8, H. 2, 297 (1904). — BAZY, P.: Manifestations extrapulmonaires de la pneumococcie. Rev. internat. méd. chirug. **32** (1921). — BEGOUIN: Arch. clin. Bordeaux **1**, 479 (1892). — BELLONI, G.: Colicistiti postinfluenzali nel primo anno di vita. Pediatr. medico prat. **3**, 739 (1928). — BROWN: Hopkins Hosp. Rep. **10** (1901). — BÜRGER, L.: Blutungen in Brücke und verlängertem Mark bei Methylalkoholvergiftung des Menschen. Berl. klin. Wschr. **1912**, 1705.

CIRILLO, G.: Note sur le rôle du bacille acidogène dans les infections urinaires. J. d'Urol. **22**, 479 (1926). — CLADO: Zit. nach SUTER. — CZERWONKA: Vergiftung mit Kanthariden-pulver. Med. Welt **1929**, 86.

DAWSON: Bull. Hopkins Hosp. **9**, 155 (1919). — DEAN, A. C.: Ulceration of bladder as late effect of radium application to uterus. J. Amer. med. Assoc. **89**, 1121 (1927). — DE JONGH: Ein Fall von Terpentinvergiftung. Ther. Mh. **1915**, 583. — DUDGEON, L. S.: Acute infection of the urinary tract due to a special group of haemolytic bacilli. J. of Hyg. **22**, 348 (1924).

ELLINGER, A.: Studien über Kantharidin. Arch. f. exper. Path. **45**, 89 (1901); **58**, 424 (1908). — ENGELHARDT, W.: Schädigungen der Niere und ableitenden Harnwege durch Wismut. Dermat. Wschr. **80**, 338 (1925).

FAIN, L. S.: Harnwegeerkrankungen bei N-Paratyphobazillose. Verh. 16. Kongr. russ. Chir. Moskau **68** (1925) (russ.). Ref. Z. urol. Chir. **21**, 71 (1927). — FALTIN, R.: Über Eiterungen in den Harnwegen ohne nachweisbare Bakterien. Verh. 8. Kongr. nord.-chir.

[1] KOCH: Dieses Handbuch, Bd. VI/1.

Ver. Helsingfors **1909**. — FEDOROFF: Radiumulkus. J. d'Urol. **22** (1926). — FERNÁNDEZ, V.: Zystitis nach Neosalvarsan? Med. ibera **16**, 424 (1922). — FRISCH, B.: Zystopyelitis durch Pseudodiphtheriebazillen. Wien. klin. Wschr. **39**, 1140 (1926). — FRÖHNER: Lehrbuch der Toxikologie für Tierärzte. Stuttgart: Ferdinand Enke 1927. — FRONSTEIN, R. M.: Gangrän der Harnblase. Nov. chir. Arch. (russ.) **2**, 179 (1922). Ref. Z. urol. Chir. **13**, 111 (1923).

GERGENS: Zit. nach PETRI. — GLOOR, H. U.: Die herdförmige hämorrhagische Zystitis. Z. urol. Chir. **32**, 179 (1931). — GUYON, F.: Leçons cliniques sur les maladies des voies urinaires 1885.

HAENDLY: Pathologisch-anatomische Untersuchungen über Strahlenschädigungen. Strahlenther. **12**, 1 (1921). — HAGER, B. H. and TH. B. MAGATH: The etiology of incrustated cystitis with alcaline urine. J. Amer. med. Assoc. **85**, 1352 (1925). — HALLÉ: Zit. nach SUTER. — HEIDLER, H.: Cystitis dissecans gangraenescens actinogenetica. Z. Geburtsh. **92**, 1 (1927). — HERZENBERG, R.: Zur Klinik des Fleckfiebers. Arch. klin. Chir. **119**, 347 (1922). — HINDSE u. NIELSEN: Zytographie mit Bromnatriumlösung — Cystitis gravis — Exitus letalis. Zbl. Chir. **1929 II**, 1681. — HUSEMANN: Zit. nach PETRI.

JACKSCH: Vergiftungen. NOTHNAGELS Spezielle Pathologie und Therapie, Bd. 1. Wien 1897.

KAUFMANN, E.: Lehrbuch der speziellen pathologischen Anatomie, 7. u. 8. Aufl., S. 1110, Bd. 2. Berlin und Leipzig: de Gruyter & Co. 1922. — KLAUSNER, E.: Rezidivierende Zystitis und Prostatitis infolge von Koliinfektion der Harnröhre. Dermat. Wschr. **2**, 66 (1928). — KLIKA, M.: Cystitis uratica. Rozhl. Chir. a Gynaek. (tschech.) **5**, 1 (1926). Ref. Z. urol. Chir. **22**, 134 (1927). — KOBERT: (a) Über die giftigen Spinnen Rußlands. Biol. Zbl. **287** (1888). (b) Beiträge zur Kenntnis der Giftspinnen. Stuttgart 1901. — KRAMER, L.: Das Silber als Arzneimittel betrachtet. Pharm. Halle **1845**, 153.

LEWIN, L.: Zit. nach E. PETRI. — LICHTENSTERN: Zit. nach E. PETRI.

MARCHAND: Über die Intoxikation durch chlorsaure Salze. Virchows Arch. **77**, 455 (1879). — MAXWELL and CLARKE: Brit. med. J. **1899**, Nr 29. — MELCHIOR, M.: Monatsbericht über die Gesamtleistungen auf dem Gebiete der Krankheiten des Harn- und Sexualapparates. 1898. — MELEN: Haematuria due to cantharides poisoning. Urologic Rev. **26**, 337 (1922). — MELLO, G.: Le cistiti post-operatorie in ginecologia. Riv. ital. ginec. **6**, 635 (1927). — MERKEL: Zit. nach E. PETRI. — MEYER, H.: Zit. nach PETRI. — MOCK: Ann. mal. génito-urin. **2**, 1633 (1911). — MORSON: Brit. med. J. **1**, 129 (1919). — MOTZ u. DENIS: Ann. méd. génito-urin. **1903**, 901. — MÜLLER, A.: Erfahrungen über die Behandlung von Anilintumoren der Blase. Z. Urol. **25**, 411 (1913). — MÜLLER, M.: Zit. nach O. STRAUSS.

NAGELL, H.: Zur Bewertung der Kokkenbefunde bei Uretriden. Münch. med. Wschr. **1929**, N 11, 456. — NEUPERTH: Zit. nach HINDSE u. NIELSEN.

OPPENHEIMER, R.: Über Infektion der Harnorgane durch Influenzabazillen. Z. Urol. **20**, 884 (1926). — OTTOW: (a) Zit. nach HINDSE u. NIELSEN. (b) Radiumschädigungen an Blase und Mastdarm. Klin. Wschr. **50**, 2356 (1929). — OTTOW, B.: Blasen-Bauchdeckenfistel mit Nekrose des Schambeines infolge einer Röntgenverbrennung. Zbl. Gynäk. **1927**, 2936.

PADTBERG: Über die Stopfwirkung von Morphin usw. bei Koloquintendurchfällen. Arch. f. Physiol. **139**, 318 (1911). — PANE, N. et G. CIRILLO: A propos de la note de M. M. LARGET, LAMARE et MOREAU: Le bacillus exilis alcaligenes et le bacille acidogène de PANE-CIRILLO sont-ils les agents les plus fréquents des infections vésicales? J. d'Urol. **25**, 133 (1928). — PASTEUR: C. r. Acad. Sci. Paris **1860**. — PATCH, F. S.: Gangrenous cystitis. J. of Urol. **19**, 713 (1928). — PETRI, E.: Vergiftungen. Dieses Handbuch, Bd. X.

RASKAY, D.: Mber. Urol. **10**, H. 1 (1905). — ROBINSON: Albany med. ann. **28**, 175 (1907). — ROVSING, PH.: Die Blasenentzündungen, ihre Ätiologie, Pathogenese und Behandlung. Berlin 1890. — RULLE, H.: Eine Spätschädigung der Harnblase nach Radiumbehandlung. Zbl. Gynäk. **6**, 357 (1929). — RUNEBERG, B.: Acta chir. scand. (Stockh.) **54**, H. 2, 101 (1921).

SAS, L.: Beiträge zur Ätiologie und Therapie der hämorrhagischen Zystitis. Z. Urol. **25**, 420 (1931). — SAS, L. u. E. SZOLD: Über den Zusammenhang zwischen Reaktion und Bakteriengehalt des Urins. Z. Urol. **25**, 161 (1931). — SCHEDEL: Beitrag zur Kenntnis des Chlorbariums. Stuttgart: Ferdinand Enke 1903. — SCHOLL, A. J.: Cohabitation, colon bacillary urinary tractus infection. J. amer. med. Assoc. **87**, 1794 (1926). — SCHOTTMÜLLER, H.: Zur Nephrolithiasis infolge von Zystinurie mit eigenartiger Infektion der Harnwege (Bac. lactophiles). Virchows Arch. **246**, 465 (1923). — SCOTT, W. W.: Blood stream infections in urology. A report of eighty two cases. J. of Urol. **21**, 527 (1929). — SIMON, L.: Z. Urol. **8**, 253 (1914). — SIMON: Zit. nach SUTER. — SOEDERLUND, G.: Acta chir. scand. (Stockh.) **54**, 51 (1905). — STRAUSS, O.: Strahlenschädigungen der Blase im Lehrbuch der Strahlentherapie von MEYER, Bd. 1, S. 1030. 1925. Wien u. Berlin: Urban u. Schwarzenberg. — STRUNZ: Gibt es eine Zystitis-Koli? Z. Kinderheilk. **43**, H. 4/5,

537. — SUTER, F.: (a) Zur Ätiologie der infektiösen Erkrankungen der Harnorgane. Z. Urol. **1**, 97, 207, 327 (1907). (b) Die entzündlichen Erkrankungen der Harnblase im Handbuch der Urologie von LICHTENBERG, VOELKER, WILDBOLZ, Bd. 3, S. 803. Berlin: Julius Springer 1928.

TANAGO: Mber. Urol. **5** (1900). — TANAKA, T.: Beitrag zur klinischen und bakteriologischen Untersuchung über die Zystitis. Z. Urol. **3**, 430, 545, 617 (1909). — THÉVENOT, L. et LEBOEUF: Un cas de pneumaturie due au pneumobacille de FRIEDLAENDER. J. d'Urol. **16**, 117 (1923). — THOMPSON, H.: Clinical lectures on diseases of the urinary organs, 1883. — TRAUBE: Berl. klin. Wschr. **1864**, 233.

WAALER, E.: Five cases of infection of the urinary tract due to a member of the group of bacilli named after MORGAN. J. Bacter. **22**, Nr 4, 261 (1931). — WEIJTLANDT, J. A.: Akute Zystitis als Komplikation von Grippe. Nederl. Tijdschr. Geneesk. **1929 I**, 2262. — WENT, ST.: Über die Bakteriologie und spezifische Therapie der Infektionen der Harnwege. Z. Urol. **20**, 401. — WESSEL: Pathologisch-anatomische Statistik der infektiösen Erkrankungen der Harnorgane einschließlich der Tuberkulose. Z. urol. Chir. **38**, 23 (1933). — WOLFF, U.: Wirkung der Bariumsalze auf den menschlichen Organismus. Dtsch. Z. gerichtl. Med. **1**, 522 (1922). — WORDLEY, E.: An unusual infective condition of the bladder. Brit. med. J. **1929**, Nr 3590, 759. — WÜRZ: Vergiftung mit Bariumpräparaten bei Röntgenuntersuchungen. Dtsch. Z. gerichtl. Med. **4**, 137 (1924).

ZEISS, L.: Beitrag zur Frage der Röntgen- und Radiumschädigungen der Blase. Sitzg Berl. urol. Ges. 22. März 1927. Z. Urol. **21**, 626 (1927).

4. Pathogenese der Zystitis.

BAISCH: Beitr. Geburtsh. **8**, 297 (1904). — BAUEREISEN, A.: Z. gynäk. Urol. **4**, 1 (1913). — BUMPUS, H. C.: Med. clin. North Amer. **5**, 2 (1921). — BUMPUS, H. C. and J. G. MEISSER: Focal infections and selective localization of streptococci in pyelonephritis. Arch. int. Med. **27**, 326 (1921).

CABOT, H. and J. L. LOOMIS: Etiology and prevention of socalled catheter-cystitis. Michig. state med. Soc. **24**, 32 (1925).

DINGWALL-FORDYCE, A.: Brit. med. J. **1922**, 97—99.

FALTIN: Zbl. Krkh. Harn- u. Sexualorg. **1901**.

HADDA: Zbl. Chir. **1910**, Nr 32. — HUNNER, G. L.: Rare type of bladder ulcer. J. Amer. med. Assoc. **70**, 203 (1918).

KOTTMAIER, E.: Eine praktisch häufige Infektionsweise der Harnblase. Dermat. Z. **52**, 308 (1928).

MAEDA: Über die Urocystitis granularis beim weiblichen Geschlecht. Virchows Arch. **245**, 388 (1923). — MAISONNET, P. Y. F. R. et H. M. CRISTAU: Colibacille et appareil urinaire. Arch. Méd. mil. **83**, 207 (1927). — MARCUS, H.: Zur Frage der Durchgängigkeit des Darmes für Bakterien. Wien. klin. Wschr. **1901**, Nr 1, 11. — MEISSER, J. G. and H. C. BUMPUS: Focal infections in relation to submucous ulcer of the bladder and to cystitis. J. of Urol. **6**, 285 (1921).

POSNER u. LEWIN: Zbl. Krkh. Harn- u. Sexualorg. **1896**.

RASKAY, D.: Mber. Urol. **10**, 1 (1905). — ROSENOW, E. C.: Elective localization of streptococci. J. Amer. med. Assoc. **65**, 1687 (1915). — ROSENOW, E. C. and J. G. MEISSER: Amer. J. Physiol. **59**, 1 (1926).

SAVOR, R.: Über den Keimgehalt der weiblichen Harnröhre. Beitr. Geburtsh. **2**, 103 (1899). — SIPPEL, A.: Aufsteigende Infektion der Harnwege bei frisch verheirateten Frauen („Kohabitationszystitis und Pyelitis"). Dtsch. med. Wschr. **1912**, Nr 24, 1138. — SUTER, F.: (a) Koliprostatitis. Schweiz. med. Wschr. **1921**, 731. (b) Die entzündlichen Erkrankungen der Harnblase im Handbuch der Urologie von LICHTENBERG, VOELCKER und WILDBOLZ, Bd. 3, S. 803. Berlin: Julius Springer 1928.

VINTICI, V. et N. N. CONSTANTINESCO: Des cystites secondaires aux lésions des reins. J. d'Urol. **29**, 113 (1930).

5. Verlaufsformen der Zystitis.

ALSKNIS, J.: Brückenbildung in der Harnblase. Z. Urol. **18**, 205 (1924). — ANDRAE: Zit. nach PRIGL.

BEGOUIN: Arch. clin. Bordeaux **1**, 479 (1892). — BOVIN, E.: (a) A case of cystitis gangraenosa in puerperium. Acta obstetr. scand. (Stockh.) **7**, 266 (1928). (b) Cystitis gangraenosa nach Zangengeburt. Hygiea (Stockh.) **91**, 443 (1929). Ref. Z. urol. Chir. **29**, 63 (1930). — BRAASCH, W. F. and M. V. HURLEY: (a) Granulomas in the urinary tract. J. of Urol. **18**, 595 (1927). (b) Trans. amer. Assoc. genito-urin. Surgeons **20**, 29 (1927). — BRANDEN, VAN DEN: La cystite gangréneuse disséquante. Scalpel **79**, 1115 (1926).

CARSON, W. C.: Gangrene of the bladder. J. of Urol. **13**, 204 (1925). — CHWALLA, R.: On oedematous "tumours" of the ureteric papilla. Brit. J. Urol. **1**, 403 (1929). — CIVIALE: Zit. nach PRIGL. — CONSTANTINI, BERNASCONI et DUBOUCHER: Les cystites gangrèneuses disséquantes. Rev. Chir. **43**, 590 (1924).

DAWSON: Bull. Hopkins Hosp. **9**, 155 (1919). — DUCHANOFF, A.: Cystitis gangraenosa dissecans. Z. urol. Chir. **29**, 516 (1930). — DUNET et CREYSSEL: Cystite gangreneuse totale, survenne à la suite d'une rétention aigue. Lyon méd. **137**, 64 (1926).

ESAU: Totale Exfoliation der Blasenschleimhaut beim Manne nach Schußverletzung des Lendenmarks. Z. urol. Chir. **8**, 63 (1922). — ESAU, P.: Totale Exfoliation der Blasenschleimhaut beim Manne. Fol. urol. **1**, 582 (1907).

FONTAINE: Zit. nach PRIGL. — FRONSTEIN, R.: Über Cystitis gangraenosa. Z. urol. Chir. **19**, 81 (1926). — FRONSTEIN, R. M.: Gangrän der Harnblase. Nov. chir. Arch. (russ.) **2**, 179 (1922). Ref. Z. urol. Chir. **13**, 111 (1923).

GALLI, P.: Cistitis acuta emorragica nel corso del morbillo. Pediatr. Riv. **39**, 11, 33 (1931). — GIESECKE, H.: Cystitis dissecans gangraenescens. Z. Urol. **25**, 561 (1931). — GLOOR, H. U.: Die herdförmige hämorrhagische Zystitis. Z. urol. Chir. **32**, 179 (1931). — GORODITSCH, S. M.: Zur Pathologie und Therapie der Cystitis colli proliferans s. vegetativa. Z. Urol. **7**, 81 (1913).

HAENDLY: Pathologisch-anatomische Untersuchungen über Strahlenschädigungen. Strahlenther. **12**, 1 (1921). — HAMMOND, T. E.: Trigonitis as a cause of irritable bladder. Lancet **207**, 1334 (1924). — HEIDLER, H.: Cystitis dissecans gangraenesceus actinogenetica. Z. Geburtsh. **92**, 1 (1927). — HEYMANN: Die Cystitis trigoni bei der Frau. Nitze-Oberländers Zbl. **1905**, 422 u. **1906**, 177. — HINDSE u. NIELSEN: Zystographie mit Bromnatriumlösung, Cystitis gravis, Exitus letalis. Zbl. Chir. **1929**, 1681.

KARLIN, M.: Ein Fall von Cystitis gangraenosa im Wochenbett. Zbl. Gynäk. **50**, 1205 (1926). — KRAMER, L.: Zit. nach PETRI. — KRUKENBERG: Arch. Gynäkol. **1882**.

LAVALLÉ: Zit. nach PRIGL. — LEGUEU: Les diverticules de la vessie. Progrès méd. **49**, 26 (1922). — LEMPERG, F.: Cystitis gangraenosa dissecans. Zbl. Gynäk. **50**, 1203 (1926). — LIEBEN, A.: Zur primären und sekundären katarrhalischen Zystitis. Z. urol. Chir. **28**, 61 (1929). — LIEUTAUD: Zit. nach PRIGL.

MALUSCHEW, D.: Cystitis dissecans gangraenescens bei einem Manne. Dtsch. med. Wschr. **1929 I**, 794. — MILLER, T. G. and CH. C. WOLFERTH: Gangrene and exfoliation of the urinary bladderwall in typhoid fever. J. amer. med. Assoc. **79**, 1756 (1922). — MOCK: Ann. Mal. génito-urin. Paris **2**, 1633 (1911). — MOREL: Zit. nach PRIGL. — MORGAGNI: Zit. nach PRIGL. — MORSON: Brit. med. J. **1**, 129 (1919). — MOULONGUET, P.: Un cas de cystite gangreneuse. Soc. anat. Paris, 4. Juli 1929. Ann. d'Anat. path. **6**, 7, 838 (1929).

NEUPERTH: Zit. nach HINDSE u. NIELSEN.

OECONOMOS, S.-N.: Un cas de gangrène disséquante de la vessie. J. d'Urol. **13**, 37 (1922). — ORLOWSKI: Cystitis gangraenosa bei Dysenterie. Zbl. Chir. **15**, 855 (1888). — OTTOW: Zit. nach HINDSE u. NIELSEN.

PASCHKIS, R.: Schrumpfblase. Z. urol. Chir. **9**, 243 (1922). — PATCH: Z. urol. Chir. **1929**. — PATCH, FRANK S.: (a) Gangrenous cystitis. Trans. amer. Assoc. genito-urin. Surgeons **20**, 75 (1927). (b) Gangrenous cystitis. Report of two cases, one with exfoliation of a cast of the bladder. J. of Urol. **19**, 713 (1928). — PETERS, W.: Über Cystitis gangraenescens. Dtsch. Z. Chir. **187**, 138 (1924). — PRIGL, H.: Über sequestrierende Blasengangrän. Z. Urol. **3**, 163 (1909).

REBLAUB, TH.: Des cystites non tuberculeuses de la femme (Etiologie et Pathologie). Paris: F. Alcan 1892. — ROBINSON: Albany med. Ann. **28**, 175 (1907). — RYALL, E. C.: Pseudo-membranous trigonitis. Brit. J. Urol. **1**, 254 (1929).

SCHÜPPEL, A.: Über Cystitis gangraenosa dissecans und die Therapie ihrer Folgen. Arch. klin. Chir. **145**, 380 (1927). — SCHWEITZER, B.: Über Cystitis dissecans gangraenescens (STOECKEL) infolge Retroflexio uteri gravidi incarcerati. Zbl. Gynäk. **47**, 1140 (1923). — STOECKEL: Mschr. Urol. **1902**. — STOERK, O.: Zur Pathologie der Schleimhaut der harnableitenden Wege. Beitr. path. Anat. **26**, 367 (1899). — SUBOTZKI, B.: Über Blasengangrän. Z. urol. Chir. **21**, H. 1/2, 1.

TARDO: Cystites a colibacilles avec ulcérations de la muqueuse vésicale, 3 cas simulant la forme tuberculeuse. J. d'Urol. **16**, 437 (1923). — THOMAS, G. J.: Report of a case of granuloma of the urinary bladder. Surg. Chir. N. Amer. **3**, 1273 (1923). — TULPIUS: Zit. nach PRIGL.

WESSEL: Pathologisch-anatomische Statistik der infektiösen Erkrankungen der Harnorgane einschließlich der Tuberkulose. Z. urol. Chir. **38**, 23 (1933). — WOLFERTH, CH. C. and T. G. MILLER: Necrosis and gangrene of the urinary bladder: review of 153 cases including 19 not previously reported. Amer. J. med. Sci. **167**, 339 (1924).

ZUCKERKANDL, O.: Die Entzündungen der Blase. Handbuch der Urologie von FRISCH und ZUCKERKANDL, Bd. 2, S. 601. Wien: Alfred Hölder 1905.

6. a) Ulcus simplex und b) Ulcus incrustatum.

ALBARRAN: Zit. nach SIROVICZA.

BLUM: Wien. med. Wschr. **1914**. — BRAASCH, W.: Diskussion zu HUNT. Minnesota med. **4**, 707 (1921). — BUERGER, L.: Ein Beitrag zur Kenntnis vom Ulcus simplex vesicae. Fol. urol. **7**, 543 (1913). — BUMPUS, H. C. jr.: Submucous ulcer of the bladder in the male. J. of Urol. **5**, 249 (1921). — BUMPUS, H. C. and J. G. MEISSER: Focal infection and selective localization of streptococci in pyelonephritis. Arch. int. Med. **27**, 326 (1921).

CAULK, J. K.: Incrusted cystitis. Amer. J. Urol. **11**, 1 (1915). — CHAMBERS, G.: Solitary ulcer of the bladder. Brit. med. J. **3519**, 1019 (1928). — CULLEN: Zit. nach HUNNER.

DODSON, A. J.: HUNNER'S ulcer of the bladder. A report of ten cases. Virginia monthly med. **53**, 305 (1926). — DONOHUE, P. F.: Submucous cystitis. J. of Urol. **22**, 465 (1929).

FENWICK: Brit. med. J. **1896**. — FRANÇOIS, J.: La cystite incrustée. J. d'Urol. **5**, 35 (1914). — FRANK, P. u. GG. B. GRUBER: Ulcus incrustatum der Harnblase. Z. urol. Chir. **13**, 103 (1923). — FRONTZ, W. A.: (a) A clinical and pathological study of contracted bladder. J. of Urol. **5**, 491 (1921). (b) Observations on the pathology, clinical diagnosis and treatment of submucous fibrosis (localized cystitis). South. med. J. **21**, 899 (1928).

GERAGHTY: Surg. etc. **1917**. — GRANDJEAN, A.: Deux cas de curettage de vessie par les voies naturelles pour incrustations calcaires. Fol. urol. **6**, 657 (1912).

HAENDLY: Pathologisch-anatomische Untersuchungen über Strahlenschädigungen. Strahlenther. **12**, 1 (1921). — HAGER, B. H.: (a) A contribution to the etiology of calcareous pyelonephritis. J. of Urol. **15**, 133 (1926). (b) Clinical data on alcaline incrusted cystitis. J. of Urol. **16**, 447, 465 (1926). — HAGER, B. H. and TH. B. MAGATH: The etiology of incrustated cystitis with alcaline urine. J. amer. med. Assoc. **85**, 1352 (1925). — HANDORN: Inkrustation der Harnblase als Spätschädigung nach Strahlentherapie. Zbl. Gynäk. **8**, 507 (1928). — HERBST, R. H.: Linear ulcer of the bladder. Surg. Clin. N. Amer. **8**, 607 (1928). — HINMAN: Zit. nach SIROVICZA. — HINMAN and LEE BROWN: J. amer. med. Assoc. **82**, 607 (1927). — HUNNER, G. L.: (a) Rare type of bladder ulcer. J. amer. med. Assoc. **70**, 203 (1918). (b) Elusive ulcer of bladder. Amer. J. Obstetr. **78**, 374 (1918). (c) A rare type of bladder ulcer in women. Trans. South. Surg. a. Gynaec. Assoc. **27**, 247 (1924). — HUNT, V. C.: Submucous ulcer of the bladder and its surgical treatment. Minnesota Med. **4**, 703 (1921).

JEAN, G.: Ulcère simple perforant aigu de la vessie. J. d'Urol. **13**, 103 (1922).

KAHN, J. W.: Ulceration of the bladder simulating carcinoma following the use of radium in the cervix. Urologic Rev. **31**, 360 (1927). — KEARNS, W. M.: Alcaline incrusted cystitis, urethritis and prostatitis. J. of Urol. **20**, 125 (1928). — KEARNS, W. M. and S. M. TURKELTAUB: Incrusted cystitis. J. of Urol. **26**, 465 (1931). — KEENE, FL. E.: Elusive ulcer of the bladder. Amer. J. Obstetr. **10**, 380, 443 (1925). — KNAPP, P.: Entwicklung unspezifischer Blasengeschwüre auf dem Boden ausgeheilter Blasentuberkulose. Wien. klin. Wschr. **40**, 1154 (1926). — KRETSCHMER, H. L.: The surgical treatment of so-called elusive ulcus of the bladder. J. amer. med. Assoc. **76**, 990 (1921).

LANGWORTHY, H. T.: Phosphatic cast of bladder (Incrusted alkaline cystitis). Long Island med. J. **21**, 138 (1927). — LATZKO: Wien. klin. Wschr. **1901**. — LE FUR, R. F.: Des ulcérations vésicales en particulier de l'ulcère simple de la vessie. Paris: G. Steinheil 1901. — LICHTENSTERN, R.: Über diffuse inkrustierende Zystitis. Wien. klin. Wschr. **20**, 1216 (1907). — LIPSCHÜTZ: Arch. f. Dermat. **1912**.

MEISSER, J. G. and H. C. BUMPUS: Focal infections in relation to submucous ulcer of the bladder and to cystitis. J. of Urol. **6**, 285 (1921).

NITZE: Lehrbuch der Zystoskopie, 2. Aufl. — O'NEILL: Trans. amer. Assoc. genito-urin. Surgeons **9** (1914).

PAOLI, C.: Des Cystites incrustantes. Thèse de Lyon **1913**. — PAPIN, E.: Les ulcères simples chroniques de la vessie et la cystite incrustée. Arch. Mal. Reins **5**, 49 (1930). — PASCHKIS, R.: (a) Über das sog. Ulcus simplex der Blase. Wien. med. Wschr. **71**, 1712. 1806 (1921). (b) Über das inkrustierte Geschwür der Blase und über die Schrumpfblase. Z. urol. Chir. **9**, 230 (1922). (c) Über das Ulcus simplex der Blase. Z. urol. Chir. **22**, H. 3/4, 257. (d) Die nichtspezifischen chronischen Geschwüre der Blase. Verh. dtsch. urol. Ges. **8**, 131 (1929). (e) Non-specific chronic ulcus of the bladder. Urologic Rev. **33**, 217 (1929). (f) Ulcus simplex und incrustatum im Handbuch der Urologie herausgeg. von LICHTENBERG, VOELCKER u. WILDBOLZ, Bd. 5. Berlin: Julius Springer 1928. — PETERSON, A. and B. H. HAGER: Interstitial cystitis. Report of cases. California Med. **31**, 262 (1929). — POZZI, E.: Cistitis incrustante. Semana méd. **22**, 409 (1915).

REED: J. amer. med. Assoc. **72** (1919). — REMETE, E.: Beitrag zur Pathogenese und Therapie des sog. Ulcus simplex vesicae. Z. Urol. **24**, 99 (1930). — REYNARD et LE FUR:

Ulcère simple de la vessie. J. d'Urol. **12**, 2079 (1921). — REYNARD et L. MICHON: Ulcère simple de la vessie. Lyon méd. **132**, 1011 (1923). — ROSENOW, E. C.: Elective localization of streptococci. J. amer. med. Assoc. **65**, 1687 (1915). — RUBRITIUS, H.: Das inkrustierte Geschwür an den Harnleitermündungen. Z. Urol. **18**, 537 (1924). — RUSSEL, A. W.: Notes of the progress of cure of a case of persistent cystitis with phosphatic concretions. Glasgow med. J. **55**, 376 (1901).

SIROVICZA, M.: (a) Ulcus incrustatum der Harnblase. Z. Urol. **21**, 670 (1927) (Lit.). (b) Einfaches inkrustiertes Geschwür der Blase. Orv. Hetil. (ung.) **71**, 348 (1927). Ref. Z. urol. Chir. **23**, 136 (1927). — SMITH, G. G.: Experiences with submucous fibrosis of the bladder. Trans. amer. Assoc. genito-urin. Surgeons **21**, 317 (1928). — SÖDERLUND, G.: Zwei Fälle von chronischem Harnblasengeschwür von sog. "Elusive-ulcer"-Typ. Sv. Läkartidn. **24**, 201 (1927). Ref. Z. urol. Chir. **23**, 136 (1927).

THOMAS, J. G.: Diskussion zu HUNT. Minnesota Med. **4**, 706 (1921).

WEHRBEIN, H. L.: Unusual pathology of a HUNNER ulcer. J. of Urol. **22**, 99 (1929).

7. a) Cystitis emphysematosa und b) Gasbrand.

BAUER, TH.: Cystitis emphysematosa. Wien. klin. Wschr. **1929**, Nr 30, 1009. — BUNGE: Cystitis emphysematosa beim Rind. Mschr. prakt. Tierheilk. **15**, H. 5 (1903).

CAMARGO: Recherches anatomiques sur l'emphysème spontané des sous-muqueuses. Thèse de Genève **1891**.

DUNHAM: Zit. nach WEISER.

EISENLOHR: Das interstitielle Vaginal-, Darm- und Harnblasenemphysem, zurückgeführt auf gasentwickelnde Bakterien. Beitr. path. Anat. **3**, 101 (1888).

HUEPER, W.: Cystitis emphysematosa. Amer. J. Path. **2**, 159 (1926).

JAEGER, A.: Das Vaginal- und Intestinalemphysem, zwei ätiologisch zusammengehörige spezifische Koliinfekte. Verh. dtsch. path. Ges. **10**, 251 (1907).

KAGAN, M.: Cystitis emphysematosa beim Menschen. Ž. sovrem. Chir. (russ.) **3**, 313 (1928). Ref. Z. urol. Chir. **26**, 219 (1929). — KEDROWSKY: Pathologisch-anatomische Untersuchung eines Falles von Cystitis emphysematosa. Zbl. Path. **9**, 817 (1898).

LAUTENSCHLÄGER, E. L.: Die Morphologie und Genese der Bläschenbildungen in der Harnblase der Tiere und des Menschen. Inaug.-Diss. Heidelberg 1912.

MALM: Harnblasenemphysem beim Rind. Mh. prakt. Tierheilk. **16**, 6 (1905). — MILLS, R. G.: (a) Cystitis emphysematosa. Amer. J. Path. **5**, 541 (1929). (b) Cystitis emphysematosa I. Report of cases in men. J. of Urol. **23**, 289 (1930). (c) Cystitis emphysematosa. II. Report of a series of cases in women. J. amer. med. Assoc. **94**, 321 (1930). (d) Cystitis emphysematosa. III. Report of an additional case in a man, associated with cystitis cystica. J. of Urol. **24**, 217 (1930). (e) Cystitis emphysematosa. IV. Report of three additional cases in women. Surg. etc. **51**, 545 (1930). (f) Cystitis emphysematosa. V. A case in a woman, in which trauma appeared to be an etiologic factor. Amer. J. Obstetr. **20**, 688 (1930).

NOWICKI: (a) Über Harnblasenemphysem. Virchows Arch. **215**, 126 (1914). (b) Zur Entstehung und Ätiologie des Harnblasenemphysems. Virchows Arch. **253**, 1 (1924).

OLT: Über das Intestinalemphysem des Schweines und eine gleichartige Abweichung an der Harnblase. Beitr. path. Anat. **69**, 549 (1921).

PFANNER, W.: Über einen Fall von Tympanie der Harnblase. Dtsch. Z. Chir. **172**, 247 (1922).

RUPPANNER: Zur Frage der Cystitis emphysematosa. Frankf. Z. Path. **2**, 343 (1908).

SCHNEIDER, J.: Über einen Fall von Harnblasenemphysem verglichen mit 11 anderweitig veröffentlichten Fällen. Zbl. Path. **48**, 245 (1930). — SCHÖNBERG: Zur Ätiologie der Cystitis emphysematosa. Frankf. Z. Path. **12**, 289 (1913). — ŠIKL, H. u. ST. PICEK: Cystitis emphysematosa. Čas. lék. česk. **65**, 1604 (1926). Ref. Z. urol. Chir. **22**, 134 (1927). — SINELŠČIKOV, K.: Zur Frage der Pneumatose der Harnblase. Vestn. Chir. (russ.) **47**, 143 (1929). Ref. Z. urol. Chir. **29**, 390 (1930). — STERNBERG, C.: Diskussion zu BAUER. Wien. klin. Wschr. **1929**, 1009.

WEISER, A.: Über einen Fall von Gasgangrän der Harnblase. Z. urol. Chir. **28**, 113 (1929). — WILDBOLZ: Lehrbuch der Urologie, S. 107, 309, 311. 1924.

7. c) Malakoplakie.

BAUER, TH. u. H. B. HERMANN: Zit. nach PASCHKIS. — BERG: Über Malacoplacia vesicae. Verh. dtsch. Ges. Urol. **1909**. — BERG, G.: Zur Malacoplacia vesicae. Verh. dtsch. Ges. Urol. **1927**, 306. — BETKE: Malakoplakie. Münch. med. Wschr. **1909**, 31, 1619. — BLUM, V.: Die Malacoplakia vesicae. Z. Urol. **12**, 401 (1918).

DEMEL, V. C.: Sulla «malacoplachia» della vesica. Pathologica (Genova) **16**, 531, 559 (1924). — DICKSON, W. E., A. CH. E. GRAY and FR. KIDD: Malacoplakia vesicae. Urologic Rev. **31**, 611 (1927).

ELLENRIEDER, A. v.: Über Malakoplakie der Harnblase. Inaug.-Diss. Freiburg 1906.

FERRARI, E. e G. NICOLICH: Malacoplachia della vesica (HANSEMANN). Fol. urol. 8, 644 (1914). — FRAENKEL, E.: Über Malakoplakie der Blase. Münch. med. Wschr. **20**, 2162 (1903).

GIERKE, v.: Über Malakoplakie der Harnblase. Münch. med. Wschr. **29**, 1388 (1905). — GÜTERBOCK: Ein Beitrag zur Malakoplakie der Harnblase (Cystitis en plaques). Inaug.-Diss. Leipzig 1905.

HAGMANN: Über zwei besonders seltene Fälle von Harnblasenaffektion. Mschr. Urol. **11**, 90 (1906). — HANSEMANN, v.: Über Malakoplakie der Harnblase. Virchows Arch. **173**, 302 (1903). — HART: Über Malakoplakie. Z. Krebsforsch. **4**, 380 (1906). — HEDRÉN: Über Malacoplacia vesicae urinariae. Nord. med. Ark. (schwed.) **44**, Abt. 1 (1911). — HEILMANN, P.: Über Cystitis nodularis und Malakoplakie. Beitr. path. Anat. **75**, 216 (1926). — HOFMANN, v.: Die Malakoplakie der Harnblase. Zbl. Grenzgeb. Med. u. Chir. **19**, 375 (1916).

KAÏRIS, Z.: Zur Ursache der Malakoplakie der Harnblase. Virchows Arch. **266**, 788 (1928). — KIMLA: v. HANSEMANNS Malacoplacia vesicae und ihre Beziehungen zur plaqueförmigen Tuberkulose der Harnblase. Virchows Arch. **184**, 469 (1906).

LANDSTEINER, K. u. O. STOERK: Über eine eigenartige Form chronischer Zystitis (v. HANSEMANNS Malakoplakie). Beitr. path. Anat. **36**, 131 (1904). — LOELE, W.: Ein Beitrag zur sog. Malakoplakie der Harnblase. Beitr. path. Anat. **48**, 205 (1910). — LOTH: Malakoplakie der Harnblase. Münch. med. Wschr. **26**, 1463 (1912).

MARION, G.: Traité d'urologie, 2. Aufl., Bd. 1 (Malakoplakie, S. 558). Paris: Masson & Cie. 1928. — MICHAELIS: Die Malakoplakie der Harnblase. Med. Klin. **14** (1905). — MICHAELIS u. GUTTMANN: Über Einschlüsse in Blasentumoren. Z. klin. Med. **47**, 208 (1902). — MICHE: Malacoplasie de la vessie. Diss. Lausanne 1914. Ref. Zbl. Path. **25**, 279 (1914). — MINELLI: Über Malakoplakie der Harnblase. Virchows Arch. **184**, 157 (1906).

OESTREICH, R.: Die Malakoplakie der Harnblase. Beitr. path. Anat. **70**, 342 (1922). — OPPERMANN, E.: Malakoplakie der Harnblase bei einem 8jährigen Mädchen. Z. Urol. **18**, 164 (1924).

PANIZZONI: Contributo alla conoscenza dell' istologia e patogenesi della malacoplachia uretrocistica. Giorn. ital. Mal. ven. e pelle **52**, 677 (1911). — PAPPENHEIMER: Malacoplacia of the urinary bladder. Proc. N. Y. path. Soc. **6**, 65 (1906). — PASCHKIS, R.: Malakoplakie. Handbuch der Urologie, herausgeg. von LICHTENBERG, VOELCKER und WILDBOLZ, Bd. 5, S. 141. Berlin: Julius Springer 1928.

RAMCKE, R.: Zwei Fälle von Malacoplacia vesicae urinariae. Z. Urol. **15**, 92 (1921).

SCHAUDINN: Zit. nach v. HANSEMANN. — SCHMID: Contribution à l'étude de la malacoplacie de la vessie urinaire. Rev. méd. Suisse rom. **1909**, No 2. — SCHMIDT: Ein Beitrag zur Malakoplakiefrage der Harnblase. Frankf. Z. Path. **14**, 493 (1913). — SCHMORL: Malakoplakie der Harnblase. Münch. med. Wschr. **1905**, 1705.

THOMSON-WALKER, J. and F. J. F. BARRINGTON: Case of malakoplakia. Proc. roy. Soc. Med. **16**, sect. urol., 32 (1923).

WALDSCHMIDT, M.: Über Malacoplakia vesicae urinariae. Z. Urol. **6**, 541 (1912). — WEGELIN: Malakoplakie der Harnblase. Korresp.bl. Schweiz. Ärzte **1910**, 234. — WETZEL: Ein Beitrag zur Lehre von der Malakoplakie. Virchows Arch. **214**, 450 (1913). — WILDBOLZ, H.: Plaqueförmige tuberkulöse Zystitis unter dem Bilde der Malacoplakia vesicae. Z. Urol. **1**, 322 (1907).

ZANGEMEISTER: (a) Über Malakoplakie der Harnblase. Zbl. Krkh. Harn- u. Sex.org. **1906**, 496. (b) Über Malakoplakie der Harnblase. Z. Urol. **1907**, 877. — ZENONI: Di alcune formazioni della vesica urinaria e della così detta malacoplachia. Rendiconti R. I. L. Sci. e Lett. **1904**, 37.

7. d) Herpes, e) Lichen ruber, f) Plasmozytom.

CASPAR: Zit. nach SCHIFFMANN.

DUBOIS, FR. E.: A case of herpes zoster of the bladder. J. of Urol. **15**, 583 (1926).

FRANKL-HOCHWARTH: Blasenlähmung bei Herpes. Wien. med. Wschr. **63**, 3245 (1913).

GREMME, A.: Herpes simplex der Harnblase. Zbl. Gynäk. **1931**, 1558.

HEYMANN, A.: Lichen ruber planus der Blase. Z. urol. Chir. **22**, 224 (1927).

ISAAC: Zit. nach HEYMANN.

KLEBS: Zit. nach SCHIFFMANN.

Marion, G. et Leroux: Plasmocytome vésical. J. d'Urol. **18**, 121 (1924).

Schiffmann, J.: Herpes der Blase. Z. urol. Chir. **19**, 342 (1926).

Volk, R.: Herpes zoster mit Blasenerscheinungen. Wien. med. Wschr. **63**, 3244 (1913).

Zerkowitz, F.: Über einen Fall von Lichen ruber mit bemerkenswerter Schleimhautbeteiligung. Dermat. Z. **42**, 282.

8. Entzündliche Blasenfisteln.

Ács: (a) In die Blase perforierte Adnextumoren. Z. urol. Chir. **31**, 69 (1931). (b) Über in die Blase perforierte Adnextumoren. Orv. Hetil. (ung.) **1931 I**, 649. Ref. Z. urol. Chir. **33**, 329 (1931).

Bagger, S. V.: Über Sigmoid-Blasenfistel als Folge chronischer Sigmoiditis. Hosp.tid. (dän.) **64**, 424, 433 (1921). Ref. Z. urol. Chir. **8**, 448 (1922). — Beer, E.: Partial cystectomy for tubercular vesico-tubal-colonic fistula. Ann. Surg. **83**, 430 (1926). — Bonnet, A. et Riccord: Faux diverticule par ouverture intra-vésicale d'une pélvi-péritonite tuberculeuse. Arch. Mal. Reins **5**, 539 (1931). — Boss, W.: Perforation von appendizitischen Eiterungen in die Blase. Z. urol. Chir. **20**, 215 (1926). — Broeck, de: Un cas de fistule urétéro-sigmoidienne. Le Scalpel **79**, 503 (1926).

Chauvin: Ostéomyélite du pubis fistulisée dans la vessie. J. d'Urol. **26**, 548 (1928). — Chauvin, E.: Fistule caeco-vésicale d'origine appendiculaire. Bull. Soc. nat. Chir. Paris **56**, 559 (1930). — Chute, A. L.: Some instances of diverticulitis of the sigmoid opening into the bladder. Boston med. J. **184**, 118 (1921). — Craig, R. S. and R. K. Lee-Brown: Enterovesical fistula. Surg. etc. **44**, 753 (1927).

David, V. C.: Sigmoido-vesical fistulae. Ann. Surg. **90**, 1015 (1929). — Davidson, A. H.: A case of salpingo-vesical fistula. Ir. J. med. Sci. **6**, 159 (1927). — Dobrzaniecki, W.: Tuberculose de la symphyse pubienne et fistules ostéopathiques urétro-vésico-cutanées. J. d'Urol. **30**, 180 (1930). — Duvergey et Dax: Salpingographie d'un pyosalpinx fistulisé dans la vessie. J. d'Urol. **14**, 485 (1922).

Eftimescu: Pyosalpinx mit Durchbruch in die Blase. Spital. (rum.) **41**, 294 (1921). Ref. Z. urol. Chir. **12**, 114 (1923).

Fronstein, B. u. M. Sserdjukoff: Zur Frage der Ovarial-Blasenfisteln. Z. urol. Chir. **19**, 102 (1926).

Gayet, S.: Des pyosalpinx tuberculeux fistulisés dans la vessie. Arch. franco-belg. Chir. **26**, 644 (1923). — Gayet: Pyosalpinx fistulisé dans la vessie. Lyon. chir. **20**, 267 (1923). — Gouverneur, R.: Deux cas de pyo-salpinx ouverts dans la vessie. J. d'Urol. **22**, 55 (1926). — Graves, R. C.: Two cases of pneumaturia due to diverticulitis of the sigmoid. J. of Urol. **5**, 140 (1921). — Guyot, Duvergey et Princeteau: Pyosalpinx ouvert dans le péritoine, puis a la vessie et au rectum. Bull. Soc. Obstétr. Paris **15**, 132 (1926).

Haim: Zit. nach Weiser. — Hochenegg: Zit. nach Weiser.

Kahn, M.: Infected extra-uterine pregnancy rupturing into bladder after thirteen years, with discharge of fetal bones through the Urethra. J. amer. med. Assoc. **78**, 889 (1922). — Keefe, J. W.: Diverticulitis of the sigmoid or pelvic colon with sigmoido-vesical fistula. Boston med. J. **194**, 577 (1926). — Knabe, K.: Durchbruch eines vereiterten klimatischen Bubos in die Blase. Arch. Schiffs- u. Tropenhyg. **34**, 50 (1930).

Löffler: Z. urol. Chir. **13**. — Lower, W. E. and J. T. Farrel: Appendicovesical fistula. Ann. Surg. **93**, 628 (1931).

Maisonnet: Abcès tuberculeux de la région lombo-iliaque droite d'origine caecale, fistulisé dans la vessie. J. d'Urol. **15**, 52 (1923). — Marinescu: Corps étrangers rares de la vessie. J. d'Urol. **18**, 470 (1924). Ref. Z. urol. Chir. **18**, 1441 (1925). — Morrissey, J. H.: Vesico-intestinal fistulae. J. amer. med. Assoc. **96**, 843 (1931).

Novi: Blasenfistel bei Symphysentuberkulose. Arch. ital. Urol. **1**, 347. Zit. nach Weiser. — Novi, M.: Corpo estraneo osseo nella vesica da osteotubercolosi del pube. Arch. ital. Urol. **1**, 347 (1924).

Ockerblad, N.: Vesico-intestinal fistula: Three case reports. South. med. J. **24**, 346 (1931). — Ottow, B.: Einbrüche genitaler Eiterherde in die Harnblase und den Harnleiter. Zbl. Gynäk. **1929**, 2551.

Palma, R.: Perforazione dell' appendice in vesica. Arch. ital. Urol. **6**, 188 (1930). — Palma, S. di a. M. M. Stark: Spontaneous rupture of pyosalpinx into the urinary bladder. Surg. etc. **48**, 419 (1929). — Pena, A. de la: A case of osteomyelitic abscess with fistula into the urinary bladder. J. of Urol. **26**, 473 (1931). — Perrucci, A.: Fistola vesico-intestinale. Bull. Sci. med. Bologna **2**, 352 (1924). — Pillet: Perforation eines koxitischen Abszesses in die Blase. Amer. Mal. génito-urin. **1907**, 1281. Zit. nach Weiser. — Politzer: Wien. klin. Rundsch. **1900**, Nr 19.

RADICE, A.: Contributo allo studio del piosalpinge spontaneamente aperto in vesica. Rass. Ostetr. **35**, 97 (1926). — RANKIN, F. W. u. E. S. JUDD: Vesico-apendiceal fistulae. Surg. etc. **32**, 153 (1921). — REH: Ileocökaltuberkulose mit Perforation in die Blase. Dtsch. med. Wschr. **48**, 692 (1922). — RIEDER, W.: Pneumaturie nach Perforation entzündlicher Sigmoiddivertikel in die Blase. Bruns' Beitr. **146**, 536 (1929).

SĂVESCU, V.: Eitrige Adnexerkrankung mit Durchbruch in die Harnblase. Gynecol. (rum.) **5**, 20 (1927). Ref. Z. urol. Chir. **23**, 443 (1927). — SOFRONOV, N.: Über die Perforationen in die Harnblase von Eiteransammlungen der Beckenorgane. Vestn. Chir. (russ.) **55**, 172 (1930). Ref. Z. urol. Chir. **31**, 131 (1931). — SORRENTINO, M.: Über einen Fall von Adnexentzündung als Folge von Appendizitis mit Adnexperforation in die Blase. Z. urol. Chir. **28**, 390 (1929). — SUTTON, G. D.: Vesicosigmoideal fistulae. Surg. etc. **32**, 318 (1921).

VESEEN, L. L.: Diverticulitis of the sigmoid with rupture into the urinary bladder. Report of a case. J. of Urol. **20**, 598 (1928).

WEISER, A.: Die nichttraumatischen Perforationen und Fisteln des Harntraktes. Z. urol. Chir. **28**, 120 (1929). (Schrifttum!)

9. Peri- und Parazystitis.

AVERSENQ: Les Péricystites. 17. Congr. assoc. franç. Urol., Okt. 1913. Ref. J. d'Urol. **4**, 805 (1913).

BROUN, A.: Über Parazystitis. Nov. chir. Arch. (russ.) **16**, 40 (1928). Ref. Z. urol. Chir. **28**, 75 (1929). — BRYAN, R. C.: Abscess in the wall of the urinary bladder. Trans. amer. Assoc. genito-urin. Surgeons **23**, 437, 459 (1930).

CHUTE, A. L.: Some cases of suppurative pericystitis. J. of Urol. **9**, 421 (1923). — CRESCENZI, S.: Pericistiti flemmonose primitive. Ann. ital. Chir. **3**, 235 (1924). — CULVER, H. and W. J. BAKER: Perivesical suppuration. J. of Urol. **19**, 689 (1928).

ENGLISCH, J.: Dtsch. Z. Chir. **79** (1905).

GREENBERG, S.: Suppurative Pericystitis. Med. J. a. Rec. **127**, 89 (1928). — GOLDSTEIN, A. E. and B. S. ABESHOUSE: Prevesical, perivesical and periprostatic suppurations. Review of literature and report of cases. Surg. etc. **49**, 477 (1929).

HOFMANN, W.: (a) Die Entzündungen in der Umgebung der Blase (Parazystitis) und ihre praktische Bedeutung. Münch. med. Wschr. **1928 II**, Nr 43, 1865. (b) Über die entzündlichen Erkrankungen in der Umgebung der Blase und ihre praktische Bedeutung. (Peri- bzw. Parazystitis.) Chirurg. **1**, 300 (1929).

KNOBLOCH, J.: Perivesikalabszesse. Čas. lék. česk. **1929 I**, 156, 201. Ref. Z. urol. Chir. **28**, 75 (1929).

LEGUEU, F.: Les péricystites phlegmoneuses diffuses. J. d'Urol. **25**, 97 (1928). — LOESBERG, E.: Ein Blasenabszeß mit B. pyocyaneus und B. proteus anindologenes von LOGHEM als Mischerreger. Zbl. Bakter. Orig. **87**, Abt. I, 185 (1921).

MEYER, S.: Un cas de phlegmon diffus périvésical. J. d'Urol. **27**, 143 (1929).

OTTOW, B.: Einbrüche genitaler Eiterherde in die Harnblase und den Harnleiter. Zbl. Gynäk. **40**, 2551 (1929).

PASQUEREAU et ROUSSILLE: Un cas de péricystite consécutive à une cystostomie pour corps étranger de la vessie. J. d'Urol. **12**, 281 (1921).

STRELINGER, L.: Spontaner Parazystitisdurchbruch in die Bauchhöhle. Orvosképzés (ung.) **16**, 89 (1926). Ref. Z. urol. Chir. **21**, 435 (1927). — SUTER: Die entzündlichen Erkrankungen der Bindegewebshüllen der Blase. Handbuch der Urologie v. LICHTENBERG, VOELCKER u. WILDBOLZ, Bd. 3, S. 886. Berlin: Julius Springer 1928.

TADDEI: Di un caso di pericistite e periprostatite ematogena. Riforma med. **37**, 469 (1921). — TADDEI e ONOFRIO ANGELELLI: Di un ascesso peri vesicale apparentemente primitivo. Policlinico, sez. prat. **34**, 3 (1927).

VILAR, G.: Phlegmonöse Perizystitis. Rev. Especial. méd. **3**, 407 (1928). Ref. Z. urol. Chir. **27**, 191 (1929).

B. Die entzündlichen Erkrankungen des Harnleiters.

1.—6. Ureteritis, Ureterstrikturen, Ureterfisteln, Periureteritis.

ASCHNER, P. W.: Four types of ureteral stenosis. Internat. J. of Med. **17**, 227 (1924).

BACHRACH, R.: Die Erkrankungen der Harnleiter. Handbuch der Urologie v. LICHTENBERG, VOELCKER und WILDBOLZ, Bd. 5, S. 1. 1928. — BAKER, J. N.: An analytical study of fifty cases of ureteral stricture and pyelitis. Ann. Surg. **73**, 348 (1921). — BOKELMANN, O.: Entstehungsursachen, Diagnose und Therapie der Ureterfisteln. Chirurg. **3**, 971 (1931). — BOSHAMER, K.: Parametritis, Ureterstriktur und Hydronephrose. Z. urol. Chir. **31**, 511

(1931). — BRAASCH, W. F.: Die Ureterstrikturen. Z. f. Urol. **1929**, Sonderband. (Verh. dtsch. Ges. Urol. 8. Kongr., Berlin, 26.—29. Sept. **1928**, 584.)

CASPER, L.: Über Ureterenfisteln und Ureterenerweiterungen. Z. Urol. **18**, 545 (1924). — CAULK: Zit. nach GOTTSTEIN. — CHRZELITZER: Beitrag zur Hämaturie nach Appendizitis. Z. Urol. **16**. — CHURCH, C. K.: Stricture of the ureter: Its etiology and treatment. N. Y. State J. Med. **27**, 335 (1927). — COMTE: Zit. nach WEISER. — CRABTREE, E. G.: Stricture formation in the ureter following pyelonephritis of pregnancy. J. of Urol. **18**, 575 (1927).

DELBET: Die Rolle des Harnleiters bei der aszendierenden Niereninfektion im Gefolge von Salpingitis. J. d'Urol. **10**, 4. — DESNOS: Ureterstrikturen. J. d'Urol. **1913**, 6.

FRIEDRICH, H.: Ureter und infektiöse Prozesse seiner Umgebung. Zbl. Gynäk. **8**, 519 (1920).

GOLDSTEIN, A. E.: Ureteral stricture in the male. Urologic Rev. **25**, 31 (1921). — GOTTSTEIN: Nephrolithiasis. Handbuch der Urologie v. LICHTENBERG, VOELCKER u. WILDBOLZ. Bd. 4, S. 272. Berlin: Julius Springer 1927.

HECKENBACH, W.: Die Auswirkung der chronisch-entzündlichen Erkrankungen der männlichen Adnexe auf die oberen Harnwege. Z. urol. Chir. **26**, 447 (1928). — HEPBURN, THOMAS N.: Spastic obstruction to the ureters. Ann. Surg. **81**, No 6, 1133. — HUNNER, G. L.: (a) Ureteral stricture and chronic pyelitis in children. Amer. J. Dis. Childr. **34**, 603 (1927). (b) Ureteral stricture: the etiology, diagnosis, pathology and treatment, a new abdominal syndrome. Amer. J. med. Sci. **173**, 157 (1927).

ISRAEL, W.: Periureteraler Abszeß nach Ureterlithotomie. Zbl. Chir. **1926**, Nr 38.

KRETSCHMER: Uretervaginalfistel als Radiumschädigung. J. amer. med. Assoc. **89**, 1121. — KÜMMELL, H.: Zur Kritik der Ureterstrikturen. Z. Urol. **23**, 407 (1929).

LEGUEU, F. et B. FEY: Les rétrécissements de l'uretère. J. d'Urol. **25**, 417 (1928). — LICHTENBERG, A. v.: Angeborene Ureterstenose. Z. Urol. **19**, H. 11, 841. — LINDSJÖ: Case of pyuria with unusual etiology. Acta paediatr. (Stockh.) **4**, 104 (1924). Ref. Z. urol. Chir. **17**, 405.

MORRISSEY, JOHN H.: Striktur of the ureter. Internat. J. Orthodont etc. **34**, Nr 10, 361.

NECKER, F.: Pyelitis, Pyelonephritis und Pyonephrose. Handbuch der Urologie v. LICHTENBERG, VOELCKER u. WILDBOLZ. Bd. 3, S. 728. 1928. — NEUMANN: Zit. nach WEISER.

PATCH, FR. S.: (a) Granuloma of the ureter. Trans. amer. Assoc. genito-urin. Surgeons **23**, 221, 243 (1930). (b) Granuloma of the ureter. J. of Urol. **25**, 193 (1931). — PERLMANN, S.: Zur Pathologie des Ureters. Z. Urol. **25**, 208 (1931).

RATHBUN, N. P.: Necrosis of the ureter. Perforation. Peri-ureteral abscess. J. of Urol. **17**, 329 (1927).

SCHREIBER, MARTIN: Ureteral stricture, its anatomical and pathological back ground. Surg. etc. **45**, Nr 4, 423 (1927). — STERN u. VIERTEL: Über Ureteritis pseudomembranacea. Allg. med. Zentral.ztg **1898**, 730. — STEVENS, A. R.: Diverticulum of the ureter. Case with acute inflammation and spontaneous perforation. J. of Urol. **16**, 157 (1926).

WEISER, A.: Die nichttraumatischen Perforationen und Fisteln des Harntraktes. Z. urol. Chir. **28**, 120 (1929). (Lit.!) — WHITE: Zit. bei P. WAGNER. Handbuch für Urologie von FRISCH-ZUCKERKANDL, Bd. 2. Wien: Alfred Hölder 1905.

C. Pyelitis, Pyelonephritis und Pyonephrose.

1.—4. Allgemeines, Statistik, Pathogenese und Bakteriologie der Pyelitis und Pyelonephritis.

ABELS: Über ungewöhnliche Erkrankungsformen und über den gewöhnlichen Infektionsmodus der kindlichen Harnorgane. Wien. med. Wschr. **1920/21**. — ADANT, M.: Un bacille de pyélo-cystite. C. r. Soc. Biol. Paris **101**, 505 (1929). — ALBARRAN: Médecine opératoire des voies urinaires. Paris 1910. — ALBECK: Bakteriurie und Pyurie bei Schwangeren und Gebärenden. Z. Geburtsh. **60**, 466 (1907). — ALSBERG: Die Infektion der weiblichen Harnwege durch das Bact. coli commune in Schwangerschaft und Wochenbett. Arch. Gynäk. **90**, 255 (1910). — ANDLER, R.: Uretero-vesikaler Reflux nach Blasenverätzungen infolge Abortversuchs. Zbl. Gynäk. **96**, 2921 (1927). — ANDRÉ, P.: Le reflux vésico-rénal et ses conséquences. Rev. méd. Est. **54**, 769 (1926). — ARAAND-DELILLE, P. F. et M. BESPALOFF: Le syndrome colipyurique chez le nourrisson et ses rapports avec les malformations congénitales des voies urinaires. Presse méd. **35**, 293 (1927). — ASCHNER, P. W.: Internat. J. of Med. **34**, Nr 11. — ASCHOFF, L.: Pathologische Anatomie, Bd. 2, S. 464, 7. Aufl. Jena: Gustav Fischer 1928. — AXEN, A.: Klinische Beiträge zu den Erkrankungen der ableitenden Harnwege. I. Mitteilung: Statistische Angaben. Die medikamentöse Behandlung der akuten Zystopyelitis. Z. urol. Chir. **30**, 202 (1930).

BARTH, A.: Zur Kenntnis und Klärung der Colinephritis. Arch. klin. Chir. **127**, 438 (1923). — BAUER: Z. urol. Chir. **23**, 308. — BAUEREISEN: (a) Über die Lymphgefäße des menschlichen Ureters. Z. gynäk. Urol. **2**, 233 (1911). (b) Über die Ausbreitungswege der postoperativen Infektion in den weiblichen Harnorganen. Z. gynäk. Urol. **4**, 1 (1914). — BAUMGARTEN: Zit. nach NECKER. — BERG: Unilateral surgical kidney following urethral instrumentation. J. amer. med. Assoc. **1908**. — BERGLUND: Zit. nach NECKER. — BERNASCONI: Un cas de rein en fer de cheval. Héminephrectomie gauche pour pyonéphrose. Arch. franco-belg. Chir. **29**, 64 (1926). — BERTELSMANN u. MAU: Das Eindringen von Bakterien in die Blutbahn als eine Ursache des Harnfiebers. Münch. med. Wschr. **1902**, 521. — BENDA, R.: Über die Funktion des Ureters in der Gestationsperiode. Ein Beitrag zur Pathogenese der Pyelitis gravidarum. Mschr. Geburtsh. **82**, H. 4/5, 373 (1929). — BERTRAND-FONTAINE et R. PARLIER: Pyélonephrite à pneumobacilles de FRIEDLÄNDER. Bull. Soc. méd. Hôp. Paris, III. s. **47**, 1582 (1931). — BLOCH: Zur sekundären Koliinfektion des Nierenbeckens. Dtsch. med. Wschr. **1914**. — BLUM: Zur Kenntnis der Harnretention im Kindesalter und zur Frage der Pyocyaneussepsis. Verh. dtsch. Ges. Urol., 1. Kongr. **1907**, 380. — BLUMENTHAL u. HAMM: Mitt. Grenzgeb. Med. u. Chir. **18**, (1908). — BLUMER, G. u. A. J. LARTIGAN: A report of three cases of ascending urinary infections duc to the bacillus pyocyaneus and the proteus vulgaris. N. Y. med. J. a. med. Rec., Sept. **1900**. — BOEMINGHAUS, H.: Pyelitis. Erg. Chir. **19**, 583 (1926). — BONANOME, A. L.: Le colibacillurie. Atti Soc. ital. Urol. **1929**, 1 u. 54. — BOSS, A.: Über Bildungsanomalien der ableitenden Harnwege in ihrer Beziehung zur chronischen Harnwegsinfektion. Med. Klin. **1930 II**, 1406. — BRACK, E.: Über seltene Ursachen einseitiger Pyelonephritis (Aneurysma und Echinokokkus der linken Arteria iliaca communis). Z. urol. Chir. **27**, 43 (1929). — BREWER: Beobachtungen über akute hämatogene Infektion der Niere. Z. urol. Chir. **2**, 36 (1914). — BUMPUS, H. C., jr.: (a) The relation of focal infection to diseases of the urinary tract. Med. Clin. N. Amer. **5**, Nr 2, 469 (1921). (b) Urinary reflux. J. of Urol. **12**, 341 (1924). — BUMPUS, H. C. jr. and J. G. MEISSER: (a) Foci of infection in cases of pyelonephritis. Study II. J. amer. med. Assoc. **77**, 1475 (1921). (b) Focal infection and selective localization of streptococci in pyelonephritis. Study I. Arch. int. Med. **27**, 326 (1921).

CABOT, H.: The rôle of the colon bacillus in infections of the kidney. N. Y. State J. Med. **21**, 35 (1921). — CALALB, G. et V. JONESCO: Sur un cas de pyélonéphrite à bacilles dysentériques. C. r. Soc. Biol. **92**, 1460 (1925). — CAULK, I. R.: Pyelonephritis. J. of Urol. **16**, 117 (1926). — CHEVASSU, M.: Contribution à la pathologie de la malformation polykystique des reins; l'infection et la suppuration des reins polykystiques. J. d'Urol. **11**, 373 (1921). — CHIAUDANO, C.: Due casi di pielonefrite da batterio pseudodifterico. Giorn. Batter. **3**, 643 (1928). — CHYNOWETH, W. R.: The rôle of constipation in colon-bacillus, infections of the urinary tract. J. Michigan State med. Soc. **25**, 341 (1926). — COLOMBINO, C.: Nuove osservazioni e ricerche sulla cistopielonefrite della gravidanza. Ann. Ostetr. **43**, 627 (1921). — CONRAD, E. C.: Congenitally acquired pyelitis. Amer. J. Dis. Childr. **31**, 253 (1926). — COURTIN, W.: Zur Ätiologie der chronischen Pyurie. Mschr. Kinderheilk. **31**, 24 (1925). — CRABTREE: Present conception of colon pyelitis as regards treatment. Boston med. J. **186**, H. 16. — CRAIG, C. R.: Persistant pyuria and abnormalities of the urinary tract. Trans. amer. pediatr. Soc. **42**, 42. Tagg, 41 (1930). — CROSBIE, A. H.: Pyelonephritis. Boston. med. J. **192**, 893 (1925). — CULVER, H., HEROLD and PHIFER: Renal infections, a clinical and bacteriologic study. J. amer. med. Assoc. **70** (1918). — CUNNINGHAM, I. H.: Renal infections. Surg. etc. **39**, 39 (1924). — CZERNY: Zit. nach NECKER.

DAVID, V. C. and E. C. MCGILL: The relation of the bowel to Bact. coli kidney infections. J. of Urol. **10**, 233 (1923). — DAVID, V. C. and P. M. MATTILL: The rôle of the ureteral lymphatics in experimental urinary tract infections. Arch. Surg. **2**, 153 (1921). — DELBET: Die Rolle des Harnleiters bei der aszendierenden Niereninfektion im Gefolge von Salpingitis. J. d'Urol. **10**, 299 (1921). — DINGSWALL, A.: The significance and treatment of some abnormalities of the urine in children. Brit. med. J. **1924**. Zit. nach NECKER. — DUDGEON, WORDLEY and BAWTREE: J. of Hyg. **20** (1921). — DUFOURT, A.: Les infections urinaires des nourrissons. J. Méd. Lyon **8**, 97, 113 (1927). — DUVERGEY, J. H. BLANC et A. LACHAPÈLE: Un cas de duplicité bilatérale des uretères avec infection colibacillaire du rein gauche inférieur. J. d'Urol. **30**, 401 (1930).

EISENDRAHT: Acute unilateral septic pyelonephritis. Amer. J. med. Sci. Januar **1907**. — EISENDRAHT and KAHN: The rôle of the lymphatics in ascending renal infections. J. amer. med. Assoc. **66** (1915). — EISENDRAHT and SCHULZ: Lymphogenous ascending of the urinary tract. J. amer. med. Assoc. **66** (1916). — ELIZALDE, G. et FR. E. GRIMALDI: Hufeisenniere, linksseitige Pyonephrose, Hemiresektion. Arch. Confer. Méd. Hosp. Ramos Mejéa 8, 179 (1924). Ref. Z. urol. Chir. **19**, 411 (1926). — EPPINGER: Zit. nach NECKER. — FAERBER u. LATZKY: Über die Behandlung der Pyurie im Kindesalter. Dtsch. med. Wschr. **1923**, Nr. 49, 847.

FALLS, FR. H.: A contribution to the study of pyelitis in pregnancy. J. amer. med. Assoc. **81**, 1590 (1923). — FRANZ, K.: Pyelitis gravidarum. Z. Urol. **8**, 699 (1914). — FALTIN:

Recherches bactériologiques sur l'infection vésicale spécialement au point de vue de la variabilité de la flore bactérienne. Ann. Mal. génito-urin. **1902**. — FELEKI: Über Pyelitis. Fol. urol. **4**, Nr 4 (1909). — FISCH, J.: Sur l'association microbienne dans l'appareil urinaire. J. d'Urol. **28**, 229 (1929). — FÖRSTER, A.: Die infektiösen Erkrankungen der abführenden Harnwege. Würzburg. Abh. N. F. **1**, H. 8. — FOLY, G.: Pyocyaneus pyelitis. Arch. lat.-amer. Pediatr. **17**, 546 (1923). Ref. Z. urol. Chir. **15**, 214 (1924). — FRANÇOIS: Trois cas d'infection réno-vésicaux colibacillaires consécutifs à des stases caecales gueries par éntero-anastomose. J. d'Urol. **16**, 425 (1923). — FRANÇOIS, J.: Les infections colibacillaires réno-vésicales d'origine intestinale. Scalpel **77**, 64 (1924). — FRANK, M.: Beitrag zur Kenntnis der Erreger der Kolipyurie. Arch. Kinderheilk. **92**, H. 3/4, 254 (1930). — FRISCH, v.: Die eitrigen, nichttuberkulösen Affektionen des Nierenbeckens. Verh. dtsch. Ges. Urol. 2. Kongr., Berlin **1909**. — FRISCH, B.: Cystopyelitis durch Pseudodiphtheriebazillen. Wien. klin. Wschr. **39**, 1140.

GAYET: Un nouveau cas d'urétères forcés. Lyon. chir. **21**, 778 (1924). — GOLDFADER, PH.: Colon bacillus pyelitis. N. Y. med. J. **116**, 95 (1922). — GÖRTER, E. and G. O. E. LIGNAC: On pyelitis complicated by jaundice. Arch. Dis. Childh. **3**, 232 (1928). — GOHRBANDT, P.: Histologische Untersuchungen über die Beteiligung des Nierenbeckens bei Erkrankungen der Niere. Virchows Arch. **259**, 269 (1926). — GORDER, E.: Les pyélites infantiles. Rev. franç. de Pédiatr. **2**, 1 (1926). — GONNET, CH. et GATÉ: Pyélite gravidique à pneumo-bacilles. Rev. franç. Gynéc. **18**, 403 (1933). — GRAFF: Die Koliinfektion der Nieren und ihre Behandlung. Z. urol. Chir. **3**, 6 (1917). — GRANDINEAU: Le reflux urétéral dans le second rein au cours des affections rénales. J. d'Urol. **16**, 432 (1923). — GRIPEKOVEN: Rein polykystique suppuré. Le Scalpel **78**, 905 (1925). — GRUBER, CH. M. and J. RABINOVITCH: Ascending infection of the kidney and kidney pelvis. J. of Urol. **24**, 233 (1930). — GUYOT et JEANNENEY: Pyélonéphrite partielle dans un rein a deux urétères. J. d'Urol. **15**, 37 (1923).

HADEN, R. L.: The relation of chronic foci of infection to kidney infection. Amer. J. med. Sci. **169**, 407 (1925). — HARTTUNG, H.: (a) Der Einfluß der Harnstauung auf die Entstehung der pyogenen Niereninfektion. Bruns' Beitr. **93**, 710 (1914). (b) Über absteigende und aufsteigende Niereninfektionen. Bruns' Beitr. **104**, 233 (1917). — HASELHORST, G.: Pyelitis gravidarum. Ber. Gynäk. **18**, H. 8/9, 369 (1930). — HECKENBACH, W.: Die Auswirkungen der chronisch entzündlichen Erkrankungen der männlichen Adnexe auf die oberen Harnwege. Z. urol. Chir. **26**, 447 (1929). — HEITZ-BOYER: Le syndrome énterorénal (nephrites, pyélites et cystites d'origine intestinale). J. méd. franç. **11**, 178 (1922). — HELLSTRÖM: Zur Kenntnis der Staphylokokkenpyelitis usw. Acta chir. scand. (Stockh.) Suppl. **6**, 1 (1924). — HELMHOLTZ, F. E.: The kidney: A Filter for Bacteria. VII. The Passage of Bacillus coli through the kidney with acute staphylococcic lesions. Amer. J. Dis. Childr. **31**, 856 (1926). — HELMHOLTZ, H. F.: (a) Modes of infection in pyelitis. Arch. of Pediatr. **38**, 453 (1921). (b) The pathologic changes in experimental ascending and hematogenous pyelitis. J. of Urol. **8**, 301 (1922). (c) Further studies on pyelitis. South. med. J. **19**, 501 (1926). (d) Experimental pyelitis and its relationship to the urinary infections. Brit. J. childr. Dis. **26**, 247 (1929). — HENKEL: Zit. nach NECKER. — HERROLD, R. D.: The relation of the colon bacilli of renal infections to strains from other sources and observations on the hemolytic colon bacilli. J. of Urol. **7**, 473 (1922). — HESS, O.: Experimentelle Untersuchungen über das Bact. coli als Eitererreger. Dtsch. med. Wschr. **1912**, Nr 30. — HILGERS: Zit. nach NECKER. — HOFBAUER, J.: Contributions of the etiology of pyelitis in pregnancy. Bull. Hopkins Hosp. **42**, 118 (1928). — HUNNER, G. L.: End-results in one hundred cases of ureteral stricture. J. of Urol. **12**, H. 4, 295.

ILLYES: Erfahrungen über Nierenchirurgie. Fol. urol. 8, 430 — ISNARDI, U.: Zu einem Fall von Pyonephrose infolge angeborener Mißbildung. Semana méd. **1930 II**, 373. Ref. Z. urol. Chir. **31**, 225 (1931). — ISRAEL, J. u. W.: Chirurgie der Niere und des Harnleiters. Leipzig: Georg Thieme 1925.

JOCHMANN: Septische Erkrankungen. Handbuch der inneren Medizin von MOHR-STAEHELIN, Bd. 1, S. 631. — JONESCO: Zit. nach NECKER. — JÜLICH: Zur Klinik der Pyelitis. Med. Klin. **19**, 1600 (1923).

KEHRER: Über Pyelitis gravidarum. Z. gynäk. Urol. **3**, 24 (1912). — KIRWIN, TH. J.: The rôle of the ureter in diseases of the genito-urinary tract. Amer. J. Surg. **4**, 355 (1928). — KOCH, J.: Über die hämatogene Entstehung der eitrigen Nephritis durch den Staphylokokkus. Z. Hyg. **61** (1908). — KOWITZ, H. L.: Über bakterielle Erkrankungen der Harnwege im Säuglingsalter. Jb. Kinderheilk. **82** (1915). — KRETSCHMER: The treatment of pyelitis. Surg. etc. **33**, H. 6. — KRETSCHMER, H. L.: Pyelitis of pregnancy. J. amer. med. Assoc. **81**, 1585 (1923). — KRETSCHMER, H. L. and CH. J. HUFNAGEL: Kidney infection due to micrococcus pharyngitidis siccae. J. amer. med. Assoc. **82**, 1850 (1924). — KROGSGAARD, H. R.: Beiträge zur Pathogenese und Behandlung der Pyurie. Acta paediatr. (Stockh.) **7**, Suppl. Nr 2, 51 (1928). — KÜMMELL, H.: Über die Diagnose sowie seltenere Begleit- und Folgeerscheinungen der Appendizitis. Dtsch. med. Wschr. **47**, Nr 22.

LANGSTEIN: Die Krankheiten des uropoetischen Systems. Handbuch der Kinderheilkunde, Bd. 4, S. 1. Leipzig: F. C. W. Vogel. — LASCH, W. u. A. DINGMANN: Zur Pyuriefrage im Säuglingsalter. Z. Kinderheilk. **37**, 164 (1924). — LASCH, W. u. H. PRESTING: Zur Ätiologie der Säuglingspyurien. Z. Kinderheilk. **39**, 668 (1925). — LAVERGNE, M.: Les pyélonéphrites, les pyélites et la colibacillose du nourrisson. Nourrisson, Tome, 14 p. 137. 1926. — LEFÈVRE et J. MANGÉ: Rein polykystique suppuré unilatéral. J. méd. Bordeaux **92**, 487 (1921). — LE FUR, M. R.: Pathogénie et traitement des colibacilluries. Bull. Soc. nat. Chir. Paris **8**, 345 (1928). — LEGUEU: Des staphylococcémies d'origine urinaire. J. d'Urol **4**, 893 (1911). — LEMOINE: Zit. nach NECKER. — LENHARTZ: Über die akute und chronische Nierenbeckenentzündung. Münch. med. Wschr. **1907**, Nr 16, 761. — LENHARTZ, H.: Nieren- und Allgemeininfektion durch Bac. proteus. Virchows Arch. **246**, 443 (1923). — LEPPER: The production of coliform infection in the urinary tract of rabbits. J. of Path. **24**, Nr 2. — LEVIN, L. u. GOLDSCHMIDT: Versuche über die Beziehungen zwischen Blase, Harnleiter und Nierenbecken. Virchows Arch. **134** (1893). — LEVINTHAL, KUCZYNSKI u. WOLFF: Ätiologie usw. der Grippe. Erg. Path. **19**, 2. Abt., 848. — LEVY, A.: Kritische Studie über die Infektionswege bei Pyelitis acuta auf Grund klinischer Beobachtungen. Dtsch. Arch. klin. Med. **138**, 1 (1921). — LÖWENBERG, W.: Zur Bakteriologie und Klinik der Kolipyelitiden. Klin. Wschr. **4**, 2155 (1925). — LUCHS, L.: Über den Infektionsweg der Schwangerschaftspyelitis. Arch. Gynäk. **127**, 149 (1925).

MACKENZIE, D. W.: The etiology of renal infections, with special reference the urinary stasis in infections of the renal pelvis. Canad. med. Assoc. J. **11**, 714 (1921). — MARSAN et LE FUR: Les infections urinaires à staphylocoques secondaires à la furonculose. J. d'Urol. **14**, 319 (1922). — MATHÉ, P. and A. E. BELT: A case of bilateral pyelitis due to the Bacillus pyocyaneus. J. of Urol. **8**, 281 (1922). — MATUSOVSKY, A.: Beiträge zur Ätiologie der Pyelitiden. Z. Urol. **17**, 517 (1923). — MAUTNER, H.: Beiträge zur Pathologie, Bakteriologie und Therapie eitriger Erkrankungen der Harnwege im Kindesalter. Mschr. Kinderheilk. **21**, 145 (1921). — MAYO, CH. H.: Stone in the kidney. Ann. Surg. **1920**, 71. — MAYO, W. J.: The removal of stones from the kidney. Surg. etc. **1917**, 24. — MERTZ, H. O.: Congenital changes in the urinary organs as the influence pyuria of infancy and childhood. J. of Urol. **19**, 371 (1928). — MORRIS, H. L. and L. J. LANGLOIS: Urinary tract infections during pregnancy. Amer. J. Obstetr. **22**, 211 (1931). — MOSKALEFF: Zur Lehre der Pyelonephritisätiologie. Ann. Univ. Kiew **53**, H. 5/8. Ref. Zbl. ges. Chir. **3**, 487 (1913). — MOVITT, S. J.: The rôle of the ureter in lesions of the upper urinary tract. Urologic Rev. **35**, 647 (1931).

NECKER, F.: Pyelitis, Pyelonephritis und Pyonephrose. Handbuch der Urologie von LICHTENBERG, VOELCKER u. WILDBOLZ, Bd. 3, S. 690. Berlin: Julius Springer 1928. — NECKER, FR.: Die artefizielle Pyelitis. Z. urol. Chir. **6**, 69 (1921). — NECKER u. GARA: Zit. bei NECKER.

OECONOMOS. SP.: L'infection colibacillaire de l'appareil urinaire. Verh. internat. Ges. Urol., 4. Kongr. **1**, 299 (1930). — OLIVIERI, J.: Note sur le streptocoque chromogène cause de pyelo-néphrite chronique. J. d'Urol. **27**, 484 (1929). — OPPENHEIMER: Die Pyelitis. Z. urol. Chir. **1**, 17 (1913).

PAPIN: Zit. nach NECKER. — PERRIER, CH.: Le syndrome entérorénal d'HEITZ-BOYER. Avec rélation d'un cas guéri par la colectomie. Rev. méd. Suisse rom. **43**, 575 (1923). — PICKER, R.: Ein Fall von Staphylokokkenausscheidung durch die Harnorgane geheilt nach Tonsillektomie. Z. urol. Chir. **11**, 86 (1923). — POPOFF, N. W. and M. P. SPANSWICK: A case of pyelonephritis of pregnancy due to Eberthella alcalescens. J. Labor. a clin. Med. **16**, 437 (1931). — PRATHER, G. C. and E. G. CRABTREE: Pyelitis in the puerperium. New England. J. Med. **202**, 366 (1930).

QUINBY: Infection of the kidney. N. Y. med. J. a. med. Rec. **1922**. Internat. J. Surg. **35**, Nr 3 (1922). — QUIMBY, W. C.: Renal infections. Med. Rec. **101**, 211 (1922).

RANDERATH, E.: Die Pneumokokkeninfektionen und ihre Bedeutung für die pathologische Anatomie der Nierenerkrankungen im Kindesalter. Z. Kinderheilk. **43**, 531 (1927). — RIBBERT: Über unsere jetzigen Kenntnisse über die Erkrankung der Niere bei Infektionskrankheiten. Dtsch. med. Wschr. **1889**, Nr 26. — RIBBERT, H.: Über die Pyelonephritis. Virchows Arch. **220**, 294 (1925). — RICHTER, J.: Pyelitis gravidarum. Wien. klin. Wschr. **1929 II**, 1540. — RIDING, D.: Pyelitis from infection with MORGANS Nr 1 bacillus. Brit. med. J. **3447**, 183 (1927). — RIEDER, W.: Bakterienausscheidung der Niere infolge Gefäßschädigung und ihre Beziehung zum vegetativen Nervensystem. Arch. klin. Chir. **162**, 695 (1930). — RIHMER, B. v.: Klinische Erfahrungen über die Pathogenese der Kolipyelitis. Wien. med. Wschr. **76**, 1147 (1926). — ROMITI, C.: Sopra cinque casi operati di duplicita ureterale con pielonefrite, contributo allo studio della pielite granulosa. Arch. ital. Chir. **8**, 33 (1923). — ROSENBUSCH, H.: Die Beteiligung der Nieren bei den Pyelitiden der Kinder. Jb. Kinderheilk. **125**, H. 3/4, 127 (1929). — ROSENOW, E. C.: Results of experimental studies on focal infection and elective localisation. Med. Clin. N. Amer. **5**, Nr 2. — ROSENOW and MEISSER: Nephritis and urinary calculi after production of chronic foci of infection.

J. Amer. med. Assoc. **78** (1922). — ROUX, J. CH.: Des troubles qui favorisent l'infection colibacillaire des reins. Tome 11, p. 216. 1922. — ROVSING: Klinische und experimentelle Untersuchungen über die infektiösen Krankheiten der Harnorgane. Übersetzung: Berlin 1898. — ROVSING, F.: (a) Die Koliinfektion der Harnwege, ihre Pathogenese, klinischen Bilder und Behandlung. 16. internat. med. Kongr. Budapest **1909**. (b) Diagnose und Behandlung der hämatogenen Infektion der Harnwege. Z. urol. Chir. **2**, 185 (1914). — RUNEBERG, B.: Die hämatogenen, akut infektiösen Nephritiden und Pyelonephritiden. Dtsch. Z. Chir. **173**, 1 (1922). — RUNGE, H.: Zur Frage der Pyelitis bei Neugeborenen. Zbl. Gynäk. **47**, 319 (1923).

SAITZ, O.: Über Veränderungen an den Harnleitern während der Menstruation und Gravidität, ferner bei Pyelitis und Hyperemesis gravidarum. Zbl. Gynäk. **1931**, Nr 6, 347. — SAMELSON, S.: Die Entstehung eitriger Erkrankungen der Harnwege im Säuglingsalter. Mschr. Kinderheilk. **21**, 477 (1921). — SAUER, L. W.: Neonatal pyelitis. J. amer. med. Assoc. **85**, 327 (1925). — SCHIFFMANN u. SZAMEK: Zur Kenntnis und Genese entzündlicher eiteriger Veränderungen der Niere usw. Wien. klin. Wschr. **1925**, **644**. — SCHIPPERS, J. C.: Mißbildung der Harnwege und Pyelitiden. Nederl. Tijdschr. Geneesk. **70 II**, 121 (1926). — SCHEIDEMANDEL: Die infektiösen Erkrankungen der Nieren und Harnwege (mit Ausschluß der Tuberkulose). Würzburg. Abh. **13** (1913). — SCHMIDT, A.: Die Insuffizienz der vesikalen Harnleitermündung und der Funktionszustand der Harnleitermuskulatur. Bruns' Beitr. **141**, 50 (1927). — SCHÖNFELD: Zur Pathogenese der eiterigen Infektion des Urogenitalapparates im Säuglingsalter. Mschr. Kinderheilk. **30**, 112 (1925). — SCHWARZWALD u. FRISCH: Zur Bakteriologie der oberen Harnwege. Z. urol. Chir. 8 (1922). — ŚCIESIŃSKI, K.: Histologische Untersuchungen über das Verhältnis von Erkrankungen der Niere und des Nierenbeckens. Bull. l'Acad. Polon. Sci. et Lett., Cl. Méd. **133**, Cracovie 1931. — SEMBLINOFF: Zit. von NECKER. — SEITZ, L.: Die schweren und gefährlichen Formen der Pyelitis in und ex graviditate. Münch. med. Wschr. **1930 II**, 1137. — SIEBER, H.: Experimentelle Beiträge zur Ätiologie der Pyelitis gravidarum. Z. gynäk. Urol. **3**, 298 (1912). — STIRLING, W. C.: (a) Pyelonephritis. J. of Urol. **9**, 29 (1923). (b) Observations in one hundred seventy-five cases of pyelonephritis. Surg. etc. **37**, 751 (1923). — STOECKEL, W.: Betrachtungen über die Pyelitis gravidarum. Münch. med. Wschr. **71**, 257 (1924). — SUGIMURA: Über die Beteiligung der Ureteren an den akuten Blasenentzündungen nebst Bemerkungen über ihre Fortleitung durch die Lymphbahnen der Ureteren. Virchows Arch. **206**, 20 (1911). — SUTER: Zur Ätiologie der infektiösen Erkrankungen der Harnorgane. Z. Urol. **1926**. — SWEET and STEWARD: The ascending infection of the kidneys. Surg. etc. **18** (1914).

TADDEI, D.: Duplicitá ureterale completa e nefropielite. Riforma med. **1829 II**, 1101. — THOMAS, S. J.: Duplication of the left renal pelvis and ureter. Bilateral pyelonephritis with atrophy. J. of Urol. **11**, 105 (1924). — THOMSON, J.: Bacillus coli infection of urinary tract in infants. Glasgow med. J. **97**, 82 (1922). — TRUMPP: Über Kolizystitis im Kindesalter. Jb. Kinderheilk. **4** N. F. **4**, 268.

USLAND, O.: Appendizitis und Infektion der Harnwege. Med. rev. (norw.) **39**, 3 (1922). Ref. Z. urol. Chir. **11**, 83 (1923).

VAUX, N. W.: Pyelitis of pregnancy. Amer. J. Obstetr. **6**, 681, 744 (1923). — VINTICI, V. et N. N. CONSTANTINESCU: Les pyuries aseptiques. J. d'Urol. **28**, 537 (1929). — VISKOVSKY, S. u. D. YVEDENSKY: Über die Bedeutung der Kapselbacillen des FRIEDLÄNDERschen Typus in der Ätiologie der Pyelitis in Mittelasien. Med. Mysl (russ.) **1**, 105 (1927). Ref. Z. urol. Chir. **26**, 215 (1929).

WALKER, K. M.: (a) Asceding infections of the kidney. Lancet **202**, 684, 694 (1922). (b) Ascending infections of the kidney. Proc. roy. Soc. Med. **5**, Nr 10, sect. urol., 45 (1922). WEINER, K.: Klinische und experimentelle Erfahrungen über die aszendierende Infektion der Harnwege und Wirkung der Dekapsulation bei diesen Erkrankungen. Z. urol. Chir. **27**, 1 (1929). — WIDAL et BÉNARD: Pyelonéphrite gravidique descendante par septicémie coli-bacillaire. J. d'Urol. **1**, 317. — WILSON, J. R. and O. M. SCHLOSS: Pathology of so-called, "acute Pyelitis" in infants. Amer. J. Dis. Childr. **38**, 2, 227 (1929).

5. u. 6. Verlaufsformen der Pyelitis.

CAMPBELL, M. F.: Uro-pathology of so-called chronic pyelitis in infancy and childhood. Urologic. Rev. **33**, 225 (1929). — CEELEN: Über essentielle Nierenblutungen. Virchows Arch. **275** (1930).

FURNISS, H. D.: Pyelitis. N.Y. State J. Med. **21**, 132 (1921); **22**, 14 (1922).

GOHRBANDT, P.: Histologische Untersuchungen über die Beteiligung des Nierenbeckens bei Erkrankungen der Niere. Virchows Arch. **259**, 269 (1926).

HELLSTRÖM, J.: Beitrag zur Kenntnis der Staphylokokkenpyelitis besonders in ihrer chronischen Form und über eine bei derselben vorkommende eigenartige Konkrementbildung. Acta chir. scand. (Stockh.) **56**, Suppl. VI, 1 (1924).

ISLER, W.: Über Pyelitis. Schweiz. med. Wschr. **52**, 1277 (1928).

KAPSAMMER: Die Pyelitis. Z. Urol. **4**, 16 (1910).

LOEWENECK, M.: Über die Pyelitis hämorrhagica. Dtsch. Z. Chir. **232**, 423 (1931).

MALONY, W. M. and F. H. GRACCO: Pyelitis as a postoperative complication. Amer. J. Obstetr. **11**, 579 (1926). — MILLER, J. and D. H. YOUNG: Essential haematuria in relation to pyelitis of the calyx-papilla angle. Canad. med. Assoc. J. **24**, 354 (1931).

OPPENHEIMER, R.: Die Pyelitis. Z. urol. Chir. **1**, 17 (1913).

PASCHKIS, R.: Beiträge zur Pathologie des Nierenbeckens. Fol. urol. **7**, 55 (1912). — PRAETORIUS: Purpura der oberen Harnwege. Z. Urol. **18**, H. 4.

REICHE, F.: Zur Pathogenese der Pyelitis acuta. Med. Klin. **48**, 1838 (1926). — RELLY, R. E. and J. H. DIBLE: Massive bacterial concretions in the renal pelvis. Brit. J. Urol. **2**, 143 (1930). — RUMPEL, O.: Über eine besondere Form der Pyelitis (Pyelitis haemorrhagica). Zbl. Chir. **54**, 897 (1927).

SCHULTHEISS, TH.: Histologische Untersuchungen an Steinnieren. Z. urol. Chir. **31**, 193 (1931). — ŚCIESIŃSKI, K.: Histologische Untersuchungen über das Verhältnis von Erkrankungen der Niere und des Nierenbeckens. Bull. internat. Acad. pol. Sci., Cl. Méd. **1931**, Nr 4/6, 133. Ref. Z. urol. Chir. **34**, 314 (1932).

WARSCH, N.: Zur Frage der sog. „essentiellen Hämaturie“ der Niere. Z. urol. Chir. **26**, 339 (1929).

7. u. 8. Pyelonephritis und pyelonephritische Schrumpfniere.

ALBARRAN: Étude sur le rein des urinaires. Paris **1889**. — ASCHNER, P. W.: Nephrectomy for acute pyelonephritis with renal vein thrombosis. Internat. J. Surg. **34**, 401 (1921).

BARTH: Die eitrigen, nichttuberkulösen Affektionen der Niere. 2. Kongreß der Deutschen Gesellschaft für Urologie. 1909. Verh. dtsch. Ges. Urol. **1909**. — BAUEREISEN: Lymphgefäße des menschlichen Ureters. Z. gynäk. Urol. **2**, H. 5. — BLANC, H.: De l'hématurie dans les pyélonéphrites. J. d'Urolog. **20**, 1. — BRAASCH, W. I.: Surgical treatment of chronic pyelonephritis. 1927, Tome 17, p. 113. — BROGLIO, R.: Pyélonéphrite atrophique. J. d'Urol. **22**, 8 (1926). — BRUCAUFF, O.: Über die Heilungsvorgänge bei disseminierten infektiösen Nephritiden, insbesondere bei der Pyelonephritis ascendens. Virchows Arch. **166**, 317 (1901). — BRÜNING, F.: Über die Nephrektomie der Eiterniere beim Säugling, zugleich ein Beitrag zur Pathogenese der Pyelonephritis. Klin. Wschr. **36**, 1652 (1926). — BUFALINI, M.: La nefropielite acuta, subacuta e cronica. Arch. ital. Urol. **3**, 411 (1927).

CAULK, J. R.: Pyelonephritis. Trans. amer. Assoc. genito-urin. Surgeons **19**, 7, 38 (1926). — CAVINA, G.: Pielonefrite cronica ematurica unilaterale. Riforma med. **37**, 843 (1921). — CHOWN, B.: Pyelitis in infancy. A Pathological study. Canad. med. Assoc. J. **16**, 549 (1926). — CHOWN, BR.: Pyelitis in infancy a pathol. study. Arch. Dis. Childh **2**, 97 (1927). — COLE, FR. H.: Non-tuberculosis infections of the kidney. J. Michigan State med. Soc. **22**, 32 (1923). — CORBUS, B. C.: Pyelonephritis and its relation to non gonorrheal urethritis. J. amer. med. Assoc. **89**, 2162 (1927).

FELEKI, v.: Pyelitis. Ref. 16. internat. Ärztekongr. Budapest 1910. Fol. urol. **4**, Nr 4. — FRISCH, v.: Die eitrigen, nicht tuberkulösen Affektionen des Nierenbeckens. 2. Kongr. dtsch. Ges. Urol. 1909. Verh. dtsch. Ges. Urol. **1909**. — FRANK, K. W.: Ein Fall von aufsteigender Infektion bei doppelseitiger BARLOWscher Nierenerkrankung. Verh. dtsch. Ges. Urol. **99** (1926). — FRUHINSHOLZ, A.: Certaines formes gravido-toxiques de la pyélonéphrite sont justiciables de l'interruption thérapeutique de la gestation. Paris méd. **1929 II**, 555.

GAYET, G. et K. PAYCELON: La pyélonéphrite chez les prostatectomisés. J. d'Urol. **20**, 371 (1925). — GIBSON, A. G.: Pyelitis and Pyelonephritis. Lancet **215**, No 5488, 903 (1928). — GÖPPERT: Erg. inn. Med. **2** (1908). — GOHRBANDT, P.: Histologische Untersuchungen über die Beteiligung des Nierenbeckens bei Erkrankungen der Niere. Virchows Arch. **259**, 269 (1926). — GOLDBERG, B.: Die Sonderstellung der Staphylomykosen der Harnwege. Z. f. Urol. **7**, 447 (1913). — GRIFFIN, M. A.: An investigation into pyuria in infancy and childhood. Glasgow med. J. **114**, 21 (1930).

HASLINGER, K.: Die pyelonephritische Schrumpfniere. Z. urol. Chir. **24**, 1 (1928). — HERXHEIMER, G.: Über die sog. hyaline Degeneration der Glomeruli. Beitr. path. Anat. **45**, 253 (1909). — HERZENBERG, H.: Eine seltene Metaplasie des Nierenepithels. Zbl. Path. **36**, 488 (1925).

JACOBY, M.: Beitrag zur pyelonephritischen Schrumpfniere. Z. urol. Chir. **29**, 390 (1930).

KARO, W.: Pyelonephritis ascendens abscedens. Z. Urol. **23**, 657 (1929). — KAPSAMMER: Pyelitis. 16. internat. Ärztekongr. Budapest 1910. — KAUFMANN: Lehrbuch der Pathologischen Anatomie, 4. Aufl. 1910. — KLEBS: Handbuch der Pathologischen Anatomie,

3. Lief. Berlin 1870. — KOCH, JOSEPH: Hämatogene Entstehung der Pyelonephritis. Z. Hyg. **61** (1908). — KÜSTER: Chirurgie der Nieren, Harnleiter und Nebennieren. Dtsch. Chir. Erlangen **1896** u. **1902**. — KÜSTER, E.: Einige Bemerkungen zur Pyelonephritis. Z. Urol. **4**, 161 (1910). — KUMITA: Lymphgefäße der Nieren- und Nebennierenkapsel. Arch. f. Anat. **1909**.

LEWIN u. GOLDSCHMIDT: Versuche über die Beziehungen zwischen Blase, Harnleiter und Nierenbecken. Virchows Arch. **134**, 33 (1893).

MARION: J. d'Urol. **3**, 191 (1913). — MEYENBURG, v.: Xanthomatöse Pyelonephritis bei Nierenstein. Ges. Ärzte Zürich, 28. Jan. 1926. Schweiz. med. Wschr. **50**, 1228 (1926). — MÜLLER, A.: Über die Ausbreitung des entzündlichen Prozesses im Nierenparenchym bei aufsteigender Pyelonephritis. Arch. klin. Chir. **97** (1912).

NECKER, FR.: Pyelitis, Pyelonephritis und Pyonephrose. Handbuch der Urologie von LICHTENBERG, VOELCKER und WILDBOLZ, Bd. 3, S. 690. Berlin: Julius Springer 1928.

PECCO, RENZO: Su un caso di pielonefrite ematurica unilaterale. Arch. ital. Urol. **4**, 456 (1928). — PFEIFFER, A.: Über die pyelonephritische Schrumpfniere. Z. urol. Chir. **36**, 53 (1932). — PONFICK, E.: Über die Hydronephrose des Menschen. Beitr. path. Anat. **50**, 1 (1911). — PRAETORIUS, G.: Über den späteren Verlauf der Kinderpyelonephritis. Z. Urol. **10**, 409 (1916).

RIBBERT, H.: Über die Pyelonephritis. Virchows Arch. **220**, 294 (1915). — ROST, F.: Eiterniere und Durchbruch in die Bauchhöhle. Z. Urol. **25**, 439 (1931). — ROVSING: Klinische und experimentelle Untersuchungen über die infektiösen Krankheiten der Harnorgane. Übersetzung: Berlin 1898. — RUNEBERG, B.: Die hämatogenen akut infektiösen Nephritiden und Pyelonephritiden. Dtsch. Z. Chir. **173**, 1 (1922).

SAVOR, R.: Zur Ätiologie der akuten Pyelonephritis. Wien. klin. Wschr. **1894**, Nr 4, 57. — SCHLAGENHAUFER, FR.: Über eigentümliche Staphylomykosen der Niere. Frankf. Z. Path. **19**, 139 (1916). — SCHMIDT: Anatomisches und Bakteriologisches über Pyelonephritis. 11. Kongr. inn. Med., Leipzig 1892. Ref. Zbl. Path. **3** (1892). — SCHMIDT u. ASCHOFF: Pyelonephritis in anatomischer und bakteriologischer Beziehung. Jena 1894. — SCHULTHEIS, TH.: Histologische Untersuchungen an Steinnieren. Z. urol. Chir. **31**, 193 (1931). — SCHWARZ, O.: (a) Über die Pyelonephritis. Z. urol. Chir. **21**, 371 (1927). (b) Pyelitis, Pyelonephritis, pyelonephritische Schrumpfniere. Wien. klin. Wschr. **1931**, 1170. — SCIESIŃSKI, K.: Histologische Untersuchungen über das Verhältnis von Erkrankungen der Niere und des Nierenbeckens. Bull. l'Acad. Polon. Sci. et Lettr. Cl. Méd. **1931**, 133. Cracovie. — STAEMMLER, M. u. W. DOPHEIDE: Die pyelonephritische Schrumpfniere. Virchows Arch. **277**, 713 (1930). — STAHR: Lymphapparat der Nieren. Arch. f. Anat. **1900**, H. 1/2, 41. — STEVEN: Zit. nach MÜLLER. — STIRLING, JR. W. C.: Pyelonephritis. J. of Urol. **9**, 29 (1923). — STUMPF, TH.: Über den Entstehungsweg der aszendierenden Pyelonephritis. Inaug.-Diss. Bonn 1931.

VACCARO, L.: A case of pyelonephritis with persistent hematuria. Med. J. a. Rec. **123**, 496 (1926). — VINCENT, H.: Sur le processus infectieux rénal dans la colibacillurie C. r. Soc. Biol. Paris **87**, 646 (1922).

WEINER, K.: Klinische und experimentelle Erfahrungen über die aszendierende Infektion der Harnwege und Wirkung der Dekapsulation bei diesen Erkrankungen. Z. urol. Chir. **27**, 1 (1929). — WESSEL: Pathologisch-anatomische Statistik der infektiösen Erkrankungen der Harnorgane einschließlich der Tuberkulose. Z. urol. Chir. **38**, 23 (1933). — WOSSIDLO, E.: Pyelitis, Pyelonephritis, Pyonephrose. Z. Urol. **15**, 461 (1921). — WUNSCHHEIM, V.: Zur Ätiologie der Nephritis suppur. Z. Heilk. **15** (1894).

9. Pyonephrose.

ALCOCK, N. G.: A case of calculus pyonephrosis in a crossed ectopic non-fused kidney. Trans. amer. Assoc. genito-urin. Surgeons **19**, 299 (1926). — ALVAREZ, COLODRERO, J. W.: Angeborene Ureterendilatation. Doppelseitige Uropyonephrosis. Rev. Especial. méd. **3**, 727 (1928). Ref. Z. urol. Chir. **27**, 253 (1929). — ARNSPERGER: Einseitige Pyonephrose (Steinniere) bei Hufeisenniere. Zbl. Chir. **50**, 1457 (1923).

BOECKEL, A.: (a) Pyonéphrose consécutive à une hydronéphrose congénitale. Dilatation totale des voies d'excrétion du rein droit. J. d'Urol. **15**, 105 (1923). (b) Urétère bifide et bassinet double du côté gauche. Uropyonéphrose partielle avec atrophie du segment rénal correspondant. J. d'Urol. **19**, 63 (1925). (c) Uropyonéphrose partielle par cloisonnement cicatriciel du bassinet. J. d'Urol. **21**, 444 (1926). — BOROSS, E. u. L. PUHR: Eitrige Sackniere entstanden durch gestieltes Nierenbeckenfibrom. Orv. Hetil. (ung.) **1929 II**, 1055. Ref. Z. urol. Chir. **29**, 252 (1930). — BRÜTT: Über Pyelitis glandularis. Z. urol. Chir. **14**, 157 (1924).

COLOMBINO, G.: Voluminosa pionefrosi saccata. Atti Soc. Lombarda Sci. med. e biol. **12**, H. 5 (1923). Ref. Z. urol. Chir. **15**, 218 (1924). — COULAZOU, B. et CONSTANTINESCO:

Pyonéphrose dans un rein en ectopie pelvienne. Bull. Soc. Sci. méd. et biol. Montpellier **7**, 255 (1926). Ref. Z. urol. Chir. **21**, 230 (1927). — CROSTI, F.: Nefrectomia per pionefrosi e per raccolta purulenta perirenale da ulcera del colon perforata. Policlinico, sez. prat. **28**, 1310 (1921).

DEVROYE, M.: Calcul boueux du rein. J. belge Urol. **4**, 49 (1931). — DOERING: Hydro-Pyonephrosen und Steinnieren. Dtsch. Z. Chir. **87**, 32 (1907). — DUVERGEY et RAMARONY: Pyonéphrose avec concrétions multiples pseudocalculeuses. J. d'Urol. **23**, 350 (1927).

ESCAT: Zit. nach NECKER.

GILBERT, R.: Présentation de clichés sur un cas d'uropyonéphrose par atrésie du méat d'un urétère. Bull. Soc. Radiol. méd. France **15**, 73 (1927). — GOTTSTEIN: Peritonitis renalen Ursprungs. Zbl. Chir. **1930 II**, 1876.

HAMBURGER: Pyonephrose beim Säugling. Münch. med. Wschr. **1929**, 1230. — HERBST, R. H.: A case of double right kidney, double ureter one ending blindly. Calculus pyonephrosis of the upper pelvis. Surg. Clin. N. Amer. **8**, 611 (1928). — HOFFMANN: Über die Gefahren der Pyelographie. Fol. urol. **8**, 393. — HULK: Zit. nach NECKER.

ISRAEL: Chirurgische Klinik der Nierenkrankheiten. Berlin 1901.

JEAN, G.: Uropyonéphrose et lithiase d'un rein en ectopie iléo-pelvienne. J. d'Urol. **19**, 136 (1925).

KALLMANN, D.: Ein Fall von Pyonephrose durch Ureterverschluß bei zweiteiliger Niere, ein Beitrag zur Klinik der überzähligen Ureteren. Arch. klin. Chir. **127**, 453 (1923). — KAREWSKI, F.: Infizierte Hydronephrose in einer Hufeisenniere von ungewöhnlicher Form. Dtsch. med. Wschr. **47**, 989 (1921).

LAZARUS, J. A.: Heminephrectomy for calculus pyonephrosis in a case of bilateral duplication of ureters and pelves. J. of Urol. **24**, 503 (1930). — LEPOUTRE, C.: Hydronéphrose infectée en ectopie pelvienne. J. d'Urol. **46**, 46 (1931). — LICHTENSTERN, R.: Geschlossene Pyonephrosen. Z. Urol. **8**, 241 (1914). — LYON, H.: Massive Pyonephrosis. Amer. J. Surg. **7**, 715 (1929).

MARINESCU, GH.: Die geschlossene nichttuberkulöse Pyonephrose. Spital. (rum.) **48**, 303 (1928). Ref. Z. urol. Chir. **27**, 74 (1929). — MAROGNA, P.: Sulla pionefrosi calcolosa chiusa senza sintomatologia. Riforma med. **37**, 770 (1921). — MARTIN: In die vorderen Bauchdecken durchgebrochene Pyonephrose. Zbl. Chir. **1929**, 2581. — MELEN, D. R. and J. GASPAR: Calculus pyonephrosis in a carcinomatous horse-shoe kidney. J. of Urol. **25**, 43 (1931). — MICHEL, A. et L. ARTAUD: Péritonite généralisée par perforation d'une pyonéphrose dans le péritoine. Arch. franco-belg. Chir. **26**, 1169 (1923). — MITTERSTILLER: Über einen Fall von Entleerung einer Pyonephrose in die Peritonealhöhle. Z. Urol. **14**, 168. MØLLER, H.: Demonstration partieller Pyonephrose bei doppeltem Nierenbecken. Hosp.tid. (dän.) **65**, 32 (1922). Ref. Z. urol. Chir. **12**, 100 (1923). — MOKRZYCKI, ST.: Ein Fall von Pyonephrose in einer mißgebildeten Niere mit dreiteiligem Becken außerhalb der Niere. Polska Gaz. lek. **1930 II**, 640. Ref. Z. urol. Chir. **32**, 61 (1931). — MÜLLER, G. P.: Abnormality of kidney pelvis with pyonephrosis. Surg. Clin. N. Amer. **3**, 129 (1923).

NECKER, FR.: Pyelitis, Pyelonephritis, Pyonephrose. Handbuch der Urologie von LICHTENBERG, VOELCKER u. WILDBOLZ, Bd. 3, S. 690. Berlin: Julius Springer 1928.

PALLASSE et DESPEIGNES: Pyonéphrose bilatérale et urémie lente par compression urétérale d'un néoplasme utérin. Lyon. méd. **133**, 237 (1924). — PERRIER, CH.: Pyonéphrose d'un rein en ectopie pelvienne. J. d'Urol. **19**, 29 (1925).

RANDALL, A.: Pneumopyonephrosis with pneumaturia. Trans. amer. Assoc. genito-urin. Surgeons **20**, 261 (1927). — RIHMER, B. v.: Über Pyonephrose. Z. Urol. **25**, 656 (1931).

SANCHEZ-COVISA, J.: Blasenektopie und einseitige Pyonephrose. Progr. Clinica **154**, 599 (1924). Ref. Z. urol. Chir. **17**, 229 (1925). — SCHLAGENHAUFER, FR.: Über eigentümliche Staphylomykosen der Niere. Frankf. Z. Path. **19**, 139 (1916). — SCHOTT, A. J. and E. ST. JUDD: A review of cases of hydronephrosis and pyonephrosis. Surg. Clin. N. Amer. **4**, 425 (1924). — SIMONS, J.: Pyonephrosis. J. of Urol. **9**, 367 (1923). — STAEMMLER u. DOPHEIDE: Die pyelonephritische Schrumpfniere. Virchows Arch. **277**, 713 (1930). — STEINER, P.: Beiträge zur Nierenexstirpation und Nierenresektion. Fol. urol. **1**, 714 (1907). — STROEDER: Heminephrektomie einer Hufeisenniere bei halbseitiger calculöser Pyonephrose. Zbl. Gynäk. **48**, 224 (1924). — SWAN, R. H. J.: Pyonephrosis due to the kinking of the ureter by aberrant renal vessels. Proc. roy. Soc. Med. **16**, 41 (1923).

THOMPSON, W. M.: Pyonephrosis of the right kidney; bifurcated ureter. Surg. etc. **44**, 280 (1927).

VILAR, G.: Doppelter Ureter und Nierenbecken rechts mit Uropyonephrose der vorne gelegenen. Semana méd. **1929 II**, 620. Ref. Z. urol. Chir. **29**, 333 (1930). — VOELCKER: Über Dilatation und Infektion des Nierenbeckens. Z. urol. Chir. **1** (1912).

WESSEL: Pathologisch-anatomische Statistik der infektiösen Erkrankungen der Harnorgane einschließlich der Tuberkulose. Z. urol. Chir. **38**, 23 (1933). — WIDENHORN, H.: Über Nephrektomie bei Pyonephrose im Säuglingsalter. Klin. Wschr. **1929**, 457.

ZUCKERKANDL, O.: Zur Klinik der fibrös sklerotischen Paranephritis. Wien. klin. Wschr. **1910**, Nr 41.

10. Entzündliche Erkrankungen der Nierenhüllen.

AFFONSO, C.: Un cas d'abcès perinéphrétiques à bacilles typhiques, Arquivos do inst. Camara Pestana, Tome 5, p. 250. 1922. Ref. Z. urol. Chir. **14**, 80 (1924). — ALBRECHT: Über metastatische paranephritische Abszesse. Bruns' Beitr. **50**, 147 (1906). — D'ALESSANDRO, M.: L'ascesso perinefritico nel bambino. Pediatr. Riv. **37**, 385 (1929). — ANDRÉ et G. FRANCFORT: Reins polykystiques suppurés; calcul et abcès perinéphrétique. J. d'Urol. **28**, 170 (1929).

BARCAROLI, J.: Le perinefrite croniche primitive. Arch. ital. Chir. **29**, 37 (1931). — BAUM: Zur Frühdiagnose der paranephritischen Eiterungen. Zbl. Chir. **1911**. — BAUMANN, M.: Der paranephritische Abszeß. Bruns' Beitr. **129**, H. 2, 337 (1923). — BEDRNA, J. u. F. PAVLICA: Aktinomykose lediny. Čas. lék. česk. **65**, 1287, 1335 (1926). Ref. Z. urol. Chir. **21**, 404 (1927). — BINDI: Die Beziehungen zwischen Furunkel und eitriger Paranephritis. Gazz. Osp. **1906**, Nr 36. — BIRDSALL, J. C.: Perinephritic abscess. J. of Urol. **25**, Nr 4, 405 (1931). — BITSCHAI, J.: Nierenschwund infolge chronischer Paranephritis. Zbl. Chir. **1926**, Nr 28, 1748. — BLUMENTHAL, N.: Die Klinik der eitrigen Paranephritis. Verh. 20. russ. Chir.-Kongr. Moskau (russ.) **271** (1928). Ref. Z. urol. Chir. **29**, 203 (1930). BOECKER, W.: Metastatische Paranephritis nach Grippe. Münch. med. Wschr. **67**, 1149 (1920). — BOEMINGHAUS, H.: Über den Wert der getrennten Nierenharnuntersuchung bei paranephritischer Eiterung. Z. urol. Chir. **8**, 180 (1921). — BOTTARI, T.: Contributo allo studio degli ascessi perinefritici e paranefritici. Policlinico sez. chir. **35**, 417 (1928). — BROWN, A.: Retroperitoneal lumbar (paranephric) abscess. J. amer. med. Assoc. **90**, 666 (1928). — BROWNE, H. S.: Perinephritic abscess in a case of horseshoe kidney. J. of Urol. **18**, H. 1/2, 56 (1927). — BUSSENIUS u. RAMMSTEDT: Über Entzündungen der Nierenfettkapsel. Mitt. Grenzgeb. Med. u. Chir. **22**, H. 3.

CASARIEGO, A. G.: Dringliche Nierenoperationen. Perinephritis haemorrhagica. Med. ibera **16**, Nr 223, 129. — CASSUTO, A.: Perinefrite scleroadiposa. Riforma med. **37**, 556 (1921). — CAMPBELL, M. F.: Perinephritis abscess. Surg. etc. **51**, 674 (1930). — CHWALLA, R.: Zur Klinik des paranephritischen Abszesses. Z. urol. Chir. **23**, 339 (1927). — CIRILLO, G.: Recherches bactériologiques sur quelques cas de suppuration périrénale. J. d'Urol. **20**, 462 (1925). — COLICA: Considerazioni sulla patologia e chirurgia delle infezioni renali. Clinica chir. **7**, 1237 (1912).

DEBREZ: Les symptômes de l'abcès paranéphrétique. Le Scalpel **1910**, Sept. — DEESTEN, H. T.: Perinephritic abscess which had ruptured into a bronchus. J. amer. med. Assoc. **88**, 98 (1927). — DESANCTIS, A. G. and H. A. REISMAN: Perinephritic abscess in children. N. Y. State Z. Med. **28**, 584 (1928). — DOBERAUER: Perinephritische Abszesse. Bruns' Beitr. **95**, 329 (1915). — DONATH, J.: Über Erkrankungen der Nierenhüllen (Perinephritis und Paranephritis). Wien. med. Wschr. **75**, 166, 237 (1925). — DUNCAN, H. A.: Perinephritic abscess causing pelvic abscess. Pennsylvania med. J. **32**, 501 (1929).

EISENSTEDT, J. S.: Paranephritic abscess in childhood. J. amer. med. Assoc. **92**, 48 (1929).

FICK, W.: Über paranephritische Abszesse. Petersburg. Wschr. **1909**, Nr 1. Ref. Jber. Urol. **1909**, 73. — FRIEDHEIM: Z. urol. Chir. **3** (1917). — FRIEDRICH, R.: Zur Klinik und Diagnostik der paranephritischen Abszesse. Z. urol. Chir. **28**, 15 (1929). — FRITZ, W.: Paranephritis. Med. Klin. **1909 I**, 215, 255. — FUCHS, F.: Betrachtungen über Bau und funktionelle Bedeutung des Nierenstromas und der fibrösen Kapsel. Z. urol. Chir. **25**, 452 (1928).

GAGSTATTER: Wien. urol. Ges. **7**, 3 (1923). Ref. Z. urol. Chir. **13**, 251. — GRECO, FR.: La perinefrite lignea. Ann. ital. chir. **1**, 281 (1922). — GRESSET, P.: Phlegmon périnéphrétique antérieur. Bull. Soc. Anat. Paris **18**, 99 (1921). — GORASCH, W. A.: Perinephritis dolorosa und die chirurgische Behandlung derselben. Verh. 15. russ. Chir. Kongr. Petersburg (russ.), Sept. **1922**, 331; **1923**. Ref. Z. urol. Chir. **15**, 88 (1924). — GREBENŠČIKOV, S.: Ein Fall von in die Lunge durchgebrochener Paranephritis. Urolog. **6**, 70 (1929) (russ.). Ref. Z. urol. Chir. **30**, 57 (1930). — GROSSMANN, W.: Histologische Befunde bei den chronisch-entzündlichen Erkrankungen der Nierenhüllen. Z. urol. Chir. **29**, 79 (1930). — GRUENFELD, G. E. and E. SIGOLOFF: Perinephritic abscess and fistula formation in connection with the gall bladder. Report of two Cases. J. amer. med. Assoc. **94**, 2056 (1930).

HAMMER, H.: Ein Fall von beiderseitiger subakuter eitriger Paranephritis pneumococcica. Z. urol. Chir. **11**, 1 (1923). — HAMONIC: Zwei Fälle perakuter eitriger Perinephritis nach Spontandurchbruch von Nierenabszessen. J. d'Urol. **10**, 304 (1921). — HARZBECKER, O.: Über metastatische pararenale Abszesse. Arch. klin. Chir. **98**, H. 4 (1912). — HASLINGER: Z. urol. Chir. **24** (1928). — HECKENBACH, W.: Die Auswirkung der chronisch-entzündlichen Erkrankungen der männlichen Adnexe auf die oberen Harnwege. Z. urol. Chir. **26**, 447 (1928). — HENKEL, M.: Paranephritischer Abszeß mit Durchbruch in den Uterus, bei gleichzeitiger Pyelonephritis im Wochenbett. Zbl. Gynäk. **1930**, 3206. — HERCZEL, V.: Über primäre paranephritische Abszesse. 16. internat. Ärztekongr. Budapest 1909. Ref. Münch. med. Wschr. **1909**, Nr 42. — HOCHENEGG: Zit. nach PLESCHNER. — HUNT, V. C.: Perinephritic abscess. J. amer. med. Assoc. **83**, 2070, 2078 (1924). — HUNT, V. C. and CH. MAYO II: Actinomycosis of the kidney. Ann. Surg. **93**, 501 (1931).

ILLYÉS, G.: Fibröse Perinephritis bei harnsaurer Diathese. Fol. urol. **6**, 11, 691. ISRAEL: Chirurgische Klinik der Nierenkrankheiten. Berlin 1901.

JORDAN, M.: Über renale und perirenale Abszesse nach Furunkeln oder sonstigen kleineren Eiterherden. Med. Klin. **1905**, Nr 25.

KAREWSKI, F.: Akute Perinephritis — eine häufige Quelle diagnostischer Irrtümer. Ther. Gegenw. **40**, 321 (1919). — KLEINSCHMIDT, P.: Zur Kasuistik der primären Nierenaktinomykose. Arch. klin. Chir. **120**, 658 (1922). — KOCH, J.: Über die hämatogene Entstehung der eitrigen Nephritis durch den Staphylokokkus. Z. Hyg. **61** (1908). — KRABBEL, M.: Paranephritis im Kindesalter. Z. ärztl. Fortbildg **23**, Nr 21, 695 (1926). — KÜMMELL, H.: Die Sklerose des Nierenlagers (chronische Nierenlagerblutung). Z. urol. Chir. **3**, 1 (1914). KUKULA, O.: Sur l'opportunité du diagnostic des abcès paranéphrétiques. J. d'Urol. **12**, 35 (1921).

LABAND, A.: Paranephritischer Abszeß. Mschr. Kinderheilk. **43**, 237 (1929). — LAVENANT, A.: Contusion lombaire, infection gastro-intestinale et phlegmon périnéphrétique quinze mois après. J. d'Urol. **12**, 2, 101 (1921). — LECLERC-MONTMOYEN: Phlegmon périnéphrétique de nature actinomycosique. Lyon. méd. **114 a**, 441 (1910). — LICHTENSTERN, R.: Perinephritis. Verh. dtsch. Ges. Urol., 5. Tagg **1922**, 119. — LÖWENSTEIN: Über doppelseitige Paranephritis. Köln. chir. Verslg, 10. Nov. 1926. Zbl. Chir. **1927**, Nr 4, 207.

MAASS, H.: Zur Kasuistik der „genuinen" Eiterungen der Nierenfettkapsel. Z. urol. Chir. **12**, 90 (1923). — MILHAUD: Abcès sous-phrénique rétrohépatique ouvert dans les bronches, symptomatiques d'une tuberculose rénale latente. Lyon. méd. **130**, 1095 (1921). — MIYATU, TETSUO: Ein Beitrag zur Kenntnis des primären paranephritischen Abszesses verursacht durch Gonokokken. Fol. urol. **5**, Nr 3 (1910). — MÜLLER, H.: Lokalisierte Niereneiterung und Paranephritis durch Trauma entstanden. Neuß 1920. Inaug.-Diss. Marburg 1920.

NATHAN, H.: Über den Ausbreitungsweg septischer metastasierender Infektionen. Virchows Arch. **281**, 430 (1931). — NECKER, F.: Perinephritis serosa als Frühsymptom bei Rindenabszeß. Z. urol. Chir. **8**, 204 (1922). — NENTWIG: Zit. nach HANS MÜLLER.

O'CONOR, V. Y.: Perirenal sclerosis (chronic cicatrizing perinephritis). Reports of two cases occuring as a sequel to perinephritic abscess. J. amer. med. Assoc. **85**, 1118 (1925). OEHLECKER, F.: Paranephritischer Abszeß bei dystopischer Niere. Z. urol. Chir. **10**, 74 (1922).

PEACOCK, A. H.: Perinephritic abscess. Surg. etc. **48**, 757 (1929). — PETERSON, A.: Perinephritic abscess following peripheral infections. J. of Urol. **17**, 249 (1927). — PICHLER, K.: Fortleitung eitriger Paranephritis aufs Rückenmark. Ver. Ärzte Kärnten, 6. Okt. 1927. Wien. klin. Wschr. **1927**, Nr 54, 1694. — PLESCHNER: Peri-Paranephritis. Handbuch der Urologie von LICHTENBERG, VOELCKER, WILDBOLZ, Bd. 3. Spezielle Urologie I. Berlin: Julius Springer 1928.

REHN, L.: Über die Frühdiagnose und Frühoperation der metastatischen Eiterung in der Nierenkapsel. Bruns' Beitr. **73**, H. 1 (1911). — REVICI, E. et M. GOTTFRIED: Zit. nach PLESCHNER. — RIEDEL: Retro- und prärenale Abszesse. Mitt. Grenzgeb. Med. u. Chir. **29** (1916/17). — ROLNICK, H. C. and H. J. BURSTRIN: Perinephritic abscess. Review of a series of cases. J. of Urol. **25**, Nr 5, 507 (1931). — ROUBIER, CH.: Abcès froid périnéphrétique ouvert dans les bronches au cours d'une tuberculose rénale latente. J. d'Urol. **13**, 195 (1922). — RUIZ, F. R.: Sklerogummöse Nierenlues. Rev. méd. lat.-amer. **12**, 187 (1926).

SALA, A.: Su due rare complicazioni secondari vaccinazione. Policlinico sec. prat. **21**, 151 (1921). — SCHATZ, R.: Metastatische Paranephritis bei Kindern. 2. Jahress. ung. Ges. Kinderheilk., 10.—11. Mai 1926. Jber. Kinderheilk. **114**, H. 3/4 (3. F. **64**), 224, 226 (1926); **116** (3. F. **66**), 99 (1927) (Schrifttum). — SCHLAGENHAUFER, FR.: Über eigentümliche Staphylomykosen der Niere. Frankf. Z. Path. **19**, 139 (1916). — SCHWARZ, O. A.: Klinische Erfahrungen über chronisch-entzündliche Erkrankungen der Nierenhüllen. Z. urol. Chir. **26**,

38 (1929). — SIMON: Paranephritische Abszesse. Dtsch. Z. Chir. 131, 466 (1914). — SIMOVIĆ, M.: Ein Fall der perinephritischen Phlegmone beim Säugling von $3^1/_2$ Monaten. Srpski Arh. Lekarst. 31, 431 (1929). Ref. Z. urol. Chir. 29, 340 (1930). — STROMBERG, H.: Zur Anatomie des retroperitonealen Bindegewebes und zur Frage der retroperitonealen Eiterungen. Fol. urol. 5, Nr 7 (1910). — STROMINGER, L.: Phlegmon périnéphrétique gonococcique. J. d'Urol. 17, 139 (1924). — STINELLI: Typhusbazillen in paranephritischem Abszeß. Gazz. Osp. 1906, 697.

TARANTINO: Furunkulosis und eitrige Paranephritis. Policlinico sez. prat. 1905. — THEODORESCU, D. u. V. VINTICI: Die perirenalen Phlegmonen renalen Ursprungs. Spital (rum.) 49, 101, 128 (1929). Ref. Z. urol. Chir. 29, 204 (1930). — THÉVENOT: Tuberkulöse Perinephritis nach Nephrektomie wegen Tuberkulose. J. d'Urol. 10, 303 (1921).

VALENTINI, P.: Sopra un caso di ascesso della loggia renale consecutivo a scarlatina. Pediatr. prat. 3, 145 (1926).

WALKER, K.: Lancet 202 (1922). — WEGLOWSKI, R.: Über peri- und paranephritische Abszesse. Polska Gaz. lek. 4, 1073 (1925). Ref. Z. urol. Chir. 20, 289 (1926). — WESSEL: Pathologisch-anatomische Statistik der infektiösen Erkrankungen der Harnorgane einschließlich der Tuberkulose. Z. urol. Chir. 38, 23 (1933). — WOLFSOHN, S.: Über Durchbrüche zwischen Nierenlager und Peritoneum. Chirurg 3, 961 (1931).

D. Begleiterscheinungen entzündlicher Harnwegserkrankungen.

1. u. 2. Lymphatische Zellherde, Zysten- und Drüsenbildung in den Harnwegen.

ASCHOFF, L.: Ein Beitrag zur pathologischen Anatomie der Schleimhaut der Harnwege und ihrer drüsigen Anhänge. Virchows Arch. 138, 119, 195 (1894).

BAETZNER, W.: (a) Beitrag zur Kenntnis der Pyelitis granulosa. Z. urol. Chir. 1, 285 (1913). (b) Zur Frage der Pyelitis granulosa. Verh. dtsch. Ges. Urol. 6, 79 (1925). — BARBACCI: Sull'ureterite cistica. Sperimentale 1903. — BAYER, R.: Ein schleimbildendes Zystadenom der Harnblase. Virchows Arch. 196, 350 (1909). — BLAND SUTTON: Zysten in der menschlichen Ureterschleimhaut, durch Coccidien bedingt. Lancet 1888. — BOCCOLARI-SEGOLINI: Contributi di anatomia pat., della vescica urinaria del cane. Clinica vet. 1926. — BOND STOW: Ureteritis cystica. Proc. N.Y. path. Soc., N. s. 7, Nr 1 (1907). — BOTTERI: Contributo allo studio della patogenesi della cosidetta cistite cistica. H. moderno zooiatro 1923, No 8. — BRUNN, v.: Über drüsenähnliche Bildungen in der Schleimhaut des Nierenbeckens, des Ureters und der Harnblase beim Menschen. Arch. mikrosk. Anat. 41, 294 (1893). — BRÜTT, H.: Über Pyelitis glandularis. Z. urol. Chir. 14, 157 (1924). — BUSINCO: Sulla natura infiammatoria della cistite cistica e sulla patogenesi delle varici vescicali. Riv. osped. (Sec. Sientifica) 1913, Nr 17.

CARSON, W. J.: Pyelitis, Ureteritis and Cystitis cystica. Amer. J. Surg., N. s. 8, 1256 (1930). — CAZZANIGA: Cistite cistica e formazioni papillomatose delle vie urinarie. Clinica vet. 1922. — CHIARI, H.: Über das Vorkommen lymphatischen Gewebes in der Schleimhaut des harnableitenden Apparates des Menschen. Med. Jb. Wien 1881, 9. — CHRISTELLER: Über lymphatische Gewebsreaktionen im Nierengebiet. Berl. Ges. path. Anat. v. 11. Nov. 1926. Klin. Wschr. 1927, 279. — CICERI, C.: Sulle cosi dette pielite, ureterite e cistite cistica. Osservazioni anatomo-patologiche. Studi sassar 7, 161 (1929). — CLELAND, J. B.: Ureteritis cystica. Med. J. Austr. 2, 13 (1926).

D'AIUTOLO: Sulla ureterite cronica cistica. Mem. roy. Accad. Bologna 10 (1890). — DAVIDSON: Über Zysten des menschlichen Ureters. Inaug.-Diss. Leipzig 1901. — DELBANCO: Cystitis und Ureteritis cystica und über die Septenbildung in der Schleimhaut der ableitenden Harnwege. Mschr. prakt. Dermat. 25 (1897). — DIONISI: Sulla cistite e ureterite cistica. 2. Rionione Soc. ital. Pat. Firenze 1903. Sperimentale 1903.

EBSTEIN: Zur Lehre von dem chronischen Katarrh der Schleimhäute der Harnwege und der Zystenbildung in derselben. Dtsch. Arch. klin. Med. 31, 68 (1882). — EDELMANN, L.: Muciparous glands in the mucosa of the urinary bladder. Report of two cases. J. of Urol. 20, 211 (1928). — ENDERLEN: Über Blasenektopie. Wiesbaden 1904. — EVE: Psorospermical cystitis of both ureters. Trans. path. Soc. Lond. 40.

FRISCH, v.: Zur Ätiologie der renalen Hämaturie (Pyelitis granulosa). Verh. 2. Kongr. dtsch. Ges. Urol. Berlin 1909.

GALKIN, W. S.: Über die Zysten des Nierenbeckens (pelvikale Zysten). Z. urol. Chir. 24, H. 3/4, 223. — GIANI, R.: (a) Experimenteller Beitrag zur Entstehung der Cystitis cystica. Zbl. allg. Path. 17, 180 (1906). (b) Neuer experimenteller Beitrag zur Entstehung der Cystitis cystica. Beitr. path. Anat. 42, 1 (1907). — GRUBER, G. B.: Beiträge zur Lehre von den Zystennieren. Z. urol. Chir. 15, 246 (1924).

HAMBURGER, A.: Zur Histologie des Nierenbeckens und des Harnleiters. Arch. mikrosk. Anat. 17, 14 (1880). — HERXHEIMER, G.: Über Zystenbildungen der Niere und der abführenden Harnwege. Virchows Arch. **185**, 52 (1906). — HUNDLEY JR., J. M. and W. J. CARSON: Pyelitis follicularis. J. of Urol. **21**, 341 (1929).

JACKSON, CLARKE: Trans. path. Soc. Lond. **43** (1892). — JACOBJ, M.: (a) Über lymphopoetische Gewebsreaktionen an Nieren und Harnwegen und ihre Beziehungen zu lokalen Entzündungsprozessen. Verh. dtsch. Ges. Urol. **1926**, 135; Z. Urol. **21**, 141 (1927). (b) Ureteritis cystica. Z. Urol. **23**, 722 (1929). — JUNGE: Ein seltener Fall von Ureterzyste. Inaug.-Diss. Berlin 1904.

KAHLDEN, C.: Über Ureteritis cystica. Beitr. path. Anat. **16**, 562. — KLEBS: Handbuch der pathologischen Anatomie, 3. Lief., S. 698. — KLUG, W. J.: Das Cholesteatom der Harnwege. Bruns' Beitr. **127**, 123 (1922). — KNACK, A. V.: Über Ureteritis cystica. Dermat. Wschr. **82**, 85 (1926).

LENDORF, A.: Beiträge zur Histologie der Harnblasenschleimhaut. Anat. H. **17**, 55 (1901). — LEWIN, H.: Über die experimentelle Erzeugung lymphatischer Reaktionen an Niere und Nierenbecken und ihre Beziehungen zu lokalen Entzündungsprozessen. Z. Urol. **21**, 261 (1927). — LIMBECK, v.: Zur Kenntnis der Epithelzysten der Harnblase und der Ureteren. Z. Heilk. 8, 55 (1887). — LITTEN: Ureteritis chronica cystica polyposa. Virchows Arch. **66**, 139. — LUBARSCH, O.: (a) Über die angebliche parasitäre Natur der Ureteritis cystica. Zbl. Path. **5**, 468. (b) Über Zysten der ableitenden Harnwege. Arch. mikrosk. Anat. **41**, 301 (1893).

MAEDA: Über die Urocystitis granularis beim weiblichen Geschlecht. Virchows Arch. **245**, 388 (1923). — MARKWALD: Die multiple Zystenbildung in den Ureteren und der Harnblase, sog. Ureteritis cystica. Münch. med. Wschr. **1898**, H. 33, 1049. — MIONI: Osservazioni su tre casi di ureterite cistica. Riv. veneta Sci. med. **1911**, No 7. — MORGAGNI: Zit. nach SERTOLI. — MORSE: Zit. nach CARSON. — MORSE, HARRY D.: The etiology and pathology of pyelitis cystica, ureteritis cystica and cystitis cystica. Amer. J. Path. **4**, Nr 1 (1928).

PARODI: Della cosidetta „Cistite cistica". Arch. Sci. med. **28**, No 9 (1904). — PASCHKIS, R.: Pyonephrose und Ureteritis cystica. Z. urol. Chir. **28**, 64 (1929). — PEPERE: Di un rarissimo caso di diverticoli multipli congeniti degli ureteri. Fol. urolog. **3** (1908). — PISENTI: Über die parasitäre Natur der Ureteritis chronica cystica. Zbl. Path. **4** (1893). — PRZEWOSKY: Über medulläre und follikuläre Entzündung der Schleimhaut der Harnwege. Virchows Arch. **116**, 516 (1889).

RADKE: Beiträge zur Kenntnis der Ureteritis cystica. Inaug.-Diss. Königsberg 1900. — RAYER: Zit. nach LUBARSCH. — ROKITANSKY: Lehrbuch der spezifischen pathologischen Anatomie, Bd. 3, 3. Aufl., S. 354. Wien: Wilhelm Braumüller 1861. — RUNEBERG, B.: Über Lymphfollikel in der Schleimhaut des Nierenbeckens. Acta chir. Scand. (Stockh.) **58**, 81 (1924).

SACERDOTE, G. e C. CICERI: Contributo allo studio delle alterazioni del bacinetto e dell'uretere in alcune malattie renali di interesse chirurgico. Ann. ital. Chir. **8**, 1024 (1929). — SALTYKOW, S.: Epithelveränderungen der ableitenden Harnwege bei Entzündung. Beitr. path. Anat. **41**, 393 (1908). — SCHRIDDE, H.: (a) Die Entwicklung des menschlichen Speiseröhrenepithels und ihre Bedeutung für die Metaplasielehre. Wiesbaden 1907. (b) Die ortsfremden Epithelgewebe des Menschen. Jena 1909. — ŚCIESIŃSKI, K.: Histologische Untersuchungen über das Verhältnis von Erkrankungen der Niere und des Nierenbeckens. Bull. l'Acad. Polon. Sci. et Lettres **1931**, 133 Cracovie. — SERTOLI, L.: Considerazioni sulla morfologia e sulla istogenesi. Arch. ital. Urol. **7**, 249 (1930). — SILCOCK: Case of vesiculation of the mucous membrane of the bladder. Trans. path. Soc. Lond. **40**. — SIMELEW: Di un caso di ureterite cistica. Policlinico **1905**. — STOERK, O.: (a) Zur Pathologie der Schleimhaut der harnableitenden Wege. Beitr. path. Anat. **26**, 367 (1899). (b) Über Cystitis (Pyelitis, Ureteritis, und Urethritis) cystica. Beitr. path. Anat. **50**, 361 (1911). — STOERK, O. u. O. ZUCKERKANDL: Über Cystitis glandularis und den Drüsenkrebs der Harnblase. Z. Urol. **1**, 3, 133 (1907). — SUTER: Die entzündlichen Erkrankungen der Harnblase. Handbuch der Urologie von LICHTENBERG, VOELCKER und WILDBOLZ, Bd. 3, S. 803. Berlin: Julius Springer 1928.

TARDO: Contributo sperimentale alla genesi della cistite cistica. Soc. ital. Pat. **1909**.

VIRCHOW, R.: Prostatakonkretionen beim Weib. Virchows Arch. **5**, 403.

WEICHSELBAUM: Lymphfollikel. Wien. med. Ztg **1881**, 346. — WESSEL: Pathologisch-anatomische Statistik der infektiösen Erkrankungen der Harnorgane einschließlich der Tuberkulose. Z. urol. Chir. **38**, 23 (1933).

ZUCKERKANDL, O.: Über die sog. Cystitis cystica und über einen Fall von zystischem Papillom der Harnblase. Mber. Urol. **7**, 521 (1902).

3. Leukoplakie.

ÅKERBERG, E.: Leukoplakie der Harnwege bei Schrumpfblase. Z. urol. Chir. **34**, 353 (1932). — ALBARRAN: Néoplasmes primitifs du bassinet et de l'urétère. Ann. Mal. génito-urin. **1900**, 701. — ALLEMANN, R.: Über die Leukoplakie der Harnwege. Schweiz. med. Wschr. **56**, 998 (1926).

BAUR, H.: Morphologisches und Experimentelles über die Schleimhaut der abführenden Harnwege. Z. urol. Chir. **27**, 178 (1929). — BEER, E.: Leucoplakia of the ureter and renal pelvis. Amer. J. med. Sci. **147**, 244 (1914); Internat. J. Surg. **34**, 243 (1921). — BESELIN: Cholesteatomartige Desquamation im Nierenbecken bei primärer Tuberkulose derselben Niere. Virchows Arch. **99**, 289 (1885). — BLUM, V.: Chirurgische Pathologie und Therapie der Harnblasendivertikel. Leipzig: Georg Thieme 1919. — BRIGGS, W. T. and E. S. MAXWELL: Leucoplakia of the urinary tract, with reports of one vesical and two renal cases. J. of Urol. **16**, 1 (1926). — BROGLIO, R.: Su di un caso di Leucoplachia vesicale. Arch. ital. Urol. **3**, 60 (1926). — BRÜCHANOW: Cholesteatom der Harnblase. Prag. med. Wschr. **1898**, Nr 42/43. — BUGBEE, H. G.: Leucoplakia in a diverticulum of the bladder. J. of Urol. **21**, 395 (1929).

CHIARI: Über sog. Indigosteinbildung in den Nierenkelchen und -becken. Prag. med. Wschr. **1888**, Nr 50, 541. — CHIAUDANO, C.: Due casi di leucoplachia del bacinetto renale. Arch. ital. Urol. **1**, 36 (1924). — CORSDRESS, O.: Ein Fall von Leukoplakie des Nierenbeckens mit Bildung eines Epithelpfropfs (sog. Cholesteatom). Z. urol. Chir. **13**, 1 (1923). — CUMMING, R. E.: Leucoplakia of the renal pelvis. Surg. etc. **36**, 189 (1923). — CZERNY: Leukoplakie der Blase. Beitr. klin. Chir. **1897**.

EBBINGHAUS: Eine neue Methode zur Färbung von Hornsubstanz. Zbl. Path. **13**, 422 (1902). — ENGLISCH: Über Leukoplakie und Malakoplakie. Z. Urol. **1**, 641, 745 (1907).

FRANCKE, H.: Die Leukoplakie des Nierenbeckens. (Ein Beitrag zur Epithelmetaplasie.) Beitr. path. Anat. **78**, 315 (1927). — FULCI: Contributo allo studio dei cholesteatomi. Sperimentale **1909**, H. 2. Ref. von BARBACCI, Zbl. Path. **21**, 266.

HALLÉ: Leucoplasie et cancroides dans l'appareil urinaire. Ann. Mal. génito-urin. **1896**, 481, 577. — HENNESSEY, R. A.: Leucoplakia of the bladder. J. amer. med. Assoc. **88**, 146 (1927). — HEYMANN: Die Cystitis trigoni chronica der Frau und ihre pathologische Anatomie. Beitrag zur Metaplasie des Blasenepithels. Zbl. Krkh. Harn- u. Sex.organ. **17**, 177 (1906). — HINMANN, KUTZMANN and GIBSON: Leucoplakia of the kidney pelvis, with report of two cases. Surg. etc. **39**, 473 (1924).

IKEDA: Beitrag zur Lehre von der epidermoidalen Umwandlung des Harnblasenepithels. Z. Urol. **1**, 329 (1907). — IMMINK, E. A.: Chronische Pyonephrose mit Cholesteatombildung. Nederl. Tijdschr. Geneesk. **1**, 3012 (1930).

KAFKA, V.: Eine seltene Form von Leukoplakie der Harnblase. Zbl. Path. **31**, 266. — KARO, W.: Leukoplakie des Nierenbeckens und des Ureters. Z. Urol. **20**, 208 (1926). — KEANE: Leucoplakia of the Urinary tract. Urologic Rev. **1928**. — KLUG, W. J.: Das Cholesteatom der Harnwege. Bruns' Beitr. **127**, 123 (1922). — KRAUL, L.: Ein Fall von Leukoplakia des Nierenbeckens. Z. urol. Chir. **9**, 117 (1922). — KRETSCHMER: (a) Leukoplakia of the bladder and ureter. Surg. etc. **31**, 225 (1920). (b) Leukoplakia of the kidney pelvis. Arch. Surg. **5**, 348 (1922). — KRETSCHMER, H. L.: Leukoplakia of the urinary organs. A report of thirteen new cases. Surg. etc. **47**, 145 (1928). — KÜTTNER: Das Cholesteatom der Harnwege. Bruns' Beitr. **114** (1919). — KUTZMANN, A. A. (a) Leukoplakia of the renal pelvis. Arch. Surg. **19**, 871 (1929). (b) Leukoplakia of the kidney pelvis. California Med. **30**, 244 (1929).

LABAT: Zystitis mit Bildung von Epidermisplatten in der Blase. Amer. med. J. **1891**, 135. — LAVONIUS: Über die Leukoplakiebildung im Nierenbecken. Beitrag zur Epithelmetaplasie. Arb. path. Inst. Helsingfors (Jena) N. F. **1**, 273 (1913). — LEBER: Über die Xerosis der Bindehaut. Graefes Arch. **29**, 205 (1883). — LICHTENSTERN: Leukoplakie der Blase. Wien. klin. Wschr. **1904**, Nr 13. — LIEBENOW: Über ausgedehnte Epidermisbekleidung der Schleimhaut der Harnwege mit Bildung eines metastatischen Cholesteatoms am Zwerchfell. Inaug.-Diss. Marburg 1891. — LÖWENSON: Cholesteatom der Blase. Petersburg. med. Z. **1862**. — LUBARSCH: Einiges zur Metaplasiefrage. Verh. dtsch. path. Ges. **10**, 198 (1906).

MARCHAND: Tagebl. Verslg dtsch. Naturf. Wiesbaden **1887**, 275. Zit. nach LIEBENOW.

PASCHKIS, R.: Leukoplakie. Handbuch der Urologie von LICHTENBERG, VOELCKER u. WILDBOLZ, Bd. 5, S. 119. Berlin: Julius Springer 1928. — POMMER: Ein Struvitstein in einem Fall von Epidermisierung der Harnblase. Verh. dtsch. path. Ges. **9**, 28 (1905).

RAFIN: Nephrectomie pour pyonéphrose calculeuse, Leukoplasie de la muqueuse du bassinet, radiographie du calcul. Lyon. méd. **108**, 682 (1907). Zit. nach LAVONIUS. — RAVASINI: Ann. Mal. génito-urin. **1902**, 1367. — RECKTENWALD: Ein Beitrag zur protoplastischen Epithelentartung in den ableitenden Harnwegen. Inaug.-Diss. Freiburg 1909. — REDEWIL, F. H.: Comparison of leukoplakia, malakoplakia and incrusted cystitis. J. amer. med. Assoc. **92**, 7, 532 (1929). — RICHEY: Leukoplakia of the pelvis of the kidney, a study in metaplasia. J. Labor. a. clin. Med. 5, 635 (1920). Zit. nach HINMAN. — ROKITANSKY: Lehrbuch der pathologischen Anatomie (Cholesteatom), 3. Aufl., Bd. 3, S. 354. Wien: Wilhelm Braumüller 1861. — ROMITI, C.: Corpi estranei e leucoplasia della pelvi renale. Arch. ital. Chir. 5, 449 (1922). — RONA: Über Epithelverhornung der Schleimhaut der oberen Harnwege. Mber. Urol. 6, H. 12, 105 (1901). — RUBESCH: Über einen Fall von ausgedehnter Epidermisierung der Harnblase. Verh. dtsch. path. Ges. 8, 165 (1905).

SAUVEUR et E. LI VIRIGHI: La leucoplasie et son traitement radical. J. et Urol. 16, 461 (1923). — SCHRIDDE: Die ortsfremden Epithelgewebe des Menschen. Jena 1909. — STEVENS, A. R.: Leukoplakia of bladder and diverticulum resembling carcinoma. J. of Urol. 21, 689 (1929). — STOCKMANN: Ein Fall von epidermoidaler Metaplasie der Harnwege. Zbl. Krkh. Harn- u. Sex.organ. 13, 621 (1902). — STOERK, O.: Beiträge zur Pathologie der Schleimhaut der harnleitenden Wege. Beitr. path. Anat. 26, 367 (1899).

VALENTINE, J. J.: Leukoplakia of the bladder. Report of a case. J. of Urol. 10, 289 (1923). — VALVERDE, B.: A propos d'un cas de leucoplasie vésicale d'origine syphilitique Ann. Mal. vénér. 26, 257 (1931). Ref. Z. urol. Chir. 33, 164 (1931). — VERRIERE: Leukoplakie der Blase. Ann. Mal. génito-urin. 1901.

WILHELMI, O.: Leukoplakia of the bladder. J. of Urol. 14, 653 (1925).

YOUNG, E. L.: Leucoplakia of the bladder. J. of Urol. 18, 407 (1927).

II. Infektionen der Harnwege mit besonderer Ätiologie.

A. Tuberkulose.

ADLER-RÁCZ, A. v.: Zwei wegen Tuberkulose operierte Fälle von verschmolzener gekreuzter Nierendystopie. Z. urol. Chir. 31, 253 (1929). — D'AGATA, G.: A proposito di un caso di litiasi e tuberculosi renale concomitante. Riforma med. 37, 1195 (1921). — ALBARRAN: Médecine opératoire des voies urinaires. Paris: Masson & Cie. 1909. — ALLEMANN, K.: Über atypische Fälle von Nierentuberkulose. Schweiz. med. Wschr. 1932, Nr. 1, 6. — ANDRÉ: Zit. nach GOTTSTEIN. — ANDRÉ et GRANDINEAU: Le reflux urétéral dans le second rein au cours de la tuberculose rénale. J. d'Urol. 12, 1 (1921). — ARLOING: Zit. nach WILDBOLZ. — D'ARRIGO: Zbl. Bakter. I 28 (1900).

BAETZNER: Diagnostik der chirurgischen Nierenkrankheiten. Berlin: Julius Springer 1921. — BALSCHEFFSKY, H.: Ein Fall von Tuberkulose in einer Hufeisenniere. Finska Läk.-sällsk. Hdl. 64, 377 (1922). Ref. Z. urol. Chir. 12, 77 (1923). — BARNEY, J. D. and ST. G. JONES: The frequency of bilateral renal tuberculosis. Boston. med. J. 193, 540 (1925). — BARONI, B.: La désunion des plaies de néphrectomie pour tuberculose et son traitement. Arch. urol. de la Clin. Necker 6, 473 (1929). — BARTH: Über Nierentuberkulose. Dtsch. med. Wschr. 1911, Nr 21, 964—969. — BAUMGARTEN, v.: (a) Über experimentelle Urogenitaltuberkulose. Arch. klin. Chir. 63, 1019 (1901). (b) Berl. klin. Wschr. 1905. — BEKKERMANN, A.: Le diagnostic des abcès froids d'origine rénale. J. d'Urol. 32, 11 (1931). BENGOLEA: Tuberkulose einer Hufeisenniere. Bol. trab. Soc. Cir. Buenos Aires 6, 757 (1922). Ref. Z. urol. Chir. 12, 217 (1923). — BÉRARD: Sur une forme assez rare de la tuberculose génito-urinaire. Gros rein droit caséeux fermé. Volumineux foyer de périuretérite suppurée simulant un abcès froid. Lyon. chir. 21, 769 (1924). — BERNARD et SALOMON: Presse méd. 1904. — BERNE-LAGARD, R. DE: Comment la tuberculose atteint le rein et comment elle s'y développe. Bull. méd. 40, 990 (1926). — BITSCHAI: Nierenstein und Nierentuberkulose. Z. Urol. 17, 463 (1923). — BLATT, P.: Offene kavernöse Nierentuberkulosen ohne Blasensymptome. Arch. klin. Chir. 140, 654 (1926). — BOECKEL: Zit. nach VERRIOTIS. — BÖHRINGER, M.: Ein Beitrag zur Kenntnis der Tuberculosis occlusa der Niere. Z. Urol. 15, 1 (1921). — BOLOGNESI: Ann. Mal. génito-urin. 1 (1911). — BOWEN, J. A. and G. A. BENNETT: Solitary tuberculoma of the bladder. Surg. etc. 50, 1015 (1930). — BRAASCH, W. G.: Occluded renal tuberculosis. J. amer. med. Assoc. 75, 1307—1310 (1920). BREKKE, A.: Ein Fall von Ureter- und Blasentuberkulose ohne Nierentuberkulose. Med. Rev. (norw.) 38, 315 (1921). Ref. Z. urol. Chir. 9, 97 (1922). — BRONGERSMA: (a) Internat. Urol.kongr. 1908. (b) Les voies d'infection dans la tuberculose rénale. Assoc. franç. Urol. p. 400, 446. 1910. — BRUGNATELLI, E.: Su di un caso di rene policistico tubercolare in gravidanza. Fol. gynaec. (Genova) 15, 135 (1922). — BUDAY, K.: Experimentell-histologische Studien über die Genese der Nierentuberkulose. Virchows Arch. 186, 145—212 (1906).

CAPORALI, L.: Su alcuni casi di reflusso vesico-ureterale (bei Tuberkulose). Riforma med. 1928 II, 1169. — CARRIÈRE: Zit. nach WILDBOLZ. — CASPER, L.: (a) Geschlossene Tuberkulose der Niere (Demonstration). Z. Urol. 7, 532, 533 (1913). (b) Die Nierentuberkulose. Erg. Chir. 12, 274—332 (1920). (c) Über spontan geheilte Nieren und Blasentuberkulose. 5. Kongr. dtsch. Ges. Urol. Wien 1921. Z. urol. Chir. 8, Ref.-Teil 137—138

(1922). — CATHELIN, F.: Infection vésicale tuberculeuse d'origine génitale chez l'homme. Bull. méd. **40**, 529 (1926). — CAULK, J. R.: Renal tuberculosis. J. of Urol. **6**, 97 (1921). CEELEN, W.: Über tuberkulöse Schrumpfniere. Berl. klin. Wschr. **9**, 418—420 (1914). — CHAMBERS, MORRIS u. HILDEN-BROWN: Zit. nach WILDBOLZ. — CHARVIN: Thèse de Lyon **1911**. — CHAUVIN, E. et TRISTANT: Rein polykystique tuberculeux. J. d'Urol. **23**, 425 (1927). — CHEVASSU: Tuberculose d'un rein polykystique. J. d'Urol. **12**, 363 (1921). — COHNHEIM: Zit. nach WILDBOLZ. — CRENSHAW, J. L.: Renal tuberculosis with calcification. J. of Urol. **23**, 515 (1930).

DAX, L.: Un cas de tuberculose pyélo-urétérale d'apparence primitive. J. d'Urol. **25**, 364 (1928). — DEIST, H.: Die Tuberkulose der Harnorgane. Berl. Klin. **1926**, 360/361. — DEROCHE et CHEVALIER: Un cas de reflux vèsico-urétéral. J. d'Urol. **23**, 158 (1927). — DEUTSCH, T.: Über einen Fall von Geflügeltuberkulose beim Menschen. Med. Klin. **1925**, Nr 50. — DEVROYE, M.: Rein unique tuberculeux. J. belge Urol. **4**, 43 (1931). — DURAND-FARDEL: Zit. nach WILDBOLZ. — DUVERGEY: Un cas de tuberculose diverticulaire. J. d'Urol. **16**, 138 (1923). — DUVERGEY, V.: La tuberculose des diverticules vésicaux. J. d'Urol. **16**, 1 (1923). — DUVERGEY u. DAX: Fall von Tuberkulose und Sanduhrblase. Rev. españ. Urol. **26**, 147 (1924).

EBERBACH, C. W.: The pathogenesis of renal tuberculosis. J. of Urol. **17**, 233 (1927). EISENDRATH, D. N.: Tuberculosis of the kidney. Internat. Clin. **33**, 241 (1923). — EKEHORN, G.: (a) Die Ausbreitungsweise der Nierentuberkulose in der tuberkulösen Niere. Fol. urol. **2**, 412—433 (1908). (b) Kann die Nierentuberkulose bisweilen spontan ausheilen? Fol. urol. **4**, 180—193 (1910). (c) Über die Primärlokalisation und die Ausbreitungsweise des tuberkulösen Prozesses bei der chronischen hämatogenen Nierentuberkulose. Z. Urol. **9**, 321—339 (1915). — ELIASBERG, H.: Über Nierentuberkulose im Kindesalter. Jb. Kinderheilk. **99** (III. F. **49**), 13 (1922). — ELIOT: Zit. nach GOTTSTEIN. ESCAT: Nephrectomie droite après section de l'isthme pour tuberculose rénale dans un rein en fer à cheval. Arch. franco-belg. Chir. **27**, 822 (1924).

FALCI, E.: La tuberculose rénale de l'enfant (fréquence, évolution, pronostic) comparée à celle de l'adulte. J. d'Urol. **20**, 300 (1925). — FAVENTO, DE: Della litiasi renale dopo la nefrectomia per tuberculosi. Policlinico, sez. prat. **29**, No 15, 484. — FEDOROW, S. P.: Über die atypische Tuberkulose der Nieren: Praetuberculosis nephrocirrhosis kochobacillaris. Z. Urol. **17**, 264—273 (1923). — FERRIS, H. W.: Tuberculosis of the bladder. J. of Urol. **25**, 497 (1931). — FISCHER: Zit. nach LIEBERMEISTER. — FOWLER: Closed tuberculosis pyonephrosis. J. amer. med. Assoc. **62**, 12—15 (1914). — FOWLER, H. A.: Tuberculosis of the kidney complicated by impacted pelvic calculus. J. of Urol. **5**, 345 (1921). — FRANK, R.: Über Nierentuberkulose. Zbl. Grenzgeb. Med. u. Chir. **14**, 10—32 (1911). — FRERICHS: Beiträge zur Lehre von der Tuberkulose, 1882. — FRISCH, B.: Über Mischinfektion bei Nierentuberkulose. Z. urol. Chir. **27**, 248 (1929).

GAUTHIER: Assoc. franç. Urol. 1913. — GAYET: Rein en fer à cheval tuberculeux. Lyon. méd. **132**, 150 (1923). — GAYET, G.: Tuberculose et lithiase dans un rein en fer à cheval. Hémi-néphrectomie, guérison. J. d'Urol. **13**, 471 (1922). — GIULIANI: Zit. nach GOTTSTEIN. — GIULIANI, A.: Urétère double, rein tuberculeux, néphrectomie. J. d'Urol. **15**, 197 (1923). — GOTTSTEIN, G.: Nierentuberkulose und Nephrolithiasis. Handbuch der Urologie von LICHTENBERG, VOELCKER u. WILDBOLZ, Bd. 4, S. 312. Berlin: Julius Springer 1927. — GRANDINEAU: Zit. nach GOTTSTEIN. — GRANT, J. W. G.: Tuberculous kidney with blocked ureter. Lancet **201**, 797 (1921). — GRAVAGNA, M.: Ulcerazione tubercolare primitiva de a vulva e de la vescica. Policlinico, sez. prat., **29**, 222 (1922). — GUYON: Zit. nach WILDBOLZ.

HAGENBACH: Fol. urol. **2**, 112. — HALLÉ et MOTZ: Tuberculose de la vessie. Ann. génito-urin. **1904**. — HALPERSTEIN, J.: Über Harnblasenveränderungen bei Nierentuberkulose. Nov. chir. Arch. (russ.) **15**, 201 (1928). Ref. Z. urol. Chir. **30**, 66 (1930). — HAMER, H. G. and H. O. MERTZ: A clinical study of HALLÉs hypothesis concerning renal tuberculosis. J. of Urol. **6**, 349 (1921). — HANAU: Zit. nach WILDBOLZ. — HANSEN: Ann. Mal. génito-urin. **1903**. — HARBITZ, F.: Über spontane Heilbarkeit von Nierentuberkulose. Z. urol. Chir. **1**, 582—587 (1913). — HARRIS, R. J.: Tuberculous bacilluria, its incidence and significance amongst patients suffering from surgical tuberculosis. Brit. J. Surg. **16**, 464 (1929). — HARTMANN: Soc. de Chir. Paris 1913. — HEIDRICH, L.: Beiträge zur Chirurgie der Nierentuberkulose. Bruns' Beitr. **131**, 268 (1924). — HEILER: Über den Schwund der Harnblase durch tuberkulöse Geschwüre. Inaug.-Diss. Greifswald 1903. — HEITZ-BOYER: A propos de la pathogénie de la tuberculose rénale. Assoc. franç. d'Urol. p. 409, 447. 1910. HEITZ-BOYER, M.: Exclusion partielle dans un rein tuberculeux avec urine claire. J. d'Urol. **5**, 297—301 (1914). — HEYMANN, A.: Ein seltener Fall von Nierentuberkulose. Z. Urol. **6**, 473 (1912). — HEYN, A.: Über disseminierte Nephritis bacillaris Tuberkulöser ohne Nierentuberkel. Zbl. Krkh. Harn- u. Sex.organe **12**, 563—566 (1901). — HOBBS, F. B.: The elimination of the tubercle bacillus by the kidneys in pulmonary tuberculosis. Tubercle **5**, 57, 105 (1923). Ref. Z. urol. Chir. **15**, 339 (1924). — HOGGE, A.: Opérations pour la lithiase rénale. Liège méd., 25. Mai **1924**, No 21. — HOTTINGER, R.: (a) Zur Diagnose der Nierentuberkulose. Zbl. Krkh. Harn- u. Sex.organe **17**, 409 (1906). (b) Die Entwicklung der Nierentuberkulose. Korresp.bl. Schweiz. Ärzte **45**, 632—634. (c) Über isolierte Blasentuberkulose. Z. Urol. **17**, 146 (1923). — HOWALD, R.: Über gleichzeitiges Vorkommen von Tuberkulose und Steinbildung in den Nieren. Z. urol. Chir. **27**, 119 (1929). — HUTH, TH. v.: Mit einseitiger Tuberkulose komplizierte Hufeisenniere. Z. urol. Chir. **26**, 33 (1929).

ILLYÉS, G. v.: Über die Nierentuberkulose. Fol. urol. **2**, 40—64 (1908). — ISRAEL: Erfahrungen über primäre Nierentuberkulose. Dtsch. med. Wschr. **1898**, 443. — ISRAEL, J.: Erfahrungen über primäre Nierentuberkulose. Dtsch. med. Wschr. **28**, 443 (1898). — ISRAEL, W.: Demonstrationen zur Nierenchirurgie. Z. Urol. **7**, 262 (1913). — ISRAEL u. BAUMGARTEN: Experimentelle und pathologisch-anatomische Untersuchungen über Tuberkulose. Z. klin. Med. **9**, 53, 245 (1885); **10**, 24 (1886).

JOANNOVIC, G.: Geflügeltuberkulose. Wien. med. Wschr. **1** (1923). — JOLSON: A case of tuberculosis in a single kidney. Boston med. J. **188**, 716 (1923). — JOSEPH, H.: Über Nephrolithiasis im Säuglingsalter. Virchows Arch. **205**, 335 (1911). — JOUSSET, A.: Rein et bacille de KOCH. Arch. Méd. expér. et Anat. path. **16**, 521—551 (1904). — JUNGANO: Tuberculose primitive de la vessie. J. d'Urol. **10**, 15 (1920).

KAPPIS: Inaug.-Diss. Tübingen 1905/06. — KAPSAMMERS: Zit. nach WILDBOLZ. — KATZ, FR.: Tuberculose urogénitale chez l'homme produite par le bacille de la tuberculose aviaire. J. d'Urol. **31**, 18 (1931). — KEY, E.: Ein Fall von tuberkulöser Niere mit doppelten Ureteren. Z. Urol. **3**, 409 (1909). — KIELLEUTHNER: Genügt der Nachweis von Tuberkelbazillen in dem durch Ureterenkatheterismus gewonnenen Harn zur Diagnose der Nierentuberkulose? Fol. urol. **7**, 191 (1912). — KIMLA: (a) v. HANSEMANNS Malakoplakia vesicae urinariae und ihre Beziehungen zur plaqueförmigen Tuberkulose der Harnblase. Virchows Arch. **184**, 469 (1906). (b) Cystitis caseosa. Virchows Arch. **186**, 96 (1906). — KIRCH: Über tuberkulöse Leberzirrhose, tuberkulöse Schrumpfnieren usw. Virchows Arch. **225**, 129 (1918). — KLIPPEL: Phtisie chron., tuberculose du rein et de la vessie. Bull. Soc. Anat. Paris **62**, 46 (1893). — KOCH: Z. Hyg. **61** (1908). — KÖNIG u. PELS-LEUSDEN: Die Tuberkulose der Niere. Dtsch. Z. Chir. **55**, 1—49 (1900). — KOIKE, M.: Zur Pathologie und pathologischen Anatomie der chronischen Nierentuberkulose. Mitt. Path. (Sendai) **3**, 490 (1927). — KOVALEVIČ, M.: Die Vergesellschaftung von Nierensteinkrankheit mit Nierentuberkulose. Vestn. Chir. (russ.) **13**, 249 (1928). Ref. Z. urol. Chir. **28**, 399 (1929). KRANKENHAGEN: Ein Beitrag zur chirurgischen Behandlung der Nierentuberkulose ohne pathologischen Harnbefund. Inaug.-Diss. Königsberg 1904. — KRAUSS, R.: Über geschlossene tuberkulöse Pyonephrose. Beitr. klin. Chir. **50**, 40—49 (1908). — KREISSL: Zit. nach WILDBOLZ. — KREPS, M. L.: Ein Fall von geschlossener tuberkulöser Pyonephrose. Z. Urol. **3**, 1007 (1909). — KRETSCHMER, H. L.: Kidney and ureteral stone surgery. California Med. **22**, 143 (1924); Z. urol. Chir. **17**, 259 (1925). — KROISS, F.: Zur Klinik und Pathogenese der geschlossenen, tuberkulösen Hydronephrose. Med. Klin. **45**, 1775—1778 (1910). — KÜMMELL: Klinische und operative Therapie der Uretersteine. Dtsch. med. Wschr. **1923**, 432. — KÜSTER: Chirurgie der Nieren, Harnleiter und Nebennieren. Deutsche Chirurgie. Erlangen 1896 u. 1902. — KUMMER, R. H.: Petit rein mastic. J. d'Urol. **21**, 548 (1926). — KUZNECKY, D.: Über die Kombination der Nierentuberkulose und der Nephrolithiasis. Med. Mysl' (russ.) **4**, 30 (1929). Ref. Z. urol. Chir. **29**, 348 (1930).

LAUDA: Zit. nach GOTTSTEIN. — LECÈNE: Tuberculose rénale de forme fibreuse sans caséification. Bull. Soc. Anat. Paris **81**, 436 (1906). — LE FUR: Zwei Fälle von Nierentuberkulose im Anschluß an Psoasabszeß. J. d'Urol. **10**, 303 (1921). — LEGUEU, PAPIN et VERLIAC: Étude anatomique de la tuberculose rénale. Arch. urol. de la Clin. Necker **1**, 434 (1913). LEPOUTRE, C.: Evolution spontanée d'une tuberculose rénale (exclusion du rein et fistulation à la peau). Arch. Mal. Reins **2**, 41 (1925). — LÉVY, R.: Des accidents et complications des tuberculoses rénales soi-disant guéries. J. d'Urol. **16**, 352 (1923). — LIEBERMEISTER, G.: Nierenstein und Nierentuberkulose. Dtsch. Arch. klin. Med. **140**, 195 (1922). — LOEWENHARDT: Fall von scheinbar geschlossener tuberkulöser Pyonephrose. Münch. med. Wschr. **1911**, 438. — LÖWENSTEIN u. MORITSCH: Die Nierentuberkulose als Organsystemerkrankung. Med. Klin. **19**, 1513 (1923). — LORENZETTI, C.: Tuberculosi uropionefrosi calcolosa e tumore di GRAWITZ nello stesso rene. Clinica chir., N. s. **6**, 263 (1930). — LUCRI, T.: La tuberculosi vesicale primitiva. Policlinico, sez. prat., **33**, 1535 (1926).

MACALPINE, J. B.: Two tubercular kidneys. Proc. roy. Soc. Med. **17**, sect. urol., 28 (1924). — MAINOLDI, P.: Su di un caso di pionefrosi tubercolare con ascesso pararenale. Arch. ital. Urol. **3**, 359 (1927). — MARION: Les formes de la tuberculose rénale. J. de Prat. **35**, 229 (1921). — MAUGEAIS: Thèse de Paris **1907/08**. — MÉSZAROS, K.: Nierenstein und Nierentuberkulose. Arch. klin. Chir. **143**, 415 (1926). — MEYER, E.: (a) Über Ausscheidungstuberkulose der Nieren. Virchows Arch. **141**, 414—434 (1895). (b) Zur Kasuistik der geschlossenen Pyonephrosen. Z. Urol. **5**, 21 (1911). — MEZÖ, B.: Nierenstein und Nierentuberkulose. Orv. Hetil. (ung.) **69**, 641 (1925). Ref. Z. urol. Chir. **19**, 260 (1926). —

MILLIGAN, E. T. C.: Two cases of tuberculosis of horse-shoe kidney. Proc. roy. Soc. Med. **22**, 1379 (1929). — MITTERSTILLER, S.: Über einen Fall von Entleerung einer Pyonephrose in die Peritonealhöhle. Z. Urol. **14**, 168 (1920). — MOON, V. H.: Renal tuberculosis. Its pathology. J. Indiana State med. Assoc. **14**, 38 (1921). Ref. Z. urol. Chir. **8**, 535 (1923). MÜLLER, A.: Über die Ausbreitung des entzündlichen Prozesses im Nierenparenchym bei aufsteigender Pyelonephritis. Arch. klin. Chir. **97** (1912). — MÜLLER, J.: Zur Harnleitertuberkulose. Z. Urol. **20**, 756 (1926).

NASSE, D.: Beiträge zur Kenntnis der Arterientuberkulose. Virchows Arch. **105**, 173—186 (1886). — NECKER, FR.: Durch 14 Jahre beobachtete Tuberkelbazillurie ohne sicher nachweisbare Organerkrankung. Wien. med. Wschr. **71**, 1708, 1803 (1921). — NICH, C. A. K.: Urogenitaltuberkulosis. Brit. med. J. **1927**, Nr 3462, 863. — NICOLICH: Anurie calculeuse sur un rein tuberculeux. Assoc. franç. Urol. 1903. — NORTH, H. U. and L. HERMAN: Acute massive tuberculosis of the left kidney associated with tuberculous vesico-rectal fistula. Proc. path. Soc. Philad. N. s. **23**, 68 (1921).

O'NEIL, R. F.: Report of a case of co-existent renal tuberculosis and renal calculus. Trans. amer. Assoc. genito-urin. Surgeons **21**, 27 (1928). — OPEL, v.: Tuberkulose der Nieren. Fol. urol. **1**, 438 (1907). — OPPENHEIM: Über Ausscheidungstuberkulose der Nieren. Virchows Arch. **141** (1895). — ORELL, S.: Fall von Nierentuberkulose mit Senkungsabszessen. Hygiea (Stockh.) **93**, 756 (1931). — ORTH, J.: (a) Diskussion über feinere Anatomie der Nierentuberkulose. Berl. klin. Wschr. **1**, 24, 25 (1906). (b) Traumatische Nierentuberkulose. Ges. Charité-Ärzte. Dtsch. med. Wschr. **1907**. (c) Über die durch Arterientuberkulose in den Nieren erzeugten Veränderungen. Berl. klin. Wschr. **22**, 1052, 1053 (1912). (d) Zit. nach GOTTSTEIN.

PACHOUD: Schweiz. med. Wschr. **1924**, Nr 2. — PAGÉS: Thèse de Lyon **1908/09**. — PAPIN, M.: Ureterentuberkulose bei intakter Niere (Tuberculose urétérale avec rein indemne de lésions bacillaires). (Vorgetragen von M. A. LAVENANT.) Bull. Soc. Clin. Paris **23**, No 7, 224 (1931). — PASTEAU: (a) Tuberculose et cancer vésical. J. d'Urol. **12**, 281 (1921). (b) Les hémorrhagies graves dans la tuberculose vésicale. J. d'Urol. **14**, 322 (1922). — PELS-LEUSDEN: Experimentelle Untersuchungen zur Pathogenese der Nierentuberkulose. Arch. klin. Chir. **95**, 245 (1911). — PENDE: Zit. nach GOTTSTEIN. — PERSSON, M.: (a) Two cases of early tuberculosis of the kidney. Acta chir. scand. (Stockh.) **56**, 525 (1924). (b) Ein Frühfall von Nierentuberkulose. Hygiea (Stockh.) **86**, 225 (1924). (c) Clinical notes on tuberculosis of the kidney. B. Tuberculous kidney with duplication of renal pelvis and ureter. Ann. Surg. **81**, 94 (1925). — PILLET, E.: Tuberculose rénale à forme anormale. J. d'Urol. **5**, 595 (1914). — POUSSON: Zit. nach GOTTSTEIN. — PUGH, W. S.: Tuberculosis of the kidney in pregnancy. Ann. Surg. **86**, 591 (1927). — PUNTONI, V.: Infezione urinaria mista da b. tubercolare e da paratifo B. Bull. Accad. med. Roma **55**, 66 (1929).

RAFIN: Tuberculose rénale. Encyclop. franç. Urol. **2**, 677—836 (1914). — RAMOND et HULET: Soc. de Biol., 20. Okt. 1900. — RENAUD, M.: Répartition des bacilles dans une tuberculose rénale. Bull. Soc. Anat. Paris **18**, 223 (1921). — REYMOND: Rev. méd. Suisse rom. **1921**, No 6. — REYNARD, J. et L. MICHON: Ulcus vésical tuberculeux et cystite rebelle, cinq interventions successives, guérison. J. d'Urol. **23**, 34 (1927). — RIHMER, B. v.: Beiträge zur Frage der Spontanheilung bei Nierentuberkulose. Fol. urol. **3**, 419—432 (1909). — RISIGARI, L.: Anuria de ostruzione in rene superstite dopo nefrectomia. (Tuberkulose in Hufeisenniere.) Atti Soc. ital. Urol. **1929**, 144. — ROCHET: Die Behandlung der Nieren- und Blasentuberkulose im Frühstadium. Z. urol. Chir. **2**, 55 (1914). — ROSE, H.: Über Nieren- und Ureterentuberkulose. Inaug.-Diss. Bonn 1909. — ROSENSTEIN, P.: Über feinere Anatomie der Nierentuberkulose. Berl. klin. Wschr. **1**, 23, 24 (1906). — ROUX u. COURMENT: Zit. nach WILDBOLZ. — ROVSING, TH.: Die Urogenitaltuberkulose. Z. Urol. **3**, 315 (1909). ROVSING u. FR. RYDGAARD: Klinische Untersuchungen über die Tuberkulose der Harnwege. Bibl. Laeg. (dän.) **117**, 225 (1925). Ref. Z. urol. Chir. **19**, 415 (1926). — RUNEBERG, B.: Über die Tuberkulose der Nieren und der Harnwege. Z. urol. Chir. **21**, 260 (1927).

SABROE, A.: Ein Fall von Pyonephrose mit falschen Tuberkelbazillen. Hosp.tid. (dän.) **64**, 74, 81 (1921). Ref. Z. urol. Chir. **8**, 281 (1922). — SALLERAS, J.: (a) Primäre Nephrolithiasis zusammen mit Tuberkulose der rechten Niere. Semana méd. **31**, 1106 (1924). Ref. Z. urol. Chir. **18**, 134 (1925). (b) Primäre Nephrolithiasis mit Tuberkulose der rechten Niere. Rev. Asoc. méd. argent. **37**, 104 (1924). Ref. Z. urol. Chir. **20**, 143 (1926). — SALLERAS, J. u. G. VILAR: Spontane Nierenkolonfistel infolge Nierentuberkulose. Semana méd. **1929 II**, 1961. Ref. Z. urol. Chir. **29**, 211 (1930). — SAXTORPH: Valeur de l'intervention chirurgicale dans la tuberculose vésicale. Congr. internat. Méd. Paris 1900. — SAWAMURA: Dtsch. Z. Chir. **103** (1910). — SCALABRINO, R.: Sulla cosìdetta esclusione ureterale nella tubercolosi del rene. Arch. ital. Urol. **7**, 347 (1931). — SCHAANNING, G.: Über Nierentuberkulose mit besonderer Berücksichtigung der Spontanheilung. Med. Rev. (norw.) **38**, 1 (1921). Ref. Z. urol. Chir. **7**, 196 (1921). — SCHACHT, W.: Tuberculosis of vesical diverticulum. J. of Urol. **22**, 549 (1929). — SCHLESINGER: Zit. nach WILDBOLZ.

SCHMIDT, A.: Über Autonephrektomie der Nierentuberkulose. Z. Urol. 23, 834 (1929). — SCHNEIDER, C.: Pathologisch-anatomische Untersuchung eines Frühfalls von Nierentuberkulose. Fol. urol. 3, 715—724 (1909). — SCHÖNBERG, S.: Über tuberkulöse Schrumpfnieren. Z. klin. Med. 78, 371—386 (1913); Virchows Arch. 220, 285—294 (1915). — SCHÜPBACH, A.: Zur Kenntnis der sog. essentiellen Hämaturie. Z. urol. Chir. 1, 270—284 (1913). SCHÜRER, F.: Spontane Perforation einer mischinfizierten tuberkulösen Harnblase. Dtsch. Z. Chir. 216, 278 (1929). — SCHWANKE, W.: Nierentuberkulose. Z. Urol. 14, 61 (1920). SCHWARZ, O.: Über einen Fall von Frühtuberkulose der Nieren. Z. Urol. 18, 289—291 (1924). — SCHWARZWALD, R. TH.: Kombination von Tuberkulose und Steinkrankheit der Niere. Münch. med. Wschr. 1913, 1576. — SERMET: Tuberculose et lithiase rénale associées. J. de Urol. 30, 441 (1930). — SFAKIANAKIS, J.: Tuberkulose der Niere und Blase bei Frauen. Ther. Gegenw. 63, 235 (1922). — SIMON, O.: Bruns' Beitr. 30, 50. — SMIRNOW: Zur Frage der KOCH-bazillären Nephrozirrhose. Z. urol. Chir. 16, Ref.-Teil, 76, 77 (1924). — SMIRNOW, A. W.: Pyonephrosis tuberculosa occlusa. Fol. urol. 7, 229—255 (1913). — SÖDERLUND, G.: Some early cases of chronic tuberculosis of the kidneys. Acta chir. scand. (Stockh.) 56, 27 (1923). Ref. Z. urol. Chir. 14, 184 (1923). — STEINDL: Riesenzellen im Harnsediment bei Urogenitaltuberkulose. Wien. klin. Wschr. 1910, Nr 49, 51. — STEINTHAL: Nierentuberkulose. Dtsch. med. Wschr. 38, Ver.ber. 1781 (1910). — STOSSMANN, R.: Zweiseitige Ureterverdopplung neben linksseitiger Nierentuberkulose. Orv. Hetil. (ung.) 69, 590 (1925). Ref. Z. urol. Chir. 19, 254 (1926). — STRAUSS: Ärztl. Ver.igg Frankfurt a. M., Febr. 1911. Zit. nach WILDBOLZ. — SUGIMURA: Mschr. Geburtsh. 34 (1912).

TARDO: Fernresultate der Operationen wegen Nephrolithiasis. Ital. Urol.kongr. Roma 1924. Z. urol. Chir. 16, 170. — TAROZZI, G.: Sopra alcune forme rare della tubercolosi renale. Arch. ital. Urol. 7, 3 (1930). — TENDELOO, N. PH.: (a) Lymphogene retrograde Metastasen von Bakterien, Geschwulstzellen und Staub aus der Brust- in die Bauchhöhle, besonders in paraaortale Lymphdrüsen. Münch. med. Wschr. 1904, 1537. (b) Lymphogene retrograde Tuberkulose einiger Bauchorgane. Münch. med. Wschr. 21, 988—991 (1905). THÉVENOT et VERGNORY: Tuberculose rénale. Néphrectomie. Périnéphrite bacillaire; Généralisation méningée. Lyon. méd. 130, 108 (1921). — THORNDIKE: Zit. nach WILDBOLZ. TITTINGER, W.: Ein Frühfall von Nierentuberkulose. Wien. med. Wschr. 37, 2399 (1911). Ref. Z. Urol. 5, 981 (1911).

VELO, C. A.: Contributo allo studio delle associazioni batteriche nelle lesioni tubercolari del rene. Arch. ital. Urol. 8, 204 (1931). — VERLIAC: Pyélonéphrite et tuberculose rénale. J. d'Urol. 31, 270 (1931). — VERLIAC et FEY: Rein en galette tuberculeux. J. d'Urol. 19, 161 (1925). — VERRIOTIS, TH.: Über die vom Ureterstumpf nach Nephrektomie wegen Tuberkulose ausgehenden Komplikationen und ihre Behandlung. Z. Urol. 9, 274 (1915). VIGNARD et THÉVENOT: J. d'Urol. 1912. — VINCENT: Assoc. franç. Urol. 1913. — VINTICI, D. V.: Ein Fall von tuberkulöser Zystenniere. Rev. ştiinţ. med. (rum.) 19, 439 (1930). Ref. Z. urol. Chir. 31, 384 (1931).

WAGNER, R.: Die Tuberkulose des uropoetischen und urogenitalen Apparates. Handbuch der Kindertuberkulose, Bd. 1, herausgeg. von ST. ENGEL u. CL. PIRQUET, S. 727—738. Leipzig: Georg Thieme 1930. — WEGELIN u. WILDBOLZ: Anatomische Untersuchungen von Frühstadien der chronischen Nierentuberkulose. Z. urol. Chir. 2, 201—240 (1913). — WESSEL: Pathologisch-anatomische Statistik der infektiösen Erkrankungen der Harnorgane einschließlich der Tuberkulose. Z. urol. Chir. 38, 23 (1933). — WILDBOLZ, H.: (a) Plaqueförmige, tuberkulöse Zystitis unter dem Bilde der Malakoplakia vesicae. Z. Urol. 1, 322 (1907). (b) Über Nierentuberkulose. Fol. urol. 1, 401 (1907). (c) Experimentell erzeugte aszendierende Nierentuberkulose. Z. Urol. 2, 39 (1908). (d) Experimentelle Studie über aszendierende Nierentuberkulose. Fol. urol. 3, 679 (1909). (e) Chirurgie der Nierentuberkulose. Neue dtsch. Chir. 6 (1913). (f) Die Diagnose und Behandlung der Nieren- und Blasentuberkulose im Anfangsstadium. Z. urol. Chir. 1, 525—566 (1913). (g) Nierentuberkulose und Nierenfunktionsprüfungen. Schweiz. med. Wschr. 2, 32—42 (1924). (h) Tuberkulöse Nephritis und Nierentuberkulose. Z. Urol. 18, 566—571 (1924). (i) Die Tuberkulose der Harnorgane im Handbuch der Urologie von LICHTENBERG, VOELKER und WILDBOLZ, Bd. 4, S. 1. Berlin: Julius Springer 1927. — WOLFF, A.: Die geschlossene, kavernöse Nierentuberkulose. Z. urol. Chir. 6, 314—375 (1921).

YAGO, K.: Zur Frage der Sekundärinfektion tuberkulöser Nieren durch Eitererreger. Tohoku J. exper. Med. 17, 306 (1931). — YOUNG, E. L. jr.: The clinical and pathological evidences of the possibilities of spontaneous healing of renal tuberculosis without total destruction of the kidney. Surg. etc. 33, 395—399 (1916).

ZOEPFFEL: Z. Urol. 14 (1920). — ZONDEK, M.: Zur Nierentuberkulose. Z. Urol. 14, 288—293 (1920). — ZUCKERKANDL, O.: (a) Die geschlossene tuberkulöse Pyonephrose. 1. Kongr. dtsch. Ges. Urol. S. 148—152. (b) Die geschlossene tuberkulöse Pyonephrose. Z. Urol. 2, 97—104 (1908).

B. Lues.

AJAMIL, L. F.: Vegetative Syphiloma of the bladder. J. of Urol. **25**, Nr 1, 53 (1931). — ASCH, P.: Die syphilitischen Erkrankungen der Harnblase. Z. Urol. **5**, 504, 1011. — AUFRECHT: De syphilide viscerali. Diss. Berlin 1866. — AVRAMOVICI, A.: De la cystite syphilitique. J. d'Urol. **22**, No 1, 26 (1926).

BALLENGER and SMITH: South. med. J. **16**, 532. — BENDA, C.: Pathologisch-anatomische Erfahrungen über syphilitische Blasenerkrankungen. Z. Urol. **13** (1919). — BLANC u. NÉGRO: Zit. nach W. ISRAEL. — BOECKEL, A.: Un cas de syphilis vésicale. J. d'Urol. **10**, 401 (1920).

CARRERA, JOSÉ LUIS: Histopathologie der Syphilis des Harnapparates. Prensa méd. argent. **14**, 950 (1928). Ref. Z. urol. Chir. **26**, 229 (1929). — CASPER, L.: Über Ureterenfisteln und Uretereneiterungen. Z. Urol. **18**, 545 (1924). — CHOCHOLKA, E. P.: (a) Syphilis der Blase. Z. urol. Chir. **21**, 3, 4. (b) Syphilis der Blase. Z. urol. Chir. **21**, H. 3/4, 134 (1927). (c) Quelques nouvelles observations sur la syphilis vésicale. J. d'Urol. **25**, No 6, 513 (1928).

DREYER, A.: Zur Klinik der Blasensyphilis. Dermat. Z. **20**, 477 (1913). — DUROEUX, L.: Syphilis de la vessie. Thèse de Paris **1913**. — DUVERGEY, J.: La syphilis de la vessie. Assoc. franç. d'urol. 25. Tagg Paris 1925. J. d'Urol. **20**, No 5, 429 (1925).

FRANK: Demonstration zystoskopischer Bilder von Blasensyphilis. Verh. 2. dtsch. Urol.-Kongr. Berlin **1909**, 356.

GAUTIER, E. L.: Gomme syphilitique de la vessie. J. d'Urol. **25**, 65 (1928). — GAYET et FAVRE: Contribution à l'étude de la syphilis de la vessie. J. d'Urol. **6**, No 1 (1914). — GIRARD: Trois cas de syphilis vésicale. J. d'Urol. **20**, 430 (1925). — GOTTFRIED: Ein Fall von Nierenbeckensyphilis. Wien. med. Wschr. **1914**. Nr 13, 601, — GRAEFF, K.: Ein Fall von Gummi der Harnblase. Inaug.-Diss. Freiburg 1906.

HADDEN: Obstruction of Ureter by a Gumma. Trans. path. Soc. Lond. **1885**. Zit. nach W. ISRAEL. — HESSE, B.: Lues papulosa vesicae. Dermat. Z. **25**, 173 (1918).

ISRAEL, W.: Die Syphilis der Harnorgane. Handbuch der Urologie von LICHTENBERG, VOELCKER u. WILDBOLZ, Bd. 4, S. 241. 1927.

JOVANOVITSCH, J.: Die Syphilis der Harnblase. Wien. med. Wschr. **1931**, Nr 43, 1398.

LEVY-BING u. DUROEUX: Syphilis de la vessie. Ann. Mal. vénér. Zit. nach W. ISRAEL. — LUCENA-RAURICH, J. M.: Über Blasensyphilis. Rev. méd. Barcelona **13**, 391 (1930). Ref. Z. urol. Chir. **31**, 80 (1931).

MICHAILOFF, N. A.: Syphilis der Harnblase und der oberen Harnwege. Z. Urol. **6**, 215 (1912). — MORGAGNI, J. B.: De sedibus et causis morborum, 4. IV. Lovanni 1767. — MOUTH, A.: Über totale Verödung der Niere durch gummöse Entzündung. Inaug.-Diss. München 1908. — MUCHARINSKY, M. A.: Zur Frage der Harnblasensyphilis. Z. Urol. **6**, 376 (1912).

NIKITIN, B.: Zur Diagnostik der Syphilis der Harnblase. Zbl. Chir. **55**, H. 11, 660 (1928). — NOGUÉ: Zit. nach ASCH.

PERESCHIEVKIN, N.: Zur Frage der Syphilis der Blase. Z. Urol. **5**, 732 (1911). — PICKER, R.: Ein Fall von Blasenlues. Z. urol. Chir. **2**, 43 (1922). — PICOT: Un cas de syphilis vésicale et uréthrale. J. d'Urol. **2**, No 5, 15. Nov. 1912. — POSNER, C.: Syphilis der Harn- und männlichen Geschlechtsorgane. Zbl. Hautkrkh. **21**, H. 13/14, 785 (1927).

RICORD, PH.: Traité complet des maladies vénériennes. Clinique iconographique de l'hôpital des vénériens, Planche VIII. Paris 1851. — ROTHSCHILD, A.: Syphilis der Blase. Z. urol. Chir. **21**, 232 (1927).

SAELHOF, CL. C.: Syphilis of the urinary bladder. J. of Urol. **13**, 461 (1925). — SCHWARZ, O. A.: Die Syphilis der Blasenschleimhaut. Z. urol. Chir. **19**, 117 (1926). Lit. bis einschl. **1924**. — SPREMOLLA, G.: La sifilide della vesica urinaria. (Contributo clinico e istologico.) Rinasc. méd. **2**, 248 (1925).

TARNOWSKY: Vorträge über venerische Krankheiten. Berlin 1872.

VIDAL, A. (DE CASSIS): Traité des maladies vénériennes. Paris 1853. — VIRCHOW, R.: (a) Zur pathologisch-anatomischen Kasuistik. Verh. physik.-med. Ges. Würzburg **3**, 366 (1852). Beobachtung 4. (b) Über die Natur der konstitutionell-syphilitischen Affektionen. Berlin **1859**.

WELZ: Nierensyphilis. Dtsch. med. Wschr. **1913**, Nr 25, 1201. — WOHLWILL, F.: (a) Über Syphilis des uropoetischen Systems. Ärztl. Ver. Hamburg, 18. Mai 1926. Ref. Klin. Wschr. **1926**, Nr 31, 1442. (b) Pathologisch-anatomische Untersuchungen über die Syphilis des uropoetischen Systems. Z. urol. Chir. **22**, 1 (1927).

C. Aktinomykose.

AMMENTORP, L.: Om Aktinomykose. Bibl. Mag. Lägevidensk. **4**, H. 6. Ref. Zbl. Chir. **1894**, 1074.

BAUM, R.: Ein Beitrag zur Klinik der Aktinomykose. Berl. klin. Wschr. **1908**, Nr 5. 256. — BILLROTH: Wien. med. Wschr. **1891**. — BOSTROEM: Untersuchungen über die Aktinomykose des Menschen. Beitr. path. Anat. **9**, 1 (1891). — BULL, P.: Aktinomykose im Urin. Forhandl. i. d. Kirurg. foren. i Kristiania 1919/20. Beil. 4 zu Norsk Mag. Laegedivensk. **1921**, 27. Ref. Z. urol. Chir. **8**, 508 (1919).

COHN, TH.: Pyonephritis und Prostatitis actinomycosica. Berl. klin. Wschr. **1911**, 1497. CORONINI und PRIESEL: Zur Kenntnis der Bacillus furiformis-Pyämien, zugleich ein Beitrag zur „Pseudoaktinomykose". Frankfurt. Z. Path. **23**, 191 (1920). — CUMMING and NELSON: Actinomycosis of the urinary tract. Surg. etc. **49**, 352 (1929).

HESSE, G.: Über Aktinomykose. Dtsch. Z. Chir. **34**, 275 (1892). — HOCHENEGG: Wien. med. Presse **1887**, H. 16.

KÖSTER, E.: Über Aktinomykose der Blasenwand. Dtsch. Z. Chir. **181**, 60 (1923).

LANGHANS: Korresp.bl. Schweiz. Ärzte **1888**, 329.

MICHELSON, J.: Zur Frage der Aktinomykose der Harnblase. Festschrift für Prof. S. BERNSTEIN **1928**, 431 (russ.). Ref. Z. urol. Chir. **28**, 240 (1929). — MIDDELTORPF, K.: Ein Beitrag zur Kenntnis der Aktinomykose des Menschen. Dtsch. med. Wschr. **1884**. Nr. 15/16, 225, 244.

PINNER, H.: Beitrag zur Nierenaktinomykose. Z. Urol. **16**, 187 (1922). — PONCET: De l'actinomycose ano-rectale. Gaz. hebd. Méd. et Chir. **1898**, 889.

RAČIĆ, J.: Isolierte Aktinomykose der Niere. Beitr. path. Anat. **87**, 474 (1931). — RECHT, H.: Zur Kenntnis der „isolierten" Nierenaktinomykose. Dtsch. Z. Chir. **224**, 414 (1930). — REDTENBACHER: Ein Fall von Actinomycosis abdominalis. Wien. klin. Wschr. **1893**, 738. — ROSENSTEIN, P.: Die Aktinomykose der Harnorgane. Handbuch der Urologie von LICHTENBERG, VOELCKER u. WILDBOLZ, Bd. 4, S. 218. Berlin: Julius Springer 1927. RUPP, F.: Aktinomykose der Blasenwand. Dtsch. Z. Chir. **211**, 208 (1928).

SCHILLER: Über die Darmoperationen an der Heidelberger chirurgischen Klinik. (Aktinomykose Fall 14). Beitr. klin. Chir. **17**, 628 (1896). — SHIOTA, H.: Beitrag zur Kenntnis der menschlichen Aktinomykose. Dtsch. Z. Chir. **101**, 289 (1909). — STANTON: Actinomycosis limited on the urinary tract. Albany med. Ann. **1905**, Nr 11. Ref. Zbl. Chir. **1906**, 296.

ULLMANN, E.: Beitrag zur Lehre von der Aktinomykose. Wien. med. Presse **1888**, Nr 49, 1770, 1811.

WEISER, A.: Zur Erkennung der Strahlenpilzkrankheit der Harnblase. Z. urol. Chir. **18**, 211 (1925). — WILDBOLZ, H.: Lehrbuch der Urologie (Aktinomykose der Blase, S. 327). Berlin: Julius Springer 1924. — WOLFF, P.: Über Geschwülste, Ileozökalgegend und ihre chirurgische Behandlung. Inaug.-Diss. Berlin 1893.

ZEMANN: Zit. nach ROSENSTEIN.

D. Andere Mykosen.

BRIK: Zit. nach FISCHL.

ERNST, P.: Über Nierenmykose und das gleichzeitige Vorkommen verschiedener Pilzformen beim Diabetes. Virchows Arch. **137**, 486.

FISCHL: Entwicklung und gegenwärtiger Stand unserer Kenntnisse über die Soorkrankheit. Erg. inn. Med. **16**, 107 (1919). — FRISCH, v.: Soor der Harnblase. Wien. klin. Wschr. **39**, 1898.

GENTSCH, W.: Über pathogene Sproßpilze bei Diabetes. Inaug.-Diss. Jena 1908. — GUIARD: Les métastases du Muguet. Rev. Méd. (Festschrift für LÉPINE). **1911**, 330.

HEUBNER, O.: Über einen Fall von Soor-Allgemeininfektion. Dtsch. med. Wschr. **19**, 581 (1903).

KLAUSNER, E.: Über eine noch nicht beobachtete Infektion der Schleimhaut des Urogenitalsystems (durch Hefepilze?). Dermat. Wschr. **78**, 342 (1924).

LUNDQUIST, C. W.: On primary mycosis of the kidney. Brit. J. Urol. **3**, 1 (1931).

ORI e CIACCIA: Cryptococcus renalis. Ann. Igieni **1919**. Zit. nach LUNDQUIST. — OTA, M. u. R. MASUDA: Ein Fall von akuter Zystitis, verursacht durch eine pathogene Hefe. Dermat. Wschr. **1930 II**, 1521.

RAFIN, M.: (a) Soor des Nierenbeckens. Congr. Assoc. franç. Urol. 1910. Zit. nach LUNDQUIST. (b) Muguet et calcul de la vessie. J. d'Urol. **23**, 32 (1927). — REDI, R.: Ife e conidiospore di un micete (Monilia) in un bacinetto renale. Atti Accad. Fisiocritici Siena, X. s. **5**, 43 (1930). Ref. Z. urol. Chir. **31**, 74 (1931). — RHAMY, B. W.: Blastomycosis of the bladder. J. amer. med. Assoc. **87**, 405 (1926). — ROCHARD, DUVAL et BODOLEC: Sporotrichosis. Gaz. Hôp. Paris **1909**. Zit. nach LUNDQUIST.

SCHMORL, G.: Ein Fall von Soormetastase in den Nieren. Zbl. Bakter. **7**, 329 (1890).

TANNENBERG, J.: Doppelseitige Soorerkrankung des Nierenbeckens bei einem Diabetiker. Z. Urol. **17**, 82 (1923).

VERRIOTIS u. DEFRISE: Über einen Fall von Mykosis renalis hervorgerufen durch Gen. Enantiothamnus. Z. urol. Chir. **25**, 47 (1928).

WOSSIDLO: Beitrag zu den Mykosen der Harnwege. Verh. dtsch. Ges. Urol., 2. Kongr. Berlin **1909**.

E. Lymphporanulomatose.

BLATT, P. u. A. MARKUS: Lymphogranulomatose der Prostata. Z. urol. Chir. **22**, 208 (1927).

CHUTE, R.: Malignant lymphoma and the urinary tract. J. amer. med. Assoc. **97**, 969 (1931).

EDELMANN, H.: Lymphogranulomatose und urologische Diagnostik. Beitr. path. Anat. **84**, 346 (1930).

FRAENKEL, E. u. H. MUCH: Über die HODGKINsche Krankheit. Z. Hyg. **67**, 159 (1910).

GRAETZ, F.: Zur Kenntnis von STERNBERGS sog. „eigenartiger Tuberkulose des lymphatischen Apparates". Beitr. Klin. Tbk. **15**, 253 (1910).

HALIR, O.: Perniziöse Anämie und Lymphogranulomatose. Med. Klin. **21**, 498 (1925).

SCHLAGENHAUFER, F.: Pathologisch-anatomische Kasuistik. Arch. Gynäk. **95**, 1 (1912).

SZENES, A.: Lymphogranulomatose der inneren weiblichen Genitalien und der Harnblase. Z. Geburtsh. **96**, 121 (1929).

F. Lepra.

BABES: Untersuchungen über den Leprabacillus. Berlin 1898. — BARRERA, F. P. DE u. A. P. CHAVARRIÁ: Akute Symptome bei Lepra. Rev. méd. lat.-amer. **12**, 773 (1927).

JADASSOHN, J.: Lepra. Handbuch der pathogenen Mikroorganismen von KOLLE, KRAUS u. UHLENHUTH, 3. Aufl., Bd. 5/2, S. 1164. Jena: Gustav Fischer u. Wien u. Berlin: Urban u. Schwarzenberg 1928.

KOBAYASHI, W.: Über die viscerale Lepra. Monogr. actorum dermatol. A. S. dermatol. Nr 4. Kyoto 1929.

PFISTER, E.: Tropenkrankheiten. Handbuch der Urologie von LICHTENBERG, VOELCKER u. WILDBOLZ, Bd. 4, S. 800. Berlin: Julius Springer 1927.

UHLENHUTH u. WESTPHAL: Zit. nach JADASSOHN.

G. Gonorrhoe.

ASCH, P.: Über die zystoskopische Diagnose der chronischen Blasengonorrhoe. Arch. öff. Gesdh.pflege **22**, 75—77 (1902).

BAAR: Über Ureterstrikturen, die eine Nephrolithiasis vortäuschen. Münch. med. Wschr. **1913**, Nr 51. — BACHRACH, R.: Die Erkrankungen der Harnleiter. Handbuch der Urologie von LICHTENBERG, VOELCKER u. WILDBOLZ (Gonorrhoe S. 2 u. 9), Bd. 5, S. 1. Berlin: Julius Springer 1928. — BARNEY, J. D.: Gonococcal infections of the kidney. J. of Urol. **9**, 79 (1923). — BASTOS: Pyonéphrose gonococcique. Ann. Mal. génito-urin. **27**/1, 328 (1909). — BIACHETTI, C. F.: Pielonefrite gonococcica suppurata unilaterale nella donna. Policlinico, sez. prat., **32**, 1081 (1925). — BIRKHAUG, K. E. and A. L. PARLOW: Gonococcal infection of the kidney. Bacteriological and histopathological report of a case of gonococcal hydropyonephrosis. J. of Urol. **20**, 83 (1928). — BUERGER, L.: Renal and ureteral infection with the gonococcus. N.Y. med. J. **118**, 1022—1028 (1918).

CECIL, H. L.: Gonorrheal infections of the kidney. J. of Urol. **13**, 673 (1925). — COHEN: Gonococcal infection of kidney with spontaneous recovery. J. amer. med. Assoc. **180**, Nr 15. — CULVER, H., W. J. BAKER and M. BARNES: Chronic gonorrheal pyonephrosis and ureteritis. Trans. amer. Assoc. genito-urin. Surgeons **23**, 35 (1930).

DOURMASHKIN, R. L. and H. COHEN: Gonococcal infection of kidney with spontaneous recovery. J. amer. med. Assoc. **80**, 1052 (1923). — DOWD, J. H.: Gonorrheal pyelitis and pyelonephritis. Med. Rec. **53**, 939 (1898). — DÓZSA: Gonorrhoische Infektion einer durch anomale Gefäße verursachten hydronephrotischen Niere; Nephrektomie. Z. Urol. **15**, 280 (1921).

FAYOL: Pyonéphrose blennorrhagique droite. Lyon méd. **38**, 470 (1912). — FINGER: Zit. nach SUTER. — FRISCH, v.: Zur Ätiologie der renalen Hämaturie (Pyelitis granulosa). Verh. 2. Kongr. dtsch. Ges. Urol. Berlin **1909**.

GAYET: Pyélites gonococciques. J. d'Urol. **16**, 423 (1923).

HIMMELHEBER: Med. Klin. **1907**.

JOHNSON, F. P. and J. H. HILL: Gonococcal infection of the kidney and criteria for its diagnosis. J. of Urol. **11**, 177 (1924). — JOHNSON u. JUSTINA: Gonococcal infection of the kidney and criteria pr. its diagnosis. J. of Urol. **11**, Nr 2.

KELLY: Gonorrheal pyelitis and pyoureter cured by irrigation. Bull. Hopkins Hosp. **6**, 47 (1895). — KEMBLE, A.: Gonorrheal infection of the kidney. J. of Urol. **15**, 289 (1926). — KNORR, R.: Cystitis gonorrhoica. Mschr. Geburtsh. **11**, H. 6. — KOPP, R.: Wiederholter

Befund von Gonokokken und Influenzbazillen bei einer Pyelitis. Dtsch. med. Wschr. **43**, 1822 (1926).

LEHR, L. C.: Report of a case of gonorrheal pyelitis. J. amer. med. Assoc. **59**, 36—37 (1912, Juli). — LEWIS, B.: On the pathology of gonorrheal pyelonephritis; presentation of a gonorrheal kidney. J. cutan. genito-urin. Dis. **18**, 395—404 (1900). — LINZENMAIER, G.: Über Cystitis gonorrhoica. Zbl. Gynäk. **45**, 1064 (1921).

MALIWA, E. u. V. v. HAUS: Über Balantidieninfektion der Harnwege. Z. Urol. **14**, 495 (1920). — MICHON, E.: Un cas de pyélite chronique à gonocoques. J. d'Urol. **16**, 424 (1923).

NECKER, FR.: Pyelitis, Pyelonephritis und Pyonephrose. Handbuch der Urologie von LICHTENBERG, VOELCKER und WILDBOLZ, Bd. 5 (Gonorrhoe S. 706). Berlin: Julius Springer 1928. — NICHOLIS, M. F.: A case of gonococcal pyonephrosis. Lancet **1931 II**, 130. — NITZE: Zit. nach SUTER. — NIXON, P. J.: (a) Gonorrheal pyelitis and pyelonephritis. Med. Rec. **53**, 939 (1898). (b) Gonococcus infection of the kidney. Surg. etc. **12**, 33. — NOBÉCOURT: Pyélites et pyélonéphrites à gonocoques chez les enfants. Pediatr. prat. **23**, 131 (1926).

PARMENTER, F. J., A. G. FOORD and C. J. LEUTENEGGER: Gonococcal pyelonephritis. J. of Urol. **24**, 359 (1930). (Vollständiges Literaturverzeichnis.) — PUGH, W. SC.: Gonorrheal infections of the bladder and kidneys. Amer. J. Surg. **9**, 492 (1930).

SCHÖNWERTH, A.: Ureterendivertikel und Hydronephrose. Dtsch. med. Wschr. **1908**, Nr 6, 238. — SCHOTTMÜLLER: (a) Cystopyelitis gonorrhoica mit Haut- und Gelenkmetastasen. Dtsch. med. Wschr. **47**, 1147 (1921). (b) Hämaturie bei Cystopyelitis gonorrhoica. Dtsch. med. Wschr. **47**, 1147 (1921). — SHIVERS, CH. H.: A possible mistake in the diagnosis of gonococcal infection of the kidney, with report of a suspected case. J. amer. med. Assoc. **80**, 1359 (1923). — SHULTZ, W. G. and CH. S. VIVIAN: Gonococcal infection of the kidney. J. of Urol. **21**, 593 (1929). — SIMMONS, R. R.: Gonococcal infections of the kidney. J. of Urol. **7**, 113 (1922). — SISK, J. R. and J. B. WEAR: Gonococcal infections of the kidney, ureter and bladder. J. of Urol. **23**, 639 (1930). — STOECKEL: Zit. nach SUTER. — STROGATSCHOFF: Renal complications of acute gonorrhea. Amer. J. Urol. **5**, 184 (1909). — SUTER, F.: Die entzündlichen Erkrankungen der Harnblase. Handbuch der Urologie von LICHTENBERG, VOELCKER und WILDBOLZ, Bd. 3 (Gonorrhoe S. 857). Berlin: Julius Springer 1928.

THEDENET: Ann. des maladies des org. génito-urin. **7**, No 16. Zit. nach NECKER. — THOMSON, D.: Gonorrhea. Oxford Med. Publications, p. 77. London 1923.

WEINBRENNER: Prinzipielles zur Behandlung der gonorrhoischen Zystitis. Dtsch. med. Wschr. **41**, 649—652. Leipzig-Berlin 1914. — WEISSWANGER: Nierenabszeß nach Gonorrhoe. Nephrotomie. Heilung. Münch. med. Wschr. **1908**, Nr 18.

YOUNG, HUGH, H.: The gonococcus; a report of successful cultivations from cases of arthritis, subcutaneous abscess, acute and chronic cystitis, pyonephrosis and peritonitis. J. cutan. genito-urin. Dis. **18**, 241—267 (1900).

ZINNER, A.: Zur Kenntnis der gonorrhoischen Niereninfektionen. Wien. klin. Wschr. **39**, 1179 (1926).

H. Typhus und Paratyphus.

ACHARD, H. P.: Quelques considérations sur le diagnostic et le traitement des pyélites de la fièvre typhoide. Progrès méd. **48**, 191 (1921).

BEITZKE, H.: Typhus-cystitis. Berl. klin. Wschr. **1918**, 27. — BROWN: Zit. nach SCHAEDEL.

CAMPBELL and RHEA: Surg. etc. **27**, 610 (1918).

FAIN, L.: Durch Paratyphobazillosis hervorgerufene Erkrankungen der Harn- und Geschlechtsorgane. Russk. Klin. **9**, 77 (1928). Ref. Z. urol. Chir. **28**, 70 (1929). — FERNET et PAPILLON: Suppuration rénale à bacille d'Eberth survenu au déclin d'une fièvre typhoïde. Gaz. Hôp. **1897**, 90. Zit. nach MELCHIOR. — FLEXNER: (a) Hopkins Hosp. Rep. **13**, 241. (b) Hopkins Hosp. Rep. **5**, 343 (1895). (c) J. Path. **3**, 202 (1895). — FOLLET: Pyélo-néphrite suppurée datant de 10 ans d'origine typhique. Bull. Soc. Anat. Paris **1895**, 2.

GARNIER et LARDENNOIS: La pyonéphrose d'origine typhique. Presse méd. **1901**, 169. — GREAVES: A case of pyonephrosis containing typhoid bacilli in pure culture. Brit. med. J. **1907 II**, 75.

HERZ, A. u. S. HERRNHEISER: Die Bakteriurie von Typhus und Paratyphusbazillen während und nach typhösen Erkrankungen. Wien. Arch. inn. Med. **8**, 413 (1924). — HÖLSCHER, A.: Über die Komplikationen bei 2000 Fällen von letalem Abdominaltyphus. Münch. med. Wschr. **1891**, 43.

KURSCHMANN: Zit. nach SUTER.

LEVI et LEMIERRE: Cystitis typhosa. Gaz. hebdom. Méd. et Chir. **1901**, 1165. — LOEPER et A. LEMAIRE: Forme pyélo-cystique de la fièvre typhoïde (Paratyphus). Bull. Soc. méd. Hôp. Paris, III. s. **47**, 161 (1931).

MELCHIOR, E.: (a) Über die suppurativen Nierenkomplikationen des Typhus abdominalis mit besonderer Berücksichtigung ihrer chirurgischen Bedeutung. Zbl. Grenzgeb. Med. u. Chir. **13**, 689, 747 (1910). (b) Zur Kenntnis der typhösen Pyonephrosen. Z. Urol. **10**, 129 (1916). — MELCHIOR, M.: Zystitis und Urininfektion. Kopenhagen 1893, übersetzt 1897. Zit. nach SCHAEDEL. — MEYER u. AHREINER: Über typhöse Pyonephrose. Mitt. Grenzgeb. Med. u. Chir. **19**, 486 (1909).

PATCH, FR. S.: Typhoid infections of the kidney. J. of Urol. **14**, 199 (1925). — POSSELT, A.: Atypische Typhusinfektionen. Erg. Path. I **16**, 296 (1912).

ROVSING, TH.: Études cliniques et expérimentales sur les affections infectieuses des voies urinaires. Ann. Mal. génito-urin. **1897**, 897.

SCHÄDEL: Über Cystitis typhosa. Mitt. Grenzgeb. Med. u. Chir. **16**, 619 (1906). — SCHEIB: Zur Kenntnis der typhösen Nephritis. Prag. med. Wschr. **1902**, 257. — SCHOTTMÜLLER, H.: Die typhösen Erkrankungen. Handbuch der inneren Medizin von MOHR und STAEHELIN, Bd. 1/2, 2. Aufl. Berlin: Julius Springer 1925. — SIMON, E.: Über Dauerausscheidung von Typhusbazillen im Urin und Nephrolithiasis typhosa. Z. Urol. **22**, 848 (1928). — STEINTHAL: Zur Kenntnis der Typhusniere und ihrer chirurgischen Behandlung. Zbl. Chir. **49**, 1531 (1922).

TROISIER: (Typhöser Nierenabszeß). Soc. méd. Hôp., 15. Jan. 1897. Ref. Semaine méd. **1897**, 21. Zit. nach MELCHIOR.

VANZETTI: Arch. Sci. med. **4**, 59 (1903). Zit. nach POSSELT. — VOZZA, F.: Un caso di pielonefrite gravidica da bacillo del tifo. Ann. Ostetr. **46**, 149 (1924).

WRIGHT, J.: Pyonephrosis as a complication of typhoid fever. Brit. J. childr. Dis. **27**, 296 (1930).

YOUNG, H. H. and LEHR: Hopkins Hosp. Rep. **13**, 455.

I. Protozoeninfektionen.

AYER, E. W. and J. M. NEIL: Protozoa in the urinary tract. J. amer. med. Assoc. **94**, 1489 (1930).

BRUNELLI, P.: Su di un caso di cistite amebica da Entamoeba histolytica. Arch. ital. Sci. med. colon. **12**, No 4, 218 (1931). — BUCHMANN, M.: Ein Fall von Amöbenzystitis. Arch. Schiffs- u. Tropenhyg. **29**, 342 (1925).

CASTELLANI, A. u. K. J. CHALMERS: Manual of tropical medicine III. London 1919. Zit. nach KOCH. — CRAIG, C. F.: The parasitic amoebae of man, p. 455. Philadelphia u London 1911.

ESCOMEL, E.: Un premier cas de trichomonose vésicale décrit au Pérou. Bull. Soc. path. exot. Paris **19**, 697 (1926).

FISCHER, W.: Über Amöbenzystitis. Münch. med. Wschr. **1914**, Nr 9, 473. — FRANCHINI, G.: (a) Su di due casi di cistite amebica. Pathologica **17**, 271 (1925). (b) Casi di cistite amebica. Pathologica **17**, 550 (1925). (c) Amoebic cystitis. Urologic. Rev. **32**, 790 (1928).

GOYENA, J. R.: Ein Fall von Amöbiasis des Darms und der Harnorgane. Semana méd. **33**, 1075 (1926).

LEWIS, BRANSFORD and GRAYSON CARROLL: A case of trichomonas vaginalis. Infection of the kidney pelvis. J. of Urol. **19**, 337 (1928).

MACFIE, J. W. S.: Observations on urinary infection of the genito-urinary tract. Amer. J. trop. dis. prevent. Med. **2**, 205 (1914). — MALIWA, E. u. V. VON HAUS: Über Balantidieninfektion der Harnwege. Z. Urol. **14**, 495 (1920).

PANAYOTOTOU, A.: (a) Einige Fälle von Amöbenzystitis in Ägypten. Wien. med. Wschr. **74**, 1659 (1924). (b) Cystitis caused by Amoeba histolytica and Schistosoma Mansoni. Brit. J. Childr. Dis. **22**, 289 (1925). — PETZETAKIS: (a) L'«amibiase rénale». Bull. Soc. méd. Hôp. Paris **39**, 1233 (1923). (b) Présance fréquente d'amibes vivantes dans les crachats et les urines au cours de la dysenterie amibienne aiguë. La «cystite amibienne». Bull. Soc. méd. Hôp. Paris **39**, 1681 (1923). (c) Cystites amibiennes. [«Entamoeba polymorpha».] Bull. Soc. méd. Hôp. Paris **40**, 1227 (1924). (d) Cystites amibiennes. Lyon méd. **136**, 29 (1925). — PETZETAKIS et MYLONAS: Lésions ulcéreuses dans la cystite amibienne. Lyon. méd. **135**, 176 (1925). — PIRAMI, E.: Sulla cistite amebica. Arch. ital. Sci. med. colon. **9**, 143 (1928).

RASMUSSEN, A. A.: Über Trichomonas vaginalis in der Blase bei Graviden. Hosp.tid. (dän.) **69**, 1177 (1926). Ref. Z. urol. Chir. **23**, 135 (1927). — REISS, FR.: Über Amöbenzystitis. Arch. Schiffs- u. Tropenhyg. **28**, 334 (1924). — REITLER u. KOLISCHER: Über eine Protozoenpyelitis. Z. klin. Med. **84**, 64 (1917). — ROCCA, G. C.: Un caso di cistite da Entamoeba histolytica. Riforma med. **44**, 344 (1928).

STEFANO, U.: Contributo allo studio dell'amebiasi vesicale. Arch. ital. Sci. med. colon. **12**, 463 (1931).

VISHER, JOHN W.: Vesical infection with Trichomonas vaginalis. J. amer. med. Assoc. **92**, 2098 (1929).

K. Bilharziosis und Eustrongylus gigas.

CARAZZA: Zit. nach GENAZZANI. — CRISTOL, V.: La cystoscopie dans la bilharziose vésicale. J. d'Urol. **12**, 319 (1921).

GENAZZANI, U.: Di una rara forma di pielonefrosi dovuta da un zooparasita: L'eustrongylus gigas. Riforma med. **43**, 367 (1927). — GIRGES, R.: Pathology of schistosomiasis haematobium. J. trop. Med. **34**, 65 (1931). — GOEBEL, C.: Chirurgie der heißen Länder. Erg. Chir. u. Orthop. **1911**. — GRIESINGNR: Zit. nach PFISTER. — GRUBER, GG. B.: Über Harnblasenbilharziosis. Z. urol. Chir. **13**, 99 (1923).

HUTCHINSON, H. S.: The pathology of bilharziosis. Amer. J. Path. **4**, 1 (1928).

IBRAHIM, A.: Bilharziosis of the ureter. Lancet **205**, 1184 (1923).

KOCH, M.: Schistosoma haematobium. Handbuch der speziellen pathologischen Anatomie und Histologie von HENKE und LUBARSCH, Bd. 6/1, S. 729. Berlin: Julius Springer 1925.

LEREBOULLET et NADAL: Un cas de Bilharziose vésicale chez un enfant avec association d'autres parasites intestinaux. Bull. Soc. Pédiatr. Paris **1921**, 290. — LETULLE: Zit. nach E. PFISTER. — LOTSY: Die Bilharziosis des Harnsystems und ihre röntgenologische Diagnostik. Fortschr. Röntgenstr. **28**, 569 (1922). — LUCA, A. DE: Un raro caso di infezione di bilarzia in pelvi renale. Arch. ital. Urol. **8**, 74 (1931).

MADDEN, F. C.: Bilharziosis. London 1907. — MARION, G.: Traité d'urologie. Bilharziose urinaire, 2. Aufl., Tomes 1, p. 561. Paris: Masson & Cie 1928. — MATTEI, A.: Su alcuni asi di schistosomiasi vesicale. Ann. Med. nav. e. colon. **37 II**, 395 (1931).

PANAYOTOTOU, A.: Cystitis caused by Amoeba histolytica and Schistosoma Mansoni. Brit. J. Childr. Dis. **22**, 289 (1925). — PETZETAKIS et MYLONAS: Lésions ulcéreuses dans la cystite amibienne. Lyon. méd. **135**, 176 (1925). — PFISTER, E.: Tropenkrankheiten im Handbuch der Urologie von LICHTENBERG, VOELCKER, WILDBOLZ, Bd. 4. Berlin: Julius Springer 1927. — POMARET et ANDRANI-CONSTANTINI: Sur un cas de bilharziose vésicale mixte. Bull. Soc. Path. exot. Paris **14**, 567 (1921).

RUFFER, M. A.: Note on the presence of bilharzia haematobia in egyptian mumies of the twentieth dynasty (1250—1000 v. Chr.). Brit. med. J., 1. Jan. **1910**, 16.

SONSINO: Zit. nach KOCH.

URQUHART, A. L.: Cystformation in the ureter, associated with bilharziosis. Brit. J. Urol. **3**, 21 (1931).

6. Die Gewächse der ableitenden Harnwege (Nierenbecken, Harnleiter und Blase).

Von

R. Hückel - Göttingen.

Mit 53 Abbildungen.

Einleitung und Einteilung.

Die Gewächse der ableitenden Harnwege (ausschließlich Harnröhre) gliedern sich zunächst nach ihrem *Sitz* in die drei großen Gruppen: **Nierenbeckengewächse, Harnleitergewächse und Blasengewächse.** In jeder Gruppe, der ein Hauptkapitel zukommt, wird naturgemäß zwischen *primären* und *sekundären* Blastomen zu unterscheiden sein. Dabei werden die primären, aus dem jeweiligen ortsständigen Gewebe (oder aus dessen Bereich infolge geweblicher Fehlbildungen verlagerten ortsunständigen Geweben) entstandenen Gewächse in erster Linie abzuhandeln sein.

Unter diesen primären Gewächsen überwiegen in allen Abschnitten der Harnwege weitaus papilläre Gewächsbildungen, und zwar die aus ortsständigem Gewebe entstandenen papillären Fibroepitheliome und die bis auf verschwindende Ausnahmen ebenfalls daraus hervorgehenden Karzinome. Dabei weisen besonders sowohl die papillären Fibroepitheliome als auch die papillären Krebse in den drei Abschnitten der ableitenden Harnwege unter sich in vielen Beziehungen eine große Ähnlichkeit, ja man könnte fast sagen, eine Gleichartigkeit auf, entsprechend der geweblichen Gleichartigkeit ihres Mutterbodens. Es scheint daher zunächst verlockend, diese papillären Gewächse, die zudem in einzelnen Fällen in Nierenbecken, Harnleiter und Harnblase nebeneinander vorkommen, für diese drei Abschnitte gemeinsam zusammenfassend zu besprechen. Da außerdem oftmals die gleichen ursächlichen Einflüsse zu erörtern sein werden und die gleichen Fragen bezüglich der geweblichen Eigenart des Wachstums (namentlich bei den „Papillomen") auftauchen, hätte eine solche zusammenfassende Besprechung, auch um Wiederholungen zu vermeiden, viel für sich. Es zeigen sich jedoch hier und da gewisse Unterschiede; auch liegen z. B. bei den Harnblasenpapillomen eingehende Untersuchungen bezüglich gewisser geweblicher Einzelheiten vor, und es erscheint nicht ohne weiteres berechtigt, jene Ergebnisse auf die Papillome des Nierenbeckens und des Harnleiters zu übertragen, so naheliegend dies zunächst erscheinen mag. Auch geht es nicht an, Ansichten, die z. B. über die papillären Gewächse des Nierenbeckens — sei es auch in welcher Beziehung — geäußert wurden, ohne weiteres auf die entsprechenden Bildungen des Harnleiters oder der Harnblase zu übertragen und sie mit den eigens über diese Gewächse vorliegenden Anschauungen zu vermengen, obgleich man dies in einzelnen Punkten rechtfertigen könnte. Somit kommt man nicht umhin, auch bei den papillären Gewächsen die Dreiteilung Nierenbecken, Harnleiter und Harnblase zu wahren und durchzuführen. Wenn dabei gleichartige Fragen bei den verschiedenen

Abschnitten des Harnweges erörtert werden müssen, werden Wiederholungen durch jeweilige Hinweise nach Möglichkeit vermieden werden. Im allgemeinen wird eine für die papillären Gewächse der Harnwege als allgemein gültig zu bewertende Frage in demjenigen Abschnitt des Harnweges ausführlich behandelt werden, bei dem die meisten Untersuchungen und Erörterungen darüber vorliegen.

Eine Einteilung der Gewächse in ihrer Gesamtheit ergibt sich zunächst zwanglos aus ihrer *geweblichen Eigenart.* Die *papillären Fibroepitheliome* zeigen jedoch eine ganz besonders nahe Beziehung zu den *papillären Krebsen* und werden ja von manchen Forschern noch heute sogar von vornherein ebenfalls als Zottenkrebse bezeichnet. Wenn dies auch, wie sich ergeben wird, wohl entschieden zu weit geht, so werden die Papillome doch jeweils unmittelbar vor den Karzinomen abgehandelt werden, da eben viel gemeinsames bei beiden Gewächsarten besteht, die Unterscheidung zwischen beiden in manchen Fällen schwierig ist und ein häufiger Übergang der Papillome in Krebse als sehr wahrscheinlich bezeichnet werden muß. Die primären Gewächse aus *Bindesubstanzen* im engeren und weiteren Sinne, und zwar die nicht destruierend wie die destruierend wachsenden, sind in den ableitenden Harnwegen im ganzen sehr selten. Einen nur sehr kleinen Raum nehmen auch dysontogenetisch entstandene Bildungen ein, die ortsunständige Gewebe enthalten.

Die folgenden Ausführungen gründen sich einerseits naturgemäß auf das Schrifttum, wobei auch besonders die ungemein reichhaltige ausländische Literatur der letzten Jahrzehnte eingehende Berücksichtigung fand, anderseits auf eigene Beobachtungen und Untersuchungen, wobei auch der große Schatz von Präparaten und genauesten, noch nicht publizierten Aufzeichnungen, den Eduard Kaufmann mir hinterließ, im Sinne Eduard Kaufmanns verwertet wurde. Diesem Meister der speziellen pathologischen Anatomie verdanke ich auch manche Anregung und Erfahrung, die in diesen Blättern ihren Niederschlag finden wird, namentlich auf dem Gebiete der so schwierig zu beurteilenden papillären Blasengewächse.

I. Die Gewächse des Nierenbeckens.

A. Primäre Gewächse des Nierenbeckens.

Allgemeines und Einteilung.

Bei den folgenden Auseinandersetzungen ist der Begriff des Nierenbeckens etwas weiter gefaßt, als es streng anatomisch üblich ist; es werden nämlich die „Gewächse der Nierenkelche" in die „Gewächse des Nierenbeckens" mit aufgenommen. Das erscheint notwendig, da einerseits in sehr vielen Fällen nicht bekannt ist, ob ein Gewächs primär von den Nierenkelchen oder vom Nierenbecken ausging, und da anderseits Nierenbecken und Nierenkelche eine gewebliche Einheit bilden, so daß hier eine Trennung der Gewächse nach der Lokalisation den Text außerordentlich in die Länge ziehen und schleppend gestalten würde. Wo es möglich ist oder wichtig erscheint, wird der genaue Ausgangspunkt kurz angegeben werden.

Die primären Gewächse des Nierenbeckens sind viel seltener als die Geschwülste der Niere selbst, was schon deutlich wird, wenn man allein die bösartigen Nierengewächse als Maßstab anlegt. So sah Kümmel auf 140 bösartige Nierengeschwülste nur 10 Nierenbeckengewächse, und zwar „8 papillomatöse und 2 karzinomatöse". Die fibroepithelialen und rein epithelialen Formen der Nierenbeckenblastome überwiegen weitaus über die Geschwülste, die sich aus Bindesubstanzen im weitesten Sinne zusammensetzen. Bei der engen Beziehung, welche die papillären fibroepithelialen Gewächse („Papillome") zu den papillären Krebsen haben, werden die Papillome vor den Krebsen besprochen werden.

1. Die papillären Fibroepitheliome und die Karzinome des Nierenbeckens.

a) Die papillären Fibroepitheliome und die papillären Karzinome.

Allgemeines.

Einteilung und **Benennung** der papillären Gewächse des Harnschlauches haben von jeher besondere Schwierigkeiten bereitet, auf die wir bei der Besprechung jener Gewächse in der Blase ausführlich zurückkommen werden. Diese Schwierigkeiten gründen sich in erster Linie auf eine in vielen Fällen auffallende gewisse *Unstimmigkeit zwischen geweblichem Befund und klinischem Verhalten*. Manche der *histologisch* als „gutartige" papilläre Fibroepitheliome angesprochenen Gewächse erwiesen sich *klinisch* endlich doch als Krebse oder rezidivierten krebsig, so daß man für eine gewisse Gruppe jener papillären Fibroepitheliome, deren Epithelüberzug eine Anaplasie aufwies, aber keinerlei infiltrierendes Wachstum zeigte, den Ausdruck „malignes Papillom" einführte, der einen Kompromiß zwischen histologischem und klinischem Verhalten darstellt. Wie werden auf S. 612 ausführlich darlegen, warum dieser Ausdruck abzulehnen ist und vermeiden ihn bei der Einteilung der in Rede stehenden Gewächse.

Mock schlug folgende Einteilung der *epithelialen und fibroepithelialen Gewächse* des Nierenbeckens vor:

1. Papillome,
2. papilläre Epitheliome,
3. nicht papilläre Epitheliome.

Diese Einteilung erscheint nicht erschöpfend und auch bei Zugrundelegung der in Deutschland üblichen Namengebung verwirrend, da die französischen Forscher unter „Epitheliom" ein bösartiges epitheliales Gewächs verstehen, während in Deutschland mit dieser Benennung im allgemeinen ein gutartiges epitheliales Gewächs gekennzeichnet wird.

Folgende Einteilung der *papillären Gewächse* von Perlmann hat zunächst viel für sich:

1. Typisches Fibroepithelioma papillare — gestielte, feinzottige Neubildungen von regelmäßigem geweblichen Aufbau und ohne Anzeichen eines Tiefenwachstums;
2. atypische Fibroephiteliome (d. h. mit Zellatypie, aber ohne destruierendes Wachstum) und
3. papilläre Krebse.

Wir können bei der Besprechung dieser Gewächse, sofern sie im Nierenbecken lokalisiert sind, jene Einteilung, wie sie ähnlich auch Christeller für die entsprechenden Gewächse der Blase vorschlug, deshalb schwer durchführen, weil (im Gegensatz zu den gleichartigen Gewächsen der Blase) die Atypie des epithelialen Bestandteils in jenen Gewächsen des Nierenbeckens im Schrifttum im allgemeinen nicht eingehend gewürdigt wurde, wenn von „Papillomen" schlechthin die Rede war; trifft man auf die Bezeichnung „malignes Papillom" bei einem histologisch nicht näher beschriebenen Gewächs, weiß man nicht, handelt es sich schon um ein beginnendes, aber sicher festgestelltes infiltrierendes epitheliales Tiefenwachstum, also um ein papilläres Karzinom, oder ein atypisches Fibroepitheliom im Sinne Perlmanns, d. h. ein Gewächs mit Zellatypien im epithelialen Überzug, aber ohne Tiefenwachstum.

Wir werden daher nur zwischen papillären Fibroepitheliomen („Papillomen") und papillären Karzinomen in diesen im wesentlichen auf das

Schrifttum gegründeten Ausführungen unterscheiden können, da der Begriff des „malignen Papilloms" des Nierenbeckens, den wir allerdings besser mit „atypischem papillären Fibroepitheliom" kennzeichnen würden, nicht scharf genug umrissen erscheint, während er bei der Harnblase neuerdings genau gekennzeichnet wurde. Es wird jedoch bei dem papillären Fibroepitheliom, dem „Papillom" schlechthin, auf die Atypien der Zellen des epithelialen Überzuges und auf die Schwierigkeiten in der Beurteilung solcher Vorkommnisse hinzuweisen sein.

Klinisch machen die papillären Fibroepitheliome und die papillären Krebse des Nierenbeckens häufig *Blutungen*; diese können plötzlich einsetzen und profusen Charakter tragen (BAZY, MURSELL) oder lange Zeit intermittierend auftreten (COPE). Dabei ist die Hämaturie nicht immer mit Schmerzen verbunden. Selten fehlt sie völlig, was jedoch auch bei ausgedehnten papillären Krebsen der Fall sein kann (LANDON und ALTER). Ist der Abfluß aus dem Nierenbecken durch das Gewächs verlegt, so tritt *Hydronephrose* oder auch *Urohämatonephrose* (BLUM, MUTO, GODARD und GAUTIER u. a.) ein, die sehr mächtig sein kann; so fanden FORÊT und WILLEMS 3 Liter blutiger Flüssigkeit in einer solchen Urohämatonephrose. Es kann auch zur *Pyonephrose* kommen, die gelegentlich in das perirenale Gewebe durchbricht, wie es GRAUHAN bei einem papillären Krebs des Nierenbeckens beobachtete. Selten machen die in Rede stehenden Gewächse überhaupt keine Symptome von Seiten des Harntraktes.

α) Das papilläre Fibroepitheliom.

Die papillären Fibroepitheliome sind unter den Gewächsen des Nierenbeckens verhältnismäßig häufig. BURFORD fand unter 23 primären „Epitheliomen" der MAYO-Klinik 15 von rein papillärem Bau. Das männliche Geschlecht wird doppelt so oft befallen wie das weibliche (DARNALL und KOLMER).

Es handelt sich um weiche Zottengeschwülste, die gestielt oder rasenförmig der Schleimhaut aufsitzen (Abb. 1); sie können so klein sein, daß sie ihr lediglich eine samtartige Beschaffenheit verleihen (OCKERBLAD) oder auch als weiche, graurötliche, selten vollständig verkalkte (GARGOURT) Zottengeschwülste auftreten, die einen ganz außerordentlichen Umfang annehmen können. So sah ORTH (1930) ein Nierenbeckenpapillom von 7 Pfund Gewicht bei einem 40jährigen Mann und BLUM berichtete über ein kindskopfgroßes Papillom in einer mit Blut gefüllten Sackniere bei einem 39jährigen Mann.

Von *Symptomen* sind besonders Hämaturie und Schmerzen hervorzuheben, jedoch können trotz reichlicher Blutung Schmerzen völlig fehlen (SALLERAS). Die Stärke der Blutungen erklärt SALLERAS dadurch, daß die Papillome von Endarterien versorgt werden, also Gefäßen ohne Anastomosen, so daß der Blutdruck sich in ganzer Mächtigkeit auf das eröffnete Gefäß auswirke. Schwerste Anämie kann eintreten (JACOBSON).

Histologisch bestehen diese Gewächse aus einem meist sehr zarten und an dünnwandigen Blutgefäßen reichen Grundstock, der von einer dicken Lage Übergangsepithel überzogen ist. Zu der Frage, ob dem epithelialen oder mesenchymalen Anteil die primäre und entscheidende Rolle bei der Entstehung und dem Wachstum jener Gewächse zukommt, sei folgendes ausgeführt:

VIRCHOW rechnete die Fibroepitheliome des Harntraktes, den Namen „Papillom" (KRAEMER, 1848) verwerfend, zu den Fibromen (vgl. auch KÜSTER). BIRCH-HIRSCHFELD war zunächst der Ansicht, daß man beim Papillom ganz allgemein die Wucherung des gefäßhaltigen Bindegewebes für das Wesentliche halten müsse, bekannte sich jedoch später zu der Auffassung, daß dem Epithel die führende Rolle im Wachstum zuzuschreiben sei. BORST äußerte sich zu dieser Frage dahin, daß für die einfachen, nicht mit Adenom kombinierten, papillären Neubildungen für viele Fälle ein primäres Auswachsen des Blutbindegewebsapparates wahrscheinlicher sei, um so mehr als vielfach entzündliche Reize ursächlich in Frage kämen, die vor allem das Bindegewebe treffen. Schon BILLROTH, KLEBS und TSCHISTOWICH vertraten wie ursprünglich auch BIRSCH-HIRSCHFELD die Ansicht, daß bei jeder Papillenbildung die Entwicklung der Papillen*substanz* zeitlich vorausginge. Wie dem auch sei, bei der *fertigen* Papille spielt das Epithel mindestens die gleiche Rolle wie der gefäßführende bindegewebige Grundstock, ja es überwiegt an Masse bei den Papillomen erheblich über diesen, und seine starken Wachstumsenergien erweisen sich aus den häufig zu beobachtenden zahlreichen Kernteilungsfiguren und nicht zuletzt aus dem Vorkommen der papillären Krebse. Somit ist Epithel und Bindegewebe in gleicher Weise für diese Gewächse wesentlich und bezeichnend, so daß es bei Zugrundelegung der Auffassung, daß Epithel und Gerüst als Einheit — entwicklungsgeschichtlich und bei wuchernden Gewächsen—erscheinen können, durchaus berechtigt und zweckmäßig erscheint, die „Papillome“ als fibro-epitheliale Gewächse aufzufassen (HRYNTSCHAK). Die Bezeichnung Fibroephiteliom bzw. papilläres Fibroepitheliom (BIRSCH-HIRSCHFELD, ALBARRAN, BORST, RIBBERT, HENKE, E. KAUFMANN u. a.) ist für ein solches Gewächs mit nicht ungeordnetem Wachstum also völlig am Platze. Der Ausdruck„ Papillom“ wird heute, namentlich von klinischer Seite, gleichbedeutend mit papillärem Fibroepitheliom angewandt.

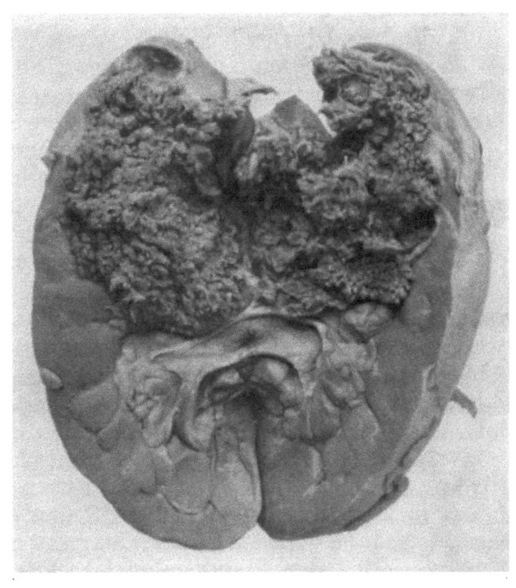

Abb. 1. Papilläres Fibroepitheliom des Nierenbeckens (36jähriger Mann). [Nach E. DÓSZA: Z. urol. Chir. 22, 83 (1927).]

Anhang zu *a*) (Das papilläre Fibroepitheliom).

1. Mitbeteiligung von Harnleiter und Harnblase an der Papillombildung („Papillomatose“).

Nicht selten kommt neben der Papillombildung im Nierenbecken gleichzeitig eine solche in den anderen ableitenden Harnwegen zur Beobachtung. STRICKER fand in 175 Fällen von Papillombildung betroffen:

Nierenbecken allein in 93 Fällen	= 53%
Nierenbecken und Harnleiter in 31 Fällen	= 18%
Nierenbecken und Blase in 9 Fällen	= 9%
Nierenbecken, Harnleiter und Blase in 42 Fällen . . .	= 24%

Ganz ausnahmsweise kann dabei auch die Niere papilläre, adenomartige Gewächse aufweisen (PATCH und RHEA, CHIAUDANO). Im Fall von PATCH und

RHEA fand sich ein papilläres Kystadenom der Nierenrinde bei Papillomatose von Nierenbecken, Harnleiter und Blase. — Auch Papillome der Harnröhre und Blase können (selten) zusammen vorkommen (THOMAS).

Das Vorkommnis der häufigen Mitbeteiligung von Harnleiter und Blase bei Papillom oder Papillomen des Nierenbeckens, welches wir kurz als „Papillomatose der Harnwege" zu bezeichnen gewohnt sind, führt zu der Frage, auf welchen Grundlagen eine solche Miterkrankung von Harnleiter und Blase beruhe. Die Auffassungen sind keineswegs einheitlich. STRICKER hat die verschiedenen in Betracht kommenden Möglichkeiten eingehend erörtert. Für jene Miterkrankung könnte ausschlaggebend wirksam sein:

1. direktes Übergreifen infolge eines Wachstums in der Kontinuität;
2. Einnistung von Tumorelementen an anderen Stellen der Schleimhaut, „Implantationsmetastasen" („Impfmetastasen") („Propagation par greffe"[1]) der Franzosen, „Extension by grafts or transplants" der Engländer);
3. koordinierte multilokuläre Entstehung
   a) infolge einer anlagemäßig bedingten Bereitschaft jener Schleimhäute zur Gewächsbildung (BUSSE, GRAUHAN),
   b) infolge eines durch den Harnstrom übermittelten Reizes;
4. Metastasierung auf dem Lymphweg.

Die letzte 4. Möglichkeit ist naturgemäß nur bei ausgesprochen destruierend wachsenden Gewächsen gegeben (HARTMANN, MOCK, MIONI). Die 1. Gruppe wird im allgemeinen nur eine Miterkrankung des Harnleiters in seinem obersten Abschnitt aufweisen und bedarf keiner besonderen Erörterung. Über die Bedeutung der Gruppen 2 *(„Implantationsmetastasen")* und 3 *(koordinierte multilokuläre Entstehung)* gehen die Ansichten auseinander.

BUSSE und GRAUHAN sprechen sich entschieden für die multilokuläre Entstehung jener Gewächse aus (wobei BUSSE die *angeborene Anlage* in den Vordergrund rückt, während KOHLHARDT, STÖRK u. a. *chronisch-entzündliche Reize* für ausschlaggebend wirksam halten; GRAUHAN nimmt zwischen beiden Auffassungen einen vermittelnden Standpunkt ein). Für diese Auffassung der koordinierten multilokulären Entstehung sprechen namentlich diejenigen Fälle, in denen zwischen der Entfernung eines Nierenbeckenpapilloms und dem Auftreten weiter abwärts in den Harnwegen sitzender Papillome viele Monate oder Jahre vergangen sind (Blasenpapillom, TORRES, Ureterpapillom, NORA).

ALBARRAN, ZUCKERKANDL, ISRAEL, JANSSEN, STRICKER, KÜMMELL, CHIAUDANO, BURFORD u. a. dagegen erklären die Papillomatose in allererster Linie aus der Bildung von Impfmetastasen, wobei JANSSEN an Hand eines Falles zeigte, daß für die Einimpfung in der Schleimhaut kleinste instrumentell-chirurgische Verletzungen derselben offenbar ausschlaggebend wirksam sein können.

Bei der Abwägung der verschiedenen Ansichten gegeneinander gelangt man naturgemäß auch zu der Frage der Entstehungsursache der papillären Gewächse der Harnwege, die besonders besprochen werden soll (vgl. S. 628). Es ergibt sich, daß in einzelnen Fällen eine *entzündliche* multilokuläre Entstehung wahrscheinlich ist, in anderen Fällen, die mit Fehlbildungen in den ableitenden Harnwegen vergesellschaftet sind, eine multilokuläre Entstehung auf Grund geweblicher Fehlbildung, also *angeborener Anlage* nicht von der Hand gewiesen werden kann. Anderseits hat auch die Bedeutung der Implantationsmetastasen für die Entstehung der Papillomatose in den Reihen erfahrener Kliniker und Pathologen so viel Verfechter gefunden, daß man auch diesen Werdegang nicht als unwahrscheinlich bezeichnen kann. Vor

[1] Greffer (franz.), to ingraft (engl.) = impfen.

allem bei Fällen, in denen bei einer größeren (und ganz offensichtlich primären) papillären Geschwulst des Nierenbeckens ein kleineres gleichgebautes Gewächs an der entsprechenden Harnleitermündung in der Blase gefunden wurde (BUSSE, ISRAEL, ALBARRAN, ZUCKERKANDL, LOWEN, MARION u. a. [s. auch STENIUS]); allerdings mag es sich in einigen dieser Fälle von vornherein um Krebse gehandelt haben.

Somit wird man das Nebeneinandervorkommen der Papillome in verschiedenen Abschnitten der Harnwege ursächlich eben *nicht einheitlich* erklären dürfen, sondern als *gleichartige Folge verschiedener Ursachen* auffassen müssen, so daß wohl keine der genannten Möglichkeiten unbedingt abgelehnt werden kann. Dabei wird im Einzelfall — wenn nicht sonst eine Fehlbildung in den Harnwegen vorliegt oder Entzündungsvorgänge deutlich nachweisbar sind oder gewisse Umstände für Impfmetastasierung sprechen — oft schwer zu entscheiden sein, welche der erwähnten Möglichkeiten in Frage kommt.

2. Zur Frage der Wachstumseigenart der papillären Fibroepitheliome.

Die Erörterung des Vorkommens von Impfmetastasen führt weiterhin zu der außerordentlich schwierig zu beurteilenden Frage nach der Wachstumseigenart jener Gewächse, der wir bei Papillomen des Harnleiters und den Blasenpapillomen wieder begegnen werden, wo die Verhältnisse ganz entsprechend gelagert sind.

Das Vorkommen von Impfmetastasen „gutartiger“ papillärer Gewächse und die Beobachtung, daß histologisch „gutartige“ Papillome des Nierenbeckens alsbald sich als krebsig erweisende Ableger in den ableitenden Harnwegen setzten, führten einige Forscher zu der Auffassung, daß die histologisch „gutartigen“ Nierenbeckenpapillome und die Papillome der Harnwege überhaupt doch „bösartig“ seien oder zum mindesten doch eine „sehr große Tendenz zur malignen Degeneration“ (HASLINGER) hätten, oder „bezüglich der Malignität eine Mittelstellung einnehmen“ (KLEINSCHMIDT) oder „potentiell maligne“ seien usw. PARIS will jene histologisch „gutartigen“ Gewächse des Nierenbeckens *von vornherein* als „bösartig“ bezeichnet wissen, da sie später krebsig werden *können*; nach MAKSCHEW und SOKOLOW gehen sie bei kürzerem oder längerem Bestand *zwangsläufig* in destruierendes Wachstum über[1] (weshalb nach diesen Forschern alle „Einteilungen“ zwecklos seien). PELS-LEUSDEN, JOSSELIN DE JONG und unlängst auch KÜMMELL und NOMMEL halten sie wie PARIS von vornherein tatsächlich für „bösartig“, weshalb KÜMMELL überhaupt, wie ehemals ROKITANSKY, *nur* von „Zottenkrebsen“ sprechen will. Es geht wohl entschieden zu weit, *alle* Papillome des Nierenbeckens und der Harnwege als primär „bösartig“ anzusehen, wie auch STÜSSER und SPIESS ausführten. „Benigne“ Papillome kommen sicher vor, nur ist eine sichere Beurteilung des weiteren Verlaufes aus dem geweblichen Bild eines „benignen“ Papilloms vielfach, ja vielleicht überhaupt stets unmöglich, da sich diese Gewächse in „bösartige“ umwandeln *können* und jede Impfmetastase, jedes Rezidiv des (möglicherweise einwandfrei gutartigen) Gewächses bösartigen Charakter annehmen *kann* (STRICKER). Es geht aber nicht an, deshalb *alle* Papillome *von vornherein* als „bösartig“ zu kennzeichnen. Nach HRYNTSCHAK ist das Vorkommen „benigner Impfmetastasen benigner papillärer Gewächse“ auf der Schleimhaut der Harnwege als unwahrscheinlich zu bezeichnen, während nach STRICKER die Tatsache jener Metastasierung an und für sich auch bei stärkster Wachstumsenergie noch keineswegs „Bösartigkeit“ bezeuge.

[1] Das gleiche nimmt BINDI für die entsprechenden Gewächse der Blase an.

DARNALL und KOLMER geben bezüglich der Wachstumseigenart der papillär gestalteten Gewächse des Nierenbeckens folgende Einteilung:

1. einfache Papillome,
2. von vornherein bösartige Papillome,
3. ursprünglich gutartige und erst nachträglich bösartige Zottengeschwülste.

Die Forscher betonen aber wie viele erfahrene Kliniker, daß vom praktisch-therapeutischen Standpunkt aus jedes Papillom für krebsverdächtig gehalten werden müsse.

Bei Zugrundelegen dieser Gruppierung DARNALLs und KOLMERs fand STRICKER im Schrifttum unter 175 Beobachtungen 52 gutartige, 74 bösartige und 24 ursprünglich gut-, später bösartige Papillome.

Wir müssen diese Gruppierung indes ablehnen, da wir den Ausdruck „malignes Papillom", bzw. „von vornherein bösartiges Papillom" für unberechtigt und irreführend halten, wie auf S. 612 auseinandergesetzt werden wird. Bei der histologischen Beurteilung ist bei Fehlen eines destruierenden epithelialen Tiefenwachstums die Wertung der Bilder anaplastischer Vorgänge im epithelialen Bereich dieser Geschwülste (welche das „maligne Papillom" kennzeichnen sollen) voll anzuerkennen, jedoch darf dieser diagnostische Behelf an Tragweite nicht überschätzt werden (HRYNTSCHAK). Dabei ist klinisch die Gefährlichkeit der Papillome oft weit größer, als die Zellatypie vermuten läßt, wie auch HUNT an Hand reichster praktischer Erfahrung bekundet. Die endgültige Entscheidung seitens des Histologen liegt, wie stets, in den sichtbaren Merkmalen infiltrativen und destruierenden Wachstums; erst wenn das Einbrechen des Epithels in das Bindegewebe nachgewiesen ist, darf der Histologe das Wort „maligne" in Anwendung bringen (vgl. S. 612). Will man die „Gutartigkeit" sicher feststellen, muß auch hier wie bei den Blasenpapillomen eine Untersuchung in Reihenschnitten gefordert werden, die jedes epitheliale Tiefenwachstum ausschließt (SALLERAS).

Es sei noch angeführt, daß im Nierenbecken auch breitbasig aufsitzende Papillome gutartig sein können (KIMBALL), und daß bei einem papillären Krebs des Nierenbeckens histologisch gutartige Papillome im Harnleiter (NITCH) oder im Harnleiter und Blase (WHITE und RITCH) beobachtet werden.

β) Das papilläre Karzinom.

Das papilläre Karzinom bietet sich als Zottengeschwulst, gelegentlich als kleine, sehr flache, warzige Erhabenheit (FRANK und GRUBER) dar; in seltenen Fällen kann das Gewächs fast völlig inkrustiert werden (GARGOURT). Es kann eine mächtige Ausdehnung annehmen (Abb. 2). Bis mannskopfgroße Tumoren wurden beobachtet (STOSSMANN). Der papilläre Charakter ist dann makroskopisch nicht immer deutlich und dokumentiert sich gelegentlich nur durch die bröckelnde, faserige und brüchige Beschaffenheit der Krebsmasse (vgl. Abb. 2).

In vielen Fällen wird das papilläre Karzinom im Anfangsstadium nur histologisch durch die Zeichen des infiltrierenden Wachstums von dem Fibroepitheliom unterschieden werden können (SCHAUDIG), jedoch wird in manchen Fällen auch diese Entscheidung schwierig sein, und es wird wie bei den Blasenpapillomen eigentlich eine Untersuchung in Schnittreihen, namentlich des Stieles solcher bei flüchtiger mikroskopischer Untersuchung gutartig erscheinender Gewächse gefordert werden müssen, wenn die Diagnose einigermaßen gesichert werden soll. An den Stellen, wo das Epithel destruierend in das Stroma einwächst, verliert das Gewächs vielfach seinen papillären Charakter und kann bei der weiteren krebsigen Ausbreitung in ein reines Carcinoma solidum übergehen (vgl. den Fall von SCHAUDIG). Es scheint überhaupt nicht unwahrscheinlich, daß Krebse, die in ihrer Gesamtheit einfach solide erscheinen, ursprünglich von kleinen papillären Karzinomen ausgegangen sind, die sich nur bei genauester Untersuchung oder überhaupt nicht mehr nachweisen lassen (vgl. den Fall von STÜRMER und den Fall Abb. 3). Sehr selten gehen papilläre Krebse des Nierenbeckens in Adenokarzinome über (McCLELLAN).

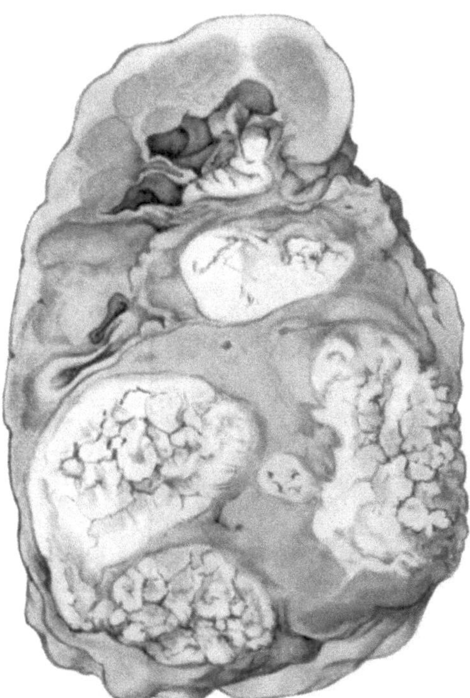

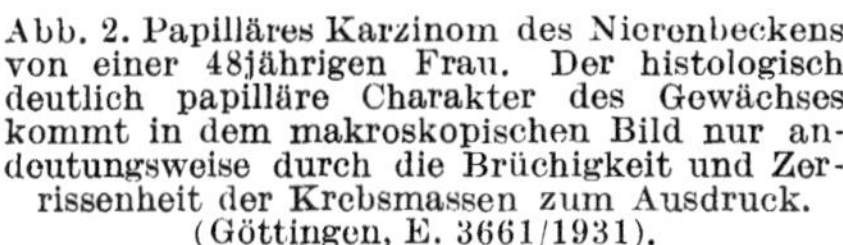

Abb. 2. Papilläres Karzinom des Nierenbeckens von einer 48jährigen Frau. Der histologisch deutlich papilläre Charakter des Gewächses kommt in dem makroskopischen Bild nur andeutungsweise durch die Brüchigkeit und Zerrissenheit der Krebsmassen zum Ausdruck. (Göttingen, E. 3661/1931).

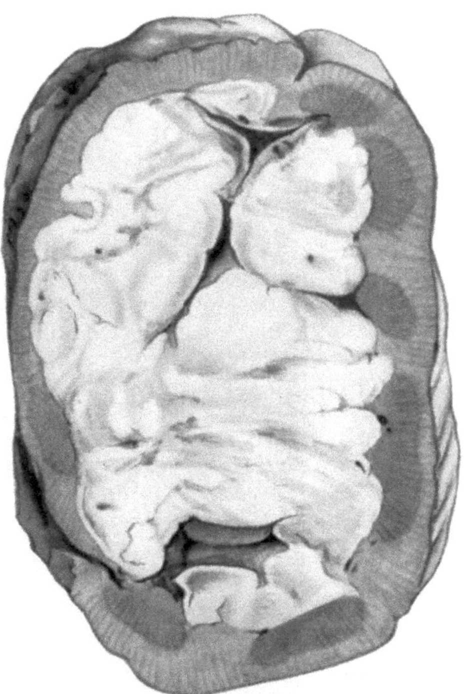

Abb. 3. Sehr massiv gestaltetes Nierenbeckenkarzinom von einem 69jährigen Manne (Göttingen, E. 878/1928). Knolliges, zum Teil erweichtes Gewächs. Histologisch dichte unregelmäßige Züge schlecht differenzierter Epithelien, welche das Nierenbecken konzentrisch einengen, dessen Wand von dem dort etwas lockeren Neoplasma durchsetzt wird, welches ein zierliches kapillarreiches Bindegewebsgerüst erkennen läßt. Das Gewächs ist tief in das Nierengewebe eingedrungen, schiebt sich zwischen den Harnkanälchen vor und macht dort den Eindruck eines Carcinoma solidum simplex. Nur gegen die Lichtung hin sind bäumchenartige Zotten (die in der Abbildung nicht hervortreten) sichtbar, welche das Gewächs als ursprünglich papillären Krebs erkennen lassen.

Kombination dieser papillären oder ursprünglich papillären Karzinome mit Steinen (GIOIA, JUDD und STRUTHER) ist so selten, daß den Steinen wohl keine ätiologische Bedeutung bei ihrer Entstehung zukommt (DÓZSA, vgl. auch S. 580). In dem Fall von GIOIA handelte es sich um einen 30jährigen Mann, bei dem die Mehrzahl der Kelche „verruköse“ Veränderungen zeigten. Im Nierenbecken fand sich ein großer Stein und in 3 Kelchen mehrere kleine Steine. Becken und Kelche waren erweitert, das papilläre Karzinom war in das umgebende Nierenparenchym hineingewachsen.

Bemerkenswert ist die Beobachtung eines Zottenkrebses des Nierenbeckens bei einem $3^1/_2$jährigen Mädchen (THOMAS), welche die Erwägung zuläßt, daß die Grundlage eines solchen Karzinoms (wie gelegentlich auch eines papillären Fibroepithelioms) vielleicht in seltenen Fällen in kleinen geweblichen Fehlbildungen zu suchen ist.

b) Die soliden Karzinome des Nierenbeckens.

1. Das solide Karzinom ohne besondere Differenzierung der Krebszellen.

Es wurde schon darauf hingewiesen, daß ursprünglich papillär wachsende Krebse bei ihrer weiteren Verbreitung in einfachsolide Formen übergehen können,

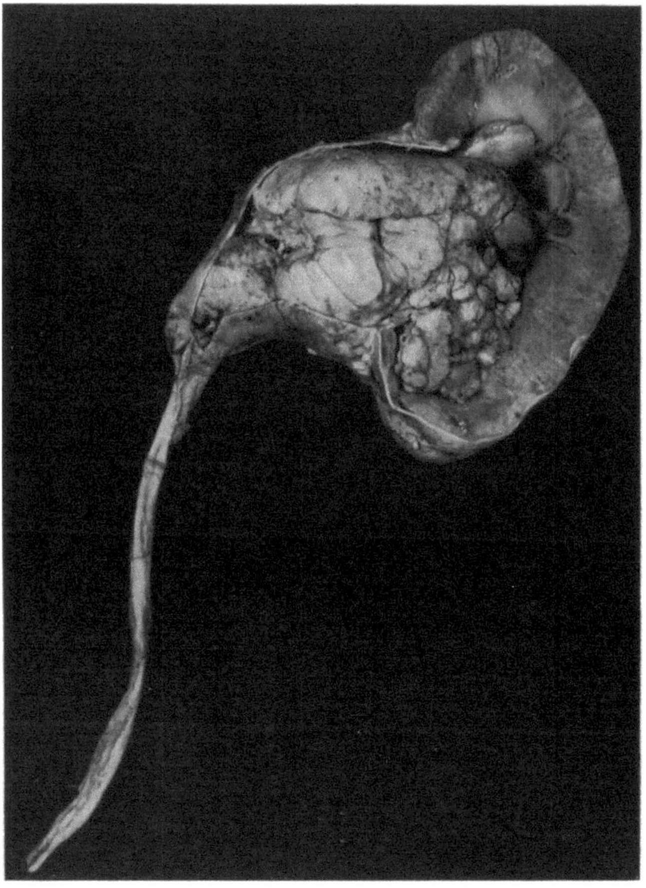

Abb. 4. Polypöses solides Karzinom des Nierenbeckens einer 66jährigen Frau (Göttingen, E. 1117 1932). Der grobgelappte, vielfach polypöse Tumor hängt an keiner Stelle mit der Niere selbst zusammen. Er liegt ganz frei im Nierenbecken. Einzelne grobe Lappen hängen mit ganz feinen Stielen an der Hinterwand (Schleimhaut des Nierenbeckens). Einzelne Lappen dringen bis in den Anfangsteil des Harnleiters und verlegen diesen. (Die nicht retouchierte Photographie wurde von Herrn Geheimrat DUERCK angefertigt und mir mit den Daten freundlichst überlassen; S. 9, 1932, München.)

und es ist nicht unwahrscheinlich, daß bei der Mehrzahl der als einfachsoliden Karzinome bezeichneten Gewächse der primärpapilläre Gewächsabschnitt nun nicht mehr aufgefunden wurde. Abb. 3 zeigt einen Nierenbeckenkrebs, der einen sehr massig gestalteten soliden Tumor vorstellt, der aus grobknolligen, zum Teil rot erweichten Geschwulstmassen besteht, die das

Nierenbecken konzentrisch einengen. Nur an einer einzigen Stelle, die der ehemaligen Lichtung des Nierenbeckens entspricht, sind bäumchenartige Zotten sichtbar, die den ursprünglich papillären Charakter des Gewächses erweisen mögen. (Sie treten in der Abb. 3 nicht hervor.) Das Geschwulstgewebe war tief ins Nierenparenchym eingedrungen. Histologisch erkannte man vorwiegend ein Eindringen zwischen den Harnkanälchen; das Gewächs hatte den Charakter eines Carcinoma solidum simplex.

Die soliden Krebse des Nierenbeckens ohne besondere Differenzierung der Krebszellen können also sehr massiv und mächtig werden. Dabei müssen sie keineswegs breit mit dem Nierenbecken zusammenhängen. So zeigt Abb. 4 einen mir von Herrn Geheimrat DUERCK

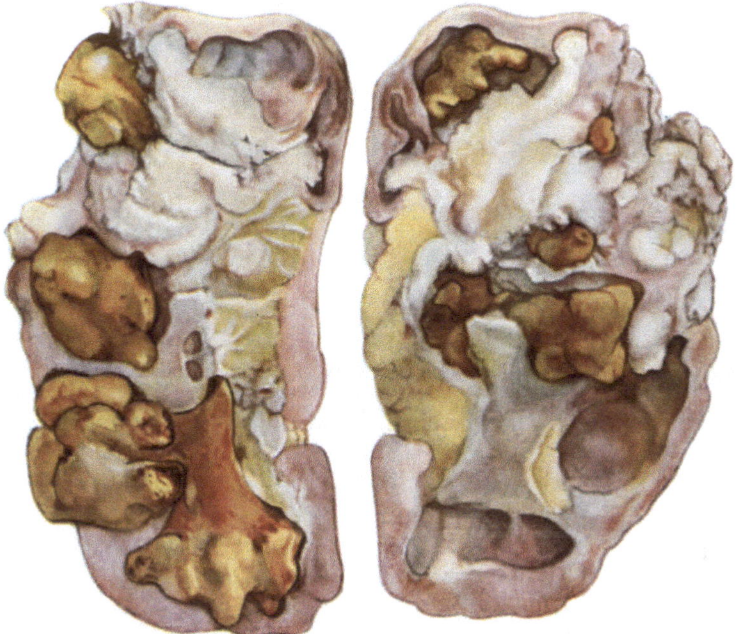

Abb. 5. Plattenepithelkrebs des Nierenbeckens bei Steinniere einer 64jährigen Frau (Göttingen, E. 1472/73—1932). Die Niere ist durch die markigen Krebsmassen, die vielfach unmittelbar an die Steine angrenzen, zum großen Teil zerstört. Histologisch: Unreifes Plattenepithelkarzinom mit Nekrose. Auch eitrige Einschmelzungen finden sich im Gewächsgewebe, welches zum Teil auch schon die Fettkapsel der Niere erreicht hat.

freundlichst überlassenen Fall (66jährige Frau), bei dem die weichen, großklumpigen, zum Teil wurstförmigen Geschwulstmassen das Nierenbecken mächtig ausdehnten und voll ausfüllten, zum Teil auch in das Nierenparenchym eindrangen. Auch in den Anfangsteil des Harnleiters schoben sich die weichen gelappten Polypen hinein. Das Gewächs hing an keiner Stelle mit der Niere selbst zusammen; auch im Nierenbecken lag das groblappige Geschwulstgewebe größtenteils völlig frei und war nur an der Schleimhaut der Nierenbeckenhinterwand mit ganz feinen Stielen befestigt. Im rechten Harnleiter und in der Blase fand sich blutiger Inhalt. Histologisch handelt es sich um einen soliden Krebs mit sehr zartem, kapillarreichem Stroma. Die Krebszellen waren mittelgroß; ihr Zelleib ziemlich dunkel gefärbt.

2. Das solide Karzinom mit besonderer Differenzierung der Krebszellen.

a) Der Plattenepithelkrebs.

Der Plattenepithelkrebs ist seltener als der papilläre Krebs. Gelegentlich entsteht er multizentrisch (SCHEELE). Er kann sich als kleine verdickte weißliche Partie in einem Kelch darbieten (KEYNES), aber auch an allen anderen

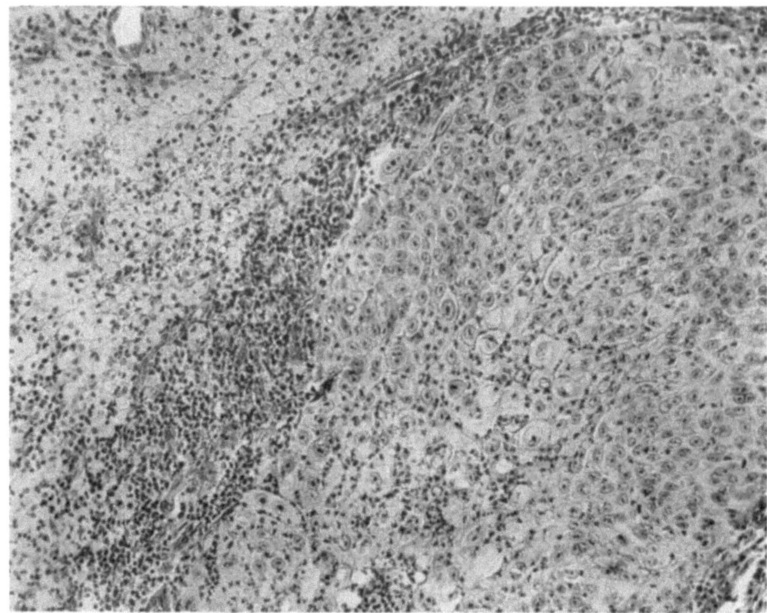

Abb. 6. Kollision eines Plattenepithelkrebses des Nierenbeckens mit einem hypernephroiden Gewächs. Man erkennt links hypernephroides Gewebe, rechts die große Formation eines Plattenepithelkrebses, welche gegen das hypernephroide Gewebe durch eine dichte Zone von Entzündungszellen abgegrenzt ist (Göttingen, E. 3163/1931).

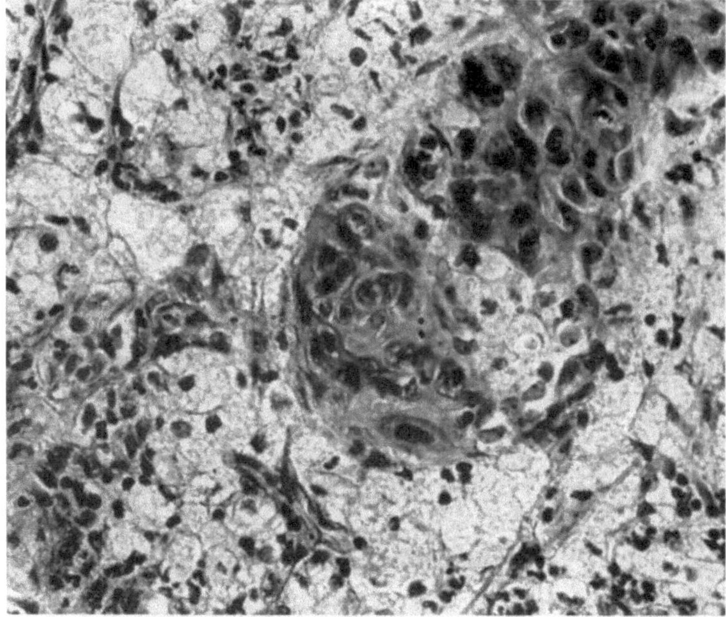

Abb. 7. Kollision eines Plattenepithelkrebses des Nierenbeckens mit einem hypernephroiden Gewächs (der gleiche Fall wie Abb. 6). Man erkennt in dem hypernephroiden Gewebe zwei unregelmäßige Plattenepithelzapfen, die sich durch ihre dunkle Färbung von den durchsichtigen hypernephroiden Zellen deutlich unterscheiden.

Stellen des Nierenbeckens zur Entwicklung kommen und eine Ausdehnung von weit über Faustgröße erreichen (SCHMIDT). Zusammentreffend mit Pyonephrose und Steinen ist häufig (Abb. 5) (vgl. S. 580). Ein Teil der Fälle von Leukoplakie des Nierenbeckens geht in Plattenepithelkrebs über (vgl. S. 580). LAVONIUS fand unter 24 Leukoplakien des Nierenbeckens 8 Fälle, in denen zugleich Plattenepithelkrebs bestand. Trotzdem geht es nicht an, die Leukoplakie in jedem Falle als Vorstadium eines Krebses anzusehen (vgl. CORSDRESS und S. 580). Frühzeitige Metastasierung von Hornkrebsen in Leber, Lungen und Knochen sahen SCHALL und FOULDS in 5 Fällen. Histologisch werden verhornende und nicht verhornende Plattenepithelkrebse beobachtet.

Kollision eines Plattenepithelkrebses des Nierenbeckens mit einem hochorganisierten typischen hypernephroiden Gewächs der Niere konnte ich in der rechten Niere eines Mannes beobachten. Die Plattenepithelkrebskörper wuchsen einerseits in kleinen Verbänden zerstörend in das hypernephroide Gewebe ein; andererseits waren sehr große Krebskörper scharf gegen dieses abgesetzt, wobei sich an der Grenze beider Gewebsarten fast allenthalben eine demarkierende, dichte Leukozytenansammlung gebildet hatte (Abb. 6 und 7).

β) Der Basalzellenkrebs.

Der einzige Fall, der hier zu erörtern wäre, wurde von KROHN mitgeteilt, der sich der Bezeichnung „Basaliom“ bedient. Soweit aus den Bildern dieser Mitteilung ersichtlich, hat es sich um Basalzellwucherungen gehandelt, die völlig dem gewohnten Bilde des Basalzellenkrebses entsprechen. Dieser umschriebene, seiner Örtlichkeit nach nicht näher gekennzeichnete Basalzellenkrebs des Nierenbeckens, das sonst das Bild einer chronischen Pyelitis bot, wurde erst mikroskopisch entdeckt. KROHN nimmt an, daß der ursprüngliche Prozeß eine Pyelitis war, auf deren Boden sich Blutungen und auch die Basalzellenwucherungen entwickelten. Die umschriebenen Verflüssigungen in einzelnen Krebszapfen, die in diesem Fall gesehen wurden, sind eine bei Basalzellenkrebsen (namentlich in der Haut) sehr häufig zu beobachtende Erscheinung.

c) Das Adenokarzinom des Nierenbeckens.

Die Adenokarzinome des Nierenbeckens haben durchweg einen papillären Bau und sind sehr selten.

FRITZ sah ein papilläres Adenokarzinom des Nierenbeckens bei Steinniere (40jährige Frau), MIONI berichtete über ein mitosenreiches Adenokarzinom bei einer 34jährigen Frau, welches das Nierenparenchym fast völlig zerstört hatte; auch dieses Gewächs zeigte in der Nierenbeckenschleimhaut einen papillomatösen Bau; in der Schleimhaut des Harnleiters fanden sich zahlreiche Ableger; PFEIFFER sah ein Adenocarcinoma papillare in das Nierengewebe kegelartig einbrechen. Auch Zysten können sich in solchen Gewächsen bilden, so daß dann die Bezeichnung Zystadenokarzinoma zutreffend ist; ein Übergang einfach zottiger Krebse in solche Gewächse wird beobachtet (MCCLELLAN).

Was die *Herkunft* der Adenokarzinome des Nierenbeckens betrifft, so kann man daran denken, daß sie entsprechend einem Teil der drüsig wachsenden Krebse der Blase von Stellen der Schleimhaut ausgehen, die im Sinne der Pyelitis glandularis bzw. cystica umgewandelt sind (vgl. auch die adenomartige Umwandlung der Nierenbeckenschleimhaut, S. 582); andererseits läßt sich auch nicht von der Hand weisen, daß es sich einfach um ortsfremden Entwicklungscharakter in einem zunächst nicht drüsig wachsenden Krebs handelt (vgl. den erwähnten Fall von MCCLELLAN).

d) Krebse des Nierenbeckens von verschiedenartigem Bau.

In seltenen Fällen zeigen Nierenbeckenkrebse eine überraschende Vielseitigkeit epithelialer Differenzierung. Die Eigenart dieser Vorkommnisse verlangt die genaue Wiedergabe von 3 verschiedenen, im Schrifttum niedergelegten Fällen.

1. Die Beobachtung eines sehr verschiedenartig gebauten, eigenartigen Krebses des Nierenbeckens bei einem 69jährigen Mann gab TH. BAUER bekannt. Histologisch zeigte das Krebsgewebe vorwiegend szirrhösen Charakter; sein Parenchym war teilweise *solid* und bot sich in ausgebildeten Zellverbänden, gelegentlich aber auch in *verhornenden Plattenepithelbildungen* dar, teilweise war es jedoch auch *drüsig* gewachsen, wobei die Zellen der Drüsenschläuche gelegentlich *Flimmerbesatz* trugen. Endlich waren Krebsalveolen zu sehen, welche dem Typus des *Übergangsepithels* entsprachen. Das Krebsgewebe hatte Niere und perirenales Gewebe durchsetzt; Metastasen fanden sich in Leber, Lunge, Knochen und Herz. Die Gewächsableger im Herzen saßen in der Muskulatur des rechten Vorhofs und der rechten Ventrikel. Histologisch wiesen die Metastasen nicht den verwickelten Bau des Primärtumors auf, sondern boten vorwiegend das Bild eines Carcinoma solidum simplex. Nur in den Herzmetastasen fanden sich auch Adenokarzinomformationen. Die Eigenart der Gewächsbildung läßt namentlich im Hinblick auf die Flimmerepithelien tragenden Drüsenschläuche an eine dysontogenetische Entstehungsweise denken.

2. MANIFOLD beobachtete in einem leukoplakisch veränderten Nierenbecken einen Krebs, dessen Formationen teils aus *verhornendem Plattenepithel,* teils aus mehr *runden Zellen* bestanden; ferner zeigten sich Krebskörper von mehr *synzytialem Bau* oder zusammengesetzt aus großen blassen Zellen, die an *Hypernephromzellen* erinnerten, aber nach MANIFOLD nicht als solche anzusprechen waren. Eine besondere Deutung dieses ungewöhnlichen Vorkommnisses läßt sich nicht geben. Das Gewächs war tief in die Nierensubstanz hineingewuchert.

3. Einen Krebs, ausgehend von der Nierenbeckenschleimhaut, der histologisch sehr an ein „multiformes Hypernephrom" erinnerte, sah RIETTI bei einer 56jährigen Frau. Das faustgroße, knotige, weichelastische Gewächs fand sich im linken Nierenbecken, wo es offenbar von der Schleimhaut der unteren Kelche ausgegangen war. Histologisch entsprach das Gewächs teilweise einem typischen *hypernephroiden Gewächs,* teilweise zeigte es sehr polymorphe Zellformen sowie *drüsige* Formationen, *papilläre* Bildungen und *Zysten.* RIETTI denkt in allererster Linie an eine Herkunft vom Nierenbeckenepithel selbst und glaubt nicht, daß ein eigentliches hypernephroides Gewächs vorgelegen habe.

Zusammentreffen von Karzinom und Sarkom des Nierenbeckens.

Einen Fall von Kombinationstumor des Nierenbeckens gaben RABINOVIC und KONSTANTINOV bekannt. Die linke Niere eines 57jährigen Mannes zeigte ein papilläres, üppiges Karzinom des Nierenbeckens, der Kelche und des Harnleiters. Daneben fand sich in einem Kelch ein Spindelzellensarkom, dessen solide Masse von Karzinomgewebe bedeckt war. Es handelte sich also nicht um ein Karzinosarkom, sondern nur um ein Nebeneinander beider Gewächsarten.

e) Zur Frage ätiologischer Momente bei der Entstehung der papillären fibroepithelialen Gewächse und der Krebse des Nierenbeckens.

α) Verschiedene Ursachen, die für die Entstehung der papillären Fibroepitheliome und der papillären Krebse des Nierenbeckens in Frage kommen.

Nur in seltenen Fällen lassen sich bestimmte Ursachen für die Entstehung der *papillären* Gewächse des Nierenbeckens verantworlich machen. So sind diese

Gewächse im Gefolge von *Anilin* und verwandten Stoffen (NASSAUER, SEBENING [1]) oder *Bilharziainfektion* (DE LUCA) viel seltener zu beobachten als die gleichsinnigen Geschwülste der Blase, die unter Einwirkung der genannten Schädlichkeiten entstehen können (vgl. S. 642f. u. S. 645f.). ORTH und STOERK denken bei den Papillomen in erster Linie an *chronisch entzündliche Vorgänge* (nach KÜMMEL besonders Kolipyelitis und gonorrhoische Infektion), und STOERK wollte jene Bildungen den echten Gewächsen eigentlich gar nicht zurechnen. Gelegentlich wurden auch *Steine* für die Papillomentstehung verantwortlich gemacht (RENNER, CICERI), jedoch kommt nach DÓSZA den Steinen für die *papillären* Gewächse wohl keine ätiologische Bedeutung zu (vgl. S. 580). Vielleicht spielen in seltenen Fällen auch *Entwicklungsstörungen* eine Rolle, wie ja die Annahme einer anlagemäßigen Bedingtheit der Papillomatose viele Verfechter gefunden hat, wofür auch die erwähnte Beobachtung eines Zottenkrebses des Nierenbeckens bei einem $3^1/_2$jährigen Mädchen (S. 573) spricht. Beobachtungen des Zusammentreffens von Nierenbeckengewächsen mit Entwicklungsstörungen der Harnwege bestärken die Auffassung, daß jene Annahme wenigstens in einem Teil der Fälle zu Recht besteht.

So sah MARICONDA eine diffuse Papillomatose des Nierenbeckens und der Nierenkelche bei Agenesie der Niere; über papillomatöse Wucherungen im linken Nierenbecken bei Hufeisenniere, deren Becken einen Stein enthielt, und die außerdem ein mandarinengroßes hypernephroides Gewächs aufwies, berichtete DE VRIES. PATCH und RHEA beobachteten eine Papillomatose der Harnwege kombiniert mit einem Kystadenom der Nierenrinde.

Hufeisenniere mit einem zitronengroßen Plattenepithelkrebs des linken Nierenbeckens, das den Harnleiter verstopft hatte, beobachteten MELEN und GASPAR; dabei fand sich ein Stein in diesem Nierenbecken, der Anlaß zu chronischer Entzündung, Leukoplakie und somit wohl auch zur Krebsentwicklung gegeben hatte, so daß hier die Fehlbildung wohl nicht in unmittelbarem Zusammenhang mit der Krebsbildung gestanden hat.

Nierenbeckenkarzinom bei Doppelharnleiter sah LEGUEU.

Auf die Beobachtung des Zusammentreffens von Plattenepithelkrebs des Nierenbeckens und typischem hypernephroiden Gewächs der Niere wurde schon hingewiesen (S. 577).

β) Steine als Ursache von Nierenbeckengewächsen.

Das *Zusammentreffen von Nierenbeckenkarzinom und Nierenbeckensteinen* wurde nicht selten beobachtet, so daß den Steinen ein bedeutsames ätiologisches Moment bei der Entstehung zahlreicher Fälle von Nierenbeckenkrebsen eingeräumt wurde (ALBARRAN, ISRAEL, STÜSSER, KÜMMELL, HOCHENEGG u. a.).

STÜSSER fand bei 11 Nierenbeckenkrebse 7mal Steine im Nierenbecken, PACK und BUZZANCA sahen in 15—35% der Nierenbeckenkrebse Steine und von 5 Plattenepithelkrebsen, die SCHOLL und FOULDS in ihrem großen Material buchten, waren 4 mit Nierenbeckensteinen vergesellschaftet (BOWER und BENNETT).

Auch MUCHARINSKY betont die Bedeutung der Steine für die Entstehung der Krebse. Andererseits wird neuerdings von russischen Forschern (CASPARIAN, MUCHADZE) darauf hingewiesen, wie selten es bösartige Geschwülste des Nierenbeckens bei der Häufigkeit der Nephrolithiasis im Gefolge derselben beobachtet würden.

So kamen auf 350 Fälle von Nephrolithiasis in der FEDEROFFschen Klinik (Leningrad) nur 2 Fälle gleichzeitiger maligner Gewächse des Nierenbeckens (CASPARIAN) und auch MUCHADZE spricht auf Grund seines Beobachtungsgutes (Tiflis) der Steinkrankheit eine ursächliche Rolle bei dem Nierenbeckenkarzinom ab.

---

[1] Auch E. KAUFMANN sah ein mächtiges Nierenbeckenkarzinom bei einem Anilinarbeiter (59jährig), welches das ganze linke Nierenbecken ausgefüllt und die Niere bis auf geringe Reste zerstört hatte. Daneben fand sich ein Blasenkarzinom. Aus den Angaben E. KAUFMANNS geht aber nicht hervor, ob der Nierenbeckenkrebs einen papillären Charakter hatte.

Bei Berücksichtigung des gesamten Schrifttums kann man aber nicht umhin, dennoch in manchen Fällen einen Zusammenhang zwischen Steinen und Krebsentstehung anzunehmen, wenn auch das Verhältnis zwischen beiden Vorkommnissen kein so inniges wie bei der Gallenblase ist, wo sich bei etwa 90% der Krebse Steine vorfinden. Vielfach bestehen neben den Steinen im Nierenbecken schwere entzündliche Veränderungen und über die Entwicklung eines Krebses in einer „Eiter-Steinniere" liegen zahlreiche Berichte vor (FELBER, ESAU, HASLINGER, BOWEN und BENNETT u. a.).

Meist werden Plattenepithelkrebse beobachtet, die vielfach Verhornung zeigen und auch teilweise einen papillären Bau aufweisen können. Selten sind papilläre Adenokarzinome (FRITZ) und einfache papilläre Krebse; für die Entstehung dieser *papillären* Gewächse scheinen die Steine indes wenig oder sogar keine Bedeutung zu haben. DÓSZA konnte bei 80 mit Einzelheiten veröffentlichten Fällen von *papillären* Gewächsen der oberen Harnwege nur 4 Beobachtungen finden, bei denen das Gewächs mit Stein verbunden war. Von diesen 4 Fällen saß in einem Fall das Gewächs im Nierenbecken, der Stein aber in einem Divertikel des oberen Harnleiterteiles (ESCAT); in einem anderen Fall (HADFIELD) war der Stein neben, d. h. örtlich entfernt von dem nur teilweise zottigen Teil des verhornenden Plattenepithelkrebses zu finden, so daß nur 2 Fälle (GIOIAS, JUDD und STRUTHERS) bleiben, in denen ein Zusammenhang zwischen papillärem Gewächs und Steinbildung in den Bereich der Möglichkeit rückte. Diese 2 Fälle wären aber nur 2,5% der von DÓSZA zusammengestellten Fälle, so daß man mit DÓSZA gerade bei den Zottengeschwülsten daran denken muß, ob nicht der Stein ein sekundäres Gebilde ist. Dies gilt sicher für den Fall von GARGOURT, bei dem sich ein völlig verkalktes Papillom, dessen Stiel abgerissen war, als freies „Konkrement" im Nierenbecken vorfand.

Es ist anzunehmen, daß die Entwicklung des Plattenepithelkrebses des Nierenbeckens wohl meist über das Zwischenglied der (fast stets einseitigen, KÜMMEL) Leukoplakie vor sich geht (ENESCU und MENKES), wobei sich bisweilen die Entwicklung des Krebses aus der Leukoplakie tatsächlich deutlich verfolgen läßt (PATCH). Leukoplakie des Nierenbeckens wird nun bei Steinen gar nicht selten beobachtet (IMMINK) und ist eine Folge des Reizes, den Stein und die meist hinzutretende Entzündung ausüben, wobei besonders Pyonephrose und Leukoplakie (evtl. mit Cholesteatombildung) im Zusammenhang genannt werden (IMMINK, KUTZMANN, Lit.). Es muß aber darauf hingewiesen werden, daß bei Leukoplakie keineswegs Krebsbildung eintreten *muß*; nach CORSDRES ist dies sogar sehr selten. Es geht also keineswegs an, die Leukoplakie einfach als „präkanzeröse" Veränderung zu kennzeichnen, wie KRETSCHMER das will[1].

Experimentelles. Die Einwirkung von Steinen auf die Nierenbeckenschleimhaut wurde auch experimentell untersucht. PACK und BUZZANCA nähten Kaninchen sterilisierte Kieselsteine in das Nierenbecken ein und konnten etwa in der Hälfte der Fälle Epithelhyperplasien zum Teil in Form papillomatöser Bildungen (letztere nach 149—177 Tagen) feststellen. Bisweilen bildete sich auch geschichtetes Plattenepithel, jedoch ohne Verhornung. Destruierende Gewächse konnten nicht erzeugt werden. Im Bindegewebe fanden sich vielfach kleinzellige Infiltration, ödematöse Auflockerung und Proliferation in der Submukosa. Im *Experiment* scheint also ein Zusammenhang zwischen papillären Bildungen und Steinen zu bestehen.

---

[1] Denn sinngemäß ist in dem Begriff „präkanzerös" die Annahme vorhanden, daß ein Krebs entstehen *wird* und nicht *vielleicht* entstehen *kann*. Da aber bei den Leukoplakien nur letzteres der Fall ist, hat E. KAUFMANN das Wort „präkanzerös" in diesem Zusammenhang stets vermieden.

f) Ausbreitung der Nierenbeckenkrebse.

Nierenbeckenkrebse können das Nierenbecken mächtig ausdehnen, im Harnleiter vorwachsen und in der Blase erscheinen. Offenbar ist die Wand des Nierenbeckens, ebenso wie die des Harnleiters, gegen krebsige Infiltration sehr widerstandsfähig. Das Nierenbecken wird mächtig ausgedehnt, aber so bald nicht vom Krebs durchbrochen. Weniger Widerstand finden die Krebsformationen offenbar im Nierenparenchym, in das sie einbrechen. Hierbei ist die Krebsmasse oft scharf, gelegentlich kegelförmig (PFEIFFER) gegen das Nierenparenchym abgesetzt, kann jedoch auch in feiner diffuser Ausbreitung kontinuierlich in die Niere hineinwachsen. Dabei kann das Krebsgewebe einmal vorwiegend die Lymphwege bevorzugen (Abb. 8) (FRANK und Georg B. GRUBER,

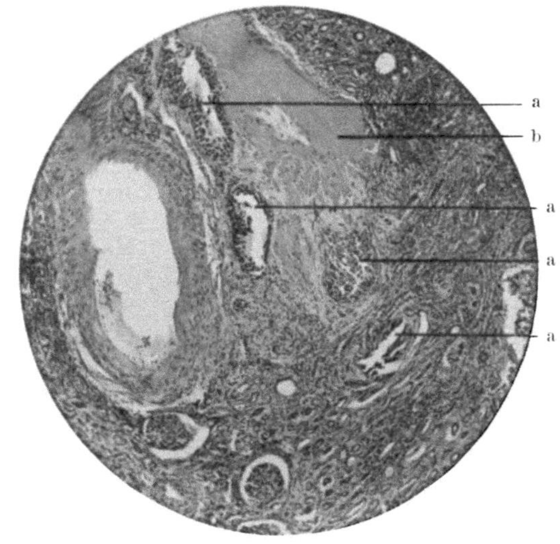

Abb. 8. Ausbreitung eines soliden Nierenbeckenkrebses in der Niere auf dem Lymphweg. a Lymphgefäße mit Krebsgewebe ausgekleidet. b ausgetretene Lymphe. (Nach FRANK und GRUBER: Z. urol. Chir. **13**, 118 [1923].)

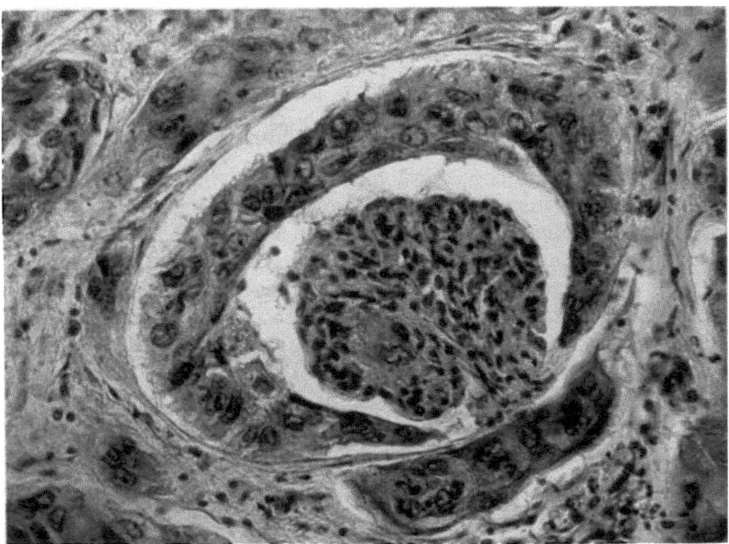

Abb. 9. Primäres Plattenepithelkarzinom des Nierenbeckens (bei Steinbildung), dessen Krebskörper vornehmlich in den Harnkanälchen vorwuchsen und die BOWMANschen Kapselräume ausfüllten, so daß krebsige „Halbmonde" entstanden. (Göttingen, J.-Nr. 447, 1917/18, veröffentlicht von TSCHON DJIAN HWANG: Inaug.-Diss. Göttingen 1929.)

STÜRMER), wobei Kompressionserscheinungen am Nierenparenchym, lokale Lymphstauung, Lymphaustritte und interstitielle lymphozytäre Infiltration in der Folge auftreten (FRANK und GEORG B. GRUBER) oder (seltener) vornehmlich auf dem Harnwege in den Harnkanälchen vorwachsen, wobei es den BOWMANschen Kapselraum erreichen und ausfüllen kann, wie es GRAUHAN und TSCHON DJIAN HWANG bei einem Plattenepithelkrebs des Nierenbeckens sahen. In dem von E. KAUFMANN beobachteten und von TSCHON DJIAN HWANG veröffentlichten Fall entstanden dabei Bilder, die an die entzündlichen, halbmondförmigen Wucherungen des Kapselepithels lebhaft erinnern, nur daß die „Halbmonde" hier aus Krebszellen bestehen (Abb. 9). Der Glomerulus wird durch diese krebsige Schale zunächst zusammengepreßt, dann durchwachsen und zerstört. Schließlich kann die Ausbreitung auch deutlich auf dem Blutwege erfolgen; man sieht dann die Nierenvenenäste mit Tumormassen ausgefüllt (LANDON und ALTER). Dringt ein Nierenbeckenkrebs massiv in das Beckengewebe ein, so kann auch ein Einbruch in die Vena cava inferior erfolgen (SCHEELE).

Metastasierung kann auf dem Harnwege oder auf dem Blut- und Lymphwege erfolgen. Nach HUNT setzen die gestielten Karzinome fast ausschließlich auf der *Schleimhaut der Harnwege* Ableger, während die breitbasig aufsitzenden Krebse mehr zur Fernmetastasierung neigen. In ähnlichem Sinne heben SMITH und GILBERT hervor, daß die *Zottenkrebse* sich vornehmlich auf *Harnleiter* und *Blase* ausbreiten, während die *einfachsoliden Krebse* zur Metastasierung in *entfernte Organe* neigen. Fernmetastasen werden besonders im *Knochensystem* multipel beobachtet (STOSSMANN)[1] (Metastasen im *3. Lendenwirbel,* ZINNER, in der *Tibia* MATTHAES), ferner in den *Lungen,* in den *Lymphknoten,* der *Haut* (MUTO), in der *Leber* (CARNETT und CASE, FRITZ), seltener im *Mediastinum* (SHUMAN) oder gar im *Herzmuskel* (in der Muskulatur des rechten Vorhofs und der rechten Kammer, TH. BAUER). Eine Metastase in der *Herzwand* als einzigen Ableger bei Plattenepithelkrebs eines Kelches, der im Rezidiv ein sarkomartiges Stroma zeigte, sah KEYNES; auch der Ableger zeigte eine eigenartige Zusammensetzung, daß man zweifelhaft sein konnte, ob es sich um Karzinom oder Sarkom handelte. Bei einem Plattenepithelkrebs wird auch über Metastasen in *Zwerch-* und *Bauchfell* berichtet (KISCHENSKY).

2. Adenomartige Umwandlung der Nierenbeckenschleimhaut.

Eine ganz ungewöhnliche gewächsartige Umbildung des Nierenbeckens beschrieb PLAUT. Bei einer Pyonephrose mit fast völligem Schwund des Nierenparenchyms fand sich eine adenomartige Umwandlung der Nierenbeckenschleimhaut und der Schleimhaut des oberen Harnleiterabschnittes. Diese Umwandlung war durch die Bildung eines *hohen schleimbildenden Zylinderepithels* mit *Drüsen* gekennzeichnet, so daß eine überraschende Ähnlichkeit mit Dickdarmschleimhaut entstand. Weiterhin fand sich eine geschwulstartige *Vermehrung der glatten Muskulatur,* ausgehend von der Muscularis von Gefäßen und von Muskelbündeln des Nierenbeckens selbst.

PLAUT möchte annehmen, daß es sich bei diesem Fall um eine Harmartoblastombildung und nicht um das Ergebnis einer Prosoplasie des Epithels gehandelt habe. Dennoch ist letztere Möglichkeit nicht ohne weiteres von der Hand zu weisen, wenn man bedenkt, daß eine derartige ausgedehnte Umbildung des Übergangsepithels in alternden Spaltblasen regelmäßig beobachtet wird (vgl. S. 636), und daß eine chronische Reizeinwirkung auf das Nierenbeckenepithel im vorliegenden Falle durchaus gegeben war. Vielleicht gehört auch jene breitgestielte, zottige Geschwulst des Nierenbeckens hierher, die MONTENEGRO, QUINTANA und LAGLEYZE bei einem 31jährigen Manne beobachteten und als „Epithelioma papillare mucosum" bezeichneten.

---

[1] Das Knochensystem wird auch von den Metastasen der Blasenkrebse bevorzugt (vgl. S. 639).

3. Die Bindesubstanzgewächse des Nierenbeckens.

a) Reife homoiotypische Bindesubstanzgewächse.

α) Das Fibrom.

Fibrome des Nierenbeckens sind sehr selten. BOROSS und PUHR sahen bei einer 29jährigen Frau, die 6 Jahre vor der Operation, die das Gewächs aufdeckte, vorübergehend an Blutharnen litt, ein klein-kastaniengroßes Nierenbeckenfibrom von glatter Oberfläche („*Fibroma durum*“), das kurzgestielt der Nierenbeckenschleimhaut am Harnleiterabgang aufsaß. Das Gewächs hatte den Harnleiter verlegt und zur Ausbildung einer Eiter-Sackniere geführt. LAQUEUR ist der Meinung, daß die in mehreren Fällen beobachteten, an gestielte Fibrome erinnernden Hyperplasien der Nierenbeckenschleimhaut „zwischen entzündlicher Hyperplasie und den echten Geschwülsten stehen“; er rechnete sie zu den gutartigen Neubildungen und bezeichnete sie als „*polypöse Fibroide*“.

β) Das Myxom.

LANGE sah bei einem Patienten, der an Blutharnen, Pyurie und Nierenschmerzen litt, das ganze Nierenbecken mit polypösen Gewebsmassen ausgefüllt und ausgedehnt. Histologisch entsprachen die Gewächsmassen den gewöhnlich als Myxome bezeichneten Nasenpolypen.

γ) Das Hämangiom.

Gelegentlich trifft man in der Nierenbeckenschleimhaut „Gruppen kavernöser Bluträume“ an, die mit Endothel ausgekleidet sind; sie können Anlaß zu ständiger, ja bedrohlicher Hämaturie geben, die in solchen Fällen vielfach klinisch als „essentiell“ bezeichnet wurde.

HÜCKEL wies an Hand mehrerer Fälle verschiedentlich darauf hin, daß man mit KÜMMELL diesen Ausdruck fallen lassen soll, da die genaue Untersuchung stets einen kleinen Blutungsherd im Nierenbecken oder in der Niere aufzudecken pflegt, so daß die Bezeichnung „Blutung aus kleinem Herd“ (SCHEELE und KLOSE) angemessener erscheint.

Solche Gruppen erweiterter Bluträume sind gelegentlich und wahrscheinlich auch mit Recht als kavernöse Angiome aufgefaßt worden (vgl. auch EVERIDGE), wurden aber vielfach auch nur als „erweiterte Kapillaren“ oder „Varizen“ angesprochen. Es ist außerordentlich schwer, die einzelnen Fälle des Schrifttums dahin kritisch zu beurteilen, ob echte kleine Kavernome oder nur sekundär erweiterte Kapillar- und Venengruppen vorgelegen haben. Diese Bildungen sitzen häufig in den Kelchen, mit Vorliebe auch an den Papillenspitzen der Nieren selbst.

PILCHER teilte einen Fall mit, bei dem stark erweiterte Kapillaren, die bis dicht an die Schleimhaut des Beckens reichten, Anlaß zur Blutung gaben. STIEDA sah ein linsengroßes, kavernöses Angiom, das in ganz dünner Lage einer Papillenspitze aufsaß, mit offenen, geschwürsartig in das Nierenbecken mündenden Gefäßen als Ursache schwerster Blutung. Einen ähnlichen Fall teilte LUTZ mit. WITHNEY fand als Ursache einer Hämaturie erweiterte kleine Venen in zwei Papillenspitzen. MCGOWAN hat 4 Fälle von „Angiomen“ und „Varizen“ der Papillen gesehen und operiert. Primäre Angiombildung an einer Papille als Blutungsursache fand BAUM in einem Falle. ROVSING entfernte ein erbsengroßes Angiom, das eine Papille einnahm, mit Erfolg. Auch HÜCKEL fand bei einem Fall von ungeklärten Blutharnen an einer Papillenspitze eine Gruppe kavernös erweiterter Kapillaren, die indes nicht als Angiom angesprochen wurden. F. FUCHS hat darauf aufmerksam gemacht, daß bei aus unklarer Ursache blutenden Nieren das Augenmerk ganz besonders auf die *Fornices der Kelche* (nach HYRTL jene spaltförmigen Räume, welche von der Papillenoberfläche einerseits und dem die Papille umschließenden

Teil des Kelches anderseits begrenzt werden) zu richten sei, weil hier leicht eine sehr geringe Schädigung zur Eröffnung mächtiger Venenstämme führen kann; er hat ferner erörtert, daß auch stärkere Expansion der Kelche — durch Harnstauung — in vivo die Zirkulation in den umgebenden Venen beeinträchtigen kann, worin man eine Ursache zur Ausbildung von Varikositäten erblicken mag. Es ist somit wohl nicht leicht, das kavernöse Hämangiom von solchen umschriebenen Varikositäten abzugrenzen.

b) Bindesubstanzgewächse mit unvollkommener Gewächsreife. Sarkome.

Sarkome des Nierenbeckens gehören zu den Seltenheiten. RALPHS sah ein *Spindelzellensarkom* mit ausgedehnten Blutungen und Nekrosen, das seinen Ausgang vom Nierenbeckenbindegewebe genommen hatte. Das Gewächs hatte zur Hydronephrose geführt, mit der zusammen es sich als mächtiges Gewächs hinter dem aufsteigenden Gewächs darbot. Bei der Laparotomie lief beim Vorwälzen des Tumors aus der retroperitionalen Inzision der Nierenbeckeninhalt aus; der Tumor erschwerte den Zugang zum Nierenstiel, der sich infolge ausgedehnter Verwachsungen kaum von der unteren Hohlvene trennen ließ. LAQUEUR weist ohne genauere Angabe des Schrifttums darauf hin, daß auch GRAHAM, PERTHES und IRISH Sarkome des Nierenbeckens gesehen hätten, und VECCHI ein Sarkom beider Nierenbecken beobachtet hätte. FRISCH endlich hat nach LAQUEUR ein *Angiosarkom* des Nierenbeckens veröffentlicht, und CATTANI hat den Fall eines *Myxosarkoms* des Nierenbeckens bekanntgegeben. *Rhabdomyosarkome* sahen RIBBERT und PERTHES und ein *Rhabdoleiomyosarkom* PERTES. Die Rhabdomyosarkome im Nierenbecken dürften wie die entsprechenden Gewächse der Blase auf dysontogenetisch verlagerte Gewebskeime zurückzuführen sein (vgl. auch BORST). Sie leiten zu den im folgenden Kapitel abzuhandelnden Mischgeschwülsten über, bei denen der Fall RIBBERTS ausführlich besprochen werden wird.

c) Destruierend wachsendes Lymphgefäßendotheliom mit Zystenbildung.

Es handelt sich hier um nur einen Fall des Schrifttums, der von MANASSE mitgeteilt wurde.

Die zystische Geschwulst, welche vom bindegewebigen Teil des linken Nierenbeckens einer 55jährigen Frau ausging, war scharf gegen das Nierenparenchym abgesetzt. Die Wand der Zyste war am Nierenbecken am dicksten; hier zeigte sich ein derber, weißer, hühnereigroßer Knoten, der offenbar das eigentliche Gewächs ausmachte. Der Inhalt der Zyste (etwas über 1 Liter) bestand aus einer dünnen trüben Flüssigkeit. Ableger fanden sich an der Wurzel des Gekröses, in den retroperitonealen Lymphknoten sowie in der Wirbelsäule vom XII. Brustwirbel bis zum V. Lendenwirbel. Ferner wiesen die Achsellymphknoten und die Oberschlüsselbeinlymphknoten links Metastasen auf. Histologisch zeigte das Primärgewächs ein starres Bindegewebe, welches von zahllosen, mehr oder minder dicht stehenden, netzförmigen Zellsträngen durchzogen war, die häufig aus zwei parallel laufenden Zellreihen, zwischen denen vielfach ein deutliches Lumen festzustellen war, bestanden. Ferner fanden sich im Bindegewebe Spalten, die zum Teil mit Gewächszellen, zum Teil mit regelrechten Endothelien ausgekleidet waren. Die Zellstränge zeigten sehr häufig eine ausgesprochen periarterielle Anordnung, so daß sie die Arterie ring- oder korkzieherförmig umkreisten. In der Wand der großen Zyste fanden sich wiederum kleinere, mit gleichem geweblichem Aufbau. MANASSE nimmt an, daß es sich um ein *zystisches Lymphgefäßendotheliom* handelte, und es erscheint in der Tat zwanglos, das Gewächs als eine derartige Neubildung aufzufassen.

d) Geschwülste dysontogenetischer Herkunft (Mischgeschwülste).

Hier müssen zwei eigenartige, zweifellos dysontogenetisch entstandene Gewächse Erwähnung finden, von denen das eine destruierendes, das andere kein destruierendes Wachstum erkennen ließ. Der äußeren Form nach überwog in beiden Fällen eine polypöse Gestaltung.

1. RIBBERT beobachtete bei einem 4jährigen Mädchen eine Mischgeschwulst des Nierenbeckens, die sich makroskopisch in Form zahlreicher Polypen darbot, welche das Nierenbecken mächtig erweitert hatten und ausfüllten. Histologisch fand sich das Gewebe eines *Spindelzellensarkoms,* in das zahlreiche *quergestreifte Muskelfasern* eingestreut waren. Weiterhin fanden sich *epitheliale Schläuche* mit Zylinderepithel, die RIBBERT nicht als eigentlichen Geschwulstbestandteil ansprechen, sondern von dem epithelialen Überzug ableiten möchte. In dem gleichen Fall war der entsprechende Ureter 10 cm über der Blase durch zahlreiche, von seiner Schleimhaut ausgehende Polypen dilatiert, die einige Millimeter bis einige Zentimeter lang waren; RIBBERT zählte mit Ausnahme der kleinsten 22 solcher Polypen. Histologisch zeigten die kleineren Polypen lediglich Ureterschleimhaut, während die größeren aus dem Gewebe eines Spindelzellensarkoms bestanden, dem in den basalen Abschnitten der Polypen bündelweise angeordnete, quergestreifte Muskelfasern eingelagert waren. Das Gewächs, das durch die Mitbeteiligung des Harnleiters, die wohl nicht oder zum mindesten nicht allein auf Ableger der multiplen Bildungen im Nierenbecken zurückzuführen ist, besonders bemerkenswert erscheint, kann als *Rhabdomyosarkom* bezeichnet werden. Die Multiplizität, das jugendliche Alter der Trägerin und vor allem die gewebliche Zusammensetzung sprechen für eine *dysontogenetische Enstehungsweise.*

2. Das gleiche gilt für die etwas anders geartete Mischgeschwulst des Nierenbeckens, die W. FISCHER und MURAKAMI mitteilten. Auch hier fanden sich bei einem 16jährigen Mädchen im erweiterten Nierenbecken dicke polypöse Geschwulstmassen, die an einem rundlichen, etwa 1 mm dicken Stiel nach dem Hilus der Niere festsaßen. Die Niere war durch die Erweiterung des Nierenbeckens und der Kelche erheblich reduziert (hydronephrotisch geschrumpfte Niere). Weiterhin hing die Geschwulstmasse mit dem oberen Pol der Niere zusammen, wo sie in die Marksubstanz derselben überging. Histologisch zeigte das Geschwulstgewebe, das nicht die Zeichen bösartigen Wachstums erkennen ließ, vorwiegend glatte Muskulatur, ferner lockeres, gefäßreiches Bindegewebe und kleine Herde Fettgewebe. An epithelialen Bestandteilen fanden sich drüsen- und kanälchenartige Bildungen, die keine spezifischen Einzelheiten (Bürstenbesatz, Stäbchenstrukturen) in ihren Epithelien erkennen ließen. W. FISCHER und MURAKAMI nahmen an, daß es sich um eine *dysontogenetisch entstandene, mesodermale Mischgeschwulst* des Nierenbeckens gehandelt hat, die aus Wucherungen eines Sprosses des WOLFFschen Ganges mitsamt dem umgebenden mesodermalen Gewebe hervorgegangen sei.

B. Sekundäre Gewächse des Nierenbeckens.

Gewächse der Niere, der Nebenniere, der Nierenhüllen und des Nierenlagers können in das Nierenbecken einbrechen. Besonders erwähnenswert sind hier die *Hypernephrome.* Diese können das Nierenbecken völlig komprimieren (LJUNGREN) oder in dasselbe einwachsen und es völlig oder fast völlig ausfüllen (IPSEN, LJUNGREN). Weiche, schwammartige, von Blutgerinnseln bedeckte Geschwulstmassen können in das Nierenbecken hineinragen (HARBITZ) oder zapfenförmig hineinwachsen (BAETZNER, ALLEMANN und BAYER), mitunter in

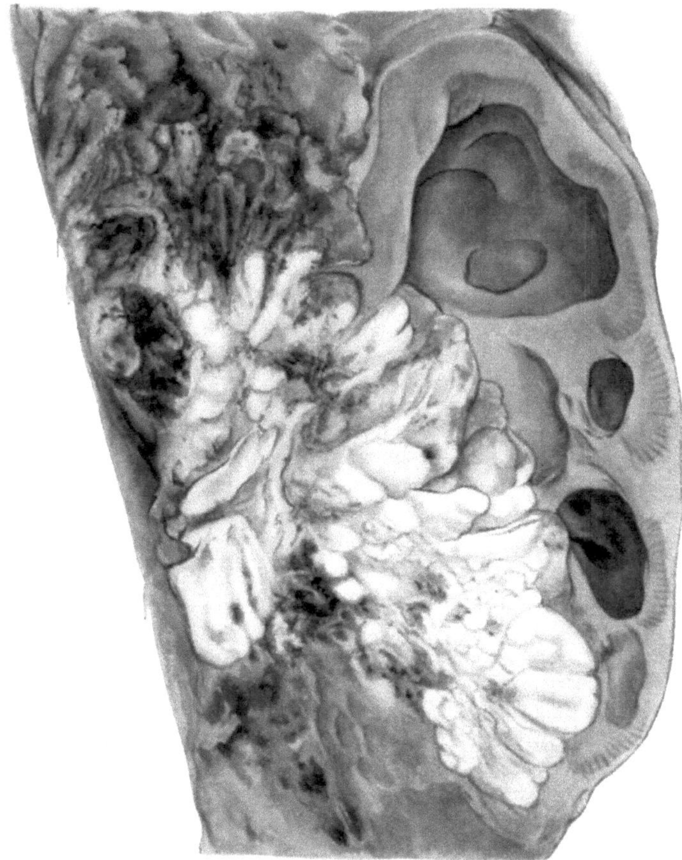

Abb. 10. Breiter Einbruch von retroperitonealen metastatischen Knoten eines primären Hodenkrebses (sog. großzelligen Hodentumors) in das Nierenbecken bei einem 31jährigen Mann. (Göttingen, S. 188/1931.)

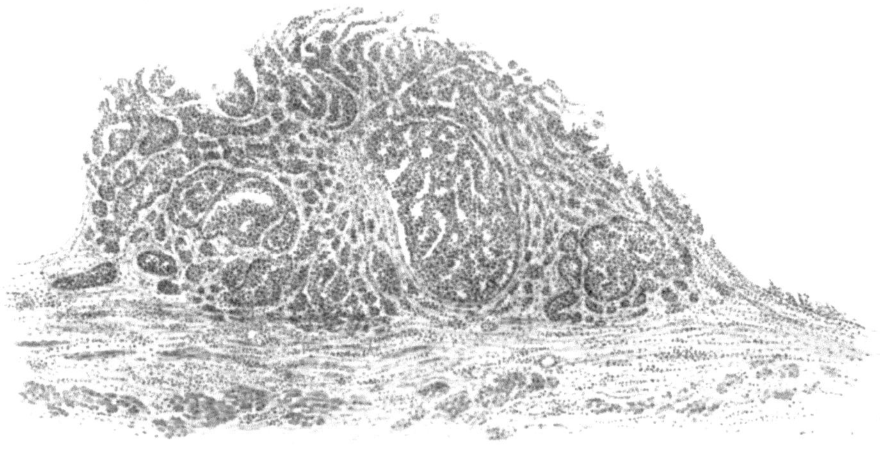

Abb. 11. Metastatischer Krebs in der Nierenbeckenschleimhaut bei primärem Eierstockskarzinom. (Präparat von Herrn Geheimrat LUBARSCH.)

Form großer Geschwulstpolypen, die sich bis in den Anfangsteil des Harnleiters erstrecken können (LJUNGREN). Kleine Durchbrüche von Hypernephromen können „verheilen", indem in einigen Fällen die Geschwulstmasse durch Organisationsprozesse mit neugebildetem Bindegewebe bedeckt wird (LJUNGREN). Hämaturie bei Hypernephrom ist wahrscheinlich fast stets durch einen (oft schwer aufzufindenden) Tumordurchbruch in das Nierenbecken zurückzuführen (IPSEN, LJUNGREN).

Auch Gewächsableger in *retroperitonealen Lymphknoten* können das Nierenbecken in Mitleidenschaft ziehen und gegebenenfalls völlig zerstören, wie ich es beiderseits bei über mannskopfgroßen Ablegern eines primären Hodenkrebses (sog. „großzelligen Hodentumors") in den retroperitonalen Lymphknoten bei einem 31jährigen Manne beobachtete (Abb. 10, S. 586, 1931, Göttingen).

Metastatisch entstandene Nierenbeckengewächse sind offenbar selten. Ich fand im Schrifttum eine Angabe von CARSON, nach der ein *Prostatakrebs* im Nierenbecken eine Metastase gesetzt haben soll. Auch GIORDANO und BUMPUS sahen Metastasen eines *Prostatakarzinoms* am Ausgang des Nierenbeckens in Form zweier Knötchen von 3 bzw. 6 mm Durchmesser. In Abb. 11 wird eine Beobachtung LUBARSCHS wiedergegeben, bei der es sich um den Ableger eines primären *Eierstockkrebses* im Nierenbecken handelt.

II. Die Gewächse des Harnleiters.

A. Primäre Gewächse des Harnleiters.

Allgemeines, Klinisches, Einteilung und Ätiologisches.

Die nähere Erforschung der primären Gewächse des Harnleiters begann erst vor etwa 30 Jahren. Der Fortschritt zystoskopischer und radiologischer Untersuchungsmethoden hat diese seltenen Vorkommnisse auch der Aufmerksamkeit des Klinikers nähergerückt und den „Uretertumor" als selbständiges Krankheitsbild herausarbeiten helfen, wobei allerdings betont werden muß, daß dies Kapitel zu den schwierigsten der urologischen Chirurgie gehört (HELFER). Dennoch können solche „Uretertumoren" röntgenologisch unter Umständen gut diagnostiziert werden (SCHEELE, Schrifttum).

Von den *Symptomen* werden besonders *Blutung* (in etwa 90% der Fälle) und *Schmerz* (der indes vielfach auch fehlt), von den diagnostisch verwertbaren Folgen *Hydronephrose* hervorgehoben; die Blutung kann jedoch auch aus der nicht in die Gewächsbildung einbezogenen Harnleiterschleimhaut oder aus dem Gebiet der Hydronephrose stammen (EGGERS). Nach PLAYER ist eine kontinuierliche und ohne peristaltische Welle aus dem Ureterostium erfolgende Blutung besonders auf „Uretertumor" verdächtig, nach CRANCE und KNICKERBOCKER, JUDD und STRUTHERS der Abgang wurmartiger, langer Gerinnsel, die Ausgüsse des Harnleiters darstellen.

Pyelographisch ist für Uretertumor kennzeichnend: gewundener und anormaler Verlauf des Harnleiters, strichförmig sich abzeichnende Verengerung oder vollständiger Füllungsdefekt bei totalem Verschluß mit darüber liegender Erweiterung von Ureter und Nierenbecken (KÜMMEL).

Ein primäres Harnleitergewächs kann weiterhin zur *Urohämatonephrose* (GIORDANO) führen. Gestielte Harnleitergeschwülste können eine *Inversion des Harnleiters* veranlassen, indem die blasenwärts gleitende Geschwulst die Ureterwand nach sich zieht (MAYER).

Selten treten primäre Uretergeschwülste doppelseitig auf (CHAUVIN und ROMIEU, CHAUVIN und CERATI).

Als häufigster *Sitz* der primären Harnleitergewächse gilt das untere Ureterdrittel.

Pathologisch-anatomisch sind fibroepitheliale Gewächse („Papillome"), die in der Einzahl oder auch in der Mehrzahl und dann gelegentlich zusammen mit gleichartigen Gewächsen des Nierenbeckens oder der Blase auftreten können, Karzinome, Adenome, Gewächse aus Bindesubstanzen, Fibromyome, sehr selten Fibrolipome und Hämangiome zu unterscheiden: auch die Beobachtungen von Rund- und Spindelzellensarkomen und von Myosarkomen liegen vor. Ferner wurde über ein Karzinosarkom berichtet. Gewächse, die wahrscheinlich auf dysontogenetischer Grundlage entstanden sind (Mischgeschwülste), sind sehr selten.

Die papillären Fibroepitheliome und Karzinome machen bei weitem die Mehrzahl der primären Uretergewächse aus.

Was das *Häufigkeitsverhältnis der fibroepithelialen und epithelialen Gewächse untereinander* betrifft, so fand Aschner unter 47 Fällen 21 Papillome, 2 papilläre und 14 solide Krebse. Hinsichtlich der Beurteilung der Wachstumseigenart der papillären Fibroepitheliome besteht die gleiche Schwierigkeit, wie bei den „Papillomen" des Nierenbeckens und der Blase. Es sei daher in diesem Punkt auf S. 571 und 624 verwiesen.

Ursächlich kommen für die *Papillombildung* vielleicht unter anderem auch chronisch-entzündliche Vorgänge in Frage. Derartige Vorgänge rufen an Schleimhäuten ja häufig Wucherungsgebilde hervor, und Orth möchte einen Übergang derselben in echte Fibroepitheliome annehmen. Stoerk will die Papillomatose überhaupt nicht als echte Gewächsbildung aufgefaßt wissen (vgl. S. 628), sondern sie in das Gebiet der chronisch-entzündlichen Hyperplasie verweisen, wie auch ein Teil der Kehlkopfpapillome ja auf der Basis chronischer Entzündung entsteht. In ganz seltenen Fällen (viel seltener als bei den entsprechenden Gewächsen der Blase) können vielleicht ursächlich bestimmtere Umstände namhaft gemacht werden. So liegen vereinzelte Beobachtungen vor, nach denen papilläre Gewächse des Harnleiters vielleicht nach Einwirkung von *Anilinsubstanzen* auftraten (Nassauer), möglicherweise auch mit einer *Bilharzia-Infektion* ursächlich zusammenhingen (de Lucca). Endlich sind, wie bei den Papillomen des Nierenbeckens, *Fehlbildungen* auch für die Harnleiterpapillome verantwortlich gemacht worden (Mariconda).

Hier ist vor allem eine ältere Beobachtung von Neelsen zu nennen, der eine Papillomatose des Harnleiters bei ausgesprochener Fehlbildung im Bereich desselben feststellte. Der rechte Harnleiter war im oberen Drittel geteilt, jedes Teilstück mündete in ein eigenes Nierenbecken. Das obere Teilstück war von teils hahnenkammartigen, gelappten, teils moosartigen, zottigen Wucherungen ausgefüllt und ausgedehnt. Dazu fand sich in der Blase vor der rechten Uretermündung ein pflaumengroßer Zottenpolyp. Histologisch handelte es sich um gutartige Fibroepitheliome.

Als Grundlage der *Krebsentstehung* werden *Steinbildung* und *Leukoplakie* genannt, jedoch kommt hierbei wohl nur das Plattenepithelkarzinom in Frage.

Eine kritische Würdigung der epithelialen Gewächse des Harnleiters gab 1915 Spiess unter Mitteilung eigener Beobachtungen bekannt.

1. Das papilläre Fibroepitheliom.

Das papilläre Fibroepitheliom, kurz Papillom genannt, ist nach Pflaumer im untersten, intramuralen Ureterabschnitt gar nicht so überaus selten; allerdings glaubt Pflaumer, daß es sich hierbei meist gar nicht um Primärgewächse handele, sondern um „Metastasen", die von der Blase aus entstanden seien; er fand nämlich bei 92 Fällen von Blasenpapillomen 9mal das Harnleiterendstück papillomatös. Es muß zugegeben werden, daß die

Möglichkeit der Implantation von Geschwulstkeimen gerade hier häufig gegeben erscheint, da das retrograde Eindringen von Flüssigkeit aus der Blase in den Ureter sicher sehr häufig auch bei normalem Ureterostium erfolgt.

Bezüglich der *Wachstumseigenart* der Ureterpapillome gilt das bei den Nierenbeckenpapillomen Gesagte (S. 571); auch kann auf die Papillome der Blase hingewiesen werden (S. 609f.). Auch histologisch ist den beim Nierenbeckenpapillom zu erhebenden und erörterten Befunden nichts hinzuzufügen.

Die Papillome können den Uretergranulomen, lokalisierten, *deutlich entzündlichen* Schleimhauthyperplasien, sehr ähnlich sein (PATCH). Sie treten einzeln oder multipel (KOHLHARDT, STRICKER, NEUWIRTH, ROHRER u. v. a.) auf. Ist das multiple Auftreten sehr ausgesprochen, so sprechen wir von Papillomatose. Nierenbecken oder Blase oder beide Organe können beteiligt sein (Zusammenstellung von STRICKER, s. S. 569).

Die papillären Fibroepitheliome können sich *blasenwärts* ausbreiten und aus dem Ureterostium herauswachsen, andererseits aber auch (seltener) *nierenwärts* emporwachsen und in das Nierenbecken gelangen (BACHRACH).

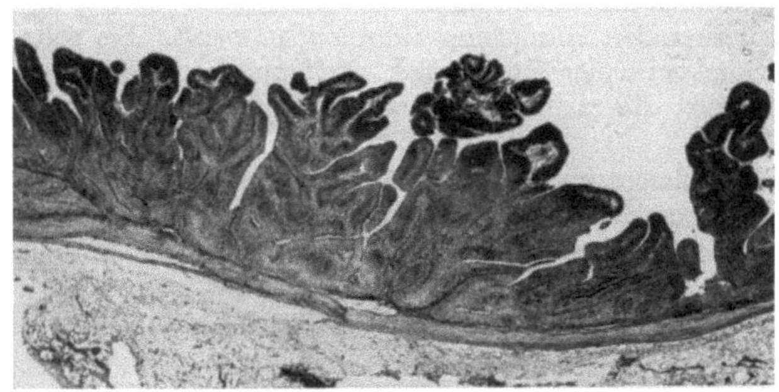

Abb. 12. Papillomatose des Ureters. Schwache Vergrößerung. Längsschnitt.

JANSSEN schilderte sehr eindrucksvoll einen Fall, in dem ein erbsengroßes, aus dem Ostium in die Blase hineinragendes Papillom bei jeder Tropfenfolge weit aus dem Harnleiter herausgeschleudert wurde, in der Ausdehnung einer Pflaume vor der Öffnung erschien und in der Füllflüssigkeit der Blase flottierte, um sich in der Zwischenpause der Harnentleerung wieder bis auf einen kleinen Rest in den Harnleiter zurückzuziehen.

Bei stark entwickelter Papillomatose kann der Ureter daumendick werden (BLUM, RUBRITIUS, MARION u. a.) und geschlängelt verlaufen (BLUM). In seinen Symptomen und Folgen unterscheidet sich das Ureterpapillom im ganzen zunächst nicht vom Ureterkarzinom; wir werden bei der Besprechung des Harnleiterkarzinoms ausführlicher darauf eingehen.

Histologisch zeigen die Gewächse das Bild des zarten, fein verzweigten Fibroepithelioms, dessen Grundstock mit Übergangsepithel überzogen ist (Abb. 12). Im übrigen gilt das auf S. 568 Gesagte. Gelegentlich können einzelne Zotten inkrustiert werden und verkalken. Solche inkrustierten Partien können im zystoskopischen Bild wie kleinste rundliche, goldgelbe Gebilde aussehen, die dann an den Zweigen der Geschwulst wie Orangen an einem Baum hängen (JANSSEN).

2. Das primäre Karzinom des Harnleiters.

Allgemeines, Statistisches, Klinisches.

Die einzelnen Krebsformen.

Die primären Krebse des Harnleiters nehmen unter den (an sich sehr seltenen) primären Uretergewächsen einen ziemlich breiten Raum ein. Im

Schrifttum sind bis 1931 etwa 50 Fälle von primären Harnleiterkrebsen mitgeteilt worden [ausführliche Zusammenstellungen bei LINDNER, D'AUNOY und MAILHES (1930), OCKERBLAD und HELWIG (1930) und bei CHAUVIN und CERATI (1931)]. Nach RENNER beteiligen sich an sämtlichen Krebsfällen insgesamt die primären, malignen Harnleitergewächse, unter denen praktisch nur Krebse in Betracht kommen, mit 0,14%. Die Geschlechter werden anscheinend gleichmäßig befallen; McCOWN fand unter 43 Fällen 22 Männer und 21 Frauen. Das 6. und 7. Dezennium scheint am häufigsten betroffen zu werden (d'ANNOY und ZOELLER). Der jüngste Fall betrifft einen 35jährigen Mann, der älteste eine 80jährige Frau (RICHTER). Nach D'AUNOY und ZOELLER, die 48 Fälle zusammenstellten, soll der rechte Harnleiter etwas häufiger befallen werden als der linke. Der untere Harnleiterabschnitt wird wie bei den Papillomen bevorzugt. McCOWN fand bei 43 Beobachtungen nur 5mal den oberen Abschnitt des Ureters als Sitz angegeben.

Klinisch machen die Harnleiterkrebse vielfach Blutungen (nach KRETSCHMER in 35 Fällen 24mal), Schmerz, Strikturen, Hydronephrose (nach KRETSCHMER in 35 Fällen 26mal) oder Urohämatonephrose; diese kann platzen und zur Bildung eines großen perirenalen Hämatoms führen (CHAUVIN). Bei sehr voluminösen Geschwulstmassen wird der Ureter dick, steif und kann, wenn die Geschwulst zu Blutungen führt, die nicht absickern können, wie eine Blutwurst aussehen (CHAUVIN).

In 7 von 49 Beobachtungen lag gleichzeitig *Steinbildung* im Ureter vor. Sehr wahrscheinlich vermag auch hier wie beim Nierenbecken eine primäre Steinbildung für die Entwicklung des Karzinoms gelegentlich eine Rolle zu spielen; es muß jedoch auch darauf hingewiesen werden, daß die Steine sich in einem Teil der Fälle bei der so häufigen Urinstauung erst sekundär in dem gestauten Urin entwickelt haben mögen.

Form und *gewebliche Eigenart* der Harnleiterkrebse sind verschieden. Die *papillären* Karzinome sind am häufigsten, dann folgen die *einfach-soliden* Krebse. D'AUNOY und ZOELLER zählten unter 48 Unterkrebsen 28 papilläre und 20 einfach-solide Karzinome. KRETSCHMER stellte unter 28 histologisch genau untersuchten Fällen fest: 18 papilläre Karzinome, 5 medulläre Krebse (gemeint sind wohl die einfach-soliden Krebsformen) und 5 Plattenepithelkrebse. Hinsichtlich der relativ hohen Zahl solider Krebse, die D'AUNOY und ZOELLER fanden, muß darauf hingewiesen werden, daß solide Karzinome in vielen Fällen sehr wahrscheinlich von ursprünglich papillär wachsenden Formen ausgingen, wie das auch bei Nierenbeckenkrebsen zu beobachten ist (vgl. S. 574). Das primärpapilläre Gewächs ist dann nur von geringen Ausmaßen, wird übersehen oder ist in der soliden Geschwulstmasse mit aufgegangen. Am seltensten ist sicherlich das *Plattenepithelkarzinom* (ROUSSELOT und LAMON), welches gelegentlich ausgesprochene Verhornung zeigen kann (KLAGES). Den Fall eines *Basalzellenkrebses* fand ich im Schrifttum nur einmal mitgeteilt (SOMMER).

a) Das papilläre Karzinom.

Die papillären Harnleiterkrebse sind zottige, meist breitbasig aufsitzende Gewächse, die gelegentlich außerordentlich massig sein, den Ureter ausfüllen und auch mächtig ausdehnen können. Zottige Geschwulstteile können aus dem Ureterostium ausgeschieden werden (ZINNER, BACHRACH, CAPORALE u. a.), bisweilen in sehr großen Massen (DZIALOSCYNSKI). Anderseits kann das Krebsgewebe sich in kontinuierlichem Zusammenhang aus dem Ostium herausdrängen und in Form von Zapfen oder größeren Bildungen in die Blase hineinwachsen (POSNER, EINZIG u. a.).

Histologisch zeigt der papilläre Krebs einen fibrösen, meist an zarten Blutgefäßen reichen Grundstock, der von einer dicken geschichtete Zellage überzogen wird, deren Zellen Polymorphie und Mitosen aufweisen, vielfach aber deutlich an das Übergangsepithel erinnern. In soliden Krebskörpern dringen die Zellen in den Grundstock und in die Basis des Gewächses ein, wo sich meist eine erhebliche Infiltration mit Rundzellen vorfindet. Die papillären Krebse können bei ihrer weiteren Ausbreitung mehr und mehr ihre papilläre Wachstumseigenart verlieren und sind dann von dem einfach-soliden Karzinom nicht mehr zu unterscheiden. Einen besonders ausgesprochenen Übergang von der papillären und die solide Form sahen HELFER und BACHRACH. Durch Verschmelzung von Papillen und Verflüssigung in den Epithelformationen können pseudoglanduläre Bilder zustande kommen. (Derartige Vorkommnisse lagen wohl den Bildern zugrunde, die VOLANTE beschrieb.) Auch den Zystenbildungen, die von STEWART bei einem papillären Krebs gesehen wurden, liegen wohl sekundäre Geschehnisse im Sinne von Verflüssigungen in dem Epithelbelag einzelner und vor allem in verschmolzenen Papillen zugrunde, wie sie auch bei den Blasenpapillomen beobachtet werden.

BACHRACH sah, wie sich aus einem aus dem linken Ureter herausragenden Papillom im Laufe einer zweijährigen endovesikalen Behandlung mit Hochfrequenzstrom sozusagen unter den Augen des Beobachters ein Karzinom entwickelte.

b) Das Carcinoma solidum.

Die primär einfach-soliden Krebsformen tragen offenbar mit Vorliebe einen weichen, medullären Charakter. Es wurde schon mehrfach darauf hingewiesen, daß in vielen Fällen dem soliden Karzinom des Harnleiters sehr wahrscheinlich ursprünglich ein papilläres Karzinom zugrunde liegt. Über medulläre Karzinome berichten v. ZOBEL und GOTTLIEB. Ein primäres solides Ureterkarzinom rechts mit Hydronephrose bei einer 69jährigen Frau, die 10 Jahre vorher wegen Gebärmutterkrebses operiert war, beobachtete MRAZ. Eine Carcinoma solidum simplex sah GRÜNEBERG bei einer 49jährigen Frau; das Gewächs saß am proximalen Ureterende rechts. Ein Carcinoma solidum simplex des linken Ureters, das auf den rechten Harnleiter übergriff, sah GLAS bei einer 71jährigen Frau.

c) Der Plattenepithelkrebs.

Der seltenere Plattenepithelkrebs des Harnleiters (ASCHNER, KLAGES, DAVIS und SACHS, ROUSSELET und LAMON) kann sich als hartes, flaches Neoplasma (ASCHNER) darbieten, das den Harnleiter strikturiert, oder auch als warzig-papilläres Gebilde (DAVIS und SACHS). Im Zusammenhang mit dieser Krebsform ist die *Leukoplakie* des Ureters zu erwähnen und weiterhin die Beziehung der Leukoplakie zu Konkrementen und chronischer Entzündung. Hier sei auch auf die Ausführungen auf S. 580 verwiesen. Wie schon erwähnt, kommt *Steinbildung* im Harnleiter wohl in einem Teil der Fälle für die Entstehung eines Krebses dortselbst in Frage, wobei wohl zumeist als Zwischenglied zunächst Leukoplakie auftritt, so daß der sich entwickelnde Krebs wie beim Nierenbecken unter diesen Verhältnissen einen Plattenepithelkrebs darstellt. Keineswegs darf jede Leukoplakie als Vorstadium eines Krebses aufgefaßt werden; wir wissen auch bei den entsprechenden Vorkommnissen an anderen Schleimhäuten, daß die Leukoplakie nur in einem kleinen Teil der Fälle von der Entwicklung eines Plattenepithelkrebses gefolgt wird. Eine andere Frage ist, ob jedem Plattenepithelkrebs, der sich auf einer Schleimhaut entwickelt, eine Leukoplakie voraufgehen *muß*. Daß neben dem Krebs alsdann leukoplakische Veränderungen nicht nachweisbar sind, würde nicht gegen eine solche Annahme sprechen, denn die Stelle, an der sich der Krebs entwickelte, könnte ja die einzige im Sinne der Leukoplakie umgewandelte Schleimhautpartie sein, die dann nur als krebsig, aber nicht mehr als Leukoplakie zu erkennen wäre. Anderseits erscheint es aber auch ungezwungen, den Plattenepithelkrebs einer Schleimhaut von dieser abzuleiten, ohne daß eine Leukoplakie an dieser Stelle vorausgegangen ist. Die Annahme, daß krebsig gewordene Übergangsepithel des Harnleiters erst im Stadium der vollendeten Krebsbildung die ortsfremde Differenzierung in geschichtetes Plattenepithel einschlage, begegnet keinen Schwierigkeiten. Immerhin mag in vielen Fällen Leukoplakie des Ureters tatsächlich vorangehen. ASCHNER erwägt an Hand einer eigenen Beobachtung von Leukoplakie des Nierenbeckens und Plattenepithelkrebs des Ureters auch

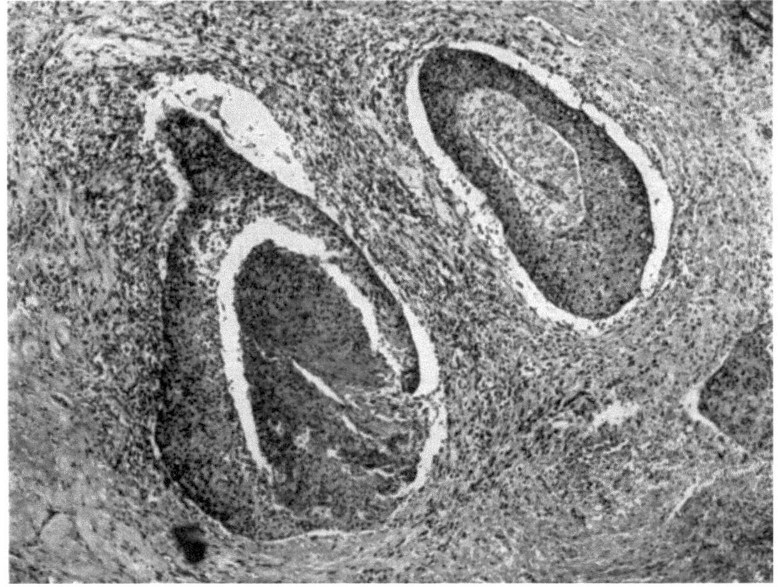

Abb. 13. Karzinosarkom des Harnleiters (71jähriger Mann). Krebsige Partie. [Nach RENNER: Surg. etc. 52, 793 (1931).]

die Möglichkeit der Verschleppung und Implantation von leukoplakischem Gewebsmaterial aus dem Nierenbecken in den Ureter. Bei Zugrundelegen dieses Zusammenhanges wären solche Fälle dann nicht unter die primären, sondern unter die sekundären Uretergewächse zu rechnen.

Der Plattenepithelkrebs des Harnleiters kann eine sehr gute Differenzierung des Epithels (DAVIS und SACHS) und Hornperlenbildung (KLAGES) aufweisen. ASCHNER sah einen Plattenepithelkrebs am Ursprung des Ureters bei Nierensteinen und Leukoplakie des Nierenbeckens, die Schleimhaut des Ureters war sonst im ganzen Verlauf desselben völlig zart und frei von Leukoplakie.

Gelegentlich kann sich auch ein ursprünglich papillärer Krebs über das Carcinoma solidum zum Plattenepithelkrebs entwickeln (BACHRACH).

d) Der Basalzellenkrebs.

Im Schrifttum findet sich nur ein Fall von Basalzellenkrebs des Harnleiters. SOMMER beobachtete bei einer 61jährigen Frau ein flächenhaftes, 10 cm langes Gewächs in der Mitte des rechten Ureters, das sich histologisch als Basalzellenkrebs erwies. Zahlreiche Metastasen füllten den rechten Ureter aus, dessen zugehörige Niere sicher seit längerer Zeit nicht mehr funktioniert hatte. Weiterhin fanden sich viele Ableger im retroperitonealen Gewebe und eine bohnengroße Metastase auch im linken Ureter, die offenbar ganz akut die allein arbeitende Niere von der Blase abtrennte, so daß schlagartig Anurie eintrat. Der Tod erfolgte am 10. Tag danach an Urämie.

e) Das Adenokarzinom (?).

Ob ein primäres Adenokarzinom des Harnleiters vorkommt, ist fraglich. Bei einer Beobachtung BACHRACHs, die im Schrifttum verschiedentlich irrtümlich als Adenokarzinom zitiert wird, handelte es sich um einen papillären

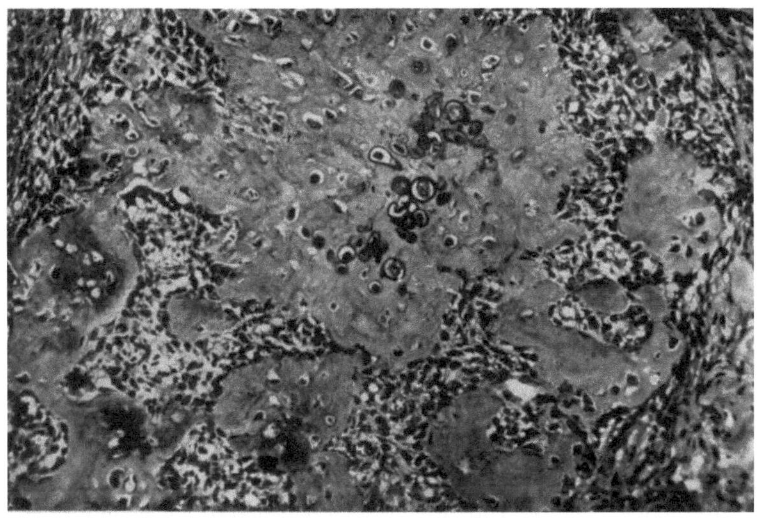

Abb. 14. Karzinosarkom des Harnleiters (71jähriger Mann). Chondrosarkomatöse Partie. [Nach RENNER: Surg. etc. 52, 793 (1931).]

Krebs mit Übergang in Carcinoma solidum simplex und Plattenepithelkrebs. Von drüsigen Bildungen ist bei diesem Fall nicht die Rede.

f) Das Karzinosarkom.

Ein Karzinosarkom der Ureterwand, welches kleinapfelgroß an einem Stiel in die Blase hineinhing, sah RENNER bei einem 71jährigen Manne. Histologisch zeigte das Gewächs teils das Bild eines *Spindelzellensarkoms,* teils das Bild eines *Chondromyxosarkoms,* welches Inseln eines *papillären Karzinomgewebes* enthielt (Abb. 13 und 14). Eine dysontogenetische Grundlage dieses Gewächses ist nicht unwahrscheinlich. Der Fall wurde von FELLER am 3. Juli 1929 in der Wiener urologischen Gesellschaft demonstriert.

Ausbreitungsweise des Harnleiterkrebses.

a) Ausbreitung per continuitatem und Implantationsmetastasen.

Der Harnleiterkrebs kann sich, wie bereits erwähnt, *nierenwärts* und *blasenwärts kontinuierlich* ausbreiten, so daß sich die Krebsmassen im Nierenbecken ansammeln oder in die Blase hineinschieben können. Das Geschwulstgewebe kann dabei wie ein Zapfen aus dem Ureterostium herausragen (EINZIG) oder an einem Stiel heraushängen (RENNER). Wächst das Karzinom aus dem Ostium heraus, kann es auch an den Rändern desselben entzündlich breit fixiert werden und ein primäres Blasengewächs vortäuschen (PASCHKIS und PLESCHNER). Anderseits kann das Ureterkarzinom auch von vornherein mehr *in die tiefen Schichten der Blasenwandung* zerstörend übergreifen (KNEISE, KLAGES).

In der Umgebung des Karzinoms können sich entzündliche Infiltrationen im Fettgewebe (CHIARI) entwickeln, oder es können auch schwielige Verwachsungen (GLAS) entstehen, ohne daß das Krebsgewebe sich außerhalb der Ureterwand ausbreitet. Ein *Übergreifen des Krebses in die Umgebung des Harnleiters* ist offenbar sehr selten, wie ja auch ein Einbruch von außerhalb des Ureters entwickelten Krebsformationen nicht häufig ist, so daß man eine gewisse Widerstandsfähigkeit des Harnleiters gegen das Carcinomgewebe annehmen muß (PLAYER), die den Gynäkologen bei der Ausbreitung des Uretuskrebses bekannt ist.

Implantationsmetastasen können unterhalb des Primärtumors in der Blase (FOWLER) oder oberhalb desselben im Nierenbecken (VIETHEN) oder im Harnleiter selbst (DAVIS und SACHS) auftreten. Für die Verschleppung in das Nierenbecken kann die Urinrückstauung ganz allgemein verantwortlich gemacht werden. Auch wissen wir, daß es unter den verschiedensten pathologischen Verhältnissen bei der Miktion zu einem aktiven Ureterrückfluß kommen kann (DE BEAUFOND und VAUDET), und daß ohne eigentliche Urinstauung die verschiedensten Fremdkörper (Kornähren, Haarnadeln, Zahnstocher) den Ureter hinauf in das Nierenbecken wandern können (WARING). Metastasen im Ureter selbst, ober- oder unterhalb eines olivenförmigen Plattenepithelkrebses, sahen DAVIS und SACHS. In diesem Fall muß man jedoch auch daran denken, daß eine Ausbreitung auf dem Lymphwege stattgefunden haben kann. Es ist überhaupt möglich, daß bei zahlreichen Fällen, die als Implantationsmetastasen angesprochen wurden, die Verschleppung der Geschwulstkeime doch auf dem Lymphwege erfolgt ist. Auch bei der Ausbreitung infektiöser Prozesse im Harntrakt wurde lange Zeit der Harnweg wohl überschätzt; es scheint sich herauszustellen, daß hier auch der Lymphweg eine größere Rolle spielt, als man früher glaubte.

b) Ausbreitung auf dem Lymph- und Blutwege.

Der Ureterkrebs führt relativ häufig zur Metastasenbildung (KRETSCHMER). Ableger eines primären Ureterkrebses in den benachbarten *Lymphknoten* beobachtete KLAGES. Häufig metastasiert das Karzinom ebenso wie der Blasenkrebs auch im *Knochensystem* (KRETSCHMER), besonders in den *Wirbelkörpern* (McCOWN); es wurden aber auch Tochtergeschwülste in den *Lungen* und in der *Leber* (VORPFAHL) beobachtet. Metastasen in *Leber, Perikard, Lungen, Milz, Pankreas, linker Niere, Lymphdrüsen* und *Haut* bei einem papillären Ureterkrebs sahen McCARTHEY und MEEKER.

3. Das Adenom.

Adenome des Ureters sind sehr selten. Sie sind polypös und doppelseitig zur Beobachtung gekommen (CHAUVIN und ROMIEU). Die Drüsenbildungen, die sich von den v. BRUNNschen Epithelnestern herleiten sollen (CHAUVIN und ROMIEU), können gelegentlich zystisch werden. Sie gehören somit vielleicht mehr in das Gebiet der Ureteritis glandularis und wären entsprechend ähnlichen Bildungen in der Blase, die PASCHKIS eingehend beschrieb (vgl. S. 604), eher als *adenomähnliche Ureterpolypen* zu bezeichnen.

4. Bindesubstanzgewächse.

a) Reife, homoiotypische, nichtdestruierend wachsende Bindesubstanzgewächse.

α) Das Fibromyom.

Angereifte Gewächse, die aus Bindegewebe und glatter Muskulatur bestehen, Fibromyome, sind sehr selten. Brongersma sah ein Fibromyom in der Wand des rechten Harnleiters; in der Niere derselben Seite fanden sich multiple kleine Myomknoten, die von der Muskulatur der Arterienwände ausgingen. Einzelheiten wurden über diesen Fall nicht mitgeteilt. (Sarkomatöse Fibromyome s. S. 596.)

β) Das Fibrolipom.

Cohn sah im rechten Harnleiterhals einer 40jährigen Frau am Übergang ins Nierenbecken ein 6 cm langes und 4 cm breites derb-knolliges Gewächs, welches sich als Fibrolipom erwies. Die Geschwulst umgab den Harnleiter in Höhe des 3. und 4. Lendenwirbels und verengte an dieser Stelle seine Lichtung. Im Bereich des Gewebes ging das Harnleitergewebe samt Adventitia allmählich in das Fettgewebe über und ließ breite Bindegewebsstreifen in dasselbe ausstrahlen. Daneben bestand eine doppelseitige Niereneiterung.

γ) Das Hämangiom.

Ein kavernöses Hämangiom, das den intramuralen Teil des Ureters umgab und auch in der Blasenschleimhaut ausgebreitet und sichtbar war, beobachtete Caulk. Der Fall wird bei den Hämangiomen der Blase gewürdigt werden (S. 652f.).

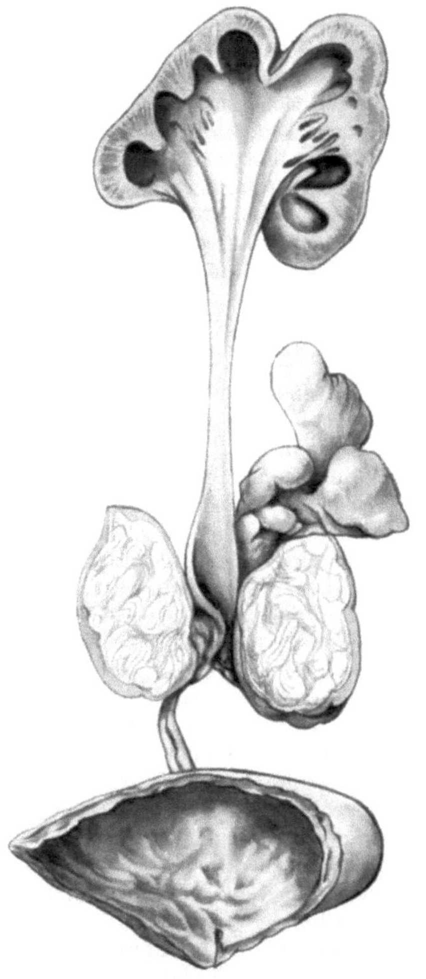

Abb. 15. Fibromyom des Ureters in sarkomatöser Entartung begriffen mit Lipombildung in der Nachbarschaft. [Nach Djeng-Yän-Ku: Zbl. Path. 35, 551 (1924/25).]

b) Unreife, heterotypische, destruierend wachsende Bindesubstanzgewächse. Sarkome.

Rundzellensarkome des Ureters sahen Wilutski, Heller und Targeth. Ein unreifes Sarkom in Form des *Spindelzellensarkoms* fand Neuwirt bei einem 51jährigen Manne. Zunächst war ein walnußgroßer Tumor im unteren Drittel des Ureters festgestellt worden, der mit der Umgebung verwachsen war. Der histologische Befund lautete auf Fibromyom; nach $1^1/_2$ Jahren zeigten sich große lokale Rezidive, deren histologische Untersuchung Spindelzellensarkomgewebe aufdeckte. Der Tod erfolgte nach einem Jahre an zahlreichen Sarkommetastasen in vielen Organen. Man kann mit großer Wahrscheinlichkeit annehmen, daß es sich um die sarkomatöse Entartung eines Fibromyoms gehandelt hat.

Sarkomatöse Fibromyome beobachteten auch WÄTJEN (ausführlich veröffentlicht mit DJENG-YÄN-KU) und WEINSTOCK. Im Falle WÄTJENS (Abb. 15) handelte es sich um einen derben, kleinapfelgroßen Tumor, im unteren Abschnitt des linken Ureters (Zufallsbefund bei der Sektion eines 61jährigen Mannes). Dem Tumor waren nierenwärts einige Lipome benachbart, die Harnwege oberhalb des Gewächses waren erweitert. Als Ausgangspunkt wurde die äußere Ringmuskelschicht des Ureters angesehen. Histologisch bestand der Hauptteil der Bildung aus Fibromyomgewebe, welches aber an einigen Stellen in zahlreiche Partien überging, die als sarkomatös angesprochen werden mußten. Die rechte Tumorhälfte war außerdem reich an Knochenspangen, die zum Teil eine zellreiche Markhöhle umschlossen. Weiterhin wurden Riesenzellen gesehen, für deren Entstehung neben Proliferations- und Degenerationsprozessen auch eine Art Fremdkörperreizwirkung durch das hyalin entartete Bindegewebe, in dem auch Kalkablagerungen gesehen wurden, angenommen wurde. Bei dem nur kurz von WEINSTOCK mitgeteilten Fall handelt es sich um ein abgekapseltes, über mannsfaustgroßes Myosarkom des linken Ureters von Spindelzellig-faszikulärem Bau bei einem 47jährigen Manne.

5. Gewächse, die wahrscheinlich dysontogenetischer Herkunft sind.

Folgende Beobachtungen sind vielleicht als Gewächse zu deuten, welche Entwicklungsstörungen bzw. Verlagerung von Gewebskeimen ihre Herkunft verdanken.

BINDER beschrieb als zufälligen Sektionsbefund bei einer 68jährigen Frau ein derbes, walzenförmiges, 2 cm langes und 0,3—0,4 cm dickes Gewächs am linken unteren Ureterende, das in die Blasenwand hineinreichte und die Blasenschleimhaut vorwölbte. Neben *fibromuskulärem Gewebe* fand sich auch *Epithel* in Form von Schläuchen und Zysten, welches die Eigenart des Übergangsepithels aufwies und seine Herkunft einer in den Tumor hinein gerichteten Wucherung des Ureterepithels verdankt haben dürfte. Diese Wucherung hat sich vielleicht erst im extrauterinen Leben abgespielt, möglicherweise handelt es sich aber doch um eine Mehranlage von Epithel, die in die frühe Embryonalzeit zu verlegen ist. Ferner fanden sich im verkalkten und nekrotischen Gewebe jener Bildung kleine *Knochenteile*.

RIBBERT beschrieb bei einem 4jährigen Mädchen *multiple polypöse Sarkome* des rechten Nierenbeckens mit zahlreichen *quergestreiften Muskelfasern,* wobei sich auch im zugehörigen stark erweiterten Ureter (mit Ausnahme der kleinsten) 22 entsprechende polypöse Gewächse vorfanden. Reichliche Spindelzellen verliehen dem Gewebe die sarkomatöse Eigenart; die quergestreiften Muskelfasern waren bündelweise angeordnet, Übergänge in Bündel ohne Querstreifung waren zu beobachten. RIBBERT nahm an, daß sich die quergestreiften Fasern metaplastisch aus den glatten Muskelfasern der Ureterwand gebildet hätten. Wahrscheinlich liegt hier aber eine dysontogenetische Gewächsbildung vor, wofür auch das jugendliche Alter der Trägerin spricht. Der Fall wurde schon bei den Mischgeschwulsten des Nierenbeckens (S. 585) erwähnt.

Anhang: Die Bilharziainfektion des Harnleiters.

Die Bilharziakrankheit des Ureters ist weniger bekannt als die der Blase und auch wohl viel seltener. Bezüglich der allgemeinen Vorbemerkungen sei auf S. 640f. verwiesen. Der Harnleiter kann allein erkranken oder in Gemeinschaft mit der Blase. Die unteren Partien des Harnleiters werden häufiger befallen als die oberen. IBRAHIM unterscheidet 3 Stadien: 1. Infiltration mit Bilharziaeiern, die sich in „Sandablagerungen“ und Papillombildung äußert; 2. Geschwürsbildung und Fibrose als Folge von Schleimhautnekrose, gefolgt von Verengerung des Harnleiterlumens an dieser Stelle mit Erweiterung darüber. 3. Narbenbildung, Striktur und Obliteration. Das Lumen des Harnleiters wird allmählich ersetzt durch solides, fibröses Gewebe; als Folge tritt Hydronephrose ein, die infiziert werden kann. Wir sehen nach diesen Auseinandersetzungen IBRAHIMS also im Ureter den „Granulationstyp“ der Bilharziakrankheit (vgl. S. 642) sich entwickeln, wie in der Blase, d. h. es entsteht um die Eier ein Granulationsgewebe mit mannigfachen progressiven und regressiven Veränderungen. Die *Papillombildung* die in der Blase bei der Bilharziainfektion derselben so selten ist, kommt also auch im Ureter vor. Krebsbildung im Ureter auf dem Boden der Bilharzia, die in der Blase relativ häufig vorkommt, wurde offenbar noch nicht beobachtet. Sehr selten gesellen sich zu den beschriebenen Veränderungen *Zystenbildungen* im Harnleiter, welche URQUHART in 6 Fällen beobachten konnte. Es handelt sich um Zysten von mikroskopischer Größe bis zu einem Durchmesser von 4 mm, die teils gestielt, teils in die Ureterwand eingebettet sind. Diese Zysten sind mit Wahrscheinlichkeit den Zystenbildungen bei der sog. Ureteritis cystica gleichwertig; Epithelwucherungen und Epithelabschnürungen sind bei den schweren, die Schleimhaut vielfach umbauenden Entzündungserscheinungen ja durchaus erklärlich.

B. Sekundäre Gewächse des Harnleiters.

1. Von der Nachbarschaft auf den Harnleiter übergreifende Gewächse.

Der Harnleiter kann durch die verschiedensten, Raum beanspruchenden Geschehnisse in seiner Nachbarschaft einerseits lediglich *verdrängt* werden, was durch pyelographische Darstellung diagnostisch von Wichtigkeit sein kann (SALLERAS), anderseits aber auch *komprimiert* werden, was sich ebenfalls röntgenologisch gut erfassen läßt (CHEVASSU) und am häufigsten wohl beim Uteruskarzinom vorkommt; endlich kann (selten) der Harnleiter durch fremdes Krebsgewebe *zerstört* und *durchwachsen* werden. GRAUHAN hat darauf aufmerksam gemacht, daß Ureterstrikturen durch außerhalb der Harnwege entstandene Gewächse relativ häufig vorkommen, aber im urologischen Schrifttum auffallend wenig beachtet wurden. Vollständige Stenose beider Ureteren durch krebsige Tumormassen mit totaler Anurie, wie sie MEYERS bei Zervixkarzinom beobachtete, ist indes nicht so häufig. Schwer ist die Diagnose, wenn die Stenosen durch kleine Rezidivtumoren nach erfolgter Operation verursacht werden. Destruierend wachsende Blastome der Umgebung können auch in die Ureterwand selbst eindringen (z. B. Krebsmetastasen in Lymphdrüsen bei Karzinom des Eierstocks (GLAS) oder des Magens (EISNER); im allgemeinen aber erweist sich das Gewebe der Harnleiterwandung als sehr widerstandsfähig gegenüber dem Eindringen von Krebsformationen (einem Eindringen sowohl von *außen,* als auch von *innen* her, PLAYER), und die krebsige Infiltration des den Ureter umgebenden Gewebes muß schon sehr hochgradig sein, wenn der Harnleiter in all seinen Schichten in Mitleidenschaft gezogen wird (MARUYAMA). MARTIN sah in den Gewebsmassen eines umfangreichen Zervixkarzinoms zwei bleistiftdicke Höhlungen, aus denen bei der Operation die Ureteren unversehrt herausgeschält werden konnten. Einen breiten Durchbruch eines Krebses des Sigma (Adenokarzinom) in den linken Harnleiter gibt Abb. 16 wieder. Ist die Ureterwand einmal durchbrochen, so können die Geschwulstmassen in seiner

Lichtung weiterwachsen. Es wird auch beobachtet, daß ein bösartiges Gewächs, das in den Harnleiter eingebrochen ist, ohne in ihm weiterzuwachsen, in der Niere Metastasen setzt, die auf urinogenem Wege durch Harnrückstauung zustande kommen mögen, wie es BÖGER in einem Fall von primärem Mastdarmkrebs beobachtete und annahm; jedoch ist in solchen Fällen auch stets des Lymphweges zu gedenken[1] (vgl. S. 594).

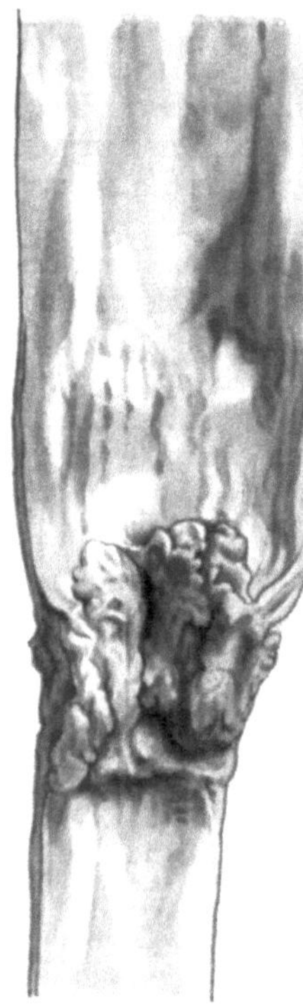

Abb. 16. Breiter Durchbruch eines Krebses des Sigma in den linken Ureter (der Harnleiter ist aufgeschnitten und aufgeklappt); oberhalb der Striktur Hydroureter und Hydronephrose. (63jähr. Frau, S.Nr. 284/33 Göttingen.)

Ungemein selten ist der Fall, daß eine diffuse Endometriose des Beckenbindegewebes die Ureteren komprimiert und so urämisch zum Tode führt, wie es MORSE und PERRY bei einer 36jährigen Frau beobachteten, die 5 Jahre lang an heftigsten Schmerzattacken und Blasenbeschwerden zur Zeit der Menses litt.

Ferner können im Harntrakt selbst entstandene Gewächse auf den Ureter übergreifen. Dabei kommt es meist zunächst nur zu einem Weiterwachsen in der Lichtung desselben, wie es nicht selten bei papillären Geschwülsten, besonders Krebsen des Nierenbeckens gesehen wird. Oder es entstehen Schleimhautmetastasen durch Implantation auf urinogenem Wege (ASCHNER). Treten solche Harnleitergewächse längere Zeit nach Entfernung eines Nierenbeckenkrebses auf, so wird die Entscheidung, ob Ableger des Nierenbeckenkrebses vorliegen, die erst jetzt in Erscheinung treten, oder ob es sich um eine Neuerkrankung des Harnleiters handelt (JACOBY), schwierig. Ein Nierenbeckenkrebs kann aber auch von vornherein vornehmlich in die Wandung des Ureters hineinwachsen (GRAUHAN). Hypernephrome endlich können den Harnleiter verdrängen und komprimieren, wobei in Fällen, wo die Tumoren von dem untersten Teil der Niere ausgehen und sich medianwärts entwickeln, der Ureter auch medianwärts verschoben wird (LJUNGREN). Auch wurde bei Hypernephromen, die in das Nierenbecken durchbrachen, ein Einwachsen in den Harnleiter beobachtet (LJUNGREN). Ein Geschwulstpolyp, der im Nierenbecken liegt, kann in solchen Fällen mit einem zapfenförmigen Fortsatz in den oberen Teil des Ureters hineinragen.

2. Auf dem Blut- und Lymphwege in den Harnleiter verschleppte Gewächse (metastatische Gewächse des Harnleiters).

Echte metastatisch entstandene Gewächsbildungen im Harnleiter sind dem Schrifttum nach sehr selten, aber anscheinend noch etwas häufiger als die in der Blase vorkommenden. TH. BAUER will ihnen am Obduktionstisch im Gegensatz zu den Primärgeschwülsten des Ureters jedoch gar nicht so selten begegnet sein.

Die bisher im Schrifttum niedergelegten Beobachtungen handeln fast nur von *Krebsablegern*. Diese sind nach McKENZIE und RATNER zum Unterschied

[1] Im Falle BÖGERS waren die in Frage kommenden Lymphbahnen allerdings frei von Krebs.

von einem aus der Umgebung auf den Ureter übergreifenden Karzinom dadurch gekennzeichnet, daß man in den perivaskulären Lymphräumen des Harnleiters oder in den ihn umgebenden Gefäßen selbst Geschwulstelemente mikroskopisch nachweisen kann (vgl. auch CARSON). Ist die Metastasenbildung auf eine umschriebene Stelle des Harnleiters beschränkt, so erscheint er dort verengt (McKENZIE und RATNER), ist es zu einer ausgebreiteten krebsigen Durchsetzung des Ureters gekommen, so ist der Harnleiter verdickt, derb, unelastisch (GREUEL). Dabei kann es auch ohne erhebliche Einengung der Harnleiterlichtung zur Hydronephrose kommen, was RATBUN infolge eines metastatischen Krebsknotens am Übergang von Ureter und Nierenbecken einseitig,

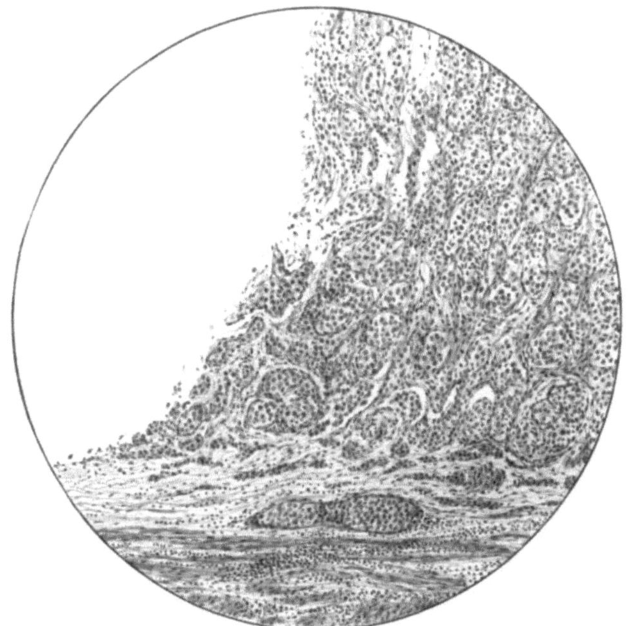

Abb. 17. Metastatischer Harnleiterkrebs bei primärem Uteruskrebs. (Präparat von Herrn Geheimrat LUBARSCH.)

und zwar links, GREUEL in einem Fall von Karzinose beider Ureteren (Durchsetzung besonders der inneren Längsmuskelschicht mit szirrhösen Krebsformationen bei primärem Magenkrebs) doppelseitig beobachtete; ZINNER sah Metastasen eines Plattenepithelkrebses bei primärem Kollumkrebs in beiden Ureteren mit doppelseitiger hydronephrotischer Schrumpfniere und folgender Urämie. Das Vorkommnis der doppelseitigen Hydronephrose war in diesem Fall deshalb auffällig, weil eine erhebliche Einengung der Harnleiterlichtung nicht stattgefunden hatte. GREUEL möchte die Hydronephrose daher entweder auf eine Insuffizienz der Uretermuskulatur und die daraus resultierende ungenügende Peristaltik zurückführen, aber auch eine Einstülpung der Ureterwand an der oberen Grenze ihres infiltrierten Teiles — analog einer Darminvagination — in Betracht ziehen.

Krebsableger im Harnleiter wurden weiterhin beobachtet: bei Prostatakarzinom (in *beiden* Ureteren, 74jähriger Mann, GLAS; in *einem* Ureter, CARSON, McKENZIE und RATNER, sowie eigene Beobachtung [Abb. 18], bei Blasenkarzinom [CARSON], bei Portiokarzinom [McKENZIE und RATNER]), bei

Zervixkarzinom (CARSON; in *beiden* Ureteren [ZINNER]), bei Gallertkrebs des Magens (stecknadelkopfgroße Metastase im linken Ureter bei einem 50jährigen Mann, GLAS; eine noch etwas kleinere, TH. BAUER), bei anderen Magenkrebsen (GREUEL, MCKENZIE und RATNER), bei skirrhösem Krebs der Brustdrüse (58jährige Frau, RATHBUN).

Lymphosarkom-Metastasen in beiden Ureteren bei einem Lymphosarkom des vorderen Mediastinums, das seinen Ausgang von der Thymusdrüse genommen hatte, sah BOND STOW bei einer 27jährigen Frau. Der übrige Urogenitaltraktus war (bis auf die Tuben) mitsamt dem ihm benachbarten Gewebe sonst frei von Lymphosarkomgewebe. Metastasen fanden sich außer in den

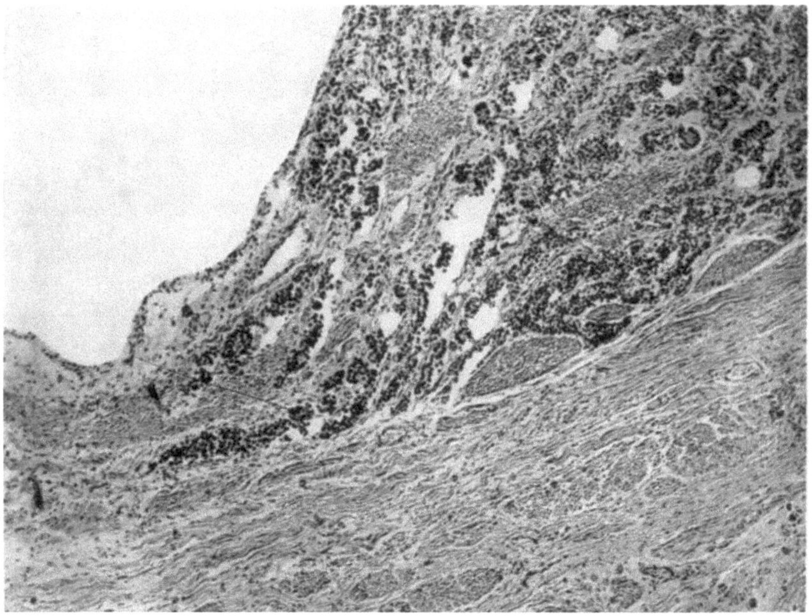

Abb. 18. Metastase eines primären Prostatakrebses im unteren Ureterdrittel. Kleinzelliges, szirrhöses, solides Karzinom (vgl. Abb. 53, S. 599).

Harnleitern in zahlreichen Lymphknoten, in den Lungen und in der Milz. Abb. 17 zeigt einen metastatischen Harnleiterkrebs bei primärem Uteruskrebs (Beobachtung von Geheimrat LUBARSCH), Abb. 18 einen metastatischen, im unteren Harnleiterdrittel gelegenen, die Schleimhaut vorwölbenden Krebsknoten bei primärem Prostatakrebs (S. 252/33 Göttingen, 70jähr., ♂; vgl. Abb. 53, S. 672).

III. Die Gewächse der Harnblase.

A. Primäre Gewächse der Harnblase.

Allgemeines, Historisches, Statistisches, gewebliche Eigenart, Sitz, Klinisches, Ätiologisches.

Die Gewächse der Harnblase beanspruchen in mancher Hinsicht ein ganz besonderes Interesse. Gewächsbildung in der Blase als Folge von Aufnahme und Ausscheidung bestimmter chemischer Substanzen, zuerst von REHN 1895 beschrieben, hat der experimentell-pathologischen Geschwulstforschung neue Wege gewiesen. Die Entwicklung von Blastomen der Blase auf dem Boden der Infektion mit der Bilharziatrematode hat ebenfalls wertvolle Beiträge für das Verständnis allgemein-pathologischer Fragen auf dem Gebiete der Gewächsforschung geliefert. Da es sich in beiden Fällen in erster Linie um die Entwicklung von Karzinomen handelt, hat namentlich die Krebsforschung aus jenen Vorkommnissen neue Anregung erfahren.

Weiterhin lassen sich die Blasengewächse auf Grund der vorgeschrittenen klinischen Untersuchungsmethoden frühzeitig erkennen und in vivo betrachten, ihr Wachstum läßt sich infolgedessen genauer verfolgen, als es bei manch anderen Gewächsen der Fall ist. Auch hierdurch hat die Forschung eine Bereicherung erfahren.

Historisches. Die älteren Forscher unterschieden nur „schwammige Gewächse" *(Fungi)* und „Fleischgewächse" *(Polypi)*, indem sie mit dem ersteren Namen die weichen, meist papillären Gewächse, mit dem letzteren Namen die derben Formen belegten. VOIGTEL (1805) hielt das Vorkommen primärer Krebse der Harnblase „wo nicht ganz unerwiesen, so doch gewiß sehr selten". SOEMMERING (1809) hielt ihr Vorkommen für zweifelhaft. CIVIALE (1842) bezeichnete alle weichen polypösen und papillären Harnblasengewächse als «Fungus de la vessie», räumte aber auch dem Harnblasenkrebs ein größeres, besonderes Gebiet ein, indem er schon damals annahm, daß sich jene Gewächse in Krebse umwandeln könnten. Der Aufschwung der Urologie, der in Frankreich mit dem Namen GUYON († 1920) und seinem Schüler ALBARRAN († 1912) in England mit dem Namen THOMPSON eng verknüpft ist, die Glanzzeit der Wiener Urologie (ANTON VON FRISCH [† 1917] und OTTO ZUCKERKANDL [† 1921]) brachten auch eine Vertiefung und Verbreiterung der Erkenntnis auf dem Gebiet der Blasengewächse. (Historisches siehe bei MARCHAND, LEGUEU und BLUM.) Zahlreiche Einzelbeobachtungen über Blasengewächse wurden im Schrifttum der medizinischen Welt mitgeteilt und erlauben heute einen umfassenden Überblick über jene Vorkommnisse. Dennoch sind manche Fragen noch ungeklärt und harren der Beantwortung.

Groß ist auch der Fortschritt der klinisch-chirurgischen Diagnostik und Behandlung der Blasengewächse. Nach BILLROTHs erster Sektio alta (1874) folgte die erste Harnblasenresektion durch SONNENBURG (1880) und die erste Totalexstirpation der Blase durch BARDENHEUER (1887). Während zwischen GUYON, der die Sectio alta verteidigte, und THOMPSON, der für die Sectio perinealis eintrat, noch zeitweilig ein großer Streit über diese damals fast ausschließlich in Frage kommenden Operationsmethoden entbrannte, stehen uns heute endovesikale Elektro- und Chemokoagulation, Röntgen- und Radiumtherapie, Sectio alta mit Zerstören des Tumors, Blasenresektion, Totalexstirpation der Blase, Ausschaltung der Blase mit nachfolgender Radiumbehandlung und anderes mehr zur Verfügung.

Statistisches. Die Gewächse der Blase betragen, an großen Sammelstatistiken gemessen, nach GURLT 0,39%, nach KÜSTER 0,76% aller Geschwulstfälle. Männer werden häufiger betroffen als Frauen, das Verhältnis beträgt etwa 3,5:1 (nach CLADO 4:1). Nach ALBARRAN ist das weibliche Geschlecht mit 22% an allen Fällen von Blasengeschwülsten beteiligt. Annähernd entsprechende Zahlen finden wir bei CASPER (75% Männer, 25% Frauen) und SPOONER, der unter 776 Blasentumoren 559 Männer = 72% und 217 Frauen = 28% zählte. Über eine etwas größere Beteiligung des männlichen Geschlechtes berichtet F. FUCHS, der an der Klinik HOCHENEGG von 1904—1924 insgesamt 189 Blasengewächse buchte, von denen 159 (= 84%) auf das männliche und 30 (= 16%) auf das weibliche Geschlecht entfielen.

Fibroepitheliome, Karzinome und Sarkome bevorzugen offensichtlich das männliche Geschlecht, während eine solche Bevorzugung beim Hämangiom sowie bei den seltenen mesenchymalen Gewächsen ohne destruierendes Wachstum (Fibrom, Myxom, Fibromyxom, Leiomyom) offenbar nicht besteht.

Was das *Alter* betrifft, so ist das Prädilektionsalter bei Männern und Frauen gleichmäßig das 6. Lebensjahrzehnt, in zweiter Linie rangiert das 7. und erst in dritter Linie das 5. Jahrzehnt (F. FUCHS). Bei Männer überwiegen vor dem 40. Jahr die benignen Tumoren stark, nach dem 40. Jahr ebenso ausgesprochen die malignen Gewächse. Bei Frauen findet man das entgegengesetzte Verhalten; in der Jugend überwiegen bösartige, im Alter gutartige Neubildungen.

Blasentumoren kommen angeboren (WINCKEL)[1], ja sogar bei Feten (HARRIS)[2] zur Beobachtung. Der älteste Patient, den E. KAUFMANN beobachtete, stand im 93. Lebensjahr.

Die Angaben über die Beteiligung der einzelnen *Berufe* lauten sehr verschieden, was zum Teil auf das Vorherrschen einzelner Industriezweige in dem Beobachtungsgut einiger Statistiken zurückzuführen sein dürfte. In Basel sind nach LEUENBERGER über die Hälfte der an Blasentumoren Erkrankten Anilinarbeiter und Tuchfärber, ebenso fand NASSAUER unter den Trägern von Blasentumoren an der Frankfurter Klinik 25—30% Anilinarbeiter. Im Gegensatz hierzu stehen Angaben aus Rostock und Helsingfors, wo keine, und aus Wien, wo nur 1,6% „Anilintumoren" beobachtet wurden (SCHEELE).

F. FUCHS fand in seinem Wiener Beobachtungsgut von Blasengewächsen bei den Männern in 27% der Fälle „Intelligenzberufe", während in Helsingfors (STENIUS) 44% der Träger von Blasengewächsen landwirtschaftlichen Berufen angehörten. Man denkt natürlich zunächst daran, daß diese Unterschiede lediglich daher kommen, daß sich die Patienten der verschiedenen Untersuchungsstellen von vornherein beruflich ganz verschieden zusammensetzen. F. FUCHS glaubt jedoch, daß die hohe Beteiligung der „Intelligenzberufe" in seinem Beobachtungsgut nicht aus der sozialen Zusammensetzung desselben erklärt werden könne. Bei STENIUS scheint jedoch die hohe Beteiligung landwirtschaftlicher Berufe an den Blasentumoren durch die soziale Zusammensetzung der klinischen Patienten bedingt zu sein. Eine ausreichende Erklärung für die Feststellung von F. FUCHS läßt sich zur Zeit nicht geben. PFLAUMER denkt daran, daß die Fibroepitheliome auf der Grundlage kleinster Epithelschädigungen infolge oft wiederholter Überdehnung der Blase entstehen könnten, und daß die Blase des männlichen Geschlechtes, namentlich bei geistigen Arbeitern, solcher Überdehnung besonders ausgesetzt sei; ein Beweis hierfür läßt sich natürlich nicht erbringen.

Gewebliche Eigenart. Die überwiegende Mehrzahl der Blasengewächse sind papilläre Fibroepitheliome und Karzinome. v. FRISCH fand unter 300 Blasengewächsen 201 papilläre Fibroepitheliome (unter denen indes bei Zerlegung in Serienschnitten 101mal „krebsige Zellkomplexe" gefunden wurden) und 95 Karzinome. Alle übrigen Blasengewächse können durchweg als selten bezeichnet werden. Es kommen auf 100 Blasengewächse etwa 4,5 Sarkome und 1 Adenom, die anderen Geschwülste (Fibrome, Myxome, Fibromyxome, Leiomyome, Rhabdomyome, Mischgeschwülste, Lymphangiome, Lymphangioendotheliome, Hämangiome, Geschwülste von chorionepitheliomartigem Bau, Dermoide) sind anscheinend noch seltener, so daß man die im Schrifttum niedergelegten Einzelbeobachtungen zählen kann. Auf die Anzahl der bekannt gewordenen Fälle wird jeweils bei der Besprechung der einzelnen Gewächse hingewiesen werden.

Setzt man die „Gutartigkeit" und „Bösartigkeit" der Blasengewächse als Bezugssystem, so sind 98% der gutartigen Gewächse papilläre Fibroepitheliome (CASPER) und 95% der malignen Neubildungen Krebse (HUNT).

Sitz. Was den *Sitz* der Blasengewächse im allgemeinen betrifft, so sind Trigonum und benachbarte Partien in erster Linie zu nennen, während weiterhin die Gegend des Orificium internum und die Uretermündungen in Frage kommen. In großen Zügen angedeutet, bevorzugen die papillären Fibroepitheliome und papillären Karzinome die *paratrigonale Zone,* eine Gruppe der echten Adenome den *Blasenhals,* die Sarkome *Trigonum* und *benachbarte Partien,* sowie die Gegend des *Orificium internum*; ähnlich wie die Sarkome verhalten sich viele nicht destruierend wachsende, mesenchymale Geschwülste, während die meist gestielten, sehr wahrscheinlich dysontogenetisch entstandenen mesenchymalen Mischgeschwülste *im Bereich der Ureterenmündungen* und *des*

[1] Polypöse Gewächse, wahrscheinlich Sarkome (vgl. S. 655).

[2] Apfelgroßer Tumor aus myxomartigen Gewebe (vgl. S. 655).

Blasendreiecks sitzen. Die sehr seltenen Hämangiome scheinen den *Blasenscheitel* zu bevorzugen.

Klinisches. Die *Symptome* der Blasengewächse sind in erster Linie von Sitz und Wachstumseigenart der Geschwulst abhängig. Gutartige Gewächse können Jahrzehnte ohne Beschwerden getragen werden. Sehr häufig kommt es zur Hämaturie, während Schmerzen gewöhnlich erst dann auftreten, wenn eine Infektion hinzutritt[1] (L. CASPER, BEER); sie sind sehr inkonstant (L. CASPER). Bei Beeinträchtigung des Harnabflusses durch das Orificium internum kann es zu Harnträufeln, Inkontinenz, Harnretention oder kompletter Harnverhaltung, gelegentlich auch zu äußerst schmerzhaften Sphinkterkrämpfen kommen. Auch kann völlig der Symptomenkomplex der Prostatahypertrophie eintreten (ALBARRAN, LE MOINE, F. FUCHS, PASCHKIS, RICHER). Bei Verlegung der Harnleitermündung ist Erweiterung des Ureters die Folge; es kann weiterhin Hydronephrose, Pyonephrose und bei doppelseitiger Verlegung der Ureteren Urämie eintreten.

Gelegentlich treten weiche mesenchymale Gewächse in die Harnröhre ein und können am Orificium externum zutage treten, was seltener auch bei Papillomen beobachtet wird. Diese Vorkommnisse betreffen besonders kleine Mädchen und Frauen; besonders die sehr erweiterungsfähige Harnröhre des Weibes gestattet nämlich den Durchtritt auch größerer Tumoren, die abreißen und in toto unter wehenartigen Schmerzen aus der Harnröhre „geboren“ werden können. Spontanheilung kommt in solchen Fällen vor (vgl. S. 650).

Spontaner Abgang einzelner Tumorteile mit dem Urin ist, besonders bei den papillären Fibroepitheliomen, nicht selten, soll jedoch in der Mehrzahl der Fälle fehlen (L. CASPER). Ungewöhnlich ist dagegen der Abgang sehr umfangreicher Tumormassen (vgl. S. 678, Fußnote). Selten ist auch die kontinuierliche Ausbreitung eines Gewächses in der Lichtung des Harnleiters nach oben.

Ätiologie. Was die *Ätiologie* der Gewächsbildungen der Harnblase betrifft, so liegen bei der überwiegenden Mehrzahl derselben keine oder nur unsichere Anhaltspunkte über ihre Entstehungsweise vor. Eine kleine Gruppe läßt sich jedoch auf die langdauernde Einwirkung aromatischer Nitroverbindungen („Anilintumoren“) zurückführen (Karzinome und Fibroepitheliome, selten Sarkome); eine andere kleine Gruppe entsteht auf dem Boden chronischer Entzündungen bei der Bilharzia der Blase (Karzinome, selten Fibroepitheliome, gelegentlich wohl auch Sarkome). Weiterhin sind für eine dritte kleine Gruppe mit großer Wahrscheinlichkeit Fehlbildungen und Gewebsverlagerungen als Vorbedingung anzusehen (Hämangiome, Lymphangiome, Rhabdomyome, Mischgeschwülste, gewisse Sarkome und Blasenscheitelkarzinome). Bisweilen geht einer Krebsbildung Leukoplakie oder eine langdauernde Zystitis vorauf. Blasensteine scheinen im Gegensatz zu den Steinen des Nierenbeckens im ganzen keine oder nur eine geringe Rolle bei der Entstehung von Blasengewächsen zu spielen.

F. FUCHS weist darauf hin, daß es Fälle gibt, bei denen eine Kombination von Blasentumoren mit anderen Neoplasmen beobachtet wurde, und meint, daß „das Vorkommen von Mastdarm- und Dickdarmkarzinomen einerseits mit Ureter- und Blasentumoren anderseits ein, wenn auch seltenes, so doch einigermaßen typisches Vorkommnis darstelle“; F. FUCHS denkt also hierbei an eine konstitutionelle Komponente. Eine hereditäre Belastung im Sinne einer Neigung, an Gewächsbildungen zu erkranken, konnte F. FUCHS in 6,7% seiner Fälle feststellen. Prostatahypertrophie fand F. FUCHS unter 117 Fällen von Blasentumoren bei Männern 9mal; er glaubt, daß „nicht nur der Heridität eine gewisse Rolle bei der Entstehung der Blasengewächse eingeräumt werden müsse, sondern daß die erhöhte Disposition zur Geschwulstbildung und in einer gelegentlichen Multiplizität der Neubildungen (Kombination der Blasentumoren mit Gewächsen in anderen Organen und

---

[1] Die Zystitis ist die alltäglichste Komplikation eines Blasengewächses.

mit Prostatahypertrophie) ihren Ausdruck finde". Wenn auch diese Vermutungen nicht ohne weiteres von der Hand gewiesen werden können, so scheinen doch die genannten Prozentzahlen, die F. Fuchs angibt, und die für solche Zusammenhänge sprechen würden, bedenklich niedrig.

1. Fibroepitheliale und epitheliale Gewächse von teils destruierendem, teils nichtdestruierendem Wachstum.

a) Adenome.

Das primäre Adenom stellt, gegenüber den anderen Blasengewächsen, im Verhältnis 1 : 100 vorkommend (Makar und Urquhart), eine große Seltenheit dar.

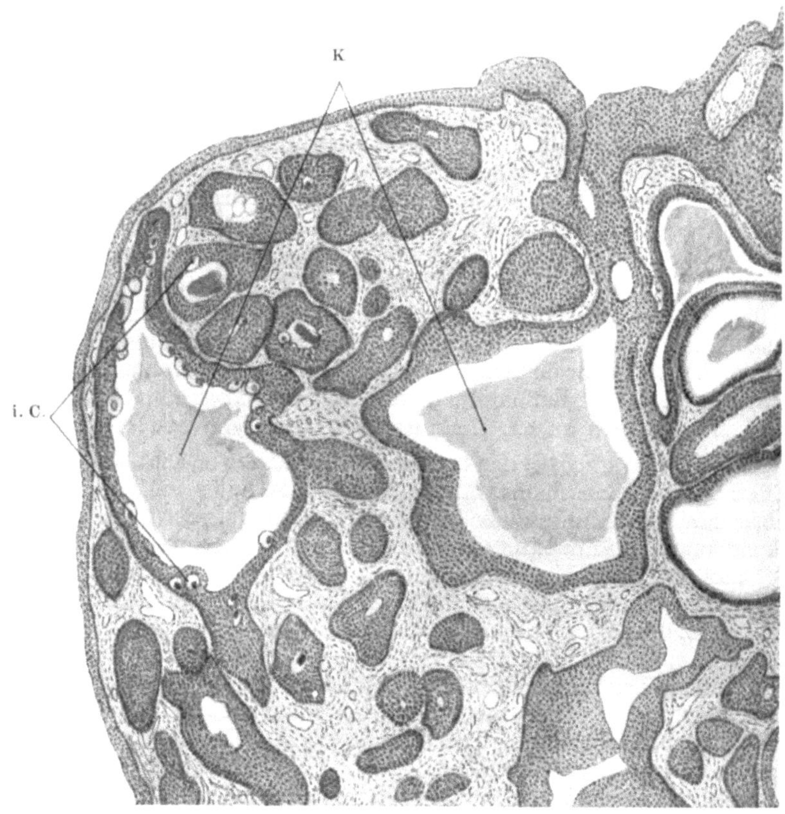

Abb. 19. Adenomähnlicher Blasenpolyp, 38jähriger Mann. Seit 3 Jahren Blutungen. Dünn gestielter, haselnußgroßer, flottierender, oberflächlich deutlich zottiger Tumor oberhalb des rechten Harnleiters. Mikroskopisch erkennt man unter dem intakten, normalen Blasenepithel dicht gedrängt liegende, teils solide, teils große Hohlräume führende Zellkomplexe vom Aussehen des Übergangsepithels. Übergänge und Zwischenstadien zwischen den soliden Zellzapfen und den Hohlraumbildungen lassen sich verfolgen. Die Lumina sind mit homogenen Massen (K) gefüllt oder mit Zelldetritus und Eiter erfüllt. Es handelt sich um Pseudolumina, wie sie in dem Epithel der harnableitenden Wege bei v. Brunnschen Nestern häufig sind. Solche Lumenbildung in Form intraepithelialer Zysten (i. C.) ist gleichfalls sichtbar. [Nach Paschkis: Z. urol. Chir. **21**, 324 (1927).]

α) Adenomähnliche Blasenpolypen (Paschkis) und Adenome, die sich von Bildungen der Cystitis glandularis herleiten.

Paschkis hat an Hand einiger Fälle gezeigt, daß gewisse adenomähnliche Bildungen in das Gebiet der Cystitis glandularis und cystica gehören und somit besser als *adenomähnliche Blasenpolypen* (**a**) im Sinne einer umschriebenen Cystitis cystica und glandularis zu benennen sind. Diese adenomähnlichen Blasenpolypen haben also eine nicht normale Schleimhaut für ihre Entstehung zur Voraussetzung. Sie sind Gebilde, die makroskopisch den Papillomen sehr ähnlich sehen können; auch rufen sie wie diese Blutungen hervor (PASCHKIS). Histologisch enthalten sie als wesentlichste Bestandteile solide Epithelverbände vom Aussehen der v. BRUNNschen Nester und Epithelverbände mit Lumenbildung. Es kommen jedoch auch adenomähnliche Polypen vor, in denen nur solide Sprossen und Zellverbände nach Art jener Epithelnester zu finden sind

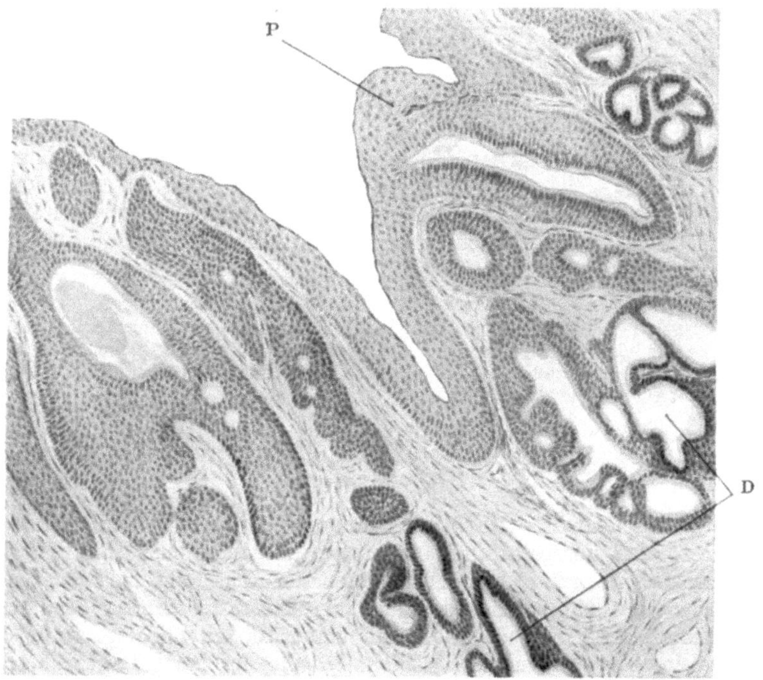

Abb. 20. Adenomähnlicher Blasenpolyp, 44jähriger Mann. Seit $^1/_2$ Jahr mehrmals Hämaturie. Flottierender und pulsierender, glatter Tumor am Sphinkterrand. Mikroskopisch ist die Hauptmasse der Geschwulst von typischem Übergangsepithel bekleidet, das stellenweise in Plattenepithel (P) umgewandelt ist. Die Geschwulst setzt sich aus verschieden großen Schläuchen zusammen (D), die dicht gedrängt teils längs, teils quer getroffen sind. Mitunter finden sich auch solide Zellverbände vom Aussehen der v. BRUNNschen Nester und solche mit beginnender Lumenbildung. [Nach PASCHKIS: Z. urol. Chir. **21**, 322 (1927).]

(PASCHKIS). Die Gebilde unterscheiden sich von den gewöhnlichen Blasenpapillomen durch ihren gleichmäßigen Epithelüberzug und durch die typische Beziehung zwischen Gefäßen und Zellkomplexen. Beim Papillom liegt das Bindegewebe mit seinem Gefäß *zentral,* beim adenomähnlichen Blasenpolyp *zwischen* den Zellsäulen (Abb. 19 und 20).

Anderseits können aber auch aus den Bildungen der Cystitis glandularis bzw. cystica wohl *echte Adenome* (**b**) hervorgehen, die aus Drüsenschläuchen aufgebaut sind, deren Zylinderzellen Schleim produzieren können. STOERK hat ja nachgewiesen, daß in den Epithelverbänden der Cystitis glandularis eine Umwandlung in schleimbildende Zylinderepithelien, die denen des Dickdarms gleichen, vorkommt. Schleimbildende Adenome und auch, wie wir später sehen werden, schleimbildende Adenokarzinome (S. 635) lassen sich aus diesen Bildungen zwanglos ableiten. Ein Beispiel dieser Art wurde von Bayer mitgeteilt, der ein schleimbildendes Kystadenom der Harnblase bei einem 39jährigen Manne beobachtete, das sich in Form konfluierender Knoten hinter dem Trigonum bis seitlich über die Ureterenmündungen übergreifend darbot. Es dürften also Übergänge von den adenomähnlichen Blasenpolypen Paschkis' in echte Adenome mit Zylinderzellen und Schleimbildung anzunehmen sein. Auch die gewächsartigen Bildungen, die Makar und Urquhart in Form gestielter und breitbasiger Tumoren in großer Menge in der Blase eines Patienten fanden, der in der Kindheit eine Bilharziosis durchgemacht hatte, dürften vielleicht hierher zu rechnen sein (wenn die genannten Forscher sie auch aus verlagerten Zellen der Kloake herleiten möchten). Histologisch glichen die Bildungen den Adenomen des Darms (mit gelegentlichen Becherzellen), jedoch fanden sich auch Schläuche mit geschichtetem Epithel und Hohlräume mit abgeplatteten Zellen, so daß wir in diesem Fall vielleicht Übergänge zwischen den adenomähnlichen Blasenpolypen Paschkis' und echten Adenomen oder ein Nebeneinander beider Vorkommnisse vor uns hätten. Wahrscheinlich gehört hierher auch die Beobachtung Colbeys, der aus einer Blase, aus der ein Stein abgegangen war, eine 2 mm erhabene, dunkelrote Partie am rechten Rande des Trigonum wie einen Tumor exstirpieren konnte; es fanden sich in diesem Gebilde drüsenähnliche Gebilde mit Becherzellen (große Ähnlichkeit mit Dickdarmschleimhaut), glatte Muskulatur und Bindegewebe.

Auch von den Drüsenbildungen, die sich in alternden Spaltblasen entwickeln und der Dickdarmschleimhaut gleichen (vgl. S. 636), kann ein Adenom ausgehen, wie es Wagner bei einem 49jährigen Mann, auf dessen Spaltblase daneben ein Plattenepithelkrebs zur Entwicklung gekommen war, beobachtete.

β) Adenome, die sich von der proximalen Drüsengruppe der paraprostatischen Drüsen herleiten.

Eine zweite Gruppe der Blasenadenome leitet sich von Prostatadrüsen bzw. akzessorischen Prostatadrüsen des sog. „Mittellappens" her. Diese Gruppe gehört ihrem *Sitz nach* zu den Adenomen der Blase, ihrem *histologischen Bau nach* aber eigentlich zu den Adenomen der Prostata. Hierher sind wohl auch viele Vorkommnisse zu rechnen, die als (tuberöse, kugelige, gelappte, gelegentlich gestielte, bis taubeneigroße) *Fibroadenome* der Blase beschrieben wurden, wobei von den Forschern zum Teil schon früher auf die große Ähnlichkeit mit Prostatagewächsen aufmerksam gemacht und auf die Möglichkeit ihrer Entstehung aus „versprengten Prostatakeimen" hingewiesen wurde, während jene Herkunft heute als gesichert angesehen werden kann (Klebs, Cahen, Wittzack, Albarran, Thorel, Paschkis, Herman, Uteau). Dabei kann das histologische Bild dadurch kompliziert werden, daß die oberflächliche Schicht des Tumors, der von Übergangsepithel überzogen zu sein pflegt, Epitheleinsenkungen, solide und solche in Form von Hohlräumen, aufweist, die als Cystitis glandularis und cystica zu bewerten sind, während erst in den zentralen Gebieten des Gewächses jene epithelialen Schlauchbildungen auftreten, die Prostatadrüsen entsprechen. In dem Fall, den Paschkis mitteilte, war diese zentrale Hauptmasse des Tumors durch eine Schicht von Bindegewebe und glatter Muskulatur von der oberflächlichen Gewebslage getrennt (Abb. 21). Sitzen diese Gewächse (wie gewöhnlich) am Blasenhals, so dürften sie sich von der proximalen Trigonumgruppe der submukösen paraprostatischen Drüsen (Horn und Orator) herleiten, die nach Landorf im Alter stark zunehmen.

Es handelt sich um die von Jores beschriebene Drüsengruppe, die, vorwiegend submukös gelegen, nach außen zu von den Fasern des Sphincter internus begrenzt wird, und deren Ausführungsgänge auf dem Boden der Urethralrinne münden (Horn und Orator).

Die Gewächse können aber auch inmitten des Trigonums vorkommen (HERMAN), was wohl so zu erklären ist, daß sich jene Drüsen dann anormalerweise etwas weiter in die Blase hinein erstrecken. Die weiter vorn gelegenen Gruppen der paraprostatischen Drüsen, von denen ebenfalls Adenome und Fibroadenome ausgehen können (v. BORZA), gehören zur Harnröhre.

All diese Geschwülste sind meist kugelig, von glatter Oberfläche. Sie können Blutungen verursachen und zur Harnverhaltung führen (PASCHKIS, CARRARO).

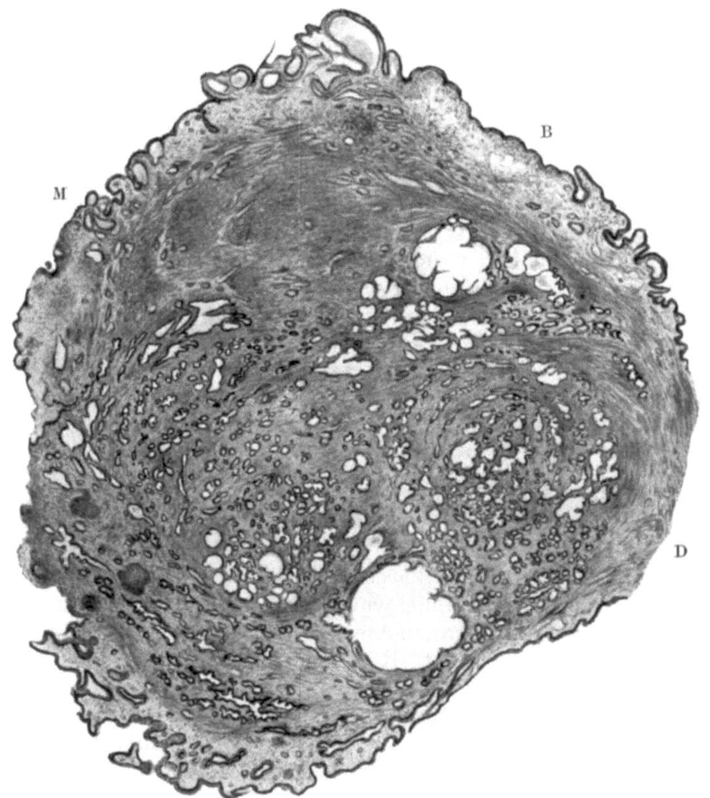

Abb. 21. Adenom der Blase, ausgehend von der proximalen Trigonumgruppe der submukösen paraprostatischen Drüsen. Inmitten und bei D die eigentliche Adenombildung (mit einschichtigem Epithel ausgekleidete Schläuche, zwischen denen sich Bindegewebe und glatte Muskulatur findet). Von diesem zentralen Gewebskomplex durch eine Muskelschicht getrennt (besonders deutlich bei M) typisches Blasenepithel (B), das sich in Form von soliden Sprossen und Sprossen mit Hohlraumbildung in die Tiefe senkt. (Bilder der Cystitis cystica et glandularis.) [Nach PASCHKIS: Z. urol. Chir. **21**, 317 (1927).]

Histologisch finden sich Drüsenschläuche, die Zylinderepithel tragen. Zwischen ihnen sieht man Bindegewebe und auch glatte Muskulatur.

Die glatte Muskulatur kann auch gewächsmäßig wuchern (KOSTJURIN, S. 664), wie sie es ja auch gelegentlich bei der sog. „Prostatahypertrophie" tut.

Auch zystische Umbildung, welche die Bezeichnung *Kystadenom* rechtfertigt, wird beobachtet (SACCHI, PRIVESS, GOODALE). GOODALE fand in den Zysten eines solchen zwischen der freien Mündung des linken Ureters und der Urethra gelegenen, 4:2 cm großen, die Blasenschleimhaut halbkugelig vorwölbenden Gewächses auch geschichtete Gebilde nach Art der Prostatakonkremente. Das Gewächs, das PRIVESS beschrieb, hatte einen *papillärzystischen* Bau.

Es ist wohl möglich, daß auch *Adenokarzinome* jener Gegend (ALEXANDER, FONTANA) ihren Ursprung jener Drüsengruppe verdanken (vgl. S. 633). Das scheint wohl besonders dann sehr wahrscheinlich, wenn ein solches Karzinom einerseits von der Prostata räumlich getrennt, anderseits von normaler Blasenschleimhaut bedeckt ist (THOMAS).

b) Karzinome und papilläre Fibroepitheliome.

Allgemeines über die Karzinome (Alter und Geschlecht, Häufigkeit, Einteilung und Benennung).

Die Verwertung und Zusammenziehung vieler im Schrifttum niedergelegter Statistiken über das Blasenkarzinom sind nur teilweise und nur bedingt möglich, da die Namengebung für die verschiedenen Karzinomformen außerordentlich wechselt oder nur von „bösartigen" Blasentumoren die Rede ist, so daß es vielfach nicht möglich ist zu ermitteln, was die einzelnen Forscher unter den angewandten Benennungen eigentlich verstanden. Dazu kommt, daß bei der Schwierigkeit der Beurteilung gewisser papillärer Krebsformen die Diagnosen „Krebs" oder „Papillom" sehr häufig einem nur subjektiven Ermessen oder unzureichender Untersuchung entspringen, was sich in der überraschenden Verschiedenheit statistischer Ergebnisse gerade auf diesem Gebiet offenbart. Es wurden daher aus dem Schrifttum im ganzen nur die Statistiken herangezogen, bei denen eine irrtümliche Auswertung nicht erheblich in Frage zu kommen schien.

Alter und Geschlecht. Das Blasenkarzinom kommt besonders bei Leuten über 50 Jahren vor (Durchschnittsalter nach DEAVER und MACKINNEY [131 Fälle] 54 Jahre). Das männliche Geschlecht wird viel häufiger befallen als das weibliche, jedoch sind die primären Blasenkrebse bei der Frau doch wohl nicht so ganz selten, wie früher angenommen wurde. RAUENBUSCH zählte bis 1905 unter 86 Fällen von primären Blasenkarzinomen 26 Frauen, was also ein Verhältnis der Geschlechter von etwa 3 : 1 ergibt. Rechnet man dazu die 41 Fälle E. KAUFMANNs aus Basel und Göttingen mit 28 Männern und 13 Frauen, so ergeben sich 127 Blasenkrebse, davon 88 bei Männern, 39 bei Frauen, also ein Verhältnis von 2,3 : 1. Addiert man weiterhin die 150 Fälle CHWALLAS mit 115 Männern und 35 Frauen dazu, so ergeben sich **277** Blasenkrebse, davon **203** bei Männern und **74** bei Frauen = **2,7 : 1.**

131 Fälle von DEAVER und MACKINNEY verteilten sich auf 107 Männer und 24 Frauen; hier ergibt sich also auffallenderweise ein Verhältnis von etwa 4 : 1.

Die *Altersverteilung* ist bei beiden Geschlechtern annähernd die gleiche (CHWALLA). Der älteste Fall, den E. KAUFMANN beobachtete, betraf einen Mann von 93 Jahren. HADDA sah ein Blasenkarzinom bei einem 19jährigen Manne, bei dem sich 6 Jahre nach Entfernen eines Blasensteines durch Sectio alta ein Krebs vorfand, der offenbar einen papillären Charakter trug. HADDA fand im Schrifttum sonst keinen einzigen Fall von Blasenkrebs in den beiden ersten Lebensjahrzehnten.

Häufigkeit. Die *Häufigkeit der Blasenkrebse in bezug auf die Krebse anderer Organe* gibt WILLIAMS mit 1,3%, EGENOLF mit 1,97% an. KITAIN buchte die Häufigkeit der Blasenkrebse an 15. Stelle. (Dabei fand er in 8 Fällen 4mal Metastasen, davon 3 nur in regionären Lymphknoten.)

Die *Häufigkeit der Blasenkrebse in bezug auf die Gesamtheit maligner Blasengewächse* gibt HUNT an Hand von 370 Fällen mit 95% an.

Einteilung und Benennung. Wir teilen die Blasenkrebse wie sämtliche Karzinome überhaupt zunächst ein nach dem schon makroskopisch oder erst mikroskopisch zu erfassenden formalen Wachstumstyp in

1. Carcinoma papilliforme,
2. Carcinoma solidum,
3. Adenocarcinoma.

Zu 1. Wegen der innigen Beziehung des Carcinoma papilliforme zu den Fibroepitheliomen schicken wir bei dieser Krebsform die Besprechung der Fibroepitheliome voraus und behandeln in dem Kapitel „Die papillären Fibroepitheliome und die papillären Karzinome" 3 Gruppen. Gruppe 1: Papilläres Fibroepitheliom („benignes Papillom"), Gruppe 2: papilläres Fibroepitheliom mit Unregelmäßigkeiten in den Zellen des Epithelüberzuges und gewissen Veränderungen im Grundstock, Gruppe 3: Carcinoma papilliforme.

Anhangsweise wird die Frage des Übergangs papillärer Fibroepitheliome in Karzinome (und Sarkome) zu besprechen sein; ferner sind die Rezidivgewächse der papillären Geschwülste und die Frage ätiologischer Momente bei ihrer Entstehung zu erörtern.

Zu 2. Das Carcinoma solidum wird einzuteilen sein in a) das Carcinoma solidum ohne besondere Differenzierung der Krebszellen und b) das Carcinoma solidum mit besonderer Differenzierung der Krebszellen (Plattenepithelkrebs und Basalzellenkrebs).

Zu 3. Das Adenokarzinom wird je nach seinem Ausgangspunkt eine Unterteilung erfahren. Auch wird das Adenocarcinoma gelatinosum zu besprechen sein.

Die Statistiken über die relative Häufigkeit der einzelnen Krebsformen untereinander lauten vielfach verschieden.

So sah Aschner unter 180 Blasenkarzinomen 137 papilläre; Pugh dagegen unter 200 nur 73; die anderen setzten sich zusammen aus 120 „infiltrierenden" 2 Adenokarzinomen, 4 Plattenepithelkrebsen und einem Basalzellenkarzinom. Wahrscheinlich rechnete Pugh unter den 120 „infiltrierenden" auch papilläre mit ausgesprochener Ausbreitung in die Tiefe.

Historisches über den Blasenkrebs siehe S. 601.

α) Die papillären Fibroepitheliome und die papillären Karzinome.

Einteilung und *Benennung* der hier zu behandelnden papillären Blasengewächse hat von jeher besondere Schwierigkeiten bereitet. Das rührt vor allem daher, daß man ständig bestrebt war und bestrebt ist, die ursprünglich klinischen Begriffe der „Gutartigkeit" und „Bösartigkeit" von Gewächsen mit einer gewissen Gewaltsamkeit auf die Morphologie zu übertragen. Selbstverständlich ist es stets das Bestreben des Pathologen, morphologische Befunde mit klinischem Verhalten möglichst in Einklang zu bringen und soweit wie irgend möglich aus der pathologischen Anatomie Rückschlüsse auf die Eigenart des lebendigen Wachstums zu ziehen. Nur dürfen bei gewissen Gewächsen diese Rückschlüsse in bezug auf „Gutartigkeit" und „Bösartigkeit" nicht zu weitgehend sein. Wenn wir auch aus dem histologischen Bild an der Hand der Erfahrung meistens die klinische „Gutartigkeit" oder „Bösartigkeit" eines Gewächses abzulesen gewohnt sind, so gibt es doch Fälle, in denen sich aus der geweblichen Eigenart eines Gewächses doch nicht ohne weiteres sein „klinisches" Verhalten ablesen läßt. Es sei nur an das histologisch durchaus „gutartige", aber metastasierende Chondrom, an das sog. typische und histologisch „gutartige", aber ebenfalls gelegentlich in Gefäße einbrechende hypernephroide Gewächs erinnert; anderseits sei auf den histologisch infiltrierend wachsenden, ortsständig wenig differenzierten, aber klinisch „relativ gutartigen" Basalzellenkrebs der Haut hingewiesen. Eine gewisse Unstimmigkeit zwischen histologischem Befund und dem klinischen Verhalten macht sich nun auch ganz besonders bei den papillären Blasengewächsen (ähnlich wie bei denen des Nierenbeckens und des Ureters) bemerkbar. Der Histologe kann hier nicht in allen Fällen die Frage des Klinikers, ob eine eindeutig „gutartige" oder „bösartige" Gewächsbildung oder gar eine Übergangsform vorliege, mit einem glatten Ja oder Nein beantworten, und somit bleibt eine, an Hand des histologischen Bildes zu gewinnende, *erschöpfende* Zweiteilung der Gesamtheit jener Geschwülste in „gutartige" oder „bösartige", eine Zweiteilung, die den Bedürfnissen des Klinikers gerecht würde, zur Zeit unmöglich. Seit der ersten eingehenderen Forschung über Wesen und Eigenart der papillären Blasengewächse zieht sich bis heute jener Mangel der Erkenntnis, der auch in einer verwirrenden Fülle der Benennungen zum Ausdruck kommt, wie ein roter Faden hindurch. Die Mannigfaltigkeit der Bezeichnungen und die Verschiedenheit der Dinge, die darunter verstanden wurden, macht es auch unmöglich, die meisten Statistiken kritisch zu bewerten oder zusammenzuziehen.

Es ist nicht uninteressant, einen kurzen Rückblick auf die verschiedenen Auffassungen zu werfen. ROKITANSKY sprach bei den papillären Gewächsen der Blase einheitlich vom „Carcinoma villosum", VIRCHOW vom „Fibroma papillare". In diesen Bezeichnungen kam schon jene Meinungsverschiedenheit zum Ausdruck, die sich sowohl auf die Art des Wachstums als auch auf die gewebliche Eigenart jener Gewächse bezieht. KLEBS nahm, ohne indes eine eigene Bezeichnung zu prägen, an, daß eine Wucherung der Blutgefäße die Grundlage dieser Neubildung darstelle, SCHALDEMOSE leitete sie von Drüsen ab und bezeichnete sie demnach als Adenopapillome. Daß man über „Benignität" oder „Malignität" im unklaren war, zeigt die Benennung ZIEGLERs, der vom „papillösen Fibrom" sprach, aber das Wort „Zottenkrebs" in Klammern beifügte, ferner die Bezeichnung KÜSTERs, der nur von „Zottenpolypen" schlechthin sprach und die Forderung ORTHs, statt dessen die Benennung „Zottengeschwülste" anzuwenden, während FRANZ KÖNIG sich wieder zu der Bezeichnung VIRCHOWs „Fibroma papillare" bekannte. Wie STENIUS auseinandersetzt, sprach KRAEMER im gleichen Sinne zuerst vom „Papillom" (1848), THOMPSON vom „Fimbriated papilloma", ohne sich auf „Gutartigkeit" oder „Bösartigkeit" festzulegen. Unter der heute üblichen Bezeichnung Fibroepitheliom, in der die Bedeutung des bindegewebigen und epithelialen Anteils der Gewächse in gleicher Weise zum Ausdruck kommt (vgl. S. 569), wird allgemein eine Geschwulst von gutartigem Wachstum verstanden. Sprechen wir heute vom „Papillom", wie es hauptsächlich von klinischer Seite geschieht, so meinen wir damit ein solches *fibroepitheliales Gewächs von papillärem Bau und von gutartigem Wachstum.* Dieser Gewächstyp scheint immer noch einen großen Teil der in Rede stehenden Blasengeschwülste darzustellen. (Nach L. CASPER ist der Krebs häufiger.) Zeigt eine papilläre Bildung destruierendes Wachstum, dessen einzig sicherer morphologischer Ausdruck die destruierende atypische infiltrative Epithelwucherung ist, so ist sie als papilläres Karzinom zu bezeichnen. An dieser Stelle setzen die noch heute bestehenden Schwierigkeiten ein.

Einerseits wurde vielfach beobachtet, daß histologisch „gutartige" Fibroepitheliome krebsig rezidivierten oder — nach jahrelangem Bestand — sich endlich doch als Krebse erwiesen; dazu wurden an Fibroepitheliomen Epithel- und Kernteilungsatypien gesehen, wobei aber die Grenze zwischen Stroma und Epithel allenthalben scharf war (ZUCKERKANDL, BUERGER, STENIUS), so daß ein gewisser Hinweis auf den *Verdacht* eines destruierenden Wachstums vorhanden war, ein *sicheres* Merkmal destruierenden Wachstums jedoch fehlte. ZUCKERKANDL sprach an Hand dieser in ihren Einzelheiten zuerst von ihm erhobenen Befunde und im Hinblick auf die erwähnten klinischen Beobachtungen von einer „gewissermaßen latenten Karzinomnatur" und äußerte, daß es „exquisit maligne Tumoren gebe, an denen Stroma und Epithel in typischer Beziehung geblieben sind". STENIUS legte neben den Veränderungen im Epithel besonderen Wert auch auf Veränderungen im Stroma, besonders an der Geschwulstbasis im Sinne von reaktiver Rundzelleninfiltration mit Überwiegen der Plasmazellen. Er wählt für solche Formen den Ausdruck „Papilloma malignum", das er gegen das „Papilloma benignum" einerseits und das Carcinoma papillosum anderseits abgrenzt.

ASCHNER möchte dieses „Papilloma malignum" trotz des Fehlens von Eindringen des Epithels in das Bindegewebe als Karzinom bezeichnet wissen. Nach ASCHNER sollen jene Gewächse mit den Atypien im Epithel wohl stets eine erhaltene Basalmembran zeigen — das Verhältnis vom Epithel zum Bindegewebe sei ungestört und lasse kein infiltratives Wachstum des Epithels erkennen — während indes ein Eindringen des Epithels *in die Gefäße* erfolgen solle. Das Epithelgewebe wäre hiernach nur den Gefäßen gegenüber „krebsig", dem Bindegewebe gegenüber nicht, eine Auffassung, die gezwungen und unwahrscheinlich erscheint. In keinem, noch so hoch differenzierten Karzinom wird man eine typische Beziehung zwischen Epithel und Bindegewebe finden; Basalmembranen werden niemals gebildet (BORST [6]).

Andere Forscher wollen das histologische Bild überhaupt nicht derart in den Vordergrund rücken und räumen einfach *allen* Papillomen eine „potentielle Malignität" ein (ROVSING, NEANDER, FEDOROW, CORBUS u. a.) oder halten früheren oder späteren Eintritt in malignes Wachstum sogar für zwangsläufig (BINDI); KÜMMELL sen. nimmt auch diesen radikalen Standpunkt ein und will bei allen papillären Gewächsen des Harntraktes überhaupt nur von „Zottenkrebsen" sprechen, schon „weil der Name eine Warnung vor zu wenig radikaler Behandlung sei". Wieder andere heben das Vorkommen von *Übergangsformen* zwischen bösartigen und gutartigen papillären Gewächsen hervor (KÜSTER, KOCH, COLLEY, SCHUCHARDT, BIRCH-HIRSCHFELD, DAHL, WENDEL, RIBBERT, FENGLER, SYRING u. a.). Wie subjektiv die Meinungen über den Charakter einzelner Fälle offenbar sind, ergibt sich aus einer kleinen Zusammenstellung über die zahlenmäßige Verschiedenheit der „gutartigen" Papillome einerseits und der „malignen" Papillome und papillären Krebse anderseits im Untersuchungsgut verschiedener Forscher, wie sie STENIUS mitteilte.

Autor	Anzahl der Fälle insgesamt	Gutartige Papillome		Maligne und krebsige Papillome	
		Anzahl	%	Anzahl	%
ALBARRAN (1892) . . .	88	20	13	68	77
v. FRISCH (1907) . . .	265	93	35	172	65
KÜMMELL (1909) . . .	39	16	41	23	59
ZUCKERKANDL (1915) .	50	20	40	30[1]	60
BUERGER (1915) . . .	100	55	55	45	45
STENIUS (1923)	40	16	40	24	60

In Göttingen wurde bei 34 klinischen Fällen im pathologischen Institut (vorwiegend von E. KAUFMANN und HÜCKEL) diagnostiziert: 13mal papilläres Karzinom, 17mal Fibroepitheliom („Papillom"), 4mal „krebsverdächtig", bzw. „unentschieden, ob Karzinom oder Papillom". (Die Bezeichnung „malignes Papillom" wurde von jeher vermieden.) Dabei forderte E. KAUFMANN stets eine Untersuchung in Serienschnitten.

Wir werden weiter unten sehen, daß viele bei flüchtiger histologischer Untersuchung als „gutartige Papillome" ausgesprochene Fälle sich bei genauer Untersuchung — namentlich der Geschwulstbasis — doch als papilläre Karzinome

[1] Als „suspekt" bezeichnet.

entpuppen und daß somit zu einer sachgemäßen Beurteilung eigentlich eine Untersuchung in Serienschnitten gefordert werden muß (v. FRISCH). So fand v. FRISCH bei 201 „Papillomen" nach Zerlegung in Serienschnitten 101mal krebsige Zelleinschlüsse — also infiltrierendes Epithelwachstum.

Bei Benennung und Einteilung der in Rede stehenden Gewächsbildungen können wir dem Vorgang ZUCKERKANDLs und anderer Forscher, von „Malignität" zu sprechen dort, wo zwar gewisse Unregelmäßigkeiten im Epithelüberzuge bestehen, die Beziehungen zwischen Stroma und Epithel aber völlig regelrecht bleiben, nicht folgen. Auch möchten wir den von STENIUS wieder in Gebrauch genommenen Namen „Papilloma malignum" für derartige Fälle nicht in Anwendung bringen. Wenn wir Gewächse mit der Bezeichnung „maligne" belegen, bei denen das Verhältnis Stroma-Epithel ungestört ist, verlassen wir den Boden des allein gesicherten morphologischen Begriffes der Malignität, dessen einziges sicheres, dem Morphologen zur Verfügung stehendes Zeichen das sichtbar destruierende Wachstum, d. h. die bekannte Störung des Verhältnisses Stroma zu Epithel ist, ein Standpunkt, den auch DE GIRONCOLI hinsichtlich der STENIUSschen Einteilung vertritt. Außerdem sind wir gewohnt, mit dem Ausdruck „Papillom" die Vorstellung eines gutartigen Gewächses zu verbinden, so daß die Bezeichnung „malignes Papillom" (ebenso wie „malignes Adenom") einen Widerspruch in sich trägt. Auch THOMAS äußerte, daß eben ein Papillom aufhört, ein Papillom zu sein, wenn es maligne degeneriert. Eher erscheint die CHRISTELLERsche Bezeichnung „atypisches papilläres Fibroepitheliom" am Platze.

An Hand dieser Grundsätze gelangen wir zu folgender Einteilung und Benennung der papillären Blasengewächse:

Gruppe I. Papilläres Fibroepitheliom („benignes Papillom").

Gruppe II. Papilläres Fibroepitheliom mit Unregelmäßigkeiten in den Zellen des Epithelüberzuges und gewissen Veränderungen im Grundstock („atypisches papilläres Fibroepitheliom" [CHRISTELLER], „malignes Papillom" [STENIUS]).

Gruppe III. Carcinoma papilliforme.

Die Gruppe II als „präkanzerös", „krebsverdächtig", „wahrscheinlich rezidivfähig" zu bezeichnen, bleibt dem einzelnen unbenommen; es muß aber darauf hingewiesen werden, daß hier subjektives Ermessen gewiß eine Rolle spielen muß, wenn auch STENIUS in mühevollen Untersuchungen histologische Einzelheiten und Feinheiten als Richtlinien herausarbeitete (vgl. S. 618).

Die Auffassung, daß es überhaupt keine „benignen" Papillome der Blase gebe, erscheint uns unhaltbar. Auch die Ansicht, daß „praktisch" keine benignen Papillome vorkämen (ANDRÉ) oder der Übergang in malignes Wachstum bei all diesen Gewächsen über kurz oder lang erfolgen müsse (BINDI), geht entschieden zu weit. So beobachtete WEIR ein gutartiges Fibroepithelion 37 Jahre lang, ohne daß eine maligne Degeneration erfolgte.

Gruppe I.

Das papilläre Fibroepitheliom („benignes Papillom").

Dem makroskopischen Verhalten nach kann man eine Gruppe (a) herausheben, die durch eine übergroße Zartheit der schlanken, faserigen, reich verzweigten Zottenbildungen gekennzeichnet ist. Diese Gewächse sind außerordentlich verletzlich, zerreißlich, weich, weißlich bis weißrötlich. Die Zotten flottieren im Wasser bei der geringsten Bewegung desselben. Eine zweite Gruppe (b) weist plumpere, rundliche oder kolbige Papillenbildungen auf, die der etwas derberen und mehr auseinanderbröckelnden als zerreißenden Bildung die Ähnlichkeit eines Blumenkohls verleihen. Die Bewegung dieser Zotten im Wasser ist träger, schwerfälliger oder fehlt ganz. Nach GOEBEL finden sich diese Zottengewächse besonders bei der Bilharziosis. Beide Gruppen neigen in gleicher Weise wegen des gefäßreichen Grundstockes zur Blutung, die in seltenen Fällen tödlich sein kann (GAYET und KOCHER). Durch die Zotten werden in einigen Fällen große Mengen von Blutplasma ausgeschieden, was eine hochgradige Albuminurie (die fälschlich auf die Nieren bezogen werden kann) zur Folge hat (DOBROTWORSKI).

Die Mehrzahl der papillären Fibroepitheliome tritt solitär und gutgestielt auf (STENIUS); einen Stiel von 6 cm Länge sah BONNEAU. Seltener sind sie breitbasig oder rasenförmig. ASCHNER sah bei 90 Papillomen 56 solitäre, wobei fraglich ist, ob diese Fälle alle der in Rede stehenden Gruppe angehörten.

Selten nehmen die Papillome einen solchen Umfang an, daß sie die ganze Blase ausfüllen (FITZWILLIAMS) und dann sogar ein Geburtshindernis bilden können (FREUND). Gleichzeitiges Vorhandensein von Stein und Papillom ist selten (FALCI); gelegentlich kann ein Papillom mit seinen Zotten einen Stein ganz umschlingen und einschließen (SOPHRONIEFF). Die Zotten können aber auch selbst mit Harnsalzen inkrustiert werden.

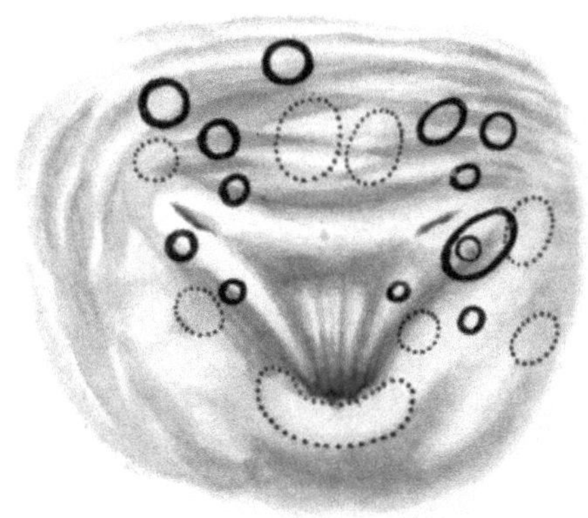

Abb. 22. Sitz der papillären Fibroepitheliome („benigne Papillome“). O bezeichnet solitäre Gewächse; o bezeichnet multiple Gewächse. (Nach STENIUS: Arb. path. Inst. Helsingfors. Jena 1923.)

Sitz. Die Gewächse bevorzugen entschieden die *paratrigonale Zone* (STENIUS), und zwar finden sich die meisten in der Nähe der Harnleitermündungen und im Fundus (Abb. 22). Die bei Anilinarbeitern zu beobachtenden Fibroepitheliome zeigen das gleiche Verhalten. Die häufige Angabe im Schrifttum, daß die Fibroepitheliome besonders *im* Trigonum säßen, ist unstimmig. Bei der Sichtung der ALBARRANschen Kasuistik fand STENIUS bei 38 Fällen nur 4 Geschwülste innerhalb der Grenzen des Trigonums, bei 16 eigenen Fällen keine einzige Geschwulst dortselbst lokalisiert.

Klinisches. Die Gewächse können bei Sitz in der Nähe des Orificium internum die Harnröhre verlegen und zu Harnverhaltung Anlaß geben (FLAHERTI). Auch kann der Symptomenkomplex der Prostatahypertrophie bei derartigem Sitz ausgelöst werden (PERRIER, VILLEMIN, F. FUCHS), entsprechend den dort lokalisierten, von den paraprostatischen Drüsen abzuleitenden Adenomen (PASCHKIS). Bei Einklemmung in den Blasenhals können, namentlich wenn die Geschwulst inkrustiert ist, heftigste Sphinkterkrämpfe ausgelöst werden. In seltenen Fällen schieben sich die Papillome in die Harnröhre hinein und prolabieren vor die äußere Harnröhrenmündung, ein Vorkommnis, das offenbar bei ödematösen Fibromen und bei Sarkomen häufiger ist. SPANGARO teilte einen Fall mit, bei dem ein Papillom sich in die Urethra fortpflanzte und die Harnröhre bis zur Fossa navicularis in Form von 2—3 parallel verlaufenden, fadenähnlichen Gebilden ausfüllte; es handelte sich um eine hühnereigroße, zottige Geschwulst des unteren Teiles der Blase bei einem 3jährigen Knaben. Einen zeitweise, besonders beim Pressen eintretenden Prolaps eines Papilloms vor die Vulva sah ZIMMERMANN bei einer 47jährigen, WINCKEL bei einer 39jährigen Patientin. Über einen dauernden Prolaps eines Papilloms von Hühnereigröße vor die Vulva bei einer 71jährigen Frau berichtete OTTO. Bei diesen Vorkommnissen kann das gestielte Papillom auch in Nähe der Uretermündung sitzen; Frauen werden wegen der kürzeren und dehnbareren Urethra häufiger betroffen als Männer. (Andererseits kann sich [selten] ein Papillom der unteren Harnröhre bis weit in die Blase hinein erstrecken.)

Kleinere Geschwulstfetzen gehen häufig mit dem Urin ab. Seltener ist der Abgang größerer Geschwulstmassen.

So sah KÜSTER bei einem Manne im Laufe von 10—14 Tagen „zwei große Flaschen voll papillärer Fetzen" abgehen. Noch seltener reißt das ganze Gewächs am Stiel ab und

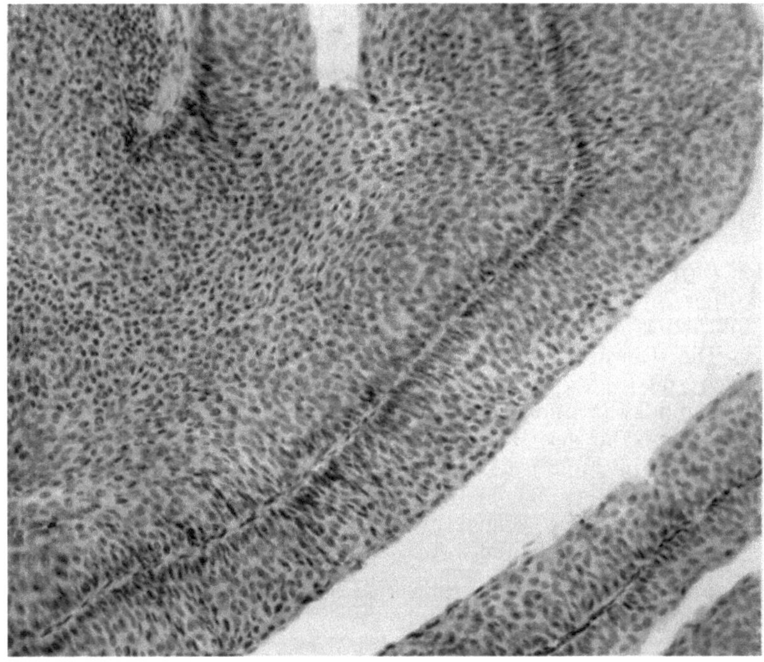

Abb. 23. Papilläres Fibroepitheliom. Links Flachschnitt durch den Epithelbelag. (J.-Nr. 359, 1926/27, Göttingen, 54jähriger Mann.) (Präparat von E. KAUFMANN.)

wird durch die Harnröhre hindurchgetrieben; ein derartiges Vorkommnis beobachtete SISK bei einer 21jährigen Patientin. Das Papillom war 2:6:1,5 cm groß und rezidivierte nicht. (Über Bedeutung und Untersuchung von Gewächsteilchen im Urin s. S. 677f.)

Histologisch zeigt diese Gruppe eine ruhige Gewebszeichnung. Wir legen im ganzen die Ergebnisse der sorgfältigen Untersuchungen STENIUS' zugrunde.

Auf dem verzweigten, sehr zarten, oft fast nur aus einer Kapillare bestehenden Grundstock ruht ein dickes *Lager eines mehrschichtigen Übergangsepithels*. Die Zellen oder Zellreihen sind senkrecht auf die Längsachse des Grundstockes aufgesetzt (Abb. 23). Nach STENIUS wird in einem Teil der Fälle tiefer im Tumor, wo das Epithel gewöhnlich an Dicke zunimmt, und in den basalen Teilen, wo es dazu solide Zapfen und Kolben bilden kann, die bipolare Form der Zellen in gewissem Maße abgerundet, wobei auch gelegentlich ein Verschwinden der basalen Palisadenzellreihe beobachtet wird, so daß das Epithel — im Gegensatz zum normalen Blasenepithel — hier mit mehr oder weniger abgerundeten Zellen dem Stroma aufsitzt. Im ganzen zeigt weiterhin das Papillomepithel nach den Untersuchungen von QUENSEL und STENIUS gegenüber dem Blasenepithel etwas größere Kernkörperchen. Mitosen sind häufig ziemlich zahlreich in allen Schichten des Epithelüberzuges zu finden (Abb. 24), zeigen jedoch anscheinend

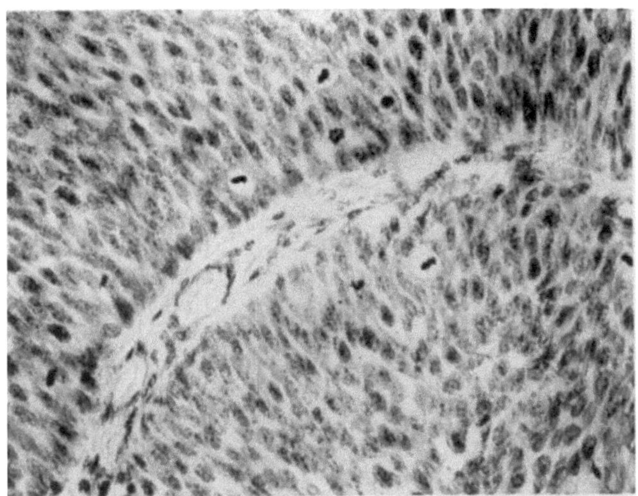

Abb. 24. Mitosenreichtum in einem papillären Fibroepitheliom, dessen Epithelüberzug sonst keine Zeichen der Anaplasie aufweist (E. 6183/1932, Göttingen, 44jähriger Mann).

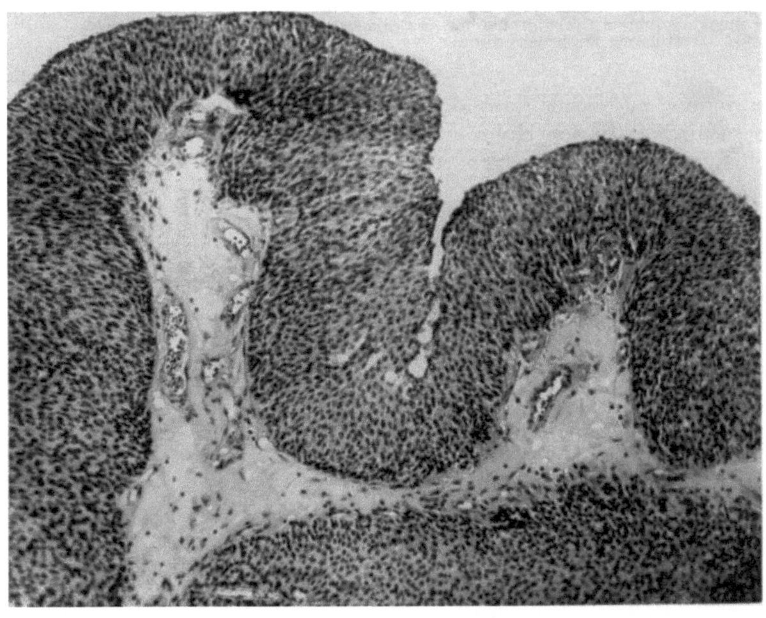

Abb. 25. Papilläres Fibroepitheliom, plump-zottig, mit ödematösem Grundstock mit geringer Lymphozyteneinstreuung (E. 5555/1932, Göttingen, 66jährige Frau).

keine pathologischen Formen; in anderen Fällen sind sie hingegen wieder sehr spärlich.

Der *Grundstock* besteht aus zartem Bindegewebe und dünnwandigen Gefäßen; auch elastische Fasern und spärliche Züge glatter Muskelzellen, die nicht mit der Muskularis der Blasenwand zusammenhängen, werden gesehen (Stenius). Stenius lenkte die Aufmerksamkeit auf die bis dahin nur kurz von Zuckerkandl und Buerger erwähnten Rundzelleninfiltrate im Stroma der Fibroepitheliome. Diese Infiltrate sind im ganzen gering (vgl. dagegen die nächste Gruppe der in Rede stehenden Gewächse) und bestehen im wesentlichen aus kleinen Lymphocyten (Abbildung 25). Stenius möchte in den Fällen, in welchen eine bakterielle Infektion auszuschließen ist, die Ursache dieser Infiltration im Epithel suchen, und zwar in regressiven Veränderungen (mit Bildung von Zerfallsprodukten) und vielleicht auch schon in irgendeiner „Wesensveränderung" desselben.

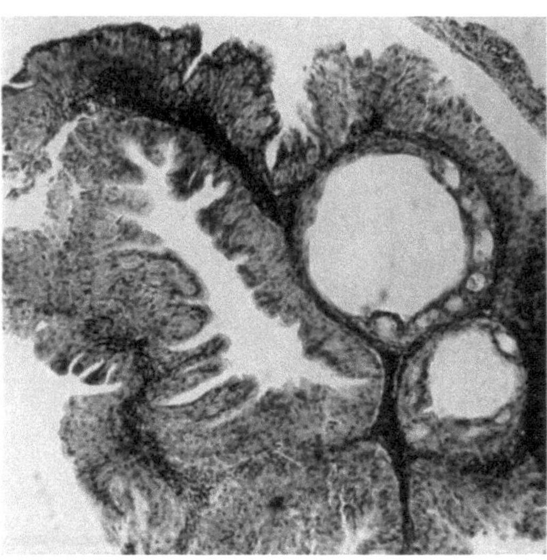

Abb. 26. Verklebung von Zotten und Bildung von zystischen Räumen durch Zellzerfall und Verflüssigung in dem Epithelbelag eines papillären Fibroepithelioms (E. 4666/1930, Göttingen, 31jähriger Mann).

Sekundäre Veränderungen in den papillären Fibroepitheliomen. Benachbarte Zotten können verkleben und verschmelzen, wobei Epithelien zugrunde gehen. Im Epithelbelag selbst kommt Zellzerfall mit der Bildung zystischer Räume vor, wobei durchbrochene Figuren entstehen können (Abb. 26). In den Hohlräumen finden sich mitunter homogene Massen und Zelltrümmer (Abb. 27). Stenius fand in einem Teil seiner Beobachtungen

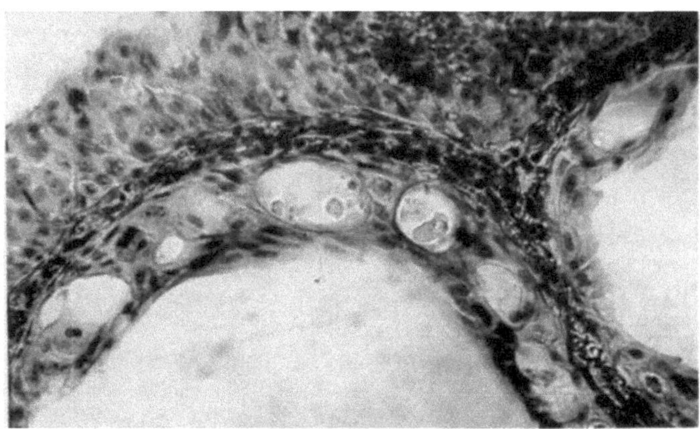

Abb. 27. Derselbe Fall wie Abb. 26. Starke Vergrößerung. Man erkennt die Verflüssigungsherde mit den Zelltrümmern in dem Epithelbelag.

auch feintropfiges Fett vorzugsweise in den oberflächlichen Partien der Gewächse, aber auch in einzelnen Zellen der dicksten Epithelmassen innen im Tumor. In seltenen Fällen sind die Enden der Zöttchen mit Harnsalzen inkrustiert und dann angeschwollen. Häufig ist ein mehr oder minder ausgeprägtes Ödem des Zottenstromas (Abb. 27), das besonders an den Papillenspitzen zu finden ist, die dann kolbig aufgetrieben werden (Abb. 28). Hier findet sich dann oft

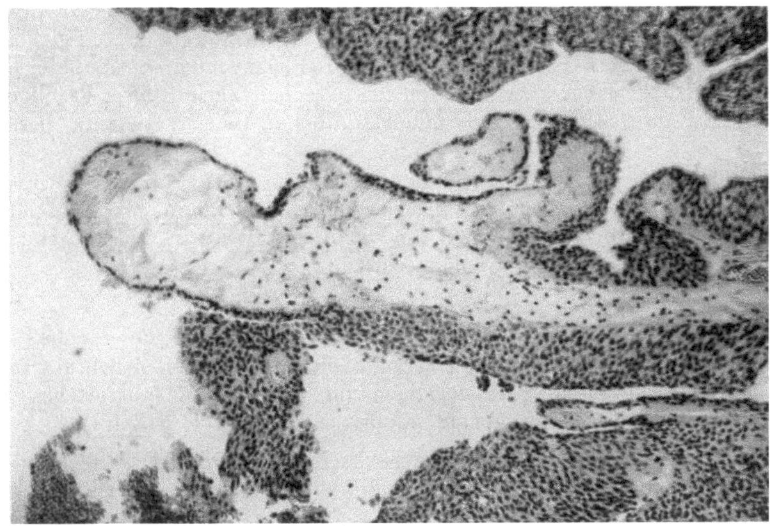

Abb. 28. Starkes Ödem des Zottenstromas eines papillären Fibroepithelioms mit Abstoßung und Verdünnung des Epithelbelages an der Papillenspitze (E. 5555, 1932, Göttingen, 56jährige Frau).

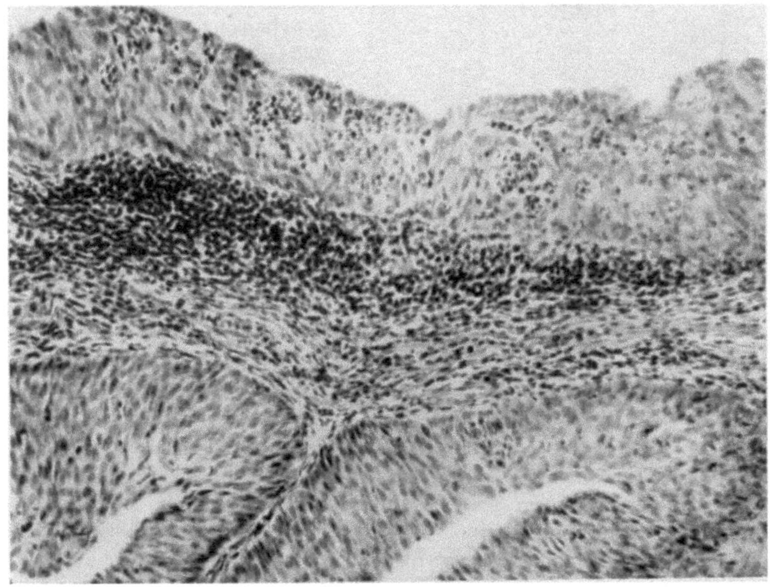

Abb. 29. Entzündung im Grundstock eines papillären Fibroepithelioms mit Durchwanderung vieler Leukozyten durch den teilweise gelockerten Epithelüberzug (J.-Nr. 566, 1927/28, Göttingen, 26jähriger Mann). (Präparat von E. KAUFMANN.)

eine starke Abstoßung von Epithelien und eine dadurch bedingte Verdünnung des Epithelüberzuges. Daß Blutplasma hier aus den Zotten austreten und als „Eiweiß" im Harn erscheinen kann (DOBROTWORSKI), erscheint nach diesen Bildern durchaus plausibel.

Das Geschwulstgewebe kann auch an einer Zystitis teilnehmen; es können sich im Falle einer akuten Entzündung dann neben den Lymphozyteninfiltraten im Grundstock neutrophile Leukozyten vorfinden, die auch zahlreich durch das Epithel hindurchwandern (Abb. 29), während bei chronischer Zystitis sich in den Epithelien offenbar reichlicher Fett und im Stroma im ganzen gleichartige Infiltrate wie in der Blasensubmukosa finden (Plasmazellen, eosinophile Leukozyten) (STENIUS). Über ausgedehnten nekrotischen Zerfall eines Papilloms bei gangräneszierender Zystitis nach geburtshilflicher Blasenverletzung berichtete GIRARD.

Papillomatose. Harnblasenpapillome können zusammen mit papillären Fibroepitheliomen des Nierenbeckens oder des Ureters vorkommen (s. S. 569). Ein Papillom der Harnblase zusammen mit einem Papillom der unteren Harnröhre sah THOMAS. Diese Kombination ist selten.

Gruppe II.

Das papilläre Fibroepitheliom mit Unregelmäßigkeiten an den Zellen des Epithelüberzuges und gewissen Veränderungen im Grundstock („atypisches Fibroepitheliom", CHRISTELLER, „malignes Papillom", STENIUS).

Diese Gruppe bezeichnete CHRISTELLER als „atypisches papilläres Fibroepitheliom", STENIUS als „Papillome malignum". Unsere Ablehnung der Benennung „Papilloma malignum" wurde oben (S. 612) begründet, jedoch gebührt STENIUS das große Verdienst, diese Gruppe klar herausgearbeitet und in allen Einzelheiten genau untersucht zu haben, so daß wir auch hier STENIUS in großen Zügen folgen können.

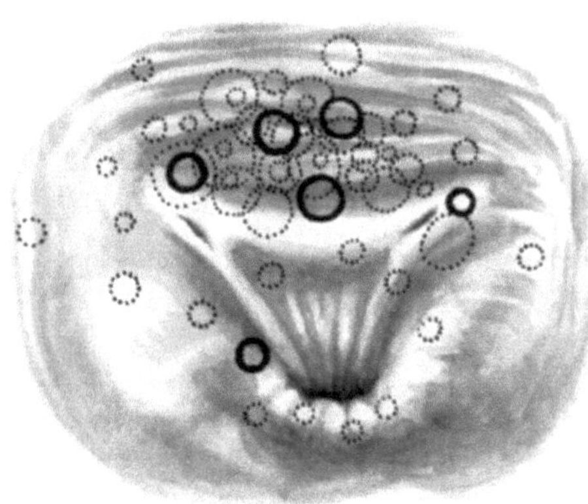

Abb. 30. Sitz der papillären Fibroepitheliome mit Unregelmäßigkeiten im Epithelüberzug („atypische Fibroepitheliome"). O bezeichnet solitäre Gewächse; ⁘ bezeichnet multiple Gewächse. (Nach STENIUS: Arb. path. Inst. Helsingfors. Jena 1923.)

Makroskopisch unterscheiden sich diese Fibroepitheliome von denen der Gruppe I dadurch, daß sie öfter multipel und breitbasig aufsitzend vorkommen als jene; ihr Lieblingssitz ist dagegen wie bei Gruppe I das paratrigonale Gebiet der Blase (Abb. 30). Auch in ihrer allgemeinen äußeren Gestaltung sind sie von den einfachen papillären Fibroepitheliomen nicht zu unterscheiden.

Die Symptome sind im ganzen die gleichen wie bei der ersten Gruppe. Unter Umständen wachsen diese Papillome sehr schnell. CUNNINGHAM sah ein „Papilloma malignum" in 7 Wochen bis Traubengröße, in weiteren 3 Wochen auf Kastaniengröße heranwachsen.

Histologisch kommt es nirgends zu den Zeichen infiltrativen Epithelwachstums, so daß diese Gewächse nicht als Karzinome bezeichnet werden können. ZUCKERKANHL möchte, wie schon oben angedeutet, dieses ungestörte Verhältnis von Epithel zum Stroma bei diesen Gewächsen jedoch nicht als Kriterium der Benignität gelten lassen, da es „exquisit maligne Tumoren gebe, an denen Stroma und Epithel in typischer Beziehung geblieben sind". ZUCKERKANDL beschreibt dagegen Vorkommnisse in den Epithelzellen selbst, die für ihn der Ausdruck einer „gewissermaßen latenten Karzinomnatur" sind, und die sich in ausgeprägterer Weise bei den papillären Karzinomen wiederfinden.

So zeigt der *Epithelüberzug* der papillären Fibroepitheliome der Gruppe II folgende Besonderheiten: Die Palisadenstellung der basalen Zylinderzellen fehlt vielfach und in den folgenden Schichten wird die Uniformität und die parallele Lagerung der Kerne, die wechselnden Chromatingehalt, Mitosen und Riesenzellbildung zeigen, vermißt. BUERGER bestätigte im wesentlichen diese zuerst von ZUCKERKANDL eingehender beschriebenen Epithelveränderungen und STENIUS widmete ihnen nochmals eingehende Untersuchungen; er findet in diesem „malignen Epithel" — wie er es nennt — besonders große Kerne ($16\mu : 18\mu$, ja, $24\mu : 17\mu$ gegenüber den maximalen Maßen der Kerne des normalen Blasenepithels von $12\mu : 6\mu$), auch besonders große, gelegentlich längliche oder gar eckige Kernkörperchen (3μ bis 4μ gegenüber etwa 2μ der Norm) und vor allem

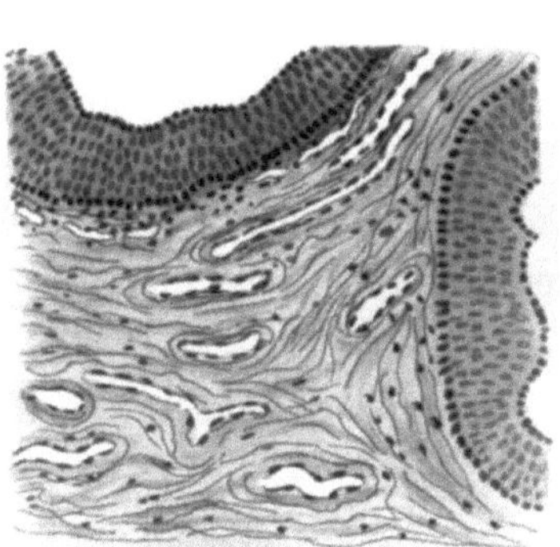

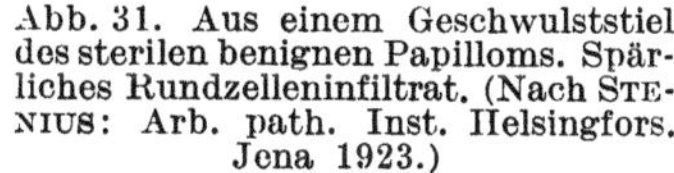

Abb. 31. Aus einem Geschwulststiel des sterilen benignen Papilloms. Spärliches Rundzelleninfiltrat. (Nach STENIUS: Arb. path. Inst. Helsingfors. Jena 1923.)

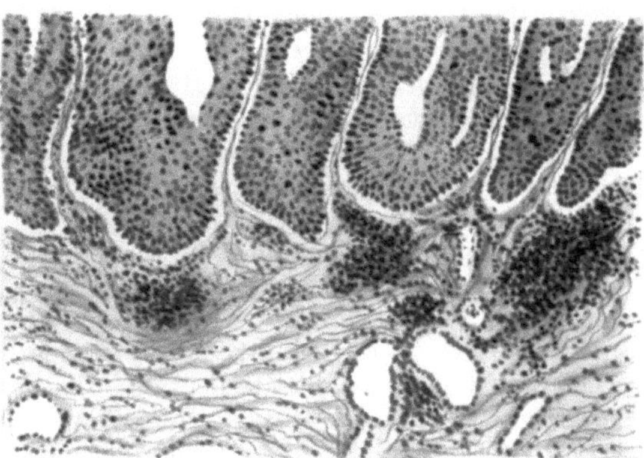

Abb. 32. Aus dem Geschwulstboden des atypischen Fibroepithelioms (malignes Papillom, STENIUS). Gehäufte Infiltrate unter atypischen Epithelverbänden. (Nach STENIUS: Arb. path. Inst. Helsingfors. Jena 1923.)

asymmetrische Mitosen und Mitosen mit versprengten Chromosomen neben physiologischen Formen.

Im *Stroma* finden sich Rundzelleninfiltrate, die ebenfalls gewisse Abweichungen von der Infiltration des Grundstocks benigner Papillome erkennen lassen. War bei diesen die vorwiegend aus kleinen Lymphozyten bestehende Zelleinstreuung gering, so tritt bei der in Rede stehenden Gruppe II das vorwiegend aus Plasmazellen bestehende Infiltrat mehr ungleichmäßig und gehäuft auf; gehäuft vornehmlich dort, wo flächenweise die beschriebenen Epithelatypien besonders ausgeprägt sind (Abb. 32).

Das Studium eines größeren Materials von papillären Fibroepitheliomen zeigte mir jedoch, wie schwer dies Kriterium praktisch anzuwenden ist, zumal wenn das typische benigne papilläre Fibroepitheliom der Gruppe I durch eine auf das Gewächs übergreifende Zystitis kompliziert ist. Anderseits fand ich papilläre Fibroepitheliome mit ganz erheblichen Unregelmäßigkeiten im Epithelüberzug (die man teilweise zwanglos als Polymorphie bezeichnen konnte) ohne jede Zellinfiltration im Stroma.

Weiterhin sind typische Follikel (meist am Winkel, den Geschwulst- und Blasenepithel bilden, sowie in der Blasenwand der Geschwulstbasis) in der Mehrzahl der Fälle zu sehen, die bei gutartigen Papillomen vermißt werden.

Die *sekundären Veränderungen,* Verklebung von Zotten und regressive Vorgänge und Auftreten von Fett in den Epithelien finden sich in beiden Papillomgruppen mehr oder minder in gleicher Weise.

Auf Grund der im Vordergrund stehenden Epithelveränderungen, die man als Anaplasie zusammenfassen mag, sprach, wie erwähnt, ZUCKERKANDL von der „*latenten Karzinomnatur*" dieser Gewächse der Gruppe II (vgl. die gleichsinnigen Ansichten von SCHALDEMOSE, CASPER, POSNER, ROVSING, NEANDER u. a.), während BUERGER sie als „*changed papilloma*" bezeichnete und den papillären Krebsen als gleichwertig erachtete und STENIUS die Bezeichnung „Papilloma malignum" wählte. In diesem „*Papilloma malignum*" erblickt STENIUS die Übergangsform zum infiltrierenden Krebs im Sinne der präkanzerösen Geschwulst ORTHS.

Nach weiter geht BRODERS, der ein auf Grund der Unregelmäßigkeiten im Epithel ein System der „Abstufung epithelialer Bösartigkeit" entwarf, welches 4 Stufen umfaßt: Sind in einem Gewächs $^3/_4$ der Zellen gut differenziert, $^1/_4$ undifferenziert, nennt er das den 1. Grad; verschiebt sich das Verhältnis zur Hälfte der Geschwulstzellen hin, $^1/_2$ der Zellen gut differenziert, $^1/_2$ der Zellen undifferenziert, spricht er vom 2. Grad; übersteigen die undifferenzierten Zellen 50%, so entspricht dies dem 3. Grad; sind endlich weniger als $^1/_4$ gut differenziert, dann liegt der 4. Grad vor. BOTHE sieht in diesem System eine brauchbare Handhabe für die klinische Prognostik, indem auch er die Zellreifung als Gradmesser für Bösartigkeit betrachtet, was GG. B. GRUBER mit Recht entschieden zurückwies. Wenn auch in *vielen* Fällen morphologische Unregelmäßigkeiten der Zellen eines Gewächses auf eine gewisse Unreife hinweisen mögen und eine mangelhafte Differenzierung des Gewebes ein besonders ungeordnetes Wachstum anzeigen mag, so gelten diese Kriterien wohl nicht für *alle* Fälle. So sei in diesem Zusammenhang darauf hingewiesen, daß z. B. der weniger differenzierte Basalzellenkrebs der Haut in der Regel klinisch relativ gutartiger ist als der ausgereiftere Plattenepithelkrebs. Auch eigene Beobachtungen an Krebsen weisen darauf hin, daß die Unreife, bzw. die hochgradige Zellpolymorphie eines Karzinoms keineswegs immer ein sicheres Zeichen für ein besonders schnelles Wachstum oder für eine frühe Metastasenbildung darstellt. So darf man wohl auch an den Unregelmäßigkeiten des Epithelüberzuges jener papillären Harnblasengewächse nicht ohne weiteres gradweise die „Bösartigkeit" ablesen wollen und die Bedeutung dieser Vorkommnisse nicht überschätzen. Auch ASCHNER möchte das BRODERSsche Schema nicht als maßgebend anerkennen.

Es wurde schon oben darauf hingewiesen, daß wir vom morphologischen Standpunkt aus als einzig sicheres Kriterium der Malignität das sichtbare Zeichen des destruierenden Wachstums anerkennen können. Jenes Zeichen ist allein die Durchbrechung der Bindegewebsgrenze durch krebsige Epithelverbände. Zudem scheint uns der Beweis, daß wirklich sämtliche Papillome mit den genannten Epithelveränderungen klinisch maligne sind oder werden, nicht erbracht. So sorgfältig und eingehend jene Veränderungen von STENIUS beschrieben sind, so wird doch ihre Bewertung nach Qualität und Quantität seitens der Beobachter verschieden sein und verschieden sein müssen, weil sie ihrer Natur nach in einzelnen nicht charakteristischen Fällen schwierig zu erfassen sind und nichts unbedingt Entscheidendes darstellen. Somit bleibt dem subjektiven Ermessen des einzelnen ein guter Teil der Entscheidung überlassen und die Diagnose, ob „noch benigne" oder „schon maligne", wird vielfach einen mehr gefühlsmäßigen Charakter tragen. Wir leugnen keineswegs die Möglichkeit des Überganges gutartiger Geschwülste in bösartige, können uns aber nicht entschließen, Gewächse, bei denen dieser Übergang sich vielleicht vorbereitet, aber noch nirgends sichtbar vollzogen ist, als maligne zu bezeichnen.

Gruppe III.

Das Carcinoma papilliforme.

Das papilläre Karzinom stellt wohl die häufigste Form des Blasenkrebses dar. In den Statistiken kommt hier wohl weniger die Schwierigkeit einer objektiven Beurteilung als die Verschiedenheit in der Benennung zum Ausdruck. ASCHNER buchte unter 180 Blasenkrebsen allein 137 papilläre, PUGH dagegen unter 200 nur 73 (vgl. S. 609).

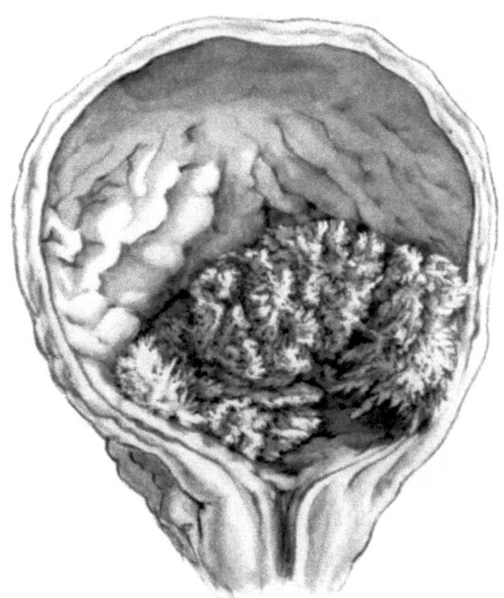

Abb. 33. Papilläres Karzinom der Blase (Göttingen, Museum U 161, ohne nähere Angaben).

Makroskopisch ist das papilläre Karzinom von den gewöhnlichen Papillomen nicht zu unterscheiden, falls nicht die krebsige Natur in allen Teilen sehr ausgeprägt ist, und falls noch nicht eine nennenswerte Infiltration der Blasenwand stattgefunden hat. Auf diese Tatsache haben sowohl Kliniker wie Pathologen hingewiesen. ASCHNER fand in nur 50% der histologisch später als krebsig erkannten Fälle klinisch sichere Zeichen für Karzinom, PUGH mußte 20% der klinisch als gutartig diagnostizierten Gewächse histologisch als Krebse ansprechen (vgl. SWAN, TAKAHASHI und s. auch v. FRISCH).

Das papilläre Karzinom (Abb. 33 und 34) bildet wie das Papillom außerordentlich feine und mannigfaltig verzweigte Zotten, die im Wasser flottieren.

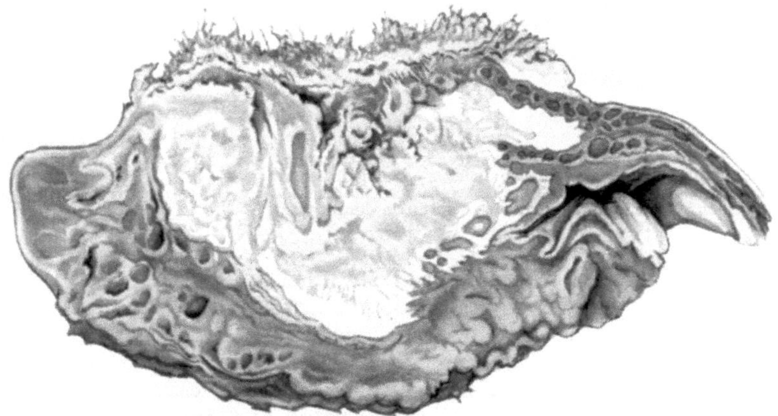

Abb. 34. Papilläres Karzinom der Blase auf dem Durchschnitt. Die markigen Krebsmassen sind bereits tief in die Blasenmuskulatur eingedrungen (Göttingen, Museum U 153, 54jähriger Mann).

Diese können sehr fein oder plumper sein. Die papilläre Architektur ist indes im Gegensatz zu den nichtinfiltrierenden Papillomen nur in den oberflächlichen Teilen der Geschwulst sichtbar, während sie in den zentralen und noch mehr in den basalen Teilen verwischt und von einer mehr oder weniger alveolären Struktur ersetzt ist (Stenius). Die Zotten neigen stark zu Blutung und Nekrose. Nekrotische Partikel können von der Hauptgeschwulst abgestoßen und mit dem Urin ausgeschieden werden. Dieses Vorkommnis ist häufiger als bei dem gewöhnlichen Papillom, da der Zerfall ausgiebiger einzutreten pflegt. Nekrotische Partikel können sich auch mit Harnsalzen imprägnieren. Während das gewöhnliche gestielte oder rasenförmige Papillom sehr selten ulzeriert, ist dies beim Karzinom häufiger. Ulzeration legt also den Verdacht auf Karzinom nahe (Joseph und Schwarz). Das papilläre Karzinom sitzt meist breitbasig auf der Schleimhaut und findet sich fast immer als Einzelgeschwulst (Wehner); es bevorzugt die paratrigonalen Bezirke der Blase wie das Papillom (Stenius).

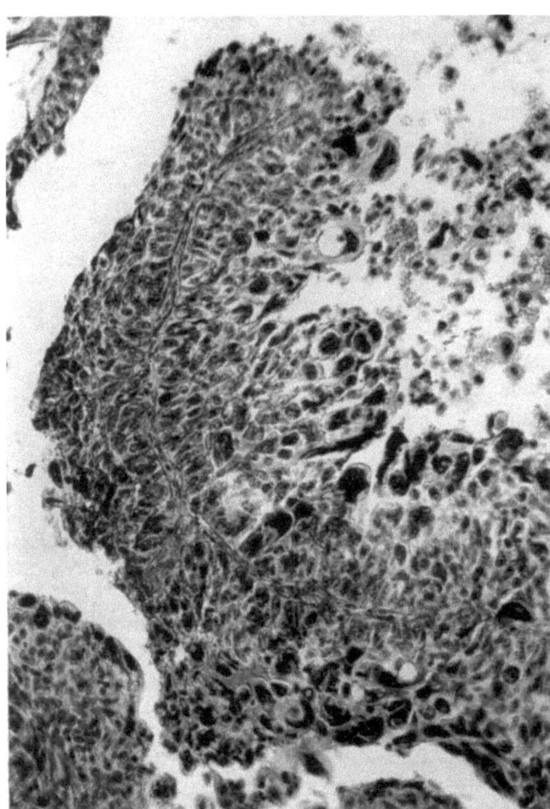

Abb. 35. Papilläres Karzinom. Hochgradige Polymorphie des Zellüberzuges, die besonders in den oberflächlichen Schichten desselben ausgeprägt ist. Makroskopisch hatte das Gewächs einen blumenkohlartigen, plumpzottigen Charakter. (E. 2088/1929, Göttingen, 62jährige Frau.)

Als außergewöhnlich groß bezeichnet Astraldi ein polypöses papilläres Karzinom (oder Papillom?) von 7:6 cm Durchmesser und 109 g Gewicht bei einem 42jährigen Manne. Beim Sitz am Ureterostium kann es den intramuralen Teil des Harnleiters umwachsen und in die Blase vorziehen (Eisendrath und Schütz).

Histologisch finden wir gegenüber den Fibroepitheliomen der Gruppe II den entscheidenden Unterschied: *das destruierende Tiefenwachstum des Epithels.*

Hierbei sehen wir das **Epithel** sowohl in Form solider Zapfen als auch in Form hohler Epithelschläuche in den bindegewebigen Grundstock und in die Geschwulstbasis hineinwuchern. Bei der Betrachtung nur einzelner Schnitte ist die Unterscheidung von echt krebsigen Zellzapfen gegenüber Flachschnitten durch interpapilläre Epitheleinsenkung nahe der Basis bei einfachen Papillomen oft ungemein schwer, ja bisweilen unmöglich, und erst die Untersuchung in Serienschnitten klärt die wahren Verhältnisse. Es muß darauf hingewiesen werden, daß man bei sorgfältiger Untersuchung in Serienschnitten doch öfter krebsige Entartung antrifft bei Fällen, die man bei oberflächlicher histologischer Betrachtung als gutartige Fibroepitheliome anspricht (v. Frisch). Die Epithel zeigt im ganzen die gleichen Unregelmäßigkeiten, die bei den Fibroepitheliomen der Gruppe II besprochen wurden, kann aber auch hochgradigste Polymorphie aufweisen, die häufig besonders in den oberflächlichen Epithelschichten ausgeprägt ist (Abb. 35). Dabei brauchen keineswegs alle Teile des Gewächses jene Anaplasie des Epithels aufzuweisen; es finden sich mitunter Partien, deren Epithel völlig dem der gewöhnlichen Fibroepitheliome der Gruppe I entspricht.

Niemals ist also die auf Krebs negative Untersuchung eines Gewächs*partikelchens* beweisend für die gutartige Natur der *ganzen* Geschwulst. Leider kommt der Histologe meistens in die Lage, nur solche Gewächs*teile* vor sich zu haben; eine *sichere* Diagnose bezüglich des ganzen Gewächses — wie sie der Kliniker eigentlich wünscht — kann dann nicht gestellt werden. So müssen Befunde von (auch in Serienschnitten untersuchten) Teilen papillärer Blasengewächse — sofern sie nicht von vornherein auf „Krebs" lauten — für den Kliniker in gewisser Hinsicht stets unbefriedigend bleiben.

Die infiltrierenden Krebszellen zeigen oft Formabweichungen, indem die in der mehr oder weniger lockeren Submukosa liegenden Geschwulstepithelien mehr abgerundet, diejenigen in der Muskulatur oft länglicher sind (STENIUS).

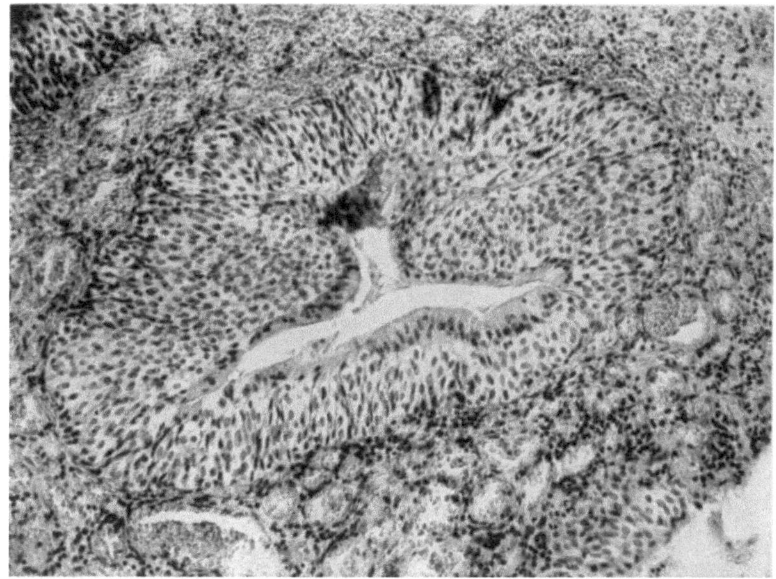

Abb. 36. Nachbildung v. BRUNNscher Zellnester in der Krebsformation eines vorwiegend papillären Blasenkrebses mit sehr kapillarreichem Stroma. Man erkennt die einschichtige Zylinderepithellage, welche die Lichtung der sonst dem Übergangsepithel entsprechenden Zellformation auskleidet (J.-Nr. 851, 1927/28, Göttingen, 69jähriger Mann). (Präparat von E. KAUFMANN.)

Die Kernkörperchen pflegen sehr groß zu sein. Degenerative Erscheinungen wie Fettablagerungen, Verflüssigungen und Nekrosen werden am Krebsepithel vielfach beobachtet. Geht der Krebs in einfach-solide Formen über — was an einzelnen Stellen immer der Fall ist —, so können sich in den Zapfen Hohlräume bilden, an deren Grenze das Epithel Zylinderzellbildung und eine massive synzytiale Verschmelzung aufweisen kann; dichte Haufen chromatinreicher Kerne liegen dann an der „Basis" der verschmolzenen Protoplasmamassen (Abb. 36 und 37). Diese Vorkommnisse erinnern teilweise an v. BRUNNsche Zellnester mit Umbildung in echte drüsige Formationen, wie sie STOERK und ZUCKERKANDL abbildeten.

Die Infiltration des **Grundstocks** und der Gewächsbasis zeigt nach STENIUS bei den frühen Fällen im wesentlichen dasselbe Verhältnis in Dichtigkeit und Zellbestand wie bei den Fibroepitheliomen der Gruppe II, während in den tief eingewachsenen Teilen der späten Fälle starke Abnahme der Dichtigkeit, Überwiegen kleiner Lymphozyten und das Auftreten neutrophiler Leukozyten gefunden wird.

Metastasen. Metastatische Gewächsbildungen im Sinne von Fernmetastasen, sind bei dem papillären Karzinom im ganzen nicht sehr häufig, bei den anderen Krebsformen indes wohl noch seltener. Ableger in den regionären Lymphknoten finden sich öfter; besonders werden auch in Fällen mit bereits vorgeschrittener krebsiger Durchsetzung der Blasenwand Metastasen in dem fettreichen *perivesikalen Gewebe* an der Außenseite der Blasenwand (entsprechend der Ausbreitung des Plexus lymphaticus perivesicalis, Stenius) beobachtet.

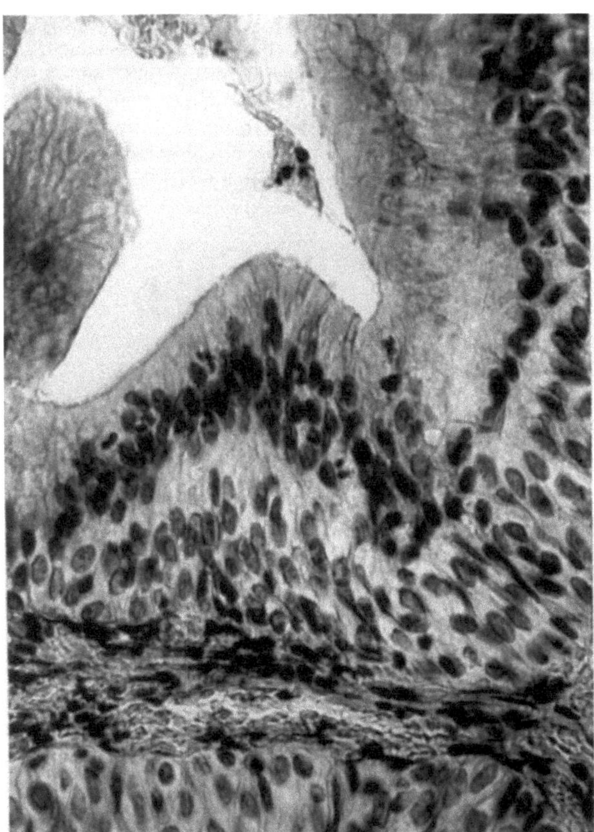

Abb. 37. Derselbe Fall wie Abb. 36. Starke Vergrößerung. Hohlraumbildung nach Art der Cystitis glandularis in einem Krebszapfen.

Eine walnußgroße, feste, markige, an die *Pleura parietalis* festgewachsene Metastase im rechten Oberlappen der *Lunge* und eine knotige Metastase „am" *Sternum* sah Stenius in je einem Fall, Zinner berichtete über stark destruierende Metastasen im *Knochen* bei einer 50jährigen Frau (linke Articulatio sacroiliaca und rechter Trochanter). Das Knochensystem wird offenbar bei der Metastasierung bevorzugt. (Weiteres über Metastasen s. S. 638.)

Anhang zu b*α* (Die papillären Fibroepitheliome und die papillären Karzinome).

1. Zur Frage des Übergangs papillärer Fibroepitheliome in Karzinome (vgl. auch S. 571).

Zuckerkandl bejaht die Möglichkeit der malignen Degeneration ursprünglich „gutartiger" Blasentumoren; er führt dafür besonders ins Feld, daß sich die Anfänge einer als Karzinom erkannten Geschwulst oft Jahrzehnte zurück datieren lassen, was mit der Annahme eines primär destruierenden Wachstums unvereinbar sei (vgl. auch Colley, Schuchardt, Wendel, v. Frisch, Syring, Goller u. a.). Zuckerkandl läßt jedoch die Frage offen, ob diese Umwandlung, deren ersten morphologischen Ausdruck er in den beschriebenen anaplastischen Veränderungen am Epithel erblickt, an ursprünglich ganz typisch gebauten Zottengeschwülsten vor sich gehe oder ob nicht gewisse Formen schon a priori als „maligne" angelegt seien. Franz König betonte im Sinne der malignen Degeneration besonders das Nebeneinandervorkommen von gutartigem Tumor und Krebs in der Blase. Küster und nach ihm Koch, Birch-Hirschfeld,

DAHL, RIBBERT, FENGLER sprechen sich auch für den Übergang gutartiger Papillome in Krebs aus. Diese Forscher heben als ursächlich entscheidend den Reiz hervor, welchem eine zunächst gutartige Zottengeschwulst, besonders an ihrer Basis, ausgesetzt sei. KÜSTER glaubt, „daß die fortdauernden Zerrungen, welche ein solches Gebilde bei jeder Urinentleerung erleidet, einen entzündlichen Reiz setzen, welcher den Anstoß zur Epithelwucherung in der Umgebung der Basis oder auf der Oberfläche der Geschwulst abgibt". Nach BORST indes ist der Übergang in destruierendes Wachstum bei diesen Gewächsen nicht ein allmählicher, ein Übergang, der sich an einem primär gutartigen, „normalen" Epithel abspielt, sondern die biologische Qualität des Epithels solcher „maligne entartender", ursprünglich „gutartiger" Gewächse sei von vornherein eine andere (vgl. auch ZUCKERKANDL); das Epithel nimmt nicht erst in den Papillomen krebsige Eigenschaften an, sondern es handelt sich von vornherein um atypische Formen des Papilloms, karzinomatöse Formen, die zunächst nur scheinbar gutartig sind, weil sie vorwiegend papillär exstruktiv wachsen. Diesen Formen würden dann jene papillären Gewächse entsprechen, die bei flüchtiger Untersuchung als gutartige Papillome erscheinen, bei sorgfältiger Durchforschung in Serienschnitten sich aber doch als krebsig erweisen; es würde sich also nicht um eine echte „maligne Degeneration" vorher in allen Teilen wirklich benigner Papillome handeln. Dafür, daß solche Formen keineswegs selten sind, sprechen auch sehr die sorgfältigen Untersuchungen v. FRISCHs, der bei 201 auf den ersten Blick „gutartigen" Papillomen bei Zerlegung in Serienschnitten 101mal „krebsige Einschlüsse" fand. Ein längerer Bestand derart sicher krebsiger Gewächse ohne zunächst fortschreitende, infiltrative Ausbreitung ist nicht überraschend, wenn wir bedenken, daß die Krebszellen in Knochenmetastasen bei Mammakarzinom oder die Sarkomzellen in Lebermetastasen bei Aderhautsarkom jahrzehntelang „ruhen" können, ohne dabei ihre maligne Potenz einzubüßen. Wann und aus welchem Grunde die Krebsformationen in solchen Blasengewächsen offenbar nur sehr langsam weiterwachsen, ja vielleicht eine Zeitlang sogar ganz „ruhen", wann und aus welchem Grunde sie gegebenenfalls in ein rascheres Wachstumstempo übergehen, wissen wir nicht. Jedenfalls scheint auch der längere Bestand eines papillären Blasengewächses nicht gegen seine von vornherein bestehende krebsige (wenn auch wenig ausgesprochene, aber sicher als solche morphologisch zu erfassende) Natur zu sprechen; immerhin macht ein sehr langer Bestand eines Papilloms eine solche Natur selbstverständlich höchst unwahrscheinlich. So beobachtete WEIR ein Papillom 37 Jahre lang, ohne daß irgendwelche Anzeichen für krebsiges Wachstum auftraten.

Trotz des offenbar häufigen Vorkommens solcher erst bei genauester Untersuchung als Krebse erkennbaren Gewächse ist es durchaus nicht von der Hand zu weisen, daß außerdem in allen Teilen gutartige Papillome unserer Gruppe I über die Gruppe II mit Anaplasie des Epithels schließlich in Karzinome übergehen können. Fast sämtliche malignen Geschwülste leiten sich von ursprünglich „gutartigen" Körperzellen ab, und es ist durchaus nicht einzusehen, warum nicht Zellen gewisser gutartiger Geschwülste in bösartige Zellrassen übergehen sollen, zumal wenn sie, wie in den in Rede stehenden Fällen, besonderen Reizen ausgesetzt sind (KÜSTER). Ein derartiger Übergang ist uns ja auch bei anderen Gewächsen bekannt. Diesen Vorgang kann man allerdings nicht unter das Mikroskop zwingen und absolut beweisend für einen solchen Übergang sind weder die krebsigen Rezidive ursprünglich benigner Papillome, noch das Nebeneinander von den Gewebsbildern des gutartigen Papilloms und des papillären Krebses. Denn die Einwände, daß einerseits das Rezidiv von einem kleinsten, nicht operativ entfernten, a priori krebsigen Geschwulstpartikelchen ausgegangen sei, und daß anderseits die krebsigen Partien eines sonst gutartigen Gewächses eben von vornherein krebsig gewesen seien, lassen sich nicht schlagend widerlegen. Dennoch erscheint uns ein solcher gelegentlicher Übergang von benignem Papillom in Krebs nicht unwahrscheinlich, wobei wir ablehnen, daß *alle* Blasenpapillome über kurz oder lang krebsig werden *müssen,* wie BINDI annimmt. Wie oft eine solche Umwandlung eintritt, ist allerdings schwer zu entscheiden. Nach ALBARRAN, KEYDEL, LEGUEU, BUERGER u. a. ist sie sehr häufig, was eindringlich auf die Forderung einer radikalen klinischen Behandlung auch der „gutartigen" Papillome hinweist.

2. Zur Frage des Übergangs papillärer Fibroepitheliome in Sarkom. („Mutation" in Sarkom, LEUENBERGER.)

LEUENBERGER beobachtete in einem Divertikelsack der Harnblase eines 54jährigen Landwirts ein zottiges Gewächs, welches eine weiße, feinzottige Partie und einen schwarzen, grobzottigen Anteil erkennen ließ. Die feinzottige Partie zeigte histologisch das Bild eines gutartigen Papilloms mit sehr reichlicher Keratohyalinbildung an der Oberfläche der Zotten; die grobzottige Partie erwies sich als Spindelzellensarkom. Das Sarkom hatte in der Blasenschleimhaut der Operationsnarbe, in der Subkutis der Bauch- und Glutealgegend, in Pleura, Lungen, Schilddrüse, Darm, Hilusdrüsen der Lungen, Gehirn und Milz Metastasen gesetzt. Die genauere Untersuchung der Primärgeschwulst ergab, daß das Bindegewebe des Papilloms zum Teil sarkomatöse Veränderung zeigte und in das Sarkom überging. LEUENBERGER weist auf eine ähnliche Beobachtung WENDELs hin, der bei einem 51jährigen Naphthalinarbeiter ein großes polypöses Blasensarkom sah, an dessen Stiel Bildungen vorhanden waren, die einem Blasenpapillom entsprachen. LEUENBERGER möchte hier Sarkom- und Papillombildung als Folgeerscheinung des gleichen chemischen Reizes auffassen, wobei der bindegewebige Anteil der Geschwulstbildung vor dem epithelialen nur das Moment der stärkeren Entwicklung voraus habe. Endlich gab TANTON einen Fall bekannt, der wohl ebenfalls hier aufgeführt werden kann. Bei einem Manne, bei dem wiederholt typische Blasenpapillome entfernt worden waren, wurde in der rechten Darmbeinschaufel eine Fibrosarkommetastase festgestellt, welche von zahlreichen Zügen von Zellen durchsetzt war, die nach TANTON große Ähnlichkeit mit Harnblasenepithelien aufwiesen, so daß — wenn in diesem Fall auch keine Autopsie stattfand, welche die Verhältnisse völlig klärte — mit Wahrscheinlichkeit angenommen werden kann, daß hier die Umwandlung von Blasenpapillomen in Karzinom und Sarkom stattgefunden hat; zu diesem Schluß kommt auch TANTON. CIRILLO ist der Meinung, daß überhaupt eine größere Anzahl von Papillomen ein Stroma aus Rundzellensarkomgewebe besitze und teilte einen entsprechenden Fall mit.

LEUENBERGER, der an Hand seines Falles eingehend zu diesen Fragen Stellung nahm und noch eine zweite Beobachtung bekanntgab, bei der sich in einer rezidivierenden Papillombildung ein Spindelzellensarkom entwickelte, spricht von einer *Mutation des primären Harnblasenpapilloms in Sarkom.* Irgendwelche angeborene Verbildung von Zellen kann für die Sarkomentstehung nicht verantwortlich gemacht werden. LEUENBERGER geht auch auf die Frage des Karzinosarkoms ein und hebt die Wandelbarkeit dieser Geschwülste hervor, indem in seinem Falle das, was jahrelang ein typisches Papillom war, später für einige Zeit ein sarkomatös gewordenes Papillom sein kann, um möglicherweise wieder nach einiger Zeit den Abschluß der Entwicklung in Bildern eines Sarkokarzinoms (Fall TANTON) oder eines reinen Sarkoms zu finden, wie es ein Teil der Geschwulst im Falle LEUENBURGs darbot.

3. Die Rezidivgewächse der papillären Fibroepitheliome und der papillären Krebse.

STENIUS zeigte, daß die *Rezidive der benignen Papillome* in Form von Papillomen mit und ohne Epithelanaplasien, aber auch in Form papillärer Karzinome auftreten können, und daß die multiplen Rezidivgewächse nicht alle einen gleichartigen histologischen Charakter zu haben brauchen. Rezidive beobachtete STENIUS bei 12 benignen Papillomen in der Hälfte der Fälle, bei 14 Papillomen mit Epithelanaplasien in allen Fällen, bei 8 papillären Karzinomen in 6 Fällen. BARRINGER konnte indes von 20 operierten papillären Karzinomen 15 (= 75%) rezidivfreie Fälle buchen (Beobachtungszeit 2—11 Jahre) und FRANÇOIS erzielte bei Papillomen angeblich 74% Dauerheilung (Elektrokoagulation, bis 3 Jahre nach der Operation zystoskopisch kontrolliert).

In den Fällen von STENIUS zeigten alle papillären Gewächse eine stärkere Anaplasie des Epithels als die Primärgeschwülste, während FRATER, der nach dem BRODERschen Schema (s. S. 620) arbeitete, eine „Zunahme der Bösartigkeit" im Rezidiv nur ganz ausnahmsweise feststellen konnte.

Bei der Erwägung, ob bei Entstehung dieser Rezidivgeschwülste zurückgebliebene Geschwulstteilchen oder übersehene ganze Geschwülste, Implantation bei der Operation[1] oder Neuerkrankung wirksam seien, kommt STENIUS zu dem Ergebnis, daß den durch die blutige Operation entstandenen Implantationsmetastasen wie auch der Neuerkrankung, welche wohl gerade bei „Spätrezidiven" eine Rolle spielt [Fortbestehen der tumorerzeugenden Ursache? (BAZY)], eine beträchtliche Bedeutung zuzuschreiben sei. Nach HEITZ-BOYER spielt die „Neuerkrankung" die Hauptrolle; die Keime derselben seien schon zur Zeit des ersten Tumors in der Mukosa vorhanden.

Interessant ist, daß ZUCKERKANDL 3 bzw. $1^1/_4$ Jahre nach der Operation anscheinend gutartiger Papillome in der Bauchwand im Bereich der Operationsnarbe „Metastasen" beobachtete. Ungewollte Impfung mit Gewächselementen dürfte jene „Metastasen" verursacht haben. Auch LICHTENSTEIN beobachtete 2 Fälle, bei denen 1 bzw. 4 Jahre nach der Operation gutartiger Papillome krebsige Rezidive in der Gegend der Bauchnarbe auftraten, während dies in einem gleichartigen Fall von MAYBURG und DYKE schon nach 3 Monaten der Fall war. Einen prägnanten Fall dieser Art teilte auch STENIUS mit. Hier zeigte die Hauptmasse der Metastase „gutartiges" Papillomepithel, nur ein kleiner Teil wuchs destruierend.

Bei den *Karzinomen* stellen auch die perivesikalen Metastasen neben den nicht radikal entfernten Gewichtselementen sehr häufig den Ausgangspunkt der Rezidive dar. SCHLAGINTWEIT sah 50% der Karzinomrezidive an der alten Tumorstelle, 50% an anderen Stellen der Blase. Zweimal beobachtete er die Entwicklung eines Karzinoms in der Sectio alta-Narbe.

WILENSKY und FIRESTONE berichteten über eine *angebliche Spontanheilung eines papillären Karzinoms*; bei einem 63jährigen Mann wurde durch Probeexzision die Diagnose sichergestellt. 8 Tage später ließ sich bei der Blaseneröffnung kein Tumor mehr erkennen und bei der wiederum 38 Tage später erfolgten Obduktion war ebenfalls keine Neubildung in der Blase nachzuweisen. Es erscheint durchaus nicht unmöglich, daß ein ausgesprochen papilläres, noch nicht vorgeschrittenes, gestieltes Karzinom im gesunden Gewebe abreißen und mit dem Urin entleert werden kann, wie es ja in seltenen Fällen auch beim Blasenpapillom vorkommt (SISK).

[1] MALCAPINE machte auf die schon bei der Probeexzision drohende Gefahr der Implantation aufmerksam, während BARRINGER einen Teil der Rezidive damit begründet, daß bei der Mobilisierung der Harnblase traumatisch Tumorelemente eingepreßt würden, was durch Einlegen von Radium in die offene Blase zu vermeiden sei. BARRINGER berichtete über gute Erfolge mit dieser Methode. JANSSEN möchte besonders kleinste chirurgisch-instrumentelle Verletzungen der Mukosa für die Entwicklung von Implantationsmetastasen verantwortlich machen.

4. Zur Frage ätiologischer Momente bei der Entstehung der papillären Blasengewächse.

Eine Anzahl der papillären Blasengeschwülste sehen wir nach lang dauernder Einwirkung von *Anilinsubstanzen* entstehen, und auch im Tierexperiment sind solche Gewächse erzeugt worden (s. S. 649). Seltener sind sie im Gefolge der *Bilharziaerkrankung* der Blase (s. S. 642) zu beobachten, bei der vorwiegend entzündliche Granulationspolypen und Plattenepithelkrebse entstehen. Chronisch-entzündliche Vorgänge, die ORTH und STOERK für die Papillomatosen besonders ätiologisch heranziehen wollen, lassen sich bei den Blasenpapillomen nur in den seltensten Fällen nachweisen, während sie bei den Nierenbecken- und Harnleiterpapillomen vielleicht bedeutsamer sind. Selten sind auch *Fehlbildungen des Harntraktes,* die mit Papillombildung in der Blase einhergehen. So sah NEELSEN bei einem doppelten Nierenbecken und einem im oberen Drittel geteilten Ureter Papillomatose dieses Harnleiters und auch ein Papillom vor seiner Mündung auf der Blasenschleimhaut.

Bei der überwiegenden Mehrzahl der papillären Gewächse lassen sich indes keine ätiologischen Momente aufzeigen. PFLAUMER denkt daran, daß mikroskopisch kleine Epithelschädigungen durch Überdehnung der Blase Anlaß zur Papillomentstehung geben könnten. Bei dieser Annahme erkläre sich auch die Bevorzugung des männlichen Geschlechts, bei dem die Blase häufiger Überdehnungen ausgesetzt sei als beim weiblichen. Es bliebe zu untersuchen, ob das paratrigonale Gebiet, das die papillären Gewächse in überwiegendem Maße bevorzugen, besonderer mechanischer Beanspruchung bei überdehnter Blase ausgesetzt ist. Es wäre durchaus nicht unmöglich, daß durch solche Epithelläsionen kleine Schleimhautprolapse entstehen könnten, die vielleicht den Anlaß zu jenen Gewächsbildungen geben könnten, zumal dabei ja wohl eine Bindegewebs-Gefäßwucherung das Primäre darstellt (BORST) und die Gefäßschlingenbildung jeder Papillenbildung vorausgeht (BILLROTH, KLEBS, TSCHISTOWITSCH) (vgl. S. 569). STENIUS will auch einer gewissen *Disposition zur Geschwulstbildung* eine teilweise Bedeutung zuerkennen. Die bevorzugte paratrigonale Zone zeigt entwicklungsgeschichtlich eine Besonderheit, indem hier das mesodermal entstandene Trigonum und der entodermal entstandene übrige Blasenteil zusammenstoßen.

β) Das Carcinoma solidum.

αα) Das Carcinoma solidum ohne besondere Differenzierung der Krebszellen.

Diese fast ausschließlich solitär vorkommenden Krebse kann man ihrem äußeren Verhalten nach einteilen in solche, die plump, mehr oder weniger knollig in die Blasenlichtung hineinragen (**a**) („encéphaloïdes“ [1], GUYON), und solche, welche einen ausgesprochen ulzerösen Zerfall aufweisen und daher mehr kraterförmige Geschwüre darstellen (**b**) („cancroides“, GUYON). Die Gewächse beider Gruppen bevorzugen ebenfalls das paratrigonale Gebiet und den Fundus der Blase, kommen aber auch gelegentlich an anderen Stellen zur Entwicklung.

Auffallenderweise leugneten noch KLEBS (6) (1876) und MOTZ (1899) das Vorkommen solider, in die Tiefe dringender Krebse der Harnblase; eine Auffassung, die MONTFORT endgültig widerlegte.

Histologisch zeigt die erste Gruppe (**a**) nach STENIUS gewöhnlich den Bau eines Medullarkrebses mit nur sehr spärlichem Stroma, während bei den flachen ulzerösen Formen (**b**) das Stroma mehr hervortritt und das Krebswachstum, wie es dem makroskopischen Befund entspricht, weniger in die Blasenlichtung

[1] Nach der hirnmarkähnlichen Beschaffenheit dieser Gebilde (vgl. auch ROKITANSKY)

als in die Tiefe der Blasenwand gerichtet ist, deren Muskulatur gestört wird; eine Ausbreitung des Krebses, die fast nur in den tiefen Schichten der

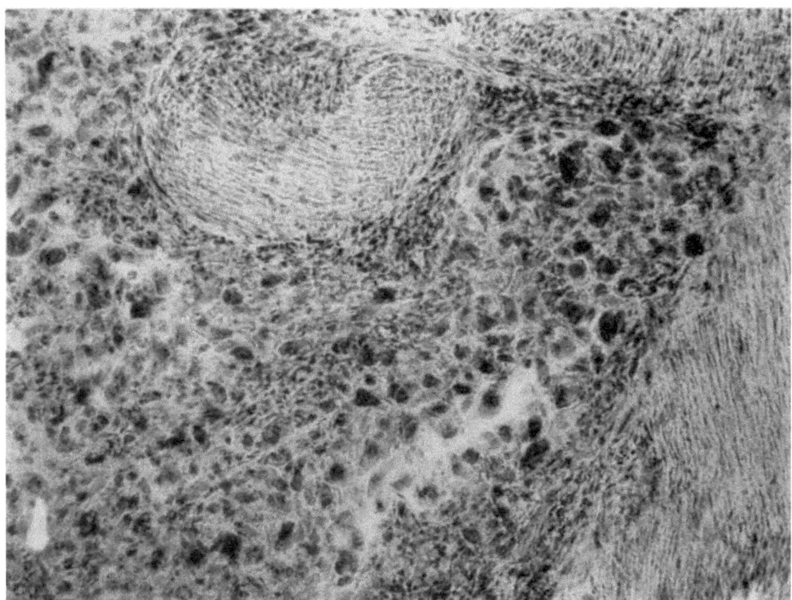

Abb. 38. Solider, polymorphzelliger Blasenkrebs ohne Differenzierung der Krebszellen (63jähriger Mann). (S. 214/1933, Göttingen.)

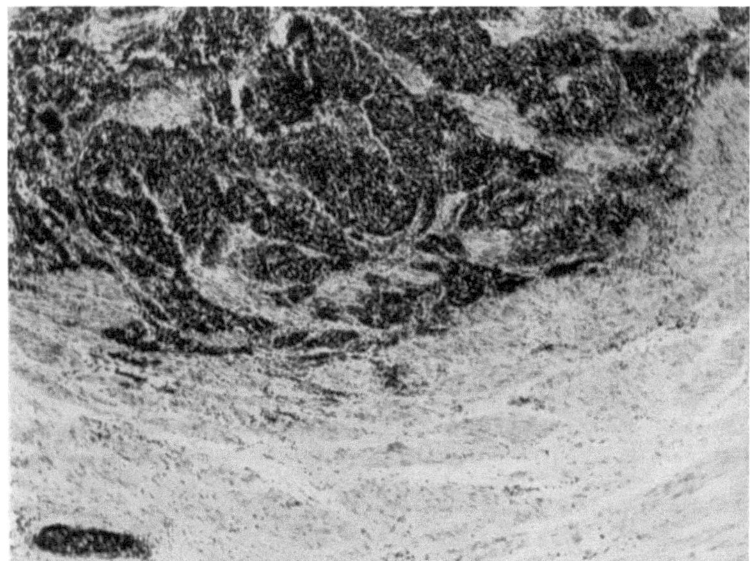

Abb. 39. Solider Krebs der Harnblase, dessen Körper tief in die Muskulatur eingedrungen sind. Beachtenswert ist die fehlende oder nur ganz geringe lymphozytäre Infiltration um die am tiefsten vorgedrungenen Zapfen (vgl. STENIUS) (E. 1971/1929, Göttingen, 54jähriger Mann).

Blasenwand unter der Schleimhaut ohne Geschwürsbildung stattfindet, ist sehr ungewöhnlich (PLESCHNER).

Es sei darauf hingewiesen, daß die papillären Krebse bei ihrem Tiefenwachstum gern in das einfache Carcinoma solidum unter Aufgabe ihres papillären Baues übergehen, und daß ebenso wie bei den entsprechenden Gewächsen des Nierenbeckens und des Harnleiters der ursprünglich papilläre Teil des Gewächses in vorgeschrittenen Fällen hier und da wohl nicht mehr gefunden wird. Jedoch kann sicherlich ein papilläres Vorstadium auch völlig fehlen (PLESCHNER).

Das Epithel der soliden Karzinome zeigt die Zeichen der Anaplasie, die STENIUS auch bei diesen Gewächsen genau untersucht hat. Auch findet sich in den Krebszellen, und zwar bei sterilen wie bei infizierten Fällen eine feintropfige oder großtropfige Infiltration mit Fett, die indes keine spezifische Eigenschaft der soliden Blasenkrebse darstellt (STENIUS). Die Epithelien können noch deutliche Ähnlichkeit mit dem Übergangsepithel der Blasenschleimhaut haben, aber auch Zellen ohne jeden Differenzierungstyp darstellen, ja sogar sehr polymorph sein (Abb. 38). Die entzündliche Infiltration ist beim soliden Blasenkrebs sehr ungleichmäßig, im allgemeinen jedoch um die am tiefsten eingewachsenen Krebskörper gering und lymphozytär (Abb. 39). Gelegentlich kann dort eine entzündliche Infiltration auch ganz fehlen (STENIUS).

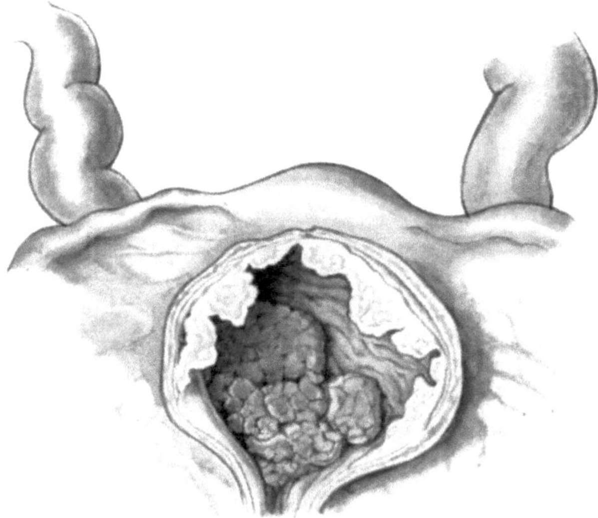

Abb. 40. Plateauartiger, borkiger und brüchiger Plattenepithelkrebs der Blase bei einer 81jährigen Frau mit starker Ureterenerweiterung und Hydronephrose. Der Krebs hat die Blasenwand stark infiltriert und verdickt (S. 189/1931, Göttingen).

Die bei der Bilharziainfektion zu beobachtenden Karzinome bieten sich öfters als einfache solide Karzinome dar, und zwar anscheinend mehr in Form knolliger Tumoren als kraterförmiger Geschwüre. Plattenepithelkrebse sind indes bei der Bilharziose häufiger. Der Gallertkrebs, den SAUTER bei einer 70jährigen Frau beschrieb, und der die ganze Blasenwand allenthalben durchsetzte, ist anscheinend ein solider Krebs gewesen. (Die drüsig wachsenden Gallertkrebse der Blase sind häufiger.)

Metastasen sah STENIUS bei 9 „späten" Fällen dreimal in den iliakalen, zweimal den (wahrscheinlich) sakralen und inguinalen Lymphknoten. In wenigstens 2 dieser „späten" Fälle fehlten makroskopisch sichtbare Metastasen in regionären oder entfernten Lymphdrüsen und Organen. (Weiteres über Metastasen s. S. 638.)

ββ) Das Carcinoma solidum mit besonderer Differenzierung der Krebszellen.

1. Das Plattenepithelkarzinom[1].

Der Plattenepithelkrebs ist seltener als der Zottenkrebs. HINMAN und GIBSON fanden bei der Zusammenstellung von 57 Fällen besonders das 4. Lebens-

[1] Wir vermeiden den falschen, aber leider tief eingebürgerten Ausdruck „Kankroid", welcher Gewächse als „krebsähnlich" oder „krebsartig" bezeichnet, die in allem *echte* Krebse sind.

jahrzehnt betroffen; $^3/_4$ der Erkrankten waren Männer. Man beobachtet großzapfige, mehr lokalisierte weiche, und kleinzapfige harte Formen mit der Tendenz zu Infiltration in die Tiefe und in die Fläche, wobei plateauartige Verdickungen entstehen können. Diese können eine glatte Oberfläche haben, aber auch mehr rissig, borkig und trocken sein und einen großen Teil der Blaseninnenfläche einnehmen (Abb. 40). Selten bietet sich der Plattenepithelkrebs in ausgesprochen zottiger Form dar. Eine Kombination von Plattenepithelkrebs und Adenokarzinom sahen STOERK und ZUCKERKANDL.

Histologisch sieht man verhornende und nicht verhornende Formen des Plattenepithelkrebses (Abb. 41). Das Stroma ist meist heftig entzündet (Plasmazellen- und Leukozyteninfiltrate); um die zerfallenden Horn- und Tumormassen können sich reichlich Fremdkörperriesenzellen bilden (BUZZI).

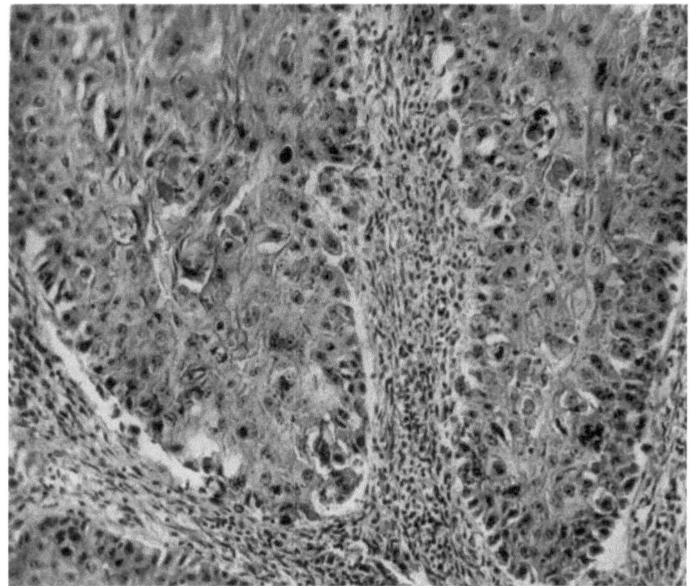

Abb. 41. Plattenepithelkrebs der Blase mit mäßiger entzündlicher Reaktion im Stroma (E 328/1902, Göttingen, 70jähriger Mann). (Präparat von E. KAUFMANN.)

Auch hier taucht wieder wie bei den Plattenepithelkrebsen der oberen Harnwege die Frage der Bedeutung der *Leukoplakie* für die Krebsentwicklung auf. Über die Leukoplakie der Blase, die andernorts (S. 478f.) besprochen wird, sei nur gesagt, daß sie sich meist auf dem Boden chronischer Entzündung (HALLÉ, LICHTENSTERN, ENGLISCH, IKEDA, FERULANO, HENNESSEY, KÜTTNER, E. KAUFMANN u. a.), der Bilharziosis (GOEBEL), in Schrumpfblasen (ÅKERBERG), seltener im Gefolge von Blasensteinen entwickelt. Im Nierenbecken ist der Zusammenhang zwischen Stein und Leukoplakie häufiger. Die Leukoplakie ist nicht als selbständiger Krankheitsbegriff, sondern nur als Begleit- oder Folgeerscheinung schwerer langwieriger Infektionen der Harnwege (verschiedener Ätiologie) zu bewerten (ÅKERBERG). Bisweilen läßt sich nun die Entwicklung eines Plattenepithelkrebses aus einer Leukoplakie deutlich verfolgen (v. BORZA, PATSCH), und GOEBEL fand in seinen Fällen von Plattenepithelkrebs der Blase bei Bilharzia daneben stets eine Leukoplakie der nicht krebsigen Schleimhaut. Die Frage, ob der Entwicklung eines jeden Plattenepithelkrebses eine Leukoplakie unbedingt vorangehen müsse, wurde schon bei den Plattenepithelkrebsen des

Nierenbeckens erörtert (S. 580) mit dem Ergebnis, daß keine zwingenden Gründe für eine solche Annahme vorliegen, wenn sich auch wohl in den meisten Fällen der Plattenepithelkrebs aus einer Leukoplakie tatsächlich entwickelt. Ist die Leukoplakie der Harnblase im Gefolge von Steinen ungleich seltener als im Nierenbecken, so wird auch das Vorkommen von Blasensteinen zusammen mit Blasenkrebsen viel seltener beobachtet als das Nebeneinander von Nierenbeckensteinen und Nierenbeckenkrebsen (vgl. S. 579). Darauf, daß als Zwischenglied die Leukoplakie auftritt, und daß Steine offenbar keine oder nur vielleicht eine gelegentliche Rolle bei der Entstehung papillärer Gewächse spielen, wurde ebenfalls auf S. 580 hingewiesen. Gelegentlich geht dem Plattenepithelkrebs nicht Leukoplakie, sondern ein jahrelang anhaltender Blasenkatarrh voraus (SCHOLL); PASTEAU sah auch ein Karzinom auf dem Boden der Blasentuberkulose entstehen.

Der Plattenepithelkrebs ist die weitaus häufigste Krebsform, die im Gefolge der Bilharziainfektion der Blase beobachtet wird (S. 643). Bei den in exstrophierten Blasen auftretenden Krebsen ist der Plattenepithelkrebs die seltenere Krebsform (LAMPE, MURPHY, WAGNER, LECÈNE und HOVELAQUE); weitaus häufiger sind hier Adenokarzinome (vgl. S. 635), die meist als schleimbildende Drüsenkrebse auftreten. Die Tatsache, daß in der geschlossenen, d. h. gewöhnlich gebildeten Harnblase der Drüsenkrebs gerade die seltenste Krebsform darstellt, während er in der offenen Blase relativ häufig vorkommt, hängt wohl mit den epithelialen Gewebsanpassungen der alternden Spaltblasen zusammen, in deren Schleimhaut sich Drüsen auszubilden pflegen (vgl. S. 635 und 636). Auch in Blasendivertikeln kommen Plattenepithelkrebse zur Ausbildung, jedoch sind die einfach-papillären Formen dort häufiger (Ausführliches s. S. 336).

GOEBEL sah ein bei einem 40jährigen Fellachen auf dem Boden der Bilharziainfektion entstandenes Plattenepithelkarzinom in ein Urachusdivertikel hineinwachsen und zur Bildung einer Nabelfistel führen.

Außer den **Metastasen** in den *regionären Lymphknoten* wurden auch Fernmetastasen im *Skelet* (2 Fälle von SCHWARZ) und in der *Leber* (E. KAUFMANN) (vgl. S. 640) gesehen. FERGUSON fand 5mal Metastasen im *Myokard* bei Bilharziakrebsen der Blase, bei denen es sich — soweit aus seinen Bezeichnungen zu entnehmen ist — in der überwiegenden Mehrzahl offenbar um Plattenepithelkrebse gehandelt hat.

PORRZINSKY sah in einer 16 Jahre lang bestehenden, wegen gonorrhoischer Struktur angelegten suprapubischen epidermisierten Blasenfistel ein verhornendes Plattenepithelkarzinom entstehen. Der Fall bietet ein Analogon zu den bekannten, aber viel häufigeren Fistelkarzinomen andernorts, wie sie am häufigsten an den Extremitäten bei fistelnder banaler oder tuberkulöser Osteumyelitis beobachtet werden. Er sei wegen seiner Seltenheit hier angefügt, wenn er auch mit den primären Blasenkarzinomen nichts zu tun hat.

2. Der Basalzellenkrebs.

Der Basalzellenkrebs ist in der Blase ebenso wie im Harnleiter offenbar sehr selten. Im Ureter fand ich im Schrifttum nur einmal einen Basalzellenkrebs angegeben (SOMMER, vgl. S. 592); auch hinsichtlich des Basalzellenkrebses der Blase liegen nur spärliche Angaben vor. So findet sich bei PUGH die Mitteilung, daß er unter 200 Blasenkarzinomen auch einen Basalzellenkrebs beobachtet habe, und in einer Zusammenstellung von 622 Blasengeschwülsten, die SCOTT und McKAY bekanntgaben, findet sich ebenfalls ein Basalzellenkrebs kurz erwähnt.

γ) Das Adenokarzinom.

Das Adenokarzinom ist neben dem Basalzellenkrebs die seltenste Form des Blasenkrebses. Nach dem Untersuchungsgut der MAYO-Klinik beteiligt es sich an allen Blasengewächsen mit 2% (SCHOLL).

Nach dem **Ausgangspunkt** kann man 3 Gruppen unterscheiden: **a)** Adenokarzinome, die wahrscheinlich von paraprostatischen Drüsen ausgehen; sie sitzen im Blasen*hals*; **b)** Adenokarzinome, die Urachusresten ihre Herkunft verdanken; diese sitzen im Blasen*scheitel*; **c)** Adenokarzinome, die von den verschiedensten Stellen der Schleimhaut ausgehen können; sie gehen bei geschlossener, d. h. regelrecht entwickelter Blase (α) sehr wahrscheinlich von drüsigen Bildungen einer Cystitis glandularis bzw. cystica aus und haben also eine in diesem Sinne chronisch-entzündlich veränderte Schleimhaut zur Voraussetzung. Bei offener, d. h. ekstrophierter Blase (β) stellen sie den häufigsten Krebstyp dar und gehen von den Drüsenbildungen aus, die sich in der Schleimhaut alternder Spaltblasen zu entwickeln pflegen. Die Adenokarzinome der beiden Gruppen (**b** und **c**) sind fast stets schleimbildende Krebse.

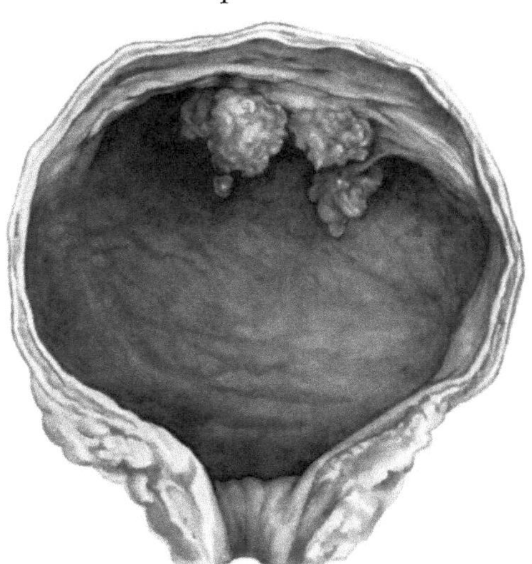

Abb. 42. Traubiges Adenocarcinoma gelatinosum des Blasenscheitels bei einem 65jährigen Mann. (Das Präparat wurde mir von Herrn Prof. OBERDORFER-München freundlichst überlassen.) (S. 472/1928, München.)

a) Die Adenokarzinome, die wahrscheinlich von den paraprostatischen Drüsen ausgehen, sitzen im Blasen*hals* oder im Blasen*dreieck*, wie die Adenome jener Gegend (vgl. S. 606), welche die gleiche Herkunft haben. Sie sind anscheinend seltener als die Krebse der anderen beiden Gruppen. Im Schrifttum finden sich Beobachtungen von ALEXANDER, FONTANA, HERBST und THOMAS. Die paraprostatischen Drüsen wurden bei Besprechung der Adenome (S. 606) eingehend behandelt. Diese Drüsengruppe ist dann mit großer Wahrscheinlichkeit als Ausgangspunkt jener Adenokarzinome anzusehen, wenn der Krebs wie im Falle von THOMAS einerseits von der Prostata räumlich getrennt, anderseits von normaler Blasenschleimhaut bedeckt ist. Bei der Beobachtung von HERBST hing das hühnereigroße Gewächs mit einem Stiel am Blasendreieck.

b) Die Adenokarzinome, die von Urachusresten ausgehen, finden sich im Blasen*scheitel* vor (LAVENANT, GOTTSTEIN, KIELLEUTHNER, BEGG u. a.). Es sind fast stets Gallertkrebse, die in der Blasenlichtung wie durchsichtige, weiche, gallertige Himbeeren hineinragen können (Abb. 42 u. 43), aber auch, nur zum kleinsten Teil in der Blasenwand entwickelt, mit ihrer Hauptmasse als suprapubische Tumoren erscheinen können. (Näheres s. bei Urachus S. 680.) Wahrscheinlich gehört auch das nicht schleimbildende Adenokarzinom des Blasenscheitels hierher, das STOERK und ZUCKERKANDL bei einem 45jährigen Manne beobachteten. Es handelte sich um ein hühnereigroßes, nicht ulzeriertes Gewächs. Die aus einreihigem Zylinderepithel mit basalständigem Kern bestehenden Krebskörper waren tief in die Muskularis eingedrungen.

c) Die Adenokarzinome, die an beliebigen Stellen der geschlossenen wohlgebildeten Blase (*a*) entstehen, verdanken ihre Herkunft den drüsigen Bildungen einer Cystitis cystica, haben also eine nicht normale Schleimhaut zur Voraussetzung und sind etwas häufiger als die Gruppen **a)** und **b)**.

Bei 15 Fällen des Schrifttums mit näheren Angaben fand ich 10 Männer und 5 Frauen (Alter der Männer: 43, 44, 45, 47, 48, 53, 55, 57, 61, 72 Jahre; Alter der Frauen: 46, 51, 60, 66, 72 Jahre).

Meist sind es drüsig wachsende Schleimkrebse (POSNER, ZAUSCH [2 Fälle], HAAKE, SCHARP, SPERLING, RAUENBUSCH, BLUM, SCHMIDTMANN, RIZZI u. a.); sie können sich als breitbasige, selten gestielte (BLUM) Tumoren darbieten, die gelegentlich geschwürig zerfallen. Bisweilen sind sie ausgesprochen zottig (BLUM, GOEBEL) und können dann zystoskopisch den Eindruck von Papillomen machen (YOUNG). Andererseits kann (selten) die Blasenwand von dem Geschwulstgewebe so gleichmäßig infiltriert werden, daß ein Haupttumor nicht zu erkennen ist (SCHMIDTMANN) und die Verwechslung mit einem Myxosarkom für das unbewaffnete Auge gegeben ist.

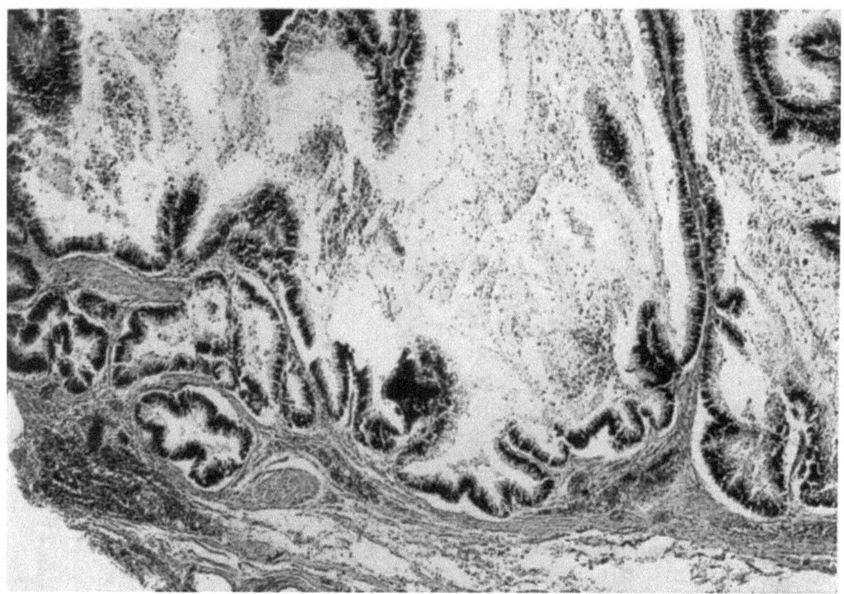

Abb. 43. Mikroskopisches Bild des Gallertkrebses von Abb. 41. Die Innenseite der Blase liegt in dem Bild nach oben zu.

GOEBEL beobachtete bei einer Bilharziainfektion der Blase einen papillären, teilweise gallertigen Drüsenkrebs, dessen Gewebe mit Bilharziaeiern durchsetzt war. Diese Form des Blasenkarzinoms bei Bilharzia, das meist in Form des Plattenepithelkrebses auftritt, ist ganz ungewöhnlich, und die Beobachtung GOEBELs stellt wohl den einzigen Fall dieser Art dar.

Übergreifen auf das Beckenbindegewebe sahen SCHMIDTMANN und YOUNG, auf den Samenleiter SCHMIDTMANN; ein Vorwachsen des gallertigen Krebsgewebes im submukösen Stratum der Harnröhre bis zur Harnröhrenmündung beobachtete RAUENBUSCH. Auch Durchbruch in die Bauchhöhle mit nachfolgender Bildung metastatischer Knötchen auf dem Bauchfell wurde gesehen (RAUENBUSCH). Metastasen scheinen sonst im ganzen sehr selten zu sein. Einen Krebsableger in der Prostata konnte HAAKE nachweisen.

Histologisch handelt es sich um einen Drüsenkrebs mit schleimbildenden Zylinderzellen und gelegentlicher Bildung von Schleimzysten. Die Schlauchbildung in den Krebsformationen ist nicht immer überall nachzuweisen (SCHMIDT-

MANN), selten ist ein Gallertkrebs ausgesprochen solide (SAUTER, vgl. S. 630) und dann überhaupt dem Carcinoma solidum zuzuordnen.

Die Klärung der *Entstehungsweise des drüsigen Gallertkrebses bei geschlossener Blase* verdanken wir vor allem den Untersuchungen STOERKS und ZUCKERKANDLS. Die in der menschlichen Blase gelegentlich zu beobachtenden v. BRUNNschen Epithelnester tragen nach STOERK — wie auch MORSE (Literatur) in einer ausführlichen Arbeit unlängst bestätigte — den Stempel abgelaufener Entzündung, wie die Blutgefäßanordnung und ihre Verlaufsrichtung im Gebiet dieser Bildungen zeigen. Lumen- und Zystenbildung in diesen Zellnestern ist als Folge einer Sekretion jener Zellen anzusehen, einer Sekretion, welche bei der Cystitis glandularis, bei der auch der Urin schleimig sein kann (LEO EDELMANN), ganz besonders ausgeprägt ist. (SERTOLI will indes die Zysten nur als Folge einer Degeneration im Innern der Epithelnester ansehen.) STOERK schreibt: „Im Bereich der Cystitis cystica mit typischen Zysten, Schläuchen und Schlauchramifikationen treten, wie eingesprengt, vereinzelt oder auch gruppenweise Drüsenschläuche mit einreihigem Epithel und weitem Lumen, einfach oder verzweigt, auf, welche von den andern, dem geläufigen Typus entsprechenden Formationen der Cystitis cystica wesentlich differieren, und zwar durch ihre Epithelbeschaffenheit. Sie zeigen nämlich ein lebhaft Schleim produzierendes Zylinderepithel, etwa einem Dickdarmepithel in vollster schleimsezernierender Tätigkeit gleichend, indem sich Becherzelle an Becherzelle reiht. Das Sekret gibt durchweg positive Schleimreaktion. Neben ihrer sekretorischen Tätigkeit können sie auch, nicht nur durch reichliche Verästelung, sondern insbesondere durch großen Mitosenreichtum in allen Abschnitten lebhafte proliferative Tendenz zum Ausdruck bringen."

SCHRIDDE rechnet diese Umbildung des Blasenepithels der „indirekten Metaplasie" zu. Ein Reiz regt die Epithelien zu proliferativen Prozessen oder — nach Schädigung und Zerstörung — zur Regeneration an, wobei es bei beschleunigter und vermehrter Zellteilung zu einem für den Ort atypischen Regenerat kommt, indem das ortsunterwertige Organmerkmal über das bisher ortsdominierende die Oberhand gewinnt und selbst zum dominierenden wird; es entsteht die Zylinderzelle. Da der Hauptteil der Blase aus der entodermalen Kloake entsteht, ist als jenes ortsunterwertige Organmerkmal des Blasenepithels das angrenzende ortsdominierende Zylinderepithel des Mastdarms anzusehen (vgl. auch PINCSOHN).

Von den Zylinderzellen einer derartigen Cystitis cystica läßt sich ein Schleimkrebs zwanglos ableiten. In einigen Fällen war ein solcher Übergang auch deutlich zu sehen. So konnte BLUM in einem Fall von Gallertkarzinom der Harnblase in allen Abschnitten der Harnwege, in der Schleimhaut des Nierenbeckens, der Ureteren, der Blase und Harnröhre v. BRUNNsche Zellnester mit Zystenbildung und Formationen entsprechend den Bezeichnungen STOERKS von Cystitis (Ureteritis, Pyelitis, Urethritis) cystica, papillaris und glandularis vorfinden und den Übergang dieser Gewebsbildungen in das Gallertkarzinom der Blase überzeugend nachweisen. In diesem Fall (kindsfaustgroßer, breitbasiger, blumenkohlartiger Tumor der linken Seitenwand der Blase) fand sich auch echtes Muzin im Harn. PINCSOHN sah ebenfalls einen Gallertkrebs, bei dem die Entstehung auf dem Boden einer derart veränderten Blasenschleimhaut besonders augenfällig war.

Das Adenocarcinom gelatinosum der offenen ekstrophierten Blase[1] (β) (EHRICH, ENDERLEN, HAGEN, MCCARTHY, DUPONT, KLEMPERER u. a.; siehe auch bei GEORG B. GRUBER), hat eine andere Histogenese. STOERK

[1] Nach MARION kommt auf 50000 Geburten eine Blasenekstrophie (SCHOLL).

und Zuckerkandl dachten an Hand eines Falles zunächst daran, daß versprengte Keime des Darmrohres als Ausgangspunkt solcher Gewächse in Frage kämen. Stoerk änderte jedoch seinen Standpunkt mit Rücksicht auf die Untersuchungen Enderlens. Enderlen konnte nämlich zeigen, daß in ekstrophierten Blasen schon bei kleinen Kindern Zylinderepithel, Drüsenbildung und Becherzellen in der evertierten Schleimhaut vorkommen, Elemente, die bei der Geburt noch nicht vorhanden sind, und die man nicht als versprengte Keime auffassen kann. Enderlen ist der Meinung, daß „erst mit den allmählich einsetzenden äußeren Reizen, bedingt durch Luft, Berührung mit Kleidung usw. nach und nach die Drüsenbildung und Epitheländerung einsetzt". Dieser Ansicht schlossen sich auch Schridde und Stoerk an. Der Ausgangspunkt des gelatinösen Krebses der ekstrophierten Blase ist dann in solchen veränderten Epithelformationen, die auch lediglich adenomartig wuchern können (Wagner, vgl. S. 632), zu suchen. Jene Epithelveränderungen der alternden Spaltblase hat Georg B. Gruber bereits eingehend gewürdigt und auch das Schrifttum über die Krebse der ekstrophierten Blase aufgeführt. Enderlen beobachtete selbst ein Adenokarzinom an der ekstrophierten Harnblase; weitere Fälle wurden von Ehrich und Hagen mitgeteilt. Scheuer sah ein Adenocarcinoma gelatinosum in einem Fall von Blasenektopie bei einem 38jährigen Mann, dessen Blase im Alter von 3 Jahren plastisch geschlossen wurde. Trotz der gelungenen Bauchhautplastik zeigte die nicht krebsige Schleimhaut die gleiche dickdarmschleimhautähnliche Umwandlung, wie sie bei Offenbleiben der Spaltblase eintritt. Wahrscheinlich ist die Blasenschleimhaut hier trotz der Plastik chronischen Reizen ausgesetzt gewesen. Es scheint, daß solche Reize mannigfaltig sein können, und daß die Neigung zu der geschilderten geweblichen Umbildung der Schleimhaut der Harnwege vielleicht von Haus aus innewohnt; so sah Plaut eine Umwandlung der Schleimhaut des Nierenbeckens und des oberen Teils des Ureters bei Eitersteinniere in ein Gewebe, das histologisch ebenfalls eine überraschende Ähnlichkeit mit Dickdarmschleimhaut hatte, und Colbey beobachtete bei wohlgebildeter Blase, aus der vorher ein größerer Stein abgegangen war, am rechten Rande des Trigonum eine umschriebene, 2 mm erhabene, dunkelrote Partie, die sich wie ein Tumor exstirpieren ließ und histologisch glatte Muskulatur, Bindegewebe und drüsenähnliche Gebilde mit Becherzellen aufwies, die dem Ganzen eine große Ähnlichkeit mit Dickdarmschleimhaut verliehen.

Anhang zu b (Karzinome und papilläre Fibroepitheliome).

1. Krebsbildung in einem Harnblasendivertikel.

Steinbildung im Blasendivertikel, begünstigt durch Infektion, Divertikelentzündung und Harnstauung, ist ziemlich häufig (Tjomkin). Seltener wird *Leukoplakie* der Schleimhaut beobachtet, die sowohl *neben* als auch *im* Divertikel (Bugbee, Stevens) auftreten kann. *Im* Divertikel ist sie nach Kretschmer sehr selten. Dabei kann eine sehr stark ausgebildete Leukoplakie im Divertikel ein Karzinom vortäuschen (Stevens). Steinbildung und Leukoplakie werden hier nicht in einem häufigen Nebeneinander beobachtet. Auch ausgesprochen benigne Papillombildung wird gesehen (Bachrach).

Krebsentwicklung kann ebenfalls *neben* dem Divertikel ohne topographische Beziehung zu ihm, *am Rande* des Divertikels oder *im* Divertikel (primäre Divertikelkarzinome) vor sich gehen. Karzinome, die neben dem Divertikel entstehen und alsdann sekundär in dasselbe hineinwachsen können, werden häufiger beobachtet, während primäre Krebse im Divertikel sehr selten sind.

Nitch sah ein großes dünnwandiges Divertikel an der oberen Wand der Blase, dessen Öffnung von einem ulzerierten Plattenepithelkarzinom umgeben war. Auch Papin beobachtete am Rande eines Divertikels ein Karzinom, histologisch vom Bild des Carcinoma solidum.

Da die Divertikel als Folge der Prostatahypertrophie in ganz überwiegendem Maße sich bei Männern vorfinden, betreffen derartige Vorkommnisse, soweit bekannt, auch ausschließlich Männer. LOWER und HIGGINS fanden bei 110 Blasendivertikeln (108 bei Männern, 2 bei Frauen) dreimal Karzinom neben dem Divertikel und nur ein „malignes Papillom" im Divertikel.

Die primären Divertikelkarzinome (tabellarische Zusammenstellung siehe bei HUNT und bei PEACOCK und DONALD) sind entweder *Plattenepithelkarzinome* (SCHWARZ, CROME, HUNT, MACKENZIE), selten mit starker Verhornung (GAYET, MACKENZIE), die sich als flache oder höckerige Gewächse darbieten und aus dem Divertikel herausragen können (GAYET) oder die ganze Divertikelwand in eine einzige Geschwürsfläche verwandeln können (IKOMA); ferner *papilläre Karzinome* (DE CAESTECKER, PLESCHNER und CSEPA, DEMING, HUNT, RATHBUN, HICKS, BRIGGS, EWELL), wobei die zottigen Geschwulstmassen das ganze Divertikel ausfüllen können (ROKITANSKY, KRETSCHMER und BARBER). Hierbei muß bemerkt werden, daß auch die Plattenepithelkrebse hier papillär wachsen können (KIMBROUGH). Sehr selten sind einfache *solide Karzinome* vom Typ des Carcinoma solidum globocellulare (MACDONALD).

Bei der Geschwulstentstehung im Divertikel scheinen Steine keine Rolle zu spielen; indes mögen dieselben Umstände, die für die Steinentstehung begünstigend wirken, in einem großen Teil der Fälle auch für die Krebsentwicklung nicht ganz gleichgültig sein; die Harnstauung, ja, die Entleerung des Harns in das Divertikel anstatt durch den Schließmuskel in die Harnröhre in manchen Fällen (BLUM, PLESCHNER und CSEPA) und die so häufige chronische Entzündung des Divertikels könnten im Sinne des „chronischen Reizes" eine Rolle spielen. (RATHBUN möchte in seinem Fall den papillären Krebs indes von Resten des Kloakengewebes herleiten.)

Die Divertikelkrebse können dauernde oder intermittierende Blutungen hervorrufen (BENTLEY, SQUIER, GILL), ebenso wie die sehr selten im Divertikel lokalisierten benignen Papillome (BACHRACH).

Über ein Papillom im Divertikel, dessen Stroma sarkomatös entartet war, berichtete LEUENBERGER (vgl. S. 626).

δ) Ausbreitung des Blasenkrebses.

Der Harnblasenkrebs kann sich ausbreiten: 1. *per continuitatem:* innerhalb der Lichtung und des Gewebes der Blase, der Harnröhre und des Harnleiters; 2. *per contiguitatem:* auf das Nachbargewebe und die Nachbarorgane; 3. *per metastasin:* auf dem *Harnwege* (Implantationsmetastasen), auf dem *Lymphwege* (lokale Metastasen, Metastasen in den regionären Lymphknoten), auf dem *Blutweg,* auf dem die meisten Fernmetastasen zustande kommen).

1. Die **Ausbreitung innerhalb der Blase** hat eine fortschreitende krebsige Durchsetzung ihres Gewebes und gegebenenfalls eine mehr oder minder starke Ausfüllung ihrer Lichtung zur Folge. Die Harnblasenwand wird um ein Vielfaches verdickt, steif, ja hart. Die verschiedensten Gewächsformen können in die Lichtung hineinragen. Der Krebs kann weiterhin in ein Blasendivertikel oder in einen persistierenden Urachus (GOEBEL) hineinwachsen und in letzterem Fall zu einer krebsigen Urinfistel am Nabel führen. Verlegung des Ureters ist sehr häufig und soll infolge der meist stattfindenden aufsteigenden Infektion nach CHUTE vielfach für den raschen letalen Verlauf verantwortlich sein. Die Möglichkeit einer kontinuierlichen Ausbreitung den Harnleiter hinauf

muß erwogen werden. Bei einer entsprechenden Beobachtung, die mir zur Verfügung steht, ließ sich nicht ganz sicher entscheiden, ob nicht der Ureter zugleich primär krebsig mit erkrankt war. (Beim Blasensarkom ist eine solche Ausbreitung einmal beobachtet worden [MacKenzie und Chase].) Ein kontinuierliches Vorwachsen in der Harnröhrenlichtung, wie es beim Sarkom und gelegentlich auch bei gutartigen Gewächsen beobachtet wird (s. S. 603), scheint kaum vorzukommen, jedoch wurde ein Vorwachsen im submukösen Stratum der Harnröhre bis zur Harnröhrenmündung bei einem Gallertkrebs beobachtet (S. 634).

2. Ein **Übergreifen auf die Nachbarschaft** betrifft zunächst fast stets das Beckenbindegewebe. Von dort kann der Krebs auf Mastdarm und Sigma, Prostata, Uterus, Scheide, Harnröhre oder nach vorn oberhalb der Symphyse auf die Haut übergreifen. Bei Übergreifen auf Hohlorgane kann der Krebs perforieren und zur Fistelbildung Anlaß geben (Rektum: E. Kaufmann, Polloci u. a.; Haut: Goebel). Das Sigma kann auch ohne Beteiligung des Beckenbindegewebes in Mitleidenschaft gezogen werden; bei seiner Neigung, sich auf das Dach der Blase zu legen, ist die Möglichkeit einer entzündlichen und krebsigen Fixierung dortselbst gegeben. Ferner kann der Krebs in die Bauchhöhle perforieren, was besonders bei Plattenepithelkarzinomen vorzukommen scheint. Nach einer Perforation in die Bauchhöhle kann eine karzinomatöse Aussaat auf dem Bauchfell erfolgen. Sehr selten kommt es abseits von dem Gewächs zur spontanen Blasenruptur, wenn der Tumor am Blasenausgang sitzt, den Harnabfluß behindert und zur Überdehnung der Blase Anlaß gibt (Bitschai). In dem Fall, den Bitschai mitteilte, fand sich ein papillärer Krebs am Blasenausgang, der ventilartig das Orificium verschlossen hatte und eine linsengroße Perforationsöffnung an der hinteren oberen, nicht krebsigen Blasenwand, offenbar im Bereich einer dünnen, muskelarmen Blasenpartie.

3. **Metastasen** erfolgen selten auf dem *Harnwege* (**a**), häufiger auf dem *Lymphweg* (lokale und regionäre Metastasen [**b**]) und wiederum seltener auf dem *Blutweg* (Fernmetastasen) (**c**). Dabei haben anscheinend die lymphogenen regionären und die hämatogenen Fernmetastasen die voraufgehende Bildung lokaler perivesikaler Metastasen zur Voraussetzung (Stenius).

Auf dem *Harnwege* (**a**) kommen wohl diejenigen Metastasen zustande, die im Ureter und im Nierenbecken beobachtet werden; Verschleppung von Tumorelementen im stagnierenden Harn und Implantation derselben mögen hier wirksam sein; es muß jedoch auch die Möglichkeit erörtert werden, ob nicht in manchen Fällen auch hier der Lymphweg den Transport der Geschwulstelemente vermittelte (vgl. bei Ureter S. 594). Ravasini möchte diese Ableger in den Harnwegen noch nicht als Metastasen bezeichnet wissen, was unberechtigt erscheint. Sehr selten kommt es auch in der Urethra zur Implantation und zu Tochtergeschwülsten. So sah Pleschner bei einem verhornenden Plattenepithelkrebs der Blase (70jähriger Mann) in einer Harkröhrenstriktur eine Krebsmetastase.

Die auf dem *Lymph-* und *Blutweg* (**b** und **c**) erfolgende Ausbreitung des Blasenkrebses seien gemeinsam besprochen.

Im allgemeinen wird die Ansicht vertreten, daß solche Metastasen beim Blasenkrebs relativ spät auftreten sollen (L. Casper). Als Begründung dafür wurde vielfach angeführt, daß die Blasenschleimhaut keine Lymphgefäße besitze (Jossipow) und so für die Ausbreitung des Krebses auf dem Lymphwege vor Erreichung der tieferen Blasenwandschichten keine Möglichkeit gegeben sei. Nach den Untersuchungen Lendorfs führt die Blasenschleimhaut jedoch Lymphgefäße und Metastasen treten zum mindestens in den regionären Lymphknoten durchaus nicht ausgesprochen spät auf (s. unten).

Die Lymphgefäße der vorderen Blasenwand verlaufen zu den Lymphoglandulae vesicales anteriores und laterales; von dort gehen Verbindungen zu den Lymphoglandulae hypogastricae, welche nach CUNEO und MARCILL auch direkte Zuflüsse von der Blasenwand erhalten. Die Lymphgefäße der hinteren Wand münden teils auf dem Umweg über die Lymphoglandulae vesicales laterales, teils direkt in die Lymphoglandulae iliacae und hypogastricae (BARTELS). Es bestehen Anastomosen der vorderen und der hinteren Lymphgefäße, außerdem lymphatische Verbindungen beim Mann zwischen Blasenfundus und Prostata, beim Weibe zwischen Blase und Vagina. Eine neuere ausführliche Arbeit über die Lymphgefäße der Blase veröffentlichte CERVANTES (1928).

Was die Beziehungen der Krebs*form* zur Metastasenbildung betrifft, so sind nach E. KAUFMANN Metastasen bei zottigen Krebsen „relativ selten", bei infiltrierenden Formen häufiger, vor allem in den Retroperitonealdrüsen. Ich glaube, daß man hier doch nicht so scharf zwischen „zottigen" und „infiltrierenden" Krebsen unterscheiden darf in dem Sinne, daß unter dem „infiltrierenden" Krebs ein primär nicht papilläres Gewächs verstanden wird. Bei der Mehrzahl der im Schrifttum niedergelegten Berichte über Metastasen waren nämlich die Primärtumoren Zottenkrebse (s. unten). Es handelt sich dabei doch wohl um Gewächse, die trotz ihrer zottigen Beschaffenheit auch erheblich „infiltrierend" in die Blasenwand hineinwuchsen. Eine besondere Neigung zur „frühen Metastasierung" scheint dem Blasenkrebs nicht eigen zu sein (STENIUS). Man könnte auch daran denken, daß es infolge des häufig an aufsteigenden Infektionen relativ frühzeitig erfolgenden Todes eben in vielen Fällen gar nicht erst zu einer weiter vorschreitenden Ausbreitung jener perivesikalen Metastasen kommt, so daß aus diesem Grunde Fernmetastasen selten zu beobachten sind.

Als lokale Metastasen werden einerseits ziemlich selten Tochtergewächse *in der Schleimhaut der Blase selbst* beobachtet (McKAY); hier wird indes meist schwer zu entscheiden sein, ob Implantationsmetastasen oder lymphogene Lokalmetastasen vorliegen. Häufiger scheinen andererseits perivesikale Metastasen zu sein, denen STENIUS besondere Aufmerksamkeit zuwandte. Von ihnen gehen offenbar viele „Rezidive" des Blasenkarzinoms aus (STENIUS); sie sind für die weitere Ausbreitung des Blasenkrebses von ausschlaggebender Bedeutung. Nach STENIUS sind perivesikale Metastasen dann zu erwarten, wenn der Krebs das innere Drittel der Blasenmuskulatur durchwuchert hat; erst später, bei weiterer Ausbreitung dieser perivesikalen Metastasen erscheinen auch solche in den regionären Lymphdrüsen (oder in entfernten Organen).

Die Metastasen in den regionären Lymphknoten, in deren Quellgebiet das Karzinom sitzt, sind anscheinend nicht so selten, wie vielfach angenommen wurde. ALBARRAN fand bei 17 Sektionsfällen die *Iliakaldrüsen* 11mal befallen, wobei in 6 von diesen Fällen die Primärgeschwulst die Grenzen der Blase nicht überschritt; vor allem dürften sich die infiltrierenden Krebsformen an dieser Metastasierung beteiligen. Nach PASTEAU, den STENIUS zitiert, und dessen Ergebnisse sich auf 71 Sektionsfälle beziehen, ist das Vorkommen von Metastasen in den regionären Lymphknoten bei „infiltrierenden Krebsen" die Regel. Metastasen in den *Lymphknoten der Unterschlüsselbeingrube* sahen MOREL und TAPIE.

Von hämatogenen Fernmetastasen des Blasenkrebses liegen eine Reihe von Einzelbeobachtungen vor; es scheint aus dem Schrifttum der letzten Jahre hervorzugehen, daß entgegen den Ausführungen STENIUS eine *Bevorzugung des Knochensystems* besteht. KRETSCHMER und ebenso WELLS haben den Knochenmetastasen bei Blasenkarzinom besondere Aufmerksamkeit zugewandt und bestätigten die von GERAGHTY und THOMPSON gemachte Beobachtung, daß das Knochensystem als bevorzugte Örtlichkeit der Metastasen beim Blasenkrebs anzusehen ist. Dabei tragen diese Metastasen gelegentlich einen ausgesprochen osteoklastischen Charakter (ZINNER). Es wurden Metastasen beobachtet: in den *Beckenknochen,* bei papillärem Blasenkrebs (WELLS,

Zinner). Paschkis sah eine Metastase im *Schambein* (Bachrach möchte diese Metastasen noch nicht als „Fernmetastasen" bezeichnen), im *Trochanter* (Zinner: papillärer Blasenkrebs), im *Malleolus internus* (Bachrach, breitbasiges Blasenscheitelkarzinom), im *Calcaneus* (Joseph, Blasenscheitelkarzinom), in den *Rippen* (Kretschmer, Paschkis, Wells, papilläre Karzinome), im *Brustbein* (Wells, papilläres Karzinom). *Skeletmetastasen* bei einem Plattenepithelkrebs, der sich in einem Blasendivertikel entwickelt hatte, sah Schwarz.

Nach Zinner betreffen alle bisher beschriebenen Knochenmetastasen beim Blasenkrebs bis auf einen Fall Männer, so daß die Hypothese ausgesprochen wurde, es handele sich in diesen Fällen überhaupt nicht um gewöhnliche Blasenkrebse, sondern um maligne entartete Prostatadrüsen (paraprostatische Drüsen) der Harnblase, deren Neigung, im Skelet zu metastasieren, ja bekannt ist. Daß indes die Gewächsableger im Knochensystem sehr vielfach denselben Aufbau des typischen papillären Blasenkrebses (und nicht den Bau eines von jenen Drüsen ausgehenden Adenokarzinoms) zeigen, stellte Zinner selbst in einem Fall ausdrücklich fest und wurde auch von zahlreichen anderen Forschern gesehen, so daß jene Hypothese wohl hinfällig sein dürfte. Zudem sind ja die Blasenkrebse an sich beim Manne viel häufiger als bei der Frau.

Ferner wurden beobachtet: *Lungen-* und *Pleurametastasen* (E. Kaufmann, Stenius, Bonnamour und Giraud, Wells u. a.), *Lebermetastasen* (E. Kaufmann, Paschkis, Wells, Bonnamour und Giraud u. a.) (eine Lebermetastase bei einem primären, papillären Karzinom in einem Blasendivertikel sah Deming). Selten sind Metastasen im *Corpus cavernosum penis* (papilläres Karzinom des Blasenscheitels, Paschkis), in *Niere* und *Nierenkapsel* (Wells, Bonnamour und Giraud), in den *Nebennieren* (Fontana), im *Myokard* (Reinhardt), im *Gehirn* (Lower und Watkins, McKay), in den Hirnhäuten (erwähnt bei Stenius), in der *Chorioidea* (links außen oben von der Papille bei einem 68jährigen Mann, primärer Zottenkrebs [Wells]).

Bemerkenswert und sehr eigenartig ist, daß Ferguson bei 34 Fällen von Bilharziakrebs der Blase fünfmal Metastasen im *Myokard*, einmal dabei auch im Perikard fand. In 2 Fällen waren die Myokardmetastasen die einzigen Fernmetastasen. In einem Falle fanden sich in den Metastasen sogar auch Eier der Schistosoma haematobium. Es handelte sich in den meisten Fällen um Plattenepithelkrebse.

c) Epitheliale und fibroepitheliale Gewächse besonderer Ätiologie.

α) Die Bilharziakrankheit der Blase und die bei ihr vorkommenden Gewächsbildungen.

αα) Allgemeines. Geographische Verbreitung, Eintrittspforte, Brutstätte und Entwicklungsgang des Parasiten.

Über das Schistosoma haematobium [1] und seine Bedeutung als Schmarotzer des Harnapparates hat M. Koch [2] im Jahre 1925 bereits ausführlich berichtet. Im folgenden soll ergänzend das Schrifttum bis 1932 berücksichtigt und auf die mit der Bilharziainfektion zusammenhängenden Gewächsbildungen der Harnblase näher eingegangen werden. Eine ausführliche Monographie über die Bilharziosis der Harnblase veröffentlichte Angelides (1927), eine umfangreiche Studie über die allgemeine Pathologie der Bilharziosis Hutchinson (1928).

[1] Syn. „Distomum haematobium", „Bilharzia" (nach Th. Bilharz, 1825—1862). Auch die Krankheit nennt man kurz „Bilharzia", sonst auch „Schistosomiasis".

[2] Koch, M.: Dieses Handbuch, Bd. VI, Teil 1, S. 729f.

Das Schistosoma haematobium ist eine Trematode mit getrennten Geschlechtern; das Männchen ist 12—14 mm lang, 1 mm breit, das Weibchen wird bis 2 cm lang. Der Parasit kommt in Ägypten (GIRGES berichtete die Ergebnisse der Beobachtung von 8200 Fällen dortselbst), aber auch in anderen Ländern vor.

Geographische Verbreitung. In Ägypten sind nach IBRAHIM ungefähr 85% der Landbevölkerung und 54% der Grundbesitzer und Handwerker infiziert; nach anderen Angaben sollen sogar bei einer Gesamtbevölkerung von 13—14 Millionen Menschen 11 Millionen von der Bilharzia befallen sein (SCHWARZWALD) und etwa 500000 Menschen sollen jährlich dieser Infektion erliegen. Von anderen Ländern, in denen die Bilharzia vorkommt bzw. endemisch ist, kommen in Betracht: Süd-Marokko (CAROSSE, BARNÉOUD), der Sudan (MAES, LEFÈVRE), das Somaliland (MATTEI), Madagaskar, Transvaal (CAWSTON), in dessen westlichem Teil 40—60% aller Schulkinder befallen sein sollen (CHRISTOPHERSON), Syrien, Mesopotamien (NEVEU-LEMAIRE), Palästina (FELIX, FAIRLEY), Indien (HARKNESS) und China. In Europa kommt die Krankheit nur in Portugal vor (BETTENCOURT, BORGES und DE SEABRA), vielleicht bestehen auch kleine Herde auf dem Balkan (DIMITRACOFF, CAROSSE). Bei den in Nordamerika bekannt gewordenen Beobachtungen handelte es sich um Fälle mit auswärts erfolgter Infektion (CUTLER, DEAN).

Zur Bekämpfung des Schistosoma haematobium wird in den Hospitälern Ägyptens die intravenöse Injektion von Brechweinstein jährlich an etwa 250000 Patienten ausgeführt. Neuerdings wird auch über gute Erfolge mit der intramuskulären Injektion von der Antimonverbindung „Fuadin" berichtet (KHALIL und BETACHE).

Eintrittspforte, Brutstätte und Entwicklungsgang. Der Parasit dringt in allererster Linie beim Baden oder bei Aufenthalt in sumpfigem Gelände mit nackten Füßen durch die Haut in die Blutbahn ein, wo er zunächst im Venensystem der Pfortader lebt (CASPARI). (Leberzirrhose kann folgen [ASKANAZY].) Selten geschieht die Infektion durch Trinken des Wassers (CAWSTON). Mit Eintreten der Geschlechtsreife wandert der Wurm meist in die *Blasenschleimhaut* (gelegentlich auch in die *Dickdarm-*, besonders *Mastdarmschleimhaut*[1]), sehr selten in die *Schleimhaut des Nierenbeckens* (DE LUCA) und des *Ureters* (IBRAHIM, URQUHART) und der *Genitalien* (NÜRNBERGER). Hier legt er seine Eier in großen Mengen ab. Das eigentliche Krankmachende bei der Bilharziosis sind nicht die erwachsenen Würmer, sondern deren Eier (LOOS) oder, wie vielleicht noch richtiger sein würde, die „zu massenhafte Ablage der Eier" (KOCH). Wenn auch die Erkrankung meist erst bei Erwachsenen zur Behandlung gelangt, so wird die Infektion in erster Linie doch schon in der Kindheit erworben (CHRISTOPHERSON). In vielen Fällen kommt es zu schwerster Zystitis, Harnröhrenfisteln, die am Damm oder Skrotum auftreten und aszendierender Ureteritis, Pyelonephritis, gegebenenfalls mit Urämie und Sepsis oder Marasmus und Amyloidose.

Als gefährlichste Verbreiterin des Schistosoma haematobium gilt die gewöhnliche Wasserschnecke *Isidora africana (Phys opisafricana),* der besonders das glatte Blatt der Wasserlilie *Nymphaea stellata* und auch die Oberfläche der die Flußufer bekleidenden Binse *Cyperus immensus* als Brutstätte dient [CAWSTON]). PRAETORIUS hat Versuche mit vielen in Europa heimischen Schnecken angestellt, aber eine Infektion der in Deutschland vorkommenden wichtigsten Pulmonaten mit Bilharzia nicht erzielen können.

Der *Entwicklungsgang des Parasiten* sei nochmals kurz skizziert: Das geschlechtsreife Wurmpaar lebt in kleinen Venen der Blasenschleimhaut des Menschen. Die Eier bleiben teils in der Blasenwand liegen, teils gelangen sie in den Urin. In hypotonischer Flüssigkeit (Süßwasser) schlüpft der Embryo (Miracidium) aus; findet er die geeignete Wasserschnecke, so dringt er in diese ein und kommt in deren Leber in das geschwänzte Larvenstadium (Cercaria).

---

[1] Eine verwandte Trematode das Schistosoma mansoni, ist meist *nur* auf die Darmschleimhaut beschränkt (CAWSTON), kommt jedoch auch in der Blase, gelegentlich zusammen mit dem Schistosoma haematobium, vor (POMARET, ANDRANI-CONSTANTINI).

Die Cercaria verläßt die Schnecke und gelangt wiederum ins freie Wasser, von wo aus sie den Menschen infiziert, indem sie seine Haut durchbohrt und in den Pfortaderkreislauf kommt. Hier geschlechtsreif geworden, wandert der fertige Wurm besonders in die Venen der Blasenschleimhaut (PRAETORIUS).

ββ) Veränderungen in der Harnblase bei Bilharziosis mit besonderer Berücksichtigung der Gewächse[1].

Die massenhafte Ablage der Eier in der Blasenschleimhaut[2] führt dort zu Veränderungen entzündlicher (**a**) und gelegentlich echt blastomatöser (**b**) Natur, Veränderungen, die mit Blutharnen (besonders am Ende der Miktion, POMARET und ANDRANI-CONSTANTINI, GOLDIE), Lipurie und Steinbildung einhergehen können. Die Eier haben die Neigung, zu verkalken und können, wenn in größeren Mengen vorhanden, röntgenologisch sichtbar werden (LOTSY, VESCIA).

Die pathologischen Veränderungen in der Harnblase beginnen gewöhnlich am Trigonum und bleiben in leichten Fällen auf diese Gegend beschränkt (LOOS). Die Schwere der Veränderungen ist von der Menge der Eier abhängig.

So fand KOCH bei der Sektion eines Negers nur eine leichte schwärzliche Pigmentierung der Schleimhaut des Trigonums, die sich sandig anfühlte. Beim Abstreichen mit dem Messer ließen sich mikroskopisch zahlreiche verkalkte Bilharziaeier nachweisen. Es handelte sich um die sog. „Sandflecke", die selten auch im Ureter vorkommen und durch Anhäufungen von Eiern in der Mukosa und Submukosa bedingt sind.

a) Die *entzündlichen Veränderungen* sind stets nichteitriger Natur (HUTCHINSON) und bestehen einerseits in *pseudotuberkulösen Bildungen* mit Fremdkörperriesenzellen um die Eier in der Blasenwand. Die Fremdkörperriesenzellen sind um verkalkte Eihüllen gelagert. Dieses Granulationsgewebe kann makroskopisch mit Tuberkulose oder Krebs verwechselt werden (GG. B. GRUBER). Anderseits kommt es zu entzündlichen Erscheinungen, die sich von der Cystitis chronica nicht scharf trennen lassen (GOEBEL). So finden sich (meist multiple) Granulationspolypen am Trigonum, am Vertex oder auch an der hinteren Blasenwand, die aus kleinzellig infiltriertem, gefäßreichen, gewucherten Bindegewebe des mukösen und submukösen Stratums bestehen. Eine Epithelwucherung ist zwar nicht immer vorhanden, findet sich aber im Gegensatz zur Cystitis vegetans (proliferans) meist sehr ausgeprägt. Leukoplakie ist häufig. GOEBEL ist der Meinung, daß bei diesen Veränderungen das Primäre die Bindegewebswucherung sei. All diese Veränderungen entsprechen dem sog. *„Granulationstyp"* der Bilharziosis der Blase.

Zystoskopisch unterscheidet CRISTOL folgende, auf diesen entzündlichen Veränderungen beruhende Bilder: 1. Die vaskuläre Form: Gefäßinjektion, gelegentlich Eierkonglomerate als glänzende Knötchen; 2. granuläre Form: Isolierte und gruppenweise vereinigte Knötchen unterhalb des Epithels, weißlich oder rötlich, durchschnittlich stecknadelkopfgroß; 3. unregelmäßige, maulbeerförmige, kuchen- oder hufeisenförmige violette Erhabenheiten; 4. lederartige, wie gegerbt aussehende, blaßgraue, faltige Schleimhaut.

Röntgenologisch lassen sich feststellen: Polypenbildung, Retraktion der Blasenränder, bzw. Schrumpfblase; klaffende, starke Harnleiteröffnungen mit Harnrückstauung, verlängerte und gewundene Harnleiter, Nierenbeckenerweiterung (KNIPFEF).

b) Echte Gewächsbildungen in der Blase sind viel seltener als die entzündlichen Prozesse. Sie treten auf in Form von papillären Fibroepitheliomen („Papillomen") (*α*) oder (häufiger) in Form von Karzinomen (*β*)[3].

[1] Die entzündlichen Veränderungen der Harnblase bei Bilharziosis siehe S. 528.

[2] Werden die Eier (selten) in der Dickdarmschleimhaut abgelegt, kann es auch dort zu ähnlichen entzündlichen (Hypertrophie der Mukosa, Polypenbildungen) Veränderungen sowie zu echt blastomatösen Prozessen kommen (vgl. die Fußnote S. 641).

[3] Werden (selten) die Eier im Dickdarm abgelegt, kann es auch dort (sehr selten) zur Papillombildung (DOLBEY und SAHMY) und zur Krebsentwicklung (ROMAN und BURKE, Lit.) kommen.

Die Blasenpapillome bei Bilharzia (α), die nicht mit den entzündlichen Granulationspolypen verwechselt werden dürfen (und früher sicherlich oftmals damit verwechselt wurden), unterscheiden sich nach GOEBEL von dem gewöhnlichen Typ der Blasenpapillome durch die mehr kompakteren, rundlich oder kolbig endenden Papillen; sie können recht umfangreich werden. Echte Papillombildung bei Bilharzia der Blase sah GOEBEL bei 14 Fällen gutartiger Wucherungserscheinungen der Blasenschleimhaut nur einmal; die übrigen 13 Beobachtungen entsprachen dem Typ der entzündlichen Granulationspolypen. Auch DAY beobachtete nur ein typisches Papillom bei Bilharzia. Diese Papillombildungen sind ebenso wie die entzündlichen Veränderungen nach GOEBEL als unmittelbare Folge der Infarzierung der Blasenschleimhaut mit Bilharzaeiern aufzufassen; ein Einfluß von zersetztem Urin oder von Steinen kommt hier nicht in Betracht.

Sehr selten finden sich im Nierenbecken (vgl. S. 579) papillomatöse Veränderungen im Gefolge einer dort sehr seltenen Eiablage des Schistosoma (DE LUCA)[1]. Auch im Ureter kommen solche Bildungen selten zur Beobachtung (IBRAHIM); hier können sie zusammen mit den entzündlichen Granulationen zur Verlegung der Harnleiterlichtung und zur Hydronephrose führen. Sehr selten gesellt sich zu diesen Veränderungen im Ureter eine Zystenbildung, die URQUHART beobachtete (vgl. S. 596f.); diese Zysten, die denen der Ureteritis cystica wohl gleichwertig sind, variieren von mikroskopischen Ausmaßen bis zu einem Durchmesser von 4 mm; teils sind sie gestielt, teils in die Ureterwand eingebettet.

In einem gewissen Prozentsatz der Fälle ist die Bilharzia-Infektion von der Entwicklung eines Blasenkrebses (β), und zwar meist eines Plattenepithelkrebses, gefolgt. Krebse entstehen viel häufiger als gutartige Fibroepitheliome auf dem Boden der Bilharzia (GOEBEL).

VIRCHOW sah schon 1887 bei seiner Ägyptenreise ein Carcinoma vesicae mit Hydronephrose bei einem Fall von Bilharzia. Er war aber, wenn man seinen Bericht genau liest, offenbar nicht der Ansicht, daß ein Zusammenhang zwischen Krebs und Bilharzia hier bestanden habe. Die Angabe, daß er als erster den Bilharziakrebs erkannt und beschrieben habe, dürfte also unstimmig sein.

KARTULIS fand bei 300 Bilharziafällen 9 primäre Blasenkarzinome, also etwa 3%; nach GOEBEL bekommen 5% aller an Bilharzia Erkrankten einen Blasenkrebs. PFISTER spricht in Anbetracht der ungeheuren Verbreitung der Bilharzia in Ägypten von einem „endemischen Blasenkrebs". Wie berechtigt dies ist, ergibt sich auch aus einer Statistik von DOLBEY und MOORO, die unter 671 Krebsfällen in Ägypten 51 durch Bilharzia hervorgerufene Blasenkrebse (= 7,6%) fanden, während nach Statistiken aus Ländern, die frei von Bilharzia sind, der Blasenkrebs nur mit 1,3% an sämtlichen Karzinomen beteiligt ist.

Zur späteren Entwicklung eines Blasenkrebses genügt eine einmalige Infektion; eine wiederholte Reininfektion ist, wie man bisher annahm, dafür nicht notwendig (FAIRLEY).

Das männliche Geschlecht überwiegt nach den Statistiken aus Ägypten ganz besonders stark. FERGUSON fand bei 40 malignen Bilharziatumoren der Blase (unter denen allerdings auch 6 Sarkome zu verzeichnen waren), 39 Männer und nur 1 Frau beteiligt. Die Tatsache beruht darauf, daß die Bilharziakrankheit (in Ägypten) ungleich häufiger Männer als Frauen befällt, da die Männer sich im Gegensatz zu den Frauen zur Bebauung der Felder in sumpfigem Gelände mit bloßen Füßen aufzuhalten pflegen.

---

[1] Die bei verschiedenen Tieren und (sehr selten) beim Menschen im Nierenbecken vorkommende Nematode *Eustrongylus gigas* ruft wohl Pyelitis, Nierenbeckenschrumpfung und -verkalkung, Verstopfung des Ureters usw. hervor; *Gewächsbildungen* wurden dabei bis jetzt jedoch nicht beobachtet.

Was den *Sitz* des Karzinoms in der Blase betrifft, so fand GOEBEL in 12 Fällen befallen:

Trigonum allein 2mal (Carcinoma solidum und Adenokarzinom),

vordere Blasenwand 2mal (Carcinoma solidum und Plattenepithelkarzinom),

die ganze Blase mit wahrscheinlichem Ausgangspunkt vom Trigonum 1mal (Carcinoma solidum),

die ganze Blase 3mal (Plattenepithelkarzinom),

die ganze Blase unter Freilassen der Urethralmündung 2mal (Plattenepithelkarzinom),

Vertex und hintere Wand 2mal (Carcinoma solidum und Plattenepithelkarzinom).

Der makroskopischen Form nach sind polypöse und papillomatöse Formen des Bilharziakrebses nicht selten, bilden aber nicht die überwiegende Mehrzahl. GOEBEL sah unter 19 Karzinomen 6mal, also etwa in $^1/_3$ der Fälle, eine derartige Gestaltung des Karzinoms.

Histologisch werden die verschiedensten Typen beobachtet. Am häufigsten sind, wie schon erwähnt, die *Plattenepithelkrebse*. GOEBEL fand unter 19 Karzinomen 11mal Plattenepithelkrebse mit Neigung zur Verhornung, 7mal solide Krebse vom Typ der Blasenepithelien (bis doppelt mannsfaustgroße Tumormassen), 1mal ein Adenocarcinoma cylindrocellulare papilliferum. In ihrer histologischen Eigenart unterscheiden sich diese Gewächse nicht von den entsprechenden Bildungen, die sonst in der Harnblase beobachtet werden. In allen Fällen von Plattenepithelkrebs fand GOEBEL daneben Leukoplakie der Blasenschleimhaut, was auf die Beziehung des Plattenepithelkrebses zur Leukoplakie ein helles Licht wirft (vgl. S. 631).

In ihrer Ausbreitungsweise lassen die Bilharziakrebse keine handgreiflichen Besonderheiten gegenüber den gewöhnlichen Blasenkrebsen erkennen. GOEBEL beobachtete Verwachsungen der Blase mit Netz und Darm, Durchbruch des Krebses durch den Bauchfellüberzug der Blase, Durchbruch durch die Haut der vorderen Bauchwand oberhalb der Symphyse (wobei vielleicht das Durchziehen von Haarseilen durch die Haut an dieser Stelle [Volksheilmittel in Ägypten] mitwirkte); in einem Falle war mit Wahrscheinlichkeit auch ein persistierender Urachus vom Krebs ergriffen, wodurch eine Nabelfistel zustande gekommen war (Fall 29 bei GOEBEL).

Metastasen. Auffallenderweise fand GOEBEL in seinen Fällen niemals Metastasen, wobei allerdings hervorgehoben werden muß, daß seinen Beobachtungen nur wenig Autopsien zugrunde liegen. FERGUSON sah dagegen in fast allen seiner 34 Autopsiefällen Metastasen in den regionären Lymphdrüsen, dazu Fernmetastasen in Leber, Lungen, Pleura und Nieren und ganz auffallenderweise in 5 Fällen Metastasen im Myokard; dabei fanden sich bei einer Myokardmetastase sogar Bilharziaeier; in 2 von diesen 5 Fällen waren die Myokardmetastase die einzigen Fernmetastasen.

Es sei hier angemerkt, daß bei der Bilharziakrankheit auch *Sarkome* der Blase beobachtet werden. Allerdings lauten die Angaben über die Häufigkeit derselben verschieden. Während FERGUSON bei 40 malignen Bilharziatumoren der Blase 6mal Sarkome fand, sah KARTULIS in 10 Fällen nur 1 Sarkom (kleinzelliges Sarkom von Hühnereigröße in der Hinterwand der Blase bei einem 14jährigen Fellachen), und GOEBEL buchte unter 20 Fällen nur ein „fragliches" Sarkom.

$\gamma\gamma$) Allgemeine Gesichtspunkte, die sich aus der Gewächsbildung bei der Bilharziosis der Blase ergeben, und Experimentelles.

Infektion mit schmarotzenden Würmern ist gelegentlich von Geschwulstbildungen gefolgt, die sich in den Organen oder Organsystemen entwickeln, in welche die Würmer zur Eiablagerung gewandert sind. Hierzu wird die Blasenschleimhaut beim Menschen von dem Schistosoma haematobium, einer Trematode, bei der Ratte von der Trichodes crassicauda, einer Nematode, bevorzugt. Es ist auch bekannt, daß gewisse Kestoden und Nematoden Karzinome bei Nagetieren und bei Pferden hervorrufen können.

Der Bilharziakrebs der Blase ist ein ganz besonders sinnfälliges Beispiel für die Rolle, welche verschiedene Würmer bei der Entstehung maligner Geschwülste spielen können. Seit den Untersuchungen FIBIGERS, dem es gelang, durch Infektion von Ratten mit dem Rundwurm spiroptera neoplastica (Gongylonema neoplasticum) im Vormagen Plattenepithelkarzinome zu erzeugen, ist die Entstehung maligner Tumoren durch Parasiten experimentell erhärtet. Es ist bei all diesen Vorkommnissen nicht anzunehmen, daß den Parasiten eine spezifische karzinogene Eigenschaft zukäme, es handelt sich vielmehr um das Auftreten von Zwischengliedern im Sinne chronischer Entzündungen mit sich ständig wiederholenden geringfügigen Epithelschädigungen, die in einem gewissen Prozentsatz der Fälle von Krebsbildung gefolgt sind. Hierfür dürften nach der herrschenden Auffassung, die sich stets wiederholenden Zellregenerationen, die nicht zu einem endgültigen Abschluß kommen, zu einer biologisch gewandelten, neuen Zellrasse mit autonomen Eigenschaften führen. Nicht bei allen schmarotzenden Würmern, die Geschwulstbildung im Gefolge haben können, ist indes das Zwischenglied ausgesprochener chronischer Entzündungsprozesse vorhanden. Es ist bekannt, daß die kleine Nematode trichodes crassicauda als ein in Blase und Niere von Ratten, gelegentlich auch bei Mäusen und Kaninchen schmarotzender Parasit Papillombildung in der Schleimhaut der Blase, des Ureters und des Nierenbeckens hervorrufen kann, die von LÖWENSTEIN näher untersucht wurde. Hier dringt das Ei im Gegensatz zu der Bilharzia unmittelbar in das Epithel der Schleimhaut ein. Ebenfalls im Gegensatz zur Bilharziakrankheit fehlen hier ferner ausgesprochene Entzündungserscheinungen, und LÖWENSTEIN nimmt daher an, daß die Trichodes einen elektiven Reiz auf die Epithelien ausübe, so daß die Tumorbildung im Gegensatz zu der bei der Bilharzia zu beobachtenden in direkter Aufeinanderfolge von Ursache und Wirkung entstehe. Jedoch steht der Annahme, daß auch hier durch den Parasiten eine Epithelschädigung und Epithelregeneration, die schließlich in einer Blastomentwicklung gipfeln kann, veranlaßt werde, nichts im Wege, so daß die Unterstellung eines *elektiven* Reizes nicht notwendig erscheint.

Beim Tier ist es nicht gelungen, spontane Bilharziakarzinome nachzuweisen oder experimentell zu erzeugen (BRUMPT), dagegen konnte BRUMPT die Bilharziosis auf Macacus cynomolgus, weiße Ratten, weiße Mäuse und Igel erfolgreich übertragen (auf Katzen, Kaninchen, Meerschweinchen dagegen nicht), so daß BRUMPT die Frage aufwirft, ob nicht auch unter natürlichen Verhältnissen außer den Menschen manche Tiere für die Verbreitung der Bilharziosis verantwortlich zu machen seien. Insbesondere müsse diese Frage für die Haustiere noch eingehender geprüft werden. Der Wurm wanderte bei den infizierten Tieren zur Eiablage nicht wie beim Menschen in die Blase. Die Eier fanden sich nämlich bei den Mäusen in der Milz (Splenomegalie); beim Igel in Leber, Pankreas und Verdauungskanal (in Lunge und Milz nicht).

β) Die bei chronischer Anilinvergiftung gelegentlich auftretenden Blasengewächse.

Allgemeines. Die gewerblichen Erkrankungen, die bei der Herstellung von aromatischen Aminen und bestimmten Derivaten dieser Substanzgruppe sowie bei der Beschäftigung mit ihnen zustande kommen, können sich in vierfach verschiedener Weise äußern: 1. Als akute und chronische Vergiftung, 2. als akute und chronische Ekzeme, 3. als Asthma und verwandte Erkrankungen des Respirationsapparates und 4. als Entzündungen und Gewächsbildung der ableitenden Harnwege, besonders der Blase (MAYER).

Bei der Entstehung der bei Anilinarbeitern zu beobachtenden Gewächse der Blase, welche REHN (1895) zuerst beschrieb, *Papillome, Karzinome* und sehr selten auch *Sarkome*, spielen die genannten Stoffe also die ausschlaggebende Rolle. OPPENHEIMER hält die Bezeichnung „Anilintumoren" für zu einseitig als Gesamtbegriff für die in der chemischen Industrie gewerblich entstandenen Blasengewächse, da diese auch bei der Verarbeitung von anderen aromatischen Aminoverbindungen beobachtet worden sind, und spricht daher von „aromatischen Aminotumoren".

Viel seltener als Blasengewächse finden sich bei Anilinarbeitern Geschwülste der hinteren Harnröhre und der Prostata. So beobachtete OPPENHEIMER ein diffuses Karzinom der Vorsteherdrüse und einen kirschkerngroßen Tumor des hinteren Harnröhrenabschnittes. Auch Ureter und Nierenbecken können (sehr selten) befallen werden; NASSAUER berichtet über einen von ALBRECHT obduzierten Fall, bei dem neben der Blase sehr wahrscheinlich das Nierenbecken primär und vielleicht auch der Ureter karzinomatös erkrankt waren. [Die von REHN (1905) mitgeteilte Beobachtung ist mit diesem Falle identisch.] E. KAUFMANN sah bei einem 59jährigen Mann mit Karzinom der Blase auch einen mächtigen Krebs des linken Nierenbeckens. SEBENING beobachtete einen Anilintumor des Nierenbeckens bei primärer Hydronephrose. Er nimmt an, daß sich durch die Urinstauung die tumorerzeugenden Substanzen im Nierenbecken ansammeln und auswirken konnten.

Eigenart der Gewächse. Die Gewächse sind bis auf verschwindende Ausnahmen *epithelialer* bzw. *fibroepithelialer* Natur, dabei überwiegend von *papillärem* Bau. OPPENHEIMEN buchte bei 37 Fällen, in denen sich die Art des Tumors feststellen ließ, 10 Papillome und 27 Karzinome. A. MÜLLER beobachtete in 6 Jahren in Basel 6 Papillome und 11 Karzinome (daneben 3 hämorrhagisch nekrotisierende Zystitiden, 1 Ulcus und 1 Leukoplakie). Nach POSNER finden sich die Papillome mehr bei den jüngeren Arbeitern, die Krebse mehr bei den älteren. Die Papillome sitzen meist oberhalb und etwas lateral der Uretermündung. In einzelnen Fällen treten sie multipel auf, wobei die Entscheidung, ob Impfmetastasen oder multiple Primärtumoren vorlagen, sehr schwer zu treffen ist. Bei den meisten Karzinomen handelt es sich um papilläre Krebse, die weitgehend den Blasenraum erfüllen und stark zu Blutungen neigen können. Histologisch zeigen alle diese Gewächse keine greifbaren Unterschiede gegenüber den entsprechenden, in ihrer Entstehung nicht mit Anilin zusammenhängenden Blasentumoren. Auch stehen die Anilinkarzinome an Bösartigkeit den anderen Blasenkrebsen nicht nach (A. MÜLLER), während sie SIMON trotz ihrer malignen Struktur als „biologisch relativ gutartig" auffassen möchte.

Bei 32 primären Anilingewächsen sah OPPENHEIMER folgende *Lokalisation:* a) *Papillome:* Rechtes Ostium 4, linkes Ostium 3, vordere Blasenwand rechts 1, oberster Teil der hinteren Blasenwand 1. b) *Karzinome:* Gegend des rechten Ostiums 3, Gegend des linken Ostiums 6, Blasenausgang bzw. hintere Harnröhre 6, sonstiger Teil der hinteren Blasenwand 7, vordere Blasenwand 1.

WENDEL sah auch ein polypöses *Sarkom,* welches an seinem Stiel papilläre fibroepitheliomatöse Bildungen aufwies. LEUENBERGER (vgl. S. 626) ist der Ansicht, daß sich hier Sarkom *und* Fibroepitheliom auf den chemischen Reiz hin entwickelt haben (Harnblasensarkome bei Anilinarbeitern, s. auch S. 661).

„Reizblase", Zystitis und Urethritis sind nicht als Vorstadien der Gewächsbildung aufzufassen.

Häufigkeit. Berufliches. Gutachtliches. Die Angaben über die *Häufigkeit der Blasengewächse bei Anilinarbeitern* lauten auffallend verschieden. CURSCHMANN fand bei einer Arbeiterschaft von 80—100000 Mann nur 177 Fälle = 0,2%. NASSAUER beobachtete indes bei der Belegschaft der von ihm untersuchten Betriebe von 105 Arbeitern 28 Erkrankungsfälle. OPPENHEIMER zählte in einem Betriebe von 60 Mann in etwa 12 Jahren 15 Erkrankte, in einem anderen von 60 Arbeitern 27 Fälle.

Die Gewächsbildung kann nur durch eine mehrjährige Arbeitszeit hervorgerufen werden und geht erst im Laufe von Jahren vor sich (OPPENHEIMER). Die Arbeitsdauer der von OPPENHEIMER beobachteten Kranken betrug im Mindestmaß 1, im Höchstmaß 41, im Durchschnitt 17 Jahre, jedoch stellt der Fall, daß ein Arbeiter nach nur 2jähriger Beschäftigung in einem Anilinbetrieb späterhin erkrankte, eine Einzelbeobachtung im gesamten Schrifttum dar. In OPPENHEIMERs Beobachtungen lagen zwischen dem Beginn der Beschäftigung und dem Auftreten der ersten Symptome 8—41 Jahre, im Durchschnitt $18^1/_2$ Jahre. Bemerkenswert ist, daß Geschwulstbildung auch dann erfolgen kann, wenn der Betreffende die schädigende Beschäftigung nicht fortsetzte, vorausgesetzt, daß diese schädigende Beschäftigung eine Reihe von Jahren einwirkte (OPPENHEIMER, SCHWERIN). So wurde Geschwulstbildung 10 bis 17 Jahre nach Berufswechsel beobachtet, ohne lokale oder allgemeine Erscheinungen in der Zwischenzeit (OPPENHEIMER, TEUTSCHLÄNDER). Ferner ist darauf hinzuweisen, daß auch Arbeiter, die nur in der Nähe der Fabrik wohnen bzw. in Nebenräumen, Kontoren u. dgl. beschäftigt sind, befallen werden können. OPPENHEIMER bringt hierfür eine Reihe interessanter Einzelbeispiele. Schließlich ist der Anilinkrebs auch bei Arbeitern zu beobachten, die Anilinsubstanzen nur anwenden oder gar nicht mit ihrer Herstellung beschäftigt sind (LEUENBERGER, TEUTSCHLÄNDER).

Die auch *gutachtlich* wichtige Frage, ob ein Blasentumor durch Anilin oder verwandte Stoffe hervorgerufen oder in seinem Wachstum beeinflußt ist, beantwortet SCHEELE folgendermaßen:

„1. Mit größter Wahrscheinlichkeit besteht ein Zusammenhang bei den mit Rohanilin, seiner technischen Darstellung und Verarbeitung Beschäftigen, wenn nachweislich akute Vergiftungserscheinungen, insbesondere Strangurie bestanden haben, und wenn zwischen Beginn der Beschäftigung und dem Auftreten des Blasentumors mindestens 2 Jahre liegen.

Neben den eigentlichen Arbeiten im Anilinbetrieb sind hier die Handwerker zu nennen, welche bei Reinigen, Reparatur und Umbau der Apparate trotz der Sicherheitsmaßnahmen der Vergiftung ausgesetzt sein können.

2. Die Möglichkeit eines Zusammenhanges besteht bei Arbeitern, die mit der Herstellung von Anilin beschäftigt waren, oder welche freies Anilin als Beize beim Färben von Leder und Textilwaren verwandten, wenn eine akute Vergiftung oder Harnbeschwerden zur Zeit der Beschäftigung nicht bestanden haben. Nur wiederholte und chronische Einwirkungen des Anilins kommen auch hier in Betracht.

Festzuhalten ist, daß unter den genannten Bedingungen eine große Anzahl von Arbeitern, auch solcher, die eine Strangurie durchgemacht haben, nicht an Blasentumoren erkranken, daß also stets die Disposition eine wesentliche Rolle spielt.

3. Eine geringe Wahrscheinlichkeit für den Zusammenhang zwischen Anilinwirkung und Tumor besteht bei Verwendung von Fertigfabrikaten, in welchen freies Anilin nicht vorkommt. Die aus Anilin hergestellten Farben sind so weit verbreitet, daß wohl jeder im täglichen Leben mit ihnen in enge Berührung kommt. Man wird bei der Annahme dieser Schädigungen äußerst zurückhaltend sein müssen. Zum mindesten wäre von Fall zu Fall der Nachweis erforderlich, daß der angeschuldigte Farbstoff bei seiner Zersetzung freies Anilin oder die tumorerzeugenden Zerfallsprodukte des Anilins bildet, und daß auch hier eine Latenzzeit von mindestens 2 Jahren vorliegt.“

Die durch Anilinsubstanzen entstandenen Tumoren der ableitenden Harnwege bei Anilinarbeitern unterliegen der Anzeigepflicht an das Versicherungsamt. Auf die Schwierigkeit, solche Tumoren dann auch als durch die betreffenden Substanzen wirklich entstandene zu differenzieren, wies SIMON hin.

Eigenart der wirksamen Stoffe. Eintrittspforte. Als eigentlich wirksame Substanzen werden angenommen: Anilin allein (NASSAUER), aromatische Basen und β-Naphtylamin (CURSCHMANN), Anilin, Toluidin und Naphtylamin (LEUENBERGER).

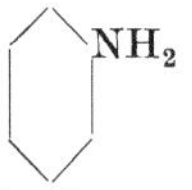

NH_2 Anilin — NH_2 β-Naphtylamin — NH_2, CH_3 p-Toluidin

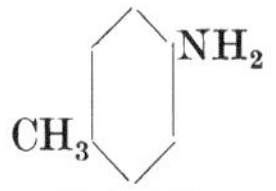

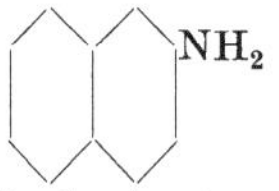

Alle diese Substanzen besitzen eine Aminogruppe. Bekanntlich werden solche aromatischen Amine, wenn ihre Parastellung frei ist, sehr leicht, sonst schwieriger zu Oxyaminoverbindungen oxydiert; solche Oxydationen vollziehen sich nach den Versuchen von KUCHENBECKER auch im Organismus des Hundes. Die eine freie Parastellung enthaltenden Verbindungen, Anilin und Orthotoluidin, wurden als p-hydroxylierte Verbindungen mit Schwefelsäure gepaart (und dadurch, ehe sie in die Harnblase gekommen sind, entgiftet) im Harn wiedergefunden.

p-Toluidin, Benzidin und β-Naphtylamin, welche keine freie Parastellung enthalten, sowie α-Naphtylamin werden im Organismus nicht oxydiert.

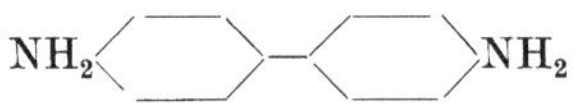

NH_2—⟨ ⟩—⟨ ⟩—NH_2 Benzidin — NH_2 α-Naphtylamin

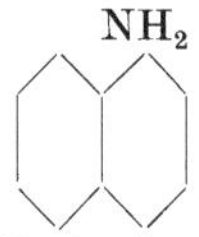

LEUENBERGER hatte gemeint, daß die schädliche Wirkung auf Stoffe vom Typus des Paraaminophenols (allgemeiner: Hydroxylierter aromatischer Aminoverbindungen) zurückgehe. Diese Ansicht läßt sich aber nach KUCHENBECKERS Versuchen sicher nicht allgemein aufrechterhalten.

Nach MAYER (1930) kommt die Vergiftung durch aromatische Amine durch eine direkte Reaktion der intermediär entstehenden, höher oxydierten Zwischenprodukte mit gewissen Körperbestandteilen zustande. Hierbei wirken sowohl chinoide Umwandlungsprodukte (entstanden durch Weiteroxydation von aromatischen Amino-oxy-Verbindungen) als auch solche vom Typus des Hydroxylamins (NH_2OH). Es ist nicht unwahrscheinlich, daß derartige chinoide Umwandlungsprodukte nicht nur bei der allgemeinen Vergiftung, sondern auch bei Entstehung des Blasenkrebses eine wesentliche Rolle spielen. Man muß annehmen, daß die schädlichen Substanzen eine besondere Wirkung an den Epithelien der ableitenden Harnwege, vornehmlich der Blase, entfalten. Dabei denkt LEUENBERGER daran, daß *entweder* während der Zeit der Aufnahme der schädlichen Substanzen irgendeine Veränderung, z. B. Zerstörung an den Zellipoiden, stattfindet, die sich auf die Tochterzellen bis zu den fernen Generationen überträgt und schließlich „maligne Wucherungen in die Wege leitet", *oder* daß die im Laufe der Zeit in den Körper eingedrungenen Aminoverbindungen durch die im Körper erfolgende Oxydation so verankerungsfähig gemacht werden, daß sie in Substanz auf die Tochterzellen übertragen werden und diese dadurch so verändern, daß aus deren biologischer Alteration die maligne Wucherung hervorgeht.

Sehr auffallend ist die Angabe JUDINS, der bei 9000 *Textilarbeitern* 10mal Blasenkarzinom und 3mal benigne Blasenpapillome sah, obgleich diese 13 Arbeiter keinerlei Beziehung zu Anilinsubstanzen hatten.

HAMILTON und WIGNALL sahen in dem in den Fabrikräumen vorhandenen Arsenwasserstoff das wirksame Prinzip; diese Annahme hat keine Bestätigung gefunden.

Es ist anzunehmen, daß bei den Anilinarbeitern die schädlichen Stoffe in allererster Linie inhaliert werden, oder daß vielleicht sogar *nur* die Inhalation in Frage kommt (BÜTTNER). Dafür sprechen auch Erfahrungen SIMONS, nach denen nach Verhinderung der Einatmung von Dämpfen der Nitro- und Aminoverbindungen durch Änderungen an den Fabrikationsapparaten in gewissen Fabriken keine neuen Erkrankungsfälle mehr zu verzeichnen waren. Die Frage, warum nur ein Teil und welcher Teil der Arbeiter erkrankt, ist schwer zu beantworten. Konstitution und hereditäre Belastung, überstandene Gonorrhoe oder Prostatahypertrophie ließen sich im Sinne eines disponierenden Momentes nicht verantwortlich machen. Ob bei den nichterkrankten Individuen eine vermehrte Widerstandsfähigkeit des Gewebes vorliegt, oder ob die geschwulsterregenden Endprodukte erst gar nicht gebildet werden, entzieht sich noch unserer Kenntnis (OPPENHEIMER).

Experimentelle Erzeugung von Blasengewächsen durch chemische Substanzen.

Die Erzeugung von Blasentumoren durch langdauernde Inhalation von aromatischen Amidoverbindungen (Naphtylamine) ist auch bei Kaninchen experimentell gelungen. So sah SCHAER in seinen Versuchen nach 20monatiger Behandlung bei einem Tier einen Polypen, nach 2 Jahren Zystitis und Papillome am Blasenausgang; in einem einzigen Fall zeigte ein solches Papillom auch destruierendes Wachstum. Ähnliche Ergebnisse erzielte SCHAR unter entsprechenden Versuchsbedingungen. TH. BAUER konnte durch monatelange Pinselungen der Schleimhaut der in der Bauchwand fixierten und eröffneten Blase bei Kaninchen plumpzottige Papillome erzeugen, die keinen Anhaltspunkt für destruierendes Wachstum aufwiesen. Als Reizstoff diente eine Mischung von Teer, Anilin, Ruß und Paraffinöl. PUCCINELLI führte in die durch Zystostomie eröffnete Blase von Ratten ein Gemisch von Teer, Paraffin und Scharlachrot ein und behandelte die Tiere vorher oder später mit Arsen oder Teer. In einigen Fällen erzielte er Leukoplakie, epitheliales Tiefenwachstum, Papillombildung, jedoch nie echte maligne Tumoren. Über ähnliche Versuche an Ratten berichteten MAISIN und PICARD sowie PICARD; bei 72 Ratten konnte 3mal die Entwicklung eines Krebses festgestellt werden. Der jüngste Krebs (nach 17 Tagen) fand sich nach Einverleibung von Teerlanolin in die Blase. Nach Einführung von einem kleinen Block aus einem Gemisch von Paraffin, Teer und Scharlachrot war nach 34 Tagen in einem Fall eine Verdickung der Blasenwand festzustellen; darauf wurde noch ein Tropfen Teer in die Blase eingeführt, worauf nach 115 Tagen bei dem stark kachektischen Tier ein papillomatöser Tumor von der Größe 1,25 : 0,75 cm an der Hinterwand der Blase gefunden wurde, der sich als „malignes Epitheliom“ erwies.

2. Bindesubstanzgewächse.

a) Reife homoiotypische, meist nichtdestruierend wachsende Bindesubstanzgewächse.

α) Das reine Fibrom.

Die reinen Fibrome der Harnblase sind sehr selten. In den wenigen im Schrifttum mitgeteilten Fällen sind nähere Angaben über Sitz, Größe und sonstige Eigentümlichkeiten dieser Gewächse außerordentlich spärlich.

Die Angabe MICHONS, wonach kleine Fibrome in der Blasenschleimhaut verhältnismäßig häufig sein und öfters Harnretention verursachen sollen, findet sich sonst nirgendwo in der Literatur.

ALBARRAN hat in seinem großen Material im ganzen nur 2 reine Fibrome gesehen, v. FRISCH fand unter 300 Blasengewächsen ein Fibrom, WATSON unter 653 ebenfalls nur eins. KOLL konnte unter 29 „fibromähnlichen", aus dem Schrifttum zusammengestellten Harnblasengewächsen, in denen vorwiegend die Fibromyome mit enthalten sind, nur ein reines Fibrom feststellen. S. KRAFT sah bei einem 80jährigen Manne bei Sarkokarzinom der Harnblase einen kleinen, offenbar von der malignen Geschwulst unabhängigen, kirschgroßen, harten, gestielten Tumor am Blasenhals, der diesen wie ein Kugelventil aufsaß und durch eine kernarme, derbe Gewebskapsel vollkommen und scharf gegen die Blasenschleimhaut abgegrenzt war. Nach S. KRAFT hat es sich bei diesem Tumor um ein reines Fibrom gehandelt.

Bei größerem Zellreichtum sind die Fibrome weich (SMITH); ödematöse weiche Fibrome können sich auch in die Harnröhre hineinschieben (CRIK). MICHON berichtete über ein subperitoneal an der Hinterwand der Blase gelegenes, hartes, höckriges, histologisch reines Fibrom, das mit einem dünnen muskulösen Stiel der Blase anhing und im Becken transversal sehr beweglich war.

Kombination eines am Blasenscheitel gestielt ansitzenden Fibroms mit Papillomatosis sah KOLL bei einem 41jährigen Manne. Sehr eigenartig ist eine Beobachtung von PASCHKIS. Bei einem 40jährigen Manne mit inkompletter Harnverhaltung fand sich nach Eröffnung der Blase eine hahnenkammähnliche Wucherung, die mikroskopisch nur aus „frischem Bindegewebe" bestand. Es ist fraglich, ob man diese Bildung den Fibromen zurechnen soll. Vielleicht gehört sie zur Gruppe der Fibrome auf entzündlicher Grundlage, auf welche LATZKO aufmerksam machte. LATZKO sah bei 48jähriger Patientin mit langwieriger Bauchdeckeneiterung ein diffuses Bauchdeckenfibrom entstehen, das die obere Hälfte der Blase mit einnahm. Nach Exstirpation mitsamt der oberen Blasenhälfte fand sich später in der vorderen Blasenwand ein kirschgroßer, schmalbasig der Blasenwand entspringender, von ödematöser Schleimhaut bedeckter Tumor, der mit Wahrscheinlichkeit als eine auf entzündlicher Basis entstandene, fibröse Neubildung (nach Art. der sog. „Schloffertumoren") anzusprechen war. Vielleicht sind die „polypösen Fibroide" des Nierenbeckens (LAQUEUR, S. 583), die nach LAQUEUR zwischen entzündlichen Hyperplasien und echten Geschwülsten stehen sollen, entsprechende Bildungen.

β) Das Fibromyxom.

Viele der als Myome oder Fibromyxome mitgeteilten Blasengewächse sind wohl als Sarkome von entsprechendem Bau aufzufassen, besonders wenn sie bei Kindern zur Beobachtung kommen (ALBARRAN, FENWICK, STEINMETZ). Jedoch kommen gutartige Fibromyxome vor. Es sind weiche, fleischartige Gewächse von glatter Oberfläche, die stets gestielt aufsitzen; sie können sehr gefäßreich sein (BRENNECKE); gelegentlich kommt es zur Stieldrehung und blutigen Infarzierung. SATURSKI sah bei einer 33jährigen Frau zwei vom Ligamentum intraureterieum ausgehende gestielte Fibromyxome, die unter wehenartigen Schmerzen durch die Harnröhre hindurch geboren wurden; nach Ausstoßung der Tumoren trat völlige Heilung ein. Diese Austreibung eines Fibromyxoms durch die Harnröhre beobachtete auch BRENNECKE bei einer 34jährigen Frau, die sich im 6. Schwangerschaftsmonat befand; die Ausstoßung erfolgte unter alle 5 Minuten auftretende wehenartige Schmerzattacken. Nach 15 Stunden wurde der Tumor von der Größe der Niere eines neugeborenen Kindes ausgestoßen. Die Schwangerschaft verlief weiter normal, und die Frau hatte von seiten der Blase nie mehr Beschwerden. Bei den sonst vor der äußeren

Harnröhrenmündung erscheinenden Blasentumoren (Sarkome, selten auch papilläre Fibroepitheliome) handelt es sich mehr um ein Hindurchwachsen als um ein derartiges Hindurchgetriebenwerden.

Ein faustgroßes Myxofibrom am Blasenscheitel bei einem älteren Manne sah OEHLECKER.

Bei der eigenen Beobachtung eines gestielten pflaumengroßen, plumpgelappten Fibromyxom des Blasenhalses bei einem 49jährigen Mann hatten sich von dem aus Übergangsepithel bestehenden Überzug v. BRUNNsche Epithelnester

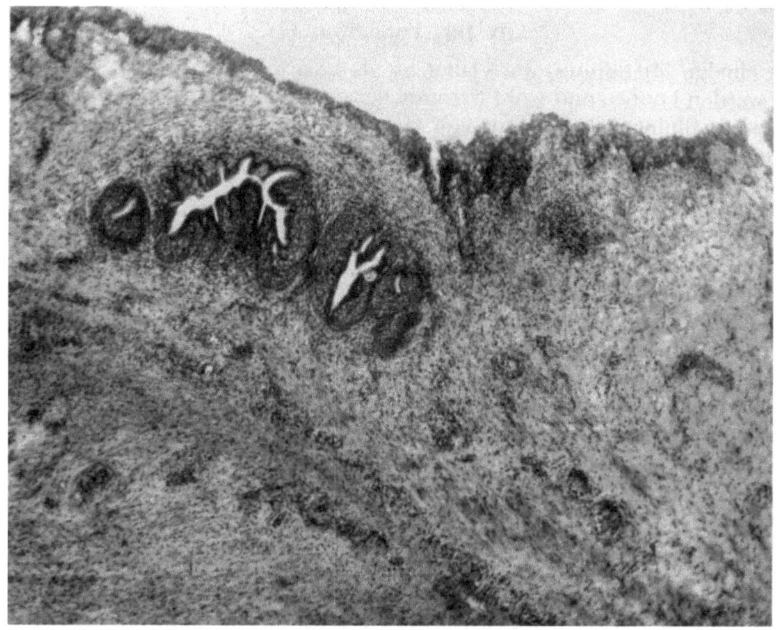

Abb. 44. Teil aus einem pflaumengroßen, schwach entzündeten Fibromyxom des Blasenhalses eines 49jährigen Mannes. Unter der von Übergangsepithel überzogenen Oberfläche des Gewächses erkennt man Bildungen im Sinne der Cystitis glandularis (J.-Nr. 1619, 1927/28, Göttingen). (Präparat von E. KAUFMANN.)

mit Umbildung im Sinne der Cystitis glandularis in der locker mit Lymphozyten durchsetzten Geschwulst ausgebildet (Göttingen J.-Nr. 1619, 1927/29), die in Abb. 44 wiedergegeben sind.

Die Ansicht O'CROWLEYs und MARTLANDs, die besagt, daß die meisten bei Erwachsenen als „Myxom" und „Myxosarkom" beschriebenen Gewächse Fibrome oder Papillome mit nur ödematösem Grundstock seien, kann ich nicht teilen.

γ) Das Myxom.

Es wird noch darauf hingewiesen (S. 655), daß die bei Kindern als Myxome beschriebenen Harnblasengewächse mit großer Wahrscheinlichkeit in der überwiegenden Mehrzahl als Myxosarkome aufzufassen sind. Andererseits ist es schwer und vielleicht nicht gar so wichtig, an Hand des Schrifttums die Myxome von den Fibromyxomen und den ödematösen Fibromen klar abzugrenzen; es ist anzunehmen, daß es hier fließende Übergänge gibt, ebenso wie der bindegewebige Anteil bei den Leiomyomen wechselt (s. S. 663), und auch eine scharfe Abgrenzung der reinen Leiomyome gegenüber den Fibromyomen mehr dem subjektiven Ermessen des betreffenden Untersuchers unterliegt.

Myxomatöses Gewebe als Nebenbestandteil bei Blasenkrebsen finden wir auch bei vielen Sarkomen, bei Rhabdomyomen, auch Fibromen und Leiomyomen (HÜSLER).

Reine Myxome der Blase sind nach Albarran sehr selten. Albarran findet 5 Beobachtungen im Schrifttum, denen er eine 6. hinzufügt. Meist handelt es sich um polypöse, bei Kindern (gelegentlich auch multipel) vorkommende Gewächse. Sie verlegen — wie alle mesenchymalen Gewächse — nicht selten das Orificium internum der Harnröhre und können bei Mädchen ebenso wie weiche Sarkome und ödematöse Fibrome (s. S. 603) durch die Harnröhre nach außen treten und in der Vulva erscheinen (Guyon, Albarran [der den Fall Guyons zitiert], Marsh). Beim Erwachsenen scheinen sie noch seltener zu sein und kommen wohl meist als Solitärgeschwülste vor.

δ) Das Chondrom (?).

Als einzige Mitteilung, die vielleicht als reines Chondrom der Blase gedeutet werden könnte und wohl irrtümlicherweise vielfach als sicheres Chondrom zitiert wird, findet sich ein Fall von Ordonez aus dem Jahre 1856. Ordonez beschrieb bei einem alten Mann in knappen Hinweisen einen eigenartigen Befund der Blase, die eine regelrechte Form zeigte; ihre Wände waren indes hart und ungefähr auf 1 cm verdickt. Auf dem Schnitt war ein glasiges Gewebe zu erkennen, welches teilweise eine körnige Beschaffenheit aufwies, was besonders im oberen Teil der Blase ausgeprägt war. Histologisch fand sich angeblich Knorpelgewebe in der Wand der Blase mit verschieden großen Knorpelzellen. Dies Knorpelgewebe ging zum Teil offenbar in ein Fasergewebe über. Der Fall wird von Cornil und Ranvier, Albarran und Hilsmann als Chondrom der Blase gebucht und von anderen als solches nachzitiert. Indes ist nach der kurzen und nicht ganz klaren Beschreibung Ordonez' (1856), der keine Abbildung beigegeben ist, schwer zu sagen, ob ein solches Gewächs wirklich vorgelegen hat; auch Albarran brachte schon jenem Vorkommnis einen gewissen Zweifel entgegen (vgl. auch Wilms). Es wäre gut, wenn dieser unklare Fall von Ordonez aus dem Schrifttum überhaupt verschwände.

L. Casper (b) erwähnt kurz ohne weitere Hinweise „Enchondrome" der Blase (Lehrbuch der Urologie, S. 209. 1903); vielleicht meint er damit jene leider weit in die Literatur eingedrungene Mitteilung Ordonez'.

Knorpel als Nebenbestandteil in Blasengewächsen vom Typ der Mischgeschwülste ist indes sichergestellt. Schattock, Beneke und Ried beschrieben Sarkome, die unter anderem auch Knorpel enthielten und als teratoide dysontogenetische Gewächse aufzufassen sind. Hüsler sah ein Fibroleiomyom mit etwas Knorpelgewebe (Näheres s. S. 668).

Nach einer Beobachtung von Lanetta kann ein Chondrom des Beckens sekundär auf die Blase überwuchern.

ε) Das Hämangiom.

Das Hämangiom der Blase ist selten. Bis 1931 sind etwa 30 Fälle im Schrifttum bekannt gegeben worden (Schillings). Bevorzugung eines Geschlechtes scheint nicht zu bestehen (Schillings, Rost). Die meisten Fälle betreffen Kinder oder Jugendliche. Das Hämangiom kann heftigste Blutungen hervorrufen (MacDonald), die tödlich sein können (Langhans), aber vielfach nur vorübergehend sind (Bachrach); anderseits können sie lange Jahre hindurch — völlig schmerzlos — periodisch auftreten (Langhans, Faerber). Das Angiom darf nicht mit einfachen Varizen der Blasenschleimhaut verwechselt werden; von diesen unterscheidet es sich durch seine meist umschriebene Form und die Unversehrtheit der umgebenden Schleimhaut; außerdem sitzen die Varizen meist am Blasenausgang (Pugh), während die Hämangiome mit Vorliebe am Blasenscheitel lokalisiert sind. Nur in dem Fall, den Katz beobachtete, saß ein kavernöses Hämangiom in Form einer purpurroten, stark blutenden Stelle am Orificium internum. Bisweilen ist aber die Differentialdiagnose in vivo sehr schwierig (FAERBER, SOTTI), zumal die Hämangiome zusammen mit Varizen vorkommen können (FAERBER). Vor Verwechslung der Endometriose der Blase mit Hämangiom warnte MÜLLER (vgl. S. 676).

Nach *Form* und *Sitz* sind die Hämangiome meist solitäre, entweder gestielte oder breitbasig aufsitzende, tumorartig prominierende Gebilde; anderseits können sie auch flach sein und sind dann vornehmlich in der Tiefe der Blasenwand entwickelt. Dort können sie alle Wandschichten durchsetzen und den Ureter in seinem intramuralen Abschnitt umgeben (CAULK), ja gelegentlich auch auf benachbarte Organe übergreifen. Sie erreichen Hühnereigröße.

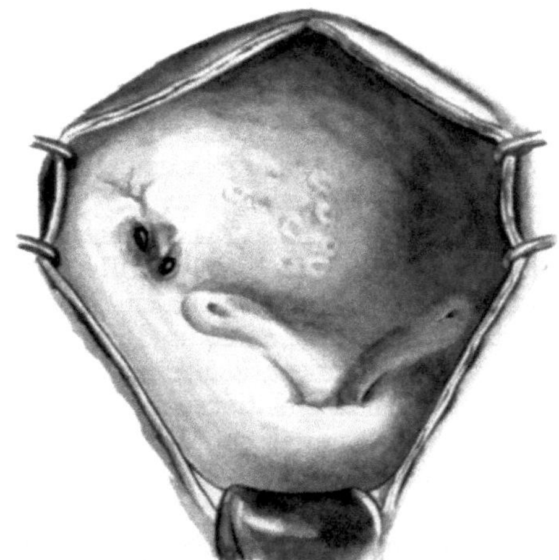

Abb. 45. Zystoskopisches Bild eines kavernösen Blasenhämangioms, welches, wie die folgenden Abbildungen zeigen, den intramuralen Teil des rechten Ureters umgeben hat (60jährige Frau). (Nach CAULK: Surg. etc. **41**, 15 [1925].)

Das kavernöse Hämangiom (**a**), das aus bisweilen ungewöhnlich großen, mit Endothel ausgekleideten Hohlräumen besteht, ist häufiger als das Haemangioma simplex (**b**), welches aus einfachen Kapillaren und Gruppen größerer Blutgefäße zusammengesetzt ist.

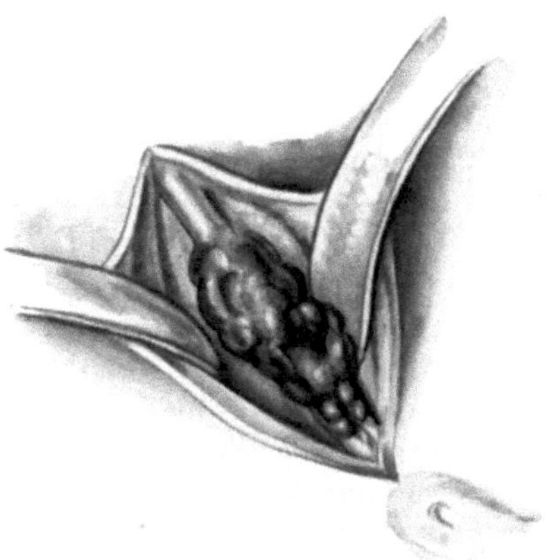

Abb. 46. Derselbe Fall wie Abb. 45. Der intramurale Teil des Ureters ist freigelegt, so daß das ihn umgebende knotige kavernöse Hämangiom sichtbar geworden ist.

Die kavernösen Hämangiome (**a**) sind meist scharf abgegrenzt, ja abgekapselt (SOTTI) und können sich in perlschnurartig angeordneten blau-rötlichen oder purpurroten (KATZ) Wulstungen darbieten, die wie Himbeeren aussehen können (HÜBNER) oder an ihrer Oberfläche noch ausgesprochenere zottige Prominenzen zeigen (MALCAPINE); — anderseits können sie auch einfach flach sein und muttermalähnlich aussehen (MACDONALD). Gelegentlich umgibt ein kavernöses Hämangiom den intramuralen Abschnitt des Harnleiters und ist vom Kavum der Blase aus nur in Form weniger stecknadelkopfgroßer Blutknötchen sichtbar (CAULK, Abb. 45 bis 47). Nach SOTTI sitzt das Kavernom primär mit Vorliebe in der Muskulatur. Auf die gelegentliche Schwierigkeit, dieses Gewächs von Varizen abzugrenzen, wurde schon hingewiesen. Histologisch wird das Vorhandensein einer Kapsel, das Fehlen von Muskelfasern, das spärliche Vorhandensein oder das Fehlen von elastischen Fasern für das Haemangioma cavernosum zu verwerten sein (vgl. auch SOTTI).

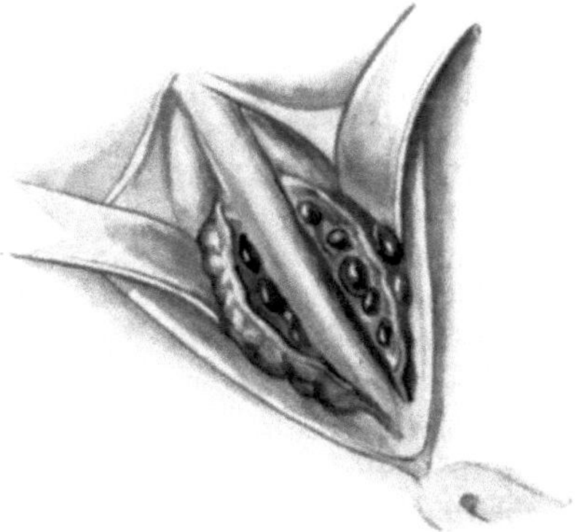

Abb. 47. Dasselbe Hämangiom wie Abb. 45 und 46, aufgeschnitten.

Das Haemangioma simplex (b) kann multipel auftreten und sich nach Art nävusartiger Knötchen präsentieren. MALCAPINE sah 3 solche Bildungen in der Nähe der linken Uretermündung bei einem 28jährigen Manne.

Die Blasenhämangiome (a und b) sind mit großer Wahrscheinlichkeit zum mindesten in ihrer Anlage angeborene Bildungen (HÜBNER, FAERBER, HAMER und MERTZ, MALCAPINE u. a., vgl. auch S. 603). Dafür spricht auch die Tatsache, daß nicht selten neben den Hämangiomen der Blase auch außerhalb derselben Hämangiome angetroffen werden. So sah MALCAPINE ein Hämangiom der Blase mit Hämangiomen an Penis und Anus, MARION mit einem Angiom der Vagina kombiniert. GEORG B. GRUBER erwähnt noch die Beobachtungen von LANE und BERLINER, bei denen sich ebenfalls neben dem Harnblasenhämangiom Nävi bzw. Teleangiektasien vorfanden. Ergänzend sei eine Beobachtung LEWINS angeführt, der außer zu Hämaturie führenden Teleangiektasien in der Blasenschleimhaut kleine kavernöse Hämangiome fleckweise in der ganzen Urethra und über die ganze Körperoberfläche verstreut bei einem 50jährigen Patienten vorfand, und eine Mitteilung BACHRACHS, nach der sich bei einem 13jährigen Mädchen neben einem kirschkerngroßen Hämangiom der Blase ein ausgebreiteter angeborener Naevus vasculosus am rechten Oberschenkel vorfand.

Somit gehören die Harnblasenhämangiome wie die Mehrzahl der Hämangiome überhaupt mehr in das Gebiet der Hamatome bzw. Hamartoblastome als unter die Rubrik der echten Geschwülste.

Hyperplastische Kapillarhämangiome der Blase fand ich nirgends erwähnt.

Über Angiomyome s. S. 664.

ζ) Das Lymphangiom.

In HILDEBRANDS Jahresberichten über Fortschritte der Chirurgie findet sich in den Berichten über das Jahr 1909 kurz eine Arbeit von CASANELLO referiert ohne Nachweis des Schrifttums. Aus dem Referat geht leider nur hervor, daß CASANELLO ein umfangreiches zystisches Lymphangiom der Blase beobachtet habe. Wo ich im Schrifttum ein Lymphangiom der Blase erwähnt fand, war nur jenes Referat nachzitiert. Jedenfalls sind Lymphangiome der Harnblase äußerst selten.

η) Das Lymphangioendotheliom.

Ein Lymphangioendotheliom der Hinterwand der Blase sah OKAZAKI als Zufallsbefund bei einer 73jährigen Frau, die an Pneumonie gestorben war. Klinische Symptome waren nicht aufgetreten, Metastasen fanden sich nicht. Soweit ich sehe, ist dies der einzige, im Schrifttum niedergelegte Fall.

Makroskopisch erschien die Hinterwand der Blase bis auf $1^1/_2$ cm verdickt; ihre Muskulatur war von weißen, schmalen, zum Teil netzförmig untereinander zusammenhängenden Strängen durchzogen, ihre Schleimhaut war verdickt und fein-höckerig. Die Ureterenmündungen waren stark eingegengt. Das Gewächs hatte den intramuralen Teil des Ureters umwachsen, zum Teil auch durchwachsen, so daß es zur Stenose und Hydronephrotischen Schrumpfniere gekommen war, die indes keine klinischen Erscheinungen gemacht hatte.

Histologisch sah man im Stroma Stränge und kleine oder größere Ballen von spindelförmigen, polyedrischen, hier und da auch fast kubischen bis zylindrischen Zellen, die gegen das bindegewebige Stroma vielfach unscharf abgegrenzt waren, so daß Bilder entstanden, die an sarkomatöse oder fibrosarkomatöse Gewächse erinnerten. Die Geschwulstzellen zeigten einen deutlichen Zusammenhang mit Lymphspalten und Lymphgefäßen. An einzelnen Stellen waren die Zellen auch in drüsenschlauchähnlichen Bildungen angeordnet. Die Geschwulst glich also dem bekannten Bild des Lymphangioendothelioma peritonei, jedoch war nach OKAZAKI ein Zusammenhang mit dem Peritoneum (wie auch mit dem Blasenepithel) auszuschließen. Das Gewächs hatte sich in Submukosa und Muskularis entwickelt und auch vornehmlich ausgebreitet.

b) Destruierend wachsende Bindesubstanzgewächse mit unvollkommener Gewebsreife. Sarkome.

Statistisches, Geschlecht, Alter. Das Sarkom der Harnblase, dessen besondere Malignität vielfach hervorgehoben wird, bestreitet nur einen geringen Prozentsatz der Blasengewächse. ALBARRAN fand unter 95 Blasentumoren nur 2 Sarkome, MUNWES stellt in einer sorgfältigen und kritischen Statistik unter 719 Blasengewächsen 32 Sarkome = 4,5% sämtlicher Blasentumoren fest.

Das männliche Geschlecht ist wie beim Karzinom häufiger befallen, was entgegen der Angabe E. KAUFMANNs aus verschiedenen Statistiken eindeutig hervorgeht (HINTERSTOISSER, ALBARRAN). Auch MUNWES fand bei 102 Fällen von Blasensarkomen 71 Männer (69,6%) und 31 Frauen (30,4%).

Daß das Kindesalter relativ häufig von Blasensarkomen betroffen wird, war schon älteren Forschern bekannt (FENWICK 1878). STEINMETZ fand unter 32 primären Tumoren der Harnblase bei Kindern 13 Sarkome, machte aber darauf aufmerksam, daß die als Myxome bezeichneten Gewächse mit FENWICK und ALBARRAN wohl überwiegend als Myxosarkome aufgefaßt werden müßten (vgl. auch den unlängst von GRYNFELTT mitgeteilten Fall), wodurch sich die Zahl der Sarkome bei jenen 32 Fällen erheblich erhöhen würde. In einer kleineren Statistik fand HÜSLER weiterhin unter 14 neuen Fällen von Blasentumoren im Kindesalter 6 Sarkome. Auch bei den Kindern beteiligt sich das männliche Geschlecht stärker an den Sarkomen (20 Kinder männlichen, 10 Kinder weiblichen Geschlechts in 30 Fällen von STEINMETZ). Am häufigsten erkranken Kinder in den ersten 5 Lebensjahren. Eine Zusammenstellung von 56 Fällen gab MINTZ 1931.

Ein Blasensarkom bei einem 6 Monate alten Säugling sahen WEISS und DREYFUS. Bei zwei gestielten „Schleimpolypen" der hinteren Blasenwand, die WINCKEL bei einem weiblichen Neugeborenen fand, hat es sich möglicherweise auch um Sarkome, wahrscheinlich um Myxosarkome gehandelt. HARRIS endlich sah bei einem 6 Monate alten Fetus weiblichen Geschlechts einen birnenförmigen Blasentumor von etwa Apfelgröße, der vom Trigonum ausging und aus myxomartigem Gewebe bestand. Es läßt sich nicht von der Hand weisen, daß auch hier eine Sarkombildung vorgelegen hat. Diese Beobachtungen von WINCKEL und HARRIS zeigen, daß derartige Gewächse angeboren vorkommen, Gewächse, die vielleicht als Sarkome anzusprechen sind, wodurch auch für die anderen, bei kleinenen Kindern gesehenen Sarkome zum mindesten die angeborene Anlage sehr in den Bereich der Möglichkeit rückt.

Unter Ergänzung der Statistik von MUNWES (1910) stellte ich unter Berücksichtigung des Schrifttums bis 1932 122 Sarkome der Blase zusammen, die sich auf die einzelnen Altersstufen folgendermaßen verteilen:

Altersabschnitt			Altersabschnitt	
1.— 5. Jahr	18	23	30.—40. Jahr	9
5.—10. Jahr	5		40.—50. Jahr	19
10.—15. Jahr	2	6	50.—60. Jahr	28
15.—20. Jahr	4		60.—70. Jahr	19
20.—30. Jahr		10	höher als 70 Jahre	8

Es ergibt sich somit eine auffallende Bevorzugung der ersten 5 Lebensjahre einerseits und des 5., 6. und 7. Dezenniums anderseits; davon wiederum besonders eine Bevorzugung des 6.

Formen und Sitz. Die Sarkome kommen einzeln und multipel vor, können breitbasig aufsitzen, gestielt sein und haben meist polypöse und traubige (Abb. 48), seltener zottige Formen. Selbst sehr umfangreiche, fast die ganze Blase ausfüllende Sarkome (Abb. 49) können an einem verhältnismäßig dünnen Stiel sitzen (CAULK). Anderseits können sie auch als diffuse Infiltration der Blasenwand in Erscheinung treten. MUNWES fand unter 90 Fällen 50 breitbasig aufsitzende, 21 gestielte und 19 vornehmlich infiltrierend wachsende Sarkome. Ein multiples Auftreten war in 107 Beobachtungen 15mal festzustellen, und zwar 9mal bei Kindern und 6mal bei Erwachsenen. MUNWES denkt daran, daß dies multiple Auftreten zum Teil auch durch lokale Metastasenbildung vorgetäuscht werden könne.

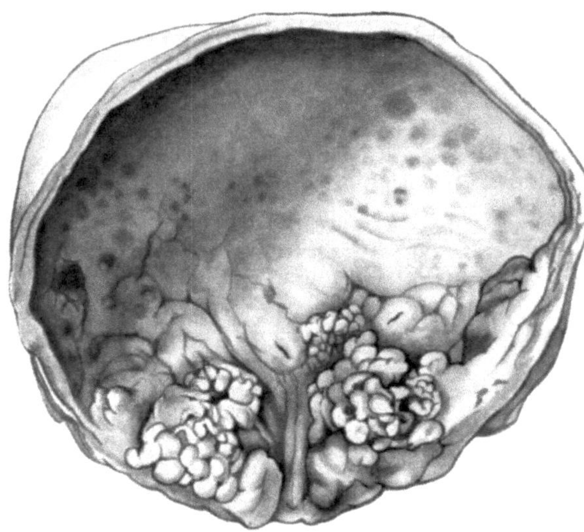

Abb. 48. Traubiges Blasensarkom bei einem 10 Monate alten Knaben. Histologisches Bild (Rundzellensarkom, siehe Abb. 50). (E. 2946/1931, Göttingen.)

Auffallend selten finden sich auf der Oberfläche sarkomatöser Bildungen Ulzerationen, was auch MACCARTHY, STEPITA und HALPERING unlängst wieder bestätigten. Dagegen kann das Blasenepithel ebenso wie über submukösen Myomen zottige Hyperplasie und Verhornung aufweisen (FULCI). Es ist nicht unwahrscheinlich, daß aus diesen Veränderungen sich Krebse entwickeln können — wie es PLILIET und DUPUY bei einem großen Myom der Blase sahen (S. 664) —, so daß das Bild des Sarkomkarzinoms entsteht. Dies erscheint dann besonders wahrscheinlich, wenn sich die Formationen eines Plattenepithelkrebses in den oberflächlichen Schichten eines Sarkoms vorfinden (PARMENTER).

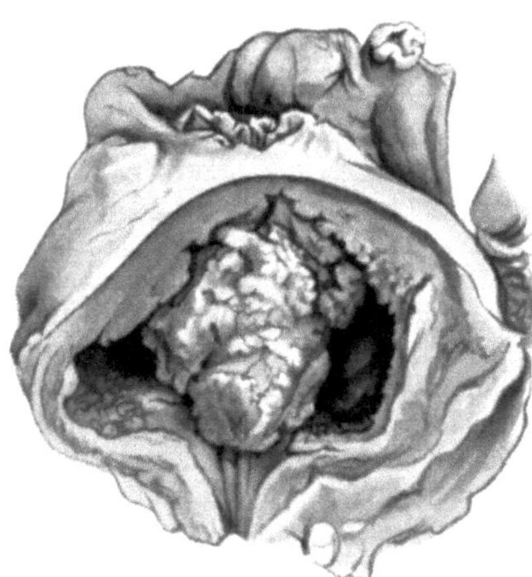

Abb. 49. Rundzellensarkom der Blase, welches fast die ganze Lichtung mit weichen, gelbgrauen Massen ausgefüllt und die Wand breit infiltriert hat. Nahe dem Blasenscheitel fand sich Verwachsung und Durchbruch in das Sigma. (E. 1245/931, Göttingen, 10 Monate altes Mädchen.)

Was den *Sitz* in den einzelnen Teilen der Harnblase betrifft, so meint ALBARRAN, daß im Gegensatz zu den epithelialen Gewächsen besonders die *Vorderwand* von Sarkom befallen werde, während nach CECIL *Blasenscheitel* und *Seitenwände* im Gegensatz zum Karzinom besonders häufig den Ausgangspunkt der Sarkome abgeben sollen. Diese Angaben kann ich nicht bestätigen.

In Fortsetzung der Statistik von MUNWES habe ich wiederum 108 Fälle bis 1932 zusammengestellt, bei denen der Ausgangspunkt des Sarkoms genau angegeben war. Es fanden sich Sarkome:

im Trigonum allein	3mal
im Trigonum und den benachbarten Partien	32mal
an der Hinterwand ohne Trigonum	25mal
an der lateralen Wand	14mal
an der Vorderwand allein	11mal
an der Vorderwand und an anderen Partien	15mal
an der oberen Blasenpartie	4mal
im Blasenhals allein[1]	4mal

Es ergibt sich also eine deutliche *Bevorzugung des Trigonums und seiner Umgebung* im Gegensatz zu den häufigsten epithelialen Gewächsen, welche die *paratrigonale Zone*, das Trigonum selbst freilassend, bevorzugen. An zweiter Stelle steht die *Hinterwand* der Blase. Es sei angemerkt, daß diese Statistik sich aus Sarkomen aller Lebensalter zusammensetzt, und daß bei Kindern der *Blasenhals* relativ häufig befallen wird.

Symptome, Klinisches. Die *Symptome* des Blasensarkoms sind bei Erwachsenen im allgemeinen uncharakteristisch. MacCarthy, Stepita und Halperin fanden in 75% der Fälle bei älteren Patienten als Initialsymptom *Blutung*. Bei Kindern stehen dagegen *Retention* oder *Inkontinenz* und *Tenesmen* (häufiger Sitz der Gewächse im Blasenhals) im Vordergrunde (vgl. auch Weiss und Dreyfus).

Eigene Beobachtung (Göttingen E. 2941/31): 10 Monate alter Knabe bekommt plötzlich Miktionsbeschwerden, die nach einmaligem Katheterismus verschwinden; nach 4 Wochen treten die Beschwerden erneut und heftiger auf. Das Kind kann spontan nur sehr wenig Wasser lassen. Blase, hochgradig gefüllt, steht bis zum Nabel. Beim Katheterismus kommen zunächst nur 30 ccm Urin, dann nach Überwindung irgendeines Widerstandes durch den Katheter 200—300 ccm. Seitdem muß täglich katheterisiert werden. Plötzlicher Exitus. Autoptisch fand sich im Trigonum und beiderseits der Uvula vesicae ein multiples traubiges Sarkom, dessen Wülste recht derb waren (Abb. 48). Histologisch: Kleinzelliges Rundzellensarkom, das auch weitgehend die Wand an der Basis der traubig-polypösen Gebilde diffus infiltriert (Abb. 50).

Durch Kompression beider Harnleiter kann es zu hochgradiger Erweiterung der Ureteren und zur *Hydronephrose* kommen (Fröhlich, Müller, Majewski u. a.). Über den Eintritt des Todes durch *Urämie* wurde berichtet (Houette, Bryan u. a.). *Zystitis* findet sich fast stets als Begleiterscheinung. Bei Kindern erfolgt meistens der Tod bald nach der Operation, sofern eine solche vorgenommen wird.

Über operative Heilung eines polypösen Spindelzellensarkoms bei einem 10 Monate alten Knaben konnte Kleiner berichten. Nach Sectio alta mißlang die Abschnürung des aus mehreren Knollen zusammengesetzten, nußgroßen, gestielt im Fundus links sitzenden Gewächses, worauf der Tumor mit der Hohlschere herausgeschnitten und der Stiel unter teilweiser Resektion der Blasenschleimhaut entfernt wurde.

Histologisch zeigen die Blasensarkome eine überaus mannigfaltige gewebliche Eigenart. Im folgenden seien die verschiedenen geweblichen Formen, in denen das Blasensarkom vorkommt, der Häufigkeit nach aufgeführt. Die Zahlen wurden wiederum durch eine Ergänzung der Statistik von Munwes an Hand

[1] Ein „Blasenhals" existiert eigentlich nicht, da die innere Harnröhrenöffnung nicht etwa wie der Hals einer Flasche sich trichterförmig allmählich verengt aus dem Blasengrunde fortsetzt, sondern ein Loch in demselben darstellt, welches entweder ganz unvermittelt aus der Fläche hervorgeht oder doch nur eine kaum merkliche oder bedeutungslose Trichterform zeigt (Merkel). Waldeyer nannte „Blasenhals" den Abschnitt der Blase, welcher das Orificium urethrae internum mit dem dahintergelegenen Trigonum bis zu den Ureterwülsten umfaßt — also den eigentlichen Blasengrund, während Merkel (1907) und Testut Blasenhals und Orificium urethrae internum für identisch erklären (vgl. Testut 1923). Da wir in der einschlägigen Literatur ständig auf die Bezeichnung „Blasenhals" stoßen, läßt sie sich nicht umgehen. Soweit aus der näheren Beschreibung — es handelt sich meist um den Sitz von Geschwülsten — sich Schlüsse ziehen lassen, scheint meist mit „Blasenhals" der vorderste Teil des Blasengrundes gemeint zu sein.

des Schrifttums bis 1932 und eigener Beobachtungen gewonnen. 125 Fälle verteilen sich folgendermaßen:

Rundzellensarkome	36	Angiosarkome	6
Spindelzellensarkome	25	Fibrosarkome	5
Myxosarkome	11	Teleangiektatische Sarkome	2
Gemischtzellige Sarkome	10	Chondro-Osteoidsarkome	2
Leiomyosarkome	8	Chondrosarkome	2
Alveolarsarkome	7	Rhabdomyosarkome	3
Lymphosarkome	6	Riesenzellensarkome	2

Die Rundzellensarkome und Spindelzellensarkome sind somit bei weitem die häufigsten. Sie kommen anscheinend in gleicher Weise bei Kindern wie bei Erwachsenen zur Beobachtung. Im ganzen entspricht dies Ergebnis auch

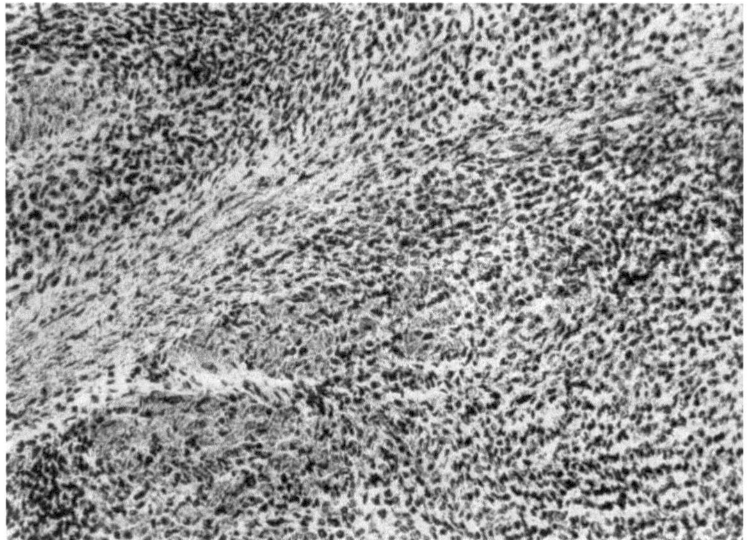

Abb. 50. Derselbe Fall wie Abb. 48. Stärkere Vergrößerung. Das Sarkomgewebe ist ziemlich locker, die Zellen teils mehr rundlich, teils mehr spindelig.

einer älteren Zusammenstellung Albarrans (1892). In all diesen Sarkomgeweben werden rückläufige Vorgänge aller Art vielfach beobachtet.

Die Stelle des Ausgangspunktes der Sarkome im Blasengewebe läßt sich in vielen Fällen nicht mehr feststellen. Es besteht aber wohl kein Zweifel darüber, daß alle Schichten der Blasenwand für die unreifen Sarkome als Ausgangspunkt in Frage kommen, während man bei den Leiomyosarkomen in erster Linie an die Muskularis denken wird.

a) Das Rundzellensarkom.

MacKenzie stellte 22 Rundzellensarkome aus dem amerikanischen Schrifttum zusammen und kam zu dem Ergebnis, daß Männer häufiger befallen werden als Frauen, was ja der Anfälligkeit der Geschlechter für das Blasensarkom schlechthin entspricht. Bei den Erwachsenen soll das 5. und 6. Lebensjahrzehnt vorzugsweise betroffen werden; was ebenfalls mit den Ergebnissen allgemeiner Erhebung in Einklang steht. Das Rundzellensarkom scheint in gleicher Weise zu einer weitgehenden diffusen Infiltration der Blasenwand zu neigen, was zu einer universellen hochgradigen Verdickung derselben führen kann (Bryan), wie auch zur Bildung knolliger (gegebenenfalls auffallend derber) Formbildung, die ein in das Blaseninnere hinein gerichtetes Wachstum aufweist, wobei die ganze Blase von den Geschwulstmassen ausgefüllt werden kann (BURLAKOV; vgl. auch unsere Beobachtung auf S. 656). Im einzelnen kann die Gestaltung dieser Gewächse zottig, plump-papillär, traubig, polypös, gestielt oder breitbasig aufsitzend sein. Ein kleinzelliges Rundzellensarkom, welches die gesamte Muskulatur der Blase durchsetzte, zeigt Abb. 50 (makroskopisches Bild vgl. Abb. 48). Das Gewächs zeigte an einigen Stellen auch Spindelzellenbildung (Abb. 50).

b) Das Spindelzellensarkom.

Die Spindelzellensarkome, die gelegentlich in Rundzellensarkome übergehen können (v. FRISCH, MÜLLER) zeigen im ganzen ein entsprechendes Verhalten wie die Rundzellensarkome. Histologisch läßt sich gelegentlich ein ausgesprochen faszikulärer Bau erkennen (DITTRICH). Das Stroma der Karzinomsarkome der Harnblase (s. S. 666) besteht offenbar besonders häufig aus Spindelzellensarkomgewebe, wobei auf die Möglichkeit der sekundären Entwicklung des Krebses bei solchen Gewächsen aus der das Sarkom bedeckenden, veränderten Blasenschleimhaut schon hingewiesen wurde (S. 656).

c) Das Fibrosarkom.

Das Fibrosarkom zeigt eine besondere Neigung, in die Blasenlichtung hineinzuwachsen. Dabei werden polypöse Formen beobachtet (GUERSANT, FENWICK) oder das Gewächs bietet sich in mehr plumpen, flachen Erhabenheiten (VOEGLLIN, SONNENBURG) dar. Das Gewebe kann sehr gefäßreich und weich sein (VOEGLLIN).

d) Das Myxosarkom.

Die Myxosarkome bevorzugen besonders das Kindesalter. Nach ALBARRAN, FENWICK und STEINMETZ sind mit großer Wahrscheinlichkeit wohl die meisten bei Kindern als Myxome der Harnblase beschriebenen Gewächse in Wirklichkeit Myxosarkome gewesen. Sie sind anscheinend besonders häufig polypös und traubig und können fast die ganze Harnblase ausfüllen, wie es BURLAKOV bei einem 16jährigen Jüngling beobachtete. Die große Malignität der Myxosarkome, ihre rasche Entwicklung und das schnelle Auftreten von Rezidiven wurde vielfach hervorgehoben. Auch Fibromyxosarkome kommen in Form traubig-polypöser Bildungen zur Beobachtung (HÜSLER).

e) Das Myosarkom.

Die Myosarkome können sich einerseits von glatter Muskulatur herleiten [Leiomyosarkome(a), LEXER, HAGER, HUNT, BURLAKOV, CAYLOR und WALTERS] oder als Rhabdomyosarkome (b) Elemente embryonaler quergestreifter Muskelfasern in sich beherbergen (WHITE, HOUETTE). Sowohl das Leiomyosarkom (BURLAKOV) wie das Rhabdomyosarkom (HOUETTE) kann eine hochgradige Zellpolymorphie aufweisen. Die Leiomyosarkome können auch in Form *multipler* polypöser Gebilde auftreten, wie es CAYLOR und WALTERS bei einem 4jährigen Knaben beobachteten. Das Rhabdomyosarkom war im Falle WHITEs an der vorderen Blasenwand entwickelt und als Tumor oberhalb der Symphyse sichtbar und tastbar ($1^1/_4$jähriges Kind); im Falle HOUETTEs handelte es sich um einen 13jährigen Knaben, bei dem das Orifizium und beide Harnleiter durch das apfelgroße, runde, höckerige Gewächs komprimiert wurden. Im Zentrum der Geschwulst befand sich ein Hohlraum, der durch einen breiten Kanal mit der Blasenlichtung in Verbindung stand und ebenso wie der Kanal mit Blasenschleimhaut ausgekleidet war. HOUETTE möchte für diesen Fall eine Kombination von kongenitalem Blasendivertikel und dem Gewächs annehmen, welches sich um dieses Divertikel entwickelte. Histologisch fanden sich neben quergestreiften Muskelfasern sehr polymorphe Zellen und zahlreiche Riesenzellen. Metastasen eines Rhabdomyosarkoms in Duodenum, Leber und in den Drüsen des Pfortadersystems sahen MCKENZIE und CHASE bei einer 69jährigen Frau. (Über Rhabdomyosarkomgewebe in Mischgeschwülsten und Erörterungen über die Entstehung derselben siehe S. 668.)

f) Das Alveolärsarkom.

Über ein breitbasig aufsitzendes, plump-papilläres Alveolärsarkom bei einer Frau, deren Alter nicht angegeben wurde, berichtete CAN. EBENAU sah ein Alveolärsarkom von zottiger Oberfläche bei einem 52jährigen Manne an der Hinterwand der Blase. Das Geschwulstgewebe war sehr gefäßreich, die Sarkomzellen spindelförmig. Es war zur Pyonephrose gekommen. MUNWES beschrieb ein mittel- bis großzelliges Alveolärsarkom, das den hinteren Teil des Blasenbodens in seiner ganzen Dicke durchwachsen hatte und sich auf die Urethra fortgesetzt hatte.

g) Das Lymphosarkom.

Das Lymphosarkom der Blase (MORAGNA, DUPONT und MISRACHI) hat nach MORAGNA durchaus die gleiche histologische Beschaffenheit wie bei anderen Organen, an denen es vorkommt. Wahrscheinlich nimmt das Gewächs, da lymphoides Gewebe in der Blase unter normalen Umständen wohl kaum vorkommt (eingehende Untersuchungen von MORAGNA), seinen Ausgang von neugebildeten lymphoiden Elementen in einer chronisch-entzündeten Harnblase, die bestehen bleiben können, auch wenn die eigentliche Entzündung abgeklungen ist. (Über das sekundäre Auftreten von Lymphfollikeln in den ableitenden Harnwegen im Sinne einer Gewebsreaktion auf entzündliche oder andere Reize berichtete JACOBY.) Das Lymphosarkom der Blase bietet sich meist in knotigen, plumpen Vorwulstungen der Schleimhaut dar. Es scheint die Vorderwand der Blase zu bevorzugen. Hand in Hand mit der Entwicklung des Lymphosarkomgewebes, welches die Blasenwand durchsetzt, geht bisweilen die Entwicklung eines reichlichen Bindegewebes, so daß die Blasenwand verdickt und steif werden kann.

h) Das teleangiektatische Sarkom.

Ein teleangiektatisches Sarkom beschrieb EBENAU bei einem 55jährigen Manne (Fall 2 bei EBENAU). Es handelte sich um ein weiches, bröckliges, überaus leicht blutendes Gewächs an der linken Seite des Blasengrundes. In einem aus zierlichen Spindelzellen zusammengesetzten Sarkomgewebe fanden sich zahlreiche kleine Arterien, erweiterte Venen und erweiterte Kapillaren. Die Geschwulst war dicht von Leukozyten durchsetzt.

i) Chondro- und Osteoidsarkome (vgl. auch das Kapitel „Mischgeschwülste").

Das Chondroosteoidsarkom, welches BENEKE beschrieb, und das auch unvollkommen ausgereifte, quergestreifte Muskelfasern enthielt, leitet zu den gewächsartigen teratoiden Bildungen, die in der Blase vorkommen, über (vgl. S. 668). Es handelte sich um ein kleinapfelgroßes, blumenkohlförmiges, breitbasig der Blasenschnittwand, einen Finger breit von der linken Uretermündung entfernt, aufsitzendes Gewächs bei einem 72jährigen Manne. Histologisch bot der vielfach im Zerfall begriffene Tumor die in der Benennung zum Ausdruck kommende Beschaffenheit. Ebenso beschrieb RIED ein Chondromyosarkom mit Osteoidbildung und Verkalkungen bei einem 57jährigen Manne. Das Gewächs füllte fast die ganze Blase aus; sein Ausgangspunkt wurde nicht mitgeteilt; er war offenbar nicht mehr festzustellen. Ein einfaches Chondrosarkom bei einem 55jährigen Manne, das makroskopisch einem einfachen Papillom ähnlich sah, beschrieb SHATTOCK.

BENEKE möchte jene Gewächse von verschleppten Keimanlagen des Sklerotoms und Myotoms in die Urnierenanlage, bzw. eine Verschleppung, die längs des Urnierenganges erfolgt, herleiten, und WILMS wies darauf hin, daß solche teratoiden Geschwülste stets im Gebiet des Blasendreiecks gelegen seien, also im Bereich oder in nächster Nähe der ehemaligen WOLFFschen bzw. MÜLLERschen Ganggebiete. Wie GG. B. GRUBER ausführt, erscheint es nicht notwendig, anzunehmen, das Sklerotom- oder Myotomteile von den Urnierengängen verschleppt sein müßten. Es genüge, wenn entwicklungsfähiges, mesenchimales Gewebe aus der Zone des Nachnierenblastoms an den falschen Ort gelange. Hierher gehören dann auch nichtsarkomatöse, meist polypöse Mischtumoren, die an dieser Stelle zur Beobachtung kommen.

Zur Frage der Entstehungsweise der Sarkome der Harnblase.

Für die Entstehung der Harnblasensarkome bei Erwachsenen (a) lassen sich in der überwiegenden Mehrzahl der Fälle ursächlich keine bestimmten Momente aufzeigen. Die sehr seltenen teratoiden Sarkome (BENEKE, RIED) dürften vielleicht auf Entwicklungsstörungen zurückgehen (siehe oben und S. 668), bei einzelnen reinen Sarkomen kann, wie gelegentlich beim Karzinom, eine Anilinwirkung vielleicht mitverantwortlich gemacht werden.

WENDEL fand unter seinem Beobachtungsmaterial von 16 Tumoren der Harnblase 2 Sarkome, welche beide von Anilinarbeitern stammten. Es handelte sich um ein großzelliges Rundzellensarkom von alveolärem Bau und ein Sarkom von gemischtem Zellcharakter.

Auch bei der Bilharziakrankheit werden gelegentlich, vielleicht gar nicht so sehr selten, Sarkome der Blase beobachtet.

So sah FERGUSON bei 40 malignen Bilharziatumoren der Blase 6mal Sarkome und KARTULIS fand bei 10 Fällen von Bilharziaerkrankung der Blase 1 Sarkom (kleinzelliges Sarkom von Hühnereigröße in der Hinterwand der Blase bei einem 14jährigen Fellachen), während GOEBEL unter 20 Fällen nur ein „fragliches" Sarkom feststellen konnte.

E. KAUFMANN verzeichnete eine nicht publizierte Beobachtung von multiplen Blasensarkomen, denen Blasensteinleiden vorausgegangen waren.

(J.-Nr. 700/1924/25): 25jähriger Weber. Vor 12 Jahren Blasenstein operiert. Erkrankte vor $^1/_2$ Jahr wieder mit Harndrang, Inkontinenz und starkem Bluthamen. Autoptisch fanden sich 8—12 kleine blasse, zum Teil gestielte Gewächse, auf denen einige nekrotische Stellen zu sehen waren. *Histologisch:* Multiples polymorphzelliges Spindelzellensarkom.

Daß das Blasensteinleiden mit der Sarkomentwicklung in irgendeinem Zusammenhang steht, ist möglich, jedoch nicht zu beweisen. Wir müssen uns bei diesen Sarkomfällen bislang mit der ungenügenden Erklärung, daß eben ein dauernder „Reiz" vielleicht das ausschlaggebend Wirksame sein kann, begnügen.

Bei den Harnblasensarkomen der Kinder (b) könnte man geneigt sein, an Entwicklungsstörungen zu denken, zumal da STEINMETZ neben dem Sarkom der Harnblase bei einem $2^3/_4$jährigen Kind eine Hufeisenniere beobachtete HILSMANN einen mesenchymalen Blasenpolyp mit einer epithelialen Zyste bei einem Neugeborenen, HARRIS sogar einen myxomatösen Blasentumor, vielleicht auch ein Sarkom, bei einem 6 Monate alten weiblichen Fetus beschrieb. Jedoch können sichere Anhaltspunkte dafür, daß besonders die Blasensarkome des kindlichen Alters infolge gestörter Gewebsentwicklung entstanden seien, nicht erbracht werden, wie auch GEORG B. GRUBER bereits ausführte. Am ehesten noch lassen sich Sarkome, die in der Gegend des Blasendreiecks, also im Bereich oder in der Nähe der ehemaligen WOLFFschen und MÜLLERschen Ganggebiete aus einer Verschleppung von mesenchymalem Gewebe aus dem Gebiete des Nachnierenblastems erklären. Das gleiche gilt für die meist polypösen Mischgeschwülste dieser Gegend, die besonders bei Kindern beobachtet werden.

So sah HÜSLER ein Fibro-Myxo-Leiomyom mit Knorpeleinlagerungen bei einem $1^1/_2$jährigen Knaben, das links am Trigonum aufsaß und MÖNCKEBERG beobachtete ein Fibroleiomyom mit embryonalen quergestreiften Muskelfasern, das dem Trigonum aufsaß, bei einer 23jährigen Frau.

Die Ausbreitung der Harnblasensarkome.

Das Harnblasensarkom kann sich *kontinuierlich im Innenraum der Blase* ausbreiten und die Lichtung der Blase ganz ausfüllen.

Ferner sieht man selten, jedoch häufiger als bei epithelialen Gewächsen ein *Hineinwachsen in die Harnröhre* (besonders bei dem weiblichen Geschlecht) (FRÖHLICH, SENFTLEBEN, MUNWES u. a.), wobei das Geschwulstgewebe aus der äußeren Harnröhrenmündung heraustreten und, nur beim Pressen (GUERSANT, SENFTLEBEN) oder dauernd (SIEWERT, BUTLIN), vor der Vulva sichtbar werden kann. Eine solche Ausbreitung in die Harnröhre hinein wird auch bei gutartigen mesenchymalen Gewächsen gelegentlich beobachtet (ALBARRAN, MARSH, THOMPSON, CRIK). Ein aus der Harnröhre herausgewachsenes Sarkom kann weiterhin in die Scheide hineinwachsen und den Muttermund eröffnen, wie es SIEWERT bei einem 3jährigen Mädchen beobachtete.

Ein *Hinaufwachsen in die Harnleiter* ist anscheinend viel seltener. Ich finde nur eine Angabe bei MACKENZIE und CHASE, die von einem Rhabdomyosarkom berichteten, das „etwas in einem Ureter hinaufgewachsen" sei.

Die *Durchsetzung der Blasenwand mit Sarkomgewebe* führt zu einer Verdickung derselben. Gelegentlich kann die Infiltration mit Gallertkrebsgewebe ebenfalls so gleichmäßig diffus sein, daß die Unterscheidung von einem Myxosarkom schwer ist (SCHMIDTMANN). Auch sei darauf hingewiesen, daß auch sekundäre Gewächse der Blase eine völlig gleichmäßige diffuse Durchsetzung der Blasenwand bewirken können; ein solches Bild sah SCHULER bei einem primären Prostatasarkom.

Weiterhin kann das primäre Blasensarkom *auf die Nachbarschaft übergreifen*: die Weichgewebe des Beckens und die Regio suprapubica, Samenblasen, Prostata, Uterus, Vagina, Rektum und Sigma können infiltriert werden. Perforation in die erwähnten Hohlorgane wird beobachtet.

Eigene Beobachtung (Göttingen E. 1243—47/1931): 10 Monate altes Mädchen. Blase fast vollkommen ausgefüllt mit weichen, gelbgrauen Massen, nach deren Entfernung die Schleimhaut in groben Höckern vorgewölbt erscheint. Nahe dem Blasenscheitel ist die Wandung durchbrochen, mit gelbgrauen Massen durchsetzt und an das Colon sigmoideum angewachsen, in welches man von der Blase aus hineingelangt. *Histologisch:* Rundzellensarkom (vgl. Abb. 49).

Die Prostata kann auch hochgradig komprimiert und verdrängt werden, ohne daß das Sarkom infiltrierend hineinwächst (DITTRICH).

Die **Metastasierung** setzt gewöhnlich im Gegensatz zum Blasenkarzinom recht frühzeitig ein (MCCARTHY, STEPITA und HALPERIN). Jedoch erfolgt auch oftmals der Tod, namentlich bei Kindern, ehe eine Aussaat des Geschwulstgewebes stattgefunden hat. Außer lokalen und regionären Tochtergeschwülsten finden sich solche besonders häufig in Lunge, Pleura und Leber. Von 48 Fällen des Schrifttums, die autoptisch durchuntersucht wurden, finde ich 26mal Angaben über Metastasen, also etwa in der Hälfte der Fälle. Es waren betroffen:

Lunge 8mal
Pleura 2mal
Leber 3mal
Nebenniere 2mal
Samenblasen 2mal
Beckenbindegewebe 2mal
rechter Vorhof, Magen, Pankreas, Dickdarm, Uterus, Schilddrüse, Gehirn, Milz, Ileopsoas, subkutanes Gewebe des Oberarms, subkutanes Gewebe der Bauch- und Glutealgegend . . . . je 1mal

Eine Metastase in einer Harnröhrenstriktur nach Entfernung des Primärtumors sah FLÖRCKEN.

3. Gewächse des Muskel- und Nervensystems.

a) Das Leiomyom.

Das Leiomyom der Harnblase, im Schrifttum gewöhnlich kurz Myom genannt, ist recht selten. DE BERNE-LARGADE (1929) fand unter 1220 Blasengeschwülsten 5 Leiomyome. Ältere Zusammenstellungen über das Schrifttum finden sich bei ALBARRAN (1892), BLUM (1908), PASCHKIS (1911). Nach KOSTJURIN sind bis 1925 34 Fälle bekannt geworden, GARAFOLO zählte bis 1931 etwa 40 Beobachtungen. Das Kindesalter ist nicht wie beim Myxom, Hämangiom und Sarkom bevorzugt, die Geschlechter sind ungefähr gleichmäßig betroffen. Unter Ergänzung der Statistik von HEITZ-BOYER und DOREÉ finde ich im Schrifttum bis 1932 unter 38 Fällen mit Angabe des Geschlechts 17 Männer und 21 Frauen.

Nach *Sitz* und *Wachstumsrichtung* kann man diese Gewächse, entsprechend den subserösen, intramuralen und submukösen der Gebärmutter einteilen in:

1. exzentrische (ALBARRAN) oder periphere (CASANELLO),
2. interstitielle (ALBARRAN) oder intraparietale bzw. intramurale,
3. kavitäre (ALBARRAN) oder submuköse (CASANELLO) Leiomyome.

Die Gewächse der 1. Gruppe entwickeln sich in das perivesikale Gewebe hinein und sitzen alsdann mit ihrem überwiegenden Anteil im Beckenbindegewebe, oder sie entwickeln sich intraligamentär oder unmittelbar unter dem Peritonealüberzug der Blase und sitzen dann subserös.

Die Gewächse der 2. Gruppe, die sehr selten sind und gelegentlich gelappt vorkommen (BOVIN), verbleiben in der Blasenwand. FIGURNOFF zählte unter den bisher bekannt gewordenen Beobachtungen der Fibromyome dieser Gruppe nur 3 Fälle und teilte selbst einen 4. mit. Fast die Hälfte der Blase war in der Beobachtung FIGURNOFFs von der Neubildung ergriffen.

Die Gewächse der 3. Gruppe, die am häufigsten sind, gelegentlich auch multipel vorkommen (GÖTZL), wachsen, die Blasenschleimhaut vorstülpend, in die Lichtung der Blase hinein und können dabei (seltener) einen aus Bestandteilen der Blasenwand bestehenden Stiel ausziehen (BLUM, SEFIROW, DE BERNE-LAGARDE). Lieblingssitz der submukösen Leiomyome ist das Trigonum und der Fundus der Blase (BLUM). GÖTZL sah in einem Falle 4 submuköse, von intakter Schleimhaut überzogene Leiomyome, die die innere Mündung der Urethra umgaben. Zeitweiliger Prolaps durch die Harnröhre nach außen wurde bei einem kleinen Mädchen (THOMPSON) und bei einer 40jährigen Frau (JACKSON) gesehen.

Die Myome der Blase können ganz außerordentlich umfangreich werden (FEDOROFF, SINCLAIR-WALSOLL); ein Fibromyom vom Umfang der Gebärmutter am Ende der Schwangerschaft mit einem Gewicht von 9200 g wurde beobachtet (KUSNETZKI). Schon bei einem Knaben von 21 Monaten wurde ein apfelgroßes Leiomyom gesehen (DEMING). Das Wachstum dieser Gewächse ist aber trotzdem offenbar sehr langsam (Jovanović und Gjorgević). Durch Vorwachsen in den Bauchraum kann es zu Verwachsungen und Verdrängungserscheinungen kommen. Gelegentlich können die submukösen Leiomyome ulzerieren (Kretschmer, White) und zu heftigen Blutungen Anlaß geben (Rost) oder zu kompletter Urinretention führen (de Berne-Lagarde). Die meisten im Schrifttum mitgeteilten Fälle wurden durch Operation geheilt. Bisweilen treten Rezidive nach der Operation auf (Terrier und Hartmann).

Was die **Histologie** betrifft, so sind nach Albarran die „reinen" Leiomyome am häufigsten. Er fand unter 21 Blasengewächsen, bei denen die glatte Muskulatur am Aufbau der Geschwulst beteiligt war (Myosarkom und Myokarzinome mit eingerechnet), 11 reine Leiomyome. Figurnoff, der 32 Fälle des Schrifttums gesammelt hat, vertritt jedoch die Meinung, daß in allen diesen Fällen doch soviel Bindegewebe in der Geschwulst enthalten sei, daß sie als Fibromyome bezeichnet werden müßten.

Im Bau und in bezug auf die *sekundären Veränderungen* besteht eine sehr große Ähnlichkeit mit den Uterusmyomen. Teleangiektatische Bezirke, Ödem, Erweichung mit Höhlenbildung wird beobachtet (Heitz-Boyer und Dorée, Figurnoff, Kostjurin). Der Inhalt der Höhlen kann schleimig, blutig, gallertig oder mehr dünnflüssig sein. Auch Verkalkungen werden gesehen. Ist das Vorhandensein von stark erweiterten Kapillaren und Venen sehr ausgeprägt, kann man von Angiomyom sprechen (Kidd und Turnbull). Im Innern finden sich neben den glatten Muskelfasern reichlich Kapillaren und Venen, dann vielfach auch *neben* den Gefäßen elastische Fasern im Gewächs: oft kommt es in diesen Geschwülsten zur Bildung blutgefüllter Pseudozysten (Kidd und Turnbull).

Kostjurin sah in einem Leiomyom auch adenomatöse, mit einschichtigem, kubischen Epithel ausgekleidete Einschlüsse, die er als aberrierte Prostatadrüsen anspricht. Somit würde diese Beobachtung zu jenen fibroadenomatösen und adenomatösen Neubildungen der Blase überleiten, die ja als Abkömmlinge versprengter Prostatateile, bzw. paraprostatischer Drüsen aufgefaßt werden (Thorel, de Berne-Lagarde, S. 606). Kleine Herde aus Knorpelgewebe in einem Fibro-Leiomyom in der Blase eines $1^1/_2$jährigen Knaben beobachtete E. Kaufmann (ausführlich veröffentlicht von Hüsler).

Ein mit Blasensteinen kombiniertes, großes, teils ulzeriertes, teils inkrustiertes Fibromyom beobachtete White bei einem 7jährigen Mädchen nahe dem linken Ureterostium.

Maligne Entartung multipler submuköser, polypöser Leiomyome im Sinne des Leiomyosarkoms wurde bei einem 4jährigen Knaben von Caylor und Walters beobachtet; über ein Leiomyosarkom der Blasenhinterwand bei einer 53jährigen Frau berichteten Hager und Hunt. Ein Myosarkom mit hochgradiger Zellpolymorphie sah Burlakow, über Heilung nach Exstirpation eines Myosarkoms berichtete Lexer.

Karzinomentwicklung und papilläre Bildungen an der Oberfläche eines großen Myoms, das fast die ganze Blase ausfüllte, beobachteten Pliliet und Dupuy.

b) Das Rhabdomyom.

Embryonale quergestreifte Muskelfasern kommen in dysontogenetischen Mischgeschwülsten der Harnblase neben anderen Gewebsbestandteilen (Knorpel, Knochen, glatten Muskelfasern, elastischen Fasern) vor. Diese Gewächse werden noch besonders erörtert werden (S. 668). Es sind jedoch auch Rhabdomyome zur Beobachtung gekommen, bei denen neben den quergestreiften Muskelfasern nur Bindegewebe oder Schleimgewebe in mäßigen oder geringen Ausmaßen gesehen wurden, so daß man diese Gewächse, bei denen die Muskelfasern völlig im Vordergrund stehen, von jenen Bildungen, bei denen sie nur einen kleinen

Bestandteil der Mischgeschwulst ausmachen, als besondere Gruppe herausheben kann, wenn sie ihrer Entstehungsweise nach auch jenen Mischgeschwülsten an die Seite zu stellen sind.

Es handelt sich um seltene Gewächse, die bei beiden Geschlechtern beobachtet wurden (HÜSLER, 7jähriger Knabe, CATTANI, 12jähriger Knabe, LIVIO VINCENTI, 13jähriger Knabe, PAVONE, 22jähriges Mädchen). Das jugendliche Alter ist also entschieden bevorzugt. Die Gewächse sind meist polypös, traubig oder papillär gestaltete, gelegentlich multipel der Blasenschleimhaut aufsitzende Gebilde oder bieten sich in Form plumper, rötlicher, fleischiger Klumpen dar.

Die Rhabdomyome sitzen im unteren Drittel der Blase (LIVIO VINCENTI), im Blasenhals (PAVONE, HÜSLER) oft in Form multipler Knoten (CATTANI, PAVONE, LIVIO VINCENTI) und können sich in die Harnröhre hinein erstrecken (HÜSLER), anderseits auch in den Ureter hinaufwachsen (MACKENZIE und CHASE). Die Gewächsmassen können die Blase fast vollständig ausfüllen (HÜSLER) und mannsfaustgroß werden (CATTANI).

HOUETTE sah ein in das Gewächs hineingehendes Blasendivertikel.

Histologisch werden quergestreifte Muskelfasern in allen Reifestadien gesehen. Zahlreiche Abbildungen und eine eingehende Beschreibung finden sich in der Arbeit von HÜSLER. Dabei werden rückläufige Veränderungen, besonders in Form feintropfiger Verfettungen an den Muskelelementen beschrieben. Ist das Bindegewebe reichlicher vertreten, kann man von Fibrorhabdomyom sprechen (HÜSLER), findet sich neben den Muskelfasern myxödematöses Gewebe, ist die Bezeichnung „myxödematöses Rhabdomyom“ gerechtfertigt (CATTANI).

Es wird erhebliche Zellpolymorphie beobachtet (HOUETTE,) jedoch scheint nicht in allen Fällen ein destruierendes Wachstum vorgelegen zu haben.

Die reinen Rhabdomyosarkome (vgl. S. 659) wurden nicht nur im Bereich des Blasendreiecks aus den Ureterenmündungen, sondern auch an der vorderen Blasenwand beobachtet, wobei die Geschwulst oberhalb der Symphyse sichtbar und tastbar werden kann (WHITE).

Metastasen wurden in Leber, Duodenum und den Lymphknoten des Pfortadersystems beobachtet (MACKENZIE und CHASE).

c) Die Neurofibromatose der Harnblase.

Die Neurofibromatose der Harnblase stellt eine ganz besondere Seltenheit dar. Die an Magen, Darm, Wurmfortsatz und Mesenterium lokalisierte „viszerale“ Neurofibromatose ist häufiger.

GERHARDT sah 1878 wohl als Erster in einem Fall von hochgradiger Neurofibromatose reichliche Knoten am Blasenhals. STEDEN fand bei einer 31jährigen Frau mit Fibroneurimatose der Haut ein Fibroneurinom der Harnblase, das dem Trigonum aufsaß und sich bis zu 3 cm in die Blasenlichtung hinein vorwölbte. Das Gewächs griff auf beide Harnleitermündungen über; es war zu hochgradiger Dilatation beider Ureteren und zur Hydronephrose gekommen, in deren Folge tödliche Urämie eintrat. HEUSCH endlich konnte als erster zystoskopisch bei einem 53jährigen Manne mit allgemeiner Neurofibromatose dicht am Blaseneingang glatte, von unversehrter Schleimhaut überzogene, weißgelbe bis rötliche Knollen, deren Haftpunkte im vordersten Teil des Blasendreiecks lagen. Bei der operativen Entfernung zweier Knollen erwiesen sich diese als knorpelhart; die histologische Diagnose lautete auf Fibroneurinome (PICK).

Die weißlichen Geschwülstchen, welche KYRIELEIS auf dem Peritoneum der Harnblase bei einem Fall von Neurofibromatose sah, wurden histologisch nicht untersucht. KYRIELEIS selber möchte sie als die Residuen lokaler chronischer Peritonitis auffassen und es ist tatsächlich sehr fraglich, ob hier Neurinome vorgelegen haben.

HEIDLER sah bei allgemeiner Neurofibromatose zystoskopische Gebilde in der Blasenschleimhaut, die dem Bilde der Cystitis cystica entsprachen. Er erwägt die Möglichkeit, daß auch hier Neurofibrome vorgelegen haben. Eine histologische Bestätigung liegt nicht vor.

Auf die Ähnlichkeit des zystoskopischen Bildes der Neurofibromatose der Blase mit dem der Cystitis cystica wiesen auch HASLINGER und BLUM hin. Als *Ausgangspunkt* der Neurofibromatose der Harnblase sind die reichlichen vegetativen Nervenstämme und Fasern anzusehen, die sich vornehmlich am Boden und an den Seiten der Blase ausbreiten. Die Blase wird motorisch sowohl vom Sympathikus wie vom Parasympathikus versorgt. Nach neueren Ergebnissen pharmakologischer Forschung an verschiedenen Säugetieren versorgen die parasympathischen Fasern Detrusor und Trigonum, dagegen nicht den Sphinkter. Der Sympathikus versorgt die Blase mit fördernden und hemmenden Fasern; während sich die hemmenden Fasern in allen Blasenabschnitten nachweisen lassen, sind die fördernden Sympathikusfasern auf den Sphinkter beschränkt (YAMAUCHI).

4. Das Karzinosarkom.

KROMPECHER sah ein Karzinosarkom der Harnblase bei einer Frau in Form eines nußgroßen Tumors. Das Karzinomgewebe zeigte wenig differenziert erscheinende Epithelien in Form ovaler, plasmaarmer und chromatinreicher Zellen. Das hämorrhagische und ödematös durchtränkte Stroma zeigte das Bild eines polymorphzelligen Spindelzellensarkoms, wobei diese Stromazellen hinsichtlich der Plasma- und Kernstruktur vollkommen den Krebszellen glichen. KROMPECHER betont, daß an zahlreichen Stellen eine Auffaserung der Krebszellen an der Peripherie der Nester und Stränge zu beobachten ist und an diesen Stellen vollkommen den Eindruck erwecken, als stellten die Sarkomzellen abgelöste und ins Stroma gewanderte bzw. hierher verlagerte Krebszellen dar. Überraschende Ähnlichkeit des Zellcharakters beider Geschwulstkomponenten und Bilder, die wie ein „Abtropfen" von Krebszellen in das Stroma aussehen, habe ich in einigen Karzinosarkomen anderer Herkunft öfters vermerkt. KROMPECHER möchte Karzinosarkome, die derartige Bilder aufweisen, durch eine partielle Umwandlung des Karzinoms entstehen lassen.

Anders sind wohl Karzinosarkome zu bewerten, bei denen das Krebsepithel eine ausgesprochene Differenzierung zeigt. So sah STENIUS ein Sarkokarzinom, dessen epitheliale Komponente das Bild des verhornenden *Plattenepithelkrebses* zeigte, während das Stroma einem *Spindelzellensarkom* entsprach (45jähriger Mann). Das teils weiche, teils festere Gewächs hatte einen Teil der Blasenwand infiltriert. S. KRAFT beobachtete ein *polymorphzelliges Sarkom* mit *Plattenepithelkrebs* innig kombiniert bei einem 78jährigen Manne. Das Gewächs ragte polypös in die Blase hinein und war auch knotig in die Regio suprapubica hineingewachsen. Weiterhin hatte es kleine, der Blasenwand breit aufsitzende, regionäre Metastasen an der Hinter- und Vorderwand der Blase gesetzt. Über einen ähnlichen Fall berichtete PARMENTER, der bei einer 64jährigen Frau ein *Spindelzellensarkom* der Blase vorfand, in das — anscheinend sekundär — nahe der Oberfläche Partien von der Struktur eines *verhornenden Plattenepithelkrebses* eingestreut waren. Bei diesen Fällen erscheint es also nicht unwahrscheinlich, daß es sich um eine Karzinombildung *über* einem primären Sarkom handelt, zumal da das Blasenepithel über sarkomatösen Bildungen Verhornung und zottige Hyperplasie aufweisen kann (FULCI). Auch über gutartigen Gewächsen werden papilläre Bildungen und Krebsbildung beobachtet, wie es PILLIET und DUPUY über einem großen Myom sahen, das fast die ganze Blase ausfüllte. Jugendliches mesenchymales Geschwulstgewebe, gleich ob gutartig oder ob bösartig, scheint einen Reiz auf das ihm aufgelagerte Blasenepithel ausüben zu können, welcher Hyperplasie, Leukoplakie und auch Krebsbildung hervorrufen kann.

In ganz entsprechender Weise sehen wir über gewissen unreifen mesenchymalen Gewächsen der Zunge, nämlich über den Myoblastenmyomen, auffallend häufig Epithelverdickungen, Leukoplakie, atypisches Tiefenwachstum und schließlich Plattenepithelkrebs entstehen (ABRIKOSOFF, GHON, DERMAN und GOLBERT, KLINGE, GEELEN, SCHIRMER). Auch COENEN hat diese Möglichkeit der Entstehung eines Karzinosarkoms erwogen unter Hinweis auf Versuche C. LEWINS, der nach subkutaner Implantation eines Rattensarkoms bei der 3. Impfgeneration das Entstehen eines Plattenepithelkrebses über dem Sarkomgewebe beobachtete.

5. Destruierend wachsende Blasengeschwülste von chorionepitheliomartigem Bau.

Destruierend wachsende Blasengeschwülste von chorionepitheliomartigem Bau wurden in nur 3 Fällen beschrieben und verschieden gedeutet.

1. DJEWITZKI sah bei einer 75jährigen Frau an der Hinterwand der Blase eine rundliche, dunkelrote, etwas über die Schleimhaut hervortretende Neubildung, deren Oberfläche ulzeriert war. Knotige Ableger von dunkelroter Farbe und poröser Beschaffenheit fanden sich in den Lungen, in der Milz und in der Schleimhaut der Flexura sigmoidea.

Histologisch bestanden die Gewächse aus zweierlei Zellarten ohne jedes bindegewebige Stroma; es war ein Typ rundlich-polygonaler Zellen mit durchsichtigem Protoplasma und bläschenförmigem Kern zu sehen. Der andere Typ bestand aus protoplasmareichen Riesenzellen mit länglichen, dunkel gefärbten Kernen. Beide Zelltypen waren in Verbänden eng aneinandergelagert. Das Geschwulstgewebe war von Blutungen durchsetzt. Von Blutgefäßen ist bei der Beschreibung DJEWITZKIS nicht die Rede, nur von „Bluthöhlen".

DJEWITZKI betrachtete das Gewächs als *Chorionepitheliom* und leitet es von undifferenten ektodermalen Bestandteilen ab, welche als ektodermale Bestandteile der Kloake durch Vermittlung des WOLFFschen Ganges in die Hinterwand der Blase gelangten, erwägt jedoch die Möglichkeit der Herkunft von Harnblasenepithel.

2. Auch VENULET sah eine histologisch ähnlich gebaute Geschwulst, die sich makroskopisch indes als eine grauweiße, blutarme, papilläre Geschwulst an der rechten Uretermündung darbot und sich bei einem 30jährigen Manne vorfand. Auch die Ableger (im Becken, in den Lymphknoten neben der Aorta, im Mesenterium, in den Halslymphknoten und Lungen) waren fast sämtlich frei von Blutungen.

VENULET hielt das Gewächs lediglich für ein *Karzinom von chorionepitheliomartigem Bau* und weist auf eine Beobachtung RISELS hin, welcher 2 Fälle von Magenkarzinom mit chorionepitheliomähnlichen Metastasen beschrieben hat, die indes nur durch das eigenartige Wachstum der Karzinomzellen in synzytialen Gebilden jene Beschaffenheit aufweisen. RISEL möchte auch einen ganz entsprechend gelagerten Fall, den DAVIDSOHN veröffentlichte, in diesem Sinne deuten und lehnt die Annahme DAVIDSOHNS, daß es sich tatsächlich um eine Verschmelzung zweier bösartiger Gewächse, Chorionepitheliom und Magenkrebs, gehandelt habe, ab.

3. Endlich mag hier noch jenes eigenartige Gewächs der Harnblase Erwähnung finden, welches BLECHER und MARTIUS beschrieben haben. Bei einem 21jährigen Mädchen fand sich ein kastaniengroßer, von Schleimhaut überzogener, breitbasig in der Muskularis sitzender Knoten in der rechten oberen vorderen Blasenwand. In der unmittelbaren Umgebung sah man einige kleinere Knoten.

Histologisch lag nicht jene deutliche Scheidung der Gewächszellen in 2 Typen vor, wie in dem Falle von DJEWITZKI; indes sah man Stränge, Netze und Nester synzytialer Zellen mit intensiv gefärbtem Protoplasma und ziemlich gleichmäßigen, kleinen, runden oder ovalen Kernen. Diese Zellverbände waren in ein Stroma mit zarten Bindegewebsfasern, spindeligen Zellen und reichlichen Blutgefäßen und Kapillaren eingelassen. Dabei traten die synzytialen Zellverbände teilweise dicht an die Kapillaren des Stromas heran und bildeten auch selbst Spalträume, die reichlich Blut enthielten. Das Gewächs hatte die Muskularis durchsetzt und teilweise zerstört, so daß ihm ein destruierendes Wachstum zuerkannt werden müßte; Metastasen fanden sich jedoch nicht. BLECHER und MARTIUS legten sich auf keine Diagnose fest, sondern hoben nur die Ähnlichkeit mit *Chorionepitheliom* einerseits mit *Endotheliom* anderseits hervor. Nach den der Arbeit beigegebenen mikroskopischen Bildern finde ich namentlich im Hinblick auf die blutführenden Lumina, die teilweise in den synzytialen Zellverbänden zu beobachten waren, eine gewisse Wahrscheinlichkeit gegeben, daß es sich um ein *Endotheliom* gehandelt hat.

6. Die Mischgeschwülste der Blase.

Im folgenden soll eine besondere Gruppe von Blasengewächsen zusammenfassend hervorgehoben werden, welche in Vorkommen, Sitz und geweblicher Zusammensetzung gewisse Eigentümlichkeiten aufweist. Teilweise wurden einzelne dieser Gewächse schon bei der Besprechung der Sarkome und der nichtdestruierend wachsenden mesenchymalen Geschwülste kurz erwähnt. Es handelt sich um seltene Vorkommnisse, die meist einen polypösen Charakter tragen, im Bereich des Trigonums oder der Harnleitermündungen aufsitzen und aus verschiedenen mesenchymalen Gewebselementen aufgebaut sind. Diese Gewächse sind vorwiegend beim männlichen Geschlecht zur Beobachtung gekommen.

SCHATTOCK sah bei einem 55jährigen Manne einen *papillomartigen Tumor*, durch den der rechte Ureter hindurchging, so daß das Gewächs in der Nähe dieser Harnleitermündung entstanden sein muß. Histologisch fand sich wohlgebildeter *Knorpel, glatte Muskelfasern* und spindelige und rundliche *Sarkomzellen*. BENNEKE beschrieb bei einem 72jährigen Manne, RIED bei einem 57jährigen Manne ein *Sarkom,* welches *Knorpel-* und *Knochengewebe* enthielt; in dem Fall BENNEKE enthielt der Tumor auch *quergestreifte* und *glatte Muskelfasern,* sowie *elastische Fasern*; er saß neben der linken Uretermündung. Im Falle von RIED war der Ausgangspunkt offenbar nicht mehr festzustellen (vgl. S. 660f.). Einen gutartigen Mischtumor bei einem $1^1/_2$jährigen Knaben, den HÜSLER veröffentlichte, sah E. KAUFMANN. Es handelt sich um ein *Fibroma oedematosum myoenchondromatosum,* das in Form im ganzen kastaniengroßer, lappiger Gebilde gestielt der linken Trigonumgegend aufsaß und vorwiegend Elemente quergestreifter Muskulatur in allen Reifungsstadien enthielt. Einen 28 g schweren Mischtumor der Blase vorwiegend aus *glatter* und *quergestreifter Muskulatur* sah MÖNCKEBERG bei einer 23jährigen Frau. Das teils glatte, teils grobhöckerige, oberflächlich ulzerierte Gewächs saß mit einem Stiel im Bereich des Trigonum der Blasenwand auf; der Stiel bestand aus glatten Muskelfasern, die der ausgezogenen Blasenmuskulatur entsprachen.

WILMS, der sich mit diesen komplizierten Mischgeschwülsten der Harnblase eingehend auseinandersetzte, nimmt an, daß diese Mischgeschwülste der Blase beim Manne, welche sich durch das Vorkommen von Knorpel und quergestreifter Muskulatur auszeichnen, ebenso wie die beim Weibe vorkommenden Scheiden- und Zervixmischtumoren auf Versprengung vom Myotom und Sklerotom oder

Mesoderm der hinteren Körperregion zurückzuführen sind. Diese Versprengung des Gewebskeimes in die Region der Blase geschehe hier wie dort durch das kaudalwärts gerichtete Wachstum des WOLFFschen Ganges. Nach GG. B. GRUBER (vgl. S. 661) ist indes die Annahme, daß Sklerotom- und Myotomteile verschleppt sein müßten, nicht notwendig; es genüge, wenn entwicklungsfähiges, *mesenchymales Gewebe aus der Zone des Nachnierenblastems* an den falschen Ort gelange. Der Fall von MÖNCKEBERG zeigt, daß derartige Gewächse auch beim Weibe vorkommen. Der Sitz dieser Gebilde, die somit als dysontogenetisch zu bezeichnen wären, in der Nähe des Blasendreiecks, sei es in der Nähe der Harnleitermündungen, sei es im Blasenausgangsgebiet, spricht für die geschilderte Entstehungsweise.

Möglicherweise ist auch ein Teil der polypösen Myxome und Fibromyxome und ihre sarkomatösen Varianten, die im Kindesalter, ja schon angeboren, zur Beobachtung kommen (vgl. S. 655) und ebenfalls fast stets in dieser Gegend lokalisiert sind, in gleicher Weise entstanden zu denken.

Die einfachen Rhabdomyome sind indes wohl doch hier abzurücken; sie finden sich auch an der Blasenvorderwand (WHITE).

7. Die Dermoide der Blase.

Dermoide der Harnblase sind sehr selten. Sie kommen bei Frauen viel häufiger zur Beobachtung als bei Männern. (Nach dem Schrifttum waren Frauen im Alter von 28, 30, 33, 35, 41 Jahren betroffen; ferner liegt ein Fall vor, bei dem es sich um einen 30jährigen Mann handelte.) Man kann dabei unterscheiden: a) Dermoide im Sinne von zystischen Teratomen (Embryomen) mit Organanlagen und ausgebildeten Geweben und b) Dermoide, die nur ektodermale Bestandteile, nämlich Haut mit ihren Anhangsgebilden aufweisen. Bei den meisten Beobachtungen handelt es sich um Dermoide im Sinne von Teratomen. Bei nicht genau beschriebenen Fällen ist die Einordnung unsicher.

Nach COSTA handelt es sich in *allen* diesen Fällen nicht um primäre Dermoide der Blase selbst, sondern um primär paravesikale oder im Ovarium sitzende Bildungen, die nur *sekundär* die Blase in Mitleidenschaft zogen (vgl. S. 671), woraus sich die Bevorzugung des weiblichen Geschlechts zwanglos erklären würde. Nicht immer läßt sich der Ausgangspunkt des Dermoids sicher feststellen. So konnte auch REJSEK, der ein nußgroßes Dermoid aus der Blasenscheitelwand bei einer 37jährigen Patientin exstirpierte, nicht sicher feststellen, ob das Dermoid primär perivesikal oder endovesikal gesessen hat, zumal der Fall durch voraufgegangene Abszedierung und Narbenbildung im Unterbauch (Typhus) kompliziert war. Auf die vom Ovarium auf die Blase übergreifenden Dermoide wird noch hingewiesen werden.

Bei einigen Fällen jedoch, besonders bei solchen, bei denen die Bildung an einem mehr oder weniger ausgebildeten Stiel in die Blase hineinhängt, kann eine *primäre Entstehung im Bereich der Harnblase selbst* nicht von der Hand gewiesen werden (MARINACCI, MURATA, HUC, SCHÜRCH), was ebenfalls für die anscheinend nicht gestielten Dermoide in den Fällen von SAXER, BOGAJEWSKY, CASPARI und DORA TELEKY wohl zutrifft.

Die Dermoide können zystoskopisch wie ein Blasenstein aussehen (CASTAÑO), enthalten meist auf ihrer Oberfläche Haare, die sich anscheinend stets mit Harnsalzen inkrustieren, und können mit Blasensteinen kombiniert sein (MURATA, MARINACCI), die durch abgelöste Haare zustande gekommen sein dürften. Haare und Fetttropfen können auch mit dem Urin entleert werden.

Der *Sitz* der Dermoide ist verschieden; sie kommen nahe dem Orifizium (DORA NELEKY), an der Blasenvorderwand (SAXER), an der Blasenhinterwand (SCHÜRCH) vor; in einzelnen Fällen wird hervorgehoben, daß das Dermoid dicht neben oder in der Mittellinie gesessen habe. HUC beobachtete bei einem Knaben ein Dermoid auch in einem Divertikel, aus dem Haarbüschel herausragten.

Die Bildungen bieten sich makroskopisch meist als kugelige Gebilde dar, die gewöhnlich haselnußgroß bis walnußgroß sind, außen mit Haaren besetzt sind und geschwürig zerfallen sein können (DORA TELEKY). Keineswegs sind jene Bildungen immer zystisch; bisweilen werden sie sogar erst mikroskopisch als Teratom erkannt (CASPARI).

Histologisch wurden gesehen: äußere Haut mit Anhangsgebilden, Drüsen vom Typ der Brustdrüse (SAXER, SCHÜRCH), Nervengewebe (SAXER, SCHÜRCH, HUC u. a.), rudimentäre Augenanlagen (SAXER, SCHÜRCH), Gewebe, die an Ependym und Meningen erinnerten (SAXER), Knorpel, Knochen, Zähne (BOGAJEWSKI), Bindegewebe, glatte Muskulatur, mit Flimmerepithel ausgekleidete Zysten, Bindegewebe, Fettgewebe, lymphatisches Gewebe. In einigen Fällen (SAXER, DORA TELEKY) wird besonders darauf hingewiesen, daß Formationen, welche auf das innere Keimblatt zurückzuführen wären, fehlten (SAXER) oder sich nicht sicher nachweisen ließen (DORA TELEKY). Ein Dermoid, welches nur äußere Haut mit Anhangsgebilden und Bindegewebe aufwies, beschrieb THOMPSON.

Nach CASTAÑO wachsen die Dermoide der Blase sehr langsam, sind für gewöhnlich gutartig, können aber (sehr selten) maligne entarten.

Diese Embryone der Harnblase unterscheiden sich von den Embryonen des Ovariums offenbar meist dadurch, daß sie der zystischen Bildung im Innern ermangeln und die Haut mit ihren Attributen die Außenfläche überzieht, während sich im Innern ein Kern aus den genannten Gewebspartien findet. Es handelt sich dabei wohl nur um die Umwandlung einer ursprünglichen zystischen Anlage, indem bei einem in die Blase hinein gerichteten Wachstum der Hohlraum und die Wand zum Teil verloren gingen, so daß sich das Innere nach außen um- und vorstülpen konnte.

Eine sichere hinreichende Erklärung für die Entstehungsweise all dieser Bildungen läßt sich nicht geben. BUDDE läßt die Teratome aus vom Urmund ausgeschaltetem Zellmaterial entstehen, dem das Vermögen, Abkömmlinge aller drei Keimblätter zu liefern, innewohnt, da ja aus dem symmetrisch verschmelzenden Urmund das Zellmaterial für alle drei Keimblätter hervorgeht.

Da unter Zugrundelegen der Konkreszenztheorie der Urmund die ganze Rumpflänge vom Basioccipitale bis zur Steißbeinspitze durchmißt, erblickt BUDDE hierin die Möglichkeit einer einheitlichen monogerminalen Entstehung für alle in den verschiedensten Körpergegenden vorkommenden dreiblättrigen Teratome. Unter welchen näheren Umständen in einzelnen seltenen Fällen hierbei die Blase Sitz des Teratoms wird, entzieht sich bislang unserer Kenntnis.

B. Sekundäre Gewächse der Harnblase.

1. Verdrängung und Zerstörung der Blase durch Gewächse in ihrer Nachbarschaft.

Die Harnblase kann durch Gewächse der Nachbarschaft in Mitleidenschaft gezogen werden. Dabei kann die Blase einerseits lediglich *verschoben* und *verdrängt* werden, so bei *Sarkomen des Beckens,* ohne daß eine Infiltration der Blasenwand durch das maligne Gewächs stattfindet (LAUDETTA, CHASMAN), bei umfangreichen *Chondromen des Beckens* (CHASMAN). Hochgradige Verdrängungen werden auch bei *Uterusmyomen* beobachtet, besonders bei solchen, die in der vorderen Zervixwand sitzen (VIOLET) und verkalkt sind (COHN, ALBRECHT), wobei erschwertes Urinieren, Zystitis und Schmerzen eintreten können. In kleinen Becken eingekeilte Myome führen zur Verdrängung der Blase nach aufwärts, nach den Seiten, je nachdem auch zur Entstehung von Taschen und Buchten, zu Ausziehung der Urethra, Auseinanderzerren des Trigonums, abnormer Fixation und Ausdehnung der verschiedensten Teile der Blase (ALBRECHT). HARTMANN und BONNET fanden bei 1000 Fällen von Uterusmyomen in 3,5% der Fälle Urinretention. Auch völlige Harnverhaltung infolge eines Uterusmyoms wurde beobachtet. DOZSA sah einen Fall, in dem das Myom Rückwärtsdrehung und winkelige Abknickung der Harnröhre sowie Druck auf den Blasenhals im Gefolge hatte, THOMAS plötzliche komplette Harnverhaltung, bedingt durch ein Myom der Hinterwand der retroflektierten Gebärmutter. Einzigartig ist eine Beobachtung von BARSKY, wo bei einer 53jährigen Frau, welche seit 10 Jahren an Schmerzen beim Urinieren und Harnretention gelitten hatte, sich ein primäres *Lymphangioendothelioma peritheliale hyalinosum* im Cavum Retzii vorfand, welches auf die Blase gedrückt hatte und sich ausschälen ließ.

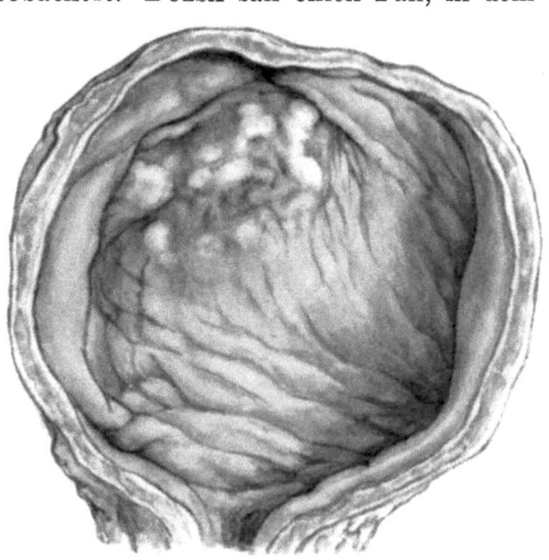

Abb. 51. Inneres der Blase bei einem von hinten auf die Blase übergreifenden Zervixkarzinom. Man sieht an der Hinterwand die knotigen Krebsmassen, die noch nicht zu einer breiten Geschwürsbildung geführt haben (S. 382/1932, 48jährig. ♀).

Anderseits können Gewächse der Nachbarschaft auf die Blase *unter Schädigung und Zerstörung des Blasengewebes* übergreifen und gegebenenfalls in sie durchbrechen. Dabei braucht das Gewächs keineswegs immer ein destruierendes Wachstum aufzuweisen. So ist der Durchbruch einer Dermoidzyste des Ovariums in die Blase anscheinend ein gar nicht so sehr seltenes Vorkommnis. (GERMAIN stellte bis 1910 26 Fälle des Schrifttums zusammen; dazu kommen neue Beobachtungen von CHEVASSU, LINDE, THOMAS und EXLEY, KALO, SIROVICZA); auch eine Dermoidzyste des Beckenbindegewebes kann in die Blase perforieren (BRENNER); dabei können Haare und Fettaugen mit dem Urin entleert werden. Sehr häufig ragen von der Perforationsöffnung Haare frei in die Blase hinein, die sich fast stets mit Harnsalzen inkrustieren. Ein Unikum stellt eine Beobachtung von COSTA dar, der um einen in das Blasenlumen von einer Dermoidzyste des Ovars aus hineinragenden Zahn gebildeten Blasenstein feststellte.

Ohne eigentlich mit destruierendem Wachstum ausgestattet zu sein, können weiterhin bekanntlich auch *Endometriosen des Beckens* in die Blase hineinwuchern (JOSEPH, WHITEHOUSE, vgl. S. 677).

Von bösartigen, aus der Nachbarschaft auf die Blase übergreifenden Gewächsen stehen die *Krebse des weiblichen Genitale* an erster Stelle. Besonders häufig greift das *Kollumkarzinom* auf das Blasengewebe über (Abb. 51 und 52). ZUBRZYCKI sah ein solches Übergreifen bei 350 abdominal operierten Fällen von Kollumkarzinom 79 mal. Allerdings ist im allgemeinen auffallend, wie lange die Ausbreitung des Karzinoms auf die Zervix beschränkt bleibt, wie lange die äußersten Muskelschichten der blasig aufgetriebenen Zervix einen seidenpapierdünnen Mantel über dem Krebsgewebe darstellen, ohne daß ein wirkliches Übergreifen auf die Blase stattfindet (LATZKO und SCHIFFMANN). Ist dieser Mantel jedoch durchbrochen, so kann

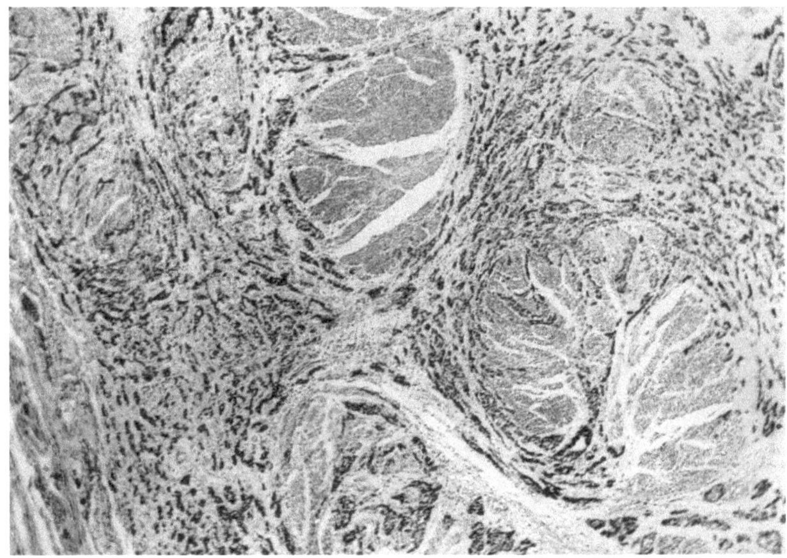

Abb. 52. Derselbe Fall wie Abb. 51. Fein aufgelöster solider Krebs in der Blasenmuskulatur bei primärem Zervixkarzinom.

die krebsige Infiltration die ganze Dicke der Blasenwand durchdringen, fungös in die Blase hineinragen oder Geschwürsbildung in der Blasenschleimhaut hervorrufen; zur Bildung einer Fistel kommt es häufig bei Krebsen der Vagina und des Uterus. Die karzinomatöse Blasenscheidenfistel, ausgehend vom Zervixkarzinom, ist die häufigste pathologische Perforation der Blase.

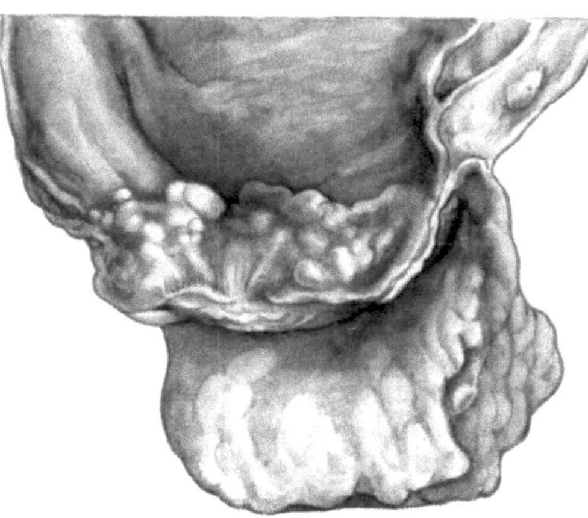

Abb. 53. Übergreifen eines primären Prostatakarzinoms auf die Blase, deren Schleimhaut knopf- und knotenförmig vorgewölbt ist. Im aufgeschnittenen linken Harnleiter eine Metastase des Prostatakrebses (im Bilde rechts) (vgl. Abb. 18, S. 600; S. 252/33, Göttingen, 70jährig. ♂).

Prostatakarzinome ziehen die Blase relativ häufig in Mitleidenschaft. Von 27 Prostatakarzinomen, die E. KAUFMANN genauer beschrieb, hatten 18 die Harnblase ergriffen. Dabei sieht man am häufigsten knopfförmige, von glatter Mukosa überzogene Knötchen und Platten sowie multiple kleine Knötchen (Abb. 53, vgl. auch v. HANSEMANN). Gelegentlich kann ein Prostatakarzinom von vornherein ein vorwiegend und derart in die Blase hineingerichtetes Wachstum haben, daß es als Blasentumor diagnostiziert und operiert wird (EISENSTAEDT). Die Ansicht, daß viele als primär angesprochene Blasenkrebse (namentlich der Hinterwand) eigentlich

Prostatakarzinome seien, die auf die Blase übergriffen (KLEBS), teilt E. KAUFMANN nicht (vgl. auch MONTFORT). Selten ist der Fall, daß ein primäres Prostatakarzinom die Blase so vollständig einmauert und ihre Wand total diffus durchsetzt; die Entscheidung, ob ein primäres Blasenkarzinom vorliege, ist dann sehr schwierig (SCHULER).

Darmkrebse können auf die Blase überwuchern, und zwar am häufigsten Krebse des *Rektums* (Rektovesikalfistel), ferner kommen besonders primäre Krebse des *Sigmoids* (NORBURY) oder des *Zökums* (RUBRITIUS) in Frage. Besonders die Flexura sigmoidea hat, zumal wenn sie durch ein Karzinom und gestaute Skybala beschwert ist, Neigung, sich auf das Dach der Blase zu legen, die dann leicht in Mitleidenschaft gezogen wird.

MICHON machte darauf aufmerksam, daß dies zystoskopisch an dem umschriebenen Ödem der Blasenschleimhaut, an mangelnder Entfaltung derselben trotz starker Füllung und gegebenenfalls an bereits entwickelter Geschwulstbildung zu erkennen sei.

Nach erfolgter Perforation lassen sich dann meist Kotbestandteile im Urin nachweisen, jedoch können sich auch monatelang nach eingetretener Perforation keine Fäzesbestandteile im Urin vorfinden (ZINNER), so daß das Fehlen von Stuhlpartikeln im Harn bei einer suspekten Fistel das Übergreifen eines malignen Darmtumors auf die Blase keineswegs ausschließt. Auch ein *Sarkom des Rektums* kann auf die Blase übergreifen (E. KAUFMANN). Einwachsen eines *Lymphosarkoms des Beckenbindegewebes* in die Hinterwand der Blase sahen DUNET und COURBOULÈS, Perforation eines *Bauchdeckenkarzinoms* in die Blase beobachtete POLANO. Auch ein primäres *Ureterkarzinom* kann kontinuierlich auf die Blase überwachsen (KLAGES). Sehr selten greift ein primärer *Harnröhrenkrebs* auf die Blase über, wie es WINCKEL bei einer Frau beobachtete; es handelte sich um einen Plattenepithelkrebs, der gleichzeitig zu einer Fistula urethro-vaginalis geführt hatte.

Eindringen einer *Serosametastase des Darmes* in die hintere Blasenwand bei primärem Gallenblasenkarzinom (43jährige Frau) sah E. KAUFMANN.

2. Implantationsmetastasen in der Blase, ausgehend von Gewächsen der oberen Harnwege.

Implantationsmetastasen von *primären malignen Gewächsen* der oberen Harnwege, die auf dem Urinweg vermittelt sind, kommen zur Beobachtung. In erster Linie handelt es sich um *Zottenkrebse*. (Ausführliches über die Frage der „Implantationsmetastasen" s. S. 570 f.) Es muß jedoch auch hier die Frage aufgeworfen werden, ob nicht für manche solcher Metastasen, für die der Harnweg angenommen wurde, der Lymphweg in den ableitenden Harnwegen in Frage kommt.

Auch *sekundäre Gewächse* der oberen Harnwege können Implantationsmetastasen in der Blase hervorrufen. SUZUKI sah ein *Karzinom der linken Nebenniere* mit Einbruch in die Niere und Implantationsmetastasen in der Blase.

3. Metastasen in der Blase von Gewächsen entfernter Organe.

Gewächsmetastasen in der Blase, die auf dem Blut- oder Lymphwege entstanden sind, sind selten, anscheinend noch seltener als im Harnleiter. In den großen Krebsstatistiken werden metastatische Gewächse in der Blase gar nicht erwähnt.

H. B. HERMANN sah Ableger eines *Adenokarzinoms des Magens* in der Blase. BODON beobachtete bis haselnußgroße Krebsknoten bei primärem, vor längerer

Zeit operierten *Brustdrüsenkrebs,* der auch in Knochen, Lunge, Leber, zahlreichen Lymphknoten der Achsel, der Trachea, der Lungenpforte des Aortenbogens, der Bauchaorta und des Beckeneingangs Metastasen gesetzt hatte. Histologisch zeigten die Knoten in der Blase wie der Primärtumor das Bild des Carcinoma solidum simplex. Bodon möchte für die Verschleppung in die Blase in erster Linie den Lymphweg verantwortlich machen, da das Lymphdrüsensystem einschließlich der Lymphknoten des Beckeneingangs und die Lymphwege der Harnblase durch Geschwulstgewebe infiltriert waren. Während in dem Fall Hermanns Hämaturie bestanden hatte, machten die Krebsmetastasen bei der Beobachtung Bodons gar keine klinischen Erscheinungen.

Selten werden auch von einem *metastatischen Eierstockkrebs* aus neue Ableger in der Blase beobachtet (Hermann). Hermann nimmt an, daß die Krebsformationen im Ovarium wahrscheinlich auf dem Wege der retroperitonealen Lymphbahnen ihrerseits wieder Ableger in der Blase hervorrufen können.

Auffällig ist, daß sich bei dieser Seltenheit der metastatischen Blasengewächse im Schrifttum 7 Fälle von Melanosarkommetastasen in der Blase bei *primärem Aderhautmelanosarkom* verzeichnet finden (Bouisson, Targett, France, E. Kaufmann, F. Fuchs je 1 Fall, Christeller 2 Fälle). Sonst bevorzugt das Melanosarkom des Auges die Leber zur Metastasierung. Hillemand sah Melanosarkommetastasen in der Blasenschleimhaut bei *allgemeiner Melanosarkomatose.* Es muß in Erwägung gezogen werden, ob nicht diese relativ große Häufigkeit der Melanosarkommetastasen vielleicht nur auf ihrer Augenfälligkeit beruht; andere Metastasen werden bei raschem Sezieren vielleicht nur häufiger übersehen.

Mandelbaum berichtete über 5 metastatische *Fibrosarkome* der Blase und ein metastatisches *Lymphosarkom,* bei dem der Primärtumor vom Processus vermiformis ausgegangen war.

C. Gewächse in der Nachbarschaft der Blase, die ein primäres Blasengewächs vortäuschen.

Eisenstaedt beobachtete einen primären Krebs der Vorsteherdrüse, dessen Wachstum von vornherein derart in die Blase hineingerichtet war, daß er als primäres Blasengewächs diagnostiziert wurde. Auch primäre Prostatasarkome können derart die Blasenwand für ihre Ausbreitung in Anspruch nehmen, daß die Entscheidung, ob ein primäres Blasensarkom oder ein primäres Prostatasarkom vorliegt, überaus schwer sein kann (Schuler). Auch auf die gelegentliche Schwierigkeit, Dermoide als primäre Blasendermoide zu erkennen, wurde schon hingewiesen (S. 669).

D. Pseudotumoren der Blase.

In diesem Kapitel sollen kurz jene Vorkommnisse besprochen werden, die makroskopisch oder sogar auch mikroskopisch ein primäres Blasengewächs vortäuschen können. Dabei werden im wesentlichen nur neuzeitliche Mitteilungen berücksichtigt, nach denen es trotz Anwendung der modernen klinischen Untersuchungsmethoden zur Verwechslung mit einer primären, echten Blasengeschwulst gekommen war.

Wir können bei diesen Pseudotumoren unterscheiden: 1. solche, die *primär* in den Geweben der Blase entstanden sind, und 2. solche, die — primär außerhalb der Harnblase gelagert — *sekundär* die Blase in Mitleidenschaft zogen.

1. Primäre Pseudotumoren.

a) Entzündungen.

Tuberkulose und vor allem Syphilis der Harnblase können mit echten Gewächsen und namentlich mit Krebs verwechselt werden.

Wenn die Tuberkulose die Innenfläche der Blase in eine mehrere Millimeter dicke, körnige, furchige oder mit flottierenden Fetzen bedeckte, käsige Schicht (die oberflächlich mit Tripelphosphatkristallen inkrustiert sein kann) verwandelt, entstehen Bilder, die solchen bei diffus infiltrierenden Krebsen oder Sarkomen „täuschend ähnlich" (E. KAUFMANN) sein können.

Die Syphilis kann auch *papillomartige Veränderungen* hervorrufen (E. KAUFMANN, Lit.). Auch die Bilharziaerkrankung kann durch die Entwicklung eines *knotigen Granulationsgewebes* (vgl. S. 642), bei dem sich reichlich pseudotuberkulöse Bildungen um verkalkte Eier gebildet haben, mit Karzinom verwechselt und sogar als Krebs operiert werden (GG. B. GRUBER).

Eine eigenartige *umschriebene hämorrhagische Zystitis* mit hämorrhagisch-ödematöser Durchtränkung aller Wandschichten beobachtete BOENNINGHAUS bei rezidivierender Polyarthritis. Der wahrscheinlich toxisch bedingte Prozeß hatte zirkumskripte Vorwulstungen der Schleimhaut hervorgerufen und klinisch, zystoskopisch und zystographisch vollkommen ein Gewächs vorgetäuscht.

Sehr selten sind *knotige Bildungen* in der Blase, die sich als Plasmozytome erweisen. MARION und LEROUX fanden bei einem 44jährigen Landmann, der an vorübergehender Hämaturie, dann an Pollakisurie und Pyurie gelitten hatte, eine knotige Durchsetzung der Schleimhaut der ganzen Blase mit weichen Massen, die man zunächst für Sarkomgewebe hielt, die sich aber als fast ausschließlich aus Plasmazellen zusammengesetzt erwies. Besondere gefäßführende und bindegewebige Gerüstteile waren nicht zu erkennen. Der Ausdruck Plasmozytom wird für gleichartige Bildungen an Konjunktiva, Lippe, Tonsille, Stimmband, Nasenrachenraum angewandt. Wie HÜCKEL (Lit.) ausführte, ist in dem lokalen Plasmozytom wohl nicht ein Gewächs, sondern ein entzündlich-reaktiver Prozeß zu erblicken (vgl. auch JOANNIVICS, MARESCH, STERNBERG u. a.). Die makroskopisch und mikroskopisch gewächsmäßige Eigenart dürfte die Bezeichnung Plasmozytom rechtfertigen, wenn auch die Bildung entzündlichen Ursprungs ist.

In seltenen Fällen können sich auch einfache Phlegmonen der Blasenwand unter dem Bilde einer Geschwulstbildung darbieten (CIMINO).

b) Ablagerungen.

Lokales Amyloid der Harnblase kann sich in höckerigen Bildungen darbieten, die die ganze Innenfläche der Blase einnehmen können; sie sind mit Gewächsen verwechselt worden (LUCKSCH).

c) Parasiten.

MAGARUCCI berichtete über eine Echinokokkusblase, die sich in der hinteren Blasenwand gebildet hatte und klinisch als gutartige Neubildung angesprochen wurde.

2. Sekundäre Pseudotumoren. Entzündungen.

GLAS fand bei einer 61jährigen Frau in der Gegend des rechten Ureterostiums eine pflaumengroße, grobzottige, oberflächlich-nekrotische Vorwölbung.

Harnleiter und Nierenbecken rechts waren erweitert. Nach dem zystoskopischen und röntgenologischen Befund wurde ein Blasengewächs angenommen. Es stellte sich indes heraus, daß eine neben der Blase lokalisierte Eiterung vorgelegen hatte, deren Ursprung dunkel blieb; vielleicht war die Appendix der Ausgangspunkt. Umschriebenes Ödem und umschriebene Entzündung der Blasenschleimhaut hatten die Verwechslung hervorgerufen.

E. Die Endometriose der weiblichen Harnblase.

Wenn die Endometriose auch streng genommen wohl nicht zu den Gewächsen zu rechnen ist, so soll sie doch wegen ihres äußeren, vielfach geschwulstartigen Verhaltens und der damit gegebenen Möglichkeit der Verwechslung mit echten Geschwülsten, hier kurz behandelt werden.

Unter Endometriosis (Adenomyosis, Adenofibrosis) verstehen wir das Auftreten und gegebenenfalls eine mehr oder minder starke Wucherung eines Gewebes in der weiblichen Bauchwand oder in extragenitalen Organen, das histologisch der Uterusschleimhaut entspricht und dem mensuellen Zyklus unterworfen ist. Auch wenn dies Gewebe im Genitalschlauch selbst an Stellen auftritt, wo es normalerweise nicht vorkommt, sprechen wir von Endometriose.

Die Endometriosen, die unlängst ROBERT MEYER[1] erschöpfend bearbeitete, kommen intra- und extraperitoneal vor und sind hauptsächlich an den Tuben, den Ligamenten, dem Ovar, im Nabelgebiet, in Laparotomiennarben, in der Inguinalgegend, seltener im Rektum, am Dünndarm, Appendix, Sigmoid, an den großen Labien und der Vagina, ganz selten in der weiblichen Harnblase lokalisiert. Ganz allgemein ist die Endometriose überhaupt im vorderen Abschnitt des Beckens seltener als im hinteren (PLAUT).

Die Endometriose der Harnblase teilt ROBERT MEYER ein in eine Form, die *von der Blasenschleimhaut selber* ausgeht (Adenomyosis vesicalis interna) (a) und in eine Form, die *vom Peritoneum der Blase* ausgeht (Adenomyosis vesicalis peritonealis). (b) Beide Formen können vereint vorkommen und in eine schwer auseinanderzuerkennende Durchmischung geraten (ROBERT MEYER). Endlich können Endometriosen, die primär *in der Nachbarschaft der Blase* entstanden sind, auf die Blase übergreifen. (c) Sitzt das heterotope Gewebe in der Blasenschleimhaut oder in dessen nächster Nähe, sei es, daß es hier primär entstanden oder sekundär dorthin gewuchert ist, so sieht man im Innern der Blase wulstartige, glatte (JOSEPH), höckerige (MÜLLER) oder deutlich zystische (OEHLECKER) bis pflaumengroße Vorwulstungen der Schleimhaut.

Klinisch können *Blasenschmerzen* und *Hämaturie*, besonders zur Zeit der Menses, wo die Bildung anzuschwellen pflegt (MÜLLER, PLAUT), auftreten; jedoch kann die Hämaturie auch völlig schmerzlos sein (MORSON). Zystoskopisch ist eine Verwechslung mit Hämangiom möglich (MÜLLER), besonders wenn das endometroide Gewebe gerade stark durchblutet ist.

Histologisch ist je nach Entstehungsort und Ausbreitung des endometroiden Gewebes Mukosa, Submukosa und Muskularis (OEHLECKER) durchsetzt oder die Wucherung bleibt auf Submukosa und Muskularis beschränkt. Das fremdartige Gewebe besteht aus Uterusschleimhaut mit drüsigen, gelegentlich zystisch erweiterten Drüsenschläuchen, die teils in einem zellreichen Stroma, teils in einem lockeren Bindegewebe gelegen sind. Das Stroma kann in der Schwangerschaft sich ausgesprochen dezidual umwandeln (ROBERT MEYER, s. unten). Die

[1] Im Handbuch der Gynäkologie, herausgegeben von W. STOECKEL (1930).

Muskulatur der Blase antwortet auf den Reiz der epithelialen Neubildung, ähnlich wie die Uterusmuskulatur in solchen Fällen, mit der Entwicklung einer Hypertrophie (ROBERT MEYER).

Die von der Blasenschleimhaut ausgehende Adenomyosis vesicalis interna (a) läßt nur Erwägungen über ihre Entstehungsweise zu. ROBERT MEYER meint unter Hinweis auf die von STOERK zuerst näher untersuchten Umwandlungen der Blasenschleimhaut in Schleimdrüsen, daß eben bei Wucherungen der Blasenschleimhaut offenbar sehr verschiedene Differenzierungsarten zu Worte kommen können; besonders sei mit der Möglichkeit besonderer epithelialer Wucherungen aus dem mesodermalen Blasenteil des Trigonum zu rechnen. Eine sichere ätiologische Erklärung für die selbständige Endometriose der Blase kann indes wohl noch nicht gegeben werden (OEHLECKER). MÜLLER nimmt für den einen seiner Fälle eine dysontegenetische Entstehung an.

Bei der selbständigen Adenomyosis vesicalis peritonealis (b), wo die Bildung also deutlich von der Serosa ausgeht oder in Serosanähe entwickelt ist, möchte MÜLLER eine Ableitung von differenzierungsfähigem Serosaepithel für nicht unwahrscheinlich halten (vgl. auch OTTOW). MORSON macht dabei chronische Reize der Serosa für die Entstehung der Wucherung verantwortlich. Eine knotenförmige „Adenomyosis decidualis vesicae externa“ beschrieb ROBERT MEYER. Es handelt sich um einen haselnußgroßen, derben Knoten der hinteren Harnblasenwand, der gelegentlich einer Sectio caesarea exstirpiert wurde. Histologisch fand sich eine große Menge von Deziduazellen mit nur wenig Drüsen. Das Gewebe zeigte eine geringe lymphozytäre Infiltration.

Überwuchern endometroiden Gewebes der Nachbarschaft auf die Blase (c) ist in verschiedenen Fällen bekannt geworden. ROBERT MEYER rechnet diese Fälle auch zur Adenomyosis vesicae peritonealis. WHITEHOUSE sah bei einer 22jährigen, noch nicht menstruierten Virgo *an der Vorderfläche des Uterus* einen Tumor von 7 cm Durchmesser, der in das Peritoneum der Excavatio vesico uterina eingedrungen und mit der Blase fest verwachsen war. Er stand nicht mit dem Kavum des Uterus in Verbindung und erwies sich als *zystisches Endometriom*, dessen Gewebe bis zur Mukosa der Blase vorgedrungen war. Seit 3 Monaten vor der glücklich verlaufenen Operation, durch die der Tumor, Uterus mit Adnexen und ein Teil der Blase entfernt wurden, litt die Patientin an „Blasenreizung“. Eine Adenomyosis im *Septum vesico-vaginale,* die auf die Blasenwand übergegriffen hatte, ohne jedoch deren Schleimhaut völlig zu durchdringen, beobachtete BRADY. Die heterotope Gewebswucherung mit zystischem Charakter war *von der Zervix* ausgegangen, stand aber nicht mit dem Zervixkanal in Verbindung. Die 43jährige Patientin hatte während der Menstruation über häufigen Urindrang zu klagen. JOSEPH endlich gab ebenfalls einen Fall bekannt, bei dem das endometroide Gewebe *im Myometrium* entstanden und auf die Blasenwand hinübergewuchert war.

F. Über den Nachweis von Geschwulstelementen und das Vorkommen von Geschwulstprodukten im Harn.

Bestandteile von Blasengewächsen, namentlich von zottigen Bildungen, können sich loslösen oder abreißen und mit dem Urin ausgeschieden werden. In der Mehrzahl der Fälle fehlen jedoch Tumorbestandteile im Urin (L. CASPER) [1].

[1] Die Methode, mit dem Katheter Tumorstücke loszureißen, ist gefährlich (L. CASPER); ebenso birgt die Probeexzision gewisse Gefahren (kleinste Verletzungen der Mukosa [JANSSEN] mit der Möglichkeit ungewollter Implantation von Tumorelementen [JANSSEN, MALCAPINE]). (Vgl. auch die Fußnote S. 627.)

Die histologische Untersuchung des Harnbodensatzes ist jedoch nicht unwichtig. Am besten wird der Harn oder noch besser das bei der Zystoskopie benutzte Spülwasser (L. CASPER, STENIUS) zentrifugiert und der Bodensatz in Paraffin eingebettet. Die Methode PARMENTERS, der den Bodensatz ausstreicht, trocknet, mit Kollodium bedeckt und färbt, erscheint bedenklich, da größere Gewebsteilchen durch das Ausstreichen zerrissen werden können. In erster Linie werden Gewebsteile von zottigen Gewächsen im Harnbodensatz nachzuweisen (gelegentlich auch auf den ersten Blick im Urin zu sehen) [1] sein, da sich diese am häufigsten von selbst loslösen. Die Diagnose auf Karzinom kann dann mit Sicherheit gestellt werden, wenn in den Gewebsteilchen epitheliale Verbände *in Beziehung zu einem Stroma* nach Art der Krebszapfen gesehen werden, was jedoch meist sehr schwer ist, da eine topographische Orientierung an den Teilchen vielfach unmöglich ist und Flachschnitte interpapillärer Epitheleinsenkungen leicht Krebszapfen vortäuschen können. Aus Epithelhaufen, geschweige denn aus einzelnen Zellen *allein* kann die Diagnose auf Krebs mit Sicherheit niemals gestellt werden, wie so oft von praktischen Ärzten irrtümlich angenommen wird. Jedoch wird ein reichliches Vorkommen von großen Zellen mit unregelmäßigen Kernen und unregelmäßigen Mitosen (PARMENTER) und von Epithelzellen mit großen Kernen (über $13 \times 7\ \mu$) und Kernkörperchen ($2 \times 3\ \mu$) die *Vermutung* auf eine mehr oder weniger bösartige Geschwulst nahelegen (STENIUS). Besonders große Kernkörperchen von 4—5 μ will STENIUS schon als deutlichere Zeichen für die Bösartigkeit eines soliden Gewächses ansehen. *Sicherheit* für die Annahme der Bösartigkeit darf man hieraus aber nicht gewinnen. Umgekehrt schließt natürlich das Fehlen eines Nachweises von Geschwulstteilen im Harn das Bestehen einer gutartigen oder bösartigen Geschwulst niemals aus.

In nekrotische Gewebstrümmer eingeschlossene Hämatoidinkristalle als für Karzinom charakteristisch zu erachten wie ULTZMANN will, erscheint bedenklich.

Auf die Färbung von Gewächszotten im frischen (nicht fixierten) Sediment mittels der Alizarinmethode (Zusatz eines Tropfens alkoholischer Alizarinlösung zum Sediment) wies A. BAUER (a) hin. Hierbei färben sich die Bestandteile mit saurer Reaktion gelb, die Gewebselemente basischer Reaktion kirschrot bis violett. Letztere Farbtöne nahmen in einem Fall A. BAUER (a) die Epithelüberzüge der Zotten im Harnsediment an. Es geht jedoch nicht an, hieraus auf die Wachstumseigenart des Epithels zu schließen, wie A. BAUER (b) will. Es erscheint sehr bedenklich, „das unaufhörliche Wachstum bösartiger Geschwülste vom Standpunkt der Alizarinmethode als Kampf zwischen Gewebselementen saurer und Zellen stärkster alkalischer Reaktion aufzufassen, bei dem die Träger der alkalischen Reaktion schließlich siegen“ [A. BAUER (b)]. Vor allem dürfte es nicht richtig sein, aus dem Ausfall der Alizarinfärbung an längere Zeit im Urin befindlichen Gewebsteilen Schlüsse ziehen zu wollen, da solche abgestorbenen Gewebselemente ganz gewiß nicht stets diejenige chemische Reaktion besitzen, die sie im Leben aufwiesen. Die Reaktion des Harnes wird hier ganz besonders auch für den Ausfall der Alizarinfärbung am Epithel abgerissener Zotten entscheidend wirksam sein. Zudem widerspricht sich A. BAUER (a) selbst, wenn er sagt, daß in dem von ihm mitgeteilten Fall die Zottenepithelien bei Anwendung der Alizarinmethode sich rot bis dunkelviolett färbten (also alkalisch, „bösartig“ waren), während sich das Gewächs mikroskopisch als „Papillom ohne Karzinomcharakter“ erwies. Die „Bösartigkeit“ erblickt A. BAUER hier nur in dem tödlichen Verlauf des Krankheitsfalles, legt den Begriff der Bösartigkeit demnach nur dem klinischen Verlauf und nicht die morphologisch sichtbare Wachstumseigenart des Geschwulstepithels zugrunde, was in diesem Zusammenhang naturgemäß nicht angeht.

Darauf, daß es bei Zottengewächsen besonders häufig zum Blutharnen kommt, wurde schon hingewiesen, jedoch kann man nicht aus der *Stärke* der

[1] KÜSTER sah in 10—14 Tagen „zwei große Flaschen voll papillärer Fetzen“ abgehen, SISK beobachtete den spontanen Abgang eines ganzen, 2:6:1,5 cm großen Papilloms durch die Harnröhre (21jährige Frau). Diese Vorkommnisse sind sehr selten.

Blutung auf die Beschaffenheit des Tumors schließen (L. CASPER). *Ständiges* Bluten soll für Karzinom sprechen (L. CASPER).

Gelegentlich können im Harn bei Zottengewächsen auch große Mengen Eiweiß erscheinen, die auf durch die Zotten hindurchgetretenes Blutplasma zurückzuführen sind (DOBROTWORSKI). Bei Schleimkrebsen kann echtes Muzin im Harn auftreten (BLUM), was aber gelegentlich auch bei der Cystitis glandularis beobachtet wird (LEO EDELMAN). Bei aufgebrochenem Dermoid der Blase oder bei in die Blase durchgebrochenem Dermoid der Nachbarschaft (besonders des Eierstockes) können dem Harn Fetttropfen[1] und Haare beigemengt werden. Bei einer Blasen-Darmfistel finden sich meist im Harn Kotbestandteile, jedoch ist dies nicht immer der Fall. Es können sich trotz Bestehen einer solchen Fistel monatelang keine Fäzesbestandteile im Harn vorfinden (ZINNER), so daß ein derartiges Fehlen bei suspekter Fistel keineswegs das Übergreifen eines bösartigen Darmgewächses auf die Blase ausschließt.

Nach SALLERAS werden die Nierenbeckenpapillome (und somit wohl auch die Blasenpapillome) von Endarterien, also Arterien ohne Anastomosen, versorgt, so daß sich der Blutdruck in ganzer Mächtigkeit auf das eröffnete Gefäß auswirken und die Blutung sehr mächtig sein kann. Verblutung soll indes sehr selten sein.

Bei der Leukoplakie der Harnwege finden sich sehr selten und erst in späten Stadien *verhornte Plattenepithelien* (auch in Form größerer zusammenhängender Massen) im Urin (KÜMMEL); die Leukoplakie des Nierenbeckens und des Ureters macht zunächst nur das Bild der Pyelitis bzw. Pyelonephritis, gegebenenfalls mit Steinbildung.

G. Blasengewächse bei Tieren.

Der Häufigkeit nach finden sich die einzelnen Formen der primären Blasengewächse der Tiere im ganzen in dem gleichen gegenseitigen Verhältnis wie beim Menschen, d. h. papilläre Fibroepitheliome und Krebse werden oft beobachtet, während mesenchymale Gewächse, besonders Sarkome, ungleich seltener sind (BALL und LOMBARD). Beim *Pferd* sind Blasengewächse nicht allzu selten. In der Mehrzahl der im Schrifttum bekannt gewordenen Fälle handelt es sich um Krebse, die teils als zottige, teils als solide, flache, die Blasenwand diffus durchsetzende Formen beschrieben wurden (HENSCHEN). Vielleicht ist der Plattenepithelkrebs hier etwas häufiger als beim Menschen (EBERSBERGER, SCHLEGEL, MONTPELLIER und NYKA). Metastasen wurden vielfach gesehen; erwähnenswert ist eine Milzmetastase eines Hornkrebses bei einem Pferde (MONTPELLIER und NYKA). Durchbruch in die Bauchhöhle mit einer Aussaat von Krebsknoten (RÜSCHER) und Durchbruch in den Uterus bei einer *Stute* (BALL und LOMBARD) wurden gesehen. HENSCHEN führt die Beobachtungen von HORN, PIOT-BEY und FRIIS an, die über Blasensarkome beim *Pferde* berichteten. Beim *Rind* gehören nach FELDMANN Blasengewächse zu den Seltenheiten. Nach HENSCHEN wurden polypöse und zottige, entzündlich veränderte oder verkrustete Geschwülste von gutartigem Wachstum mehrfach erwähnt. Sie sitzen nicht selten im Trigonum oder in der Nähe der Harnröhre. FELDMANN fand bei einer *Kuh* neben Blasensteinen ein polypöses, schleimbildendes, gutartiges Adenom von papillärem Bau; die Blasensteine hält FELDMANN für sekundär und infolge der Zystitis entstanden. HENSCHEN beobachtete zwei Fälle von Rundzellensarkomen mit erheblicher unregelmäßiger Verdickung der Wand und erwähnt eine Mitteilung von KULE, der eine Blasenzerreißung infolge eines submukösen Spindelzellensarkoms bei einem Ochsen beobachtete. Beim *Hund* sollen nach HENSCHEN Papillombildungen weniger häufig sein. Bei den Karzinomen handelt es sich offenbar mehr um einfach solide Formen. JOEST sah ein Adenokarzinom und zwei Plattenepithelkrebse. Blasensarkome fanden RIEVEL (Rundzellensarkome) sowie SUFFRAN und DAILLE (Spindelzellensarkom).

Beim *Schwein* wurden Zottengeschwülste beschrieben. Im ganzen sollen Blasengewächse beim Schwein selten sein (HENSCHEN).

---

[1] Verwechslung mit Lipurie ist kaum möglich, da es sich dort um feinste Fetttropfen handelt, die dem Harn ein milchartiges Aussehen verleihen. Die Fetttropfen aus Dermoiden sind meist viel größer, gewissermaßen auf der Oberfläche schwimmende „Fettaugen".

IV. Von Urachusresten ausgehende Gewächse.

Wie Gg. B. Gruber in dem Kapitel über Entwicklungsstörungen in diesem Handbuch auseinandersetzte (worauf verwiesen sei), kommt in gewissen Fällen die Obliteration des Urachus nur unvollkommen zustande, so daß er während des ganzen Lebens seinen Charakter als Kanal behalten kann. Damit ist Entstehung von *Urachuszysten, -divertikeln* und *-fisteln* gegeben, aus denen sich wiederum *echte Geschwülste* entwickeln können. Es ist aber auch denkbar, daß Reste trotz Verödung bestehen bleiben und den Ausgangspunkt von Zysten, Abszessen oder auch von Gewächsbildung abgeben. Die Vielgestaltigkeit dieser Vorkommnisse erschwert die Diagnosenstellung. Sitzt die Bildung am Blasenteil des Urachus, können Blasenerscheinungen auftreten, sitzt sie am Nabel, können Eiterungen der Nabelnarbe auftreten, während Zysten im Verlauf des Urachus im allgemeinen den Eindruck von Geschwülsten der Bauchdecken machen (Rankin und Parker).

Begg, der 1931 in einer erschöpfenden Studie über Physiologie und Pathologie des Urachus die Urachusgewächse eingehend würdigte, zählte unter 44 Fällen 3 Fibroadenome, 4 einfache Adenome, 19 Schleimkrebse, 8 Mischgewächse, 4 Fibrome und Myome, 6 Sarkome. Berücksichtigt man nur die vom intramuralen Blasenabschnitt des Urachus entspringenden Neubildungen, so ergibt sich ein noch stärkeres Überwiegen der Schleimkrebse (19 unter 29 Gesamtfällen). Greig buchte unter 20 Krebsen und 8 Sarkomen des Urachus 8 tödlich verlaufende Fälle. Die „Mischgewächse", die aus sarkomatösen und krebsartigen Anteilen bestehen, pflegen eine besonders enge Verbindung mit der Blasenkuppe einzugehen. Im Gegensatz dazu liegen die mesodermalen Geschwülste, die aus Muskel- und Bindegewebe des Urachus oder seiner Bänder hervorgegangen sind, entfernter von der Blase.

Die Urachusgewächse scheinen beim weiblichen Geschlecht häufiger zu sein als beim männlichen (Begg). Am häufigsten sind, wie schon erwähnt, die gelatinösen Adenokarzinome des intramuralen Urachusabschnittes. Begg fand im Schrifttum nur 3 nicht schleimbildende Adenokarzinome.

Begg teilt die *gelatinösen Adenokarzinome des untersten Urachusabschnittes* in zwei Klassen: 1. Gewächse, bei denen der obere, aus der Blasenwand ins Cavum Retzii hervorragende Teil eingekapselt ist, während im Blasenanteil die Krebsbildungen ohne Kapsel mit den Blasenwandschichten in unmittelbare Berührung treten. Diese Gewächse können lange als suprapubische Tumoren bestehen bleiben, ehe ein Durchbruch in die Blase erfolgt. 2. Seltenere, aber offenbar bösartigere Gewächse, welche fast ganz in der Blasenwand ohne Abgrenzung eingebettet sind (die augenscheinlich wucherungsfähigsten Teile liegen dabei am weitesten von der Blasenschleimhaut entfernt).

Die Gewächse können bis kopfgroß (Pendl) werden; sie enthalten meist mit Schleim gefüllte Zysten und der außerhalb der Blase liegende Teil ist meist fest mit dem Bauchfell, in das gelegentlich ein Durchbruch erfolgen kann, verlötet. Einschlägige Fälle, die zum Teil auch als Adenome gedeutet wurden, beschrieben Mintz, Koslowski, Schwarz, Pendl, Khaum, Kalo u. a. Das männliche Geschlecht überwiegt.

Schwarz sah ein Adenocarcinoma gelatinosum, das als gänseeigroßes Gewächs im Cavum Retzii gelegen und dessen untere Fläche in das seitliche Bauchfell eingedrungen war. Das untere Gewächs lag an der Blasenspitze, aus dem oberen Pol führte ein bleistiftdicker Strang zum Nabel. Einen ähnlichen Fall beobachtete Koslowski, und Pendl berichtete über ein Adenocarcinoma genatinosum von Kopfgröße, das sich im zystisch erweiterten Urachus entwickelt hatte.

Über zahlreiche Metastasen berichtete Nuboer. Eine Hirnmetastase bei einem vom Urachus ausgehenden Schleimkrebs sah Morson.

Es ist nicht unwahrscheinlich, daß auch die im Blasenscheitel entstehenden Gallertkrebse (vgl. S. 633), welche in die Blase mitunter als schleimig-zottige Neubildungen (Kielleuthner) hineinwachsen und vielfach als primäre einfache Blasenkrebse angesprochen wurden, Urachusdivertikeln bzw. Urachusresten ihre eigentliche Herkunft verdanken (Kielleuthner, Gottstein, Morson). Bei vorgeschrittenen Fällen wird die Unterscheidung der Herkunft solcher Schleimkrebse nicht leicht sein; bei beginnenden Fällen spricht nach Begg der Ausgangspunkt von der Schleimhaut und das Vorhandensein eines Stieles für einen einfachen Schleimkrebs ohne genetische Beziehung zum Urachus.

Histologisch zeigen diese Krebse des Urachus eine weitgehende Übereinstimmung. Alle im Schrifttum niedergelegten 19 Beobachtungen berichten von schleimbildenden Drüsenkrebsen bis auf 3 Fälle, bei denen es sich um einfache Adenokarzinome handelt.

Wie Kalo bereits kurz andeutete und Begg ausführlich auseinandersetzte, lassen sich an Hand der Entwicklungsgeschichte für den Werdegang dieser Gewächse folgende Erwägungen anstellen: Urachus, obere Blasenhälfte und Mastdarm gehen aus der gemeinsamen Kloake hervor, welche mit einer einfachen Lage kubischen Epithels ausgekleidet ist. Nach Scheidung der Räume durch das Septum urorectale tritt auch eine Differenzierung des primitiven Epithels in *zylindrisches Darmepithel* einerseits, in das *Übergangsepithel der Blase* anderseits ein. Das Epithel des Urachus indes, das nunmehr seine physiologische Bedeutung verloren hat, bleibt primitiv, behält dabei aber seine vollen Potenzen. Dabei pflegen die entodermalen Ursprungsimpulse zu überwiegen, so daß in der pathologischen Weiterbildung des Urachusepithels der Weg über das *Adenom,* das *Adenokarzinom* zum *Gallertkrebs* nach Art des Rektumkarzinoms führt.

Der persistierende Urachus kann auch *sekundär* von primären Blasengewächsen in Mitleidenschaft gezogen werden. So sah Goebel ein auf dem Boden einer Bilharziaerkrankung entstandenes Plattenepithelkarzinom in den Urachus hineinwachsen und so zu einer Nabelfistel führen (Fall 29 bei Goebel). Rottler beobachtete einen Fall, in dem der zystisch erweiterte Urachus von einem an anderer Stelle der Blase entstandenen papillären Tumor befallen wurde.

Steinbildung im persistierenden Urachus bzw. in Urachuszysten beschrieben Neugebauer und Slovacek; in keinem der Fälle war es zur Krebsentstehung gekommen.

Schrifttum.

Gewächse der ableitenden Harnwege.

I. Die Gewächse des Nierenbeckens.

Albarran, J.: (a) Les tumeurs de la vessie. Paris 1892. (b) Néoplesmes primitifs du bassinet et de l'uretère. II. Néoplasmes mésodermiques. Ann. Mal. génito-urin. **18**, 1179 (1900). — Allemann u. Bayer: Beiträge zur Klinik der malignen Nierentumoren. Z. urol. Chir. **14** (1924). — d'Aunoy, Rigney and Adelaide Zoeller: Primary carcinoma of the ureter. Arch. of Path. **9**, Nr 1 (1930).

Bachrach, R.: Karzinom des Ureterostiums durch Resektion geheilt. Z. urol. Chir. **28**, 2 (1929). — Baetzner: Diagnostik der chirurgischen Nierenerkrankungen. Berlin 1921. — Bauer, Th.: Zur Kenntnis der malignen Geschwülste der Niere und des Nierenbeckens. Beitr. path. Anat. **50**, 532 (1911). — Baum, E. W.: Zur Frage der einseitigen Hämaturie. Erkrankung der Kapillaren des Markteils. Dtsch. Z. Chir. **125**, 520 (1913). —

BAZY, L.: Papillom du bassinet. Nephrite hématurique. Bull. Soc. Anat. Paris **1906**, 541. — BILLROTH, TH.: Untersuchungen über die Entwicklung der Blutgefäße. Berlin 1856. (Papillenbildung, S. 51.) — BINDI, FERRUCIO: Sull' evoluzione de papilloma Selle vesica urinaria. Gazz. Osp. **1928 II**, 1505. — BIRCH-HIRSCHFELD, F. V.: (a) Lehrbuch der pathologischen Anatomie. Leipzig 1877. (b) Lehrbuch der allgemeinen pathologischen Anatomie, 3. Aufl. Leipzig 1886. (Papillom, S. 134f.) (c) Zit. nach BORST. Die Lehre von den Geschwülsten. Wiesbaden 1902. (Papillom, Bd. 2, S. 513.) — BLUM, V.: Demonstration von Fällen von Nierenbeckengeschwülsten. Wien. Ges. Ärzte, Sitzg 8. Mai 1919. Wien. klin. Wschr. **1919**, Nr 21. (Kindskopfgroßes Papillom mit Sackniere.) — BOROSS, ERNÖ u. LAJOS PUHR: Sackniere, entstanden durch gestieltes Nierenbeckenfibrom. Orv. Hetil. (ung.) **1929 II**, 1055. Ref. Z. urol. Chir. **29**, 252 (1930). (Farkas.) — BORST, M.: (a) Die Lehre von den Geschwülsten. Wiesbaden 1902. (b) Allgemeine Pathologie der malignen Geschwülste. Leipzig: S. Hirzel 1924. — BOWEN, J. A. and G. A. BENNETT: Squamous call carcinoma of the kidney pelvis. J. of Urol. **24**, 495 (1930). — BURFORD, C. E.: Papillomatosis of kidney, ureter and bladder. Trans. amer. Assoc. genito-urin. Surgeous **22**, 83, 127 (1929). — BUSSE, O.: Geschwulstbildung in den großen Harnwegen. Virchows Arch. **164**, 119 (1901).

CARNETT, J. B. and EUGENE A. CASE: Malignant papilloma of the pelvis of the left kidney with carcinomatous invasion of the kidney. Proc. path. Soc. Philad. **25**, 63 (1923). — CARSON, WILLIAM JAMES: Metastatic carcinoma in the ureter. Report of additional cases. Ann. Surg. **86**, 549 (1927). — CATTANI: Myxosarkom des Nierenbeckens. Siehe bei B. LAQUEUR: Über polypöse Fibroide des Nierenbeckens. Z. urol. Chir. **17**, 205 (1925). — CHIARI, O. M.: Über einen Fall von Ureterkarzinom. Z. Urol. **8**, 672 (1914). — CHIAUDANO, CARLO: Tumori papillomatosi del rene, dell'uretere e della vesica. Cancro **2**, 93 (1931). — CICERI, CORSO: Due fibroepitelionei papillomatosi del bacinetto in une rene calcoloso. Giorn. med. Osp. cio. Venezia **1**, 38 (1927). — COPE, ZACHARY: Papilloma of renal pelvis. Proc. roy. Soc. Med. **23**, 331 (1930). — CORSDRESS, O.: Ein Fall von Leukoplakie des Nierenbeckens mit Bildung eines Epithelpfropfes (sog. Cholesteatom). Z. urol. Chir. **13**, 1 (1923).

DAMSKI, A. u. W. ALJAKRITZKI: Zur Klinik und pathologischen Anatomie der Leukoplakie der oberen Abschnitte der Harnwege. Z. urol. Chir. **25**, 208 (1928). — DARNALL, WN. E. and JOHN KOLMER: Malignant papilloma of the kidney. Amer. J. Obstetr. **4**, Nr. 3, 273—275, 319, 320 (1922). — DAVIS, E. and A. SACHS: Prymary epithelioma of the ureter. J. amer. med. Assoc. **96**, Nr 25 (1931). — DJENG-JÄN KU: Ein Beitrag zur Kenntnis der primären Uretertumoren. Zbl. Path. **35**, 549 (1924/25). — DÓZSA, EUGEN: Weitere Beiträge zur Kenntnis der Zottengeschwülste des Nervenbeckens- Z. urol. Chir. **22**, 81 (1927).

EINZIG: Primäres Harnleiterkarzinom. Z. Urol. **25**, 649 (1931). — EISNER, F.: Über Stenosierung des Ureters durch Beckenbindegewebsmetastasen bei Magenkarzinom. Med. Klin. **1928**, Nr 32. — ENESCU, C. u. B. MENKES: Kankroid der Niere. Ein Beitrag zum Metaplasieproblem. Beitr. path. Anat. **90**, 668 (1933). — ESAU: Kankroid des Nierenbeckens bei Eiter-Steinniere. Arch. klin. Chir. **147**, 195 (1927). — ESCAT: Urohamatonephrome, culcul de l'uretère superieur, epitheliome papillaire du rein. Marseille méd. **59**, 982 (1922). — EVERIDGE, JOHN: Angioma of the renal pelvis. Left kidney. Proc. roy. Soc. Med. **22**, 921 (1929).

FELBER: Hemipyonephrose mit Nierenbeckenkarzinom. Wien. urol. Ges., Sitzg 22. Juni 1927. Z. urol. Chir. **23**, 320 (1927). — FISCHER, W. u. K. MURAKAMI: Über eine Mischgeschwulst des Nierenbeckens. Virchows Arch. **208**, 318 (1912). — FORET et WILLÊMS: Un cas du tumeur du bassinet. Ann. Soc. méd.-chir. Liége **57**, 159 (1923). — FRANK, P. u. GG. B. GRUBER: Klinisch-pathologische Beiträge zum Gebiet der Urologie. Lymphangiomatosis carcinomatosa aus primärem Krebs des Nierenbeckens. Z. urol. Chir. **13**, 116 (1923). — FRITZ: Diskussion zu FELBER, Steinpyonephrose mit Nierenbeckenkarzinom. Wien. urol. Ges., Sitzg 22. Juni 1927. Z. urol. Chir. **23**, 320 (1927). — FUCHS, FELIX: Untersuchungen über die innere Topographie der Niere. Z. urol. Chir. **18**, 164 (1925).

GARGOURT: Sur une présentation de tumeur de incrustée bassinet. J. d'Urol. **17**, 497 (1924). — GASPARIAN: Diskussion zu MUCHARINSKIJ: Die Rolle der Steine in der Vorbereitung des Epithels der Harn- und Geschlechtsorgane zum karzinomatösen Prozeß. Verh. 2. Kongr. russ. Urolog. Leningrad, 29.—31. Mai **1927** (1928). Ref. Z. urol. Chir. **28**, 384 (1929). (BANNER-VOIGT.) — GIOIA, G. DI: Su di un carcinoma papillare del calici renali associato a culculosi infetta. Studio clinico et anatomo pathologico. Ann. ital. Chir. **3**, 168 (1924). — GIORDANO, ALFRED S. and H. C. BUMPUS jr.: Carcinoma in the ureteropelvic juncture metastatic from the prostate. Report of a case. J. of Urol. **8**, 445 (1922). — GLAS, R.: Ein Beitrag zum primären und metastatischen Ureterkarzinom. Wien. klin. Wschr. **1926**, Nr 40. — GRABAM: Sarkom des Nierenbeckens. Zit. nach ALBARRAN (b). — GRAUHAN, M.: Zur Anatomie und Klinik der epithelialen Neubildungen des Nierenbeckens. Dtsch. Z. Chir. **174**, 152 (1922). — GREUEL, W.: Ein Fall von doppelseitiger Hydronephrose infolge von Karzinose der Ureteren. Z. Urol. **14**, 393 (1920). — GODARD et GAUTIER:

Volumineux papillome du bassinet avec uro-hémato-néphrose. J. d'Urol. **26**, 67 (1928). — GOTTLIEB, J.: Über Neubildungen des Harnleiters. Z. urol. Chir. **20**, 239 (1926).

HADFIELD, G.: Malignaut papilloma of renal pelvis, associated with calculus. Brit. J. Surg. **2**, 585. — HARBITZ: Om nyre-och binyresoulster, fornemmelig om de saakaldte hypernefromer. Norsk Mag. Laegevidensk. **60** (1899). — HARTMANN: Zit. nach GRAUHAN. — HASLINGER, K.: (a) Die Zottengeschwülste des Nierenbeckens. Z. urol. Chir. **20**, 77 (1926). (b) Steinpyonephrose mit Karzinom. Diskussion zu FELBER: Steinpyonephrose mit Nierenbeckenkarzinom. Wien urol. Ges., Sitzg 22. Juni 1927. Z. urol. Chir. **23**, 320 (1927). — HENKE, F.: Mikroskopische Geschwulstdiagnostik. Jena 1906. — HOCHENEGG: Zit. nach HASLINGER. Diskussion zu FELBER: Steinpyonephrose und Nierenbeckenkarzinom. Wien. urol. Ges., Sitzg 22. Juni 1927. Z. urol. Chir. **23**, 320 (1927). — HRYNTSCHAK, TH.: Über Nierenbeckenpapillome. Eine pathologisch-anatomische und klinische Studie. Z. urol. Chir. **5**, 46 (1920). — HÜCKEL, R.: (a) Anatomischer Beitrag zur Klärung dunkler Nierenblutungen. Dtsch. Z. Chir. **201**, 190 (1927). (b) Beitrag zur Frage der sog. essentiellen Hämaturie (Nierenblutung aus kleinem Herd). Z. urol. Chir. **25**, 242 (1928). — HUNT, VERNE C.: Papillary epithelioma of the renal pelvis. J. of Urol. 18, 225 (1927). — HWANG, TSCHON DJIAN: Über ein primäres Plattenepithelkarzinom des Nierenbeckens (mit Steinbildung) mit Eindringen von Karzinomzellen in Harnkanälchen und BOWMANschen Kapseln. Inaug.-Diss. Göttingen 1929.

IMMINK, E. A.: Chronische Pyonephrose mit Cholesteatombildung. Nederl. Tijdschr. Geneesk. **1930 I**, 3012. — IPSEN, JOLS: Studier over Ondartade Nyresvulster hos Voksne. København 1912.

JACOBSOHN, JULIUS: Papillome des Nierenbeckens. Z. Urol. **18**, 137 (1924). — JANSSEN, P.: Zwei außergewöhnliche Tumorbefunde an den oberen ableitenden Harnwegen. Z. urol. Chir. **9, 474** (1922). — JOSSELIN DE JONG, R. DE: Ein Fall von Carcinoma papillare des Nierenbeckens. Beitr. path. Anat. **35**, 205 (1904). — JUDD, E. and J. STRUTHERS: Primary carcinoma of the ureter. J. of Urol. **6**, 115 (1921).

KAUFMANN, E.: Lehrbuch der speziellen pathologischen Anatomie, 7. u. 8. Aufl. Berlin u. Leipzig 1922. — KEYNES, GEOFFREY: Squamous-celled carcinoma of the renal calix. Brit. J. Surg. **12**, 224 (1924). — KIMBALL, FRANCIS W.: Benign papilloma of the renal pelvis. Amer. J. Surg., N. s. **10**, 596 (1930). — KISCHENSKY, D. P.: Primärer Plattenepithelkrebs und Metaplasie des Epithels der Nierenkelche, des Nierenbeckens und des Ureters. Beitr. path. Anat. **30**, 348 (1901). — KLAGES, FR.: Beiträge zum primären Ureterkarzinom. Z. urol. Chir. **28**, 413 (1929). — KLEBS: Handbuch der pathologischen Anatomie. Berlin 1876. (Papillenbildung, Bd. 1, Abt. 2, S. 698.) — KOHLHARDT, H.: Über eine Zottengeschwulst des Nierenbeckens und des Ureters. Virchows Arch. **148**, 565 (1897). — KRAEMER: Papillom. Zit. nach V. SCHALDEMOSOS Studier over Blaerepapillomernes Bygning og Natur. København 1904. — KRETSCHMER: Leukoplakia of the kidney pelvis. Arch. Surg. **1922**, 348. — KROHN, HERBERT: Zur Frage der sog. essentiellen Hämaturie. Z. urol. Chir. **22**, 467 (1927). — KÜMMELL sen., HERMANN: (a) Die Blutungen der Harnorgane. Dtsch. Z. Chir. **192**, 143 (1925). (b) Über Nierenbecken- und Uretergeschwülste. Mschr. Harnkrkh. **2**, H. 7/8, 195 (1928). — KÜSTER: Slg klin. Vortr. **1886**, 267. — KUTZMANN, ADOLPH A.: Leukoplakia of the renal pelvis. Arch. Surg. **19**, 871 (1929).

LANDON, LYNDON HOLT and NICHOLAS M. ALTER: Carcinomatous papilloma of the renal pelvis. Ann. Surg. **75**, 605 (1922). — LANGE: Myxom des Nierenbeckens. N.Y. med. Mschr. **1891**, 460. Zit. nach ALBARRAN: Ann. Mal. génito-urin. **18**, 1179 (1900). — LAQUEUR, B.: Über polypöse Fibroide des Nierenbeckens. Z. urol. Chir. **17**, 205 (1925). — LAVONIUS: Zit. nach VOELCKER und BOENNINGHAUS: Die soliden Geschwülste der Nieren, des Nierenbeckens, der Nierenhüllen, der Nebennieren und der Nierenechinokokkus. Handbuch der Urologie, herausgeg. von LICHTENBERG, VOELCKER u. WINDBOLZ, Bd. 4, 2, S. 704. 1927. — LEGUEU: Carcinome du bassinet. J. des Prat. **35**, 200 (1921). — LJUNGGREN, EINAR: Studien über Klinik und Prognose der GRAWITZschen Nierentumoren. Zugleich ein Beitrag zur Frage nach der Genese der Hämaturie. Stockholm 1930. — LOWEN, W. E.: Malignant papilloma of the kidney with vesical metastase. Assoc. amer. genito-urin. Surg. **27**, Kongr. 1913. Ref. J. d'Urol. **4**, 995 (1913). — LUTZ, G.: Profuse Hämaturie infolge eines Nierenbeckenkavernoms. Z. urol. Chir. **17**, 93 (1925).

MAKASCHEW, G. W. u. A. A. SOKOLOW: Papillome des Nierenbeckens. Z. Urol. **24**, 265 (1930). — MANASSE, PAUL: (a) Zur Histologie und Histogenese der primären Nierengeschwülste. Virchows Arch. **142**, 192; **143**, 278 (1896). (b) Lymphgefäßendotheliom des Nierenbeckens. Virchows Arch. **143**, 306 (1896). — MANIFOLD, J. A.: Epidermization of the transitional epithelium lining the pelvis of the kidney, followed by squamous-celled carcinoma, and other changes. J. Army med. Corps **41**, 365 (1923). — MARICONDA, PAOLO: Sopra un caso di agenesia del rene con papillomatosi diffusa della pelvi. Policlinico, sez. chir. **38**, 491 (1931). — MARION, G.: Diagnostic cystoscopique des tumeurs vésicales. J. d'Urolog **1**, Suppl., 137 (1911). — MARTIN, J. F.: Enorme cancer du col de l'utérus avec greffe vaginale et englobement des uretères. Soc. Sci. méd. Lyon. Lyon méd. **1911**, No 37. — MATTHAES: Zur Kasuistik der primären Nierenbeckentumoren. Dtsch. Z. Chir. **205**, 410 (1927). — MCCLELLAN, R. H.: A report of two carcinomata of kidney with origin in papillomata of the renal pelvis. J. of Urol. **11**, 461 (1924). — MCCOWN, P. E.: Primary carcinoma of the ureter. J. amer. med. Assoc. **94**, Nr 7 (1930). — MCFARLAND, J. and MCFARLAND WOODBRIDGE: Human ureter with striated muscle and ciliated epithelium. Arch. of Path. **11**, 18 (1931). — MELEN, DAVID R. and ISTVAN GASPAR: Calculous pyonephrosis in a carcinomatous horse-shoe kidney. J. of Urol. **25**, **43** (1931). — MIONI, G.: Epitelioma papillifero della pelvi renale. Riv. Nareta, 15. März **1907**, 218. — MOCK, J.: Les tumeurs primitives du bassinet. J. d'Urol. **3**, 623 (1913). — MONTENEGRO, A., A. QUINTANA u. G. LAGLEYZE: Papilläres muköses Epitheliom des Nierenbeckens. Rev. Especial. méd. **2**, 1049 (1927). — MUCHADZE: Diskussion zu MUCHARNISKIJ: Die Rolle der Steine in der Vorbereitung des Epithels der Harn- und Geschlechtsorgane zum karzinomatösen Prozeß. Verh. 2. Kongr. russ. Urol. Leningrad, 29.—31. Mai **1927** (1928). Ref. Z. urol. Chir. **28**, 384 (1929). (BANNER-VOIGT.) — MUCHARNISKIJ, M.: Der Rolle der Steine in der Vorbereitung des Epithels der Harn- und Geschlechtsorgane zum karzinomatösen Prozeß. Verh. 2. Kongr. russ. Urol. Leningrad, 29.—31. Mai **1927** (1928). Ref. Z. urol. Chir. **28**, 384 (1929). (BANNER-VOIGT.) — MURSELL, TEMPLE: Papilloma of the pelvis of the right kidney, with secondary implantation growth in the corresponding ureter. Proc. roy. Soc. Med. **23**, 1193 (1930). — MUTO, MASAO: Zur pathologischen Anatomie und Klinik des primären, bösartigen Papilloms des Nierenbeckens. Mitt. Path. (Sendai) **2**, 599 (1926).

NEUWIRTH: Vier Fälle von Nierenbecken- und Uretertumoren. Z. urol. Chir. **25**, 477 (1928). — NITCH, CYNL A. R.: Papilliferous carcinoma of kidney and ureter. Proc. roy. Soc. Med. **23**, 1191 (1930). — NOMMEL, H. U.: Zur Papillomatose des Nierenbeckens und des Ureters. Arch. klin. Chir. **171**, 123 (1932). — NORA: Polype du bassinet. Polypose secondaire de l'uretère. J. d'Urol. **30**, 417 (1930).

OCKERBLAD, NELSE F.: Early papilloma of the kidney pelvis. Surg. Clin. N. Amer. **3**, 1641 (1923). — ORTH: Selten schweres Nierenbeckenpapillom. Mittelrhein. chir. Ver. Basel, Sitzg 27.—28. Juni 1930. Zbl. Chir. **1930**, 2218.

PACK, GEORGE T. and ROSS BUZZANCA: Experimental produktion of epithelial hyperplasia of the renal pelvis. Amer. J. Surg. **7**, 221 (1929). — PARIS, PIERRE: Les polypes du bassinet. Evolution et traitement. J. d'Urol. **29**, 1, 131 (1930). — PASCHKIS, R. u. H. G. PLESCHNER: Über einen Fall von primärem Uretertumor im juxtavesikalen Teil desselben, einen Blasentumor vortäuschend. Med. Klin. **1920**, Nr 49. — PATCH, FRANK S. and LAWRENCE J. RHEA: Papillary cyst-adenoma of the kidney associated with papillomatous growths in the pelvis, ureter, and bladder. J. of Urol. **12**, 671 (1924). — PATSCH, F. S.: The association between leukoplakia and squamous-cell carcinoma in the upper urinary tract. New England J. Med. **200**, 423 (1929). — PELS-LEUSDEN, FR.: Über papilläre Tumoren des Nierenbeckens in klinischer und pathologisch-anatomischer Hinsicht. Arch. klin. Chir. **68**, 687 (1902). — PERLMANN, SIMON: Über fibroepitheliale Geschwülste des Nierenbeckens. Dtsch. Z. Chir. **196**, 378 (1926). — PERTHES: (a) Rhabdoleiomyosarkom des Nierenbeckens. Zit. nach B. LAQUEUR: Über polypöse Fibroide des Nierenbeckens. Z. urol. Chir. **17**, 205 (1925). — PFEIFFER, E.: Adenocarcinoma papillare des Nierenbeckens. Z. urol. Chir. **25**, 25 (1928). — PILCHER: Renal varix. Ann. Surg. **1909**, 652. — PLAUT, A.: Diffuses dickdarmähnliches Adenom des Nierenbeckens mit geschwulstartiger Wucherung von Gefäßmuskulatur. Z. urol. Chir. **26**, 562 (1929).

RABINOVIČ, M. u. V. KONSTANTINOV: Ein Fall von Kombinationstumor des Nierenbeckenkarzinoms und -sarkoms. Festschrift für Prof. MYSCH, S. 374. Tomsk 1925. Ref. Z. urol. Chir. **23**, 124 (1927). (PETROV.) — RALPHS, F. G.: Sarcoma of the renal pelvis, associated with hydronephrosis. Brit. J. Surg. **13**, 190 (1925). — RENNER: Nierenbeckenpapillom. Zbl. Chir. **53**, 2736 (1926). — RIBBERT: (a) Rhabdomyosarkom des Nierenbeckens. (b) Über ein Myosarcoma striocellulare des Nierenbeckens und des Ureters. Virchows Arch. **106**, 282 (1886). — RIBBERT, H.: Geschwulstlehre. Bonn 1904. — RICHTER, JULIUS: Primäres Karzinom des rechten Ureters. Z. Urol. **3**, 416 (1909). — RIETTI, FERNANDO: Sopra un tumore di tipo ipernefroide situato nel bacinetto renale. Tumori **10**, H. 3, 303 (1923/24). — ROVSING: Zit. nach WULLSTEIN-WILMS: Lehrbuch der Chirurgie, Bd. 2, S. 382. 1918.

SALLERAS, JUAN: (a) Epithelioma papillare des linken Nierenbeckens. Semana méd. **31**, No 5, 1425 (1924). (Forderung von Untersuchung in Serienschnitten; Versorgung der Papillome durch Endarterien.) Ref. Z. urol. Chir. **18**, 274 (1925). (FREUDENBERG.) (b) Papilläres Epitheliom des linken Nierenbeckens. Rev. Assoc. méd. argent. **37**, 170 (1924). Ref. Z. urol. Chir. **20**, 147 (1926). (FREUDENBERG.) (Schmerzlose Hämaturie.) — SCHAUDIG, H.: Über papillomatöse Geschwülste der oberen Harnwege. Dtsch. Z. Chir. **186**, **358** (1924). — SCHEELE, K. u. H. KLOSE: Gibt es eine essentielle Hämaturie? Ein Beitrag zur Klinik und Pathologie der Nierenblutung aus kleinem Herd. Arch. klin. Chir. **134**, 388 (1925). —

SCHEELE, P. F.: Über ein eigenartiges Kankroid der Niere. Virchows Arch. **201**, 311 (1910). — SCHMIDT, ALBIN: Primäres, verhornendes Plattenepithelkarzinom des Nierenbeckens. Orv. Hetil. (ung.) **69**, 1110 (1925). Ref. Z. urol. Chir. **20**, 147 (1926). (VON LOBMAYER.) — SCHOLL, ALBERT J. and GORDON S. FOULDS: (a) Squamous-ecll tumors of the renal pelvis. Ann. Surg. **80**, 594 (1924). (b) Zit. nach BOWEN, J. A. and G. A. BENNETT: Squamous cell carcinoma of the kidney pelvis. J. of Urol. **24**, 495 (1930). — ŚCIENSIŃSKI, K.: Histologische Untersuchungen über das Verhältnis von Erkrankungen der Niere und des Nierenbeckens. Arb. path.-anat. Inst. poln. Univ. **2**, H. 3/4 (1931). Zbl. Path. **353**, 268 (1931/32). — SHUMAN, JOHN W.: Carcinoma of the lung from the kidney. Med. Tim. **53**, 119 (1925). — SMITH, GEORGE GILBERT and ALLAN C. GILBERT: Malignant papilloma of the kidney pelvis. J. of Urol. **13**, 25 (1925). — SPIESS, P.: Die primär epithelialen Tumoren des Nierenbeckens und des Ureters. Zbl. Path. **26**, 553 (1915). — STIEDA, ALEXANDER: Angiom einer Nierenpapillenspitze als Ursache schwerster Blutung. Beitr. path. Anat. **71**, 545 (1923). — STÖRK, O.: Beiträge zur Pathologie der Schleimhaut der harnleitenden Wege. Beitr. path. Anat. **26**, 367 (1899). — STOSSMANN, RUDOLF: Papillom des Nierenbeckens. Orvosképzés (ung.) **12**, 156 (1922). Ref. Z. urol. Chir. **11**, 100 (1923). (VON LOBMAYER.) — STRICKER, OSKAR: Über papillomatöse Geschwülste des Nierenbeckens. Arch. klin. Chir. **140**, 663 (1926). — STÜRMER, LUDWIG: Kasuistischer Beitrag zu den primären Geschwülsten des Nierenbeckens. Inaug.-Diss. München 1929. — STÜSSER, FR.: Über die primären epithelialen Neubildungen des Nierenbeckens. Bruns' Beitr. **80**, 563 (1912).

THOMAS, GILBERT J.: (a) Papilloma of the bladder and posterior urethra: Report of a case. Urologic Rev. **26**, 135 (1922). (b) Papillary carcinoma of the renal pelvis in a child of three and one-half years. Surg. Clin. N. Amer. (Minneapolis-St.-Paul Nr) **3**, 1255 (1923). — TORRES, HORACIO: Papillärer Tumor der Blase bei einem 6 Jahre vorher wegen Papilloepitheliom des linken Nierenbeckens Nephrektomierten. Rev. Especial. méd. argent. **5**, 1356 (1930). Ref. Z. urol. Chir. **32**, 127 (1931). (K. W. FRÄNKEL.) — TSCHISTOWITSCH, N.: Über das Wachstum der Zottenpolypen der Harnblase. Virchows Arch. **115**, 320 (1889).

VECCHI: Sarkom beider Nierenbecken. Zit. nach LAQUEUR. — VIETHEN, H.: Zur Klinik der epithelialen Neubildungen des Ureters. Z. urol. Chir. **29**, 274 (1930). — VIRCHOW, R.: Die krankhaften Geschwülste. Berlin 1861. — VORPFAHL, K.: Primary carcinoma of the ureters. Amer. J. Urol. **1906**, Nr 13. — VRIES, JOHN K. DE: Hypernephroma, papilloma and stone. Occuring in horse-shoe kidney. Amer. J. Surg., N. s. **10**, 468, 487 (1930).

WHITE, EDWARD WILLIAM and C. OTIS RITCH: Primary papillary epithelioma of the renal pelvis with report of a case. J. of Urol. **15**, 143 (1926). — WITHNEY: Varicose venis of the papille of the kidney. Boston. med. J. **1908**. Ref. Z. Urol. **1909**.

ZALKIN, W. S.: Über die Zysten des Nierenbeckens (pelvikale Zysten). Z. urol. Chir. **24**, 225 (1928). — ZINNER, A.: Papillomatose des Nierenbeckens und Ureters (totale Nephroureterektomie mit Ostiumresektion). Wien. urol. Ges., Sitzg 30. Okt. 1929. Z. urol. Chir. **29**, 300 (1930). — ZOBEL, H. v.: Ein Fall von primärem Ureterkarzinom mit gleichzeitigem paranephritischem Abszeß. Diss. Leipzig 1923. — ZUCKERKANDL, O.: Blasengeschwülste. Verh. dtsch. Ges. Urol. 2. Kongr. Berlin **1909**, 391.

II. Die Gewächse des Harnleiters.

ASCHNER, P. W.: (a) Tumors (3) of the Kidney pelvis and of the urether. Proc. N. Y. path. Soc. **21**, 175 (1921). (b) Primary tumor of the ureter. Surg. etc. **35**, 749 (1922). (c) Uretero-nephrotomy for carcinoma of the ureter, associated with leukoplakia. Internat. J. Surg. **35**, 54 (1922). — D'AUNOY, RIGNEY and ADELAIDE ZOELLER: Primary carcinoma of the ureter. Report of a case and review of the literature. Arch. of Path. **9**, 17 (1930).

BACHRACH: Diskussion zu A. ZINNER: Papillomatose des Nierenbeckens und Ureters (totale Nephroureterektomie mit Ostiumresektion). Wien. urol. Ges., Sitzg 30. Okt. 1929. Z. urol. Chir. **29**, 300 (1930). (Herauswachsen von Zotten aus dem Urterostium.) — BACHRACH, E.: Demonstration: Ureterpyelogramme und Operationspräparat eines papillären Urtertumors. Dtsch. Ges. Urol., Sitzg 26.—29. Sept. 1928. Z. urol. Chir. **26**, 338 (1929). — BACHRACH, ROBERT: Karzinom des Ureterostiums durch Resektion geheilt. Z. urol. Chir. **28**, 2 (1929). — BAUER, TH.: Aussprache zu ZINNER (Uretermetastasen). Wien. urol. Ges., Sitzg 21. Jan. 1925. Z. urol. Chir. **17**, 369 (1925). — BEAUFOND, F. H. DE et VAUDET: Le contrôle radiographique du reflux urétéropyélique à la miction. Bull. Acad. Méd. Paris **101**, 617 (1929). — BINDER, A.: Ein dysontogenetischer Uretertumor. Beitr. path. Anat. **69**, 462 (1921). — BLUM: Demonstration aus dem Gebiete der Ureterpathologie (Papillomatose). Wien. urol. Ges., Sitzg 28. Okt. 1925. Z. urol. Chir. **19**, 231 (1926). — BÖGER, ALFRED: Über urinogene Metastasierung eines Rektumkarzinoms in die Niere. Beitr.

path. Anat. **80**, 640 (1928). — BOND STOW: Fibrolymphosarcomata of both ureters metastatic to a primary lymphosarcoma of the anterior mediastinum of thymus origin. Ann. Surg., Nov. **1909**. — BRONGERSMA: Ein Fall von Myom des Ureters. Demonstration Holl. Ges. Chir., Sitzg 5. Mai 1912. Zbl. Chir. **40 II**, 1300 (1913).

CAPORALE, LUIGI: Primary carcinoma of the ureter with atrophic hydronephrosis. Urologic Rev. **35**, 341 (1931). — CARSON, WILLIAM JAMES: (a) Metastatic carcinoma in the ureter, associated with ureteral stricture. Ann. Surg. **82**, 142 (1925). (b) Metastatic carcinoma in the ureter. Report of additional cases. Ann. Surg. **86**, 549 (1927). — CHAUVIN, E.: Epithélioma papillaire propagé à la totalité de l'urétère avec hematonéphrose et hématome périrenal. J. d'Urol. **29**, 421 (1930). — CHAUVIN, E. et CERATI: Les tumeurs épithéliales primitives de l'uretère. Arch. Mal. Reins **5**, 631 (1931) (ausführliche Monographie). — CHAUV N, EMILE and MARC ROMIEU: Bilateral polyps and papillary adenomata of the ureter. Urologic Rev. **35**, 415 (1931). — CHEVASSU, MAURICE: Urétérographies rétrogrades dans un cas d'anurie par cancer utérin. Bull. Soc. nat. Chir. **55**, 419 (1929). — CHIARI, O. M.: Über einen Fall von Ureterkarzinom. Z. Urolog. 8, 672 (1914). — COHN, TH.: Über ein Fibrolipom des Harnleiters, ein Beitrag zur Klinik der Harnblutungen. Z. urol. Chir. **34**, 283 (1932). — CRANCE, ALBERT M. and J. HOMER and KNICKERBOCKER: Primary carcinoma (epithelioma) of the ureter. Report of a case. J. amer. med. Assoc. **82**, 1930 (1924).

DAVIS, EDWIN and ADOLPH SACHS: Primary epithelioma of the ureter. J. amer. med. Assoc. **96**, 2096 (1931). — DJENG-YÄN-KU: Ein Beitrag zur Kenntnis der primären Uretertumoren. Zbl. Path. **35**, 549 (1924). — DZIALOSCYNSKI: Primäres Ureterkarzinom. Z. Urol. **23**, 1004 (1929).

EGGERS: Zur Diagnose des primären Harnleiterkarzinoms. 55. Tagg dtsch. Ges. Chir. Berlin 1931. Arch. klin. Chir. **167** (Kongr.ber.) 123 (1931). — EISNER, F.: Über Stenosierung des Ureters durch Beckenbindegewebsmetastasen bei Magenkarzinom. Med. Klin. **1928 II**, Nr 32, 1237.

FELLER: Demonstration einer Mischgeschwulst des Ureters. Wien. urol. Ges., Sitzg 3. Juli 1929. Veröffentlicht von RENNER: Karzinosarkom. Surg. etc. **52**, 7938 (1931). — FOWLER, H. A.: Solitary papilloma of the lower (right) ureter secondary to recurrent papillomata of the bladder. Trans. amer. Assoc. genito-urin. Surgeons **23**, 201, 243 (1930).

GIORDANO, D.: Riflessione su tre casi di affezioni renali (Ematonephrosi sopra un tumore dell'uretere; un caso di pionefrosi calcolosa, ed altro di tubercolosi renale, nei quali si ha rene mobile nefritico dall'altro lato). Rinnov. med., sez. 1, gazz. internaz. med.-chir. e profess. **6**, 22 (1928). — GLAS, RICHARD: Ein Beitrag zum primären und metastatischen Ureterkarzinom. Wien. klin. Wschr. **39**, 1145 (1926). — GOTTLIEB, J.: Über Neubildungen des Harnleiters. Z. urol. Chir. **20**, 230 (1926). — GRAUHAN, MAX: (a) Zur Anatomie und Klinik der epithelialen Neubildungen des Nierenbeckens. Dtsch. Z. Chir. **174**, 152 (1922). (b) Über Verengerungen des Ureters durch Geschwülste, die außerhalb des Harntraktes entstanden sind. Z. Urol. **22**, 657 (1928). — GREUEL, W.: Ein Fall von doppelseitiger Hydronephrose infolge Karzinose der Ureteren. Z. Urol. **14**, 393 (1920). — GRÜNEBERG, JULIUS: Primäres Harnleiterkarzinom. Z. Urol. **24**, 260 (1930).

HELFER, P. I.: Zur Klinik der primären Tumoren des Harnleiters. Z. urol. Chir. **33**, 240 (1931). — HELLER: Zit. nach NEUWIRT: Demonstration. Wien. urol. Ges., Sitzg 23. Febr. 1928. Z. urol. Chir. **25**, 477 (1928).

IBRAHIM, ALY: Bilharziosis of the ureter. Lancet **205**, 1184 (1923). — ISRAEL: Ein fungöses Karzinom der Niere. Virchows Arch. **86**, 359 (1881). — IWAMOTO, MOSAKI: Partielle Pyonephrosis mit Steinen bei Verdoppelung des Nierenbeckens und Harnleiters, zugleich ein Beitrag zur Kenntnis der Leukoplakie in der Schleimhaut des Beckens und Ureters. Mitt. Path. (Sendai) **4**, 283 (1928).

JACOBY, MAX: Hypernephroider Krebs der Niere, kombiniert mit Nierenbeckenstein, papillärer Krebs des Nierenbeckens und Harnleiters, Ureteritis cystica. Berlin. urol. Ges., Sitzg 27. Nov. 1928. Z. Urol. **23**, 718 (1929). — JUDD, EWARD S. and JOHN E. STRUTHERS: Primary carcinoma of the ureter. Review of the literature and report of a case. J. of Urol. **6**, 115 (1921).

KLAGES, FR.: Beiträge zum primären Ureterkarzinom. Z. urol. Chir. **28**, 413 (1929). — KLEINSCHMIDT, R.: Beitrag zur Kenntnis der primären Uretertumoren. Dtsch. Z. Chir. **191**, 103 (1925). — KNEISE, OTTO: Das primäre Ureterkarzinom. Z. Urol. **24**, 10 (1930). — KOHLHARDT, H.: Über eine Zottengeschwulst des Nierenbeckens und des Ureters. Virchows Arch. **148**, 565 (1897). — KRETSCHMER, HERMAN L.: Primary carcinoma of ureter. J. of Urol. **11**, 573 (1924). — KÜMMEL sen., HERMANN: Über Nierenbecken- und Uretergeschwülste. Mschr. Harnkrkh. **2**, H. 7/8, 195 (1928).

LEVIN, A.: Zur Frage der Harnleiterzysten. Festschrift. Prof. B. CHOLĆOV, 1930. S. 133 (russ.). Ref. Z. urol. Chir. **33**, 324 (1931). (BANNES-VOIGT.) — LINDNER, HENRY J., RIGNEY D'AUNOY and R. I. MAILHES: Primary carcinoma of the ureter. Med. J. a. Rec.

132, 290 (1930). — LJUNGGREN, EINAR: Studien über Klinik und Prognose der GRAWITZschen Nierentumoren. Zugleich ein Beitrag zur Frage nach der Genese der Hämaturie. Stockholm 1930.

MACCOWN, P. E.: Primary carcinoma of the ureter. J. amer. med. Assoc. **94**, Nr 7, 468 (1930). — MACKENZIE, DAVID W. and MAX RATNER: Metastatic growths in the ureter. A report of three cases and a brief review of the literature. Canad. med. Assoc. J. **25**, 265 (1931). — MARION, G.: Un cas de papillomatose diffuse de l'uretère, urétérectomie totale. J. d'Urol. **14**, 227 (1922). — MARTIN, J. T.: Enorme cancer du col de l'utérus avec greffe vaginale et englobement des uretères. Soc. Sci. méd. Lyon. Lyon méd. **1911**, No 37. — MARUYAMA, ICHIRO: Über das Verhalten der Krebsinfiltration im Beckenbindegewebe gegenüber den Ureteren und zugleich über Strahleneinfluß der sekundären krebsigen Infiltration der Ureteren. Okayama-Igakkai-Zasshi (jap.) **40**, 1087 (1928); in deutscher Zusammenfassung S. 1102. — MAYER, A.: Über Ureterpolyp und Ureterinversion. Zbl. Gynäk. **1929**, 1452. — MCCARTHY, JOSEPH F. and L. H. MEEKER: A case of primary carcinoma of the ureter. Proc. N. Y. path. Soc. **22**, 134 (1922). — MORSE, ARTHUR H. and ISABELLA H. PERRY: Diffuse pelvic endometrioma constricting the ureters. Amer. J. Obstetr. **16**, 38 (1928). — MRAZ, JOHN Z.: Primary carcinoma of the ureter with obstruction and secondary hydronephrosis. J. of Urol. **12**, 49 (1924). — MYERS, W. A.: Obstructive anuria. Report of a remarkable case. J. amer. med. Assoc. **85**, 10 (1925).

NEELSEN: Beiträge zur pathologischen Anatomie der Ureteren. Beitr. path. Anat. **3**, 279 (1888). — NEUWIRT: Vier Fälle von Nierenbecken- und Uretertumoren. Z. urol. Chir. **25**, 477 (1928).

OCKERBLAD, NELSE, F. and FERDINAND C. HELWIG: Primary carcinoma of the ureter. J. of Urol. **24**, 451 (1930). — ORTH: Lehrbuch der pathologischen Anatomie, Bd. 3. 1893.

PASCHKIS, R. u. H. G. PLESCHNER: Über einen Fall von primärem Uretertumor im juxtavesikalen Teil desselben, einen Blasentumor vortäuschend. Med. Klin. **1920**, Nr 49. — PATSCH, FRANK S.: Granuloma of the ureter. J. of Urol. **25**, 193 (1931). — PFLAUMER, EDUARD: Über das intramurale Ureterpapillom, seine Diagnose und Behandlung. Z. Urol. **23**, 589 (1929). — PLAYER: Diskussion zu: MCCOWN, P. E.: Primary carcinoma of the ureter. J. amer. med. Assoc. **94**, 468 (1930). — PLAYER, LIONEL P.: Primary ureteral carcinoma with case report and a review of the literature. Urologic Rev. **32**, Nr 7, 438 (1928). — POSNER, HANS L.: Primäres Ureterkarzinom. Mschr. Geburtsh. **75**, 86 (1926).

RATHBUN, N. P.: Scirrhous carcinoma of the ureter. Lote metastasis from carcinoma of breast. Trans. amer. Assoc. genito-urin. Surgeons **21**, 373, 387 (1928); J. of Urol. **21** 507 (1929). — RENNER, M. J.: Primary malignant tumors of the ureter. Surg. etc. **52**, 793 (1931). — RIBBERT: Über ein Myosarcoma striocellulare des Nierenbeckens und des Ureters. Virchows Arch. **106**, 282 (1886). — ROHRER, P. A.: Papillary epithelioma of the ureter. J. of Urol. **24**, 639 (1930). — ROUSSELOT, LOUIS M. and JOHN DANIEL LAMON: Primary carcinoma of the ureter. Report of a case and a review of the literature. Surg. etc. **50**, 17 (1930). — RUBRITIUS: Papillomatose des Ureters. Diskussion zu BLUM: Demonstrationen aus dem Gebiete der Ureterpathologie. Wien. urol. Ges., Sitzg 28. Okt. 1925. Z. urol. Chir. **19**, 231 (1926).

SALLERAS, JUAN: Verdrängung von Niere und Ureter durch Tumoren der Nachbarschaft. Pyelographische Darstellung. Semana méd. **1931 II**, 269, 274. Ref. Z. urol. Chir. **34**, 18 (1932) (W. K. FRÄNKEL). — SCHEELE, K.: Beitrag zur Röntgendarstellung des primären Ureterkarzinoms. Fortschr. Röntgenstr. **36**, 825 (1927). — SOMMER: Zur Differentialdiagnose des primären Ureterkarzinoms. 42. Tagg Ver. nordwestdtsch. Chir. Rostock 1931. Zbl. Chir. **58 III**, 2533 (1931). — SPIESS, P.: Die primär-epithelialen Tumoren des Nierenbeckens und des Ureters. Zbl. Path. **26**, 553 (1915). — STEWART, R. LESLIE: Primary tumours of the ureter. Brit. J. Surg. **13**, 667 (1926). — STÜSSER, FRANZ: Über die primären epithelialen Neubildungen des Nierenbeckens. Beitr. klin. Chir. **80**, 563 (1912).

TARGETT: Zit. nach NEUWIRT: Demonstration. Wien. urol. Ges., Sitzg 23. Febr. 1928. Z. urol. Chir. **25**, 477 (1928).

URQUHART, A. L.: Cyst formation in the ureter, associated with bilharziasis. Brit. J. Urol. **3**, 21 (1931).

VIETHEN, H.: Zur Klinik der epithelialen Neubildungen des Ureters. Z. urol. Chir. **29**, 274 (1930). — VOLANTE, FRANCESCO: Contributo allo studio dei carcinomi primitivi dell'uretere. Arch. ital. Urol. **4**, 105 (1927). — VORPFAHL, K.: Primary carcinoma of the ureter. Amer. J. Urol. **1906**, Nr 3.

WÄTJEN: Ein primärer Uretertumor. Ver. westdtsch. Path., Tagg in Bonn, 13. Juli 1934. Zbl. Path. **35**, 279 (1924). [Ausführlich veröffentlicht von DJENG-YÄU KU: Zbl. Path. **35**, 549 (1924).] — WARING, T. P.: Can solid material by reflux or antiperistalsis enter the pelvis of the kidney from the bladder? A case proring that it can. J. of Urol. **22**, 541 (1929). — WEINSTOCK: Demonstration auf der Vereinigung der pathologischen Anatomen Wiens. Sitzg 30. Nov. 1925. Wien. klin. Wschr. **1926**, Nr 11, 316. — WILUTSKI, zit. nach NEUWIRT: Demonstration. Wien. urol. Ges., Sitzg 23. Febr. 1928. Z. urol. Chir. **25**, 477 (1928).

ZINNER, A.: (a) Isolierte Karzinommetastasen in beiden Harnleitern. Doppelseitige hydronephrotische Schrumpfniere. Tod an Urämie. Wien. urol. Ges., Sitzg 21. Jan. 1925. Z. urol. Chir. **17**, 369 (1925). (b) Papillomatose des Nierenbeckens und Ureters (totale Nephroureterektomie mit Ostiumresektion). Wien. urol. Ges., Sitzg 30. Okt. 1929. Z. urol. Chir. **29**, 300 (1930). (Herauswachsen von Zotten aus dem Ureterostium.) — ZOBEL, H. v.: Ein Fall von primärem Ureterkarzinom mit gleichzeitigem paranephritischen Abszeß. Inaug.-Diss. Leipzig 1923.

III. Die Gewächse der Harnblase.

ABRIKOSOFF, A.: Über Myome, ausgehend von der quergestreiften willkürlichen Muskulatur. Virchows Arch. **260**, 215 (1926). — ÅKERBERG, E.: Leukoplakie der Harnwege bei Schrumpfblase. Z. urol. Chir. **34**, 353 (1932). — ALBARRAN: (a) Les tumeurs de la vessie. Paris 1892. (Prolaps eines Myxoms vor die Vulva, S. 113. ORDONEZ: Chondrom, S. 134.) (b) Blasenadenom. Zit. nach dem Ref. Gaz. Méd. et Chir. **1898**, No 29, 240. — ALBRECHT: Mitgeteilt bei NASSAUER (1919/20) und bei REHN (1905) (Anilingewächs). — ALBRECHT, HANS: Klinik des Myoma uteri. Biologie und Pathologie des Weibes, herausgeg. von J. HALBAN u. L. SEITZ, Bd. 4, S. 387. 1928. — ALEXANDER: Zit. nach THOREL. — ANDRÉ: Les interventions pour tumeurs de la vessie et leurs résultats. Rev. méd. Est **52**, 715 (1924). ANGELIDES, S.: Bilharziosis der Harnblase. Athen 1927. (Monographie, griechisch.) — ASCHNER, PAUL W.: (a) The pathology of vesical neoplasm. Jts evaluation in diagnosis and prognosis. J. amer. med. Assoc. **91**, 1697, 1708 (1928). („Papilläres Karzinom" ohne Eindringen von Zellnestern in das bindegewebige Gerüst; Stellungnahme zum BRODERschen Schema.) (b) Clinical application of bladder tumor pathology. Amer. J. Surg. **10**, 67, 73 (1930). (Statistisches: Papilläre Karzinome.) — ASKANAZY, M.: Bilharziosis mit Leberzirrhose, Milztumor und Aszites. Schweiz. med. Wschr. **1929**, Nr 3, 50. — ASTRALDI, ALEJANDRO: Extraktion eines riesigen Blasenpolypen. Rev. Especial. méd. **3**, 757 (1928). Ref. Z. urol. Chir. **27**, 261 (1929). (FREUDENBERG.)

BACHRACH: (a) Kongentiale Teleangiektasie der Blase. Ref. Jber. Chir. **15**, 2 (Bericht über das Jahr 1909), 1120 (1910). (b) Blutendes Papillom im Blasendivertikel. Wien. Ges. Urol., Sitzg 16. Febr. 1927. Z. urol. Chir. **23**, 139 (1927). (c) Demonstration eines Röntgenbildes von Knochenmetastasen eines Blasenkarzinoms im Malleolus internus. Wien. urol. Ges., Sitzg 21. Nov. 1928. Z. urol. Chir. **27**, 164 (1929). — BALL, V. et CH. LOMBARD: Cancer de la vessie. Epithéliome intermediaire ou dyskératosique propagé à l'utérus, chez une jument. Bull. Assoc. franç. Étude Canc. **15**, 301 (1926). BARDENHEUER: Ber. Verh. dtsch. Ges. Chir. **1891**; Beil. zu Zbl. Chir. **1891**, 135. — BARNÉOUD, J.: La bilharziose vésicale dans le Sud maroccain. Arch. Inst. Pasteur Algérie **9**, 476 (1931). — BARRINGER, B. S.: Carcinoma of the prostate and bladder I. New England J. Med. **198**, 117 (1928) — BARSKY, CH.: Endotheliom des Cavum Retzii. Festschrift für Prof. S. BRUSTEIN, 1928. S. 394 (russ.). Ref. Z. urol. Chir. **29**, 288 (1930). (BANNER-VOIGT.) BARTELS, P.: Das Lymphgefäßsystem. Jena: Gustav Fischer 1909. — BAUER, ADOLF: (a) Erkennung einer Blasenzottengeschwulst aus dem Harnsediment mittels der Alizarinmethode. Z. urol. Chir. **35**, 219 (1932). (b) Vom Krapp zum Krebs. Schweiz. med. Wschr. **63**, 95 (1933). — BAUER, TH.: Experimentelles und Klinisches zur Frage der Blasengeschwülste. Verh. dtsch. Ges. Urol., 7. Tagg Wien 1926, S. 359. — BAYER, R.: Ein schleimbildendes Kystadenom der Harnblase. Virchow Arch. **196**, 350 (1909). — BAZY, PIERRE: Note sur la récidive des papillomes de la vessie. Bull. Soc. nat. Chir. Paris **56**, 806 (1930). — BEER, EDWIN: Tumors of the bladder. Surg. Clin. N. Amer. **3**, 423 (1923). — BEGG, R. CAMPBELL: The colloid adenocarcinomata of the bladder vault arising from the epithelium of the urachal canal: with a critical survey of the tumours of the urachus. Brit. J. Surg. **18**, 422 (1931). — BENEKE, R.: Ein Fall von Osteoidchondrosarkom der Harnblase, mit Bemerkungen über Metaplasie. Virchows Arch. **161**, 70 (1900). — BENTLEY SQUIER, Diskussion zu HUNT: Malignant disease in diverticula of the bladder. Trans. amer. Assoc. genito-urin. Surgeons **21**, 199, 227 (1928). (Blutungen bei Divertikelkarzinom.) — BERNE-LAGARDE, DE: (a) Les léio-myomes vésicaux. Arch. Mal. Reins **4**, 412 (1929) (Statistik). (b) Retention d'urine complète chez la femme par myome pédiculé de la vessie. Ablation de la tumeur par taille hypogastrique. Guérison. J. d'Urol. **27**, 314 (1929). — BETTENCOURT, A., J. BORGES et A. DE SEABRA: La bilharziose vésicale en tant que mala die autochthone au Portugal. C. r. Soc. biol. Paris **85**, 785 (1921). — BILLROTH: Siehe bei C. GUSSENBAUERS Exstirpation eines Harnblasenmyoms usw. Arch. klin. Chir. **15**, 411 (1875). — BINDI, FERRUCIO: Sull'evoluzione del papilloma della vesica urinaria. Gazz. Osp. **1928 II**, 1505. — BIRCH-HIRSCHFELD: Umwandlung gutartiger Blasentumoren in bösartige. Lehrbuch der pathologischen Anatomie, Bd. 2, S. 870. 1895. — BITSCHAI, J.: Spontanruptur der Blase. Z. Urol. **21**, 461 (1927). — BLECHER u. MARTIUS: Über einen Fall von malignem Tumor der Blase von synzytialem Bau. Z. Urol. **7**, 269 (1913). — BLUM, V.: (a) Das Myofibrom der Harnblase. Fol. urol. (Lpz.) **5**, 314 (1911). (b) Über Gallertkrebs der Harnblase und seine Beziehungen zu Zystenbildung in der Schleimhaut des Harntraktes. Wien. med. Wschr. **1914**, Nr 13, 610. (c) Monographie über das Harnblasendivertikel. Zit. nach PLESCHNER u. CREPA: Beobachtungen an Blasendivertikeln (Karzinom im Divertikel, Mechanismus der Divertikelfüllung). Z. urol. Chir. **23**, 23 (1927). (d) Die geschichtliche Bedeutung der Wiener Urologie. Wien. urol. Ges., Sitzg 11. Dez. 1929. Z. urol. Chir. **29**, 137 (1930). (e) Diskussionsbemerkung (Neurofibromatose — Cystitis cystica). Wien. urol. Ges., Sitzg 28. Jan. 1931. Z. urol. Chir. **32**, 142 (1931). — BODON, G.: Über einen Fall von metastatischem Blasenkarzinom. Z. urol. Chir. **31**, 40 (1931). — BOENNINGHAUS, HANS: Hämorrhagische Blasenerkrankung bei chronisch-rezidivierender Polyarthritis, die klinisch, zystoskopisch und zystographisch einen Blasentumor vortäuschte. Münch. med. Wschr. **68**, 1152 (1921). — BOGAJEWSKY: Zit. nach DORA TELEKY: Teratoider Tumor der weiblichen Harnblase. Petersburg. med. Wschr. **1902**, Nr 25. Arch. klin. Chir. **79**, 497 (1912). — BONNAMOUR et GIRAUD: Cancer primitif de la vessie avec généralisations multiples. Lyon méd. **1928 II**, 732. — BONNEAU, RAYMOND: Difficulté d'interprétation cystoscopique d'une tumeur pédiculeé de la vessie. J. d'Urol. **20**, 430 (1925). — BORST, MAX: (a) Die Lehre von den Geschwülsten, Bd. 2. 1902. (b) Allgemeine Pathologie der malignen Geschwülste. Leipzig: S. Hirzel 1924. (Krebsepithel und Stroma, S. 187.) — BORZA, JENÖ v.: (a) Unter dem Bilde der Prostatahypertrophie auftretendeAdenome der akzessorischen Drüsen. Z. urol. Chir. **11**, 109 (1923). (b) Über Leukoplakie in den Harnwegen mit Bemerkungen über die Ätiologie des Krebses. Z. urol. Chir. **19**, 194 (1926). — BOTHE, A.: Symposium on bladder tumors and prostatic cancer. The differential pathology of papilloma, paillary carcinoma, and other types of vesical carcinoma. Pennsylvania med. J. **32**, 393, 411 (1929). — BOUISSON, M. M.: Melanosarkommetastasen in der Blase. Zit. nach ALBARRAN: Les tumeurs de la vessie, p. 415. Paris 1898. — BOVIN, E.: Demonstration of myoma of the bladder. Acta obstetr. scand. (Stockh.) **6**, 194 (1927). — BRADY, LEO: An adenomyoma of the vesico-vaginal septum and a supernumerary ovary. Bull. Hopkins Hosp. **36**, 266 (1925). — BRENNECKE, HANS: Spontane Ausstoßung eines Fibromyxoms der Harnblase per urethram während der Gravidität. Zbl. Gynäk. **3**, 177 (1879). — BRENNER, AXEL: Eine Dermoidzyste des Beckenbindegewebes als falsches Blasendivertikel. Z. urol. Chir. **14**, 58 (1924). — BRODERS, ALBERT C.: Epithelioma of the genito-urinary organs. Ann. Surg. **75**, 574 (1922). — BRUMPT, E.: (a) L'homme est-il le seul semeur de germes dans le cas de la bilharziose vésicale? Bull. Acad. Méd. Paris **100**, 813 (1928). (b) Rôle des bilharzies dans la produktion de certains cancers. Étude cutique à propos d'un cas nouveau. Ann. de Parasitol. 8, 75 (1930). BRUNN, A. v.: Über drüsenähnliche Bildungen in der Schleimhaut des Nierenbeckens, des Ureters und der Harnblase des Menschen. Arch. mikrosk. Anat. **41**, 294 (1893). — BRYAN, ROBERT C.: Sarcoma of the bladder. Report of a case. J. of Urol. **21**, 695 (1929). — BUDDE: Beitrag zum Teratomproblem. Beitr. path. Anat. **68**, 512 (1921). — BÜGGS, W. T.: Carcinoma in diverticulum of the bladder. J. of Urol. **24**, 517 (1930). — BUERGER, L.: The pathological diagnosis of tumors of the bladder with particular reference to papilloma and carcinoma. Surg. etc. **21**, 179 (1915). — BÜTTNER, W.: Berufskrebs bei Anilinarbeitern auf Grund der in den Heidelberger Universitätsinstituten beobachteten Fälle. Z. Krebsforsch. **34**, 605 (1931). — BUGBEE, HENRY G.: Leukoplakia in a diverticulum of the bladder. J. of Urol. **21**, 395 (1929). — BURLAKOV, M.: Zur pathologischen Anatomie und Klinik der primären Myome und Sarkome der Harnblase. Ukrain. med. Arch. **1**, 39 (1927). BUTLIN: Prolaps eines Sarkoms vor die Harnröhrenmündung bei einem 4jährigen Mädchen. Lancet **1**, 310 (1882). Zit. bei ZIMMERMANN: Ein Fall von Blasenpapillom mit Prolaps durch die Harnröhre. Inaug.-Diss. Tübingen 1902. — BUZZI, BRUNO: Necrofagi in cancro corneificante. (Considerazioni istologische su un tumore della vescica.) Boll. Soc. med.-chir. **2**, 709 (1927).

CAESTECKER, DE: Diverticule de la vessie avec tumeur maligne. Le Scalpel **76**, 456 (1923). — CAHEN: Zur Kasuistik der Blasentumoren. Virchows Arch. **113**, 468 (1888). — CAN: Alveolarsarkom. Med. Rec. **1885**. Zit. nach ALBARRAN: Les tumeurs de la vessie. Paris 1892. — CAROSSE, J.: (a) A propos de l'observation de DIMITRACOF. (Foyers européens de Bilharziose vésicale. Enquête en Provence.) Bull. Soc. Path. exot. Paris **23**, 731 (1930). (b) Enquête sur la bilharziose vésicale (Schistosoma haematobium) dans le Sud-marocain et la région de Marrakech. Arch. Inst. Pasteur Algérie 8, 90 (1930). — CARRARO: Demonstration (Harnretention durch akzessorische Prostatadrüsen im Blasenhals). 1. Kongr. ital. urol. Ges. Florenz, 24. Okt. 1922. Z. urol. Chir. **11**, 224 (1923). — CASANELLO: (a) Contribution anatomo-pathologique et clinique à l'étude des tumeurs a fibres musculaires lisses de la vessie. Ann. Mal. génito-urin. **1903**. (b) Supra un caso di voluminoso linfangioma cistico congenito della vescica urinaria et considerazioni sull'istogenese del linfangioma in generale. Ref. ohne Literaturangabe (GIANI) in Jber. Chir. **15**, 2 (1919). (Bericht über das Jahr 1909, S. 1120.) — CASHMAN, GEORGE A.: Pelvic tumors with associated urological symptoms. Amer. J. Surg. **5**, 404 (1928). — CASPARI: Complément a une récente communication et quelques autres cas urologiques. Schweiz. Rdsch. Med. **22**, 322 (1922). — CASPARI, W.: Die experimentelle Erforschung der Geschwülste vom Standpunkt der

Infektions- und Immunitätslehre. Handbuch der pathogenen Mikroorganismen, 3. Aufl. Begründet von KOLLE u. von WASSERMANN, Bd. 1, Teil 2, S. 1225. 1929. — CASPER, A.: Blasengeschwülste. 2. Kongr. dtsch. Ges. Urol., 19.—22. April 1909. Ref. Zbl. Chir. **36**, 1; **1909**, 913. — CASPER, L.: (a) Lehrbuch der Urologie mit Einschluß der männlichen Sexualerkrankungen. Berlin 1903. (Häufigkeit von Krebs und Papillom, S. 210.) (b) Die Rezidive der Harnblasenpapillome. Berl. klin. Wschr. **1908**, 303. — CASTAÑO, E.: Über einen Fall von Blasenembryom. Rev. Especial méd. **5**, 1325 (1930). Ref. Z. urol. Chir. **32**, 123 (1931). (W. K. FRÄNKEL.) — CATTANI: Rabdomioma missomatoso dell'urocisti. Arch. Sci. med. **7**, No 5 (1884). — CAULK, JOHN R.: (a) Sarkoma of the bladder. Trans. amer. Assoc. genito-urin. Surgeons **19**, 217, 241 (1926). (b) Haemangiomata of the bladder and ureter. Surg. etc. **41**, Nr 1, 49 (1925). — CAWSTON, F. G.: (a) Bilharzia infection in the pool, the river and the lagoone. J. trop. Med. **25**, 16 (1922). (Infektion durch Trinken.) (b) Some results of original research into the treatment of chronic haematuria caused by Schistosoma haematobium (Bilharzy) and its associated trematode parasitic worms. J. Army med. Corps **53**, 416 (1929). (c) The control of rushes and water lilies in localities infected with the bilharzia parasitic worms. J. trop. Med. **34**, 84 (1931). — CAYLOR, HAROLD D. and WALTMAN WALTERS: Leiomyosarcoma of the urinary bladder. J. of Urol. **24**, 303 (1930). — CECIL, HOWARD L.: Sarcoma of the bladder. Report of a case upon whom a total cystectomie was done. J. of Urol. **16**, 471 (1926). — CEELEN, W.: Über Myoblastengeschwülste. Virchows Arch. **280**, 741 (1931). — CERQUA, S.: Papilloma bilharziosa della vesica. Rinasc med. **7**, 417 (1930). — CERVANTES, ARGUELLO: Les lymphatiques de la vessie. Ann. d'Anat. path. **5**, 269 (1928). — CHEVASSU: Diskussion zu HUC: Une observation d'embryome vésical. J. d'Urol. **24**, 170 (1927). — CHRISTELLER: Pathologie und pathologische Anatomie der Geschwülste der Harnblase. Z. Urol. **19**, 103 (1925). Sitzg Berl. urol. Ges., 24. Juni 1926. Z. Urol. **19**, 113 (1925). — CHRISTOPHERSON, J. B.: (a) The elimination of bilharzia disease. J. trop. Med. **31**, 89 (1928). (b) Bilharzia disease in children. Proc. roy. Soc. Med. **23**, 1733 (1930). — CHUTE, ARTHUR L.: The part that obstruction of the ureter in the outcome of cancer of the bladder. J. of Urol. **19**, 577 (1928). — CHWALLA, R.: Das Karzinom der Harnblase und der gegenwärtige Stand seiner Behandlung. Z. urol. Chir. **35**, 251 (1932). — CIMINO: Entzündungsgeschwülste der Harnblase. 28. Congr. Soc. ital. Chir. Neapel, 25.—27. Okt. 1921. — CIRILLO, GUISEPPE: A propos d'un sarcome primitif de la vessie. J. d'Urol. **18**, 401 (1924). — CIVIALE: Traité prat. sur les maladies org. genito-urinaires. Tome 3, Chap. 1. 1842. — CLADO: Traité de tumeurs de la vessie. Paris 1892. — COENEN, H.: Über Mutationsgeschwülste und ihre Stellung im onkologischen System. Beitr. klin. Chir. **68**, 605 (1910). — COHN, TH.: Ein Fall von verkalktem Uterusmyom. Ein Beitrag zur Klinik der Harnbeschwerden bei Gebärmuttergeschwülsten. Mschr. Geburtsh. **60**, 308 (1922). — COLBY, FLETCHER, H.: Embryonic rests of the urinary bladder. Surg. etc. **40**, 528 (1925). — COLLEY, F.: Über breitbasige Zottenpolypen der menschlichen Harnblase und deren Übergang in maligne Neubildung. Dtsch. Z. Chir. **39**, 525 (1894). — CORBUS, B. C.: The treatment of tumors of the bladder without local excision. Surg. etc. **33**, 517 (1921). — CORNIL et RANVIER: Manuel d'histologie pathologique. Tome 2. 1882. (ORDOÑEZ, p. 650.) — COSTA, GESUALDO: Tumore dermoide della vescica con grosso calcolo sviluppato attorno ad un deute e ad un' eminenza cutanea (Papilla del WILMS). Estirpazione con resezione parziale della vescica. Guargione. Contributo clinico anatomo-patologico alla conoscenza etiologica e patogenetica delle cisti dermoidi semplici o composte complicate della vescica. Arch. ital. Urol. **4**, 317 (1928). — CRIK: Ödematöses Fibrom der Harnblase. Zbl. Krkh. Harn- u. Sex.org. **10** (1899). — CRISTOL, V.: La cystoscopia dans la bilharziose vésicale. J. d'Urol. **12**, 319 (1921). — CROME, W.: Ein Fall multipler Harnblasendivertikel mit Plattenepithelkarzinom-Entwicklung. Diss. Leipzig 1924. — CUNÉO et MARCILLE: Note sur les lymphatiques de la vessie. Bull. Soc. anat. Paris **76** (1901); Sér. 6, T. 3, 624. — CUNNINGHAM, JOHN H.: The rapidity of growth of malignant tumors of the bladder. Trans. amer. Assoc. genito-urin. Surgeons **19**, 237 (1926). — CURSCHMANN, FR.: Statistische Erhebungen über Blasentumoren bei Arbeiten in der chemischen Industrie. Zbl. Gewerbehyg. **8**, 145, 169 (1920). — CUTLER, MAX: Bilharziosis in the United States and Canada. Report of a case. J. amer. med. Assoc. **86**, 816 (1926).

DAHL: Über primäre Karzinome der Harnblase. Inaug.-Diss. Kiel 1897. — DAY, ROBERT V.: Bilharziosis. Surg. etc. **33**, 557 (1921). — DEAN jr., L. ARCHIE: A case of bilharziosis of the bladder. Internat. J. of Med. **39**, 109 (1926). — DEAVER, JOHN WILLIAM and H. MACKINNEY: Carcinoma of the bladder. Ann. Surg. **78**, 254 (1923). — DEMING, CLYDE LEROY: (a) Primary bladder tumors in the first decade of life. Surg. etc. **39**, 432 (1924). (b) Primary carcinoma of diverticulum of the bladder. J. of Urol. **18**, 73 (1927). — DERMAN, G. L. u. Z. W. GOLBERT: Über unreife, aus der quergestreiften Muskulatur hervorgehende Myome. Virchows Arch. **282**, 172 (1931). — DIMITRACOFF, C.: Un cas de bilharziose vésicale européenne. Bull. Soc. méd. Hôp. Paris **40**, 1771 (1925). — DITTRICH, PAUL: Über zwei Fälle von primärem Sarkom der Harnblase. Prag. med. Wschr. **14**, 557

(1889). — DJEWITZKI, W. ST.: Über einen Fall von Chorionepithelioma der Harnblase. Virchows Arch. 178, 451 (1904). — DOBROTWORSKI, W. I.: Transsudation von Blutplasma durch Zottengeschwülste der Harnblase. Z. urol. Chir. 12, 118 (1923). — DOLBEY u. FAHMY: Lancet 1924, 487. Siehe E. KAUFMANNS Lehrbuch der speziellen pathologischen Anatomie, 9. u. 10. Aufl., Bd. 2, S. 798. Berlin-Leipzig: de Gruyter & Co. 1931. — DOLBEY et MOCRO: (Bilharziakrebs-Statistik.) Zit. nach E. BRUMPT: Rôle des bilharzies dans la production de certains cancers. Étude critique à d'un cas nouveau. Ann. de Parasitol. 8, 75 (1930). — DÓZSA, EUGÉN: Totale Retention verursachende Uterusfibrome. Ung. urol. Ges., 23. Sitzg vom 26. März 1928. Z. urol. Chir. 26, 145 (1929). — DUNET, CH. et R. COURBOULÈS: Lymphocytome atypique d'origine urogénital. Lyon chir. 21, 799 (1924). — DUPONT, ROBERT: A propos d'un cas de cancer développé sur une vessie exstrophiée. J. d'Urol. 13, 433 (1922). — DUPONT, ROBERT et VICTOR MISRACHI: Réticulo-lymphosarcome de la vessie. Presse méd. 1931 I, 937.

EBENAU: Über Blasensarkome. Dtsch. med. Wschr. 1885, 465. — EDELMAN, LEO: Muciparous glands in the mucosa of the urinary bladder. Report of two cases. J. of Urol. 20, 211 (1928). — EHRICH, E.: Gallertkrebs der exstrophierten Harnblase. Beitr. klin. Chir. 30, 581 (1901). — EGENOLF, W.: Über die in den Jahren 1921—1927 vom Göttinger pathologischen Institut beobachteten bösartigen Geschwülste usw. Z. Krebsforsch. 31, 396 (1930). — EISENDRATH, DANIEL et OSCAR T. SCHUTZ: Cancer primitif de l'orifice urétéral. Arch. Mal. Reins 2, 401 (1926). — EISENSTAEDT, J. S. and T. G. MCDOUGALL: Primary carcinoma of the prostate manifesting itself as a tumor of the bladder. Surg. Clin. N. Amer. 11, 195 (1931). — ENDERLEN: Zur Histologie der Schleimhaut der ektopierten Blase. Verh. dtsch. path. Ges., 7. Tagg. Berlin 1904, 167. — ENGLISCH, J.: Über Leukoplasie und Malekoplasie. Z. Urol. 1, 642, 745 (1907). — EWELL, GEORGE H.: Primary carcinoma in a diverticulum of the bladder. J. of Urol. 24, 649 (1930).

FAERBER, ERNST: Ein Fall von Hämangiom der Harnblase bei einem 11jährigen Mädchen. Fortschr. Med. 40, 358 (1922). — FAIRLEY, KEITH D. and HAMILTON FAIRLEY: Bilharzia in immegrants from Pilestine. Med. J. Austral. 1929 II, 597. — FAIRLEY, N. HAMILTON: Vesical schistosomiasis complicated by carcinoma. Brit. med. J. 1931, Nr 3699, 983. — FALCI, EMILIO: Calcolo vescicale e papilloma. Ann. ital. Chir. 10, 342 (1931). — FEDOROFF, S. P.: (a) Diskussion zum Vortrag LIOKUMOWICH: Zur Kasuistik der Neubildungen der Harnblase. Sitzgber. russ. urol. Ges., 34. Sitzg 23. März 1912. Z. Urol. 6, 661 (1912). (b) Mein Standpunkt in der Frage der modernen Behandlung der Harnblasengeschwülste. Russk. Wratsch 1917, 313. Ref. Zbl. Chirurg. 1919, 762. — FELDMAN, WILLIAM H.: Papillary adenoma of the urinary bladder in the ox. Report of a case. Amer. J. Path. 6, 205 (1930). — FELIX, A.: Observateions on vesical bilharziasis in Palstine. Amer. J. trop. Med. 5, 41 (1925). — FENGLER: Die Tumoren der Harnblase. Inaug.-Diss. Breslau 1903. — FENWICK: (a) Die Krankheiten der Harnblase. GERHARDTS Handbuch der Kinderkrankheiten, S. 555. Tübingen 1878. (b) Sarcome of the bladder. Trans. path. Soc. Lond. 37, 313 (1886). — FENWICK, H.: Trans. path. Soc. Lon. 1888, 183. Zit. nach PFISTER. — FERGUSON, A. R.: Bilharziasis and primary malignant disease of the urinary bladder, with observations on a serie of forty cases. J. of Path. 16, 76 (1911). — FERULANO, G.: Sui tumori epitheliali della vesica. Gazz. internaz. med.-chir. 1913. Ref. Jber. Med. 2, 709 (1913). — FIBIGER, J.: Untersuchungen über das Spiropterakarzinom der Ratte und der Maus. Z. Krebsforsch. 17, 1 (1920). — FIGUNROFF, K. M.: Zur Frage über die Pathologie und Behandlung der Harnblasenfibromyome. Nov. chir. Arch. (russ.) 2, H. 1, 134 (1922). Ref. Z. urol. Chir. 11, 389 (1923) (VON DER OSTER-SACKEN). — FITZWILLIAMS, DUNCAN C. L.: Unusually large papilloma of the bladder. Proc. roy. Soc. Med. 24, 469 (1931). — FLAHERTY, SAMUEL A.: Urethral obstruction due to papilloma of the bladder. Urologic Rev. 35, 638 (1931). — FLÖRCKEN: Ein seltener Fall von Blasen- und Harnröhrentumor. Zbl. Chir. 1930, 2222. — FONTANA, ALFREDO: I tumori epiteliali della vescica. Ricerche anatomiche, istogenetiche e classazione. Tumori 3, 185 (1929). — FRANCE: Metastatisches Melanosarkom der Blase. Zit. nach MUNCRES: Zur Statistik und Kasuistik der Blasensarkome. Z. Urol. 4, 837 (1910). — FRANÇOIS, JULES: Le diagnostic et le traitement des papillomes vésicaux. Le Scalpel 1928 II, 957. — FRATER, KENNETH: A study of epithelial neoplasms of the urinary bladder. J. of Urol. 20, 371 (1928). — FREUND, H.: Blasenpapillom als Geburtshindernis. Dtsch. med. Wschr. 1909, Nr 40. Ver.ber. — FRIIS: Maan. for Dyrl 29. Zit. nach HENSCHEN: Harnorgane. JOESTS Spezielle pathologische Anatomie der Haustiere, Bd. 3, S. 397. Berlin 1924. — FRISCH, A. v.: (a) Über operative Entfernung von Blasentumoren. Wien. med. Wschr. 1894, Nr 819. (Rund- und Spindelzellensarkom.) (b) Bericht über 300 operierte Blasentumoren. Wien. klin. Wschr. 1907, Nr 40, 1205. — FRÖHLICH: Ein Fall von Blasensarkom. Inaug.-Diss. Greifswald 1893. — FRUMKIN, A.: Ein Fall von kolloidalem Krebs der Harnblase. Urologija (russ.) 7, 78 (1930). Ref. Z. urol. Chir. 33, 83 (1931). (BANNER-VOIGT.) — FUCHS, FELIX: (a) Zur Klinik und Statistik der Harnblasentumoren. Z. urol. Chir. 17, 277 (1925). (b) Ein Blasenpapillom unter dem klinischen Bilde der Prostatahypertrophie. Wien. urol. Ges., Sitzg 30. Okt. 1929. Z.

urol. Chir. **29**, 300 (1930). — FULCI, J.: Contributo allo studio delle metaplasie epiteliali e dei sarcomi della vesica urinaria. Sperimentale **1909**, No 2.

GAROFALO, F.: I leiomiomi della vescica. Arch. ital. Urol. 8, 416 (1931). — GAYET: Epithélioma dans un diverticule vésical. Résection du diverticule. Lyon chir. **21**, 606 (1924). — GAYET et KOCHER: Papillome de la vessie ayant entraîné la mort rapide par hémorragies graves. Lyon méd. **132**, 107 (1923). — GERAGHTY: Knochenmetastasen bei Blasenkarzinom. Zit. nach KRETSCHMER: Carcinoma of the bladder with bone metastases. Surg. etc. **34**, 241 (1922). — GERHARDT, C.: Zur Diagnostik multipler Neurombildung. Dtsch. Arch. klin. Med. **21**, 268 (1878). — GERMAIN: Dermoidzyste in die Blase perforiert. Zit. nach BRENNER: Eine Dermoidzyste des Beckenbindegewebes als falsches Blasendivertikel. Z. urol. Chir. **14**, 58 (1924). — GHON: Diskussion zu KLUGE: Über die sog. unreifen, nicht quergestreiften Myoblastenmyome. Verh. dtsch. path. Ges. **23**, 381 (1928). — GILL, R. D.: Carcinoma in a diverticulum of the bladder. Case report. J. of Urol. **24**, 521 (1930). — GIRARD: Papillomes vésicaux en voie de dégénérescence chez une femme de vuigt et un ans, consécutifs à une cystite gangréneuse par traumatisme obstétrical. J. d'Urol. **20**, 429 (1925). — GIRGES, RAMESES: Schistosomiasis vel bilharziasis haematobium or urinaria. Urologic Rev. **35**, 651 (1931). — GIRONCOLI, F. DE: Sulla diagnosi differenziale fra papillomi maligni e benigni della vescica. Observazioni anatomopatol. e clin. Pathologica (Genova) **18**, No 418, 386 (1926). — GLAS: Pseudotumor der Blase. Wien. urol. Ges., Sitzg 23. Mai 1928. Z. urol. Chir. **26**, 682 (1929). — GOEBEL, C.: Über die Bilharziakrankheit vorkommenden Blasentumoren mit besonderer Berücksichtigung des Karzinoms. Z. Krebsforsch. **3**, 369 (1905). — GÖTZE, A.: Leiomyom a vesicae. Z. Urol. **6**, 364 (1912). — GOLDIE, HORATIS: Zur Pathologie und Therapie der chronischen Bilharziosis. Arch. Schiffs- u. Tropenhyg. **33**, 198 (1929). — GOLLER, K.: Ein Fall von langjährig bestehendem Blasentumor. Inaug.-Diss. Leipzig 1919. — GOODALE, RAYMOND H.: Cystadenoma of the bladder from aberrant prostatic gland. Arch. of Path. **6**, 210 (1928). — GOTTSTEIN: Seltene Tumoren der Blase. (Kankroid- und Kolloidkarzinom.) Bresl. chir. Ges., Sitzg 21. Jan. 1931. Zbl. Chir. **1931**, 1276. — GRUBER, GG. B.: (a) Klinisch-pathologische Beiträge zum Gebiet der Urologie. Über Harnblasen-Bilharziosis. Z. urol. Chir. **13**, 99 (1923). (b) Referat der Arbeit BOTHES: Symposium on bladder tumors and prostatic cancer. The differential pathology of papilloma, papillary cancer, and other types of vesical carcinoma. Pennsylvania med. J. **32**, 393, 411 (1929). (Ablehnung des Systems der Abstufung epithelialer Bösartigkeit.) — GRYNFELTT, E.: Myxome vésical à évolution rapidement fetale chez un enfant de neuf mois. Assoc. franç. Étude Canc. **18**, 488 (1929). — GUERSANT: (a) Sarcome de la vessie. Gaz. Hôp. **1868**, 28. (b) Vor die Harnröhre prolabierendes Sarkom, 22jähr. ♀). Gaz. Hôp. **1868**, 28. Zit. bei ZIMMERMANN: Ein Fall von Blasenpapillom mit Prolaps durch die Harnröhre. Inaug.-Diss. Tübingen 1902. — GURLT, E.: Beiträge zur chirurgischen Statistik. Arch. klin. Chir. **25**, 421 (1880). — GUYON: Myxom der Blase, in der Vulva erscheinend. Zit. nach ALBARRAN: Les tumeurs de la vessie. Paris 1892. — GUYON, F.: Diagnostic différentiel de certaines formes de la cystite et des néoplasmes de la vessie. Ann. Mal. génito-urin. **1905**, 289.

HAAKE, O.: Über den primären Krebs der Harnblase. Diss. Freiburg. i. Br. 1895. — HADDA, S.: Das Blasenkarzinom im jugendlichen Alter (unter 20 Jahren). Arch. klin. Chir. **88**, 861 (1909). — HAGER, A.: Ekstrophia vesicae urin. mit Adenocarcinoma gelativiforme. Münch. med. Wschr. **1910**, 2301. — HAGER, BENJAMIN H. and VERNE C. HUNT: A report of a case of leiomyosarcoma of the bladder. J. of Urol. **21**, 129 (1929). — HALL, ALEXANDER HISLOP: Observations on bilharziosis in Iraq. J. Army med. Corps **44**, 92 (1925). — HALLÉ, N.: Leucoplasies et cancroides dans l'appareil urinaire. Ann. Mal. génito-urin. **1896**, 481, 577. — HAMER, H. G. and H. O. MERTZ: Angioma of the bladder. Surg. etc. **51**, 541 (1930). — HAMILTON, ALICE: A Discussion of the Etiology of so-called Aniline Tumors of the bladder. J. ind. Hyg. **3**, 16 (1921/22). — HANSEMANN, v.: Die mikroskopische Diagnose der bösartigen Geschwülste. Berlin 1902; Atlas der bösartigen Geschwülste. Berlin 1910. — HARKNESS, A. H.: Bilharzia haematobia in Judia. Brit. med. J. **1922**, 475. — HARRIS, H. A.: A mesodermal tumor of the trigone of the bladder in a female foetus of sixth month. J. of Anat. **60**, 329 (1926). — HARTMANN et BONNET: Les troubles vésicaux dans les fibromes utérins (1000 observations consécutives de fibromes). Gynéc. et Obstétr. **9**, 173 (1924). — HASLINGER, K.: Diskussionsbemerkung. (Neurofibromatose — Cystitis cystica). Wien. urol. Ges., Sitzg 28. Jan. 1931. Z. urol. Chir. **32**, 142 (1931). — HEIDLER, H.: Neurofibromata vesicae urinariae. Zbl. Gynäk. **1928**, Nr 8, 504. — HEITZ-BOYER: Papillomrezidive. Diskussion zu BAZY, PIERRE: Note sur la récidive des papillomes de la vessie. Bull. Soc. nat. Chir. Paris **56**, 806 (1930). — HEITZ-BOYER et DORÉ: Tumeurs musculaires glisses de la vessie. Ann. Méd. **11**, No 22—24. — HENNESSEY, R. A.: Leukoplakia of the bladder. J. amer. med. Assoc. **88**, Nr 3 (1927). — HENSCHEN, FOLKE: Harnorgane. JOEST: Spezielle pathologische Anatomie der Haustiere, Bd. 3, S. 397. Berlin 1924. — HERBST: Diskussion zu SCHOLL: Tumors involving the dome of the bladder. J. amer. med. Assoc. **83**, 1147 (1924). (Adenokarzinom der Blase.) — HERMAN, LEON: Neoplasm of the trigone vesicae. A probable instance of hypertrophic changes in aberrant prostatic tissue. J. of Urol. **19**, 291 (1928). — HERMANN, HAROLD B.: Metastatic tumors of the urinary bladder originating from the carcinomata of the gastro-intestinal tract. J. of Urol. **22**, 257 (1929). — HEUSCH, K.: Über Neurofibrome der Harnblase. Z. urol. Chir. **21**, 113 (1926). — HICKS, JAMES B.: Carcinoma in diverticulum of bladder. J. of Urol. **24**, 205 (1930). — HILLEMAND: Melanosarkommetastase in der Blase. Zit. bei ALBARRAN: Les tumeurs de la vessie, p. 415. Paris 1898. — HILOMANN, SIGRID: Über Harnblasengeschwülste mit besonderer Berücksichtigung eines Falles von zystischem Polyp bei einem Neugeborenen. Inaug.-Diss. Berlin 1913. — HINMANN, FRANK and THOMAS E. GIBSON: Squamous cell carcinoma of the bladder. A study heterotopic epidermization, with a review of the literatur and report of cases. J. of Urol. **6**, 1 (1921). — HINTERSTOISSER, H.: Über das Sarkom der Harnblase. Wien. klin. Wschr. **1890**, 304, 327. — HORN: Wschr. Tierheilk. **1902**. Zit. nach HENSCHEN: Harnorgane. JOESTS Spezielle pathologische Anatomie der Haustiere, Bd. 3, S. 397. Berlin 1924. — HORN, W. u. V. ORATOR: Zur Frage der Prostatahypertrophie. Frankf. Z. Path. **28**, 340 (1922). — HOUETTE, CHARLES: Rhabdomyome diverticulaire congénital de la vessie. Ann. d'Anat. path. **6**, 267 (1929). — HUC: Une observation d'embryome vésical. J. d'Urol. **24**, 170 (1927). — HÜBNER, A.: Das Hämangiom der Blase. Berl. urol. Ges., Sitzg 4. Juli 1922. Z. urol. Chir. **17**, 29 (1923); Arch. klin. Chir. **120**, H. 3, 575 (1922). — HÜCKEL, R.: Über ein Plasmozytom des Nasenrachenraumes. Virchows Arch. **264**, 172 (1927). — HÜSLER, G.: Beiträge zur Lehre von den Harnblasengeschwülsten im Kindesalter. Jb. Kinderheilk. **62**, 133 (1905). — HUNT, VERNE C.: (a) Malignitant disease in diverticula of the bladder. Trans. amer. Assoc. genito-urin. Surgeons **21**, 199, 227 (1928). (b) The surgical treatment of malignant tumors of the bladder. J. amer. med. Assoc. **91**, Nr 22 (1928). — HUTCHINSON, HARRY S.: The pathology of bilharziosis. Amer. J. of Path. **4**, 1 (1928).

IBRAHIM, ALY: Bilharziasis of the ureter. Lancet **205**, 1184 (1923). — IBRAHIM, ALI BEY: The problem of bilharziasis in Egypt. J. State Med. **35**, 702 (1927). — IKEDA, R.: Beiträge zur Lehre von der epidermoidalen Umwandlung des Harnblasenepithels. Über Glykogenablagerung im Epithel der Harnblase und ihre klinische Bedeutung. Z. Urol. **1**, 369 (1907). — IKOMA, TORAHIKO: Zur Kenntnis des Divertikelkarzinoms der Harnblase. Wien. med. Wschr. **73**, 1421 (1923).

JACOBY, MAX: Über lymphatische Gewebsreaktionen an Niere und Harnwegen und ihre Beziehungen zu lokalen Entzündungsprozessen. Z. Urol. **21**, 241 (1927). — JANSSEN, P.: Zwei außergewöhnliche Tumorbefunde an den oberen ableitenden Harnwegen. Z. urol. Chir. **9**, 474 (1922). — JOANOVIĆ, J. u. B. GJORGEVIĆ: Fibromyom der Harnblase. Srpski Arh. Lekarst **33**, 339 (1931). Ref. Z. urol. Chir. **33**, 334 (1931). (VIDAKOVIĆ.) — JOANNOVICS: Über Plasmazellen. Zbl. Path. **20**, 1011 (1909). — JOEST: Berichte der Technischen Hochschule Dresden für 1910 und 1919 (Karzinom). Zit. nach HENSCHEN, FOLKE: Harnorgane. JOESTS Spezielle pathologische Anatomie der Haustiere, Bd. 3, S. 397. Berlin 1924. — JORES: Über die Hypertrophie des sog. mittleren Lappens. Virchows Arch. **135**, 224. — JOSEPH: (a) Knochenmetastase im Calcaneus bei Blasenkarzinom. Röntgenatlas der Harnorgane. Zit. nach BACHRACH: Demonstration eines Röntgenbildes von Knochenmetastasen eines Blasenkarzinoms im Malleolus internus. Wien. urol. Ges., Sitzg 21. Nov. 1928. Z. urol. Chir. **27**, 164 (1929). (b) Endometriosis der Harnblase. Zbl. Chir. **1930**, 113. — JOSEPH, E.: Die Geschwülste der Blase. Handbuch der Urologie, Bd. 5; Spezielle Urologie, Bd. 3, 167. 1928. — JOSEPH, E. u. O. SCHWARZ: Erfahrungen über die epithelialen Geschwülste der Harnblase. Z. urol. Chir. **13**, 203 (1923). — JOSSIFOW, G. M.: Das Lymphgefäßsystem des Menschen mit Beschreibung der Adenoide und der Lymphbewegungsorgane. Jena: Gustav Fischer 1930. — JUDIN, S.: Diskussion zu GOTTLIEB und ROSENBAUM: Neubildung der Harnblase bei Arbeitern der Textilfabriken. Verh. Kongr. 1. russ. Urol. Moskau, Sitzg 31. Mai bis 2. Juni 1926, S. 122. Erschienen 1927 (russ).

KALO, ANDREAS: In die Blase perforierte Dermoidzyste. Z. Urol. **24**, 330 (1930). — KALTENBACH: Exstirpation eines papillären Adenoms der Harnblase von der Scheide aus. Arch. klin. Chir. **30**, 659 (1884). — KARTULIS, ST.: Weitere Beiträge zur pathologischen Anatomie der Bilharzia (Distomum haematobium, COBBOLD). Virchows Arch. **152**, 474 (1898). — KATZ, HARRY: Cavernous haemangioma of the bladder. J. of Urol. **15**, 201 (1926). KAUFMANN, E.: (a) Pathologische Anatomie der malignen Neubildungen der Prostata. Dtsch. Chir., **1902**, Lief. **53**. (b) Lehrbuch der speziellen pathologischen Anatomie, 7. u. 8. Aufl. Berlin u. Leipzig 1922. (Blasenkarzinom bei 93jährigem ♂, Bd. 2, S. 1126); (sekundäre Blasengewäches, Bd. 2, S. 1127 f.). (Melanosarkommetastasen in der Blase, Bd. 2, S. 1128.) KEYDEL: Statistische Beurteilung der chirurgischen Behandlung der Blasengeschwülste. Zbl. Kr.kh. Harn- u. Sex.org. **17**, 289 (1906). — KHALIL, M. and M. H. BETACHE: Treatment of bilharziasis with a new compound "fouadin". Report on 2041 cases. Lancet **1930 I**, 234. KIDD, FRANK and HUBERT M. TURNBULL: Angiomyoma of the urinary bladder. Surg. etc. **36**, 467 (1923). — KIELLEUTHNER, LUDWIG: Blasenscheiteltumor. Urachuskarzinom.

Z. Urol. **23**, 519 (1929). — KIMBROUGH, J. C.: Carcinoma of diverticulum of urinary bladder. Mil. Surgeon **63**, 713 (1928). — KITANI, H.: Zur Kenntnis der Häufigkeit und der Lokalisation von Krebsmetastasen mit besonderer Berücksichtigung ihres histologischen Baues. Virchows Arch. **238**, 289 (1922). — KLAGES, FR.: Beiträge zum primären Ureterkarzinom. Z. urol. Chir. **28**, 413 (1929). — KLEBS, E.: (a) Zottengeschwülste der Harnblase. Handbuch der pathologischen Anatomie, Bd. 1, Abt. 2, S. 698. Berlin 1876. (b) Adenom der Blase. Handbuch der pathologischen Anatomie, Bd. 1, Abt. 2, S. 699. (c) Prostatakrebs und Harnblase, sowie Ablehnung des Vorkommens einfach-solider Krebse der Blase. Handbuch der pathologischen Anatomie, Bd. 1, Abt. 2, S. 701 u. 1125. Berlin 1876. — KLINGE, F.: Über die sog. unreifen nicht quergestreiften Myoblastenmyome. Verh. dtsch. path. Ges. **23**, 376 (1928). — KNIPFER, ALESSANDRO: (a) Contributo alla diagnosi radiologica della Bilharziosi vescico-ureterale. Radiol. med. **14**, 1071 (1927). (b) Gli esiti lontani della bilharziosi urinaria ai raggi X. Radiol. med. **15**, 1023 (1928). — KOCH: Beiträge zur Diagnose und Behandlung der Harnblasenkarzinome. Inaug.-Diss. Freiburg 1890. — KOCH, M.: Die tierischen Schmarotzer des Harnapparates. Handbuch der speziellen pathologischen Anatomie und Histologie, Bd. 6, S. 721. 1925. — KÖNIG, FRANZ: Papillom der Harnblase. Lehrbuch der speziellen Chirurgie, Bd. 2, S. 741. Berlin 1899. — KOLL, J. S.: Fibroids of the urinary bladder with report of a case. J. of Urol. **9**, 345 (1923). KOSTJURIN, W. S.: Über Fibromyome der Harnblase. Z. urol. Chir. **18**, 190 (1925). — KRÄMER: Zit. nach V. SCHALDEMOSE: Studier over Blaerepapillomernes Bygning og Natur. København 1904. — KRAFT, S.: Ein Fall von Sarkokarzinom der Harnblase. Z. urol. Chir. **7**, 12 (1921). — KRETSCHMER, HERMAN L.: (a) Carcinoma of the bladder with bone metastases. Surg. etc. **34**, 241 (1922). (b) Diskussion zu HUNT: Malignant disease in diverticula of the bladder. (Seltenheit der Leukoplakie im Divertikel.) Trans. amer. Assoc. genito-urin. Surgeons **21**, 199, 227 (1928). (c) Knochenmetastasen bei Blasenkarzinom. Zit. nach BACHRACH: Demonstration eines Röntgenbildes von Knochenmetastasen eines Blasenkarzinoms im Malleolus internus. Wien. urol. Ges., Sitzg 21. Nov. 1928. Z. urol. Chir. **27**, 164 (1929). (d) Leiomyoma of the bladder with a report of a case and a review of the literature. J. of Urol. **26**, 575 (1931). — KRETSCHMER, HERMAN L. and K. E. BARBER: Carcinoma in a bladder diverticulum. Report of a case and a review of the literature. J. of Urol. **21**, 381 (1929). — KROMPECHER, E.: Über die Beziehungen zwischen Epithel und Bindegewebe bei den Mischgeschwülsten der Haut und der Speicheldrüsen und über das Entstehen der Karzinosarkome. Beitr. path. Anat. **44**, 88 (1908). (Karzinosarkom der Harnblase, S. 119.) — KUCHENBECKER, A.: Über die Umwandlung aromatischer Amidoverbindungen im Tierkörper. Zbl. Gewerbehyg. **8**, 69 (1920). — KÜMMELL sen., HERMANN: Über Nierenbecken- und Uretergeschwülste. Mschr. Harnkrkh. **2**, 195 (1928). — KÜSTER, E.: Über Blasengeschwülste und deren Behandlung. Slg klin. Vortr. **1886**, Nr 267/268, 64, 2335. (Abgang großer Mengen von Papillomfetzen.) — KÜTTNER, H.: Das Cholesteatom der Harnwege. Beitr. klin. Chir. **114**, 609 (1919). — KULE: Z. Vet.kde **1909**. Zit. nach HENSCHEN: Harnorgane. JOESTS Spezielle pathologische Anatomie der Haustiere, Bd. 3, S. 397. Berlin 1924. — KUSNETZKI, P. W. u. D. P.: Russ. klin. Arch. **1905**. Zit. nach KOSTJURIN: Über Fibromyome der Harnblase. Z. urol. Chir. **18**, 197 (1925) und nach FIGURNOFF: Zur Frage über die Pathologie und Behandlung der Harnblasenfibromyome. Nov. chir. Arch. (russ.) **2**, H. 1, 134 (1922). Ref. Z. urol. Chir. **11**, 389 (1923). (VON DER OSTEN-SACKEN.) — KYRIELEIS, A.: Ein Beitrag zu den multiplen Fibromen der Haut und den multiplen Neuromen. Inaug.-Diss. Göttingen 1885.

LANDETTA: Zit. nach CORNIL et RANVIER: Manuel d'histologie pathologique. Paris 1882. (LANDETTA, S. 650.) — LANGHANS, THEODOR: Kasuistischer Beitrag zur Lehre von den Gefäßgeschwülsten. III. Kavernom der Blase mit tödlicher Blutung. Virchows Arch. **75**, 291 (1879). — LAQUEUR, B.: Über polypöse Fibroide des Nierenbeckens. Z. urol. Chir. **17**, 205 (1925). — LATZKO: Fibrom der Blase auf entzündlicher Grundlage. Wien. urol. Ges., Sitzg 29. Nov. 1922. Z. urol. Chir. **13**, 85 (1923). — LATZKO, W. u. JOSEF SCHIFFMANN: Erkrankungen des weiblichen Harnapparates und ihre Beziehungen zu den weiblichen Generationsorganen. Biologie und Pathologie des Weibes, herausgeg. von J. HALBAN u. L. SEITZ, Bd. 5, 4, S. 1013. 1928. — LAVENANT, A.: Epithélioma colloïde d'origine allantoïdienne du sommet de la vessie. J. d'Urol. **17**, 43 (1924). — LECÈNE, P. et A. HOVELACQUE: Les cancers développés sur la vessie exstrophiée. J. d'Urol. **1**, No 4 (1912). — LEFÈVRE, RAOUL: La bilharziose au Soudan francais (cercle de MOPTI). Bull. Soc. Path. exot. Paris **17**, 720 (1924). — LEGUEU, F.: (a) Traitement du cancer de l'appareil urinaire etc. 2. Congr. Soc. internat. Chir. Bruxelles 1908. Ann. Mal. génito-urin. **2**, 1575 (1908). (b) FÉLIX GUYON (1831—1920). Progrès méd. **1931 II**, 2257. — LE MOINE, FRANCISQUE: Formes cliniques anormales des Tumeurs primitives de la vessie. Paris: G. Steinheil 1910. — LENDORF: Woraus entwickelt sich die sog. Prostatahypertrophie. Arch. klin. Chir. **97**, 467. — LENDORF, A.: Beiträge zur Histologie der Harnblasenschleimhaut. Anat. H. **17**, 54 (1901). — LEUENBERGER, S. G.: (a) Ein weiterer Beitrag zur Mutation von Harnblasenpapillomen in Sarkom. Arch. klin. Chir. **99**, 361, 363 (1912). Die unter dem

Einfluß der synthetischen Farbenindustrie beobachtete Geschwulstentwicklung. Beitr. klin. Chir. **80**, 208 (1912). (c) Beiträge zur Frage der Geschwulstmutation beim Menschen auf Grund der Histogenese eines sarkomatösen Harnblasendivertikelpapilloms. Dtsch. Z. Chir. **114**, 1 (1912). — LEWIN, A.: Naevus teleangiectaticus der Harnwege. Z. Urol. **18**, 280 (1924). — LEWIN, C.: (a) Experimentelle Beiträge zur Morphologie und Biologie bösartiger Geschwülste bei Ratten und Mäusen. Z. Krebsforsch. **6**, 267 (1908). (b) Die Ätiologie der bösartigen Geschwülste. Nach dem gegenwärtigen Stande der klinischen Erfahrung und der experimentellen Forschung. Berlin: Julius Springer 1928. — LEXER: Myosarkom der Blase. Dtsch. med. Wschr. **1904**, Nr 42. — LICHTENSTERN, R.: (a) Ein Beitrag zur Metaplasie der Harnblasenschleimhaut. Wien. klin. Wschr. **1904**, 351. (b) Bericht über zwei operierte Fälle papillärer Geschwülste der Blase. Z. Urol. **2**, 148 (1908). — LINDE, E.: Zur Kasuistik des Durchbruchs einer Dermoidzyste in die Harnblase. Urologija (russ.) **5**, 128 (1928). Ref. Z. urol. Chir. **27**, 128 (1929). (BANNER-VOIGT.) — LÖWENSTEIN, S.: Trichodes crassicanda spezifica, eine causa directa in der Ätiologie der Tumoren. Beitr. klin. Chir. **76**, 750 (1911). — LOOS, A.: Eingeweidewürmer und die von ihnen hervorgerufenen Erkrankungen. C. MENSES Handbuch der Tropenkrankheiten, 2. Aufl., S. 331. 1914. — LOTSY: Die Bilharziosis des Harnsystems und ihre röntgenologische Diagnostik. Fortschr. Röntgenstr. **28**, 569 (1922). — LOWER, W. E. and C. C. HIGGINS: Diverticula of the urinary bladder. With report of 110 cases. J. of Urol. **20**, 635, 679 (1928). — LOWER, WILLIAM E. and RALPH M. WATKINS: A case of primary carcinoma of the bladder with metastasis to the brain. Amer. J. med. Sci. **167**, 434 (1924). — LUCA, ANTONIO DE: Un raro caso di infezione di bilarzia in pelvi renale. Arch. ital. Urol. **8**, 74 (1931). — LUCKSCH: Über lokale Amyloidbildung in der Harnblase. Verh. dtsch. path. Ges. **7**, 34 (1904). (Tumorförmiges Amyloid.)

MACDONALD, SYDNEY G.: (a) Naevus of the bladder. Proc. roy. Soc. Med. **23**, 332 (1930). (b) Carcinoma beginning in a sacculus of the bladder. Proc. roy. Soc. Med. **24**, 469 (1931). — MACKENZIE: Diskussion zu HUNT: Malignant disease in diverticula of the bladder. Trans. amer. Assoc. gen.-urin. Surgeons **21**, 199, 227 (1928). (Plattenepithelkrebs im Blasendivertikel.) — MACKENZIE, DAVID W.: Small round-cell sarcoma of the bladder, with review of the literature. Brit. J. Urol. **1**, 359 (1929); Trans. amer. Assoc. genito-urin. Surgeons **22**, 313, 344 (1929). — MACKENZIE, DAVID W. and WILLIAM H. CHASE: Rhabdomyosarcoma of the urinary bladder with metastases. Report of a case with brief review of clinical and pathological literature. J. of Urol. **19**, 315 (1928). — MAËS, EUGEN: Schistosoma haematobicum au sudan français enquête sur la bilharziose vésicale dans le cercle de l'Issa-Ber (boucle du niger). Ann. de Parasitol. **2**, 82 (1924). — MAISIN, J. et E. PICARD: Peut-on provoquer expérimentalement des cancers de la vessie chez le rat? C. r. Soc. Biol. Paris **96**, 1058 (1927). — MAJEWSKI: Fall von Myxom der Harnblase. Kronika lek. **1901**, Nr 6. Zit. nach HÜSLER: Beiträge zur Lehre von den Harnblasengeschwülsten im Kindesalter. Jb. Kinderheilk. **62**, 133 (1905). — MAKAR, NAQUIB and A. L. URQUHART: Adenoma of the urinary bladder. Brit. J. Urol. **2**, 384 (1930). — MALCAPINE, J. B.: (a) Papilloma of the bladder. Brit. med. J. **1929**, Nr 3591, 794. (Gefahr der Implantation bei Probeexzision.) (b) Two cases of haemangioma of the bladder. Brit. J. Surg. **18**, 205 (1930). — MANDELBAUM, F. S.: The pathology of new growth of the bladder. Surg. etc. **5**, H. 3; nach CWYBEL: Inaug.-Diss. Breslau 1908, S. 20. Zit. bei MUNWES: Zur Statistik und Kasuistik der Blasensarkome. Z. Urol. **4**, 837 (1910). — MARCHAND: Ein Beitrag zur Kasuistik der Blasentumoren. Arch. klin. Chir. **22**, 676 (1878). — MARESCH: Diskussion zu ALBRECHT: Plasmozytom. Vereinsber. Wien, 27. Mai 1926. Wien. klin. Wschr. **39**, 673 (1926). — MARGARUCCI, O.: Cisti d'echinococco della vescica simulante un tumore. Bull. Accad. med. Roma **52**, 183 (1926). — MARINACEI, SERTORIO: Cisti dermoide della vescica. Contributo clinico. Policlinico, sez. prat. **31**, 421 (1924). — MARION: Un cas rare d'angiome de la vessie. J. d'Urol. **26**, 235 (1928). — MARION, G. et LEROUX: Plasmocytome vésicale. J. d'Urol. **18**, 121 (1924). — MAROGNA, PIETRO: Sul linfosarcoma primitivo della vescica e sulla presenca di elementi linfoidi in essa. Arch. ital Urol. **4**, 3 (1927). — MARSH: Prolaps eines Myxoms durch die Harnröhre bei einem 2jährigen Mädchen. Trans. path. Soc. **25**, 178. Zit bei ZIMMERMANN: Ein Fall von Blasenpapillom mit Prolaps durch die Harnröhre. Inaug.-Diss. Tübingen 1902. — MATTEI, AMEDEO: Su alcuni casi di Schistosomiasi vescicale. Ann. Med. nav. e colon. **2**, 395 (1931). — MAYER, R. L.: Untersuchungen über die durch aromatische Amine bedingten gewerblichen Erkrankungen. Arch. Gewerbepath. **1**, 436 (1930). — MAZA, TOMÁS DE LA: Ureter-Blasenpapillom und Hydronephrose. Rev. españ. Cir. y Urol. **10**, 77 (1928). Ref. Z. urol. Chir. **25**, 417 (1928). (FREUDENBERG.) — MCCARTHY, JOSEPH F., C. TRAVERS STEPITA and S. J. HALPERIA: Sarcoma of the bladder. Amer. J. Surg. **7**, 229 (1929). — MCKAY, HAMILTON W.: Solitary metastasis to te brain from carcinoma of the bladder. Brit. J. Urol. **2**, 156 (1930). — MERKEL, FL.: Topographische Anatomie. Braunschweig 1930. (Blasenhals: Bd. 3, S. 180.) — MEYER, ROBERT: Die Pathologie der Bindegewebsgeschwülste und Mischgeschwülste. Handbuch der Gynäkologie (VEIT), herausgeg. von W. STOECKEL, Bd. 6, 1., S. 211. 1930. (Adenomyosis des Septum ceroicovesicale und der Blasenwand, S. 459.) — Michon, Edouard: Utilité de la cystoscopie dans certains néoplasmes de l'anse sigmoïde. J. d'Urol. **11** 463 (1921). — Michon, Louis: Enorme ibrome pédiculé de la vessie. Ablation par voie transpéritonéal. J. d'Urol. **28**, 593 (1929). Mintz, E. Ross: Sarcoma of the bladder in children, with report of a case. New England J. Med. **205**, 756 (1931). — Mönckeberg, J. G.: Über heterotope mesodermale Geschwülste am unteren Ende des Urogenitalapparates. Virchows Arch. **187**, 471 (1907). — Montfort, E.: Contribution à l'étude du rôle dans les tumeurs épithéliales infiltrées de la vessie. Ann. Mal. génito-urin. **21**, 801 (1903). — Montpellier et Nyke: Sur deux cas de cancers de la vessie chez le cheval. Bull. Assoc. franç. Étude Canc. **19**, 132 (1930). — Morse, Arthur H. and Isabella H. Perry: Diffuse pelvic endometrioma constricting the ureters. Amer. J. Obstetr. **16**, 38 (1928). — Morse, Harry D.: The etiology and pathology of pyelitis cystica, ureteritis cystica and cystitis cystica. Amer. J. Path. **4**, 33 (1928). — Morson, A. Clifford: The pathology and treatment of a vesical tumour resembling an endometrioma. Brit. J. Surg. **15**, 264 (1927). — Motz: Résultats éloigués de l'intervention chirurgicale dans les tumeurs de la vessie. 4. Congr. Asoc. franç. Urol. 1899. Ann. Mal. génito-urin. **1899**, 1212. — Müller: Die Mischgeschwülste der Blase im Kindesalter. Inaug.-Diss. Leipzig 1904. — Müller, Achilles: (a) Anilinkarzinome der Blase. Mittelrhein. Chir.-Verigg Basel, Sitzg 27.—28. Juni 1930. Zbl. Chir. **1930**, S. 2190. (Bösartigkeit der Krebse.) (b) Erfahrungen über die Behandlung von Anilintumoren der Blase. Z. Urol. **25**, 411 (1931). Beobachtungen in Basel. — Müller, J.: Endometroide Adenomatose (Adenomyosis) und Zystadenomatose der Harnblase. Arch. klin. Chir. **145**, 394 (1927). — Munwes, Chassia: Zur Sïatistik und Kasuistik der Blasensarkome. Z. Urol. **4**, 837 (1910). — Murata, Tomoshi: A case of dermoidcyst grown in the bladder. J. of orient. Med. **7**, 165 (1927). (Japanisch; in englischer Zusammenfassung, S. 61.)

Nassauer, M.: Über bösartige Blasengeschwülste bei Arbeitern der organisch-chemischen Großindustrie. Frankf. Z. Path. **22**, 353 (1919/20). — Neveu-Lemaire, Endjum: Répartition de la bilharziose vésicale en Irak. Ann. de Parasitol. **7**, 1 (1929). — Norbury, Lionel E. C.: Specimen of vesico-colic fistula. Proc. roy. Soc. Méd. **22**, 269 (1928). — Nürnberger: Bilharzia des weiblichen Genitales. Halban-Seitz, Bd. 5, S. 1. 1924. Zit. nach E. Kaufmanns Lehrbuch der speziellen pathologischen Anatomie, 9. u. 10. Aufl., Bd. 1, S. 798. Berlin-Leipzig: de Gruyter & Co. 1931.

O'Crowley, C. R. and Harrison S. Martland: Is myxoma of the bladder a pathological entity? J. of Urol. **11**, 349 (1924). — Oehlecker: Demonstration seltener Blasengeschwülste (Myxofibrom). 9. Tagg dtsch. Ges. Urol. München, 26.—28. Sept. 1929. Z. urol. Chir. **29**, 110 (1930). — Oehlecker, F.: Endometriose (Adenomyosis) der Harnblase. Zbl. Chir. **1930**, 2. — Okazaki, M.: Über das Lymphangioendotheliom der Harnblase. Z. Urol. **17**, 422 (1923). — Oppenheimer, R.: Über die bei Arbeitern chemischer Betriebe beobachteten Erkrankungen des Harnapparates. Z. urol. Chir. **21**, 336 (1927). — Ordonez, M. E. C.: Transformation cartaligineuse de la vessie chez un viellard. Gaz. méd. Paris **11**, 824 (1856). (Bei Albarran falsch zitiert.) — Ottow, B.: Wesen, Diagnose und Therapie der heterotopen Endometriose der weiblichen Harnblase. Zbl. Gynäk. **1929**, 3330.

Parmenter, F. J.: Report of a case of sarco-carcinoma of the bladder. Bull. Buffalo gen. Hosp. **5**, 19 (1927). — Paschkis, R.: (a) Beiträge zur Kasuistik der Myome der Harnwege. Fol. urol. (Lpz.) **2**, 450 (1908). (b) Über einen eigenartigen Typus von Blasengeschwülsten. Wien. urol. Ges., Sitzg 21. Jan. 1925. Z. urol. Chir. **17**, 380 (1925). (Adenome und adenomähnliche Blasenpolypen.). (c) Über Adenome der Harnblase. Z. urol. Chir. **21**, 315 (1927). (d) Diskussion zu Fuchs: Ein Blasenpapillom unter dem klinischen Bilde der Prostatahypertrophie. Wien. urol. Ges., Sitzg 30. Okt. 1929. Z. urol. Chir. **29**, 300 (1930). (Hahnenkammähnliche Bindegewebswucherung in der Blase.). — Pasteau, O.: (a) État du système lymphatique dans les maladies de la vessie et de la prostate. Paris 1898. (b) Tuberculose et cancer. J. d'Urol. **12**, 281 (1921). — Pavone, M.: Un caso di Rabdomioma della vescica. Policlinico **1898/99**, 263. — Pfister, E.: Über den endemischen Blasenkrebs bei Bilharziasis. Z. Urol. **15**, 51 (1921). — Picard, E.: Le cancer expérimental de la vessie lez le rat. Ann. Soc. Sci. Brux. **47**, Seriè C, H. 2, Teil 2, 148 (1927). — Pilliet et Dupuy: Bull. Soc. anat. Paris **1892**. Zit. nach Blum, V.: Das Myofibrom der Harnblase. Fol. urol. (Lpz.) **5**, 314 (1911). — Pincsohn, A.: Entstehung eines Gallertkrebses auf Grund ortswidrigen Epithels in der Harnblase. Virchows Arch. **232**, 350 (1921). (Schleimdrüsen.) — Piot-Bey: Bull. Soc. Med. vét. **1906**. Zit. nach Henschen: Harnorgane. Joests Spezielle pathologische Anatomie der Haustiere, Bd. 3, S. 397. Berlin 1924. — Plaut, Alfred: Adenomyosis der Harnblase. Zbl. Gynäk. **1929**, 3358. — Pleschner: Ungewöhnlicher, zirrhöser, unter der Schleimhaut ausgebreiteter Blasenkrebs. Wien. urol. Ges., Sitzg 4. Juni 1924. Z. urol. Chir. **16**, 278 (1924). — Polano, Oscar: Ein Röntgenkarzinom der Bauchdecken mit Durchbruch in die Blase. Zbl. Gynäk. **1929**, 1426. — Pomaret et Andrani-Constantini: Sur un cas de bilharziose vésicale mixte. Bull. Soc. Path. exot Paris **14**, 567 (1921). — Posner, C.: Zum Blasenkrebs der Anilinarbeiter. Z. Urol. **18**, 418 (1924). — Praetorius, G.: Besteht eine Bilharzia-Gefahr für Deutschland.

Münch. med. Wschr. **1929** II, 2055. — PRIVESS, M.: Über gutartige Geschwülste der Harnblase. Ein Fall von Kystadenoma papillare. Trudy Klin. voronež. Univ. (russ.) **2**, 125 (1927). Ref. Z. urol. Chir. **23**, 448 (1927). (GRASMÜCK.) — PUCCINELLI, ENRICO: Sulla produzione di tumori sperimentali nella vescica del ratto. Pathologica (Genova) **23**, 73 (1931). — PUGH, WINFIELD SCOTT: Varicose veins of the bladder. A cause of urinary hemorrhage. J. of Urol. **13**, 455 (1925).

QUENSEL, U.: Untersuchungen über die Morphologie des Harnsediments usw. Nord. med. Arch. **50**, Abt. 2 (1918).

RATHBUN, N. P.: Bladder diverticulum complicated by carcinoma of cloacal origin. Amer. J. Surg. 8, Nr 5, 627 (1930). — RAUENBUSCH, L.: Über Gallertkrebs der Harnblase. Virchows Arch. **182**, 132 (1905). — RAVASINI, CARLO: Impianto per innesto di nodi carcinomatosi della vescica nell'uretere e nel bacinetto, dilatati per idronefrosi. Atti Soc. ital. Urol. **1928**, 139. — REHN: (a) Blasengeschwülste bei Fuchsinarbeitern. Arch. klin. Chir. **50**, 588 (1895). Vgl. auch 14. Kongr. dtsch. Ges. Chir., Berlin 20. April 1895. (b) Über Harnblasengeschwülste bei Anilinarbeitern. Verh. dtsch. chir. Ges. **1905** I, 220. (Karzinomatöse Erkrankung von Nierenbecken, Ureter und Blase; der Fall ist mit einem von NASSAUER 1919/20 mitgeteilten identisch.) — REINHARDT, A.: Steinleiden und Krebs der Blase. Arch. klin. Chir. **164**, 564 (1931). (PAYR-Festschrift.) — REJSEK, JOSEF: Dermoide der Harnblase. Rozhl. Chir. a Gynaek. (tschech.) **4**, 264 (1926). Ref. Z. urol. Chir. **21**, 436 (1927). (LEMBERGER.) — RIBBERT: Lehrbuch der speziellen Pathologie 1902. (Umwandlung gutartiger Blasengeschwülste in bösartige, S. 664.) — RICHER, V.: Tumeur du col vésical a signes d'hypertrophie prostatique. Lyon chir. **25**, 201 (1928). — RIED, K.: Ein Fall von Chondromyxosarkom der Harnblase. Inaug.-Diss. Erlangen 1913. — RIEVEL: Dtsch. tierärztl. Wschr. **1900**. Zit. nach HENSCHEN: Harnorgane. JOESTS Spezielle pathologische Anatomie der Haustiere. Bd. 3, S. 397. Berlin 1924. — RISEL: (a) Chorionepitheliome, chorionepitheliomartige Wucherungen in Teratomen und chorionepitheliomähnliche Geschwülste. Erg. Path. **11**, Abt. 2 (1907). (b) Zur Frage der chorionepitheliomähnlichen Geschwülste. (Zwei Fälle von Magenkarzinom mit chorionepitheliomähnlichen Metastasen.) Beitr. path. Anat. **42**, 233 (1907). — RIZZI, ROBERTO: Tumori rari della vesica. Arch. ital. Urol. **8**, 306 (1931). (Schleimkrebs.) — ROKITANSKY, C.: Lehrbuch der pathologischen Anatomie, 3. Aufl., Bd. 3. Wien 1861. — ROMAN and BURKE: Amer. J. Path. **2**, Nr 6 (1926); Ca des Colon bei Bilharzia, 1819. Zit. nach E. KAUFMANNS Lehrbuch der speziellen pathologischen Anatomie, 9. u. 10. Aufl., Bd. 2, S. 798. Berlin-Leipzig: de Gruyter & Co. 1931. — ROST: Myome der Harnblase. Fortschr. Ther. **7**, 347 (1931). — ROSTHORN, v.: Zur klinischen Diagnose der Adenomyome. Med. Klin. **1905**, 201. — ROVSING, TH.: 2. Congr. Soc. internat. Chir., Bruxelles 1908. Ref. Ann. Surg. **49**, 119 (1909). — RUBRITIUS: Perforation eines Coecumkarzinoms in die Blase. Wien. urol. Ges., Sitzg 16. Febr. 1927. Z. urol. Chir. **23**, 139 (1927). — RÜSCHER, W.: Carcinom solidum der Harnblase eines Pferdes mit unspezifischer Tuberkulose-Komplementablenkung. Arch. Tierheilk. **64**, 29 (1931).

SACCHI, GUIDO: Cistadenoma della vescica. Contributo casistico. Arch. ital. Chir. **7**, 161 (1923). — SALLERAS, JUAN: Epithelioma papillare des linken Nierenbeckens. Semana méd. **31**, Nr 5, 1425 (1924). Ref. Z. urol. Chir. **18**, 274 (1925) (FREUDENBERG). — SATURSKI, A.: Gestieltes Fibromyxom der Harnblase. Zbl. Gynäk. **50**, 1180 1926). — SAUTER, R.: Ein Fall von Gallertkarzinom der Harnblase. Inaug.-Diss. München 1898. — SAXER, FR.: Ein Beitrag zur Kenntnis der Dermoide und Teratome. Beitr. path. Anat. **31**, 452 (1902). — SCHAER: (a) Zur Frage der experimentellen Blasenkarzinome. Mittelrhein. chir. Ver. Tübingen, Sitzg 7.—8. Juni 1929. Zbl. Chir. **1929**, 1911. (b) Experimentelle Erzeugung von Blasentumoren. (Die Wirkung lang dauernder Inhalation von aromatischen Amidoverbindungen.) Dtsch. Z. Chir. **226**, 81 (1930). — SCHALDEMOSE, V.: Studier over Blaerepapillomernes Bygning og Natur. Københ. 1904. — SCHAR, W.: Le cancer expérimental de la vessi provoqué par inhalation de naphthylamine. Le Cancer **7**, 205 (1930). — SCHATTOCK: Trans. path. Soc. Lond. **1887**, 183. Zit. bei WILMS: Die Mischgeschwülste, S. 159. Leipzig: Arthur Georgi 1899. — SCHEELE, K.: Anilintumoren der Blase. Verh. dtsch. Ges. Urol., 7. Kongr. Wien **1926**, 343. — SCHEUER, P.: Über einen Fall von Blasenektopie mit karzinomatöser Degeneration der Blasenschleimhaut. Z. urol. Chir. **30**, 299 (1930). — SCHILLINGS, M.: Les angiomes de la vessie. Rev. belge Sci. méd. **3**, 412 (1931). — SCHIRMER, R.: Über ein Myoblastenmyom zusammen mit Kankroid der Zunge. Beitr. path. Anat. **89**, 613 (1932). — SCHLAGINTWEIT, F.: Bericht über 139 bösartige Neubildungen der Blase. Verh. dtsch. Ges. Urol. **1927**, 350, 364. — SCHMIDTMANN, MARTHA: Zur Kenntnis seltener Krebsformen. Virchows Arch. **226**, 100 (1919). — SCHOLL-ALBERT, J.: (a) Squamous-cell carcinoma of the urinary bladder. Arch. Surg. **3**, 336 (1921). (Dem Karzinom voraufgehende Zystitis.) (b) The potential malignancy in extrophy of the bladder. Ann. Surg. **75**, 365 (1922). — SCHRIDDE: Die ortsfremden Epithelgewebe des Menschen. Jena 1909. — SCHUCHARDT, K.: Über gutartige und krebsige Zottengeschwülste der Harnblase. Arch. klin. Chir. **52**, 53 (1896). — SCHÜRCH, OTTO: Über ein Teratom der Harnblase.

Frankf. Z. Path. **29**, 173 (1923). — Schuler, H.: Über eigenartige Ausbreitung eines Prostatasarkoms. Z. urol. Chir. **23**, 92 (1927). — Schwarz, O.: Über Karzinom in Divertikeln der Harnblase. Z. urol. Chir. **13**, 47 (1923). — Schwarzwald, R. Th.: Ein Fall von Bilharziaerkrankung der Blase. Z. urol. Chir. **16**, 117 (1924). — Schwerin: Blasengeschwülste bei Arbeitern in chemischen Betrieben. Zbl. Gewerbehyg. **8**, 64 (1920). — Scott, W. W. and Robert W. McKay: The results obtained by various methods of treatment in 622 cases of bladder tumors. N. Y. State J. Med. **27**, 939 (1927). — Sebening: Vorweisungen aus der Nierenchirurgie. III. Geschwülste. Mittelrhein. chir. Ver. Basel, Sitzg 27.—28. Juni 1930. Zbl. Chir. **1930**, 2221. („Anilintumor des Nierenbeckens".) — Sefirow: Zit. nach Kostjurin. — Senftleber, H.: Über Fibroide und Sarkome in chirurgisch-pathologischer Beziehung. Arch. klin. Chir. **1**, 81 (1861). (Sarkom der Blase, S. 128.) — Sertoli, Luigi: Considerazioni sulla morfologia e sulla istogenesi della ureterite e della cistite cistica. Arch. ital. Urol. **7**, 249 (1931). — Sharp, H. C.: Primary colloid carcinoma of bladder. Path. Soc. Lond., 5. März **1896**. — Siewert: Prolaps eines Sarkoms der Harnblase durch die Harnröhre. Billroth-Lücke, Dtsch. Chir. 71. Lief. Zit. bei Zimmermann: Ein Fall von Blasenpapillom mit Prolaps durch die Harnröhre. Inaug.-Diss. Tübingen 1902. — Simon, L.: (a) Was muß der Urologe über das Gesetz der gewerblichen Berufskrankheiten wissen? Mschr. Harnkrkh. **1**, 353 (1928). (b) Über präkanzeröse Zustände der Harnblase. Dtsch. Z. Chir. **227**, 539 (1930). (c) Dauererfolge der operativen Behandlung der Anilintumoren. Zbl. Gewerbehyg., N. F. **7**, 28 (1930). (Prophylaxe.) — Sinclair-Walsoll, J. S. D.: Large fibromyoma of the urinary bladder. Brit. med. J., 19. April **1913**. — Singer, Julius: Blasengeschwulstmetastase in der Chorioidea. Klin. Mbl. Augenheilk. **77**, 181 (1926). — Sirovicza, Michael: In die Blase durchgebrochene Dermoidzyste. 42. wiss. Sitzg ung. urol. Ges., 23. März 1932. Z. urol. Chir. **33**, 154 (1931). — Sisk, Ira R.: Spontaneous expulsion of papilloma of the bladder with cure. J. of Urol. **10**, 325 (1923). — Smith, Emerson C.: Vesical fibroma. Canad. med. Assoc. J. **19**, 444 (1928). — Soemmering: Krankheiten der Harnblase und Harnröhre, S. 13. 1809. — Sonnenburg: (a) Fibrosarkom der Harnblase. Dtsch. med. Wschr. **1885**, 383. (b) Zur partiellen Resektion der Harnblase wegen eines Tumors. Verh. dtsch. Ges. Chir. **1885**, 12. — Sophronieff: Papillome de la vessie enroulé autour d'un calcul. J. d'Urol. **18**, 510 (1924). — Sotti, Guido: Contributo allo studio ed alla conoszenza dell'emangioma cavernoso della vescica urinaria. Pathologica (Genova) **13**, 135, 164, 186 (1921). — Spangaro: Papilloma delle vescica dell'uretra seguita da idronefrosi bilaterale. Policlinico, 15. März **1898**. — Sperling: Zit. bei Rauenbusch. — Spooner, H. G.: The Poste-graduate, Okt. 1903. Nach Internat. Zbl. Harn- u. Sex.org. **1904, 254**. — Spremolla, G.: Sul valore diagnostico delle Gitterfasern nei tumori delle vie urinarie. Rinasc. med. **1**, 253 (1924). — Steden, E.: Über Neurinomatose der Harnblase. Dtsch. Z. Chir. **177**, 137 (1923). — Steinmetz, C.: Beitrag zur Kasuistik und Statistik der primären Geschwülste der Harnblase im Kindesalter. Dtsch. Z. Chir. **39**, 313 (1894). — Stenius, Fjalar: (a) Studien über Pathologie und Klinik der Papillome und Karzinome der Harnblase. Arb. path. Inst. Helsingfors (Jena) **3**, 27 (1922). (E. A. Homén u. A. Wallgren.) (b) Zur Bewertung des epithelialen Harnsedimentes für die Diagnose der Blasengeschwülste. Acta chir. scand. (Stockh.) **58**, 240 (1925). (c) Über Sarkokarzinome der Harnblase nebst Mitteilung eines einschlägigen Falles. Arb. path. Inst. Helsingfors (Jena) **3**, 473 (1925). — Sternberg: Diskussion zu Albrecht: Plasmozytom. Vereinsber. Wien, 27. Mai 1926. Wien. klin. Wschr. **39**, 693 (1926). — Steveus, A. R.: Leucoplacia of bladder and diverticulum resembling carcinoma. J. of Urol. **21**, 689 (1929). — Störk, O.: (a) Beiträge zur Pathologie der Schleimhaut der harnleitenden Wege. Beitr. path. Anat. **26**, 367 (1899). (b) Über Zystitis (Pyelitis, Ureteritis und Urethritis) cystica. Beitr. path. Anat. **50**, 361 (1911). (Gallertkrebs und Krebs in ekstrophierter Blase; Stoerk über Enderlen.) — Stoerk, O. u. O. Zuckerkandl: Über Cystitis glandularis und den Drüsenkrebs der Harnblase. Z. Urol. **1**, 3, 133 (1907). — Suffran et Daille: Rev. vét. **1905**. Zit. nach Henschen: Harnorgane. Joests Spezielle pathologische Anatomie der Haustiere, Bd. 3, S. 397. Berlin 1924. — Suzuki, Seizo: Implantationsmetastasen in der Blase bei in die Niere durchgebrochenem Nebennierenkarzinom. Zit. nach Fuchs: Zur Klinik und Statistik der Harnblasentumoren. Z. urol. Chir. **17**, 277 (1925). — Swan, R. H. Jocelyn: Some reflections upon villous-covered tumours of the urinary bladder. Proc. roy. Soc. med. **19**, Nr 2, 1 (1925) (Sekt. of Urol., 29. Okt. 1925). — Syring: Über Metaplasie von Blasenpapillomen in Karzinom. Beitr. klin. Chir. **73**, 66 (1911).

Takahashi, Akira: Contribution au diagnostic précoce du cancer pédiculé villeux de la vessie. J. d'Urol. **23**, 348 (1927). — Tanton: Transformation et dégénérescence des papillomes de la vessie. Bull. Soc. Chir. Paris **26**, 57 (1910). — Targett: Melanosarkommetastase in der Blase. Zit. bei Munwes: Zur Statistik und Kasuistik der Blasensarkome. Z. Urol. **4**, 837 (1910). — Teleky, Dora: Teratoider Tumor der weiblichen Harnblase. Arch. klin. Chir. **97**, 497 (1912). — Terrier, F. et H. Hartmann: Contribution à l'étude des myomes de la vessie. Rev. de Chir. **1895**, 181. — Testut, L.: Traité d'anatomie humaine. Tome 4. 1923. (Col de la vessie, p. 474f.) — Teutschlaender, O.: Die Berufskrebse (mit besonderer Berücksichtigung der in Deutschland vorkommenden). Z. Krebsforsch. **32**, 614 (1930). — THOMAS: (a) Ablehnung des Ausdrucks „Papillom" für ein malignes Gewächs. Diskussion zu LANDON and ALTER: Carcinomatous papilloma of the renal pelvis. Ann. Surg. **75**, 242 (1922). (b) Rétention complète d'urine par un fibrome de la paroi postérieur de la matrice en rétroflexion. Gynéc. **23**, 358 (1924). (c) Diskussion zu HERMAN: Neoplasm of the trigone vesicae. A probable instance of hypertrophic changes in aberrant prostatic tissue. J. of Urol. **19**, 291 (1928). — THOMAS, GILBERT J.: Papilloma of the bladder and posterior urethra: Report of a case. Urologic Rev. **26**, 135 (1922). — THOMAS, J. GILBERT and ERWIN W. EXLEY: Dermoid cyst with openings into the urinary bladder, sigmoid, appendicial abscess and ileum. J. of Urol. **23**, 587, 604 (1930). — THOMPSON: (a) Die Tumoren der Harnblase. Deutsche Ausgabe von R. WITTELSHÖFER. Wien 1885. — (b) Metastatisches Melanosarkom der Blase. Zit. nach MUNWES: Zur Statistik und Kasuistik der Blasensarkome. Z. Urol. **4**, 837 (1910). (c) Knochenmetastasen bei Blasenkarzinom. Zit. nach KRETSCHMER: Carcinoma of the bladder with bone metastases. Surg. etc. **34**, 241 (1922). — THOMPSON, H.: On tumors of the bladder. London 1884. Deutsch: Wien 1885. — THOREL, CH.: Über aberrative Prostatadrüsen und ihre Beziehung zu den Fibroadenomen der Blase. Beitr. klin. Chir. **36**, 630 (1902). — TJOMKIN, J.: Steine der Harnblasendivertikel. Z. urol. Chir. **29**, 501 (1930).

ULTZMANN, ohne dit-Angabe bei F. SUTER: Erkrankungen der Blase, der Prostata usw. Handbuch der inneren Medizin, herausgeg. von L. MOHR u. R. STAEHELIN, Bd. 4, S. 1 Berlin: Julius Springer 1912. (ULTZMANN, S. 44.) — URQUHART, A. L.: Cyst formation in the ureter, associated with bilharziasis. Brit. J. Urol. **3**, 21 (1931). — UTEAU: Fibroadénome de la vessie. J. d'Urol. **18**, 472 (1924).

VENULET, F.: Chorionepitheliomartiger Harnblasenkrebs mit gleichartigen Metastasen bei einem Manne. Virchows Arch. **196**, 73 (1909). — VESCIA, FRANCESCO: Dimonstrazione radiologica funzionale, diretta, de ristagno urinario nella bilharziosi vescicale calcificata. Gazz. internaz. med.-chir. **38**, 543 (1930). — VILLEMIN: Enorme papillome urétro-vésical déterminant des crises douloureuses de rétention d'urine. J. d'Urol. **16**, 436 (1923). — VINCENTI, LIVIO: Annotazioni su di un rabdomioma multiplo della vescica. Riv. Clin. Bologna **1887**, 42. — VIOLET: Myome cervical antérieur avec troubles vésicaux. Lyon méd. **139**, 216 (1927). — VIRCHOW, R.: (a) Die krankhaften Geschwülste. Berlin 1863—1867. (b) Medizinische Erinnerungen von einer Reise nach Ägypten. Virchows Arch. **113**, 361 (1888). (Bilharzia und Blasenkarzinom.) — VOEGLLIN: Sarkom der Harnblase. Korresp.bl. Schweiz. Ärzte **1879**, 391. — VOIGTEL: Handbuch der pathologischen Anatomie, Bd. 3, S. 276. 1805.

WAGNER, A.: Kankroid der ekstrophierten Harnblase. Dtsch. Z. Chir. **104**, 329 (1910). — WATSON: Review of 653 bladder tumors. Ann. Surg. **10 II**, 805 (1905). — WEHNER, E.: Die Chirurgie der Harnblase. KIRSCHNER-NORDMANN: Die Chirurgie, Bd. 6, Teil 2, S. 751. 1927. — WEIR, R. F.: Vesical papilloma of unusual duration. Med. Rec. **46**, 164 (1894). — WEISS, A. G. et DREYFUS: Sarcome de la vessie chez un nourrisson. Rev. franç. Pédiatr. **4**, 801 (1928). — WELLS, H. GIDEON: Bone metastasis from primary carcinoma of the urinary bladder. J. of Urol. **7**, 383 (1922). — WENDEL, W.: Beiträge zur Lehre von den Blasengeschwülsten. Mitt. Grenzgeb. Med. u. Chir. **6**, 15 (1900). — WETHERELL, B. D.: Pyelonephritis with urinary calculi and carcinoma of bladder following prostatic obstruction. Two autopsy reports. New England J. Med. **198**, 122 (1928). — WHITE, EDWARD WILLIAM: A very rare bladder tumor (fibromyoma) in a child. J. of Urol. **26**, 253 (1931). — WHITE, H. P. WINSBURY: Tumour removed from a child's bladder. Proc. roy. Soc. Med. **22**, 1382 (1929). — WHITEHOUSE, H. BECKWITH: Endometrioma invading the bladder removed from a patient who had never menstruated. Proc. roy. Soc. Med. **19**, Nr 3, 15 (1926). (Sect. obstetr. a gynaec., 1. Okt. 1925.) — WIGNALL, T. H.: Poisoning by Arseniuretted hydrogen. Brit. med. J. **1920**, 1, 826. — WILENSKY, ABRAHAM O. and ABRAHAM FIRESTONE: Spontaneous disappearence of papillary carcinoma of the bladder. J. of Urol. **21**, 611 (1929). — WILLIAMS: Zit. nach CHWALLA. (Statistik.) — WILMS, M.: Die Mischgeschwülste. Leipzig: Arthur Georgi 1899. — WINCKEL, F.: Die Krankheiten der weiblichen Harnröhre und Blase. Handbuch der allgemeinen und speziellen Chirurgie von v. PITHA u. BILLROTH, Bd. 4, Abt. 1., S. 168. 1879. Dtsch. Chir. **62** (1885). — WITTZACK: Ein primäres Adenom der Harnblase beim Manne. Zbl. Krkh. Harn- u. Sex.org. **5** (1894).

YAMAUCHI, MASASHI: Pharmakologische Studien über die periphere motorische Innervation der Blase einiger Säugetiere. Okayama-Igakkai-Zasshi (jap.) **1926**, 1. — YOUNG, EDWARD L.: Colloid carcinoma of the bladder. Boston med. J. **197**, 1079 (1927).

ZAUSCH, C.: Zur Statistik des Carcinoma vesicae. Diss. München 1887. — ZIEGLER, E.: Lehrbuch der allgemeinen und speziellen pathologischen Anatomie und Pathogenese. Jena 1885. („Papilläres Fibrom [Zottenkrebs] der Blase, Bd. 2, S. 801.) — ZIMMERMANN, RICHARD: Ein Fall von Blasenpapillom mit Prolaps durch die Harnröhre. Inaug.-Diss. Tübingen 1902. — ZINNER, A.: (a) Fehlen von Fäzesbestandteilen im Harnsediment bei in die Blase perforierten Darmkarzinomen. Wien. urol. Ges., Sitzg 15. Dez. 1926. Z. urol. Chir. **23**, 124 (1927). (b) Seltene Metastasierungsformen des Blasenkarzinoms. Wien. urol. Ges., Sitzg 30. April 1930. Z. urol. Chir. **30**, 482 (1930). — ZUBRYCKI, J.: Komplikation des Kollumkarzinoms durch Übergreifen der Neubildung auf die Blasenwand. Ginek. polska **8**, 842 (1929) und französische Zusammenfassung, S. 852. Ref. Z. urol. Chir. **30**, 251 (1930). (SCHLINGMANN.) — ZUCKERKANDL, O.: (a) Die lokalen Erkrankungen der Harnblase. NOTHNAGELs Handbuch der speziellen Pathologie und Therapie, Bd. 19, S. 243. 1901. (b) Blasengeschwülste. Wien. med. Wschr. **1910**, Nr 8/9, 442, 514. (Histologische Verhältnisse bei Papillom und Krebs.) (c) Die örtlichen Erkrankungen der Harnblase, 2. Aufl. Wien u. Leipzig 1915. (Statistik über Papillome.)

IV. Von Urachusresten ausgehende Gewächse.

GOEBEL, CARL: Über die bei Bilharziakrankheit vorkommenden Blasentumoren mit besonderer Berücksichtigung des Karzinoms. Z. Krebsforsch. **3**, 369 (1905). (Einwachsen eines Krebses in ein Urachusdivertikel, Fall 29, S. 451.) — GREIG, DAVID M.: Report of a case of sarcoma of the urachus. Edinburgh med. J. **34**, 425 (1927).

KALO, A.: Fall von Urachuskarzinom. Z. urol. Chir. **32**, 239 (1931). — KHAUM: Wien. klin. Wschr. **1916**. — KIELLEUTHNER, LUDWIG: Blasenscheiteltumor. Urachuskarzinom. Z. Urol. **23**, 519 (1929). — KOSLOWSKI: Ein Fall von wahrem Nabeladenom. Dtsch. Z. Chir. **69**, 469 (1903). („Fibradenoma submalignum!")

LAVENANT, A.: Epithélioma colloïde d'origine allantoïdienne du sommet de la vessie. J. d'Urol. **17**, 43 (1924).

MINTZ, W.: Das wahre Adenom des Nabels. Dtsch. Z. Chir. **51**, 545 (1899). — MORSON, A. CLIFFORD: Carcinoma of the bladder arising in the urachus. Proc. roy. Soc. Med. **23**, 332 (1930).

NEUGEBAUER, GUSTAV: Steinbildung in Urachuszysten. Dtsch. med. Wschr. **1928 II**, 1421. — NUBOER, J. F.: Ein Fall von Carcinoma urachi. Virchows Arch. **254**, 70 (1925).

PENDL, FRITZ: Gallertkrebs einer Urachuszyste. Beitr. klin. Chir. **91**, 681 (1914).

RANKIN, FRED W. and BENNETT PARKER: Tumors of the urachus. With report of seven cases. Surg. etc. **42**, 5, 19 (1926). — ROTTER: Zit. nach KALO. Fall von Urachuskarzinom. Z. urol. Chir. **32**, 239 (1931).

SCHWARZ, E.: Das Karzinom des Urachus. Beitr. klin. Chir. **78**, 278 (1912). — SLOVÁČEK, OTA: Peristierender Urachus mit Fistel und Steinen. Čas. lék. česk. **1929 II**, 1335. Ref. Z. urol. Chir. **29**, 259 (1930). (GOLDBERGER.)

7. Lichtungs- und Lagestörungen der ableitenden Harnwege.

Von

Georg B. Gruber-Göttingen.

Mit 24 Abbildungen.

I. Lichtungsstörungen.

Unter Lichtungsstörungen sind Verengerungen, Erweiterungen und regelwidrige Gangbildungen zu verstehen.

Was die Einengungen der Harnwege betrifft, so sind sie vor allem für den Harnleiter zu bedenken. Zum Teil gehören sie ihrem Werden und ihrer Bedeutung nach ins Gebiet der Entwicklungsstörungen; daneben muß man das große Heer erworbener Einengungen (Strikturen) berücksichtigen.

Unter den erworbenen Einengungen spielen traumatische Umstände eine gewisse Rolle; durch Quetschungen — etwa beim Überfahrungsunglück (NATRATH, LOHNSTEIN) kann unmittelbar oder mittelbar eine narbige Beeinträchtigung des erst verletzten, dann heilenden Harnleiters bewirkt werden. Mittelbar können abseits liegende, vernarbende Verletzungen den Harnleiter zerren, abknicken oder ebenfalls einengen. Endlich sind hier die Folgen der ungewollten Ureterklemmung oder -unterbindung im Verlauf von gynäkologischen Operationen oder sonstigen Eingriffen im Unterbauch zu bedenken. Auch die Operation bei Epityphlitis ist in dieser Hinsicht nicht stets ungefährlich (BACHRACH).

Zum großen Teil sind Ureterstrikturen ferner zu danken entzündlichen Veränderungen — nicht nur im Sinn von Verletzungsfolgen, etwa nach Steinwanderung, sondern auch im Gefolge von bakterieller Infektion, sei es, daß urinogene, lymphogene oder die wahrscheinlich bislang unterschätzte hämatogene Infektion im Spiele war (HUNNER).

Gegenüber solchen Vorkommnissen sind dann endlich noch Harnleiterengen durch ortserste oder ortszweite Geschwulstbildung zu nennen, wie sie etwa durch Einwachsen hypernephroider Geschwülste von der Niere her nicht so selten vorkommen; dagegen sind primäre Uretergeschwülste als Ursache der Striktur gar nicht häufig. Auf die einschlägigen Darstellungen muß verwiesen werden. Daneben ist noch an die Möglichkeit der von außen kommenden Kompression durch Zunahme nachbarlicher Organe — etwa durch Koprostase des Dickdarms zu denken oder an Lichtungsstörung durch Klemmung, Knickung oder Zerrung von Nierenbecken oder Harnleiter bei Lagestörung der Nieren — etwa bei Wandernieren (FLÖRCKEN). Die Rolle der Verkeilung abgewanderter Urolithen für eine Lichtungsbeengung ist im Hauptstück über die Harnsteinkrankheit behandelt worden.

Ureterengen als Ursache von Harnstauungen spielen praktisch eine sehr wichtige Rolle. Nach BAAR kommen erworbene Strikturen multipel vor, und zwar häufiger multipel als in Einzahl, während das einfache Auftreten der

Lichtungseinengung mehr für angeborene Stenose spreche. Auch das doppelseitige Auftreten von Strikturen wurde als Hinweis auf ihre nicht angeborene Entstehung verwendet (BACHRACH). Im allgemeinen sind die physiologischen Harnleiterengen (SEITZ) besonders geeignet, wenn weitere ungünstige Umstände hinzutreten, z. B. Entzündungen, pathologische Strikturen zu veranlassen. Dabei darf man sich die Einengung nicht nur als Ringstenose geringer Höhe vorstellen. Stenosen können mehrere Zentimeter lang sein, ja wir sehen gelegentlich — etwa bei Tuberkulose — im Verlauf des ganzen Harnleiters eine Lichtungsenge durch die ausgedehnte Wandentzündung eintreten.

Was die Häufigkeit der Uretereinengung anbelangt, so spielte sie im amerikanischen Schrifttum in der letzten Zeit eine besondere Rolle. BACHRACH weist auf HUNNERs einschlägige Veröffentlichungen hin, dessen Beobachtungen von Harnleiterstrikturen in die Tausende gehe. HUNNER spricht sie als Ursache mannigfaltiger Bauchbeschwerden an. „Frauen, welche jahrelang von zeitweiligen Schmerzanfällen im Bauch belästigt wurden, bei denen die verschiedensten Operationen am Genitale, an der Appendix, an der Gallenblase ohne Erfolg gemacht worden waren, wurden nach Beseitigung einer Ureterstriktur von ihren Schmerzen befreit. Auch Fälle sog. essentieller Hämaturie führte HUNNER auf entzündlich-strikturierende Veränderung im Ureter zurück.“ Zahlreiche, wohlgelungene Pyelo-Ureterographien hat HUNNER für den Nachweis von Lichtungsverengerungen des Harnleiters in Anspruch genommen; er ist von seinen Beobachtungen so überzeugt, daß er die „Ureterstriktur als die bei weitem häufigste Ursache für verschiedene chirurgische Erkrankungen der Niere bezeichnete; Hydronephrosen, viele Pyelitiden, auch solche in der Gravidität und im Puerperium, sowie die bei Säuglingen basierten auf einer primär vorhandenen Ureterstriktur“ (BACHRACH).

Es ist bezeichnend, daß wir am Sektionstisch diese häufigen Strikturen des Harnleiters nicht finden, d. h. nicht in solcher Zahl. Wir pflegen nicht erst seit gestern und heute den Harnleiter möglichst im Zusammenhang mit der Niere und in ganzer Ausdehnung bei der Leichenöffnung zu betrachten. Unter diesen Umständen findet sich an einem gemischten Beobachtungsgut von alten und jungen Menschen die Ureterstriktur doch nur in wenigen Fällen. Selbst SCHREIBERs Befunde an 100 daraufhin gerichteten Leichenuntersuchungen, die eine Ausbeute von 12% Ureterstrikturen ergaben, erscheinen mir so zahlreich, daß sie mit meinen eigenen Erfahrungen nicht übereinstimmen; freilich haben wir selbst nicht systematisch nach Harnleiterstrukturen gesucht; wohl aber werden regelmäßig die Ureteren aufgeschnitten, auch stehen uns die Angaben der Kliniker zu Gebote. Auf dieser Grundlage widerspricht meine Erfahrung den Bekundungen von HUNNER ganz entschieden. Aber auch SCHREIBER stellte sich in Gegensatz zu HUNNERs klinischen Eindrücken, die übrigens fast nur an Frauen erhoben wurden: SCHREIBER bestreitet die Häufigkeit der entzündlichen Harnleiterstriktur infolge Wirkung hämatischer Herdinfektion. Ferner sind von klinischer Seite der Darstellung HUNNERs und anderer Forscher allerlei Einwände gegenübergestellt worden. Die große Häufigkeit des Vorkommens anatomisch faßbarer Harnleiterstriktur wird also erheblich bezweifelt (v. LICHTENBERG, LATZKO); anderseits hat man auf die Möglichkeit einer Erklärung der Harnleiterverengung infolge muskulären Krampfes (PEACOCK, KEENE, HEPBURN, LATZKO), bzw. durch Hypertonie des Verschlußmechanismus am Ostium vesicale (LEHMANN) hingewiesen. BACHRACH hebt namentlich noch die Untersuchungen von CAULK und FISHER hervor, welche im Tierexperiment den Harnleiter vorübergehend unterbanden und dabei wahrnahmen, daß sich die Durchgängigkeit des nicht durchschnittenen Ureters nach einigen Wochen von selbst wieder einstellen könne. Diese Versuche zeigten, daß der Harnleiter ziemlich starke Wandschädigungen vertragen kann, ohne eine dauernde Aufhebung der Lichtung erleiden zu müssen; sie gestatteten weiterhin den Schluß, daß die Häufigkeit der Ureterstrikturen überschätzt werde.

Über die seltene entzündliche Lichtungsverengerung des Nierenbeckens, das nach schwerer pyonephrotischer Erkrankung sich gewissermaßen selbst aus dem Tätigkeitsrahmen ausschaltete, ist an anderer Stelle berichtet (S. 451). Doch darf darauf verwiesen werden, daß die früher oft genug als entzündlich gedeutete Atresie des Nierenbeckens und eines Harnleiterabschnittes bei angeborener Zystenniere (vgl. THIEMANN) als Ausdruck und Folge erstlicher Entwicklungsstörung zu gelten hat. Auch die Einengung des Harnblasenraumes, sei es durch Entwicklung einer entzündlich-narbigen Schrumpfblase, sei es durch raumbeanspruchende intravesikale Geschwulstmassen, wird an anderen Stellen dieses Handbuches berücksichtigt. Hier sei nur der Besonderheit einer Einengung des Blasenraumes durch intravesikale Einstülpung zystischer Gebilde gedacht, sei es, daß Ureterokelen den Blasenraum erfüllen, sei es, daß — entsprechend einer Meldung ZINNERS — etwa eine Samenblasenzyste die Blasenwand eindellte. Diese Beispiele mögen genügen!

Ausweitungen der Harnwege kommen in Betracht

1. als Hydronephrose, Hydrureter und Harnblasenerweiterung,
2. als Harnblasenaussackung (Divertikel),
3. als Fistelbildung nach anderen Hohlorganen oder nach außen.

1. Hydronephrose, Hydrureter, Harnblasenerweiterung.

Von der Hydronephrose ist in früheren Abschnitten schon mehrfach die Rede gewesen. Ihr Name will besagen, daß ein deutlich erweitertes Nierenbecken

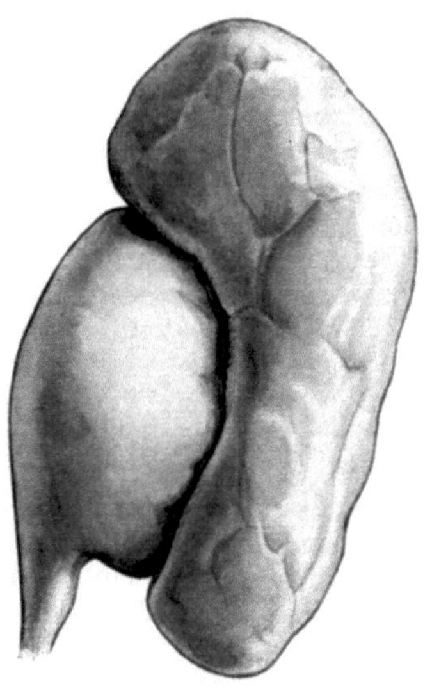

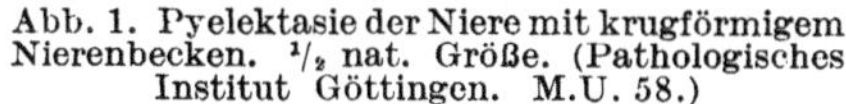

Abb. 1. Pyelektasie der Niere mit krugförmigem Nierenbecken. 1/2 nat. Größe. (Pathologisches Institut Göttingen. M.U. 58.)

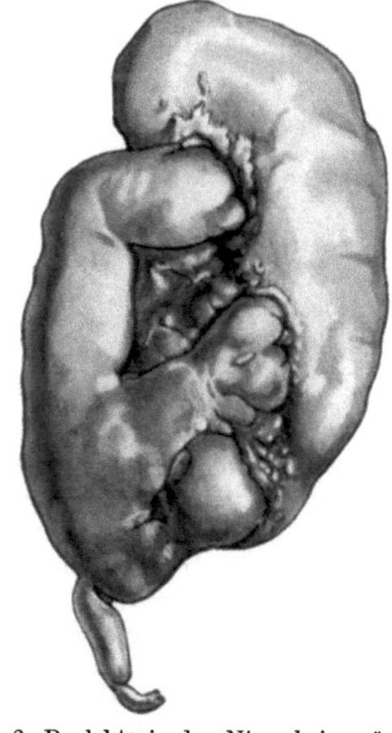

Abb. 2. Pyelektasie der Niere bei verästeltem Nierenbecken. (Nach BUSCH.)

durch den Druck wässerigen Inhalts, d. h. durch verhaltenen Harn ausgedehnt wurde — sinngemäß gilt dies auch für den Hydrureter; ob der Harn durch

Bakterienbeimengung verunreinigt oder ob er steril war, ist anatomisch an und für sich gleichgültig, während vom Gesichtspunkt der Klinik hier ein wesentlicher Unterschied gegeben sein kann.

Theoretische Überlegung trennt von der Hydronephrose jene anderen Erweiterungen, welche durch eitrig entzündliche geschwürig zerstörende Nierenbeckenveränderungen und zugleich wohl auch durch hydraulische Ausweitung des Nierenbeckens zustande kommen; hier handelt es sich um eine auf dem Weg über die Pyelonephritis gewordene Pyonephrose.

Man benennt stark erweiterte Nierenbecken, über denen mehr oder weniger kalottenförmig das zugehörige Nierengewebe angeordnet ist, auch als „Sacknieren". Vermeiden muß man aber, damit einen näher bestimmenden qualitativen Begriff des Geschehens zu verbinden, das zur Ausweitung führte. Inhaltsarm, nichtssagend und deshalb verwirrend sind Benennungen wie „Uronephrose" oder „Uropyonephrose" (GUYON und TUFFIER LINDEMANN); das sind ältere Bezeichnungen, die auch RUMPEL beanstandet.

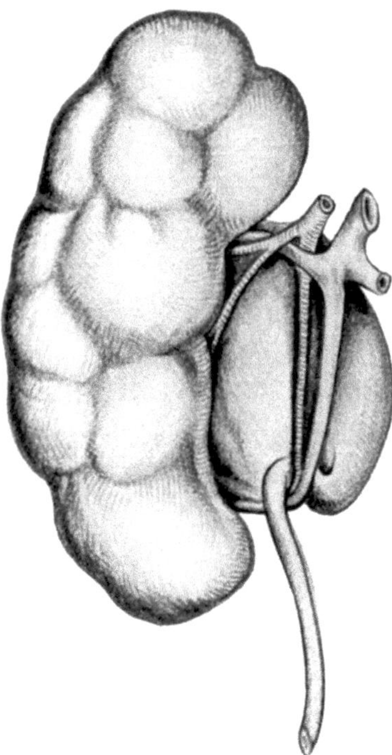

Abb. 3. Außenansicht einer Hydronephrose infolge Abknickung des Harnleiters bei ungewöhnlicher Gefäßanordnung. (Nach MORRIS aus GARRÉ und ERHARDT.)

Drei Grade der Hydronephrose gilt es zu unterscheiden: Die erste Gruppe läßt nur in der Niere eine Lichtungserweiterung ersehen, also über dem Harnleiter, die zweite Gruppe schließt Nierenbecken und einen mehr oder weniger langen Teil des Harnleiters mit ein; die letzte Gruppe umfaßt Nieren, Harnleiter und Harnblase (RUMPEL).

Neben diesen drei örtlichen Stufungen der Hydronephrose lassen andere Umstände noch weitere Unterscheidungen zu. Das Nierenbecken wird unter dem Druck des gestauten Harns weiter, es wölbt sich meist aus dem Hilus heraus vor, anderseits werden seine Zweige plumper, die Buchten der Nierenkelche wandeln sich in Hohlkugeln um, was nur unter Abplattung, ja völliger Verdrängung geschehen kann. Zwischen den Hohlkugeln der ehemaligen Nierenkelche sieht man mehr oder weniger schlank die BERTINIschen Säulen als Septen vorspringen, die Rinde des Nierengewebes ist äußerst verschmälert, sie kann papierdünn werden. Natürlich springt dieser Formwandel auch nach außen hin stark vor. Wie Abb. 3 zeigt, wölben sich an der hydronephrotischen Niere die einzelnen oder auch mehreren Kelchen entsprechenden Abschnitte nach außen buckelig vor; dieses Bild an der wesentlich vergrößerten Niere ist anders als etwa die Gestaltung einer fetalen Lappung; bei der Hydronephrose sind die Verhältnisse — ebenso wie beim Pyonephros — gröber, mächtiger.

Die einzelne hydronephrotische Niere kann riesengroß werden. Ich habe in einer solchen Niere, bei der das Abflußhindernis — wahrscheinlich angeboren — im Bereich des Ureterabgangs zu suchen war, eine Ansammlung von mehr als 1 Liter Flüssigkeit festgestellt (Abb. 5).

Die Niere war 27 cm lang, 15 cm breit, 6—7 cm dick. Ihr Gewebe war zum Teil sehr dünn, durchscheinend. Eine eigentliche Nierensubstanz konnte man auf dem Längsschnitt nur noch erkennen an der vorderen Seite, die nach der Nierenpforte hin gelegen war; im übrigen erwies sich das Nierengewebe fast völlig geschwunden und zusammengedrückt

(REISINGER und GRUBER). Ein weiteres Beispiel solcher Art, freilich mit erweitertem Harnleiter, ist in Abb. 4 wiedergegeben.

PONFICK beobachtete einen riesigen, bei einem 8jährigen Mädchen entfernten, „zystischen Tumor", der sich als Hydronephrose entpuppte. Er war geschlossen 24,4 cm lang, 16,2 cm breit, 8,5 cm dick. Sein Umfang betrug 67,4 cm, sein Gewicht (vor dem Aufschneiden) 1925 g. Die Niere ließ bei der Eröffnung 1730 ccm hellgelben Harnes auslaufen. Der Rest der Parenchymwand war 2—4 mm dick.

Nach der Aufschneidung solcher das Nierenbecken stärkst auftreibender Hydronephrose bis in den Harnleiterabgang hinein erweist sich der Sack des Nierenbeckens außerordentlich faltig, besonders dann, wenn die Dehnung von der Niere hinweg exzentrisch über die Nierenpforte hinaus erfolgte. Man sieht dann die Zugänge zu den Kelchen zwar erweitert, aber doch noch als begrenzte engere Isthmen ausgeprägt, über denen Nierengewebsanteile als mehr oder weniger gewölbte, mehr oder weniger starke Gewebsschalen angeordnet sind (Abb. 5 u. 6).

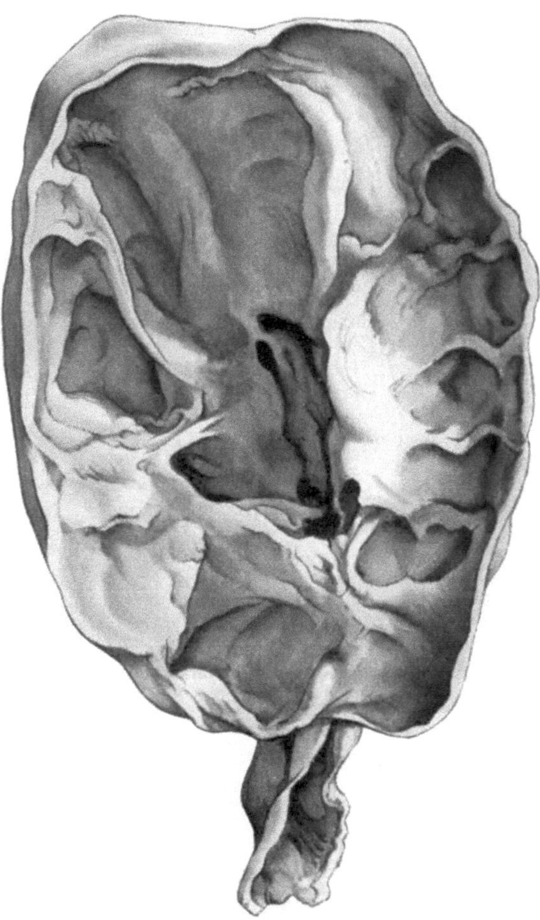

Abb. 4. Hochgradige Hydronephrose und Harnleiterausdehnung ohne bekannte Ursache. (Pathologisches Institut Göttingen. M.U. 115. Die Niere maß von Pol zu Pol 18 cm.)

Man hat die Erzeugung von Hydronephrosen im Tierversuch unternommen, indem man jeweils den Harnleiter abklemmte, abband (COHNHEIM, GUYON und TUFFIER, LINDEMANN, ENDERLEN). Die bekannteste, für den pathologischen Anatomen wichtigste Arbeit dieser Art stammt von E. PONFICK, der darauf hinwies, daß in den ersten Wochen nach Unterbrechung des Harnabflusses die Masse der Niere — ohne wässerigen Inhalt des Nierenbeckens — an Gewicht zunimmt. Erst nach der langen Frist von 3—4 Monaten kehrte die Gewichtskurve auf die Norm zurück und sank dann darunter ab. Infolge Druckatrophie der Drüsensubstanz schwand die Gewebsmasse. Der Gewichtsabfall, der im zweiten Monat begann und schließlich zu erstaunlich geringen Werten führte, spielte sich ab, während immer noch eine verhältnismäßig geringe Vergrößerung des Gesamtorgans im Spiele war.

Auch histologisch ist PONFICK den Veränderungen künstlich erzeugter Hydronephrosen nachgegangen, die er den einzelnen Versuchen (von verschiedener Zeitdauer) nach beschrieben hat und die er in drei Entwicklungsabschnitte einteilte. Einzelheiten dieser Beschreibung spielen für unseren Zweck keine große Rolle, es sei nur hervorgehoben, daß er die Nierenkörperchen gegenüber den Harnkanälchen lange Zeit verhältnismäßig wenig verändert fand; sie erwiesen sich relativ beständig, boten aber dann Zeichen der Verkleinerung und Mißstaltung. BOWMANsche Kapsel und Schlingenknäuel kamen zur Verschmelzung, der Kapselraum schwand oder wurde auf unzusammenhängende Reste zurückgesetzt. Die Kapillaren der Wunderknäuel wurden undurchgängig. Die Tubuli erscheinen stärkst vermindert, ihr Zusammenhang unterbrochen; soweit sie nicht der Vernichtung durch Gewebsumbau anheimfielen, zeigten HENLEsche Schleifen Rückbleibsel ehemaliger Blutergüsse oder hyaline Massen. Die Sammelröhrchen enthielten teils stehen gebliebene Gerinnungsmassen, und zwar in schmächtigem Umfang; teils waren sie erweitert, von hyalinem Stoff erfüllt; ihr Epithelbelag war abgeplattet oder er schien eine Vermehrung seiner Zellen erfahren zu haben; ja diese Vermehrung offenbarte sich in zylinderähnlichen Füllungen, umrahmt von dichtem Zellsaum, dessen einzelne Elemente mehr und mehr das Ansehen keilförmiger Stifte annahmen. Das intertubuläre Gewebe ließ immer weniger die radiäre, als vielmehr eine der Nierentangente entsprechende, also konzentrische Anordnung feststellen, ein Zwang, dem in spiraliger Schlängelung mehr oder minder auch die Blutgefäße folgten; diese boten Verengerungen bis zur Umwegsamkeit dar. Das Stützgewebe wurde derbfaserig, an anderen Stellen erschien es saftreicher, ja zart, locker. Schließlich ist noch der Capsula fibrosa zu gedenken, die mitunter in fester Verbindung mit dem umgewandelten Rest des Nierengewebes eine verhältnismäßig große Dicke erreichte.

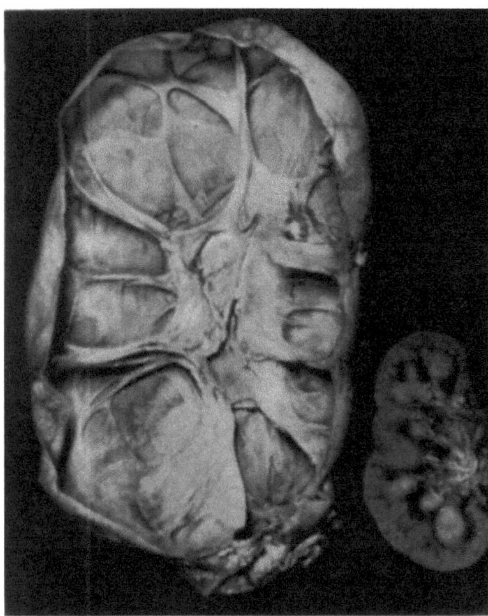

Abb. 5. Riesenhydronephrose; als Vergleichsgröße der Durchschnitt einer menschlichen Niere von 12 cm Länge. (Beobachtung des Pathologischen Institut Mainz.)

Für die menschlichen Verhältnisse unterscheidet PONFICK eine umschriebene Hydronephrose und eine ausgebreitete (diffuse). Die umschriebene ist seltener, daher weniger beachtet; es ist jene Form, in der nur ein Teil des Nierenbeckens etwa durch einen Stein, eine Geschwulstbildung, eine entzündliche Neubildung (Abb. 7) verlegt ist, so daß die zugehörigen Kelche — infolge der Harnstauung — ausgeweitet werden, während die übrigen Nierenabschnitte keine Ausweitung der Beckenverästelung und ihrer Kelchbuchten erkennen lassen. Man hat in solchen Fällen auch von einer „Hemi-Hydronephrose" gesprochen, was einer nicht ganz richtigen Wortbildung entspricht; denn nicht die Hydronephrose ist halb entwickelt, sondern die halbe Niere ist durch Beckenausdehnung und Harnwasseransammlung ausgedehnt.

Das hier beigegebene Bild einer Hydronephrose der oberen Nierenhälfte betraf ein Organ, dessen untere Beckenabschnitte und Harnleiter durch eine mächtige granulierende Tuberkulose ausgezeichnet waren, so zeigt sich in der unteren Nierenhälfte der Befund einer nicht allzu hochgradigen Pyonephrose mit unterschiedlichem Nierengewebsbefall, wobei wegen Erschwerung des Harnabflusses 6 dem oberen Pol entsprechende Renculi hydronephrotisch wurden; denn es ließen tuberkulös-nekrotische Massen im zentralen Nierenbecken und Harnleiter das Nierensekret der oberen Kelche nicht mehr durch. „Zug

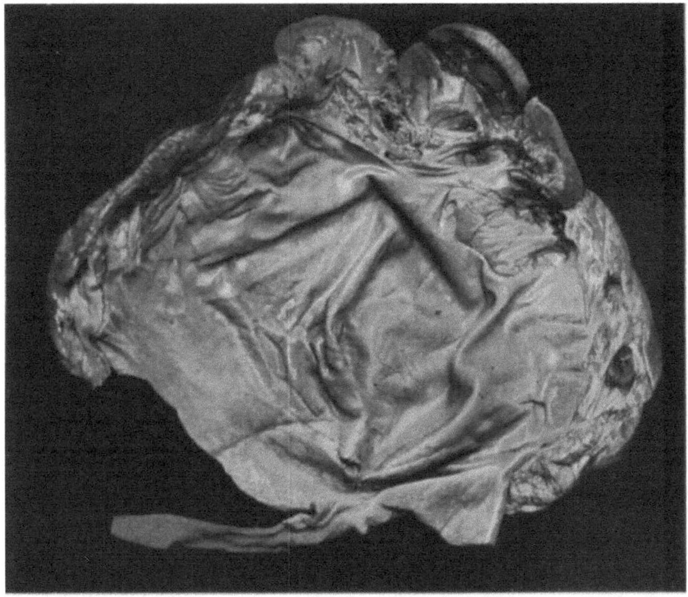

Abb. 6. Aufgeschnittene, kugelförmige Hydronephrose, Harnleiter nur wenig mit in die Erweiterung einbezogen. (Pathologisches Institut Mainz.)

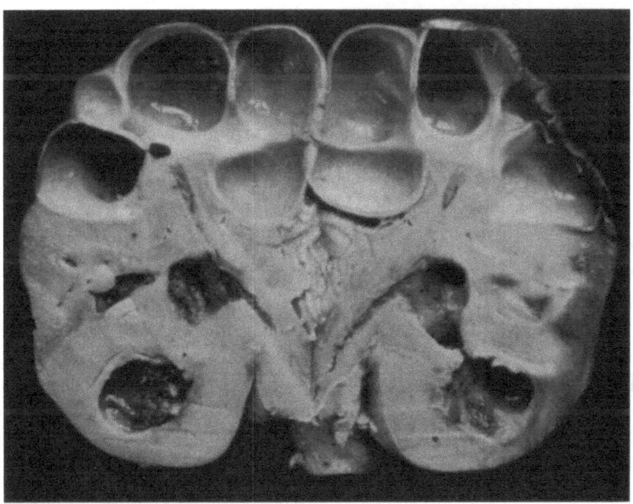

Abb. 7. Hydronephrose der oberen Hälfte einer durch granulierende und verkäsende Tuberkulose des Nierenbeckens und Harnleiters ausgezeichnete Niere. (Pathologisches Institut Göttingen.)

um Zug hiermit wich die von der Flüssigkeit bespülte Grenze desto weiter gegen die Peripherie zurück, in je reichlicherer Menge sich das Sekret ansammelte. Indem mit der Zeit auch die Rindensubstanz durch den Druck des Sekretes beeinträchtigt wurde, flossen Mark und Rinde mehr und mehr zusammen, bis sich zuletzt der Durchmesser auf wenige Millimeter vermindert hatte“ (PONFICK).

Der eben erwähnte Flüssigkeitsdruck in Hydronephrosen — sowohl umschriebenen, als allgemeinen — wächst offenbar nicht stetig. Während er in frühen Stadien die Oberfläche des geschädigten Organs oder Organabschnittes über die Umgebung vorzuwölben pflegt, beobachtet man späterhin eher eine Einsenkung; der früheren straffen Spannung macht dann also eine faltige Unebenheit Platz. „Wie manche Anzeichen lehren", so sagt PONFICK, „geht mit den inneren Schiebungen, die zu einer schrittweisen Atrophie der Drüsenelemente führen, bald früher, bald später eine Resorption des angestauten Sekretes Hand in Hand; zumal wenn der Schwund seinen Höhepunkt erreicht hat, gewinnt die Resorption mehr und mehr das Übergewicht und so verliert sich mit der Zeit ein immer größerer Teil des vorhanden gewesenen Fluidums. An Stelle übermäßiger Flüssigkeitsansammlung trifft man jetzt auf einmal genau das Umgekehrte; ein ungemein dichtes, ja trockenes Überbleibsel von Nierensubstanz". PONFICK hat dies speziell für die durch Steineinklemmung zustande gekommene Hydronephrose beschrieben; ich glaube aber, sie können verallgemeinert werden, natürlich unter der Voraussetzung, daß sich die Vorgänge der Entspannung und Einschrumpfung über Jahre und Jahrzehnte erstrecken. Der hier vorliegende gänzliche Mangel eines Drüsengewebes, das allmählich unterging, rechtfertigt es durchaus, von „hydronephrotischer Atrophie" zu sprechen.

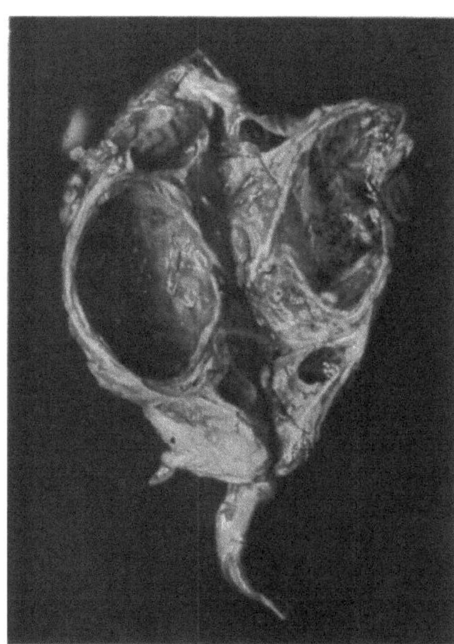

Abb. 8. Alte, geschrumpfte Steinhydronephrose. (Pathologisches Institut Mainz [4/5 nat. Größe].)

Hier ist folgende Überlegung einzuschalten: Es wird sehr leichthin von „hydronephrotischer Schrumpfniere" gesprochen und dabei meist die enorm pyelektatische Niere mit stark verschmälertem, druckatrophischem Nierengewebe gemeint. Wir möchten den Namen der hydronephrotischen Schrumpfniere äußersten Falles vorbehalten wissen jenen späten Stadien, in denen unter teilweise erfolgter Aufsaugung der Stauungsflüssigkeit eine Verkleinerung der Niere über ihre ursprüngliche Größe herunter erfolgte — und zwar so weit, daß sie äußerlich nicht mehr gespannt, sondern faltig, runzelig, d. h. geschrumpft aussieht. Man kann solcher Art gelegentlich mit oder ohne Steininhalt in Form zwerghafter Schrumpfung ehemalige Hydronephrosen antreffen; dieser Befund ist aber selten (Abb. 8). Man vergleiche weiter unten die Ausführungen über ORTHS, ZURHELLES und KITANAS Stellungnahme zur Frage der hydronephrotischen Atrophie der Glomeruli bzw. zur hydronephrotischen Schrumpfung!

Diffuse Hydronephrosen treten seltener einseitig, öfter doppelseitig auf. Entsprechend seinen Erfahrungen in Tierversuchen gibt PONFICK auf Grund seiner menschlichen Sektionserfahrungen an, daß in verhältnismäßig früherer Zeit der Harnstauung — in scheinbarem Widerspruch zu dem auf Gewebsabnahme gerichteten Einfluß der Harnansammlung im Nierenbecken — das Organ als Ganzes eine Massenzunahme aufweist, und zwar nach Abzug der zurückgehaltenen Flüssigkeitsmenge. Es beruht diese Zunahme, wie schon hier vorausgenommen werden soll, mindestens zum Teil auf einer Sekretanstauung in den erweiterten Tubuli, sowie auf einer serösen Durchtränkung des Bindegewebsgerüstes.

Schließlich bietet eine diffus hydronephrotische Niere geschlossen ein eigenartiges Bild, das an zystische, multilokuläre Gewächse erinnert. Eröffnet man das Organ, dann findet man die weiter oben schon genannten grubigen Hohlkugeln („Kammern"), welche ehemaligen Renculi entsprechen, die nach außen und links und rechts von verödeter Drüsensubstanz begrenzt werden. Die leistenartigen Scheidewände („Septen") zwischen solchen Kammern, die ehemaligen Columnae Bertini, möchte PONFICK hier als „Septa interrencularia" bezeichnet wissen; so dünn jene Leisten seien, sie müßten doch gedanklich in zwei Hälften zerlegt werden, von denen jede einem anderen der zwei Renculi angehöre. Je mehr das sie bildende Gewebe zerstört sei, um so ausgesprochener stelle das Septum zuletzt nur eine ganz schmächtige „Membran" dar, die weit in die rings umflutende Flüssigkeit hineinrage (Abb. 5). Daß ausgesprochene hydronephrotische Atrophie — etwa infolge lang dauernder Harnsteinklemmung — bei nur einseitiger Ausbildung als mit dem Fortleben vereinbar zu denken ist, braucht nicht noch besonders besprochen zu werden.

PONFICK wies ferner darauf hin, daß sich bei steigernder Hydronephrose die Wand der Nierenkelche und des Nierenbeckens ändere, sie werde dicker, derber, ihre bindegewebige Unterlage nehme zu und verdichte sich, das Epithel der Innenfläche könne geradezu zottig und warzig werden, ja man finde es gelegentlich in papillenähnlicher Hypertrophie, so daß es an eine elephantiastisch umgewandelte Kutis erinnere. Man finde die Nierenbeckenwand oft lebhaft gerötet, aber selten hämorrhagisch durchsetzt, es sei denn, daß eine injizierte (oder traumatisch gestörte) Hydronephrose vorliege. Das Stratum musculare der Nierenbeckenwand pflegt entschieden verdickt zu sein.

Sehr bemerkenswert sind Mitteilungen von GRAUHAN zur makroskopischen Anatomie von Hydronephrosen im weiteren Sinne. Wenn die Harnstauung — und zwar unter aseptischen Verhältnissen — die erwachsene Niere treffe, dann komme es nicht zu einer wesentlichen Nierenvergrößerung. Ist solche Harnstauung gar doppelseitig, könne es gar nicht zu so ausgesprochenen Riesendilatationen kommen, weil infolge der renalen Funktionsunzulänglichkeit die Kranken vorher stürben. Anderseits sehe man im Fall einseitiger Harnstauung nach Beseitigung des Abflußhindernisses für den Urin oft eine Organreparation. Die eigentlichen, großen Hydronephrosen, welche mitunter den Grund der Harnstauung nicht erkennen ließen, bezögen sich auf ein jugendliches Alter mit noch gangbaren Wachstumsvorgängen an der betroffenen Niere.

Sehr sprechend sind die Maßvergleiche, welche GRAUHAN mit Hilfe von Wachsausgüssen bei den verschiedenen Gruppen der Hydronephrose angestellt. Bei den erworbenen Hydronephrosen (der erwachsenen Menschen) betrage das zum Nierenbeckenausguß nötige Wachs etwa 5—10mal soviel als in der Norm (8 ccm); das Gewicht solcher Nieren — ohne Nierenbeckenfüllung — erwies sich bis auf die Hälfte des normalen Nierengewichtes vermindert. Bei den mächtigeren — GRAUHAN sagt „eigentlichen" — Hydronephrosen der jüngeren Lebensalter seien zur Nierenbeckenfüllung 50—100mal soviel Kubikzentimeter Wachs nötig, als für den Durchschnitt der gesunden Niere; auch sinke das Gewicht solcher Nieren nicht im selben Verhältnis wie bei der erworbenen Harnstauungsniere der Erwachsenen.

Im wesentlichen meint GRAUHAN drei Formen der Hydronephrose unterscheiden zu können, nämlich

1. die ampulläre Form,
2. die normale Form mit gleichmäßiger Dehnung von Nierenbecken und Nierenkelchen,

3. die vielkammerige Form, die ein Konglomerat von zahlreichen, stark erweiterten Kelchen darstellt, während eine eigentliche Dilatation des Nierenbeckens zurücktritt.

Als anatomischen Unterschied der später erworbenen und der „angeborenen" oder frühkindlich eingetretenen Hydronephrose gibt GRAUHAN folgende Feststellung: Bei erworbenen Harnstauungsnieren schwindet das Parenchym ungleich mehr als bei den jugendlichen oder angeborenen Hydronephrosen, die durch größere Ausdehnung — gewissermaßen Auswalkung — des Parenchyms über eine breitere Nierenbecken- und Nierenkelchstrecke ausgezeichnet seien.

BOEHMINGHAUS hat die These von GRAUHAN im Tierversuch bestätigt gefunden. Junge Hunde, die noch wuchsen, reagierten im Ureterunterbindungsversuch mit einer großen Wassersackniere. Ältere, ausgewachsene Hunde wiesen nur eine geringere Dilatation des Nierenbeckens auf.

Über das histologische Verhalten der in Schwund der Niere auslaufenden Hydronephrose des Menschen hat uns PONFICK am eingehendsten unterrichtet, dem ich in der folgenden Darstellung folge. Im wesentlichen stimmen die Befunde am Menschen mit den Erhebungen überein, die er bei künstlich erzeugter Hydronephrose seiner Versuchstiere erheben konnte. Hier wie dort handelt es sich um passive und aktive Folgen. Am meisten fällt die Änderung der Markkegel auf. Ihre Tubuli veröden zum Teil — und verschwinden in einer neuen bindegewebigen Struktur — und zwar dann, wenn durch den Druck auf die Papille die Ausflußöffnungen der Tubuli recti erdrückt wurden; zum Teil wird die Lichtung der Tubuli recht weit, wenn nämlich das angestaute Sekret in ihnen selbst zurückgestaut wird. Bei der Ungleichheit der Ausdehnung kommen auch umschriebene Ausbuchtungen, ja zystenähnliche Umwandlungen von Kanälchenstrecken vor. — Schließlich wandelt sich die einstige Marksubstanz in eine ziemlich gleichmäßige Fasermasse um, in der nur vereinzelte gerade Kanälchen, ja nicht selten nur Segmente solcher oder zusammengeflossene Tubulusreste zu finden seien. Sie endigten blind gegen den zugehörigen Nierenkelch und stellten unzusammenhangslose Überbleibsel dar, die funktionell keinerlei Bedeutung mehr hätten.

Auch die Blutgefäße verschwänden mehr und mehr. Das Auge müsse ansehnliche Strecken durchmessen, um in ansehnlichen Abständen nur noch einzelnen Zweigen zu begegnen. Sie ließen jede radiäre Anordnung vermissen, verliefen mehr unregelmäßig, der Hauptsache nach aber wohl eher konzentrisch, d. h. parallel zur Oberfläche.

Die Rindensubstanz lasse noch mannigfaltigere Abstufung regressiver Vorgänge erkennen als die Markkegel. Die HENLEschen Schleifen schwänden zunächst unter dem von den Pyramiden her wirkenden Druck, dann allmählich die geraden Kanälchen. „Die gewundenen Harnkanälchen hingegen stimmen in ihrem ferneren Verhalten keineswegs so untereinander überein, wie die soeben genannten Rohrstrecken. Bei einem gewissen Bruchteil, der mitunter sogar überwiegt, kann man allerdings dieselbe Reihe bloß passiver, dann aber immer deutlicher regressiver Vorgänge beobachten... bis man auf weite Strecken gar keine gewundenen Kanälchen mehr erblickt" (PONFICK). Dann bildeten den wesentlichen Bestand einesteils nur MALPIGHIsche Körperchen, die oft erstaunlich nahe beisammen ständen, andernteils bindegewebige Gerüstanteile in mehr und mehr zusammengerückter Dichte. Als aktive Erscheinung hat PONFICK die gelegentlich gemachte Feststellung sehr umfangreicher, d. h. gewaltig dilatierter Harnkanälchen benannt; weite Strecken, ja beinahe das ganze Rindengebiet könnten von Grund aus dadurch verändert sein, daß sie einzig und allein von Hohlräumen eingenommen würden, die mit fest-weichem Inhalt gefüllt seien. Ihr Durchmesser übertreffe den der normalen Tubuli oftmals um das 3fache und noch mehr. Auch diesen Befund zusammen mit seröser Durchtränkung des Stützgewebes rechnet PONFICK dem Umstand der Volumzunahme des Gewebes hydronephrotischer Nieren zugute. Schnitte durch derartige Nierenrindengebiete erinnern in ihrem charakteristischen Bild manchmal geradezu an eine kolloidal entartete Schilddrüse, zufolge des Reichtums an erweiterten Kanälchen oder regenerativem Kanälchenrest: Hypertrophien mit Einlagerung einer gleichmäßigen, gelben bis bräunlichen, albuminösen Masse. Sehr auffällig erscheint der Mangel von Nierenkörperchen, der mit solcher Häufung kolloidal erfüllter Zystchen verbunden sein kann; PONFICK meint, daß dabei mindestens ein Teil der Zystchen veränderten MALPIGHIschen Körperchen mit stärkst erweitertem Kapselraum entspräche.

Im allgemeinen sind die Nierenkörperchen bei Hydronephrosen am widerstandsfähigsten; sie unterliegen immerhin ebenfalls regressiven und teilweise progressiven Veränderungen. Sehr viele — besonders jene der ehemaligen BERTINIschen Säulen, verfallen nach Trennung von ihren verödeten Harnkanälchen der Inaktivitätsatrophie, dem Schwund und der bindegewebigen und hyalinen Umwandlung. Andere zeigen im erweiterten Kapselraum eine hyaline kolloidale Sekretmasse, welche den Schlingenknäuel exzentrisch an die Wand drückte und verkleinerte. Daß diese Glomeruli funktionsuntüchtig sind, scheint einzuleuchten. Merkwürdig bleibt, daß man aber gelegentlich zwischen solchen abgewirtschafteten Resten das eine oder andere gut erhaltene MALPIGHIsche Körperchen findet, obwohl doch der ganze Zustand der Niere für die Annahme völliger Leistungsunfähigkeit spricht.

Übrigens nehmen Rinde und Mark gar nicht immer in gleichem Verhältnis an der Verödung teil. Glomeruläre und tubuläre Veränderungen können bunt durcheinander gemengt sein; manchmal treten die einen, manchmal treten die anderen in den Vordergrund, ja es sind nach PONFICK die Fälle nicht so selten, in denen entweder die MALPIGHIschen Körperchen oder die Tubuli — wenn auch in ihren Resten und Verödungsbildern — das Gewebsfeld beherrschen.

PONFICK wendete sein Augenmerk weiterhin der Frage zu, wieweit aktive Reaktionen auf die hydronephrotische Einwirkung, abgesehen von der dann und wann wahrgenommenen Kanälchenhypertrophie oder Kapselvergrößerung anzuerkennen seien. Er fragte dies namentlich in Hinsicht auf Exsudatmassen in den eben genannten Hohlräumen. Es konnten ja jene Massen auch Überbleibsel einer früheren, ganz zufälligen Nierenschädigung abseits der Hydronephrose sein. Diese Frage zu entscheiden, dienten ihm Hydronephrosen im Kindesalter, über die er in Breslau auffallend reichlich verfügte.

36,8% der von PONFICK untersuchten Hydronephrosen hatten das 14. Lebensjahr nicht überschritten; unter diesem Beobachtungsgut befanden sich 21 Säuglinge (27,6%) und 7 Kinder, die dem 2.—11. Lebensjahr angehörten. In dieser unverhältnismäßig großen Häufigkeit der Hydronephrose, gerade innerhalb der ersten Lebensmonate sei ein Fingerzeig auf die Bedeutung der Steinkrankheit von Kleinkindern gegeben, welche damals in Breslau so reichlich vertreten war, daß z. B. HELMUTH JOSEPH innerhalb eines Jahres 40 einschlägige Vorkommnisse in der Beobachtungsreihe von PONFICKs pathologischem Institut hat feststellen können.

In der Tat fanden sich an den hydronephrotischen Nieren auch der kleinsten Kinder die fraglichen Ausweitungen und hyaline, gallertige Ausfüllungsmassen, wobei, soweit MALPIGHIsche Körperchen in Frage standen, der Gefäßschlingenknäuel an die Wand gedrückt erschien, indes die Sekretionsmasse als unregelmäßige Kugelschale im Kapselraum lag und mit fingerförmigen Fortsätzen zwischen die Schlingen hineingriff. Bei geringerer Füllung des Kapselraums fand PONFICK neben dem zusammengedrückten Glomerulus eine plump gewordene Membran — wie von einer wahren Kapsel umhüllt — alles in so dichtem Beieinander, daß der ursprüngliche Spaltraum ganz verloren erschien;

möglicherweise lag hier schon eine spätere Stufe der Veränderung vor, handelte es sich hier um Vorgänge der Diffusion oder Resorption aus dem Kapselraum

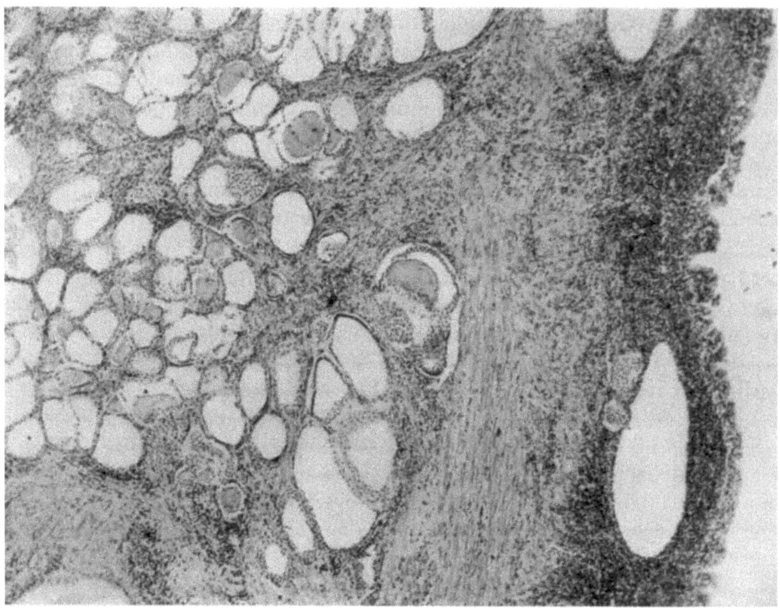

Abb. 9. Erweiterte und kolloidal gefüllte Harnkanälchen im Rindenabschnitt einer hydronephrotischen Steinniere. ♀ 45a. (Nach Th. Schultheis.) Starke Infiltration der Nierenbeckenwand.

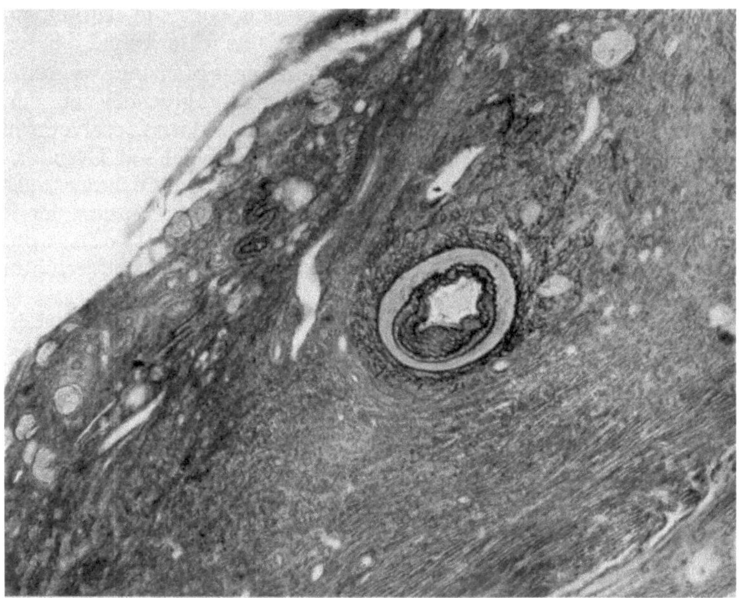

Abb. 10. Hyperplasie einer arciformen Schlagader bei hydronephrotischer Atrophie eines Nierenteils infolge Tuberkulose des Nierenbeckens. Viele öde Glomeruli.

in die Kapselhülle, begleitet von einer gesteigerten Proliferation der Kapselbestandteile. Häufig setze sich diese Induration auch in das intertubuläre

Gewebe hinein fort, so daß das Bild bindegewebiger interstitieller Herde entstehe.

Übergänge von den beschriebenen Veränderungen der MALPIGHIschen Körperchen zu zystenähnlichen Bildungen ohne allen übriggebliebenen Hinweis auf die ehemalige Glomerulusform sind PONFICK geläufig geworden. Bei einzelnen Kindern folgten diese kleinen Hohlräume einander in dichten Abständen, so dicht, daß das anstoßende Zwischengewebe in Wucherung gerate; aus ihm erwachse eine zellige Infiltration, welche die zwischen den benachbarten Harnkanälchen liegenden Tubuli einenge, die dann auf dem Wege allmählicher Wandverschmelzung der Verödung anheimfielen und schließlich verschwänden.

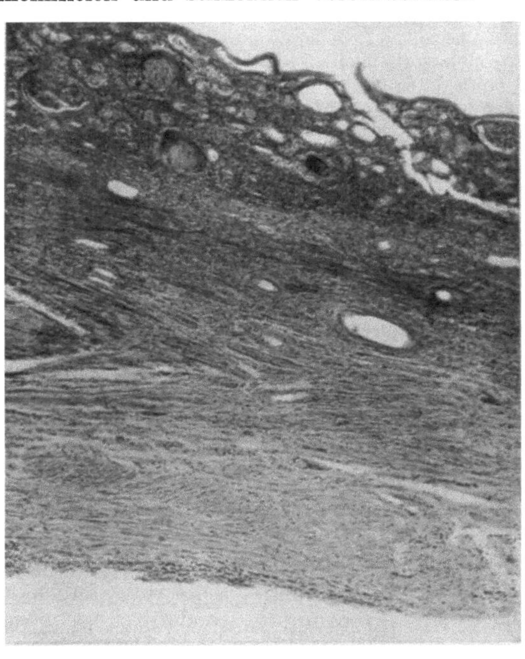

Abb. 11. Rinden- und Markabschnitt eines hydronephrotischen Nierenteiles. Verödete Tubuli, erhaltene Glomeruli. (Pathologisches Institut Göttingen.)

Als Ursache der Anhäufung von gerinnungsfähigen Stoffen im glomerulo-tubulären Gewebsabschnitt hydronephrotischer Nieren nennt PONFICK physikalische und chemische Faktoren, wenn nicht auch bei den ersteren schließlich ein verändertes Spiel der chemischen Beziehungen maßgebend sei. Man darf heute wohl hinzufügen, daß solche Ausscheidungsstörungen auch denkbar sind über den Gefäßnervenweg, und zwar eingeleitet durch Störungen aus dem kapsulären, wie aus dem Papillen- und Kelchgebiet her, die unter dem Druck der Harnstauung — vielleicht im Sinn des pyelovenösen Refluxes — sich zunächst geltend machen können. Darüber hat sich FUCHS geäußert, auf dessen Untersuchungen nachher noch eingegangen wird (vgl. auch das Hauptstück über die Kreislaufstörungen, S. 178f.). Daß der stagnierende, aseptische, unter Druckstauung stehende Harn seinen reizlosen Charakter verliere, erscheint mir nicht sehr wahrscheinlich. PONFICK rechnet damit, daß sein indifferentes Verhalten schwinde und daß entzündliche Veränderungen von ihm veranlaßt werden könnten, wie er überhaupt für porogene Entstehung entzündlicher Komplikationen der Hydronephrose eintrat; dabei ist zu betonen, daß er Albuminurie und Zylindrurie allein schon als „exsudative“ Zeichen nimmt, eine Auffassung, die ich mit anderen Autoren nicht zu teilen vermag.

Es ist im Fall des Menschen immerhin nicht so häufig, daß man sehr lang bestehende Hydronephrosen völlig aseptisch vorfindet. Die Bedingungen für Infektion, bzw. für das Angehen und die Unterhaltung der Infektion sind in der Harnstauungsniere zu günstig. Dabei habe ich den Eindruck, daß die Annahme einer hier regelmäßig urinogen erfolgten Nierenbecken- und Nierengewebsinfektion viel zu weit geht; unter den Verhältnissen einer Harnstauung sind auch für das Gedeihen und die Wirkung hämatogen eingeschleppter Keime die Bedingungen ausgezeichnet, und ich persönlich wage es nicht, aus verschiedenen Graden oder makroskopischen Wandbildern an Blase, Harnleiter und Nierenbecken mit Bestimmtheit die oft behauptete urinogen aufsteigende Infektion zu erschließen. Auch RUMPEL gibt an, daß der in den Nierenkelchen verhaltene Harn leicht infiziert werden könne.

Über die histologischen Besonderheiten gerade der Nierenkörperchen bei Hydronephrosen hat sich ein Meinungskampf zwischen verschiedenen Forschern an PONFICKs Untersuchungen angeschlossen:

JOH. ORTH hat in seiner pathologisch-anatomischen Diagnostik auch die schrumpfende Hydronephrose berücksichtigt, wobei er im Gegensatz zu HAGEMANN die Ansicht ausspricht, daß nicht eine vaskuläre, sondern eine parenchymatöse Schrumpfung in Form „des Zusammengerücktseins" der Knäuel in Frage stehe. Freilich könnten, wie bei jeder atrophischen Niere, „Glomeruli in allen Stadien der Verödung und Schrumpfung gefunden werden, sie gehörten aber nicht notwendig zum Bild der hydronephrotischen Atrophie". Er sagt wörtlich — und unterstreicht damit die lange dauernde Unversehrtheit der Nierenkörperchen bei Hydronephrose —, wenn in einer atrophischen Sackniere, deren Rinden- und Marksubstanz zusammen nur wenige Millimeter dick seien, alle oder doch nahezu alle Knäuel nicht die Spur einer hyalinen Degeneration und Schrumpfung zeigten, so beweise das, daß eine solche Degeneration und Schrumpfung nicht notwendig bei der hydronephrotischen Atrophie vorhanden zu sein brauche. Das sei nicht etwa eine Ausnahme, sondern die Regel. Er pflegte Semester für Semester seinen Zuhörern immer wieder neue derartige Nieren zu zeigen, und zwar lasse er in seinem mikroskopischen Kursus unmittelbar nacheinander eine hydronephrotische und eine vaskuläre (arteriosklerotische) Schrumpfniere untersuchen; denn nichts lasse den charakteristischen Unterschied klarer hervortreten: „dort, bei reinen Fällen der hydronephrotischen Atrophie, alle Glomeruli lose in ihren Kapseln, so daß viele beim Schneiden und Ausbreiten der Schnitte ausfallen, mit zahlreichen, gut gefärbten Kernen versehen, hier, bei der vaskulären Schrumpfniere, in dem atrophischen Abschnitt alle Glomeruli kernarm oder ganz kernlos, mehr oder weniger vollständig zu hyalinen Klümpchen zusammengeschrumpft, fest von ihrer hyalin verdickten Kapsel umschlossen, so daß nirgendwo ein leergewordener Kapselraum zu sehen ist. Am überraschendsten ist das Bild nach VAN GIESON-Färbung, wenn alle die hyalinen Kapseln mit leuchtend roter, die geschrumpften Glomeruli mit gelbbräunlicher Färbung scharf von dem übrigen Gewebe sich abheben". Zur Feststellung der Bedeutung etwa doch in einer hydronephrotischen Niere vorhandener Glomerulusveränderungen eigneten sich besonders Fälle einseitiger hydronephrotischer Atrophie. Auch die von HAGEMANN betonte starke zellige Infiltration der hydronephrotischen Niere sei keineswegs immer vorhanden. Was dagegen nie fehle, sei die Atrophie der Harnkanälchen mit weitgehender Entdifferenzierung ihrer Zellen. Aber diese Zellen sonderten nicht oder doch nur ausnahmsweise Kolloid ab, wie es die sekundär atrophischen Zellen bei der vaskulären Schrumpfniere in so großer Ausdehnung täten; dies sei ein zweiter, wesentlicher Unterschied zwischen den beiden Formen von Schrumpfnieren.

Das einzige, was ich an dieser Ausführung ORTHs ändern möchte, ist der Ausdruck „schrumpfen"; denn die Stadien, die er im Auge hatte, betreffen eben nicht geschrumpfte, sondern enorm gedehnte und unter dem Dehnungsdruck der gestauten Harnflüssigkeit in ihrem Parenchymbestand veränderte, bedrängte, zum Schwund gezwungene, immerhin atrophierende Nieren. Übrigens hat ORTHs Anschauung eine besondere Untersuchung über Veränderungen und Untergang der Glomeruli bei Hydronephrose in RIBBERTs Institut veranlaßt. ZURHELLE hat unter Hinweis auf ein reichhaltiges Schrifttum dargetan, daß hyaline und nichthyaline Glomeruli bei hochgradiger Hydronephrose vorkommen. Man müsse unterscheiden zwischen reinen Druckwirkungen und interstitiellen Veränderungen, welche infektiösen (entzündlichen) Einflüssen zu danken seien. Zu den entzündlichen Veränderungen rechnet ZURHELLE allerdings auch die hyalinen Verödungen der MALPIGHIschen Körperchen, worin wir ihm nicht folgen können. Das Schlußergebnis hochgradiger Hydronephrose sei der völlige Schwund aller Glomeruli, — was schon PONFICK gesagt hatte.

Über die Frage „Hydronephrotische Atrophie oder hydronephrotische Schrumpfniere" hat weiterhin J. KITANI Untersuchungen angestellt, die aus verschiedenen Gründen beachtenswert sind. Diese Forschungen geschahen an mehrerlei Versuchstieren (Kaninchen, Ratten, Hunden) nach dem Vorbild der SUZUKIschen Arbeit unter Verwendung der vitalen Karminspeicherungsmethode; Beobachtungen an menschlichen Hydronephrosen wurden herangezogen. Im wesentlichen bestätigte KITANI PONFICKs Befunde, besonders die gesetzmäßige Feststellung, daß bei der hydronephrotischen Atrophie die

Harnkanälchen den Glomeruli in der Verödung vorauseilen — mit Ausnahme der Tubuli contorti, welche jeweils in den regressiven Veränderungen den zugehörigen MALPIGHIschen Körperchen folgen.

Dagegen konnte er nie andere als alterative Erscheinungen an den Kapselblättern und am Schlingenendothel beobachten, weshalb er sich nicht PONFICKS Meinung anschloß, es seien die Inhaltsmassen in den kleinen Zystchen des hydronephrotischen Nierenschwundes entzündlich aufzufassen. Für den Untergang des tubulären Nierenepithels sei (nach ORTH) der auf die intrarenalen Gefäße ausgeübte Druck und die damit verminderte Blutversorgung, also eine Ernährungsstörung maßgeblich — und zwar vom subkortikalen Bogen zum Mark hin fortschreitend, ebenso wie eine Atrophie an den Sammelröhren im Papillengebiet einsetzt; neben der Ernährungsstörung komme unterstützend eine vom gestauten Nierenbeckeninhalt herstammende Epithelschädigung in Frage, endlich sei noch die Untätigkeit in Anschlag zu bringen.

Anschließend an ORTH weist KITANI auf die Tatsache der bei reiner Inaktivitätsatrophie vaskulärer Schrumpfnieren noch immer zu findenden Kolloidsekretionsvorgänge hin, welche bei hydronephrotischer Atrophie fehlten; daraus ergebe sich, daß im letzten Fall die Inaktivität und die Epithelschädigung vom Kanälcheninhalt bestimmt sei.

Auch darin habe ORTH richtig gesehen, daß Verödung und Schrumpfung der Glomeruli nicht zum Wesen des hydronephrotischen Schwundes gehöre, und als etwas Nebensächliches in der Formalgenese des Parenchymschwundes keine Rolle für die hydronephrotische Atrophie spiele.

Nicht durch Wucherung am Kapselepithel käme es zur Verödung der Gefäßknäuel. Man gewinne aus den Tierversuchen vielmehr den Eindruck, daß die Glomeruli gerade in solchen Fällen oder gerade dort hyalin würden, wo sich im Interstitium stärkere Zellanhäufungen fänden. Das Bindegewebe an der Kapsel verdicke sich; der Glomerulus veröde, wenn seine Haargefäßschlingen nicht mehr gefüllt werden könnten. Da die subkapsulär im Rindenbezirk gelegenen Gefäßknäuel weit weniger betroffen seien, als die mehr nach innen gelegenen, sei die Vermutung nahegelegt, der Druck der in der Niere angestauten Flüssigkeit verhindere die Druckströmung der Schlingen, zumal er die Zirkulation in der Niere herabsetze.

Wie ENDERLEN, BOETZEL, HINMAN und BUTLER, sowie RAUTENBERG es angaben, bestätigt KITANI nicht nur die langsam eintretende Schädigung, sondern auch die Erholungsfähigkeit der Niere in den ersten Wochen nach der Ureterunterbindung: „Wenn 4 Wochen nach der Unterbindung das Hindernis für den Harnstrom gelöst wird, erweitern sich alle Kanälchen wieder, die ‚Granula' in den Epithelien färben sich distinkt, über 5 Wochen nach Entfernung der Unterbindung ist die Erweiterung unvollständig, färben sich die Epithelien nur noch ganz vereinzelt, wird intravenöser Farbstoff aber noch ausgeschieden." Es bleiben also die Glomeruli trotz Atrophie der Hauptstücke noch leistungsfähig.

Selbst nach einjähriger Dauer der Hydronephrose fand KITANI in den Nieren noch erhaltene Glomeruli. Schwierig sei die Frage, wie im einzelnen der Glomerulus schließlich doch zugrunde gehe. „An Hydronephrosen des Menschen ist das nicht sicher festzustellen, weil wir Glomerulusverödung durch Glomerulonephritis oder Sklerose der Arteriolen nicht ausschalten können. ORTH hat ja gerade darauf verwiesen, daß man bei einseitiger Hydronephrose hyaline Glomeruli antrifft, aber auch in der gesunden Niere keinen geringeren Glomerulusschwund sieht. In keinem Stadium hat er Wucherungsvorgänge am Kapselepithel wie bei Glomerulonephritis gesehen. Wenn ZURHELLE eine Erdrückung des Glomerulus durch das wuchernde Bindegewebe der Umgebung gelten läßt", schreibt KITANI, „so können wir dem nicht beipflichten, sofern wir unsere von komplizierender Pyelonephritis freigebliebenen hydronephrotischen Atrophien im Auge haben. Das zwar abgeplattete Epithel des parietalen Kapselblattes ist, wie wir sagen können, in Spätstadien der Hydronephrose deutlich erhalten, der Kapselraum weit. Die Schlingen zeigen noch Blutfüllung. Dann stoßen wir auf Glomeruli mit Schlingenkollaps. Jetzt ist der Kapselraum nicht mehr nachweisbar. Die Epithelien des seitlichen Blattes sind wieder höher. Ein weiteres Stadium läßt die Abgrenzung dieser Zellen gegen den eigentlichen Gefäßknäuel nicht mehr feststellen. Gefäßschlingen sind nicht mehr sichtbar, oder höchstens noch auf kurze Strecken, und der ursprüngliche Glomerulus wird dargestellt durch eine hyalin homogene, von hellen Kernen durchsetzte Masse. So ist das Bild gerade dort gestaltet, wo in der Umgebung noch morphologisch gut erhaltene Gefäßknäuel in weitem Kapselraum sich finden, das Zwischengewebe keine Verbreiterung zeigt, die Glomeruli aber dicht beieinanderstehen, weil die zugehörigen Hauptstücke durch Atrophie verschwunden sind. Gewiß haben die Bilder eine Ähnlichkeit mit dem Glomerulusuntergang bei vaskulären Nephrozirrhosen.

Bei diesen wird vielfach ein sehr rasch vor sich gehender Untergang des Glomerulus vermutet; so kommt es, daß man vorwiegend völlig hyalinen, außerordentlich zellarmen, ehemaligen Glomeruli begegnet. SUZUKI nimmt für die hyalinen Glomeruli bei hydronephrotischer Atrophie an, daß sekundäre Veränderungen an der Glomerulusschlinge hinzutreten. Obwohl wir bis zu 48 Wochen bestehende Hydronephrosen beobachteten, sahen wir doch keine völlig kernlosen, hyalinen Glomeruli, oder wenn wir solchen begegneten, glaubten wir vom Zwischengewebe übergreifende Entzündungen nicht ausschließen zu dürfen."

An dieser Stelle ist ein Hinweis auf die jüngst von STAEMMLER, DOPHEIDE und von PFEIFFER veröffentlichten Vorgänge bei der Ausbildung pyelonephritischer Schrumpfnieren nötig; jene Einzelheiten sind höchstwahrscheinlich beim Schwund interstitiell entzündeter Steinhydronephrosen bedeutungsvoll. Doch dürften sie abzugrenzen sein von den Gewebsvorgängen bei reiner Hydronephrose (vgl. S. 710 und S. 714!).

KITANI hat sich weiterhin über die Rolle des Blutkreislaufes im Zuge der Entstehung hydronephrotischer Atrophie näher geäußert. Er schrieb:

„Nicht die im Kapselraum gestaute Flüssigkeit drückt auf den Glomerulus und macht seine Blutfüllung unmöglich; sondern sobald der Blutdruck nicht mehr überwiegt, hört die Filtration auf, die Schlingen fallen zusammen. In der Tat sieht man Glomeruli mit weiter Kapsel, engem Gefäßknäuel mit leeren Schlingen. Wir vermuten, daß an dieses Stadium sich die beschriebene Verödung des Glomerulus anschließt."

„Grundsätzlich liefe es auf dasselbe hinaus, ob durch primäre Arteriolensklerose z. B. die Schlingen nicht mehr gefüllt werden, oder ob mit Aufhören der Filtration die Schlingen durch Kollaps blutleer werden. Wenn aber mit Verschluß eines Vas afferens dort der ganze Gefäßknäuel kein Blut mehr erhält, danach rasch hyalin umgewandelt wird, geht hier der Kollaps in den einzelnen Schlingen in Intervallen vor sich, und deshalb sehen wir wahrscheinlich nicht mit einem Male völlig hyaline Knäuel, sondern ein mehr allmähliches Zusammenfallen derselben mit mäßigem Kernreichtum bei hyaliner Beschaffenheit der Gefäße.

„So meinen wir, daß man auch nicht, wie ZURHELLE[1] angibt, von einem Schwund wie bei interstitieller Nephritis sprechen kann, sondern daß die Art des dort bemerkten Glomerulusunterganges hiervon zu trennen ist."

„Ist aber unsere Auffassung zutreffend, so müßte der Brauch aufgegeben werden, von einer hydronephrotischen Schrumpfniere zu sprechen. So sehr wir es für richtig halten, in didaktischer wie pathogenetischer Richtung die anatomischen Veränderungen eines Organs in ein System zu bringen, welches nach dem formalen Geschehen Gleiches zusammenstellt, Verschiedenes aber abtrennt, so darf doch nicht der Umstand einer Organverkleinerung, von Parenchymschwund, in der Einordnung zu stark betont werden. Mit aller Schärfe hat ORTH von einer ‚hydronephrotischen Atrophie' gesprochen. Für verkleinerte Nieren ohne Granulierung der Oberfläche wird auch der Name „glatte Schrumpfniere" verwendet. Doch ist das ein sprachlicher wie begrifflicher Irrtum. Unter der Schrumpfung verstehen wir den Parenchymuntergang, der zu ungleichmäßigen Einziehungen (Narben) an der Oberfläche des Organs, z. B. der Niere führt. Mit dem Wort „glatte Schrumpfniere" will man die Verkleinerung kennzeichnen, die ohne Oberflächenveränderung verläuft."

„Unter der Schrumpfniere verstehen wir aber ein ganz bestimmtes, formal-pathogenetisches Geschehen, nämlich die dem Glomerulusschwund — wie dieser auch immer verursacht sein mag — folgende Inaktivitätsatrophie zugehöriger Hauptstücke."

„Daß bei der hydronephrotischen Atrophie der Glomerulus am längsten erhalten bleibt, während sonst das ganze Kanalsystem schon geschwunden sein kann, wurde betont. Dafür, daß das PONFICKsche Gesetz auch umgekehrt gültig sei, fehlt der Anhaltspunkt. Jedenfalls bietet sich am Bilde der hydronephrotischen Atrophie dafür keine Unterlage. Damit entfällt die Berechtigung. von einer hydronephrotischen Schrumpfniere zu sprechen, denn das formalpathogenetische Geschehen ist ein grundsätzlich verschiedenes von dem in den Schrumpfnieren vorgenannter Art" (KITANI).

[1] ZURHELLE bezeichnet offenbar mit „interstitieller Nephritis" denjenigen Prozeß, den wir heute arteriosklerotische Schrumpfnieren nennen.

Wohl zu beachten sind auch die histologischen Unterschiede, welche GRAUHAN für die von ihm gezeigten zwei Gruppen der Harnstauungsnieren mitgeteilt hat. Während bei den im späteren Alter erworbenen, stark zum Schwund neigenden Hydronephrosen die Harnkanälchen verhältnismäßig schnell zu Verlust gingen, zeichneten sich die zur Bildung von Riesensacknieren neigenden Hydronephrosen jugendlicher, noch entwicklungsfähiger Menschen durch länger dauernde Erhaltung der Harnkanälchen aus.

Daß man in menschlichen Hydronephrosen mit einem interstitiell entzündlichen Einschlag beträchtliche sekundäre Arterienwandsklerosen mit Elastikahyperplasie finden kann, wurde bei Besprechung der Nierengewebsverhältnisse bei chronischem Harnsteinleiden bereits ausgeführt. Hier sei auch die Abb. 7 einer partiellen Hydronephrose bei Nierenbeckentuberkulose in jugendlichem Alter verwiesen, welche ebenfalls solche Hyperplasie der arciformen Nierenarterie zeigt.

Den Änderungen der Gefäßfüllung bei Hydronephrose hat FELIX FUCHS unter Hinweis auf HINMAN und MORISON, sowie auf KORNITZER eine eingehende Betrachtung gewidmet und sie in seiner Arbeit über die Hydromechanik der Niere niedergelegt. Er schließt seine Betrachtungen mit folgenden Sätzen: „Unter den Faktoren, welche im Bereich der Nierenzirkulation die hydronephrotische Nierenveränderung nach Ureterverschluß fördern, kommt an der menschlichen Niere im Initialstadium der Harnstauung nur die Einschränkung des venösen Zirkulationsschenkels in Frage. Die venöse Stauung dürfte — eben durch das Freibleiben der Arterien — höhergradig sein, als etwa bei Nieren mit blattförmigem Becken. Erst bei Fortschreiten des hydronephrotischen Umbaus wird der arterielle Schenkel der Blutbahn von der Einschränkung betroffen. Die Tatsache, daß an der menschlichen Niere ebenso wie an der der Versuchstiere die Strömungsbehinderung in der Harnbahn zu einer solchen — wenn auch andersartigen — in der Blutbahn führt, ist unbestreitbar. Sie ist von grundlegender Bedeutung für die Hydromechanik der chronischen Harnstauung.“ Die hydronephrotische Gewebsschädigung äußert sich unter anderem auch in einer erhöhten Vulnerabilität der Gewölbenischen der Nierenkelche.

Kaninchen Nr.	Dauer der Unterbindung Std.	Für die Ruptur erforderlicher Druck an der gestauten Niere mmHg	Für die Ruptur erforderlicher Druck an der intakten Niere mmHg
1	5	30	80
2	24	20	100
3	48	0	90
4	72	15	90

FUCHS unternahm, um dies zu zeigen, folgenden Versuch: Es wurde bei Kaninchen Harnstauung von verschiedener Dauer durch Unterbindung eines Ureters bewirkt. Hierauf wurden sowohl die gestauten Nieren, als auch die intakten Organe der anderen Seite auf jenen Druck geprüft, welcher zur Erzeugung einer Fornixruptur ausreichte. Die obenstehende Tabelle enthält die Ergebnisse.

Die Verringerung des für die Ruptur erforderlichen Druckes am Beginne einer Harnstauung ist bezeichnend. Voraussetzung der fortschreitenden Nierenbeckenerweiterung bei Hydronephrose, so schreibt FUCHS ferner, ist das Ingangbleiben der Nierensekretion, welches untrennbar mit Resorptionsvorgängen aus dem gestauten Beckenhohlraum verbunden ist. Wahrscheinlich wird aus dem Nierenbecken Flüssigkeit in größerem Maß nur dann resorbiert, wenn sie durch Überdruck an Stellen größerer Resorptionskraft befördert worden ist: ein solcher durch Druck bewirkter Transport kann aber an hydronephrotischen Nieren, welche ein Eindringen der Beckenflüssigkeit in die Tubuli nicht zulassen, nur durch Fornixruptur in das interstitielle Spaltraumsystem erfolgen. LINDEMANN, HINMAN und LEE-BROWN, HINMAN und VECKI haben dies dargetan. HINMAN hat als erster klar die Ansicht ausgesprochen, daß bei dauerndem und vollkommenen Ureterverschluß der Flüssigkeitswechsel in den oberen Harnwegen durch pyelovenösen (= pelvirenalen) Reflux erfolge. Wir seien berechtigt, uns von den Sekretions- und Resorptionsvorgängen bei der Entwicklung einer Hydronephrose nach vollkommenem und dauerndem Ureterverschluß das folgende Bild zu machen:

„Mit einsetzendem Ureterverschluß steigt durch die fortdauernde Harnsekretion der Druck im Nierenbecken bis zur Höhe des Sekretionsdruckes, dann sistiert die weitere Sekretion — ein toter Punkt ist erreicht. Wenn dieser überwunden werden, also die Sekretion wieder in Gang kommen soll, muß Resorption einsetzen: dies ist auf dem Wege der Fornixruptur in Gestalt der interstitiellen Resorption der Fall. Die Dilatation des Beckens bewirkt nun durch Zirkulationsstörungen und durch direkte Einwirkung den Umbau des Parenchyms, die Umkehrung des Innenreliefs. Es ist anzunehmen, daß auch die interstitielle Infiltration sich im Sinne einer Zirkulationsbehinderung auswirkt. Mit fortschreitendem Umbau werden die Bedingungen für interstitielle Resorption verschlechtert. Mit dem Schwinden der Fornices öffnet sich ein Weg der Tubulusinjektion und damit die Möglichkeit epithelialer Resorption in den Tubuli. Mit zunehmender Beckendilatation vergrößere sich auch die Möglichkeit der Schleimhautresorption durch die gewaltige Vergrößerung der resorbierenden Fläche. (Durch Messung der inneren Oberfläche einer menschlichen Hydronephrose von den Dimensionen $20 \times 9 \times 6$ cm konnte diese auf 450 qcm beziffert werden, während die gleiche Messung an normalen menschlichen Nierenbecken, mitsamt den Papillenoberflächen, den Durchschnitt von 41 qcm ergab.) Mit vollendeter Umkehrung des Innenreliefs ist die interstitielle Resorption durch epitheliale ersetzt worden."

Gegen die von FUCHS vertretene Auffassung von der Regulierung der Druckverhältnisse in sich entwickelnden, völlig verschlossenen Hydronephrosen sind Einwände möglich, die FUCHS selbst berücksichtigte, indem er ausführte: „MORISON, dessen Befunde entscheidend für unsere Auffassung ins Gewicht fallen, glaubt, daß pyelovenöser Reflux nur bei brüsken Drucksteigerungen auftritt. Dem mag sein — aber der pyelovenöse Reflux ist nur eine Unterart der interstitiellen Resorption im allgemeinen, und daß diese in den Gewebsinterstitien, sowie in den Perivaskulärräumen erfolgt, wird durch die Befunde von MORISON selbst bewiesen. Es könnte nun eingewendet werden (und auch MORISON scheint dies zu tun), daß der Sekretionsdruck allein nicht zur Sprengung der Fornices ausreicht; hierzu ist zu bemerken: 1. Mit zunehmender Becken- und Ureterdilatation und Hypertrophie sind bessere Bedingungen für Drucksteigerung gegeben: durch Einwirkung des intraabdominellen Druckes, durch Verstärkung der Tätigkeit der Becken- und Uretermuskulatur. 2. Der rupturerzeugende Druck sinkt in den ersten 72 Stunden nach Ureterverschluß wesentlich ab. — BOEMINGHAUS führt ferner folgendes ins Feld: wenn Fornixruptur und pyelovenöser Reflux gleichsam als Entlastungsventil fungieren, könnte es bei Ureterverschluß gar nicht zu einer solchen Beckendilatation kommen, daß hierdurch (direkt oder auf dem Wege der pyelovaskulären Einwirkung) Umbau des Parenchyms bewirkt wird. Dem ist folgendes entgegenzuhalten: 1. Eine Beckendilatation, die zu Fornixruptur führt, bewirkt, noch ehe die Fornices bersten, eine hochgradige Gefäßkompression. 2. Wenn sich einmal pyelovenöser Reflux etabliert hat, sinkt wohl der Druck auf ein Minimum, der zur Wiederholung des Refluxes notwendig ist, Beckeninhalt kann dann nahezu drucklos in die Venen abströmen." FUCHS stellt aber den pyelovenösen Reflux keineswegs in den Mittelpunkt einer Annahme. Vielmehr glaubt er, daß der Hauptteil der interstitiellen Resorption im Sinus renalis in den Perivaskulär- und Subkapsulärräumen und im interstitiellen Spaltraumsystem des Parenchyms erfolgt. „Wenn aber diese Räume in offener Kommunikation mit dem Becken stehen, bedingt dies keineswegs ein druckloses Abströmen des Beckeninhalts, da ja die Kapazität dieser Räume eine durchaus begrenzte ist. Und selbst wenn es im Laufe der interstitiellen Infiltration zu Veneneinbrüchen kommt (was der Fall sein kann, aber nicht sein muß), ist intravital durch Blutgerinnung außerhalb der Gefäße und durch Thrombose innerhalb derselben die Möglichkeit einer Sperrung der Refluxbahn sehr naheliegend. ....."

„Endlich bestünde eine wesentliche Lücke in der Beweiskette, wenn die lokale Harninfiltration, welche der interstitiellen Resorption vorausgeht, den pathologischen Anatomen entgangen wäre. Diese Lücke schließt sich aber durch die Befunde, welche von zwei Untersuchern experimentell erzeugter Kaninchenhydronephrosen in der ersten Zeit nach dem Ureterverschluß erhoben wurden: KAWASOYE fand an der zwei Tage alten Hydronephrose in der Wand des Nierenbeckens, am Übergang ins Parenchym, starke Lockerung des Bindegewebes und stark erweiterte Venen, sowie ausgebreitete Infiltration, bestehend aus Blutzellen und einer homogenen Masse. PONFICK fand kleinzellige perivaskuläre Infiltration, Verbreiterung und Verdichtung des interstitiellen Gewebes, und ebenso wie LINDEMANN seröse Durchtränkung der Gewebsinterstitien. Endlich ist in diesem Sinne auch auf die aus den Fornixrupturen stammende Blutung hinzuweisen" (FUCHS).

Hier sei noch kurz erinnert an die Möglichkeit **subkapsulärer Flüssigkeitsmengen** im Fall der Harnstauung, wie sie namentlich für das Schwein von JOEST beschrieben und abgebildet wurde. FUCHS führt solche Beobachtungen perirenaler Hydronephrose auch für den Menschen an, welche von KIRMISSON, MINKOWSKI, KOCH, FAHR u. a. gemacht worden sind. Ob die fraglichen perirenalen „Ergüsse“ jeweils Harn enthielten, oder ob sie nur aus mehr und weniger seröser Flüssigkeit bestanden, bisweilen auch mit frischem oder altem Blut vermengt, das bleibt unentschieden. Weiteren Untersuchungen einschlägiger Vorkommnisse bleibt es vorbehalten, hier klärend zu wirken. Ich persönlich möchte bei aller Achtung vor den Arbeitsergebnissen von FELIX FUCHS in dieser Hinsicht den pyelovenösen Reflux nicht überschätzen. Die einzige von mir selbst gesehene Vereinigung eines perirenalen Hygroms mit Zysto-, Uretro-, Pyelitis und Harnstauung ließ klar den Weg der fortschreitenden Entzündung vom Nierenbecken zur äußeren Nierenwölbung entlang den Lymphgefäßen, also perivasal erkennen. Eine interstitielle Nephritis verband das entzündete Nierenbecken und das durch serofibrinöses Exsudat weit abgehobene Kapselgewebe, dessen Lösung von der Niere so vor sich gegangen war, daß da und dort der nackte Cortex renis frei zu liegen schien.

Über die beim Menschen klinisch zu unterscheidenden Hydronephrosen äußerte sich RUMPEL folgendermaßen: „Die Form der beständig geschlossenen Hydronephrose kommt beim Menschen verhältnismäßig selten vor. Wir beobachten sie z. B. bei angeborener Ureterstenose, bei vollständigem Steinverschluß des Ureters, nach traumatischer Läsion, oder nach zufälliger operativer Unterbindung bei gynäkologischen Operationen. Viel häufiger handelt es sich um offene Hydronephrosen, die sich gelegentlich völlig verschließen. Diese Formen bilden sich in der überwiegenden Mehrheit ganz allmählich infolge dauernd erschwerten Harnabflusses, einerlei, wo und wie die Hemmung zustande gekommen ist. Da dauernd mehr Harn von der Niere ausgeschieden wird, als abfließen kann, bleibt ein Restharn im Nierenbecken. Die austreibende Kraft des Nierenbeckens reicht nicht aus, um die Hemmung zu überwinden, es kommt zur Insuffizienz, die durch Mehrarbeit nicht ausgeglichen werden kann und zur Erweiterung führt. In diesem Stadium können sehr leicht zufällige Wegverlegungen, z. B. Knickungen des Ureterhalses, hinzutreten und eine akute vollständige Sperrung des Harnabflusses bewirken. Spontane Lösungen eines solchen Verschlusses können eintreten und den früheren Zustand der offenen Hydronephrose wieder herbeiführen. Eine Unterscheidung zwischen ‚intermittierenden‘ und ‚remittierenden‘ Formen der Hydronephrose kommt praktisch wenig in Betracht, da die meisten Hydronephrosen remittieren.“

Der Nachweis, daß sich das durch akute Harnstauung erweiterte Nierenbecken jeweils zur Norm zurückbilde, ist nicht erbracht, vielmehr scheinen Pyelographien zu lehren, die nach derartigen Anfällen vorgenommen werden, daß die Erweiterung bleibend ist. „Der von der hydronephrotischen Niere ausgeschiedene Urin wird mit der zunehmenden Entartung immer leichter an spezifischem Gewicht, weil ärmer an N-haltigen Molekülen. Die qualitativen Unterschiede zwischen dem von der kranken Niere und dem gleichzeitig von der gesunden abgesonderten Harn können unter Umständen ein wichtiges Erkennungsmittel des verborgenen Krankheitszustandes werden. Allerdings ist hierbei das Schwanken der Konzentration während und unmittelbar nach einem akuten völligen Verschluß der Hydronephrose zu berücksichtigen. Auf die Hemmung der ausscheidenden Tätigkeit — die sich auch reflektorisch auf die andere Niere übertragen kann — folgt eine überreiche Absonderung von sehr verdünntem Urin aus beiden Organen. Hat sich die Harnflut aber gelegt, besteht wieder der Zustand der ‚offenen‘ Hydronephrose, so sind in der Tat sehr erhebliche Unterschiede der molekularen Konzentration der Nierenurine nachweisbar vorhanden. Sonst zeigt der Hydronephrosenurin keine besonderen Veränderungen, er enthält im wesentlichen dieselben Bestandteile, die auch gelegentlich sonst im Harn vorkommen. Blutbeimengungen, als Folge von

Stauungsblutungen der Schleimhaut (Israel) werden nicht selten beobachtet." (Rumpel.)

Neuerdings hat Leonhard Löffler[1] die Muskelveränderungen am Nierenbecken und Harnleiter bei Stauung in den harnableitenden Wegen untersucht. Es ergab sich, daß unter solchen Umständen jene Muskulatur hypertrophiert; bei tiefsitzender Verlegung der Lichtung des Nierenbeckens hypertrophiert manchmal die Längsmuskelschicht etwas stärker als die Ringmuskelschicht, am Harnleiter dagegen die Ringmuskulatur etwas stärker als die längsgeordnete; doch gilt dies nur für Fälle starker Harnstauung ohne Infektion; man kann darin eine Angleichung des Leistens der Muskeleinrichtungen von Nierenbecken und Harnleiter erblicken, die physiologisch so geordnet sind, daß das Nierenbecken mehr zirkulatorisch einengend, der Harnleiter der Länge nach einengend kontrahiert wird. Auffallend sei, wie Löffler bemerkt, bei den meisten Vorkommnissen eines distalen Stromhindernisses die starke Zunahme der sphinkterartigen Muskelanordnung am Ausgang des Nierenbeckens; diese Zunahme stehe in keinem Verhältnis zur Hypertrophie der sonstigen Nierenbeckenwand und der Uretermuskulatur; dafür dürften physiologische Umstände der Reizvermittlung vom Harnleiter zu der übergeordneten die Peristaltik steuernden Stelle maßgebend sein. Wenn die Abflußbehinderung oder gar völliger Verschluß der Lichtung längere Zeit bestand, dann wird die Muskulatur der erweiterten Harnwege, nachdem sie alle Reservekräfte durch Hypertrophie verbrauchte, insuffizient; sie vermag das Hindernis nicht mehr zu überwinden, zur Stauung tritt nun die Infektion, das Muskelgewebe geht zugrunde, wird bindegewebig ersetzt; der Harnweg wird zur starren, bewegungslosen, klaffenden Röhre, deren Sphinktereinrichtungen versagen — ein Zustand, der bei primär entzündlichen Pyonephrosen ohne den Zwischenvorgang der Hypertrophie erreicht wird. „Ausheilung", d. h. Übergang solch geschädigter Harnwegswand in ein hartes Narbengewebe ist möglich.

Statistisches.

Eine Alterszusammenstellung von 76 Hydronephrosen findet sich bei Ponfick; auf sie wurde vorhin schon eingegangen; sie ergibt eine Hauptzeit solchen Befundes zwischen dem 30. und 60. Lebensjahr. Der Ursache nach verteilten sich Ponficks 76 Fälle folgendermaßen:

Nephrolithiasis fand sich in	17 Fällen
Zystolithiasis in	1 Fall
Sonstige primäre Harnwegserkrankungen in	6 Fällen
Krebs der Gebärmutter in	18 „
Andere Erkrankungen der Gebärmutter in	5 „
Erkrankungen, besonders Gewächsbildung in anderen Bauchorganen in	6 „
Zweifelhafte Ursache in	23 „

Anderseits ist nicht uninteressant, daß Staemmler angibt, unter 55 verschiedenen Schrumpfnierenformen 4 hydronephrotische gefunden zu haben.

Entstehung der Hydronephrose mit offenbarem und mit dunklem Ursachenkreis.

Der Entstehungsart nach kann man Hydronephrosen mit offenbarem Ursachenkreis und Hydronephrose mit dunklem Ursachenkreis unterscheiden. Zur ersten Gruppe gehören die durch Harnsteinkrankheit entstandenen Ausweitungen der Harnwege, es folgen die Gewächse

[1] Löffler, Leonhard: Z. urol. Chir. **36**, 384 (1933).

der Harnwegswand als strombehindernde Umstände, Prostatavergrößerung mit Lichtungseinengung im Blasenhals oder im Harnröhrenbeginn, entzündliche Stenosen und Narbenstrikturen, Abknickungen der Harnleiter folgen. L. LÖFFLER[1] hat als Ursache einer Hydronephrose eine Schleimhautfalte, d. h. eine in die Harnleiterlichtung vorragende Wandduplikatur festgestellt, die den Harnabfluß hinderte; solche Falten, deren Wesen allgemein schon ENGLISCH erkannt hat, verdanken einem Muskelwebungsdefekt der Harnleiterwand ihre Entwicklung. Die Ureterwand ist an der Stelle des Muskelfehlers nachgiebiger, so daß dieser Wandteil allmählich in die Lichtung hineingezogen wird (LÖFFLER).

Über die Rolle der Phimose ist in Bd. VI/1 dieses Handbuches auf S. 101 bereits einiges ausgeführt. Auch an Umstände der von außen bedingten Raummenge der Harnwege ist zu denken, an die Geschwülste der Gebärmutter oder des Eierstockes, an Geschwülste des Darmes (Sigmoidtumoren), selbst peritoneale und subperitoneale krebsige Infiltrationen entfernt liegender primärer Gewächse (Gallenblase, Magen, Pankreas) können von der Excavatio rectovesicalis oder vesico-uterina so verhängnisvoll als Hindernis des Harnabflusses sich geltend machen. Dasselbe gilt natürlich für chronische, zur Narbenzerrung führende peritoneale und subperitoneale Entzündungen, z. B. im Laufe epityphlitischer Abszesse oder Phlegmonen, sigmoidaler Divertikelentzündungen, ja selbst der aufs Peritoneum allgemeiner übergreifenden Cholelithiasis. Schließlich ist an die Rolle des verlagerten Uterus als Faktor der Hydronephrosenbildung zu erinnern (Uterusprolaps, Retroflexio uteri) spielen hier eine Rolle; auch an die Gravidität sei gedacht. Endlich sind Wandernieren als Vorbedingung für Hydronephrosenbildung genannt worden (v. LICHTENBERG).

Hydronephrosen dunkler oder strittiger Ursache fallen zum Teil mit jenen Vorkommnissen zusammen, die man als angeborene Hydronephrosen bezeichnete. Wie an anderem Orte ausgeführt, spielen hier in der Tat angeborene Mißverhältnisse gelegentlich herein, z. B. der hohe, scharfwinkelige Abgang des Harnleiters vom Nierenbecken, die Einklammerung des Harnleiters zwischen mehrere, ihn kreuzende Gefäße, über die er gewissermaßen hinüberklettern soll, ein Verhältnis, das namentlich dann manifest wird, wenn peritoneale Reizzustände oder andersartige, geringe Überbeanspruchung oder Überdehnung des fraglichen Harnleiters hinzukommen. Ob Nierenblutungen mit Bildung größerer Gerinnsel, die in der Harnbahn stecken blieben, zur langwierigen Entstehung einer Hydronephrose führen können, scheint mir fraglich; daß aber schwere Harnblutungen mit großen Koageln in der Blase akute Harnabflußsperre, daß Erfüllung des Harnleiters mit Blutgerinnsel — etwa nach unvorsichtigem Harnleiterkatheterismus — akute Harnstauung mit schwersten Kolikschmerzen veranlassen, ist unzweifelhaft. Die Bedeutung kongenitaler Klappenbildung im Harnröhrenbereich als Hydronephrosenveranlassung wird überschätzt.

PONFICK führte viele der umstrittenen, kindlichen Hydronephrosefälle auf Ausweitung des harnableitenden Röhrensystems zurück, die auf die nicht unbehinderte Durchwanderung kleiner Konkremente bezogen werden müsse; gelegentlich könne man diese Ursache in Form von urolithischem Sand oder Gries noch feststellen.

Neben allen diesen Umständen spielte in den letzten Jahren auch die Vorstellung der gestörten Austreibungsfähigkeit, einer Dyskinese der Peristaltik oder Atonie des Ureters, oder im Gegenteil einer Hypertonie

[1] LÖFFLER, LEONHARD: Z. urol. Chir. **36**.

der Blasenschließmuskulatur, vielleicht in manchen Fällen auch des Ostium vesicale oder renale des Harnleiters für die Erklärung mancher Harnstauung eine größere Rolle (BLUM). Indem wir uns diesen Thesen zuwenden, treten wir zugleich in die Betrachtung der Verhältnisse des Hydrureters und der Blasendilatation ein.

Das Bild des erweiterten Harnleiters in situ ist sehr charakteristisch. Es liegt dann, wenn es sich um hochgradige Fälle handelt, nicht einfach eine

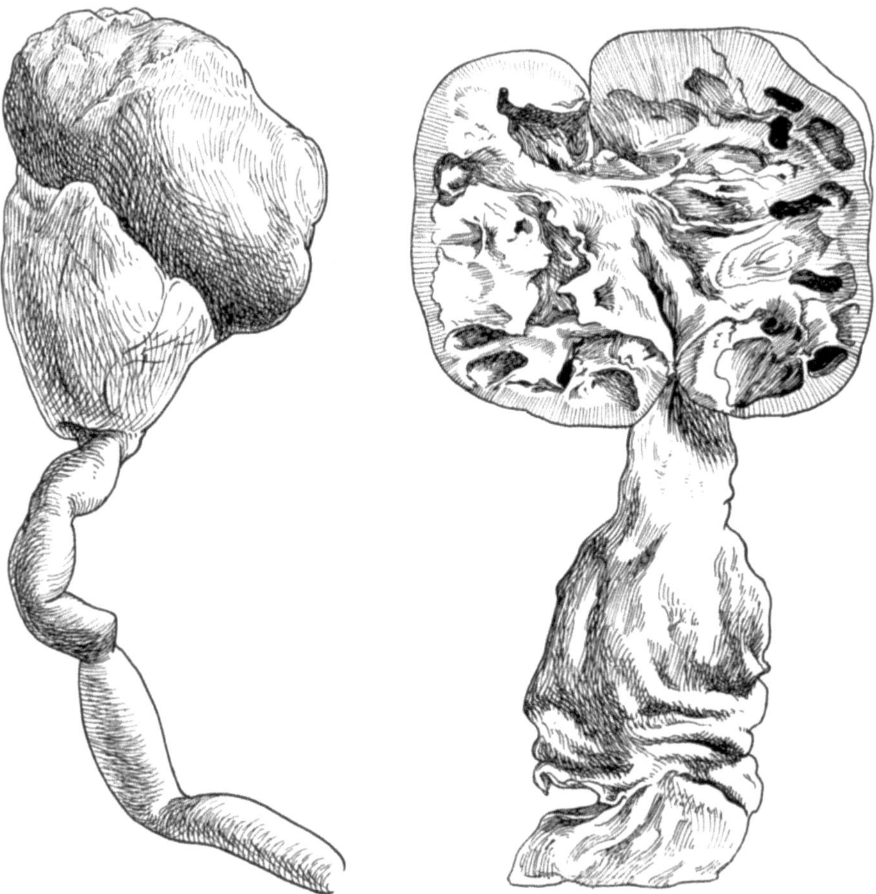

Abb. 12. Hydronephrose und Hydrureter bei Prostatahypertrophie. (Pathologisches Institut Göttingen. ♂ 56 a, M.U. 285 [3/8 nat. Größe].)

Abb. 13. Hydronephrose und Hydrureter, angeblich durch kongenitale Faltenbildung veranlaßt. (Pathologisches Institut Göttingen. M.U. 233 [3/8 nat. Größe].)

regelmäßige zylindrische Weitung des Lumens vor, sondern offenbar auch eine mehr oder weniger beträchtliche Längsdehnung, so daß sich ein entsprechender gewundener Ureterverlauf, ja manchmal mehrfache mäanderartige Krümmung des Harnleiters ergab. Seine Wand kann papierdünn, durchscheinend sein, ist es aber in hochgradigen, lang dauernden Fällen durchaus nicht immer, ganz abgesehen von vielleicht angeborenen Fällen eines sog. Megalureters (manche nennen ihn „Mega-Ureter"), der geradezu hypertrophische Wandverhältnisse, wenn auch nicht in seinem ganzen Verlauf, zu zeigen pflegt. Bei der fraglichen, mäanderartigen Krümmung entstehen an den Winkeln gelegentlich buchtige Erweiterungen oder in Beziehung auf die Wand betrachtet, wehrähnliche Stromstufen, welche nach der Längsaufschneidung mit der Schere keine ungezwungene, faltenlose Ausbreitung des eröffneten Harnleiters zulassen.

Ich habe Beispiele solcher Ureteren in Museen pathologischer Institute angetroffen, wo sie als Beispiele für angeborene Falten und Klappenbildung im Harnleiterverlauf aufgestellt waren. Es muß nicht erst betont werden, daß solche Erklärung ebenso falsch ist, als die Behauptung, jene buchtartigen Weiterungen vor einer winkeligen Stelle seien Ureterdivertikel.

Die Entstehungsmöglichkeiten der Harnleiterausweitung bedarf keiner besonderen Behandlung mehr, da für sie dieselben Gesichtspunkte als wie für die Hydronephrose zutreffen. Immerhin bestehen einige besondere Möglichkeiten: KARL KAUFMANN und ALEXANDER LIST haben Mitteilungen über Blasenerweiterung durch Harnanstauung bei Diabetes insipidus gemacht und dabei auf frühere Beobachtungen solcher Art Art hingewiesen. Danach scheint WEIL als erster auf die Blasendilatation solcher Patienten hingewiesen zu haben. Durch POSNER, FEILCHENFELD, KNÖPFELMACHER, SCHARFF und STRAUSS sind weitere Vorkommnisse mitgeteilt worden. In diesen Veröffentlichungen wird überlegt, wie weit eine willkürlich unterdrückte Harnentleerung, wie weit nervöse Störungen — etwa in direkte Verbindung mit der zentralen Ursache der Harnruhr — hier verantwortlich zu machen seien.

KAUFMANN und LIST haben in solchen Fällen die Harnblase anatomisch untersucht; diejenige, welche KAUFMANN beschrieb, enthielt 4,5 l Urin; sie war trotz der Erweiterung 5 mm dick, ihre Muskelbalken sprangen wenig vor, waren aber kräftig ausgebildet. Die Blase hatte in situ bis über den Nabel hinausgereicht. In einem Fall von KALLAB war die Blasenwand trotz stärkster Erweiterung 6 mm dick; auch er hatte, wie KAUFMANN eine starre, weiße, fast sehnig aussehende Innenwand der Blase gesehen. LISTs Kranker, ein $5^1/_2$jähriger Knabe zeigte ebenfalls eine vesikale Wanddicke von 6 mm; auch bei ihm war die Schleimhaut verdickt. Ebenso hat BERBLINGER die Beobachtung einer weiten Harnblase mit dicker, vorspringender Wand bei einem 20jährigen Mann mit Hypophysengeschwulst gemacht. In all diesen Fällen fehlte ein mechanisches Hindernis für den Harnabfluß. LIST bringt die Harnblasenveränderung in enge Beziehung zur Hypophysenstörung selbst.

Ferner müssen jene merkwürdigen Fälle von Megalureter berücksichtigt werden, welche vor allem in Kindheit und Jugend bemerkt worden sind und durch ihre riesige Ausdehnung der Harnleiter, oft auch der Nierenbecken auffielen, ohne daß ein anatomisches Hindernis hätte erwiesen werden können. Solche Harnleiter tragen mitunter das Gepräge eines Dünndarmes für den äußerlichen Anblick. Man neigt unwillkürlich dazu, sie als Folge einer Entwicklungsstörung anzusprechen; indes dafür fehlen bei vielen Vorkommnissen die Beweise. So haben J. ISRAEL und FEDOROFF um die Jahrhundertwende den Umstand einer dynamischen Leistungsstörung für solche morphologische Gestaltung angeschuldigt. Es soll sich um eine Atonie, d. h. eine verminderte motorische Leistung des Harnleiters ohne mechanisches Abflußhindernis handeln, die eine schlaffe Erweiterung des Harnleiters, ja auch des vesikalen Harnleitermundes bedinge, weil die Verminderung der motorischen Kraft ein dynamisches Hindernis für die Harnaustreibung sei; denn der Sekretionsdruck der Niere reiche ohne Ureterperistaltik nicht aus, den Harn in die Blase zu befördern.

Wie in einer überschauenden Arbeit von LEHMANN ausgeführt ist, auf der ich in den folgenden Ausführungen fuße, sind die als atonisch dilatierte Harnleiter beschriebenen Beobachtungen weder klinisch noch pathologisch-anatomisch einheitlich. Mit ANDLER könne man zwei große Gruppen unterscheiden, nämlich diejenigen mit verschlußfähigem Ostium und die mit unzulänglichen Mündungsverschluß, in beiden Lagern müsse man hinwieder angeborene und erworbene Formen berücksichtigen. Für die erworbenen Formen nennt LEHMANN folgende Möglichkeiten.

Infektiös-toxische Einwirkungen auf die Ureterwand; sie seien durch experimentelle Untersuchungen von PRINCKS am überlebenden Meerschweinureter erwiesen, ebenso wie die Erfolge der Harnleiter- und Nierenbeckenspülungen im Fall ureteropyelitischer Erweiterungen in diesem Sinne sprächen (GRANT). Derselben Gruppe seien die toxisch bedingten Atonien der Harnleiter während der Schwangerschaft zuzuzählen (vgl. HALSTEAD).

Als Fälle neurogener Atonie sind mit H. ALBRECHT solche zu benennen, bei denen eine Störung der Harnwegsinnervation vorausging, sei es eine Störung entsprechender Rückenmarksabschnitte (FRANKL-HOCHWART), sei es eine solche des vegetativen oder autonomen Nervensystems (ALBRECHT). WOSKRESSENSKI führte in einigen traumatischen Fällen die Muskelparese des Harnleiters auf eine Zerschmetterung der zuführenden Nervenstränge und Ganglien (vgl. HRYNTSCHAK!) oder doch auf eine Narbenreizung, derselben zurück, eine Anschauung, der LEHMANN mit Recht entgegenhält, daß nach operativen Eingriffen am lumbalen Sympathikus „niemals Störungen der Urinentleerung, geschweige denn Erweiterungen des Harnsystems beobachtet worden sind". Vor allem aber sei es undenkbar, daß eine Störung der sympathischen bzw. parasympathischen Ureterinnervation sich in so schweren Innervationsstörungen der Uretermuskulatur auswirke. Selbst der ausgeschnittene und seiner Innervation beraubte Ureter zeige Eigenperistaltik, die wahrscheinlich ganz analog der Herzaktion auf myogener Fortleitung beruhe.

„Ein Einfluß extraureteraler Nerven auf die Harnleiterbewegung brauche gleichwohl nicht geleugnet zu werden. Sowohl die Erfolge der paravertebralen Anästhesie nach LÄWEN wie die der Splanchnikusanästhesie nach KAPPIS sprächen für das Vorhandensein von Wirkungsäußerungen, jedoch seien diese nur vorübergehend. Bei lange dauernder Nervenausschaltung verschaffe sich die Automatik wieder Geltung. Die Motilitätsgesetze der Harnleiter müsse man ja wohl prinzipiell denen der Eingeweide gleichsetzen. Hier verdienten die Experimente Erwähnung, die ANDLER zur Prüfung der Innervationsverhältnisse und der Möglichkeit experimenteller Hydronephrose ausführte. Er sei zum Ergebnis gekommen, daß die Durchtrennung der Nervenfasern durch Isolieren des oralen Teils des Nierenbeckens und des ganzen Ureters allein zur Erzielung einer Atonie und Dilatation nicht genüge. Sie trete erst ein, wenn auch noch Entnervung des Nierenstieles vorgenommen sei. Während der Zerstörung der Nervenfasern könnte vermehrte Kontraktion an Nierenbecken und Harnleiter beobachtet werden. Diese Versuche bedürften sowohl im Hinblick auf die Ergebnisse WOSKRESSENSKIS als auch jener von BLATT unbedingt der Nachprüfung."

Wie ein Experiment muten Mitteilungen über Blasenveränderungen an, welche bei Frauen nach bestimmten irrig geleiteten Abtreibungsversuchen von ANDLER, SCHEELE und anderen Forschern beobachtet worden sind. Jene Frauen hatten sich für gravide gehalten und versucht, eine Abtreibung durch Injektion von Seifenlösung in Essig zu erzielen. Die Flüssigkeit geriet in die Blase und verursachte akute, hochgradige, eitrig-hämorrhagische Zystitis, Pollakisurie, schwerste Inkontinenz und später doppelseitige Pyonephrose mit starker Erweiterung der Ureteren bei klaffenden Ureterenostien.

GAYET und ROUSSET glauben, daß in solchen Fällen die Blase durch Tenesmen nach unten abgeschlossen wird und bei gleichzeitiger Kontraktion der Blase im Augenblick, wenn sich die Ureterenmündungen öffnen, um den Urin in die Blase zu entleeren, Infektionserreger nach oben gedrängt werden, die eine aszendierende Pyelitis herbeiführen. Aber noch wichtiger scheint bei diesem ganzen Vorgang, wie SCHEELE nachgewiesen hat, die Schrumpfblase zu sein. SCHEELE brachte alle klinischen Erscheinungen in seinem Falle zum Verschwinden, indem er operativ die Kapazität der Blase durch eine Anastomose mit einer Dünndarmschlinge vergrößerte. Es ist nun besonders interessant, daß sich daraufhin die Lumina der Ureterenostien verkleinerten und die mächtige Erweiterung der Harnleiter und der Niere zurückging. SCHEELE hat mit seiner erfolgreichen Therapie einen wichtigen Hinweis auf das Werden mancher durch Harnleiterschwäche bedingter Erweiterungen des Harntraktus gegeben.

Wir dürfen, so meint LEHMANN, wohl mit Recht in all den Fällen atonischer Ureterendilatation mit suffizientem Ureterenostium, die sich auf infektiös-toxischer Basis entwickeln, einen ähnlichen Entstehungsmechanismus annehmen (FEDOROFF, v. LICHTENBERG, VOELCKER u. a.). Die Pathogenese ist klar: Infektion, Zystitis, Sphinkterspasmen, Inkoordination bis zur Funktionsuntüchtigkeit der Ureterenostien, Reflux, Pyoureter, Pyonephrose. Besteht erst einmal ein Reflux, dann machen sich auch die schädigenden Kräfte geltend, die in der ersten Gruppe zu einer Wandgewebsstörung führen. Zwischen den Fällen von Harnleiteratonie mit suffizientem und mit insuffizientem Ostium bestünden fließende Übergänge. Entscheidend sei der neurogene Faktor, nicht die Lokalisation. Sicher dürfe man annehmen, daß in allen einschlägigen Fällen der Zustand lange unbeobachtet bleibe, bis sich plötzlich unter dem Hinzutreten einer Infektion das Bild ändere.

Bachrach läßt die atonische Dilatation der Harnleiter abhängig sein vom mangelnden Verschluß des Harnleitermundes, betont aber auch, daß unter entzündlicher Auswirkung dieselbe Vorbedingung zustande kommen könne.

Auch für die Hydronephrose, die Hydrureteren und die Blasendilatation kleiner Kinder kann man nicht restlos Entwicklungsstörungen in Anschlag bringen. Sie einfach wahllos als Wirkung angeborener Muskeldystrophie anzuschuldigen, geht schon deshalb nicht an, weil sich die fragliche Dystrophie der oftmals sehr gut ausgestatteten, ja hypertrophischen Harnwegswand nicht erweisen läßt. Lehmann greift auf eine von Bard geübte Vergleichung verschiedener Störungen bei Kindern zurück, Störungen vermutlich auf angeborener Grundlage wie Megaloesophagus, Megakolon, Megasigmoid, Megaprokton usw. Er erinnert an die kongenitale Pylorusstenose und macht darauf aufmerksam, daß Marchand, Germer, Roth, Schmidt u. a. bei Menschen mit Hirschsprungscher Erkrankung eine auffallend große Harnblase fanden. Unter Hinweis auf Rieder und Müller schreibt Lehmann, es sei jeweils die Sphinkterstörung das wesentliche für derlei Veränderungen. „Die Sphinkterstörung,“ so führte er aus, „äußert sich meist in einem fehlenden Öffnungsreflex, den man als ‚Achalasie‘ bezeichnet, doch können auch Spasmen vorkommen[1]“. Ja, manchmal habe man den Eindruck einer völligen Sphinkterzügellosigkeit, die sich z. B. bei Megakolon im Wechsel von Inkontinenz und chronischer Obstipation zu äußern pflege. Die Sphinkterdysfunktion führe zu Stauung, Hypertrophie und Dilatation der dem Sphinkter vorgelagerten Hohlorgane. Ein Teil der den einzelnen Krankheitsbildern zugrunde liegenden Achalasien sei angeboren und trete unter Umständen an den Sphinkteren mehrerer Organe und Organsysteme gleichzeitig auf und täusche so eine kongenitale Organmißbildung vor. Mitteilungen von Priesel, eine Beobachtung von Bloch, die Lehmann selbst in Einzelheiten veröffentlichte, bestärken ihn in der Anschauung, daß Hydronephrose und Hydrureter durch solche Sphinkterhypertonie oder durch Sphinkterspasmus entstehen können. Auch Helly hat sich einer bei Vorweisung einschlägiger Präparate gelegentlich der Leipziger Naturforschertagung 1922 in solchem Sinne geäußert — im Anschluß an eine von mir gezeigte kindliche Phimose mit erschwerender Hydronephrose.

Ein von Kutscherenko mitgeteilter Fall doppelseitiger Hydronephrose bei einem 18jährigen Jüngling gehört vielleicht — entsprechend der Auffassung des Beschreibers — auch hierher, ferner die Beobachtungen von Zschau, von Janke und von Beck.

Will man nun Harnleiter- und Blasenerweiterung auf eine Sphinkterstarre — ebenso auf ein mechanisches Hindernis in Blasenhals (Prostatahypertrophie!) — beziehen, dann ist wichtig, daß die erweiterten Harnwege nicht eine Wandverdünnung, sondern gewöhnliche Stärke, wenn nicht eine Verdickung zeigen. Wie hier eine Störung des Blasenöffnungsreflexes zur Harnblasenektasie mit muskulärer und trabekulärer Wandhypertrophie führt, so kann dort ein gestörter Ureterenöffnungsreflex den Harnleiter entsprechend beeinflussen. Möglicherweise ist solch ein Öffnungsmechanismus auch am Übergang vom Nierenbecken zum Harnleiter tätig. „Die je nach dem Sitz der Achalasie bedingten

[1] ἡ χάλασις = das Loslassen, Nachgeben. ἡ ἀχάλασις = das Festhalten, der Krampf (Pape).

verschiedenen Dilatationsformen erfahren durch das fast obligate Hinzutreten einer Infektion weitere Wandlungen, die den Grundcharakter der Erscheinungen durch destruktive Wandveränderungen oder eine Ostieninsuffizienz weitgehend verwischen können" (LEHMANN).

Histologische Untersuchung von Ureteren und Harnblasen, die infolge spastischer oder mechanischer Hindernisse vergrößert, erweitert erscheinen, ergibt oft, aber nicht stets eine an allen Stellen überzeugende Muskelzunahme. Ich fand das Bild der Webung oft recht unklar, was aber, wenn es sich um ältere Menschen (Prostatahypertrophie!) handelte, dadurch zu verstehen ist, daß bei ihnen entsprechend den Feststellungen von HANS HERMANN einzelne Anteile der Muskulatur durch Bindegewebe ersetzt worden waren.

Dieser Untersucher hat dargetan, daß die einfache Vermehrung präexistenten Bindegewebes der Harnblase eine Alterserscheinung ist, die schwankend auftritt. Die dabei gesehene Atrophie von Anteilen der Blasenmuskulatur und eine begleitende Hyperplasie elastischen Gewebes können sich ganz unabhängig von der Bindegewebsvermehrung, ja selbst von nachbarlich erkennbarer Blasenwandhypertrophie abspielen; daß dabei etwa atherosklerotische Gefäßschäden maßgebend seien, dafür hat HERMANN keinen Beweis gefunden.

Schließlich sei noch auf die von GRÖGLER erfolgte Mitteilung hingewiesen, der bei Trägern von Megalureteren — es handelte sich wahrscheinlich um angeborene Hyperplasie der Harnleiter — Typhusbazillen-Ausscheidung feststellen konnte. Durch die mäanderähnlichen Knickungen und die so entstandenen Buchten dürften Harnverhaltungen begünstigt worden sein, welche der Ansiedlung und beharrlichen Kolonisierung der Typhusbazillen Vorschub leisten konnten.

2. Das Blasendivertikel.

Den Begriff des „Blasendivertikels" habe ich innerhalb der Ausführungen über die angeborenen Lichtungsstörungen auf S. 131 dieses Bandes behandelt. Dort ist auch der Frage nach dem Unterschied des angeborenen und erworbenen Divertikels unter Hinweis auf RENNER und auf PASCHKIS näher getreten worden. Die Antwort, welche ich selbst auf diese Frage geben muß, sei hier kurz wiederholt: Man kann meines Erachtens im Einzelfall nicht eine alternative Entscheidung erwarten, ob erworben oder angeboren, sondern muß die verschiedenen Umstände der pathogenetischen Wirkung zu ergründen suchen, welche als Mehrzahl von ursächlichen Bedingungen beim Werden eines Divertikels in Frage stehen. Es handelt sich dabei um pathogenetische Wirkungen im Bereich der fertigen Harnblase, die gleichwohl durch angeborene Struktureigentümlichkeiten für Divertikelbildung disponiert sein dürfte. Wie ANSCHÜTZ und wie LURZ dies vortrugen, so glaube ich, daß es sich bei der Divertikelbildung um Pulsionserscheinungen handelt, die oftmals gerade an angeborenen, muskelschwachen Blasenwandstellen in Form von Ausbuchtungen zustande kommen.

Die Anatomie und Topographie der Divertikelbildung sind ebenfalls bereits in früherem Abschnitt behandelt (S. 134f.).

Es bleibt hier nur noch übrig, besonderer Gesichtspunkte im Erscheinungskreis der Harnblasendivertikel zu gedenken. Wir wenden uns deshalb der Besprechung jener Aussackungen zu, welche bei hypertrophischen Veränderungen der Prostata gefunden werden. Sodann sollen allerlei Folgen des Blasendivertikels, endlich die Frage seiner Häufigkeit und Verteilung besprochen werden.

BLUM und RUBRITIUS beginnen die Schilderung des Blasendivertikels im v. LICHTENBERGschen Handbuch der Urologie mit der Feststellung, daß etwa ein Viertel aller im Schrifttum bekannt gegebenen Beobachtungen von Blasenwandaussackungen mit Prostatahypertrophie vereinigt gewesen seien. Zwischen beiden Erkrankungen herrschten zweifellos Beziehungen.

Diese Beziehungen sind nun nicht so, daß man etwa sagen könnte: Findet man ein Blasendivertikel bei großer, als Ausflußhindernis wirkender Vorsteherdrüse, dann kann man es ohne weiteres als erworben ansprechen; denn wie anderwärts schon gesagt und oben wiederholt worden ist, muß man daran denken, daß solches Harn-Abflußhindernis dort Aussackungen veranlaßt oder veranlassen kann, wo infolge angeborener Webungsschwäche die Blasenwand dem Innendruck nachgibt. Wenn also eine angeborene Bereitschaft zur Divertikelbildung gegeben ist, und eine Prostatahypertrophie dasselbe Einzelich belastet, dann wird sich eine unter Umständen mächtige Aussackung der Blasenwand bilden können, die dem Sitz nach — als einem Locus minoris restentiae — ganz gewiß den Gedanken an eine nicht rein erworbene Divertikelbildung nahelegen mag; solche Divertikel sind in Einzahl und in Mehrzahl beobachtet; sie stülpten die Blasenwand vor sich her, die mehr oder minder regelmäßige Lagen von Muskulatur und Bindegewebe, vielleicht auch eine gleichmäßig oder ungleichmäßig schwächere Webung, namentlich der Muskulatur, zeigte, Eigentümlichkeiten, die heute als Unterscheidungsmerkmale angeborener und erworbener Divertikel nicht mehr sicher verwendet werden können (Sugimura, Simon, Blum, Bachrach, Gg. B. Gruber). Jedenfalls aber kann man, wie dies auch Blum und Rubritius tun, jene bei Prostatikern oftmals gefundenen Ausstülpungen der Schleimhaut allein zwischen den Winkeln des Balkenwerkes der muskulär hypertrophierten Blasenwand als „erworbene Divertikel" betrachten; das sind die alten „Blasen-Zellen" von Englisch[1], Ausstülpungen, welche sich meist multipel finden, wobei natürlich wieder jene Stellen bevorzugt sind, die an und für sich bei der Eigenart der Muskelwebung in der Harnblasenwand solche exzentrische Protrusion am leichtesten zulassen. In dieser Hinsicht ist die Nachbarschaft der Harnleitermündungen besonders geeignet, ebenso das Scheitelgebiet; aber man kann der von Blum und Rubritius geäußerten Ansicht durchaus zustimmen, daß manchmal die ganze Innenfläche der Blase mit zahllosen Divertikelgängen übersät sei, mit Gängen, welche in eben soviele intramurale Divertikel führten, so daß die äußere Oberfläche des Organs ein „traubenartiges Aussehen" erlange. Auf dem Röntgenschirm bietet die mit Kontrastmittel gefüllte Blase ein gleichmäßig gebuckeltes Schattenbild, das die Autoren kurzweg als „Traubenblase" bezeichneten.

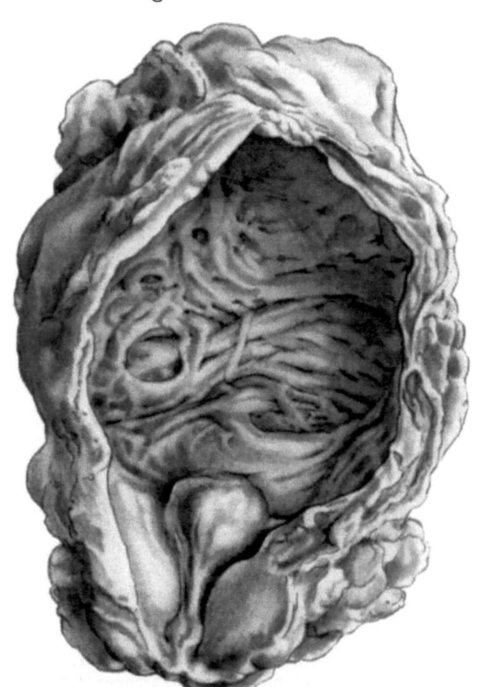

Abb. 14. Balkenblase mit Taschenbildung zwischen den vorspringenden Muskelwülsten bei Prostatahypertrophie. (Pathologisches Institut Göttingen. ♂ 71 a, M.U. 298, S. 202, 1931.)

[1] Englisch übernahm diese Bezeichnung von Brodie.

Hier sei kurz darauf hingewiesen, daß nicht nur steigende Behinderung des Harnabflusses durch Prostatahypertrophie, sondern auch durch Prostataatrophie, ferner durch Funktionsstörungen der im Blasenhals gelegenen Anteile der Blasenöffnungsvorrichtung zu Erscheinungen der muskulären Wandhypertrophie mit ständig verstärkter Neigung zur Divertikelbildung einhergeht. RÖSSLE hat Hypertrophie und Dilatation der Harnblase infolge Verengung der Harnröhre durch ungewöhnlich vorstehenden Colliculus seminalis beschrieben. Neuerdings wird viel über Sphinktersklerose, Sphinkterhypertonie oder „Maladie du col vésical" geschrieben, welch letztere freilich vielfach als angeborene Hyperplasie aufgefaßt wurde (MARION).

Über die Sphinkterhypertonie hat sich wohl als erster Forscher vor rund 100 Jahren GUTHERIE geäußert; er betonte das Vorliegen einer Elastizitätsschädigung des Blasenhalses, MERCIER schuldigte Sphinkterkrämpfe als schuldigen Umstand an, ROST wies auf nervös beeinflußte Sphinkterleistungsstörungen hin, BLUM und RUBRITIUS sprechen ebenso wie OSWALD SCHWARZ, auf den sie verweisen, von einer dauernden hypertonischen Einstellung des Schließmuskels, der es ihm ermögliche, jedem mechanischen Reiz leicht nachzugeben, nicht aber dem physiologischen Öffnungsreflex. — Über die Bedeutung der Sphinktersklerose vergleiche man die Ausführungen von PRAETORIUS und von KNEISE. — WALTMANN WALTERS und STASSFORD W. MULHOLLAND haben sich über die Beziehung der Divertikel der Harnblase zur Enge des Blasenausgangs an Hand zahlreicher Beobachtungen ausgesprochen, und zwar in dem Sinne, daß Behinderung des Abflusses durch Einengung des Harnröhrenanfangteils etwa von Seite der Prostata — die Bildung des Divertikels begünstige.

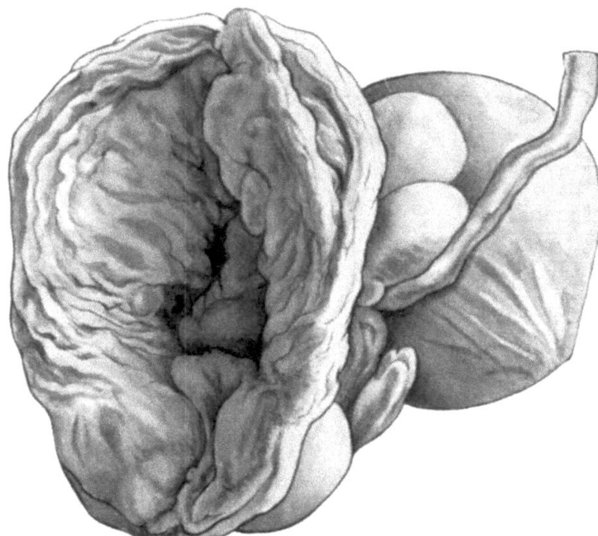

Abb. 15. Mehrfache Divertikelbildung der Blasenwand eines 74jährigen Prostatikers, von rechts her gesehen. (Pathologisches Institut Göttingen. M.U. 205.)

Die Abb. 14 mag einen Eindruck von dem Innenanblick der für Prostatahypertrophie so charakteristischen „Balkenblase" mit ihren intertrabekulären Nischen und Taschen geben, die freilich als Folge funktioneller Hypertrophie auch im Anschluß an andere Austreibungsschwierigkeiten gefunden wird. Die „Zellen" entsprechen den Nischen dort, wo zwischen den Balken und ihren Überkreuzungen oder Winkelungen grubige Ausbuchtungen gegeben sind.

Der Form nach können die als „Zellen" benannten Divertikel der Harnblasenwand kugelig, birnförmig, schlauchartig, langgestreckt oder auch pilzähnlich sein; EDUARD KAUFMANN fand sie bis faustgroß, selten bis 20 oder mehr an Zahl. In der von der linken Seite her aufgenommenen Abbildung einer Prostatikerblase erkennt man ein rundliches hühnereigroßes und zwei birnförmige, kleinere Divertikel medial von der Harnleitermündung aus der Blasenrückwand hinausgetrieben (Abb. 15).

E. KAUFMANN gibt in seiner Abb. 658[1] eine sehr gute Darstellung eines großen rechtsseitigen harnleiternahen Divertikels der Balkenblase bei Prostatahypertrophie. Jenes

[1] KAUFMANN, E.: Lehrbuch der speziellen pathologischen Anatomie, 7. u. 8. Aufl., Bd. 2, S. 1131.

Divertikel umfaßte nach der Feststellung durch W. H. SCHULTZE in Braunschweig $1^1/_2$ l Harn; man sieht in jener Abbildung auch noch über dem linken Harnleitermund den Eingang zu einem zweiten Divertikel, das hühnereigroß gewesen sei und zeichnerisch nicht zum Ausdruck gelangen konnte[1].

Über einen anderen Fall von ungewöhnlich großem Blasendivertikel hat KAUFER berichtet. Es fand sich bei einem 76 Jahre alten hemiplegischen Mann mit stark erweiterter Harnblase und Prostatahypertrophie; die Blase bot außerordentlich kräftige, verdickte, geradezu trabekelartig vorspringende Muskelbalken dar, zwischen denen tiefe Taschen erkennbar waren; eine derselben hatte ein daumendickes Loch, als Eingang zu einem zystischen Hohlraum, der ebenso wie die Blase mit insgesamt etwa 3 l Harn erfüllt war. Am fixierten Präparat zeigte sich nach rechts hinten, seitlich eine riesengroße eiförmige Blasenausstülpung von 18 cm Länge, 17 cm Höhe und 9,12 cm Breite; der Mund dieser Ausbuchtung war 2,5 cm weit. In der Wand des Divertikels fand sich sehr reichlich Bindegewebe, aber auch an allen Stellen Muskulatur; an der Kuppe der Ausbuchtung war die Muskulatur spärlicher als an der Rückwand. KAUFER weist bei dieser Gelegenheit auf weitere Mitteilungen großer Divertikel der Harnblase hin, wie sie von MERKEL, ED. KAUFMANN, PAGENSTECHER, CZERNY, ISRAEL, KNAUF und ROTSCHILD beschrieben wurden; das von ihm selbst gesehene hält er für das größte, das mitgeteilt worden sei. Bei dieser Gelegenheit wendet sich KAUFER mit Recht, wie mir scheinen will, gegen die Benennung „Pseudodivertikel", die an Hand von Webungsunterschieden der Wand gelegentlich gemacht wurden (SUGIMURA); ebenso findet er den von ORTH gebrauchten Ausdruck „unechte" oder „falsche" Divertikel für parazystische, in die Blase durchgebrochene Abszesse nicht glücklich, worin ich ihm völlig beistimme; denn Fisteln und Abszeßeinbrüche sind keine Divertikel, da dies Wort allein schon den Weg der Entstehung in umgekehrter Richtung andeuten würde.

Man sieht die Zellenform des Blasendivertikels in sehr großer Regelmäßigkeit bei Männern mit vorgeschrittener Prostatahypertrophie als Folgeerscheinung. Jede Divertikelbildung ist imstande, Harnrückhaltungen zu bewirken. Für Aussackungen mit muskelstarkem Divertikelmund geben in dieser Hinsicht BLUM und RUBRITIUS folgende Schilderung. „Bildet schon die Abwesenheit einer von einem verstärkten Muskelringe umgebenen muskelarmen oder muskelfreien Lücke in der Blasenwand eine beträchtliche Änderung im Mechanismus der Blasenentleerung, so wird durch das Bestehen eines ernsteren Harnabflußhindernisses (Prostata-Adenoms) die willkürliche und spontane Miktion bedeutsam beeinflußt. Bei Beginn der freiwilligen Blasenentleerung, d. h. bei Beginn der Kontraktion des Musculus detrusor urinae steigt der Blaseninnendruck beträchtlich an, und es ist ohne weiteres verständlich, daß an jenen Stellen der inneren Oberfläche der Blase, die nicht durch eine entsprechend starke Muskellage gestützt sind, eine Vorstülpung der Blasenwand nach außen um so leichter entstehen wird, je größer der Widerstand ist, den der Harn bei seiner natürlichen Ausflußöffnung am Orificium internum findet. Bei zunehmendem Wachstum des Prostataadenoms wird nun das Abflußhindernis für den Harn — aus den oben näher auseinandergelegten Gründen — gradatim immer stärker und die Dehnung der Divertikelanlage immer hochgradiger. Schließt weiter der Divertikelsphinkter, der sich aus dem primär angelegten Muskelring um die Divertikelanlage entwickelt hat, nicht vollkommen ab, dann muß sich bei gesteigertem Innendruck in der Blase die Anomalie der Miktion darin ändern, daß der Kranke leichter in den Hohlraum des Divertikels seinen Harn entleert als auf dem normalen Wege durch den toxisch um das Adenom schleifenartig ziehenden Sphincter vesicae internus. So kommt es, daß sich das Divertikel immer mehr erweitert, daß die Menge des Residualurins immer weiter ansteigt, bis es zu kompletter Harnverhaltung kommt."

Als Folgen jeder Divertikelbildung sind, abgesehen von der Eignung zur Harnverhaltung entzündliche Veränderungen, Steinbildungen, seltener auch Geschwulstentwicklung festzustellen.

---

[1] Die gelegentlich verwendete Benennung „Blasenwandzyste" für ein Divertikel mit sehr engem Divertikelmund ist falsch.

Es wurde darüber gestritten, ob eine örtlich beschränkte Entzündung der Blasentaschen vorkommen könne, wie dies Englisch behauptet hatte. Paschkis muß man sich anschließen, wenn er sagt, daß eine längere Dauer isolierter Divertikelentzündung („Divertikulitis“) nicht denkbar sei; es sei aber wohl aus mechanischen und topographischen Gründen die Entzündung im Divertikel stärker, ausgesprochener als in der übrigen Blasenwand. Gerade die mikroskopische Betrachtung solcher Vorkommnisse lehrt, daß die vesikale Entzündung allgemeiner ist, wenn sie auch im Divertikelgebiet besonders eindrücklich erscheinen muß. Das Bild solcher Entzündungsmöglichkeiten entspricht natürlich dem der sonstigen Zystitisformen. Mehrfach habe ich — wie andere Beobachter — von schwer entzündeten, ausgesackten Blasenwandstellen bei Prostatahypertrophie hergeleitete Blasenwandabszesse, ja die Entwicklung von Phlegmonen mit subperitonealen und peritonealen Entzündungsfolgen gesehen. Die mitunter bemerkte zähere, ja schwielige Verbindung von Blasendivertikeln mit dem sonst so lockeren perivesikalen Bindegewebe des Beckens darf auf lang bestehende entzündliche Veränderungen dieser Gegend, ausgehend von den fraglichen Blasentasche bezogen werden. Über brandige Abstoßungsentzündung der Innenwandschichte des Harnblasendivertikels hat Merkel berichtet. Paschkis verweist in dieser Hinsicht auch auf O'Neill[1].

Auf Steinbildung im Harnblasendivertikel ist schon an anderer Stelle eingegangen worden. Crenshaw und Crompton haben, wie Paschkis berichtet, an der Mayoschen Klinik unter 212 Fällen von Blasendivertikel 28 ausgesondert, deren Träger an Urolithiasis gelitten; 13mal fanden sich die Steine nur in der Blase, 9mal in Blase und Divertikel, 6mal nur im Divertikel. Unter diesen 28 Kranken befand sich nur eine Frau. Nach Judd und Starr sei unter 133 Divertikelfällen 26mal Steinbildung erwiesen worden. — Die Größe der Divertikelsteine ist sehr verschieden; sie können überraschend groß werden, das Divertikel völlig ausfüllen (vgl. das Röntgenbild von Sgalitzer bei Paschkis Abb. 29). Nicht selten sind die Steinbildungen in Blasenwandtaschen durch ihre Form besonders auffällig; denn sie wachsen bei dem entzündlichen Zustand der Blasenausbuchtung unter Kalkphosphatanschichtung oft zu starker Größe heran, bilden gegen den Divertikelmund einen schnabelartigen Fortsatz, vergrößern und verbreitern sich dann intravesikal und gelangen so zu merkwürdiger Gestaltung; als Hantelsteine, als sanduhr- oder hutpilzförmige Gebilde, als Pfeifensteine sind sie bekannt; abgesehen vom Einzelstein kommen auch mehrfache Konkremente vor, die dann meist gegeneinander abgeplattet sind.

Einen besonderen Fall bildet die von Usami gemachte Beobachtung eines großen Struvitsteins in einem Harnblasendivertikel, der schon anderen Ortes gewürdigt ist (S. 233). Ferner mag jeweils die Steinbildung in einem Urachusdivertikel als Gegenstand seltener Beobachtung gelten; sie sei der Vollständigkeit halber hier erwähnt, obschon die Aussackung im Bereich des Blasenstrangs nur mit wesentlich angeborener Vorbedingung zu denken ist. Von Gayet und Cibert, Dykes, Grinstein und Hermann sind Beobachtungen mitgeteilt, welche Konkrementbildung im Urachusdivertikel betreffen. Ganz selten dürfte das Vorkommnis einer Steinbildung in einer Urachuszyste sein, die sich nabelwärts geöffnet hatte (Tricot).

Es liegt auf der Hand, daß die Steinbildung im Divertikel — sei sie als Vergrößerung eines vom eigentlichen Blasenraum in die Aussackung gelangten Konkrementteils anzusprechen, oder sei sie einer örtlich primären Steinentstehung zu danken — die pathologischen Umstände im Divertikel und an seiner Wand nur erschweren wird. Harnverhaltung im Divertikelbereich, Wandentzündung, Druckstellen, Epithelschädigungen, ja Epithelverlust, Geschwüre, vielfache und oft schwere Blutungen kommen vor. Auch mit dem Divertikeldurchbruch und mit der Entwicklung perizystischer und subperitonealer Phlegmonen ausgehend von einer schwer infizierten Steintasche wird gerechnet (Paschkis).

[1] O'Neill: Surg. etc. **10** (1910).

Für Geschwulstbildungen im Divertikelbereich ist der ursächliche Zusammenhang der Gewächsentstehung mit den Besonderheiten der Wandaussackung nicht weniger schwer zu erbringen als etwa für Blasengeschwülste, die auf das Vorhandensein von Urolithen ursächlich bezogen werden sollen. PASCHKIS macht in dieser Hinsicht auf das fast regelmäßige Fehlen des Epithels in Harnblasendivertikeln aufmerksam, das die Herleitung epithelialer Gewächse aus fortgesetzten Reizzuständen der Wandung sehr erschwere; freilich müsse man bedenken, daß durch die ärztlich chirurgischen Handgriffe bei der Divertikelentfernung das Epithel sehr leicht zu Verlust gehe. — Angiome, Papillome, Karzinome, auch das Vorkommen eines sarkomatösen Papilloms im Divertikelbereich erwähnt PASCHKIS unter Anführung der Beobachter. JUDD habe einmal in einer Aussackung Stein und Gewächs gleicherweise gefunden.

Folgende Mitteilungen aus dem Schrifttum konnte ich einsehen, während mir selbst nie ein entsprechender Befund zufiel: PERTHES, BLUM, LEUENBERGER, IKOMA, SCHWARZ, PLESCHNER und CZEPA; auch sei auf FENWICK und auf TARZETT hingewiesen!

Was die Häufigkeit anbelangt, so hat HINMAN in 205 Divertikelfällen 6mal das Vorkommnis einer Geschwulst festgestellt, JUDD und STARR fanden 4mal unter 133 Fällen ein Karzinom im Divertikel, 6mal einen Blasenkrebs neben dem Vorhandensein des Divertikels (PASCHKIS).

Über das zahlenmäßige Vorkommen von Harnblasendivertikeln überhaupt ist man durch den Fortschritt der endoskopischen Blasenbetrachtung, durch die radiographische Untersuchungsmethodik, sowie durch die fortgeschrittene Chirurgie der Harnorgane heute viel besser unterrichtet als am Ende des 19. Jahrhunderts. DURRIEUX hatte 1901 aus der Literatur 194 Fälle von Divertikeln der Blase überhaupt sammeln können. 1925 gab LURZ an, er habe aus dem Schrifttum 1407 sog. kongenitale Blasendivertikel zusammengestellt und ihnen 9 neue Fälle der Heidelberger Klinik beigefügt. LURZ zitiert als größere Statistiken diejenigen von

CRENSHAW und CROMPTON mit	222 Fällen
DURRIEUX mit	118 ,,
ETIENNE mit	74 ,,
GAYET und GAUTHIER mit	122 ,,
HYNMAN mit	600 ,,

Über das Alter der Divertikelträger finden sich bei LURZ folgende Angaben: 3mal waren die Divertikelträger Feten. HYNMAN fand unter 600 Personen mit Harnblasendivertikeln nur 25—30 unter 10 Jahren. Von den Fällen CRENSHAWS und CROMPTONS war die Mehrzahl über 50 Jahre alt, PLESCHNER meldete 12 Fälle über 40 Jahre, JOLLY 14 Fälle zwischen 37 und 72 Jahren. Unter 17 Kranken KEYDELS standen 12 in einem Lebensalter über 40 Jahren. So war in den von LURZ zur Statistik verwendeten Fällen die Mehrzahl über 40 Jahre alt. Der Anteil des weiblichen Geschlechtes ist dabei ganz wesentlich geringer als jener der Männer. LURZ zählte unter seinen 1416 Fällen nur 9 Frauen. OTTO MAIER wollte den Grund für diesen ganz auffälligen Unterschied in der besonderen Entwicklung der WOLFFschen Gänge zu Samenleitern beim Mann ersehen, bzw. in einer Besserstellung der weiblichen Harnblase bei der Entwicklung des Trigonum vesicae. Indes bestehen die von MAIER vorausgesetzten Unterschiede der Entwicklung des Blasengrundes bei Mann und Weib nicht. Ich vermute, daß die raumbeanspruchende, engstnachbarliche Entwicklung des weiblichen Genitalkanals so sehr die Blasenwand stützt, daß keine rechte Voraussetzung für die Divertikelbildung an den typischen Stellen analog den männlichen Fällen zustande kommen kann. Der nicht so vollkommene Blasenschluß beim Weib mit seiner weiten Harnröhre einerseits, die Prostataanlage beim Mann mit der viel engeren und langen, durch kräftigen

Blasenschließmuskel vom Blasenlumen absperrbaren Harnröhre anderseits verschärfen die Gegensätzlichkeit der Vorbedingungen zur Divertikelbildung bei den zwei Geschlechtern.

Anhang.

Zu den Lichtungsstörungen der Harnblase sind auch jene divertikelartigen Endausstülpungen des Harnleiters oder der Harnleiter zu rechnen, welche teils angeboren, teils — und das ist wohl seltener — erworben durch Ausbauchung und Prolaps des intramuralen Harnleiterendstückes entstehen können. Gerade im Schrifttum der Gynäkologen begegnet man derartigen Beobachtungen häufiger; A. MAYER, SCHRÖDER (Nienburg), PRIBRAM und KEHRER haben sich darüber geäußert. Es scheint solcher Vorfall eines Ureterenddivertikels gegebenenfalls durch die Harnröhre nach außen bei erwachsenen Frauen als sehr seltenes Ereignis vorzukommen und gelegentlich gerade im Verlauf des Geburtsvorganges in Erscheinung zu treten. HEINRICH MARTIUS neigt zu der Annahme, einer erworbenen anatomischen Wanddystrophie für die Entstehung solcher Ureterozelen im späteren Lebensalter. Auch v. FRANQUÉ ist für die erworbene Natur mancher zystischen Endausstülpungen des Harnleiters eingetreten. Daß sie als Folge eingeklemmter Harnleitersteine entstehen können, ist bei Besprechung der Urolithiasis erwähnt. Immerhin dürfte bestimmt die größere Zahl von Harnleiter-Endausstülpungen in ihren Voraussetzungen angeboren sein, worüber auf S. 122 dieses Buches nachgelesen werden kann.

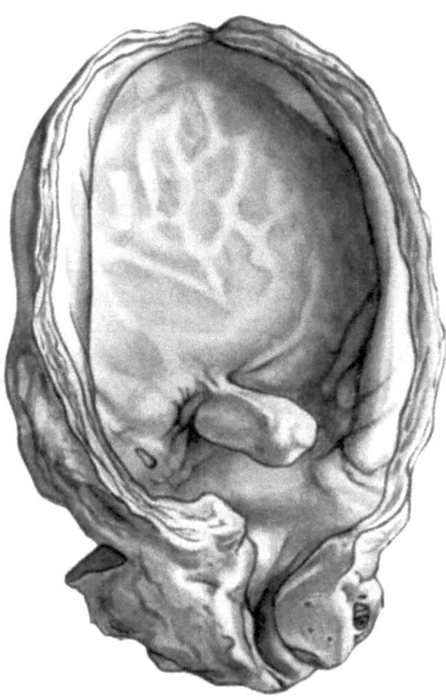

Abb. 16. Vesikale Ureterozele bei einer 38 Jahre alten Erwachsenen. (Pathologisches Institut Göttingen. M.U. S. 110, 1896.)

3. Fisteln der Harnwege.

A. Nieren- und Harnleiterfisteln.

Unter der Zahl der Lumbalfisteln, welche dem Chirurgen begegnen, ist der größere Teil auf Erkrankung der Harnorgane zurückzuführen; soweit sie als Spontanfisteln, d. h. soweit sie nicht nach Operationen oder sonstigen äußeren Verletzungen in Erscheinung treten, beziehen sie sich auf Veränderungen, die mit Zerstörung des Nierengewebes einhergehen und über die Nierenkapsel oder das periureterale Gewebe hinaus einen Weg zur Haut und durch die Haut finden. Meistens steckt hinter solchen Nieren und Nierenbeckenfisteln eine tuberkulöse Erkrankung, aber auch Nierenbecken- oder Uretersteine mit Pyonephrose und fortgeleiteten phlegmonösen Veränderungen des perirenalen und periureteralen Gewebes führen gelegentlich zum Durchbruch nach außen. Dasselbe gilt von infizierten Hydronephrosen.

Früher sah man Urinfisteln der Lendengegend häufiger als heute im Gefolge von Nierenoperationen, sei es, daß das Nierenbecken eröffnet werden müßte, oder daß die Niere entfernt wurde und der Harnleiterstumpf nicht zulänglich versorgt werden konnte, — ganz abgesehen von etwaigen bei solchen Operationen im Wundbett verlorengegangenen Fremdkörpern, Konkrementen, Tupfern, Nahtschlingen u. dgl. Auch hier spielt die Tuberkulose eine besonders ungünstige Rolle, welche gelegentlich zum Durchbruch des Ureterstumpfes führt, so daß von der Blase her bei klaffendem Harnleitermund Harn den Weg gegen die eigentliche Abflußrichtung in das Wundgebiet und damit nach außen findet; man spricht in dieser Hinsicht von einem vesikoureteralen Refluxus. Auch darf man nicht vergessen, daß im Fall mancher eitriger oder tuberkulöser Nierenerkrankung das Nierenbett ebenfalls ergriffen ist, wodurch für eine postoperative Fistelbildung besonders günstige Verhältnisse gegeben erscheinen (Marion).

Auf die sonstigen traumatischen Fistelbildungen (Schußverletzungen!) einzugehen, erübrigt sich, da sie an anderer Stelle erwähnt werden. Ich will nur noch einer eigenen Beobachtung gedenken; sie betraf einen Mann, der einen schweren Sturz erlebt hatte, als dessen Folge unter anderem ein komplizierter Darmbeinbruch zu verzeichnen war. Bei ihm bildete sich sehr bald eine Urinfistel im Gebiet der verletzten Seite aus: Ein Splitter des zerbrochenen Darmbeins hatte den Harnleiter aufgerissen.

B. Harnblasenfisteln.

Die Harnblasenfisteln kann man im allgemeinen in drei Gruppen einteilen, in die Blasen-Hautfisteln, in die Blasen-Darmfisteln und in die Blasen-Genitalfisteln der Frauen. Wie bei den Nierenfisteln gilt es auch hier zu unterscheiden zwischen einer Spontanentstehung und einer postoperativen Fistelbildung.

Zu den spontanen Blasenhautfisteln, die im großen und ganzen nicht oft beobachtet werden, rechnet man jene im Nabelbereich sich öffnenden Harnstrang- oder Urachusfisteln, die als angeborene Unregelmäßigkeit oder auf Grund angeborener Verhältnisse sich auch mitunter erst im späteren Leben öffnen (vgl. S. 63f.). Für unbedacht muß man es erachten, wenn gelegentlich Zustände geringgradiger Blasenekstrophie den Blasenhautfisteln zugerechnet werden. Fistelentstehung aus der Blasenwand oder dem Blasenboden bei schwerer Blasentuberkulose und Prostatatuberkulose etwa unter Einbeziehung des obersten Harnröhrenabschnittes habe ich selbst gesehen; mehrfache Urinfistelgänge zogen gegen den Damm hin. Histologisch erkannte man die Gangwand als ein Granulationsgewebe, dessen tuberkulöse Natur infolge der Wirkung von Mischinfektion nicht an allen Stellen erkennbar war.

Sehr viel häufiger sehen wir traumatische Fisteln der Blase, welche operativem Eingriff zu danken sind. Hier ist die aus der Sectio alta herrührende suprapubische Wundfistel am bekanntesten. Zu solchen unmittelbar erworbenen Fisteln ist auch das andere Vorkommnis zu rechnen, das in einem mittelbaren Aufbruch bereits in Heilung begriffener, oder schon vernarbter Wundstrecke besteht, nachdem man die Blase wegen eines Harnabflußhindernisses hatte mit dem Stachel oder dem Messer öffnen müssen. Auch scheinbar ganz fest verheilte Blasenschnittwunden brechen mitunter wieder auf (Kielleuthner hat sich mit den Umständen solchen Verhaltens näher befaßt!). Verständlich erscheint es, daß zystitische und perizystitische Eiterung bei fortbestehendem Hindernis solche Fistelgänge unterhalten.

Wie bekannt, dienen die durch hohen Blasenschnitt angelegten Fisteln oft längere Zeit dazu, einen Harnabfluß durch eingelegten Katheter zu ermöglichen. Bei Behandlung der um Fremdkörper gebildeten Harnsteine ist auf das von

Esau beobachtete Vorkommnis hingewiesen, wie schnell Inkrustation auch um das Ende des eingelegten Gummirohrs eintreten kann. Genau so sieht man aber auch Inkrustation um nekrobiotisch veränderte Fistelränder, namentlich wenn erhebliche alkalische Harnzersetzung bei alten Leuten im Spiele ist.

Eine sehr merkwürdige Beobachtung der Komplikation solcher Fistelbildung ist mir unter Hanns Chiari in Straßburg i. Els. geglückt. Ein 63jähriger Mann war wegen Prostatahypertrophie und Zystopyelonephritis dem hohen Blasenschnitt unterworfen worden; man legte einen Dauerkatheter durch die suprapubische Wunde, einen Zustand, den der Kranke viele Monate lang ertrug. Die Wunde über der Symphyse granulierte nur langsam und nachdem sie sich endlich doch geschlossen, nahm man in ihr mehr und mehr ein hartes, nicht verschiebliches, anscheinend nicht mit der Beckenwand verbundenes Gebilde wahr, dessen Form erst die Leichenuntersuchung klärte. Während man an eine einfache Kalkablagerung in einem herniösen oder divertikelähnlichen Fistelrest dachte, handelte es sich um eine ziemlich unregelmäßige ringförmige Knochenbildung mit Fortsätzen, welche wie ein Skeletteil in der nächsten Umgebung rund um die ehemalige Fistel entstanden war. Es erwies sich diese ganze merkwürdige Knochenbildung nur durch derbes, sehnenähnliches Gewebe mit der Symphyse verbunden; sie war überzogen von einer periostalen Hülle, an die sich deutlich erkennbar die in ihrem Faserverlauf allerdings etwas verschobene Muskulatur anschloß. Nach außen hin entsprach diese Stelle einer trichterartigen unregelmäßigen Hautnarbe im behaarten Schamberg (Abb. 17).

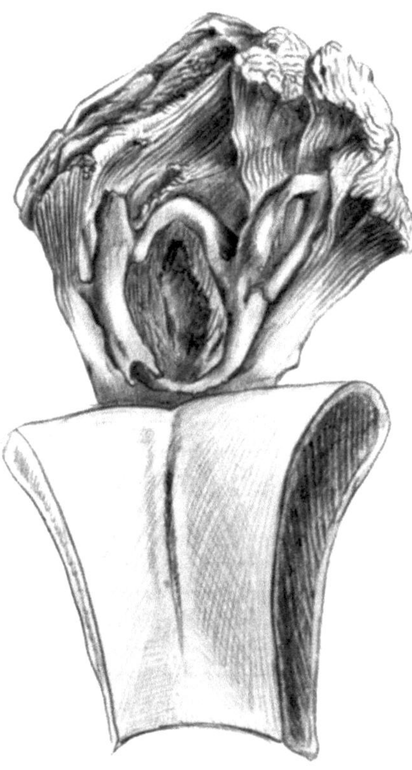

Abb. 17. Knochenring in der narbig verheilten Fistelwand nach ehemaliger Sectio alta. Der Knochen ist durch Abpräparierung eines Teils der Musculi recti abdominis von rückwärts her freigelegt. (Zeichnung von Irmgard Gruber, Pathologisches Institut Straßburg, S.-Nr. 689/1913.)

Blasen-Darmfisteln, soweit sie nicht durch angeborene Mißbildung bedingt sind (vgl. S. 44f.), können als Verletzungsfolge zur Geltung kommen. Abgesehen von Kriegsverwundungen spielen hier schwere Pfählungsvorkommnisse eine besondere Rolle. Paschkis macht ferner auf unglückliche Zufälle oder technische Fehler im Verlauf von Darm- oder Prostataoperationen als Ursache solcher Fistelentstehung aufmerksam; es muß dabei nicht zu einer scharfen Eröffnung der beiden Gangsysteme gleichzeitig kommen, sondern es kann durch lokale Ernährungsstörungen (im Gefolge von Unterbindungen und Nähten) und durch folgende Nekrobiose mit entzündlicher Weiterwirkung die Fistelbildung langsam eintreten, ein Mittelding zwischen traumatischer und entzündlicher Entstehung (Paschkis), wie sie ja auch für die Fremdkörperdurchwanderung aus dem Darm in die Blase mehr oder weniger zu denken ist (appendizitischer Kotstein als Blasenkonkrement); ob mit aller Bestimmtheit der Abgang eines Hühnerknochens innerhalb eines Konkrements aus der Harnblase (Kapsammer) auf Überwanderung aus dem Darm zu beziehen sei, bleibt fraglich, wenn man an die sonstigen, spielerisch in die Blase gelangten Fremdkörper denkt. Auch kann der Abgang von Askariden aus der Blase (Albano) nicht unter allen Umständen als Beweis für eine Blasen-Darmfistel gelten, weil wir heute wissen, daß Askariden imstand sind, ohne präexistente Durchlöcherung des Darms in die Peritonealhöhle oder das subperitoneale Gewebe zu gelangen und von da in andere Organe einzuwandern (Gg. B. Gruber).

Besonders beleuchtet die Möglichkeit der traumatisch-entzündlichen Durchdringung eine von Paschkis erwähnte Beobachtung Bonds „der in einer Harnblase eine große Menge von Nägeln fand, welche, wie sich bei der Sektion zeigte, durch Vermittlung einer Ileum-Blasenfistel in die Blase gelangt waren". Entzündliche Durchbrüche aus dem Darm her in die Blase sind oft gesehen worden. Jeder tiefreichende Darmabschnitt kann schließlich in Fistelverbindung zur Blase treten, fortgeleitete epityphlitische Abszeßbildung, tuberkulöse Ileozökalerkrankung und entzündete Divertikel des sigmaförmigen Darmes scheinen hier besonders in Frage zu kommen (Schrifttum bei Paschkis); selten sei die aktinomykotische Blasenfistel vom Darm her (Weiser). Pneumaturie ist kein ausschlaggebendes Zeichen einer Blasen-Darmfistel, wohl aber Kotabgang mit dem Urin.

Dem pathologischen Anatomen kommen Blasen-Darmfisteln wohl am häufigsten in jenen Fällen zu Gesicht, welche aus einer Geschwulstbildung und dem Zerfall krebsiger Massen entstanden sind. Hohe Mastdarmkarzinome, bzw. Krebse des S-Romanum sind hier besonders zu nennen.

Unter allen Blasenfisteln spielen die größte Rolle die Blasen-Genitalfisteln der Frauen. Und darunter sind an Zahl Harnleiterfisteln ebenso bedeutungsvoll als Blasenfisteln. Ein gewaltiges Schrifttum ist über ihr Vorkommen, ihre Bedeutung und Korrektur entstanden, das sich in großer Vollständigkeit zusammengestellt findet bei W. Latzko im Handbuch der Urologie von v. Lichtenberg, Voelcker und Wildhoz, Bd. 5, S. 1053. Die folgende Darstellung gründet sich weitestgehend auf die Ausführungen von Latzko, ebenso auf jene von Marion. Auch in Zangemeisters Referat über die Beziehungen der Erkrankungen der Harnorgane zu Schwangerschaft, Geburt und Wochenbett finden sich reichliche Hinweise auf Einzelbearbeitungen.

Die Harnleiter-Genitalfisteln, welche sich sowohl in den Uterus, als in die Scheide öffnen können, kommen weniger als Folgen schwerer Geburten an sich in Frage, wie denn als Folgen operativen Vorgehens, sei es im Lauf von Zangengeburten mit Zervixzerreißung (bei Anwendung der sog. „hohen Zange" vor allem), sei es im Zusammenhang mit Gebärmutterzerreißung bei unglücklicher Durchführung der Wendung, sei es als Mißgeschick bei Vornahme tiefgreifender abdominaler, namentlich aber vaginaler Operationen. Als sehr selten gilt spontane Ureterfistelentstehung infolge vielstündigen, quetschenden Druckes des kindlichen Kopfes bei mehrtägiger Geburtsdauer. Aber auch aus Pessar-Druckgeschwüren haben sich Ureterfisteln in die Scheide entwickelt. Uretersteine sind in die Scheide durchgebrochen.

Sehr gefürchtet ist die Isolierung des Harnleiters im Verlauf der radikalen Operation des Uteruskrebses, nicht so sehr wegen der Gefahr der instrumentellen Verletzung, sondern weil als Folge dieser Isolierung Ernährungsstörungen, Infarkte und Nekrosen der Ureterwand auftreten, die einer Störung der periureteralen gefäßführenden Gewebsscheide zu danken sind. Auch starke Abstopfungen des periureteralen Wundbettes mit Gaze und Tupfern und dadurch bedingte Abbiegungen machen sich so verhängnisvoll geltend (Sampson, Stoeckel, Bumm, Franz). Latzko sagt, auf die Frage des eigentlichen Grundes der Ureternekrose gebe es nur die Antwort eines „Ignoramus". Jedenfalls sei er zu suchen in der an und für sich als notwendig einleuchtenden Tendenz, die Radikaloperation bei Uteruskrebs möglichst weit auszudehnen. Je nackter die Beckenwand nach der Radikaloperation daliegt, desto größer ist die Gefahr der Nekrose für den Ureter.

Die Wirkung des Undichtwerdens des Ureters macht sich verschieden geltend: Nach instrumenteller Verletzung tritt der Harnausfluß sofort in Erscheinung; nach Nekrose erst in einem Zeitraum zwischen einer und drei Wochen. Aber auch noch längere Zeit hat man bis zur Offenbarung einer Ureter-Scheidenfistel nach eingreifender Operation verstreichen sehen. „Tritt das Leckwerden des Ureters später auf, so daß die über dem Scheidenstumpf gelegene Wundhöhle Zeit hatte, sich inzwischen zu schließen, so kann es vorkommen, daß sich die Ureter-Scheidenfistel erst auf dem Umweg über eine Harninfiltration bildet, die selbst unter schwersten Allgemeinzeichen — Schüttelfrost, hoher Temperatur, trockener Zunge, verschiedenen Zeichen der Urämie — und zur Entwicklung eine schmerzhaften, über das Ligament inguinale (POUPARTI) aufsteigenden Infiltration zu führen pflegt."

Über gewisse anatomische Unterschiede der Ureterfisteln lesen wir bei LATZKO folgendes: „Die postoperative Ureterfistel präsentiert sich fast ausschließlich als Ureter-Vaginalfistel, die in einen seitlichen, ausgezogenen Zipfel des Scheidentrichters mündet. Während die aus einer Verletzung hervorgegangene puerperale Fistel durch den unmittelbaren Zusammenstoß der Ureterwand mit der Scheide oder einer das Scheidengewölbe durchsetzenden Narbe gekennzeichnet ist, so daß in den Berichten nicht selten das Vorquellen der ektropionierten Ureterschleimhaut ausdrücklich erwähnt wird, sehen wir bei den aus einer Ureternekrose hervorgegangenen Fisteln zwischen die Mündung der Fistel in der Scheide und das zentrale Ureterende zumeist einen narbigen Kanal eingeschaltet, der sich unter Umständen zu einer kleinen Höhle ausweitet. Dieser von LATZKO bei Obduktionen langjähriger Fistelträgerinnen wiederholt erhobene Befund hängt mit der Tatsache zusammen, daß die zur Fistel führende Nekrose häufig eine längere Strecke des Ureters betrifft."

„Der Sitz der Ureterfisteln läßt sich sowohl klinisch als anatomisch mit zumeist 2—4 ccm oberhalb der vesikalen Uretermündung feststellen. Doch sind ausnahmsweise auch 8 und 10 cm gemessen worden" (WERTHEIM, FRANZ, COLOMBINO u. a.).

Die Blasen-Genitalfisteln der Frau können traumatischen oder entzündlichen Ursprungs sein, oder sie verdanken ihre Entstehung einer zerfallenen Neubildung, welche Blase und Genitalrohr oder umgekehrt in Beschlag nahm.

Als Verletzungen, die zu solcher Störung führen, gelten ebensowohl Pfählungsvorkommnisse, als Zerreißungen bei gewaltsamem Koitus (Stuprum!), ferner unsachgemäße instrumentelle Abtreibungsversuche. MARION erwähnt auch die Einführung gefährlicher Gegenstände (Fadenspulen, Reizpessare usw.) aus erotischer Absicht.

Sehr häufig sind die sog. „obstetrischen" Blasenfisteln, was freilich als sehr verkehrte Benennung gelten muß, da nach KÜSTNERS Ausspruch nicht so sehr die Ars obstetricia, sondern gerade das Fehlen einer vorbeugenden Kunsthilfe, als häufigste Schuld am Zustandekommen der fraglichen Fisteln anzusprechen ist. „Bleibt der kindliche Schädel", so schreibt LATZKO, „nach seinem Eintritt ins kleine Becken an irgendeiner Stelle desselben stecken, ohne daß durch rechtzeitigen ärztlichen Eingriff der auf dem mütterlichen Gewebe lastende, tödliche Druck beseitigt wird, so stirbt das letztere infolge der dauernden Anämisierung ab und fällt nach einigen Tagen als nekrotischer Sequester heraus. Je weiter die Eröffnung des Geburtsschlauches vorgeschritten ist, bevor die Einkeilung des Schädels zur deletären Quetschung geführt hat, um so tiefer rückt der Sitz der Fistel nach abwärts (ZANGEMEISTER). Erfolgt der Stillstand der Geburt bei in das Becken eingetretenem Kindesschädel vor Verstreichen des Muttermundes, so fällt noch ein Stück des unteren Uterinsegmentes in die Zone der Quetschung zwischen kindlichem Schädel und Symphyse; kommt es zur Bildung einer Blasenfistel, so sitzt dieselbe nach Involution des Genitales im Bereich der Zervix. Ist der Muttermund bei Eintritt der Quetschung schon verstrichen, und kommt es zur Fistelbildung, so ist das Resultat eine Blasenscheidenfistel. Im allgemeinen liegt also der Fistelbildung lang dauernder Druck zugrunde.

In selteneren Fällen kann auch übermäßige Dehnung oder das Zusammenwirken von Druck und Dehnung zu Fistelbildung führen. Hierher gehören jene Fälle, in denen die Fisteln am Ende eines Zervixrisses liegen oder als Komplikation einer Uterusruptur zur Beobachtung kommen" (KÜSTNER).

„Die Schwierigkeit des Geburtsaktes bei diesen Fällen drückt sich übrigens auch in seinem Einfluß auf das Leben des Kindes aus. So berichtet NEUGEBAUER

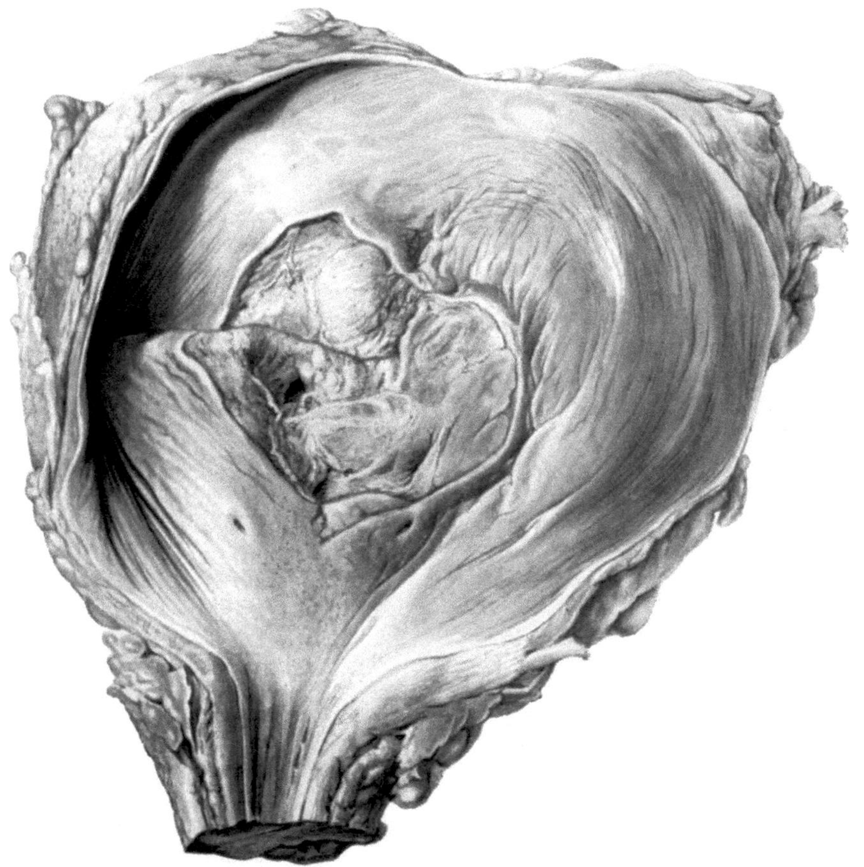

Abb. 18. Blasennekrose nach abdominaler Radikaloperation eines Uteruskarzinoms. (Nach LATZKO.)

über 28 selbstbeobachtete puerperale Blasen-Gebärmutterfisteln mit 23 Totgeburten, von den übrigen 5 Kindern waren 3 asphyktisch und von diesen starben noch zwei kurze Zeit nach der Geburt."

„Im ganzen sind unter den auf Nekrose beruhenden geburtshilflichen Fisteln die Blasenscheidenfisteln die weitaus häufigsten. Die Blasengebärmutterfisteln sind um vieles seltener. Den oben erwähnten 28 Blasenzervixfisteln NEUGEBAUERs entsprachen 350 Fisteln überhaupt."

„Gegenüber der Geburtsverschleppung spielt in der Ätiologie der Fisteln der geburtshilfliche Eingriff selbst eine fast verschwindende Rolle. Doch erscheinen alle geburtshilflichen Operationen diesbezüglich belastet" (LATZKO).

In nächster Linie kommen gynäkologische Operationen (Uteruskrebs), sei es durch instrumentelle Verletzung der Blasenwand, sei es durch Störung der

Ernährung der Blasenwand infolge weitgehender Ablösung vom Nachbarorgan als Ursache für die Entstehung von Blasengenitalfisteln in Frage (Abb. 18). „Tritt infolge trophischer und Ernährungsstörungen Nekrose ein, so pflegt der Blasensequester wie bei den geburtshilflichen Fisteln sich zwischen dem fünften und zehnten Tage der Rekonvaleszenz abzustoßen, wodurch die Fistel manifest wird. Auch diese Fisteln münden zunächst in die Wundhöhle und von da in die Blase. In beiden Fällen resultiert nach Ausgranulierung der Wundhöhle — wenn es nicht inzwischen zur Spontanheilung gekommen ist — eine Blasenscheidenfistel am Ende des Scheidentrichters" (LATZKO). Fistelbildung infolge Nekrose oder Nahtinsuffizienz nach Blasenresektion sei bei der radikalen Operation des Uteruskarzinoms etwas Unvermeidliches. Die Frequenz dieses Ereignisses hänge von dem größeren oder geringeren Radikalismus des betreffenden Operateurs ab.

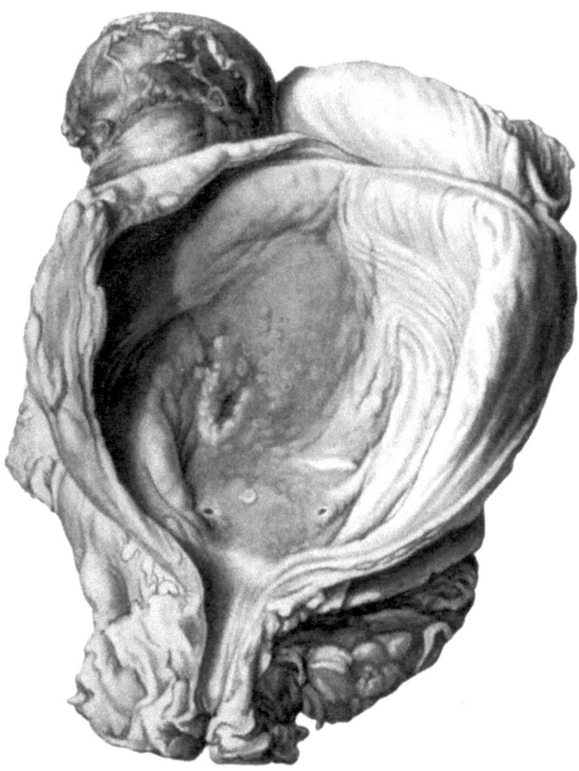

Abb. 19. Durchbruch einer tuberkulösen Pyosalpinx in die Harnblase. (Nach LATZKO und SCHIFFMANN.)

Selbstredend geben auch aus urologischen Gesichtspunkten unternommene operative Eingriffe Anlaß zur Bildung von Blasengenitalfisteln (Fremdkörper- oder Harnsteinentfernung, Kolpozystotomie). Durch langliegende Pessare entstehen Druckgeschwüre, die bis zur fistelnden Blaseneröffnung führen können. Umgekehrt brechen gelegentlich Harnsteine unter Fistelbildung in die Scheide durch. Endlich kommen auch hier offene Lichtungsverbindungen durch das Fortschreiten krebsiger Geschwüre oder aber durch den Zerfall krebsig neugebildeten Gewebes vor, wie er namentlich im Anschluß an die Strahlentherapie gelegentlich festgestellt werden konnte (WEIBEL, FOGES und LATZKO).

Die durch direkte instrumentelle Schädigung (Perforation, Schnittverletzung) entstandenen Blasenfisteln werden durch den sofort eintretenden Harnabgang bemerkbar. Eine längere Frist ist auch hier zu erwarten, wenn die Fistel als Folge eines nekrobiotischen oder infektiösen Geschehens eintritt. LATZKO weist darauf hin, daß kurze Zeit nach dem Auftreten der ersten Fistelsymptome, also nach dem Harnabgang durch die Scheide sich die Fistel als verschieden großer, von der Scheide in die Blase führender Defekt darstellt. Demselben wohnt eine bemerkenswerte Tendenz zur Schrumpfung inne. Das habe zur Folge, daß der Anblick von Blasenfisteln längere Zeit nach ihrer Entstehung oft keinen richtigen Begriff von dem Umfang der ursprünglichen Zerstörungen gebe. Es könne vorkommen, daß aus einer hellergroßen eine Haarfistel, aus einer kleinhandtellergroßen eine kronengroße Fistel werde. Meist lägen die Blasenscheidenfisteln median, seien rundlich oder oval; ihr Rand sehe narbig aus, sei dünn, scharf. Bei extramedianer Lage der Fistel hänge der Rand des Defektes gelegentlich am Schambein fest. Der Zusammenhang der Fisteln mit verschleppten Geburten bewirke mitunter noch andere Störungen: So könnten neben der Blasenfistel Zervixrisse, parametrane Narben, Scheidennarben, Dammrisse und auch Mastdarmscheidenfisteln vorkommen. In der Blase bleibe auch bei großer Fistelbildung das sog. Ligamentum interureterium meist erhalten, wenn auch die Fistel bis an die Harnleitermündung heranreichen könne. Vorfall und Einklemmung der vorgefallenen Blasenwand durch die Fistel im Scheidenbereich ist beobachtet (STOECKEL, GROUZDEW).

Reicht die Zerstörung der Blasenscheidenwand bis in den Halsteil der Gebärmutter, dann spricht man von einer Blasenscheidenzervixfistel, reicht sie in die Zervix, ohne die Scheidenwand zu berühren, dann handelt es sich um eine Blasenzervixfistel, erstreckt sie sich abwärts in den Urethralbereich, dann liegt eine Harnröhren-Blasenscheidenfistel vor (LATZKO). Das Bild einer tuberkulösen Blasensalpinxfistel sei nach LATZKO und SCHIFFMANN hier wiedergegeben.

II. Lagestörungen.

Abgesehen von der angeborenen Ectopia vesicae — etwa im Zusammenhang mit mangelhafter Bauchmuskelausbildung und abgesehen von der nicht ganz geklärten, infantilistischen Dystrophia vesicae, wie sie in der intraligamentären Harnblase vorkommt (S. 113 dieses Bandes) sind als erworbene Lagestörungen zu nennen der Blasenprolaps, die sog. Blasenhernie und die mit dem weiblichen Genitalprolaps verbundene Zystozele.

Der Harnblasenprolaps, (Blaseninversion, Invaginatio vesicae), ein Leiden, das nur Frauen betrifft, kommt gelegentlich durch eine Blasenscheidenfistel zustande, alsdann kann die förmlich umgestülpte Blaseninnenwand als eine gerötete mehr oder weniger gewölbte, feuchte Bildung aus der Scheide oder der Vulva hervorragen. LATZKO hat eine solche Beobachtung[1] sehr gut bildmäßig wiedergegeben. Daß solche Vorfälle in Einklemmung geraten können (GROUZDEW), wurde bei Besprechung der Blasenfisteln bereits erwähnt.

Viel seltener ist der Harnblasenprolaps aus der Harnröhre, die an und für sich nicht verbildet zu sein braucht, wenn sie auch meistens in solchen Fällen weit erscheint; KLEINWÄCHTER, der ebenso wie M. HAHN einschlägige Vorkommnisse beschrieben hat, meint freilich — und LATZKO und SCHIFFMANN stimmen ihm bei — es sei die Harnröhre in solchen Fällen darum weit, weil sie eben durch die vorgefallene Blase auseinandergehalten werde.

Der Harnblasenprolaps kommt in allen Lebensaltern vor, er kann die ganze Blasenwand oder nur einen Abschnitt betreffen, kann haselnuß- bis apfelgroß erscheinen, kann zunächst blasses Aussehen darbieten, wird aber bald durch venöse Blutstauung blaurot bis schwärzlich, neigt zur Nekrose und örtlichen Infektion. Der Blasenvorfall soll vielfach im Anschluß an besonders starken Einsatz der Bauchpresse entstanden sein. Begünstigt wird er natürlich, wenn etwa verstümmelnde, d. h. zur Insuffizienz führende Operationen an der Harnröhre vorauslegen.

Unter Blasenhernie versteht man die Verziehung einer Blasenbucht oder eines Blasenzipfels nach einer Bruchpforte hin. Dabei liegt die Blase oder jener Blasenteil dem peritonealen Bruchsack meist nur an; sehr selten gerät die Blase

[1] LICHTENBERG, v.: Handbuch der Urologie, Bd. V, S. 599, Abb. 8.

selbst in den Bruchsack — und zwar mit ihrem Scheitel. Diese Beziehung der Blase zu Bruchbildungen scheint nach Flörcken besonders die Verhältnisse bei indirekten Leistenhernien zu betreffen. Die näheren Umstände der Blasenbrüche sind von anatomisch-pathologischer Seite kaum beobachtet. Die fraglichen Mitteilungen im Schrifttum stammen fast durchweg aus chirurgischem Lager. Paschkis hat die einschlägigen Gesichtspunkte unter Hinweis auf das Schrifttum vor kurzem erst (1928) geordnet und leicht faßbar dargestellt. Ich halte mich bei den folgenden Ausführungen an seine Schilderung.

Finsterer hat in Anlehnung an Lotheisen entgegen einer anderen Einteilung von Eggenberger an Hand der im Schrifttum niedergelegten Vorkommnisse intraperitoneale, paraperitoneale und extraperitoneale Formen der Blasenhernien unterschieden; ihre Besonderheiten sind an Hand von Finsterers Skizzen (Abb. 20, 21 und 22) leicht zu verstehen.

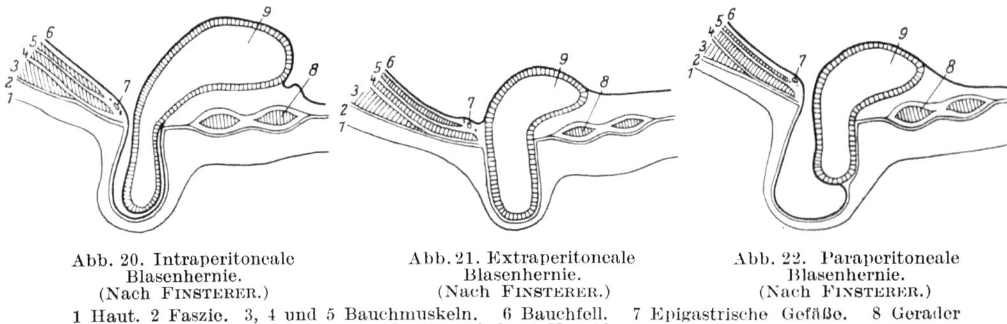

Abb. 20. Intraperitoneale Blasenhernie. (Nach Finsterer.) Abb. 21. Extraperitoneale Blasenhernie. (Nach Finsterer.) Abb. 22. Paraperitoneale Blasenhernie. (Nach Finsterer.)
1 Haut. 2 Faszie. 3, 4 und 5 Bauchmuskeln. 6 Bauchfell. 7 Epigastrische Gefäße. 8 Gerader Bauchmuskel. 9 Harnblase.

Minder hat einen rezidivierenden Fall von Blasenbruch mitgeteilt, bei dem etwa eine das obere Drittel des Oberschenkels bedeckende Hernie, abgesehen von Darmschlingen, von der elongierten Blase in Form eines sog. paraperitonealen Bruches erfüllt war. Zugleich bestand Prostatahypertrophie.

Man könnte, wie Paschkis ausführt, die extraperitoneale Blasenhernie auch als direkten Vorfall eines nicht von Bauchfell überzogenen Blasenanteils in eine Bruchpforte benennen. Strittig ist es, ob in manchen Fällen bei Bruchoperationen gefundener Zipfel oder stielartiger Ausbuchtungen der Blase, sog. „operativer Blasenhernien“, Divertikel der Blase vorlagen, oder ob es sich um Traktionserscheinungen gegenüber der Blase, sei es durch die Hernie oder durch die Handhabung des operierenden Arztes handelte. Vorgebildete Divertikel, so meint Paschkis, dürften in solchem Verhältnis doch recht selten sein, weist aber auf Fälle von Grinstein, Jonas und Moses, Traxler und Bergener hin, die vielleicht doch als Divertikel anzusprechen waren.

Sgalitzer zeigte mit Hilfe der Röntgendiagnostik, daß Verzerrungen des durch Einziehung eines Kontrastmittels erhaltenen Harnblasenschattens bei bestehender Leisten- oder Schenkelhernie gegen die jeweilige Bruchpforte hin regelmäßig zu beobachten sind. Entsprechend jenen Brüchen kommen Blasenhernien bei älteren Männern häufiger vor als bei Jugendlichen. Gelegentlich sind sie mit präperitonealen Lipombildungen vergesellschaftet; es ist aber strittig, wieweit diese Gewächsbildung ursächlich für die Blasenhernie Bedeutung hat. Da gerade bei inguinalen oder kruralen Rezidivhernien Blasenbrüche öfter gesehen wurden, kann man annehmen, daß sie hier als Traktionserscheinungen durch Narbenzug aufzufassen sind, und zwar kommen in toto mehr Leistenbrüche als Schenkelbrüche mit Blasenverzerrung in Frage. Mitteilungen über obturatorische, ischiadische, perineale oder medianabdominale Blasenhernien werden nach den Angaben von PASCHKIS im neueren Schrifttum vermißt.

Die als besonderes Vorkommnis benannte innere, retrovesikale Hernie mit Darm- oder Netzeinklemmung in der ungewöhnlich gebildeten Excavatio rectovesicalis (WOLF, KASPAR), die juxtavesikale Hernie (BAYER, KUDRNÁČ, BELU) mit Einklemmung in eine Bauchfelltasche neben dem Blasenscheitel, ähnlich der inneren supravesikalen Hernie von SCHIELE (zwischen Lig. umb. med. und Lig. umb. lat. sin.) tragen in ihrer Benennung nur einen topographischen Hinweis für ihre Lage im engsten Blasennachbargebiet. Freilich ist zu bedenken, daß auch sie kaum ohne Beeinträchtigung der Blasenlichtung zur vollen Ausbildung gelangen dürften. Über die verschiedenen Möglichkeiten der supravesikalen Hernien, ob transrektal, pararektal oder interligamentös, lese man bei REICH nach! GONTERMANN hat eine Hernia supravesicalis cruralis beschrieben, „bei der das Ligamentum vesicoumbilicale laterale an der Bildung des Bruchsackes beteiligt war. Daß solche Fälle gelegentlich auch einmal wirklich einen Blasenteil enthalten können, beweist ein Fall von GIRONCOLI, der einen doppelseitigen Fall einer Hernia supravesicalis transrectalis dextra und pararectalis sin. beschreibt, in welchem beiderseits ein Blasenzipfel in den Bruchsack reichte; auf der einen (rechten) Seite wurde die Blase verletzt; auch hier war das Ligamentum vesicoumbilicale laterale an der Begrenzung der Bruchpforte kranial und lateral beteiligt. Fälle wie der von WAGNER, wo nach einer Hebosteotomie (Symphysenspaltung) die Blase durch den Knochenspalt vortrat, wie ein Fall von NEILD, der bei einem chinesischen Kuli eine traubengroße, angeborene, ganz dünne Hernie oberhalb der Symphyse fand, und der von HEINRICHSDORFF, der eine Blase zeigte, in deren Scheitel und Vorderwand ein apfelgroßer Bruchsack sich eingestülpt hatte, sind Kuriositäten, wie auch der Fall von HAAS, in dem die Plica vesico-umbilicalis media, breit in die Bauchhöhle ragend, eine Tasche bildete, welche Ursache für den Ileus war“ (PASCHKIS).

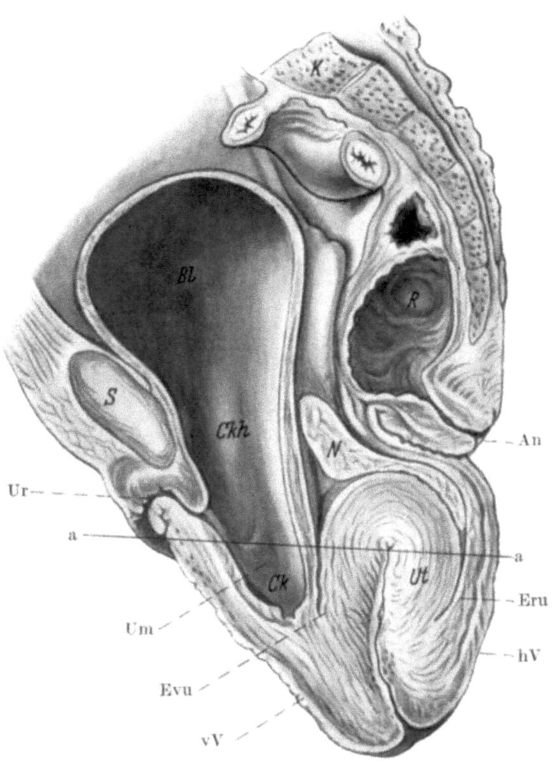

Abb. 23. Medianer Sagittalschnitt durch das Becken und den Genitalprolaps einer Frau. aa Beckenausgangsebene, K Kreuzbein, R Rektum, An Anus, A Adnexus denter, Ut Uterus, M Muttermund, hV hintere Vaginalwand, vV vordere Vaginalwand, Eru Excavatio rectouterina, Evu Excavatio vesicouterina, Ckh Zystokelenhals, Ck Zystozele, Um Uretermündung, N eingeklemmter Netzzipfel, S Symphyse. (Nach HIROKOWA.)

Unter „Ureterocele vesicalis“ hat STOECKEL die Ausstülpung des intramuralen Harnleiterteiles in die Blasenlichtung benannt. Wie schon an anderer Stelle dieses Buches dargetan worden, handelt es sich zumeist um angeborene Erscheinungen oder doch um Folgen einer angeborenen Mündungsabart des vesikalen Ureterendes. HEINRICH MARTIUS sprach die Annahme aus, daß es Ureterokelen des späteren Lebensalters gibt, welche ihre Entstehung einer erworbenen Muskel- und Bindegewebsschwäche der das intramurale Ureterende stützenden Blasenwand verdanken.

Die als Cystocele vaginalis bezeichnete Lageveränderung des Blasengrundes entsteht in Begleitung der vorgefallenen Gebärmutter oder aber auch bei einer

Retroflexio uteri. Die Blase rutscht, indem sie sich in die vordere Scheidenwand förmlich einstülpt, sozusagen nach unten, aus dem Becken heraus, so daß der Harnstrahl entsprechend dem Harnröhrenverlauf geradezu von unten nach oben gerichtet erscheinen muß (ED. KAUFMANN). Bei solcher Verlagerung der Blase

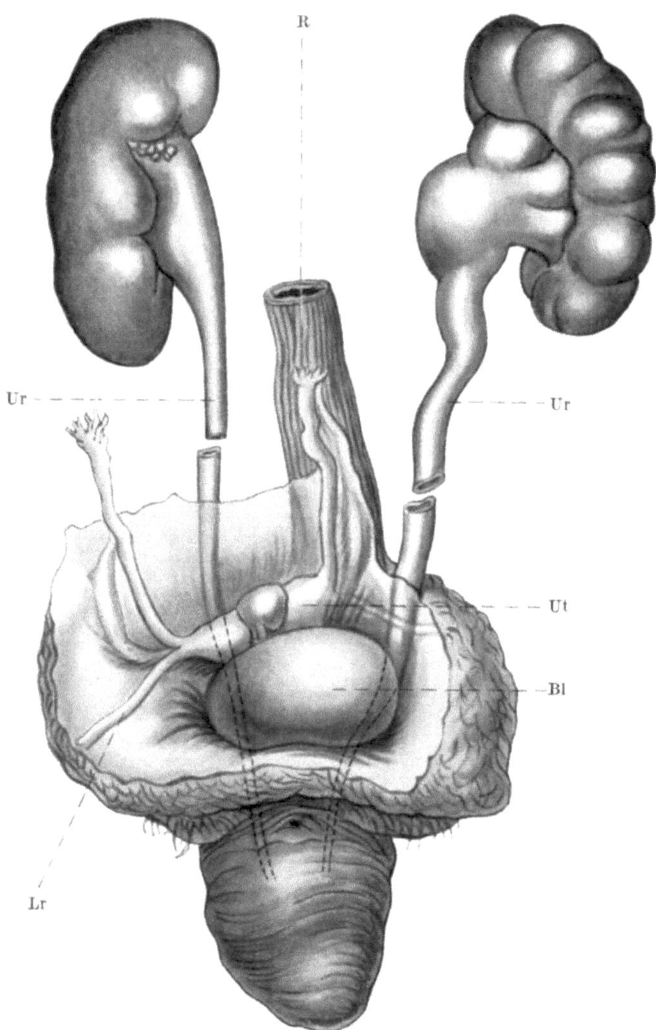

Abb. 24. Verhältnis von Blase und Harnleiter beim Gebärmuttervorfall. R Rektum, Ur Ureter, Ut Uterus, Bl Blase, Lr Ligamentum rotundum. Die linke Niere ist hydronephrotisch. (Nach HIROKOWA.)

sind Einengungen der Harnleiter und folgende Harnstauung und Nierenbeckenerweiterung so gut wie unausbleiblich. HIROKOWA hat sich darüber in einer schönen pathologisch-anatomischen Untersuchung geäußert:

Da die Blasenrückenwand mit dem Uterinkörper bzw. der Scheidenwand nach abwärts gezerrt wird, kommt es zur Ureterkompression einmal schon durch den Druck des intraabdominal verbleibenden Blasenanteils. Weiter abwärts komprimiert die Harnleiter die Muskulatur des Beckenbodens, welche sozusagen die „Bruchpforte" umschließt, in deren Enge sich Uterus, Scheidenwand und der Halsteil der variabel gefüllten Zystozele finden. Bei vollständigem Vorfall der Blase und des Uterus entfällt der Druck auf die Harnleiter innerhalb dieser Enge. Nach dem Durchtritt durch die Bruchpforte betreten die Ureteren den umgestülpten Vaginalschlauch, innerhalb dessen sie den engen Raum mit dem Uterus und der je nach der Füllung verschieden großen Zystozele teilen müssen und bei gefüllter Zystozele beengt werden. Bei vorhandener Zystozele macht der unterste Ureterabschnitt infolge veränderter Stellung des Trigonums mit seinen Ureterenmündungen eine nach unten konvexe Krümmung, die die Harnentleerung zum Teil erschweren könnte.

BLUM sah in Fällen von Cystocele vaginalis, daß sich nicht die ganze hintere, bzw. untere Wand der Harnblase an der herniösen Ausstülpung (Zystozele) beteiligte, sondern nur eine hinter dem Trigonum befindliche Schleimhautpartie, die durch ihre Muskelarmut dazu anatomisch geeignet ist. Bei zystokopischer Untersuchung solcher Blasen sieht man im Fundus zunächst das Trigonum begrenzt von einem hypertrophischen Ligamentum interuretericum und hinter ihm eine weite Divertikelöffnung, die in eine flaschenartige Ausstülpung der Blase führt, welche sich gleichzeitig mit der vorderen Vaginalwand vorstülpt. Gerade solche „Divertikelhernien", wie BLUM sie nennt, geben Anlaß zu den schwersten Formen von Divertikulitis, zur Stagnation eitrigen Harns, zu Steinbildung und zur Divertikelperforation nach außen.

Die mit dem Genitalprolaps verbundene Aussetzung der Vaginalwand führt leicht zu Entzündungen, Druckgeschwüren und weiterhin zu Zystitis. Auch Fistelbildungen sind möglich, ebenso wie Harnsteine im prolabierten Blasenteil (LATZKO. Vgl. S. 234, Abb. 36).

Schrifttum.

Lichtungs- und Lagestörungen der Harnblase.

ASCHNER, PAUL: Four types of ureteral stenosis. Internat. J. Med. **16**, H. 5/6; **17**, H. 5, 227 (1924). — ALBANO: Contributo clinico allo studio delle fistole vesico-intestinali. Arch. ital. Clin. **16**, 133 (1926). Ref. Z. urol. Chir. **22**, 132 (1927). — ALBRECHT, H.: Zur Pathologie der Hydronephrose. Verh. dtsch. Ges. Urol. **5**, 23 (1922). — ANDLER, R.: Die Atonie des Harnleiters mit Dilatation und Hydronephrose, ihr klinisches Vorkommen und ihre tierexperimentelle Erzeugung. Z. urol. Chir. **17**, 298 (1925). — ANSCHÜTZ: Über kongenitale Blasendivertikel. Z. urol. Chir. **10**, 103 (1922).

BAAR: Über Ureterstrikturen, die eine Nephrolithiasis vortäuschen. Münch. med. Wschr. **1913**, Nr 51. — BACHRACH: Über atonische Dilatation des Nierenbeckens und Harnleiters. Bruns' Beitr. **88**, 279 (1914). — BAGGER: Über Sigmoid-Blasenfistel als Folge chronischer Sigmoiditis. Hosp.tid. (dän.) **64**, 424 (1921). Ref. Z. urol. Chir. 8, 448 (1922). — BARD, L.: La mégavessie de l'hydronéphrose essentielle, dilatations idiopathiques des voies urinaires. Ann. Méd. **3**, 567 (1916). — BARNLEY-DELLINGEN, J.: Observations on the kinks of the ureter. J. of Urol. **9**, Nr 2, 181. — BAUMANN, M.: Die zystische Erweiterung des vesikalen Ureterendes. Münch. med. Wschr. **1923**, Nr 8. — BECK: Über einen Fall von Harnblasen-Ureteren-Nierenbeckenerweiterung ohne mechanische Behinderung des Harnabflusses. Frankf. Z. Path. **37**, 230 (1929). — BEER, EDWIN: Chronic retention of urine in young boys due to obstruction at the neck of the bladder. Ann. Surg. **79**, 264 (1924). — BELU: Ergänzung zur Arbeit von KUDRNÁČ: „Hernia juxtavesicalis incarcerata dextra". Zbl. Chir. **53**, 1124 (1926. — BERGENER: Blasenhernie. Erwähnt nach PASCHKIS. — BLATT, PAUL: Erzeugung von dynamisch-funktionell bedingten Hydronephrosen durch Sympathektomie am Ureter. Z. urol. Chir. **25**, 148 (1928). — BLUM: (a) Drei neue Fälle von erfolgreicher Operation von Blasendivertikeln. Z. urol. Chir. **5**, 90 (1920). (b) Physiologie und Pathologie des Harnleiters. Z. Urol. **19**, 161 (1925). (c) Chirurgische Pathologie und Therapie der Harnblasendivertikel. Leipzig 1929. — BLUM u. RUBRITIUS: Die Erkrankungen der Prostata. Handbuch der Urologie von v. LICHTENBERG, Bd. 5, S. 426. 1928. — BOEHMINGHAUS: Zur Pathogenese der Hydronephrosen. Arch. klin. Chir. **158**, 445 (1930). — BOEHMINGHAUS u. HENDRIOCK: Experimenteller und klinischer Beitrag zur Frage des pelvirenalen und des sog. pyelovenösen Übertritts. Arch. klin. Chir. **155** (1929). — BRUNNER: (a) Über Harnblasenbrüche. Dtsch. Z. Chir. **47**, 121 (1898). (b) Das Hervorziehen der Harnblase bei Hernienradikaloperationen. Dtsch. Z. Chir. **101**, 562 (1909). — BUGBEE, HENRY G. u. MARTHA WOLLSTEIN: Retention of urine due to congenital hypertrophy of the verumontanum. J. of Urol. **10**, 477 (1923). — BUMM: Die Harnleiterfistel. Korresp.bl. Schweiz. Ärzte **1895**, Nr 4. — BÜNAU, HERMINE v.: Beitrag zur Kenntnis der Genese angeborener Hydronephrosen. Frankf. Z. Path. **34**, 98 (1926).

CALK and FISCHER: An experimental study of ureteral ligation. Surg. etc. **30**, 343 (1920). — CIECHANOWSKI: Anatomische Untersuchungen über sog. Prostatahypertrophie und verwandte Prozesse. Mitt. Grenzgeb. Med. u. Chir. **7**, 183f. (1900). — COHNHEIM:

Vorlesungen über allgemeine Pathologie, Bd. 2, S. 398. — CRENSHAW u. CROMPTON: Stein und Divertikel der Blase. J. of Urol. **8**, 185 (1922).

EGGENBERGER: Harnblasenbrüche. Dtsch. Z. Chir. **94**, 524 (1908). — EISENBERG: Über die von erworbenen Divertikeln der Flexura sigmoidea ausgehenden, entzündlichen Erkrankungen (Schrifttumsangaben!). Bruns' Beitr. klin. Chir. **83**, 627 (1913). — ELS: Beiträge zur Kenntnis zystischer Erweiterungen des vesikalen Ureterendes. Bruns' Beitr. klin. Chir. **104**, 80 (1917). — ENGLISCH: (a) Kleinheit der Vorsteherdrüse. Z. Heilk., Abt. Chir. **22**, 307. (b) Isolierte Entzündung der Blasendivertikel und Perforationsperitonitis. Arch. klin. Chir. **73**, 1.

FEILCHENFELD: Über die heilende Wirkung des Strychnins bei Polyurie und beim Diabetes insipidus. Dtsch. med. Wschr. **1903**, 555. — FELTEN: Über Blasenhernien. Arch. klin. Chir. **94**, 68 (1910). — FENWICK: Diverticulum from a carcinomatous bladder. Brit. med. J. **1896**. — FINSTERER: (a) Über Harnblasenbrüche. Bruns' Beitr. **81**, 240 (1912). (b) Die Bedeutung der Blasenbrüche und Gleitbrüche des Dickdarms für die Hernienoperation. Wien. med. Wschr. **1917**, Nr 10/11. — FISCHER, MAX: Über Blasendivertikel. Med. Inaug.-Diss. Straßburg 1915. — FLÖRCKEN: (a) Über die Beziehungen der Leistenhernien zur Harnblase. Zbl. Chir. **49**, 738 (1922). (b) Die Wanderniere. Handbuch der Urologie, Bd. 4, S. 659. 1927. — FOGES u. LATZKO: Darmschädigung nach Radiumbehandlung. Zbl. Gynäk. **1919**, Nr 14. — FRANCKE: Die Koliinfektion des Harnapparates usw. Erg. Chir. **7**, 671 (1913). — FRANK u. GLAS: Zur Klinik der Hydronephrose. Verh. dtsch. Ges. Urol. **5**, 57 (1922). — v. FRANKL-HOCHWART: Über Retention ohne lokales Hindernis, besonders bei Nervenkrankheiten. Z. Urol. **1908**. — FRANQUÉ, v.: Über den Vorfall des Harnleiters durch die Harnröhre nebst Bemerkungen zur Histologie des Oedema bullosum. Mschr. Geburtsh. **1913**, Erg.-H. zu Bd. 37. — FRANZ: Zur Chirurgie des Ureters. Z. Geburtsh. **50**, 502 (1903). — FURNISS: Some typus of ureteral obstructions in women. J. amer. med. Assoc., 7. Dez. **1921**, 2053.

GARRÉ u. ERHARDT: Nierenchirurgie, ein Handbuch für den Praktiker. Berlin: S. Karger 1907. — GAYET et CIBERT: Calcul de'veloppé dans um div. ouraquien. Lyon méd. **135**, 789 (1925). — GAYET, G. u. J. ROUSSET: L'uretère forcé. J. d'Urol. **17**, 97 (1924). — GERMER: Zit. nach NEUGEBAUER. Erg. Chir. **7**, 598 (1913). — GIRONCOLI DE: Hernia supravesicalis transrectalis dextra, pararectalis sinistra, vesicae extraperitonealis. Zbl. Chir. **50**, 1205 (1923). — GOHRBANDT: Histologische Untersuchungen über die Beteiligung des Nierenbeckens bei Erkrankungen der Niere. Virchows Arch. **259**, 269. — GOLDSTEIN, A. E.: Ureteral stricture in the male. Urologic. Rev. **25**, Nr 1, 31. Vgl. auch Z. urol. Chir. **7**, 91, 216. — GONTERMANN: Hernia supravesicalis cruralis mit Beteiligung des Ligam. umbilicale laterale an der Bruchsackbildung. Arch. klin. Chir. **104**, 174 (1914). — GRANT, OWSLEY: Extreme dilatation of the ureters in a child due to infection. J. of Urol. **16**, 137 (1926). — GRAUHAN: Anatomie der Harnstauungsniere. Verh. 9. Kongr. dtsch. Ges. Urol. **1930**, 149. — GREEN, THOM. M.: Stricture of the ureter as an explanation of some obscure abdominal conditions. Surg. etc. **34**, Nr 3, 388. — GRÖGLER, F.: Über zwei Fälle von Megalureter, gleichzeitig ein Beitrag zur Typhusbazillenausscheidung durch den Urogenitaltrakt. Z. urol. Chir. **34**, 55 (1932). — GROUZDEW: Vesiko-Vaginalfistel, Blasenprolaps und Inkarzeration. Zbl. Gynäk. **1907**, 1053. — GRAYLER, F.: Über 2 Fälle von Megalureter, gleichzeitig ein Beitrag zur Typhusbazillenausscheidung durch den Urogenitaltrakt. Z. urol. Chir. **34**, 55 (1932). — GRUBER, GEORG B.: (a) Knochenbildung in der Wand einer suprapubischen Fistel. Weitere Beiträge zur pathologischen Anatomie der umschriebenen Muskelverknöcherung. Mitt. Grenzgeb. Med. u. Chir. **27**, 762 (1914). (b) Mißbildungen der Harnorgane. Morphologie der Mißbildungen der Menschen und der Tiere von G. SCHWALBE u. GG. B. GRUBER, Bd. 3, Abt. 3, S. 365 u. 372. 1927. (c) Entwicklungsstörungen der Nieren und Harnleiter. HENKE-LUBARSCH, Bd. VI/1, S. 1. 1927. (d) Bauchfellentzündung durch Askariden. Münch. med. Wschr. **1931**, 1129. — GUTHRIE: Anat. and diseases of the neck of the bladder. London 1834.

HAAS: Bauchfellmißbildung als Ileusursache (Urachuspersistenz). Münch. med. Wschr. **1922**, 968. — HAGEMANN: Über Sackniere, perinephritische und intranephritische, subkapsuläre Zysten bei den Haustieren. Virchows Arch. **202**, 244 (1910). — HALBAN u. TANDLER: Anatomie und Ätiologie der Genitalprolapse beim Weibe. Wien u. Leipzig 1907. — HALM, MARIE: Münch. med. Wschr. **68**, 1397 (1921). — HALSTEAD, H.: Pyelitis during pregnancy. Amer. J. Obstetr. **3** (1922). — HARTINGER, L.: Über angeborene atonische Ureterdilatation. Dtsch. Z. Chir. **196**, 420 (1926). — HEINRICHSDORFF: Über Beziehungen zwischen Phimose und Nierenerkrankungen. Mitt. Grenzgeb. Med. u. Chir. **24**, 1211 (1911). — HEPBURN, THOMAS N.: Spastic obstructions to the ureters. Ann. Surg. **81**, Nr 6, 1133. — HERMANN: Über die Substitution der Muskulatur der Harnblase durch Bindegewebe. Zbl. Path. **35**, 417 (1925). — HINMAN: Blasendivertikel und Geschwülste. Surg. etc. **1919**. Erwähnt nach PASCHKIS. — HINMAN u. LEE-BROWN: Pyelovenons backflow. J. of amer. med. Assoc. **82** (1924). — HINMAN and MORISON: (a) An experimental study of the circulatory changes in hydronephroses. J. of Urol. **11** (1924). (b) Comparativ Study of circulatory changes in hydronephrosis. J. of Urol. **11** (1924). (c) Experimental hydronephrosis; arterial changes in the progressiv hydronephrosis of rabbits with complete ureteral obstruction. Surg. etc. **1926**, 209—217. — HINMAN u. VECKI: Pyelovenons backflow, the fate of phenol-sulfophthalein in a normal renal pelvis with the ureter tied. J. of Urol. **15** (1926). — HIROKOWA: Über das Verhalten der Ureteren beim Genitalprolaps des Weibes. Dtsch. Z. Chir. **109**, H. 1/2, 1 (1911). — HOFMANN, v.: Zur Diagnose und Therapie der angeborenen Blasendivertikel. Z. urol. Chir. **1**, 440 (1913). — HOFMOKL: Ein Fall eines selten großen Divertikels der Harnblase beim Weibe. Arch. klin. Chir. **56**, 202 (1898). — HRYNTSCHAK, THEODOR: Zur Anatomie und Physiologie des Nervenapparates der Harnblase und des Ureters. II. Mitt. Über den Ganglienzellapparat von Nierenbecken und Harnleiter des Menschen und einiger Säugetiere. Z. urol. Chir. **18**, 86 (1925). — HUNNER, G. L.: (a) Chronic urethritis and chronic ureteritis caused by tonsillitis. J. amer. med. Assoc. **1911**, 907. (b) Ureteral stricture report of one hundred cases. Bull. Hopkins Hosp. **29**, 323 (1918). (c) Ureteral stricture an important factor in so called essential hematuries. J. amer. med. Assoc. **1**, 1731, 18. Nov. 1922. (d) Ureteral stricture: The etiology, diagnosis, pathology etc. Amer. J. med. Sci. **173**, Nr 2, 157 (1927). — HUTTER, K.: Zur Physiologie und Pathologie der oberen Harnwege. Z. urol. Chir. **34**, 19—45 (1932).

IKOMA: Zur Kenntnis des Divertikelkarzinoms der Harnblase. Wien. med. Wschr. **73**, Nr 32 (1923). — ISRAEL: (a) Diverticulumpermagnum vesicae bei Prostatahypertrophie. Bericht über die chirurgische Abteilung des jüdischen Krankenhauses zu Berlin. Arch. klin. Chir. **20**, 1 (1876). (b) Chirurgische Klinik der Nierenkrankheiten, S. 51. Berlin 1901. — ISRAEL, JAMES u. WILHELM ISRAEL: Chirurgie der Niere und des Harnleiters, S. 211 u. 529. Leipzig 1925.

JANKE: Demonstration eines Falles von Hydroureter. Z. Urol. **20**, 353 (1926). — JOEST: Zur vergleichenden Pathologie der Niere IV. Zbl. Path. **34**, 142 (1923/24). — JONES u. MOOSE: A diverticulum hernia of the bladder. Mil. Surgeon **58**, 508 (1926). Ref. Z. urol. Chir. **21**, 106 (1927). — JOSEPH: Über Nephrolithiasis im Kindesalter und Säuglingsalter. Mitt. Grenzgeb. Med. u. Chir. **24**. — JUDD u. STARR: Häufigkeit der Steinbildung im Blasendivertikel. Surg. etc. **38**. Erwähnt nach PASCHKIS.

KALLAB: Über Eiweißsteine in dem Nierenbecken. Dissertation. Gießen 1916. — KARAFFA-KORBUTT, R. W.: (a) Zur Frage über die Entstehung und ätiologischen Bedeutung der Ureteratonie. Fol. urol. (Lpz.) **11**, 166 (1908). (b) Die Bedeutung der Ureteren in der Ätiologie der Nierenerkrankungen. Med. Inaug.-Diss. Petersburg 1908. Fol. urol. (Lpz.) **11** (1908). — KASPAR: Einklemmung des Coecum in eine Tasche der Excaratio rectovesicalis. Münch. med. klin. Wschr. **1922**, 1776. — KAUFMANN, ED.: Lageveränderungen der Harnblase. Lehrbuch der speziellen-pathologischen Anatomie, 7. u. 8. Aufl., S. 1132. 1922.— KAUFMANN, KARL: Über Blasenerweiterung bei Diabetes insipidus. Inaug.-Diss. Gießen 1917. — KAWASOYE: Experimentelle Studien zum künstlichen Ureterenverschluß. Z. gynäk. Urol. **1912**. Erwähnt nach FUCHS. — KEENE: Ureterstrikturen. Aussprache gegenüber HUNNER. Amer. J. Obstetr. **9**, 126 (1925). — KEHRER, E.: Vorfall einer Ureterocele vesicalis durch die Harnröhre. Zbl. Gynäk. **50**, Nr 14 (1926). — KIELBUTHNER: (a) Über Schußverletzungen der Blase im Kriege. Bruns' Beitr. **100**, 565 (1916). (b) Suprapubische Fisteln nach Sectio alta. Verh. dtsch. Ges. Urol. **5**, 152 (1921). (c) Über angeborene Veränderungen am Nierenbecken und Ureter im jugendlichen Alter. Verh. dtsch. Ges. Urol. **1924**, 83. Leipzig 1925. — KIRMISSON: Sur une forme particuliere de hydronephrose. Rev. de Chir. **19**, 825 (1899). — KITANI: Hydronephrotische Atrophie oder hydronephrotische Schrumpfniere. Virchows Arch. **254** (1925). — KLEINWÄCHTER: Der Prolaps der weiblichen Blase. Z. Geburtsh. **36**, 830 (1896). — KNAUF: Ein doppelseitiges Harnblasendivertikel mit zweifachem Ventilverschluß. Dtsch. Z. Chir. **146**, 258 (1918). — KNEISE: Zur Frage der sog. kongenitalen Blasendivertikel. Verh. dtsch. urol. Ges. **5**, 191 (1922). — KNEISE u. SCHULZE: Zur Frage der sog. kongenitalen Blasendivertikel. Z. urol. Chir. **10**, 461 (1922). — KNÖPFELMACHER: Ein Fall von Diabetes insipidus mit Blasenlähmung und Zystitis. Zbl. inn. Med. **1905**, Nr 12. — KORNITZER: Die Entstehung des hydronephrotischen Nierenschwundes. Z. urol. Chir. **9** (1922). — KUDRNÁČ: Hernia juxtavesicalis incarcerata dextra. Zbl. Chir. **53**, 88 (1926). — KÜSTNER: Scheiden- und Ureterfisteln. KÜSTNER-BUMM, Kurzes Lehrbuch der Gynäkologie 1908. — KUTSCHERENKO, P.: Ein Fall von doppelseitiger Hydronephrose auf Grund einer Atonie der Harnleiter. Zbl. allg. Path. **36**, 438 (1925).

LANDAU, LEOP.: Über intermittierende Hydronephrose. Berl. klin. Wschr. **1888**, 941. — LANDWÜST, C. v.: Ureterocele vesicalis. Z. Urol. **20**, H. 6 (1926). — LATZKO: (a) Blasen-Scheidenfisteln seltenen Ursprungs. Z. urol. Chir. **13**, 86 (1923). (b) Die Harnleiter-Genitalfisteln. v. LICHTENBERGS Handbuch der Urologie, Bd. 5, S. 1020. 1928. (c) Gynäkologische Urologie. Handbuch für urologische Chirurgie von v. LICHTENBERG usw., Bd. 5, S. 876. 1933. — LATZKO u. SCHIFFMANN: Erkrankungen des weiblichen Harnapparats und ihre Beziehungen zu den weiblichen Generationsorganen. HALBAN-SEITZ' Biologie und Pathologie des Weibes, Bd. 5, Teil 4, S. 1013f. — LEHMANN, WALTER: (a) Bleibende Formveränderungen am Digestions- und Urogenitaltraktus infolge pathologischer Sphinkterfunktion. Dtsch. med. Wschr. **1931**, Nr 30. (b) Zur Frage der kongenitalen Erweiterungen des Harnsystems, besonders der sog. atonischen Dilatationen. Bruns' Beitr. **155**, 201 (1932). — LEUENBERGER: Beitrag zur Frage der Geschwulstmutation beim Menschen auf Grund der Histogenese eines sarkomatösen Harnblasendivertikelpapilloms. Dtsch. Z. Chir. **114**, 1 (1912). — LICHTENBERG, v.: Pathologie der Hydronephrose bei Wanderniere. Verh. dtsch. Ges. Urol. **5**, 52 (1922). — LICHTENBERG, A. v.: Angeborene Ureterstenose. Z. Urol. **19**, H. 11, 841. — LINDEMANN: (a) Über das Sekretionsvermögen der Nierensubstanz nach Harnleiterunterbindung. Zbl. Path. **5**, 471 (1894). (b) Über Veränderung der Nieren infolge Ureterunterbindung. Z. klin. Med. **34** (1898). — LION: Steine im Blasendivertikel. Z. Urol. **20**, 263 (1926). — LIST, ALEXANDER: Über die bei Diabetes insipidus vorkommende Harnblasenerweiterung. Inaug.-Diss. Gießen 1920. — LOTHEISEN: Die inguinalen Blasenbrüche. Bruns' Beitr. **20**, 727 (1898). — LURZ: Über sog. kongenitale Blasendivertikel. Z. urol. Chir. **18**, 278 (1925).

MARCHAND: Demonstration in der medizinischen Gesellschaft Leipzig. Münch. med. Wschr. **1903**, 351. — MARESCH: Riesenharnleiter. Wien. klin. Wschr. **1926**, Nr 13, 375. — MARION: (a) De l'hypertrophie congénitale du col vésical. J. d'Urol. **23**, 97 (1917). (b) Traité Urol. **1**, 642 (1928). — (c) Fistules lombaires d'origine urinaire. Traité Urol. **1**, 463 (1928). — MARTIUS: Ureterocele vesicalis. Zbl. Gynäk. **1927**, Nr 6, 327. — MAYER, A.: Über Vorfall des divertikelartig erweiterten Ureters durch die Harnröhre. Zbl. Gynäk. **1922**, Nr 8. — MERCIER: Mém. sur la véritable cause et le mécanisme de l'incontinence, de la retention et de regorgement de l'urine chez les vieillards. Gaz. méd. **1840**. — MERKEL: Über seltene Formen von Harnblasendivertikeln. Verh. dtsch. path. Ges. **14**, 337 (1910). — MICHELSON: (a) Doppelniere, Doppelblase und Blasendivertikel. Ref. Z. urol. Chir. **22**, 142 (1927). (b) Beitrag zur Frage der Leistenbrüche der Harnblase. Z. urol. Chir. **22**, 410 (1927). — MINDER, J.: Experimentelle und klinische Beiträge zur Frage des pyelovenösen Refluxes und seiner klinischen Bedeutung. Z. urol. Chir. **30**, 404 (1930). — MINDER, JULIUS: Ein Fall von Blasendruck. Z. urol. Chir. **30**, 330 (1930). — MINKOWSKI: Über perirenale Hydronephrose. Mitt. Grenzgeb. Med. u. Chir. **16** (1906). — MIRABEAU: Über den Zusammenhang der intermittierenden Hydronephrose mit Genitalleiden bei Frauen. Z. gynäk. Urol. **1**, 15 (1908). — MORISON: Routes of absorption in hydronephrosis. Brit. J. Urol. **1**, 30 (1929). Ref. Z. urol. Chir. **28**, 63 (1929). — MUCHARINSKY: Spina bifida, Retentio urinae, Hydroureteropyelonephrosis bilateralis. Z. Urol. **7**, 885 (1913).

NATHRAT: Über traumatische Hydronephrosen. Inaug.-Diss. Bonn 1897. — NECKER: Divertikelkarzinom. Erwähnt nach PASCHKIS. — NEILD: Blasenhernie. Erwähnt nach PASCHKIS. — NEUGEBAUER: (a) 27 Beobachtungen von Vesiko-Zerviko-Uterinfisteln aus der Harnfistelkasuistik der Warschauer gyniatr. Universitätsklinik d. Doz. L. A. NEUGEBAUER. Arch. Gynäk. **34**, 145 (1889). (b) Die HIRSCHSPRUNGsche Krankheit. (Große Harnblase.) Erg. Chir. **7**, 598 (1913).

ORTH: Bemerkung zur Histologie der hydronephrotischen Schrumpfniere. Virchows Arch. **202**, 266 (1910). — ORTH, JOHANNES: Pathologisch-anatomische Diagnostik, 8. Aufl., S. 433. 1917.

PAGENSTECHER: Über Entstehung und Behandlung der angeborenen Blasendivertikel und Doppelblasen. Arch. klin. Chir. **74** (1904). — PAPE, W.: Griechisch-Deutsches Handwörterbuch, Bd. 2. Braunschweig 1877. — PASCHKIS: (a) Hernien der Blase. v. LICHTENBERGs Handbuch der Urologie, Bd. 5, S. 124. 1928. (b) Blasenfisteln. v. LICHTENBERGS Handbuch der Urologie, Bd. 5, S. 152. 1928. — PEACOCK: A clinical study of ureter. J. amer. med. Assoc. **81**, 1512 (1923). — PERLMANN, S.: Über Verengerungen der Ureteren. Z. Urol. **19**, H. 4 (1925). — PERTHES: Beitrag zur Kenntnis der kongenitalen Blasendivertikel. Dtsch. Z. Chir. **100**, 253 (1909). — PISANI: Alterazioni del collo vesicale nei ritenzionisti senza prostata. Osp. magg. **12**, 33 (1924). — PLESCHNER u. CZEPA: Beobachtungen an Blasendivertikeln. Z. urol. Chir. **23**, 23 (1927). — PONFICK, E.: (a) Über Hydronephrose. Beitr. path. Anat. **49**, 127 (1910). (b) Über Hydronephrose des Menschen, auch im Kindes- und Säuglingsalter. Beitr. path. Anat. **50**, 1 (1911). — POSNER: Diabetes insipidus und Blasenlähmung. Berl. klin. Wschr. **1902**, 438. — POYNTON, F. J. and W. P. H. SHELDON: On dilation of the bladder and ureters in childhood. Arch. Dis. Childh. **2**, 251 (1927). — PRAETORIUS: (a) Blasendivertikel. Z. Urol. **15** (1921). (b) Über die Ursachen der Retention bei der Divertikelblase. Z. urol. Chir. **14**, 38 (1923). — PRIBRAM, E.: Über den Prolaps von Ureterdivertikeln. Arch. Gynäk. **124** (1925). — PRIESEL, RICHARD: Über angeborene Pylorusstenose. Z. Kinderheilk. **45**, 579 (1928). — PRIMBS: Untersuchungen über die Einwirkung von Bakterientoxinen auf den überlebenden Meerschweinchenureter. Z. urol. Chir. **1**, 600 (1913).

REICH, A.: (a) Die intraabdominalen Hernien der Foveae supravesicales: Herniae supravesicales internae. Bruns' Beitr. **62**, 20 (1909). (b) Die äußeren Hernien der Foveae supravesicales. Herniae supravesicales externae. Bruns' Beitr. **62**, 250 (1909). — REISINGER, M. u. GG. B. GRUBER: Klinisch-pathologische Beiträge zum Gebiet der Urologie, Trauma und Hydronephrose. Z. urol. Chir. **13**, 93 (1923). — RIEDER, W. u. E. F. MÜLLER: Über sog. spastische Zustände an den Sphinkteren. Zugleich ein Beitrag zur pathologischen Physiologie der Darmbewegungen. Dtsch. Z. Chir. **231**, 737 (1931). — RITLER: Sekundäre traumatische Hydronephrose, die Folge einer Fußballsportverletzung. Schweiz. med. Wschr. **1936**, Nr 52 (1232). — ROBINSON: Congenital hypertrophy of the verumontanum as a cause of urinary retention. J. of Urol. **17**, 381 (1927). — ROST: Harnverhaltung bei Kindern ohne mechanisches Hindernis. Münch. med. Wschr. **1918**, Nr 14. — ROTH: Zur Pathologie und Therapie der HIRSCHSPRUNGschen Krankheit. Arch. klin. Chir. **81**, 125 (1906). — RUBRITIUS: (a) Zur Frage der idiopathischen Sphinkterhypertonie als Ursache von chronischen Harnverhaltungen. Z. Urol. **17**, 522 (1923). (b) Über die Pathogenese der Harnverhaltungen prostatischer und nichtprostatischer Natur. Wien. klin. Wschr. **1926**, Nr 40. — RUMPEL, O.: Hydronephrose. Handbuch für Urologie von v. LICHTENBERG, VOELCKER u. WILDBOLZ, Bd. 4, 608. 1927.

SAMPSON: (a) The importance of a more radical operation in carcinoma cervicis etc. Hopkins Hosp. Rep. **12** (1902). (b) Complicat. arising from freeing the ureters in the more radical operations far ca cervicis uteri, with special reference to postoperat. ureteral necroses. Bull. Hopkins Hosp. **15**, 156 (1904). — SCHARFF: Ein Fall von Blasenlähmung bei Diabetes incipidus. Diss. Jena 1908. — SCHEELE, K.: Über Vergrößerungsplastik der narbigen Schrumpfblase. Bruns' Beitr. **129**, 414 (1923). — SCHIELE: Hernia supravesicalis interna incarcerata. Zbl. Chir. **53**, 1253 (1926). — SCHMIDT, JOHANNES: HIRSCHSPRUNGsche Krankheit. Bruns' Beitr. **61**, 682 (1909). — SCHREIBER, MARTIN: Ureteral stricture, its anatomical and pathological background. Surg. etc. **45**, Nr 4, 423 (1927). — SCHROEDER (Nienburg): Vorfall eines Ureterendivertikels unter der Geburt. Mschr. Geburtsh. **58** (1922). — SCHWARZ: Divertikelkarzinom. Erwähnt nach PASCHKIS. — SCHWARZ, OTTO A.: Über Karzinom in Divertikeln der Harnblase. Z. urol. Chir. **13**, 47 (1923). — SGALITZER: Die Veränderungen der Blasengestalt bei offenen Bruchpforten. Mitt. Grenzgeb. Med. u. Chir. **1921**, 132; Wien. med. Wschr. **1921**. Freie Ver.igg Wien. Chir., 12. Mai 1921. Zbl. Chir. **1921**, Nr 32, 1161. — SIMON, KARL: Beitrag zur Frage der Divertikelbildung der Harnblase. Z. urol. Chir. **6**, 59 (1921). — SOCIN u. BURCKHARDT: Die Verletzungen und Krankheiten der Prostata. Dtsch. Chir. **53** (1902). — STAEMMLER: Über pyelonephritische Schrumpfniere. Münch. med. Wschr. **1932**, Nr 50, 2005. — STAEMMLER u. DOPHEIDE: Die pyelonephritische Schrumpfniere. Virchows Arch. **277**, 713 (1930). — STOCCADA: Megauretere sinistro complicato di pionefrosi. Atti 5. Congr. Soc. ital. Urol. Padova **1926**. — STOECKEL: (a) Ureterfisteln und Ureterverletzungen. Leipzig 1900. (b) Weitere Erfahrungen über Ureterfisteln und Ureterverletzungen. Arch. Gynäk. **67**, 31 (1902). (c) Handbuch der Gynäkologie von VEIT, 2. Aufl., Bd. 2, S. 562. 1907. (d) Ureterfistel. Kongr. dtsch. Ges. Gynäk. Würzburg. Ref. Mschr. Geburtsh. **18**, 153. (e) Über die Entstehung von Blasenverletzungen und über die operative Heilung großer Blasen-Harnröhrendefekte nach Pubotomie. Z. gynäk. Urol. **2**, 251 (1910). — STRAUSS: Über vier Fälle von Blasenerweiterung bei Diabetes insipidus. Fol. urol. (Lpz.) **5**, 452 (1911). — SUGIMURA: Über die Entstehung sog. echter Divertikel der Blase usw. Virchows Arch. **204**, 349; **206**, 10 (1911). — SZENES: Nachuntersuchungen usw., ein Fall von traumatischer Ureterstriktur. Z. Urol. **17**, 470 (1923).

TARGETT: (a) Abstract of a lecture on the pathology of cystic tumours conneceted with the bladder. Brit. med. J. **1893 II**, 218. (b) Cystic and encysted carcinoma of the bladder. Brit. med. J. **1**, 726 (1896). — TATTERSALL, STANLEY R.: A case of „idiopathie" dilatation of the bladder and ureters. Lancet **1921**, 200, 534. — THIEMANN: Beitrag zur Lehre von der angeborenen Hydronephrose usw. Med. Inaug.-Diss. Göttingen 1934. — TRAXLER: Grande diverticolovesicale in sacco d'ernia crurale di donna. Arch. ital. Urol. **3**, 355 (1927). Ref. Z. urol. Chir. **23**. — TRICOT: Kyste suppurée de l'ourage. Rev. de Chir. **1910**, No 8, 439.

VIRCHOW, RUD.: Über Vorfall der Gebärmutter ohne Senkung ihres Grundes. Ges. Abh. wiss. Med. **1862**, 812.

WALTHER: H. W. E.: Intravesical management of obstructions in the urether with special reference to stone and stricture. J. amer. med. Assoc. **79**, Nr 9, 733. — WALTMAN, WALTERS u. STANFORD W. MULHOLLAND: The Relation of Diverticula of the bladder to obstruction of the vesical neck. Surg. etc. **55**, 104 (1932, Juli). — WEDENSKI, D.: Die Ursachen der Ureterenatonie. Z. Urol. **20**, 275 (1925). — WEIL: Über die hereditäre Form des Diabetes insipidus. Berl. klin. Wschr. **1883**, 654. — WEISER: Strahlenpilzkrankheit der Blase. Z. urol. Chir. **18**, 211 (1925). — WOLF: Hernia interna retrovesicalis. Zbl. Chir. **50**, 709 (1923). — WOSKRESSENSKY, GABR.: Zur Frage über die Entstehung der sog. atonischen Harnleiter. Beobachtung von 2 Fällen subkutaner und Schußverletzung des Lendenteiles der Harnleiter. Z. Urol. **15**, 120 (1921).

ZANGEMEISTER: (a) Weibliche Blase und Genitalerkrankungen. Z. Geburtsh. **55**, 295 (1905). (b) Die Beziehungen der Erkrankungen der Harnorgane zu Schwangerschaft, Geburt und Wochenbett. Verh. dtsch. Ges. Gynäk. 15. Verslg **1913**, 64. — ZINNER: Die temporäre Insuffizienz des vesikalen Ureterostiums und ihre klinische Bedeutung. Verh. dtsch. Ges. Urol. **1921**, 112. Leipzig: Georg Thieme 1922. — ZINNER, ALFRED: Ein Fall von intravesikaler Samenblasenzyste. Wien. med. Wschr. **1914**, 605. — ZSCHAU: Einige seltenere chirurgische Erkrankungen im Kindesalter. Klin. Wschr. **1922**, Nr 26, 1311. — ZURHELLE: Über Veränderung und Untergang der Glomeruli bei Hydronephrose. Frankf. Z. Path. **10**, 42.

II. Zusammenhangstrennungen und durch Gewalteinwirkungen bedingte krankhafte Veränderungen der Niere, des Nierenbeckens und des Harnleiters.

Von

Th. Fahr-Hamburg.

Mit 8 Abbildungen.

A. Niere und Nierenbecken.

Verletzungen der Niere kommen allein oder vergesellschaftet mit denen anderer Organe vor. Im letzteren Falle handelt es sich regelmäßig um schwere Verletzungen des Körpers durch Zertrümmerung ausgedehnter Körperabschnitte bei Überfahrung, schwerer Quetschung, Sturz aus großer Höhe, Explosionsverletzung usw., wobei die Verletzung der Niere häufig mehr als Nebenbefund erscheint. Um die Bedeutung der Nierenverletzung an sich nach Ursprung, Entwicklung, Ausgang und Folge für den übrigen Organismus zu würdigen, erscheinen deshalb die isolierten Nierenverletzungen geeigneter.

Die Nieren liegen so geschützt, daß praktisch die Nierenverletzungen keine allzu große Rolle spielen. GÜTERBOCK fand unter 985 gerichtlichen Obduktionsprotokollen 36 Nierenläsionen, sämtlich subkutaner Natur, nur 326 dieser Protokolle beziehen sich auf äußere Gewalteinwirkungen, hier ist also die Niere in etwa 10% mitbeteiligt. MORRIS hat sogar unter 2610 Sektionen von Verletzten nur 13 Nierenverletzungen = 0,49% gesehen. HERZOG beschreibt unter 7805 Sektionen des Münchner Pathologischen Instituts 17 Nierenverletzungen (darunter 16 subkutane). HABS sah unter 16000 Kranken 5 Nierenrupturen. KÜSTER hat die Nierenverletzung unter allen chirurgischen Erkrankungen dieses Organs auf 7,81%, unter sämtlichen Erkrankungen des Körpers auf 0,03% berechnet. Aus der jüngsten Zeit wären hier noch Mitteilungen von BALAY und BOETTIGER zu erwähnen, von denen BALAY am Londonhospital in den Jahren 1903—1923 135 Fälle von Verletzungen der Niere und des Ureters zusammengestellt hat, während BOETTIGER aus dem Hamburger Hafenkrankenhaus aus den Jahren 1900—1924 über 91 Fälle von subkutaner Nierenruptur berichtet.

Diesen verschiedenen Beobachtungsreihen liegt, wie man ohne weiteres sieht, ein ganz uneinheitliches Material zugrunde und die Prozentzahlen schwanken infolgedessen sehr erheblich, wie das besonders bei der Gegenüberstellung der GÜTERBOCKschen Erfahrungen mit den anderen Beobachtungsreihen zum Ausdruck kommt. Jedenfalls stimmen alle Untersucher hinsichtlich der Seltenheit der Nierenverletzungen überein. Das geht schon daraus hervor, daß man verschiedentlich noch bis in die neuere Zeit den Versuch machen konnte, die gesamte Kasuistik der Nierenverletzungen zusammenzustellen. KÜSTER sammelte aus der Literatur in 17 Jahren 235, SUTER bis 1905 insgesamt 701, PLESCHNER von 1905—1914 320 Fälle. Die Zahl von PLESCHNER ist unverhältnismäßig viel größer, wie die aus den früheren Jahren vorliegen; ob das daher kommt, daß die Zahl der Verletzungen zugenommen hat, oder ob in diesem Zeitraum mehr Fälle veröffentlicht worden sind, ist schwer zu sagen, wahrscheinlicher ist wohl die letztere Annahme. Jetzt, nachdem uns der Weltkrieg eine jedes Vorstellungsmaß übersteigende Fülle von Verletzungen gebracht hat, wird man derartige statistische Zusammenstellungen wohl kaum noch unternehmen.

Bemerkenswert ist das starke Überwiegen des männlichen Geschlechts bei den Nierenverletzungen. Es hängt dies nach KÜSTER nicht nur mit der größeren Gefährdung des Mannes infolge der Berufstätigkeit, der größeren Wildheit und Waghalsigkeit der Knaben im Kindesalter (KÜMMELL und GRAFF) zusammen, sondern auch mit den anatomischen Verhältnissen und der Kleidung; die breiter ausladenden Darmbeinkämme, das meist dickere Fettpolster gewähren der weiblichen Niere größeren Schutz, dazu kommt, daß das Korsett und die in manchen Gegenden auf dem Lande namentlich übliche Form der Röcke, die als Polster über der Hüftgegend wirkt, das weibliche Geschlecht gegen Nierenverletzungen noch besonders schützen. So kommt es, daß nach KÜSTERS Statistik das männliche Geschlecht beim Erwachsenen mit rund 94%, im Kindesalter auch noch mit 80% an den Nierenverletzungen beteiligt ist.

Was die Art der Nierenverletzung anlangt, so lassen sich zwei Hauptgruppen unterscheiden: 1. die Verletzungen ohne äußere Wunde und 2. die offenen Nierenverletzungen.

1. Nierenverletzungen ohne äußere Wunde.

Diese Verletzungsform kann auf sehr verschiedene Weise zustande kommen. Nach KÜSTER, SUTER u. a. kann man folgende Verletzungsmöglichkeiten unterscheiden:

1. Direkter Schlag gegen die seitlichen Gegenden des Rumpfes (Hufschlag, Kurbelschlag, Pufferstoß, Stockhieb, Aufschlagen matter Geschoßstücke, heftige Massage, bei Lumbago z. B. (SUTER).

2. Anprall der Nierengegend gegen einen festen Körper (Tischecke, Balken usw.), Fall aus der Höhe auf eine Kante.

3. Quetschung zwischen einer festen Ebene und einem in Bewegung befindlichen Körper (Überfahrung, Quetschung).

4. Indirekte Gewalteinwirkung, Fall auf die Füße, Muskelzug, Reiten, Heben schwerer Lasten, Verschüttung.

Die kasuistischen Beiträge zu diesen verschiedenartig bedingten Nierenverletzungen durch stumpfe Gewalteinwirkung sind bis in die jüngste Zeit recht zahlreich. Über subkutane Nierenverletzung durch Fall auf eine feste Unterlage (Geländer, Tischkante usw.) berichten ZIMCHES (Geländer), VASCINSKIJ (Rand einer Tonne), CANUTI (Fall vom Rad), DIVIS (Fall auf die Tischkante beim Turnen), GHEORGHIU und CLAVELIN (Fall aus der Höhe auf die Lendengegend), JEFFERSON (Fall vom Stuhl), BAUMANN (Fall nur $1^1/_2$ m tief auf die linke Seite, 6jähriger Knabe), FOX (Fall auf der Straße, durch heftige Schwankungen hatte der Patient das Gleichgewicht herzustellen versucht, dabei war die Niere in zwei Teile geplatzt). Bei SALLERAS hatte beim Fall aus der Elektrischen die Schutzvorrichtung des Anhängewagens die Nierengegend gequetscht, bei ROUX handelte es sich um einen Autounfall, bei ALAMARTINE und HASLINGER um einen Fußtritt, bei TROGU, GOLM, KLENKA und GANEWSKY um

Pferdehufschlag, in einem andern Fall von Haslinger und in einem von Berg um Stoß mit geballten Fäusten als Ursache der Nierenverletzung. Über Nierenverletzungen bei sportlicher Betätigung berichten Greenwood, Pfanner und Nicoara, bei Greenwood war ein Junge beim Schlittschuhlaufen gegen einen Baum, bei Nicoara ein junger Mann beim Rodeln gegen einen Baum geschleudert, bei Pfanner hatte ein Stoß in die linke Oberbauchgegend beim Fußballspiel die Verletzung herbeigeführt.

Entsprechend der großen Mannigfaltigkeit der Verletzungsmöglichkeiten ist auch der Mechanismus beim Zustandekommen der Nierenverletzungen nicht einheitlich (Cathelin, Pleschner). Es werden hier erwogen direkte Quetschung (Simon, Herzog, Cathelin, Pleschner, Waldvogel u.a.), „Kommotion" (Rayer, Tuffier), Gegenschlag (Contrecoup) (le Dentu, Waldvogel), hydraulische Pressung (Küster). Der direkt entstandenen Quetschung können die anderen Entstehungsmechanismen als indirekte entgegengesetzt werden. Es handelt sich nach Simon bei der indirekten Verletzung um Gewalteinwirkungen, welche direkt Körperteile getroffen haben, die von der Niere entfernt liegen, wie bei Erschütterung des Gesamtorganismus, Sturz aus erheblicher Höhe usw. Zu der direkten Quetschung, wie sie bei Überfahrung, Pufferverletzung usw. vorkommt, ist zur Erklärung kein Wort weiter zu sagen, bei den übrigen Verletzungsformen dagegen liegen die Verhältnisse recht kompliziert: Beim „Contrecoup" denken sich le Dentu und Waldvogel die Verhältnisse ebenso wie bei der Gehirnerschütterung, auch Kümmell und Graff erkennen diese Verletzungsweise an, sie sind der Ansicht, daß die Niere dabei gegen die Querfortsätze der Wirbelsäule geschleudert und so verletzt werden könnte. Güterbock meint: bei einer Gewalteinwirkung auf die Rumpfhöhle müsse infolge der plötzlichen Raumbeschränkung die Längenausdehnung der Niere als die größte Ausdehnung des Organs beeinträchtigt und die beiden Pole gewaltsam einander genähert werden. Werde der molekulare Zusammenhang dabei aufgehoben, so komme es, je nach der Vollständigkeit desselben, zu Rissen bis zu völliger Zertrümmerung. (Über die Verschüttung, die in diesem Zusammenhang Erwähnung finden könnte, soll weiter unten besonders berichtet werden.) Die Niere unterliege einer plötzlichen Biegung, die durch eine transversale Achse stattfinde, an der Oberfläche müsse es, wenn die Biegung weitergeht, als es die Elastizität des Organs gestattet, zu Berstungen kommen.

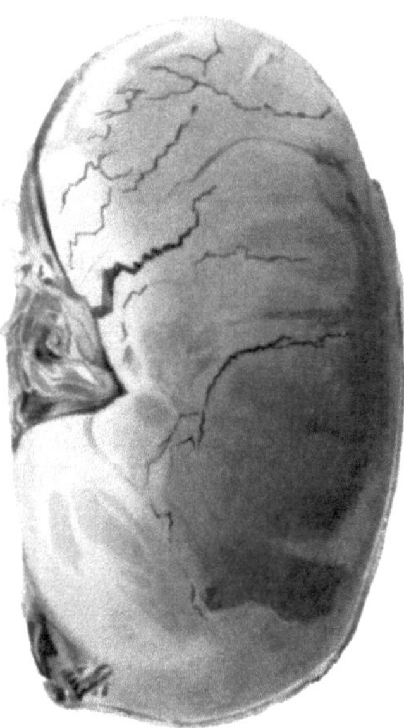

Abb. 1. Nierenrisse durch Einwirkung stumpfer Gewalt erzeugt (s. Text).

Der Begründer und Hauptverfechter der Theorie von der hydraulischen Pressung ist Küster. Er hat damit weitgehende Zustimmung bei Albarran, Suter, Kümmell und Graff usw., allerdings auch Widerspruch, so bei Waldvogel, gefunden (s. auch Rehbein). Küster hat seine Theorie durch folgenden einfachen Versuch gestützt. Wirft man eine frische Niere mit einiger Kraft auf den Boden, so findet man an der Stelle des Aufschlages eine Abplattung, die von einem kreisförmigen und halbkreisförmigen Riß begrenzt ist, diese leichte Veränderung kommt aber nur zustande, wenn Ureter und Hilusgefäße offen sind. Bindet man die Gefäße ab, füllt das Nierenbecken und wirft die

Niere nun, nachdem der Ureter abgebunden ist, wieder auf den Boden, so findet man an Stelle der oberflächlichen Quetschung tiefe bis ins Nierenbecken reichende Risse (Abb. 1). Denselben Effekt erreicht man, wenn man mit einem Holzhammer gegen die unteren Rippen schlägt, nachdem man die betreffende Niere in situ in der oben angegebenen Weise gefüllt hat; der Erfolg bleibt aus, wenn die Niere nicht in dieser Weise vorbehandelt ist. Beim Nachprüfen des KÜSTERschen Versuches fiel mir auf, daß man, um Zerreißungen zu erzielen, doch erhebliche Kraft beim Aufwerfen anwenden muß.

Den Angaben von KÜSTER widerspricht WALDVOGEL. Er maß den Druck im Nierenbecken und sah ihn bei einer schweren tödlichen Quetschung der Nierengegend nur wenig steigen, während anderseits nur durch starke Druckerhöhung bei Wassereinspritzen ins Becken die Niere gesprengt werden kann. Doch scheint mir die Versuchsanordnung WALDVOGELs das plötzliche stoßweise Geschehen bei der Berstung durch hydraulische Pressung zu wenig zu berücksichtigen.

Den intrarenalen hydraulischen Druck als Ursache der Zerreißung betont neuerdings auch DELZELL, HÄMÄLÄINEN dagegen sieht ebenso wie KROGIUS die Ursache weniger in der Wirkung des hydraulischen Druckes, als in Überbiegung und Quetschung bzw. in der davon herrührenden Berstung. SCIGLIANO hat bei Fall und Stoß namentlich die Zerrung am Gefäßstiel in den Vordergrund gestellt.

Zur Unterstützung der hydraulischen Pressung hält KÜSTER den Muskelzug für besonders wichtig. Es wird beim Muskelzug durch plötzliche krampfhafte Zusammenziehung der Bauchwandmuskeln, soweit sie an den unteren Rippen sich befestigen, genau in derselben Weise eine stoßweise Adduktion der Rippen herbeigeführt, als wenn eine Gewalteinwirkung die Lendengegend träfe. Das Organ wird so nach unten verschoben und das verhilft der hydraulischen Pressung zu stärkerer Wirkung. Fälle, wo durch Muskelzug allein ohne sonstige Gewalteinwirkung Nierenverletzung herbeigeführt wurde, sind in der Literatur mehrfach beschrieben, so z. B. LOUMEAU (angef. bei PLESCHNER l. c.). HORN warnt allerdings, mit dieser Diagnose allzu freigiebig zu sein — es bezieht sich das natürlich auf Fälle, die nur klinisch untersucht sind. Er erwähnt einen Fall, wo angeblich ein Nierenleiden nach einem Unfall (Heben eines Fasses) aufgetreten sein soll, wo es aber nach genauer Berücksichtigung der Verhältnisse näherlag, eine infektiöse Nierenerkrankung anzunehmen und die Unfallgeschichte als nachträglich konstruiert zu betrachten. Nach der von KÜSTER aufgestellten Theorie von der hydraulischen Pressung ist bei einer subkutanen Gewalteinwirkung die Nierenzerreißung besonders leicht bei schon bestehender Hydronephrose zu erwarten (s. SUTER). Doch versucht REHBEIN auf Grund einer interessanten Beobachtung von doppelseitiger traumatischer Nierenruptur bei bestehender Hydronephrose eine andere Erklärung für das Zustandekommen der Verletzung zu geben. Er meint, wenn die hydraulische Pressung es wäre, die zur Sprengung der Niere in seinem Fall geführt hätte, dann müßte der Riß an der Stelle des schwächsten Widerstandes sitzen; das war nicht der Fall, der Riß saß beiderseits am unteren Pol. Es handelte sich dabei um eine Verletzung durch Sturz aus der Höhe, und REHBEIN meint nun, die abnorm große Flüssigkeitsmenge in dem abnorm großen Nierenbecken nähme während des Falles an Gewicht zu, diese Gewichtsvermehrung wirke im Moment des Aufschlags effektiv, sie äußere sich, da die Flüssigkeit, dem Trägheitsgesetz folgend, die Fallrichtung beibehält, in einer Vermehrung des Bodendrucks auf die zur Fallrichtung senkrecht stehenden Teile der Niere, das ist oberer oder unterer Pol. Nur so sei die Doppelseitigkeit und Symmetrie der Verletzung zu erklären.

Wir werden später, wenn wir die Schußverletzungen besprechen, noch einmal kurz auf den Mechanismus der Nierenzerreißung einzugehen haben.

Form und Grad der Nierenverletzungen schwanken in sehr weiten Grenzen, sie — die Verletzungen — werden von verschiedenen Autoren in verschiedener Weise zusammengefaßt.

Vorweg ist hier zu sagen, daß die Wand der Nierennische, wie BELLUCCI ausführt, teils aus hartem, teils aus weichem Material gebildet wird, was bald einen Vorteil, bald einen Nachteil darstellt. Die weichen Bedeckungen schützen die Niere, mildern die Gewalteinwirkung, anderseits kann die Niere gegen die Wirbelsäule, namentlich gegen den 1. Lendenwirbelquerfortsatz gedrückt werden.

ALBARRAN unterscheidet 3 Gruppen: 1. die Kapsel ist unversehrt, 2. die Kapsel ist zerrissen, 3. Ureteren, Gefäße und Nierenbecken sind verletzt. LE DENTU gibt folgende Einteilung: 1. Kapillarkompression mit Ecchymosierung, 2. Fissuren, die nicht über die Rindensubstanz hinausgehen, 3. Zerreißungen, welche in das Mark hineinreichen, 4. vollständige Zerreißungen und Zermalmungen.

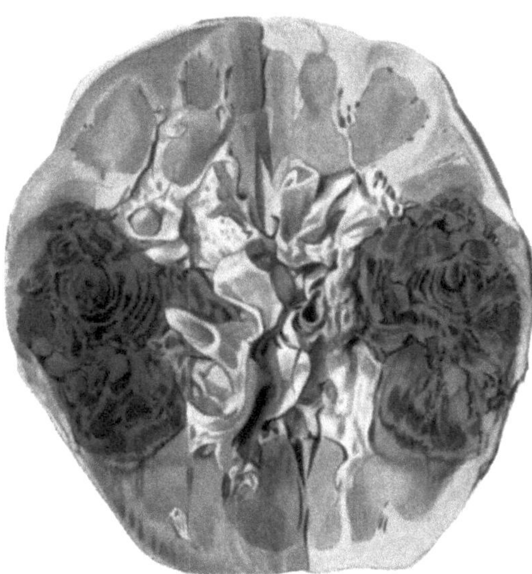

Abb. 2. Völlige Zerreißung der Niere. Teilstücke durch das Hämatom getrennt.

Am zweckmäßigsten erscheint mir die Gruppierung von KÜSTER, die in der Hauptsache auch von KÜMMELL und GRAFF übernommen worden ist: 1. Zerreißung der Fettkapsel ohne Schädigung des Nierengewebes, 2. Einrisse in die Substanz, welche aber die Kelche und das Nierenbecken nicht erreichen, 3. Zerreißung, die bis ins Becken reicht, 4. Zertrümmerung der Niere bis zur Zermalmung in blutigen Brei, 5. Zerreißungen am Hilus unter Intaktbleiben der eigentlichen Nierensubstanz.

Bei 1. findet sich zwischen Bindegewebs- und Fettkapsel ein Bluterguß, zuweilen nur eine Anzahl Ecchymosen oder eine Infiltration. In seltenen Fällen kann sich aus dem Erguß ein Hohlraum entwickeln, welcher lange Zeit unverändert besteht oder sehr langsam der Aufsaugung verfällt. Solche Zysten enthalten zuweilen reines Serum, aber in ihrem Grund liegt eine krümelige, rotbraune Masse als letzter Rest des ehemaligen Blutergusses (s. Pseudohydronephrose). Ein Unikum stellt ein von HELLY beschriebener Fall dar. Bei Sturz aus der Höhe kam es zu völliger Entblößung der Niere aus ihrer Kapsel bei sonstiger Intaktheit. Es ist anzunehmen, daß die Niere durch Druck gegen die Rippen aus ihrer Kapsel herausgepreßt wurde, wie eine Mandel aus ihrer Schale.

Bei den unter 2. erwähnten Rissen pflegt der Bluterguß nicht bedeutend zu werden. Urininfiltration der Umgebung wird dabei nicht gefunden. Die Vorderfläche scheint etwas häufiger betroffen zu sein wie die hintere, ALBARRAN hat allerdings gerade die entgegengesetzte Erfahrung gemacht. Am häufigsten ist nach KÜSTERs Erfahrungen das obere Ende des Organs betroffen. Die Risse sind oft mehrfach, die einzelnen getrennt voneinander, oder teils mehr, teils weniger radiär oder sternförmig. Der Verlauf ist meist ziemlich gerade, aber radiär zum Hilus oder einfach quer. Längsrisse gehören zu den Seltenheiten, meist finden sich die Risse nur auf der einen Seite, sie können aber auch doppelseitig sein; es bestehen dann Unterschiede, indem auf der einen Seite, dort, wo die stärkere Biegung statthatte (s. GÜTERBOCK) die Risse stärker klaffen als auf der anderen Seite.

Bei der unter 3. genannten bis ins Becken führenden Zerreißung sind es Quer- und Schrägrisse und die mehr radiären Sprünge. Die Niere kann so auseinanderreißen, daß nur Nierenbecken, Ureter und Gefäße den Zusammenhang vermitteln (Abb. 2), oder es kann ein Teil ganz aus dem Zusammenhang gelöst sein (Abb. 3), besonders bevorzugt scheinen dabei der untere und demnächst

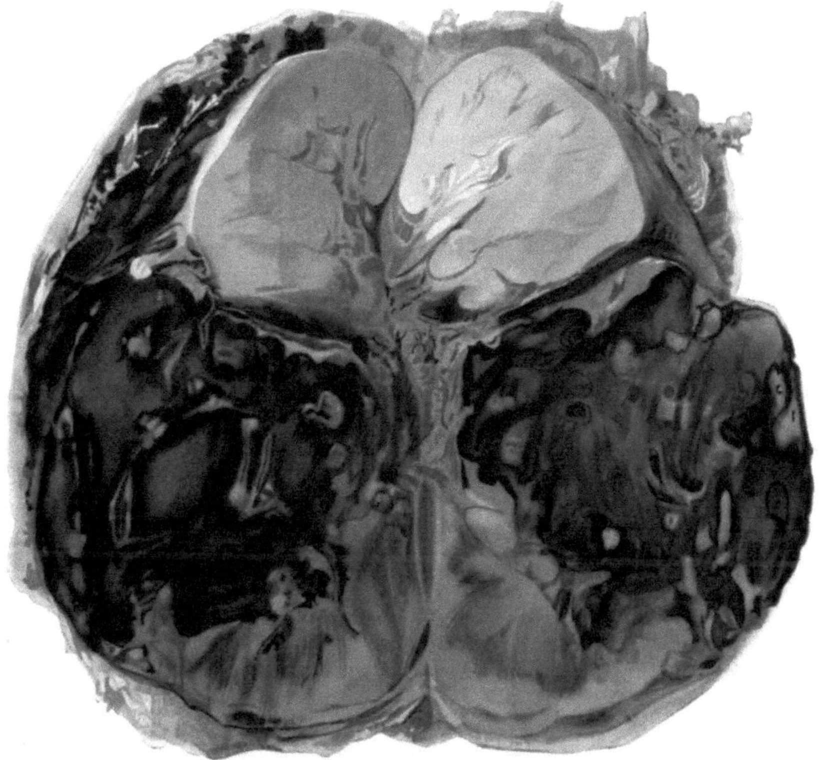

Abb. 3. Abriß eines Nierenstückes bei schwerer Nierenverletzung durch stumpfe Gewalt.

der obere Pol (s. auch PLESCHNER). Die Ränder der Sprünge sind selten einigermaßen scharf, meist leicht fransig, doch können sie, wie GÜTERBOCK an einem Fall gezeigt hat, gelegentlich so aussehen, als ob die Trennung mit einem Seziermesser erfolgt sei. Die abgerissenen Stücke können bis zu einem Abstand von mehreren Zentimetern von der Hauptmasse entfernt sein; daß das verletzte Organ im ganzen aus seiner Lage gewichen ist, wird nur selten berichtet. Die Umgebung pflegt von einem Bluterguß eingenommen zu sein, so daß gelegentlich das Organ nur mit Mühe in dem Bluterguß zu finden ist, oder das Hämatom schiebt sich zwischen die auseinandergerissenen Stücke wie in den beigegebenen Abbildungen 2 u. 3. Der Bluterguß kann durch die Mesenterialwurzel zwischen den beiden Blättern des Mesenteriums bis an die Darmschlingen herantreten und die Mesenterialfalten in dicke, schwarzrote Wülste verwandeln. Noch leichter erreicht die Blutinfiltration den auf- und absteigenden Dickdarm und hebt ihn etwas von der Unterlage ab. Durch Druck auf die Mesenterialvenen kommt es dann gelegentlich zu einem Transsudat in die Bauchhöhle. Längs der Vasa spermatica kann die Blutung zum Leistenkanal hingehen (LETULLE), auch an der Seitenwand des Bauches kann das Hämatom fortschreiten und bis ins Skrotum hinabsteigen. Das Blut kann auch als Koagulum den Ureter verstopfen und dann durch die Harnröhre als wurmförmiges Gebilde herausgedrückt werden, oder aber die Verstopfung ist dauernd, bei schweren Blutungen wird eine Gerinnung im Ureter durch das nachdringende Blut verhindert. Das Blut kann dann in der Blase gerinnen. Die Gefäßlichtungen findet man, wenn einige Zeit nach der Verletzung verstrichen ist, gewöhnlich durch Thromben verschlossen, doch können sich bei Berührung mit dem Urin die Thromben wieder lösen, und es kann so eine Nachblutung eintreten. Das frische Blut ist von dem älteren in der Regel leicht zu unterscheiden. Sehr selten ist die Bildung eines traumatischen Aneurysmas (s. unten). Bei der unter 3. fallenden schweren Verletzung kommt es regelmäßig zum Austritt von Harn ins Gewebe, diese Urinansammlung kann sehr erheblich werden und die von Blut an Menge übertreffen, namentlich, wenn es gleich zu Thrombosen in den zerrissenen Gefäßen kommt, es kann dann eine Art urinhaltiger Zyste entstehen (sog. Pseudohydronephrose). Besonders groß wird natürlich der Urinerguß sein, wenn es sich um das Bersten einer hydronephrotischen Niere handelt. Wenn, wie in einem Fall von OEHME, die Hydronephrose mit dem Peritoneum verwachsen ist, kann sich durch das gleichzeitig zerreißende Peritoneum die Urinflüssigkeit in die Bauchhöhle ergießen.

Kommt es zur Zertrümmerung der Niere (4), so braucht die Blutung hier gar nicht so hochgradig zu sein, weil die gewaltige Quetschung auch die Gefäßweiten beeinflußt und die Thrombenbildung begünstigt. Die später zu besprechende Sekundärinfektion findet in den zu Brei zerquetschten Massen besonders günstige Entwicklungsmöglichkeiten. Beobachtet man eine teilweise zertrümmerte Niere unter Flüssigkeit, so sieht man ein deutliches Flottieren dieser Massen; es ist bedingt durch das Erhaltenbleiben von Gefäßstämmchen, die von Resten Nierensubstanz umgeben sind.

Ebenso wie bei 4. handelt es sich auch bei den unter 5. gekennzeichneten Verletzungen um äußerst schwere und bedrohliche Veränderungen, die in der Regel als Teilerscheinung sonstiger schwerer Gewebszertrümmerungen angetroffen werden. Je nachdem das Nierenbecken oder der Harnleiter oder die Gefäße oder die ganzen Gebilde am Hilus zerrissen sind, ist das Bild ein verschiedenes, bald steht die Urininfiltration, bald Blutung und Infarzierung (s. unten) stärker im Vordergrund. PLESCHNER beschreibt einen Fall, bei dem es zu einer isolierten Verletzung der Nierenvene gekommen war: Bei einem 9jährigen Knaben, der überfahren wurde, fand sich ein 3 mm klaffender Querriß in Intima und Media bei intakter Adventitia.

Bei der vorstehenden Beschreibung der subkutanen Nierenverletzungen, bei der wir in der Hauptsache KÜSTER gefolgt sind, ist von einer Form noch nicht die Rede gewesen, von den indirekt entstandenen Nierenschädigungen durch Erschütterung des Körpers. Diese Schädigungen kommen in sehr verschiedenen Intensitätsgraden vor, als besondere Abart ist dabei die Verschüttung mit ihren Folgen zu erwähnen.

Schon durch scharfes Trabreiten ohne Steigbügel kann es zu einer Schädigung der Nieren kommen, die sich in Hämaturie anzeigt und bald ohne weitere üble Folgen wieder verschwindet. Während des Krieges sind von GAST und GRÜNBAUM derartige Mitteilungen auf Grund von Eigenbeobachtungen gemacht worden. Es ist schwer zu sagen, inwieweit es sich dabei um rein mechanische Vorgänge an der Nierensubstanz selbst handelt, inwieweit vasomotorische Einflüsse dabei anzuschuldigen sind. Schwierig liegen die Dinge auch bei der

Verschüttung,

die während des Krieges in zahlreichen Arbeiten (BREDAUER, FRANKENTHAL, HACKRADT, LEWIN, MINAMI, SIMON u. a.) behandelt wurde.

Es kommt dabei zu Veränderungen, die pathogenetisch nicht ganz einheitlich gedeutet werden können. Einmal kommt es dabei zu einer eigenartigen akuten parenchymatösen Nierenerkrankung. Stets wird die Rinde als polsterartig geschwollen (HACKRADT) beschrieben, die Farbe ist schmutzig-gelbgrau, FRANKENTHAL bezeichnet sie als blaß graurötlich, die Marksubstanz erscheint in starkem Kontrast dazu dunkelbläulichrötlich, Blutungen werden an der Oberfläche und im Nierenbecken erwähnt (FRANKENTHAL, LEWIN), gelegentlich kommt es zu Infarzierungen (BREDAUER, FRANKENTHAL), auch makroskopisch sichtbare Verletzungen, wie kleine Einrisse in die Substanz und Blutungen in die Fettkapsel werden von BREDAUER und FRANKENTHAL beschrieben, gehören aber, wie MINAMI betont, nicht zum Krankheitsbild und stellen Komplikationen dar, die auf den Ablauf der eigentlichen Krankheitsvorgänge keinen wesentlichen Einfluß haben, von „lediglich akzidenteller Bedeutung" sind. Interessanter und wichtiger sind die mikroskopischen Veränderungen.

Es handelt sich dabei um Parenchymdegenerationen an den Hauptstücken in Form von Epithelschwellung, unscharfer Begrenzung der Zellen und Verfettung, in den Kanälchen finden sich Blut und Pigmentzylinder, und zwar sowohl in den Sammelröhren, als auch in gewundenen Kanälchen (die Glomeruluskapseln sind frei), Pigmentzylinder, die aus bräunlichen, körnigen und scholligen Massen bestehen und sich bis zum förmlichen „Pigmentinfarkt" steigern können. Die Pigmentmassen werden von BREDAUER und MINAMI als Methämoglobin angesprochen (Eisen- und Sudanreaktion ist stets negativ). Was die Herkunft dieses Pigments anlangt, so werden verschiedene Möglichkeiten erwogen. MINAMI hält es für möglich, daß es in Analogie zu gewissen Vorkommnissen in der Tierpathologie (schwarze Harnwinde der Pferde) myogenen Ursprungs ist. Die Muskelnekrosen bilden ja bei der Verschüttung den imponierendsten Befund. Sonst nimmt man (BREDAUER u. a.) an, daß das Pigment aus zerfallenden roten Blutkörperchen stamme. Über die Ursache dieses Blutzerfalls läßt sich nun auch noch nichts Endgültiges sagen. Man denkt an Kältewirkung analog der paroxysmalen Hämoglobinurie — die Verschüttung geht ja in der Regel mit starker Durchkühlung einher. MINAMI will aber von dieser Erklärung nicht recht etwas wissen, zum mindesten glaubt er, daß man sie nicht als Hauptursache der fraglichen Veränderung ansprechen dürfte, da es sich bei der paroxysmalen Hämoglobinurie um ein individuell beschränktes Krankheitsbild handle. Ferner wird erwogen, ob giftige Abbauprodukte des zerfallenden Muskeleiweißes an der Zerstörung der roten Blutkörperchen Schuld sein könnten (BREDAUER, MINAMI). Schließlich denkt man an vasomotorische Einflüsse (BORST, HACKRADT). Als Ausdruck dieser vasomotorischen Störungen beobachtet man Stasen, dagegen ist es keineswegs sicher, ob sich die seither geschilderten histologischen Veränderungen durchweg auf diese Ursache zurückführen lassen. Wohl könnte man die degenerativen Epithelveränderungen auch mit vasomotorischen Störungen erklären, dagegen stößt es aber auf Schwierigkeiten, wenn man die Hämoglobinausscheidung auf dieses Moment zurückführen will. Besonders wichtig aber erscheint es, daß in dem Fall von HACKRADT, bei dem Stasen auf vasomotorische Einflüsse hinwiesen und der von HACKRADT infolgedessen in diesem Sinne gedeutet wurde, Hämoglobinzylinder fehlten — es fanden sich dagegen richtige Blutzylinder — daß dagegen andererseits bei den Fällen von BREDAUER und MINAMI, die reichlich Pigmentzylinder aufwiesen, ausdrücklich das Fehlen der Stasen betont wird.

Man wird also gut tun, hier mit Minami an den Nieren zwei Folgen der Verschüttung genetisch auseinanderzuhalten, einmal eine traumatisch-vasomotorische Form (Borst, Hackradt, nach diesen Autoren spielt bei der Entstehung der Spasmen auch die Hautabkühlung eine große Rolle), die histologisch gekennzeichnet ist durch Stasen und Hämorrhagien ohne Blutzerfall, zweitens eine durch akute Autointoxikation bedingte Veränderung mit akuter Parenchymdegeneration und Methämoglobinurie. Wie bei der Eklampsie haben wir also hier als Ursache der Veränderungen nebeneinander ein vasomotorisches und ein toxisches Moment. Die Vorstellung, daß die beiden Möglichkeiten des Geschehens sich kombinieren können, macht natürlich hier wie dort keine Schwierigkeit[1].

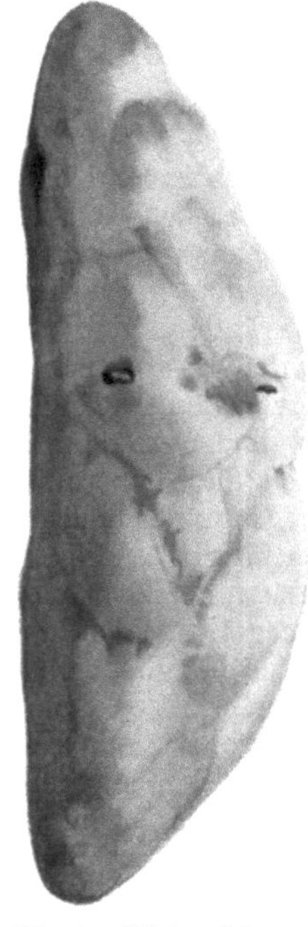

Abb. 4. Stichverletzung der Niere durch eine Nadel.

In diesem Zusammenhang sei auch ein Fall von Marenholtz erwähnt. Bei einer 42jährigen Frau, die 22 Tage nach einem Autounfall mit zahlreichen Brüchen und Quetschungen an einer Lungenembolie zugrunde ging, fand sich die rechte Niere in einen Bluterguß eingehüllt, die Niere selbst in toto im Zustand der anämischen Nekrose. Marenholtz führt die Nekrose auf einen Spasmus der rechten Nierenschlagader zurück.

2. Offene Nierenverletzungen.

Bis zum Weltkrieg war die Zahl der bis dahin bekannten offenen Nierenverletzungen sehr viel geringer als die der subkutanen. Der Krieg mit seinen unendlich zahlreichen Verletzungen hat hier das Verhältnis wohl zugunsten der offenen Verletzungen verschoben, während jetzt nach Beendigung des Krieges die subkutanen Verletzungen wieder bei weitem überwiegen dürften. Isolierte Verletzungen der Niere sind, wenn es sich um die offene Form handelt, wie Küster betont, nur von hinten her möglich. Man teilt die offenen Nierenverletzungen in zwei Gruppen, die Verletzungen durch Schnitt und Stich und die Schußverletzungen.

a) Schnitt- und Stichverletzungen.

Diese Formen von Verletzungen sind sehr selten. Küster hat in seiner bekannten Monographie nur 43 Fälle zusammenstellen können, Pleschner fand im Schrifttum von 1905—1914 nur 14 einschlägige Fälle. Als verletzende Instrumente kommen in Betracht: Messer (Jeck, Bernasconi), Degen, Bajonett, Lanze, Scheren, Nägel, Sensen, Heugabeln, Nadel (Abb. 4) usw. Albarran erwähnt Verletzungen durch das Horn des Stiers, Hamer Glassplitterverletzung bei einem Autounfall. Je nach der Weite des Stich- bzw. Schnittkanals fließt Blut und Urin nach außen ab oder sammelt sich in gleicher Weise an, wie bei den subkutanen Verletzungen. Urinabfluß beweist, daß der Stich bzw. Schnitt das Nierenbecken oder einen Nierenkelch getroffen hat. Verletzungen der Substanz allein haben diese Folge nicht. Ist die Wunde in der Lendengegend groß

[1] Über einen ganz besonderen, sehr interessanten Fall von Ruptur nach Verschüttung berichtet Gruber. Bei einem 26jährigen Soldaten, der im Anschluß an langwierige Eiterungen eine Amyloidose bekommen hatte, erfolgte 24 Tage nach der Verschüttung eine Ruptur der amyloid veränderten Milz und Niere (Infarzierung der Rupturstellen, subakute Nierenvenenthrombose).

genug, so kann die Niere direkt vorfallen oder bei relativ kleiner Wunde unter dem Einfluß von Hustenstößen und krampfhaften Zwerchfellkontraktionen herausgepreßt werden, „wie eine Hernie durch die Bruchpforte" (KÜMMELL). Bei diesem Herauspressen kann die Niere dann, wenn sie draußen liegen bleibt, am Hilus geklemmt werden; Zirkulationsstörungen (Behinderung des venösen Abflusses), die sich bis zum Untergang des Organs steigern können (s. den diesbezüglichen Abschnitt im Kapitel Kreislaufstörungen der Niere) sind die Folge.

Die Wunde selbst ist je nach Art des Instruments breiter oder schmäler, die Ränder in der Regel glatt, nur bei sehr stumpfen Instrumenten unregelmäßig gestaltet. Irgendwelche Typen lassen sich hier kaum angeben. Als Besonderheit erwähnt PLESCHNER einen Fall von SOBOLEW, bei dem die Niere nach Art eines Sektionsschnitts glatt in zwei Hälften zerlegt war.

Die häufigsten Schnittverletzungen der Niere sind wohl die absichtlich auf chirurgischem Wege bei der Nephrotomie herbeigeführten. Die Spaltung wird dabei in der Regel in der Längsrichtung wie beim Sektionsschnitt vorgenommen, von manchen Autoren, wie HERMAN und LANGEMAK, wird der Querschnitt empfohlen. Manchmal kommt es dabei zu schweren Blutungen und Nachblutungen (DENEKE, KORTEWEG). DENEKE sieht den Grund für die Blutung allerdings nicht im Nierenschnitt, sondern in der zum Steinnachweis vor der Sectio renis vorgenommenen Akupunktur. KOCHER erwähnt einen Fall, wo ein Patient an Verblutung aus der sonst gesunden gespaltenen Niere zugrunde ging. Bei der Besprechung der Komplikationen und Ausgänge der Nierenverletzungen werden wir auf die Frage der Nephrotomie noch einmal einzugehen haben.

b) Schußverletzungen.

Während der Bericht über den amerikanischen Sezessionskrieg 1885, der Sanitätsbericht über den Deutsch-Französischen Krieg von 1870 sogar nur 15 Fälle von Nierenschüssen brachte, bot der Weltkrieg natürlich überreichlich Gelegenheit, neben allen möglichen anderen Schußverletzungen auch die der Niere zu studieren; so konnte LAEWEN z. B. aus einem einzelnen Gefechtsabschnitt allein 42 Schußverletzungen der Niere sammeln. OPOKIN hält nach den Erfahrungen im russischen Heer während des Weltkrieges die Schußverletzung der Niere für ziemlich selten. Die Zahl der überhaupt im Weltkriege vorgekommenen Nierenschüsse zu schätzen, ist wohl kaum möglich. Die Zahl der diesbezüglichen Mitteilungen ist eine sehr große, ich verweise auf die eingehenderen Bearbeitungen von LAEWEN und DIETRICH, auf die kürzeren, aber trefflichen Mitteilungen von BORST und KOCH und die großen Kasuistiken, die in der Zeitschrift für Urologie von LOHNSTEIN, später von KNACK herausgegeben worden sind. Unter den kürzeren zum Teil nur kasuistisches Interesse bietenden Mitteilungen seien unter anderem die von BARZNER, BERG, CARO, DANZIGER, HÄSSNER, HERZFELD, JOSEPH, LICHTENSTERN, MOLINEUS, NEUHÄUSER, OPPENHEIMER, STUKIN und GUNDELFINGER, THELEN, ZILL genannt.

Der Form nach unterscheidet man Streifschüsse, Prellschüsse, Durchschüsse, Steckschüsse. Eine sehr ins einzelne gehende Einteilung hat LAEWEN gegeben. Er teilt in folgender Weise ein:

I. Direkte Schußverletzungen der Niere.

1. Streifschuß und umschriebene Quetschungen.
2. Steckschuß.
3. Durchschuß.
4. Teilweise Zertrümmerung.

5. Vollkommene Zertrümmerung einer Niere.
6. Schußverletzung des Nierenbeckens.
7. Schußverletzung der großen Nierengefäße.

II. Indirekte Schußverletzungen der Niere.

1. Nierenerschütterung.
2. Nierenruptur beim Thoraxtangentialschuß.
3. Nierenruptur beim Prellschuß durch große Sprengstücke.
4. Nierenruptur bei Verschüttung und Explosion.
5. Nierenruptur als Fliegerabsturzverletzung.

Halten wir uns an die ersterwähnte Einteilung, die sich besser in den Rahmen unserer Darstellung einpaßt, so gelten die zunächst zu besprechenden Streifschüsse als relativ gutartig (KOCH), blutiger Urin kann fehlen, die relative Gutartigkeit gilt nach KOCH besonders für die Verletzungen der Nierenpole, „bei denen selbst Abschüsse, wenn sie das Becken nicht eröffnen, die übrige Niere relativ unbeeinflußt lassen". Das Wundbett ist erfüllt mit nekrotisiertem Nierengewebe und Blutgerinnseln, vom Wundbett pflegen radiäre Sprünge in die Umgebung zu verlaufen, aber nicht weit zu reichen. Trifft der Streifschuß den konvexen Nierenrand oder die Fläche — besonders wichtig ist es dabei, ob die Hilusgegend in Betracht kommt —, so wird nach KOCH eine viel weitgehendere Riß- und Sprungbildung der Nieren beobachtet und die Sprünge können dabei bis zum Hilus reichen. Es können außerdem Sprünge auftreten, die mit dem Wundrand nicht in direkter Verbindung stehen und die KOCH als Berstungsrisse infolge Kompression des ganzen Organs auffaßt. Die größere Beeinträchtigung des Nierengewebes durch diese Form der Schüsse gegenüber den Polschüssen sucht KOCH in folgender Weise zu erklären. Am Nierenhilus ist das Nierengewebe um die Hohlräume des Beckens und der Kelche gelagert, die ihrerseits wieder von dem zentralen Fett- und Bindegewebe der Niere umgeben werden; es besteht hier also ein weiches, nachgiebiges zentrales Polster und im Bereich dieses Polsterzentrums kann eine Zusammenpressung des Nierenmantels erfolgen, die zu den typischen radiären Sprüngen führt. An den Polen fehlt dieses Polster, und es kann hier deshalb wohl zum Zerbrechen des Nierengewebes kommen, nicht aber zu Berstungsrissen. Die hydrostatische Druckwirkung spielt nach KOCHS Meinung neben der von ihm gegebenen Erklärung eine untergeordnete Rolle. DIETRICH stellt den hydraulischen Druck stärker in den Vordergrund, betont aber, daß die Mitwirkung dieses Moments von dem wechselnden Füllungszustand des Nierenbeckens abhängt. KÜSTER faßt die Schußverletzung schlechthin als Sprengwirkung auf. Beschießt man eine aus dem Körper genommene Niere, so zeigt sie mehr oder weniger sternförmige Risse, füllt man die Nierengefäße oder das Becken oder beides mit Wasser und schießt dann, so erfolgt eine vollständige Zersprengung.

Bei Nierenzerreißungen, die durch Fernwirkung von Schüssen entstanden sind, denkt OPPENHEIM an Stoßwellen, die vom Geschoß ausgehen und sich auf weite Entfernung hin ausbreiten. Er beschreibt einen Fall, bei welchem ein Infanterienahschuß die Weichteile des Rückens in transversaler Richtung durchbohrt hatte und der Dornfortsatz eines Lendenwirbels verletzt war. Beide Nieren zeigten ausgedehnte Risse, obwohl das Geschoß in erheblicher Entfernung vorbeigegangen war.

Eine besondere Abart der Streifschüsse stellen die Rinnen- oder Furchenschüsse dar. Wie der Name sagt, reicht hier der Substanzverlust tiefer ins Nierengewebe, der Schuß kann hier steilrandige Mulden ins Nierengewebe eingraben (KOCH), es erscheint wie „aufgepflügt" (KÜMMELL). Das

Nierengewebe bietet nach Koch für solche Verletzungen infolge seiner Brüchigkeit und geringen Elastizität besonders günstige Bedingungen, mehr noch wie die Leber.

Bei den Prellschüssen werden wir wieder an die Art der Verletzung erinnert, die wir im vorigen Abschnitt bei den Folgen der Körpererschütterung kennengelernt haben. Die fragliche Erschütterung kann zustande kommen, wenn die Geschoßbahn das Nierenlager berührt, die Erschütterung kann aber auch von weiterher fortgeleitet sein. Namentlich ist nach Dietrich die Verletzung der Wirbelsäule für die Entstehung der Prellschüsse von Bedeutung; er weist darauf hin, daß schon Bruch eines Dornfortsatzes am 1. Lendenwirbel Prellung der Niere bedingen kann (s. oben Oppenheim). Wir sehen durch die Erschütterung Stase und Stasenblutungen, daneben Sprünge ins Nierengewebe

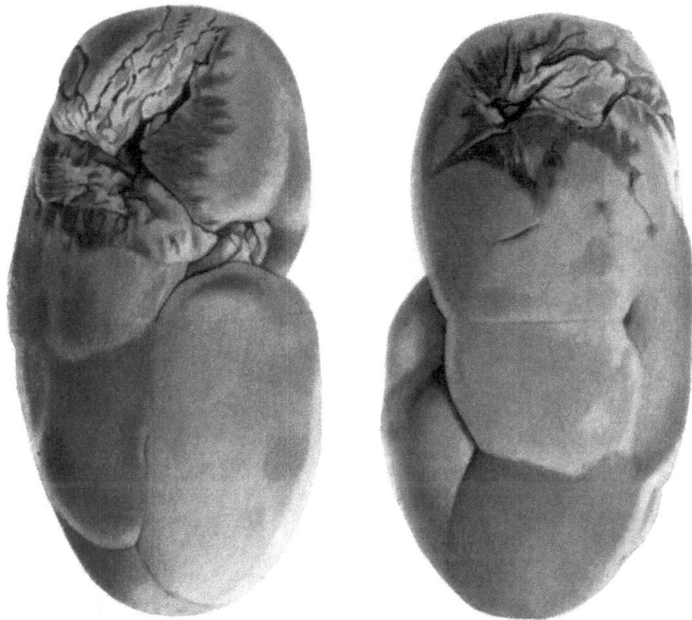

Abb. 5. Schußverletzung der Niere (Durchschuß); rechts Einschuß, links Ausschuß.

mit und ohne Kapselrisse. Wie Laewen beobachtet hat, kann die ganze Kapsel abgerissen werden, so daß die Niere völlig enthülst am Gefäßstiel hängt (s. oben Helly). Es handelt sich dabei um eine berstende Wirkung durch die Rasanz des Geschosses, das die Kapsel zum Platzen bringt. Er beschreibt selbst einen solchen Fall, wo die Niere völlig aus der Kapsel geschält war.

Das Hauptinteresse bei den Schußverletzungen der Niere beanspruchen die Durchschüsse (Abb. 5, 6, 7). Sie bedeuten, wenn sie nicht ganz nahe dem Pol laufen, eine schwere Schädigung für die Niere und können zu den verschiedensten Graden der Gewebszerstörung führen. Für die Intensität der Zerstörung spielt einmal die Art und Größe des Geschosses eine Rolle. Besonders intensive Verletzungen werden angerichtet, wenn es sich um großkalibrige Geschosse, um Querschläger, oder um Fälle handelt, bei denen Teile des Geschoßmantels, Kleiderfetzen, Knochensplitter in die Wunde mitgerissen wurden (Abb. 6). Wichtig ist dabei ferner die Geschwindigkeit, mit der das Geschoß die Niere trifft und durcheilt, ferner spielt der Ort der Verletzung eine Rolle. Nach Koch scheint es sich um schwere Verletzungen besonders dann zu handeln, wenn die Nachbarschaft des Hilus getroffen ist, einmal, weil hier — wie oben schon besprochen — die Sprengwirkung (zentrales Polster, hydraulische Pressung) am stärksten in Erscheinung treten, zweitens wegen der Gefahr, daß die großen Nierengefäße verletzt werden, und es dadurch zu einer besonders großen Blutung kommt.

Infanteriegeschosse machen nach BARZNER glatte Durchschüsse, während es nach HÄSSNER einen völlig glatten Lochschuß an der Niere nicht gibt, stets sind es nach diesem Autor unregelmäßig brüchige Zerstörungen. Diese Angabe wird aber durch Dietrich widerlegt. nach dessen Beobachtungen der Durchmesser des Schußkanals oft überraschend gering ist, „auch eine Schrapnellkugel kann eine bloß strichförmige Wunde hinterlassen". Nach LAEWEN sind Durchschüsse ohne größere Zerreißungen selten, die häufigste Form ist die

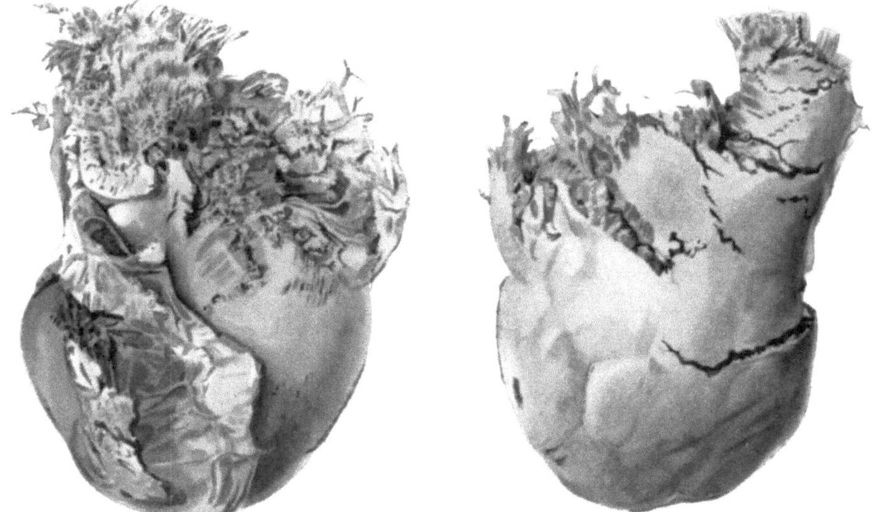

Abb. 6. Starke Nierenzertrümmerung durch Schußverletzung.

Zertrümmerung in Gestalt groben Durchschusses mit Quetschungen und Rissen der anschließenden Nierensubstanz. Einzelne Stücke können dabei ganz aus dem Zusammenhang gelöst werden. Der Einschuß ist, wie auch sonst, kleiner als der Ausschuß (s. Abb. 5), am Einschuß findet sich eine Einstülpung des Gewebes, am Ausschuß eine Ausstülpung, gelegentlich ist der Ausschuß trichterförmig erweitert, oft ausgebröckelt (KOCH). Die Risse entsprechen nach DIETRICH u. a. den Zwischenschichten der Renkuli, in denen auch die Gefäße zur Rinde aufsteigen. DIETRICH sieht hier die Erklärung für die große Blutungsneigung dieser Sprünge. Der Schußkanal ist mit Gewebstrümmern und Blutgerinnseln ausgefüllt, am Rand des Schußkanals finden sich sehr häufig infarktartige Nekrosen, die den Kanal umgeben und vom gesunden Nierengewebe abgrenzen (Abb. 7). KOCH bezeichnet sie als „Ringinfarkte". (Über die Infarzierung als Verletzungsfolge siehe im übrigen weiter unten.)

Im folgenden seien dann noch einige kasuistische Besonderheiten aus dem Gebiet der Schußverletzungen erwähnt, die gleichzeitig die Vielgestaltigkeit der Verletzungsmöglichkeiten bei den Nierenschüssen etwa veranschaulichen. So beschreibt DANZIGER eine völlige Zweiteilung der Niere durch einen Granatsplitter, am unteren Stück hing — eingerissen — der Ureter, die Wundränder waren kraus und zottig. MOLINEUS erwähnt eine völlige Zerfetzung des Nierenbeckens. PLESCHNER zitiert einen Fall von CRANDON, bei dem ein Nierenschuß bei einer Frau gleichzeitig das Mieder zerbrach und gleichzeitig mit der Kugel ein Stahlstreifen als schneidendes Instrument in die Niere eindrang. LICHTENSTERN erwähnt eine wandständige Verletzung von Arterie und Vene mit mächtiger Blutung.

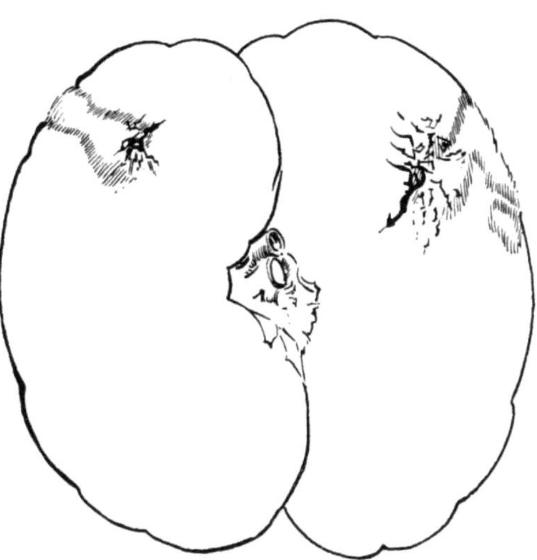

Abb. 7. Infarktartige Nekrosen („Ringinfarkte“) in der Umgebung des Schußkanals.

Gleichzeitige Verletzung beider Nieren ist offenbar sehr selten, KÜMMELL hat unter seinem großen Material keinen Fall der Art gesehen, dagegen beschreibt LAEWEN einen einschlägigen Befund und zitiert weitere Fälle von BURCKHARDT und LANDOIS, sowie von WILMANNS.

Ich erwähne als Beispiel den Fall von BURCKHARDT und LANDOIS: Ein Infanteriegeschoß durchsetzte den linken Komplementärraum, durchschlug die obere Hälfte der linken Niere in Form eines engen Kanals, streifte die Milz, durchbrach den 1. Lendenwirbel, machte einen Riß in den rechten Leberlappen, zertrümmerte die rechte Niere, eröffnete dann nach unten den rechten Komplementärraum und zerbrach schließlich noch die 10. Rippe in der mittleren Axillarlinie.

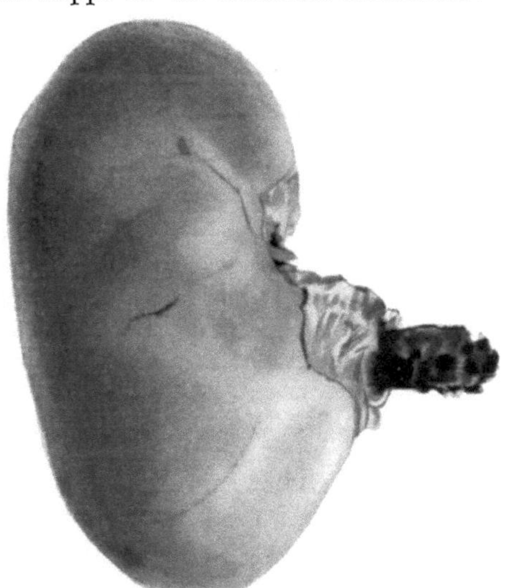

Abb. 8. Steckschuß in der Nähe des Nierenbeckens.

Zuletzt müssen noch die Steckschüsse Erwähnung finden. Sie sind nach KOCH gar nicht so selten, die typische Verletzung dafür ist die Verletzung vom Rücken her. Das Geschoß kann in der Nierensubstanz selbst (OEHLECKER u. a.) oder auch im Nierenbecken (HERZFELD) stecken. KOCH hat auch doppelseitige Steckschüsse beobachtet. Gewöhnlich handelt es sich um kleinere Granatsplitter. Die Wirkung ist sehr verschieden. KÜMMELL beschreibt einen Fall, in dem ein kleiner Granatsplitter bei leidlich intakter Oberfläche im Innern des Organs weitgehende Zerstörungen angerichtet hat, in anderen Fällen heilen die Geschosse bzw. Geschoßteile reaktionslos ein, nach KOCH ist eine geringe örtliche Reaktion sogar die Regel. Bei dem abgebildeten Präparat (Abb. 8) handelt es sich um ein solches reaktionslos eingeheiltes Geschoß. Der 25jährige Mann, von dem die Niere stammt, war 4 Jahre nach Beendigung des Krieges an einer Lungentuberkulose zugrunde gegangen. Der Steckschuß wurde bei der Sektion als Nebenbefund aufgedeckt, er war völlig reaktionslos in der Nähe des Nierenbeckens eingeheilt und hatte nie Beschwerden von seiten der Niere her verursacht. Doch liegen die Verhältnisse nicht immer so günstig. Das ursprünglich eingeheilte Geschoß kann, wie ein Fall von SZABO zeigt, wieder ins Wandern kommen. SZABO beschreibt einen Nierenschuß, wo nach 11 Jahren das ursprünglich im oberen Teil der Niere festsitzende Geschoß ins Nierenbecken durchgewandert war und nun zu Koliken und Hämaturie führte. Es konnte natürlich leicht im Röntgenbild nachgewiesen und beseitigt werden. Mit dem Geschoß können auch mitgerissene Teile, Kleiderfetzen usw. sich abkapseln und einheilen (G. SIMON). SOCIN (angef. bei ALBARRAN) sah eine Kugel mit einem Tuchfetzen im Nierengewebe 6 Monate nach der Verletzung eingekapselt. Gelegentlich können Monate nach einer Verletzung Tuchfetzen oder Knochenstückchen (HENNER, DEMME, angef. bei ALBARRAN) mit dem Urin entleert werden.

3. Folgen und Komplikationen der Nierenverletzungen.

Die häufigste, wichtigste und unmittelbarste Folge der Nierenverletzung ist die Blutung, vor der ja schon bei verschiedenen Gelegenheiten die Rede war. Sie kann einmal in die Umgebung, dann aber natürlich auch ins Nierengewebe selbst und in die ableitenden Harnwege, Nierenbecken, Ureter, Blase erfolgen. Wie BORST, KOCH und DIETRICH betonen, überwiegt im allgemeinen die Blutung in die Nierenhüllen über die ins Nierengewebe und in die ableitenden Harnwege.

Die Blutung ist speziell bei den Schußverletzungen meist sehr erheblich und kann in kürzester Zeit zum Tode führen (LAEWEN), andererseits betonen gerade bei den Nierenschüssen KOCH und JOSEPH, daß bei schweren Nierenquetschungen der Blutverlust relativ gering sein kann. JOSEPH meint, es würden hier Gefäße und Gewebe derart molekular zusammengestampft, daß die Quelle der Blutung sich zunächst verstopfe, wie bei der Ausreißung der Extremitäten durch maschinelle Gewalt. Besonders wird dann der Blutbefund im Urin vermißt (KOCH) und man kann infolgedessen, wie KOCH und DIETRICH betonen, aus dem Blutbefund in den ableitenden Harnwegen keine bindenden Rückschlüsse auf die Schwere der Nierenverletzungen machen. Auch die Verstopfung des Ureters durch Blutkoagula, wie in einem Fall von KLENKA, kann die Hämaturie hindern. Besonders reichlich scheint nach LAEWEN die Blutung in die Harnwege dann zu sein, wenn die Kapsel erhalten bleibt. Wie oben schon des näheren beschrieben, breitet sich die Blutung von den Nierenhüllen her retroperitoneal aus, bei gleichzeitiger Verletzung des Peritoneums ergießt sich das Blut natürlich auch in die Bauchhöhle. Blutfarbstoff kann auch durch das unverletzte Bauchfell durchtreten und ein Erguß in die Bauchhöhle kann dadurch blutig werden. Besonders starke Blutungen nach stumpfer Nierenverletzung sahen KRASINSKAJA (12jähriger Knabe fällt beim Skilauf, Nierenbecken und Vene geplatzt), BERHOUET (Ruptur der linken Nierenarterie, Blutung in die Harnwege fehlte), BERG (Einriß in die Vena cava in Höhe des Abgangs der Nierengefäße nach Fauststoß gegen den Bauch).

Die zur Blutung führenden Gefäßverletzungen der Niere zeitigen eine weitere Wirkung, das ist die

Infarzierung.

Von den Infarzierungen im eigentlichen Sinne zu unterscheiden sind die Nekrosen, die unmittelbar unter dem Einfluß der die Niere treffenden Gewalteinwirkung entstanden sind, wie die von KOCH sog. „Ringinfarkte" (s. oben) in der direkten Umgebung des Schußkanals; auch die Brückeninfarkte KOCHs, worunter KOCH ein nekrotisches Band zwischen Einschuß und Ausschuß versteht, das zustande kommt, wenn ein Durchschuß nahe dem konvexen Rand verläuft, fallen noch mehr unter den Begriff der Nekrose wie des Infarkts im eigentlichen Sinne.

Aber abgesehen von diesen der Infarzierung nur äußerlich ähnelnden Bildungen kommt es bei Nierenverletzungen im Anschluß an Gefäßdurchtrennung und Thrombosierung ungemein häufig zur Bildung anämischer Infarkte; die Eigenschaft der Nierengefäße als Endarterien bringt es mit sich, daß diese Verletzungsfolge an der Niere häufiger wie an jedem anderen Organ der Bauchhöhle auftritt. Die zur Infarzierung führenden Thromben können sich im direkten Anschluß an die Gewebserschütterung und Gefäßverletzung entwickeln, doch kann die Thrombenbildung nach DIETRICH auch unter dem Einfluß resorbierter Stoffe entstehen („autotoxische Thrombose"). Die Thromben können in die Vena cava weitergreifen und zu Embolien Veranlassung geben, die Ausbreitung der Thrombose läßt an die Mitwirkung infektiöser Einflüsse denken (DIETRICH), von der unten die Rede sein soll. Was die anatomischen Verhältnisse bei den Infarkten anlangt, so kann auf den Abschnitt Zirkulationsstörungen verwiesen werden. Die Grenzschicht am Infarkt, in der das Gewebe noch nicht so völlig nekrotisiert ist wie im Zentrum, wird von BORST als besondere Zone der „molekularen Erschütterung" von der durch Anämie bedingten Nekrose unterschieden. Ich kann ihm darin ebensowenig folgen wie DIETRICH. ASCHOFF sah bei Zerreißung der Hilusgefäße umfangreiche Infarkte, während das Organ selbst ganz unverletzt war.

Besonderes Interesse beansprucht die Frage der Infarktbildung bei der operativ vorgenommenen Nephrotomie. Die Angaben, die sich zum Teil auf Experimente, zum Teil auf Beobachtungen am Menschen stützen, gehen ziemlich weit auseinander. LANGEMAK sah bei seinen Versuchen an Kaninchen durchschnittlich ein Viertel des Gewebes im Anschluß an die Nephrotomie durch Infarzierung zugrunde gehen, noch ungünstigere Resultate erzielten HERMAN bei Hunden, wo er die dorsale Hälfte des durchschnittenen Organs der Infarzierung zum Opfer fallen sah[1].

MIRIZZI hat an Hunden experimentiert, er fand Beziehungen zwischen der Größe der Nierenwunde und der Größe des Infarkts. Beim Menschen haben BARTH, BRAATZ und E. FRAENKEL Infarzierungen beobachtet, die bei BARTH und BRAATZ zum Teil ansehnliche Größe erlangten. Demgegenüber stehen andere Befunde — gleichfalls experimentell an Tieren sowohl wie im Anschluß an Operationen beim Menschen erhoben — bei denen die Nephrotomie keine nennenswerten Folgen in diesem Sinne gezeitigt hatte (WILDBOLZ, GREIFFENHAGEN, ISRAEL, SIMMONDS). Der Grund für diese verschiedenen Befunde ist nach WILDBOLZ darin zu suchen, daß zwar die ventrale und dorsale Gefäßversorgung an der Niere getrennt ist, daß aber die Trennung zwischen dieser dorsalen und ventralen Gefäßausbreitung einmal bei den verschiedenen Arten nicht ganz gleich ist und dann auch wieder bei der gleichen Art individuell schwankt. Beim Menschen liegt die Trennung 1 cm hinter der höchsten Konvexität, deshalb hat ZONDECK empfohlen, den Schnitt hier anzulegen. Beim Hunde liegt die Trennungslinie genau in der Mitte und WILDBOLZ erklärt die

[1] MUCHARINSKIJ setzte bei Kaninchen subkutane einseitige Nierenverletzungen, indem er das Organ mit den Fingern zerdrückte, die Niere wurde bis zu 7 Monaten in Beobachtung gehalten und schließlich die verletzte und die intakte Niere mikroskopisch untersucht. In der verletzten Niere fanden sich fortschreitend rückschrittliche Veränderungen, die bis zu völliger Atrophie und zur Kalkablagerung in das Organ führen können. Die Neigung zum Fortschreiten hängt natürlich mit der Gefäßverletzung und dadurch bedingten Ernährungsstörung zusammen. Der Nachprüfung bedarf wohl die Angabe, „daß in 50% der Fälle Veränderungen in der intakten Niere festzustellen sind, die in der 3. Woche beginnen und zu interstitiellen Wucherungen und Kanälchenatrophie führen" sollen.

schlechten Resultate, die HERMAN bei seinen Hundeexperimenten erhielt, damit, daß dieser Autor dabei den ZONDECKschen Schnitt anlegte und damit den dorsal gelegenen Abschnitt der Infarzierung überlieferte.

Bei der Nephrotomie beim Menschen kommt es nach WILDBOLZ wohl immer zur Infarzierung, auch wenn man sich nach der ZONDECKschen Vorschrift richtet, denn es wird wohl kaum je gelingen, ganz genau in ganzer Länge die Mitte zwischen den beiden Gefäßversorgungsgebieten zu treffen und die Nierenspaltung ist nicht gerade als ganz harmloser Eingriff zu bezeichnen, immerhin ist nach ISRAEL, WILDBOLZ u. a. die Gefahr doch nicht so groß, vor allem nicht so groß, wie man nach den Experimenten von LANGEMAK und HERMAN erwarten sollte.

Als weitere an die Gefäßverletzung sich anschließende Folgeerscheinung ist die

falsche Aneurysmabildung

zu erwähnen, die oben schon kurz gestreift wurde. Die Befunde sind sehr selten. SCHRAM hat 19 Fälle von Nierenarterienaneurysma traumatischen Ursprungs, SKILLERN 25 derartige Fälle aus der Literatur zusammengestellt. In dem von ihm selbst veröffentlichten Fall hatte sich im Verlauf von 14 Jahren nach einem Sturz vom Pferde eine kindskopfgroße zystische, nicht pulsierende Geschwulst entwickelt, die sich bei der Operation als falsches Aneurysma der Nierenarterie entpuppte, das zum Teil von den flachgedrückten unteren zwei Dritteln der Niere umgeben war. Es kann aus diesen falschen Aneurysmen immer wieder zu Blutungen kommen. Bemerkenswert ist ein Fall von HOCHENEGG, dessen Blutverlust in $1^1/_2$ Jahren auf 13 Liter geschätzt wurde. Sehr selten entsteht das Aneurysma, wie bei SCHRAM, nach einer Stichverletzung.

Im Gegensatz zu den seither geschilderten direkten Folgen der Verletzung, können die nun zu besprechenden Erscheinungen als indirekte Folgen bzw. Komplikationen der Verletzungen bezeichnet werden. Es kann sich dabei (SCHEELE) einmal um Auslösung von Nierenerkrankungen durch die Gewalteinwirkung oder um Verschlimmerung vorher schon bestehender Nierenleiden handeln. Oft ist übrigens, wie WASA betont, ein Mißverhältnis zwischen klinischen Erscheinungen, subjektiven Beschwerden und anatomischen Veränderungen festzustellen. In erster Linie ist bei den Folgen und Komplikationen zu nennen

die Infektion.

Sie spielt selbstverständlich bei den offenen Verletzungen eine größere Rolle wie bei den subcutanen, doch ist auch hier eine Infektion von den unteren Abschnitten des Urogenitalsystems oder häufiger noch vom Darm her möglich. Bei den offenen Verletzungen sind es naturgemäß die Schußverletzungen mit ihren so häufigen Zertrümmerungen, die das Hauptkontingent zu den Infektionen stellen. Damit hängt es wohl auch zusammen, daß die Schüsse unter den Verletzungen nach KÜSTER die ungünstigste Prognose geben. Andererseits hat man im Weltkrieg — ich verweise auf die diesbezüglichen Mitteilungen KOCHS — die Beobachtung gemacht, daß die Infektion überraschend häufig ausbleiben kann (s. oben WASA).

Die Infektion erfolgt entweder in der verletzten Niere selbst oder sie greift aus der Nachbarschaft — dem Nierenlager, einem mitverletzten Organ — auf die Niere über. Das verletzende Instrument selbst kann die Infektion vermitteln, auch bei der Schußverletzung, wenn z. B. eine Darmdurchbohrung voranging und die Kugel Keime von da mitnimmt, oder wenn infizierte Teile, wie Tuchfetzen oder Erde in die Wunde hineingerissen werden. Erleichtert wird die Infektion durch die Gewebszertrümmerung und durch die sekundären Infarzierungen.

Unter dem Einfluß der Eiterung zerfallen dann die Thromben wieder, so daß es zu schweren und oft tödlichen Nachblutungen kommen kann.

Die Infektion tritt manchmal erst spät nach der Verletzung auf, so beschreibt OEHLECKER einen Nierensteckschuß, wo nach einem halben Jahr hohes Fieber auftrat und die Operation dann eine Eiterung in der Niere aufdeckte. Herrn Kollegen OEHLECKER verdanke ich auch das Präparat und die Krankengeschichte eines Falles, bei dem im Anschluß an eine Schußverletzung im Frühjahr 1915 die Infektion sich noch schleichender entwickelt hatte. Der Mann kam, nachdem sich die Wunde geschlossen hatte, wieder ins Feld und machte die Kämpfe vor Verdun mit. Dort bekam er dann — über ein Jahr nach der Verletzung — Beschwerden, hatte auch trüben Urin, machte aber mit Unterbrechungen Dienst, freilich nicht mehr im Felde, sondern in der Heimat. Er war mehrfach in Lazarettbehandlung, erholte sich aber immer wieder, bis er dann im Frühjahr 1918 doch operiert werden mußte. Bei der Operation (Prof. OEHLECKER) wurde dann ein großer paranephritischer Prozeß aufgedeckt.

Die zuletzt geschilderten Veränderungen könnte man natürlich mit Fug und Recht als traumatische Nephritis bzw. Paranephritis bezeichnen. Im allgemeinen versteht man aber unter „traumatischer Nephritis" etwas anderes. Nach PLESCHNER kann man von einer traumatischen Nephritis nur dann sprechen, „wenn die Ausscheidung von Eiweiß und Zylindern durch den Harn entweder eine abnorm lange Zeit anhält, also noch zu einem Zeitpunkt nachzuweisen ist, in dem wir gemeiniglich bereits mit der vollzogenen Heilung der Nierenverletzung rechnen, oder aber, wenn sich die Zeichen der Nephritis nach einer Periode völligen Wohlbefindens von neuem einstellen". Nach den in der Literatur niedergelegten Angaben scheint dabei vielfach die Ansicht zu herrschen, daß es sich hier bei diesen traumatisch bedingten Veränderungen um eine Form des Morbus Brightii, eine doppelseitige hämatogene Nierenerkrankung handelt (BILLROTH, KÜSTER). Man denkt sich dabei den Gang der Ereignisse so, daß bei der Gewebszertrümmerung Abbauprodukte in den Kreislauf geraten und nun die Nephritis hervorrufen (LAEWEN). FALCONE will diesen Gang der Ereignisse experimentell bei Hunden hervorgerufen haben: Bei Quetschung der Niere auf der einen Seite sollen auf der anderen anatomisch nachweisbare Veränderungen in Form von Parenchymblutungen, degenerativ entzündlichen Prozessen und Sklerosierungen sich entwickelt haben. FALCONE erklärt das durch die Bildung von Zytolysinen in der geschädigten Niere, die dann auf die andere Seite wirken sollen. TOMMELINI dagegen hatte bei seinen Tierversuchen negative Resultate und die Experimente FALCONES scheinen mir noch der Nachprüfung bedürftig. Außerdem bin ich der Meinung, daß es sich bei den von PLESCHNER gegebenen Voraussetzungen durchaus um eine lokal bedingte Nephritis handeln kann, die nichts mit dem doppelseitigen hämatogenen Nierenleiden, dem Morbus Brightii, zu tun hat, wie die oben zitierten Fälle beweisen.

LAEWEN und REINHARDT haben zusammen einen Fall beobachtet, bei dem im Anschluß an einen Streifschuß der linken Niere eine diffuse Glomerulonephritis aufgetreten war; ob dieses post hoc aber auch eine propter hoc bedeutet, scheint mir noch nicht erwiesen. Auch ein Fall von BERG, den man auf den ersten Blick hierherrechnen könnte, scheint mir nicht beweiskräftig. Es handelt sich dabei um eine Schußverletzung der linken Nierengegend, offenbar ohne direkte Verletzung der Niere, denn erst nach 8 Wochen trat im Urin Blut und Eiweiß auf. Bei einer Operation fand sich, daß die linke Niere bis zur Darmbeinschaufel herabgesunken, geschwollen war, die Kapsel war gespannt, „die Nierenoberfläche zeigt deutliche Zeichen von Entzündung". Nach Hebung und

Fixierung der Niere erfolgte Heilung; eine histologische Untersuchung war aber nicht vorgenommen und vielleicht war es schon die Dehnung der Gefäße, die zur Stauung und Diapedesisblutung und damit zur Eiweiß- und Blutausscheidung führte. Es ist das der Standpunkt, der auch von SENATOR vertreten und von KÜMMELL und GRAFF geteilt wird. SENATOR meint, ob ein Trauma eine Nephritis verursachen könne, sei zweifelhaft. Die nach der Verletzung beobachteten Symptome seitens der Niere (Albuminurie, Zylindurie, Hämaturie) beweisen absolut noch nicht eine Entzündung — im Sinne des Morbus Brightii — sondern können Folgen einer Gefäßzerreißung und Gewebszertrümmerung sein. Es wäre aber seiner Meinung nach wohl möglich, daß die Verletzungen zu Nekrosen und durch diese mittelbar zu einer reaktiven Entzündung führen. DIETRICH spricht sich ebenfalls sehr vorsichtig über die traumatische Nephritis aus. Er meint, die Beurteilung dieser Entzündung sei erschwert, wenn andere Verwundungen mit eitrigen örtlichen oder allgemeinen septischen Erscheinungen vorhanden seien, deren Folge eine septisch-toxische oder metastatisch-embolische Nephritis sein könne. Andererseits hält er es für möglich, daß eine Verletzung als auslösendes Moment beim Auftreten der Kriegsnephritis in Frage kommen könne, enthält sich aber darüber eines eigenen Urteils.

Fälle von traumatischer Wanderniere wie im oben zitierten Fall, sind von BORGORAS, BÜRGER, FRANK, GAY, SCHAAD beschrieben worden. Auch KÜSTER und GÜTERBOCK treten für die Möglichkeit einer traumatischen Entstehung der Wanderniere ein. PLESCHNER hält die Skepsis gegenüber dem Vorkommen der traumatisch bedingten Wanderniere deshalb nicht für stichhaltig; er meint, die normal befestigte und gelagerte Niere werde zwar durch ein Trauma nur sehr selten zur Dislokation gebracht, dagegen hält er für sicher, daß die akute Verlagerung einer ungenügend befestigten Niere oder die Verschlimmerung einer schon vor dem Unfall bestandenen Dislokation vorkommt. Sehr skeptisch der traumatischen Wanderniere gegenüber verhält sich MEIXNER. Er meint, durch einen größeren Bluterguß könne zwar eine Niere sicherlich aus ihrer gewöhnlichen Lage gebracht werden, namentlich, wenn der Erguß hinter oder oberhalb der Niere sitzt. Eine andere Frage aber sei es, ob durch einen Bluterguß allein eine Niere stärker gelockert werden könne, als es der natürlichen, ziemlich großen Verschieblichkeit der Niere entspricht. Daß eine Niere durch die Blutung allein aus ihrer Lage ausgeschält werde, kommt nach MEIXNER nicht in Betracht und erst recht bezweifelt er, daß wiederholte leichte Stöße in der Längsachse des Rumpfes oder gar Muskelanstrengung bei Entstehung der Wanderniere eine beachtliche Rolle spielen. Bei Gelegenheit der traumatischen Wanderniere mag darauf hingewiesen sein, daß die Gewalteinwirkung natürlich ja auch einen Menschen mit schon vorher verlagerter Niere treffen kann. Es besteht dann (ZINSTAG) die Möglichkeit, daß bei schweren Traumen der Nierengegend die Niere selbst unbeschädigt im Becken liegt, oder daß umgekehrt bei Traumen der Beckengegend die hierher verlagerte Niere zertrümmert werden kann.

In unmittelbarem Zusammenhang mit der Verletzung bzw. Blutung können nach den in der Literatur niedergelegten Angaben auch manche Fälle von Steinbildung gebracht werden. WAGNER hat 18 Fälle aus der Literatur zusammengestellt, bei denen liegengebliebene Blutgerinnsel im Nierenbecken oder im Ureter Ursache zur Steinbildung abgaben. In dem Fall, den er selbst dieser Kasuistik hinzufügt, wurde die Steinbildung allerdings durch Infektion begünstigt. CASPER und auch SEEFISCH konnten Blutkoagula als Kern von Steinen nachweisen und auch BORST ist der Ansicht, daß Blutkoagula im Nierenbecken die Grundlage für Steinbildungen abgeben können. Umgekehrt beschreibt AMBERGER einen Fall von spontaner Nierenzerreißung bei Nephrolithiasis.

Mehr nebenbei sei erwähnt, daß man die Gewalteinwirkung auf die Niere auch in ursächlichen Zusammenhang mit der Entwicklung der Tuberkulose (ORTH, SEELIGER) und der Nierengewächse insbesondere des Karzinoms (BENEKE und NAMBA, THIRIER) gebracht hat.

Die reflektorische Anurie als Folge der Nierenverletzung hat bei den Klinikern seit langem großes Interesse gefunden. Sie wird von ISRAEL, NEPVEN, KÜMMELL und GRAFF, KOCH u. a. erwähnt und von MASIUS (zitiert bei KÜMMELL und GRAFF) damit erklärt, daß gefäßverengernde Fasern im Vagus und Splanchnikus gereizt werden und eine völlige Einstellung der Nierensekretion bedingen können, aber wenn auch nur die verletzte Niere ihre Tätigkeit einstelle, brauche, meint er, die andere Zeit, sich anzupassen, und eine Verminderung der Sekretion sei die nächste Folge.

PFLAUMER allerdings macht gegen das Vorkommen der reflektorischen Anurie Bedenken geltend und hält weitere experimentelle Beobachtungen zu dieser Frage für geboten. Diese Bedenken möchte ich auf Grund eigener Erfahrungen und experimenteller Untersuchungen, über die ich in einem Referat auf der Urologentagung des Jahres 1928 in Wien berichtet habe, unterstreichen. Ich bin bei den Untersuchungen, die ich mit GMELIN zusammen angestellt habe, in folgender Weise vorgegangen. Wir haben bei Hunden die Blase freigelegt und das Austreten des Urins aus den Ureteren in die Blase direkt beobachtet. Wir haben nun an der einen Niere alle möglichen Gewalteinwirkungen durch Zerrung, Quetschung usw. an der Niere sowohl, wie am Nierenstiel ausgelöst, ohne daß es dadurch jemals an der andern Niere zu einer Anurie gekommen wäre. In diesem Zusammenhang möchte ich auch darauf hinweisen, daß so erfahrene und gründliche Beobachter auf dem Gebiete der Urologie wie KÜMMELL sen., HEYNEMANN und OEHLECKER mir mündlich immer wieder versichert haben, daß ihnen persönlich niemals ein Fall von sicherer reflektorischer Anurie vorgekommen sei; dasselbe bestätigte mir KIELLEUTHNER auf der Wiener Urologentagung.

Schließlich sei als Folge der Nierenverletzung noch die

traumatisch bedingte Hydronephrose

erwähnt. Die Vorgänge, die bei Nierenverletzungen zur Hydronephrose führen, sind recht mannigfaltige. Einmal kann der Ureter durch ein Blutgerinnsel direkt verlegt werden. Als besonders einleuchtendes Beispiel der Art sei der Fall von KRONER erwähnt, wo sich im Anschluß an einen Lanzenstich in die Nierengegend eine Hydronephrose entwickelte und wo dann bei der Operation ein Koagulum sich fand, das den obersten Teil des Ureters verstopfte. KUZNETZKIJ sah bei einer solchen traumatischen Hydronephrose im Verlauf von 10 Jahren die Niere in einen dünnwandigen fibrösen Sack von Kindskopfgröße sich umwandeln. Weiterhin könnte die oben besprochene traumatische Wanderniere an der Entstehung der Hydronephrose Schuld sein (TUFFIER, GÜTERBOCK, WAGNER). Es kommt durch die Nierensenkung zur Abknickung des Ureters, wie das TUFFIER auch experimentell erzeugt hat. Die Abknickung, bzw. Verzerrung oder Kompression des Ureters kann aber auch im Anschluß an eine periureterale Blutung durch Organisation und Schrumpfung dieses Blutergusses zustande kommen (DEVERRE, LEGUEU, WAGNER), eventuell können diese Prozesse zu einer völligen narbigen Stenose des Ureters führen.

Zum Zustandekommen der Hydronephrose sind nach WAGNER einige Wochen notwendig, nach WILDBOLZ und LICHTENBERG kommt es bei traumatisch entstandenen Hydronephrosen eventuell abnorm rasch zur Parenchymatrophie; WILDBOLZ berichtet von einem Fall, wo das schon nach 11 Tagen der Fall war.

Die Häufigkeit der posttraumatischen Hydronephrose berechnet SUTER auf 14% der Nierenverletzungen. Das gilt natürlich nur für die Friedensfälle mit ihrem völligen Überwiegen der subkutanen Verletzungen [1].

Ganz zu trennen von der traumatischen Hydronephrose ist die traumatische Pseudohydronephrose (s. oben), worunter man alle wäßrigen Flüssigkeitsergüsse in die Umgebung der Niere, speziell in das Nierenlager versteht, Flüssigkeitsergüsse, die sich allmählich durch eine Art Kapsel gegen die Umgebung abgrenzen und so einen fluktuierenden Tumor darstellen, der auf den ersten Blick gewisse Ähnlichkeit mit der Hydronephrose zeigen kann. Man spricht auch von traumatischer Nierenzyste (BAUMANN), von Pseudozysten vom Kystes paranephriques (DELBET zitiert bei PLESCHNER l. c.), Perinephrose (AUGIER, LEGUEU), Epanchements urineux para-renaux (BALLIVET) (s. auch (PLESCHNER). Bezüglich des Entstehungsmechanismus ist den bei den subkutanen Nierenverletzungen gemachten Ausführungen nichts hinzuzufügen. Das Vorkommen dieser „Pseudohydronephrose", das früher als sehr selten galt, scheint nach den Erfahrungen von SUTER doch relativ häufig zu sein. Dieser Autor berechnet, daß es in 21% der Nierenverletzungen zu einer posttraumatischen Hydronephrose kommt. Wie bei der traumatischen Hydronephrose (s. oben) sind aber auch hier die Schußverletzungen des Krieges nicht mitgezählt, die SUTERsche Zusammenstellung stammt aus dem Jahre 1905.

Ausgänge der Nierenverletzungen.

Die Prognose der Nierenverletzung galt in der vorantiseptischen Zeit für äußerst bedenklich, zum Glück hat das mit den Fortschritten der modernen Chirurgie sich erheblich gewandelt und der Satz des alten Celsus: „Servari non potest, cui renes vulnerati sunt" ist zum Glück schon lange in keiner Weise mehr gültig. Im wesentlichen sind die Heilungsvorgänge in den Nieren natürlich die gleichen, wie in anderen Organen auch. Von ausschlaggebender Bedeutung ist es dabei, ob es sich um aseptische oder infizierte Wunden handelt. Bei den aseptischen Wunden wieder macht es natürlich einen Unterschied, ob es im Anschluß an die Verletzung zu großen Zertrümmerungen bzw. Infarzierungen gekommen war oder nicht. Sehr deutlich treten diese Unterschiede schon bei der Nephrotomie hervor, die in den günstigsten Fällen mit einer ganz schmalen linearen Narbe ausheilen kann, wie in Fällen von ISRAEL, SIMMONDS und GREIFFENHAGEN, während es in anderen Fällen (mit stärkerer Infarzierung) zu einer erheblicheren Narbenbildung kommt wie bei WILDBOLZ und RÖPKE. Auch bei einer keilförmigen Längsreaktion an einer Kaninchenniere fand BARTH die Resektionswunde linear verheilt. Das Gegenstück dazu bildet ein Fall von EISENDRAHT und HERZOG, bei dem es im Anschluß an eine Nierenverletzung zu völliger narbiger Atrophie kam. Zwischen diesen Extremen gibt es natürlich alle möglichen Übergänge.

Neben dem Ersatz des zugrunde gegangenen Parenchyms durch Bindegewebe finden sich auch Regenerationsversuche der spezifischen Nierenelemente, die in früherer Zeit durch OVERBECK, THOREL, TILP u. a., jüngst wieder durch OPPENHEIM studiert worden sind.

OPPENHEIM, der die Umgebung von Nierenschußkanälen untersucht hat, unterscheidet dabei zwei Formen von Regeneration: Die eine verläuft nach dem Typus des intrakanalikulären Zellersatzes und führt zu völliger Wiederherstellung, man

[1] Über Blutung aus einer hydronephrotisch veränderten Niere durch Stoß gegen den Leib bei einem 29jährigen Schiffer (ausgesprochene Hydronephrose mit 1 l Inhalt, zahlreiche Blutungsstellen in der Wand der Kelche) berichtet GRUBER. Er betont dabei die gutachtliche Bedeutung eines solchen Vorkommnisses.

findet sie in der Außenzone der Verletzung, dort, wo die Gewebskontinuität noch erhalten ist. Der zweite Typ wird in dem inneren Teil der Nekrosezone im Bereich des hier sich bildenden Narbengewebes angetroffen. Hier verläuft die Regeneration nach dem Typus der Kanälchensprossung und führt zu einem sehr unvollkommenen Reparationsversuch.

Beim 1. Typ findet man spärliche Mitosen und vielkernige Riesenzellen, wie man sie auch sonst bei amitotischen Kernteilungen beobachtet und wie sie durch die Arbeiten von THOREL, TILP u. a. bekannt sind. Die neugebildeten Zellen haben dunkles Protoplasma, sind stärker eosinophil, die Kerne chromatinreicher wie normal. Die neu epithelisierten Kanälchen gleichen oft den Schaltstücken.

Beim 2. Typ, bei den Neubildungen innerhalb des Narbengewebes, dringen die Harnkanälchen in Form baumartig verästelter Sprossungen in die Spalten des jungen Bindegewebes, ähnlich den neugebildeten Gängen in der schrumpfenden Leber bei der Leberzirrhose. Es kommen auf diese Weise ganz bizarre Gebilde zustande. Bilder, welche für eine Neubildung von Glomeruli sprechen' wie sie TUFFIER annimmt, hat OPPENHEIM nirgends gefunden, auch BARTH lehnt eine derartige Neubildung ab, meint aber, daß für die ausfallenden Glomeruli die in der Nachbarschaft gelegenen Knäuel sich kompensatorisch vergrößern. Im ganzen erinnern die unvollkommenen Regenerationsversuche an den Kanälchen, die OPPENHEIM als „2. Typ" beschreibt und abbildet, durchaus an die Kanälchenneubildungen in schrumpfenden Nieren, von den im Kapitel „Morbus Brightii" schon die Rede war und auf die verwiesen wird.

B. Ureter.

Wie bei den Nieren, lassen sich auch beim Ureter subkutane und offene Verletzungen unterscheiden.

1. Ureterverletzungen ohne äußere Wunde.

Die Seltenheit dieser Verletzungsform wird dadurch veranschaulicht, daß BLAUEL bis zum Jahre 1906 nur 12 sichere Fälle von subkutaner alleiniger Ureterverletzung aus der Literatur zusammenstellen konnte. Zu der geschützten Lage, die der Ureter schon an und für sich genießt, kommt als weiteres Schutzmittel seine Verschieblichkeit und Unterpolsterung mit Muskulatur. Beim Mechanismus der Verletzung kommen 3 Momente in Betracht: Zug, Druck und hydraulische Sprengung. Der Zug findet seinen Angriffspunkt am Abgang von der Niere und an der Einmündung in die Blase. Die Zugwirkung kann durch eine traumatische Verletzung der Niere herbeigeführt werden, sie kann aber auch direkt auf den Ureter wirken; besonders interessant ist zur Illustration der an zweiter Stelle genannten Möglichkeit ein von ROWLANDS veröffentlichter Fall: Ein junger Mann fiel auf den linken Ellenbogen, während er die geballte Faust in der linken Hosentasche stecken hatte. Er erlitt dabei eine Zerreißung des Ureters an der Abgangsstelle vom Nierenbecken, wie ROWLANDS glaubt, dadurch, daß der Ureter durch die Faust nach innen gedrängt und durch direkte Zugwirkung abgerissen wurde.

Dem Druck ist besonders der abdominale Teil des Ureters ausgesetzt. BLAUEL hat diese Verletzungsart in der Weise experimentell geprüft, daß er einen breiten Holzteller langsam mit entsprechender Kraft über den Bauch fortrollen ließ (Nachahmen des Überfahrens, das hier ja hauptsächlich in Betracht kommt). Der zuerst betroffene Ureter wird dabei von seiner Muskelunterlage fortgeschoben, bis er an die Wirbelsäule gelangt, wo er zerquetscht wird, an der anderen Seite wird der Ureter von der Wirbelsäule weggeschoben und kann dann unverletzt an seinen früheren Platz zurückkehren. Eine Ureterverletzung wird also bei Überfahrungen an der Seite zu erwarten sein, von der her die Überfahrung erfolgte.

Die hydraulische Sprengung scheint nur an den sog. Spindeln, den Erweiterungen des Ureters plausibel, da, wie PLESCHNER mit Recht betont, „das geringe Volumen des Ureters im allgemeinen nicht genügend Flüssigkeit enthält, um für die Entfaltung hydraulischer Kräfte geeignet zu erscheinen". Solche Spindeln finden sich im abdominalen Teil, in ein bis zwei Exemplaren in der Pars pelvina, ferner in einer Entfernung von etwa 4—9 cm vom Nierenhilus (SCHWALBE zitiert nach BLAUEL).

Wie PLESCHNER hervorhebt, kann eine traumatische Ureterverletzung schon bei relativ geringfügiger Gewalteinwirkung dann entstehen, wenn das Trauma durch eine vorher schon bestehende Schädigung des Ureters unterstützt wurde, wie beim Vorhandensein eines Uretersteins.

Nach ALBARRAN sitzen die subkutanen Zerreißungen des Ureters meist in seiner oberen Hälfte. Wenn die Verletzung nicht isoliert ist, so kommt als gleichzeitig betroffenes Organ besonders der Darm in Frage (ALBARRAN).

Die Kontinuitätstrennung bei der subkutanen Verletzung kann vollständig oder unvollständig sein, eventuell kommt es nur zu einer Ernährungsstörung der Ureterenwand durch Quetschung.

2. Offene Verletzungen des Ureters.

Offene Harnleiterverletzungen durch Stich sind sehr selten. TUFFIER konnte nur drei derartige Beobachtungen finden. Häufiger sind die Schußverletzungen, namentlich der Weltkrieg hat natürlich die Kasuistik dieser Verletzungsform vermehrt; so hat KOLB 2, LAEWEN 3 derartige Verletzungen beobachtet, aber im ganzen wurden auch im Weltkrieg Schußverletzungen des Ureters als außerordentlich selten bezeichnet. In einem der LAEWENschen Fälle waren beide Ureteren abgeschossen, es hingen an der Blase nur noch 1 cm lange Stümpfe. In einem Fall von BURCKHARDT und LANDOIS war der Ureter äußerlich nicht grob verletzt, zog aber durch ein großes blutdurchtränktes Gebiet, er war blutig imbibiert, zeigte keinen Riß, aber stellenweise blutige Durchtränkung seiner Schleimhaut.

Die häufigsten Verletzungen sind Schnittwunden, und zwar die ungewollt bei Operationen entstandenen (BLAND hat 316 derartige Verletzungen aus der Literatur zusammengestellt und diese Kasuistik durch 7 eigene und 118 weitere auf dem Wege der Umfrage festgestellte Fälle ergänzt). Die Verletzungen können unvollständig und vollständig, längs- und quergestellt sein. Am häufigsten kommen sie anscheinend bei Uterusexstirpationen, seltener bei Rektumoperationen vor. Ausnahmsweise sind Verletzungen bei schweren Geburten, bei Ulzerationen durch zu lange getragene Pessarien, bei Anfrischung hochgelegener Blasenscheidenfisteln oder bei Eröffnung von Beckenabszessen bekannt geworden. SCHEDE konnte 1881 13 derartige Fälle zusammenstellen (zitiert nach KÜMMELL und GRAFF). Ist die Wand des Ureters, durch Steinbildung z. B., verändert, so kann sie bei der Operation abreißen (BEGG).

Bei den Folgezuständen der Harnleiterverletzungen kann ich mich kurz fassen, da es sich hier auf Schritt und Tritt um Analogien zu den Verletzungen der Niere und des Nierenbeckens handelt. Als direkte Folgen sind auch hier Blutungen und Urininfiltrationen zu nennen, welch letztere zu der sog. Pseudohydronephrose (s. oben) führen können. Ist gleichzeitig das Peritoneum zerrissen, so kann der Urin natürlich in die Bauchhöhle strömen und alle dadurch drohenden Komplikationen heraufbeschwören.

Als indirekte Folgen sind zu erwähnen die Infektionen, die namentlich bei offenen Wunden zu fürchten sind und bei denen wieder unterschieden werden muß zwischen einer Infektion in der Umgebung des Ureters und einer in seiner Lichtung nach oben steigenden Ureteritis (LAEWEN, KOLB).

Als indirekte Folge ist ferner noch einmal die oben schon besprochene traumatische Hydronephrose zu erwähnen, die entweder akut durch Verletzung des Ureterlumens (POLYA u. a.) oder allmählich durch eine narbige Striktur des Ureters entstehen kann. In Ergänzung des oben bereits zu diesem Punkte Vorgebrachten seien noch kurz die Fälle von BACHRACH und MOHR erwähnt.

Bei BACHRACH war der Ureter durch ein Gerinnsel verstopft, das später organisiert wurde, so daß völlige Verlegung des Lumens eintrat. Eine andere Entstehungsmöglichkeit der traumatischen Hydronephrose veranschaulicht der Fall von MOHR: Im Anschluß an einen Beckenbruch war es zu einer Verzerrung des Ureters durch bindegewebige Organisation des Blutergusses und weiterhin zur Hydronephrose gekommen.

Schrifttum.

ALAMARTINE: Nephrectomie pour rupture traumatique du rein. Soc. Chir. Lyon, 26. Mai 1921. Lyon chir. **18**, No 6, 826—831 (1921). — ALBARRAN: Traumatismes du rein (Maladie chirurgicales du rein et de l'uretère). Traité de chirurgie de Le Dentu et Delbet, Tome 8. — AMBERGER: Fall von Spontanruptur der rechten Niere. Zbl. Chir. **63**, Nr 21, 1319—1321 (1926). — ASCHOFF: Med. Klin. **1915**, Nr 27. — AUGIER: Du rôle du traumatisme dans l'étiologie des hydronephroses. Arch. gén. Chir. **1911**. Zit. bei PLESCHNER l. c.

BACHRACH: Zur Kenntnis der traumatischen Hämatonephrose. Wien. med. Wschr. **1911**, Nr 37. — BAILEY: Injuries to the kidney and ureter. Brit. J. Surg. **11**, Nr 44, 609—621 (1924). — BALLIVET: Des pseudohydronephroses traumatiques. Thèse de Lyon **1908**. Zit. bei PLESCHNER l. c. — BARTH: (a) Über die histologischen Vorgänge bei der Heilung von Nierenwunden und über die Frage des Wiederersatzes von Nierengewebe. Arch. klin. Chir. **45**. (b) Nierenbefund nach Nephrotomie. Arch. f. klin. Chir. **46**. (c) Zur Frage der diagnostischen Nierenspaltung. Zbl. Chir. **27**. — BAUMANN, ERWIN: Über die traumatische Nierenzyste. Münch. med. Wschr. **69**, Nr 3, 87—88 (1922). — BAUMANN, MAX: Über stumpfe Verletzungen der Bauch- und Beckenorgange. Bruns' Beitr. **125**, H. 3, 624—635 (1922). — BEGG: Nephro-ureteral anastomosis after complete avulsion of the ureter. Brit. med. J. **1926**, Nr 3430, 589—590. — BELLUCI: Contribuzione allo studio clinico ed alla interpretazione medico-legale dei traumatismi chiusi della loggia renale. Giorn. Med. ferroviare **1**, No 7, 302—316; No 8, 335—349 (1921). — BENEKE u. NAMBA: Ein Fall von traumatisch bedingtem Nierentumor mit Bemerkungen zur Pathologie des infiltrierenden Nierenkrebses. Virchows Arch. **203**. — BERG: (a) Zur Hämaturie nach Kriegsverletzung. Med. Klin. **1916/17**. (b) Ein Fauststoß zerreißt Niere und Hohlader. Dtsch. Z. gerichtl. Med. **9**, H. 3, 317—318 (1927). — BERHOUET: Schweres Trauma des linken Hypochondriums mit partieller Zerreißung der Arteria renalis. An. Fac. Med. **11**, Montevideo No 6, 387—394 (1926). — BERNASCONI: Un cas de hernie traumatique du rein. J. d'Urol. **20**, No 5, 419 (1925). — BLAND: Surgical injuries of the ureter. Med. J. a. Rec. **121**, Nr 7, 389—392 (1925). — BLAUEL: Über subkutane Ureterverletzungen. Beitr. klin. Chir. **50**. — BOETTIGER, KURT: Die stumpfen Nierenverletzungen, ihre Therapie und Prognose. Dtsch. Z. gerichtl. Med. **8**, H. 1/2, 33—49 (1926). — BOGORAS: Über die durch Kontusion hervorgerufenen Nierenverletzungen (russ.). Zit. bei PLESCHNER. — BORST: Pathologisch-anatomische Erfahrungen über Kriegsverletzungen. Slg klin. Vortr. Nr 735, Chir. Nr 201. — BRAATZ: Zur operativen Spaltung der Niere. Dtsch. med. Wschr. **1900**, 159. — BREDAUER: Pathologische Befunde bei Verschüttungen im Kriege. Inaug.-Diss. München 1920. — BÜRGER: Wanderniere und Trauma. Ärztl. Sachverst.ztg **1908**, Nr 22.

CANUTI: Intorno alla rottura traumatica des rene. Gazz. Osp. **46**, No 3, 51—53 (1925). — CARO: Klinik der Nierenverletzungen. Berl. klin. Wschr. **1918**, 4. — CASPER: Nierenstein als Folge einer Nierenverletzung. Berl. klin. Wschr. **1910**, Nr 19. — Chirurgie im Felde: Herausgegeben vom K.K. Armeekommando. Wien-Leipzig: Wilhelm Braumüller 1918. — CLAVELIN: Rupture traumatique du rein. J. d'Urol. **18**, No 1, 37—42 (1924).

DANZIGER: Ein ungewöhnlicher Fall von Nierenzerreißung durch Granatsplitter. Berl. klin. Wschr. **1916/17**. — DELZELL and HARRAH: Eleven cases of ruptured kidney. J. of Urol. **19**, Nr 2, 131—148, 186—197 (1928). — DENEKE: Ein Fall von schwerer Nierenblutung nach Nephrolithotomie. Festschrift der Braunschweiger Ärzte, 1897. — DEVERRE: Essai sur les rapports de l'hydronephrose et du traumatisme. Paris: A. Leclerc éditeur 1910. Zit. bei PLESCHNER. — DIETRICH: Die Schußverletzungen der Bauch- und Beckenhöhle. Handbuch der ärztlichen Erfahrungen im Weltkrieg, Bd. 8. Leipzig: Joh. Ambros. Barth 1921. — DIVIS: Chirurgische Verletzungen. Čas. lék. česk. **66**, Nr 5, 182—184 (1927). — DUBNOWA: Zur Frage des Nierentraumas ohne Verletzung der Hautdecken. Russk. Klin. **1**, 2, Nr 5, 99—107 (1924).

EISENDRAHT and HERZOG: Contribution to renal an ureteral surgery. Ann. Surg. **1908**. Zit. bei PLESCHNER.

FAHR: Über die morphologischen Grundlagen der Anurie. Verh. dtsch. Ges. Urol. 7. Kongr. Wien **1926**. — FALCONE: Sulle lesioni di un rene consecutivi ad un trauma sul rene opposto. Fol. urol. (Lpz.) **7**, Nr 1 (1912). Zit. bei PLESCHNER. — FOX, OSCAR: Ruptured kidney due to muscular action. Atlantic med. J. **31**, Nr 3, 183, 184 (1927). — FRAENKEL, E. Sitzg biol. Abt. ärztl. Ver., 28. Jan. **1902**. — FRANK, A.: Zur Frage der Behandlung subkutaner Nierenverletzungen. Beitr. klin. Chir. **83**. — FRANKENTHAL: Über Verschüttungen. Virchows Arch. **222**.

GAST: Nierenblutung durch Nierenerschütterung. Dtsch. med. Wschr. **1916**, Nr 38. — GAY: Cas de rein flottant traumatique. Rev. méd. Suisse rom. **1907**. Zit. bei PLESCHNER. — GHEORGHIU: Nierenruptur. Spital. (rum.) **42**, Nr 9, 250—251 (1922). — GOLM, GERHARD: Beitrag zur Frage der traumatischen Hydronephrose und der traumatischen Hydronephrosenruptur. Dtsch. Z. Chir. **182**, H. 5/6, 386—397 (1923). — GRAWITZ: Über Nierenverletzungen. Arch. klin. Chir. **38**. — GREENWOOD: Severe renal trauma with rupture of renal artery: Absence of haematurie. Canad. med. Assoc. J. **16**, Nr 12, 1500 (1926). — GREIFFENHAGEN: Über die Nephrolithotomie vermittels des Sektionsschnittes. Arch. klin. Chir. **48**. — GRUBER, GG. B.: Über Nierenschädigung durch Verschüttung und durch mittelbare, fernwirkende Gewalt, zugleich ein Beitrag zur Amyloid-Frage. Mschr. Unfallheilk. **1919**, Nr 9/10, 203. — GRÜNBAUM: Ein Fall von Nierenerschütterung. Münch. med. Wschr. **1916**, Nr 31. — GÜTERBOCK: Beitrag zur Lehre von den Nierenverletzungen. Arch. klin. Chir. **51**.

HABS: Über Nierenverletzungen. Münch. med. Wschr. **1905**, Nr 13. — HACKRADT: Über akute tödliche vasomotorische Nephrosen nach Verschüttung. Inaug.-Diss. München 1917. — HÄMÄLÄINEN: Über den Entstehungsmechanismus der durch stumpfe Gewalt verursachten sog. subkutanen Rupturen der parenchymatösen Organe des Unterleibes (der Leber, der Milz und der Nieren) mit besonderen Berücksichtigung der Berstungsrupturen. Eine experimentelle, klinische und physikalische Studie. Acta Soc. Medic. fenn. Duodecim **6**, H. 3, 1—83 (1925). — HAMER: Punctured wound of the kidney. J. of Urol. **19**, Nr 4, 441—43 (1928). — HASLINGER: Zwei Fälle von Nierenverletzung beim Fußballspiel. Wien. klin. Wschr. **37**, Nr 45, 1163—1164 (1924). — HELLY: Fall von traumatischer Dekapsulation der Niere. Wien. klin. Wschr. **1906**, Nr 24. — HERMAN: Über Nierenspaltung. Dtsch. Z. Chir. **73**. — HERZFELD: Ein Steckschuß im Nierenbecken. Dtsch. med. Wschr. **1915**, Nr 1, 24. — HERZOG: Über Nierenverletzungen. Münch. med. Wschr. **1890**, Nr 11/12. — HILDEBRANDT: Nierenbecken- und Ureterzerreißung mit nachfolgender paranephritischer Zyste. Operation. Heilung. Dtsch. Z. Chir. **86**; Dtsch. med. Wschr. **1906**, Nr 25. — HOCHENEGG: Beitrag zur Nierenchirurgie. IV. Aneurysma traumaticum art. ren. dextra. Wien. klin. Wschr. **1891**, 471. — HORN: Über Nierenleiden nach Unfall. Med. Klin. **1916**, Nr 26.

ISRAEL: Über einen Fall von Nierenexstirpation wegen Nephritis. Berl. klin. Wschr. **1893**.

JECK: Stab wound of kidney. Unusual complication. J. of Urol. **17**, Nr 4, 449—452 (1927). — JEFFERSON: Lacerated kidney due to indirect violence. Brit. med. J. **1923**, Nr 3260, 1053. — JOSEPH: Beitrag zur Schußverletzung der Harnorgane. Z. Urol. **13**.

KLENKA: Drei Fälle von stumpfer Nierenverletzung. Bratislav. lék. Listy **6**, Nr 6, 315—317 (1927). — KNACK: Die deutsche Urologie im Weltkriege. Dtsch. Z. Urol. **10, 13**. — KOCH: Demonstration der Präparate von Kriegsverletzungen der Harnorgane, Bd. 14. 1920. — KOCHER: Chirurgische Operationslehre. Jena 1902. — KOLB: Über Schußverletzungen der Harnwege und Verlegung derselben durch das Geschoß. Münch. med. Wschr. **1915**, 5. — KORTEWEG: Die Indikationen zur Entspannungsinzision bei Nierenleiden. Mitt. Grenzgeb. Med. u. Chir. 8. — KRASINSKAJA: Zur Frage der traumatischen subkutanen Nierenrupturen. Kazan. med. Z. **23**, Nr 1, 74—77 (1927). — KRONER: Ein Beitrag zur Frage der traumatischen Hydronephrose. Veröff. Mil.san.wes. **1907**, Nr 35. — KÜMMELL: Nierenverletzungen, chirurgische Nierenerkrankungen und ihre Begutachtung bei Soldaten. Berl. klin. Wschr. **1918**, 32. — KÜMMELL u. GRAFF: Chirurgie der Nieren und Harnleiter im Handbuch der praktischen Chirurgie von GARRÉ, KÜTTNER und LEXER. Stuttgart:

Ferdinand Enke 1922. — KÜSTER: (a) Die Chirurgie der Nieren. Stuttgart: Ferdinand Enke 1902. (b) Zur Entstehung der subkutanen Nierenzerreißungen und der Wanderniere. Dtsch. Arch. klin. Chir. **50**. — KUZNETZKIJ: Wahre traumatische Hydronephrose. Vestn. Chir. (russ.) **6**, H. 17/18, 23—25 (1926).

LAEWEN: Die Schußverletzungen des Bauches und der Nieren. Erg. Chir. **10**. — LANGEMAK: Die Nephrotomie und ihre Folgen. Beitr. klin. Chir. **35**. — LE DENTU: Affections chirurgicales des reins et des uretères. Zit. bei GÜTERBOCK. — LEGUEU: Rupture traumatique d'une hydronephrose. Bull. Soc. Chir. Paris **1909**, No 11. — LEWIN: Zur pathologischen Anatomie der Verschüttungen. Inaug.-Diss. Berlin 1919. — v. LICHTENBERG: Über experimentell erzeugte Hydronephrosen. Münch. med. Wschr. **1906**, Nr 32. — LICHTENSTERN: Kriegsverletzungen der Niere. Wien. klin. Wschr. **1915**, Nr 42. — LOHNSTEIN: Die deutsche Urologie im Weltkriege. Z. Urol. Nr 9/10.

MARENHOLTZ: Dtsch. Z. gerichtl. Med. **12**, H. 6. — MEIXNER: Einige Fälle von stumpfer Verletzung des Nierenstieles und des Nierenbettes. Beitr. gerichtl. Med. **9**. — MINAMI: Über Nierenveränderungen bei Verschüttung. Virchows Arch. **245**. — MIRIZZI u. GONZALEZ: Verletzungen der Nieren durch blanke Waffen. Rev. med. del. Rosario **13**, No 1, 20—39. — MOHR: Harnleiterverengerung als Spätfolge eines Beckenbruches. Mschr. Unfallheilk. **1907**, Nr 11. — MOLINEUS: Die Bauchschußverletzungen im Felde. Med. Klin. **1916**, 21. — MOLNAR, M.: Schußverletzungen der Nierengefäße. Zbl. Chir. **48**, Nr 38, 1384—1385 (1921). — MORRIS: On the symptoms and treatment of contusions and lacerations of the kidney. Clin. J. **4** (1894). — MUCHARINSKIJ: Über die subkutanen Nierenverletzungen (experimentelle Untersuchungen). Verh. 16. Kongr. russ. Chir. Moskau, 3.—8. Mai **1924**, 692—694 (1925).

NEUHÄUSER: Kriegsverletzungen am Urogenitaltraktus. Dtsch. med. Wschr. **1915**, Nr 3. — NICOARA: Ein Fall von totaler Nierenruptur durch Trauma. Cluj. med. (rum.) **9**, Nr 5, 338—340 (1928).

OEHLECKER: Fall von Nierensteckschuß. Sitzgsber. ärztl. Ver. Hamburg, 5. Juni **1917**. — OEHME: Traumatische Ruptur von Hydronephrosen. Beitr. klin. Chir. **52**. — OPOKIN, A.: Über Schußverletzungen der Nieren nach dem Material des Weltkrieges. Urologija (russ.) **1**, Nr 1/2, 13—16 (1923). — OPPENHEIM: Über die Verletzungen der menschlichen Niere und die histologischen Vorgänge bei deren Heilung. Bruns' Beitr. **110**. — OPPENHEIMER: Urologische Erkrankungen im Kriege. Med. Klin. **1915**, Nr 33. — ORTH: Demonstration traumatischer Nierentuberkulose. Berl. klin. Wschr. **1907**, Nr 43. — OVERBECK, FR.: Beitrag zu den feineren Veränderungen bei Nierenverletzungen. Inaug.-Diss. Kiel 1891.

PFANNER: Traumatische Ruptur einer durch akzessorisches Gefäß bedingten Hydronephrose. Z. Urol. **18**, H. 12, 657—661 (1924). — PFLAUMER: Zystoskopische Beobachtungen zur Physiologie der Harnleiter und Nieren. Z. Urol. **13**. — PLESCHNER: Die traumatischen Verletzungen des Urogenitalapparates. Z. urol. Chir. **2**. — POLYA: Traumatische Hydronephrose. Sebèszet **1910**, Nr 2. Ref. Jb. Med. **1910 II**, 676.

RECKLINGHAUSEN, v.: Hämorrhagischer Niereninfarkt. Virchows Arch. **20**. — REHBEIN: Doppelseitige traumatische Nierenruptur bei bestehender Hydronephrose. Z. urol. Chir. **12**. — REISINGER, M. u. GG. B. GRUBER: Trauma und Hydronephrose. Z. urol. Chir. **13**, 93 (1923). — RÖPKE: Die Folgen der Nephrotomie für die menschliche Niere. Arch. klin. Chir. **84**. ROUX, JAQUES: Un cas de rupture simultanée de la rate et du rein gauche (accident d'automobile), splénectomie, néphrectomie, guérison. Rev. méd. Suisse rom. **42**, No 2, 119—121 (1922). — ROWLANDS: Case of ruptured ureter due to trivial injury. Med. Presse **1909**. Zit. bei PLESCHNER.

SALLERAS u. VALLS: Traumatische Ruptur der rechten Niere. Semana méd. **31**, No 41, 811—812 (1924). — SANEWSKY: Zur Frage der subkutanen Nierenverletzungen. Belorussk. med. Myssl' (russ.) **1**, Nr 4/5, 80—90 (1925). — SCHAAD: Ein Fall von erworbener Nierendystopie mit Hydronephrose. Dtsch. Z. Chir. **90**. — SCHEELE, K.: Unfallverletzungen der oberen Harnwege. Mschr. Unfallheilk. **33**, Nr 11/12, 268—284 (1926). — SCHEYER, KURT: Über Nierenschußverletzungen. Klin. Wschr. **1**, Nr 29, 1459—1460 (1922). — SCHÖPPLER: Über den Fliegertod. Dtsch. mil.ärztl. Z., Aug. **1915**. — SCHRAM, H.: Nierenverletzungen mit traumatischem Aneurysma der Nierenarterie. Polski Przegl. chir. **3**, H. 4, 501—502 1924). — SCIGLIANO: Sul meccanismo di produzione delle rotture sottocutanee des rene per causa indiretta. Riforma med. **41**, No 15, 355—357 (1925). — SEEFISCH: Ein Beitrag zur Frage der Steinbildung in den oberen Harnwegen nach Verletzung der Wirbelsäule. Dtsch. Z. Chir. **94**. — SEELIGER: Über traumatische Nierentuberkulose. Inaug.-Diss. Berlin 1909. Ref. Z. Urol. **1910**, 532. — SIMMONDS: Über Nierenveränderungen nach Nephrotomie. Biol. Abt. ärztl. Ver. Hamburg, Sitzg 8. Dez. 1902. — SIMON: Chirurgie der Nieren. Erlangen 1871 u. Stuttgart 1877. — SIMON, H.: Hundert Operationen im Feldlazarett. Beitr. klin. Chir. **98**, 3. — SKILLERN: A case of traumatic aneurysma of the right renal artery. J. amer. med. Assoc., 6. Jan. **1906**. Zit. bei PLESCHNER. — STRAUS, DAVID C.: Recent gunshot wounds of the kidney: with report of 4 cases. Surg. Clin. N. Amer. Chicago number **2**, Nr 3, 635—681 (1922). — STUTZIN u. GUNDELFINGER: Kriegsverletzungen des Urogenitalsystems. Dtsch. med. Wschr. **1916**, Nr 7. — SUTER: Über subkutane Nierenverletzungen, insbesondere über traumatische Nephrosen. Beitr. klin. Chir. **47**. — SZABO: Infanteriegeschoß im rechten Nierenbecken. Z. urol. Chir. **24** (1928).

THIRIER: Cancer du rein d'origine traumatic probable. Clin. **1912**. Zit. bei PLESCHNER. THOREL: Weitere Beiträge zur Regeneration der Niere. Zbl. Path. **1907**, 4. — TROGU: Contributo allo studio della frattura del rene. Policlinico, sez. prat., **30**, H. 48, 1551—1553 (1923). — TUFFIER: Traumatismes du rein. Arch. gén. Tom. **22**, **23**. Zit. bei GÜTERBOCK.

VASCINSKIJ: Subkutane Verletzung einer akzessorischen Niere mit Spätblutung. Nov. chir. Arch. (russ.) **10**, H. 4, Nr 40, 621—625 (1926).

WAGNER: Die traumatische Hydronephrose. Fol. urol. (Lpz.) **6**, Nr 11 (1912). — WAGNER, A.: Nephrolithiasis nach Unfall. Mschr. Unfallheilk. **1912**, Nr 2. — WALDVOGEL: Über Nierenverletzungen. Dtsch. Z. Chir. **64**. — WASA, D. L.: Zur Diagnostik und Therapie geschlossener Nierenverletzungen. Nov. chir. Arch. (russ.) **1**, Nr 2, 232—240 (1925). — WILDBOLZ: (a) Histologischer Befund an einer Nephrotomienarbe. Z. Urol. **3**. (b) Über traumatische Hydronephrosen und Pseudohydronephrosen. Z. Urol. **1910**, 241. (c) Über die Folgen der Nierenspaltung. Dtsch. Z. Chir. **81**. — WOLFFHÜGEL: Ein seltener Fall von doppelseitiger Sackniere. Münch. med. Wschr. **1905**, Nr 42/43.

ZILL: Beitrag zur gröberen und feineren Anatomie der Nierenschußwunde. Inaug.-Diss. München 1918. — ZIMCHES, J.: Zur Frage über totale subkutane Nierenruptur. Nov. chir. Arch. (russ.) **12**, H. 2, Nr 46, 275—276 (1927) — ZINSTAG, J.: Ein Fall von schwerer Beckenläsion und Nierenlagerquetschung (der normalen Nierengegend) bei Dystopie der Niere dieser Seite. Schweiz. med. Wschr. **57**, Nr 18, 422—423 (1927).

Die ausländische Literatur nach 1922 ist den Referaten der Zeitschrift für Urologische Chirurgie entnommen.

III. Zusammenhangstrennungen und durch Gewalteinwirkungen bedingte krankhafte Veränderungen der Harnblase.

Von

Th. Fahr-Hamburg.

Mit 3 Abbildungen.

Die Harnblase ist häufiger als die Niere Gewalteinwirkungen ausgesetzt. Die Zahl der Blasenverletzungen, die Bartels schon im Jahre 1878 aus der Literatur sammeln konnte (rund 500 Fälle), ist etwa doppelt so groß wie die, welche die Küstersche Kasuistik der Nierenverletzungen im Jahre 1902 ausmachen. Auch an der Blase stellt, wie an der Niere, das männliche Geschlecht das Hauptkontingent, und zwar nicht nur bei den Stich- und Schußverletzungen, bei denen es ja keiner weiteren Begründung bedarf, sondern auch bei den subkutanen Verletzungen. Bartels fand unter 170 derartigen Zerreißungen nur 17, d. h. 10%, beim Weibe. Man spricht neben der geringeren beruflichen und sonstigen Gefährdung des weiblichen Geschlechts die große Weite des weiblichen Beckens und das Dazwischenliegen des Uterus zwischen Blase und Wirbelsäule als Ursache dieser Erscheinung an.

Auch an der Blase ist die am nächsten liegende Einteilung die in subkutane und offene Verletzungen.

1. Zusammenhangstrennungen ohne äußere Wunde.

Man unterscheidet hier nach Zuckerkandl u. a. die „traumatischen und die spontanen Rupturen" der Blase, wobei es sich bei den traumatischen um eine Gewalteinwirkung von außen, bei den spontanen um eine übermäßige Füllung bzw. plötzliche Drucksteigerung von innen handelt, die auf dem Wege der Überdehnung zu einer Sprengung der Wand führt. Mit Oehlecker möchte ich den Ausdruck „spontane" besser durch pathologische Blasenruptur ersetzen.

a) Zerreißungen durch äußere Gewalt.

Diese Zerreißungen können einmal durch Zusammenprall entstehen (Bartels), dabei kann entweder der betreffende Mensch in Bewegung sein, gegen einen festen Körper anprallen, wie beim Sturz, besonders beim Sturz aus großer Höhe, oder es kann der von der Verletzung betroffene in Ruhe, der zur Verletzung führende Körper in Bewegung sein (Faust-, Huf- [Caulk, Topa], Stockschlag, Fußtritt, Stoß [Lamont], Sturz [Rossi] usw.). Bemerkenswert ist ein Fall von Maisonnet und Salinier, wo ein Reiter auf einem bockenden Pferd in die Höhe geschleudert wurde und auf den stark vorspringenden, mit Kupfer beschlagenen Sattelknopf zurückfiel. Ferner kann die Blasenwand direkt zerquetscht werden, entweder trifft diese Quetschung die ganze untere Körperhälfte, wie bei Überfahrung und Pufferverletzung (GREENE, HANCOCK, MORRIS), oder es fällt ein schwerer Gegenstand auf den Bauch, wie bei FROMME eine Drehbank, oder die Blase wird, wie gelegentlich bei der Geburt zwischen die Symphyse einerseits, den Kindskopf bzw. ein geburthilfliches Instrument andererseits eingeklemmt und gequetscht[1]. Außerdem besteht die Möglichkeit, daß bei einem — subkutanen — Beckenbruch ein Knochensplitter in die Harnblase eindringt und sie zerreißt. Auch durch abnorme Muskeltätigkeit — übermäßige Wirkung der Bauchpresse — kann die Blase zum Bersten gebracht werden; Heben schwerer Lasten (SUETINOW, Ruptur nach dem Heben eines Zementfasses, zit. nach SELDOWITSCH); Wehentätigkeit kommen hier als auslösende Momente in Frage. Derartige Blasenverletzungen unter der Geburt werden bis in die neueste Zeit immer wieder besprochen. DUVALL, ebenso ZACHARIAE berichten über Rupturen bei einer Erstgebärenden mit sonst anscheinend normalem Verlauf, die bei DUVALL zum Tode führte. HAGENBUCH hat noch bei einer 43jährigen Sechstgebärenden einen Längsriß an der hinteren Blasenwand gesehen. Manchmal sind es Zwillingsgeburten, wie bei CAUCCI, manchmal sind es Gewalteinwirkungen durch die Zange, wie bei BROUHA und FORET, COTTE und BELLOIR, die zur Blasenzerreißung führen. JAHREISS hat einen Fall mitgeteilt, wo im Anschluß an eine unkomplizierte Geburt, bei allerdings sehr kräftigen zweistündigen Wehen, eine Schädigung der Blasenwand resultierte, die nicht zu einem eigentlichen Riß, aber zu einer Fistelbildung führte. Gelegentlich kann es bei der Lithotripsie zur Blasenzerreißung kommen (GOTTLIEB). Bemerkenswert sind ferner die Fälle von KENNARD und SCHUBERT, wo der Koitus als Ursache der Blasenzerreißung angeschuldigt werden mußte. Bei KENNARD war es eine unter schwerer Alkoholwirkung stehende Frau mit stark gefüllter Blase, im Fall SCHUBERT bestand eine Mißbildung: rudimentäre Uterusanlage mit Scheidendefekt. Der Koitus war in die erweiterte Harnröhre vorgenommen worden. — Kurz erwähnt sei hier noch ein Fall von LAMONT, wo im Anschluß an Diathermiebehandlung eines Papilloms die Blase im Bereich eines Divertikels gerissen war.

Was den Mechanismus der Zusammenhangstrennung anlangt, so ist bezüglich der direkten Zerquetschung und Zerreißung durch Knochenstücke usw. kein Wort weiter zu verlieren, bei den sonst erwähnten Gewalteinwirkungen (Zusammenprall, übermäßige Muskelwirkung) kommt natürlich die hydrodynamische Sprengwirkung in erster Linie in Betracht; je stärker die Blase im Moment der Gewalteinwirkung gefüllt ist, desto mehr wird diese Sprengwirkung in Erscheinung treten können. Die Disposition der vollen Blase für den Sprung erwähnt schon von ROONHUYSEN im Jahre 1674. Die Betrunkenheit, bei der sich die Blase sehr oft im Zustande übermäßiger Füllung befindet, spielt infolgedessen in der Krankengeschichte der Blasenzerreißung eine sehr große Rolle. So notiert BARTELS 57 Fälle, wo beim Fall in betrunkenem Zustande Blasenzerreißung eingetreten war. BARTELS glaubt, daß die Betrunkenheit hier auch insofern von ungünstigem Einfluß sei, als die Blase durch die Alkoholnarkose eine bedeutende Einbuße ihrer natürlichen Elastizität erlitte. Dagegen hält er es für das Zustandekommen der Ruptur für bedeutungslos, ob eine Harnröhrenstriktur vorhanden ist oder nicht.

Wie BARTELS betont, reißt viel eher die Blasenwand, als daß der Tonus des Sphinkters überwunden würde; da der Urin also doch nicht in die Harnröhre

[1] Wenn auch nicht direkt vergleichbar, seien hier die Perforationen erwähnt, die manchmal unter dem Druck eines Mutterringes zustande kommen und die zur Entstehung von Blasenscheidenfisteln führen. Es handelt sich hier natürlich um ganz allmählich entstehende Schädigungen.

ausweichen kann, ist es auch gleichgültig, ob eine Harnröhrenstriktur vorhanden ist oder nicht.

Bezüglich des Sitzes unterscheidet man intra- und extraperitoneale Zerreißungen. Die intraperitonealen Risse sind nach der Zusammenstellung von BARTELS etwa doppelt so häufig wie die extraperitonealen; die intraperitonealen Risse sitzen ganz vorwiegend hinten, die extraperitonealen vorn, die letzteren sind in der Mehrzahl der Fälle mit Beckenbrüchen vergesellschaftet.

Als bevorzugte Stelle für den Sitz des Risses geben v. STUBENRAUCH und NORDMANN (neuerdings von KLINDT bestätigt) die hintere obere Wand an, den Blasenscheitel (NORDMANN), während in der Zusammenstellung von BARTELS auf 24 Risse am Scheitel 39 kommen, in denen der Riß an der dem Promontorium gegenüberliegenden Stelle lag. BARTELS erklärt dies in folgender Weise: Beim Stoß gegen den Bauch wird die Harnblase zwischen Bauchdecken und Wirbelsäule eingeklemmt. An der Wirbelsäule kommt die am meisten vorspringende Stelle, also das Promontorium, am meisten zur Wirkung, entweder wird die Blase durch den Druck des Promontoriums entzweigesprengt, oder die eingeklemmte Harnblase platzt an ihrer obersten Stelle. Auch HANISON beschuldigt den Druck des Promontoriums, während RIVINGTON die Sache so erklärt, daß die Hinterwand am wenigsten durch die Umgebung geschützt sei, so daß der Hauptnachdruck des vorne erfolgenden und durch die Flüssigkeit übertragenen Stoßes auf die hintere Wandfläche wirkt. Zu dem Ergebnis, daß die hintere Wand bevorzugt sei, kommen im wesentlichen auch v. STUBENRAUCH und BERNDT. Den Druck des Promontoriums im Sinne von BARTELS lehnen sie aber beide ab (s. oben); v. STUBENRAUCH meint, die vordere Blasenwand und der untere Teil der Hinterwand seien durch die Umgebung (Bauchdecken, Symphyse, Wirbelsäule, gefülltes Rektum) geschützt, nur die obere hintere Wand entbehre dieses Schutzes und die Zerreißung der Harnblase erfolge stets an der schwächsten Stelle, wobei es aber nicht nötig sei, daß die schwächste Stelle im anatomischen Sinne auch die schwächste Stelle im physikalischen Sinne sei. Nach BERNDT kann man die Blase mit einem Gummiballon vergleichen, der, abgesehen von einem kleinen Abschnitt, mit einem festen Schutzmantel umgeben ist. Trifft nun diesen Ballon stumpfe Gewalt, so reißt er da, wo die Hülle fehlt; am besten ist nach ihm die Blase da geschützt, wo sie von dem knöchernen Gürtel umgeben wird; überragt die Blase bei starker Füllung die Symphyse, so sind die hinteren oberen Partien gefährdet, weil diese nur den geringen Gegendruck der Därme als Schutz haben, hier entstehen deshalb seiner Ansicht nach in der Regel die intraperitonealen Risse. Sitzt der Riß tief unten im kleinen Becken, so meint BERNDT für diese Fälle, daß im Augenblick der Verletzung der Füllungszustand der Blase wohl nur mäßig gewesen sei, daß sie in das Becken hinabgepreßt und an dem Teil zerrissen wurde, der den Beckenboden getroffen hat, während der Scheitel durch den Widerstand der einwirkenden Gewalt selbst geschützt sei.

Die Blase kann von innen nach außen (FRIEBERG, v. STUBENRAUCH, NORDMANN) und von außen nach innen reißen (v. BECK), in einem Fall von SELDOWITSCH, war Serosa und Mukosa zerrissen, die Muscularis intakt. v. STUBENRAUCH hält den Entstehungsmodus von innen nach außen für den gewöhnlichen, sozusagen gesetzmäßigen. Über die Richtung, in der die Blasenrisse verlaufen, läßt sich nach BARTELS nichts sicheres sagen, bald wird horizontaler, bald vertikaler, bald transversaler, bald auch halbmondförmiger Verlauf angegeben. BARTELS glaubt, „daß für diese Spaltungsrichtungen die zufällig stärkere Entwicklung der einen oder anderen in den verschiedensten Zügen in der Harnblasenwand verlaufenden Muskelschichten maßgebend sein werden“. Zu einem entsprechenden Ergebnis kommt auch v. STUBENRAUCH. BERNDT hält die

Vertikalrisse für die häufigeren. Gewöhnlich kommen die Risse in der Einzahl vor, sie können aber auch gleichzeitig an mehreren Stellen entstehen; unter 169 Fällen seiner diesbezüglichen Zusammenstellung hat BARTELS 12mal mehrfache Blasenrisse angegeben gefunden, 10mal war dabei die Blase an zwei, 2mal an drei Stellen gerissen (s. auch SCHLANGE).

Zum Nachweis der Blasenruptur hat VAUGHAN neuerdings die Röntgendurchleuchtung nach Lufteinblasung angegeben. Ist ein Riß entstanden, so tritt die Luft in die Bauchhöhle und kann hier auf der Röntgenplatte nachgewiesen werden. Ob das Verfahren freilich so unschädlich ist, wie der Verfasser meint, bleibt fraglich.

b) Pathologische Blasenzerreißung („spontane Ruptur").

Zunächst ist hier die Frage zu erörtern, inwieweit die mit normaler Wandung ausgestattete Blase durch einfache Überfüllung zum Platzen gebracht werden kann. Die Füllungsmöglichkeit der Blase wird verschieden angegeben, nach RAUBER beträgt sie 1580 ccm, ULLMANN konnte allerdings 2070 ccm, DITTEL sogar 5000 ccm[1] in die Blase der Leiche eintreiben. FRIEBERG hat einen Fall beobachtet, bei dem mit Katheter 3500 ccm entleert werden konnten. Daß es an sich möglich ist, durch forzierte Füllung die Blase schließlich zu sprengen, kann natürlich nicht bezweifelt werden. Doch ist es nach den experimentellen Untersuchungen, die HOUEL, v. STUBENRAUCH und BERNDT vorgenommen haben, kaum möglich, bestimmte in Zahlen ausdrückbare Gesetze dafür zu geben, wann im Einzelfall die Blase reißt. Es läßt sich wohl die Festigkeit der Blase berechnen, wenn man Dicke und Durchmesser kennt; wie v. STUBENRAUCH aber mit Recht betont, ist die Elastizität an der Leiche nicht die gleiche wie am Lebenden. Man muß also, wenn man an der Leiche experimentiert, diesen wichtigen Faktor ausschalten, und damit wird es unmöglich, die Versuchsergebnisse an der Leiche ohne weiteres auf die Verhältnisse am Lebenden zu übertragen. Wie ZUCKERKANDL angibt, ist es gelegentlich auch bei Füllungen der Blase, die zu therapeutisch-diagnostischen Zwecken unternommen worden sind, zu derartigen Zerreißungen gekommen. ZUCKERKANDL selbst hat zwar bei sehr zahlreichen Beobachtungen nie etwas derartiges gesehen, er gibt aber zu, daß bei Überschreitung des Fassungsvermögens oder durch plötzliche brüske Eintreibung der Flüssigkeit dieses „fatale Ereignis" wohl eintreten kann.

Daß die gesunde Blase durch retinierten Harn zur Ruptur gebracht wird, hält ZUCKERKANDL nicht recht für wahrscheinlich, auch TYMINSKI bestreitet das, ZUCKERKANDL zitiert aber einen Fall von FRASER, bei dem der betreffende Patient nach reichlichem Biergenuß mit heftigem Schmerz aus dem Schlafe erwachte und bei der Laparotomie einen intraperitonealen Riß in der Blase zeigte, auch BROWN berichtet von einem 26jährigen Manne, der sich durch stärkeres Drängen bei der Stuhlentleerung eine extraperitoneale Blasenzerreißung zuzog, und nach diesem Autor scheint es möglich, daß durch starkes Pressen die gesunde Blasenwand bei Männern im besten Alter zerreißt. Auch JILOW beschreibt eine solche Ruptur bei einem 40jährigen Manne, bei dem kein Trauma vorangegangen war. Weitere, namentlich mikroskopische Untersuchungen der Blasenwand scheinen aber hier noch notwendig. Bei vielen Beobachtungen ist doch mit einer vorangehenden Wandschädigung (Alkohol usw.) zu rechnen. Hier ist ein Fall von BELITZKI zu erwähnen: 48jähriger Arbeiter, der im angetrunkenen Zustand auf der Straße einschlief und der

[1] Der Füllungsgrad, bei dem gerade eine Zerreißung der Blase an der Leiche herbeigeführt wurde, schwankte bei ULLMANN zwischen 360 und 2070 ccm, bei DITTEL zwischen 300 und 5000 ccm.

während des nächsten Tages und der ganzen Nacht nicht urinieren konnte. An der Spitze der Harnblase eine zweifingerbreite Ruptur. Der Rausch spielte auch bei den von BELORUSEC, GUDYNSKIJ und TYMINSKI beschriebenen Fällen eine wesentliche Rolle in der Vorgeschichte. Bei dem Fall von GUDYNSKIJ, der letal endigte, fand sich bei der mikroskopischen Untersuchung eine fettige Degeneration der Wand. Diese Fälle von „spontaner Ruptur", bei denen die Blasenwand irgendwie in ihrer Widerstandsfähigkeit und Elastizität gelitten hat, bereiten dem Verständnis natürlich keine Schwierigkeit; hier werden unter Umständen sogar schon relativ geringe Dehnungen ein Reißen der Blasenwand herbeiführen können (R. WAGNER). Die Ursachen, mit denen man die Wandschwächung der Blase wieder in Zusammenhang bringen muß, sind natürlich nicht einheitlich.

ZUCKERKANDL erwähnt einmal die Divertikelbildung in der Blase, die er verantwortlich macht, wenn es bei der Lithotripsie gelegentlich beim Auspumpen der Blase zu Zerreißungen kommt. Hierher gehören natürlich die Fälle, bei denen es im Anschluß an eine Prostatahypertrophie zu Blasenzerreißungen gekommen ist (MOSER, OEHLECKER). Besonders interessant ist ein von OEHLECKER mitgeteilter Fall, wo bei einem Prostatiker die Blase riß, als er sich im Bett von einer Seite auf die andere legte. OEHLECKER meint, es sei in diesem Falle schon vorher — bei einem vergeblichen Versuch, Wasser zu lassen — die stark gefüllte Blase eingerissen und dann bei besonders ungünstiger Lage — beim Herumwerfen im Bett — völlig zerrissen. Der Gedanke, daß hier eine Entzündung der Blasenwand vorgelegen hat ist naheliegend, und natürlich spielt als Ursache der Blasenwandschwäche gerade auch die Entzündung eine Rolle; so sah ZUCKERKANDL in einem Fall eitriger Parazystitis die Zerreißung während des Pressens beim Wasserlassen eintreten. Besonders sind hier die Entzündungen der Blase zu erwähnen, die sich im Anschluß an Erkrankungen des Zentralnervensystems, besonders bei Tabes und Paralyse (DITTRICH, NIKOLAYSEN), einstellen; in einem Fall von DITTRICH, bei dem es sich um Lues cerebrospinalis handelte, nimmt dieser Autor analog dem OEHLECKERschen Fall an, daß es sich zunächst um eine unvollständige Zerreißung gehandelt hat, die durch eine übermäßige Bewegung zu einer vollständigen wurde. v. HERTING hat in 3 Fällen von „nicht traumatischer Harnblasenruptur bei paralytisch Geisteskranken" die Wand histologisch untersucht; er fand dabei kolloid-hyaline Veränderungen, sowie fettige Degeneration der Muskelfasern. Es ist natürlich nicht leicht zu sagen, ob sich diese Degeneration erst im Anschluß an die Zystitis entwickelt hat, oder inwieweit sie schon primär unter dem Einfluß der nervösen Störung aufgetreten ist. Als eigentümlichen Sonderfall erwähnt ZUCKERKANDL eine Beobachtung von ROSENTHAL, wobei es gelegentlich der BOTTINIschen Operation durch Gasspannung infolge Verdampfung der am Instrument sich niederschlagenden Wassertröpfchen zu einer Wandzerreißung kam. Manchmal ist die Ätiologie dunkel, wie in den Fällen von HOSEMANN und PASCHKIS.

2. Offene Verletzungen.

Man unterscheidet dabei einmal Stichverletzungen, wozu die Pfählungen zu rechnen sind, Schnitt- und Hiebwunden und schließlich die Schußverletzungen.

a) Stichverletzungen.

Als verletzende Instrumente werden in den Statistiken von BARTELS und WOLFER angegeben

1. wahre Stichwaffen, wie Lanze, Degen, Messer, Dolch, Heugabelzinken,
2. spitz-stumpfe Gegenstände, wie Gitterstangen, Stäbe, Baumast, Heugabel-, Stuhl-, Besen-, Schaufelstiel, Stock, Deichselstange, heißes Eisen, Bleistift,
3. Tierhörner (Stier, Bison).

Der Weg, den die Stichverletzung bzw. Pfählung nimmt, kann von der Regio glutaea vom Damm durch die Foramina obturatoria, Foramina ischiadica, durch die Bauchdecken der Regio hypo- und mesogastrica (bzw. Subregio pubica und inguinalis), in seltenen Fällen sogar durch den knöchernen Beckengürtel hindurch (WOLFER) in die Blase führen. Die eigentlichen Stichverletzungen mit Messer, Lanze usw. betreffen natürlich meist die Regio pubica und inguinalis (WOLFER).

Bei den Pfählungsverletzungen, die dadurch entstehen, daß der Körper mit der Dammgegend auf einen spitzen oder spitz-stumpfen Gegenstand auffällt, unterscheidet STIASSNY, der sich mit dieser Verletzungsart besonders beschäftigt hat, drei Gruppen:

1. die Blase wird von der Pfahlspitze direkt getroffen,
2. der Anprall der Blase an das Schambein kann ein so starker sein, daß es an der Vorderwand zum Bersten und zum Erguß in das Cavum Retzii kommt. Doch muß diese Verletzungsart eigentlich den im vorigen Abschnitt abgehandelten Quetschungen zugerechnet werden und auch die dritte der von STIASSNY aufgestellten Gruppen gehört streng genommen ebendahin. STIASSNY versteht darunter die Fälle, bei denen die Blase durch den Pfahl selbst oder den Stoß gegen die Beckenwand gequetscht wird, so daß es zu zirkumskripter Nekrose und dann zum Durchbruch des Urins kommt. Beim Weibe erleichtert die Vagina Pfählungsverletzungen mehr als der widerstandsfähigere Damm des Mannes. Doch überwiegt bei den gesamten Stichverletzungen das männliche Geschlecht durchaus. BARTELS hat in diesem Abschnitt seiner Statistik nur zwei weibliche Individuen, darunter eine junge Dame, die vom Pferde fiel, wobei sich ihr ein Bleistift durch die Scheide in die Blase einbohrte. Kasuistische Beiträge lieferten neuerdings noch HÄGGSTRÖM (15 Fälle, Pfählung durch Stange, Pfahl, Heugabel; 2 Fälle, Ausgußrohr einer Ölkanne), BELLOT (Stange), KELLER (Stange), SCHRÖDER (Forkenstiel); (s. auch die zusammenfassende Darstellung MADELUNGS über die Pfählungsverletzungen des Afters und des Mastdarms).

Besonders zu erwähnen sind die Stichverletzungen, die nicht von außen, sondern vom Körperinnern her die Blase verletzen, wie beim Katheterisieren oder bei einem Fall von NEUMANN, wo der Ansatz einer Klystierspritze vom Mastdarm her in die Blase drang. SALOLON teilt einen Fall mit, wo ein 28jähriges Mädchen, das sich schwanger glaubte, eine Stricknadel in stehender Haltung in die Scheide eingeführt und sich dabei sowohl das Rektum, wie die Blase verletzt hatte.

b) Hieb- und Schnittwunden.

Nach BARTELS kommen Hiebwunden an der Blase überhaupt nicht vor. Doch gibt WOLFERS als Beispiel für eine Hiebverletzung Sensenschlag bei einer Rauferei an, wobei allerdings Hieb und Stich kombiniert waren, die Sensenspitze war dem Gegner durch das Foramen ischiadicum in die Blase eingedrungen (WEISCHER).

Die Schnittverletzungen hat BARTELS nicht besonders behandelt. Er meint, „soweit es sich um zufällige akzidentelle Vorkommnisse, nicht um akiurgisch intendierte Maßnahmen handelt", deckten sie sich mit den Stichwunden der Harnblase. Andere Autoren, wie WOLFER, haben aber doch eine schärfere Scheidung vorgenommen. Für zufällig entstandene Schnittwunden gibt dieser

Autor allerdings nur zwei Beispiele an: eins, wo der scharfe Rand einer Tür die Verletzung herbeigeführt hatte (BOSSHARD), sowie einen Fall von KÖHLER, wo ein Dienstmädchen auf eine brennende Lampe fiel und sich dabei durch die Glasscherben Schnittwunden an Damm und Blase zuzog.

Häufiger sind die ungewollt bei Operationen (Herniotomie, vaginale und abdominelle Eingriffe am weiblichen Genitale) entstehenden Schnittverletzungen, die ja auch BARTELS streift.

c) Schußverletzungen.

Über die Schußverletzungen der Blase hat der Weltkrieg eine äußerst umfangreiche Literatur hervorgebracht. Da die Schußverletzungen der Blase als relativ selten gelten — BARTELS fand bis zum Jahre 1878 in der gesamten Weltliteratur 285 Fälle — so wurden, namentlich im Beginn des Weltkrieges, sehr viele einschlägige Einzelbeobachtungen mitgeteilt, so viele, daß es auch im Rahmen einer Handbuchdarstellung kaum ratsam ist, auf diese sich natürlich häufig wiederholende Kasuistik im einzelnen einzugehen. Nach dem Kriege laufen die Mitteilungen natürlich wieder spärlich (BERNASCONI, JIANU u. a.). Was oben von den Blasenverletzungen im allgemeinen gesagt wurde, daß sie häufiger als die Nierenverletzungen sind, das gilt auch für die Schußverletzungen im besonderen (THELEN, KÖRTE). So hat KRASKE unter 73 Bauchschüssen 8mal Blasenzerreißungen gesehen. Immerhin lassen die Erfahrungen in Kriegszeiten die Schußverletzungen der Blase als relativ selten erscheinen. OTIS hat im amerikanischen Sezessionskrieg unter 408 712 Verwundeten 189, d. h. 0,05% Blasenschüsse festgestellt, FISCHER im Kriege 1870/71 unter 95 851 Verwundeten 57, das ergibt etwa die gleiche Prozentziffer wie bei OTIS, nämlich 0,05%. Für den Weltkrieg wird sich eine solche statistische Berechnung wohl kaum durchführen lassen.

Was den Mechanismus der Schußverletzung anlangt, so kommt es, wenn die gefüllte Blase getroffen wird, natürlich zu einer hydrodynamischen Sprengwirkung; doch spielt dieser Mechanismus nach KIELLEUTHNER praktisch doch nicht die Rolle, wie man zunächst denken sollte, denn der Sprengwirkung arbeitet die Elastizität der Blase entgegen. PAWLOW (zit. bei KIELLEUTHNER) hat die Verhältnisse an einem mit Wasser gefüllten Kautschukballon studiert: Bei Nahschüssen zeigte der Ballon einen kleinen Ein- und Ausschuß bei scheinbar unveränderter Form während des Durchschusses; bei einer Kontrolle des Vorgangs durch kinomatographische Aufnahme sah man aber im Moment der Durchbohrung eine enorme Aufblähung des Ballons. Würde man den Ballon mit einer unnachgiebigen Hülle aus Holz z. B. umgeben, so würde er samt seiner Hülle auseinanderfliegen. Von Wichtigkeit sind hier ferner die Versuche von KÖHLER. Schoß er auf eine prall gefüllte Blase, so sprang sie, dagegen tat sie es nicht, wenn sie nur mäßig gefüllt war. Im ersten Fall ist die Elastizität voll in Anspruch genommen, im zweiten nicht, und KIELLEUTHNER folgert daraus, daß eine wirkliche Sprengwirkung nur bei äußerst gefüllter Blase, also anscheinend nur selten vorkommt.

Die Schußverletzung der Blase kann von vorn, vom Damm, durch das Foramen obturatorium, vom Rücken oder vom Mastdarm aus erfolgen [OPPENHEIMER (Abb. 1)].

Wie bei der Niere, teil man auch bei der Blase die Schüsse ein in Streifschüsse, Prellschüsse, Durchschüsse und Steckschüsse.

Auch wenn das Geschoß nahe an der Blase vorbeigeht, kann es zu Blutungen aus der Blase kommen, ohne daß die Blasenwand verletzt ist, es kommt zu Suggillationen, aus denen es durch Platzen der kleinen Gefäße blutet. (Sprengung der Schleimhaut durch Rasanz des vorbeieilenden Geschosses, BARZNER, KIELLEUTHNER.)

Für die Form, für das Aussehen der Blasenschüsse ist es von großer Wichtigkeit, daß der Blasenwand hohe Elastizität zukommt. Während es an der Niere die mehr brüchige Konsistenz des Parenchyms mit sich bringt, daß von dem Schußkanal in der Regel Risse in die Umgebung ausstrahlen, liegen an der Blase die Verhältnisse wesentlich anders. Die Blase hat bei einfachen Lochschüssen die Eigenschaft, sich stark zu kontrahieren (HÄSSNER u. a.). Die Löcher werden dadurch sehr klein (BURCKHARDT und LANDOIS), wie LÄWEN betont, können

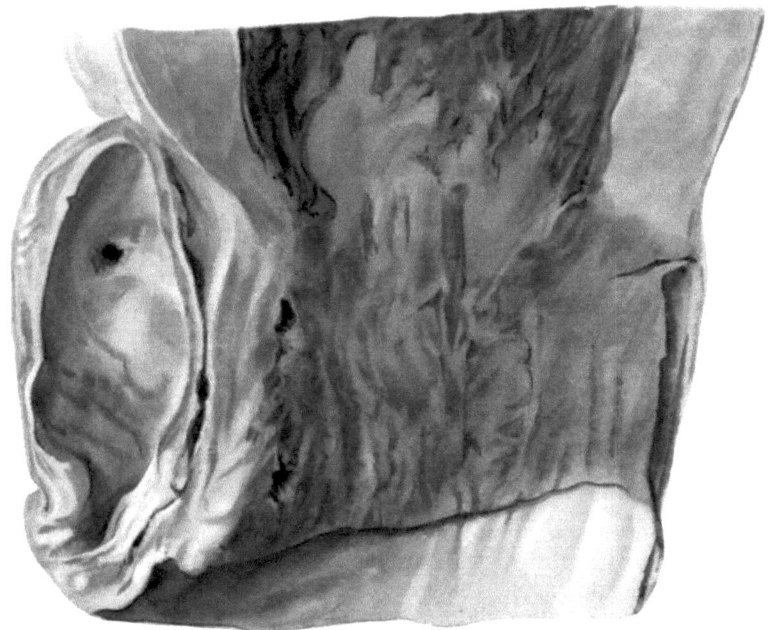

Abb. 1. Schußverletzung der Blase. Blase erheblich kontrahiert.

die Löcher so klein sein, daß man sie bei der Operation nicht findet, auch ENDERLEN und SAUERBRUCH erwähnen einen Fall, wo bei der Laparotomie an der Blase eine Verletzung nicht zu entdecken war und erst nach Druck auf das mäßig gefüllte Organ Urin in die Handfläche sprudelte. Wie LÄWEN betont, können sich die Schichten der Blasenwand wieder so aufeinander legen, daß am Präparat eine Sondierung durch die ganze Wanddicke nicht gelingt. Es liegt auf der Hand, daß — aseptische Verhältnisse vorausgesetzt — unter diesen Umständen die Verklebung der Wundränder und dadurch die Heilung stark begünstigt wird; so war in einem von HÄSSNER beobachteten Fall in einer walnußgroß kontrahierten Blase nach 10 Tagen die Stelle der Verletzung kaum zu sehen. Einen analogen von CHIARI sezierten Fall erwähnt KIELLEUTHNER. Natürlich ist die eben besprochene Form der Verletzung nur dann zu erwarten, wenn es sich um die modernen kleinkalibrigen Infanteriegeschosse oder Schrapnellkugeln handelt und wenn der Schußgang typisch verläuft, d. h. wenn es kein Querschläger ist und wenn nicht mit dem Schuß Tuchfetzen, Knochensplitter[1]

[1] Bei den Fremdkörpern, die in die Blase mitgerissen werden, ist auch ein Fall von ARONSTAMM zu erwähnen, wo bei einer Heugabelverletzung ein Strohhalm mit in die Blase gedrungen war. ZUCKERKANDL erwähnt auch Spitzen metallener Klingen und Holzspäne bei Pfählungen.

usw. mitgerissen werden, die natürlich Veranlassung dazu geben, daß die Schußöffnung unregelmäßig zackige Form annimmt. Als besondere Form dieser Komplikation werden von BLUM die sog. Geldbörsenschüsse beschrieben: Ein Geschoß trifft die Geldbörse und reißt den Inhalt explosionsartig nach Art eines Dum-Dumgeschosses in die Umgebung, wo gewaltige Zerstörungen angerichtet werden.

Handelt es sich um Granatverletzungen, so kann es natürlich auch ohne die erwähnten Komplikationen zu gewaltigen Zerreißungen und Zerfetzungen kommen (Abb. 2); so beschreibt GRISSON einen Fall, wo von der Blase allein das Trigonum übrig geblieben war.

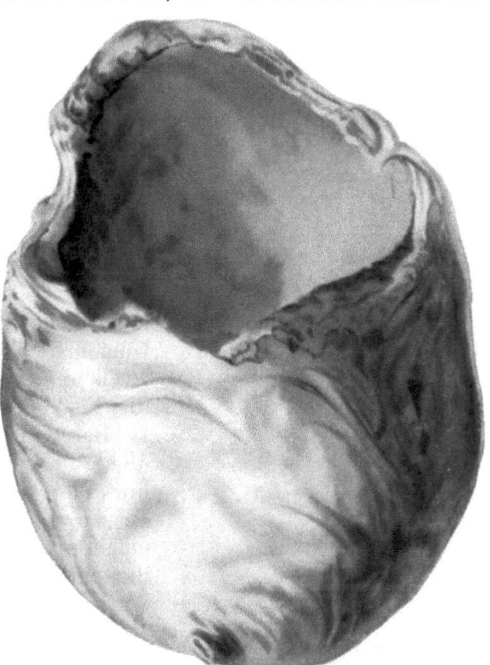

Abb. 2. Starke Zerreißung der Blase durch Granatverletzung.

Besondere Bedeutung beanspruchen an der Blase die Steckschüsse. Sie kommen prozentual sehr häufig vor, nach ZUCKERKANDL sind 33% der Blasenschüsse Steckschüsse, KIELLEUTHNER notiert bei seinem Material sogar 50%. Man muß dabei einmal die Fälle unterscheiden, bei denen das Geschoß in die Blase gelangt und hier liegen bleibt — das ist weitaus die Mehrzahl der Fälle — weiterhin kann es aber auch vorkommen, daß das Geschoß eben noch bis zur Blasenwand gelangt, nicht mehr die Kraft hat, sie völlig zu durchbohren und in der Wand selbst stecken bleibt. KIELLEUTHNER hat einen derartigen Fall mitgeteilt, gewöhnlich bricht dann die Kugel noch sekundär in die Blase ein, wie das KIELLEUTHNER an zwei eigenen Beobachtungen beschreibt. Die Projektile können bei Steckschuß durch die Urethra wieder nach außen entleert werden, und zwar gilt das nicht nur von den glattwandigen Kugeln wie bei BLUM, ZUBRZIKY und KAPPIS, sondern gelegentlich auch von Granatsplittern; so beschreibt NOBILING die Entleerung eines Splitters von 1,4 cm Länge und 7 mm Breite. Daß die Entleerung dieser unregelmäßig geformten Geschoßstücke durch die Harnröhre auf größere Schwierigkeiten stößt und besonders schmerzhaft ist, liegt auf der Hand.

Geschosse können lange in der Blase liegen, ohne zu inkrustieren. So berichtet BLUM von einem Granatsplitter, der $2^1/_2$ Jahre in der Blase lag, ohne inkrustiert zu sein. BLUM meint, die metallischen Fremdkörper hätten bakterizide Kraft und hemmten die ammoniakalische Harngärung. In der Mehrzahl der Fälle scheint es aber doch zu einer Inkrustation der Geschosse zu kommen, wie dies die Mitteilungen von BERTLICH, BREZIANU, FIELITZ, FLECHTENMACHER, GOLDBERG, v. HACKER, HANC, LOHNSTEIN, SCHWENKE dartun. Nach FISCHER riefen von 44 Steckschüssen 34 eine Steinbildung hervor. Leichter noch als bei Metallteilen wird es bei mitgerissenen Tuchfetzen und Knochensplittern zur Inkrustation kommen (BRUNS, PRIGL, LOHNSTEIN, SCHWENKE). Steinbildung nach Schußverletzung ohne das Geschoß als Kern beschreiben PFISTER, TEPOSU.

Anhang.

Über einen ganz eigenartigen Fall von Blasenruptur während der Geburt nach hochgradiger Dilatation der Harnblase, der Harnleiter und Nierenbecken infolge eines klappenartigen Verschlusses am Orificium urethrae internum berichtet C. O. SCHMIDT. Die Abb. 3 zeigt die enorme Auftreibung des Leibes durch die geradezu ungeheuerliche Dilatation der Blase. Die Blase war mit der Vorderwand des Bauches verwachsen, und es fand sich in der Nabelgegend ein kleiner Einriß (s. Abb. 3), der alle Schichten der Bauchwand und die Blase selbst durchsetzte, so daß eine Verbindung zwischen dem Blasenlumen und der Außenwelt zustande kam.

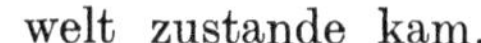

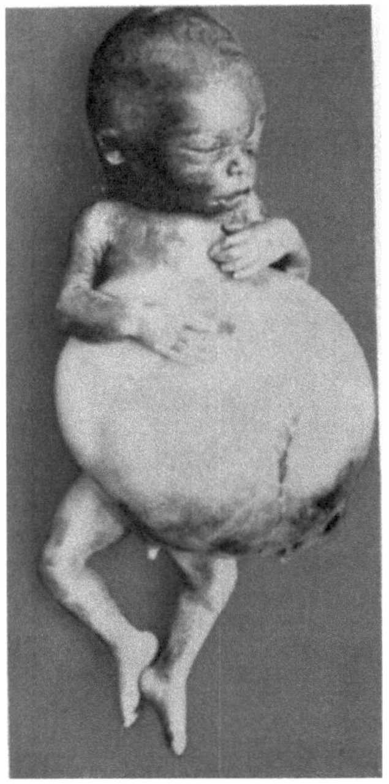

Abb. 3. S. Text, S. 784, Anhang.

Folgen und Komplikationen der Blasenverletzungen.

Als direkte Folgeerscheinung sehen wir, wie bei der Niere, Blutung und Harninfiltration der Umgebung. Die Komplikationen teilt WOLFER in primäre, sekundäre und tertiäre; bei der ersten Gruppe kommen die gleichzeitigen Verletzungen der Umgebung, vor allem die Eröffnung des Peritoneums, in Frage, bei der zweiten Zystitis, Beckenphlegmone und Abszesse, bei der dritten die Fisteln, ferner die Steinbildung.

Bei den gleichzeitigen Verletzungen ist vor allem die Eröffnung des Peritoneums wichtig[1] und man hat unter diesem Gesichtspunkt die Blasenverletzungen in extra- und intraperitoneale eingeteilt; schon VAN ROONHUYSEN unterscheidet die schlechtere Prognose der Verletzung am Grunde der Blase (intraperitoneal) von der besseren am Halse der Blase (extraperitoneal). Auch bei extraperitonealer Blasenverletzung kann nach LÄWEN Blut und Urin in die Bauchhöhle treten, wenn z. B. ein Geschoß vorher in die Rektovesikaltasche ein genügend großes Loch ins Peritoneum gerissen hat, um Flüssigkeit durchzulassen. Ebenso können neben einer extraperitonealen Blasenzerreißung Knochensplitter das Peritoneum verletzen und so dazu führen, daß Urin nachträglich auch aus extraperitoneal gelegenen Blasenwunden in die Bauchhöhle tritt. Schließlich kann die Verletzung der Blase selbst auch von vornherein gleichzeitig intra- und extraperitoneal sein. Merkwürdig ist ein Fall von NOBE, wo bei einer intraperitonealen Blasenzerreißung eine Schlinge des S Romanum in die Blase sank und die Öffnung nach der Bauchhöhle zu abschloß. Bei den subkutanen Verletzungen, aber auch bei den Schußverletzungen kann die Verletzung aseptisch sein und bleiben (HORTOLOMEI: Fall von Schrapnellkugel, anderer Fall von Knochensplitter in der Blase nach Revolverkugelverletzung ohne nennenswerte Blasensymptome), doch ist die Gefahr einer Infektion bei der Harnblase, namentlich bei gleichzeitiger Verletzung der Umgebung (Rektum!) immer sehr naheliegend.

[1] Einen besonders eigentümlichen Fall von Komplikation einer Blasenverletzung hat GOTTSTEIN mitgeteilt. Es war Rektum und Blase durchschossen, der Stuhl passierte nur durch die Blase und wurde durch die Urethra entleert. Durch den Mastdarm entleerte sich weder Kot noch Urin. GOTTSTEIN vermutet als Ursache einen Ventilverschluß.

Es kann zu einer Zystitis, einer Parazystitis mit Abszeß und Phlegmonenbildung in der näheren und weiteren Umgebung der Blase und bei Eröffnung des Peritoneums vor allem zu einer Peritonitis kommen. Durch diese sekundäre Eiterung können Geschosse, die ursprünglich in der Blasenwand steckengeblieben waren, frei werden und in die Blase durchtreten (KRECKE, KIELLEUTHNER). Die von WOLFER als tertiär bezeichneten Folgen der Harnblasenverletzung sollen im nächsten Abschnitt besprochen werden, soweit es nicht schon geschehen ist (s. oben Steinbildung).

3. Ausgänge der Harnblasenverletzungen.

Von Hippokrates bis ins 16. Jahrhundert galt die Blasenverletzung als absolut tödlich; wie aber BARTELS mit Recht hervorhebt, handelt es sich dabei um ein sehr lehrreiches Beispiel blinden Autoritätsglaubens gegen bessere Überzeugung. BARTELS meint, es seien auch damals sicher schon Heilungen bei Blasenverletzungen beobachtet worden, man habe aber mit Rücksicht auf die Autorität des Hippokrates entweder an der Richtigkeit der eigenen Diagnose gezweifelt oder aus Furcht vor der zu erwartenden Kritik nicht gewagt, die Fälle bekannt zu geben. BARTELS waren natürlich schon eine große Reihe geheilter Blasenverletzungen bekannt, doch hielt er (im Jahre 1878) die intraperitoneale Blasenverletzung noch für absolut tödlich, auch das trifft heutzutage nicht mehr zu. Von 47 Blasenschüssen z. B., die KIELLEUTHNER beobachtet hat, starben 15; 13 dieser 47 Fälle waren intraperitoneale Verletzungen mit 10 Todesfällen; die Prognose ist also bei dieser Verletzung auch heute noch sehr ernst, aber doch nicht absolut schlecht. Wie oben schon geschildert, ist die Tendenz zur Heilung an der Blase unter Umständen sogar eine recht gute, wie auch CARL betont, und der Grund für diese günstige Tendenz ist (s. oben) die Fähigkeit der Blase, sich sehr stark zusammenzuziehen und damit die Wunde zu schließen. Früher glaubte man, daß sich rasch ein Wundschorf bilde, der das Austreten des Urins verhindere und GEIGES schreibt dem Schorf noch eine wichtige Rolle beim Wundverschluß zu. KIELLEUTHNER aber will lediglich die Kontraktion als Ursache gelten lassen, und wenn aus der Wunde später doch Urin austritt, so ist das nach KIELLEUTHNER nicht auf eine Lösung des Schorfes, sondern auf eine später erfolgende Lösung der Kontraktur und Dehnung der Wand zurückzuführen.

Außer einer vollständigen Heilung kann es auch zu einer Defektheilung mit Fistelbildung kommen (BARTELS, BORST, GEIGES). Nach GEIGES können sich die Fisteln an allen möglichen Stellen ausbilden, am Ein- und Ausschuß, nach dem Damm, nach dem Mastdarm zu. Die Neigung zur Fistelbildung ist dort am größten, wo die Blase nicht gedeckt durch tiefere Weichteilschichten mehr der Körperoberfläche anliegt. BLUM beschreibt als Spätfolge einer Schußverletzung ein traumatisches Divertikel, bei dem es zu einer Kommunikation von Blase und Dünndarm gekommen war.

Bei den tödlich verlaufenden Blasenverletzungen sind es gewöhnlich die Komplikationen, namentlich die Eiterungen, bei intraperitonealen Verletzungen speziell die Peritonitis, die den üblen Ausgang herbeiführen, aber auch aseptisch bleibende, ohne sonstige Komplikationen verlaufende Blasenverletzungen können, wenn sie sich selbst überlassen bleiben, zum Tode führen. Es kann, wie das OEHLECKER, später auch ROST, gezeigt haben, durch Resorption des ins Peritoneum ergossenen Urins zur Urämie kommen. OEHLECKER hat bei einem solchen Fall, der urämisch ins Krankenhaus eingeliefert war, durch Operation das urämische Koma beseitigt und Heilung herbeigeführt, und ROST konnte auch experimentell an Hunden zeigen, daß bei künstlich gesetzten, sich selbst überlassenen Blasenverletzungen der Reststickstoff gewaltig in die Höhe geht.

Urethra.

Im Anschluß an die Blasenverletzungen mögen noch einige Bemerkungen über die Zusammenhangstrennungen der Urethra Platz finden.

Beim Manne müssen wir dabei unterscheiden die Abschnitte, die innerhalb des Penisschaftes und die weiter nach hinten rückwärts vom Penis verlaufen, die letzteren können gemeinsam mit der weiblichen Urethra abgehandelt werden und sollen zunächst besprochen werden.

Sie sind natürlich vielfach mit Blasenverletzungen vergesellschaftet und finden sich oft mit diesen zusammen beschrieben. Namentlich Beckenbrüche, die zu Blasenzerreißungen führen, rufen gelegentlich Verletzungen bzw. Zerreißungen in der an die Blase zunächst anschließenden Pars posterior urethrae hervor. Als Beispiel seien Beobachtungen von COURBOULÉS, GAYET, GUIBAL, LAMONT, PUTZU, ROESNER, WEISZ angeführt. In einem Fall von FROMME war der die Urethra umgebende Blasenteil in fünfmarkstückgroßer Ausdehnung herausgerissen; RAFIN betont, daß eine Symphysenzerreißung auch ohne Beckenbruch Verletzung der Blase und Urethra herbeiführen könne.

Neben den leicht verständlichen Zerreißungen im Anschluß an Beckenbrüche kommen Verletzungen der Pars posterior auch durch Gewalteinwirkungen auf den Damm zustande; es kommen in Betracht direkter Schlag und Stoß aufs Perineum (BESSMERTNYJ), vielfach sind die Verletzungen durch Sturz auf den Damm zustande gekommen (DELREZ, DUROSELLE, LEGUEU, PEACOCK), speziell erwähnt sei ein Fall von FRANKENTHAL, wo Rückstoß auf den Sattelknopf des Motorrades die Verletzung herbeigeführt hatte. Bei RAYNARD hatte der Verletzte eine Quetschung zwischen Wagen und Mauer mit schweren Kontusionen erlitten. In einem Fall von BLANCHOT war bei einem 12jährigen Knaben eine Zerreißung der Pars membranacea eingetreten, als die Wand einer Sandgrube, in der der Junge arbeitete, einstürzte und auf seine linke Seite fiel; der Riß heilte hier spontan, hinterließ aber eine Striktur.

BAIDIN und BENGOLEA berichten über Urethraverletzungen bei Zangengeburt, in dem Fall von BAIDIN war dabei eine Fistel nachgeblieben, bei BENGOLEA war die Urethra mitsamt der Vorderwand der Blase völlig zerrissen. Bei Schußverletzungen handelt es sich natürlich vielfach um eine Teilerscheinung ausgedehntester Verletzungen im Beckengebiet (HACKER). Über Schußverletzungen, bei denen die Urethra im Vordergrund der Erscheinungen stand, berichtet FRONSTEIN, natürlich handelt es sich dabei vielfach um Penisverletzungen die nur das männliche Geschlecht betreffen.

FRONSTEIN meint, für gewöhnlich spielten diese Verletzungen keine Rolle, im Kriege dagegen seien sie nicht so selten gewesen.

Er selbst hat allein 152 Fälle beobachtet, 45mal war die Pars pendula, 107mal der skrotale oder perineale Abschnitt betroffen.

Über eine Bißverletzung bei einem 7jährigen Jungen berichtet CLAUSEN (gleichzeitig war neben dem Penis auch das Skrotum verletzt).

Gelegentlich werden Verletzungen beschrieben, die während des Koitus entstanden sind. HELLER unterscheidet dabei die Eigenverletzung des männlichen Partners, bei dem es durch zu stürmische Tätigkeit zu Frakturen oder Ligaturen des Penis kommen kann, und die durch die Partnerin verursachten Manipulationen, bei denen ebenfalls schon Penisfrakturen beobachtet sind. In diesem Zusammenhang sind auch Beobachtungen von MALIS und REDI zu erwähnen, bei denen es zu Penisfrakturen kam, bei MALIS dadurch, daß der Betreffende versuchte, das in Erektion befindliche Glied rasch herabzudrücken, bei REDI dadurch, daß ein junger Mann sich mit erigiertem Penis in Bauchlage aufs Bett warf. Über Verletzung der weiblichen Harnröhre beim Koitus findet sich in der Literatur eine Beobachtung von SCHUBERT, wo bei einem Mädchen mit Scheidendefekt ein Koitusversuch einen Riß in die untere Harnröhrenöffnung erzeugt hatte.

Zum Schluß sei noch auf die Schädigungen hingewiesen, die durch einen harten Verweilkatheter in die Harnröhre gesetzt werden können (ANGHEL). Es wird dabei zum Zustandekommen der Drucknekrosen weniger der Zeitraum, währenddessen der Katheter lag oder sein Kaliber, als vielmehr die Härte des Instruments angeschuldigt.

Schrifttum.

ANGERER: Schußverletzungen des kleinen Beckens. Dtsch. med. Wschr. **1915**, H. 1. — ANGHEL: Des lésions de l'urétre provoquées par la sonde á demeure. Arch. Urol. Clin. de Necker **4**, H. 1, 69—75 (1923). — ARONSTAMM: Fremdkörper der Harnblase, der durch eine Wunde der Blase eingedrungen war. Petersburg. med. Wschr. **1903**.

BAIDIN, ALEXANDER: Eine seltene schwere Verletzung der Harnröhre während der Geburt und die operative Behandlung derselben. Zbl. Gynäk. **49**, Nr 41, 2299—2307 (1925). — BARTELS: Die Traumen der Harnblase. Dtsch. Arch. klin. Chir. **22** (s. dort ausführliche Literatur). — BARZNER: Die Kriegsverletzungen der Harnorgane. Z. Urol. **13**. — BELITZKI: Intraperitoneale Rupturen der Harnblase nach den Beobachtungen der russischen Chirurgen. Perm. med. Z. **2**, Nr 1/2, 110—142 (1924). — BELLOT: Empalement transrecto-vésical avec éclatement de la vessie par objet sphérique. Arch. Med. nav. **114**, No 2, 141—148 (1924). — BELORUSEC: Zur Frage der subkutanen intraabdominalen Zerreißung der Harnblase. Kazan. med. Ž **1926**, Nr 3, 1—3. — BENGOLEA: Totale Zerreißung von Harnröhre und vorderer Wand der Blase durch Symphysiotomie. Semana méd. **34**, Nr 2, 111—116 (1927). — BERNASCONI: Sur deux cas de lésions traumatiques de la vessie. J. d'Urol. **15**, Nr 4, 303—308 (1923). — BERNDT: Experimentelle Untersuchungen über Harnblasenruptur. Dtsch. Arch. klin. Med. **58**. — BERTLICH: Ein bemerkenswerter Fall von Blasenverletzung. Dtsch. med. Wschr. **1915**, Nr 35. — BESSMERTNYJ: Über Zerreißung der perirenalen Harnröhrenteile und ihre Behandlung. Vestn. Chir. (russ.) **7**, Nr 19, 141—147 (1926). — BISPING: Schwere Blasen- und Mastdarmverletzung mit sehr günstigem Ausgang. Med. Klin. **1915**, Nr **43**. — BLANCHOT: Un cas de rupture de l'urétre membraneux sans fracture du bassin chez un enfant de douze ans. J. d'Urol. **25**, No 3, 273—275 (1928). — BLUM: (a) Geldbörsenschüsse, Münzensteckschüsse der Harn- und Geschlechtsorgane. Z. Urol. **12**. (b) Vesikale Harnblutung. Wien. klin. Wschr. **1918**, Nr 21. — BORST: Pathologisch-anatomische Erfahrungen über Kriegsverletzungen. Slg klin. Vortr. Nr 735. — BREZIANU: 2 Fälle von Harnblasenschuß und Entfernung der Geschosse. Rev. san. mil. (rum.) **20**, Nr 11/12, 41—43 (1922). — BROUHA et FORET: Rupture de la vessie pendant l'accouchement. Ann. Soc. méd.-chir. Liége **59**, Juli-H., 55—58 (1925). — BRUNS: Über Schußverletzungen der Blase mit Eindringen von Fremdkörpern und nachträglicher Steinbildung. Dtsch. Z. Chir. **1873**. — BURCKHARDT u. LANDOIS: Die pathologische Anatomie und Behandlung der Bauchschüsse. Bruns' Beitr. **1916**, H. 25/26.

CARL: Über Bauchschüsse. Dtsch. med. Wschr. **1915**, Nr 4. — CAUCCI: Rottura ostetrica sottoperitoneale del l'utero e della vesica; uroematoma retroperitoneale. Isterectomia totale, sutura extraperitoneale della vesica. Guarigione. Riforma med. **40**, No 27, 631, 632 (1924). — CAULK, JOHN R.: Rupture of the bladder in a child. Trans. amer. Assoc. genito-urin. Surg. **20**, 323—331, 341—347 (1927). — CLAUSEN, GEORG: Eine seltene Genitalverletzung. Verh. jütl. med. Ges. **1926**, 5—16; Hosp.tid. (dän.) **70**, Nr 2 (1927). — COTTE et BELLOIR: Disjonction de la symphyse pubienne avex déchirure de la vessie au cours d'une application de forceps. Bull. Soc. Obstétr. Paris **13**, No 6, 466—468 (1924). — COUBOULÈS: Fracture bilaterale du bassin avec rupture de l'urétre au niveau de son implantation vesicale. — Resultat sept mois après l'accident. Lyon chir. **23**, No 1, 75—78 (1926).

DELREZ: Rupture traumatique de canal de uréthre. Ann. Soc. méd.-chir. Liége **58**, Nov./Dez.-H., 193—195 (1924). — DEMARQUAI: Mémoir sur les plaies de la vessie par armes à feu. Mém. Soc. Chir. **2** Paris (1851). — DIETRICH: Die Schußverletzungen der Bauch- und Beckenhöhle. Handbuch der ärztlichen Erfahrungen im Weltkriege, Bd. 8. Leipzig: Joh. Ambros. Barth 1921. — DITTEL: Gegen die Füllung der Blase zum hohen Steinschnitt. Wien. med. Wschr. **1886**, Nr 42/46. — DITTRICH: Über spontane Harnblasenrupturen. Dtsch. med. Wschr. **1922**, Nr 29. — DUROSELLE: Un cas de rupture traumatique de l'urétre bulbaire traité par l'uretroragie d'urgence. Bull. Soc. natur. Chir. **53**, No 4, 142, 143 (1927). — DUVALL: Rupture of the bladder during labour. Lancet **211**, Nr 18, 905 (1926).

ENDERLEN u. SAUERBRUCH: Die operative Behandlung der Darmschüsse im Kriege. Med. Klin. **1915**, Nr 30.

FIELITZ: Schußverletzung der Blase mit Steinbildung. Münch. med. Wschr. **1917**, Nr 9. — FISCHER: Handbuch der Kriegschirurgie, 1882. — FLECHTENMACHER: Beitrag zur Kriegschirurgie der Blase. Wien. klin. Wschr. **1916**, Nr 27. — FRANKENTHAL, L.: Ruptur der

Urethra im Corpus spongiosum durch Rückstoß auf den Sattelknopf des Motorrades. Zbl. Chir. **52**, Nr 29, 1598—1600 (1925). — Frieberg: Ein Fall von spontaner Blasenruptur mit Veränderungen der elastischen Substanz im Rupturrande des Peritoneums. Virchows Arch. **202**. — Fromme: Über einen seltenen Mechanismus der Harnblasenzerreißung bei Beckenverletzung. Zbl. Chir. **51**, Nr 3, 101—104 (1924). — Fronstein: Schußverletzungen der Harnröhre und ihre Behandlung. Nov. chir. Arch. (russ.) **2**, H. 1, 119—133 (1922).

Gayet: Fractura du bassin. Hématurie le 3iéme jour. Traitement par la sonde à démeure. Guérison. Lyon chir. **19**, No 2, 216—218 (1922). — Geiges: Schußverletzungen der Harnblase. Bruns' Beitr. **105**. — Goldberg: (a) Beitrag zur Kenntnis der Blasenschüsse. Z. Urol. **9**. (b) Harnblasenschüsse. Münch. med. Wschr. **1916**, Nr 34. — Goldenberger: Beiträge zur Pathologie der Harnblasenruptur. Bruns' Beitr. **1909**. — Gottlieb: Ein Fall von Harnblasenruptur durch Lithotripsie. Z. Urol. **22**, H. 6, 469—471 (1928). — Gottstein: 4 Verletzungen des Urogenitaltraktus. Berl. klin. Wschr. **1915**, Nr 13. — Greene, Lloyd B.: Traumatic rupture of the urinary bladder in children. Ann. Surg. **87**, Nr 2, 307—308 (1928). Grisson: Fall von schwerer Blasen- und Mastdarmverletzung. Ärztl. Ver. Hamburg, 2. Nov. 1915; Dtsch. med. Wschr. **1915**, Nr 53. — Gudynskij: Ein Fall spontaner Zerreißung der Harnblase. Urol. (russ.) **4**, H. 2, 79—85 (1927). — Guibal: Complications urinaires des fractures du bassin. Deux cas: éclatement de la vessie; rupture de l'urétre membraneux. J. d'Urol. **15**, No 4, 265, 274 (1923).

Haberer, v.: Steckschuß in der Blasengegend. Wien. klin. Wschr. **1915**, Nr 27. — Hacker, v.: Ein Beitrag zu den Schußverletzungen der Harnblase. Mitt. Ver. Ärzte Steiermark **1916**, 6. Ref. Z. Chir. **1916**, Nr 47. — Hacker, V.: Urethra- und Blasendefekt nach komplizierter Schußverletzung plastisch durch Rektumteile ersetzt. Arch. klin. Chir. **118**, 209—219 (1921). — Hagenbuch: Über Uterusrupturen mit Blasenriß im Anschluß an einen eigenen Fall. Z. Geburtsh. **89**, H. 2, 211—228 (1925). — Häggström: (a) Vier Fälle sog. Pfählungsverletzung. Kirurg. Klin. Upsala. Uppsala Läk.för. Förh., N.F. **26**, H. 3/4, 205—214 (1921). (b) Noch ein Fall von Pfählungsverletzung. Uppsala Läk.för. Förh., N. F. **26**, H. 3/4, 215—218 (1921). — Haim: Über Schußverletzungen im Bereich des Urogenitalapparates. Wien. klin. Wschr. **1916**, Nr 3. — Hanc: Granatsteckschuß in der Blase. Münch. med. Wschr. **1916**, Nr 3. — Hancock: Fracture of the pelvis and rupture of the bladder: Recovery. Internat. J. Surg. **36**, Nr 4, 146, 148 (1923). — Hässner: Pathologische Anatomie im Felde. Virchows Arch. **221**. — Heinlein: Schrapnellsteckschuß in der hinteren Blasenwand. Münch. med. Wschr. **1915**, Nr 33. — Heller, Julius: Seltene Koitusverletzungen des Mannes. Ärztl. Sachverst.ztg **32**, Nr 5, 57—59 (1926). — Herting, v.: Drei Fälle nicht traumatischer Harnblasenruptur bei paralytisch Geisteskranken. Arch. f. Psychiatr. **27**. — Honel: Des plaies et des ruptures de la vessie. Thèse de Paris **1857**. Zit. bei v. Stubenrauch. — Hortolomei: Plaies de la vessie a symptomes frustes. J. d'Urol. **24**, No 4, 286—289 (1927). — Hosemann: Spontane Blasenruptur. 11. Tagg nordwestdtsch. Chir. Zbl. Chir. **1912**, Nr 39.

Jahreiss, R.: Schädigung der Harnblase durch die Geburt. Zbl. Gynäk. **52**, Nr 8, 501, 502 (1928). — Jianu: Mehrfache Blasen-Darmverletzungen infolge Schußverletzung. Spital. (rum.) **46**, Nr 6/7, 244 (1926). — Jilow: Ein Fall von spontaner Harnblasenruptur. Zbl. Chir. **55**, Nr 13, 780 (1928).

Kappis: Ein bemerkenswerter Fall von Blasenschuß. Münch. med. Wschr. **1915**, Nr 5. — Keller, R.: Empalement de la vessie. Bull. Soc. Obstétr. Paris **13**, No 1, 74, 75 (1924). — Kennard: Rupture of the female urinary bladder. Med.-leg. J. **40**, Nr 3, 71—77 (1923). — Kielleuthner: Über Schußverletzungen der Harnblase im Kriege. Beitr. klin. Chir. **100**. — Klindt: Intraperitoneale Blasenruptur. Hosp.tid. (dän.) **67**, Nr 9, 33—37 (1924). — Köhler: (a) Zur Kasuistik der Fremdkörper in der Blase. Charité-Ann. **14** (1888). (b) Die modernen Kriegswaffen, II. Teil. 1900. Zit. bei Kielleuthner. — Körte: Kriegserfahrungen über Verletzungen der Harnblase und Harnröhre. Z. ärztl. Fortbildg **1916**, Nr 5. — Kraske: Über Bauchschußverletzungen. Münch. med. Wschr. **1915**, Nr 39. — Krecke: Beobachtungen über Schußverletzungen. Münch. med. Wschr. **1914**, Nr 45.

Laewen: Die Schußverletzungen des Bauches und der Nieren. Erg. Chir. **10**. — Lamont: Injuries of the urinary bladder. Glasgow med. J. **108**, Nr 5, 294—300 (1927). — Larrey: Memoire sur les plaies de la vessie et sur certains corps etrangers restés dans ce viscère. Mem Chir. mil. et campag. **4**. — Legueu: A propos des ruptures de l'urétre perineal. Bull. Soc. nat. Chir. **53**, No 3, 92—95 (1927). — Lohnstein: Beitrag zur Ätiologie, Diagnose und Therapie der Fremdkörper der Blase nach Kriegsverletzungen. Bruns' Beitr. **109**.

Madelung: Die Pfählungsverletzungen des Afters und des Mastdarmes. Arch. klin. Chir. **137**, H. 1, 1—80 (1925). — Maisonnet et Salinier: Large disjonction traumatique de la symphyse du pubis. Déchirure extrapéritonéale de la vessie. Arrachement du col vésical. Guerison. J. d'Urol. **18**, No 6, 500—509 (1924). — Malis: Zur Kasuistik der Fractura penis. Arch. klin. Chir. **129**, H. 3, 651—653 (1924). — Morris, Manfred: Clinical notes on a case of fractured pelvis complicated by extraperitoneal rupture of bladder. J. Army med. Corps **42**, Nr 1, 58—61 (1924). — Moser: Spontane Harnblasenzerreißung. Dtsch. Z. Chir. **132**.

NEUMANN: Über die im Krankenhaus Friedrichshain von 1880—1898 beobachteten Pfählungen. Dtsch. med. Wschr. **1899**. — NICOLAYSEN: Fortgesetzte Beobachtungen von intraperitonealen Rupturen. (Milzruptur — Harnblasenruptur.) Fall II: Ruptura spontanea intraperitonealis vesicae urinariae. Med. Rev. (norw.) **38**, Nr 11, 494—505 (1921). — NOBE: Bericht über einen Fall von subkutaner intraperitonealer Blasenruptur. Sitzg marine-ärztl. Ges. Nordseestat. Dtsch. mil.ärztl. Ztg **44**, Nr 19/20. — NÖHLING: Spontaner Abgang eines in die Harnblase gedrungenen Granatsplitters. Münch. med. Wschr. **1914**, Nr 45. — NORDMANN: Intraperitoneale Ruptur der Harnblase. Dtsch. med. Wschr. **1908**, Nr 4.

OEHLECKER: (a) Pathologische intraperitoneale Harnblasenruptur. Dtsch. med. Wschr. **1910**, Nr 24. (b) Über Urinintoxikation bei intraperitonealer Harnblasenruptur. Dtsch. med. Wschr. **1912**, Nr 49. — OPPENHEIMER: Urologische Erkrankungen im Kriege. Med. Klin. **1915**, Nr 33. — OTIS: The medical and surgical history of the war of rebellion. Surgical part. II. Washington 1876.

PASCHKIS: Rupturen der Harnblase. Wien. med. Wschr. **1911**, Nr 37. — PAWLOW: Zit. bei KIELLEUTHNER. — PEACOCK and RAYMOND FISHER HAIN: Injuries of the urethra and bladder. A study of thirty cases. J. of Urol. **15**, Nr 6, 563—582 (1926). — PFISTER, E.: Beitrag zu den Schußverletzungen der unteren Harnorgane. Z. Urol. **16**, H. 3, 101—104 (1922). — PITZNER: Zwei Blasenverletzungen durch Schrapnellkugeln. Münch. med. Wschr. **1914**, Nr 45. — PRIGL: Einige seltene urologische Fälle. Münch. med.Wschr. **1916**. — PUTZU: Sulle rotture traumatiche della vesica. Ann. ital. Chir. **3**, H. 7, 672—678 (1924).

RAFIN: Disjonction traumatique de la symphyse pubienne et lésions de l'urétre et de la vessie. J. d'Urol. **14**, 327 (1922). — REDI: Un cas de fracture de pénis. J. d'Urol. **22**, Nr 1, 36—44 (1926). — REYNARD: Rupture traumatique de l'urétre membraneux. J. d'Urol. **12**, Nr 4, 292 (1921). — RIVINGTON: Rupture of the urinary bladder. Lancet, Juni **1882**. — ROESNER: Über die Todesursache bei einem Fall von Harnröhrenzerreißung und Beckenbruch. Zbl. Chir. **53**, Nr 43, 2736, 2737 (1926). — ROONHUYSEN, H. VAN: De ruptura vesicae oder von Zersprengung der Blasen: ihre Zeichen, Ursachen, Vorbedeutung und Kur. In „Historische Heil-Curen, Nürnberg 1674", Zit. bei BARTELS: Der erste Monographist der Verletzung. — ROSENSTEIN: Über Steckschuß der Blasenwand. Z. Urol. **14**. — ROSSI: Due casi di rottura vesicale. Bull. Sci med. **9**, H. 5/9, 145—151 (1921). — ROST: Woran sterben die Patienten bei intraperitonealer Blasenruptur? Münch. med. Wschr. **1917**, Nr 1.

SALOLON: Zahlreiche Blasen- und Mastdarmverletzungen durch Abtreibungsversuch einer Nichtgraviden. Med. Klin. **19**, Nr 42, 1395 (1923). — SCHLANGE: Über die Zerreißung der Harnblase. Dtsch. Arch. klin. Chir. **43**. — SCHMIDT. C. O.: Ein Fall von hochgradiger Dilatation der Harnblase, der Harnleiter und Nierenbecken infolge eines klappenartigen Verschlusses des Orificium urethrae internum. Z. urol. Chir. **11**, H. 5/6. — SCHRÖDER, WALTER: Blasenverletzung durch Pfählung. Münch. med. Wschr. **68**, Nr 50, 1624 (1921). — SCHUBERT: Blasenruptur bei Vaginaldefekt. Bruns' Beitr. klin. Chir. **129**, H. 2, 454—455 (1923). — SCHWARZWALD: Schrapnellkugel in der Blase. Münch. med. Wschr. **1914**, Nr 45. — SCHWENKE: Drei Fälle von Blasenschüssen, insbesondere Steinblidung am Projektil und Sekundärprojektil. Z. urol. Chir. **4**. — SELDOWITSCH: Über intraperitoneale Rupturen der Harnblase. Arch. klin. Chir. **72**. — STIASSNY: Über Pfählungsverletzungen. Beitr. klin. Chir. **28**. — STUBENRAUCH, V.: Über die Festigkeit und Elastizität der Harnblase mit Berücksichtigung der isolierten traumatischen Harnblasenzerreißung. Dtsch. Arch. klin. Med. **51**.

TEPOSU: Ein Fall von Blasenschußverletzung. Cluj. med. (rum.) **7**, Nr 5/6, 296 (1926). — THELEN: Über bemerkenswerte Nieren- und Blasenschußverletzungen. Z. Urol. **10**. — TOPA u. HRISTU: Bauchkontusion, Blasenriß, Darmriß, Heilung. Spital (rum.) **41**, Nr 6, 225—227 (1921). — TYMINSKI: Endoperitoneale Ruptur der Harnblase. Polski Przegl. chir. **5**, H. 2, 95—116 (1926).

ULLMANN: Über durch Füllung erzeugte Blasenrupturen. Wien. med. Wschr. **1887**, Nr 23/25.

VAUGHAN and RUDNICK: A new and early sign of ruptured bladder. J. amer. med. Assoc. **83**, Nr 1, 9—12 (1924).

WAGNER, R.: Über nicht traumatische Perforation der Blase und ihre Folgezustände. Dtsch. Arch. klin. Chir. **44**. — WEISCHER: Stichverletzung der Blase. Zbl. Chir. **1901**. — WEISZ, EMIL: Eigenartige Urethralruptur durch hochgradige Beckenfraktur kompliziert. Bratislav. lék. Listy **7**, Nr 4, 525—527 und deutsche Zusammenfassung, 1927, S. 140. — WOLFER: Zur Kasuistik der offenen traumatischen Verletzungen der Harnblase. Beitr. klin. Chir. **66** (1910).

ZACHARIAE, PAUL: Ein Fall von intraperitonealer Blasenruptur nach Expression im Wochenbett. Hosp.-tid. (dän.) **65**, Nr 18, 293—300 (1922). — ZUBRZIKY, V.: Seltener Ausgang einer Schußverletzung der Blase. Münch. med. Wschr. **1917**, Nr 35. — ZUCKERKANDL: (a) Über Schußverletzungen der unteren Harnwege. Wien. med. Wschr. **1916**, Nr 25. (b) Die Chirurgie der männlichen Harnblase. Handbuch der praktischen Chirurgie von GARRÉ, KÜTTNER und LEXER. Stuttgart: Ferdinand Enke 1922.

Bei der ausländischen Literatur nach 1922 sind die Referate aus der Zeitschrift für urologische Chirurgie benützt.

IV. Entwicklungsstörungen der Nieren und Harnleiter.

(Nachtrag zu Band VI/1.)

Von

Georg B. Gruber-Göttingen.

Mit 11 Abbildungen.

Seit der Fertigstellung des Hauptstückes über die Mißbildungen der Nieren und Harnleiter sind zahlreiche Arbeiten herausgekommen, welche in Einzelheiten das fragliche Wissensgut vermehren. Von diesen soll in den nachfolgenden Zeilen auf die eine und andere eingegangen werden, die bedeutungsvoll erscheinen.

Die Gesetze des Baues und der Entwicklung der Säugetierniere hat Fritz Schwarz (Erlangen) erneut untersucht. Seine sehr beachtenswerten Ergebnisse liegen nur in Gestalt einer vorläufigen Mitteilung als Sonderdruck aus den Sitzungsberichten der Münchener Gesellschaft für Morphologie und Physiologie [**41** (1932)] vor. Aus diesem Sonderdruck ist die nachfolgende Darstellung zum größten Teil wörtlich entnommen.

Schwarz wendete sein Augenmerk der Entwicklung der Sammelröhrchen zu. „Angesichts der verschiedenen Stilformen der Säugerniere scheint es zunächst erforderlich, die Entwicklung des Sammelrohrsystems für jeden Einzelfall zu untersuchen. Denn es ist anzunehmen, daß jede Stilform von Anfang an einen besonderen Werdegang einschlägt. Deshalb mußten Katze, Maulwurf, Maus, Mensch, Meerschweinchen, Rind, Schaf, Schwein daraufhin geprüft und von den ersten Stufen der Sammelrohre Plattenmodelle hergestellt werden.

Die Nierenknospe sproßt ungefähr zwischen dem 30. und 31. Segment als kleine Blase an der rückenwärtigen Seite des Wolffschen Ganges hervor. Sie wandelt sich in kurzer Zeit (1 bis etlichen Tagen) in längliche, walzen-, schiffchen- und blattförmige Hohlgebilde um. Daran entstehen innerhalb kurzer Frist 5 Paar seitliche Flanken- und zwei Polknospen. Sie liefern das Grundgerüst der Sammelröhren. Dabei überrascht es, daß sämtliche Stilformen (Mensch-Wal) trotz mannigfacher Gestalt ihrer vorangehenden Frühstufen, sofort dem gleichen Ziele zustreben und ein aus 12 Hauptknospen aufgebautes Grundgerüste bilden. Erst viel später trennen sich die Entwicklungswege wieder und führen zu besonders ausgeprägten Stilformen: kondivergente Entwicklung.“ Weiterhin wird die Sammelrohrentwicklung des Meerschweinchens als Musterbeispiel verfolgt unter modellmäßiger Darstellung der Verhältnisse vom 19.—28. Tag zusammenhängend, dann in herausgegriffenen Teilabschnitten bis zum erwachsenen Zustand. „Die immer weiter sich verzweigenden Sammelröhren liefern ein völlig gesetzmäßig gebautes Bäumchen (Nephrodendrium). Die gesetzmäßige Formenfolge läßt sich an den Modellen im einzelnen beobachten.

Das Bäumchen trägt stets 12 Hauptäste, die an einem Mittelstamme sitzen, der mehr oder weniger gestreckt werden kann. Das Nephrodendrium ist die allen Säugern (Mensch-Wal) gemeinsame Grundlage der Niere. Es entsteht durch regelrechte Knospung und Sprossung. Von Aufspaltung im Sinne M. Heidenhains kann keine Rede sein. Wirkliche Spaltungen kommen nur bei papillösen Nieren vor, und zwar während der Entwicklung der Papille. Hier werden tatsächlich Sammelrohre durch Trennungswände aufgeteilt.

Die Sprossung verläuft nicht nach der Form der reinen Dichotomie, obwohl sie auf diese bezogen werden kann. Es entstehen rispige Gebilde, deren Endknospen alle in einer Fläche liegen: Doldenrispen. Jede Doldenrispe hat ihre Leitachse und am Ende eine Leitknospe, die den Ast stetig verlängert. Der regelmäßige Raumbau der Äste erlaubt es, scharf zu gliedern und die Achsen samt Knospen (Seitenzweige, Nebenzweige, Fiederzweige) genau zu bezeichnen. Die bisherige Einteilung in Sammelröhren 1.—n-ter Ordnung ist im Hinblick auf die besondere Verzweigungsform unbrauchbar.

Die regelmäßig verteilten Sammelrohrknöspchen bringen schon bei Keimlingsnieren eine feinste Oberflächenfelderung hervor, die verschwindet, wenn die Kapsel stärker wird. Ebenso prägen sich größere Astbezirke ab und können Furchen und Lappen verursachen („Renculi"), die teils nur bis zur Geburt und kurz danach oder zeitlebens erhalten bleiben. Durch besondere Wachstumsvorgänge wird die Oberfläche später meist eingeebnet. Dies ist jedoch nur bei einem Sproßwinkel möglich, der ungefähr 75° nicht überschreitet; im allgemeinen schwankt er zwischen 50 und 90° (Wale). Bei großem Sproßwinkel rollen sich die Äste stark ein; das Kapselgewebe, das die Äste mitsamt dem nephrogenen Gewebe bis zur innersten Knospe umgibt, wird zwischen benachbarte Äste eingeklemmt und kann nicht mehr nach außen weichen (Bertinisäulen). Später lassen sich die bindegewebig geschiedenen, trennbaren Lappen (Renkuli) wahrnehmen. Im anderen Fall wird das Kapselgewebe gegen die Außengrenze der Niere gedrückt, wo nur eine seichte, oft ganz verschwindende Furche entsteht."

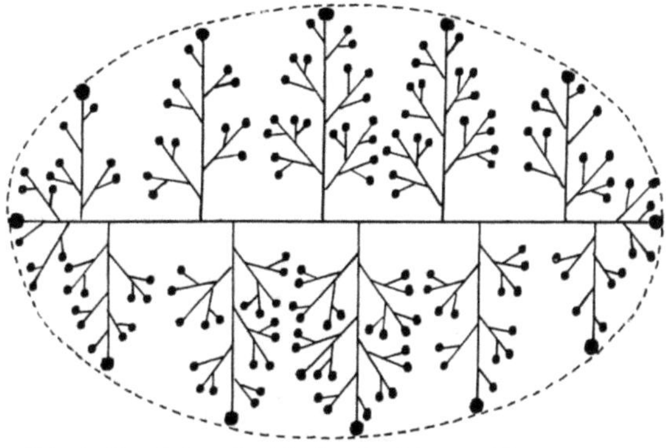

Abb. 1. Sproßplan des Nephrodendriums. (Nach SCHWARZ.)

SCHWARZ zeigte, daß bei analytisch geometrischer Aufzeichnung dieser Nephrodendrienentfaltung in ein Polkoordinatenpapier Kurven entstehen, welche dem Idealschnitt einer Niere entsprechen. Das architektonische Prinzip des Nierenbaues liege unzweifelhaft im Sammelrohrbaum verankert und werde durch raumgesetzliche Sprossung geschaffen. Die Verzweigungskonstanten, ausgedrückt in den Zahlen der Endknospen, bedingten die Bohnenform der Niere.

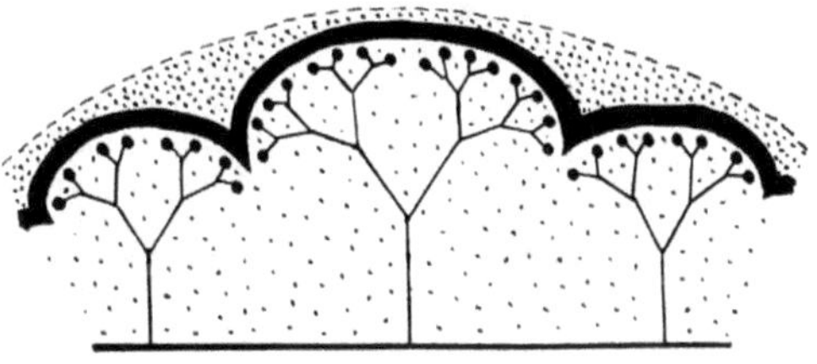

Abb. 2.

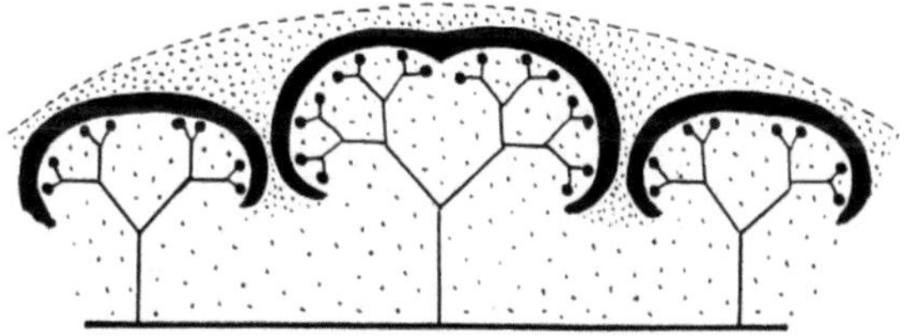

Abb. 3.

Abb. 2 u. 3. Renkuli und Furchenbildung in ihrer Abhängigkeit von der Größe des Sproßwinkels der Nephrodendrienzweige (60° und 90°).

„Das spätere Nierenbecken, sofern überhaupt ein solches angelegt wird, entsteht auf verschiedene Weise. Es ist meist eine besondere Bildung und hat mit der fälschlich als primäres Nierenbecken bezeichneten Stammknospe wenig zu tun. Bei den Einkelchnieren (mit einer Warze) schiebt sich aus der Harnleiterabzweigung eine ringförmige, hohle Kelchfalte gegen die Äste des Bäumchens und umgreift diese gleich einer Trichtermanschette" (Kelchbecken). Da der Kelch an die ihn umgebenden Flankenäste stößt, wird er hier im Wachstum gehindert, während er sich in die Zwischenräume vorschieben kann. In den Zwischenräumen der Flankenäste ziehen beiderseits gleichzeitig die 6 Hauptblutgefäße entgegengesetzt am Kelche entlang; sie verursachen eine weitere Störung der Geradlinigkeit des Kelchrandes. Durch dieses Wechselspiel der Buchtungen entsteht der Wellenkelch („Nierenbecken mit blattförmigen Ausstülpungen. Entsprechende Modelle vom Meerschweinchen und Schaf können den Werdegang dieser Verhältnisse erläutern").

„An Stelle eines einzigen Gesamtkelches können mehrere Kelche treten, wenn die Kelchung (Calycatio) an den Wurzeln der Flankenäste einsetzt. 12 kleinere Kelche stehen dann dicht an dem röhrenförmigen Mittelstamm des Nephrodendriums (Schwein), der gleichzeitig sackförmig erweitert werden kann (Mensch). Die Kelchung kann aber auch bis in die äußersten Fiederzweige verlegt sein, wodurch die Zahl der Kelche bis zu Tausenden wächst (Baumkelchnieren). Man findet verschiedene Kelchstufen von 12 Kelchen beginnend (Fischotter, Rind, Seehund, Delphin). Auch hier geben Modelle älterer Keimlinge erst den richtigen Einblick. Wenn die Kelche immer an ganz bestimmten Astgabeln des Sammelrohrbäumchens angelegt werden, muß ein zahlenmäßiger Zusammenhang mit den Verzweigungskonstanten bestehen."

SCHWARZ hat diese Zusammenhänge rechnerisch bestimmt und die Kelchzahl der Nierenbecken der verschiedenen untersuchten Tierarten in Form von Zahlenpotenzen angegeben; diese „Kelchpotenzen" seien selbstverständlich als Mittelwert zu betrachten, um welche die wirklichen Zählwerte schwankten. „Die Zählungen anderer Forscher (J. HYRTL, I. H. CHIEVIETZ, W. DAUDT) stimmen mit den Idealwerten meist sehr gut überein. Jedenfalls können auf Grund der Kelchpotenzen die Baumkelchnieren in scharf geprägte Stufen geordnet werden.

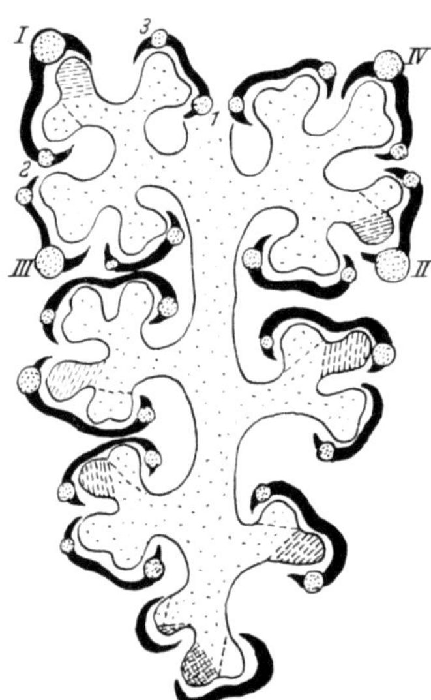

Abb. 4. Verteilung der Harnkanälchen an einem Flankenast nach dem Diagonalsprung. Metanephrogenes Gewebe schwarz. Leitknospen gestrichelt. (Nach SCHWARZ.)

Am Nephrodendrium des Menschen machen sich schon sehr früh Schwankungen bemerkbar, welche die Regelmäßigkeit des Baues unter Umständen weitgehend verwischen können. Ungleichmäßiges Wachstum des Mittelstammes verursacht Zusammendrängen oder Auseinanderzerren der Flankenäste. Wenn in solchen Fällen die Kelchung beginnt, wird die Störung noch merklicher; mehrere Kelche können sogar zu einem einzigen Kelch verwachsen („Calyx major"). Beim erwachsenen Menschen findet man deshalb mannigfache Beckenformen und nur selten die normale Kelchzahl 12. Der regelmäßige Aufbau läßt sich meist nur vor dem 5. Schwangerschaftsmonat erkennen.

Die Sammelröhren treten sehr frühzeitig in enge Beziehung zu den Harnkanälchen. Sie sind gleichfalls gesetzmäßig im Raume geordnet, wie ein Gesamtmodell des 3. Flankenastes (Meerschweinchen 27. Tag) veranschaulicht, bei dem neben den Sammelröhren auch alle Bildungen des metanephrogenen Gewebes berücksichtigt sind. Die älteste Anlage eines Harnkanälchens liegt immer an der Leitknospe (zymöser Einschlag der Sprossung). Die Reihenfolge der Kanälchenanlagen, vom ältesten Kanälchen begonnen, richtet sich nach dem Gesetze des Übereck- (Diagonal-) Sprunges, wobei je drei neue Kanälchen um ein älteres gruppiert werden. Den ersten Diagonalsprung künden die Kappen des Nephrongewebes durch vier ungleich große Eckzipfel an, die sich tropfenförmig abschnüren. Durch den Übereckssprung wird eine gleichmäßige Raumverteilung der Kanälchen erzielt."

An allgemeinen Regeln auf Grund seiner Untersuchungen nennt SCHWARZ zunächst folgende: „Die notwendige Zahl der Nierenkörperchen ist schon vor der Geburt vorhanden; später vermehren sie sich nicht mehr, obwohl der Rauminhalt der Niere vervielfacht wird. Den erhöhten Leistungsanforderungen des erwachsenen Tieres wird durch Vergrößern der abscheidenden Oberfläche Rechnung getragen. Der Durchmesser der Nierenkörperchen wächst entsprechend, und das Harnkanälchen verlängert seinen sezernierenden Abschnitt durch stärkeres Schlängeln. Für die Nierenkörperchen kann man die einfache Maßbeziehung aufstellen: $V_1 : V_2 = (2r_1)^2 : (2r_2)^2$ oder die Massen der Nieren verhalten sich wie die Quadrate des Durchmessers der Nierenkörperchen, bzw. wie ihre abscheidenden Oberflächen.

Wenn die Zahl der Nierenkörperchen bereits nach der Geburt endgültig erreicht ist (Zählwert für das Meerschweinchen 65885), kann die Frage aufgeworfen werden, ob es feste Zahlen für die Art oder für die Gattung gibt, und wieweit die Größe des Tieres maßgebend ist. Weitere Zählungen erwiesen, daß es für jede Art Nephronkonstanten gibt, gleichgültig, ob ein großes oder kleines Tier vorliegt. Innerhalb der Gattung können jedoch diese Zahlen wechseln. SCHWARZ' Zählungen reichen noch nicht aus, ein ganz allgemeines Urteil abzugeben und zu sagen, wieweit die Nephronkonstanten mit dem System in Einklang stehen. Vielleicht geben sie noch wichtige Aufschlüsse und Merkmale. Die Nephronzahlen sind Streuwerte um die Konstanten $32{,}2^n$, wobei für die Maus $n = 8$, für den Elefanten $n = 19$ zu setzen ist. Die wirklichen Zählwerte liegen immer sehr nahe an diesen Potenzen. Die Zwischenstufen $n = 8$ bis $n = 19$ konnten bis jetzt mit Ausnahme zweier Stufen 18 und 16 durch lebende Vertreter belegt werden. Man darf sicher annehmen, daß die Lücken ausgefüllt werden können; doch wird das wohl dem glücklichen Zufall überlassen sein. Für den Menschen und das Schwein gilt die Zahl 32,2[18]. Beim Menschen sind freilich die Schwankungen recht erheblich, was angesichts der Unregelmäßigkeiten des Nephrodendriums nicht überraschen kann."

(Schwarz hat weitere Mitteilungen in Aussicht gestellt, welche auch Fragen der Nierenmißbildungen betreffen sollen.)

Die zunehmende Bedeutung der Röntgenstrahlenanwendung für die morphologische Diagnostik am Lebenden hat auch der Frage der Nierenbeckenform zu neuem Leben verholfen. Lauber hat sich in dieser Hinsicht geäußert. Er glaubte eine Gruppe von Menschen mit anatomisch typischem Nierenbecken von einer anderen Gruppe unterscheiden zu können, der sozusagen die „anatomische Form" des Nierenbeckens fehlt. Diese Nierenbecken seien T- oder Y-förmig. Um nun bei der weiteren Würdigung der Lauberschen Arbeit Mißverständnisse zu vermeiden, sei darauf hingewiesen, daß im Anschluß an Papin der Ausdruck „Kelch" anders, d. h. mit genetischer Note gebraucht wird, also anders wie ihn der Anatom endgültig zu verwenden pflegt. Im Fall dieser Nierenbeckenbetrachtung wird von Kelchen als von Unterabteilungen des pelvinen Ureterendes gesprochen etwa im Sinn von geräumigen Ästen oder Buchten, die dann erst die Träger der „Calices" wären. So hat Lauber unterschieden bei den Fällen mit anatomischem Nierenbecken eine Aufteilung in zwei Kelche mit folgenden Möglichkeiten:

1. Beide Kelche bilden ein Becken.
   a) Es münden hier zwei Kelche erster Ordnung ein.
   b) Es münden noch außerdem einige Kelche dritter Ordnung in das Nierenbecken.
   c) Es münden nur Kelche dritter Ordnung in das Becken ein.
2. Nur der untere Kelch bildet ein anatomisches Becken.
3. Nur der obere Kelch bildet ein anatomisches Becken.

Für die Fälle ohne anatomisches Nierenbecken unterscheidet Lauber neben den T- und Y-Formen die Möglichkeit, daß ein Kelch zweiter oder dritter Ordnung in den unteren oder oberen Kelch einmündet.

Auch die Verhältnisse der Nierengefäßanordnung hat in den letzten Jahren manche Förderung erfahren, wobei die Untersuchungsweisen durch Einbeziehung der photographischen Aufnahmetechnik nach Gefäßinjektion und Durchsichtigmachung der Gewebe Gutes versprechen. Hou-Jensen widmete der Verästelung der Arteria renalis des Menschen eine eingehende historisch-anatomische Untersuchung, welche in seltenem Reichtum und seltener Genauigkeit auch Grenzfragen berücksichtigt, so die Form der Nierenpforte, die abirrenden Schlagadern oder Schlagaderäste, die Anzahl, Lage und Form der Pyramiden. Eine Anastomosenbildung zwischen Ästen — also außerhalb des Haargefäßgebietes — der Arteria und Vena renalis hat Hou-Jensen nicht festgestellt. Er stellte eine weitere Arbeit über die Glomeruli und die Kapillaren der Niere in Aussicht. Was Injektions-, Aufhellungs- und photographische Methoden für das Studium der Nierengefäße vermögen, zeigen im übrigen die Untersuchungen von Gänsslen.

An Einzeluntersuchungen über Nierenmißbildungen ist auch weiterhin kein Mangel, wie namentlich die Durchsicht des Referatenteils der neuen Jahrgänge der Zeitschrift für urologische Chirurgie ergibt, welche das urologische Schrifttum der ganzen Welt berücksichtigt. In dieser Hinsicht spielen meist aus klinischen Gründen Zystennieren, Verschmelzungsnieren, seltener Nierenmangel eine gewisse Rolle.

Die Frage des Nierenmangels auf beiden Seiten, welche am besten bearbeitet wurde von Hermann Schneider, haben neuerdings Rosi Rosenbaum und Adolf Rainer neu untersucht. Sehr selten findet sich ein bilateraler Nierenmangel allein ohne jede sonstige Mißbildung. Roscher hat neuerdings mitgeteilt unter 1532 sezierten Neugeborenen 4mal eine Aplasie beider Nieren und Harnleiter gesehen zu haben, während ihm Aplasie, besser hätte er gesagt Hypoplasie, einer Niere nur einmal begegnet ist. Bei zweien dieser Kinder bestand auch ein Mangel der Harnblase. Häufig fällt die Abwesenheit der Nieren bei sireniformen Früchten auf; jedoch muß überlegt werden, ob hier nicht ein Defekt im eigentlichen Sinn vorliegt, d. h. ob hier nicht eine bereits gegebene Anlage wieder zum Schwund kam. Interessant ist die Ausführung von ROSENBAUM über den Begriff „Aplasie" im Fall des Nierenmangels; sie hält ihn auf alle Fälle für nicht ganz richtig, da ja die Vorniere und Urniere angelegt gewesen, wie sich z. B. aus der Anwesenheit der Keimdrüsen

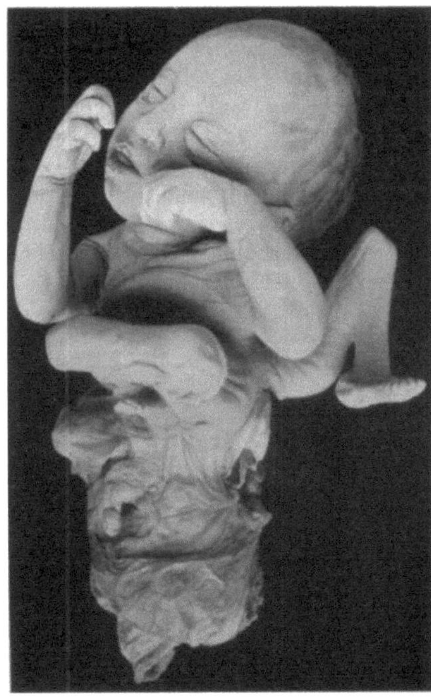

Abb. 5.

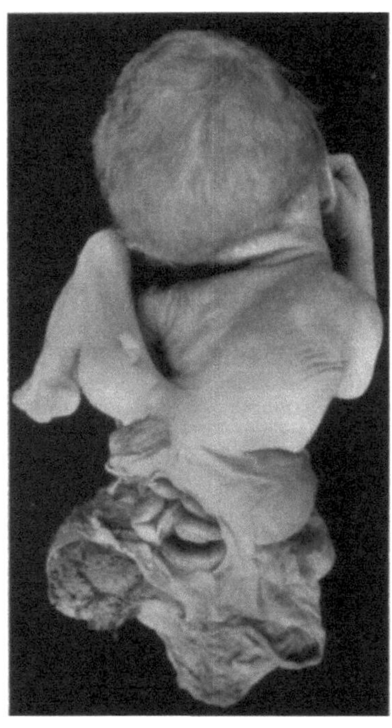

Abb. 6.

Abb. 5. und 6. Vorderansicht und Rückansicht einer Frucht mit einseitigem Nieren- und Harnleitermangel, sowie Fehlen der Geschlechtsdrüse dieser Seite bei schwerer amniogener Mißbildung der Bauchwand und atypischem, dammwärts verschobenen Bauchwandbruch. Man sieht das rechte (!) Bein, das im Knie fast den Schädel berührt, den Oberschenkelbereich rückwärts durch einen narbigen Stummel ehemals amniotischer Fadenverwachsung ausgezeichnet. (Nach GRÜNWALDT, Pathologisches Institut Göttingen.)

ergebe. Im Fall des Nierenmangels müsse man also von „Pseudoaplasie" sprechen. RAINER hat sich gegen diesen Standpunkt aufgelehnt, und zwar durchaus mit Recht; denn wenn man von „Nierenaplasie" eines fertigen menschlichen Organismus rede, denke man eben an die Nieren, nicht an die Vornieren und nicht an die Urnieren. Im übrigen führten alle mit dem Wort „Pseudo" zusammengesetzten Benennungen als vage Bezeichnungen nur irre. Das von RAINER geschilderte Vorkommnis betraf eine männliche Frucht mit einem rechtsseitigen Extremitätendefekt, zugleich aber mit völligem Mangel des ganzen Harnapparates, des Mastdarms und des Afters bei Vorhandensein wohlgebildeter innerer männlicher Geschlechtsorgane; er fügte der Schilderung dieser Umstände noch die Beschreibung einer menschlichen sympodalen Sirenenbildung mit Arenie an. Da im ersten Fall RAINERS Zeichen vermutlich amniotischer Mißbildung vorlagen, bedeutete GRÜNWALDTS Veröffentlichung eine Fortsetzung der fraglichen Bearbeitung, nämlich in der Hinsicht, ob ein Nierenmangel (= Agenesis) oder ein Nierendefekt im Fall amniotischer Gestaltsmißbildung vorliege, wenn die Harndrüsen fehlten.

GRÜNWALDTs Beobachtung betraf eine männliche Frucht mit einem Defekt der Bauchwand, des Dammes und der rechten Beckenhälfte. Das eine Bein war vom richtigen Ort abgedrängt, rechts fehlten Niere, Ureter, Nebenhoden, Hoden; es lag eine atypische Wirbelspaltung vor; an zahlreichen Stellen wiesen fädige Gebilde, Verwachsungen und Hautanhänge auf den amniotischen Anteil dieser Gestaltungsstörung hin. Immerhin kam GRÜNWALDT bei der Analyse seines Untersuchungsgutes zu dem Schluß, daß nicht ein sekundärer Nierendefekt, sondern ein primärer Nierenmangel gegeben war. Er fährt in seinen Ergebnissen fort: „Die Frage nach der ersten Ursache solcher Aplasie ist noch vollkommen ungeklärt. Das Zusammentreffen eines urogenitalen Mangels mit sonstiger amniogenen Mißbildung kann heute nicht in dem Sinn geklärt werden, es handle sich um Erscheinungen gemeinsamen Werdens (= syngenetischer Fehler) aus übergeordneter Ursache entstanden. Auch keine mittelbare Abhängigkeit der ziemlich verwickelten Amnionsunregelmäßigkeit von der Agenesis im Urogenitalsystem ist vorläufig zu ersehen. Die auseinanderliegenden Fristen der Entwicklungsbeeinträchtigung für beide Erscheinungen spricht vielmehr dafür, daß es sich in RAINERs und GRÜNWALDTs Fall um ein zufälliges (= akzidentelles) Nebeneinander von Fehlern im Entwicklungsleben handelte."

Unter 3995 Leichenöffnungen von Kindern und Erwachsenen hat ROSCHER unter 104 Fällen von Mißbildungen der Harnorgane 11mal einseitige Aplasie einer Niere gefunden, und zwar 11mal bei Männern, 2mal bei Frauen, ein Befund der sich mit der Feststellung deckt, die früher MOTZFELD am gleichen Ort gemacht hat. Meist war die solitäre Niere der anderen Seite größer als gewöhnlich. Die Nebennieren waren von der Nierenentwicklungsstörung nicht betroffen. Abgesehen von diesen Aplasievorkommnissen, zählte ROSCHER noch 19mal einseitige Nierenhypoplasie (14 ♂, 5 ♀), von denen 11 die rechte, 8 die linke Seite betroffen haben. 15mal war die andere Niere dementsprechend vergrößert. Zu diesen 19 Fällen ist nicht gerechnet die bei einem neugeborenen Mädchen gefundene Hypoplasie einer Niere mit Atresie des gleichnamigen Harnleiters, wofür ROSCHER den Namen „Striktur" verwendet; zugleich fand sich ein septierter zweihörniger Uterus und eine Vagina septa.

Für den Kenner der Umstände der Zystennieren ist es betrüblich, immer wieder Benennungen dieser Erscheinung zu lesen, welche ihr keineswegs gerecht werden: Es ist falsch, von Zystennieren als einer „polyzystischen Degeneration" zu sprechen. Hier handelt es sich nicht um eine Form regressiver Metamorphose, sondern um das fehlerhafte Ergebnis einer Formgestaltung, die sogar durch progressive, vermehrte Gewebsbildung in Adeno-Form ausgezeichnet sein kann. Man spreche daher kurzweg von Zystennieren, gleichgültig ob sie als angeborene Erscheinung schon beim Neugeborenen auffielen (THIEMANN) oder erst im späteren, ja späten Leben als große oder riesengroße Gebilde sich geltend machten. Damit bleibe ich natürlich auf meiner alten, von BAUMANN unterstrichenen These bestehen, daß man „Zystenniere" nicht als einen morphologisch und morphogenetisch scharf begrenzten, einheitlichen Begriff hinnehmen dürfe. Man darf weder nach der einen (progressiven), noch nach der anderen (regressiven) Seite alle Erscheinungen solcher Nieren gleichwertig erachten: Dies hat neuerdings BAUMANN an Hand eines partiell aplastischen Nierenbefundes dargetan.

In diesem Sinn verstehen wir auch ROSCHERs Ausführung, es sei Mißbildung die primäre Ursache der polyzystischen Nierenanomalie, deren weitere Entwicklung von dieser Mißbildungsstufe aus erfolge, so daß man die Zystenniere als Geschwulstbildung „Cystadenoma renis" ansprechen könne.

Über Nierenzysten und über Zystennieren habe ich selbst unter Beibringung neuer Abbildungen eine Überschau gegeben in dem Abschnitt über die Mißbildungen der Harnorgane des SCHWALBEschen Handbuchs der Morphologie der Mißbildungen, Bd. III, Abt. 3; ferner in kurzer Beurteilung gelegentlich eines Referates vor der Deutschen Gesellschaft für Urologie, 1928. E. PABST hat sich über das zahlenmäßige Vorkommen der Zystennieren im Göttinger Sektionsgut verbreitet. Unter rund 8400 Leichenöffnungen hat PABST sie 38mal (= 0,45%) gefunden. In 438 weiteren Fällen lagen mehr oder weniger vereinzelte Nierenzysten vor, die indes nicht immer als dysontogenetisch zu erweisen waren. Von den Trägern der Zystennieren waren 19, das ist die Hälfte Neugeborene oder Säuglinge. — ROSCHER fand unter 1532 sezierten Neugeborenen 11 (= 0,7%) Träger von Zystennieren;

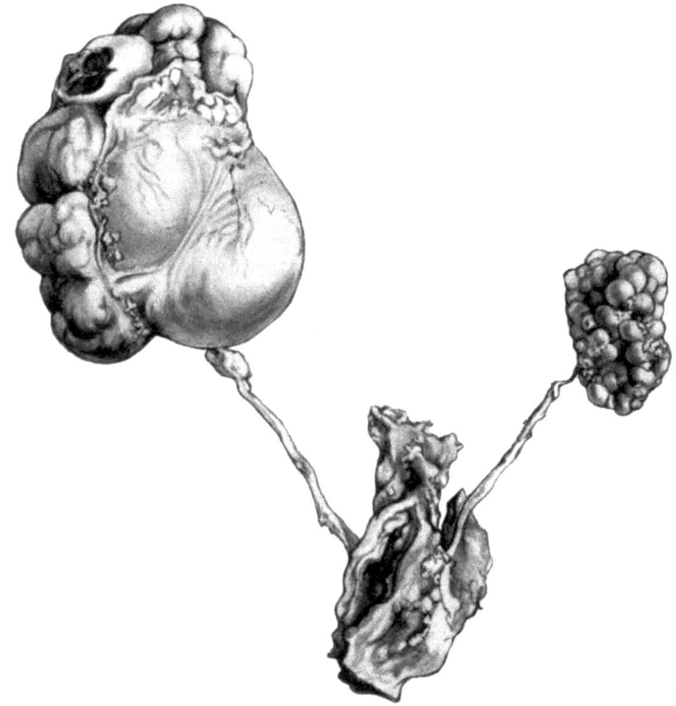

Abb. 7. Rechtsseitige angeborene Hydronephrose bei Harnleiterverödung; vereinzelte zystische Verbildung derselben Niere. Zwerghafte polyzystische Entwicklungsstörung der anderen Niere. ($^2/_3$ nat. Größe; gez. von THIEMANN. Pathologisches Institut Göttingen.)

davon waren 7 Fälle doppelseitig, 4 einseitig. Unter weiteren 3995 Sektionen von Kindern und Erwachsenen fand er 9mal (=0,2%) Zystennieren, nämlich 7 beiderseitige, 2 einseitige. So kann man in ROSCHERS Beobachtungsgut eine Häufigkeit von 0,5% Zystennieren auf 5527 Gesamtleichenöffnungen zählen.

Das Werden von einzelnen oder mehrfachen Zysten im parenchymatischen Nierenabschnitt ist uns durch schöne embryologische Arbeiten von KAMPMEIER nähergebracht worden. Bekanntlich geht die angeborene Zystenniere oftmals mit anderen Störungen der Entwicklung am Harn- und Geschlechtsapparat einher. Dafür bringt neuerdings die Arbeit von THIEMANN mehrere Beispiele: Auf der einen Seite derselben Frucht liegt etwa eine polyzystische Zwergniere vor, deren Harnleiter und Nierenbecken verödet sind, auf der anderen Seite eine Hydronephrose bei zystischer Verbildung dieser Niere (Abb. 7).

Die Kunde vom familiären Auftreten der Zystennieren wird durch Beobachtungen von M. KAUFMANN, ROSCHER und von NOSZKAY bereichert. — In einer Bearbeitung gekoppelter Mißbildungen, unter denen angeborener hinterer Hirnbruch und Polyzystosis an Nieren, Leber und gelegentlich auch Pankreas eine Rolle spielen, sind weitere Hinweise auf familiäres Vorkommen von Zystennieren gegeben; dabei wies ich auf die Notwendigkeit hin, den Trägern von Zystennieren eingehender als bisher nach familiärem Vorkommen derselben oder anderer Bildungsfehler zu suchen, die mit Zystennieren gerne gekoppelt sind. So ist auch aus ROSCHERS Zusammenstellung zu ersehen, wie einseitige Zystenniere mit anderseitiger Nierenaplasie zusammenfällt, abgesehen davon, daß auch ihm die Koppelung von Enzephalozele, Zystennieren und Polydaktylie vorgekommen ist.

Die von GRIDNEV unternommene Abwägung, wieweit neben der Komponente der Mißbildung bei der wachsenden Raumbeanspruchung der Zystennieren entzündliche und funktionelle Belastungen in Frage kommen, mag dem Kliniker von Interesse scheinen; ich halte sie für wenig überzeugend. Wesentlich bleibt hier immer die Mißbildung.

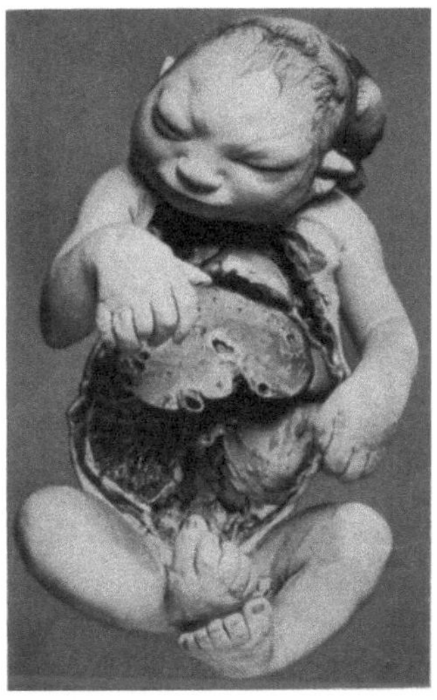

Abb. 8. Ausgetragene Frucht mit Dysencephalia splanchnocystica polydactylica, die auch durch Lidzysten ausgezeichnet war. (Innsbrucker Beobachtung. Von WACKERLE der Zystenleber wegen bearbeitet.)

Aus Untersuchungen ECKART RÜMLERS (V. A. 292) sei hier angeführt, daß die polyzystischen Nieren als einzelne Stigmata im Rahmen sehr vielseitiger Entwicklungsstörung auftreten können; man weiß dies bereits aus ihrem Vorkommen zusammen mit polyzystischer Verbildung der Leber, des Pankreas mit Angiomatosis im Bereich der Choriokapillaris bzw. Netzhaut des Auges und mit angiomatösen Kleinhirngeschwülsten im Sinn der v. HIPPEL-ARVID-LINDAUschen Krankheit. Ich konnte, wie schon angedeutet worden ist, betonen, daß auch andere durch Exenzephalozele und durch Störungen der Bulbusausbildung oder der Sehnerven, vielleicht auch gelegentlich durch Arhinenzephalie komplizierte Mißbildungen, welche sich weiterhin durch polydaktyle Erscheinungen auszeichnen, in hohem Maß durch Zystennierenbildung belastet sein können. Dieses Zusammentreffen von Hirn- und Augenmißbildungen, Entwicklungsstörungen der Extremitäten und der Eingeweide (Nieren, Leber, Pankreas) läßt den Schluß auf sehr früh erfolgte dysontogenetische Einflußnahme zu. Sie näher zu fassen oder so zu analysieren, daß man eine systematische äußerlich bedingte multieffektorische Entwicklungsstörung klar übersehen könnte, geht nicht an. Dagegen ist es sehr wahrscheinlich, daß solche als Dysencephalia splanchnocystica zusammengefaßte Mißbildungen Ergebnis einer Koppelung von Erbfehlern darstellt, für deren offenbare Ausbildung vielleicht eine besondere Gen-Konstellation verantwortlich ist — nicht so, als ob besondere Genabart jedem dieser Einzelfehler zugrunde läge, wohl aber so, daß die Genabart in ihrer Zusammenordnung sehr früh die orthologische Entwicklung der verschiedensten Organanlagen beeinflußt.

KARSCHULIN hat die sog. Beckenniere auf Häufigkeit und Geschlechtsgebundenheit untersucht. Er findet sie beim weiblichen Geschlecht häufiger als beim männlichen; sie bevorzuge die linke Seite. Meist mache sie Unterleibsbeschwerden. In 14 Fällen von 22 war sie durch Hydronephrose kompliziert. Dystopie einer Niere sah ROSCHER unter seinen 1532 Neugeborenensektionen 2mal, Hufeisenniere 7mal. Unter 3995 Öffnungen sonstiger Kinder und Erwachsener begegnete er 4mal einer Nierendystopie, die wie gewöhnlich mit Formveränderungen der Nieren einherlief und 7mal der Hufeisenniere.

Eine durch klare Abbildungen bereicherte beschreibende Darstellung von einzelnen Vorkommnissen der Verschmelzungsnieren, wie auch der Nierendystopie, ist durch J. A. PIRES DA LIMA — allerdings in portugiesischer Sprache — gegeben worden. PEREIRA wies, wie manche andere Autoren, auf die urographische Diagnosemöglichkeit der Hufeisennieren hin. SERBENNY schilderte eine Hufeisenniere mit drei Ureteren; dies Vorkommnis ist so zu verstehen, daß der eine Schenkel der Hufeisenniere (linke Seite) wie eine Langniere über zwei Nierenbecken und Harnleiter verfügte, der rechte Schenkel dagegen nur über einen Ureter; der Isthmus blieb frei, wie dies die Regel ist.

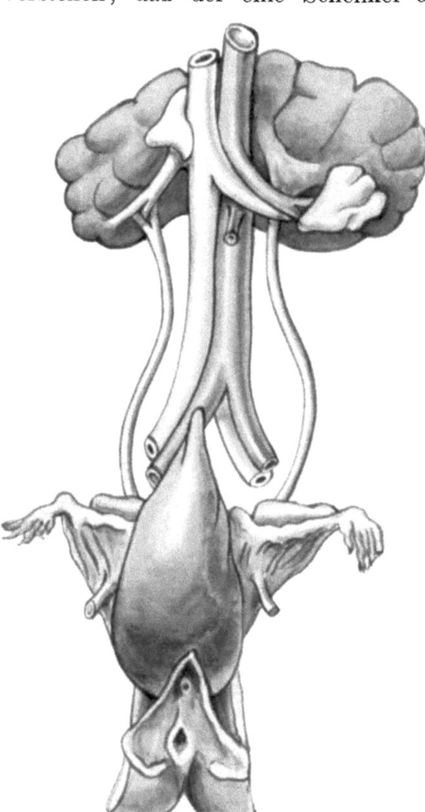

Abb. 9. Retroaortisch gelegene Symphysis renum in Form einer einzigen Bandniere. Hypoplasie und Dystopie der Nebennieren bei Anenzephalie. (Pathologisches Institut Göttingen.)

Auch in ROSCHERS Beobachtungsgut fanden sich zwei Vorkommnisse mit Überzahl des Nierenbeckens. In einem Fall handelte es sich um eine dreiteilige Hufeisenniere mit 3 Nierenbecken; von den 3 Harnleitern erweisen sich indes 2 als Gabelstücke eines Ureter fissus. In einem anderen Fall von jederzeitigem Ureter duplex lagen 4 Nierenbecken vor.

Es kommt in seltenen Fällen vor, daß eine Verschmelzungsniere dorsal der großen Gefäße (Aorta und Vena cava) ihren Platz gefunden. Solche Beobachtungen sind LEMBERGER und später — ohne mich LEMBERGERS Entdeckung zu erinnern — mir selbst gelungen. RUBASCHEWA zitiert in dieser Hinsicht noch Beobachtungen von NIXON und KELLEY für Hufeisennieren. Ich habe meine Beobachtung im Zusammenhang mit der Topographie hypoplastischer Nebennieren geschildert, welche im Fall angeborener Bauchbrüche mit Wirbelsäulenmißbildungen (Spina bifida) oftmals ventral oder kaudoventral von den stark kranial verschobenen Nieren gefunden werden.

Über die Morphologie der Hufeisennieren hat RUBASCHEWA an 16 Einzelfällen — 7 waren von Neugeborenen, die anderen von Erwachsenen — Untersuchungen angestellt, wobei sie den Gefäßvariationen Aufmerksamkeit schenkte. In einem ihrer Fälle fanden sich 6 Aortenäste zu jedem Seitenanteil und 2 Isthmusarterien aus der Aorta, also im ganzen 14 Renalschlagadern; solche Feststellung verweist sehr deutlich auf das arterielle Urnierenrete in der Genese der Gefäßversorgung der Niere, sie beweist aber nicht, wie RUBASCHEWA meint, die Entstehung einer Hufeisenniere in der Periode der Urnierenexistenz durch Entwicklungshemmung. Bekanntlich neigen Hufeisennieren zu entzündlicher Veränderung des Nierenbeckens und zur Steinbildung. Neuerdings wurde dies durch eine Beobachtung von P. L. MIRIZZI beleuchtet, der eine pyonephrotische Hufeisenniere zugrunde lag. Aus RUBASCHEWAS Arbeit, die auch durch besonders schöne Abbildungen ausgezeichnet ist, sei noch folgende Statistik über das Vorkommen von Hufeisennieren entnommen:

BOTEZ (J. d'Urol. **1** [1912])	50504	Leichen,	72	Hufeisennieren
EFRENOW (Chark. med. J. **16** [1913])	91220	,,	125	,,
SOKOLOW (Vestn. Chir. [russ.] **1928**)	50198	,,	947	,,
MARION (Traité Urol. Paris **1928**)	200	Nierenoperierte	2	,,
FEDOROFF (Chirurgie der Nieren und der Harnleiter. Leningrad 1925)	558	,,	5	,,
ISRAEL (Chirurgie der Niere, 1925)	800	,,	5	,,
Klinik MAYO (1910—1920)	2424	,,	17	,,
ROSCHER (1914—1930)	5527	Leichen	14	,,

Eine andere statistische Arbeit über die Häufigkeit von Nierenmißbildungen — mit Ausnahme der Zystennieren — wurde von SÜRIG an einem Göttinger Sektionsgut gefertigt.

SÜRIGS Untersuchung bezog sich auf 4768 Sektionen in der Zeit von 1907—1924; darunter fand sich in 90 Fällen (= 1,9%) das Vorhandensein von Mißbildungen der Niere oder der ableitenden Harnwege vermerkt. Auf das männliche Geschlecht entfielen 61, auf das weibliche 28 Feststellungen. In einer knappen kasuistischen Würdigung ging SÜRIG auf die wichtigsten der von ihm verzeichneten Mißbildungen ein, ebenso wie er auf andere Statistiken ausführlicher verweist und das Schrifttum in großem Umfang angibt. Folgende Liste der von ihm gefundenen Mißbildungen hat SÜRIG zusammengestellt:

1. Aplasie beider Nieren, Ureteren und der Harnblase	1mal
2. Aplasie beider Nieren, Ureteren und Hypoplasie der Harnblase	1 ,,
3. Aplasie einer Niere und des Ureters	4 ,,
4. Hypoplasie beider Nieren	2 ,,
5. Hypoplasie einer Niere	10 ,,
6. Hyperplasie beider Nieren	3 ,,
7. Hyperplasie einer Niere	2 ,,
8. Verwachsungen beider Nieren, Hufeisen-, Kuchenniere	13 ,,
9. Formveränderungen der Nierenlappung, Zweiteilung	12 ,,
10. Angeborene Verlagerung	13 ,,
11. Anomalien der Gefäßversorgung	10 ,,
12. Einseitige Verdoppelung des Nierenbeckens	13 ,,
13. Beiderseits Verdoppelung des Nierenbeckens	2 ,,
14. Verdoppelung des Ureters, einseitig	17 ,,
15. Verdoppelung des Ureters auf beiden Seiten	3 ,,
16. Vereinigung der doppelt angelegten Ureteren vor der Einmündung in die Blase	11 ,,
17. Getrennte Insertion der doppelt angelegten Ureteren in die Blase	7 ,,
18. Dreifach einseitige Anlage des Ureters	1 ,,
19. Fehlen eines Ureters	1 ,,
20. Aplasie der Harnblase	1 ,,
21. Bedeutende Erweiterung des Nierenbeckens und Ureters (ohne besonderen Grund)	6 ,,
22. Stenoseatresie eines oder beider Ureteren	12 ,,
23. Klappenbildung, Knickung, Torsion, Schlängelung eines oder beider Ureteren	23 ,,
Außerdem fanden sich:	
Rezessus und Divertikel der Harnblase	19 ,,
Zysten im Ureter	1 ,,
Zysten in der Harnblase	5 ,,
Mit Nierenmißbildungen fanden sich Mißbildungen der Genitalorgane kombiniert	8mal.

Über das Werden der angeborenen Nierenverlagerung und der Nierenverschmelzung habe ich mich[1] mit PAGEL, LEMBERGER, SCHLESINGER und PRIMAN auseinandergesetzt. Ich fasse meine Stellungnahme kurz zusammen, wie sie auch im Handbuch für Urologie[2] zu lesen ist: Infolge eines verzögerten oder in der Wachstumsrichtung gestörten Vordringens

[1] GRUBER, GG. B.: SCHWALBES Morphologie der Mißbildungen, Bd. III, Abt. 3, S. 245.
[2] GRUBER, GG., B.: In v. LICHTENBERG, VOELCKER und WILDBOLZ, Handbuch der Urologie, Bd. IV, S. 35.

der Uretersprosse erfolgt am ungewöhnlichen Ort die Differenzierung des metanephrogenen Blastems um die Ausstülpungen des Nierenbeckens zur Niere. Ungemein frühzeitig können dabei die Wirkungsfelder beider Uretersprossen so nahe aneinander zu liegen kommen, daß das zur Nierengewebsentwicklung angeregte Blastem von vornherein nicht in zwei Nierenorgane sich aufteilt, sondern verbunden bleibt. Diese „Verschmelzung" ist immerhin sekundär gegenüber dem vorausgesetzten Prozeß der dystopischen Wachstumsrichtung der einen oder beider Harnleitersprossen; sie ist primär hinsichtlich der Formdifferenzierung der ganzen Niere, obwohl es durchaus möglich ist, daß primär zwei völlig getrennt sich entwickelnde Nierengewebsanlagen erst sekundär aneinandergeraten und zusammenwachsen. Man kann wohl sagen, je breiter die Verwachsungsbrücke ist, desto früher ist die Verschmelzung erfolgt. Die Entstehungsfrist der Nierendystopie beginnt im ersten Lunarmonat; sie reicht bis in die postfetale Zeit, da ja die Nieren erst im zweiten Lebensjahr ihren endgültigen Platz einnehmen.

Nierendystopie und Nierenverschmelzung als Folge eines örtlich falsch gerichteten und am falschen Ort beendeten Wachstums einer oder beider Harnleitersprossen deuten auf eine tiefer liegende Ursache hin. Sie muß in ungünstigen Raumverhältnissen gegeben sein, dort, wo jene Auswachsungsvorgänge sich abspielen sollten. Eine unregelmäßige Entwicklung bzw. Ausdehnung des mesenchymalen Blastems ist anzuschuldigen, aus dem sich bei Berührung mit den differenzierten Ureterknospen das Nierenparenchym bildet. Es ist wahrscheinlich, daß eine übergroße und besonders lang erhaltene Gestaltung der Urnierenanlage im Sinne LEMBERGERS zur räumlichen Beeinträchtigung des metanephrogenen Mesenchymanteils führen kann. Vielleicht genügen aber auch ungünstige Umgebungsverhältnisse, ungewöhnliche Krümmungen oder Pressungen des embryonalen Rumpfendes, abhängig von der Art der Fruchteinbettung, um eine Harnleiterknospe nach ihrem regelrechten Entstehen aus dem Urnierengang in einer Richtung des geringsten Widerstandes vorwachsen zu lassen. Wahrscheinlich ist die Störung der gleichmäßigen Entwicklung des mesenchymalen Gewebes, d. h. das Rätsel der ungleichen mesenchymalen Raumverhältnisse im kaudalen Abschnitt des embryonalen Rumpfes der Ursache nach nicht einheitlich zu lösen.

ROSCHER bringt die Ursache der Nierendystopie auf die einfache Formel einer im Embryonalleben eingetretenen Stockung des Ascensus renis. (Den Tiefstand einer angeborenen dystopen Niere als „Descensus" zu bezeichnen, wie dies ROSCHER getan, ist unmittelbar falsch!)

Über die klinische Bedeutung der angeborenen Nierendystopie (Ektopie) hat sich SETTERGREN ausgesprochen. Auch verlagert entwickelte Nieren neigen aus denselben Gründen wie die Hufeisennieren zu Harnstauungen, Entzündungen und Steinbildungen, wenn — wie dies meist der Fall ist — die Pforte solcher Niere sich nach vorne, bauchwärts gewendet erweist (vgl. LASZCZOVER, SETTERGREN!).

Im Anhang seien zwei ganz seltene Vorkommnisse wahrscheinlich *erworbener Nierendystopie bei angeborener Peritonealanomalie* angemerkt:

EDUARD KAUFMANN hat in Vorlesungen und Demonstrationen wiederholt die Beobachtung eines Arztes erzählt, der in der Leistengegend eines Patienten glaubte, auf einen Bubo einzuschneiden, und auf eine verlagerte Niere traf, die durch einen weit offenen Canalis inguinalis in die Gegend des äußeren Leistenrings herabgewandert war. Dem entspricht durchaus eine von NOÉL und MICHEL-BECHET gemachte Mitteilung einer etwas kleineren Niere, die sich bei der Eröffnung eines rechtsseitigen Skrotaltumors innerhalb einer riesigen Hodensackschwellung vorfand. Harnleiter und Gefäßstiel verliefen in der Wand der Tunica vaginalis gegen den Leistenkanal hin. Leider ist der Träger dieser Anomalie, der später wegen eines intraskrotalen perirenalen Xanthoms derselben Niere noch einmal operiert werden mußte und der endlich an einem Sarkom der linksseitigen Nierenhülle zugrunde ging, bei der Leichenöffnung nicht näher dahin untersucht worden, wie sich der Gefäßverlauf von der Aorta oder Iliaca oder Hypogastrica zum rechten Nierenhilus hin gestaltet hatte. Es dürfte sich wohl um einen sehr seltenen Fall von Wanderniere gehandelt haben.

Zur Frage der angeborenen Hydronephrose bringen die Arbeiten von THIEMANN, PIEPENBORN und ROSCHER Beiträge, und zwar solche, die zum Teil an und für sich mechanische Behinderungen in der Abflußbahn der Harnwege würden erkennen lassen, zum andern Teil aber solch mechanischer Abflußbehinderung entbehren. Mit Recht weist jedenfalls aber HERMINE VON BÜNAU auf die geringe Bedeutung dieser mechanischen Hindernisse hin, da ja eine Harnsekretion und ein Harnabfluß im Fetalleben keine Rolle spielen. Vielmehr seien die angeborenen Hydronephrosen, ebenso wie alle anderen verschiedenen Formen diffuser oder weniger umschriebener Ausweitungen der ableitenden Harnwege als angeborene Exzeßbildungen im Sinne KERMAUNERS aufzufassen und die Annahme, es handle sich um Folgen einer durch anatomische Hindernisse bedingten Stauung, stelle keine genügende Erklärung für ihr Zustandekommen dar.

Es ist sehr bemerkenswert, daß in ROSCHERS Beobachtungsgut von 1532 Neugeborenensektionen 13 Fälle von Hydronephrosen vorlagen, und zwar Hydronephrosen mit Bildungsstörungen der Harnleiter, auch mit stark erweiterten Harnleitern ohne Klappenbildungen und mechanischen Hindernissen. ROSCHERS Satz ist anzuerkennen, es gebe Nierenbecken- und Harnleitererweiterungen, die nicht sekundäre Folgen von Strikturen und Abflußhindernissen seien.

Bei einseitiger Nierenaplasie oder Nierendystrophie in jugendlichem Alter kommt es bekanntlich zu einer kompensatorischen Hypertrophie der anderen Niere. Auch dafür finden wir in ROSCHERS neuen Mitteilungen manch schönen Beleg. STAHR hat solche Nieren untersucht und glaubt annehmen zu dürfen, daß „eine wirkliche Vertretung“ bei der sog. kompensatorischen Hypertrophie nicht erreicht werde; es stelle diese Hypertrophie nur einen Notbehelf dar, der wohl bei geringeren Ansprüchen eine Zeitlang Aushilfe schaffe, jedenfalls aber keinen hinreichenden Ersatz für die Notzeiten der Krankheit bieten könne, eine These, der man meines Erachtens Allgemeingültigkeit nicht zugestehen darf.

Als Voraussetzung für die Erklärung der wesentlichsten Uretermißbildungen müssen und können die neuen, schönen Untersuchungen von CHWALLA dienen, die ich in diesem Band bei Besprechung der Blasenmißbildungen eingehend würdigte (S. 33). Es sei ferner auf mein Referat vor der 8. Tagung der Deutschen Gesellschaft für Urologie 1928 verwiesen, in dem CHWALLAS ausführliche Untersuchungen unter schematischer Skizzierung seiner wesentlichen Embryonalbefunde kurz zusammengefaßt dargeboten wurden. Juxtavesikale und intramurale Ureterstenosen bei Neugeborenen, angeborener vesikaler Harnleiterverschluß, zystische Vorwölbung des verschlossenen Ureterendes in die Harnblase (Harnleitermündungsdivertikel) und manche Vorkommnisse von sog. „Vesica bipartita“ finden durch jene mühevollen Untersuchungen CHWALLAS eine morphogenetische Klärung.

Infolge ihres häufigen Vorkommens und ihrer klinischen Bedeutung („Hemi-Hydronephrose“, „Hemi-Exstirpatio renis“) finden Verdoppelungen oder Spaltungen der Harnleiter nach wie vor viel Aufmerksamkeit. Auch hier hat die wundervolle Ausarbeitung der urologischen Röntgendiagnostik die Ausbeute stark gesteigert. Genannt seien nur die Arbeiten von JOUSSON, VAN GELDEREN, KREUZBAUER, NIKIFOROW, EGOROW, LEVITHAN, BOEMINGHAUS und P. STRASSMANN. HERFORT hat in einem Beitrag zur Kenntnis der Spalt- und Doppelureteren erneut zum Gesetz der Mündungsörtlichkeit und der Überkreuzung im Verlauf von Doppelureteren (Gesetz von WEIGERT und R. MEYER) Stellung genommen.

Auch CHWALLA ist der Frage der Doppelharnleiter und des Ureter fissus näher gekommen. Er hat beim Studium und der Rekonstruktion von Serien menschlicher Embryonen aus der Sammlung von HOCHSTETTER in 6 Fällen dem Werden von Doppelharnleitern nachgehen können. Fünf derselben konnte er sicher als Beispiele von Ureter fissus ansprechen. Ein Fall entpuppte sich mit höchster Wahrscheinlichkeit als Ureter duplex im strengen Sinn. Dieses Material war sehr geeignet, zu den Fragen des WEIGERT-MEYERschen Gesetzes über den örtlichen Verlauf gedoppelter Ureteren Stellung zu nehmen.

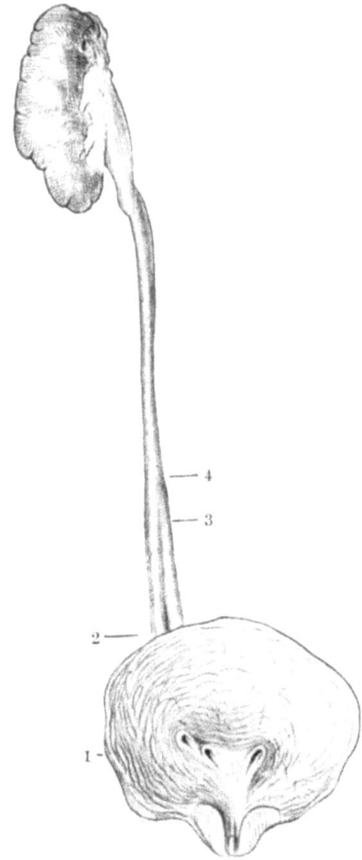

Abb. 10. Rechtsseitiger, unvollkommener Doppelureter, der äußerlich nach unten gegabelt war und zwei Mündungen besaß. Links bestand ein Ureter fissus. 1 Harnblase. 2 Höher mündendes Harnleiterstück. 3 Tiefer mündendes Harnleiterstück. 4 Teilungsstelle der Harnleiterendstücke. (Innsbrucker Beobachtung. Mitgeteilt von KREUZBAUER.)

Als Ergebnis seiner Betrachtung über die Harnleiterdoppelung kann man es heute als erwiesen ansehen, daß am Urnierengang sowohl eine doppelte als eine gespaltene Harnleiterknospung aufzutreten vermag. Auch scheint solches Vorkommnis gar nicht selten zu sein. Daß aus einer gespaltenen Ureterknospe späterhin ein vollkommener Doppelureter werde, was man früher als möglich annahm, wird man heute ablehnen, weil das Endstück des WOLFFschen Ganges und auch des Harnleiters nicht als Erweiterungsmaterial, wie man früher meinte, in die Wand der Harnblase einbezogen wird. Die Anschauung von FELIX, daß der Spaltureter auf tiefe Anlage des primären Nierenbeckens oder gar auf nachfolgende distale Spaltvertiefungen des primären Nierenbeckens zu beziehen sei, muß man als unbewiesen fallen lassen, nachdem nunmehr die direkte, embryonale, gespaltene Harnleiterknospung dargetan worden ist.

WEIGERTS Regel, daß der dem kranial gelegenen Becken einer langen Niere entstammende Harnleiter stets weiter kaudal in die Blase münden müsse, als der andere Harnleiter, dessen Becken kaudal in der Niere, also näher an der Blase gelegen, gilt nicht unumschränkt: Es können die Blasenmündungen in einer Höhe liegen, ja es ist an der gemeinsamen Mündung der Gabeläste im Fall des Ureter fissus das Orifizium des Harnleiters aus dem kranialen Nierenbecken gelegentlich auch kranial von der Uretermündung des kaudal angeordneten zweiten Nierenbeckens gefunden und bestätigt worden. Dagegen bleibt nach CHWALLAS Meinung die von ROBERT MEYER nachdrücklich betonte Regel bestehen, daß bei Doppelureteren die Blasenmündung des aus dem kranialen Nierenbecken kommenden Harnleiters immer näher an der Mittellinie liege als jene des aus dem kaudalen Nierenbecken kommenden Ureters. Jedoch auch gegen diese Regel verstoßende, spärliche Fälle sollen vorliegen, so eine von PRIMAN gesehene kaudo-lateral zum Ostium des anderen Harnleiters liegende Mündung eines weiter kranial entsprungenen Ureters der gleichen Seite.

Die Ursache der verwickelten Lagebeziehungen der vesikalen Mündungen von Doppelureteren ist in der eigenartigen Drehung des den Harnleiter jeweils vom WOLFFschen Gang abfurchenden Gewebsspornes zu ersehen, der normalerweise eine 135gradige oder noch größere Spirale von der dorso-medialen zur lateralen Seite des Urnierengangs machen soll. Dies scheint nun aber für den nicht immer streng dorso-medial angelegten akzessorischen Harnleiter zwar prinzipiell, aber nicht stets im Erfolg des definitiven Mündungsortes zuzutreffen. Anderseits wird der Abfurchungs- und Trennungsprozeß der weiter kranial vom Urnierengangende entfernten akzessorischen Harnleiterknospe meist erst vollkommen, wenn die Mündung des Urnierengangs infolge des Wachstums des Blasengrundes von der vesikalen Öffnung der ersten mehr kaudal entsprossenen Harnleiteranlage schon weiter abgerückt ist. Je höher dabei die akzessorische Ureterknospe am WOLFFschen Gang saß, um so mehr kaudal und medial wird sich in der Regel ihre Mündungsstelle in der Blase ergeben. Immer aber wird sie in solchem Fall lateral von der Mündung des WOLFFschen Ganges zu suchen sein.

Möglich wäre meiner Ansicht nach allerdings auch die Vorstellung, daß durch zu langsam vorstrebende Spornbildung zwischen Urnierengang und Harnleiter eine ungewöhnlich kaudal verschobene Blasenmündung des schließlich doch noch abgefurchten Harnleiters entstünde. Das muß z. B., wie ich glaube, für die kaudal verschobene Mündung des einzeln angelegten Ureters einer Seite gelten; eine Ungleichheit des Blasendreiecks ist für solche Fälle charakteristisch.

Kommt es überhaupt nicht zur Abfurchung des Harnleiters, ein Ereignis, das im Fall des nicht so seltenen Doppelureters für den akzessorischen Harnleiter oft zutrifft, das aber auch den Einzelureter treffen kann, dann bleibt die Mündungsstelle des fraglichen Ureters im Bereich des WOLFFschen Ganges oder seiner Derivate, also innerhalb der männlichen oder weiblichen Geschlechtsapparatur, wie das in dem entsprechenden Hauptstück dieses Buches schon erwähnt worden ist.

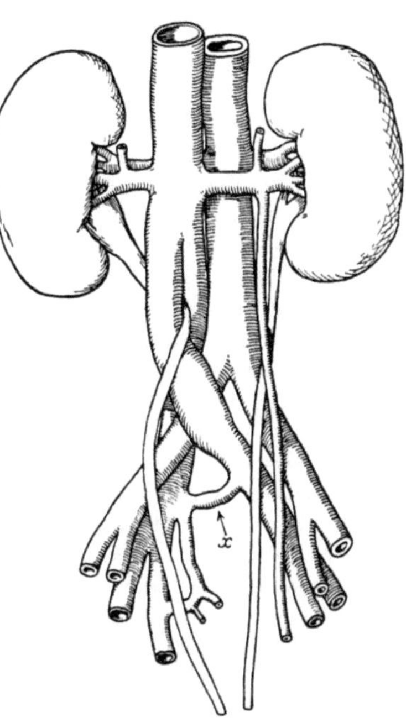

Abb. 11. Lageverhältnis der Ureteren und der großen Bauchgefäße bei einem 16jährigen Mann. Der rechte Harnleiter steigt zwischen ungewöhnlich verlaufenden Anteilen der unteren Hohlvene, die ihn wie eine Zwinge zwischen sich fassen, nach dem Becken herunter. (Nach E. v. GIERKE.)

ROSCHERs Durchsicht von 3995 Sektionen ergab 18mal den Befund von doppelten Harnleitern, und zwar 5mal doppelseitig, 5mal rechtsseitig, 8mal linksseitig. In der Tat lagen aber doch nur in 7 Fällen wirkliche Ureteres duplices vor, die übrigen fielen unter den Begriff des Ureter fissus (Gabelureter). Es ist Regel, daß der Gabelureter, wie der Doppelureter die Fortsetzung zweier getrennter Nierenbecken einer Niere bilden. Deshalb ist die Nachricht ROSCHERs sehr erstaunlich, unter seinen 18 Fällen wäre nur 9mal das entsprechende Nierenbecken doppelt gewesen. Hier liegt unbedingt ein Irrtum vor, es sei denn, daß das sehr seltene Verhalten beobachtet wurde, das nun zu schildern ist:

Im Fall gehemmter Knospung eines primitiven Nierenbeckens des einen Harnleiters bei Ureter duplex kann es dazu kommen, daß zwar auf einer Seite zwei vesikale Harnleitermündungen zu finden sind, daß aber nur einer der Ureteren funktioniert, oder daß — gemäß der Verwachsungsregel von GEOFFROY SAINT-HILAIRE — beide Anteile des Doppelureters sich — kranial von der Blase entfernt — zu einem Ureter vereinigen, aus dem das Nierenbecken einer einfachen Niere sich entwickelt hat. Beispiele hierfür liegen in Beobachtungen von BLOCK, DUERCK und von KREUZBAUER vor. Neuerdings hat SALTYKOW den Verhältnissen des nur kaudal gegabelten, also kranial vereinigten Ureters an Hand einer weiteren Beobachtung Aufmerksamkeit geschenkt. In seinem Fall, wie in jenem von DUERCK, den ich selbst[1] mitteilte, endlich bei KREUZBAUERs finalem Doppelureter, hatte jedes Rohr der terminalen Gabelung einen Muskelmantel (Abb. 10).

Ob ein von EGOROW geschilderter Ureter mit kraniokaudaler Dichotomie des am Nierenbecken solitär gestalteten Ureters wirklich dieser Beschreibung entsprach, ist mir fraglich geworden bei Betrachtung des beigegebenen Röntgenbildes. Da aber Kollargol, in den einen ektopisch mündenden Uretermund eingegossen, den Harn des ortsgerecht mündenden

[1] GRUBER, GG. B.: SCHWALBEs Morphologie der Mißbildungen, Bd. III, Abt. 3, S. 286.

Harnleiters braun färbte, mußte natürlich irgendeine Lichtungsgemeinschaft beider Ureterenendstücke oder ein gemeinsames Nierenbecken bestehen.

Ektopische Uretermündung in der Scheide bei überzähligem Harnleiter teilte NIKIFOROW mit. In EGOROWS Fall mündete ein extravesikales Ureterende (bei doppelseitiger Harnleiterverdoppelung) in der Vulva rechts von der Harnröhre, das andere kaudal vom Orificium externum urethrae. KREUZBAUER sah bei jederseitigem Ureter duplex den überzähligen Harnleiter links knapp vor dem Blasenhals münden, den rechten in den Ductus ejaculatorius; dieser Harnleiter erwies sich stark erweitert und hatte zur völligen Druckatrophie durch Stauung der zugehörigen oberen Nierenhälfte geführt.

Über intraparietale oder juxtavesikale Erweiterung des Harnleiters geben die Arbeiten von GOLDBERG PISARSKI und von LENTZE Nachricht, freilich ohne die eigentliche Ursache der Störung klären zu können. Bei LENTZE handelte es sich um eine von zahlreichen Mißbildungen (Spina bifida, Hufeisennieren, Riesenharnblase, Rudiment eines MÜLLERschen Ganges bei eingeleitetem, aber unvollständigem Deszensus männlicher Keimdrüsen, Mangel beider Samenblasen, Mangel der Prostata, Wirbelskoliose, Klumpfüße). Ureteratresie bei Ekstrophia vesicae lag im Fall von HERMANN GRIESBECK vor, der noch durch schwerste Komplikation der Genital- und Enddarmentwicklung ausgezeichnet war.

Schließlich sei noch des abnormen rechtsseitigen Harnleiterverlaufs gedacht, der sich bei Entwicklungsunregelmäßigkeit der unteren Hohlvene gelegentlich vorfindet. Die Abbildung E. v. GIERKES schildert dies Verhalten besser als eine wortreiche Beschreibung.

In seiner Arbeit, welche auf frühere Mitteilungen ähnlicher Verhältnisse durch NICOLAI, ZANDER, GLADSTONE, HOCHSTETTER, KOLISKO, GIVENS und WICKE verweist, schildert E. v. GIERKE unter Zugrundelegung der HOCHSTETTERschen Untersuchungen über das Venensystem der Amnioten die Art und Weise, wie diese merkwürdige Gefäßumschlingung des Harnleiters zu deuten ist. Es handelt sich, wie er kurz zusammenfaßte, darum, daß außer der wie gewöhnlich zum Hohlvenenstamm entwickelten rechten Suprakardinalvene auch die rechte hintere Kardinalvene erhalten blieb und trotz bestehender Anastomose zur Vena supracardinalis dextra größtenteils das Blut aus der linken Vena iliaca communis ableitete.

Schrifttum.

ANDERS, J. M.: Congenital single kidney, with the report of a case; the practical significance of the condition with statistics. Amer. J. med. Sci. **139**, 313 (1910).

BAUMANN, ROBERT: Zur Kenntnis der Zystenniere. Virchows Arch. **281**, 486 (1931). BIGBEE, H. G. and J. R. LOSEE: The clinical significance of congenital anomalies of the kidney and ureter. Surg. etc. **28**, 97 (1919). — BOEMINGHAUS: Über Beobachtungen von Ureter fissus. Arch. klin. Chir. **162**, 266 (1930). — BÜNAU, HERMINE V.: Beitrag zur Kenntnis der Genese angeborener Hydronephrosen. Inaug.-Diss. Leipzig 1926.

CHWALLA: (a) Ein Fall von angeborenem Verschluß des vesikalen Ureterendes. Z. urol. Chir. **23**, 189 (1927). (b) Über die Entwicklung der Harnblase und der primären Harnröhre des Menschen mit besonderer Berücksichtigung der Art und Weise, in der sich die Ureteren von den Urnierengängen trennen, nebst Bemerkungen über die Entwicklung der MÜLLERschen Gänge und des Mastdarms. Z. Anat. **83**, 615 (1927). (c) Über einige Fälle von Ureterenverdoppelung bei menschlichen Embryonen. Z. Anat. **84**, 1 (1927).

DORLAND, W. A.: A consideration of venal anomalis. Surg. etc. **13**, 303 (1911).

EGOROW: Zur Kasuistik der doppelseitigen Verdoppelung der Harnleiter mit zwei extravesikalen Ostien. Z. urol. Chir. **30**, 291 (1930).

GÄNSSLEN, M.: Über den Gefäßaufbau gesunder und kranker Nieren. Verh. dtsch. Ges. inn. Med. **42**, 560 (1930). — GIERKE, E. v.: Abnormer Verlauf des rechten Ureters bei Entwicklungsanomalie der unteren Hohlvene. Z. urol. Chir. **25**, 279 (1928). — GILMORE, E. R.: Congenital absence of one kidney. Brit. med. J. **1924 I**, 784. — GLADSTONE: A case in which the right ureter passed behind the vena cava inf. J. Anat. a. Physiol. **45**, 225. —

GOLDBERG: Zystische Dilatation des vesikalen Ureterendes. Z. urol. Ch. **35**, 1 (1932). — GOLDSTEIN, A. E.: Congenital absence of one kidney; review of the literature and a report of two cases. South. med. J. **18**, 750 (1925). — GRIDNEV: Zur Lehre von der Pathogenese der Zystenniere. Z. urol. Chir. **34**, 47 (1932). — GRIESBECK, HERMANN: Eine komplizierte Mißbildung des Darm- und des weiblichen Genitaltraktus bei Nabelschnurbruch. Frankf. Z. Path. **34**, 391 (1926). — GRUBER, GEORG B.: (a) Nierenzysten, Zystennieren. SCHWALBE-GRUBERS Morphologie der Mißbildungen, Bd. 3, Abt. 3, S. 191. 1927. (b) Entwicklungsstörungen der Nieren, Harnleiter und der Harnblase. Handbuch der Urologie von v. LICHTENBERG, VOELCKER u. WILDBOLZ, Bd. 3, S. 1. 1927. (c) Über Mißbildungen der Nieren und Harnleiter. Ref. 8. Tagg dtsch. Ges. Urol. Berlin. Z. urol. Chir. **26**, 1 (1929). (d) Über die Topographie hypoplastischer Nebennieren usw. Beitr. path. Anat. **84**, 335 (1930). (e) Zur Kenntnis gekoppelter Mißbildungen (Akrocephalo syndaktylie und Dysencephalia splanchnocystica). Beitr. path. Anat. (Im Erscheinen.) — GRÜNWALDT, FRITZ: Nierenmangel oder Nierendefekt im Fall amniotischer Gestaltmißbildung. Z. urol. Chir. **35**, 229 (1932).

HENNESSEY, R. A.: Congenital solitary kidney. J. of Urol. **21**, 193 (1929). — HERFORT, ALFRED: Zwei Fälle von Spaltureter, ein Beitrag zur Kenntnis der Doppelureteren. Zbl. Gynäk. **1927**, Nr 19, 1170. — HILL, E. C.: On the first appearance of the renal artery and the relative development of the kidneys and Wolffian bodies in the pig embryo. Hopkins Hosp. Bull. **16**, 60 (1905). — HOCHSTETTER: Beiträge zur Entwicklungsgeschichte des Venensystems der Amnioten. III. Säuger. Gegenbaurs Jb. **20**, 543 (1893). — HOU-JENSEN: Die Verästelung der Arteria renalis in der Niere des Menschen, eine historisch-anatomische Untersuchung. Berlin: Julius Springer 1929.

KAMPMEIER: Weitere Studien über die Entwicklungsgeschichte der bleibenden Nieren beim Menschen. Z. Anat. **73**, 459 (1924). — KARSCHULIN: Beitrag zur Kenntnis der Beckennieren. Z. urol. Chir. **34**, 157 (1932). — KAUFMANN, M.: Über polyzystische Nierentumoren (Zystennieren). Z. urol. Chir. **34**, 259 (1932). — KERMAUNER: Fehlbildungen der weiblichen Geschlechtsorgane, des Harnapparates und der Kloake. HALBAN-SEITZ' Biologie und Pathologie des Weibes. — KOLISKO: Ein Fall von abnormem Verlauf des rechten Ureters. Anat. Anz. **34**, 520 (1909). — KREUZBAUER, F. H.: Beiträge zu den Mißbildungen der Harnorgane. Z. urol. Chir. **23**, 365 (1927).

LAUBER, HANS: Die Form des normalen Nierenbeckens. Dtsch. Z. Chir. **220**, 418 (1929). LEMBERGER: Kongenitale Nierendystopie. Beitr. path. Anat. **72**, 260 (1924). — LENTZE, F. A.: Verwickelte Mißbildungen der Harngeschlechtsorgane. Virchows Arch. **272**, 279 (1929). — LEVITHAN: Ein Fall beiderseitiger Verdoppelung der Nierenbecken und Harnleiter durch vesikorenalen Reflux festgestellt. Z. urol. Chir. **30**, 286 (1930). — LINDAU, ARVID: (a) Zur Frage der Angiomatosis retinae und ihrer Hirnkomplikation. Acta ophthalm. (København.) **1927**, 193. (b) Studien über Kleinhirnzysten. Acta path. scand. (København.) **1926**, Supl., 1.

MAC KENZIE, D. W. and A. B. HAWTHARM: Unilateral renal aplasia. Amer. J. Surg. **3**, 37 (1927). — MIRIZZI: Hufeisenniere mit Pyonephrose. Z. urol. Chir. **35**, 189 (1932).

NICOLAI: Zwei Fälle von partieller Verdoppelung der Vena cava inferior. Inaug.-Diss. Kiel 1886. — NIKIFOROW: Ektopische Mündung des überzähligen Harnleiters als ätiologisches Moment der Harninkontinenz. Z. urol. Chir. **30**, 63 (1930). — NOËL et MICHEL-BÉCHET: Xanthome périrenal intratesticulaire droit et sarcome fusocellulaire périrenal gauche. Ann. d'Anat. path. **10**, 215 (1933). — NOSZKAY, AUREL: Über die polyzystische Niere. Z. urol. Chir. **35**, 238 (1932).

PABST, EDGAR: Nierenzysten und Zystennieren. Med. Inaug.-Diss. Göttingen 1934. — PAGEL: Die gekreuzte Dystopie der Nieren. Virchows Arch. **240**, 508 (1923). — PEREIRA: O diagnostico urographico do rim em ferradura. J. Radiol. y Electrol., Mai **1931** (Rio). — PIEPENBORN: Ein Beitrag zur Frage der Hydronephrose bei Neugeborenen. Z. urol. Chir. **26**, 384 (1929). — PIRES DE LIMA: Vicios de conformaçao do sistema urogenital. Porto 1930. — PISARSKI: Zur Kenntnis der angeborenen Verengerung der vesikalen Harnleitermündung und zystischer Erweiterung des intraparietalen Abschnittes des Harnleiters. Z. urol. Chir. **35**, 221 (1932). — POHLMAN, A. G.: (a) Anomalies in the form of the kidney and ureter dependent an development of the renal bud. Hopkins Hosp. Bull. **16**, 51 (1905). (b) A note on the developmental relations of the kidney in human embryos. Hopkins Hosp. Bull. **16**, 49 (1915). — PRIMAN: Dystopia renis congenita als atavistische Erscheinung. Acta Univ. Lattiensis **10**, 647 (1924).

RAINER: Zur Frage der Arenie. Beitr. path. Anat. **87**, 437 (1931). — ROSCHER, FREDRIK: Über die Häufigkeit, die Art und die pathogene Bedeutung von Mißbildungen der Niere und der Harnwege. Eine Übersicht über das Material des Pathologisch-anatomischen Institutes der norwegischen Universitätsklinik in den Jahren 1914—1930. Acta chir. scand. (Stockh.) **70**, 493 (1933). — ROSENBAUM, ROSI: Über doppelseitige Nierenaplasie. Frankf. Z. Path. **41**, 136 (1931). — RÜMLER, ECKART: Über die polyzystische Veränderung des Pankreas usw. Virchows Arch. **292**, 151 (1934).

SALTYKOW, S.: Ureter bifidus caudalis. Zbl. Path. **52**, 177 (1931). — SCHLESINGER: Nierendystopie. Virchows Arch. **248**, 308 (1924). — SCHNEIDER, HERMANN: Über den bilateralen Nierendefekt. Inaug.-Diss. Gießen 1899. — SCHWARZ, FRITZ: Die Säugetierniere, die Gesetze ihres Baus und ihre Entwicklung. Sitzgsber. Ges. Morph. u. Physiol. München **41**, 1 (1932). — SETTERGREN, FOLKE: Ectopia renis congenita. Acta chir. scand. (Stockh.) **70**, 563 (1933). — STAHR, HERMANN: Von der Krankheitsbereitschaft kompensatorisch hypertrophischer Niere. Zbl. Path. **57**, 1 (1933). — STRASSMANN, P.: Erhaltende Nierenoperationen. Z. Urol. **27**, 217 (1933). — SÜRIG: Die im pathologischen Institut der Universität Göttingen von 1907—1924 beobachteten Mißbildungen der Niere. Med. Inaug.-Diss. Göttingen 1931.

THIEMAN, ALFRED: Beitrag zur Lehre von der angeborenen Hydronephrose und der polyzystischen Mißbildung der Nieren. Z. urol. Chir. **36**, 433 (1933).

WICKE: Über einen Fall von Inselbildung im Bereiche der hinteren Hohlvene (Vena cava posterior) und Durchtritt des rechten Harnleiters beim Erwachsenen. Z. Anat. **84**, 524 (1927).

ZANDER: Über Verdoppelung der unteren Hohlvene. Ver. wiss. Heilk. Königsberg, 21. März 1891. Dtsch. med. Wschr. **1893**, 42.

V. Pathologische Anatomie des Morbus Brightii.

(Nachtrag zu Band VI/1.)

Von

Th. Fahr-Hamburg.

Mit 17 Abbildungen.

Nach dem Vorschlag des Herausgebers (weil. O. Lubarsch) sollen in diesem zweiten Nierenband, der etwa 9 Jahre nach dem ersten herauskommt, neben den besonderen Beiträgen Ergänzungen zu den im ersten Band erschienenen Kapiteln der Nierenpathologie gebracht werden, die der seither vor sich gegangenen Weiterentwicklung unserer Wissenschaft auf dem betreffenden Gebiet Rechnung tragen. Dabei muß ich darauf hinweisen, daß schon im ersten Band zu dem Hauptkapitel der von mir gelieferten Beiträge, d. h. zum Morbus Brightii, Nachträge vorhanden sind, die damals schon notwendig wurden, weil zwischen der Fertigstellung des fraglichen Kapitels und seinem Erscheinen — durch die Not der Zeit bedingt — ein so großer Zwischenraum lag, daß damals schon eine Ergänzung nötig wurde, um das Schrifttum möglichst bis zum Erscheinen des Bandes zu berücksichtigen. Dieses Vorhandensein eines doppelten Nachtrages zu dem Hauptkapitel meiner Beiträge ist natürlich unerfreulich, und niemand bedauert mehr, als ich die Unbequemlichkeit, die dadurch beim Nachschlagen über irgendeine Frage entsteht. Es läßt sich aber leider nicht ändern, und ich hoffe, daß mit Hilfe des Sachregisters diese Unbequemlichkeit zu mildern ist.

Im ersten Band habe ich bei der speziellen Pathologie des Morbus Brightii einige allgemein gehaltene Abschnitte vorausgeschickt, in denen die verschiedenen pathologischen Vorgänge, die beim Morbus Brightii, namentlich bei den degenerativen Formen, bei der Nephrose eine Rolle spielen, wie albuminöse, tropfige Degeneration, Verfettung, Amyloidbildung usw. einer gesonderten Besprechung unterzogen wurden. Was zu diesen Fragen heute zu sagen ist, will ich der Einfachheit halber nicht in besonderen Abschnitten, sondern bei den betreffenden besonderen Kapiteln anbringen.

Dagegen halte ich es für richtig, auch hier wieder in einem kurzen allgemeinen Teil einige anatomisch-physiologische Vorbemerkungen vorauszuschicken und die Einteilungsversuche zu berücksichtigen, die den Morbus Brightii in ein System zu bringen suchen.

In dem besonderen Teil will ich mich wieder an die gleiche Einteilung halten wie das vorige Mal. Die Gliederung in 3 Hauptkapitel (Nephrose, Nephritis, Nephrosklerose) hat sich mir im Laufe der Jahre durchaus bewährt, und wenn sie sich, soweit ich es übersehe, noch nicht allgemein durchgesetzt und vor allem noch keine Aufnahme in die üblichen Lehrbücher der pathologischen Anatomie gefunden hat, so wird sie doch vielfach von Klinikern und Pathologen angewendet (Oehlecker, Verse, Hückel, Sjövall, Patrassi, Ehrich u. a.)[1]. Der

[1] Ehrich hat auch ausdrücklich meine Definition des „Morbus Brightii“ und der „Nephrose“ übernommen.

Abschnitt Morbus Brightii soll sich also gliedern in einen ganz kurzen allgemeinen Teil, der anatomisch-physiologische Vorbemerkungen enthält, und einen besonderen Teil mit der Unterteilung 1. Nephrose, 2. Nephritis, 3. Nephrosklerose.

A. Allgemeiner Teil.

Anatomisch-physiologische Vorbemerkungen.

a) Anatomie.

Eine ganz ausgezeichnete und erschöpfende Darstellung hat die Histologie der Niere neuerdings durch v. Möllendorff in dem von ihm herausgegebenen Handbuch der mikroskopischen Anatomie des Menschen erfahren. Ich verweise ausdrücklich auf diese Schilderung und möchte hier nur einige Punkte herausgreifen, die mir von allgemeiner Wichtigkeit zu sein scheinen. Vor allem ist es der Bau des Glomerulus, der hier in Betracht kommt. In jedem Glomerulusläppchen der menschlichen Niere ist nach v. Möllendorff eine schmale Bindegewebsachse nachzuweisen, der die Kapillaren aufsitzen. An den Kapillaren sind 3 Baubestandteile zu unterscheiden: 1. Endothelien, 2. eine Grundhaut, 3. Deckzellen. Diese Deckzellen besitzen Strukturen, die zytoplasmatisch sind und nicht, wie Volterra behauptet, retikulär. Ähnlich wie Zimmermann, der schon 1915 die Deckzellen des Knäuels mit Adventitiazellen verglichen hat, glaubt auch v. Möllendorff, daß ein Unterschied zwischen Perizyten und Glomerulusepithelzellen nicht gemacht werden kann. ,,Das morphologische Verhalten der Deckzellen ist durchaus ähnlich demjenigen der adventitiellen Zellen, die ihrerseits wieder, wie F. Marchand und neuestens wieder A. Benninghoff (1927) überzeugend dargetan haben, durchaus zu dem Fibrozytenstamm zu rechnen sind.“ Auch Bargmann vertritt die Ansicht, daß die Deckzellen des Glomerulus morphologisch mit den perikapillaren Adventitiazellen übereinstimmen. Die Auskleidung der Bowmanschen Kapsel dagegen bezeichnet auch v. Möllendorff ausdrücklich als Epithel. Da das parietale und viszerale Blatt des Glomerulus zusammen eine blinde Ausstülpung des Hauptstückes darstellen und während der Glomerulusentwicklung im Bereich beider Blätter mit hohen Epithelien ausgekleidet sind, müßten wir also mit der Tatsache rechnen, daß an dem einen — dem parietalen — Blatt des Glomerulus die Epithelien sich zwar auch abplatten, aber ihre Epithelnatur behalten, an dem anderen Blatt dagegen eine biologische Umwandlung aus echten Epithelien zu adventitiellen Elementen erfahren. Das scheint mir nicht sehr wahrscheinlich. Ich glaube, daß v. Möllendorff hier das rein morphologische Verhalten überschätzt. Dasselbe tut meines Erachtens Patrassi, der vorschlägt, von Malpighischen Mesothelien zu sprechen. Man sollte aber aus dem rein morphologischen Verhalten nicht zu große Rückschlüsse auf die biologische Eigenschaft der Zellen, auf ihr eigentliches Wesen, ziehen; man folgert ja bei manchen Karzinomen, dem sog. Carcinoma sarcomatodes, aus dem mehr spindeligen Charakter ihrer Zellen auch nicht, daß es sich hier um Stützzellen und nicht um Epithelien handelt (s. Borst). Randerath, der es im übrigen auch nicht gutheißen kann, die Epithelnatur der Schlingendeckzellen zu bestreiten und sie mit den Adventitiazellen zu vergleichen, möchte doch das eigentliche Nierenepithel von den die beiden Glomerulusblätter überziehenden Deckzellen getrennt wissen und schlägt für diese den Namen ,,Glomerulothel“ vor. Ich möchte dafür eintreten, den Ausdruck Glomerulusepithel beizubehalten; vor allem habe ich schwere Bedenken, die Glomerulusschlingendeckzellen, wie v. Möllendorff das tut, grundsätzlich von den Kanälchenepithelien zu trennen. Wenn das ursprünglich hohe Epithel der beiden Glomerulusblätter sich so stark — endothelartig — abflacht, so braucht das meines Erachtens keine grundsätzliche Änderung seines Wesens zu bedeuten; wir können darin doch auch eine Anpassung an die morphologische Eigenart des Glomerulus mit seinen dicht ineinandergeknäuelten Schlingen sehen, das Bestreben, eine möglichst große sezernierende Fläche auf möglichst kleinem Raum zu gewinnen in ähnlicher Weise, wie wir unter pathologischen Umständen bei den Regenerationsbestrebungen an den Kanälchen in späteren Stadien der chronischen Glomerulonephritis vielfach eine starke Epithelabflachung der erweiterten, mit Seitensprossen versehenen Kanälchen beobachten. Anderseits sehen wir, daß das flache Epithel des Glomerulus auch wieder kubisch werden kann, wenn die Umstände es erfordern, wie die beim Diabetes vorgenommenen Untersuchungen zeigen (FAHR, SCHÜTZ). Ich sehe darin eine Anpassungserscheinung (s. auch LÖHLEIN und LEHMANN), wenn eine bestimmte Stoffwechsellage den Glomerulus unter andere Ausscheidungsbedingungen setzt. RISAK, der neuerdings diesen hohen Zellen am Glomerulusüberzug seine Aufmerksamkeit zugewendet hat, erklärt sie für Fehlbildungen, Differenzierungshemmungen, beim Übergang aus der fetalen in die postfetale Periode. Das mag für einen Teil der Fälle zutreffen, sicher nicht für alle; denn es kann doch kein Zufall sein, daß wir beim Diabetes mit seiner Stoffwechseländerung dieses Kubischwerden der Epithelien in einem so hohen Prozentsatz sehen. Auch LEONE MCGREGOR, die ganz neuerdings die feinere Struktur des Glomerulus an Präparaten studiert hat, die nach Fixierung mit der ZENKERschen oder HELLYschen Methode mit MALLORYS Anilinblau oder mit Kernblau Pikrinsäure gefärbt waren, hält an der Bezeichnung Glomerulusepithel fest (s. unten auch WILBUR). Im übrigen stimmen ihre Angaben in den wesentlichen Punkten mit denen v. MÖLLENDORFFS überein. Die Epithelien von Hauptstück und Glomerulus gehen nach ihren Untersuchungen kontinuierlich ineinander über, und zwar gilt das für den Glomerulus selbst, wie für seine Kapsel, ebenso für die Basalmembran, die wohl dem Grundhäutchen v. MÖLLENDORFFS gleichzusetzen ist. Die Glomerulusepithelien setzen sich aus getrennten Zellen zusammen und bilden kein Synzytium, überziehen aber alle Schlingen. Die Endothelien sind viel spärlicher als die Epithelien. Bindegewebsfasern ziehen mit dem Vas afferens bis zu seiner Aufteilung in den Glomerulus hinein.

R. R. BENSLEY und ROBERT D. BENSLEY, die mit der Silberimprägnation gearbeitet haben, bestätigen die Befunde MCGREGORS.

WILBUR betont, daß die Größe der Kapillarschlingen und die Dicke der Glomerulusschlingenmembran großen Schwankungen unterliegt. Wo sich die Kapillaren teilen, ist die Membran verdickt, fibrillär gebaut und enthält Kerne in ihrem Innern. Die Membran läßt sich im Gegensatz zu den intertubulären und kapsulären Membranen nicht mit Silber schwärzen, obwohl die Membranen ineinander übergehen. $^1/_4$—$^1/_6$ aller Glomeruluszellen sind Endothelzellen, bis 15% Leukozyten, alles übrige Deckzellen. Die Deckzellen, die die Schlingen kontinuierlich bedecken und mit den Tubuluszellen in Verbindung stehen, hält auch er für Epithelien.

Auch BORST bestätigt im wesentlichen die Befunde MCGREGORS. Er beschreibt noch einen netzartigen Zusammenhang der Kapillaren in den Glomeruli, wodurch Vas aff. und eff. direkt miteinander in Verbindung stehen sollen.

Um die Zahl der Glomeruli zu finden, hat MOBERG eine Formel angegeben. Es wird zunächst in einem Quadranten von etwa 10 qmm die Zahl der Glomeruli bestimmt. Es müssen mehrere Quadrate ausgezählt werden. Ein ausreichend sicheres Resultat wird erzielt, wenn etwa 1800 Glomeruli ausgezählt sind. Die

Gesamtzahl ist dann $\frac{m \cdot v}{y \cdot 0{,}2}$, wobei m die oben erwähnte Durchschnittszahl, v das Gewicht der Rinde in mg, y die Fläche des Maßquadrates in qmm angibt. Im Durchschnitt beträgt die Zahl der Glomeruli beim Manne etwa 2,5, beim Weibe 2,2 Millionen. Über die Größe der einzelnen Abschnitte des Nephrons beim Menschen und den verschiedenen Tierarten finden sich sehr eingehende Angaben bei v. MÖLLENDORFF und PÜTTER. In den ersten Lebensmonaten liegen die Glomeruli gegen die Rinde zu dichter, gegen das Mark spärlicher, vom 2. Monat ab ist nach MOBERG die Verteilung durchaus regelmäßig. Wie MOBERG, ebenso HAYMANN und STARR angeben, enthalten die normalen Nieren rechts und links die gleiche Glomeruluszahl. Die Zahl der dem Blutstrom offenen Glomeruli wechselt aber unter normalen Bedingungen sehr. Durch verschiedene Mittel kann dieses Verhalten experimentell beeinflußt werden. Koffein erschließt fast alle Glomeruli der Blutdurchströmung, Adrenalin oder Kohlensäureeinatmung wirken in umgekehrter Richtung. PORCARO rechnet damit, daß unter gewöhnlichen Umständen nur 50—60% der Glomeruli arbeiten, während in der Schwangerschaft eine Steigerung auf etwa 70—80% beobachtet wird. Das Vorkommen der hyalinen Glomeruli bei Neugeborenen und Säuglingen hat durch SCHULZ noch einmal eine eingehende Bearbeitung erfahren. HERXHEIMER hat bekanntlich das Vorkommen der hyalinen Glomeruli auf Entwicklungsstörungen zurückgeführt, während SCHWARZ[1] die Ansicht vertritt, daß hier entzündliche oder toxisch bedingte Einwirkungen maßgebend seien. SCHULZ läßt zwar bei der Säuglingsniere für einen Teil der Fälle diese Einflüsse gelten, stellt sich aber beim Vorkommen der hyalinen Glomeruli in der Niere Neugeborener in der Hauptsache auf den Standpunkt HERXHEIMERS. Bei Nierenvergrößerung im postuterinen Leben nimmt die Zahl der Glomeruli nicht zu, es findet nur eine Vergrößerung am einzelnen Knäuel statt (MOORE, SAPHIR, SÜCHTING). SÜCHTING konnte zeigen, daß an den vergrößerten Glomeruli auch die Zahl ihrer fixen Zellen nicht vermehrt ist. Da die Glomeruli sich nicht vermehren, findet natürlich auch keine Vermehrung der Nephren statt.

Bei der Histologie des Hauptstückes muß die Lehre KOSUGIS vom „Granuloid" kurz erwähnt werden. KOSUGI versteht darunter eine Masse, die in der supranukleären Kuppenregion des Zelleibs sitzt und keine deutliche granuläre oder körnige Beschaffenheit zeigt. Sie macht den Eindruck, als ob sie aus auffallend schmierig klebriger Substanz bestünde und ist intensiver gefärbt als die übrige Struktur. Bei Sublimatfixierung wird das Granuloid nicht dargestellt, wohl aber bei Formolhärtung. KOSUGI bringt dieses Granuloid mit der Funktion des Hauptstückes in Zusammenhang, im nächsten Abschnitt soll darauf noch einmal eingegangen werden. Zu den Befunden von KOSUGI bemerkt GROLL, daß die stärkere oder geringere Sichtbarkeit einer intensiv färbbaren Substanz in der Zellkuppe (Granuloid) weitgehend von der Intensität der Färbung bzw. Differenzierung der Schnitte abhängig sein kann. Er rechnet mit der Möglichkeit von Kunstprodukten. Auch v. MÖLLENDORFF steht den Befunden offenbar sehr skeptisch gegenüber. Er meint, man könnte aus ihnen nur schließen, „daß in den an Plasmosomen ärmeren Abschnitten des Hauptstückes eine stärkere ‚Basophilie' des supranukleären Zytoplasmas häufiger beobachtet wird". ASCHOFF und LASEAUX-GONZALEZ halten aber im Gegensatz zu v. MÖLLENDORFF an der ursprünglichen Deutung KOSUGIS fest. TERBRÜGGEN wiederum glaubt, es handle sich um Plasmaänderungen, „die durch passive Vorgänge in der Kuppenregion der Zelle" bedingt sind. Er lehnt den Ausdruck „Granuloid" ab und schlägt vor, einfach von schwarz gefärbter Kuppensubstanz zu sprechen.

Bei der Gefäßversorgung der Niere ist v. MÖLLENDORFF in der Annahme einer direkten Versorgung der Rinde mit Ästchen, die nicht den Glomerulus durchlaufen haben, viel zurückhaltender als ELSE DEHOFF und KOSUGI. Er meint in bezug auf die Angaben der genannten Autoren, es sei oft sehr schwer zu sagen, ob direkter Zusammenhang oder Überschneidung vorliegt. Er hält

[1] Siehe auch im Kapitel Nephritis.

daran fest, „daß so gut wie alles Blut erst nach dem Durchtritt durch die Glomeruli in die Rindenkapillaren übertritt“. Auf Grund eigener Erfahrungen möchte ich v. MÖLLENDORFF beipflichten. Bei Injektionen der Niere, die nur unter geringem Druck ausgeführt werden, sieht man sehr oft, wie die ganze Injektionsflüssigkeit in den Glomeruli hängen bleibt. Würden die LUDWIGschen Äste eine so große Rolle spielen, wie ELSE DEHOFF und KOSUGI annehmen, so wäre nicht einzusehen, weshalb die Injektionsflüssigkeit nicht ebenso leicht in diese Ästchen wie in die Glomeruluskapillaren laufen sollte und dann wäre die isolierte Füllung der Glomeruli nicht verständlich. Aber an dem Vorhandensein einzelner LUDWIGscher Äste wird man deshalb doch nicht zu zweifeln brauchen.

TERBRÜGGEN hat den GOLGI-Apparat auch an der Niere des Menschen dargestellt und sein Verhalten bei der Nierenfunktion unter normalen und abgeänderten Verhältnissen studiert. TERBRÜGGEN vermutet, daß der GOLGI-Apparat mit der Exkretion harnfähiger Substanzen nichts zu tun habe, daß er vielmehr die Konzentration aufgenommener Stoffe begünstige oder bewirke.

b) Physiologie.

Der alte Streit, ob bei der Harnbereitung die BOWMANN-HEIDENHAINsche oder die LUDWIGsche Theorie zu Recht besteht, ist auch heute noch nicht ausgetragen. Die Filtrations-Rückresorptionstheorie hat neuerdings eine gewisse Belebung durch die Arbeiten von WEARN und RICHARDS, CUSHNEY, v. MÖLLENDORFF, EKEHORN erfahren, um zunächst nur diese zu nennen, aber ebenso ist die Sekretionstheorie in breit angelegten Untersuchungen, so durch PÜTTER und vor allem durch HÖBER und seine Schule, vertreten worden.

Ich persönlich halte die Filtrationshypothese im ganzen trotz der unzweifelhaften Bereicherung, die sie in Einzelfragen für die Nierenphysiologie gebracht hat, für einen der unbegreiflichsten Irrtümer in der Geschichte der Medizin, einen Irrtum, der nur der jahrhundertelang geglaubten Meinung an die Seite zu stellen ist, daß in den Arterien Luft sei und das Blut in den Venen peripher flösse. Nichtsdestoweniger will ich versuchen, die Gründe, die für beide Anschauungen wieder ins Feld geführt werden, so sachlich wie möglich einander gegenüberzustellen.

Dabei kann ich natürlich nicht auf Einzelheiten der wieder gewaltig angeschwollenen Literatur eingehen. Diese müssen in den einschlägigen besonderen Darstellungen nachgesehen werden (s. vor allem die ausgezeichnete Zusammenstellung bei VOLHARD und GÖSTA EKEHORN).

CUSHNEY stellt wieder die ja von LUDWIG schon so sehr betonte Beobachtung in den Vordergrund, daß die Harnmenge mit dem Blutdruck in den Glomerulusgefäßen schwankt, vor allem stützt er sich aber auch auf die Untersuchungen von WEARN und RICHARDS. Diesen Autoren gelang es, mit einer bewunderungswürdigen Technik den Glomerulus beim Frosch anzustechen und aus dem BOWMANNschen Raum Flüssigkeit zu entnehmen. Diese Flüssigkeit ist eiweißfrei, enthält aber Chlor und Zucker, während der Urin zuckerfrei ist; dieser Zucker muß also resorbiert werden. Wenn der Glomerulusharn chlorreicher und harnstoffreicher als das Plasma ist, so soll das auf einen Rückfluß von Tubulusharn zurückzuführen sein, aus dem schon eine Rückresorption stattgefunden hat.

EBBECKE will die wechselnde Füllung der Glomeruli, von der eben schon die Rede war, mit der Filtrations-Resorptionsarbeit der Niere in Beziehungen bringen. Er meint, die Niere wechsle ab zwischen Ultrafiltrations- und Konzentrationsarbeit, je nachdem würden die Glomeruli oder durch die LUDWIGschen Äste die Tubuli durchblutet. (Wir haben aber schon gesehen, daß die Bedeutung der LUDWIGschen Äste nicht besonders hoch angeschlagen werden darf.)

KOSUGI hat das „Granuloid", von dem oben schon die Rede war, mit der Resorption des Glomerulusfiltrates in Beziehung gebracht. KOSUGI erblickt die wesentliche Funktion des Hauptstückes in der Kondensation des Glomerulusharns. Dieses soll jedoch nicht im Sinne einer spezifischen Resorption geschehen, bei der nur Substanzen aufgenommen werden, die noch im Körper nutzbar sind. Erst im Zelleib selbst erfolgt seiner Meinung nach in dem resorbierten Material die Scheidung zwischen den harnfähigen und den nicht harnfähigen Substanzen. Bei der Rückresorption soll die Kuppe wie eine Art Filter wirken und die eigentlichen harnfähigen Substanzen durch Adsorption anhalten, dann sollen sie wieder ins Lumen ausgestoßen werden unter Mitwirkung des Quellungsdruckes der benachbarten Zellen. Das „entlastete" Filtrat soll dann rückresorbiert werden. Ähnliche Gedankengänge entwickelt MITAMURA. Das Karmin soll durch den Glomerulus, nicht durch den Tubulus ausgeschieden werden; das Hauptstück resorbiert, aber das Karmin wird hier konzentriert und wieder abgeschieden.

v. MÖLLENDORFF bezweifelt aber, ob harnfähige Substanzen irgendwelcher Art an das Granuloid kondensiert werden. Mit Ausscheidung künstlicher Farbstoffe, Pigmente usw. ist die Granuloidmasse seiner Ansicht nach bestimmt nicht in Verbindung zu bringen.

Im übrigen ist v. MÖLLENDORFF ein entschiedener Anhänger der Filtrations-Rückresorptionstheorie. Nach ihm werden die ersten gespeicherten Farbstofftropfen im supranukleären Gebiet der Epithelien angetroffen. v. MÖLLENDORFF und sein Schüler WALDEYER haben als „normalen Speichertypus" die Speicherung in Abhängigkeit vom Harnstrom in proximodistaler Richtung festgestellt. Auch TANNENBERG und WINTER verfechten auf Grund von Trypanblauversuchen — sie haben das Trypanblau in den Glomerulus des Frosches eingespritzt — die Resorption durch das Hauptstück.

In seiner zusammenfassenden Darstellung beruft sich v. MÖLLENDORFF auch auf WEARN und RICHARDS (s. oben) und ganz besonders auch auf Versuche von ELLINGER und HIRT. Diese Autoren haben die Ausscheidung des Fluoreszins, eines lipoidlöslichen Farbstoffes, beobachtet. Bei einer Beleuchtungsmethode mit ultraviolettem Licht haben sie gesehen, wie bei normaler Zirkulation aller Farbstoff von den Glomeruli ausgeschieden und durch Resorption in den Tubulis konzentriert wird. Bewiesen scheint mir nach all dem, daß bei der Abscheidung des sog. provisorischen Harns im Glomerulus Stoffe mit durchgehen, die im definitiven Harn nicht mehr zu finden sind, die also wieder resorbiert sein müssen und daß Resorptionsvorgänge, die aus diesem Verhalten ja schon erschlossen werden müssen, auch sonst bei Farbstoffversuchen in den Hauptstücken beobachtet werden können. Muß man aber nun daraus schließen, daß grundsätzlich die ganze Harnbereitung in der Weise vor sich geht, wie LUDWIG das lehrte, daß in den Glomerulis auf passive Weise auf physikalischem Wege ein Filtrat aus dem Blut gebildet wird, das allmählich durch Resorption eine Eindickung erfährt und dadurch in den definitiven Harn sich umwandelt? Ich glaube das ebensowenig wie VOLHARD, der sich in der zweiten Auflage seines großen Werkes wieder als entschiedener Anhänger der Sekretionstheorie zeigt.

Sicher ist ja, daß im Glomerulus eine Flüssigkeit abgeschieden wird, die als provisorischer Harn bezeichnet werden muß, die sehr viel dünner ist als der definitive Harn, die viele Blutbestandteile in ungefähr entsprechender Konzentration enthält wie das Plsama. Daraus schließt man auf ein Filtrat, aber man muß doch gleich wieder eine Hilfshypothese machen, um zu erklären, warum in diesem Filtrat kein Eiweiß ist. Da soll nun die Porengröße der Membran schuld sein, die für die kolloidalen Eiweißkörper zu klein sei. Aber wir sehen doch alle möglichen Eiweißausscheidungen durch die intakte

Niere vor sich gehen, dann nämlich, wenn das Eiweiß entweder durch seine Menge, wie bei der physiologischen Albuminurie, oder durch seine Eigenart (BENCE-JONESscher Eiweißkörper, gelöstes Hämoglobin) sich von der gewöhnlichen Blutzusammensetzung unterscheidet[1]. Von einer Schädigung der „Membran", die von manchen Autoren hier zur Erklärung herangezogen wird, kann dabei in der Regel nicht die Rede sein. Die Niere besitzt vielmehr, wie ich immer wieder betonen möchte, eine ausgesprochene Auswahlfähigkeit allen Stoffen gegenüber, die sich in quantitativer oder qualitativer Weise — natürlich im Bereich einer gewissen Variationsbreite — von der normalen Blutzusammensetzung unterscheiden, und die infolgedessen ausgeschieden werden. Daß diese Auswahlfähigkeit nur bei aktiver vitaler Tätigkeit von Zellen möglich ist und sich mit der Vorstellung einer Filtration nicht verträgt, ist natürlich selbstverständlich. Bei der Annahme einer Filtration im Glomerulus müßte man doch auch annehmen, daß bei einer Schädigung des Filters alle Stoffe leichter durchgehen. Davon ist aber doch gar keine Rede. Wir sehen bei einer Schädigung der Niere durch Glomerulonephritis z. B. zwar Eiweiß durchgehen[2], die harnfähigen Substanzen dagegen verschlechtert ausgeschieden. Vom Standpunkt der Sekretionstheorie ist das natürlich selbstverständlich, die geschädigten Zellen scheiden auch verschlechtert aus und die Eiweißausscheidung ist hier keine aktive wie bei der physiologischen Albuminurie, sondern eine passive.

Das spricht meines Erachtens auch entschieden gegen den sog. Eiweißbeweis EKEHORNS. EKEHORN meint, bei Albuminurie könne auf Grund der Membranveränderung eine Sekretion nicht zustande kommen, sondern nur eine ultrafiltrative Exsudation, man müßte dann aber, wie eben schon erwähnt, erwarten, daß alle Blutbestandteile durch die geschädigte Membran besonders leicht durchgehen, während in Wirklichkeit die schwere Glomerulusschädigung mit einer erheblichen Hemmung der Ausscheidung von Wasser und harnfähigen Substanzen einherzugehen pflegt.

Schlagend scheinen mir gegen die Filtrationshypothese auch die Beobachtungen von EDWARDS und CONDORELLI zu sprechen. Diese Autoren haben festgestellt, daß manche Knochenfische glomeruluslose Nieren haben, andere besitzen wenig Glomeruli, andere wieder Kanälchen, die bis zu 60% mit Glomeruli ausgestattet sind. Der Farbstoff wird in allen untersuchten Arten leicht ausgeschieden und eine Bevorzugung der Formen, die Glomeruli besitzen, läßt sich nicht feststellen. Soll man sich nun vorstellen, daß bei diesen Fischen, die einen Übergang von glomeruluslosen zu glomerulushaltigen Nieren darstellen, einmal sezerniert — bei den glomeruluslosen ist das doch nicht gut anders möglich — und dann sprungartig filtriert und rückresorbiert wird? (EKEHORN spricht hier in der Tat mit MARSHALL und seinen Schülern von einem Funktionswechsel.) Nun stehen die Fische ja gewiß sehr weit vom Menschen ab, aber der Frosch, an dem doch fast alle Versuche im Sinne der Filtrationslehre vorgenommen worden sind, doch auch. Und hier ist zu sagen, daß die Farbstoffversuche v. MÖLLENDORFFS u. a., die zur Stütze der Filtrationshypothese herangezogen werden, durch anderweitige Beobachtungen stark entkräftet werden. So beobachtete O. COHNHEIM, wenn er durchsichtigen Meerschnecken (Heteropoden) Farbstoffe injizierte, daß diese Stoffe durch das Protoplasma der Nierenepithelien fixiert und ausgefällt werden, daß sie durch einen sekretorischen, nicht durch einen resorptiven Vorgang in die Zellen gelangen. Was die oben

[1] Ob hier die Überlegungen MAINZERS die physikalische Theorie zu stützen vermögen, müssen weitere Untersuchungen lehren. Nach MAINZER soll die Lage des isoelektrischen Punktes, die elektrische Ladung der Kolloide, für die Durchlässigkeit und Ausscheidung maßgebend sein.

[2] Dieses Handbuch, Bd. I, Abschnitt Albuminurie.

erwähnten Versuche von ELLINGER und HIRT anlangt, so nimmt sie zwar v. MÖLLENDORFF als starke Stütze der Filtrationstheorie in Anspruch. Es ist aber fraglich, ob er damit Recht hat. So bemerkt VOLHARD dazu, daß das Fluoreszin offenbar die Epithelien aller abführenden Harnwege vom Harn aus anfärbt, auch solche, die sicher nichts mit Rückresorption zu tun haben, wie Ureter und Blase. Unterbindet man die Nierenarterie, so wird der Farbstoff von der Pfortader aus (es handelt sich auch hier wieder um den Frosch) im Schaltstück ausgeschieden. HÖBER zeigte, daß bei isolierten Durchströmungsversuchen mit lipoidlöslichen Farbstoffen von der Pfortader der Froschniere her eine 30—40fache Konzentration der Farbstoffe beobachtet wird, die nur auf sekretorischem Wege möglich ist. Auf alle die zahlreichen methodischen Arbeiten HÖBERs und seiner Schule einzugehen, ist hier nicht der Raum; immer wieder betont er, daß die Glomerulusabscheidung keine Filtration, sondern eine Sekretion darstellt, die durch Narkose zu hemmen ist. Gerade diese Versuche HÖBERs sind meines Erachtens ein schlagender Beweis gegen die Auffassung, es handle sich bei der Harnbereitung im Glomerulus um einen passiven, rein physikalischen Vorgang.

BRODERSEN hat am Bürstensaum der Epithelien Saumdurchbrechungen beobachtet, die er als Sekretionserscheinung deutet und die durch Tätigkeitserhöhung der Niere (Harnstoffinjektion) erhöht werden können. Daß es sich hier um Kunstprodukte handelt, wie v. MÖLLENDORFF meint, stellt er in Abrede. Er vertritt die Ansicht, daß die Zelle des Hauptstückes bei offenem Bürstensaum sezerniere, bei geschlossenem resorbiere.

Mit besonderem Nachdruck hat sich PÜTTER in seiner „Dreidrüsentheorie der Harnbereitung“ für die Sekretionstheorie eingesetzt. Auf Einzelheiten der geistreichen Schrift PÜTTERs einzugehen, ist hier nicht der Ort; vieles mag an ihr problematisch sein, viele Überlegungen sind aber sicher richtig. Sehr bemerkenswert ist z. B. die Feststellung, daß bei sehr kleinen Säugern (der Zwergspitzmaus z. B.) der Blutdruck in der Niere hinter dem Druck der Plasmakolloide zurückbleibt, daß also nicht einzusehen ist, woher hier der nötige „Filtrationsdruck“ kommen soll.

Vor allem aber betont PÜTTER, was auch ich immer in den Vordergrund gestellt habe[1], daß die Vorstellung einer Filtration durch eine lebendige Zellschicht ganz ohne Analogie in der ganzen Physiologie ist, daß eine solch abenteuerliche Vorstellung doch nur dann herangezogen werden könnte, wenn keine andere Möglichkeit der Erklärung bliebe. Nun ist aber doch beim besten Willen nicht einzusehen, weshalb die Glomerulusepithelien nicht ebensogut Urin sezernieren sollten, wie die Zellen der Schweißdrüsen Schweiß, der ja auch sehr dünn und wässerig ist. Was die Sekretion in der Niere von anderen Sekretionsarten von der Bereitung physiologischer Sekrete unterscheidet, ist die Tatsache, daß hier physikalische Hilfskräfte (Erhöhung des Blutdruckes, schnellere Durchströmung) in hohem Maße herangezogen werden[2]; man mag auch — um zum Ausdruck zu bringen, daß es sich in der Niere nicht um ein Sekret wie im Pankreas oder in den Nebennieren handelt — von einer Exkretion reden, wie das ja auch oft genug geschieht. Aber von einer Filtration zu reden, wobei man doch immer an einen passiven, rein physikalisch bedingten Vorgang denkt, halte ich heute, wie stets für völlig unstatthaft. Die erstaunliche Auswahlfähigkeit der Zellen, die wir in der Niere schon bei der Harnbereitung im Glomerulus sehen, kann doch nur als der Ausdruck einer aktiven spezifischen Zelltätigkeit gewertet werden.

---

[1] Siehe den entsprechenden Abschnitt in diesem Handbuch, Bd. I.

[2] Manche Autoren, wie MAGNUS-ALSLEBEN, suchen dementsprechend zwischen Filtrations- und Sekretionstheorie zu vermitteln.

B. Spezieller Teil.

I. Nephrose.

Wie im ersten Band, soll auch hier zwischen einfachen und bestimmt charakterisierten Nephrosen unterschieden werden.

EHRICH hat neuerdings vorgeschlagen, bei der Einteilung der Nephrosen in der Hauptsache die Tubulonephrose der Glomerulonephrose gegenüberzustellen und bei der Tubulonephrose eine primäre, eine sekundäre und eine gemischte Form zu unterscheiden. Die primäre Tubulonephrose, die meiner einfachen Nephrose entspricht, gliedert er, wie ich in 3 Grade:

a) trübe Schwellung,

b) hyalin-tropfige Entartung und degenerative Verfettung,

c) Nekrose.

Die sekundäre Tubulonephrose deckt sich mit meinen Speicherungsnephrosen (Nephrose durch Fettinfiltration, Hämoglobin-, Galleinfiltration usw.). Als gemischte Tubulonephrose bezeichnet er die Lipoidnephrose, und als Glomerulonephrose mit und ohne lipoidnephrotischen Einschlag läßt er nur die Amyloidnephrose gelten. Der Vorschlag hat den Vorzug der Einfachheit im engsten Rahmen des pathogenetischen Prinzips, doch halte ich im ganzen seine Mängel für größer als die, die meiner Einteilung anhaften. Ganz ohne Mängel wird eine solche Einteilung ja wohl nie bleiben. Die Gliederung in Tubulo- und Glomerulonephrose habe ich ja schon vorgenommen, nur läuft sie bei mir meiner anderen Einteilung der Nephrosen parallel. An der Haupteinteilung in einfache und bestimmt charakterisierte Nephrosen möchte ich aber festhalten, um neben dem pathogenetischen auch das ätiologische Prinzip so weit wie möglich zur Geltung kommen zu lassen. Die Bezeichnung der Lipoidnephrose bei EHRICH als gemischte Nephrose (primär und sekundär) halte ich nicht für glücklich, da hierbei das Wesen der Lipoidnephrose als primäre Stoffwechselerkrankung (s. unten) gar nicht berücksichtigt ist.

1. Einfache Nephrose.

Hierher gehören diejenigen doppelseitigen hämatogenen Nierenveränderungen, die auf degenerativer Grundlage — im weitesten Sinne — entstehen, und die in verschiedenen Intensitätsgraden von den leichtesten ohne weiteres rückbildungsfähigen Schädigungen bis zum völligen Zelltod bei den nekrotisierenden Formen hinüberleiten. Sie sind ursächlich in der verschiedensten Weise bedingt und bieten nichts Spezifisches. Daß bei den verschiedenen Intensitätsgraden, die hier in Betracht kommen, von einer scharfen Abgrenzung untereinander keine Rede sein kann, liegt auf der Hand. Die Ätiologie der Nephrosen ist, wie schon im ersten Band ausgeführt, eine ungemein mannigfaltige. Über seltenere Entstehungsmöglichkeiten degenerativer Nierenveränderungen berichten: GAAL bei Formalinvergiftung, NADEL durch Airol, POLIAK durch Azeton, ROSSIYSKI durch ätherische Öle, wie Anis-, Fenchel-, Nelken- und Eukalyptusöl. HUNTER durch Kalium bichromat. CRAMER hat Ratten Monate hindurch mit einer bestimmten Diät ernährt, die kein Magnesium enthielt. Es traten degenerative Veränderungen an Tubuli und Glomeruli hervor (ohne vermehrte Kalkablagerung).

a) Erster Intensitätsgrad der einfachen Nephrose.

Das Charakteristikum dieser leichtesten Nephroseform ist die sog. „trübe Schwellung", über deren Wesen bis in die jüngste Zeit hinein lebhaft diskutiert worden ist. Daß es sich bei dem Ausdruck „trübe Schwellung" um einen

Sammelbegriff handelt, unter dem ganz verschiedenartige Zustände zusammengefaßt werden, habe ich schon im ersten Band auseinandergesetzt. Wir sind nun neuerdings, namentlich durch die Untersuchungen von GROLL, insofern weitergekommen, als wir gelernt haben, progressive und regressive Zustände an der Zelle, die beide rein morphologisch betrachtet als trübe Schwellung sich darstellen, schärfer auseinanderzuhalten. GROLL hat „trübe Schwellung" auf zweierlei Art erzeugt; einmal konnte er durch Exstirpation einer Niere die andere in den Zustand der trüben Schwellung versetzen, zweitens erzeugte er trübe Schwellung durch Sublimatvergiftung.

Er untersuchte diese Nieren nun histologisch, chemisch und physikalisch (auf die Atemgröße). Bei der kompensatorisch arbeitenden Niere war die Atmung erhöht, bei der Sublimatniere nicht; bei der kompensatorischen Hypertrophie kann es zu Eiweißansatz kommen, bei der Sublimatniere besteht beträchtliche Wasserzunahme ohne Vermehrung eventuell Verminderung des Eiweißgehaltes. Es gibt also „trübe Schwellung" mit und ohne Wasserzunahme, mit und ohne Eiweißansatz. HOPPE-SEYLER rechnet die Fälle mit Eiweißabnahme nicht zur „trüben Schwellung". Die Zunahme des Eiweißgehaltes ist nach seiner Ansicht eine wesentliche Eigenschaft dieses Vorganges. Er schlägt den Ausdruck „albuminöse Schwellung" vor. Von Degeneration soll man nicht reden, da es sich bei der Eiweißaufnahme um einen mehr reparativen Vorgang handelt, einen „Ersatz des durch die Einwirkung der Bakterien und ihrer Toxine geschädigten Protoplasmas durch Aufnahme von Eiweiß in die Zelle". Bei der Einwirkung von Sublimat soll es zu einer physiko-chemischen Veränderung des Zelleiweißes kommen, das infolge Veränderung der Dispersität nun eine fein- bis grobkörnige Beschaffenheit, einen Gerinnungszustand zeigt, so daß mikroskopisch eine Trübung oder Körnelung des Protoplasmas hervortritt. Als Ersatz und zum Ausgleich sollen nun die aufgenommenen Eiweißmengen dienen. GROLL hat aber bei der Sublimatvergiftung eine Abnahme des Eiweißes gefunden, auch könnte man, wenn wirklich eine Vermehrung von Eiweißkörpern vorliegt, an eine mangelhafte Verarbeitung aufgenommenen Eiweißmaterials oder an eine Vermehrung von niedrigen Eiweißabbaukörpern denken. Diesen Gesichtspunkt hat UHER stark in den Vordergrund gestellt. Die parenchymatöse Degeneration (von SCHADE als „dysionisch bedingte Kolloidveränderung der Zelle" bezeichnet) ist nach UHER häufig durch Wasseranreicherung gekennzeichnet; es handelt sich um gebundenes Wasser, und dies muß unbedingt eine Änderung der Quellbarkeit der Zellkolloide herbeiführen. Gewöhnlich tritt dabei auch eine Vergrößerung des Zellvolums auf. Die Wasserspeicherung geht Hand in Hand mit einer Salzverschiebung, welche durch die NaCl-Anreicherung in den Geweben charakterisiert ist. Aus den Werten für den koagulierten Stickstoff wird ersichtlich, daß eine Verringerung des Eiweißgehaltes, eine negative Bilanz des Stickstoffwechsels aufgetreten ist. Diese Änderung des Eiweißstoffwechsels äußert sich in einer Vermehrung von niedrigen Eiweißabbaukörpern. Es kommt also durch erhöhten Eiweißabbau zu einer Ansammlung von Spaltprodukten. Diese bewirken eine beträchtliche Labilität der Eiweißkörper, wenn sie an ihrer Oberfläche adsorbiert werden. Die erhöhte Quellung der Gewebskolloide und die gesteigerte osmotische Spannung führen gemeinsam mit den durch andere Adsorptionsverhältnisse hervorgerufenen Änderungen der Oberflächenspannung einerseits zu erhöhter Wasseraufnahme in den Zellen, und anderseits bewirken die Änderungen der Oberflächenspannung eine oberflächliche Verdichtung der Eiweißaggregate in den Randzonen der Zellen, wodurch die Trübung hervorgerufen wird. Auch WARASI, der durch Überwärmung eine trübe Schwellung hervorrief, gibt an, daß bei der trüben Schwellung die Eiweißmenge in den parenchymatösen Organen (Leber, Niere), welche als N bestimmt waren, sich vermindern. Er sieht darin eine Folge des Eiweißzerfalles und bezeichnet die trübe Schwellung als regressiven Prozeß. Organvergrößerung und Wasservermehrung sind nach WARASI für den Prozeß der trüben Schwellung nicht obligatorisch.

Zu den Arbeiten von HOPPE-SEYLER und WARASI hat dann GROLL mit seinen Mitarbeitern FRICKE und MEYER noch einmal Stellung genommen. Er stellt fest, daß bei „trüber Schwellung“ Wassermenge, Trockensubstanz und koagulables Eiweiß vermehrt gefunden werden können. Ich kann aber hier keinen Gegensatz sehen, denn wie GROLL ja selbst immer ausdrücklich angibt, ist trübe Schwellung und trübe Schwellung nicht dasselbe (s. auch die letzte Veröffentlichung von UHER); bei der durch Sublimatvergiftung bedingten Schwellung gibt doch auch GROLL in dieser letzten Arbeit wieder Eiweißverminderungen an. GROLL sagt ja ganz richtig, daß man bei progressiven und regressiven Prozessen eine „trübe Schwellung“ auftreten sehen kann. Man sollte deshalb den Ausdruck trübe Schwellung, der so verschiedenes umgreift, als Diagnose endlich aufgeben. Hier bei der Nephrose gehen uns nur die mit Trübung der Zelle verbundenen regressiven Veränderungen an, die ich nach wie vor als albuminöse Degeneration bezeichnen möchte und die den leichtesten Grad der degenerativen Schädigung an der sezernierenden Nierenzelle am Glomerulus sowohl, als am Kanälchen darstellt. Die als progressiv aufzufassende trübe Schwellung (bei der kompensatorischen Hypertrophie z. B., die nach GROLL mit einer Vermehrung der Eiweißkörper einhergeht) könnte man dann mit dem von HOPPE-SEYLER geprägten Ausdruck „albuminöse Schwellung“ bezeichnen. Der Ausdruck albuminöse Schwellung würde dann aber in anderem Sinne gebraucht, als ihn HOPPE-SEYLER anwendet. Denn wie ich eben schon ausführte, bin ich der Meinung, daß die Änderung des Eiweißstoffwechsels bei der Sublimatvergiftung nicht als etwas Reparatives anzusehen ist (auch GROLL verhält sich dieser Auffassung gegenüber sehr skeptisch). Wenn es hier entgegen den Angaben von GROLL zu einer Vermehrung der Eiweißkörper kommt, so kann es sich dabei, wie ich mit UHER glauben möchte, nur um eine negative Bilanz des Stickstoffstoffwechsels mit einer Vermehrung von niedrigen Eiweißabbaukörpern handeln. Daß die albuminöse Schwellung in dem hier vertretenen Sinn nicht als parenchymatöse Entzündung bezeichnet werden kann, möchte ich nur nebenbei noch einmal betonen, ohne auf diese Frage näher einzugehen. Ich verweise auf das, was BORST kürzlich in Ablehnung des Begriffes der parenchymatösen Entzündung über diesen Gegenstand wieder gesagt hat[1].

Einen Hinweis auf die rückschrittliche Natur der Stoffwechseländerung bei der albuminösen Degeneration geben auch die Untersuchungen von OKUNEFF. Er hat Kaninchen hungern lassen und dabei herdförmige Nephrosen neben Atrophien an den nicht degenerativ erkrankten Kanälchen gesehen. Die Nierenveränderungen sind annähernd proportional dem Gewichtsverlust der Tiere und äußern sich klinisch in Albuminurie, die frühestens am zweiten Tage auftritt. Der 1. Intensitätsgrad der Nephrose ist also gekennzeichnet durch eine Störung des Eiweißstoffwechsels in der Zelle rückschrittlicher Natur, die am zweckmäßigsten als albuminöse Degeneration bezeichnet wird und grob morphologisch mit einer Trübung und Schwellung in der Zelle einhergeht. Der Zustand ist ätiologisch in der verschiedensten Weise bedingt[2] und mit dem Aufhören der Grundschädigung völlig rückbildungsfähig. Wie im nächsten Abschnitt gezeigt werden soll, wird man heute auch einen Teil der Fälle mit hyaliner Tropfenbildung

[1] BORST: Münch. med. Wschr. **1932**, Nr 7, 8.
[2] Dieses Handbuch, Bd. I.

hierher zum 1. Intensitätsgrad der Nephrose rechnen müssen. Klinisch äußert sich dieser leichteste Grad der Nephrose nur in einer Albuminurie.

b) Zweiter Intensitätsgrad der einfachen Nephrose.

Die degenerativen Veränderungen, die sich hier an spezifischen Nierenzellen abspielen, sind auffälliger als beim 1. Grad der Nephrose. Abgesehen von der albuminösen Degeneration finden sich hier degenerative Verfettungen, Vakuolenbildungen und hyalintropfige Degeneration. Während über die rückschrittliche Natur der Vakuolenbildung und der intrazellulär bedingten, durch die Unregelmäßigkeit der Anordnung gekennzeichneten Verfettung wohl Einigkeit herrscht, gehen die Meinungen über das Wesen der hyalinen Tropfenbildung immer noch auseinander. Die Frage ist neuerdings wieder von Terbrüggen, einem Schüler Löschkes, in breit angelegten Untersuchungen bearbeitet worden.

Terbrüggen lehnt es mit Löschke scharf ab, die hyaline Tropfenbildung den degenerativen Vorgängen zuzurechnen; mit den Veränderungen in der Zelle, die zur albuminösen Degeneration führen, haben sie seiner Meinung nach gar nichts zu tun. Die Tropfen finden sich nur in funktionstüchtigen Zellen und sind der histologisch sichtbare Ausdruck einer Ausscheidung körperfremden Eiweißes. „Fast immer ist ihr Vorkommen vergesellschaftet mit einem Angebot von Eiweißkörpern im Kreislauf, welche aus Gewebszerfall an anderen Stellen des Körpers stammen.“ Die Tropfenbildung bei der Diphtherienephrose bringt er nicht mit der toxischen Schädigung durch das Diphtheriegift, sondern mit den Pferdeseruminjektionen in Zusammenhang und führt zur Stütze des Standpunktes, daß die toxische Komponente für das Auftreten hyaliner Tropfen nicht maßgebend sei, die Beobachtung an, daß er in 6 Fällen von Vergiftung (zweimal Sublimat, je einmal Veronal, Luminal, Medinal und Allional) keine hyalinen Tropfen gefunden habe.

Die negativen Befunde bei den Schlafmittelvergiftungen sind nun nicht weiter auffallend; es ist eben nicht jedes Gift auch ein Nierengift, und es braucht keineswegs bei jeder Nierenvergiftung die hyaline Tropfenbildung im Vordergrund zu stehen. Auch ich selbst habe niemals bei Veronalvergiftung usw. eine nennenswerte degenerative Schädigung der Niere gesehen, ich habe aber auch nie behauptet, daß bei jeder Vergiftung eine hyaline Tropfenbildung in der Niere auftreten müsse. Was die negativen Befunde bei der Sublimatvergiftung anlangt, so decken sich auch meine Befunde im großen und ganzen mit denen Terbrüggens, die beherrschende Veränderung ist hier (s. nächsten Abschnitt) die Koagulationsnekrose, nicht die hyaline Tropfenbildung[1]. Aber es ist natürlich nicht jedes Kanälchen in jedem Fall nekrotisiert, und der negative Befund an diesen kernhaltigen Kanälchen in den Fällen Terbrüggens ist doch von seinem Standpunkt aus eigentlich merkwürdig, denn bei der Sublimatvergiftung kommt es doch zu sehr erheblichem Eiweißzerfall. Ich habe jedenfalls noch keinen tödlichen Fall von Sublimatvergiftung gesehen, bei dem es nicht zu schweren Zerfallserscheinungen vor allem im Darm — wenn wir die Mundhöhle ganz beiseitelassen — gekommen wäre. Wenn das Auftreten der hyalinen Tropfen lediglich der Ausdruck einer Ausscheidung körperfremden Eiweißes ist, wenn wir sie schon bei ganz geringfügigen Eiweißzerfallserscheinungen im Körper sehen, so wird man fragen müssen, warum fehlen sie hier. Dieselbe Frage wird uns auch bei der Amyloidnephrose noch einmal beschäftigen müssen.

---

[1] Bei neuerlicher Durchsicht meiner Fälle von Sublimatnephrose habe auch ich nur in zwei Fällen, in denen die Koagulationsnekrose nicht diffus war, an den Übergangsabschnitten hyaline Tropfen gesehen; sie kommen also doch vor, wenn die Nekrose nicht ganz schnell vor sich geht (s. auch im nächsten Abschnitt bei Sublimatnephrose).

Ich habe nun die Frage durch meinen Schüler LAAS noch einmal bearbeiten lassen. Auch LAAS hat bei anscheinend Nierengesunden, bei denen Zerfallserscheinungen im Körper bestanden, in einem großen Prozentsatz der Fälle hyaline Tropfenbildung gefunden. Wir kommen in diesem Punkt zu einer völligen Bestätigung der Angaben von TERBRÜGGEN; ebenso pflichten wir TERBRÜGGEN darin bei, daß in diesen Fällen die Anfangsteile der Hauptstücke in erster Linie als Fundstelle der Tropfenbildung in Betracht kommen und daß hier die Tropfen mehr nach der Oberfläche der Zelle zu gelegen sind. Man könnte hier von einem geordneten Vorkommen der Tropfen sprechen.

Im Gegensatz dazu stehen zwei weitere Gruppen von Fällen, bei denen man von einem ungeordneten Vorkommen der Tropfen sprechen muß. Das sind einmal die tropfenhaltigen Zellen, die man in der Umgebung von Infarkten und Nekrosen findet und zweitens die Tropfenbildung bei diffusen Nierenerkrankungen. In dem Nachweis tropfenhaltiger Zellen in der Umgebung von Infarkten und künstlich gesetzten Nekrosen sind wir wieder mit TERBRÜGGEN einig, nur selten aber findet man hier eine so regelmäßige Anordnung der Tropfen in den Zellen wie bei der ersten Gruppe. Die Tropfen liegen hier wirr durcheinander, und weiterhin sieht man zum Unterschied von der ersten Gruppe hier vielfach tropfenhaltige Zellen, die Anzeichen deutlicher Zellschädigung (schlechte Färbbarkeit des Kerns bis zu völligem Kernschwund) erkennen lassen. Bemerkenswert ist hier ferner die Beobachtung, daß man an tropfenhaltigen Zellen alle möglichen Übergänge zu körniger Nekrose sehen kann. Auch bei zwei Unterbindungsversuchen an Kaninchen zeigte das Auftreten der Tropfen das gleiche Verhalten, nämlich den ungeordneten Typ des Auftretens und Zusammentreffens mit Zellbeschädigungen.

Erst recht sieht man dieses Zusammentreffen mit Zellschädigungen bei diffusen Nierenerkrankungen. In einem kleinen Aufsatz, in dem ich zu den Mitteilungen von TERBRÜGGEN schon Stellung genommen habe, wies ich darauf hin, daß man in Fällen von schwerer Amyloidnephrose erhebliche Zellschädigungen beobachten kann. Man kann hier erhebliche Kernveränderungen in Form ausgesprochener Pyknose sehen, die weiterhin zum völligen Zelluntergang führen (s. Abb. 1). Vor allem aber möchte ich auch Wert auf die Desquamationsvorgänge legen, die man an tropfenbeladenen Kanälchen gelegentlich sieht. Diese Desquamationen können unter Umständen ein sehr erhebliches Ausmaß erreichen und deuten doch zweifellos auf Zellschädigung, auf eine Minderwertigkeit der Zellen hin, denn wozu würden die Zellen sonst abgestoßen? (Abb. 1.) Schließlich habe ich darauf aufmerksam gemacht, daß man in den Fällen, in denen die tropfenhaltigen geschädigten Zellen völlig zugrunde gehen und abgestoßen werden, unter den in Abstoßung begriffenen oder bereits abgestoßenen Zellen gelegentlich Zellneubildungen beobachten kann, die — wenn auch sehr selten — so großen Umfang erreichen, daß man von einem gewissen Umbau der Zellen sprechen könnte. Wenn also TERBRÜGGEN sagt: Es ergibt sich, „daß in Zellen, in denen eine beginnende Degeneration sichtbar ist, in denen die Kerne blaß werden oder gar pyknotisch sind, kaum jemals hyaline Tropfen auftreten“, so können wir diese Angabe in keiner Weise bestätigen, wir müssen ihr vielmehr scharf widersprechen. Daß es sich bei ungeordnetem Tropfenvorkommen, bei der Vergesellschaftung dieser Tropfenbildung mit histologisch deutlich erkennbaren Zellschädigungen nicht um einfache Ausscheidungserscheinungen handeln kann, ergibt sich aus den vorstehenden Ausführungen eigentlich von selbst.

Bei dem geordneten Tropfenvorkommen scheint auf den ersten Blick die Annahme eines Ausscheidungsvorganges durchaus gerechtfertigt, bei genauerem Zusehen erheben sich aber doch Bedenken, ob man die Befunde schlechthin in dieser Weise auffassen darf. LAAS kommt bei seinen Untersuchungen zu dem Ergebnis, daß es sich bei den Tropfen um besonders zähe visköse Eiweißgebilde handelt, deren Vorkommen mehr auf eine Verhaltung von Eiweiß in der Zelle auf Grund von Gelbildung hinweist. Er schließt das aus der Art, wie die Tropfen darstellbar sind. ,,Die verschiedenen, zur Darstellung der hyalinen Tropfen verwendeten Verfahren haben grundsätzlich gemeinsam, daß ein zunächst alle Gewebsbestandteile durchdringender Farbstoff — meistens ein

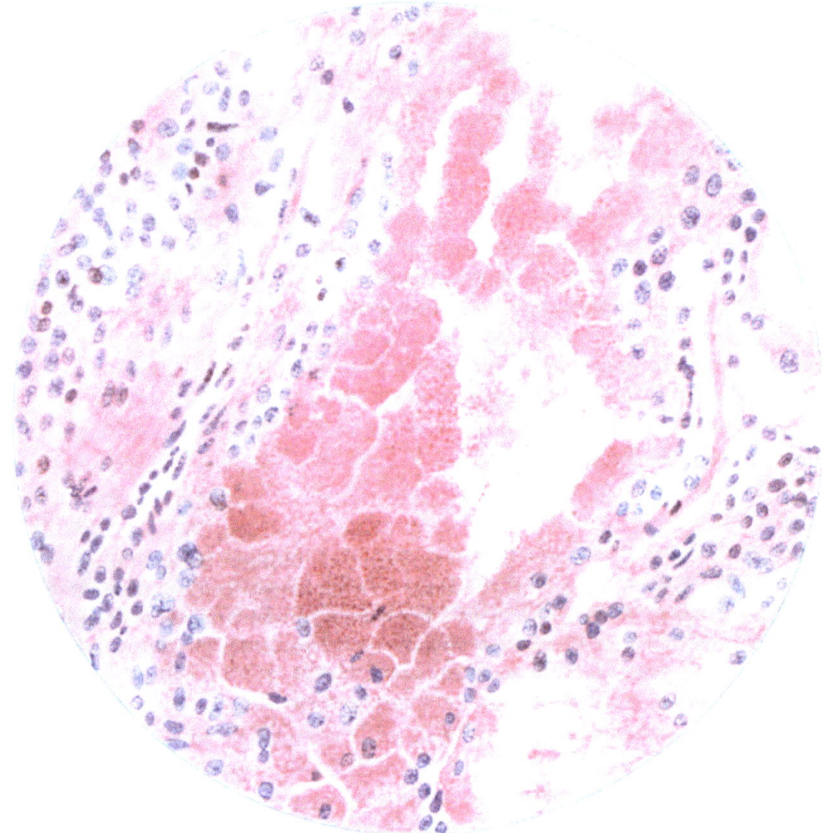

Abb. 1. Hyalin-tropfige Degeneration mit Zellzerfall und starker Desquamation der Epithelien.

basischer — mit einem Differenzierungsmittel in abstufbarer Weise wieder herausgelöst wird. Dieser durchtränkt dabei die verschiedenen Gewebsbestandteile je nach deren Strukturdichte verschieden schnell und bringt den Farbstoff nach und nach zur Lösung."

Aber auch die Intaktheit der Nieren, an denen das geordnete Tropfenvorkommen beobachtet wird, ist keineswegs ganz sicher. TERBRÜGGEN ist ja der Meinung, daß das Entscheidende beim Auftreten der Tropfen der Eiweißzerfall an irgendeiner Stelle des Körpers sei, daß dieser Zerfall dann zur Ausscheidung des Eiweißes durch eine an sich völlig intakte Zelle Veranlassung gebe. Ja, die Intaktheit der Zelle soll gerade Vorbedingung für diese Art der Eiweißausscheidung sein. Aber es liegt doch durchaus im Bereich der Möglichkeit, daß die Notwendigkeit, bei Eiweißzerfall dieses zerfallene Eiweiß auszuscheiden, auch zu einer Epithelschädigung, wenn auch ganz leichten Grades, führt. Es können sich doch beim Gewebszerfall immer Eiweißspaltprodukte bilden, die im weitesten Sinne als Gifte angesprochen werden können. Ich möchte hier auf Untersuchungen von WALTHARD hinweisen, der nach Eingriffen an der einen Niere mit aseptischer Resorption zerfallenden Nierengewebes an der anderen Seite Schädigungen beobachtete, die sich in Form von Albuminurie, Hämaturie, Zylindrurie, auch wohl in Verzögerung der Indigokarminausscheidung, geltend machten. Er glaubt, daß bei Schädigung der einen Niere die andere durch Gewebszerfallsprodukte geschädigt werde. Er hat an den Epithelien der betreffenden Nieren zwar keine Veränderungen nachweisen können, bei entsprechender Aufmerksamkeit und Anwendung geeigneter Färbemethoden wäre es vielleicht doch möglich gewesen, die geordnete Tropfenbildung im Anfangsteil des Hauptstückes, die sehr leicht übersehen werden kann, zu finden. Jedenfalls zeigen die Untersuchungen, daß bei aseptischem Eiweißzerfall eine Nierenschädigung entstehen kann. Zum Teil sind vielleicht auch die Nierenveränderungen bei den sog. Ernährungsstörungen der Säuglinge hierher zu rechnen (STROHE). Man muß hier natürlich immer in erster Linie damit rechnen, daß Kolibazillen und sonstige Mikroorganismen vom Darm einwandern und zu krankhaften Veränderungen an verschiedenen Organen führen, die sich in der Niere in Blutung, Entzündung und Infarzierung äußern können. Ganz wird man aber gerade an den Nieren eine Schädigung durch resorbierte Eiweißzerfallsprodukte nicht ausschließen können. In seiner Zusammenfassung spricht STROHE bei diesen Ernährungsstörungen auch von Quellungen und hyalinem Zerfall, in seiner Kasuistik ist allerdings von hyaliner Tropfenbildung nicht die Rede[1]. Für eine Schädigung der Zellen auch bei dem geordneten Tropfenvorkommen ließe sich ferner ins Feld führen, daß LAAS an diesen Zellen auch Wabenbildungen gefunden hat und daß die Tropfenbildung sich verstärkt, sobald eine lokale Ernährungsstörung (Stauung) sich hinzugesellt. Gerade diese Ernährungsstörungen weisen meines Erachtens doch sehr deutlich auf den degenerativen Charakter der Tropfenbildung hin. Auch TERBRÜGGEN hat, wie früher GROSS und seine Schülerin WIESZENIEWSKY, TÜRK, neuerdings wieder LAAS, durch Arterienunterbindung „in der operierten Niere, die nur sehr geringe Degenerationserscheinungen zeigt, ziemlich reichlich hyaline Tropfen in den Glomerulusepithelien, Trichtern und Tubuli contorti“ gefunden. TERBRÜGGEN weist darauf hin, daß gerade dann reichlicher Tropfen zu finden waren, wenn die Schädigung nicht hochgradig war. Das entspricht durchaus meinen eigenen Erfahrungen. Wir sehen hier genau die gleichen Verhältnisse wie bei der Sublimatnephrose. Kommt es ganz schnell zu einer Koagulationsnekrose, so finden wir keine Tropfen; wir haben hier eben eine andere und viel eingreifendere Schädigung. TERBRÜGGEN erklärt das Auftreten der Tropfen bei Kreislaufstörungen in folgender Weise. Er sagt, man könne sich vorstellen, „daß nach 1—2stündiger Unterbrechung des Kreislaufes durch den erneuten Zustrom arteriellen Blutes Gewebsabbauprozesse beschleunigt werden und daß die Zellen noch so weit sekretionstüchtig sind, daß sie diese Abbauprodukte, welche vielleicht teilweise in den Epithelien selber gebildet werden, zu hyalinen Tropfen verarbeiten können und zunächst noch bestrebt sind, diese Tropfen auszustoßen“. Abbauprozesse in den von der Tropfenbildung betroffenen Zellen muß also auch TERBRÜGGEN annehmen; von einem reinen Sekretionsvorgang in völlig intakten Zellen ist also doch hier jedenfalls nicht die Rede. Natürlich kann es sich um eine *leichte* Schädigung handeln. Daß die Zellen mit hyaliner Tropfen-

[1] Ob auch die alimentären Nierenerkrankungen hier erwähnt werden dürfen, die BODO bei Kaninchen durch Fütterung mit enthülstem Hafer erhielt, ist fraglich. Es muß hier, obwohl Bierhefe keine Schutzwirkung entfaltete, doch an einen zu den Avitaminosen gehörigen Zustand gedacht werden.

bildung meistens noch intakte Kerne besitzen und einer völligen Wiederherstellung fähig sind, das möchte auch ich ausdrücklich feststellen. Wenn TERBRÜGGEN sagt: „der Schluß, daß das Auftreten derselben (der hyalinen Tropfen) zur endgültigen Degeneration führen müsse, scheint mir nicht zulässig", so unterschreibe ich dies völlig. Es ist nie meine Meinung gewesen, daß jede tropfenhaltige Zelle zugrunde gehen müsse. Ich bin nur der Ansicht, daß die Schädigung, die sich in hyaliner Tropfenbildung ausdrückt, so schwer sein kann, daß die Zelle abstirbt, daß diese Tropfenbildung in der Zelle, besonders die ungeordneten, infolgedessen ein Mittelding zwischen den leichtesten Störungen des Eiweißstoffwechsels bei der albuminösen Degeneration und der ganz schweren bei der Koagulationsnekrose darstellt, und in diesem Sinne möchte ich die hyalintropfige Degeneration als Steigerung der albuminösen Degeneration aufgefaßt wissen. Daß bei dem Auftreten von hyalinen Tropfen in den Zellen die Verarbeitung von zellfremdem Eiweiß, also sekretorische Vorgänge oder wenigstens der Versuch zu solchen, eine Rolle spielt, das habe ich — TERBRÜGGEN zitiert das ja auch — ausdrücklich in Betracht gezogen. S. 178 in Band I heißt es: Man könnte sich vorstellen, daß es sich um Fällungen aus dem Protoplasma und um Verbindungen dieser Fällungen mit dem auszuscheidenden Eiweiß handelt, daß diese Gebilde infolge Störung der Zelltätigkeit verhalten werden und daß bei dieser Verhaltung ein Zusammenfluß aus kleineren zu größeren Gebilden entsteht (s. auch HERXHEIMER). Heute, wo ich nach den Untersuchungen von LAAS zwei Arten von hyaliner Tropfenbildung, die geordnete und die ungeordnete, auseinanderhalten möchte, wäre dieser Standpunkt dahin zu erweitern, daß beim geordneten Vorkommen der Tropfen die sekretorische Komponente noch im Vordergrund steht, daß die hier in Betracht kommenden rückschrittlichen Vorgänge besser noch zum 1. Intensitätsgrad der Nephrose gerechnet werden, und daß von diesen leichtesten Fällen einer Dystrophie, die durch die Eiweißverhaltung und Speicherung anderseits auch wieder zu den Speicherungsnephrosen hinweisen, gleitende Übergänge zu den Befunden ungeordneter Tropfenbildung mit sonstigen Zellveränderungen führen, bei denen die degenerative Komponente das Bild mehr und mehr beherrscht, und wo es schließlich zu einem Untergang der Zellen kommen kann. Starke Tropfenbildung in zugrunde gehenden Epithelien neben Trübung und Abschilferung beschreiben ganz neuerdings auch ENGER und PREUSCHOFF in chronisch nephrotisch veränderten Nieren bei langer Röntgenbestrahlung. EHRICH bringt — meines Erachtens mit vollem Recht — die hyalin-tropfige Entartung mit einer direkten Schädigung der Nierenepithelien durch das Diphtherietoxin z. B. in ursächliche Beziehung[1]. VOLHARD, der sich in seinem neuen Werk mit allen einschlägigen Fragen, so auch mit der hyalinen Tropfenbildung eingehend beschäftigt, drückt sich sehr vorsichtig aus. Er wirft die Frage auf, ob die sog. hyalin-tropfige Degeneration der Tubuluszelle nicht den Zustand darstellt, in dem die Zelle Eiweiß ausscheidet, ob nicht das histologische Präparat gewissermaßen das Stadium der Eiweißausscheidung fixiert. Wenn er dann weiterhin im Gegensatz zu TERBRÜGGEN damit rechnet, daß hier die Zellmembran eiweißdurchlässig geworden ist, nicht nur für körperfremdes, sondern für Plasmaeiweiß[2] überhaupt, so liegt zutage, daß dieser Standpunkt sich weitgehend mit dem meinigen

[1] In einer während der Drucklegung dieser Arbeit erschienenen Abhandlung unterscheidet jetzt auch TERBRÜGGEN eine Tropfenbildung durch Ausscheidung und einen toxisch bedingten tropfigen Zellzerfall.

[2] Bei der Nephrose soll dieser Zustand zustande kommen entweder durch direkte Toxinwirkung auf die Membran, oder durch primäre Schädigung des Zellstoffwechsels und sekundäre Steigerung der Durchlässigkeit der Membran.

berührt, auch bei VOLHARD haben wir die Annahme einer Verbindung von Zellschädigung und Eiweißausscheidung. Zwei Seiten weiter spricht dann VOLHARD allerdings wieder von der Möglichkeit, daß die hyaline Tropfenbildung nichts mit Degeneration zu tun habe, sondern nur ein abnormes sekretorisches Phänomen darstelle, und zusammenfassend sagt er auf S. 1088: „Das Rätsel der chronischen Nephrose besteht in der Pathogenese der hochgradigen Albuminurie. Die Parenchymveränderungen erscheinen hier wie bei der subchronischen Nephritis aufs engste mit dieser verknüpft. Wir können aber noch nicht sagen, ob die Parenchymveränderungen die Ursache oder die Folge der Albuminurie sind, noch, wie diese zustande kommt." Ganz so ungeklärt scheinen mir aber die Dinge doch nicht zu liegen. Wenn Plasmaeiweiß durch die sezernierende Nierenzelle durchtritt, so ist das, abgesehen von den seltenen Fällen alimentärer Albuminurie, ein Zeichen für eine Nierenschädigung. Diese Schädigung kann am Gefäß oder an der Zelle sich abspielen, wobei nach COHNHEIM Schädigung des einen Gewebsbestandteiles immer eine solche des anderen nach sich zieht. Beim Durchtritt blutfremden Eiweißes kann es sich um eine rein sekretorische Erscheinung handeln, dann werden wir aber keinerlei Änderung der Zellstruktur erwarten dürfen, ebensowenig wie bei der Ausscheidung eines harnfähigen Stoffes. Sehen wir eine solche Strukturänderung, wie sie das Auftreten der hyalinen Tropfen darstellt, so müssen wir meines Erachtens mit einer — wenn auch nur ganz geringfügigen — Stoffwechselstörung, mit einer Dystrophie rechnen.

Dabei gebe ich ohne weiteres zu, daß bei dem geordneten Tropfenvorkommen diese Dystrophie hinter dem Sekretionsbestreben der Zelle zurückbleibt, daß die Zellen hier, wie LAAS sagt, noch eine „gerichtete" Funktion haben, bei dem ungeordneten Tropfenvorkommen aber überwiegt die Dystrophie, und es führen dann, wie oben schon erwähnt, alle möglichen Übergänge hinüber zur völligen einwandfreien Degeneration.

Ich möchte deshalb den Ausdruck „hyalin-tropfige Degeneration, beibehalten, um dem Umstand Rechnung zu tragen, daß es eine Degenerationsform gibt, die durch das Auftreten zahlreicher, die Zelle erfüllender hyaliner Tropfen gekennzeichnet ist, wie das WEGELIN auch für die Leberzellen gezeigt hat (hier in der Leber kann man doch nicht gut von einer Eiweißausscheidung sprechen). Doch möchte ich, um weiteren Mißverständnissen vorzubeugen, noch einmal ausdrücklich hinzufügen, daß das Auftreten hyaliner Tropfen keineswegs in einen Untergang der Zelle überzuführen, oder den bevorstehenden Zelluntergang anzuzeigen braucht. Diesen Zelluntergang werden wir immer nur aus dem Verhalten des Kerns erschließen können[1].

Über nephrotische Veränderungen bei typhoiden Erkrankungen berichtet BUMKE. Neben nephrotischen hat er allerdings auch Nephritis und Abszeßbildung beobachtet. Er macht dabei in der Ätiologie keinen Unterschied zwischen Typhus, Paratyphus A und B. Die Arbeit ist allerdings vom klinisch-bakteriologischen Standpunkt aus verfaßt und gibt keine verwertbaren pathologisch-anatomischen Befunde.

Sehr bemerkenswert ist ein Befund, den SCHMINCKE bei Typhus abdominalis erhoben hat. Er fand unter 9 Typhusfällen dreimal Veränderungen, die bis jetzt noch nicht beschrieben sind, und zwar handelt es sich um Rezidivtyphen. Verschiedene Glomeruli zeigten beim Fehlen entzündlicher Veränderungen Ausfüllung des Kapselraumes mit großen rundlichen Zellen mit körnigem trübem Protoplasma. Die Elemente waren fettlos und machten einen durchaus frischen

---

[1] Besonders starke ungeordnete Tropfenbildung mit Zelldesquamation und Zelluntergang sah ich jüngst in der Niere bei einem Fall von myeloischer Leukämie.

Eindruck. SCHMINCKE denkt an Zellersatzwucherungen im Anschluß an glomerulonephrotische Veränderungen mit Zelldesquamation. Dieser Deutung möchte ich mich anschließen. Wir haben hier ein hübsches Beispiel für eine Glomerulonephrose, die der „vaskulären Nephritis" SCHLAYERS entspricht[1]. (S. hierzu auch die Glomerulusveränderungen bei der Sublimatnephrose im nächsten Abschnitt.)

Fasse ich die Veränderungen beim 2. Intensitätsgrad der einfachen Nephrose, wie sie sich mir auf Grund meiner Untersuchungen heute darstellen, noch einmal kurz zusammen, so sehen wir hier, abgesehen von den seltenen glomerulonephrotischen Veränderungen, vor allem wieder die Hauptstücke ergriffen. Es spielen sich hier Stoffwechselstörungen ab, die in der Regel noch nicht zu einem Untergang der Zelle führen, die sich vielmehr darstellen als Verhaltungen von Eiweiß (hyalin-tropfige Degeneration), von Fett (degenerative Verfettung), von Wasser (vakuolige Degeneration). Klinische Störungen sind auch hier gering[2]. Gleitende Übergänge führen von diesen Dystrophien hinüber zum Zelluntergang, der im

c) Dritten Intensitätsgrad der einfachen Nephrose

das Bild beherrscht.

Unter den Grundkrankheiten, die zu nekrotisierenden Vorgängen an den Nierenepithelien führen und die im ersten Band ausführlich besprochen sind, ragt vor allem die Sublimatvergiftung hervor; sie ist es auch fast allein, die uns in diesem Nachtrag zu beschäftigen braucht[3].

HELD, der Gelegenheit hatte, ein bei der Dekapsulation gewonnenes Probestückchen zu untersuchen, fand am Glomerulus die Kapillarwände gequollen und plump und in die Epithelien hyaline Tropfen eingelagert. Auch die Epithelien des parietalen Blattes wiesen die gleichen Veränderungen auf. Die Basalmembran war verdickt und stärker gefärbt. An den bei der Sektion gewonnenen Präparaten fand er die Glomeruli weniger durchblutet, einige völlig blutleer, stärkere Proliferation des Deckepithels (Glomerulonephrose). In manchen Kanälchen fand sich Blut, das aber nicht am Glomerulus durchgetreten war. An den Tubuli waren neben den bekannten Nekrotisierungen auch Epithelien mit wabig netzförmigem Protoplasma zu finden, weiterhin aber auch zahlreiche Epithelien in den Hauptstücken mit reichlichen hyalinen Tropfen, deren Größe und Farbdichte (WEIGERT-Färbung) lumenwärts zunimmt. Die im vorigen Abschnitt vertretene Auffassung, daß es sich bei der hyalinen Tropfenbildung um einen degenerativen Vorgang handelt, der mit Fällungen in der Zelle zusammenhängt, drängt sich hier wieder ganz besonders auf.

Nach KOSUGI spielen sich am Glomerulusapparat die allerersten Veränderungen bei der Sublimatvergiftung ab, indem kurz nach der Einspritzung Schlingenödem, Verdichtung und Homogenisierung der Gerüstsubstanz eintritt. Am Tubulus ist prädisponiert der Übergangsabschnitt. KOSUGI meint, das Sublimat werde zunächst durch den Glomerulus abgesondert, aber in starker Verdünnung, so daß im Glomerulus nur leichte und rückbildungsfähige Wirkungen entstehen. Am Übergangsabschnitt soll die Wirkung deshalb am stärksten sein, weil sich hier die Eindickung am regsten vollzieht. Ebensogut kann man natürlich annehmen, daß hier die Ausscheidung in erster Linie vor sich geht.

---

[1] Dieses Handbuch, Bd. I, S. 199f.

[2] Dieses Handbuch, Bd. I.

[3] Ähnliche Veränderungen, wie die bei der Sublimatvergiftung haben HUNTER, WARREN und ROBERTS mit Kaliumbichromat erzielt.

Die Verhältnisse bei der Sublimatniere zur Stützung der Rückresorptionstheorie heranzuziehen, scheint mir jedenfalls nicht angängig. Auch RICHARDS hat das ja getan, aber man begreift nicht, wieso es denn bei der Sublimatnephrose zu einer Anurie kommen kann, wenn das „Glomerulusfilter" geschädigt ist, also der Durchtritt des Filtrates doch erleichtert wird, und wenn anderseits die schwer veränderten Tubulusepithelien nicht imstande sind zu resorbieren. Man müßte doch eher eine Polyurie als eine Anurie erwarten. RICHARDS meint nun, daß durch „Endosmose", durch den höheren osmotischen Druck des Blutes, das „Glomerulusfiltrat" ins Blut zurückgezogen würde. Der Urin, der den Ureter erreicht, müßte dann aber ein reines Plasmafiltrat sein. Etwas derartiges ist aber, wie VOLHARD ausdrücklich angibt, beim Menschen bis jetzt nicht beobachtet.

Bei den Veränderungen an den Epithelien spricht PATRASSI von einer „degenerativen Pseudohypertrophie", welche von einer atypischen Kernneubildung und kalkiger Imprägnation begleitet werde. Diese Veränderungen werden als besonderer „Reizzustand" des tubulären Epithels unter dem Einfluß der Sublimatvergiftung aufgefaßt. Weshalb man hier von einem Reizzustand an den Epithelien sprechen soll, ist eigentlich nicht einzusehen; es scheint sich doch nur um Atypien bei den Zellregenerationen zu handeln, die man bei den Sublimatnephrosen im Anschluß an den Zelluntergang beobachtet. In einer anderen Arbeit, in der PATRASSI die Verhältnisse bei der Sublimatnephrose mit denen bei anderen infektiös-toxischen Nephrosen verglichen hat, faßt er auch diese polynukleären Elemente als den Ausdruck einer Epithelneubildung auf.

Wie KOSUGI, beschreibt auch PATRASSI Veränderungen am Glomerulus in Form regressiver Erscheinungen an Endothelien und Deckzellen (die sich wohl auch als Glomerulonephrose bezeichnen lassen, s. aber auch später bei Glomerulonephritis). In einem Fall, in dem die Vergiftung besonders schwer war, fanden sich aneurysmatische Erweiterungen der Glomerulusschlingen mit Thrombosen. Dieser Befund leitet uns hinüber zu der bis in die jüngste Zeit diskutierten Frage, wo das Sublimat angreift, ob an den Gefäßen durch Vermittlung der Gefäßnerven, wie das RICKER immer wieder vertritt, oder an den spezifischen Zellen. LEMKE läßt die Frage unentschieden, wenn er auch die manchmal zutage tretende Überempfindlichkeit bei der Sublimatvergiftung durch die Gefäßtheorie besser erklären zu können glaubt als durch die toxische Parenchymschädigung. KOSUGI lehnt die RICKERsche Lehre ab. Größere Dosen verursachen fortschreitende Rindennekrose, die Durchschneidung der Gefäßnerven übt keinen wesentlichen Einfluß auf das Zustandekommen der Sublimatveränderung aus. Die Sublimatvergiftung ist nach KOSUGI ein intrazellulärer Vorgang, der spezifisch lokalisiert an der direkten Angriffsstelle des Giftes bei bestimmter Konzentration entsteht.

Auch MOORE, GOLDSTEIN und CANOWITZ nehmen eine direkte Zellschädigung an. Das Sublimat soll an die Mitochondrien der Zelle adsorbiert werden und von da eine zur Nekrose führende Vergiftung der Zelle einleiten. Ebenso spricht NAKATA die Parenchymnekrose als unmittelbare toxische Wirkung des Sublimats im Moment seiner Ausscheidung durch die Nieren an. Für die direkt schädigende Wirkung des Sublimats bei der Ausscheidung spricht auch die Tatsache (s. LOMHOLT), daß bei der Sublimatvergiftung die Niere mehr Quecksilber enthält als jedes andere Organ. Die bei der Ausscheidung stattfindende Konzentration des Giftes in der Zelle erklärt diesen Umstand natürlich besser als jede andere Annahme. Auch ich selbst bin der Meinung, daß die Gefäßtheorie der Sublimatnekrose in der Form, in der sie von RICKER und seiner Schule vertreten wird, nicht haltbar ist. Wenn RICKER recht hätte, wenn die zum Zelltod führenden Veränderungen nur von Stasen in den Kapillaren abhängig wären, dann müßte doch die ganze Niere absterben; man könnte nicht begreifen, weshalb gewisse Nierenabschnitte, die Hauptsücke in so auffälliger Weise, von der Nekrose bevorzugt werden, während andere Abschnitte, wie die Glomeruli und die Ausführungsgänge, sehr wenig verändert sind, jedenfalls von einer Nekrose wie die Hauptstücke nichts erkennen lassen. Beim Infarkt sterben doch ebenfalls nicht nur die Hauptstücke, sondern auch Glomeruli und Sammelröhren ab. Bei der Annahme, daß die Schädigung dort auftritt, wo das Sublimat ausgeschieden wird, daß die Abschnitte, die am stärksten von der Nekrose betroffen werden, sich vermutlich auch am stärksten an dieser Ausscheidung beteiligen, ist diese verschiedene Lokalisation der Nekrose natürlich ohne weiteres verständlich. Das braucht uns aber nicht an der Annahme zu hindern, daß das Sublimat neben den direkten Parenchymschädigungen auch auf die Kapillaren wirkt und hier Stasen verursacht. Ich habe diese Meinung schon im ersten Band vertreten, und bei weiteren Untersuchungen hat sich bei mir die Meinung befestigt, daß diese Gefäßveränderungen im Bilde der Sublimatvergiftung von erheblicher Bedeutung sind.

Viel stärker noch als bei der Sublimatnephrose habe ich schwerste Kapillarektasien und Blutungen jüngst bei einem Fall von Seifenvergiftung mit völliger Anurie gesehen.

Es handelte sich um eine 40jährige, im 3. Monat schwangere Frau, bei der im Anschluß an einen Abtreibungsversuch durch intrauterine Seifeneinspritzung eine schwere, zum Tode führende Vergiftung entstanden war. Am Tag nach der Einspritzung wurde die Patientin schwer krank mit wehenartigen Schmerzen, Blutungen aus dem Uterus und starken Durchfällen, leichtem Ikterus, starker motorischer Unruhe, Erbrechen, starker Pulsverschlechterung. Im Blut deutlich Hämatin nachweisbar, Urinsekretion versiegt sehr bald. 2 Tage lang bestand nachweislich völlige Anurie. Solange noch etwas Urin zu bekommen war, fanden sich im Sediment reichlich Erythrozyten, Eiweiß stark positiv. 3 Tage nach der Seifeneinspritzung starb die Patientin. Bei der Sektion fand sich neben degenerativen Leberveränderungen, multiplen Blutungen in der Nebennierenrinde und einer Enteritis im unteren Ileumabschnitt eine schwere nekrotisierende Nephrose, vergesellschaftet mit multiplen Blutungen. Die Nieren sind auffallend weich, von sehr heller grauweißlicher Farbe. Markrindenzeichnung völlig verwaschen, Ober- und Schnittfläche übersät mit sehr zahlreichen dunkelroten stecknadelkopf- bis hirsekorngroßen Flecken, die in Gruppen zusammenstehen, vielfach zusammenfließen; die gleichen Blutungen sieht man auch an der Schleimhaut des rechten Nierenbeckens. Mikroskopisch findet sich eine diffuse nekrotisierende Nephrose der Hauptstücke; den makroskopisch sichtbaren Flecken entsprechen gewaltige, in umschriebenen Bezirken angeordnete Stasen in den interstitiellen Kapillaren und Glomeruli; vielfach sieht man einzelne Glomeruli für sich durch Stase in enormer Blutüberfüllung; neben den Stasen findet man in den Glomerulusschlingen vielfach Thrombosen, Blut auch vielfach im Lumen der Kanälchen. Hie und da leichte Kernvermehrung am Glomerulus, aber nirgends Halbmondbildung. Ich möchte auch hier, wie bei der Sublimatnephrose, die Anurie, wenigstens bis zu einem gewissen Grade, mit den starken, in der gewaltigen Stase sich ausdrückenden Zirkulationsstörungen in Zusammenhang bringen (Abb. 2).

Im Experiment hat E. Schmidt wieder wie Ricker und seine Schüler (Strache) eine Wirkung des Sublimats auf die Gefäße nachgewiesen, es soll bei schwacher Sublimatwirkung zu einer Übererregbarkeit, bei stärkerer zu einer Gefäßlähmung kommen. Auch Photakis und V. Nikolaidis haben bei ihren experimentellen Untersuchungen eine Schädigung des Gefäßsystems festgestellt, sie sprechen von „Angio- und Malpighionephrosen".

Die Gefäßschädigung ist zwar, wie ich oben auseinandersetzte, für die Entwicklung der Parenchymnekrosen nicht von ausschlaggebender Bedeutung — inwieweit sie hier unterstützend wirkt, wage ich nicht zu entscheiden, — wohl aber scheinen mir die Stasen in anderer Hinsicht von großer Wichtigkeit. Ich glaube, daß hier der Schlüssel zum Verständnis der Anurie liegt, die im klinischen Bilde der Sublimatnephrose eine so große Rolle spielt. Wichtig für das Verständnis der einschlägigen Verhältnisse scheint mir die Beobachtung, daß die Kanälchenverstopfung, die bei den Nekrotisierungen in den Hauptstücken so sehr hervortritt und die von manchen Autoren zur Erklärung der Anurie herangezogen wird[1], nicht in die Ausführungsgänge hineinreicht. Ich habe daraus geschlossen, daß die Ausscheidung bei der Sublimatnephrose besonders früh und besonders gründlich ins Stoppen kommt, so daß die Zylinder nicht einmal bis in die Ausführungsgänge geschwemmt werden können. Das weist auf eine Ausscheidungsbehinderung im Glomerulus. Die zahlreichen, vorstehend zusammengetragenen Beobachtungen über Glomerulusschädigungen bei der Sublimatvergiftung (Glomerulonephrose) zusammen mit den von mir schon im

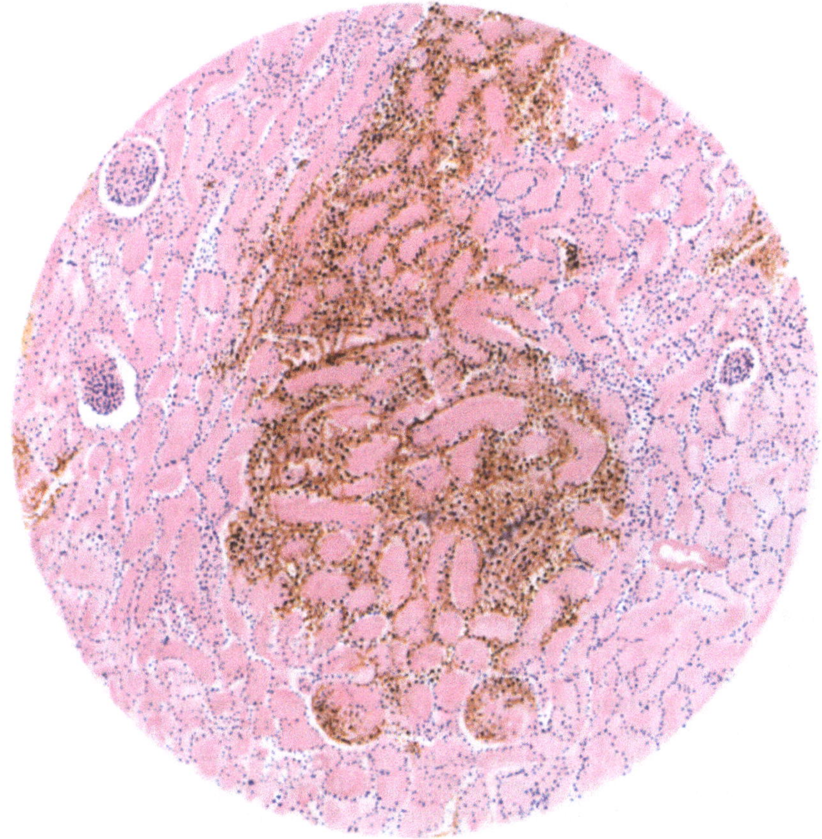

Abb. 2. Nekrotisierende Nephrose nach Seifenvergiftung mit Stasen und Blutungen.

ersten Band erwähnten Stasen, die ja doch zweifellos auch auf eine Schädigung der Glomerulusschlinge[2] hinweisen und die Wasserausscheidung im Glomerulus im ungünstigen Sinne beeinflussen, lassen eine solche Deutung doch ganz ungezwungen erscheinen. Freilich möchte ich auch hier wieder betonen, daß auch die Kanälchenverstopfung nicht ohne Einfluß ist. Die Anurie entsteht durch eine Kombination beider Vorgänge. Die Glomerulusschädigung und Kapillar-

[1] Dieses Handbuch, Bd. I.

[2] Ich rechne dabei, wie VOLHARD, weniger mit einer Gefäßnervenwirkung, als mit einer direkt toxischen Schädigung der Kapillarwände. Kapillarschädigende Wirkung aus dem toxisch geschädigten und absterbenden Epithel jedoch anzunehmen, wie VOLHARD das tut, halte ich nicht für nötig. Eine Ausscheidung des Sublimats im Glomerulus kann doch sehr rasch auf die Kapillaren zurückwirken nach dem COHNHEIMschen Grundsatz, daß Schädigung des Epithels in der Niere stets auch die Kapillaren mitbeeinflußt und umgekehrt.

stase verschlechtert die Ausscheidung, die Zellzylinder können nicht weiter geschwemmt werden, prägen sich infolgedessen immer stärker aus und damit kommt die Ausscheidung völlig zum Stillstand. VOLHARD lehnt die Stase als Ursache der Anurie ab. VOLHARD und sein Schüler KOCH haben Nierenstückchen, die bei der Dekapsulation gewonnen waren und solche, die gleich nach dem Tod entnommen und fixiert wurden, untersucht und dabei die Stasen vermißt. VOLHARD ist deshalb geneigt, der oben schon erwähnten Auffassung von RICHARDS beizupflichten. Er schreibt: „Die Vorstellung, daß die Anurie dadurch zustande kommt, daß der Glomerulusharn durch die abnorm durchlässig gewordenen Zellwände der Tubuli in das intertubuläre Gewebe (Ödem) und das Blut zurücktritt, erscheint plausibel, vorausgeschickt, daß bei der menschlichen Sublimatanurie ebenfalls die Glomeruli gut durchblutet sind und weiter Harn abscheiden."

Auch NOEGGERATH und ECKSTEIN legen bei der Sublimatnephrose zur Erklärung der Anurie den Hauptwert auf das Ödem der Niere. Ihre Beobachtungen sind bei Kindern erhoben. Bei Erwachsenen habe ich ein deutliches Ödem nicht gesehen, auch ließe sich das Auftreten des Ödems sehr gut durch eine toxische Kapillarschädigung erklären, und da die Gefäßverhältnisse bei der kindlichen Niere offenbar etwas anders liegen[1] als beim Erwachsenen, so wäre es begreiflich, daß beim Kinde das Ödem leichter zustande kommt.

Jedenfalls ist es nicht nötig, das Ödem beim Kinde mit einer Rückresorption des Wassers zu erklären und VOLHARD hat doch selbst, wie oben schon erwähnt, gegen die RICHARDSsche Hypothese Einwände geltend gemacht. Weshalb er am Glomerulus nichts gefunden hat, vermag ich nicht zu sagen, jedenfalls stehen den negativen Angaben VOLHARDS von mangelnden Glomerulusveränderungen bei der Sublimatnephrose sehr zahlreiche positive Befunde gegenüber, die teils im Experiment, teils an menschlichem Material gewonnen sind (s. später auch die Angaben von PATRASSI), so daß ich an der vorstehend vertretenen Auffassung einstweilen festhalten möchte. Allerdings ist der Befund an Stasen nicht so zu verstehen, als ob nun an jedem Glomerulus starke Kapillarektasien bestehen müßten. Die Befunde sind wechselnd, aber wie überall möchte ich den positiven Befunden größeren Wert beilegen als den negativen. HARMON hat über Sublimatvergiftungen berichtet, die bei intravenöser Verabreichung des Sublimats gewonnen waren. Die Veränderungen waren die gleichen, die bei der gewöhnlichen Form der Sublimatvergiftung per os beobachtet werden. Die gleichen Epithelschädigungen, wie bei der Sublimatvergiftung haben ganz neuerdings KARTAGENER und RAMEL bei einer Trypoflavinvergiftung beobachtet. Es waren zweimal je 8 ccm einer 8%igen Trypoflavinlösung intravenös eingespritzt worden[2].

Der 3. Intensitätsgrad der Nephrose ist also ausgezeichnet durch nekrotisierende Prozesse an den Hauptstücken, die aber mit wechselnden degenerativen Veränderungen an den Glomerulusschlingen vergesellschaftet sein können. Die klinischen Veränderungen sind hier sehr viel mehr in die Augen springend als beim 2. Intensitätsgrad der Nephrose. Die Anurie haben wir schon besprochen. Es kommt dabei natürlich zu einer völligen, zur Urämie sich steigernden Retention der harnfähigen Substanzen, und die Niereninsuffizienz ist von einer Blutdrucksteigerung begleitet. Welche Stoffe es sind, deren Entstehung oder

---

[1] Ich möchte glauben (s. den Abschnitt Gefäßveränderungen), daß die Gefäße in der kindlichen Niere leichter durchlässig werden als beim Erwachsenen.

[2] Beiläufig mögen hier Untersuchungen von BATTAGLIA erwähnt werden, der mit Typanosoma Brucei nach mehrfachen Passagen bei Kaninchen schwere Nierenveränderungen erzeugte, die er als Nierennekrose charakterisiert. RÖHRER sah bei akuter Schweinepest nephrotische Veränderungen bis zur Nekrose.

Zurückhaltung Blutdrucksteigerung auslöst, unterliegt neuerdings wieder der Diskussion, etwas Endgültiges läßt sich darüber einstweilen noch nicht sagen (s. VOLHARD). Diese Blutdrucksteigerung pflegt aber für gewöhnlich keine höheren Grade zu erreichen und kann fehlen. Ich bin auf diese Frage neuerdings mehrfach eingegangen und habe das Fehlen der Blutdrucksteigerung bei der zur Insuffizienz führenden Sublimatnephrose dahin zu erklären versucht, daß die blutdrucksteigernde Wirkung der Niereninsuffizienz durch eine blutdrucksenkende Wirkung, die das Sublimat bei seiner toxischen Wirkung auf die Gefäßwände hervorbringt, wieder paralysiert wird.

Bei der einfachen Nephrose kommt es spontan, wie schon im ersten Band betont, sehr selten zu Schrumpfungsvorgängen. Dagegen haben wir heute die Möglichkeit, auf experimentellem Wege mit Hilfe der Röntgenstrahlen eine nephrotische Schrumpfniere zu erzeugen. EMMERICH und DOMAGK berichteten 1925 über Nierenveränderungen, die bei einem 9jährigen Kind 4 Monate nach der Bestrahlung aufgetreten waren und zu erheblicher Schrumpfung geführt hatten. Sie dachten wegen der starken Glomerulusverödung zunächst an eine chronische Glomerulonephritis. Bei den experimentellen Untersuchungen, die EMMERICH und DOMAGK, später DOMAGK allein unternahmen, zeigte sich aber, daß man bei den durch Röntgenstrahlen gesetzten Veränderungen nicht von einer nephritischen, sondern von einer nephrotischen Schrumpfung reden muß. Es kommt zu einer tubulären Schädigung, die zum Untergang der Stäbchenstruktur, Protoplasmaverklumpung, hyaliner Tropfenbildung und schließlich zum Untergang der Tubulusepithelien führt. In diesen Untergang wird dann das ganze Nephron miteinbezogen. Ganz neuerdings haben ENGER und PREUSCHOFF die Bestrahlungen in lang ausgedehnten Versuchen an Hunden wiederholt. Es kam zur Nierenschrumpfung und hier bei diesen Versuchen standen erst recht die nephrotischen Veränderungen am Tubulus im Vordergrund[1]. An den zugrunde gehenden Epithelien fand sich starke hyaline Tropfenbildung, Trübung und Abschilferung. Regenerationserscheinungen an den Kanälchen traten nur wenig hervor. Die Glomeruli waren offenbar viel weniger in Mitleidenschaft gezogen als bei den DOMAGKschen Versuchen. Worauf das beruht, ist schwer zu sagen, vielleicht reagieren die Hunde anders als die Kaninchen. Die Gefäße waren bei den Versuchen von ENGER und PREUSCHOFF wenig verändert, das Zwischengewebe verbreitert. Jedenfalls zeigen die Versuche, daß auf der Basis einer einfachen Nephrose, auch bei einer Tubulonephrose, eine Schrumpfung sich entwickeln kann.

2. Bestimmt charakterisierte Nephrosen.

a) Lipoidnephrose.

Diese eigenartige und in ihrem Wesen letzten Endes noch dunkle Erkrankung hat in den letzten Jahren steigende Beachtung im deutschen und ausländischen, namentlich amerikanischen Schrifttum gefunden. Immer mehr tritt dabei die von mir im ersten Band schon nachdrücklich vertretene Überzeugung in den Vordergrund, daß es sich hier um eine allgemeine Stoffwechselstörung handelt, in deren Rahmen die Nierenveränderung nur eine Teilerscheinung darstellt.

Mit dieser Überlegung entfällt ohne weiteres der früher von vielen Autoren gegen die Lehre von der Lipoidnephrose erhobene Einwand, daß es sich hier nicht um eine besondere Form des Morbus Brightii, sondern um eine atypische Glomerulonephritis handle. Freilich taucht diese Vermutung auch jetzt noch immer wieder auf. HERXHEIMER rechnet die Lipoidnephrose immer noch zu

---

[1] Analoge Veränderungen erzielten ADAMS, EGLOFF und O'HARE durch intravenöse Injektion des aktiven Niederschlags von Radiumemanation.

den Glomerulonephritiden, auch BELL meint, daß die Lipoidnephrose sich nicht ganz scharf von nephritischen Prozessen abgrenzen lasse, reine Lipoidnephrose und Nephritis mit nephrotischem Einschlag seien nicht scharf zu trennen. Die Lipoidnephrose sei nur eine besondere Form der Glomerulonephritis, die sich dadurch auszeichne, daß die Schädigung der Glomeruluskapillaren nur gering sei und nicht zur Verödung des Knäuels führe. Gegen BELL haben aber sehr bald KANTROWITZ und KLEMPERER Stellung genommen; in zwei Fällen typischer, klinisch diagnostizierter Lipoidnephrose konnten sie keinerlei entzündliche Veränderungen an den Glomeruli finden. Sie sind der Meinung, daß kein Anlaß zu einer Änderung der von uns vertretenen patho-morphologischen Auffassung des Krankheitsbildes bestehe. Auch MCELROY hat entzündliche Veränderungen bei der Lipoidnephrose vermißt, und eine weitgehende Bestätigung meiner Angaben in dieser Richtung findet sich bei LÖWENTHAL. Er schreibt: ,,Die Analyse der geschilderten Bilder ergibt also zusammenfassend, daß der Krankheitserscheinung, die klinisch unter dem Namen genuine Lipoidnephrose geht, ebenfalls anatomisch ein Vorgang ganz besonderer Art entspricht. Von diesem läßt sich mit Berücksichtigung der noch vorhandenen Streitpunkte sagen: Entzündliche Veränderungen sind nicht einwandfrei nachzuweisen. Außer den Epithelien sind auch die Glomeruli beteiligt, so daß die Bezeichnungen Tubulonephrose und Glomerulonephrose berechtigt sind.“ LÖWENTHAL bekämpft auch den Standpunkt VILLAS, der die Nephrose aus einer Nephritis hervorgehen läßt. Ich habe stets zugegeben, daß die Abgrenzung der Lipoidnephrose gegen atypische Fälle von Glomerulonephritis Schwierigkeiten machen kann. Nichtsdestoweniger möchte ich, wie das ja auch in den Befunden von LÖWENTHAL, KANTROWITZ und KLEMPERER, MCELROY u. a. zum Ausdruck kommt, auch heute wieder nachdrücklich daran festhalten, daß die reinen Fälle von Lipoidnephrose grundsätzlich von der Glomerulonephritis zu trennen sind. Diese Meinung scheint sich allmählich durchzusetzen. Auch EHRICH beschreibt die Lipoidnephrose als besondere Form der Nephrose. Wenn er dabei schreibt, daß die Lipoidnephrose nicht ,,zwangsläufig“ aus der einfachen Nephrose hervorgehe, so hat er natürlich ganz recht. Von einer solchen zwangsläufigen Beziehung kann gar keine Rede sein. Den besonderen Charakter der Lipoidnephrose habe ich im ersten Band schon aufs schärfste hervorgehoben und möchte das auch hier wieder tun. ASCHOFF, der durch seine Schüler BOHNENKAMP und HEUSLER meine Auffassung der Lipoidnephrose hatte bekämpfen und die Meinung vertreten lassen, es handle sich hier um eine atypische Glomerulonephritis, hat neuerdings zu meiner großen Freude seinen Standpunkt geändert. Er meint, bei der Lipoidnephrose handle es sich infolge physiko-chemischer oder chemischer Zustandsänderungen des Blutplasmas um eine besondere Durchlässigkeit der Glomeruluskapillaren für Eiweißkörper und Lipoide, so daß es durch resorptive Prozesse im tubulären System im Sinne CUSHNYS oder durch sekretorische Vorgänge bald zu hyalin-tropfigen, eiweißartigen, bald zu fettartigen Einlagerungen in die Tubulusepithelien komme. Zweifellos fänden sich Veränderungen nicht nur in den Tubuli, sondern auch in den Glomeruli; eine ähnlich erhöhte Durchlässigkeit sei auch für die Hautkapillaren anzunehmen.

Ich will auf die hier angeschnittene Resorptions- und Sekretionstheorie nicht eingehen und verweise auf das in einem früheren Abschnitt Gesagte. Ich begnüge mich damit, festzustellen, daß ASCHOFF jetzt auch die Lipoidnephrose als besonderes Krankheitsbild anerkennt und die extrarenalen Faktoren beim Zustandekommen dieser Erkrankung stark betont.

Die starke Betonung der extrarenalen Komponente findet sich wie bei KOLLERT, dessen Standpunkt früher schon besprochen wurde, bei STOLTE und KNAUER und bei PORT. Die genuine Nephrose stellt nach PORT eine Allgemeinerkrankung dar. Ein Kardinalsymptom ist die Erhöhung des Blutcholesterinspiegels, der mit Verschlechterung der Krankheit steigt, mit Besserung sinkt und dem Auftreten der Ödeme ungefähr parallel läuft. Erhöhung des Blutcholesterinspiegels und neues Auftreten der Ödeme geht wahrscheinlich auf eine gemeinsame Ursache zurück. EPSTEIN sieht in der Lipoidnephrose eine Stoffwechselstörung, die durch die Änderung des Eiweiß- und Lipoidgehaltes im Blute ausgezeichnet ist. Wasserretention und Ödem sind hier extrarenalen Ursprungs, wie das ja VOLHARD von jeher betont hat. STOLTE und KNAUER, die besonders die Nephrose des Kindesalters bearbeitet haben, denken an Beziehungen zu Konstitution, exsudativer Diathese und endokrinen Störungen.

LÖWENTHAL stellt ganz in den Vordergrund die Störung des Lipoidstoffwechsels[1] und glaubt die Lipoidnephrose des Menschen durch Cholesterinölfütterung beim Versuchstier nachahmen zu können. Zu etwas abweichenden Ergebnissen kommt RICHERI. Neben der Cholesterinfütterung hat er noch Urannitrat gegeben. Während die nicht vergifteten Cholesterintiere nur wenig Lipoidablagerung in der Niere zeigten, war sie bei gleichzeitiger Uranvergiftung viel ausgesprochener. Während bei LÖWENTHAL die gesamten Vorgänge als extrarenal bedingt aufgefaßt werden, tritt bei den Versuchen von RICHERI doch auch eine renale Komponente hervor.

Einen Einwand, der sehr nahe liegt, hat sich LÖWENTHAL selbst schon gemacht, daß es nämlich viele Formen von Hypercholesterinämie gibt, ohne daß es dabei zur Lipoidnephrose kommt (Lipoidämie bei Diabetes, bei Arteriosklerose usw.). Er glaubt diesen Einwand unter Hinweis auf seine Tierversuche entkräften zu können, indem er sagt, „die experimentelle Cholesterinkrankheit“ des Kaninchens zeigt alle diese beim Menschen spontan vorkommenden und einzeln vorkommenden Erscheinungen nebeneinander in gut übersehbarer Gemeinsamkeit oder im Verlauf des Versuches nacheinander als verschiedene Stadien bei dem gleichen Tier“.

Wenn damit aber zum Ausdruck gebracht werden soll, daß die verschiedenen Cholesterinämien, die beim Menschen als diabetische, als arteriosklerotische Lipämie, als Lipoidnephrose usw. beobachtet werden, letzten Endes wesensgleich und nur als verschiedene Stadien ein und derselben Stoffwechselstörung anzusehen sind, so wird man dem unmöglich folgen können.

Auch VOLHARD sagt: „Hyperlipämie und Hypercholesterinämie machen nicht das Krankheitsbild der Nephrose. Das Cholesterinkaninchen weist keinen nephrotischen Symptomenkomplex und die Cholesterinniere des Kaninchens ist keine Nephrose“; dem möchte ich unbedingt beipflichten.

In einer späteren Arbeit hat LÖWENTHAL selbst die Schwierigkeiten stark betont, die einer genauen Analyse der fraglichen Stoffwechselstörung einstweilen im Wege stehen. Er meint, es bliebe einstweilen unentschieden, was an der hier bestehenden komplizierten Stoffwechselanomalie die erste Abweichung von der Norm darstellt; weitere Untersuchungen müßten zeigen, ob es berechtigt war, die Lehren der experimentellen Pathologie i. e. der Cholesterinfütterung auf die menschliche Pathologie zu übertragen. Das möchte ich unterstreichen und ebenso, wie LÖWENTHAL, der Überzeugung Ausdruck geben, daß es einstweilen nicht gelungen ist, den Sitz dieser Stoffwechselstörung in einem bestimmten Organ zu sehen. Es würde zu weit führen, hier alle Überlegungen und Hypothesen — man hat Leber, Pankreas, Schilddrüse, Nebenniere usw. angeschuldigt — zu besprechen, die in den einschlägigen, meist vom klinischen oder physiologisch-chemischen Standpunkt aus unternommenen Arbeiten an-

[1] Über den Chemismus der Niere im allgemeinen, der Lipoide im besonderen siehe bei HOPPE-SEYLER, JAFFE und IWANTSCHEFF, LURJE und WAIL.

und aufgestellt worden sind. Gute Zusammenstellungen finden sich bei LÖWENTHAL und VOLHARD. Auch ist es zweifelhaft, ob alle die Fälle, die im Schrifttum als Lipoidnephrosen beschrieben sind, wirklich mit Recht zu dieser Erkrankung gerechnet werden können. So bin ich mit LÖWENTHAL der Meinung, daß z. B. bei den Fällen von STOLTE und KNAUER dieser Einwand unbedingt gemacht werden muß, und dasselbe gilt für die Fälle von RANDERATH, SALVESEN und KAHN u. a. (s. bei LÖWENTHAL). Auch wenn JUNGMANN, der die Lipoidnephrose in Beziehung zu Leberstörungen bringt, die Nierenveränderungen bei Lipoidnephrose, Gelbfieber, Chloroform-, Phosphor- und Knollenblätterschwammvergiftung, akuter gelber Leberatrophie und Eklampsie in eine Kategorie zu bringen sucht, so wird man ihm darin nicht folgen können.

Eine etwas komplizierte Vorstellung hat sich VOLHARD vom Wesen der Lipoidnephrose gebildet. VOLHARD unterscheidet eine primäre Allgemeinerkrankung, die zu starker Albuminurie führt; diese Albuminurie soll dann eine sekundäre Stoffwechselstörung als ,,zweite Krankheit" sozusagen hervorrufen, die uns ,,an dem nephrotischen Syndrom der Hyalbuminämie entgegentritt". Die Folge der Albuminurie ,,ist die Eiweißverarmung des Blutes, und deren Folgen sind einmal die Mobilisierung von Fett und seiner für den Transport unentbehrlichen Trabanten Cholesterin und Lezithin, zweitens die Verschiebung des Bluteiweißbildes und drittens das Ödem". Daß die Albuminurie zunächst nicht nephrogen, sondern humoral bedingt, von einer primären Stoffwechselstörung abhängig ist, das habe auch ich[1] schon betont. Die Verschiebung des Bluteiweißbildes, die in den Arbeiten von KOLLERT und STARLINGER eine so große Rolle spielt, kommt auch in den Arbeiten von LINDNER, LUNDSGAARD und VAN SLYKE, FAHR und SWANSSON, MAJOR und HELLWIG, RABINOWITSCH und CHILDS zum Ausdruck. Das wesentliche dabei ist, wie früher schon betont wurde, die Verschiebung des Alumin-Globulinquotienten zugunsten des Globulins, ferner die Vermehrung des Fibrinogens. Der Gedanke liegt sehr nahe, diese Verschiebung des Bluteiweißbildes für die starke Albuminurie verantwortlich zu machen. Ganz besonders kommt das in dem Vorschlag EPSTEINS zum Ausdruck, statt von Lipoidnephrose von ,,Diabetes albuminuricus" zu sprechen. Trotz der Verschiebung des Bluteiweißes zur Globulinseite wird hauptsächlich Albumin ausgeschieden. EPSTEIN vermutet, daß das Albumin — offenbar in ähnlicher Weise, wie ich das für den Zucker beim renalen Diabetes angenommen habe — biologische, chemisch freilich einstweilen nicht faßbare Veränderungen erleidet, so daß die Niere dieses Eiweiß als Fremdkörper empfindet und es ebenso wie körperfremdes Eiweiß ausscheidet.

BARKER und KIRK wollen durch Albuminverarmung des Blutes, die sie durch dauernde Blutentziehungen beim Hunde erreichten, Verschiebung des Bluteiweißbildes, nephrotischen Symptomkomplex und sogar nephrotische Schrumpfniere erzeugt haben. Eine Bestätigung dieser Mitteilungen bleibt abzuwarten[2]. Wie VOLHARD mit Recht sagt, wären die Befunde, wenn sie bestätigt und auf die menschliche Pathologie übertragen werden könnten, von der größten Bedeutung. Sie wären natürlich geeignet, die VOLHARDsche Vorstellung vom Wesen der Lipoidnephrose zu stützen. Freilich bliebe dann wieder zu erklären, woher die Stoffwechselstörung kommt, die zur Änderung im Bluteiweißbild und zu der starken Albuminurie führt. Außerdem mag hier daran erinnert werden, daß wir ja eine Erkrankung kennen, auf die der Ausdruck Diabetes albuminuricus ebenfalls Anwendung finden könnte. Das ist die BENCE-JONESsche Albuminurie bei Myelose. Es sind hier in der letzten Zeit auch nephro-

[1] Dieses Handbuch, Bd. I, Nachtrag zu Nephrose.

[2] Analoge Versuche, die LAAS auf meine Veranlassung zur Nachprüfung unternahm, scheiterten daran, daß die Tiere zu rasch Thrombosen bekamen.

tische Veränderungen (Perla und Hutner), die sich bis zur Urämie steigerten (Kleine, Buschke), beschrieben worden. Auch die Versuche Lignacs, durch parenterale Zufuhr von Zystin nephrotische Veränderungen zu erzeugen, mögen in diesem Zusammenhang erwähnt werden[1]. Aber das Gesamtbild dieser Nephroseformen ist doch ein wesentlich anderes als bei der Lipoidnephrose.

Auch Löwenthal wendet sich gegen die Bezeichnung Diabetes albuminuricus. Sie erscheint ihm begrifflich nicht erschöpfend genug. Er schlägt vor, von Lipoideiweißdiabetes oder „Diabetes lipoidoproteinicus" zu sprechen. Ich habe aber schon gegen den Ausdruck Diabetes gewisse Bedenken. Es kann dabei doch der Eindruck erweckt werden, als wüßten wir über die Art der Stoffwechselstörung ungefähr ebensogut Bescheid wie beim Diabates mellitus, und davon kann doch einstweilen gar keine Rede sein. Aber wenn wir mit dem Ausdruck Diabetes nur einfach ganz unverbindlich zum Ausdruck bringen wollen, daß — wie dort Zucker — hier Eiweiß oder Lipoid infolge einer primären Stoffwechselstörung durch die Niere durchtritt, so ist doch weiterhin zu bedenken, daß es hier, wo wir die Erkrankung vom Standpunkt der Nierenpathologie aus betrachten, darauf ankommt, eine Bezeichnung zu wählen, die der Nierenveränderung gerecht wird. Ebenso, wie wir später von einer glykämischen, einer hämoglobinämischen usw. Nephrose reden, ist es im Rahmen der von mir gegebenen Begriffsbestimmung sicher berechtigt, auch hier von einer Nephrose zu reden und den besonderen Umständen dann dadurch Rechnung zu tragen, daß man, dieser Bezeichnung zur näheren Charakterisierung noch etwas hinzufügend, von Lipoidnephrose spricht. Der Ausdruck lipämisch-proteinige Nephrose, den man vom Standpunkt Löwenthals vorschlagen könnte, ist ja vielleicht begrifflich besser, doch würde ich es nicht für glücklich halten, den Ausdruck Lipoidnephrose wieder fallen zu lassen, nachdem man sich eben an ihn gewöhnt und gelernt hat, das Krankheitsbild unter dieser Bezeichnung gerade im Rahmen der Nierenpathologie schärfer zu umreißen.

Vom Standpunkt der Nierenpathologie ist also zusammenfassend zu sagen, daß es sich bei der Lipoidnephrose um die Teilerscheinung einer allgemeinen Stoffwechselstörung handelt, bei der die Störung des Lipoidstoffwechsels, die Verschiebung des Bluteiweißbildes und die humoral bedingte Eiweißausscheidung von wesentlicher Bedeutung, deren eigentliches Wesen uns aber letzten Endes noch verschlossen ist (s. auch Diebold). Was das Ödem anlangt, das klinisch bei der Lipoidnephrose so stark hervortritt, so spricht nach Volhards Meinung vieles dafür, daß „die Hypalbuminämie hier eine wichtige, vielleicht die ursächliche Rolle spielt". Er nimmt an, „daß mit der Eiweißverarmung des Blutes eine Änderung der Permeabilität der Membranen oder eine Schädigung des Gewebsstoffwechsels verknüpft ist, die die Bedingungen schafft, daß nicht nur mehr Wasser aus der Blutbahn austritt, sondern auch weniger durch die Lymphbahn ins Blut zurückgeführt wird". Mit meinen im ersten Band entwickelten Vorstellungen über das Wesen des nephrotischen Ödems lassen sich diese Angaben sehr wohl in Einklang

[1] Von Diabetes albuminuricus könnte man auch bei einem eigenartigen, von Stepp und Peters veröffentlichten Fall reden. Es fand sich hier bei einer 67jährigen Frau mit Koronarsklerose und Myokardschwielen eine hochgradige, den Eiweißgehalt des Blutes weit übersteigende Albuminurie. Der Harn war sirupartig eingedickt (spez. Gew. 1112, Eiweißgehalt 26,4—30%). Auch hier war von einem Krankheitsbild im Sinne der Lipoidnephrose keine Rede. Unter Strophanthingaben sank das spezifische Gewicht auf 1009, das Eiweiß verschwand. Die Autoren nahmen an, daß die schlechte Sauerstoffversorgung der Nieren die Glomeruluskapsel für Eiweiß durchgängig machte und eine starke Wasserresorption die Flüssigkeit stark eindickte. Es muß aber doch wohl noch etwas anderes mit im Spiel gewesen sein, denn sonst müßte man doch bei schweren Herzstörungen derartige Erscheinungen öfter sehen.

bringen. Jedenfalls besteht an der extrarenalen Entstehung des Ödems wohl kein Zweifel.

RUSZYAK, der ähnlich wie VOLHARD die Änderung des osmotischen Druckes bei der Nephrose als Ursache des Ödems anschuldigt, meint, daß bei entsprechend geringer Filtrationskraft, also bei niedrigem Blutdruck, trotz Verschiebung des Bluteiweißbildes und dadurch geschaffener Ödembereitschaft das Ödem ausbleiben könne. Die Verhältnisse bei der Lipoidnephrose mit ihren gewaltigen Ödemen bei niedrigem Blutdruck sprechen allerdings gegen diese Auffassung. Über ungewöhnliche Lokalisation des nephrotischen Ödems (Brüste, rechte Halsseite) berichtet CRECELIUS.

Ebenso wie das Wesen der Erkrankung, ist auch die Ätiologie der Lipoidnephrose noch in Dunkel gehüllt. Außer der Lues (s. auch EVANS) läßt sich kein bestimmtes, namentlich kein bestimmtes infektiöses Moment anschuldigen. Auch LÖWENTHAL warnt wieder davor, irgendeine der Lipoidnephrose vorausgehende Infektionskrankheit als Ursache anzusprechen. Er sagt mit Recht, daß die einzelnen vorangehenden Infektionen oft ohne zeitlichen Zusammenhang mit dem Nephrosebeginn stehen und bei der Lipoidnephrose nicht häufiger gefunden werden als bei zahllosen anderen Menschen, die niemals in ihrem Leben irgendwelche nephrotischen Symptome zeigten. Vielfach wird hier auch Ursache und Wirkung verwechselt. Es ist schon in Bd. I darauf hingewiesen worden, daß die Kranken mit Lipoidnephrose besonders anfällig für Infektionen, namentlich für Pneumokokkeninfektionen, werden (s. auch KRÜGER) und sehr häufig an sekundären Pneumokokkeninfektionen zugrunde gehen. RANDERATH hat ja allerdings wieder die Ansicht vertreten, daß die Pneumokokken ätiologisch auch bei der Lipoidnephrose in Frage kämen. Unter seinen Fällen ist aber kein einziger, der als Lipoidnephrose angesprochen werden könnte, nur in einem Fall hatte man klinisch daran gedacht, anatomisch ließ sich aber die Diagnose nicht bestätigen. Es bleibt also nur die Feststellung, daß die Pneumokokken in der Ätiologie der einfachen Nephrose gelegentlich eine Rolle spielen. Da bei der einfachen Nephrose so ziemlich alle Gifte unter Umständen einmal in Betracht kommen können, so wird man sich nicht zu wundern brauchen, wenn auch die Pneumokokken hier genannt werden müssen. Auch VOLHARD erkennt den Pneumokokken eine ätiologische Bedeutung bei der Lipoidnephrose zu. Die von VOLHARD mitgeteilten und zitierten Fälle sind aber meines Erachtens nicht beweisend; ich halte es für naheliegend, daß die Pneumokokkeninfektion hier immer sekundär im Verlauf der Nephrose aufgetreten ist, das gilt besonders auch für den bei VOLHARD auf S. 1059 ausführlich beschriebenen Fall, und die gleiche Vermutung habe ich bei den Fällen von SCHWARZ und COHN.

SILVA meint, daß die Tuberkulose in der Ätiologie der Lipoidnephrose eine Rolle spiele; auch diese Ansicht muß wohl abgelehnt werden; nur auf dem Umweg über die Amyloidnephrose kommt der Tuberkulose hier eine Bedeutung zu.

VOLHARD meint freilich auch, es kämen Lipoidnephrosen bei Tuberkulosen vor; den Fall von BEUMER, auf den er sich in erster Linie stützt, kann ich aber nicht als beweisend ansehen. Man hatte hier bei dem nephrotischen Symptombild, das bei einer Knochentuberkulose aufgetreten war, Amyloidnephrose abgelehnt, weil die Symptome mit dem Grundleiden sich zurückbildeten. Wir wissen aber heute, daß auch das Amyloid rückbildungsfähig ist, man wird also Amyloid hier nicht ausschließen können. Über die ätiologische Rolle der Malaria, der Lymphogranulomatose und der malignen Tumoren liegen ganz vereinzelte Mitteilungen vor (ein Fall von STEPP [zit. nach VOLHARD] nach Lymphogranulomatose, ein Fall von VOLHARD nach Malaria, einer von MUNK nach Hypernephroid). Aber auch hier sind die Beziehungen meines Erachtens einstweilen recht problematischer Natur. Die meisten Fälle von Lipoidnephrose bleiben einstweilen ätiologisch ungeklärt. VOLHARD sagt zwar mit Recht, das Ziel der Forschung müsse sein, bei diesen „genuinen Nephrosen“ das Beiwort „genuin“ aus der Welt zu schaffen, d. h. die Ätiologie der Nephrose zu klären. Inwieweit aber die von ihm vermutete infektiöse Ätiologie zutrifft, müssen erst weitere Untersuchungen lehren. Daß eine hinzutretende Infektion das Krankheitsbild in ungünstigem Sinne beeinflussen kann, ist natürlich sicher.

Sehr bemerkenswert sind hier die Beobachtungen von OEHLECKER, daß die Beseitigung entzündlicher Veränderungen, die sich im Verlauf der Lipoidnephrose entwickelt hatten, die Erkrankung günstig beeinflußte. Anderseits hat SECKEL einen Fall mitgeteilt, bei dem umgekehrt eine Lipoidnephrose auf der Höhe einer Streptokokkeninfektion sich besserte und ausheilte. SECKEL stellt noch eine Anzahl ähnlicher Fälle aus dem Schrifttum zusammen, bei denen allerdings nicht immer sicher ist, ob es sich jedesmal um einen sicheren Fall von Lipoidnephrose gehandelt hat. SECKEL weist darauf hin, daß auch beim Diabetes, der ja auch wie die Lipoidnephrose Infektionen begünstigt, Ausnahmen in dem Sinne vorkommen, daß unter dem Einfluß einer Infektion Besserungen beobachtet werden.

Diese scheinbar widersprechenden Befunde lassen sich vielleicht in der Weise vereinigen, daß die Umstimmung des gerade bestehenden Zustandes den Verlauf der Lipoidnephrose, genauer gesagt, der zur Lipoidnephrose führenden Stoffwechselstörung, günstig beeinflußt.

Weiterhin zeigen die zuletzt erwähnten Mitteilungen auch, daß die Prognose der Lipoidnephrose günstiger ist, als man ursprünglich angenommen hatte. Das geht auch aus einer Arbeit von SCHREYÖGG, einem Schüler von PORT, hervor, der sich besonders mit dieser Frage beschäftigt hat. Auch VOLHARD sagt, daß Heilung noch nach monatelangem Verlauf eintreten, der Übergang in Schrumpfniere selbst nach jahrelangem Verlauf ausbleiben kann. Über einen Fall von ganz ungewöhnlich langer (17jähriger) Dauer berichtet EHRICH.

Was die morphologischen, insbesondere die histologischen Nierenveränderungen bei der Lipoidnephrose anlangt, so habe ich dem im ersten Band Gesagten auf Grund des neueren Schrifttums und auf Grund meiner eigenen Erfahrungen kaum etwas hinzuzufügen.

Entzündliche Veränderungen fehlen bei den reinen Fällen; was man an den Glomerulis sieht, fällt unter den Begriff Glomerulonephrose. Was die Tubulusveränderungen anlangt, so möchte ich im Hinblick auf frühere Ausführungen betonen, daß hier die hyalin-tropfige Degeneration zwar in wechselnder Ausdehnung vorkommt, aber keineswegs den Raum einnimmt, den wir erwarten müßten, wenn LÖSCHCKE und TERBRÜGGEN mit ihrer Auffassung recht hätten, daß es sich bei der hyalinen Tropfenbildung lediglich um den morphologischen Ausdruck einer Eiweißausscheidung handelt. Überall beherrscht die Lipoidablagerung das Bild. Einzelheiten zu wiederholen, hat keinen Zweck; ich verweise auf das im ersten Band Gesagte.

Als Ursache der Nierenschrumpfung spielt die Lipoidnephrose keine Rolle (s. auch EHRICH).

b) Amyloidnephrose.

Bei der Amyloidnephrose handelt es sich, wie bei der Lipoidnephrose, an der Niere nur um die Teilerscheinung einer allgemeinen Stoffwechselstörung. Dabei müssen wir aber zweierlei auseinanderhalten: Einmal die Stoffwechselstörung, die zum Auftreten des Amyloids führt und die natürlich in jedem Fall vorhanden sein muß, und zweitens die zu Lipoidämie, Hypalbuminämie und Ödem führende Stoffwechselstörung, die vorhanden sein kann, aber nicht vorhanden zu sein braucht. Immerhin ist sie in Verbindung mit Amyloid häufiger anzutreffen als ohne Amyloid, als reine Form der Lipoidnephrose. Der Gedanke liegt also nahe, daß die bei der Amyloidose auftretenden Nierenveränderungen mit dieser anderweitigen Stoffwechselstörung in irgendwelcher Beziehung stehen. Ich habe die Vermutung ausgesprochen, daß es die Glomerulusveränderungen sind, die hier eine Rolle spielen, aus der Überlegung heraus, daß es auch bei der Glomerulonephritis mit ihrer diffusen Glomerulusschädigung gelegentlich zu einem „nephrotischen Einschlag" kommt. Ich verweise auf das im ersten Band zu diesem Punkt Gesagte. Etwas Neues oder gar Entscheidendes kann ich dazu jetzt nicht beibringen.

Was die zur Amyloidose führende Stoffwechselstörung anlangt, so sind darüber bis in die neueste Zeit lebhafte Erörterungen angestellt worden, ohne daß es bis jetzt gelungen ist, eine Einheitlichkeit der Meinungen herbeizuführen. Neben LEUPOLD und KUCZYNSKI, deren Arbeiten schon im ersten Band erwähnt worden sind, haben sich neuerdings besonders DOMAGK, LETTERER und LÖSCHCKE mit dieser Frage beschäftigt. Bei den Untersuchungen von DOMAGK ist es besonders bemerkenswert, daß das Amyloid so außerordentlich schnell — nach intravenöser Injektion von Kokkenkulturen in 1—24 Stunden auftreten kann.

Anderseits kann sich das Amyloid aber auch wieder zurückbilden, wenn die Grundursache wegfällt, wie das WALDENSTRÖM mit Hilfe von Gewebspunktionen zeigen konnte.

Neue Gesichtspunkte, um uns das Wesen der Amyloidbildung verständlich zu machen, sind von LETTERER und LÖSCHCKE beigebracht worden. Nach LETTERER kann die Amyloidbildung nicht allein durch Eiweiß verschiedenster Natur, sondern auch durch andere, den sog. protoplasmaaktivierenden Substanzen zugehörige Stoffe angeregt werden (erfolgreiche Anwendung von kolloidalem Schwefel und Selen bei parenteraler Zufuhr). Allem gemeinsam ist der Zerfall von Körpereiweiß. Er vermutet einen engen Zusammenhang zwischen Amyloid und Hyperglobulinämie (hier ergeben sich gewisse Beziehungen zu der Verschiebung des Bluteiweißbildes nach der Globulinseite bei der Lipoidnephrose). LETTERER spricht die Globuline direkt als Muttersubstanz des Amyloids an. Die Vermehrung der Globuline wird auf eine durch toxische Reizung verursachte vermehrte Abgabe von Globulin aus dem Zellprotoplasma erklärt. Die Erkrankungen, die zur Amyloidose führen, gehen mit Vermehrung des Serumglobulins einher. Es wird im Bindegewebe nach dem Austritt aus der Zelle niedergeschlagen. Das Amyloid wird abgelagert, wo es entsteht, LETTERER spricht von einer Art Autopräzipitation.

LÖSCHCKE sieht in dem Amyloid einen Spezialfall der Hyalinbildung. Er versucht zu zeigen, daß das, was wir interstitielles oder konjunktivales Hyalin nennen, nichts anderes ist, als der morphologische Ausdruck einer Antigen-Antikörperreaktion. Im Rahmen dieser Reaktion auf Eiweiß schlechthin faßt er das Amyloid als Spezialfall, als Antigen-Antikörperverbindung gegen Leukozyteneiweiß auf.

Eng zusammen mit diesen Überlegungen hängt die Frage nach der Ätiologie der Amyloidose im allgemeinen, der Amyloidnephrose im besonderen. Daß sie außerordentlich mannigfaltig sein muß, geht aus dem Gesagten ja schon hervor. Bemerkt sei nur, daß bei den Substanzen, mit denen sich Amyloid erzeugen läßt, die Art der Einverleibung von großer Wichtigkeit ist. So hat LETTERER bei seinen Kaseineinspritzungen ebenso, wie früher KUCZYNSKI, Amyloid erzeugt, bei Kaseinfütterungen dagegen bekam er es niemals. BUTT konnte durch subkutane und intravenöse Injektionen von Manganchlorid bei Kaninchen Amyloid erzeugen, Fütterungsversuche dagegen waren negativ. Die parenterale Einverleibung ist also das Entscheidende.

Über Amyloidnephrosen bei chronischen Gelenkerkrankungen berichten EHRMANN und TATUKA, WEGELIN über Amyloidosis bei malignen Tumoren, wobei er den „Hypernephromen" eine Sonderstellung zuweist.

Daß es, wie ich das im ersten Band schon hervorgehoben habe, Amyloidnephrosen mit völlig dunkler Ätiologie ohne Kachexie und ohne irgendwelche Zerfallsprozesse mit Leukozytenexsudation und -zerfall gibt, zeigt wieder ein Fall von SILVER und LINDBLOM. Bei 3 von BEITZKE mitgeteilten Fällen konnte zwar bei der Sektion auch keine unmittelbare Ursache für die Amyloidose festgestellt werden, in der Anamnese waren aber in 2 Fällen längere — viele Jahre zurückliegende — Eiterungen, im dritten eine rezidivierende fibrinöse Pneumonie angegeben. Immerhin ist auch hier der lange Zwischenraum zwischen dem angenommenen ätiologischen Moment und der Amyloidentwicklung bemerkenswert.

Wie ich oben schon sagte, müssen wir bei der Amyloidnephrose verschiedene Faktoren auseinanderhalten. Die Amyloidablagerung mit ihren Folgen, die nephrotischen Veränderungen, deren Auftreten keineswegs der Amyloidablagerung parallel zu gehen braucht, und die bei der Lipoidnephrose schon besprochene Stoffwechselstörung. Je nachdem diese Faktoren isoliert oder miteinander verbunden auftreten, ergeben sich natürlich klinisch und anatomisch sehr verschiedene Erscheinungsmöglichkeiten.

Im ersten Band habe ich einen von mir beobachteten Fall erwähnt, bei dem trotz Amyloidablagerung keine Nephrose und keine klinischen Erscheinungen, nicht einmal Albuminurie bestanden. Derartige Fälle sind in neuerer Zeit häufiger mitgeteilt worden (BAUER-STERNBERG, SILVA und LINDBLOM, ROSENBERG). Da das Amyloid, wie schon erwähnt, auch wieder rückbildungsfähig ist, so sind wir genötigt, das Krankheitsbild in etwas anderem Licht wie seither zu sehen. Ich habe zwar schon im ersten Band prinzipiell unterschieden zwischen Amyloidablagerung in Gefäß- und Stützsystem der Niere an sich und Amyloidnephrose. Wir müssen das auf Grund des heute vorliegenden Tatsachenmaterials aber noch schärfer tun, und ROSENBERG hat zweifellos recht, wenn er diesen symptomlosen Typ der Amyloidniere, wie er ihn nennt, auch vom klinischen Standpunkt besonders heraushebt. Doch sehe ich deshalb noch keinen Grund, den Ausdruck Amyloidnephrose, wie ROSENBERG vorschlägt, ganz fallen zu lassen.

Die meisten Fälle von Amyloidniere verlaufen, wie das ja auch ROSENBERG angibt, als Nephrose, und diese Fälle als Amyloidnephrose zu bezeichnen, um sie als „bestimmt charakterisierte Nephrosen" von Nephrosen anderer Art zu unterscheiden, besteht doch kein Bedenken. Man muß sich freilich, wie ich das schon a. a. O. betont habe — darin bin ich mit ROSENBERG durchaus einer Meinung — davor hüten, Nierenamyloid und Amyloidnephrose einander ohne weiteres völlig gleichzusetzen. Es erhebt sich daher die Frage, wie man es sich erklären soll, daß manchmal das Amyloid in der Niere ohne Nephrose auftritt, gewöhnlich aber mit ihr vergesellschaftet ist. Eine klare Antwort wird sich auf diese Frage einstweilen nicht geben lassen. Am nächstliegenden ist es, die verschiedene Ursache der Schädigung in Verbindung mit der Reaktionslage an den von der Schädigung betroffenen Nierenzellen anzuschuldigen.

Praktisch erscheinen jedenfalls weitaus die meisten Fälle von Amyloidniere — wenigstens gilt das für die autoptisch sichergestellten Fälle meiner eigenen Erfahrung — als Nephrosen, bei denen man allerdings eine lange Stufenleiter von leichter albuminöser Degeneration — klinisch nur als Albuminurie in Erscheinung tretend — bis zu einer klinisch und anatomisch der klassischen Lipoidnephrose gleichzusetzenden Veränderung findet (zu unterscheiden von der Lipoidnephrose nur durch das gleichzeitige Vorhandensein des Amyloids). Weshalb sich die Schädigung der Zellen, wenn sie auftritt, manchmal vorzugsweise in albuminöser, manchmal in hyalin-tropfiger, manchmal in fettiger Degeneration äußert, ist schwer zu sagen; auch hier wird man einstweilen, wie oben schon getan, nur auf die Ursache der Schädigung und die Reaktionslage zurückgreifen können. Jedenfalls kommen wir auch hier nicht mit der Theorie TERBRÜGGENS aus, daß es sich bei der hyalinen Tropfenbildung einfach um eine Eiweißausscheidung handelt. In ganz seltenen Fällen habe ich Epithelverkalkungen, in einem Fall sehr umfangreicher Art, gesehen, ohne daß ich eine bestimmte Erklärung für das Auftreten dieser Veränderung gerade in diesem bestimmten Fall geben kann. Nach den Untersuchungen, die SCHULTZ-BRAUNS mit der von ihm angegebenen Schnittveraschung angestellt hat, scheint es, als ob ein geringer, mit den üblichen Methoden nicht erkennbarer Kalkgehalt hier häufiger angetroffen wird[1].

Im ersten Band habe ich die morphologischen Veränderungen bei der Amyloidnephrose in 4 Stadien eingeteilt: 1. albuminöse Degeneration, 2. schwerere degenerative Veränderungen, 3. beginnende reparative Prozesse, 4. Schrumpfung des Organs mit ausgedehnter Verödung der Glomeruli und Kanälchen.

Gegen diese Einteilung hat sich KOCH gewandt; er meint, von Stadien könne man nur vom klinisch-funktionellen Standpunkt reden. Er hält meine Einteilung für verwirrend, „denn es wird der Eindruck erweckt, daß die Nierenkrankheit, eine genügend lange Dauer infolge der Grundkrankheit vorausgesetzt, die ersten 3 Stadien durchlaufen müsse, um mit der 4., der Amyloidschrumpfniere, zur Insuffizienz zu kommen“. Dazu ist einmal zu sagen, daß wir Pathologene bensogut wie die Kliniker das Recht für uns in Anspruch nehmen müssen, von Stadien zu sprechen, wenn es möglich ist, verschiedene morphologische Erscheinungsweisen ein und derselben Krankheit in einem bestimmten Organ in Zusammenhang und zeitliche Beziehungen zueinander zu bringen. Daß das, wie bei anderen Formen des Morbus Brightii, auch bei der Amyloidnephrose möglich ist, kann doch nicht gut bezweifelt werden. Daß diese Einteilung nicht den Anspruch erhebt und nicht erheben kann, allen klinischen Erscheinungen Rechnungen zu tragen, ist von mir, wie KOCH ja selbst zitiert, ausdrücklich betont worden, sie soll in erster Linie den Überblick in morphologischer Hinsicht erleichtern. Ich bin mir der Kompliziertheit des Problems gerade bei der Amyloidnephrose immer völlig bewußt gewesen. KOCH stößt also hier eine offene Tür ein.

Was dann die andere Frage anlangt, ob die Erkrankung die ersten 3 Stadien durchlaufen müsse, um zum vierten zu gelangen, so ist das, wenn man Amyloid und Nephrose in Verknüpfung nebeneinander betrachtet — und das muß man doch bei der Amyloidnephrose — eigentlich eine Selbstverständlichkeit. Der Prozeß kann doch nicht mit der Schrumpfung anfangen, er wird zunächst doch nur mit leichteren oder schwereren nephrotischen Prozessen verknüpft sein, bis er mit der völligen amyloiden Umwandlung des Glomerulus zum Untergang des Nephrons, zur Verödung des spezifischen Parenchyms und damit auch zur makroskopisch erkennbaren Schrumpfniere führt. Anders steht es natürlich mit der Frage, wie schnell diese Stadien durchlaufen werden

[1] Es sei bei dieser Gelegenheit auf die Studien PATRASSIS über Kalkablagerung in den Nieren hingewiesen. PATRASSI fand unter 43 Fällen von Nephrose 18mal Verkalkungen bzw. Kalkzylinder. Er meint, daß die Anwesenheit von endotubulären Kalkzylindern eine Schädigung der sezernierenden tubulären Epithelien anzeige. Die endotubulären Verkalkungen hängen nach der Auffassung von PATRASSI mit der unvollständigen Ausscheidung des Ca unter der Form einer Proteinverbindung seitens der tubulären Epithelien zusammen. Häufiger noch, wie bei der Nephrose hat PATRASSI die Verkalkungen bei der extrakapillären Form der chronischen Glomerulonephritis gesehen (8mal unter 17 Fällen), bei den Sklerosen unter 58 Fällen nur 14mal und noch seltener bei akuter und subakuter Nephritis 1mal unter 10 Fällen.

müssen, die der Schrumpfung und damit der Niereninsuffizienz vorangehen. Ich habe stets die Ansicht vertreten, daß die Zeit, innerhalb welcher die Erkrankung zu Schrumpfung und Insuffizienz führt, nur auf Grund klinischer Beobachtungen beurteilt werden kann. Es ist mir natürlich nie eingefallen, anzunehmen, daß jedes der verschiedenen Stadien eine bestimmte Zeit beansprucht und in schematischer Weise durchlaufen werden müßte. Ich kann mich, um diesen Vorwurf abzulehnen, darauf berufen, daß ich bei der Glomerulonephritis, wo LÖHLEIN eine solche Stadieneinteilung nach Zeiträumen vorgeschlagen hatte[1], auf die Unmöglichkeit hingewiesen habe, einen solchen zeitlichen Ablauf aus morphologischen Erscheinungen zu erschließen.

Etwas Neues bringen uns aber die Untersuchungen von KOCH. In den Fällen, die er beschrieben hat, ist bei einigen die Glomerulusverödung, wie oft beschrieben, allmählich, in einigen aber offenbar erstaunlich schnell, vermutlich schon in einigen Wochen, erfolgt[2], und es ist zweifellos ein Verdienst von KOCH, uns mit dieser Möglichkeit bekannt gemacht zu haben; wir haben hier gewisse Analogien zur Niereninsuffizienz durch die Glomerulusschädigung bei der akuten diffusen Glomerulonephritis; wie dort ist auch bei den Amyloidfällen von KOCH die Glomerulusausschaltung offenbar so rasch vor sich gegangen und hat so schnell zum Tod durch Niereninsuffizienz geführt, daß gar keine Zeit zur sekundären Verödung des Nephrons blieb. Die Fälle sind auch sehr bemerkenswert für einen anderen sehr wichtigen Punkt in der Nierenpathologie. Die Glomerulusverödung kann in einer Niere gefunden werden, die makroskopisch nicht nur nicht geschrumpft, sondern sogar vergrößert erscheint, genau wie bei der Glomerulonephritis im subchronischen bis chronischen Stadium Vergrößerung des Organs mit weitgehendem Untergang des spezifischen Parenchyms verknüpft sein kann. Ich habe deshalb immer auf das Nachdrücklichste betont, daß zur Beurteilung der Frage, ob noch hinreichend spezifisches Gewebe vorhanden ist, eine mikroskopische Untersuchung in keinem Fall unterlassen werden darf.

Daß es sich bei der Glomerulusverödung der Amyloidnephrose um eine Glomerulonephrose handelt, ist klar; KOCH wendet sich gegen diese Bezeichnung. Er schreibt: „Das Wort muß deswegen die größte Verwirrung anrichten, weil es weder den zugrunde gelegten Sinn erkennen läßt, noch darüber Auskunft gibt, in welchem Zusammenhang diese beiden Degenerationsarten (gemeint ist Glomerulo- und Tubulonephrose) miteinander stehen; sind sie gleichgeordnet, oder ist die eine die Folge der anderen, und welche ist dann primär und welche sekundär. Aus diesen Gründen sollte die Bezeichnung fallen." Dazu habe ich zu bemerken, daß der Ausdruck Glomerulonephrose den zugrunde gelegten Sinn sehr wohl und ohne weiteres erkennen läßt, deshalb habe ich ihn ja gewählt. Ich habe unter dem Begriff der Nephrose diejenigen Formen des Morbus Brightii zusammengefaßt, bei denen die morphologische Grundlage der doppelseitigen hämatogenen Nierenerkrankung in primär degenerativen, diffus auftretenden Veränderungen am Tubulus (Tubulusnephrose) oder Glomerulus (Glomerulonephrose) gesucht werden muß. Daran möchte ich unbedingt festhalten und mich meinerseits dagegen wenden, bei dem Begriff der Nephrose nur an die Fälle mit Wassersucht und schwerer Albuminurie zu denken, wie bei der klassischen Lipoidnephrose, denn damit wird der Kreis der Nephrose viel zu eng.

Tubulo- oder Glomerulonephrose bedeutet also Degeneration am Tubulus oder am Glomerulus, mehr soll und kann der Ausdruck nicht sagen. Über einen Zusammenhang zwischen Glomerulus- und Tubulusveränderung

[1] Dieses Handbuch, Bd. I.

[2] Stets bestanden ausgesprochene nephrotische Veränderungen auch an den Tubuli.

kann er natürlich ebensowenig Auskunft geben, wie der Ausdruck Glomerulonephritis, der doch an sich auch nichts weiter aussagt, als daß der Glomerulus entzündlich verändert ist. Inwieweit die Degeneration an Glomerulus und Tubulus sich nebeneinander oder in Abhängigkeit voneinander entwickelt, ist eine Frage, die ich in Bd. I eingehend genug bei verschiedenen Gelegenheiten besprochen habe — s. auch die zustimmenden Ausführungen von EHRICH — die aber, wie gesagt, mit dem Ausdruck Glomerulonephrose nicht das geringste zu tun hat. (Über die Berechtigung des Ausdrucks ,,Glomerulonephrose" s. auch bei LÖWENTHAL, EHRICH u. a.)

Wenn auch die Veränderungen am Glomerulus bei der Amlyoidnephrose zweifellos degenerativer Natur sind, so finden sich doch, wie ich das im ersten Band schon dargestellt habe, gelegentlich sekundär auftretende proliferative Veränderungen in Form von Kernvermehrungen, die sich bis zu schmaler Halbmondbildung steigern können. KOCH hat in seinen Fällen diese Halbmondbildung vermißt, dagegen finden sich Angaben darüber, die den meinen entsprechen, bei HERXHEIMER und HÜCKEL. Besondere Bedeutung mißt ihnen HÜCKEL ebensowenig bei wie ich. An der im ersten Band gegebenen Deutung dieses Befundes möchte ich auch heute festhalten.

KOCH hat in seinen Fällen nie einen Übergang der amyloid degenerierten Glomeruli in Hyalin gesehen; wo er Hyalinbildung antraf, führt er sie auf arteriosklerotische Einflüsse zurück. Daß in einer Amyloidniere sich auch arteriosklerotische Veränderungen mit den hier üblichen Erscheinungen bilden können, ist eine von mir oft betonte Selbstverständlichkeit. Wir werden auf die Frage gleich noch zurückkommen. Deshalb läßt sich aber die Möglichkeit nicht von der Hand weisen, daß der amyloid entartete Knäuel schließlich in Hyalinisierung übergehen kann und nicht selten übergeht. Es bestehen zwischen Amyloid und Hyalin so enge Beziehungen [1], daß dieser Übergang nicht weiter wundernehmen kann.

Mit der Glomerulusverödung kommen wir, wie das eben schon berührt wurde, zu der Frage, inwieweit die Amyloidnephrose zur Niereninsuffizienz führen kann. Daß diese Möglichkeit bei der Amyloidnephrose eine viel größere Rolle spielt als bei der Lipoidnephrose, habe ich schon in Band I betont.

Neuere Mitteilungen haben sich vielfach mit dieser Frage beschäftigt. Neben der schon häufig erwähnten Arbeit von KOCH liegen Mitteilungen in diesem Sinne vor von BERBLINGER, DANISCH, NOBLE, JOHN und MAYOR, PRIMGAARD, ROSENBERG, WEGELIN, ZADEK. Es kann dabei zu einer ausgesprochenen Urämie kommen, wie das namentlich aus den sorgfältigen Untersuchungen KOCHs einwandfrei hervorgeht. Dabei kommt es, wie immer von mir betont, weniger auf eine Verkleinerung des Organs, als auf eine hinreichend ausgedehnte Verödung der Glomeruli an. Häufig fehlt bei diesen Fällen Hypertonie und Herzhypertrophie. Doch liegen die Dinge dabei keineswegs so, daß die Hypertonie prinzipiell fehlen müßte, wie man aus den Ausführungen von KOCH und ROSENBERG vielleicht annehmen könnte. Ich habe mich mit dieser speziellen Frage mehrfach beschäftigt. Bei den ersten Fällen von Amyloidschrumpfniere mit Blutdrucksteigerung und Herzhypertrophie, die ich beobachtet habe, glaubte ich, daß hier vielleicht Zusammenhänge mit der Arteriosklerose beständen, denn bei meiner ersten Zusammenstellung von Amyloidschrumpfnieren handelte es sich durchweg um ältere Leute. Ich bin natürlich auch heute noch davon überzeugt, daß eine neben der Amyloidose vorhandene Arteriolenveränderung für das Auftreten von Hypertonie und Herzhypertrophie bestimmend sein kann. Daneben habe ich aber die Überzeugung

[1] Siehe dieses Handbuch, Bd. I, S. 187.

gewonnen, daß auch die amyloide Glomerulusverödung bei hinreichender Intensität allein ohne sonstige Hilfsursache zur Blutdrucksteigerung und Herzhypertrophie führen kann. Ich habe dieser Überzeugung schon im ersten Band kurz Ausdruck gegeben. Seitdem habe ich mehrere Fälle beobachtet und veröffentlicht, die mich in dieser Überzeugung bestärkt haben. Auch BERBLINGER hat einen sehr lehrreichen Fall dieser Art mitgeteilt.

Bemerkenswert erscheint mir, daß in meinen Fällen, in denen eine Blutdruckerhöhung festgestellt wurde, die Erhöhung nur gering war, die Zahlen lagen nur wenig über der oberen Grenze der für das bestehende Lebensalter geltenden Norm (bei 40jährigem Mann 152, bei 37jährigem Mann 145, bei 36jähriger Frau 142). Dabei war aber die Hypertrophie des linken Ventrikels sehr ausgesprochen, bei dem 37jährigem Mann mit einer Hypertonie von 145 betrug z. B. die Wanddicke 22 mm. Auch in Fall 1 der beiden von DANISCH mitgeteilten Fällen von Amyloidschrumpfniere wird man die Herzhypertrophie wohl auf die amyloide Glomerulusverödung zurückführen dürfen. Auch NOBLE, JOHN und MAJOR erwähnen einen Fall, der vielleicht hierher gehört. Wenn die Blutdrucksteigerung in der Regel fehlt und dort, wo sie auftritt, nur geringe Grade erreicht, so habe ich daran gedacht, daß die Kachexie, die bei der Amyloidose ja gewöhnlich in ausgesprochener Weise vorhanden ist, für das Ausbleiben der Hypertonie verantwortlich gemacht werden muß. Ist aber die Schrumpfung bzw. die Glomerulusverödung sehr hochgradig und die Anspruchsfähigkeit des Herzens noch in entsprechendem Maße erhalten, so kann Hypertonie und Herzhypertrophie auftreten (bei BERBLINGER wurde eine Hypertonie von 215 gemessen). Doch ist die Anspruchsfähigkeit des Zirkulationssystems hier nicht so auf der Höhe, wie bei anderen Nephropathien, bei der Nephrosklerose z. B., denn auch bei kräftigem Körperbau und gutem Ernährungszustand, wie in Fall 5 von KOCH z. B., kann trotz Amyloidschrumpfniere und Niereninsuffizienz die Blutdrucksteigerung ausbleiben. Nach ROSENBERG „beruht der mangelnde Hypertonus auf der mehr lokalen als allgemeinen Anordnung der Gefäßerkrankung". Der Gesamteindruck ist meines Erachtens der, daß hier wie bei der Sublimatnephrose der von der Niere ausgehenden Anregung zur Blutdrucksteigerung blutdrucksenkende Einflüsse entgegenwirken und in der Regel die Blutdrucksteigerung hintanhalten (s. auch S. 924).

Mit einigen Bemerkungen wäre noch der Zylinderbildung bei der Amyloidnephrose zu gedenken[1]. Ganz allgemein ist seither immer betont worden, daß hier das Zylindervorkommen in der Niere bei der Untersuchung im Schnittpräparat ein besonders reichliches sei. In bemerkenswertem Gegensatz dazu[2] steht der von den Klinikern so häufig betonte geringe Zylindergehalt im Harn bei der Amyloidnephrose. Mit diesem Gegensatz hat sich KOCH besonders beschäftigt. Er meint, das Mißverhältnis zwischen dem geringen Zylinderbefund im Urin und der angeblich so reichlichen Zylinderbildung in den Tubuli müsse an der Deutung des histologischen Bildes Zweifel erregen. Wenn ich, wie andere Autoren wohl auch, damit gerechnet habe, daß die Zylinder deshalb in der Niere so sehr viel reichlicher erscheinen als im Harn, weil sie nicht ausgeschwemmt werden und in der Niere stecken bleiben, so weist KOCH demgegenüber darauf hin, daß er in 3 Fällen, in denen eine Oligurie einer stärkeren Urinsekretion Platz gemacht habe, keine Zunahme des Zylindergehalts im Urin feststellen konnte. Er schließt daraus, „daß das, was von den Pathologen als Zylinder gedeutet wird, in vivo gar kein Zylinder ist.

[1] Wegen der Zylinderbildung im allgemeinen verweise ich auf die Ausführungen in diesem Handbuch, Bd. I, S. 187f.

[2] Dieses Handbuch, Bd. I, S. 241.

Verfolgt man diese zusammenhängenden homogenen Massen in Serienschnitten, so findet man sie fast stets ohne wesentlichen Unterschied in der Färbbarkeit oder im sonstigen Verhalten in die im Kapselraum liegenden Massen übergehen. Es handelt sich also lediglich um Eiweiß, das in vivo flüssig durch die Schnittbehandlung geronnen ist. Weiter abwärts werden diese Eiweißmassen beim Erstarren die im Lumen liegenden Formbestandteile (Leukozyten, Zellreste usw.) in sich einschließen, sie können auch auf diesem Wege durch Eindickung oder Dazukommen anderer flüssiger Eiweißbestandteile intensiver gefärbt sein". Als weitere Stütze seiner Ansicht führt KOCH an, daß er in Fällen mit hohem Eiweißgehalt zahlreiche solche „Zylinder" gesehen habe, bei niedrigem wenig. Man muß zugeben, daß die Ausführungen von KOCH viel Einleuchtendes haben und den erwähnten Unterschied zwischen dem Befund im Schnittpräparat und im Nierensediment am einfachsten erklären würden. Aber einige Einwendungen müssen gegen die Ausführungen KOCHs doch erhoben werden. Von Zylindern sprechen wir Pathologen im Schnittpräparat doch nur, wenn es sich um dichte, hyalin glänzende und scharfrandige Gebilde in den Tubulis handelt. Wenn ich damit die Massen vergleiche, die ich seither als geronnenes Eiweiß angesprochen habe, bei manchen Fällen von Lipoidnephrose namentlich, so bestehen da doch Unterschiede. Dieses geronnene Eiweiß ist mehr schleierartig oder grobkörnig, nicht so dicht, mehr matt als glänzend. Wenn es also auch in manchen Fällen schwer sein mag, Zylinder von geronnenen Eiweißmassen zu unterscheiden, so glaube ich, daß man in der Regel doch dazu imstande sein wird. Man wird um so eher an Zylinder, und zwar an verhaltene Zylinder denken, wenn die Kanälchen erweitert, die Epithelien abgeplattet sind, wenn man den Eindruck hat, daß hier ein raumfüllendes Gebilde gelegen und auf die Epithelien einen Druck ausgeübt hat, und damit komme ich zu einem zweiten Einwand gegen die Ausführungen von KOCH. In den Fällen, in denen ich die starke Zylinderanhäufung in den Schnittpräparaten bei der Amyloidnephrose betonte, handelte es sich immer um Fälle, in denen derartige Verhältnisse vorlagen[1]. Damit soll natürlich nicht gesagt sein, daß die Erweiterung der Tubuli und die Abplattung ihrer Epithelien immer in einer solchen Zylinderbildung ihren Grund hätte. Schließlich wäre noch darauf hinzuweisen, daß ja nicht in jedem Fall von Amyloidose die Zylinderbildung eine sehr erhebliche zu sein braucht. Wenn also KOCH in einigen Fällen beobachtet hat, daß der Zylindergehalt des Urins sich mit der Ausschwemmung der Ödeme nicht verstärkt, so kann das ja darin seinen Grund haben, daß hier Fälle vorlagen, in denen die Zylinderbildung überhaupt keine besonders große Ausdehnung zeigte. Die Dinge liegen doch so, daß wir die Zylinderbildung im Schnitt doch natürlich nur in Fällen mit üblem Ausgang beobachten können, Fällen also, bei denen doch sicher in der Regel die Diurese zuletzt schlecht war und wir mit einem Zurückhalten der Zylinder sehr wohl rechnen können. Alles in allem wird man also die Einwände KOCHs sehr wohl beachten müssen, aber trotzdem wird man daran festhalten können, daß nicht selten die bei der Sektion gewonnene Niere bei der Amyloidnephrose sehr reichlich Zykinder enthält, und daß dieses reichliche Vorkommen auf eine mangelhafte Ausschwemmung aus den Kanälchen zurückgeführt werden muß.

Mehr nebenbei soll bei dieser Gelegenheit auch wieder die Frage berührt werden, ob es Zylinder gibt, die positive Amyloidreaktion zeigen. Ich muß auch heute wieder dazu sagen, daß mir selbst derartige Gebilde niemals vorgekommen sind, auch KOCH und SALEEBY geben ausdrücklich an, daß sie nie Zylinder mit positiver Amyloidreaktion gesehen haben.

---

[1] Dieses Handbuch, Bd. I, Abb. 24.

Zum Schluß soll noch einmal kurz auf die Einteilungsversuche eingegangen werden, die vorgenommen werden können, um den verschiedenen Erscheinungsweisen der Amyloidose und Amyloidnephrose Rechnung zu tragen. Die oben gegebene Stadieneinteilung bezieht sich, wie schon erwähnt, lediglich auf die morphologischen Verhältnisse bei der Amyloidnephrose, läßt aber die Verhältnisse von reiner Amyloidose außer acht. Doch habe auch ich [1] diese Trennung in Amyloidose und Amyloidnephrose ausdrücklich vorgenommen.

Koch hat folgende Einteilung vorgeschlagen:

1. Reine Amyloidose ohne Tubulidegeneration und ohne klinische Nierenerscheinungen,
2. Amyloidose plus Nephrose bei guter Nierenfunktion,
3. Amyloidose mit und ohne Nephrose, bei der die starke Amyloidinfiltration zur Funktionsstörung führt [2].

Auch hier sehen wir die Trennung in reine Amyloidose (1. Gruppe von Koch) und Amyloidose plus Tubulonephrose (2. und 3. Gruppe von Koch). Die 2. Gruppe von Koch würde die oben erwähnten 3 ersten Stadien von Amyloidnephrose umfassen, seine dritte Kategorie sich mit dem 4. Stadium decken, wobei noch einmal ausdrücklich bemerkt werden soll, daß für die „Schrumpfung" nicht das Nierengewicht, sondern die Beschaffenheit des Strukturbildes [3] entscheidend ist. Da man bei dem Wort Schrumpfung natürlich immer an das Makroskopische denkt, so ist es künftighin wohl besser, dieses Endstadium nur schlechthin als Stadium der Verödung des spezifischen Parenchyms zu bezeichnen. Das wesentliche dabei ist der Untergang des Glomerulus.

Anhang.

Gestationsnephrose.

Wie im ersten Band, sollen die Veränderungen während der Schwangerschaft und bei der Eklampsie hier anhangsweise besprochen werden, wenn auch wieder nachdrücklich zu betonen ist, daß der Gestationsnephrose eine Sonderstellung zukommt. Der Einfachheit halber fasse ich unter der Bezeichnung Gestationsnephrose die Veränderungen bei Schwangerschaft und Eklampsie zusammen, denn es ist ja wohl sicher, daß hier keine prinzipiellen, sondern nur graduelle Unterschiede bestehen.

Die Sonderstellung der Gestationsnephrose muß vor allem gegen die Versuche verteidigt werden, sie mit der Lipoidnephrose (Munk, Eufinger) einerseits, mit der diffusen Glomerulonephritis (Volhard, Kuczynski) anderseits unter einen Hut zu bringen. Auf die Abgrenzung gegen die Glomerulonephritis soll im Nephritiskapitel eingegangen werden. Der Versuch, die Gestationsnephrose der Lipoidnephrose zuzurechnen, der im Jahre 1919 schon von Munk gemacht worden war, ist von Eufinger wiederholt worden. Die von Munk vermutete morphologische Gleichstellung ist, wie schon im ersten Band ausgeführt wurde, nicht durchführbar. Eufinger ist von klinischen Gesichtspunkten ausgegangen. Er hat ja sicher damit recht, daß klinisch-symptomatische Beziehungen zur Lipoidnephrose gegeben scheinen (Ödem, Albuminurie, Lipoidurie).

---

[1] Dieses Handbuch, Bd. I, S. 247.

[2] Den Ausdruck Nephrose gebraucht Koch in anderem Sinne als ich. Er versteht darunter bestimmte klinische Symptome (s. oben), ich dagegen morphologisch faßbare degenerative Veränderungen am Nierenparenchym, die primär entstanden sind und dem morphologischen Bild den Stempel aufdrücken. Bei diesem verschiedenen Standpunkt kann es nicht wundernehmen, daß Koch gelegentlich an mir vorbeiredet.

[3] Siehe auch dieses Handbuch, Bd. I, S. 239.

EUFINGER und SEITZ sehen das Wesen von Gestations- und Lipoidnephrose in einer „Dyskolloidose“ (erhöhte Kolloidlabilität des Blutplasmas mit erhöhter Fällbarkeit der Eiweißkörper, verminderter Oberflächenspannung und Vermehrung der grobdispersen Globuline[1]). Was aber die Lipoidnephrose schon ohne weiteres klinisch von der Eklampsie trennt, das ist das völlige Fehlen der Blutdrucksteigerung, die ja eines der aufdringlichsten Symptome bei der Eklampsie darstellt; aber auch morphologisch ist von einer Gleichstellung gar keine Rede. Dem Fehlen der Blutdrucksteigerung entspricht bei der typischen Lipoidnephrose das unbedingte Freibleiben der Arteriolen, während wir bei der Eklampsie ja an den Arteriolen, speziell am Glomerulusstiel, gelegentlich entzündliche Veränderungen beobachten. Die hier von mir beschriebenen Veränderungen sind von KUCZYNSKI bestätigt worden. Auch die Stasen, Thromben und gelegentlichen Nekrosen, die unter Umständen der Gestationsnephrose ein so charakteristisches Gepräge geben, fehlen bei der Lipoidnephrose. Neben diesen Unterscheidungskriterien sehen wir anderseits bei der Lipoidnephrose als positives Hauptsymptom die gleichmäßige Infiltration mit doppelbrechendem Lipoid, ein Befund, der in dieser Form bei der Eklampsie niemals erhoben wird. Den Angaben von EUFINGER, daß sich in diesem Punkt Lipoid- und Gestationsnephrose gleich verhielten, muß ich durchaus widersprechen. Das einzige morphologische Tertium comparationis bei beiden Erkrankungen ist die degenerative Form der Nierenveränderung, die ja das Bild beherrscht und insbesondere auch in Form der Glomerulonephrose in Erscheinung tritt. Aber abgesehen davon, daß die Glomerulonephrose bei der Lipoidnephrose viel größere Ausdehnung erreichen kann, wird man daraus allein nicht die völlige Gleichstellung beider Prozesse beweisen können, wenn man sieht, daß das Gesamtbild bei Eklampsie und Lipoidnephrose so große Unterschiede aufweist. Hier ist der Punkt, der meines Erachtens bei den Bestrebungen, die Eklampsie bei anderen Formen des Morbus Brightii unterzubringen, zu wenig beachtet wird. Man hat bei diesen Vergleichen immer zu wenig das Gesamtbild berücksichtigt, immer zu sehr versucht, auf Grund gemeinsamer Einzelzüge eine Übereinstimmung der Gestationsnephrose mit anderen Krankheitsbildern zu konstruieren. Dieser Fehler ist übrigens auch sonst nicht selten in der Nierenpathologie begangen worden. Wir werden uns im Kapitel Nephritis und im Kapitel Nephrosklerose mit diesem Punkt wieder zu beschäftigen haben.

Ich sehe in den Veränderungen bei der Gestationsnephrose eine eigenartige Verbindung von Zirkulationsstörungen und toxisch bedingten Vorgängen, die ein wohlcharakterisiertes Krankheitsbild darstellen, das in seiner Gesamtheit, als Krankheitsbild im ganzen betrachtet, sehr gut von allen anderen Formen des Morbus Brightii zu unterscheiden ist, das aber mit seinen ganz überwiegend degenerativen Veränderungen an Tubulus und Glomerulus doch am ehesten bei der Nephrose untergebracht werden kann (s. auch NONNENBRUCH). Was die Pathogenese der Gestationsnephrose anlangt, so kann man auch heute noch sagen, daß sie die Krankheit der Theorien ist.

Eines scheint heute jedenfalls sicher, daß Gefäßspamen hier eine ganz außerordentlich wichtige überragende Rolle spielen. Das geht neuerdings wieder mit besonderer Klarheit aus den schönen Befunden von HASELHORST und MYLIUS hervor, die an den Nagelfalzkapillaren und am Augenhintergrund unmittelbar erhoben werden konnten. An den Hautkapillaren beobachtet man in der Schwangerschaft zunehmend mit der Dauer eine Verlängerung und Verbreiterung der Kapillarschlingen und ein Unregelmäßigwerden der Strömung

[1] Siehe auch dieses Handbuch, Bd. I, S. 262.

in Form von Verlangsamung bis zu kurz dauernden Stillständen, ferner stärkere Füllungszustände auf der einen, ein Leerlaufen auf der anderen Seite. Diese Erscheinungen sind bei der Eklampsie, besonders bei den schweren Fällen, besonders stark ausgeprägt, einzelne Kapillarschlingen oder ganze Kapillargebiete können vorübergehend verschwinden, so daß der betreffende Hautbezirk weiß und blaß aussieht (HASELHORST). An den Gefäßen des Augenhintergrundes laufen nach MYLIUS flache muldenförmige Eindellungen über die Gefäßäste hin, stehen still und beginnen von neuem. Das Gefäß bekommt Spindel-, Perlschnur-, Rosenkranzform, es kann zu richtiger Verkrampfung, sichtbar an umschriebenen Einkerbungen oder streckenweiser Verengerung der Gefäßäste und zum Auftreten von Begleitstreifen kommen. Nach Unterbrechung der Schwangerschaft verschwinden diese Veränderungen völlig. Dem Aufschießen von Plaques und Ödem geht eine stärkere Venenfüllung vorauf, es kommt zu einer Stromverlangsamung distal mit Hyperämie (so ist es auch bei den Fingern); bei der „Retinitis albuminurica" fehlt dieses Verhalten und MYLIUS trennt die beiden Prozesse streng voneinander (wir werden bei der Glomerulonephritis auf diesen Punkt noch einmal einzugehen haben).

Zweifellos hat MYLIUS recht, wenn er das Stadium der Präeklampsie der Eklampsie zurechnet. Er konnte die eben erwähnten Veränderungen spastischer und tetanischer Art in 8 Fällen von Eklampsie und Präeklampsie beobachten. Das Vorkommen von Spasmen bei der Gestationsnephrose kann also heute für bewiesen gelten[1]. Es fragt sich nun weiter: einmal, wie kommen diese Spasmen zustande, zweitens — das ist vom Standpunkt der Nierenpathologie wichtig — können alle an der Niere zu findenden Veränderungen durch Gefäßspasmen erklärt werden oder nicht.

Was die Entstehung der Spasmen anlangt, so lassen sich die verschiedenen Meinungen in zwei große Gruppen teilen, wobei die einen die Ursache der Spasmen in einer Giftwirkung im weitesten Sinne sehen, während die anderen diese Spasmen ohne die Zuhilfenahme einer Giftwirkung zu erklären suchen.

Vom Standpunkt der letzteren Auffassung denkt man neben hormonalen, vom Hypophysen-Adrenalsystem ausgehenden Einflüssen (HOFBAUER) vor allem an eine Vermittlung durch die Vasomotoren, so ELWYN: Steigerung der Erregbarkeit des ganzen neuromuskulären Mechanismus, der mit der Funktion der Uterusmuskulatur zu tun hat. RICKER: Steigerung der Erregbarkeit und Erregung des Strombahnnervensystems in der Schwangerschaft, „aus der die Wehen mittels ihres Zusammenhangs mit dem Blutdruckverhalten die Krankheit (Eklampsie) hervorgehen lassen". O. MÜLLER denkt an eine vasoneurotische Diathese und NONNENBRUCH schenkt dieser Auffassung Beachtung. Zu erwähnen wäre hier weiterhin HINSELMANNS Lehre vom Geburtsangiospasmus, der ja auch in Vasomotorenstörungen begründet sein soll, und die Arbeiten PARAMORES, der zu dem Ergebnis kommt: that the renal lesions of eclampsia are determined by mechanical forces.

VOLHARD, der sich — man kann sagen leidenschaftlich — gegen die Gifttheorie der Eklampsie wehrt, vertritt dabei doch vielfach Ansichten, die an die Giftgenese[2], im weitesten Sinne wenigstens, anklingen. Er hält die Spasmen für

[1] Auch die bei der Eklampsie gelegentlich zu beobachtenden Hirnblutungen stehen wohl mit diesen Spasmen in Verbindung (dieses Handbuch, Bd. I, S. 263). JAFFE hat wieder einen solchen Fall ausführlicher beschrieben und Gefäßwandschädigungen (Quellungen, schlechte Färbbarkeit der Kerne bzw. Kernschwund) festgestellt, die er auf Gefäßspasmen zurückführt.

[2] Es ist hier natürlich nicht der Ort, auf den Giftbegriff an sich näher einzugehen. Wie schwer es ist, hier zu einer klaren Definition zu gelangen, zeigt am besten die Gegenüberstellung zweier solcher Definitionen. Das Reichsgericht hat sich zu dem Giftbegriff

chemisch bedingt. Sein Schüler HÜLSE hat festgestellt, daß bei der Eklampsie wie bei der Nephritis das Blut Substanzen enthält, die das Gefäßsystem gegen Adrenalin sensibilisieren. BOHN, ein anderer Schüler VOLHARDS, hat dann im Blute Eklamptischer andere gefäßkrampffördernde, direkt pressorische Stoffe nachgewiesen, über deren Art und Herkunft nichts Genaueres bekannt ist, die aber mit Störungen des Eiweißstoffwechsels in Beziehung gebracht werden. VOLHARD erwägt an einer Stelle, daß man hier von einer Eiweißzerfallstoxikose sprechen könnte, „wenn man die an sich relativ ungiftigen gefäßkrampffördernden Stoffe als Gifte bezeichnen will". Wenn man aber von „relativ ungiftigen" Stoffen spricht, so ist der Weg von da zum Gift nicht weit, und es ist schließlich ein Streit um Worte, zum mindesten um den Giftbegriff. der ja (s. oben) sehr relativ ist, ob man auf Grund dieser Überlegungen die Gifttheorie der Eklampsie anerkennen will oder nicht. Bei der Wirkung von Eiweißzerfallsprodukten im Körper ist es zweifellos weitgehend üblich, von einer „endogenen Vergiftung" zu reden. Neben den ursächlichen (obligatorischen) unterscheidet VOLHARD noch auslösende (fakultative) Bedingungen bei der Entstehung der Spasmen. „Das ursächliche Moment würde die pathologische Steigerung der Anspruchsfähigkeit der Gefäße für zusammenziehende Reize sein, die durch das Kreisen krampffördernder Stoffe (Peptone) bedingt wird. Als auslösendes Moment kämen alle diejenigen in Frage, die beim Normalen kaum wirksam, aber geeignet sind, die Spannung im überempfindlichen Gefäßsystem zu erhöhen, sei es durch Erregung der Vasomotoren oder durch Vermehrung des Inhalts des Gefäßsystems. Unter diesen auslösenden Momenten wird man weitaus an erster Stelle die Wehe zu nennen haben, weiterhin vielleicht die Ureterenkompression." In einem fortgesetzten Ringen um das Eklampsieproblem und in seinem Bestreben, die Entstehung der Eklampsie ohne Zuhilfenahme eines Giftes zu erklären, hat VOLHARD diese Ureterenkompression neuerdings stärker in den Vordergrund gestellt. Er schreibt am Schluß seiner diesbezüglichen Ausführungen: „Das Primäre ist die allgemeine hämatogen bewirkte Gefäßkontraktion, die Blutdrucksteigerung ist nicht ein Symptom, sondern ein pathogenetischer Faktor von zentraler Bedeutung. Das Rätsel der Eklampsie besteht in der Frage nach der Pathogenese der Blutdrucksteigerung. Es besteht der Verdacht, daß diese renal bedingt ist, dann würde die Ureterenkompression nicht nur als auslösendes Moment, sondern als Ursache für das Auftreten der vasoaktiven Stoffe, die wir für die allgemeine Gefäßkontraktion verantwortlich machen, in Frage kommen."

Die Bedeutung der Ureterenkompression scheint ihm daraus hervorzugehen, daß es HARTWICH und BOHN gelungen ist, bei einseitiger Ureteren- oder Arterienkompression Blutdrucksteigerung hervorzurufen, die auf das Erscheinen pressorischer Stoffe im Blute zurückgeführt wird.

Ich halte es aber für ganz unmöglich, die Ureterenkompression mit der Gestationstoxikose und Gestationsnephrose in ursächlichen Zusammenhang zu bringen. Wir sehen Ureterenkompression abgesehen von der Schwangerschaft doch unendlich häufig bei Steinbildungen, Gewächsen usw., ohne daß es dabei zu Symptomen käme, die mit der Eklampsie klinisch und morphologisch verglichen werden könnten. Unter diesen Ureterkompressionen befinden sich

---

geäußert: Eine Substanz, die lediglich durch ihre qualitative Beschaffenheit unter allen Umständen geeignet wäre, die Gesundheit zu zerstören, existiert nicht. JACOBY dagegen definiert: Gift ist jede Substanz, sobald sie durch Wirksamwerden ihrer chemisch-molekulären Kräfte die Lebensvorgänge eines Individuums schädigt. Jedenfalls handelt es sich bei dem Giftbegriff um etwas Relatives; Konzentration und Einverleibungsweise sind bei den fraglichen Substanzen oft von entscheidender Bedeutung. Es handelt sich vielfach um eine Sache der Übereinkunft, wann man von Gift und Vergiftung reden will.

doch auch unendlich viele Männer, und einen Mann mit dem morphologischen Symptombild der Eklampsie habe ich noch nicht auf dem Sektionstisch gesehen.

Meines Erachtens sind wir zur Erklärung der Gestationsnephrose immer wieder gezwungen, zur Gifttheorie zurückzukehren, wobei es natürlich eine völlig offene Frage bleibt, welcher Art der fragliche Stoff oder die fraglichen Stoffe sind, die hier in Betracht kommen. Das Wort ZWEIFELs, es sei eine Binsenwahrheit, daß bei der Eklampsie eine Stoffwechselvergiftung vorläge, scheint mir auch heute noch zu Recht zu bestehen, und soviel ich sehe, vertritt auch die Mehrzahl der neueren Autoren mit mehr oder minder großer Selbstverständlichkeit diesen Standpunkt. MATHIAS und PINCSOHN sprechen bei Erwähnung der Befunde von HÜLSE und STRAUSS unbedenklich von einer Giftwirkung, „der klinische Ausdruck dieser Vergiftung durch intermediäre Stoffwechselprodukte und der dadurch bewirkten Organveränderungen ist der eklamptische Zustand". LICHTWITZ sucht die Ursache in Stoffen, die vom Chorionepithel geliefert werden. Er denkt dabei weniger an eine besondere Substanz, als an eine abnorme Vermehrung der normalerweise vorhandenen Zellprodukte. SCHWARZKOPF, der wieder über einen Fall von Eklampsie bei Mutter und Kind berichtet, meint, man habe dabei anzunehmen, daß das in der mütterlichen Blutbahn kreisende Eklampsiegift die Barriere der Plazenta passiert hat und in den Kreislauf des Kindes übergetreten ist. HERMANNSDÖRFER denkt an eine endogene Vergiftung, eine Eiweißzerfallstoxikose in Analogie zur Parabiosevergiftung. Auch wenn von einer Fermentintoxikation (HOFBAUER) oder von einer pathologischen Änderung der Stoffwechsellage (BOKELMANN u. a.) gesprochen wird, so kommt es doch letzten Endes immer wieder auf die Gifttheorie hinaus (s. auch MARCHESI). VOLHARD meint freilich, daß mit einer so allgemeinen Fassung, wie der einer Störung des chemischen und physikalischen Gleichgewichtszustandes der Zellen und des Blutes, nichts gewonnen sei. Das ist natürlich richtig. Es handelt sich hier nur um eine Umschreibung der Tatsache, daß wir über das eigentliche Wesen der endogenen Vergiftung nichts wissen; deshalb brauchen wir sie aber nicht in Abrede zu stellen.

Daß anaphylaktische Zustände im Sinne der PFEIFFERschen Schule dabei eine Rolle spielen, wie LEVY-SOLAL u. a. wieder wollen, ist eine Vermutung, die einstweilen auch nur den Wert einer Hypothese besitzt.

Gegen die Gifttheorie werden (ESCH, VOLHARD) als besonders beweiskräftige Gründe immer die Beobachtungen von BUMM ins Feld geführt, der ausgebluteten Frauen das Blut Eklamptischer bis zu 1000 ccm transfundierte, ohne daß es dadurch bei den betreffenden Patienten zum Auftreten eklamptischer Erscheinungen kam. BUMM selbst hat seine Beobachtungen übrigens keineswegs als zwingenden Beweis gegen die Gifttheorie angesehen; er meint, das Eklampsiegift könne evtl. rasch vom Gewebe gebunden und so aus dem Kreislauf entfernt werden. HERMANNSDÖRFER ist der Ansicht, daß die Wirkung wohl deshalb ausbliebe, weil die Verdünnung des Giftes bei der Transfusion zu stark sei. Ich finde, daß man sich über das Ausbleiben der eklamptischen Veränderungen in den Fällen von BUMM in keiner Weise wundern kann, wenn man sich die Verhältnisse einmal völlig durchdenkt. Damit, daß man Blut von Eklamptischen auf andere Frauen transfundiert, kann man doch bei diesen unmöglich die gleichen Bedingungen schaffen wie bei der Ausgangspatientin, weil es doch ganz unmöglich ist, das Giftdepot zu übertragen, von dem dauernd die betreffenden Substanzen dem Organismus zugeführt werden. Man kann sich doch nicht vorstellen, daß das Blut einer Eklampsiekranken so giftig wird, daß man andere Patienten bei einer einmaligen oder auch mehrmaligen Infusion damit vergiften kann. Wir werden, um einen Vergleich heranzuziehen, doch auch nicht erwarten können, daß bei einer Vergiftung mit Blei oder Sublimat das Blut der betreffenden Patientin so giftig wird, daß es bei anderen Menschen die gleichen Veränderungen erzeugen kann wie bei den Trägern des Blei- oder Sublimatdepots. Wenn wir das aber nicht können, so wird doch kaum jemand daraus den Schluß ziehen wollen, daß das Blei oder das Sublimat nicht giftig ist.

Daß bei der Gestationsnephrose ein Gift im weitesten Sinne im Spiele ist, dürfen wir also wohl annehmen; weiterhin gilt es nun vom Standpunkt der Nierenpathologie eine Antwort auf die Frage zu finden, ob diese toxischen Stoffe lediglich die Spasmen erzeugen und ob dann sämtliche anderen Veränderungen an den Organen, speziell an der Niere, auf diese Gefäßspasmen zurückzuführen sind, oder ob diese fraglichen Toxine auch direkt neben den Spasmen für die Entstehung der fraglichen Organveränderungen in Betracht kommen. VOLHARD vertritt mit Nachdruck den ersteren Standpunkt. Nicht nur die hämorrhagischen und anämischen Organnekrosen, sowie die degenerativen Tubulusveränderungen, sondern sogar die Hämolyse sucht er mit den Gefäßspasmen in ursächlichen Zusammenhang zu bringen. Er schreibt: „Sogar die Anzeichen von Hämolyse und der gelegentlich zu beobachtende Ikterus bedürfen vielleicht nicht eines hämolytisch wirkenden Toxins zur Erklärung. Bei sehr schweren — wie wir annehmen ischämischen — Leberzellschädigungen kann, ja, muß es im Gegensatz zum Infarkt zu autolytischen Vorgängen und zum Freiwerden hämolytischer Fermente kommen.“ Was ist aber der anämische Infarkt anders als eine ischämische Zellschädigung. Hier einen Unterschied zwischen dem durch Spasmen und dem durch embolische oder thrombotische Sperrung bedingten Zelluntergang konstruieren zu wollen, ist doch völlig unstatthaft, und wenn VOLHARD recht hätte, so müßten wir bei jeder ausgedehnten Infarzierung eine Hämolyse und Hämoglobinzylinder in der Niere in analoger Weise wie bei der Eklampsie erwarten. Ich habe noch einen weiteren Grund namhaft gemacht, der mir für die toxische Beeinflussung des Blutes bei den Gestationsvorgängen zu sprechen scheint. Bei der Gasbazilleninfektion der Schwangeren sehen wir, wie bekannt, häufig eine schwere Blutschädigung auftreten, die zu Hämoglobinurie, nicht selten zu völliger Anurie führt, während die Gasbazillensepsis, wenn sie Nichtschwangere befällt, eine derartige Blutschädigung in der Regel nicht hervorruft. Das legt doch den Gedanken nahe, daß völlig intakte rote Blutkörperchen von dem Gift des Gasbazillus nur schwer angegriffen werden, während die Erythrozyten der Schwangeren, die dieser schweren Schädigung durch den Gasbazillus anheimfallen, damit anzeigen, daß sie schon durch die Gestationstoxikose gelitten haben. Jedenfalls halte ich das für eine ungezwungene Erklärung. Schließlich möchte ich auch auf die in der Niere bei der Gestationsnephrose gelegentlich am Gefäßpol des Glomerulus zu beobachtenden Kernanhäufungen hinweisen, die ein gewisses Analogon zu den Arteriolenveränderungen bei der malignen Nephrosklerose darstellen und die meines Erachtens auch am ungezwungensten durch die Annahme eines hier wirkenden Toxins zu erklären sind. Durch Spasmen könnte das Haftenbleiben an dieser Stelle begünstigt und die Wirkung erhöht werden.

Wenn ich also auch den Spasmen nach wie vor eine sehr wichtige Rolle beim Zustandekommen der eklamptischen Nierenveränderungen zuschreibe[1], so möchte ich doch an meiner ursprünglichen Auffassung festhalten, daß den bei der Gestationstoxikose in Erscheinung tretenden Stoffen nicht nur

---

[1] Ich bin auch durchaus mit VOLHARD einverstanden, wenn er darauf hinweist, daß die Glomeruli trotz der Glomerulonephrose, die sie bei der Untersuchung im Schnittpräparat äußerst blutarm erscheinen lassen, bei postmortalen Injektionen gut mit Blut gefüllt werden können und damit bekunden, daß kein organisches Hindernis für die Blutfüllung von der Arteriole her vorlag.

vasokonstriktorische, sondern auch toxische Eigenschaften zukommen, wobei wir unterscheiden müssen: die Fähigkeit, das Parenchym in degenerativem Sinne zu schädigen, gerinnungserregend und hämolytisch zu wirken. Jedenfalls glaube ich, daß wir den wechselnden Verhältnissen bei den morphologischen Veränderungen auf diese Weise besser Rechnung tragen, als wenn wir alles lediglich durch Spasmen zu erklären suchen.

Bei den Rindennekrosen, die manchen Fällen von Gestationsnephrose ein so eigentümliches Gepräge geben, wird man theoretisch mit der Annahme

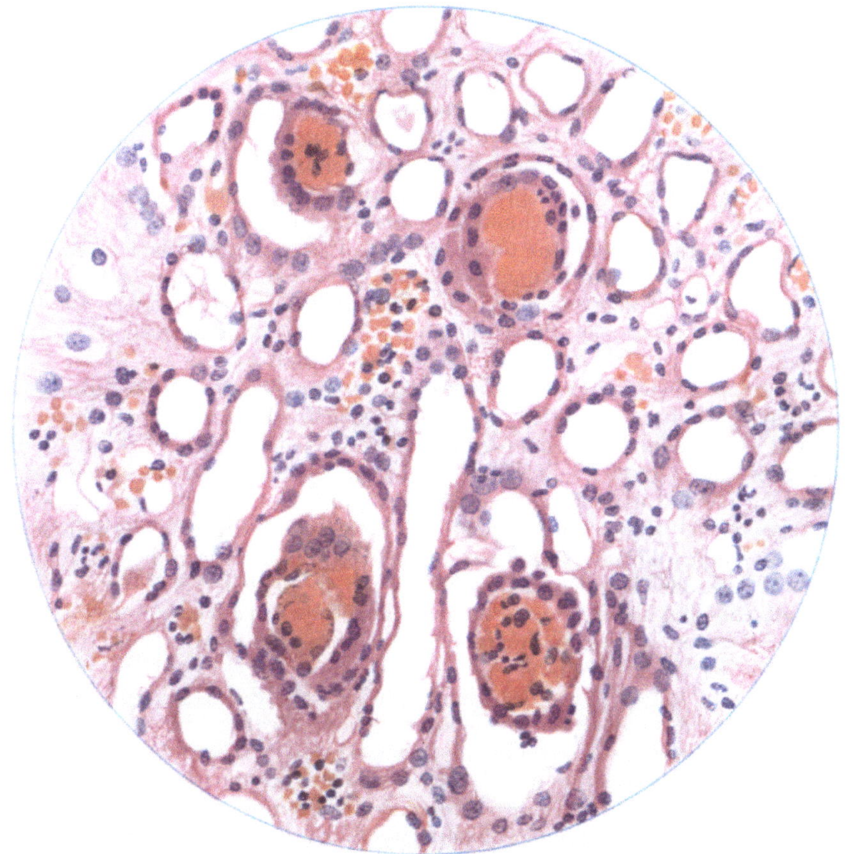

Abb. 3. Epithelproliferationen am Hämoglobinzylinder bei Eklampsie.

schwerer Gefäßspasmen auskommen, man wird hier aber auch die gerinnungserregende Komponente des Eklampsiegiftes, die zu Thrombosen Veranlassung gibt in Rechnung stellen können[1].

Einschlägige Fälle sind wieder von Carson und Rockwood, Gareiss-Döllitzsturm und Geipel mitgeteilt worden. Bei Gareiss-Döllitzsturm handelt es sich allerdings nicht um einen reinen Fall, es bestand auch eine Puerperalsepsis mit entzündlicher Nierenveränderung, doch möchte auch ich glauben, daß die Nekrosen hier mit der Gestationstoxikose in Beziehung zu bringen sind. In dem Fall von Geipel ist besonders hervorzuheben, daß Verkalkungen an Nierenepithelien und Glomeruli bestanden. Ich möchte bei dieser Gelegenheit

[1] Dieses Handbuch, Bd. I, S. 460.

auch Beobachtungen von ZU JEDDELOH erwähnen. Dieser Autor berichtet über zwei Fälle nekrotisierender Entzündung in der Nierenrinde bei Fehlgeburt, wobei die Veränderungen in gleichem Maße Glomeruli, Kanälchen und Gefäßbindegewebsapparat befallen und in beiden Fällen auf die Arteriolen übergegriffen haben. ZU JEDDELOH glaubt, daß es sich um eine durch Spaltpilze oder ihre Gifte bedingte Erkrankung handelt, die auf Grundlage einer Nierenschädigung durch eine bestehende Schwangerschaft entstand[1].

Eine histologische Veränderung, die im ersten Band nicht beschrieben ist und die ich kürzlich bei einem Eklampsiefall beobachtet habe, soll hier noch Erwähnung finden. Es war ein Fall, der sich durch besonders reichliche Bildung von Hämoglobinzylindern auszeichnete. Wie so oft, steckten die Zylinder hauptsächlich im unteren Abschnitt des Nephrons, von den Schleifen ab; sie hatten nun hier eine eigentümliche lokale Reaktion hervorgerufen. In manchen Kanälchen ist der Hämoglobinzylinder dicht umschlossen von einer zusammenhängenden Epithelschicht, die ursprüngliche Epithelauskleidung ist daneben völlig erhalten, so daß also ein doppeltes ineinandergeschachteltes Epithelrohr entstanden ist (s. Abb. 3). Manchmal sieht man drei und mehr Rohre, dann ist die Lagerung der Epithelien ganz unregelmäßig. Es handelt sich hier unzweifelhaft um eine Epithelwucherung. Man sieht, wie manchmal einzelne Epithelien sich von der Unterlage in Form großer rundlicher Zellen abheben, manchmal sieht man Proliferationen, die etwas an die Epithelproliferationen (Halbmonde) der Glomerulonephritis erinnern. Ich vermute, daß es sich bei dieser Proliferation um die Folgen eines Reizes handelt, der von giftigen, in den Hämoglobinzylindern enthaltenen Stoffen ausgeht, vielleicht spielt die Verweildauer der Zylinder auch eine Rolle, man könnte damit vielleicht eine Erklärung dafür finden, weshalb diese Proliferation so selten ist. Außerdem bestand in dem Falle eine Glomerulonephrose und ein geringfügiges entzündliches Ödem. Viel stärker habe ich dieses entzündliche Ödem bei einer Schwangerschaftsnephropathie gesehen, die am Schluß des Nephritiskapitels beschrieben werden soll.

Genau die gleichen Epithelproliferationen in Schleifen und Sammelröhren um Hämoglobinzylinder, wie eben beschrieben, habe ich auch bei einer 34jährigen Frau gesehen, bei der die Hämoglobinurie im Verlauf einer Gasbazillensepsis nach Abort aufgetreten war.

Die Bemühungen, die Gestationsnephrose mit der Glomerulinephritis in Beziehung zu bringen, sollen, wie oben schon erwähnt, im Nephritiskapitel besprochen werden. Ich möchte nur hier schon erwähnen, daß nach den Erhebungen von SCHULTZ aus der HEYNEMANNschen Klinik bei Schwangerschaftsniere und Eklampsie die Ausheilung der Nierenerkrankung die Regel darstellt im Gegensatz zur Glomerulonephritis (s. bei dem betreffenden Abschnitt).

c) Speicherungsnephrosen.

Soweit die Speicherungsvorgänge durch Lipoid, Glykogen, Hämoglobin usw. an sich in Betracht kommen, habe ich dem im ersten Band Gesagten so wenig hinzuzufügen, daß ich auf eine Trennung in die einzelnen Unterabteilungen hier verzichte und vor allem auf die Frage einzugehen suche, inwieweit sich hier in der Niere degenerative Veränderungen nachweisen lassen, die es ja allein rechtfertigen, wenn ich diese Gruppe der Nephrose zurechne. Bei dieser degenerativen Schädigung müssen wir auseinanderhalten eine Überlastung durch

[1] Beiläufig mag hier auch auf die Nierenrindennekrosen hingewiesen werden, die neuerdings RÖHRER bei massiger Verabreichung von Virus der Schweinepest beobachtet hat. Sie hatten nach RÖHRER ihren Ursprung in hyaliner Degeneration und Thrombose aller Art. arcuatae. Bei leichteren Fällen sah RÖHRER nephrotische Veränderungen, die sich allerdings auch bis zur Kanälchennekrose steigern konnten.

die zu speichernden Stoffe und eine toxische Schädigung durch Stoffwechselschlacken, die ihr Auftreten der gleichen Stoffwechselstörung verdanken, die auch an der Anhäufung des zu speichernden Stoffes schuld ist.

Was hier zunächst die diabetische Nephrose anlangt, so habe ich im ersten Band ausdrücklich betont, daß die toxische Schädigung, die zu ausgesprochenen degenerativen Schädigungen an den spezifischen Nierenelementen führt, hier keine nennenswerte Rolle spielt. In der letzten Zeit mehren sich nun aber die Stimmen, die von schweren Nierenveränderungen evtl. mit Ausgang in Urämie beim Diabetes zu berichten wissen. Dabei wird die Säuerung speziell die Wirkung der β-Oxybuttersäure angeschuldigt, und um zu erklären, warum diese Fälle jetzt häufiger in Erscheinung treten als früher, wird darauf hingewiesen, daß jetzt seit Einführung der Insulinbehandlung Stadien der Krankheit erlebt würden, die früher von den Patienten nicht erreicht worden seien. Zunächst scheint diese Annahme sehr viel für sich zu haben[1], ob aber die Erscheinungen, die im Verlauf dieser schweren Diabetesfälle auf Nierenstörungen hinwiesen und in Azotämie übergingen, wirklich in organischen Veränderungen des spezifischen Nierenparenchyms begründet sind, scheint mir auf Grund des Schrifttums und eigener Erfahrungen fraglich. Von manchen Autoren (KRAUS SELYE, LÖWENBERG und JOEL) werden organische Nierenveränderungen beschrieben und KRAUS und SELYE meinen, es handle sich in ihren drei Fällen um „eine durchaus einheitliche, und zwar schwere, besonders makroskopisch sehr charakteristische Veränderung der Nieren, eine Veränderung, die gewiß genügt hat, das urämische Krankheitsbild restlos zu erklären". Makroskopisch waren die Nieren gekennzeichnet „durch die starke Blutarmut des stark geschwollenen Organs, durch die gelbliche Farbe, die bei der Sektion in allen drei Fällen eine Verfettung des Parenchyms annehmen ließ und durch die starke Durchfeuchtung nach Art eines Ödems".

Die starke Durchfeuchtung der Nieren führen sie auf eine reichliche Flüssigkeitsansammlung im Lumen der gewundenen Harnkanälchen und der trüben Schleifenschenkel zurück. Trotz der gelblichen Farbe war in zwei Fällen gar keine, in einem nur eine geringe Verfettung der Rinde vorhanden, „allerdings bestand in Fall 2 eine starke Lipämie, durch welche die Gelbfärbung der Niere erklärt erscheint". Ferner stellten sie eine großtropfige, hydropisch-vakuolige Schwellung der Hauptstücke fest, in 2 Fällen Nekrosen einzelner Epithelien oder einzelner Tubuli, die in einem Fall allerdings schwer von postmortal autolytischen Veränderungen zu unterscheiden waren. Auffallend erschien in allen Fällen die Anämie der Nieren, besonders der Rinde und hier wieder der Glomeruli. In 2 Fällen war das Endothel gequollen, Leukozyten waren in den Schlingen so gut wie nirgends nachzuweisen. Glykogenspeicherung war in allen 3 Fällen, wenn auch in wechselndem Maße, vorhanden. Sie denken an eine Nephritis und bringen die Veränderung in bezug zu der von KUCZYNSKI als „toxische Schwellniere" beschriebenen Erkrankung (atypische serös-exsudative Glomerulonephritis [FAHR]). LÖWENBERG und JOEL sprechen in einem Fall von Urämie nach Coma diabeticum direkt von einer Glomerulonephritis. Im Gegensatz zu KRAUS und SELYE wird hier eine Leukozytenvermehrung in den erheblich vergrößerten Glomeruli beschrieben, und das Fehlen von Verfettung sowohl als auch von Glykogeninfiltration betont. Ob hier wirklich die entzündlichen Glomerulusveränderungen auf die Wirkung der β-Oxybuttersäure zurückzuführen sind, wie die Autoren wollen, erscheint fraglich, jedenfalls steht der Fall völlig für sich.

---

[1] Mit der Lipoidnephrose, mit der KLEIN und HOLZER diese Veränderungen in Beziehung bringen, haben sie natürlich nichts zu tun.

Was sonst an Nierenveränderungen beobachtet und als morphologische Grundlage der urämischen Erscheinungen angegeben ist, scheint wenig geeignet, einen solchen ursächlichen Zusammenhang annehmbar zu machen. Gewöhnlich sind es (WARBURG, SNAPPER) nur die auch sonst beim Diabetes ohne Niereninsuffizienz gefundenen Veränderungen (Fett- und Glykogenspeicherung, spärliche hyaline Tropfenbildung) oder Blutungen (EHRMANN und JACOBY, DINKIN, METZGER), die zur Erklärung schwererer Nierenschädigung unmöglich ausreichen[1]. Es wird hier immer (WARBURG, SNAPPER, ELMER und SCHEPS, KLEIN und HOLZER) angenommen, daß die starke Säuerung eine schwere Nierenschädigung hervorbringe und diese zur Niereninsuffizienz führe. Diese Säuerung hat aber doch auch früher bestanden, ohne daß es zur Urämie kam, und wenn geltend gemacht wird, daß die Patienten jetzt im Zeitalter der Insulinbehandlung ein Stadium erlebten, das sie früher nicht erreichten, so muß dagegen eingewendet werden, daß das Insulin den diabetischen Prozeß ja doch in so günstigem Sinne beeinflußt, daß das Koma wieder verschwindet. Ich möchte hier besonders die von WEISS beschriebenen hierhergehörigen Fälle anführen, bei denen das diabetische Koma durch Insulin behoben wurde: der Blutzucker wurde niedrig, Zucker und Säureausscheidung verschwand oder wurde minimal, aber am 2. bis 3. Tag trat eine starke Verminderung der Harnabsonderung auf, evtl. bis zur vollkommenen Anurie, und nun kam es zu Blutdrucksteigerung, Azotämie und motorischen Reizerscheinungen. Bei KRAUS und SELYE ist ja allerdings das Coma diabeticum direkt in Azotämie übergegangen, aber auch hier hat eine Insulinbehandlung stattgefunden, auch hier ist in einem Fall eine siebentägige Anurie erwähnt, und der Gedanke drängt sich auf, daß nicht die morphologische Nierenveränderung, sondern die Umkehrung des Stoffwechsels durch die Insulinbehandlung an der Azotämie und den sonstigen klinischen Erscheinungen schuld sei. Ich habe schon bei früherer Gelegenheit, anknüpfend an die Untersuchungen von KLEIN, die Vermutung ausgesprochen, daß der mangelhafte Wasserzufluß, der sich bis zur Anurie steigern kann, hier für alle Veränderungen verantwortlich gemacht werden muß. Das Insulin kehrt den Stoffwechsel um, der Blutzucker sinkt, die Wasserdepots im Gewebe füllen sich im Zusammenhang mit der Förderung der Glykogenbildung, und das Wasser kann in so hohem Maße im Gewebe zurückgehalten werden, daß Oligurie, evtl. Anurie eintritt. Ich möchte hier auch auf einen Fall von CHRISTENSEN und HOLST hinweisen, bei dem der Rest-N erhöht war; diese Erhöhung schwand, als die Diurese wieder in Gang kam. Die Schädigung greift also nicht an der Niere, sondern an der Vorniere (VOLHARD) an (s. auch GOTTSCHALK und MÜLLER, auch sei in diesem Zusammenhang auf die Ausführungen von MORAWITZ und SCHLOSS über „Extrarenale“ Albuminurie und Urämie hingewiesen). Ich selbst habe einen Fall von Anurie bei insulinbehandeltem Coma diabeticum bei einem 14jährigen Knaben beobachtet (Hypoglykämie, R—N 98), den ich in dieser Weise gedeutet habe, da der mikroskopische Nierenbefund so unbedeutend war, daß er in keiner Weise ausreichte, um eine Niereninsuffizienz zu erklären. Die Vermutung, daß eine Umkehr des Stoffwechsels, nicht aber eine morphologische Nierenveränderung an der Azotämie schuld sei, hat sich bei der Durchsicht des einschlägigen Schrifttums befestigt. Bei vielen Autoren ist immer wieder die geringfügige Nierenveränderung in ihren Fällen betont, so bei WEISS, dessen Fälle von einem so sorgfältigen Beobachter wie GEIPEL untersucht worden sind, bei DINKIN, bei GOTTSCHALK und MÜLLER, bei CHRISTENSEN und HOLST, und auch KRAUS und SELYE schreiben ja, daß „histologisch sichere Zeichen einer Nephritis äußerst gering, ja zum Teil kaum

[1] JUNGMANN führt die Blutungen auf die urämische Komponente des verlängerten Coma diabeticum zurück, faßt sie also als etwas Sekundäres auf.

feststellbar" seien. Der Fall von LÖWENBERG und JOEL mit seinen deutlichen entzündlichen Glomerulusveränderungen steht einstweilen so vereinzelt da, daß man an ein zufälliges Zusammentreffen denken kann. Ich selbst habe bei sehr zahlreichen Diabetesfällen, die ich seit Einführung der Insulintherapie auf dem Sektionstisch gesehen habe, noch keinen erlebt, bei dem histologische, mit dem Diabetes in Zusammenhang zu bringende Veränderungen in einem Ausmaße vorhanden waren, daß man ein Versagen der Nierenfunktion mit ihnen hätte in Verbindung bringen können. Ich halte deshalb einstweilen die oben gegebene Erklärung für das Auftreten der Azotämie beim insulinbehandelten Diabetes für die ungezwungenste; ob dabei neben der Wasserretention noch andere Umstände eine Rolle spielen, wie Störungen des intermediären Eiweißstoffwechsels (DINKIN) oder die von CHRISTENSEN-HOLST in den Vordergrund gestellten Störungen im Salzumsatz[1], ob und inwieweit Kreislaufschwäche (GOTTSCHALK und MÜLLER) in Betracht kommt, wage ich nicht zu entscheiden.

Wenn ich aus den vorstehenden Ausführungen das Ergebnis ziehe, so sehe ich keinen Grund, an der im ersten Band gegebenen Darstellung der diabetischen Nephrose etwas wesentliches zu ändern. Der Diabetes an sich macht keine Niereninsuffizienz. Was in den letzten Jahren als Niereninsuffizienz im Coma diabeticum beschrieben worden ist, findet in extrarenalen Einflüssen, vor allem in der brüsken Umkehr des Stoffwechsels durch entsprechende Insulindarreichung eine meines Erachtens ungezwungene Erklärung. Ob die von KRAUS und SELYE beschriebenen Veränderungen (Anämie und Ödem) auch sekundär, im Verlauf dieser Stoffwechselumkehr entstanden zu deuten sind, müssen weitere Untersuchungen lehren.

Die Angaben über die Glykogenspeicherung in der diabetischen Niere bedürfen nach den neueren Untersuchungen von DIAMONTOPOULOS und v. GIERKE einer kurzen Ergänzung. DIAMONTOPOULOS, der auch bei Nichtdiabetischen gelegentlich Glykogen in der Niere gefunden hat, meint, auch bei symptomatischer Störung des Kohlehydratstoffwechsels könne Glykogen in der Niere auftreten. v. GIERKE, der schon einige Jahre vorher auf das gelegentliche Auftreten von Glykogen bei Nichtdiabetischen hingewiesen hatte, glaubt, auch bei normalem Blutzuckergehalt würden verschiedene Abschnitte des Nierenparenchyms zur Glykogenspeicherung befähigt, wenn sie durch Zirkulationsstörungen, sowie gewisse endogene oder exogene Stoffe in bestimmter Richtung hinsichtlich ihres Stoffwechsels beeinflußt seien. Er hat insbesondere Glykogenspeicherung bei einem Fall von perniziöser Anämie beschrieben. LUBARSCH meint aber, es müsse in diesem Fall etwas besonderes vorgelegen haben, denn er hat eine ganze Anzahl von Perniziosafällen untersucht, ohne hier Glykogen zu finden. Übrigens vertritt ja auch v. GIERKE nach wie vor die von mir im ersten Band geäußerte Meinung, daß die Nierenepithelien das Material für die Glykogenspeicherung dem Blutzucker entnehmen. Warum sie ihn in manchen Fällen trotz normalen Angebotes in größerer Menge entnehmen als sie brauchen und den Rest speichern, das ist eine Frage, auf die ich einstweilen keine Antwort geben kann. Jedenfalls wird man aber daran festhalten dürfen, daß in der Regel bei einer Glykogenspeicherung in der Niere ein vermehrtes Angebot von Zucker infolge Hyperglykämie vorhanden ist; ob bei den eben erwähnten Ausnahmen vielleicht eine vorübergehende Hyperglykämie (symptomatische Störung des Kohlehydratstoffwechsels — DIAMANTOPOULOS) oder eine andersartige Stoffwechselstörung vorliegt, das müssen weitere Untersuchungen entscheiden.

Anhangsweise sollen hier auch wieder einige Bemerkungen über den sog. renalen Diabetes Platz finden. Auch nach neueren Untersuchungen ist dieser

[1] Ich möchte hier auch eine Arbeit von STRAUSS erwähnen, der über Anstieg des R-N bei Herabsetzung des Kochsalzgehaltes im Blute berichtet.

Name eigentlich unberechtigt, denn es liegt nicht der geringste Beweis dafür vor, daß die Zuckerausscheidung mit einer morphologisch nachweisbaren Änderung des spezifischen Nierenparenchyms in Zusammenhang gebracht werden kann.

HÄUSLER kommt zwar bei seinen Phloridzinversuchen an der Froschniere zu der Auffassung, daß die Rückresorption von Glukose durch die Tubuli gehemmt und die für Glukose normaliter in der Richtung vom Gefäß zum Lumen bestehende „Impermeabilitas" teilweise aufgehoben wird. Das ist aber reine Hypothese, beruht auch insofern auf unbewiesenen Voraussetzungen, als die normale Nierenzelle keineswegs „impermeabel" für Glukose ist, wie die alimentäre Glykosurie beweist. Auch haben die histologischen Untersuchungen an der Niere beim renalen Diabetes nach wie vor keinerlei Veränderungen zutage gefördert. So berichtet HECHT über ein völliges Fehlen auch des geringsten Anhaltspunktes für eine Nierenstörung beim „renalen Diabetes" außer der Glykosurie. Auch THANNHAUSER steht dem renalen Ursprung dieser Diabetesform ablehnend gegenüber. HETENYI fand, daß Phloridzin bei Nephrose und Glomerulonephritis geringere Zuckerausscheidung hervorruft wie bei Normalen, daß also Schädigung der Niere die Zuckerausscheidung hemmt[1]. Die Befunde zeigen, daß von einem „Durchlässigwerden für Zucker" bei Nephrose, wie das gelegentlich angenommen wird, keine Rede sein kann, und daß THANNHAUSER recht hat, wenn er bei 2 Fällen, bei denen normoglykämische Glykosurie mit Nephrose zusammengetroffen war, an extrarenale Ursachen der Glykosurie dachte. Ich möcht also die im ersten Band geäußerte Vermutung, daß die Glykosurie bei sog. „renalen Diabetes" ebenso extrarenalen Ursprungs ist wie die beim Diabetes mellitus, hier noch einmal unterstreichen. Welcher Art die Stoffwechselstörung ist, die zur Zuckerausscheidung führt, steht einstweilen dahin[2]. Ich verweise auf das im ersten Band Gesagte. Den Ausdruck „renaler Diabetes" halte ich für unzutreffend. Solange wir nichts Endgültiges über die hier in Betracht kommenden Zusammenhänge wiessn wäre es wohl am einfachsten, von Glykosurie unbekannten Ursprungs zu reden.

Was die Beteiligung der Niere bei den Störungen des Kalkstoffwechsels anlangt, so ist zu erwähnen, daß DREYFUSS die bekannten Versuche RABLs nachprüfte. Er erweiterte sie dadurch, daß er die weißen Mäuse nicht nur, wie RABL, abwechselnd sauer und alkalisch und in der anderen Reihe nur sauer ernährte, sondern Serien mit rein alkalischer und mit gewöhnlicher Ernährung ohne besondere Kalkzufuhr hinzufügte. Er fand nicht nur, wie RABL bei abwechselnd sauer und alkalisch und bei rein sauer ernährten, sondern auch bei Kontrolltieren und bei rein alkalisch ernährten weißen Mäusen ausgesprochene Verkalkungen, insbesondere Kalkzylinder in den Nieren. Er schließt daraus, daß weiße Mäuse eine schlechte Regulationsfähigkeit des Kalkstoffwechsels haben, daß sie also wohl zur Erzielung positiver Ergebnisse, nicht aber zu allgemeinen Schlußfolgerungen geeignet sind. Er rechnet mit der Möglichkeit, daß nicht nur Störungen der Säure-Alkaliregulierung im Sinne RABLs, sondern auch Änderungen des Eiweißbestandes im Sinne M. B. SCHMIDTs zu Kalkabscheidungen (Kalkgicht, M. B. SCHMIDT) führen.

Nach PATRASSI sind die endotubulären Verkalkungen mit der unvollständigen Ausscheidung des Ca unter der Form einer Proteinverbindung seitens der tubulären Epithelien zu erklären. Aus der Anwesenheit von endotubulären Kalkzylindern schließt er auf eine Schädigung der sezernierenden tubulären Epithelien.

[1] Siehe dazu die Ausführungen in diesem Handbuch, Bd. I, S. 275.

[2] LICHTWITZ nimmt neuerdings einen inneren Zusammenhang zwischen dem echten und dem sog. renalen Diabetes an. Renaler Diabetes kann nach ihm in echten Diabetes übergehen. Man wird aber hier wohl weitere Untersuchungen abwarten müssen.

HOFFMANN berichtet über Kalkzylinder in den Nieren beim Gelbfieber. Er hält die Befunde für charakteristisch beim Gelbfieber und für differentialdiagnostisch wichtig gegenüber der WEILschen Krankheit, bei der sie fehlen. Natürlich handelt es sich hier um Kalkspeicherungen aus intracellulären Ursachen. Auch die anderen hier erwähnten Befunde stehen mit der Speicherungsnephrose nur in sehr lockerem Zusammenhang[1].

Bei der Hämoglobinspeicherung ist den Ausführungen im ersten Band, inwieweit die Hämoglobinspeicherung selbst zu einer Schädigung an den ausscheidenden Zellen führt, nichts Neues hinzuzufügen. Was den Ort der Ausscheidung anlangt, so haben FUKUDA und OLIVER die im ersten Band auf Grund der Untersuchungen von SUZUKI und mir selbst vertretene Auffassung bestätigt, daß sowohl im Glomerulus als auch im Tubulus Hämoglobin abgeschieden wird.

Sehr bemerkenswert scheint es, daß es bei der hämoglobinämischen Nephrose, wie ich das namentlich in den letzten Jahren mehrfach beim puerperalen Gasbrand gesehen habe, nicht selten zu einer Oligurie kommt, die sich bis zur Anurie steigern kann. Ausgesprochene Anurie fand ich in einem Fall von Hämoglobinämie, die sich im Anschluß an eine Bluttransfusion bei perniziöser Anämie entwickelt hatte; in 5 Fällen von puerperalem Gasbrand mit Hämoglobinämie und Hämoglobinurie bestand eine so starke Oligurie — nur einige Kubikzentimeter ließen sich durch Katheter gewinnen —, daß sie praktisch einer Anurie gleichkam.

Gemeinsam war allen Fällen das Auftreten mehr oder weniger zahlreicher Hämoglobinzylinder in den Schaltstücken und Ausführungsgängen, während die Hauptstücke frei waren, also ein Verhalten, das deutlich von dem bei der Sublimatnephrose abweicht, wo die Zylinder ja nicht bis in die Ausführungsgänge hinabgespült werden konnten. Die einzelnen Fälle aber unterscheiden sich hinsichtlich der Zylindermengen im Grad erheblich, und es besteht bemerkenswerterweise keineswegs eine Parallele zwischen der Schwere der Kanälchenverstopfung und der Schwere der Oligurie. So bildet, um dies besser zu veranschaulichen, der ersterwähnte Fall mit Anurie nach Transfusion einen bemerkenswerten Gegensatz zu einem der Fälle von Gasbrand, der wohl stark oligurisch, aber nicht anurisch war. Im ersten Fall bestand nur eine geringe Zylinderbildung im Gegensatz zu dem zweiten, bei dem von den HENLEschen Schleifen ab eine geradezu massenhafte Zylinderbildung festzustellen war, stellenweise bestanden hier die Zylinder nicht allein aus Hämoglobin, es fand sich auch zelliger Inhalt, der mit dem Hämoglobin verfilzt war. Es bestand hier, namentlich in den Markgefäßen, eine ausgesprochene Stase, in dem ersten Fall mit ausgesprochener Anurie dagegen nicht. Der Gegensatz zwischen klinischem Symptom und greifbarer morphologischer Veränderung ist also recht erheblich. Bei Betrachtung der histologischen Bilder hätte man zunächst ja eher erwarten sollen, daß der zuletzt erwähnte Fall mit Stase und starker Zylinderbildung die stärkere, der ersterwähnte morphologisch nur wenig veränderte Fall die geringere Ausscheidungsstörung gezeigt hätte. In einem Punkt unterscheiden sich übrigens noch die beiden Fälle: der mit Anurie zeigt stark erweiterte Hauptstücke, der oligurische nicht. Damit ist aber nichts anzufangen, denn es ist nicht einzusehen, in welcher Weise die Kanälchenerweiterung mit der Anurie in ursächlichem Zusammenhang gebracht werden soll. Es scheint das um so schwieriger, als wir, wie aus Untersuchungen von POHL und BÄHR hervorgeht, mit einer Abplattung des Epithels an den Hauptstücken gerade starke Polyurie einhergehen sehen. Jedenfalls läßt sich das eine sagen, daß hier die Anurie auf Grund der morphologischen Veränderungen nicht erklärt werden kann. Auf die Frage nach der

[1] Siehe darüber die Ausführungen in diesem Handbuch, Bd. I, S. 276, 278.

Ursache der Anurie in diesen Fällen ist einstweilen schwer eine Antwort zu geben. Mit der Stase ist hier nichts anzufangen. Die Stase ist bei der hämoglobinämischen Nephrose überhaupt erheblich geringer als bei der Sublimatnephrose, und man muß sich nach anderen Erklärungsmöglichkeiten umsehen. Ich habe die Möglichkeit erwogen, daß die Veränderung des Blutes selbst eine Rolle spielen könnte. Ich dachte dabei an eine physikalische Zustandsänderung des Blutes, Änderungen des Aggregatzustandes, die bei der Hämoglobinurie ja wohl angenommen werden dürfen und gelegentlich zur Bildung von Kapillarthrombosen führen. Auch SCHÄFER denkt bei einem Fall von Anurie nach Bluttransfusion an Verstopfung der Glomeruli durch Blutfarbstoff. Stellt man sich auf diesen Standpunkt, so wäre es begreiflich, daß in dem Fall mit geringer Hämoglobinzylinderbildung die Ausscheidungsbehinderung stärker war als in dem Fall mit stärkster Zylinderbildung, denn diese Zylinderbildung setzt ja eine starke, die mangelnde Zylinderbildung eine schwache Hämoglobinausscheidung voraus. Aber die Kapillarthromben, die ich in dem Fall mit Anurie gesehen habe und die mich auf die geäußerte Vermutung brachten, waren nicht diffus genug, um eine genügende morphologische Unterlage zu geben, und mehr als den Wert einer Arbeitshypothese wird man den geäußerten Vermutungen einstweilen nicht zusprechen können. Jedenfalls geht aus den Beobachtungen das eine mit Bestimmtheit hervor, daß die Kanälchenverstopfung durch Zylinder allein nicht als maßgebende Ursache der Oligurie bzw. Anurie betrachtet werden kann.

Wie schwer es ist, durch starke Zylinderbildung allein eine Anurie zu erklären, habe ich in meinem Referat über die morphologischen Grundlagen der Anurie auf dem Urologenkongreß in Wien im Jahre 1926 auseinandergesetzt.

Die Kanälchenverstopfung als alleinige Ursache der Anurie wird man wohl nur in den Fällen anerkennen können, in denen die Verstopfung von den Hauptstücken über die Schleifen und Schaltstücke bis in die Sammelröhren reicht. Bis zu einem gewissen Grade sind diese Bedingungen in einem Falle von REHSTEINER erfüllt, wo vom Hauptstück bis zum Sammelrohr, vereinzelt sogar schon in den BOWMANNschen Kapseln, massenhaft Eiweißkristalle gefunden wurden, wobei noch zu bedenken ist, daß diese Eiweißkristalle an sich schon ein stärkeres Hindernis darstellen als die weicheren Zylinder. Es ist darauf schon hingewiesen worden[1].

Diese Eiweißkristalle scheinen sich ja besonders leicht bei der BENCE-JONESschen Albuminurie im Verlaufe des Myeloms zu bilden, doch kann, wie mir mehrere selbstbeobachtete Fälle aus den letzten Jahren zeigen, die Zylinderbildung beim Myelom sehr hohe Grade annehmen, ohne daß es zur Kristallbildung kommt. Einen Fall habe ich in dem erwähnten Referat über Anurie schon erwähnt, einen noch großartigeren Fall sah ich im letzten Jahr. Die Zylinder saßen hier in den Schleifen, Schaltstücken und Ausführungensgängen und hatten vielfach zu einer starken Ausweitung dieser Kanälchenabschnitte geführt. Sie waren oft von Riesenzellen förmlich umwachsen (s. Abb. 4), vielfach von ihnen angenagt, die Riesenzellen waren auffallend groß, oft fast so groß wie die Zylinder; ich habe an ihnen 50 Kerne und mehr gezählt. An den Zylindern sah man wohl eine deutliche Schichtung, aber keine eigentliche Kristallbildung, obwohl die Eiweißmassen, we aus der Erweiterung der Kanälchen und dem reichlichen Auftreten von Riesenzellen hervorgeht, lange an Ort und Stelle gelegen haben müssen. Anurie bestand in diesen beiden Fällen trotz reichlichster Zylinderbildung nicht.

Einen offenbar ganz ähnlichen Fall mit massenhaften Zylindern und Fremdkörperriesenzellen um die Zylinder herum hat kürzlich EHRICH mitgeteilt und

[1] Siehe dieses Handbuch: Anhang zu Bd. I, S. 456, 457.

einige prinzipiell wichtige Bemerkungen an die Mitteilung dieses Falles geknüpft. Er rechnet, wie früher schon ASCHOFF die BENCE-JONESsche Proteinurie nicht zu den Nephrosen, sondern zu den hydronephrotischen Schrumpfungen. Die „trübe Schwellung", die er an den Epithelien fand, faßt er als Ausdruck aktiver Tätigkeit, nicht als regressive Veränderung auf und denkt an Eiweißspeicherung analog der Hämoglobinspeicherung, hält aber eine Schädigung der Epithelien, die es gestattete, hier von einer Speicherungsnephrose zu reden, nicht für gegeben. Dagegen besteht eine aufsteigende Verödung, die sich am

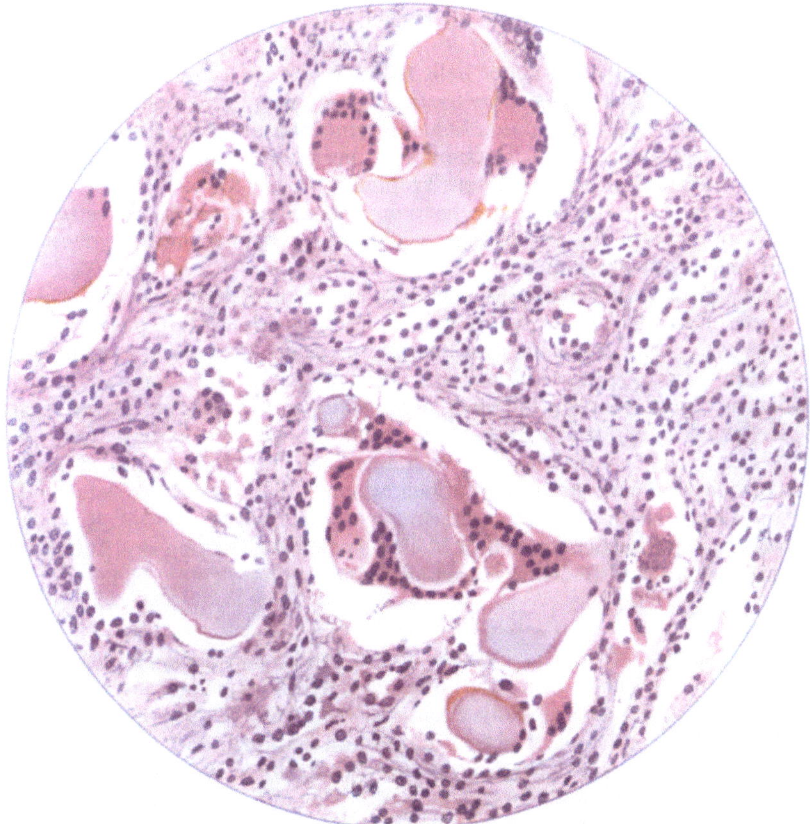

Abb. 4. Große Fremdkörperriesenzellen am Zylinder bei BENCE-JONESscher Proteinurie.

Anschluß an die Kanälchenverstopfung entwickelte und die so hochgradig war, daß zuletzt Blutdrucksteigerung auftrat.

„Da diese Erkrankung", sagt er, „beiderseitig auftritt, hämatogen bedingt ist und in ihrer Pathogenese eng mit der Ausscheidungsfunktion der Niere zusammenhängt, müssen wir sie den Nephrosen, Nephritiden und Nephrosklerosen als eine vierte BRIGTHsche Krankheitsgruppe an die Seite stellen". Der Vorschlag von EHRICH hat zweifellos sehr viel für sich. Es ist ohne weiteres zuzugeben, daß die degenerativen Veränderungen, die hier auftreten, nicht von der direkten Nierenschädigung abhängig sind, sondern erst indirekt entstehen. Man wird also diese Fälle zweifellos als etwas Besonderes herausheben müssen. Ich bringe sie einstweilen noch bei der Nephrose im allgemeinen, den Speicherungsnephrosen im besonderen unter, weil, wie ja auch EHRICH annimmt, die Befunde unter meiner Begriffsbestimmung des Morbus Brightii fallen und dabei, wenn auch indirekt, degenerative Veränderungen ausgelöst werden. Doch tue ich dies unter dem erwähnten ausdrücklichen Vorbehalt, der ja auch bei anderen hier abgehandelten Formen des Morbus Brightii (gichtige Veränderungen, Harnsäureinfarkt) mehr oder weniger nötig ist.

Zur Frage der Zylinderentstehung an sich[1] haben sich in neuerer Zeit JACKSON und v. HÖSSLIN geäußert. Sie stellten beide die Entstehung der hyalinen Zylinder aus dem Kanälchenepithel in den Vordergrund. Nach JACKSON entsteht wenigstens ein Teil der Harnzylinder im Anschluß an primäre Epithelveränderungen. Die Bildung wird eingeleitet durch vakuoläre Degeneration an der Innenseite der Epithelien, es sollen sich auf diese Weise knospenartige Sprossen bilden, die sich von der Zelle loslösen und ins Lumen der Kanälchen zu liegen kommen. Durch die Einwirkung des sauren Urins sollen diese Gebilde zunächst mehr körnig und in den Schleifen und Sammelröhren homogen werden. Ich vermute, daß das, was JACKSON hier beschreibt, sich deckt mit der Entstehung der Zylinder aus hyalinen Tropfen.

Zuletzt soll noch das Überangebot von Harnsäure an die Niere besprochen werden, eine Frage, die neuerdings wieder von SCHULTZ und EPSTEIN experimentell bearbeitet worden ist.

Beide Autoren betonen ausdrücklich, daß ein Untergang von Epithelien unter dem Einfluß der Harnsäureausscheidung keine Rolle spiele, wenn auch EPSTEIN bei Tieren, wie beim Kaninchen und beim Affen, die weniger auf eine Ausscheidung von Harnsäure als auf die von Allantoin eingestellt sind, eine Schädigung der Zellen für möglich hält. Die sog. Uratzellen fassen SCHULTZ und EPSTEIN nicht, wie früher noch ASCHOFF, als geschädigte Zellelemente auf, EPSTEIN hält es für möglich, daß hier eine Verbindung von Eiweiß und Harnsäureniederschlägen vorliegt, doch scheint ihm die Frage letzten Endes noch ungelöst. Nach SCHULTZ, dessen Angaben EPSTEIN bestätigt, sitzen die Uratzellen hauptsächlich in den Schleifen in der Außenzone des Marks. Beim Menschen sehen wir die Harnsäureausfällung am häufigsten beim

Harnsäureinfarkt

des Neugeborenen. Was die Ursache dieser Bildungen anlangt, so findet sich im ersten Band zwischen LUBARSCH und mir ein Widerspruch in der Darstellung.

Ich selbst habe auf S. 184 die Meinung vertreten, „daß es sich hier um ein ganz regelmäßiges physiologisches Vorkommnis handelt, daß mit der Änderung des Stoffwechsels beim Übergang vom intrauterinen ins extrauterine Leben zusammenhängt“. Dem widerspricht LUBARSCH auf S. 577 des ersten Bandes mit den Worten: „Ich komme zu dem Ergebnis, daß der Harnsäureinfarkt des neugeborenen Säuglings keine schlechthin physiologische Erscheinung ist, sondern in der Mehrzahl der Fälle zum mindesten durch krankhafte, meist infektiöse Vorgänge bewirkt wird.“

Ich habe deshalb diese Verhältnisse durch HEINRICHS noch einmal an einem größeren Material von 175 Fällen prüfen lassen. Die Angabe LUBARSCHS, daß eitrige Bronchiolitiden und lobäre Pneumonien einen ungemein häufigen Befund beim Harnsäureinfarkt darstellen, konnten wir nicht bestätigen, dabei haben wir in allen irgendwie fraglichen Fällen die Lungen auch mikroskopisch untersucht, um nichts zu übersehen. Wie aus HEINRICHS Tabellen hervorgeht, haben wir — das mag bis zu einem gewissen Grade ein Zufall sein — Infarkte bei nicht infektiösen Prozessen prozentual sogar häufiger gefunden, als bei infektiösen.

[1] Dieses Handbuch, Bd. I, S. 187.

In 2 Fällen konnten Befunde erhoben werden, die in Bestätigung einer Mitteilung von WAXELBAUM als Anfangsstadien von Harnsäuresteinen angesprochen werden konnten.

In einem besonders hohen Prozentsatz sahen wir die Infarkte bei Kindern, die an alimentärer Intoxikation zugrunde gegangen waren. Nach MORGENSTERN kommt es dabei zu einem starken Zerfall kernhaltiger Zellen und dadurch zu einer starken Vermehrung der endogenen Harnsäure. Doch sind unsere Zahlen hier nicht sehr hoch und eine Nachprüfung wäre erwünscht. Jedenfalls halte ich mich auf Grund dieser neuerlichen Untersuchungsreihe berechtigt, an meiner im ersten Band in dieser Frage vertretenen Auffassung festzuhalten, die sich ja mit der von ASCHOFF, ORTH, M. B. SCHMIDT u. a. vertretenen Anschauung deckt,

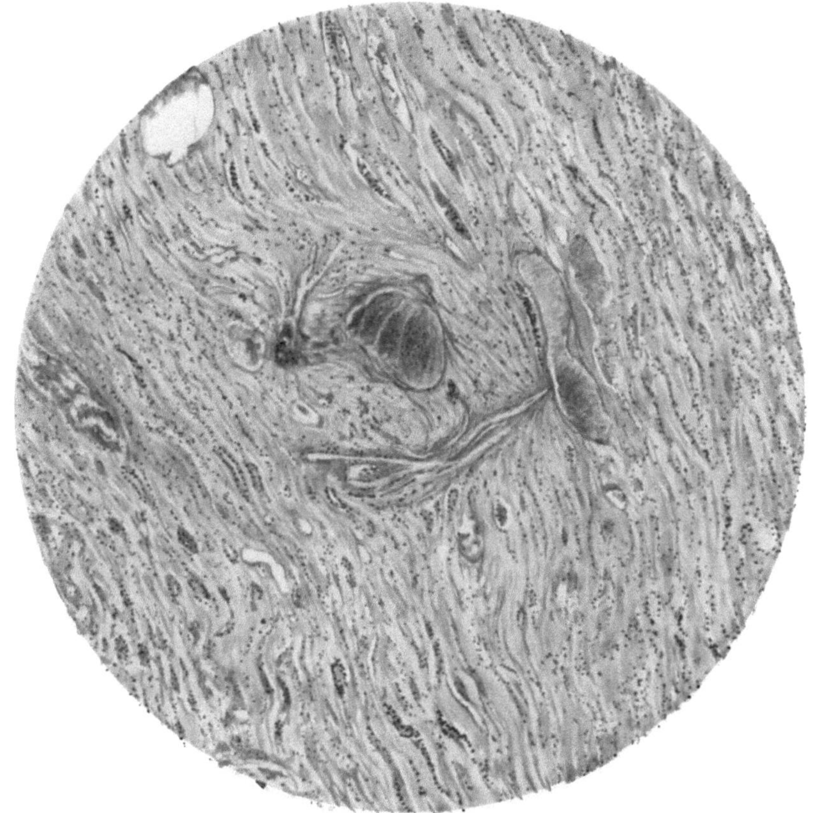

Abb. 5. Uratablagerungen im Nierenmark bei Gicht, körnige Ablagerungen in den Sammelröhren, kristallinische zum Teil in querer Anordnung im Interstitium.

siehe auch BOGEN, der bei einem totgeborenen, perforierten Kind nach protrahierter Geburt Harnsäureinfarkte festgestellt hat. Entzündliche Prozesse als Grundlage für erhöhten Leukozytenzerfall konnten auch hier bei dem Kind nicht festgestellt werden. Auch nach EHRLICH ist die Ursache für die Entstehung des Harnsäureinfarktes ein Harnsäureüberschuß des Blutes, der schon während der Geburt vorhanden ist. Dazu kommt in den ersten Lebenstagen eine gesteigerte Harnsäurebildung aus Kernstoffen zahlreicher zerfallender Leukozyten.

Bei der Gichtniere möchte ich die im ersten Band gegebene Darstellung auf Grund eigener Beobachtung und auf Grund neuerer Untersuchungen von EPSTEIN in einem Punkt ergänzen. Neben der Ablagerungsart, die im ersten Band in Übereinstimmung mit der üblichen Ansicht (s. ASCHOFFS Lehrbuch u. a.) geschildert wurde, fand ich, ebenso wie EPSTEIN eine Anhäufung der Urate im Interstitium in ähnlicher Weise, wie das von Gichtknoten im Ohr usw. bekannt ist. Daß an den fraglichen Stellen die abgeschiedenen Massen nicht ursprünglich in einem vorgebildeten Raum liegen konnten, geht daraus hervor. daß die Kristalle (s. Abb. 5) an manchen Stellen quer angeordnet sind.

Es fragt sich nun, auf welche Weise kommt die hier im Interstitium zu beobachtende Uratabscheidung zustande? Es sind zwei Möglichkeiten denkbar. Einmal kann die Abscheidung, wie an anderen Stellen des Körpers direkt hämatogen ins Gewebe erfolgt sein. Stellt man sich auf diesen Standpunkt, so bleibt zu erklären, weshalb diese Abscheidung mit solcher Vorliebe in die Marksubstanz der Niere erfolgt und die Rinde freiläßt; man müßte dann schon vermuten, daß am Stützgewebe des Marks eine besondere

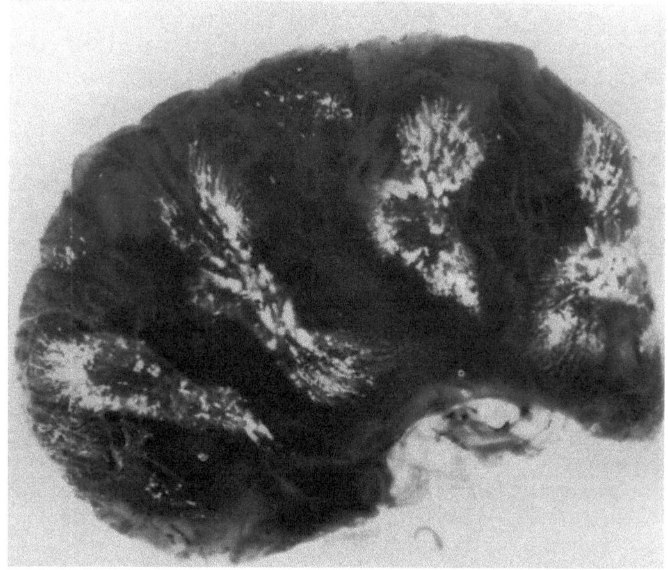

Abb. 6. Uratablagerungen in einer Gichtniere am durchsichtig gemachten Präparat dargestellt.

Disposition für die Uratablagerung besteht. Diese Annahme wäre keineswegs besonders gesucht. Wir sehen ja auch an anderen Stellen des Körpers die Stützsubstanz in besonderer Weise für die Uratabscheidung disponiert, wie am Ohr z. B.

Man kann aber zweitens daran denken, daß die Urate auf dem Lymphweg von den zugrunde gehenden Sammelröhren her ins Interstitium gelangt sind. Wenn man die Abb. 6 ansieht, so ist doch die Anlehnung an die Sammelröhren so offensichtlich, daß man immer wieder in erster Linie an die Auskristallisierung einer übersättigten Lösung ins Lumen der Sammelröhren denkt. Es fällt dann noch eins auf: im Interstitium sind die Abscheidungen immer ausgesprochen kristallinisch, an den Stellen, die noch als präformierte Hohlräume anzusprechen sind, vielfach feinkörnig. Vielleicht handelt es sich bei den feinkörnigen Massen um ein jüngeres, bei den kristallinischen Massen um ein älteres Stadium des Uratablagerungsvorganges. Jedenfalls scheint mir die Vorstellung, daß die Urate auf dem Lymphwege von den Sammelröhren aus ins Interstitium gelangt sind, durchaus diskutabel. Es wäre auch auf diese Weise die Bevorzugung des Markinterstitiums gegenüber dem der Rinde besonders ungezwungen erklärt. Mit Nachdruck betont EPSTEIN, „daß die Kristalle des harnsauren Natrons in der Gichtniere zum größten Teil, wenn nicht ausschließlich im Gefäßbindegewebe der Niere liegen. Ob außerdem noch Ablagerungen von Harnsteinen aus innerhalb der Harnkanälchen zustande kommen, so wie es ASCHOFF in seinem Lehrbuch darstellt, bedarf nach EPSTEIN noch eingehender Untersuchungen". EPSTEIN kommt zu dem Schluß, „daß zwischen den Harnsäureniederschlägen beim sog. Infarkt chemisch (harnsaures Natron bei der Gicht, harnsaures Ammoniak beim Infarkt) morphologisch und pathogenetisch ein scharfer Unterschied gemacht werden muß".

Gegen eine prinzipielle Scheidung zwischen Gicht und Harnsäureinfarkt läßt sich natürlich nichts einwenden. Man muß ohne weiteres zugeben, daß Gicht und Harnsäureinfarkt des Neugeborenen ihrem Wesen nach völlig verschiedene Prozesse sind, deshalb kann es aber doch bei beiden zu Harnsäure*ausscheidung* kommen. Wenn auch die morphologischen Bilder, wie auch ich ohne weiteres zugebe, verschieden sind, so ist doch zu bedenken, daß der Harnsäureinfarkt des Neugeborenen in Tagen und Wochen, die Gicht in Jahren und Jahrzehnten abläuft. Zur Erklärung der morphologischen Unterschiede wird man meines Erachtens auch diesen Umstand heranziehen müsen. Deshalb könnte es aber doch bei der Gicht (s. oben) zu einer Ausfällung der Harnsäure ins Kanalsystem kommen.

II. Nephritis.

1. Diffuse Nephritis = diffuse Glomerulonephritis.

Was zunächst die Ätiologie anlangt, so ist dem im ersten Band Gesagten in den wesentlichen Punkten wenig hinzuzufügen. Wir dürfen wohl auch heute noch daran festhalten, daß es sich hier um die Wirkung von Toxinen, und zwar, wie HUEBSCHMANN mit Recht hervorgehoben hat, von Endotoxinen handelt und daß als Bildner dieser Endotoxine in erster Linie die Streptokokken und Pneumokokken in Frage kommen. Auch VOLHARD hat in seinem neuesten großen Werk an diesem Standpunkt festgehalten. Er meint, alle Infekte mit Endotoxinbildnern könnten einmal die Veranlassung zum Auftreten einer diffusen Glomerulonephritis geben, aber keine der typischen Infektionskrankheiten spiele ätiologisch wirklich eine Rolle, mit Ausnahme des Scharlachs und der Streptokokkenangina. Als weitaus überwiegend in der ätiologischen Wichtigkeit sieht auch er die Streptokokken an, wobei der Streptokokkeninfekt von den Tonsillen, von einem sonstigen Herd in der Mundhöhle (Zähne) oder von der Haut ausgehen könne. VOLHARD bezeichnet als die häufigsten Primärherde Tonsillen, Nasenhöhlen, Zähne, Endokard, Haut; LONCOPE und seine Mitarbeiter erwähnen „Tonsillitis, Sinusitis, Bronchopneumonie und Skarlatina". In zweiter Linie kämen nach VOLHARD dann die Pneumokokken in Frage; alle anderen Infektionskrankheiten treten diesen Hauptursachen gegenüber ganz in den Hintergrund. ALDRICH findet bei 129 Nephritisfällen nach akuten Infektionskrankheiten 49% Angina, 15% Scharlach, dabei weiß man aber nicht, wie oft es sich bei diesen Nephritisfällen um wirkliche Glomerulonephritis gehandelt hat. MAKROW hat bei seinen Untersuchungen an Kindernieren in keinem Pneumoniefall eine diffuse Glomerulonephritis angetroffen; damit ist natürlich gar nichts anzufangen. Zum Glück ist ja die Glomerulonephritis nach Pneumonie recht selten, aber daß sie gelegentlich vorkommt, daran kann nicht gut gezweifelt werden. Sehr bemerkenswert sind hier Mitteilungen von ERNESTE, CARLTON und ROBB über eine Familienepidemie von akuter Glomerulonephritis. In einer Familie erkrankten 8 von 10 Kindern mit einer Infektion des oberen Respirationstraktes. Nach 7 bis 12 Tagen entwickelte sich bei 6 von diesen Kindern eine diffuse Glomerulonephritis. Bei 4 Kindern trat völlige Heilung ein, bei zweien war nach $2^1/_2$ Jahren noch eine Nierenschädigung festzustellen. Über die bakterielle Grundlage der Erkrankungen wird nichts Eindeutiges mitgeteilt. Es werden hämolytische Streptokokken als Erreger vermutet, man wird aber auch an Pneumokokken denken können.

BUMKE gibt an, daß beim Typhus in 1% der Fälle echte Nephritis auftritt, doch wird nicht gesagt, ob es sich hier um eine Glomerulonephritis oder um eine interstitielle Herdnephritis handelt. Dagegen haben CAMPANACCI und BERGONZI einen Fall von frischer diffuser Glomerulonephritis bei Typhus beschrieben. Über den Zusammenhang zwischen Lungentuberkulose und Glomerulonephritis berichten TILLGREN und NYRÉN. Sie lehnen — wie ich annehmen möchte, mit Recht — einen Zusammenhang ab. Auch ich möchte nach wie vor[1] glauben, daß es sich beim Auftreten einer Glomerulonephritis im Verlauf einer Tuberkulose um eine Sekundärinfektion handelt. Wenn HOLTEN angibt, daß hämorrhagische Nephritis in allen Stadien der Phthisis vorkäme und daß dies auf die Anwesenheit von Tuberkelbazillen in der Niere beruhe, so können damit nur herdförmige, aber keine diffusen Entzündungen gemeint sein. HEIN hat über eine akute Glomerulonephritis im Sekundärstadium der Lues berichtet und aus dem günstigen Erfolg einer antiluischen Behandlung geschlossen, daß die Lues selbst als ätiologisches Moment anzuschuldigen sei. Der Fall steht aber so isoliert, daß man ihm keinesfalls irgendwie eine generelle Bedeutung wird zuschreiben können. Etwas problematisch erscheint auch die Angabe von SCHLEY, daß nach Avertinvergiftung eine Glomerulonephritis aufgetreten sei.

Schließlich wird auch die Bedeutung der Kältewirkung und das Trauma (KOCH, SCHORCHER, VOLHARD) diskutiert. Hier kommen wir bereits in den Bereich der Spasmentheorie VOLHARDS, die er bei der Entstehung der Glomerulonephritis mit so großem Nachdruck verficht. Wir werden im nächsten Abschnitt bei der Pathogenese der Glomerulonephritis näher darauf einzugehen haben. Es kann ja keinem Zweifel unterliegen, daß durch Kälte und durch Trauma Spasmen ausgelöst werden können, und VOLHARD meint dann auch an einer Stelle: „Man könnte sich schon vorstellen, daß eine einseitige oder gar doppelseitige traumatische Ischämie der Niere von genügender Dauer zur Blutdrucksteigerung führen und so das Bild einer echten diffusen Nephritis hervorrufen kann." Wenn sie es nicht tut, so liegt das nach VOLHARD nur daran, „daß eine Erschütterung oder Kontusion ebensowenig imstande sein wird, die der diffusen Nephritis zugrunde liegende Umstellung im ganzen peripheren Kreislauf hervorzurufen wie eine Kälteeinwirkung". Im ganzen aber läßt er hier das infektiöse Moment doch zu seinem Recht kommen. Er stellt sowohl bei der Kälteeinwirkung, als beim Trauma mehr die Herabsetzung der immunbiologischen Widerstände gegen einen latenten Infekt in den Vordergrund, und dabei kann er wohl auf allgemeine Zustimmung rechnen. Ebenso wie hier das dispositionelle Moment, kann auch das konstitutionelle einmal eine Rolle spielen, doch gilt das natürlich nicht nur für die Glomerulonephritis, sondern auch für andere Formen des Morbus Brightii. Wir werden auf diese Frage bei der malignen Sklerose noch einmal zu sprechen kommen.

Bei der Schwangerschaftsniere spricht VOLHARD von einer Nephritis mit nephrotischem Einschlag, auch die Bleiniere bezeichnet er als Nephritis. Hier wie dort sind es die Angiospasmen, die ihn zu dieser Stellungnahme veranlassen. Wir werden im nächsten Abschnitt bei der Pathogenese die Unzulässigkeit dieses Standpunktes nachzuweisen haben. Vorher muß ich aber noch mit einigen Worten auf die Frage eingehen, inwieweit die Reaktionslage des Organs für die Entstehung der Glomerulonephritis von Bedeutung ist. Wie ich[2]

[1] Dieses Handbuch, Bd. I, S. 285.
[2] Dieses Handbuch, Bd. I, S. 288.

schon betont habe, sehen wir so unendlich häufig Streptokokken- und Pneumokokkeninfektionen ohne Glomerulonephritis, daß wir natürlich zur Annahme einer Hilfsursache gedrängt werden. Daß diese Hilfsursache nur in dispositionellen Momenten, in der Immunitätslage, gesucht werden kann, ist völlig klar. SIEGMUND hat in seiner Besprechung des ersten Nierenbandes bemängelt, daß ich auf diese Frage nicht näher eingegangen bin. Ich habe das unterlassen, weil ich die Rolle der Disposition für etwas ganz Selbstverständliches gehalten habe. In der Sache bin ich mit SIEGMUND natürlich durchaus einer Meinung. Ich habe dem auch in einer kleinen Abhandlung in der Festschrift für LIBMAN Ausdruck gegeben, in der ich mich mit den Beziehungen zwischen Streptokokken und Allergie beschäftigt habe. Ich schreibe dort: Solche Streptokokkenerkrankungen, die als allergische Phänomene aufzufassen sind, sehen wir beim Morbus Brightii. Dabei ist es sehr bemerkenswert und ein sehr wichtiger Hinweis auf die Reaktionslage, daß das Streptokokkentoxin dreierlei, vielleicht sogar viererlei hierherzurechnende Folgeerscheinungen auslösen kann. Sicher kommen hier in Betracht die diffuse akute Glomerulonephritis, zweitens die akute proliferative Herdnephritis und drittens das akute entzündliche Ödem, identisch mit der Nephritis exsudativa serosa ASCHOFFs. Als vierte Möglichkeit wäre daran zu denken, daß auch bei der malignen Nephrosklerose in manchen Fällen die schweren nekrotisierend entzündlichen Arteriolenveränderungen auf Streptokokkentoxinwirkung zurückzuführen sind, doch scheinen in dieser Frage, die eng mit dem Problem der Periarteriitis nodosa zusammenhängt, noch weitere Untersuchungen notwendig. Bei den drei ersterwähnten Möglichkeiten ist die ätiologische Rolle des Streptokokkentoxins durchaus sichergestellt, und daß hier die Wirkung des Streptokokkengiftes von der Reaktionslage abhängt, erscheint ganz klar. Es wäre sonst nicht zu begreifen, weshalb das Gift das eine Mal bei der Glomerulonephritis am Glomerulus, bei der proliferativen Herdnephritis und dem entzündlichen Ödem dagegen am Interstitium angreift, weshalb das Gift in dem ersten und dritten Fall eine diffuse, im zweiten eine herdförmige Wirkung zeitigt. Auch spricht es für die vorwiegende Bedeutung der Reaktionslage, daß bei allen drei Möglichkeiten die fragliche Wirkung nicht nur durch das Gift des Streptokokkus, sondern bestimmt auch durch das Pneumokokkentoxin erzeugt werden kann. Das Antigen ist also unspezifisch, die Wirkung muß mehr von der Reaktionslage als von der Beschaffenheit des Antigens abhängen, s. auch LONCOPE[1]. Über die Rolle des Traumas berichtet neuerdings an Hand eines Falles wieder SCHÖRCHER. Allerdings kam als ursächliches — besser wohl disponierendes Moment auch die Kälte (Sturz beim Schneeschuhlaufen auf die Hüfte) in Frage.

Gehen wir nun zur Frage der Pathogenese über, so müssen wir vor allem zu entscheiden suchen, ob die bei uns Pathologen von jeher vertretene Ansicht weiterhin zu Recht besteht, nach der es sich bei der Glomerulonephritis um eine am Gefäßknäuel sich abspielende richtige Entzündung handelt, oder ob VOLHARD Recht hat, wenn er das Wesen der Glomerulonephritis in einer Gefäßkontraktion sieht und alle morphologischen am Glomerulus festzustellenden Veränderungen als Folge dieser Spasmen, nicht als Entzündung, auffaßt. So sehr ich, wie ich vorweg bemerken möchte, die Summe von Scharfsinn und eingehendem, das Problem von den verschiedensten Seiten erfassendem Fleiß bewundere, die VOLHARD und seine Schule zur Stütze der Theorie aufgewendet haben, so sehr manches an dieser Theorie vom Standpunkt der Therapie aus bestechend sein mag, so sehr sehe ich mich zu meinem Bedauern doch anderseits immer wieder gezwungen, meinem ehemaligen Weggenossen und Freund zu

[1] Siehe auch weiter unten die Ausführungen über die experimentelle Glomerulonephritis, aus denen die Wichtigkeit der Reaktionslage in eindeutigster Weise hervorgeht.

widersprechen, da ich auch nach VOLHARDS neuester Darstellung überzeugt bin, daß die vorliegenden Tatsachen in den entscheidenden Punkten nicht mit seiner Theorie zu vereinen sind. Von pathologischen Anatomen steht, wie es scheint, GRÄFF der VOLHARDschen Lehre wohlwollend gegenüber, eine genauere Begründung, inwieweit sich die Lehre vom Angiospasmus histologisch begründen lasse, hat er allerdings nicht gegeben. Dagegen hat KUCZYNSKI teils allein, teils mit DOSQUET zusammen versucht, die VOLHARDsche Lehre durch histologische Befunde zu stützen. Ja er spricht sogar die Hoffnung aus, daß es ihm gelungen sei, den Vorstellungen VOLHARDS von der Pathogenese der Glomerulonephritis eine „sichere Unterlage zu geben". Er hat einen Fall beschrieben, in dem nach seinen Angaben „im Zustand der besonders wesentlichen anfänglichen Veränderungen die Vasa aff. entweder in ihrer ganzen Länge oder aber in einer bestimmten Strecke vor dem Glomerulus fest verschlossen sind". Für einen Verschlußmechanismus führt er weiterhin ins Feld, daß der Glomerulus auf dem Vas aff. erigiert erscheine; er erklärt das durch eine Drucksteigerung im Glomerulus und meint weiter: „Dieser Verschlußmechanismus wird geradezu klassisch klar erwiesen durch das Phänomen der Leukozyteneinwanderung in Garben oder Raketen dünn ausgezogener Kernfiguren. Die Leukozyten finden keinen normalen anständigen Weg in den Glomerulus. Sie zwängen sich wie Diebe durch das für anständige Zellen als Abschluß hinreichende Gitter." Erscheint diese Angabe schon etwas merkwürdig, so wird sie noch merkwürdiger, wenn angegeben wird, daß die „leukozytäre ‚Anschoppung' der Glomeruluskapillaren der Hauptsache nach stets und ausnahmslos vom Vas eff. aus erfolgt". Vom Vas eff. aus einwandernd sollen die Leukozyten dann in den Wandungen des Vas aff. in den Glomerulus eintreten. In sehr bemerkenswertem Gegensatz dazu stehen die Angaben, die VOLHARD selbst über die Verhältnisse in den Nierenarteriolen macht und die ihn zu der Vorstellung des Angiospasmus geführt haben.

VOLHARD schreibt: „Wir machten an unseren Probestückchen dekapsulierter Nieren, aber auch an früh verstorbenen akuten Nephritiden die überraschende Beobachtung, daß nicht nur die Glomeruluskapillaren, sondern auch die Vasa afferentia weit und blutleer erschienen." VOLHARD zieht daraus den Schluß, daß ein Hindernis für den Eintritt des Blutes in die Glomerulusschlingen besteht und daß dieses Hindernis noch vor den Vas. aff. in den zuführenden Arterien gesucht werden muß.

VOLHARD bezeichnet also die Vas aff. als weit und offen, KUCZYNSKI als so eng, daß nicht einmal ein Leukozyt durch die Lichtung durchgeht, sondern sich auf äußerst komplizierte Weise in den Glomerulus hineinbegeben muß.

Ich möchte nun sowohl bei der Darstellung und den Schlußfolgerungen von KUCZYNSKI, als bei der von VOLHARD zu großer Vorsicht raten. Lichtungsweite und Füllungszustand der Arteriolen sind bei der akuten Glomerulonephritis von Fall zu Fall, im einzelnen Fall von Präparat zu Präparat, recht verschieden, und ich halte es für gefährlich, den Füllungszustand der Arteriolen so in den Vordergrund zu stellen und in so entschiedener Weise als bestimmend für die Pathogenese der Glomerulonephritis hinzustellen, wie das VOLHARD und KUCZYNSKI, jeder allerdings in anderer Weise, tun. Schon diese Verschiedenheit der Angaben muß stutzig machen, und eine immer wiederholte Nachprüfung hat mich auch zu anderen Ergebnissen kommen lassen.

Ich habe jetzt wieder die etwa 50 Fälle frischer Glomerulonephritis, die ich im Laufe der Jahre gesammelt habe, durchgesehen und mich dabei überzeugt, daß weder die Angaben von VOLHARD, noch die von KUCZYNSKI allgemeine Gültigkeit beanspruchen können. Manchmal sehen wir die Vas. aff. ebenso wie die Interlobulares strotzend gefüllt, manchmal nicht; manchmal ist die

Füllung in den Interlobares stärker als in den Interlobulares, manchmal aber auch umgekehrt.

Auch ich habe Präparate gesehen, in denen die Gefäßchen in der Hauptsache blutleer waren; ich habe aber nie den Schluß daraus gezogen, daß die Blutleere auch intra vitam an der betreffenden Stelle in der gleichen Weise bestanden hat, sowenig, wie doch jemand noch aus der Blutleere einer Arterie an der Leiche im Sinne GALENS schließt, daß diese Arterie auch intra vitam blutleer gewesen sei, kein Blut, sondern etwa den Spiritus animalis enthalten habe. Ganz abgesehen davon, daß der Inhalt des Gefäßchens bei der Behandlung sehr häufig ganz oder teilweise ausfällt, müssen wir doch damit rechnen, daß

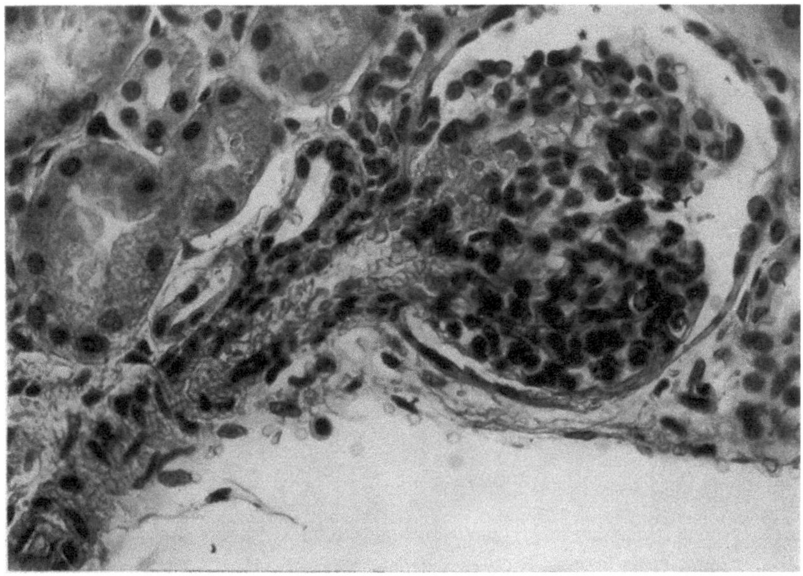

Abb. 7. Frische ganz vorwiegend proliferative Glomerulonephritis nach Scharlach, Vas aff. strotzend gefüllt.

durch prämortale Kontraktionen, die sich im Einzelfall in keiner Weise übersehen lassen, das Blut aus den Arterien noch herausgepreßt wird. Wir sehen dementsprechend die interstitiellen Kapillaren oft stark, ja gelegentlich strotzend gefüllt. KUCZYNSKI sagt in seiner Arbeit, daß die Leichenbefunde in der Regel nicht gestatten, über den Füllungszustand normaler Gefäße etwas auszusagen. Dasselbe muß ich unbedingt für den Füllungszustand der Gefäße bei der akuten Glomerulonephritis in Anspruch nehmen und betonen, daß das Leersein an der Leiche in keiner Weise beweist, daß sie auch intra vitam kein Blut enthalten haben. Bei den intravital exzidierten Stückchen, die VOLHARD vorgelegen haben, ist natürlich der Einfluß auf die Vasomotoren zu bedenken, der bei einer solchen Operation doch wohl ganz unvermeidbar ist.

Anderseits sehen wir — ich verfüge über eine ganze Anzahl derartiger Fälle —, daß trotz ausgesprochenster typischer Glomerulusveränderung das Vas aff. gelegentlich strotzend mit Blut gefüllt ist (s. die Abb. 7, 8 und 9) und daß auch die Glomerulusschlingen in den ersten Stadien der Glomerulonephritis keineswegs durchweg blutleer gefunden werden. Wenn also VOLHARD das Vorkommen von blutleeren Gefäßchen betont, so gebe ich dieses Vorkommen durchaus zu, muß aber anderseits das Vorkommen von bluthaltigen Gefäßchen betonen.

Hier ist also von einem Beweis für die VOLHARDsche Spasmustheorie keine Rede, man müßte höchstens annehmen, daß sich der Spasmus agonal gelöst habe; das wäre aber doch eine gefährliche petitio principii.

Als morphologische Unterlage des VOLHARDschen Sperrmechanismus haben dann KUCZYNSKI und DOSQUET in einer weiteren Arbeit ein Ringödem am Vas aff. beschrieben. HÜCKEL hat das Vorkommen dieses Ringödems bei der akuten Glomerulonephritis bestätigt, er fand es aber nur an sehr wenigen Gefäßen, so daß „die Veränderungen bei der Erkrankung aller Glomeruli für

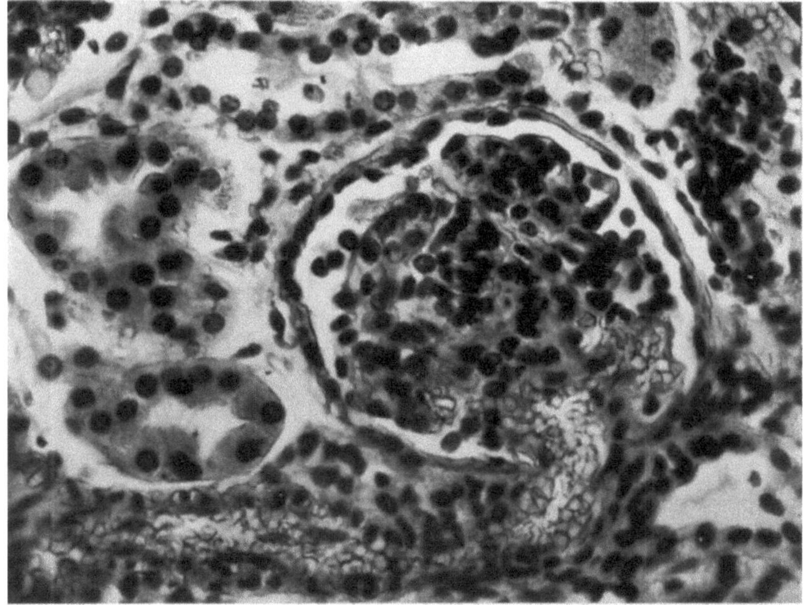

Abb. 8. Frische Scharlachglomerulonephritis; am parietalen Kapselblatt schon beginnende Proliferation; Vas aff. gut mit Blut gefüllt.

einen primären Sperrmechanismus in der Blutversorgung der Knäuel nicht verantwortlich gemacht werden können".

An einem großen Material von 400 Nieren hat dann CORONINI die Frage geprüft. Sie hat bei allen möglichen toxischen Einwirkungen auf die Niere, in denen die übrigen Veränderungen nur geringfügig waren, Kernvermehrungen am Glomerulusstiel beobachtet; vielfach fiel auch auf, daß das Vas aff. unmittelbar vor seinem Eintritt in den Knäuel kleine umschriebene Quellungen der Wand zeigte, die manchmal in ebensolche der benachbarten Abschnitte der Kapselmembran übergingen. Da diese Quellung eventuell mit einer Hyalinisierung verwechselt werden kann, so sind vor allem die Befunde an den Nieren Jugendlicher beweisend. Die Quellung soll sich bei der Elastika-VAN GIESON-Färbung eigentümlich braunrot färben, während die Sklerose einen intensiv roten Farbton geben soll[1]. CORONINI bringt die von ihr gesehenen Veränderungen, die sie bei den verschiedensten Zuständen: Diabetes, Eklampsie, bei Morbus Basedow, bei roter Leberatrophie, bei Sublimat-, Blei-, Wismut-, Salvarsan- und Jodoformvergiftung, bei Pyämie, bei Nephritis, Tuberkulose und Lymphogranulom erhoben hat, ausdrücklich in Beziehung zu den von mir bei der

[1] Dazu muß ich allerdings bemerken, daß das hyalin veränderte Vas aff. sich in der Regel nicht rot, sondern gelb färbt.

Eklampsie beschriebenen Kernvermehrungen am Glomerulusstiel und den eben erwähnten Befunden von KUCZYNSKI und DOSQUET. CORONINI vermeidet es, besondere Schlüsse wie VOLHARD und KUCZYNSKI aus ihren Beobachtungen zu ziehen. Es liegt aber doch auf der Hand, daß man eine Veränderung, die so häufig und bei so verschiedenen Nierenveränderungen gefunden wird, unmöglich als Grundlage, als entscheidenden ursächlichen Faktor des Vorganges bei der Glomerulonephritis wird ansprechen können. Offenbar kann jede Giftwirkung auf die Niere an diesem oder jenem Vas aff. einmal die bebeschriebene Veränderung auslösen, daneben sehen wir, wie ich das in einem

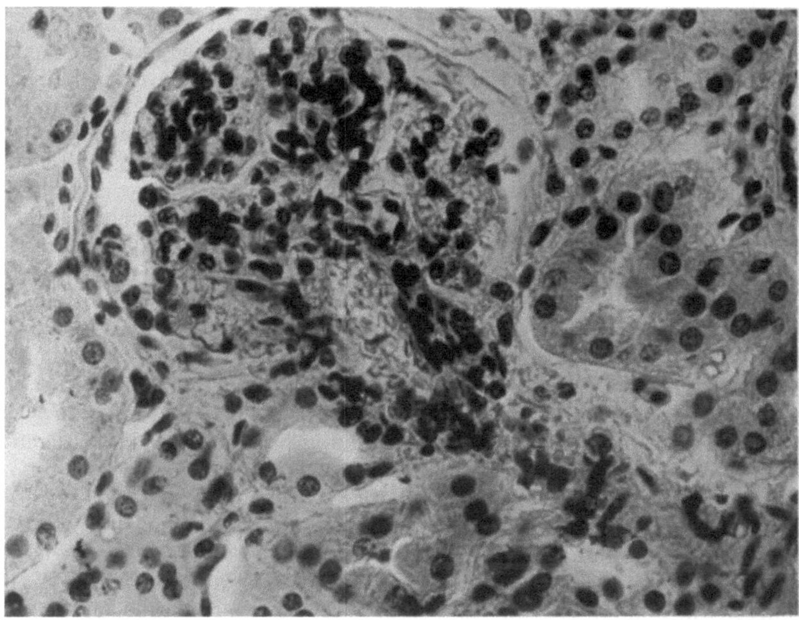

Abb. 9. Frische Scharlachglomerulonephritis; trotz Übergreifens der Proliferation vom Glomerulus auf den Glomerulusstiel Vas aff. und mehrere Glomerulusschlingen gut mit Blut gefüllt.

Fall etwas ausführlicher beschrieben habe, daß der entzündliche Prozeß, der im Glomerulus bereits zu voller Blüte gediehen ist, gelegentlich auf den Glomerulusstiel übergreift und am Vas aff. ähnliche Veränderungen wie in der Glomerulusschlinge selbst in Form von Endothelschwellungen und Knospungen auslöst. Man sieht dann gelegentlich Bilder, wie sie KUCZYNSKI als Grundlage des Sperrmechanismus an der Arteriole beschreibt[1]. Diese Veränderung kann bestehen, muß aber nicht bestehen, und dasselbe gilt von allen andern morphologisch greifbaren Veränderungen, die von KUCZYNSKI und VOLHARD an den Arteriolen beschrieben worden sind[2]. Sie können vorhanden sein, müssen

[1] Die von KUCZYNSKI verfochtene Einwanderung der Leukozyten vom Vasa eff. aus ist von allen Nachuntersuchern, von mir selbst, von GRÄFF und auch von VOLHARD und seinem Schüler KOCH abgelehnt worden. KOCH gibt an, daß in den erythrozytenleeren Vas aff. „gelapptkernige Leukozyten oft in ununterbrochener Reihe bis zur blutgefüllten Interlobularis“ zu finden sind. Weshalb aber durch das Vas aff. nur Plasma und Leukozyten, aber keine Erythrozyten durchtreten sollen, kann ich nicht einsehen.

[2] Auch EHRICH und SOMMER lehnen in einer während der Drucklegung dieser Abhandlung erschienenen Arbeit das Ringödem von KREZYNSKI und DOSQUET als erstes Zeichen der Glomerulonephritis ab. Das erste Symptom ist die Kernvermehrung, die in ganz frischen Fällen noch nicht alle Schlingen aller Glomeruli ergriffen zu haben braucht (s. Abb. 7, 8 und 9).

aber nicht vorhanden sein. Alle Veränderungen, die als morphologische Grundlage der VOLHARDschen Sperrmechanismustheorie beschrieben worden, sind also nicht konstant. Konstant und für die Diagnose Glomerulonephritis allein verwertbar sind die Veränderungen am Glomerulus selbst, wie sie von LANGHANS, LÖHLEIN, ASCHOFF, HERXHEIMER, von mir selbst und vielen andern dargestellt worden sind[1]. Nur ihr Vorhandensein gestattet die Diagnose Glomerulonephritis.

Nun wird aber dagegen von den Klinikern neuerdings der Einwand erhoben, es gäbe Fälle von Morbus Brightii oder noch schärfer ausgedrückt von „Nephritis" ohne Nephritis, d. h. ohne die eben erwähnten morphologischen Glomerulusveränderungen. Aus der NONNENBRUCHschen und aus der SIEBECKschen Klinik sind solche Befunde ausführlicher mitgeteilt worden; auch eine Fall von BUSCHKE gehört wohl hierher. Hier besteht scheinbar ein Gegensatz zwischen klinischem und anatomischem Befund; vielleicht ist aber doch eine Aufklärung möglich. KLEIN und NONNENBRUCH haben einen Fall beschrieben, der gewaltige Ödeme zeigte, anurisch wurde und urämisch zugrunde ging. Eine Blutdrucksteigerung wurde nicht beobachtet, doch schließen die Autoren aus einer geringen Hypertrophie und Dilatation des Herzens, daß vielleicht in einem früheren Stadium der Krankheit eine Hypertonie vorhanden war. Eine histologische Veränderung im Sinne der Glomerulonephritis ließ sich an der Niere nicht feststellen. Herr Kollege NONNENBRUCH war so freundlich, mir die Präparate durch Herrn Kollegen TERPLAN, der den Fall anatomisch bearbeitet hatte, zeigen zu lassen, auch ich habe nichts von Glomerulonephritis finden können. Soll man nun aus Fällen wie diesem den Schluß ziehen, der vor allem von KYLIN mit Nachdruck verfochten wird, daß es sich bei der Glomerulonephritis nur um einen Ausschnitt aus einer allgemeinen Kapillarerkrankung handelt, daß diese Allgemeinerkrankung den wesentlichen Befund, die Nierenveränderungen, wie gesagt, nur einen Teilausschnitt daraus darstellen? Ich glaube nicht, das wir das tun sollen. Ich habe KYLIN immer zugegeben, daß bei der Glomerulonephritis neben den Glomeruluskapillaren auch noch andere Kapillargebiete erkrankt sein können, vor allem die Kapillaren der Haut, die ja ebenso wie die der Niere in einem Ausscheidungsorgan gelegen sind. Daß es sich um eine ganz allgemeine Kapillarerkrankung handelt, bestreite ich, denn es sind bei der Glomerulonephritis ja in der Niere selbst nur die Kapillaren des Glomerulus, nicht aber die übrigen Nierenkapillaren an dem Prozeß beteiligt. Doch bin ich, wie gesagt, auch der Überzeugung, daß nahe Beziehungen zwischen den Erkrankungen der Glomerulusschlingen und der Kapillaren in den Gewebsgebieten bestehen, die VOLHARD mit einem hübschen Namen als „Vorniere"[2] bezeichnet hat. Zwischen Fällen, wie dem eben zitierten und der Glomerulonephritis scheint mir das gleiche Verhältnis zu bestehen, wie zwischen der primären genuinen Lipoidnephrose einerseits, nephrotischen Erscheinungen bei der Amyloidniere und nephrotischem Einschlag der Glomerulonephritis anderseits. Bei der Nephritis wie bei der Nephrose können meines Erachtens Niere und funktionelle Vorniere gemeinsam, aber auch jeder Abschnitt für sich erkranken. Die wechselnden klinischen Erscheinungen sind damit gut erklärt. Keinesfalls glaube ich, daß es sich bei Fällen, wie dem von KLEIN und NONNENBRUCH, um ein Frühstadium der Glomerulonephritis handelt. Ich glaube nicht, daß man aus derartigen Beobachtungen im Sinne KYLINS den Schluß ziehen darf, daß bei der Glomerulonephritis in jedem Fall zunächst eine allgemeine Kapillaropathie besteht, aus der sich allmählich die Glomeruluserkrankung

[1] Dieses Handbuch, Bd. I.

[2] Vielleicht würde man, um Verwechslungen mit dem entwicklungsgeschichtlichen Ausdruck „Vorniere" auszuweichen, besser von „funktioneller Vorniere" sprechen.

schärfer heraushebt. Bei dieser Voraussetzung wäre es nicht zu verstehen, weshalb es in dem Fall von KLEIN und NONNENBRUCH trotz des üblen Ausgangs überhaupt nicht zu Nierenerkrankung gekommen ist, weshalb in einem von MARX und SCHMIDT aus der SIEBECKschen Klinik veröffentlichten Fall trotz schwerer Erscheinungen der funktionellen Vorniere in Monaten keine Nierenerscheinungen aufgetreten sind. Das spricht doch für eine weitgehende Unabhängigkeit, die zwischen den beiden Gebieten bestehen kann, denn wir sehen ja doch anderseits bei der Glomerulonephritis oft das Ödem von großer Flüchtigkeit, obwohl der Prozeß im Glomerulus nicht zum Abschluß kommt, sondern in ein subchronisches und chronisches Stadium übergeht. In Fällen, wie dem von KLEIN und NONNENBRUCH oder von MARX und SCHMIDT von einer „Nephritis" zu reden, ist natürlich ganz unmöglich, denn es hat doch nun einmal keine Nephritis bestanden. Ich würde vorschlagen, hier von einer peripheren Kapillaropathie zu sprechen. Dabei möchte ich nochmals betonen, daß diese periphere Kapillaropathie sehr häufig mit der Glomerulonephritis verbunden ist, daß sie aber nicht in jedem Fall mit ihr verbunden zu sein braucht. Vielleicht handelt es sich bei den gar nicht so seltenen Fällen, bei denen eine Glomerulonephritis erst im subchronischen oder chronischen Stadium klinisch in Erscheinung tritt und wo man über den ersten Beginn der Erkrankung so gut wie gar nichts weiß, um eine solche Glomerulonephritis ohne periphere Kapillaropathie.

Kehren wir nach dieser Abschweifung zur Pathogenese der eigentlichen Glomerulonephritis zurück. Wir haben gesehen, daß es nicht möglich ist, aus dem Verhalten der Arteriolen und ihrem Füllungszustand im Sinne VOLHARDs und KUCZYNSKIs eine Stütze für die Spasmentheorie VOLHARDs zu gewinnen. Es fragt sich jetzt weiterhin, ob die Veränderungen, die wir am Glomerulus beobachten und die sich wie bei jeder echten Entzündung als Alteration, Exsudation und Proliferation kennzeichnen lassen, auf den VOLHARDschen Sperrmechanismus zurückgeführt werden können. VOLHARD vertritt diesen Standpunkt mit Nachdruck und meint, nachdem er auseinanderzusetzen versucht hat, daß die angiospastische Zirkulationsstörung eine „Aktivierung und Wucherung der Endothelzellen" bewirken könne: „Der Vorgang würde sich von dem histologisch so gleichartige Bilder liefernden der ‚defensiven Reaktion oder Entzündung' nur noch darin unterscheiden, daß dort bei der Entzündung der Abbau von körperfremdem oder körpereigenem, aber durch körperfremde Eindringlinge abgetötetem Material die leicht assimilierbaren ‚Wuchsstoffe' liefert, an denen sich die Zelle mästet, während hier die Stagnation körpereigenen Materials die eiweißabbauenden Fermente liefert und die in den späteren Stadien in Wucherung geratenen Bindegewebszellen sich an den Leichen der an Erstickung gestorbenen Parenchymzellen mästen."

„Und wie dort die entzündlich, d. h. aus der Reaktion auf den Fremdkörper, entstandenen Eiweißspaltprodukte nicht nur die seßhaften Endothel- und Bindegewebszellen aktivieren, sondern auch chemotaktische Wirkung auf die wanderfähigen Freßzellen ausüben, so könnte auch hier eine gleichartige, nur quantitativ bescheidenere Wirkung auf die Leukozyten zustande kommen." Warum man bei dieser Schilderung VOLHARDs, wenn wir von den „Wuchsstoffen" einmal ganz absehen und uns nur mit der Proliferation und Exsudation beschäftigen, nicht von einer Entzündung reden und den Vorgang im Glomerulus von der Entzündung trennen soll, ist schwer einzusehen. VOLHARD unterscheidet sich hier von der üblichen Auffassung, wenn wir wieder von den „Wuchsstoffen" absehen, doch nur dadurch, daß er als Entzündungsreiz nicht ein von außen in den Körper gelangendes Toxin, sondern im Glomerulus entstandene

Stoffwechselprodukte, also, wenn man so will, ein „endogenes Toxin", anspricht. Daß er sich aber auch in der Toxinfrage der üblichen Auffassung — man hat den Eindruck, gegen seinen Willen — immer mehr nähert, werden wir nachher noch sehen. Hier handelt es sich zunächst um die Frage: kann durch einen Angiospasmus am Glomerulus eine Veränderung zustande kommen, die sich morphologisch in nichts von der Entzündung unterscheidet. Ich habe diese Auffassung früher schon abgelehnt und möchte sie heute erst recht wieder ablehnen.

Ich habe schon früher darauf hingewiesen, daß — die Richtigkeit der VOLHARDschen Theorie vorausgesetzt — ein Krampf an den Arteriolen die gleichen Veränderungen wie an den Glomerulusschlingen auch an den interstitiellen Kapillaren auslösen muß, denn auch die interstitiellen Kapillaren hängen an der Arteriole. VOLHARD meint nun in der Entgegnung zu meinen Ausführungen, man könne in der Tat auch in manchen schweren Fällen Blutleere der intertubulären Kapillaren beobachten. Das mag sein; ich habe oben schon auseinandergesetzt, was es mit dem Füllungszustand der Arteriolen und Kapillaren für eine Bewandtnis hat. Viel wichtiger ist es aber, daß an den interstitiellen Kapillaren die Endokapillaritis ausbleibt, die wir am Glomerulus sehen. Wenn der Spasmus das Wesentliche ist, wenn die Veränderungen in den Glomeruluskapillaren durch Stoffwechselprodukte ausgelöst werden, die sich bei diesem Angiospasmus bilden, warum sehen wir dieselben Vorgänge nicht auch an den interstitiellen Kapillaren, die doch, wie VOLHARD ausdrücklich angibt, auch diesem Angiospasmus unterworfen sind und durch ihn leer gemacht werden, von den übrigen Körperkapillaren, die sich ja auch in Kontraktion befinden sollen, ganz zu schweigen. Und noch eine Frage erhebt sich hier. Wir wissen heute, daß in der Regel in der Niere nicht sämtliche Glomeruli in Betrieb sind, sondern nur ein Teil, während ein anderer Teil geschlossen bleibt. Diese Schließung des Glomerulus ist doch nur möglich durch einen nervalen Mechanismus, der das Vas aff. schließt und dadurch die Blutzufuhr zum Glomerulus stoppt, denn wenn Blut hineinfließt, wird der Glomerulus doch wohl funktionieren. Hier haben wir also einen Sperrmechanismus und nach der VOLHARDschen Theorie müßte der ja zur Glomerulonephritis führen. Um ihr Ausbleiben zu erklären, wäre schon wieder eine Hilfshypothese nötig.

In diesem Zusammenhang sei auch einer Versuchsreihe gedacht, die auf der HEYNEMANNschen Klinik hier ausgeführt wurde und die wir histologisch kontrolliert haben.

Es wurde von GMELIN und MULZER versucht, die Folgen einer Engerstellung der Gefäße, wie sie von VOLHARD auf der Basis von Spasmen für die Entstehung von Glomerulonephritis, Eklampsie und maligner Sklerose verantwortlich gemacht wird, experimentell zu studieren.

Die Versuche wurden an 14 Hunden ausgeführt und zerfallen in 3 Gruppen:

1. Rhythmische Abklemmung der Nierenarterie (6 Hunde).
2. Unterbindung oder Einengung der Nierenarterie (6 Hunde).
3. Adrenalineinspritzung in die Nierenarterie (2 Hunde).

Ich habe die sämtlichen Nieren histologisch durchgesehen und die Befunde von LAAS beschreiben lassen. Was wir fanden, waren Hyperämien und vor allem Schädigungen degenerativer Art in wechselnder Ausdehnung und Schwere. Von irgendwelchen Veränderungen, die mit der Glomerulonephritis oder auch mit den eklamptischen Nierenveränderungen in Beziehung gebracht werden könnten, war keine Rede. Es ist nun natürlich ohne weiteres zuzugeben, daß die Verhältnisse, wie sie sich VOLHARD in menschlichen Nieren zu Beginn der Glomerulonephritis vorstellt, im Tierversuch sehr schwer nachzuahmen sind. Immerhin zeigen die Versuche, daß bei Spasmen der Nierengefäße, soweit wir sie experimentell erzeugen können, etwas ganz anderes herauskommt, wie eine akute Glomerulonephritis. Wichtiger noch, um zu zeigen, daß ein Spasmus an der Arteriole keine Entzündung am Glomerulus macht, scheint es mir, die Veränderungen bei der Eklampsie, bei der ja, wie wir gesehen haben, Gefäßspasmen neben direkten toxischen Wirkungen mit Bestimmtheit angenommen werden müssen, denen bei der Glomerulonephritis gegenüberstellen.

Volhard schreibt dazu: „Das einzige, was gegen die Annahme ins Feld geführt werden kann, daß die Zell- und Gewebsveränderungen nur eine Folge der Ischämie seien, das ist der histologische Befund bei der Eklampsieniere, dem ein ganz gleichartiger Vorgang von angiospastischer Ischämie zugrunde gelegt werden muß." Weiterhin meint er dann, nachdem er einige Befunde von mir zitiert hat, der Hauptunterschied schiene darin zu bestehen, „daß man — mehr oder weniger willkürlich — in dem einen Fall die Veränderungen als ‚entzündlich', in dem anderen als ‚degenerativ' bezeichnet". Dem muß ich aber entschieden widersprechen. Niemand, der die Veränderungen bei der Eklampsieniere und bei der Glomerulonephritis in typischen Fällen miteinander vergleicht, wird auf die Idee kommen können, daß hier gleichartige Vorgänge vorliegen. Die Veränderungen im einzelnen noch einmal zu schildern, kann ich mir hier versagen; ich verweise auf die Ausführungen im ersten Band. Hückel meint zwar bei der Beschreibung eines Falles von ganz frischer Glomerulonephritis, es sei zweifelhaft, „ob man die Bilder der ersten Entwicklungsstufen der diffusen Glomerulonephritis von denen der Eklampsie (Glomerulonephrose) überall exakt trennen kann". Auf Grund meiner eigenen Untersuchungen möchte ich glauben, daß dies sehr gut möglich ist. Niemals habe ich in einem noch so frischen Fall von Glomerulonephritis die gleichmäßigen glomerulonephrotischen Veränderungen gefunden, wie wir in typischen Fällen von eklamptischen Nierenveränderungen antreffen, anderseits fehlen bei der Eklampsie die entzündlichen Veränderungen, die ja Hückel auch in seinem ganz frischen Fall beobachtet hat und die „ausgesprochenen glomerulonephritischen Charakter" tragen (Kernreichtum, Leukozytenreichtum). Für die Eklampsie charakteristisch am Glomerulus ist gerade Kernarmut und Fehlen jeglicher Leukozytenexsudation[1]. Schroderus meint, die Unterschiede zwischen Eklampsieniere und Glomerulonephritis seien damit zu erklären, daß es sich bei der Eklampsie um so frische Stadien der Glomerulonephritis handle, daß das Bild eben ein anderes sei. Bei langer Dauer, beim Einsetzen reaktiver Prozesse, entwickle sich dann die Glomerulonephritis. Weiterhin spricht er aber bei der Besprechung des „Eklampsismus" davon, daß die Eklampsismusfälle den chronischen, die Eklampsiefälle den akuten Typ darstellten. Dann müßten aber doch die Eklampsismusfälle richtige Glomerulonephritiden sein und davon ist doch ebensowenig die Rede wie bei der Eklampsie.

Auf einen Punkt möchte ich bei der Gelegenheit noch hinweisen. Gelegentlich findet man ja (s. oben) bei der Eklampsie periarteriitische Veränderungen am Vas aff., die zugehörigen Glomeruli zeigen aber nichts von Entzündung. Damit entfällt doch der Einwand, daß die Eklampsie sozusagen das allerfrischeste Stadium der Glomerulonephritis darstelle. Denn, wenn am Gefäß schon Zeit war, daß die funktionelle Störung in eine organische Veränderung überging, dann müßte man das ja doch auch am Glomerulus erwarten, zumal man in der Regel bei Glomerulonephritis trotz entzündlicher Veränderungen am Glomerulus den Gefäßpol frei von Entzündung findet. Auch von Bell wird die

[1] Wenn Hornung sagt, gelegentlich erzeuge die Schwangerschaftsnoxe echte Glomerulonephritis, so vermute ich, daß hier eine Verwechslung mit der „Nephritis in graviditate" vorliegt.

Eklampsieniere neuerdings als eine Art von Glomerulonephritis bezeichnet. Er beschreibt als charakteristisch eine Verengerung der Kapillaren durch Verdickung der Basalmembran und Wucherung der Endothelien. Ich bin aber auf Grund eigener Erfahrung der Meinung, daß es sich dabei nicht um echte Endothelwucherungen, sondern um Schwellungen handelt, wie sie LÖHLEIN schon beschrieben und ausdrücklich von der Glomerulonephritis getrennt hat.

BAIRD und DUNN haben meine tatsächlichen Befunde bei der Eklampsie, die ich als Glomerulonephrose bezeichne, bestätigt, deuten sie aber anders. Sie fassen sie auch auf als besondere Form der Glomerulonephritis, weil man gelegentlich neben den degenerativen Veränderungen an den Kapillarwandungen auch leichte Kernvermehrung findet. Stellt man sich auf diesen Standpunkt, so müßte man auch die Lipoid- und Amyloidnephrose als besondere Form der Glomerulonephritis bezeichnen, denn bei beiden findet man in älteren Stadien gelegentlich leichte Kernvermehrung und leichte Kapselproliferation. BELL bezeichnet ja nun auch die Lipoidnephrose als besondere Form der Glomerulonephritis und meint konsequenterweise, auch bei der Amyloidniere ließe sich keine scharfe Trennung zwischen Nephrose und Nephritis durchführen. Daß es sich aber bei der Amyloidniere in ihrer reinen Form um einen sicher degenerativen und nicht um einen entzündlichen Vorgang handelt, ist doch wohl allgemein anerkannt. Und gerade hier kann man an den primär degenerativ veränderten Glomerulis den sekundären Charakter der hier auftretenden entzündlichen Vorgänge ablesen. Ich möchte deshalb wieder mit allem Nachdruck dafür eintreten, daß bei allen 3 Formen der Glomerulonephrose (Lipoid-, Amyloid- und Gestationsnephrose) die Dinge insofern gleich liegen, als es sich hier primär um degenerative Veränderungen an den Glomerulusschlingen handelt, an die sich sekundär geringfügige Proliferationen der Endothelien und Epithelien anschließen können, aber nicht anzuschließen brauchen. Die Verhältnisse liegen hier jedenfalls prinzipiell anders als bei der Glomerulonephritis.

Vor allem ist aber, was ich bei anderer Gelegenheit schon betonte, das morphologische Gesamtbild bei beiden Erkrankungen ein völlig verschiedenes. Wann sieht man bei der Glomerulonephritis die für die Eklampsie so charakteristischen Hämoglobinzylinder in der Niere, wann hat irgend jemand bei der Glomerulonephritis das so ungemein charakteristische Bild der Eklampsieleber beobachtet? Wenn das wesentliche und ausschlaggebende Moment bei beiden Erkrankungen „ein ganz gleichartiger Vorgang von angiospastischer Ischämie“ sein soll, dann wären diese Unterschiede doch völlig unverständlich. Da das Bild bei der Eklampsie im ganzen ein so völlig anderes ist als bei der Glomerulonephritis, so erscheint unsere Auffassung, daß auch die Ursache verschieden ist, doch ganz ungezwungen: in dem einen Fall bei der Eklampsie sind es bei der Gestation entstehende Stoffwechselprodukte, die vasokonstriktorisch und toxisch wirken, im anderen Fall bei der Glomerulonephritis exogene Gifte, die bei der Ausscheidung im Glomerulus eine Entzündung hervorrufen.

Weiterhin sucht nun VOLHARD in seinem Kampf gegen die Auffassung, daß die Glomerulonephritis wirklich eine Entzündung sei, darzutun, daß die tatsächlichen morphologischen Befunde am Glomerulus mit dieser Lehre nicht vereinbar seien. Er schreibt: „3 Punkte sind mir bei der Vorstellung derjenigen, die in dem Vorgang eine Entzündung erblicken, ganz unverständlich. 1. Wo kommt das Exsudat, das die Glomerulusschlingen erfüllt hat, her?“ „Wie soll man sich mit FAHR vorstellen, daß ein Exsudat in das Lumen der Gefäße hineingeschwitzt wird?“ VOLHARD meint, der Begriff des Ausgeschwitzten, des Exsudates, ließe sich unmöglich auf den Inhalt der Kapillarrohre anwenden, sondern nur auf das, was aus ihm austritt. Er zitiert dann RICKER, der an einer Stelle sagt: „daß Begriffe, wie der der Kapillaritis (Kapillarentzündung) und Kapil laropathie, vollends die mit Exsudation, nicht nach außen, sondern in das Lumen einhergehende ‚Endokapillaritis' unbrauchbar sind, bedarf keines Beweises". Diese Anschauung wird man doch nur dann teilen, wenn man, wie RICKER das tut, den Entzündungsbegriff der heutigen Pathologie leugnet und in dem, was wir Entzündung nennen, nur eine von Nervenreizen abhängige Zirkulationsstörung sieht. Diese Lehre RICKERS hat aber doch allgemeine Ablehnung gefunden und wenn auch die Meinungen in der Entzündungsfrage keineswegs einheitlich sind, so wird sich der Einwand VOLHARDS vom Standpunkt der heutigen Entzündungslehre doch unschwer entkräften lassen. Es handelt sich bei der Entzündung doch darum, daß an irgendeiner Stelle des Körpers eine Auseinandersetzung mit einer Schädlichkeit im weitesten Sinne stattfindet, bei der mit Hilfe des Blutbindegewebsapparate seine Beseitigung dieser Schädlichkeit erstrebt wird. Die Mittel, die der Organismus zur Verfügung hat, sind Exsudation und Proliferation. Wir sprechen von Exsudation, weil für gewöhnlich aus den Gefäßen die fraglichen Stoffe — Serum und weiße Blutzellen —an dem Ort der Schädigung, der gewöhnlich im Parenchym liegt, austreten. Hier bei der Glomerulonephritis ist der Ort der Schädigung die mit Epithel überzogene Gefäßschlinge selbst. Die Auseinandersetzung spielt sich also in dieser Gefäßschlinge selbst ab, nicht — wie sonst — in ihrer Umgebung im Interstitium des geschädigten Parenchyms. Die fraglichen Stoffe und Zellen werden aber wie sonst auch an den Ort der Schädigung hindirigiert. Daß sie dabei genau ebenso aus dem Blut stammen, wie bei einer Exsudation im Unterhautzellgewebe z. B., ist doch ganz selbstverständlich. Im Prinzip ist der Vorgang hier wie dort der gleiche. Der morphologische Unterschied zwischen der Glomerulonephritis und Entzündungsvorgängen an anderen Stellen des Körpers ist also ganz einfach darauf zurückzuführen, daß bei der Glomerulonephritis, bei der ein im Glomerulus ausgeschiedenes Gift die entzündlichen Veränderungen auslöst, die entsprechende Reaktion auch im Glomerulus in der epithelüberzogenen Schlinge auftreten muß. Man kann sich natürlich rein sprachlich, formal an dem Ausdruck „Exsudat" stoßen, weil der Vorgang, der sonst aus der Kapillare heraus, hier in die Kapillaren hinein vorgenommen wird. Aber darauf kommt es doch gar nicht an, sondern darauf, daß am Ort der Gefahr eine Anhäufung von schutzgebenden Säften und Zellen vorgenommen wird, und das ist eben bei der Glomerulonephritis die Glomerulusschlinge selbst. Hier statt Exsudat einen anderen Ausdruck anzuwenden, wie man vielleicht vorschlagen könnte, halte ich für unnötig, denn vom Standpunkt der Entzündungslehre, wie sie heute von den meisten Pathologen vertreten wird, weiß doch jeder, was gemeint ist.

Der zweite Punkt, der VOLHARD unverständlich erscheint, ist das Liegenbleiben des Exsudats. „Warum", fragt er, „wird das vermeintliche Exsudat nicht fortgespült?" Auch hier ist zu erwidern, daß die Vorgänge sich prinzipiell im Glomerulus völlig gleich denen bei jeder anderen Entzündung verhalten, bei der die entzündliche Stockung zu einem Liegenbleiben des Exsudats führt, bis die Lähmung der Kapillaren behoben und mit dem Abklingen der Entzündung eine normale Zirkulation wiederhergestellt ist.

Drittens wirft VOLHARD die Frage auf: „Wo bleibt das erste und wichtigste Kardinalsymptom der Entzündung, das eigentlich allein den Namen rechtfertigt, die Hyperämie?" Ich habe dazu früher schon bemerkt, daß im Beginn des Prozesses von einer Anämie, die wir später sehen und die VOLHARD immer so sehr in den Vordergrund stellt, keine Rede ist. Wenn dann die Schwellung der Schlingenwände stärker wird, so kann man sich natürlich nicht wundern, daß alle möglichen Änderungen der normalen Blutfüllung und Blutverteilung eintreten und daß mit der Zunahme des Exsudats die Menge der roten Blutkörperchen mehr und mehr abnimmt und das Exsudat sich schließlich auch ins Vas aff. hineinstauen kann (s. auch LICHTWITZ). VOLHARD betont immer wieder die von ihm gesehene Blutleere des Vas aff., ich brauche hier aber nur auf die oben gemachten Ausführungen zu verweisen. Hier möchte ich nur eins noch erwähnen. Die allerfrischesten Stadien der Glomerulonephritis bekommen wir, so lange wir die Glomerulonephritis nicht experimentell erzeugen, nie zu Gesicht, wir sehen dort (s. u.) die anfängliche entzündliche Hyperämie stärker ausgeprägt; vielleicht geht diese allgemeine in Hyperämie sich äußernde entzündliche Anschoppung schon in Stunden vorüber. Bei den Stadien, die bis jetzt beim Menschen untersucht worden sind, ist die Hyperämie im Glomerulus immer schon durch die einsetzende Exsudation mehr oder weniger abgelöst. Immer wieder aber muß betont werden, daß viele Glomerulusschlingen und viele Vas aff. in den frischen Stadien der Glomerulonephritis noch strotzend mit Blut gefüllt sind (s. Abb. 7, 8 und 9) und das spricht doch schlagend gegen die VOLHARDsche Theorie, denn wenn VOLHARD recht hätte, wenn ein allgemeiner Spasmus vorläge und dieser allgemeine Spasmus eine Ischämie der Vas aff. und der Glomerulusschlingen herbeiführte, dann müßte diese Veränderung doch regelmäßig und an allen Glomeruli anzutreffen sein.

Schließlich ist noch ein Einwand VOLHARDs zu besprechen. VOLHARD sieht den „unwiderleglichen Beweis" für die Richtigkeit seiner Theorie darin, daß es gelingt, die Glomeruli von Nieren mit frischer Glomerulonephritis post mortem zu injizieren, er schließt daraus, daß die am Glomerulus beobachtete Blutleere (besser Blutarmut, ganz blutleer sind die Glomeruli fast nie in frischen Fällen) funktionell durch einen Spasmus bedingt sei. VOLHARD vergißt hier aber völlig, den Zustand des lebenden entzündeten Gewebes in Rechnung zu setzen, der ungezwungen erklärt, weshalb in dem entzündlich gelähmten, von Exsudatmassen überschwemmten Gefäßknäuel eine völlige Umkehr der normalen Zirkulationsverhältnisse in der oft geschilderten Weise stattgefunden hat, während nach dem Tode, wo alle diese Vorgänge in Wegfall gekommen sind, natürlich einer Injektion nichts im Wege steht, denn von einem völligen Unwegsamwerden, wie bei den chronischen Formen der Glomerulonephritis, ist ja hier bei dieser akuten Form noch nicht die Rede.

Von welcher Seite ich also das Problem betrachte, immer wieder komme ich zu einer Ablehnung der VOLHARDschen Theorie, immer wieder finde ich, daß nicht der geringste Grund besteht, an der echt entzündlichen Natur der Glomerulonephritis zu zweifeln, einer Entzündung, die dadurch zustande kommt, daß ein im Glomerulus auszuscheidendes Toxin bei entsprechender Reaktionslage als entzündlicher Reiz wirkt.

Ich habe oben schon angedeutet, daß VOLHARD trotz seiner so energischen Gegnerschaft gegen diese Auffassung sich ihr in manchen wichtigen Punkten doch — unwillkürlich möchte ich sagen — nähert. Nach Untersuchungen seines Mitarbeiters BOHN scheint ihm die Niere als Quelle der vasoaktiven Stoffe, die ja an allem Schuld sein sollen, in den Vordergrund zu rücken. Er schreibt dann: „Leider wissen wir noch nichts über die Bedingungen, unter denen in der Niere oder aus renalen Gründen die vasoaktiven Stoffe entstehen." In Form einer Arbeitshypothese erwägt er dabei die Möglichkeit, daß eine „Pränephritis" entsteht, eine nerval bedingte Durchblutungsstörung, eine lokale angiospastische Dysfunktion in der Niere, die noch keine Harnsymptome macht, aber zum Auftreten der vasoaktiven Stoffe Veranlassung gibt, die dann allgemeine Gefäßkontraktion und dauernde Spasmen in der Niere erzeugen.

Diese Pränephritis muß aber doch wieder eine Ursache haben und da liegt es doch am nächsten, als Ursache an ein Toxin zu denken, denn auch VOLHARD kann ja nicht leugnen, daß eine Infektion mit Streptokokken und Pneumo- bzw. die Wirkung der Streptokokken- und Pneumokokkentoxine ätiologisch von entscheidender Bedeutung ist.

Wäre es nun aber nicht einfacher, statt dieser rätselhaften Pränephritis und dieser so ungemein komplizierten Vorstellung von der Entstehung der Glomerulonephritis anzunehmen, daß es sich hier um eine Entzündung wie anderswo auch handelt, daß die ersten Veränderungen dabei noch keine klinischen Symptome zu machen brauchen, bis sich, teils schneller, teils langsamer, das volle Bild der Glomerulonephritis entwickelt.

Anderseits wird man VOLHARD gern zugeben, daß Gefäßspasmen bei der Glomerulonephritis vorkommen, daß im Verlauf der Glomerulonephritis auch Spasmen, Krampfzustände, auftreten können. Ich halte es durchaus für möglich, daß bei der Krampfurämie, die bei der akuten Nephritis gelegentlich auftritt, in ähnlicher Weise Gefäßspasmen verantwortlich gemacht werden können wie bei der Eklampsie (s. auch FREUDE).

Auch mögen Spasmen die Entstehung der Glomerulonephritis begünstigen. Ich verweise hier auf die Untersuchungen von RIEDER und E. F. MÜLLER über die Beziehungen zwischen nervösen Einflüssen und Nierenveränderungen. RIEDER vertritt auf Grund dieser Untersuchungen die Überzeugung, daß das vegetative Nervensystem einen wichtigen Faktor für die Entstehung von Nierenschädigungen bilde, aber er betont ausdrücklich, daß die „angiospastische Dysfunktion" allein nicht zur Glomerulonephritis führt. Anderseits sah RIEDER Fälle von Glomerulonephritis sich wesentlich bessern, wenn die Niere entnervt wurde; man kann das natürlich in der Weise deuten, daß hier Spasmen im Spiel gewesen sind, deren Beseitigung durch die Entnervung die Funktion besserte (s. auch im Abschnitt über Blutdrucksteigerung).

Im ganzen glaube ich mich in dieser Frage in erfreulicher Übereinstimmung mit FR. v. MÜLLER zu befinden. Auf eine Anfrage, wie er sich zu der Krampftheorie der akuten Glomerulonephritis stelle, hatte Herr Geheimrat v. MÜLLER die große Liebenswürdigkeit, mir seine Ansicht wie folgt mitzuteilen: „Auf Ihre Frage erlaube ich mir umgehend zu antworten, daß ich mich VOLHARDs Anschauungen über die Bedeutung des Spasmus für die Entstehung der Glomerulonephritis nicht anschließen kann. Ich bin natürlich weit davon entfernt, einen Spasmus dieser Gefäße überhaupt zu leugnen. Die neuesten Untersuchungen, auch von EPPINGER und den Pharmakologen, scheinen darauf hinzuweisen, daß Spasmen der Nierenarterien eine ernste Bedeutung besitzen. Schon die reflektorische Anurie bei Nephrolithiasis der einen Seite muß wohl durch solche Spasmen bedingt sein, aber daraus entwickelt sich niemals eine Nephritis. Onkometrische Beobachtungen an der Niere weisen gleichfalls auf einen sehr wechselnden Blutgehalt der Niere hin. Aber entzündliche Vorgänge, wie sie bei der akuten Glomerulonephritis anatomisch unbedingt nachweisbar sind, werden wie ich glaube, nicht durch die Annahme von Gefäßspasmen oder selbst Gefäßverschlüssen genügend erklärt. Schon vor Jahren habe ich darauf hingewiesen, daß bei richtig embolischen Niereninfarkten Entzündungserscheinungen an den Glomerulis nicht zu finden sind. Ich glaube entschieden, daß die Glomerulonephritis bei Scharlach, Angina und anderen Infektionskrankheiten mit richtigen entzündlichen Erscheinungen im Glomerulus und seiner Umgebung einhergeht, also mit Exsudation und Zellproliferation. Als Grundlage vermute ich toxische Substanzen und somit ähnliche Vorgänge wie auch in anderen Organen, z. B. der Haut."

Die vorliegende Streitfrage von der Pathogenese der akuten diffusen Glomerulonephritis wird natürlich nur durch das Experiment endgültig zu entscheiden sein. Das Ziel, eine diffuse Glomerulonephritis experimentell zu erzeugen, scheint jetzt (s. unten) erreicht. Seither stieß ja bekanntlich die Erzeugung der diffusen Glomerulonephritis auf die größten Schwierigkeiten.

Die Aussichten, hier zu einem brauchbaren Resultat zu kommen, waren schon dadurch herabgemindert, daß spontane Glomerulonephritis beim Tier offenbar nur eine geringe, mit der beim Menschen gar nicht zu vergleichende Bedeutung besitzt, also offenbar weit weniger leicht als beim Menschen entsteht. Nur vereinzelt finden wir diesbezügliche Angaben im Schrifttum. MALLORY und PARKER berichten über eine besondere Form intrakapillärer Glomerulonephritis beim Kaninchen. Der Prozeß ist nach Auffassung der Autoren toxischer Natur und diffus über die Niere verbreitet. MALLORY glaubt, daß frühere Fälle, die er nach Verabreichung von Zinksalzen an Kaninchen gesehen hat, nicht auf die Zinkwirkung, sondern spontan entstanden sind. Über einen Fall spontaner Glomerulonephritis beim Kaninchen berichtet ferner JAFFÉ, auch ein Fall von KRAUS ist jedenfalls hierhergehörig. Die eingehendsten Untersuchungen in dieser Frage verdanken wir NIEBERLE. NIEBERLE betont, daß beim Tier nach den bis jetzt vorliegenden Untersuchungen unter den entzündlichen Veränderungen an der Niere nicht die Glomerulonephritis, sondern die interstitielle Nephritis im Vordergrund steht. Beim Rind hat er Glomerulonephritis gesehen, sie entsprach durchweg den subakuten und chronischen Stadien der menschlichen Glomerulonephritis. Eine akute Glomerulonephritis ist nach NIEBERLES Feststellungen bis jetzt weder beim Rind, noch sonst bei Tieren beobachtet worden. Eine Ausnahme macht nur ein Fall, den er bei einem Schwein feststellen konnte. Die Nieren waren vergrößert, hellfarbig, von feuchter Schnittfläche. Mikroskopisch waren alle Glomeruli verändert, sie waren groß, zeigten Wucherung der Schlingenendothelien, in den Schlingen Ansammlung von eiweißreicher Flüssigkeit und Leukozyten, in den Kapseln vielfach Halbmonde, Übertritt von Leukozyten und Erythrozyten in die Harnkanälchen, an den Epithelien herdförmige fettige und hyalintropfige Degeneration. Unter Lende und Kreuz fand sich ein Ödem. An der Diagnose einer echten Glomerulonephritis kann nach dieser Beschreibung nicht gezweifelt werden. Auch CLAUSSEN hat einen Fall von Glomerulonephritis beim Schwein beschrieben, den er als extrakapilläre Glomerulonephritis auffaßt.

Im großen und ganzen spielt aber die spontane Glomerulonephritis bei den Tierarten, an denen wir Versuche anzustellen gewohnt sind und von denen wir häufiger Sektionen zu sehen bekommen, keine Rolle. Auch HENSCHEN hat bei systematischen Untersuchungen bei Hunden und Katzen keine diffuse Glomerulonephritis gefunden.

Erschwert wird die experimentelle Erzeugung weiterhin dadurch, daß wir die Bedingungen, unter denen die Glomerulonephritis beim Menschen auftritt, keineswegs genau kennen. Wir wissen zwar, daß Endotoxine, und zwar die Gifte der Streptokokken und Pneumokokken von entscheidender Bedeutung sind. Wir wissen aber weiterhin, daß neben dieser Giftwirkung auch die individuelle Disposition, die Reaktionslage, von maßgebendem Einfluß ist, und diese Reaktionslage beim Tier herzustellen, waren wir seither (s. aber unten) nicht imstande. Man hat nun alles mögliche versucht, um doch beim Tier das gewünschte Ziel zu erreichen. Manche Autoren glaubten schon lange, daß es ihnen gelungen sei, eine echte Glomerulonephritis zu erzeugen. Bei genauem Zusehen zeigte sich aber immer wieder, daß die erzeugten Veränderungen denen bei der echten Glomerulonephritis des Menschen doch nicht völlig gleichgesetzt werden konnten. So wollen DUVAL und HIBBARD mit Lysaten des DICKschen „Scharlachstreptokokkus" Nierenveränderungen erzeugt haben, die denen der akuten Scharlachnephritis des Menschen unter Einschluß der epithelialen Halbmondbildung entsprechen. Ich muß mich aber der Kritik anschließen, die HERXHEIMER an den Beschreibungen und den Bildern dieser Arbeit geübt hat. Was hier erzeugt wurde, sind Veränderungen, die denen der herdförmigen Glomerulonephritis des Menschen entsprechen und offenbar durch Schlingenthrombosen und -nekrosen zustande gekommen sind. Auch die Veränderungen, die DUVAL mit intraperitoneal und intravenös eingeführten lebenden und abgetöteten Kulturen, sowie mit gefilterten toxischen Produkten von Scharlachstreptokokken bei jungen Hunden erzeugt hat, scheinen ins Gebiet der herdförmigen Nephritis zu gehören. Dasselbe gilt von den Schädigungen, die KOCH durch Streptokokkeninfektion der Gaumentonsille gesetzt hat. Größer ist die Ähnlichkeit mit der diffusen Glomerulonephritis bei Versuchen, über die HÜCKEL berichtet. Er hat Dicktoxin in die Nierenvene von Kaninchen nierenwärts gerichtet eingespritzt; er sah Größenzunahme,Hyperämie und Anschoppung mit Leukozyten, im Urin fanden sich Zylinder, rote und weiße Blutkörperchen. Bei Versuchen, bei denen die Injektion von Toxin wochenlang fortgesetzt wurde, konnten auch histologisch Veränderungen gefunden werden, wie man sie in späteren Stadien der Glomerulonephritis antrifft, doch gibt HÜCKEL selbst an, daß die Veränderungen gegenüber entzündlich interstitiellen Prozessen mit ausgedehnten Parenchymverödungen in den Hintergrund treten. Ich möchte das unterstreichen. Wir haben, nachdem wir von den HÜCKELschen Versuchen Kenntnis hatten, mit großem Eifer versucht, auf dem von HÜCKEL angegebenen Wege zum Ziel zu kommen. MCGREGOR BALZER und RIEDER haben in immer wiederholten Versuchen, teils in direkter Befolgung der von HÜCKEL gegebenen Vorschrift, teils mit allen möglichen Abänderungen eine Glomerulonephritis zu erzeugen versucht.

Als Versuchstiere dienten in den meisten Fällen das Kaninchen, zweimal das Schwein; bei beiden Tierarten ist ja, wenn auch sehr selten (s. oben) spontane Glomerulonephritis beobachtet, so daß es eigentlich gelingen müßte, hier eine Glomerulonephritis experimentell zu erzeugen. Durch Urinkontrolle vor Beginn des Versuches wurde immer eine spontane Glomerulonephritis ausgeschlossen. Es wurde Dicktoxin in die Arteria und Vena renalis, in die Ohrvene, in Arteria renalis und Ohrvene gespritzt, ferner wurde versucht, mit Dicktoxin und Aufschwemmungen nicht hämolytischer Streptokokken nach vorhergehender Sensibilisierung oder mit Dicktoxin in Verbindung mit gefäßverengernden Mitteln (Adrenalin, Ephetonin) zum Ziel zu kommen, auch Kältewirkung wurde unterstützend angewandt, schließlich auch die Versuche PATRASSIS mit Diphtherietoxin nachgeprüft (Einzelheiten s. in der Arbeit von RIEDER, BALZER und MCGREGOR).

Zusammenfassend muß gesagt werden, daß es bei keinem der in der verschiedensten Weise behandelten Tiere (rund 60 an der Zahl) gelang, eine echte, mit den Verhältnissen beim Menschen vergleichbare Glomerulonephritis zu erzeugen. Was gefunden werden konnte, waren: Zirkulationsstörungen (Hyperämie, Stase, Infarkt), Degenerationen am Tubulusepithel, interstitielle Infiltrate, günstigstenfalls herdförmige Glomerulonephritis.

Offenbar ist es mit den seither angewandten Methoden sehr schwer, die zur Erzeugung der Glomerulonephritis notwendige Reaktionslage in gesetzmäßiger Weise experimentell zu erzeugen. Ganz neuerdings haben nun MASUGI, SATO, MURASAWA und TOMIZUKA diese Schwierigkeit endgültig überwunden. Sie haben mit Serum, das sie von Enten nach Einspritzen von Kaninchennierensubstanz bzw. von Kaninchen nach Einverleibung von Rattennierensubstanz (MASUGI) gewonnen haben, gearbeitet; sie konnten mit diesem Nephrotoxin beim Kaninchen bzw. bei der Ratte eine diffuse Glomerulonephritis erzeugen.

Auch uns ist es bei der von den japanischen Autoren angegebenen Methode gelungen, eine diffuse Glomerulonephritis in ganz einwandfreier Weise zu erzeugen. Wir konnten bei diesen Versuchen ganz frische Fälle etwas älteren gegenüberstellen. Wir sahen dabei, daß es innerhalb der ersten Tage zu einer starken Hyperämie der Glomeruli kommt, die allmählich von einer starken serösen Exsudation und Blutung in die BOWMANschen Kapseln einerseits, einer erheblichen Endothelproliferation und Anämisierung der Glomeruli andererseits abgelöst wird. Auch in diesen Stadien sind die Arteriolen zum Teil noch gut mit Blut gefüllt, zum Teil freilich auch blutleer (s. oben). Man kann in frischen Fällen Glomeruli mit strotzend gefülltem Vas aff. neben zahlreichen andern mit starker Kernvermehrung und blutleeren Schlingen feststellen, ja ich habe in einem Fall Glomeruli gesehen, an denen die Schlingen zum Teil gut mit Blut gefüllt waren, während daneben andere Schlingen schon deutliche starke Endothelproliferation erkennen ließen. Leider war bei Abschluß unserer Versuche die Herstellung dieses Bandes schon so weit fortgeschritten, daß ich keine Abbildungen mehr beigeben konnte. Herr HEMPRICH soll über unsere Untersuchungen ausführlicher berichten. Ausdrücklich bemerke ich hier schon, daß die Veränderung auf den Glomerulus — den Ort der Giftausscheidung — beschränkt war, daß die interstitiellen Kapillaren keinerlei Veränderungen zeigten. Die Arteriolen und etwas größeren Gefäßchen zeigten in der Regel gute, oft strotzende Füllung, freilich war der Füllungszustand, wie auch bei den menschlichen Fällen wechselnd. In älteren Stadien, in denen die Glomeruli schon weitgehende Verödung erkennen ließen, waren die Nierengefäßchen in der Hauptsache frei von Veränderungen, wenigstens bei den bis jetzt beobachteten Fällen.

Etwas problematisch erscheint die Angabe von KRAUS, der angibt, daß man durch intravenöse Injektion von frischem Knoblauchpreßsaft bei cholesterinvigantolgefütterten Kaninchen, vielleicht aber auch ohne Cholesterin- und Vigantolfütterung, eine echte diffuse Glomerulonephritis erzeugen könne. Ich möchte aber die Skepsis HÜCKELs teilen und vor übertriebenen Hoffnungen warnen, da bis jetzt nur ein positiver Befund vorliegt und es sich, wie bei den Fällen von MALLORY und PARKER, vielleicht um ein zufälliges Zusammentreffen handelt (s. oben).

LONG, FINNER und PATCHEN geben an, daß bei Schweinen, bei denen eine milde Tuberkulose experimentell erzeugt war, durch Einspritzung von Tuberkulinproteinlösung in die Nierenarterien eine generalisierte Glomerulonephritis erzeugt werden könne. Bei nichttuberkulösen Kontrolltieren soll der Erfolg bei gleicher Injektion ausbleiben. Man hätte es also mit einer allergischen Wirkung zu tun, und da beim Menschen die Reaktionslage eine große Rolle spielt, haben die Angaben manches Bestechende. Man wird aber wohl auch hier weitere Versuchsergebnisse abwarten müssen. Leider ist das Schwein ein so teures Versuchstier, daß Nachuntersuchungen auf große Schwierigkeiten stoßen.

MOISE und SMITH wollen durch proteinreiche Diät glomerulonephritische Veränderungen bei Ratten erzeugt haben. Die eine Niere wurde entfernt, eine besonders eiweißreiche Kost gegeben. Nach 3—5 Monaten haben sie Kapselverklebungen an den Glomerulis und Wucherungen des Kapselepithels gefunden, Veränderungen, die bei Kontrolltieren vermißt wurden. Auch hier wird man wohl mit herdförmigen Veränderungen rechnen dürfen, und dasselbe gilt für die interessanten Mitteilungen, die ELLEN BILLIG über ungewöhnliche Glomerulusveränderungen bei einem mit bestrahltem Ergosterin vergifteten Kaninchen gemacht hat. Es fanden sich am Glomerulus herdförmige Entzündungen und Nekrosen, die Nekrosen sind kugelig, scharf abgegrenzt, können den Glomerulus stark komprimieren und ihn völlig ersetzen. Die Veränderung erinnert nach den Abbildungen entschieden an die von BAEHR und mir beschriebene herdförmige

Uranglomerulonephritis. Auch die Entstehung dieser Nekrosen wird in ähnlicher Weise geschildert, wie ich das bei der Uranglomerulonephritis getan habe, durch einen Quellungsvorgang an der Schlinge, der rasch in Nekrose übergeht. Der Quellungsvorgang wird in Analogie gesetzt zu den Mediaquellungen der Gefäße, besonders der Arterien bei der experimentellen Vigantolvergiftung.

Neue Ausblicke eröffnen bei den mit Fütterung angestellten Experimenten vielleicht die schönen Untersuchungen von KRYLOW. Dieser Autor hat durch besondere, lange fortgesetzte Fütterung mit Quark bei Fröschen teils glomerulonephrotische, teils glomerulonephritische Veränderungen in ganz einwandfreier Weise erzeugt, wie ich mich selbst an den vorzüglichen Originalpräparaten von KRYLOW überzeugen konnte. Nachprüfungen dieser wichtigen Versuche sind zur Zeit an meinem Institut im Gange. Über Versuche, Nierenläsionen durch bestimmte Diät zu erzeugen, s. auch bei CRAMER, EDIN, BERLIN und ENG.

Gelingt es schon bei der Anwendung von Toxinen nur unter Herstellung einer bestimmten Reaktionslage (s. oben), eine diffuse, der beim Menschen vorkommenden Form zu vergleichende Glomerulonephritis zu erzeugen, so sind die Schwierigkeiten noch größer bei den Versuchen, die fragliche Veränderung durch Einverleibung von Bakterien zu erzeugen. DOMAGK und NEUHAUS haben lebende und tote Staphylokokken teils ohne Vorbehandlung, teils nach vorangehender Sensibilisierung in die Aorta mit Einstellung auf die Abgangsstelle einer Nierenarterie eingespritzt. Sie erzeugten Endothelveränderungen, die den Endothelwucherungen bei der Glomerulonephritis gleichgesetzt werden. Grad und Dauer der Endothelschwellung sind bedingt durch die Masse des zu verarbeitenden Materials.

„Bei einmaligem Angebot selbst größter Gaben klingt die Schwellung nach erledigter Funktion offenbar rasch ab. Erfolgen die Einspritzungen in kurzen Zeiträumen kurz aufeinander, so wird durch die ununterbrochene Beanspruchung und dadurch verbundene Schwellung der Endothelien ein Dauerzustand dieser Zellen geschaffen, der durch Kapillarverlegung die geweblichen Prozesse der Grenze nicht wiederherstellbarer Veränderungen zuführt. Vollkommen blutleere und undurchgängige Glomeruli, sowie Mitosen in den Glomerulusendothelien und Halbmondbildungen sind erst nach mehreren Einspritzungen zu beobachten.“ So interessant diese Versuche sind, so geben die Verfasser soch selbst zu, daß nur eine Annäherung, aber keine vollständige Nachahmung der diffusen Glomerulonephritis des Menschen erzielt werden konnte, daß nur ein „wesentlicher Faktor für die Entstehung der Glomerulonephritis, wenn auch noch nicht alle Bedingungen“ gefunden wurde.

BELL, CLAWSON und HARTZELL haben bei intravenösen Injektionen von Aufschwemmungen von Streptokokken in Kochsalz (3 hämolytische und 7 nichthämolytische Stämme) bei Kaninchen und jungen Affen, bei den Kaninchen in einigen Fällen interstitielle lymphozytäre Nephritis, aber keine Glomerulonephritis erzeugen können; bei den Affen geben sie an, zweimal eine schwere Nephrose, einmal eine akute interstitielle Nephritis und einmal eine Glomerulonephritis erzeugt zu haben. Bei der Vereinzelung des Falles muß man natürlich damit rechnen, daß vielleicht eine spontane Glomerulonephritis vorgelegen hat. Beim Affen liegen über das spontane Vorkommen der Glomerulonephritis leider keine Angaben vor.

LUKENS und LONCOPE wollen durch Einspritzung abgetöteter hämolytischer Streptokokken in die Nierenarterie herdförmige und diffuse Glomerulonephritis erzeugt haben. In etwa der Hälfte der Versuche trat die akute Glomerulonephritis auf, und zwar besonders häufig bei sensibilisierten Kaninchen (örtliche Streptokokkeninfektion durch Einspritzen lebender hämolytischer Streptokokken in die Haut). HERXHEIMER bemerkt aber zu den Abbildungen, die der Arbeit beigegeben sind, daß sie nichts zeigen, was einer menschlichen Glomerulonephritis entspricht. Es wäre ja auch sehr merkwürdig, wenn es durch Kokkeninjektionen in die Nierengefäße gelänge, eine echte Glomerulonephritis zu erzeugen, denn daß durch die Kokken selbst eine so gleichmäßige Schädigung sämtlicher Glomeruli erzeugt werden kann, wie wir sie bei der Glomerulonephritis voraussetzen müssen, ist von vornherein unwahrscheinlich.

Dagegen haben SEMSROTH und KOCH durch intrakutane Injektion von hochvirulenten Pneumokokken in die Bauchhaut von Kaninchen in 20% der Fälle etwa Veränderungen erzeugt, die man als diffuse Glomerulonephritis, und zwar als proliferative Form bezeichnen kann. An Präparaten, die mir Herr Kollege SEMSROTH freundlicherweise zur Verfügung stellte, konnte ich mich von der Richtigkeit dieser Angabe überzeugen. Offenbar ist es hier ohne besondere Maßnahmen wie bei den japanischen Autoren in einem gewissen Prozentsatz der Fälle geglückt, diejenige Reaktionslage zu treffen, die notwendig ist, damit das Gift der intrakutan in den Körper gelangten Bakterien die diffuse Entzündung am Glomerulus auslöst. Wie SEMSROTH und KOCH ausdrücklich bemerken, bieten ihre Versuche keine Handhabe, die Glomerulonephritis als Durchblutungsstörung im Sinne VOLHARDs aufzufassen.

Mit Bewußtsein hat dann wieder LETTERER versucht, durch Herstellung einer bestimmten Reaktionslage eine Glomerulonephritis zu erzeugen. Er hat am Frosch gearbeitet und unter direkter Beobachtung des Glomerulus die Niere mit Serum betupft, nachdem vorher Serum eingespritzt war. Es entstehen dabei Gefäßstörungen, bei denen auch Kontraktionen vorkommen, bald sieht man Blutfülle, bald Blutleere. Eine ursächliche Bedeutung für die Entstehung der Glomerulinephritis erkennt LETTERER dem primären Gefäßkrampf nicht zu.

Überblicken wir die Versuche, die gerade aus allerjüngster Zeit vorliegen, zumeist erst während der Drucklegung dieser Arbeit veröffentlicht worden sind, so darf man wohl sagen, daß das Problem der experimentell zu erzeugenden Glomerulonephritis — das bis in die jüngste Zeit unüberwindliche Schwierigkeiten zu bieten schien — namentlich durch die Experimente der japanischen Autoren (MASUGI u. a.) als prinzipiell gelöst gelten kann. Wir werden zweifellos viele Fragen der Glomerulonephritis mit Hilfe dieser Versuche einer Lösung näher bringen können. Einstweilen stehen wir noch am Beginn dieser Untersuchungsmöglichkeiten, aber eines kann man auf Grund dieser gelungenen Experimente wohl heute schon sagen: die diffuse Glomerulonephritis ist das Produkt einer Toxinwirkung bei entsprechender Reaktionslage. Inwieweit Spasmen im Sinne VOLHARDs dabei eine Rolle spielen, müssen weitere Untersuchungen lehren. Einstweilen scheint mir meine Skepsis gegen die primäre und ausschlaggebende Rolle der Gefäßspasmen auch vom Standpunkt der experimentellen Forschung aus wohl berechtigt (s. oben unsere eigenen Versuche).

Zum Studium der Histologie werden wir natürlich nach wie vor in erster Linie die spontan entstandenen Fälle beim Menschen heranziehen, und ich möchte hier noch einige Bemerkungen anschließen. Einmal möchte ich noch einmal auf die Abb. 7, 8 und 9 hinweisen. Es handelt sich dabei um einen ganz frischen Fall von Glomerulonephritis, die Proliferation steht hier ganz im Vordergrund. An den abgebildeten Glomeruli ist diese Kernvermehrung durch Proliferation an den Endothelien, zum Teil auch an den Epithelien (Abb. 8) schon deutlich, noch deutlicher war sie an anderen Knäueln (die abgebildeten Glomeruli wurden gewählt, weil hier die Vas aff. besonders glücklich getroffen waren).

Etwas anders lagen die Dinge bei einem ganz frischen Fall von Glomerulonephritis, den HÜCKEL mitgeteilt hat und der schon in anderem Zusammenhang erwähnt wurde.

HÜCKEL betont hier die alterativen Veränderungen, Quellung und Verbreiterung der Schlingenwände, daneben werden aber auch unzweifelhaft entzündliche Veränderungen proliferativer und exsudativer Art beschrieben und abgebildet (s. vor allem Abb. 7 der Arbeit). Der Blutgehalt in den Schlingen und in den Vas aff. ist wechselnd; das entspricht durchaus den Erfahrungen, die ich selbst bei ganz frischen Fällen von Glomerulonephritis gemacht habe.

Eine eingehende histologische Beschreibung der Glomerulonephritis gibt McGREGOR auf Grund von 60 Fällen, bei denen klinisch eine Glomerulonephritis angenommen war. Im großen und ganzen deckt sich die Darstellung mit den bisherigen Angaben, insbesondere mit der Schilderung, die ich selbst in Band I gegeben habe. Bei der intrakapillären Zellvermehrung betont sie, wie mir scheint mit Recht (s. weiter unten), die Endothelwucherung, der sie größere Bedeutung zuweist als der Leukozytenexsudation. Widersprechen möchte ich der Angabe, daß es sich beim Auftreten der hyalinen Fasern, wodurch es schließlich zur Verödung des Knäuels kommt, um eine Art Exsudatbildung handelt. Ich möchte daran festhalten, daß die Hyalinisierung aus der schwellenden, sich mehr und mehr verbreiternden Schlingenwand selbst hervorgeht, und daß die hyaline bzw. bindegewebige Umwandlung der „Halbmonde“ sich in der gleichen Weise wie die Schwielen- und Schwartenbildung bei anderen Entzündungen, bei der chronischen Pleuritis etwa, vollzieht.

RANDERATH meint auf Grund eines genauer analysierten Falles, daß in manchen Fällen von Glomerulonephritis die Kapsel sich von vornherein stärker beteiligt, und daß dann die den Glomerulus umspinnenden netzartigen Kapillaren bei den entzündlichen Vorgängen von größerer Bedeutung seien. Mit den tatsächlichen Angaben von RANDERATH stimme ich völlig überein, bei der Deutung seiner Befunde bin ich aber mehrfach anderer Meinung. Wenn RANDERATH auf Grund seiner Befunde die mesenchymale — soll in diesem Fall heißen *nicht* epitheliale — Natur des Kapselepithels betont, so kann ich ihm darin nicht folgen. Ich bin in der Einleitung schon auf die Frage des „Glomerulothels“ eingegangen und kann nicht finden, daß der Fall, den RANDERATH hier beschreibt, zur Stütze von der Sondernatur des Kapselepithels dienen kann. Wenn das parietale Blatt sich manchmal stärker an den Veränderungen bei der Glomerulonephritis beteiligt, so liegt der Gedanke nahe, dies darauf zurückzuführen, daß das parietale Blatt hier stärker an der *Ausscheidung* des fraglichen Giftes teilgenommen hat. RANDERATH schreibt ja selbst: „Die von mir dargestellten Veränderungen am Epithel der BOWMANschen Kapseln und ihrer Membrana propria müssen wir daher auf die gleichen Schädigungen zurückführen, auf die die wir die glomerulären Schlingenveränderungen zurückführen müssen, die ebenfalls keine *direkte* Abhängigkeit von der Bakterienwirkung erkennen lassen.“ Von einer direkten Bakterienwirkung ist aber ja auch bei der diffusen Glomerulonephritis keine Rede, sondern es handelt sich um eine Giftwirkung, wie das RANDERATHS Lehrer HUEBSCHMANN ja stets auch vertreten hat. Wenn wir es aber mit einer Giftwirkung durch Ausscheidung, wie ich mir vorstelle, zu tun haben, so spricht das für die epitheliale Natur des Kapselepithels. Weshalb die Beteiligung des parietalen Kapselblattes manchmal so wenig, manchmal so sehr hervortritt, ist schwer zu sagen. Wir können nur die Tatsache feststellen, daß wir hier bei der Glomerulonephritis alle möglichen Übergänge von Schwellung und Desquamation des Epithels bis zur richtigen extrakapillären Glomerulonephritis mit starker Beteiligung des parietalen Blatts auftreten sehen.

Was dann die *periglomerulären* Veränderungen anlangt, so hat sich bei mir bei der Betrachtung derartiger Bilder, die ich auch gelegentlich beobachtet habe, mehr und mehr die Überzeugung befestigt, daß es sich um das Zusammentreffen einer Glomerulonephritis mit Veränderungen handelt, die ins Gebiet der

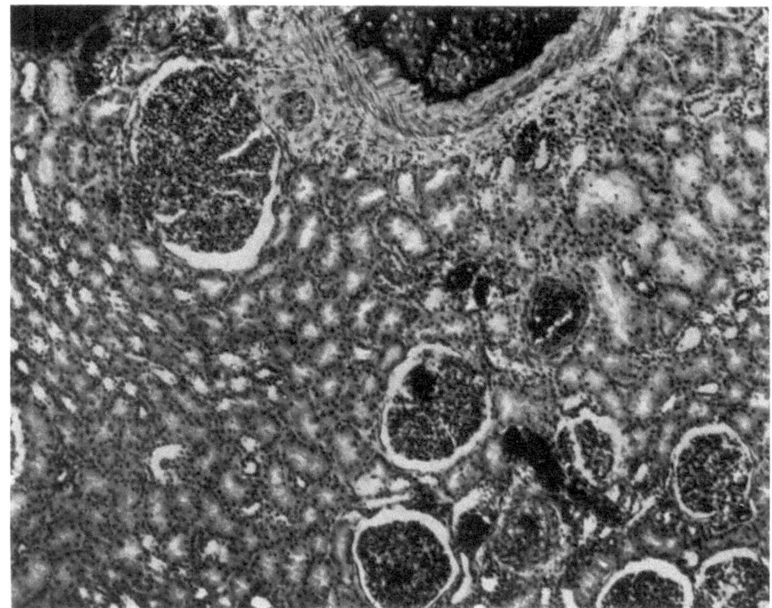

Abb. 10.

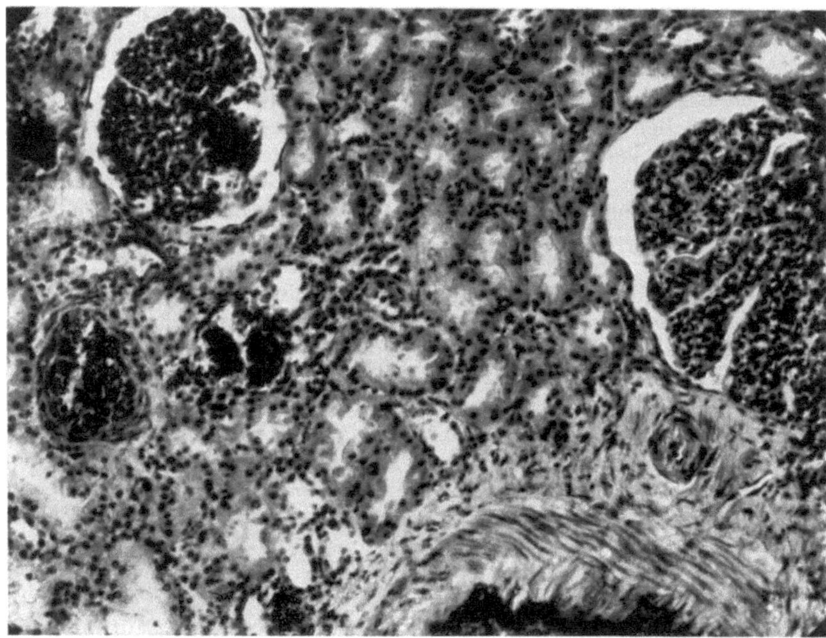

Abb. 11.

Abb. 10 u. 11. Vorwiegend proliferative Glomerulonephritis; Gefäße durchweg strotzend gefüllt; an einem, dem größten der im Gesichtsfeld liegenden Glomeruli auch schon stärkere Exsudation. Leukozyten hier meist verzerrt, nicht rund, sondern manchmal spießfigurenähnlich.

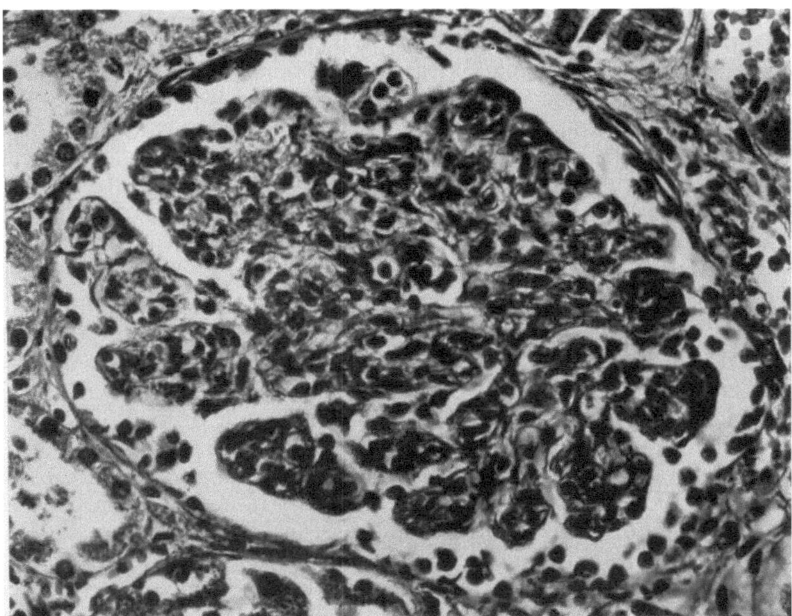

Abb. 12. Vorwiegend exsudative Glomerulonephritis; Schlingen mit fibrinoiden Massen und Leukozyten gefüllt.

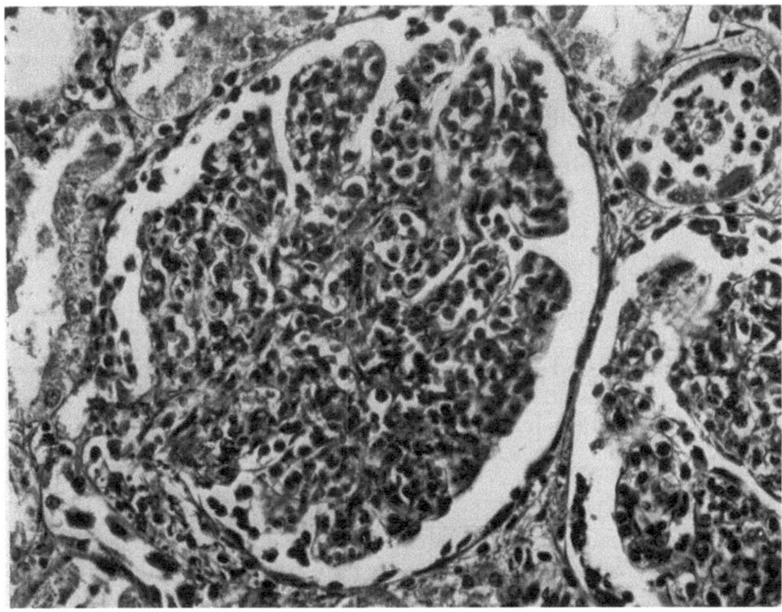

Abb. 13. Vorwiegend exsudative Glomerulonephritis. Leukozyten in die Kanälchen (s. rechts oben) eingeschwemmt.

diffusen exsudativen Nephritis, des entzündlichen Ödems gehören, von dem im nächsten Abschnitt noch einmal die Rede sein soll. Man findet diese Veränderung in den Interstitien einschließlich des periglomerulären Raums bei der diffusen Glomerulonephritis nur ausnahmsweise, für gewöhnlich sind die Veränderungen streng auf den Glomerulus beschränkt, die Interstitien frei. Anderseits sehen wir, wie das im nächsten Abschnitt noch einmal besprochen werden soll, die fraglichen interstitiellen und periglomerulären Veränderungen auch ohne Beteiligung der Glomeruli selbst, so daß der Gedanke doch sehr nahe liegt, es handle sich hier um zwei selbständige Veränderungen, die sich unabhängig nebeneinander entwickeln, gelegentlich aber auch zusammentreffen können.

Zum Schluß möchte ich noch einmal auf die Vielgestaltigkeit der Bilder hinweisen, die wir bei der diffusen Glomerulonephritis antreffen, und von der in den letzten Zeilen ja schon die Rede gewesen ist. Ich habe im ersten Band besonders darauf hingewiesen, daß manchmal die Endothelproliferation, manchmal die Leukozytenexsudation stärker hervortritt, ja die eine oder die andere Veränderung das Bild beherrschen kann. Ich habe auf diesen Punkt seitdem immer und immer wieder geachtet, und ich habe dies noch einmal an einigen Abbildungen zu veranschaulichen gesucht. Stärkere Proliferation siehe bei Abb. 6, 7, 8, dann bei 10 uud 11, stärkere Exsudation bei 12 und 13. In Übereinstimmung mit MCGREGOR kann ich feststellen, daß die Fälle, in denen die Endothelproliferation stärker hervortritt, die häufigeren sind. Die Schlingenblähung fehlt in diesen Fällen, manchmal ist keine Spur von ihr zu finden, dagegen tritt sie in den Fällen, in denen die Exsudation in den Vordergrund tritt, deutlich in Erscheinung. Der Grund dafür ist klar; wir sehen bei dieser Exsudation neben der Ansammlung von Leukozyten auch das Auftreten eiweißreicher, das Schlingenvolumen ausdehnender Massen, die das Aussehen wurstförmiger zylinderähnlicher Bildungen annehmen können. In den Fällen, in denen die Leukozytenexsudation besonders stark hervortritt, sehen wir auch reichlich Leukozyten im BOWMANNschen Raum und in den Kanälchen, manchmal fließen die Leukozyten hier, namentlich in den tiefer gelegenen Abschnitten des Nephrons, zu richtigen Zylindern zusammen. Während also manchmal — häufiger — die Endothelproliferation, manchmal — seltener — die Leukozytenexsudation das Bild beherrscht, sehen wir drittens Fälle, wo beide Vorgänge in etwa gleicher Stärke nebeneinander anzutreffen sind.

Man wird auch dieses Verhalten viel ungezwungener mit der Auffassung einer toxischen Entstehung der Glomerulonephritis vereinigen können als mit der Krampftheorie VOLHARDS. Wenn der Spasmus an den Gefäßen das Wesentliche und Ausschlaggebende wäre, so müßte man doch viel einheitlichere Folgeerscheinungen erwarten; man begriffe nicht, weshalb in dem einen Fall die Exsudation, in dem anderen die Proliferation das Bild beherrscht. Bei der Annahme einer toxischen Entstehung sind wir an das wechselnde Verhalten gewöhnt und geneigt, es mit dem wechselnden Verhalten des Antigens und mit dem Wechsel der Reaktionslage in Beziehung zu setzen. Über Mischfälle von Nephrosen, Glomerulonephrose und Nephritis bei einer Scharlach- und Diphtheriemischepidemie berichtet neuerdings STANKIEVITCZ.

Was den Ausgang der seither besprochenen akuten Glomerulonephritis anlangt, so sind bekanntlich drei Möglichkeiten denkbar: Ausgang in Tod, Ausgang in Heilung oder Übergang in eine subchronische oder chronische Verlaufsart, bei der keine völlige Heilung, sondern nur noch kürzere oder längere Remissionen zu erwarten sind.

Ich habe schon im ersten Band betont, daß die Zeit, welche die Niere braucht, um aus dem akuten in das chronische, das Narbenstadium zu gelangen, äußerst verschieden ist, daß das Narbenstadium in ganz schleichendem Verlauf erreicht werden kann.

VOLHARD stößt sich bei meiner Einteilung in ein akutes, subakutes bzw. subchronisches und chronisches Stadium an der Bezeichnung „Stadium". Es werde dadurch der Anschein erweckt, als ob jede nicht ausgeheilte Nephritis diese Stadien durchlaufen müsse. Dieser Vorwurf ist aber unberechtigt; ich habe auf S. 327 gerade ausdrücklich betont, daß dies nicht der Fall sei, daß die Nierenveränderungen in vielen Fällen ganz schleichend aus dem akuten gleich ins chronische Stadium hinüberwechseln, und daß dann die ersten klinischen Erscheinungen erst zu einer Zeit auftreten, in der das Narbenstadium schon erreicht ist.

VOLHARD hat folgende Einteilung vorgeschlagen:

1. Frühstadium, in dem die Erkrankung noch heilbar ist,
2. Dauerstadium ohne Niereninsuffizienz und
3. Endstadium mit Niereninsuffizienz. Gegen diese Stadieneinteilung kann man aber mit viel größerem Recht den Vorwurf erheben, den VOLHARD mir gemacht hat, wenn man sich auf den Standpunkt stellt, daß bei einer Stadieneinteilung das letzte Stadium immer das Durchlaufen der vorhergehenden voraussetzt. Denn niemand wird doch behaupten können, daß bei jedem Endstadium mit Niereninsuffizienz vorher ein Dauerstadium ohne Niereninsuffizienz durchlaufen werden müsse. Die Fälle von subakuter und subchronischer Glomerulonephritis, selbst die von akuter, die wir auf dem Sektionstisch sehen, stellen doch sozusagen alle „ein Endstadium mit Niereninsuffizienz" dar. Dabei kann an der Heilbarkeit der akuten Glomerulonephritis an sich doch ganz sicher nicht gezweifelt werden.

Bei dem, was VOLHARD als Endstadium mit Niereninsuffizienz bezeichnet, unterscheidet er dann 3 Verlaufsarten: 1. die subakute Nephritis (stürmischer Typ LÖHLEINS, extrakapilläre Form von VOLHARD und FAHR, große weiße [blasse] oder auch bunte Niere[1]);

2. die subchronische Nephritis (intrakapillare Form von VOLHARD und FAHR, milderer Typ LÖHLEINS, chronisch parenchymatöse Nephritis, große oder kleine glatte, weiße Niere der Anatomen);

3. die fein oder grob granulierte „sekundäre Schrumpfniere" ganz chronischen Verlaufs.

Dazu ist aber zu sagen, daß auch die intrakapilläre Form „subakut" verlaufen kann. Bei den im ersten Band gegebenen Beispielen betrug bei Fall 22 einer typischen intrakapillären Glomerulonephritis die klinisch verfolgbare Dauer der Erkrankung etwa 6 Wochen, bei Fall 25 einer typischen extrakapillären Nephritis dagegen etwa 8 Wochen. So sehr auch ich davon überzeugt bin, daß die extrakapilläre Glomerulonephritis im großen und ganzen eine schwerere Schädigung bedeutet als die intrakapilläre Form, so möchte ich doch vor einer zu schematischen Einteilung und einer Überschätzung des histologischen Bildes bei der Beurteilung der klinischen Verlaufszeit warnen. Man kann aus dem histologischen Bild eine exakte Diagnose stellen, d. h. man kann dieses Bild in bestimmte Beziehung zu einer klinischen Form der Nierenerkrankung bringen, man kann auch bis zu einem gewissen Grade die Verlaufsart herauslesen, aber man kann — leider — nicht so weit gehen, daß man auf Grund des histologischen Bildes selbst subakute und subchronische Verlaufsart streng gegeneinander abgrenzen, mit anderen Worten, ein bestimmtes Urteil über die Verlaufszeit abgeben kann. Deshalb habe ich subakutes und subchronisches Stadium in einem gemeinsamen Abschnitt abgehandelt, weil ich immer wieder sehe, daß

[1] Hier wird doch ganz gewiß kein „Dauerstadium ohne Niereninsuffizienz" durchlaufen.

diese beiden Verlaufsarten nicht scharf gegeneinander abgrenzbar sind und ein Rückschluß aus dem histologischen Bild auf die Verlaufszeit nur im großen Rahmen und mit großer Vorsicht gestellt werden kann. Ich möchte bei dieser Gelegenheit auch auf die Ausführungen in meinem Anuriereferat auf dem Urologenkongreß in Wien (l. c.) verweisen. Ich habe dort einmal über einen Fall berichtet, bei dem die Glomerulonephritis 18 Tage bestand und wo die Patientin am 8. Tag anurisch wurde, die Anurie also 10 Tage bestand. Klinisch war also der Verlauf ein ganz akuter. Dabei bestand hier eine extrakapilläre Glomerulonephritis, deren histologisches Bild viel eher an eine subakute Verlaufsart hätte denken lassen, denn es bestand schon eine so schwere Glomerulusverwüstung, ein so ausgedehnter Untergang der Kanälchen mit Narbenbildung, wie man es bei akuten Glomerulonephritiden für gewöhnlich niemals findet. In einem zweiten Fall, bei dem die Erkrankung 5 Wochen bestand, fand sich histologisch das Bild ganz akuter Glomerulonephritis ohne den geringsten Kanälchenuntergang, Proliferation und Exsudation in den Glomerulis, ohne jede Ansätze einer Hyalinisierung des Glomerulus mit starken Blutungen in die BOWMANschen Kapseln und Kanälchen; zuletzt war auch hier die Nierenfunktion völlig aufgehoben. Die Patientin, ein 9jähriges Mädchen, war fast völlig anurisch, nur wenige Tropfen blutigen Urins waren noch zu erhalten. Auf einen dritten damals gezeigten Fall erübrigt sich hier einzugehen. Ich wollte nur zeigen, daß auch zwischen akuter und subakuter Verlaufsart auf Grund des histologischen Bildes keineswegs in jedem Fall mit Sicherheit entschieden werden kann.

Ich bin mir also des Problematischen einer Stadieneinteilung völlig bewußt. Ich habe auch gar nichts dagegen einzuwenden, das Wort „Stadium" hier völlig fallen zu lassen, ebenso wie ich bei der Nephrose das Wort Stadium mehr und mehr durch die meines Erachtens treffendere Bezeichnung „Intensitätsgrad" ersetzt habe. Dann muß aber auch die VOLHARDsche Stadieneinteilung fallen, denn daß ihr dieselben Unzulänglichkeiten anhaften wie allen anderen, glaube ich oben gezeigt zu haben.

Eine Einteilung müssen wir aber bei der Glomerulonephritis haben, und dabei empfiehlt es sich vielleicht doch noch am ehesten, von drei Verlaufsarten: einer akuten, subakuten bzw. subchronischen und einer chronischen zu sprechen, wobei aber sofort zu betonen ist, daß diese drei Verlaufsarten fließende Übergänge ineinander zeigen, und daß aus der Verlaufsart nur in ganz großen Zügen auf die Verlaufszeit geschlossen werden kann.

Die akute Verlaufsart ist in der Regel histologisch auf den Glomerulus beschränkt, äußert sich in Proliferation und Exsudation, läßt noch keine Hyalinisierung bzw. Verödung des Knäuels erkennen, die Kanälchen sind wenig verändert, das grobe Strukturbild völlig erhalten, klinisch kann diese Verlaufsart in Heilung oder in tödliche Niereninsuffizienz ausgehen, oder aber in die subakute bzw. subchronische, oder schließlich ganz schleichend in die chronische Verlaufsart, ins Narbenstadium hinüberführen.

Wie schwankend die Grenzen der akuten gegenüber der subakuten Verlaufsart sind, zeigen die oben mitgeteilten Fälle.

Bei der subakuten Verlaufsart, die mit der subchronischen zusammen betrachtet werden muß, weil hier die Grenzen völlig ineinanderfließen, sind die Veränderungen am Glomerulus dadurch ausgezeichnet, daß die Endothelproliferation und Leukozytenexsudation mehr und mehr hinter der fortschreitenden Hyalinisierung bei der intrakapillären, der Hyalinisierung plus Epithelproliferation bei der extrakapillären Form zurücktritt. Die Beteiligung der Kanälchen in Form degenerativer Veränderungen oder in Form völliger Atrophie tritt mehr und mehr hervor, das Strukturbild erleidet durch Narbenbildung, fortschreitende Verbreiterung der Interstitien schon Einbußen. Gefäßveränderungen im Sinne einer Endarteriitis und Wandnekrose treten in manchen Fällen deutlich in Erscheinung. Klinisch ist bei dieser Verlaufsweise keine Heilung mehr zu erwarten; wir sehen entweder Insuffizienz oder Übergang zur chronischen Glomerulonephritis.

Diese chronische Verlaufsart, die sekundäre Schrumpfniere, ist gekennzeichnet durch den Wechsel zwischen Untergang des spezifischen Parenchyms und Regenerationsvorgängen. Man sieht einerseits Narbenbezirke, in denen die untergegangenen Glomeruli und Kanälchen aufgegangen sind, neben Glomerulis mit rudimentären Entzündungsvorgängen, in teilweiser oder vorwiegender Verödung, anderseits lebhafte Regenerationsbestrebungen an dem funktionierenden Nierenrest in Form dicht beisammenliegender erweiterter Kanälchen mit Seitensprossen usw., wie das in Band I ausführlich geschildert ist. Gefäße in sehr vielen Fällen stark verändert.

Klinisch entspricht diesen Veränderungen ein Dauerstadium mit Nierenstörungen, aber ohne Niereninsuffizienz, bis schließlich auch hier ein Endstadium mit Niereninsuffizienz Platz greift.

Die Frage, wodurch der Übergang aus der akuten Verlaufsart in die subchronische und chronische zustande kommt, ist noch lebhaft umstritten.

Bleiben wir bei der Auffassung, daß die akute Glomerulonephritis durch die Endotoxine des Streptokokkus und Pneumokokkus hervorgerufen wird, so sind die zum Tode führenden Nierenveränderungen im akuten Stadium natürlich auch auf diese Vergiftung zurückzuführen. Auch der tödliche Ausgang im subakuten Stadium kann wohl noch mit der ursprünglichen Giftwirkung in ursächliche Beziehung gebracht werden.

Haben wir dagegen die subchronische oder gar die chronische Verlaufsart vor uns, so ist es kaum möglich, die in diesen Fällen oft viele Jahre zurückliegende Wirkung des Giftes, das doch längst aus dem Körper verschwunden sein muß, für die Veränderungen verantwortlich zu machen. KOLLERT führt auch solche ganz chronischen Fälle auf die gleichen Infekte zurück wie die akuten. Er begründet das damit, daß sich in allen von ihm untersuchten Fällen von ganz schleichend verlaufender Glomerulonephritis infektiöse Schädigungen oder Residuen von solchen, z. B. narbige Streifen in den Tonsillen, gefunden haben. KUTSCHERA-AICHBERGEN weist aber mit Recht darauf hin, daß mit diesen Befunden nicht allzu viel anzufangen sei, weil man sie zu häufig findet.

Auch LONCOPE und seine Schüler nehmen an, daß die Progredienz von der akuten zur chronischen Glomerulonephritis bedingt sei durch wiederholte, zum Teil unbemerkte Exazerbationen infolge von Rezidiven des ursprünglichen Streptokokkeninfektes. Sie stützen diese Annahme damit, daß es ihnen in der Mehrzahl der chronischen Nephritiden gelang, bakteriologisch Streptokokken im Nasopharynx oder den Sinus nachzuweisen. Doch haben auch sie Fälle von subakuter Nephritis mit tödlichem Ausgang beobachtet, bei denen die Streptokokken weder im Leben, noch nach dem Tode nachgewiesen werden konnten. Sicher sind die LONCOPEschen Untersuchungen sehr interessant und regen zu Nachuntersuchungen an. Ich bin aber einstweilen der Meinung, daß man zum mindesten die chronischen Glomerulitiden nicht in dieser Weise erklären kann. Einmal liegen die Dinge ja vielfach so, daß der ursprüngliche Infekt ganz leicht war und von dem Träger der Schrumpfniere gar nicht bemerkt wurde, daß auch weiterhin nichts von Infektion bekanntgeworden ist; zweitens fällt gerade bei den ganz chronisch verlaufenden Fällen die Geringfügigkeit der entzündlichen Veränderungen auf, die man an den noch erhaltenen Glomerulis findet. Man kann hier von „rudimentären“ Entzündungserscheinungen sprechen. Ich konnte diese Geringfügigkeit der entzündlichen Veränderungen: — auf einzelne Schlingen beschränkte, keineswegs erhebliche Kernvermehrung, Verklumpung einzelner Schlingen — kürzlich an einer Probeexzision feststellen, die Kollege RIEDER bei einer Glomerulonephritis chronischer Verlaufsart vorgenommen hatte. Viele Glomeruli schienen histologisch unverändert, oder kaum verändert, andere völlig verödet. Gefäße waren ohne nennenswerten Befund. Jedenfalls stehen diese Veränderungen in auffallendem Gegensatz zu den ganz diffusen Veränderungen bei den akuten und subakuten Formen. Dadurch drängt sich natürlich der Gedanke auf, daß die Dinge hier ätiologisch anders liegen müssen. Ich habe die Ansicht vertreten, daß die Empfindlichkeit der Glomeruli, die sie durch die überstandene akute Entzündung erworben haben, die wichtigste Rolle beim Chronischwerden der Erkrankung spielt. Ich habe das Chronischwerden der Glomerulitis stets als Schulbeispiel für die von LUBARSCH und RÖSSLE verfochtene Auffassung angesehen, daß durch eine akute Entzündung eine Empfindlichkeit der betreffenden Stelle erzeugt werden kann, die zur Folge hat, daß physiologische Reize wie pathologische wirken und dazu führen, daß die akute Entzündung zur chronischen wird[1].

Die Empfindlichkeit des Glomerulus ist dabei das Wesentliche, ich möchte das noch einmal ausdrücklich den Versuchen von BUSS und denen von ANDERSEN und HILDING gegenüber betonen, denen es bei Tieren, die sie auf verschiedene Weise urämisch gemacht haben, nicht gelang, entzündliche Veränderungen am Glomerulus durch die urämische Vergiftung auszulösen. Ich werde im Kapitel Nephrosklerose auf diese Versuche noch einmal zurückkommen müssen.

Eine wesentlich andere als die von mir vorgetragene Meinung wird von VOLHARD und seiner Schule, vor allem von KOCH, vertreten. Für VOLHARD und KOCH ist nicht nur die akute, sondern auch die subakute und subchronische und chronische Glumerulonephritis keine Entzündung, sondern die Folge einer Durchblutungsstörung. Was wir allerdings als Entzündung ansprechen sollen, wenn die verschiedenen Stadien oder Verlaufsarten der Glomerulonephritis keine sind, das weiß ich nicht, und ich kann mir nicht denken, daß KOCH mit den Gedankengängen, die er auf Grund seiner histologischen Untersuchungen anstellt, bei uns Pathologen Zustimmung findet. Wenn ich an einer Stelle des Körpers eine Veränderung feststelle, die alle anerkannten Zeichen einer Entzündung erkennen läßt, dann ist das eine objektive Tatsache, die nicht durch Überlegungen von der klinischen Seite her aus der Welt geschafft werden kann, wenn man nicht — wie RICKER — den Entzündungsbegriff überhaupt ablehnt; aber soweit gehen doch VOLHARD und KOCH, wenn ich sie recht verstehe, keineswegs. Ich muß hier auf die grundsätzliche Einstellung KOCHs gegenüber der Verwertung von histologischen Untersuchungen und den Beziehungen zwischen klinischer und pathologisch-anatomischer Forschung mit einigen Worten vorweg eingehen, ehe ich auf Grund der vorhandenen Tatsachen auch hier wieder zu der Theorie VOLHARDs Stellung nehme. KOCH schreibt, nachdem er mit vollem Recht die große Wichtigkeit einer möglichst genauen klinischen Untersuchung für den Vergleich mit den pathologisch-anatomischen Resultaten betont hat: „Geht man nur von den pathologisch-anatomisch feststellbaren Veränderungen aus, so kann das leicht zu Verwirrung und Trugschlüssen schon bei der Deutung des histologischen Bildes führen". Das wird man doch nur dann zugeben können, wenn einer von Histologie nichts versteht. Vor allem aber wird man beim Lesen dieser Sätze das unbehagliche Gefühl nicht los, daß hier verlangt wird, der Histologe solle sich die Bestätigung seiner Diagnose beim Kliniker holen, statt, wie bisher, der Kliniker beim Pathologen. Ich kann nicht eindringlich genug vor einer solchen Umwertung aller Werte warnen.

[1] Dieses Handbuch, Bd. I, S. 327f.

Mit allem Nachdruck muß ich daran festhalten, daß sich auf Grund histologischer Kriterien, wie überall in der Pathologie, so auch in der Nierenpathologie, ganz bestimmte Diagnosen stellen lassen. Diese notwendigen Kriterien müssen bei objektiver Vergleichung von klinischem und anatomischem Bild in Reihenuntersuchungen gewonnen sein. Es muß dabei festgestellt werden, was für die fragliche Diagnose wichtig und ausschlaggebend und was nebensächlich ist. Derartige Kriterien lassen sich bei den verschiedenen Verlaufsarten der Glomerulonephritis ebenso beibringen, wie bei den zwei Formen der Nephrosklerose. Es läßt sich auf Grund dieser Kriterien ebenso eine Differentialdiagnose stellen, ebenso wie z. B. zwischen Aortitis luica und Arteriosklerose, vorausgesetzt natürlich, daß es sich um typische Fälle und nicht um Misch- und Grenzformen handelt, die es ja auf jedem Gebiet der Pathologie gibt.

Wenn nun aber ein histologisches Bild gewonnen ist, auf Grund dessen wir eine bestimmte Diagnose stellen können, dann ist das doch sicher objektiver und eindeutiger als die schwankenden und vieldeutigen klinischen Erscheinungen, und es hieße doch die ganze Grundlage zwischen Klinik und Pathologie verschieben, wenn man nun von dem Pathologen mit Koch fordern wollte, daß er seine histologische Diagnose dem jeweiligen klinischen Fall oder bestimmten klinischen Symptomen anpassen soll. Dann würde die pathologische Anatomie aus der Helferin zur Magd der Klinik, etwa in dem Sinne, wie im Mittelalter die Philosophie als „ancilla theologiae“ galt. Entweder muß man auf die Hilfe der pathologischen Anatomie ganz verzichten — manche Kliniker, die nur in funktionellen Vorstellungen leben und die Morphologie völlig vernachlässigen, scheinen dazu nicht übel Lust zu haben —, oder aber, wenn man als Kliniker die Hilfe des pathologischen Anatomen in Anspruch nimmt, dann muß man sich auch an die histologischen Kriterien halten und ihnen den Vorzug bei der Beurteilung des Falles geben, natürlich nur, soweit sie positiver Natur sind. Das Negative beweist nie etwas und eine „Glomerulonephritis ohne Glomerulonephritis“ z. B. ist meines Erachtens, auf gut deutsch gesagt, Unsinn.

Ich muß hier Volhard gegen seinen eigenen Schüler zu Hilfe rufen. Volhard schreibt auf S. 1381 seines Buches: „Es ist ja aber auch nicht das Ziel unseres Studiums der Pathologie, das gar nicht eingehend genug sein kann, am Krankenbett histologische Diagnosen zu stellen. Dieses Studium ist aber sehr notwendig, wenn wir unsere klinischen Befunde verstehen, aus dem Vergleich des klinischen mit dem histologischen Befund in typischen Fällen das lernen wollen, was wir vor allem brauchen: Ein Verständnis für das Wesen des Krankheitsvorganges und seiner klinischen und histologischen Symptome.“ Ich kann diese Worte nicht nachdrücklich genug unterstreichen. Aber diese Würdigung der pathologischen Anatomie muß dann auch dazu führen, daß wir histologische Kriterien, die gesetzmäßig auftreten, als maßgebend werten, und wenn wir es mit atypischen Verlaufsweisen und atypischen histologischen Bildern zu tun haben, deren Vorkommen Volhard mit Recht nachdrücklich betont, dann müssen wir das Wesentliche von dem Unwesentlichen oder weniger Wesentlichen nach Möglichkeit trennen. Ich will versuchen, in den folgenden Ausführungen, dort, wo ich mit meinen eigenen histologischen Beobachtungen zu Worte komme, das, so gut ich kann, zu tun.

Nach diesen mehr allgemeinen Bemerkungen gehe ich zu der Frage über, ob die Volhardsche Spasmentheorie auf die subakute bis subchronische Glomerulonephritis angewendet werden kann, ob Koch recht hat, wenn er schreibt: „die morphologisch feststellbaren Veränderungen in der Niere — zu ergänzen: bei den nicht ausgeheilten Verlaufsarten der Glomerulonephritis — lassen sich in ihrer Gesamtheit nur als Durchblutungsstörung, nicht aber als entzündlich deuten“.

VOLHARD erklärt sich dabei die Vorgänge bei den verschiedenen Verlaufsarten der nicht ausgeheilten Glomerulonephritis in folgender Weise:

Die subakute Verlaufsart bezeichnet er als den höchsten Grad der dauernden Durchblutungsstörung im Glomerulus, die schwerste asphyktische Schädigung an den Glomeruli und den kleinen Gefäßen erwarten läßt. „Der Plasmastrom, der die Stenose passiert, genügt gerade, um eine Nekrose zu verhüten; der Knäuel, nicht mehr entfaltet, sinkt zusammen; die Schlingen verkleben oder werden verschlossen unter Organisation der zellreichen Endothelwucherung, und das Epithel wird, wie WEIGERT sich vorstellte, durch den Hemmungsfortfall zur raumausfüllenden ‚Ersatz'proliferation oder, wie wir heute annehmen, durch die stagnierenden Abbauprodukte (bei Einstellung der spezifischen Funktion) zur phagozytären Wucherung angeregt."

Bei der subchronischen Verlaufsart, die er als glomerulären Typus bezeichnet, schreibt er: „bei einem weniger hohen Grad und geringerer Tiefenwirkung der fortdauernden angiospastischen Durchblutungsstörung bleibt die Form der Glomerulusknäuel und eine dürftige Glomerulusdurchblutung erhalten, es kommt nicht zu einer ‚Verschiebung der Raumäquivalente' (WEIGERT) und raumausfüllenden Nachbarschaftswucherung der Kapselepithelien. Dem Verschluß der Schlingen und Untergang der Glomeruli geht ein ‚peristatischer' Zustand von verlangsamter Durchströmung (mit erythrozytenarmem Blut) in erweiterten Kapillaren voraus mit starker Exsudation von Bluteiweiß. Die schon besprochene Endothelwucherung innerhalb der Schlingen führt zur Organisation, die verlangsamte Durchblutung, die Saft- und Säurestauung zu Eiweißdurchtränkung und zur Hyalinisierung der Schlingen. Die Diffusion von Gewebsabbauprodukten oder der Eiweißdurchtritt durch die — infolge der Säurestauung — durchlässiger gewordene Kapselmembran führt — so kann man sich vielleicht den Vorgang der chronischen ‚Entzündung' vorstellen — zur Alterierung und Nachbarschaftswucherung der Elastika der Glomeruluskapsel bzw. des perikapsulären Bindegewebes. Als Vorstadium dieser perikapsulären Wucherung kann man die häufig zu beobachtende ödematöse oder Eiweißdurchtränkung des perikapsulären Gewebes betrachten".

Die chronische Verlaufsart wird als vaskulärer Typ bezeichnet: „Hier hat mit Nachlassen der allgemeinen und renalen Gefäßkontraktion oder mit Zunahme der Herzkraft das Blut sich wieder einen Weg durch die vormals blutleeren Schlingen gebahnt, und wir müssen annehmen, daß der glomerulitische Prozeß im wesentlichen zur Ausheilung gekommen ist, denn viele Jahre lang kann die Funktion der Niere und die Leistungsfähigkeit des Trägers ausgezeichnet sein.

Aber der Blutdruck bleibt erhöht, oder er steigt wieder an und die allgemeine und renale Gefäßkontraktion nimmt allmählich immer mehr zu. Mit wachsender Gefäßkontraktion wird die Herzarbeit immer mehr gesteigert, der Durchblutungsaffekt geringer, der Blutfaden, der die Nierenarterien durchströmt, immer dünner, die rhythmische Blutversorgung der einzelnen Elemente immer unregelmäßiger. Einzelne Elemente erhalten dauernd zu wenig Blut; sie atrophieren, und das Kanälchen geht unter Wucherung des zugehörigen Bindegewebes zugrunde. In den besser durchbluteten Partien stellt sich die kompensatorische Hypertrophie der sekretorischen Elemente ein, die lange Zeit eine ungestörte Funktion sichert. Ganz allmählich nimmt die Zahl der sekretorischen Elemente ab, die allgemeine und renale Gefäßkontraktion immer mehr und mehr zu, es kommt zu dem charakteristischen Krankheitsbilde der allgemeinen Ischämie, die in der Niere den Untergang der noch erhaltenen Elemente beschleunigt, bis schließlich der Nierenrest nicht mehr genügt. Die Form, in der die Elemente zugrunde gehen, ist die der allmählichen Erstickung und Atrophie, wobei sich die Glomeruli in hyaline Kugeln umwandeln." „Bei dieser ganz chronischen Verlaufsart wird das histologische Bild ganz von der Endarteriitis und der gruppenweisen Hyalinisierung von Glomeruli, das klinische Bild von dem ‚blassen' Hochdruck beherrscht. Hier besteht eine enge innere Beziehung zwischen der 3. Verlaufsart der nichtausgeheilten Nephritis und der 3. monosymptomatischen Form der Sklerose. Wir können daher von einer chronischen Nephritis mit ‚sklerotischem Einschlag' sprechen, zumal sich diese endarteriitische Verlaufsart mit Vorliebe mit Arteriosklerose der Nierengefäße kombiniert. Und nur die Kenntnis der Vorgeschichte schützt vor einer Verwechslung der sekundären mit der primären Schrumpfniere." Mit der Widerlegung des letzten Satzes werde ich mich beim Kapitel „maligne Nephrosklerose" beschäftigen und wieder zeigen, daß in allen typischen Fällen die Scheidung zwischen sekundärer und vaskulärer Schrumpfniere auf Grund histologischer Kriterien auch ohne Kenntnis der Vorgeschichte mit Sicherheit gelingt.

Hier müssen wir uns mit der Frage beschäftigen, ob die VOLHARDsche Vorstellung von der Pathogenese der nichtausgeheilten Glomerulonephritis richtig ist.

Wenn VOLHARD sich auch gegen eine völlige Gleichsetzung seiner Vorstellungen mit denen RICKERs wehrt und an vielen Stellen — theoretisch wenigstens — ebenso wie sein Schüler KOCH Folgen der Durchblutungsstörung und Entzündung voneinander trennt, den Entzündungsbegriff im Gegensatz zu RICKER also anerkennt, so bewegen sich die eben zitierten Ausführungen doch ganz in den Vorstellungen RICKERs. Sämtliche Veränderungen bei der nichtausgeheilten Glomerulonephritis werden mit Zirkulationsstörungen in Beziehung gebracht. Auch die Epithelproliferationen, die sog. Halbmonde, sollen nichts mit Entzündung zu tun haben.

KOCH schreibt zwar: „Nicht aufgeklärt ist die Entstehung und Bedeutung der Epithelwucherungen, der Halbmonde." Aus seinen weiteren Ausführungen geht aber mit Bestimmtheit hervor, daß er sie nicht für entzündlich hält. VOLHARD schreibt ausdrücklich, daß er in dem Vorkommen der halbmondförmigen Wucherung kein Kriterium der „echten Entzündung" sehen kann. „Ich sehe" schreibt er weiter, „in der Wucherung des Kapselepithels, wenn der Glomerulus nach Zusammensinken des Kapillarknäuels zugrunde geht, denselben Vorgang, wie in der zwiebelschalenförmigen Wucherung des Kapselbindegewebes, wenn der Glomerulus unter Erhaltung seiner Form zugrunde geht, der Wucherung des intertubulären Bindegewebes, wenn das Parenchym zugrunde geht, des Bindegewebes der Nierenkapsel, das herdförmig wuchert, wenn einzelne Elemente zugrunde gehen, diffus, wenn die ganze Niere infolge der Unterbindung der Arterie (AUFRECHT) zugrunde geht". Die Vergleiche, die VOLHARD hier heranzieht, sind aber völlig unzutreffend. Eine derartige Vergleichung, die voraussetzt, daß es sich auch bei der Halbmondbildung um eine sekundäre, eine reaktive, den Organisationsvorgängen zuzurechnende Veränderung handelt, wäre doch nur dann gestattet, wenn die Halbmondproliferation sich immer nur dann entwickelt, „wenn der Glomerulus nach Zusammensinken des Kapillarknäuels zugrunde geht". Das ist aber ganz bestimmt nicht der Fall. Wir sehen diese Epithelproliferationen auch an Glomerulis, bei denen eine ganz floride Entzündung besteht, wo einzelne Schlingen noch durchgängig sind, wo von einem Kollaps, von einem Untergang des Knäuels noch nicht gesprochen werden kann. Anderseits sieht man die Epithelproliferationen in sehr vielen Fällen an sehr vielen Knäueln fehlen, trotzdem die völlige Schlingenverödung durch intrakapilläre Prozesse zustande gekommen ist. Warum bleibt nun hier die Kapselproliferation aus, wenn die Glomerulusverödung das maßgebende, das treibende Moment für ihre Entstehung ist. Die perikapsuläre Bindegewebsreaktion nach Glomerulusuntergang, die interstitielle Narbenbildung nach Tubulusuntergang, die VOLHARD zum Vergleich heranzieht, die fehlen nie; hier sehen wir eine gesetzmäßige Verknüpfung, hier handelt es sich um unzweifelhafte Organisationsvorgänge, bei der Halbmondbildung nicht, und wir haben natürlich nicht den geringsten Grund, an der entzündlichen Natur dieser Epithelproliferationen zu zweifeln, zumal wir sehen, daß sie in einer gewissen Zahl von Fällen nicht nur mit Leukozyten-, sondern auch mit starker Fibrinexsudation vergesellschaftet ist. Bei der herdförmigen Glomerulonephritis erkennt VOLHARD den entzündlichen Charakter der Halbmonde an, es besteht aber histologisch doch nicht der leiseste Unterschied zwischen einem Halbmond bei einer herdförmigen und einem Halbmond bei einer diffusen Nephritis, warum soll er also bei einer diffusen Nephritis nicht auch entzündlicher Natur sein. VOLHARD und KOCH sind nun weiterhin der Meinung, bei der subakuten und subchronischen Verlaufsart könnten die Veränderungen deshalb nicht entzündlich sein, weil man „bei der subakuten Verlaufsart Wochen und Monate nach Beginn der von Anfang an zweifellos diffusen Erkrankung noch alle für die akute Phase charakteristischen Knäuelveränderungen (Vergrößerung bis zum Schlingenprolaps, Erythrozytenleere, Schlingenablösung, Kernreichtum) antreffen kann" (VOLHARD, S. 1364). Und KOCH sagt: „Wie müßten die Knäuel aussehen, wenn es sich um eine entzündliche Kapillaritis handelte, die nicht tagelang, wie in der akuten Phase, sondern 5 Wochen und sogar 6 Monate besteht. Daß ein Knäuel 6 Monate lang organisch von der Durchblutung abgesperrt ist, ohne andere schwerere Veränderungen erkennen zu lassen, ist ausgeschlossen." Wer spricht aber denn davon, daß es sich bei einer Glomerulonephritis um eine „organische Absperrung in der Durchblutung" handelt. Von einer Absperrung Drosselung usw. des Blutstroms reden doch nur VOLHARD und seine Schüler, ich selbst habe doch stets das Gegenteil behauptet. Bei der Glomerulonephritis handelt es sich, wie bei jeder Entzündung, um eine Zirkulationsstörung, aber niemals um eine Absperrung des Blutstroms[1]. Im Gegenteil, es ist erstaunlich — darauf hat JORES doch schon vor vielen Jahren hingewiesen und die Injektionsversuche der VOLHARDschen Schule, ebenso wie die von BAEHR und RITTER, bestätigen das nur — wie lange die Glomerulusschlingen selbst bei chronisch entzündlichen Vorgängen noch durchgängig sind, wie lange man noch einzelne rote Blutkörperchen ohne weiteres im Glomerulus nachweisen kann, die bei flüchtiger Betrachtung mit schwachen Systemen zunächst blutleer erscheinen.

Überall im Körper sehen wir doch, daß die Entzündung in ganz verschiedener Weise abläuft, bald schneller, bald langsamer, bald unter allmählichem, bald unter ganz raschem Schwund des spezifischen Gewebes, bald unter Vortreten der exsudativen, bald unter Vortreten der proliferativen Vorgänge. Warum soll das also in der Niere anders sein. Gerade der außerordentliche Wechsel der verschiedenen Vorgänge im Verlauf der subakuten und subchronischen Formen ist meines Erachtens weit ungezwungener mit der Vorstellung einer entzündlichen Natur der fraglichen Veränderungen in Zusammenhang zu bringen als mit der Drosselungstheorie. Und gerade diese Verschieden-

[1] Der Irrtum kommt wohl daher, daß VOLHARD und KOCH an eine organische Absperrung denken, wenn ich — wie andere — davon rede, daß das Exsudat den roten Blutkörperchen den Weg in die Glomerulusschlingen versperre. Hier handelt es sich aber doch nur um eine Stockung durch eine bewegliche, dauernd wechselnde Masse, nicht um einen organischen Verschluß. Auch die Endothelschwellung macht keinen völligen Verschluß. Deshalb kann das Exsudat den roten Blutkörperchen doch bis zu einem gewissen Grade den Weg versperren nach dem Gesetz von der Undurchdringlichkeit der Körper, denn dort, wo das Exsudat liegt, kann nicht gleichzeitig eine Ansammlung roter Blutkörperchen wie in der Norm zu finden sein.

artigkeit der Erscheinungen wird ja auch von VOLHARD und KOCH ausdrücklich hervorgehoben. KOCH schreibt in seiner Arbeit über 7 Fälle von diffuser Glomerulonephritis subakuter Verlaufsart: „Wir haben die Wucherungen während der akuten Phase schon nach 6 Tagen gefunden, sie fehlten nach 21 völlig; in den vorliegenden 7 Fällen fanden wir sie ganz verschieden zahlreich und ganz verschieden stark. Sie beherrschen nach $1^1/_2$ Monaten und nach 14 Tagen das Bild, sie treten nach 6 Monaten ganz zurück. Wir haben sie aber auch bei der ganz chronischen Verlaufsart der diffusen Glomerulonephritis, der der sekundären Schrumpfniere und bei der malignen Sklerose nie vermißt." Das kann man Wort für Wort unterschreiben, wenn aber KOCH weiterhin schreibt „diese völlige Unabhängigkeit der Halbmonde von der Krankheitsdauer der Glomerulonephritis spricht ebenso, wie ihr Auftreten bei der malignen Sklerose gegen eine entzündliche Genese", so habe ich dem oben Gesagten nichts weiter hinzuzufügen.

Der VOLHARDschen Auffassung von der Pathogenese der chronischen Glomerulonephritis hat sich KUTSCHERA-AICHBERGEN[1] vollinhaltlich angeschlossen. Auch er meint, „daß bei der Entstehung der chronischen Krankheitsphase Gefäßveränderungen von ausschlaggebender Bedeutung sind. Diese Gefäßveränderungen sind anfangs funktionell und reversibel, später werden sie morphologisch fixiert und irreversibel". Besondere histologische Tatsachen zur Stütze dieser Ansicht liefert KUTSCHERA-AICHBERGEN nicht, dagegen haben VOLHARD und KOCH nachzuweisen gesucht, daß bei der nichtausgeheilten Glomerulonephritis Gefäßveränderungen von maßgebender Bedeutung seien. Daß hier sehr erhebliche Gefäßveränderungen vorkommen, habe ich, wie LÖHLEIN, stets betont. Ich habe auch — ebenso wie LÖHLEIN — gefunden, daß diese Gefäßveränderungen schon sehr früh, schon im subakuten Stadium, vorkommen können. Ich bin ferner mit VOLHARD durchaus einer Meinung, daß man diese Arteriolenveränderung nicht der Arteriosklerose gleichzusetzen darf, daß es sich hier um eine Endarteriitis und Gefäßwandnekrose handelt, wenn auch langsamer sich entwickelnde Veränderungen, namentlich bei den ganz chronischen Formen der Arteriosklerose näher stehen[2].

Worin ich aber mit VOLHARD und KOCH durchaus nicht übereinstimmen kann, das ist in der Auffassung, daß dieses Gefäßveränderungen das Wesentliche und Ausschlaggebende beim Übergang der akuten in die chronischen Formen darstellen. Ich habe das schon im ersten Band betont; da VOLHARD in seinem neuesten Werk die Meinung wieder ganz und gar in den Vordergrund stellt, sehe ich mich genötigt, noch einmal wieder auf diesen Punkt einzugehen.

Greift man einzelne Fälle heraus, so fällt es nicht schwer, eine Anzahl Befunde zusammenzustellen, bei denen von der subakuten bis zur chronischen Verlaufsart der nichtausgeheilten Glomerulonephritis Veränderungen entzündlicher und nekrotisierender Art an den kleinen Nierengefäßen zu finden sind, Veränderungen,

---

[1] Die Entstehung des ursprünglichen — funktionellen reversiblen Spasmus stellt sich KUTSCHERA-AICHBERGEN etwas anders vor, als VOLHARD in seinem neuesten Werk; er denkt hier doch offenbar an extrarenale Einflüsse. Er schreibt: „Die Tatsache, daß eine Hochdrucknephritis durch so verschiedene Ursachen (Infektionen, Gravidität, Blei) ausgelöst werden kann und daß Infektionen an sich doch gar keine spasmogene oder blutdrucksteigernde Wirkung zukommt, legt den Gedanken nahe, daß es vielleicht weniger auf die Art des Reizes ankommt, sondern daß die spastische Reaktion der Arteriolen auch auf einer Änderung der Gefäßreizbarkeit beruhen könnte." Man sieht, zu welchen Hilfshypothesen man greifen muß, wenn man eine so einfache Sache, wie eine Entzündung, auf eine so unwahrscheinliche Weise, wie durch einen Spasmus, erklären will.

[2] Siehe über diese Gefäßveränderungen und die Art ihrer Entstehung. Dieses Handbuch, Bd. I, S. 333—334.

wie sie KOCH in der mehrfach zitierten Arbeit in 7 Fällen beschrieben hat. Ich habe mein Material noch einmal durchgesehen und könnte die Befunde von KOCH verdreifachen oder vervierfachen. Aber ich halte diese Veränderungen auch heute noch, wie ich das im ersten Band schon auseinandergesetzt habe, in Übereinstimmung der Mehrzahl der Autoren, die sich mit diesem Problem beschäftigt haben (s. neuerdings auch FIHSBERG), für sekundär. Schon im akuten Stadium der Glomerulonephritis können wir gelegentlich sehen, wie die entzündlichen Veränderungen vom Glomerulus auf das Vas aff. übergreifen. Wenn man einen solchen Fall, wie ich das (l. c.) getan habe, in Serien untersucht, so kann man den Beweis für die sekundäre Natur der Arteriolenveränderungen dadurch erbringen, daß der zunächst im Glomerulus sich lokalisierende Prozeß sämtliche Glomeruli ergriffen und verändert hat, während im zuführenden Gefäß deutlich die dem Glomerulus zunächst liegenden Strecken am häufigsten und regelmäßigsten befallen sind; sie treten umso mehr zurück, je weiter man sich vom Glomerulus entfernt, und sie sind keineswegs diffus, wie die Veränderungen am Glomerulus. Auch in einem von KUCZYNSKI ausführlich beschriebenen Fall finden wir objektiv die gleichen Verhältnisse. Die Endothelschwellung und Vermehrung ist vielfach abgebildet und auch beschrieben; so ist in Abb. 13 auf eine Mitose in der Wand des Vas aff. hingewiesen, in Abb. 29 und 30 ist die Endothelschwellung im Vas aff. besonders erwähnt und abgebildet. Im Gegensatz dazu steigt Abb. 40 ein weit offenes, so gut wie unverändertes, „einzelne Blutzellen" enthaltendes Vas aff. Auch bei KUCZYNSKI sehen wir also einmal, wie in Abb. 40 z. B., einen „voll nephritisch entwickelten Glomerulus" neben unveränderten offenen Vas. aff., während anderseits die entzündliche Veränderung vielfach vom Glomerulus auf das Vas aff. überkriecht (eventuell auch auf das Vasa eff.). Ich möchte daraus, vor allem aber aus meinen eigenen Untersuchungen den Schluß ziehen, daß der entzündliche Prozeß im Glomerulus beginnt, von dort auf die Arteriolen übergreifen kann, aber nicht übergreifen muß und höchst selten zu einem Verschluß des Vas aff. führt. Ich habe bei neuerlicher Durchsicht meines Materials von frischen Fällen diese Überzeugung durchaus befestigen können. Auch bei der subakuten, subchronischen und chronischen Verlaufsart sehen wir nun, daß aus verschiedenen Gründen[1] die Arteriolen verändert sein können und sehr häufig verändert sind. Anderseits aber ist es bei einem so großen Material nicht ausgeheilter Glomerulonephritisfälle, wie ich es im Laufe vieler Jahre durchmustern konnte, nicht schwer, auch eine ganze Anzahl von Fällen zusammenzustellen, in denen diese Veränderungen nicht vorhanden, zum mindesten nicht in diffuser Anordnung vorhanden sind, und das ist der springende Punkt in dieser Frage. Hätten VOLHARD, KOCH und KUTSCHERA-AICHBERGEN Recht, dann müßten wir bei den chronischen Fällen von Glomerulonephritis diese Gefäßveränderungen stets und in diffuser Ausbreitung finden. VOLHARD spricht ja ausdrücklich von einer Nephritis mit sklerotischem Einschlag, er meint, man könne solche Fälle chronischer Glomerulonephritis nur durch die Vorgeschichte von der „genuinen Schrumpfniere" trennen. Das kann doch nur heißen, daß die Gefäßveränderungen bei beiden Formen des Morbus Brightii einander gleichzusetzen, bei der chronischen Glomerulonephritis ebenso diffus ausgebreitet seien, wie bei der malignen Sklerose. Das trifft nun generell ganz gewiß nicht zu. Gewiß gibt es schwierige Grenzfälle, bei denen die Differentialdiagnose zwischen chronischer Glomerulonephritis und maligner Nephrosklerose klinisch und histologisch auf Schwierigkeiten stößt. Im allgemeinen wird es aber in einwandfreier Weise gelingen, chronische Glomerulonephritis

[1] Dieses Handbuch, Bd. I, S. 333f.

und maligne Sklerose histologisch voneinander zu trennen, wenn man Glomeruli und Gefäße sorgfältig miteinander vergleicht und berücksichtigt, daß bei der malignen Nephrosklerose die diffuse, zu Nekrosen und Granulombildung führende Arteriolenveränderung das Bild beherrscht, bei der chronischen Glomerulonephritis die Glomerulusveränderung mit ihren Folgen. Wir werden im nächsten Hauptkapitel auf diese Differentialdiagnose noch einmal zu sprechen kommen. Hier möchte ich bezüglich dieser Differentialdiagnose nur auf einen Punkt hinweisen. VOLHARD spricht in seinem Werk öfter davon, daß Fälle von chronischer Glomerulonephritis als maligne Sklerose beschrieben seien. Daß das hie und da schon vorgekommen sein mag, kann ich natürlich nicht bestreiten; die Differentialdiagnose ist eben, wie oben gesagt, oft recht schwer. Anderseits habe ich umgekehrt die Überzeugung, daß VOLHARD und seine Schule manche Fälle als chronische Glomerulonephritis beschrieben haben, die in Wirklichkeit einwandfrei maligne Nephrosklerosen gewesen sind. Ich möchte hier einen Fall zitieren, den VOLHARD auf S. 1431 beschreibt. Es handelte sich um einen 35jährigen Hauptmann, bei dem UMBER auf Grund des klinischen Verlaufs die Diagnose „maligne Sklerose" gestellt hatte. VOLHARD schreibt dann: „$^3/_4$ Jahre später bietet der Kranke das schwere Bild einer malignen Sklerose mit Niereninsuffizienz, Stickstoffretention, Retinitis albuminurica, Hypertonie von 250 mm und geht unaufhaltsam dem Verfall entgegen. Der Kranke starb in einem Nierenlazarett an echter Urämie und die Sektion bestätigte meine Annahme, daß es sich um eine sekundäre, nicht genuine Schrumpfniere gehandelt hat. Es fand sich die denkbar höchstgradige reine Endarteriitis obliterans mit hochgradiger Schrumpfung der blassen Nieren." Von dem histologischen Bild wird dann nur berichtet, daß die Arteriolen höchstgradig verändert, die Glomeruli frei von Entzündung gewesen seien. VOLHARD zieht nun aus diesem Befund den merkwürdigen Schluß, „daß es nicht nur akute, sondern auch chronische diffuse Glomerulonephritiden ohne ‚Glomerulitis' gibt". Ich halte diesen Schluß nicht für zulässig. Wenn an den Glomerulis keine entzündliche Veränderung gefunden werden konnte, dann handelte es sich in dem Fall meines Erachtens eben *nicht* um eine chronische Glomerulonephritis, sondern um eine maligne Nephrosklerose. Ich weiß nicht, wie man beim Vorhandensein einer ganz diffusen schweren entzündlichen Arteriolenveränderung bei gut erhaltenen Glomerulis zu einer anderen Diagnose kommen soll.

Gerade diese diffuse Ausbreitung der Arteriolenveränderungen fehlt bei der chronischen Glomerulonephritis nicht selten. Natürlich sehen wir, daß vor dem *völlig* kollabierten und verödeten Knäuel das Gefäßchen ebenfalls kollabiert und sich verschließt, das ist ja selbstverständlich. Daneben sehen wir aber in einer Reihe derartiger Fälle, daß die zu den noch nicht *völlig* verödeten Glomerulis gehörigen Gefäßchen oft in geradezu erstaunlicher Weise gut erhalten, *frei von Endarteriitis und Nekrose sind*, trotzdem die Glomeruli die gleichen Veränderungen zeigen, wie in den Fällen *mit* Endarteriitis und Arteriosklerose und trotzdem das übrige histologische Gesamtbild genau das gleiche ist, wie dort. Auch ASCHOFF betont neuerdings wieder, daß bei der chronischen Glomerulonephritis die Gefäßveränderung gering sein kann; ebenso finden wir bei OPHÜLS die Angabe, daß bei sonst gleicher Art der Nierenveränderung die Beteiligung der Arterien äußerst verschieden sein kann. Daraus kann man meines Erachtens doch nur den Schluß ableiten, daß die Veränderungen am Glomerulus mit ihren Folgeerscheinungen am Parenchym das ausschlaggebende Kriterium für die Beurteilung des Falles als chronische Glomerulonephritis darstellen, während wir in den Gefäßveränderungen hier nur eine *Komplikation* sehen können. Freilich ist diese Komplikation, darin nähere ich mich VOLHARD wieder mit Vergnügen, eine sehr häufige und eine sehr wichtige, denn sicher ist die mit dem Auftreten der Gefäßveränderungen gegebene Komplikation geeignet, die Prognose sehr zu verschlechtern.

Das Wesentliche aber sind die Veränderungen am Glomerulus; sie sind es auch, die uns die Progredienz des Prozesses auch in ganz chronischen Fällen in der früher geschilderten Weise begreiflich erscheinen lassen.

Volhard sieht das Wesentliche in der Blutdrucksteigerung, die nach seiner Ansicht bleibt, auch in den ganz chronisch verlaufenden Fällen, wo „das Blut sich wieder einen Weg durch die vormals blutleeren Schlingen gebahnt hat und wir annehmen müssen, daß der glomerulitische Prozeß im wesentlichen zur Ausheilung gekommen ist".

Er schreibt zur Erklärung dieser Blutdrucksteigerung trotz der abgeheilten Glomerulitis: „Es muß also die Niere das akute Stadium der Nephritis in einem Zustand verlassen haben, in dem trotz scheinbar gut erhaltener Funktion doch eine heute noch nicht faßbare Schädigung zurückgeblieben ist, die das Auftreten vasoaktiver Stoffe im Blut bewirkt." Volhards Vermutung berührt sich hier offenbar mit meinen oben entwickelten Vorstellungen [1] von den Gründen für das Chronischwerden der Glomerulonephritis. Während ich aber die „noch nicht faßbare Schädigung" in einem Empfindlichwerden der Glomeruli sehe, die der chronischen Entzündung den Weg bereitet, nimmt Volhard eine Veränderung an, die zum Auftreten vasoaktiver Stoffe führt. Kutschera-Aichbergen sucht den chronischen Verlauf „durch ein Andauern des im akuten Krankheitsstadium entstandenen Übererregbarkeitszustandes der Nierengefäße" zu erklären. Die histologischen Beobachtungen scheinen mir meine Auffassung besser zu stützen als die Theorie Volhards. Wenn die Ischämie auch bei der chronischen Nephritis das Wesentliche wäre, dann müßte man doch vom Standpunkt Volhards aus erwarten, daß wir am Glomerulus die gleichen Veränderungen fänden wie im akuten Stadium. Nun liegen aber in den ganz chronischen Fällen von Glomerulonephritis die Dinge ganz anders, als bei der akuten und subakuten Verlaufsart. Wir sehen einmal Stellen, wo die Glomeruli mit dem zugehörigen Nephron völlig zugrunde gegangen sind, und zwischen diesen Trümmerfeldzonen [2] sehen wir Inseln erweiterter, vielfach mit Seitensprossen versehener Harnkanälchen, die zu Glomerulis gehören, die man noch als völlig oder leidlich erhalten ansehen kann. An diesen Glomeruli sehen wir nun niemals die schweren, alle oder fast alle Schlingen ergreifenden, entzündlichen Veränderungen der akuten Verlaufsart, sondern milde, schleichend, „rudimentär" sich entwickelnde Entzündungsvorgänge [3].

Ich überlasse es auf Grund des vorgetragenen Tatsachenmaterials weiterer Beurteilung, ob die von mir vorgetragene Auffassung, oder die von Volhard und seinen Anhängern verfochtene Theorie größere Wahrscheinlichkeit besitzt.

In den Gefäßveränderungen sehe ich also einen sekundären Vorgang. Gegen die von Löhlein und mir vertretene Auffassung, daß beim Zustandekommen dieser Gefäßveränderungen toxische Einflüsse eine wesentliche Rolle spielen, hat sich wieder Koch gewandt. Sein von neuem vorgebrachter Einwand, bei der Annahme einer toxischen Schädigung „müßten alle oder wenigstens viele Arteriolen des Körpers die gleichen Veränderungen zeigen, denn das Blut der Nierenarterie hat die gleiche Zusammensetzung wie alle anderen Gefäßprovinzen", ist von Löhlein schon lange schlagend widerlegt. Wir sehen doch bei allen möglichen Vergiftungen, bei denen das fragliche Gift im Körper kreist, bestimmte Lokalisationen der Schädigung, teils durch die Ausscheidung

[1] Dieses Handbuch, Bd. I, S. 327—330.

[2] Dieses Handbuch, Bd. I, Abb. 48.

[3] Wie ich das in diesem Handbuch, Bd. I, S. 329 ausgeführt habe, siehe dort auch die Deutung, die ich hier nicht wiederholen will.

bedingt, wie beim Bleisaum oder der Nieren-Darmschädigung bei der Sublimatvergiftung, oder durch die Allergie bestimmter Gewebe, wie bei den Scharlachknötchen am Endokard usw.; das sind doch so allgemein geläufige Dinge, daß es sich erübrigt, darauf einzugehen.

Gegen die Bemerkung KOCHS: „Die Vorstellung FAHRS, daß es sich um „eine lokale Giftwirkung der vor den verstopften Glomeruli sich stauenden toxischen Substanzen" handelt, können wir deswegen nicht teilen, weil die Glomeruli ja gar nicht organisch von der Durchblutung ausgeschaltet sein können", muß ich noch einmal darauf hinweisen, daß von einem organischen Abschluß ja natürlich in keiner Weise die Rede sein kann, daß eine Stauung und Stockung aber trotzdem bei jeder entzündlichen Zirkulationsstörung gegeben ist (s. oben).

Zur Histologie ist noch nachzutragen, daß bei der extrakapillären Glomerulonephritis das Kapselepithel besonders stark an der Wucherung beteiligt ist; man könnte daraus vielleicht im Sinne v. MÖLLENDORFFS auf die Wesensgleichheit der Kapseldeckzellen mit Bindegewebszellen schließen, aber auch das viszerale Blatt beteiligt sich in ganz unzweifelhafter Weise an der Proliferation; es handelt sich also nur um quantitative, nicht um qualitative Unterschiede, so daß mir ein Schluß in dem eben erwähnten Sinne nicht recht zulässig erscheint.

Beim nephrotischen Einschlag der Glomerulonephritis — EHRICH schlägt neuerdings vor, von „lipoidnephrotischem Einschlag" zu sprechen — haben LINDER, LUNDSGAARD, VAN SLYKE und STILLMANN ähnliche Verschiebungen in den Eiweißfraktionen des Blutes festgestellt wie bei der Lipoidnephrose; der Eiweißverlust mit dem Urin kann diese Änderung nach Ansicht der Autoren nicht allein erklären, eine Störung in der Bildung der Plasmaeiweißkörper erscheint ihnen wahrscheinlich. Wir hätten also auch hier eine Stoffwechselstörung, wie sie bei der Lipoidnephrose ja wohl sicher eine maßgebende Rolle spielt.

Bezüglich der chemischen Veränderungen des Blutes (HOPPE-SEYLER, KROKIEWICZ = Indikan, BECHER = Darmfäulnisprodukte, BOHN = vasoaktive Stoffe) usw. siehe das klinische Schrifttum, besonders bei VOLHARD, dessen Schule sich in jüngster Zeit um den Chemismus des Blutes bei der Nephritis neue und große Verdienste erworben hat.

RÖSSLE betont die Häufigkeit der Dermatitis bei den zur Urämie führenden Nierenerkrankungen, zu denen die Glomerulonephritis ja das Hauptkontingent stellt. Die Dermatitis schwankt nach Art und Stärke von einer einfachen Entzündung des Koriums mit perivaskulären Zellanhäufungen bis zur nekrotisierenden Pandermatitis in allen möglichen Übergängen.

Über die Prognose der Glomerulonephritis liegen mehrere größere Zusammenstellungen vor. Dabei empfiehlt es sich natürlich, die akuten und chronischen Verlaufsarten im Zusammenhang zu betrachten. Während HIRSCH im Handbuch der Kriegserfahrungen von SCHJERNING noch meinte, die meisten der als Kriegsnephritis bezeichneten Glomerulonephritiden seien geheilt, sind die neueren Untersucher zu sehr viel ungünstigeren Ergebnissen gekommen. Nach den Erhebungen, die MAGNUS ALSLEBEN angestellt hat, ist bei dem von ihm untersuchten Material in 35% der Fälle die akute Glomerulonephritis in eine chronische Form übergegangen, 40% zeigten völlige Heilung, 25% Heilung mit Defekt[1].

[1] In einer während der Drucklegung dieser Abhandlung erschienenen Arbeit (Dtsch. med. Wschr. **1933**, 47) hat CL. SCHMIDT das Material von MAGNUS-ALSLEBEN noch einmal durchgearbeitet, er kommt dabei zu einem günstigeren Resultat (64% Heilung).

SCHEIDEL fand unter 5413 Kriegsteilnehmern, die in der Zeit vom 1. Juli 1930 bis 31. Dezember 1931 in der Heidelberger versorgungsärztlichen Untersuchungsstelle zur Untersuchung kamen, 120 Fälle, die noch an den Folgen einer Kriegsnephritis litten, 18% davon zeigten eine einfache Restalbuminurie, ohne sonstige Symptome, bei 35% hatte sich ein hypertonisches Zustandsbild entwickelt, bei 47% fanden sich Zeichen von Niereninsuffizienz. Bei der Mehrzahl dieser nicht ausgeheilten Kriegsnephritiker ließ der Zustand eine langsame Progredienz erkennen. Leider sieht man nicht, wie viele von 5413 Patienten ursprünglich eine Kriegsnephritis gehabt hatten.

HUME und NATRASS geben an, daß von 241 Kriegsnephritiden etwa 45% einwandfrei geheilt wurden, 10% litten an chronischer Glomerulonephritis, ähnliche Zahlen hat GOLDSCHEIDER angegeben.

Über ein kleineres, aber dafür um so sorgfältiger beobachtetes Material berichtet LITZNER aus der VOLHARDschen Klinik. Alle Fälle, die im Frühstadium der Glomerulonephritis in Behandlung kamen, wurden geheilt, bei 12 Fällen, die schleichend begannen, waren nach $2^1/_2$ Jahren nur noch 2 am Leben. Bei 42 Patienten, die wegen Restalbuminurie in die Klinik kamen, sollen 24 nach der Vorgeschichte eine akute Glomerulonephritis durchgemacht haben, 13 davon sind ausgeheilt, 8 ins Dauerstadium der chronischen Glomerulonephritis, 3 ins Endstadium übergegangen. Von 18 Patienten, bei denen sich unbemerkt eine chronische Glomerulonephritis entwickelt hatte, ist keiner geheilt.

VOLHARD macht mit Recht darauf aufmerksam, daß die stürmisch einsetzenden Fälle eine bessere Prognose bieten als die schleichend sich entwickelnden. Ich bin auf diese Frage im ersten Band schon eingegangen; ich möchte hier nur eine Bemerkung anfügen. Ist nicht auch dieses Verhalten mit der toxisch-entzündlichen Genese der Glomerulonephritis besser in Einklang zu bringen als mit der Spasmustheorie? Bei den stürmisch einsetzenden Fällen kommt es eben zu einer sehr kräftigen humoralen und zellulären Gegenreaktion des Körpers, die imstande ist, das Antigen rasch und völlig unschädlich zu machen, vorausgesetzt, daß der Körper unter Bedingungen gehalten wird, unter denen ihm das möglich ist. Da dies bei den milde und schleichend verlaufenden Fällen sehr oft nicht geschieht, kann hier die Entzündung in der früher geschilderten Weise chronisch werden. Ist der Krampf das Wesentliche, so ist eigentlich nicht einzusehen, weshalb die schwer einsetzenden Fälle eine bessere Prognose geben sollten als die schleichend beginnenden, denn der Krampf ist doch kein Antigen, und eine Gegenwirkung gegen den Krampf mit humoralen und zellulären Abwehrkräften, wie gegen das Antigen, ist doch schwer vorstellbar.

2. Herdförmige Nephritis.

An der im ersten Band gegebenen Einteilung der herdförmigen Nephritis möchte ich auch nach den seither gemachten Erfahrungen und nach den im Schrifttum niedergelegten Mitteilungen festhalten und mich dementsprechend zunächst mit der herdförmigen Glomerulonephritis beschäftigen, bei der ich zwei Unterarten — die toxisch und die bakteriell bedingte — unterschieden habe. Ich darf heute mit Befriedigung feststellen, daß der Begriff der herdförmigen Glomerulonephritis, insbesondere der toxisch bedingten herdförmigen Glomerulonephritis, in dem von mir vertretenen Sinne sich heute weit größerer Anerkennung erfreut, als zu der Zeit, in der ich die Abhandlung über den Morbus Brightii im 1. Nierenband dieses Handbuches schrieb. Sowohl vom klinischen Standpunkt aus (VOLHARD, LICHTWITZ), als vom beschreibend morphologischen (GRÄFE, HÜCKEL) und vom experimentellen (BILLIG, PATRASSI) sind Mitteilungen veröffentlicht worden, die ich mit Fug und Recht als Stütze meiner Auffassung ansehen darf. GRÄFF hat diese, der diffusen Glomerulonephritis noch näher stehenden Formen als „intrainfektiöse Glomerulonephritis" bezeichnet und von der diffusen, von ihm „postinfektiöse Form" genannten Glomerulonephritis getrennt. Er macht bei der Gelegenheit wieder mit Recht darauf aufmerksam, daß bei der diffusen Glomerulonephritis der makroskopische Befund enttäuschend gering sein kann, trotzdem hier die Erkrankung der Niere ganz im Vordergrund steht und zum Tode geführt hat, wie man das auch an der starken, in einer Dilatation des linken Ventrikels sich äußernden Belastung des Herzens ablesen kann.

Einen Übergang von der herdförmigen (intrainfektiösen) in die diffuse (postinfektiöse) Form lehnt GRÄFF ab, ich bin mit ihm durchaus einer Meinung[1], und noch schärfer trennt VOLHARD die toxisch bedingte herdförmige Glomerulonephritis von der diffusen. Er schlägt sogar vor, den Unterschied in der Namengebung zum Ausdruck zu bringen und bei der Herdnephritis nicht von einer Glomerulonephritis, sondern von einer „Glomerulitis" zu reden. Im Prinzip besteht ja zwischen diesen Namen kein Unterschied, VOLHARD möchte aber irgendwie zum Ausdruck bringen, daß es sich bei der Herdnephritis in der Tat um einen echt entzündlichen Vorgang handelt, im Gegensatz zu der „ischämisch bedingten" diffusen Glomerulonephritis. ELWYN und LICHTWITZ erkennen ebenfalls die herdförmige Glomerulonephritis an, dabei lehnt sich ELWYN an VOLHARD an, während LICHTWITZ, wie ich, die diffuse Glomerulonephritis ebenso für toxisch bedingt ansieht wie die herdförmige. HÜCKEL hat einen Fall frischer Glomerulonephritis beschrieben, dessen histologische Bilder, wie er schreibt, vorwiegend einer toxisch bedingten herdförmigen Glomerulonephritis entsprechen, daneben aber auch geringe Anklänge an die diffuse Glomerulonephritis erkennen lassen. Derartige Anklänge sieht man bei der herdförmigen Glomerulonephritis immer, und ich möchte den HÜCKELschen Fall auf Grund der ausgezeichneten Beschreibung und der ganz besonders instruktiven Abbildungen als Schulfall einer toxisch bedingten herdförmigen Glomerulonephritis ansprechen, und HÜCKEL zieht meines Erachtens mit Recht den Schluß, „daß die bisher für den Tierversuch als besonders charakteristisch erachtete, toxisch bedingte, herdförmige Glomerulonephritis in typischen Bildern auch beim Menschen vorkommt".

Im Tierversuch war es seither vor allem die Uranglomerulonephritis (BAEHR, FAHR), bei der die herdförmige Glomerulonephritis beobachtet wurde[2]. Diese Erfahrungen sind jetzt erweitert, einmal durch den Fall von BILLIG, den ich oben schon erwähnte, wo es gelang, durch Vergiftung mit bestrahltem Ergosterin bei einem Kaninchen die fraglichen Veränderungen hervorzurufen, vor allem aber sind hier die neuerdings mitgeteilten schönen Versuche von PATRASSI zu erwähnen, dem es gelang, mit Diphtherietoxin eine umschriebene Glomerulonephritis hervorzurufen[3]. Die histologischen Veränderungen decken sich im wesentlichen wieder mit denen, die von BAEHR und mir bei der Uranglomerulonephritis beschrieben worden sind (Schlingennekrosen, Schlingenektasien und Blutungen neben Endothel- und Epithelproliferationen bis zu Halbmondbildung).

[1] Dieses Handbuch, Bd. I, S. 330.

[2] PATRASSI und ROGERS haben neuerdings das Uran direkt in die Nierenarterie- und Vene eingebracht. Die bekannten Veränderungen am Glomerulus sind nach arterieller Einverleibung stärker, wie nach venöser. Akute Vergiftung macht daneben, wie das ja schon lange bekannt ist, schwere Nekrose der Hauptstücke und aufsteigenden Schleifenschenkel, während bei chronischer Vergiftung mit kleinen Dosen eine starke Dehnung der Tubuli mit Neubildung des tubulären Epithels zu beobachten ist.

[3] Ob auch im Verlauf rheumatischer Erkrankungen eine herdförmige Glomerulonephritis vorkommt, wie CRACIUM, VISINEANU, GINGOLD und URSU meinen, bedarf wohl noch weiterer Untersuchungen.

PATRASSI hat nun aber versucht, noch tiefer in das Problem einzudringen. Er unterscheidet drei Gruppen: „In der ersten Gruppe (Tiere, die 2—3 Tage überlebten) wurden schwere Nekrosen der glomerulären Schlingen und Blutungen beobachtet, welche entweder aus den glomerulären Schlingen, oder aber aus den intertubulären Kapillaren stammten; außerdem eine meist perivaskulär entzündlich-polynukleäre Infiltration.

Bei der zweiten Gruppe (Tiere, die 3—15 Tage überlebten) sieht man zunächst eine Verdickung und Hyalinisierung der Basalmembran, die Endothelien können proliferieren, aber auch regressiv verändert sein, daneben kommt es in vielen Schlingen zu Leukozytenansammlungen, an anderen zu Ektasien und Thrombosen. Für die Ektasien werden die regressiven Veränderungen an der Basalmembran verantwortlich gemacht. An den proliferativen Vorgängen der zerstörten glomerulären Abschnitte haben Fibrozyten teil, welche von den mesenchymalen Zellen des Gefäßpols abstammen, ferner die viszeralen Deckzellen, von deren Wucherung und lebhaften Tätigkeit auch fibrozytenähnliche Elemente ihren Ausgang nehmen.

Diese Feststellungen sprechen gegen die rein epitheliale Natur der MALPIGHIschen Deckzellen, für welche die Bezeichnung ‚MALPIGHIsche Mesothelien'[1] angebracht wäre."

Bei der dritten Gruppe (Tiere, welche 20—90 Tage überlebten) bezeichnet PATRASSI die Schädigung als diffus, „die Glomeruli zeigen eine beträchtliche Vergrößerung ihres Umfanges mit dichtem bindegewebigem Gerüst und mit zahlreichen Kernen, welche fast ausschließlich den viszeralen Deckzellen und den Endothelien der Schlingen zugehören. Auch die Wände der Vas. aff. können verdickt und reich an Kernen erscheinen. Zu diesen intraglomerulären Veränderungen können lebhafte Wucherungen der parietalen Deckzellen hinzutreten, welche dann zu deutlichen Halbmondbildungen führen. In direkter Beziehung zum Ort und zur Verteilung der glomerulären Störungen treten atrophische Veränderungen der abhängigen Tubuli auf (wahrscheinlich infolge der gestörten funktionellen Korrelation) und schließlich eine beträchtliche Vermehrung des interstitiellen Bindegewebes".

Wenn man die Beschreibung dieser zur dritten Gruppe gehörigen Veränderungen liest, denkt man natürlich daran, ob es hier nicht doch geglückt sein könnte, eine der diffusen Glomerulonephritis des Menschen analoge Veränderung zu erzeugen und wenn PATRASSI auch zugibt, daß zwischen der akuten diffusen menschlichen Glomerulonephritis und der experimentellen Glomerulonephritis ein Unterschied besteht, so meint er doch andererseits in der Tat, es sei „nicht übertrieben, anzunehmen, daß der Unterschied zwischen der menschlichen diffusen und der experimentellen umschriebenen Glomerulonephritis in Wirklichkeit nicht so groß ist, wie es den meisten erscheint: es mag vielleicht mehr ein quantitativer, als ein qualitativer sein. Das experimentelle Verfahren bringt Bedingungen hervor, die lediglich zeitweilig und nur auf die funktionierenden Glomeruli wirken, während bei der menschlichen Glomerulonephritis der dauernde und immer wirksame toxisch-infektiöse Zustand sehr rasch (auf Grund der schnell abwechselnden Tätigkeit der Glomeruli) zu einer immer weitergreifenden und schließlich fast allgemeinen Schädigung des glomerulären Apparates führt" (s. Gruppe 3).

---

[1] Bezüglich der Frage, ob die Glomerulusepithelien nicht nur entwicklungsgeschichtlich, sondern auch funktionell den mesodermalen Elementen zuzurechnen sind, verweise ich auf das in der Einleitung Gesagte, wo ich die epitheliale Natur dieser Zellen vertreten habe. Ich möchte hier nur noch einmal die Warnung aussprechen, aus dem rein äußerlichen morphologischen Verhalten der Zellen allzu weitgehende Rückschlüsse auf ihre eigentliche Natur und Funktion zu machen.

Wenn ich nun auch nicht so weit gehe, wie VOLHARD, der in der diffusen Glomerulonephritis des Menschen überhaupt keine Entzündung sieht, so kann ich doch auch PATRASSI nicht folgen, wenn er zwischen der diffusen und der herdförmigen Entzündung nur quantitative Unterschiede gelten läßt. Ich möchte nachdrücklich hervorheben, daß die Art der Entzündung bei der herdförmigen Glomerulonephritis eine andere ist, als bei der diffusen. Das alterative Moment beherrscht, wie das ja auch von HÜCKEL ausdrücklich hervorgehoben wird, hier viel mehr das Bild, als bei der diffusen, und es besteht nicht die Neigung, so rasch auf alle Glomeruli und an jedem Glomerulus so rasch auf alle Schlingen sich auszudehnen, wie dort. Eine diffuse Glomerulonephritis von 3—15tägiger Dauer, bei der die alterativen Veränderungen so sehr hervortreten, die Kennzeichen der diffusen Glomerulonephritis noch so wenig ausgeprägt sind, wie bei Gruppe 2 der PATRASSIschen Fälle, habe ich noch nie gesehen.

Außerdem möchte ich bei der Gelegenheit darauf hinweisen, daß PATRASSI auch bei einem Fall von sehr schwerer Sublimatvergiftung von ungewöhnlich raschem Verlauf (Tod 5 Stunden nach Einnahme des Giftes) zahlreiche starke Ektasien an den Glomerulusschlingen[1] beobachtet hat, die denen der zweiten Gruppe bei seiner jetzigen Versuchsreihe entsprechen. Auch hier bei der Sublimatvergiftung sehen wir also die schwere alterative herdförmige Veränderung, aus der sich aber niemals eine diffuse Glomerulonephritis entwickelt (Analogie zum Uran). Das Gesamtbild bei der diffusen Glomerulonephritis des Menschen ist von der herdförmigen Glomerulonephritis, wie sie jetzt wieder von PATRASSI erzeugt und beschrieben wurde, so verschieden, daß wir hier nicht einfach zwei verschiedene Verlaufsweisen ein- und derselben Entzündungsform, die ineinander übergehen können, sondern zwei verschiedene Entzündungsformen annehmen müssen. Ich zweifle nicht daran, daß es mit der von PATRASSI angegebenen Methode bei entsprechender Anordnung der Technik schließlich gelingt, alle Glomeruli zu schädigen, aber wenn wir das Bild an einzelnen Glomerulis betrachten, so ist dies Bild eben doch ein anderes als bei der diffusen Glomerulonephritis des Menschen. Es gibt eben auch am Glomerulus verschiedene Formen der Entzündung, wie an jeder anderen Stelle des Körpers. Eine hämorrhagische Meningitis bei Milzbrand sieht ja auch anders aus als eine eitrige Pneumokokkenmeningitis oder eine proliferative bei Lues. Neben der Verschiedenheit des Antigens (hier einerseits Uran oder Diphtherietoxin, anderseits Endotoxine) ist sicher auch wieder, wie sonst auch, die Reaktionslage des Glomerulus von entscheidender Bedeutung (s. oben).

Statt „herdförmige Glomerulonephritis" möchte PATRASSI lieber „umschriebene" sagen, „weil die betroffenen Glomeruli ohne System über die ganze Rinde verteilt erscheinen". Diese Art der Verteilung entspricht durchaus auch meinen eigenen Erfahrungen, und ich habe an sich nichts dagegen, statt „herdförmig" „umschrieben" zu sagen. Allerdings kann ich nicht finden, daß damit der Sache viel gedient ist, und ich sehe deshalb auch keinen rechten Grund, von der Bezeichnung „herdförmige Glomerulonephritis" abzugehen. Auch HÜCKEL wendet diesen Ausdruck ja beständig an. Sachlich wesentlich ist doch nur die Feststellung, daß es neben der diffusen (toxisch bedingten) Glomerulonephritis auch eine herdförmige (toxisch bedingte) Glomerulonephritis gibt, und an dieser Tatsache kann heute doch wohl nicht mehr gezweifelt werden.

[1] Diese Ektasien stellen offenbar den stärksten Grad der Stasen an den Glomerulusschlingen dar, die ich als Ausdruck einer Schlingenschädigung durch das Sublimat bei verschiedenen Gelegenheiten beschrieben und für die schwere funktionelle Störung bei der Sublimatniere mit angeschuldigt habe (s. nekrotisierende Nephrose und den dort beschriebenen Fall von Seifenvergiftung).

Embolische nichteitrige Herdnephritis (LÖHLEIN).

Wie im ersten Band schon betont, kommen als Erreger der embolischen Herdnephritis neben dem Streptococcus viridans auch andere Erreger in Frage, so hat ENDRES einen einschlägigen Fall beschrieben, der durch den Mikrococcus catarrhalis, ROSENBERG einen anderen, der durch den Enterokokkus erzeugt worden war. Doch muß die Hauptbedeutung auch heute noch dem Streptococcus viridans zugeschrieben werden (s. hier vor allem die ausgezeichneten systematischen Untersuchungen von LIBMAN).

CLAWSON hat die Veränderungen experimentell durch intrakardiale Injektionen einer Aufschwemmung von Streptococcus viridans bei allen Versuchstieren erzeugt. Schon früher hatten KINSELLA und SHERBURNE experimentell eine Viridansendokarditis beim Hunde erzeugt und gesehen, daß sich von hier eine embolische Herdnephritis wie beim Menschen entwickelte.

Die nahe Verwandtschaft der embolischen Herdnephritis mit der bakteriell bedingten herdförmigen Glomerulonephritis, die ich im ersten Band schon betonte, wird neuerdings von einigen Autoren ganz besonders in den Vordergrund gestellt. Diese nahe Verwandtschaft zeigt sich an Fällen, bei denen das Kreisen von Keimen in Sepsisfällen ohne Endokarditis genau die gleichen histologischen Veränderungen am Glomerulus ausgelöst hat, wie wir sie bei der embolischen Herdnephritis sehen. Derartige Fälle habe ich beschrieben[1], neuerdings sind einschlägige Befunde wieder von KOCH und SCHIELE mitgeteilt worden. In dem Fall von SCHIELE war nicht mehr mit Sicherheit festzustellen, wo die Quelle der Streptokokkeneinfuhr ins Blut zu suchen war, es sind nur in der Vorgeschichte mehrfach Anginen angegeben. Bei zwei Fällen von KOCH hat es sich in dem einen Fall um Bronchiektasen, in dem anderen um Lungenabszeß gehandelt. Ferner hat KOCH bei Lungentuberkulose (vermutlich, wie nicht so selten, durch Streptokokkenmischinfektion kompliziert) Veränderungen am Glomerulus in ganz analoger Weise beschrieben und abgebildet wie bei der embolischen Herdnephritis.

Ich bin mit VOLHARD durchaus der gleichen Meinung, daß es sich bei den Veränderungen durch Streptokokkeninfektionen in den zuletzt erwähnten Fällen um mykotische Nekrosen am Glomerulus handelt. VOLHARD zieht nun daraus den Schluß, daß eine Unterscheidung zwischen der embolischen Herdnephritis und der herdförmigen infektiösen Nephritis (toxisch und bakteriell bedingt) nicht mehr nötig sei, daß man in Zukunft beide als „herdförmige mykotische Glomerulitis“ zusammenfassen könne. VOLHARD will weniger die Embolisierung der Schlingen, als die Wirkung der Mikroorganismen als wesentlich anschuldigen und beruft sich dabei auf RICH, BUMSTEAD und FROBISHER, die ebenfalls bezweifeln, daß bei der embolischen Herdnephritis die Nephritis durch Kokkenembolien zustande komme. Sie stellen ebenfalls die toxische Wirkung an den Schlingen in den Vordergrund. So sehr ich die Meinung teile, daß bei der embolischen Herdnephritis die toxische Wirkung der fraglichen Mikroorganismen, die in die Niere eingeschwemmt werden, eine große Rolle spielt[2], so scheint es mir doch etwas zu weitgehend, wenn man die Rolle der Embolisierung nun völlig leugnen wollte. An ihrem Vorkommen ist doch seit den Untersuchungen LÖHLEINS nicht zu zweifeln, man sieht doch nicht selten, wie im Glomerulus förmliche Miniaturinfarkte entstehen, man wird also nach wie vor 1. die toxisch bedingte, 2. die rein bakteriell bedingte und 3. die embolisch bakteriell bedingte Glomerulonephritis auseinanderhalten können, unter dem Hinzufügen, daß zwischen der bakteriell bedingten herdförmigen Glomerulo-

[1] Dieses Handbuch, S. 358 u. 359.
[2] Dieses Handbuch, Bd. I, S. 358.

nephritis und der embolischen Herdnephritis LÖHLEINS die engste Verwandtschaft besteht und fließende Übergänge zwischen den beiden Formen vorkommen. Manchmal geht bei der embolischen Herdnephritis die Entzündung gleich im Anfang auf die Kapsel und deren nächste Umgebung über, so daß diese perikapsuläre Entzündung besonders in die Augen fällt. Die starke Verwaschenheit der Grenze, die man bei allen Fällen embolischer Herdnephritis sieht, wird dadurch leichter verständlich.

Wie das PATRASSI für die herdförmige toxisch bedingte Glomerulonephritis gezeigt hat, sehen wir auch bei der embolischen Herdnephritis unter Umständen eine Ausbreitung auf so zahlreiche Glomeruli, daß sich das Krankheitsbild ändern und dem Charakter der sekundären Schrumpfniere angleichen kann. LIBMAN gibt an, daß die Zahl der betroffenen Glomeruli zwischen 2 und 75% schwanken könne, und noch größere Ausdehnung hat SCHIELE in seinen beiden Fällen beobachtet. In seinem ersten Fall fand er nur 6%, in seinem zweiten sogar nur 4% intakte Glomeruli. Daß es in diesen beiden Fällen zu einer Niereninsuffizienz gekommen ist, erscheint bei der ungewöhnlichen Ausdehnung der Glomerulusveränderungen ohne weiteres verständlich. Einen ähnlichen Fall wie SCHIELE, mit fast völligem Untergang der Glomeruli nach embolischer Herdnephritis beschreibt SCHALSCHA. Er hebt dabei besonders hervor, daß Hypertonie und Herzhypertrophie fehlten.

Interstitielle Nephritis.

Ätiologisch kommen als Gelegenheitsursache für die interstitielle Herdnephritis sicher alle möglichen Antigene in Frage. Als seltenen Befund erwähne ich einen Befund von FOLKMANN, der im Anschluß an eine Pilzinfektion diese Form der Nephritis auftreten sah. SMITH berichtet über herdförmige interstitielle Nephritis bei jungen Kälbern, bei denen die sog. weiße Fleckniere, wie diese Form von den Tierpathologen genannt wird, sich im Anschluß an eine Kolibakteriämie entwickelt hatte.

Die Hauptrolle spielen aber auch hier die Streptokokken bzw. ihre Toxine; auch beim Scharlach, bei dem die interstitielle Herdnephritis ja stets besondere Beachtung gefunden hat, darf man heute wohl annehmen, daß der Streptococcus als Erreger in Frage kommt. Umstritten ist neuerdings wieder die Frage, ob die Streptokokken selbst, oder ihre Toxine die Veränderungen auslösen. HUEBSCHMANN ist wieder sehr energisch dafür eingetreten, daß es sich um Toxin- bzw. Endotoxinwirkung in einer überempfindlichen Niere handelt[1], auch KUCZYNSKI erklärt die fraglichen Nierenveränderungen für toxisch bedingt. KOCH dagegen lehnt die toxische Entstehung ab und will die Wirkung der Kokken selbst anschuldigen. Er zitiert zur Stütze seiner Anschauung auch mich. Auf S. 363 des 1. Bandes habe ich aber zu dieser Frage geschrieben: „Bemerkenswert ist, daß die interstitielle Nephritis toxisch — offenbar von den intertubulären Kapillaren aus — entstehen kann und trotzdem herdförmig auftritt.“ Ich bin durchaus mit HUEBSCHMANN einverstanden und habe auch schon bei anderer Gelegenheit der Meinung Ausdruck gegeben, daß es sich bei der proliferativ interstitiellen Herdnephritis um eine Endotoxinwirkung auf allergischer Basis handelt. Die Erklärung dafür, daß trotz toxischer Wirkung die Veränderungen herdförmig auftreten, macht heute, wo wir wissen, daß nicht alle Nephren sich gleichmäßig an der Nierenfunktion beteiligen, keine allzu großen Schwierigkeiten mehr.

[1] Auf die Folgerungen, die HÜBSCHMANN aus seinen Untersuchungen für das Scharlachproblem überhaupt gezogen hat, ist hier nicht der Ort, einzugehen.

Neben dieser toxisch bedingten interstitiellen Herdnephritis bei Scharlach gibt es auch eine bakteriell bedingte. Das sind Fälle, die zur embolisch bedingten eitrigen Ausscheidungsnephritis hinüberleiten, wie wir sie namentlich bei Staphylokokkeninfektionen in Form von Abszeßchen ziemlich regelmäßig auftreten sehen und wie sie nicht mehr in den Rahmen dieser Ausführungen hineingehören. Hier soll nur die Möglichkeit erwähnt werden, daß ebenso wie am Glomerulus auch im Interstitium umschriebene Entzündungsherdchen vorwiegend proliferativen, nicht eitrigen Charakters auf mykotischer Basis unter dem Einfluß einzelner hämatogen (oder lymphogen?), in die Nieren gelangender Kokken oder sonstiger Mikroorganismen entstehen können.

Es sind hier vor allem die Untersuchungen von FRANK und SCHWARZ über die Säuglingspyurie zu erwähnen, in denen diese Möglichkeit in den Vordergrund gestellt wird. Man faßte früher die Säuglingspyurie als hauptsächlich aufsteigend unter dem Einfluß einer Koliinfektion entstanden auf. Ihre Hauptstütze fand diese Ansicht in der Feststellung, daß die Pyurie bei Mädchen unendlich viel häufiger sei als bei Knaben; da die Einwanderung der Kolibazillen von außen in die Blase und weiterhin ins Nierenbecken bei Mädchen natürlich viel leichter vor sich gehen kann als bei Knaben, so schien eine Erklärung der Pyurie als aufsteigende Kolipyelitis und -pyelonephritis ohne weiteres plausibel. Nun zeigte aber GORTER, daß diese Bevorzugung des weiblichen Geschlechts im 1. Lebensjahr noch nicht besteht. Er gibt nebenstehende Tabelle:

	Knaben	Mädchen
0— 1 Jahr	27	34
1— 2 ,,	2	15
2— 5 ,,	2	29
5—12 ,,	0	15

Erst vom 2. Lebensjahre ab tritt also die Bevorzugung des weiblichen Geschlechts deutlich in Erscheinung, und die systematischen Untersuchungen von FRANK und besonders auch von SCHWARZ lassen dann auch die hämatogene Entstehung der entzündlichen, zur Pyurie der Säuglinge führenden Herde stark in den Vordergrund treten.

FRANK hat die hierhergehörigen Fälle in zwei ätiologisch verschiedene Gruppen eingeteilt: in die durch Bacterium coli und die durch Kokken (Staphylo-, seltener Streptokokken) erzeugte Form der Pyurie. ,,Bei der Kolipyurie handelt es sich stets um eine auf aszendierendem Wege entstandene primäre Erkrankung des Nierenbeckens, bei der die Harnblase miterkrankt sein kann.“ Die zweite Form der Pyurie sieht er als metastatisch entstandene eitrige Nephritis mit evtl. sekundärer Beteiligung der Nierenbecken und der Blase an. Die eitrig metastatischen Entzündungen sollen, wie schon erwähnt, ganz aus dem Spiel bleiben. Wie aber SCHWARZ zeigen konnte, gibt es als Grundlage der Säuglingspyurie auch eine hämatogen entstandene interstitielle Herdnephritis nicht-eitrigen Charakters. Allerdings finden sich zwischen den Lymphozyten auch reichliche Leukozyten, auch wird in manchen Fällen die starke Ausdehnung der Zellansammlungen betont, so daß es sich hier meines Erachtens schon um Übergänge zu der diffusen exsudativen Nephritis handelt, von der nachher noch die Rede sein soll. Daneben betont aber SCHWARZ ausdrücklich, daß die Veränderungen vielfach an die interstitielle Nephritis bei der Scharlachniere erinnern. Als Quelle der zu den Nierenveränderungen führenden Streptokokkose spricht SCHWARZ entzündliche Erkrankungen der oberen Luftwege, namentlich ausgedehntere Pneumonien an[1]. Der Nachweis der Mikroorganismen

[1] Inwieweit Mikroorganismen auf dem Lymphweg vom Darm her in die Niere einwandern und hier zu Entzündungen führen können, wie KLEINSCHMIDT vermutet, bedarf noch weiterer Untersuchung. KLEINSCHMIDT ist zu seiner Vermutung an der Hand von Fällen gekommen, bei denen sich weder eine aszendierende, noch eine hämatogene Infektion der Niere wahrscheinlich machen ließ. Vielleicht erscheinen seine Untersuchungen, vom Standpunkt der SCHWARZschen Mitteilungen aus betrachtet, in etwas anderem Lichte.

in der Niere gelang nur zweimal in Form grampositiver Kokken. Dazu ist einmal zu sagen, daß der Nachweis einzelner Kokken naturgemäß ungemein schwer im Schnittpräparat zu führen ist. Weiterhin wird man natürlich auch hier die Frage aufwerfen müssen, inwieweit toxische Einwirkungen in Frage kommen. An der Hand seiner Untersuchungen hat SCHWARZ auch zu der Frage der sog. hyalinen Glomeruli der Säuglinge Stellung genommen. Er bekämpft die Ansicht HERXHEIMERS, daß es sich hier um angeborene Fehlbildungen (Hamartien) handelt. HERXHEIMER gründete seine Auffassung vor allem darauf, daß man diese rückgebildeten Glomeruli in einen so großen Prozentsatz (85%) beim Säugling findet, daß man sie fast als ein regelmäßiges Vorkommnis bezeichnen kann.

SCHWARZ gibt nun folgende Tabelle:

	Untersuchte Fälle	Zahl der Fälle mit Glomerulusschädigung	%
HERXHEIMER	43	38	85
SCHWARZ	80	45	56
Davon bis zum 21. Tage	36	10	30
älter als 3 Wochen	44	35	80
Mit entzündlichen infiltrativen Veränderungen bei Pneumonien	19	19	100
Ohne entzündliche infiltrative Veränderungen	53	23	43

SCHWARZ zieht daraus den Schluß, daß es sich hier um die Folgen einer Ausscheidung giftiger Stoffe handelt, die teils den Glomerulus direkt schädigen, teils zu Veränderungen am Kanälchenteil des Nephrons (Zylinderbildung usw.) und so zu einer aufsteigenden Verödung des Knäuels führen. Es erscheint nach den Mitteilungen von SCHWARZ plausibel, daß die verödeten Glomeruli, die man in der Säuglings- und Kinderniere findet, zum großen Teil in der von ihm geschilderten Weise zu erklären sind. Nach den oben schon zitierten Untersuchungen von SCHULZ freilich hat HERXHEIMER, für einen Teil der Fälle wenigstens, doch Recht (s. auch v. TROSSEL). Wie aus den systematischen Untersuchungen v. TROSSELS hervorgeht, muß man in den ersten Wochen der Säuglingszeit mit der Diagnose „Entzündung" auf Grund einfacher Leukozytenvermehrung vorsichtig sein. Sie hat in systematischen Untersuchungen gefunden, daß die untersuchten Nieren vor und kurz nach der Geburt sämtlich sehr viel Leukozyten enthalten. Dieser Leukozytenreichtum hält noch mehrere Wochen nach der Geburt an; der Zeitpunkt, in dem er schwindet, wird um den zweiten Monat herum angenommen, doch bestehen individuelle Schwankungen. Jenseits der 8. Woche ist der Leukozytenreichtum nur noch ein seltener Befund. Als Ursachen kommen nach v. TROSSEL mehrere Faktoren in Frage: Leukozytose, Stauung, Ionengefälle, Myelopoese. Es kommen nach ihr in der Niere regelmäßig fetale Blutbildungsherde vor. Über ähnliche Befunde berichtet auch SCHWARZ. Er spricht die fraglichen Zellen allerdings als lymphoide Zellen an, die sich durch einen basophilen Zelleib und ein ungleichmäßig verteiltes reichliches Kernchromatin auszeichnen sollen. Die eigentlich entzündlichen Veränderungen treten nach SCHWARZ erst in der 4. Woche auf, „zu welcher Zeit auch die ausgedehnteren pneumonischen Veränderungen anzutreffen sind".

Die seither besprochene interstitielle Nephritis tritt in der Regel, wie schon gesagt, ausgesprochen herdförmig auf. Die Zellansammlungen in den einzelnen Herdchen bestehen in der Regel vorwiegend aus Lymphozyten und Plasmazellen. Von dieser Regel gibt es aber Ausnahmen in zweifacher Hinsicht.

Einmal können die kleineren Herde zu größeren Bezirken zusammenfließen und mehr und mehr diffusen Charakter annehmen, und zweitens können neben den Lymphozyten Leukozyten stärker hervortreten, das sind Fälle, die hinüberleiten zur

diffusen exsudativen Nephritis,

von der hier noch die Rede sein soll. Diese diffuse exsudative Nephritis ist manchmal mehr zellig, das sind die Fälle, die in der Mitte stehen zwischen der interstitiellen Herdnephritis und der eitrigen Ausscheidungsnephritis, manchmal mehr serös, so daß man von einem entzündlichen Ödem reden kann.

HUEBSCHMANN hat bei seinen oben schon erwähnten Scharlachuntersuchungen angegeben, daß hier Leukozyten nicht selten gefunden werden, „und zwar um so reichlicher, je frischer die Fälle sind". Ich kann mich dem nicht anschließen. Die typischen Fälle sind auch im frischen Stadium lymphozytär-plasmazellulär. Wenn die Leukozyten stärker hervortreten, so liegt das meines Erachtens nicht an dem Alter der Fälle, sondern daran, daß die Verlaufsart der Entzündung hier eine andere ist. Wie verschieden der Verlauf bei der Scharlachniere sein kann, zeigt besonders deutlich ein von KUCZYNSKI mitgeteilter Fall: Die Nieren waren hier deutlich vergrößert, die Schnittfläche ödematös durchtränkt, mikroskopisch trat vor allem eine starke Hyperämie der Rinde mit Stasen und Blutungen neben Degenerationserscheinungen an den Tubuli hervor, so daß KUCZYNSKI das histologische Bild mit dem der Sublimatniere[1] vergleicht. Dieser Vergleich liegt besonders nahe, wenn man bedenkt, daß NOEGGERATH und ECKSTEIN bei der kindlichen Sublimatniere das Ödem in den Vordergrund gestellt haben. Bei der Sublimatnephrose des Erwachsenen habe ich bei aller Betonung der Zirkulationsstörungen (s. oben) ein ausgesprochenes Ödem nicht beobachten können, doch könnten die Verhältnisse bei Kindern etwas anders liegen. Wir haben ja auch sonst Grund zu der Annahme, daß die Zirkulationsverhältnisse in der kindlichen Niere etwas anders liegen als in der des Erwachsenen.

Das entzündliche Ödem kann sich auf verschiedene Weise entwickeln. Einen sehr merkwürdigen Fall habe ich vor einiger Zeit beobachtet. Ein 58jähriger Mann mit Prostatakarzinom wurde 5 Tage vor dem Tode anurisch. Bei der Sektion waren die Nieren erheblich geschwollen, es bestand eine starke Pyelitis. Mikroskopisch erwiesen sich die Interstitien erheblich verbreitert, serös durchtränkt von ganz lockeren, nur hier und da etwas dichteren, ganz vorwiegend lymphozytären Infiltraten durchsetzt. Starke Füllung der Kapillaren und vielfach auch der Glomerulusschlingen bis zur Stasenbildung. Ich habe mit der Möglichkeit gerechnet, daß es sich hier um ein auf dem Lymphweg vom Nierenbecken her sich entwickelndes Ödem gehandelt hat. Wenn diese Möglichkeit zutrifft, so ist sie aber sicher sehr selten. In der Regel entwickelt sich die diffuse exsudative Entzündung, ob sie nun vorwiegend zellig oder vorwiegend serös ist, hämatogen. Vereinzelt scheinen nun, wie ich das oben schon andeutete, auch beim Scharlach Fälle vorzukommen, bei denen es sich um eine diffuse exsudative Nephritis mit entzündlichem Ödem und stärkerem Hervortreten der Leukoyzten handelt. Ein sehr bemerkenswerter Fall der Art ist von F. KOCH mitgeteilt worden. Es handelt sich um eine 27jährige Arbeiterin, die im Verlauf eines Scharlachs anurisch wurde; es wurde eine Dekapsulation vorgenommen, darauf stellte sich die Diurese einigermaßen wieder her, aber 10 Tage später starb die Patientin. Die Niere wurde an einem bei der Dekapsulation entnommenen Probestückchen und nach dem Tode untersucht und zeigt bei intakten Glomeruli eine diffuse exsudative Entzündung, die nach der Beschreibung an

[1] Vgl. damit die verschiedene Wirkungsmöglichkeit des Urans.

manchen Stellen mehr serös, an anderen mehr zellig war. Unter den Zellen traten die Leukozyten an manchen Stellen zurück, an anderen stark hervor, die Füllung der Kapillaren war wechselnd, an manchen Stellen war auch im Glomerulus die Kapillarfüllung sehr stark und hat gelegentlich zu Blutungen geführt. Der Fall scheint mir eine starke Stütze der oben gegen HUEBSCHMANN vertretenen Ansicht zu sein, daß die interstitielle Nephritis beim Scharlach verschiedene Verlaufsarten zeigen kann[1].

Man könnte ja einwenden, daß es sich nur um quantitative Unterschiede handelt; ich möchte aber größeren Wert darauf legen, daß es sich bei der diffusen exsudativen Nephritis um ein stärkeres Hervortreten der exsudativen Komponente, teils in Form seröser, teils in Form leukozytärer Exsudation handelt. Sehr bemerkenswert ist es nun, daß diese diffuse exsudative Nephritis zum Unterschied von der Herdnephritis sehr erhebliche klinische Erscheinungen macht und zur Anurie führen kann. KOCH, der diese Anurie in seinem Fall auch gesehen hat, meint, sie sei nach dem histologischen Bild nicht leicht verständlich. Den Druck des verbreiterten Zwischengewebes auf die absondernden Teile lehnt er ab, da Glomeruli und Kapselräume von entsprechender Größe und frei von Schädigungen gefunden wurden. Das scheint mir zwar kein unbedingt zwingender Gegengrund, und KOCH selbst macht ja darauf aufmerksam, daß das Hervorquellen des Organs aus der Kapsel bei der Dekapsulation den erhöhten Gewebsdruck des eingezwängten Organs deutlich anzeige. Auch die Besserung der Diurese nach der Dekapsulation ließe sich doch zugunsten der mechanischen Auffassung verwerten. Doch gebe ich gern zu, daß neben dem mechanischen Moment noch andere Faktoren in Frage kommen können. KOCH denkt an eine reflektorische Anurie, das ist aber erst recht unbewiesen und vielleicht liegt es doch näher, die entzündliche Zirkulationsstörung, die sich hier auf das ganze Organ erstreckt, als ursächliches Moment heranzuziehen. Bei der günstigen Wirkung der Dekapsulation kommt, wie hier eingeschaltet sein mag, neben der mechanischen Entlastung vielleicht eine Wirkung auf die Vasomotoren durch die teilweise Entnervung in Frage. Bei der Besserung der Diurese könnte eine auf Vasomotorenwirkung beruhende Änderung der Zirkulation, bei der es sich nicht unbedingt im Sinne KOCHs um Lösung eines Krampfes zu handeln brauchte, eine Rolle spielen. In diesem Sinne könnten, wie nebenbei bemerkt sein mag, Fälle verwertet werden, bei denen die Dekapsulation Besserung der Diurese brachte, ohne daß vorher eine besondere Schwellung des Organs bestand, wie bei manchen Fällen von akuter Glomerulonephritis, von Sublimat- und Gestationsnephrose.

Am Schluß dieses Abschnittes mag noch ein Fall Erwähnung finden, dessen Kenntnis ich Herrn Kollegen BATISWEILER in Budapest verdanke und der mir von prinzipieller Wichtigkeit zu sein scheint.

Eine 26jährige Frau im 7. Monat der Schwangerschaft erkrankte mit geringen Kopfschmerzen und Störungen des Sehvermögens, daran schlossen sich Leibschmerzen mit praller Spannung des Leibes. Im Urin sehr viel Eiweiß. Blutdruck 150/180 Oligurie. Es handelte sich um eine vorzeitige Lösung der Plazenta mit intrauterinem Fruchttod. Die Frucht wurde durch Kaiserschnitt mit der Plazenta entfernt. Es blieb eine Oligurie, die therapeutisch nicht zu beeinflussen war, doch hob sich immerhin die Diurese um minimale

[1] In diesem Zusammenhang, wenn auch nicht zum Scharlach, so doch zur diffusen exsudativen Nephritis gehörig, mag ein Fall von CLAUSSEN Erwähnung finden. Er beobachtete bei einem Kalb statt der üblichen „weißen Fleckniere" eine diffuse Ausbreitung des entzündlichen Prozesses und dementsprechend auch Funktionsstörungen des Organs. Ein Fall diffuser interstitieller Nephritis dagegen, von LÖWENTHAL mit einer ausdrücklich hervorgehobenen besonderen Venenbeteiligung, ist mehr der spezifisch luischen Nephritis, die hier ja nicht zur Diskussion steht, zuzurechnen. Auch die eitrig nekrotisierenden Ausscheidungsnephritiden, wie sie von CHRIST und ARTUSI beschrieben worden sind, gehören nicht mehr in den Rahmen des Morbus Brightii.

Werte von 5 ccm auf 103 ccm am 5. Tage. Die Eiweißmengen, die am 1. Tag 4‰ betrug, sank bis zum 5. Tag auf Spuren. R-N 90. Am 5. Tag des Wochenbettes traten die ersten urämischen Erscheinungen auf, Muskelzuckungen, Kopfschmerzen, hoher Blutdruck. Am 6. Tag starb die Patientin.

Bei der Sektion fand sich das Herz von entsprechender Größe. Leber ohne krankhaften Befund, abgesehen von geringer Vergrößerung. Auch die Milz war etwas vergrößert. Beide Nieren vergrößert, Gewicht 420 g. Oberfläche glatt und etwas gelblich. Rinde breit, hebt sich durch gelbliche Farbe von den dunkelroten Pyramiden ab.

Mikroskopisch fand sich an den Präparaten, die mir Herr Kollege BATISWEILER freundlichst zur Beurteilung übersandte, an der Leber kein nennenswerter pathologischer Befund, an der Niere eine diffuse exsudative Nephritis, die aber doch einige Besonderheiten bot.

Die Glomeruli sind nicht vergrößert, vielfach eher als klein zu bezeichnen. Schlingenwand vielfach verdickt, gequollen, Schlingengrenzen oft unscharf und ineinanderfließend, in den Schlingen spärliche rote Blutkörperchen, manchmal etwas vermehrte Leukozyten, manche Glomeruli sind als kernarm zu bezeichnen, vielfach sind die Schlingen gebläht, blutleer. Auch in den Vas aff. und den Interlobularen ist vielfach kein Blut nachzuweisen, in anderen Arteriolen besteht starke Blutfüllung. In den interstitiellen Kapillaren und im Interstitium deutliche Leukozytenvermehrung. Manchmal ist die Glomeruluskapsel von einem lockeren Kranz von Leukozyten umgeben, auch um die Arteriolen herum sieht man vielfach lockere Leukozytenansammlungen. Man sieht an zahlreichen Stellen, wie die Leukozyten durch die Wand der kleinen Gefäße hindurchtreten. An vielen Stellen finden sich die Leukozyten auch im Lumen der Kanälchen, namentlich im Bereich der Schleifen und Schaltstücke. Am stärksten ist der Prozeß im Bereich der Schleifen ausgeprägt, hier sieht man auch deutliche Verbreiterung der Interstitien und Leukozytenzylinder neben zahlreichen hyalinen Zylindern. Die Epithelien der Hauptstücke sind geschwollen, von auffallend lockerem wabigem Bau, enthalten spärliches Fett. An den Schaltstücken sind die Epithelien vielfach abgeplattet, die Kanälchen vielfach erweitert.

Ich habe natürlich eingehend die Differentialdiagnose gegenüber der akuten Glomerulonephritis und Gestationsnephrose erwogen. Die Veränderungen am Glomerulus würden ja ganz gut zur Gestationsnephrose passen, das Fehlen der Hämoglobinzylinder würde ja nicht unbedingt dagegen sprechen, etwas stärker fällt schon das Fehlen jeglicher eklamptischer Veränderungen an der Leber ins Gewchit. Stärker als diese negativen möchte ich aber die positiven Kriterien bewerten, das Vorhandensein der exsudativen Nephritis interstitialis, die bei allen Schwangerschaftsnieren und Eklampsiefällen, die ich bis jetzt beobachtet habe, mit Ausnahme des oben bei der Gestationsnephrose beschriebenen besonderen Befundes, fehlte und die nach den vorangehenden Ausführungen das klinische Bild des vorliegenden Falles gut zu erklären imstande ist. An den Glomeruli fanden sich manche Veränderungen, die von VOLHARD und KOCH bei der akuten Glomerulonephritis so sehr in den Vordergrund gestellt werden (Leere zahlreicher Arteriolen und Glomerulusschlingen, starke Blutarmut bis zur Blutleere vieler Glomeruli). Daß ich diesen Füllungszuständen der Arteriolen keine allzu große Bedeutung beimesse und warum, habe ich oben schon auseinandergesetzt, und ich möchte die Diagnose Glomerulonephritis bei dem Zurücktreten der Exsudation und Proliferation im Glomerulus bei dem 7 Tage lang bestehenden Krankheitsbild ablehnen. Das Gesamtbild ist das der exsudativen interstitiellen Nephritis[1], ich würde empfehlen, diesem Krankheitsbild, das, wie wir gesehen haben, zu Anurie und Urämie führen kann, künftig mehr Beachtung zu schenken. Ich vermute, daß dabei manche Fälle besser als seither sich werden erklären lassen. Ob im vorliegenden Fall die Gestationstoxikose für das Auftreten des entzündlichen Ödems verantwortlich gemacht werden kann, oder ob, was wahrscheinlicher ist, die früher durchgemachte Tonsillitis hier — vielleicht in Verbindung mit der Schwangerschaftsschädigung — eine maßgebende Rolle spielt, müssen weitere Beobachtungen lehren.

[1] Diese exsudative Nephritis auf Spasmen zurückzuführen, ist wohl kaum angängig.

III. Nephrosklerose.

Wie im ersten Nierenband, soll auch hier das Kapitel Nephrosklerose in zwei Unterabteilungen zerlegt und diese Unterformen als benigne und maligne Nephrosklerose bezeichnet werden.

1. Benigne Nephrosklerose.

An der Einteilung der benignen Nephrosklerose in ein kompensiertes und ein dekompensiertes Stadium möchte ich trotz der Einwände VOLHARDs, auf die ich weiter unten zu sprechen komme, festhalten und zunächst die kompensierte benigne Nephrosklerose besprechen.

Bei den das morphologische Bild bestimmenden Veränderungen an den Gefäßen muß ich zunächst wieder auf das Wesen dieser Veränderungen und auf ihre Ursache eingehen. Was zunächst das Wesen der Gefäßveränderungen anlangt, so ist daran festzuhalten, daß diese trotz gewisser morphologischer Unterschiede an den verschiedenen Gefäßkalibern (an den mittleren Gefäßchen: elastisch-hyperplastische Intimaverdickung — von VOLHARD als Elastose bezeichnet — neben regressiven Veränderungen, Bindegewebseinbau usw., vergesellschaftet mit oft auffallender Reduktion der Media, an den Arteriolen: hauptsächlich Hyalinisierung und Verfettung) der Arteriosklerose zugerechnet werden müssen. RUEHL hat sich neurdings in einer monographischen Studie über die Gangarten der Arteriosklerose auch wieder mit den Gefäßveränderungen in der Niere beschäftigt. Er unterscheidet auf Grund der Veränderungen an den größeren und mittleren Gefäßen die senile Atrophie von der atherosklerotischen Schrumpfniere ZIEGLERs, wobei die senile Atrophie durch das Vorherrschen der elastisch-hyperplastischen Intimaverdickung und durch das Fehlen von eigentlichen atherosklerotischen Veränderungen an größeren Arterien und dem, was wir unter „Arteriolosklerose“ verstehen, an den Präkapillaren ausgezeichnet sein soll. RUEHL gibt aber gleich darauf an, daß ein prinzipieller Unterschied zwischen den senilen Veränderungen und der eigentlichen Arteriosklerose nicht besteht. Ich habe diese Meinung stets vertreten und weiterhin betont, daß ein Teil der von ZIEGLER beschriebenen Fälle durchaus dem Bild der benignen Nephrosklerose in meinem Sinne entspricht, einem Bild also, bei dem arteriosklerotische Veränderungen an den Arteriolen das Bild beherrschen. Wenn man die ZIEGLERsche Arbeit genau durchsieht, insbesondere die Stelle beobachtet, die ich im ersten Nierenband auf S. 374 angeführt habe, so sollte man doch aufhören, die von ZIEGLER beschriebenen Nierenveränderungen als „ZIEGLERsche atherosklerotische Schrumpfniere“ prinzipiell zu trennen von der Form, die VOLHARD und ich als benigne Nephrosklerose bezeichnen. Jahrelang fortgesetzte Untersuchungen haben in mir die Überzeugung befestigt, daß man eine prinzipielle Trennung zwischen den verschiedenen Erscheinungsweisen rein arteriosklerotischer Gefäßveränderungen in der Niere und ihren Folgen nicht vornehmen kann. Es führen fließende Übergänge von dem Bild der senilen zirkulatorischen Atrophie zu dem mit stärkeren arteriosklerotischen Veränderungen an den mittleren Gefäßchen und endlich zur Arteriolosklerose, die das Bild bei der auch klinisch als besonderes Krankheitsbild hervortretenden benignen Nephrosklerose beherrscht. Dieselbe Auffassung vertreten BELL und CLAWSON. Auch RUEHL gibt übrigens auf S. 43 an, daß die Arteriolensklerose auch bei den nichthypertonischen Fällen vorkommt, daß sie aber dort im Gesamtbild keine Rolle spielt. Das deckt sich durchaus mit meiner Erfahrung; ich werde auf die wichtige Rolle der Ausbreitung des fraglichen Arteriolenleidens weiter unten noch zu sprechen kommen. Das Vorkommen von Hyalinisierungen und Verfettungen auch bei den nichthypertonischen Fällen, die zur senilen bzw. zirkulatorischen Atrophie hinüberleiten, scheint mir aber von prinzipieller Wichtigkeit. wenn wir nach der Ursache dieser Arteriolenveränderung fragen, die für die Auffassung von ihrem Wesen weitgehend bestimmend ist. Im neueren Schrifttum begegnet man immer wieder der, vor allem auf die bekannten Untersuchungen HUECKS sich stützenden Auffassung, daß die Hyalinisierung der Arteriolen durch ein Einpressen plasmatischer Blutbestandteile in die subendothelial aufgequollenen Gewebsschichten eingeleitet würde, und die in der Klinik heute vorherrschende Ansicht, die auch von RUEHL vertreten wird, daß diese Arteriolensklerose die Folge einer ihr vorangehenden Hypertonie sei, ergänzt sich mit dieser Auffassung in anscheinend sehr glücklicher Weise. Dazu ist aber nun zu sagen, daß Blutdrucksteigerung sehr lange bestehen und zu sehr beträchtlicher Herzhypertrophie führen kann, ohne daß es zu einer Hyalinisierung der Arteriolen kommt und zweitens, daß Hyalinisierung der Arteriolen zwar nicht diffus, aber doch an zahlreichen Gefäßchen gefunden wird, ohne daß von einer Hypertonie irgend etwas bekannt war. Auch ZACHARJEWSKAJA kommt bei ihren Untersuchungen hinsichtlich der tatsächlichen Befunde zu dem gleichen Ergebnis.

Nun meint RUEHL freilich an anderer Stelle, daß die Durchblutungsschwankungen und der Druckabfall von Arteriole zur Kapillare von sehr wesentlichem Einfluß auf die Entstehung der Arteriolensklerose ist. Hier ist ein Punkt, der sich mit der von mir seit 25 Jahren vertretenen Auffassung von der Entstehung der Arterio-Arteriolosklerose durchaus deckt. Ich habe schon in meiner ersten im Jahre 1908 erschienenen Arbeit über oie arteriosklerotischen Veränderungen in der Niere die Blutdruckschwankungen als ursächliches Moment stark in den Vordergrund gestellt[1] (s. auch weiter unten), aber so sehr ich von der Wichtigkeit dieser funktionell-mechanischen Momente überzeugt bin, so vermag ich ihnen doch nicht die alleinige Rolle bei der Entstehung der Hyalinisierung zuzuschreiben. Ich muß hier auf die neuesten Untersuchungen von SCHÜRMANN und MACMAHON hinweisen. Sie konnten zeigen, daß genau die gleiche Hyalinisierung, die man in der Arteriolenwand findet, auch in der Tunica propria atrophierender Harnkanälchen auftritt. Die Verquellung und Hyalinisierung ist hier wie dort — mit den verschiedensten Methoden untersucht — durchaus die gleiche und hier in der Grundsubstanz der Kanälchenwand kann von einem Einpressen plasmatischer Bestandteile vom Blute her natürlich keine Rede sein, es muß sich hier doch wohl um eine Stoffwechselstörung in der Grundsubstanz handeln. Mit der HUECKschen Auffassung steht diese Feststellung insofern nicht im Widerspruch, als man die von HUECK an den Beginn des Geschehens gestellte Aufquellung der subendothelialen Wandschichten ja doch auch wohl als das Ergebnis einer Stoffwechselstörung auffassen darf. Auch MUNK will wohl die Stoffwechselstörung in den Vordergrund stellen, wenn er an Stelle eines mechanischen Hineinpressens lipoider oder sonstiger Substanzen in die Intima mehr an geänderte Wechselbeziehungen zwischen Blutserum enerseits, Gefäß- und Organgewebszellen anderseits denkt. VOLHARD sieht auch bei der Hyalinisierung die Ursache in einer schlechteren Durchblutung, in einer mangelhaften Durchlüftung der Niere (s. weiter unten).

Für mich steht nach dem Gesagten bei der Entstehung der Hyalinisierung an den Arteriolen im Vordergrund des Geschehens eine primäre Stoffwechselstörung in der Grundsubstanz der Wandung. Selbstverständlich können die auf der Basis der Stoffwechselstörung sich entwickelnden Veränderungen durch mechanisch funktionelle Belastung beschleunigt und verstärkt werden. Ich kann

[1] Siehe zu dieser wichtigen Frage auch die neuerdings erschienene umfassende Darstellung von RANKE.

mich aber nicht einverstanden erklären mit einer Formulierung, wie sie auch RUEHL gibt, nach der die Arteriolosklerose schlechthin „als eine Folge der funktionell bedingten Druckanstiege aufzufassen“ wäre. Wenn dann RUEHL weiterhin zur Stütze der eben zitierten Auffassung die Verhältnisse bei der sekundären Schrumpfniere heranzieht, so muß ich dem erst recht entgegentreten.

Ich habe zunächst auch die Meinung vertreten, daß bei der sekundären Schrumpfniere eine besonders starke funktionell-mechanische Belastung an den Gefäßveränderungen Schuld sei, bin aber von diesem Standpunkt abgekommen, da ich einsah, daß er mit den Tatsachen nicht vereinbar ist. In Übereinstimmung mit LÖHLEIN bin ich seit langem der Ansicht, daß toxische Einflüsse hier eine besonders große Rolle spielen und daß die Gefäßveränderungen bei der chronischen Glomerulonephritis nicht nur in Form einer Arteriosklerose, sondern auch einer Endarteriitis und Arterionekrose sich darstellen. Die Gefäßveränderungen bei der chronischen Glomerulonephritis gleichen — darin bin ich hinsichtlich der tatsächlichen Befunde mit VOLHARD und seiner Schule durchaus einig — nicht denen bei der benignen, sondern vielmehr denen bei der malignen Nephrosklerose. Von dem Standpunkt aus, daß die Gefäßveränderungen bei der chronischen Glomerulonephritis einfach Hypertoniefolgen seien, wäre es auch nicht zu begreifen, daß diese Veränderungen manchmal ganz schnell schon im subakuten Stadium, eventuell sogar im akuten (s. unten), auftreten, in anderen Fällen vermißt werden, obwohl der Prozeß schon ins chronische Stadium übergegangen ist[1].

Bei der benignen Nephrosklerose spielt ja das mechanisch-funktionelle Moment bei der Entstehung der Gefäßveränderungen sicher eine sehr viel wichtigere Rolle als bei der sekundären Schrumpfniere. Die Frage nach dem Zusammenhang zwischen Blutdrucksteigerung und Arteriolenveränderung ist aber zweifellos eine recht schwierige, und ich möchte hier in der Hauptsache an der vorsichtigen Formulierung festhalten, mit der ich seit Jahren versuche, diesen Verhältnissen in objektiver Weise Rechnung zu tragen. Sie deckt sich wohl am meisten mit den von HERXHEIMER vorgetragenen Anschauungen, wenigstens sagt er zu Beginn einer seiner Arbeiten, „das ganze Problem ist sicher in jeder Hinsicht noch unklar und FAHRS und meine sich völlig deckende und sehr vorsichtige Auffassung der Zusammenhänge keineswegs sicher erwiesen, aber unsere an einem großen Material erhobenen anatomischen Befunde können als solche wohl kaum einfach übersehen werden“.

Ich verweise bezüglich meines Standpunktes auf meine Ausführungen im ersten Nierenband auf S. 393f., doch muß ich zum besseren Verständnis einige Bemerkungen hinzufügen und vor allem mich mit dem seither erschienenen Schrifttum auseinandersetzen. Dabei läßt es sich nicht vermeiden, auf die Frage der Blutdrucksteigerung im allgemeinen einzugehen.

Einleitend möchte ich betonen, daß ich nach wie vor den Ausdruck „Blutdruckkrankheit“ (KYLIN), der heutzutage sich im klinischen Schrifttum immer mehr einbürgert, entschieden verwerfe. Auch PAL sagt ausdrücklich: der Hochdruck ist keine Krankheit, sondern ein Symptom (s. auch GANTER).

Die Blutdruckerhöhung ist sicher ganz verschieden bedingt, man müßte also zum mindesten eine Gruppe von Blutdruckkrankheiten aufstellen, aber dann könnte man ja ebenso gut von Fieberkrankheiten sprechen, denn die Blutdruckerhöhung ist ein Symptom wie das Fieber oder das Ödem oder die Eiweißausscheidung.

---

[1] Siehe LÖHLEIN und dieses Handbuch, Bd. I, S. 332, 333, 334.

Es fragt sich nun, unter welchen Umständen entsteht dieses Symptom und in welchem Verhältnis steht es zu Nierenveränderungen, insbesondere zu der das Bild der benignen Sklerose beherrschenden Arteriolensklerose.

Das ganze Hypertonieproblem hier aufzurollen, kann natürlich nicht meine Absicht sein, es würde das zu weit ins klinische Gebiet hinüberführen, und ich verweise hier auf das erschöpfende Referat in der neuen Auflage des VOLHARDschen Nierenbuches, in dem alle auf die Blutdrucksteigerung bezüglichen Tatsachen und Theorien mit einer kaum zu überbietenden Sorgfalt zusammengetragen sind. Bei der Durchsicht dieses Referats erscheint die Mannigfaltigkeit der Befunde und Theorien freilich verwirrend und fast unübersehbar, und von einer befriedigenden Klärung der Verhältnisse kann einstweilen noch gar keine Rede sein. Trotzdem müssen wir uns, so gut es geht, mit dem Problem auseinandersetzen, denn es ist ungheuer wichtig. VOLHARD meint sogar, es sei in der Pathologie des Morbus Brightii das wichtigste.

Fragen wir also zunächst, unter welchen Umständen entsteht Blutdrucksteigerung, so müssen wir bekanntlich in ausdrücklicher Weise trennen zwischen der vorübergehenden und der dauernden Blutdrucksteigerung. Dabei ist die vorübergehende Blutdrucksteigerung (s. S. 393 des ersten Nierenbandes) unendlich mannigfaltig bedingt, die konstante ätiologisch und pathogenetisch sehr viel enger begrenzt. Es lassen sich bei der konstanten Blutdrucksteigerung deutlich zwei Gruppen herausschälen, die von verschiedenen Autoren, die sich mit der Frage beschäftigen, verschieden abgegrenzt und benannt werden.

VOLHARD spricht vom roten und blassen Hochdruck, PAL unterscheidet eine primär-zentralneurogene von einer sekundären toxischen Hypertonie.

Von dem blassen Hochdruck, der sich mit der toxischen Hypertonie PALs deckt, soll später die Rede sein, hier interessiert zunächst der „rote Hochdruck", der mit der primären Hypertonie PALs der essentiellen Hypertonie der Autoren gleichzusetzen ist und der allein in Beziehung zu dem hier zur Besprechung stehenden Krankheitsbild, der gutartigen Nephrosklerose, gebracht werden kann. Dieser rote Blutdruck unterscheidet sich von den ganz vorübergehenden Blutdruckerhöhungen, wie man sie bei allen möglichen Ursachen (s. oben) zu sehen bekommt, durch seine Grundeinstellung auf ein höheres Niveau, es zeigt aber doch noch Schwankungen bei verschiedenen Tageszeiten usw., man kann noch nicht von einer unbedingten Fixierung des Druckes sprechen.

PAL sieht in dieser primären Hypertonie eine Art Neurose des angiotonischen Nervensystems, deren Quelle im Zentralapparat gelegen ist. Auch GELMANN betrachtet die Hypertonien als Projektion funktioneller oder anatomischer Veränderungen des zentralen Nervensystems auf das periphere Gefäßsystem. HOFF und URBAN suchen den Sitz der Schädigung in den Corpora mammillaria. Sichere morphologische Grundlagen im Zentralnervensystem sind allerdings bis jetzt nur in vereinzelten Fällen aufgedeckt worden. NORDMANN und O. MÜLLER sowie SALUS haben Fälle von Poliomyelitis mit Blutdrucksteigerung beschrieben; bei denen ein bulbärer Hochdruck mit an Sicherheit grenzender Wahrscheinlichkeit angenommen werden konnte. NORDMANN und O. MÜLLER fanden Veränderungen in der Formatio reticularis grisea im oberen Teil der Medulla oblongata, einer Stelle, die schon früher von BRUSTEIN und KOHNSTAMM als Vasomotorenzentrum angesprochen wurde. SALUS meint auf Grund seiner eigenen Untersuchungen freilich, es sei „nicht wahrscheinlich, daß allein von dieser Zellgruppe in den fraglichen Fällen eine Blutdrucksteigerung ausgelöst war. Denn neben dem Befallensein bestimmter Zellgruppen dürfte auch die Unterbrechung absteigender Bahnen durch den entzündlichen Prozeß eine gewisse Rolle gespielt haben".

Aus den erwähnten Mitteilungen geht jedenfalls hervor, daß es einen bulbären Hochdruck gibt, dieser bulbäre Hochdruck unterscheidet sich aber von der essentiellen Hypertonie durch den Mangel einer Herzhypertrophie und bei der systematischen Untersuchung der Gehirne von Hypertonikern weist CUTLER darauf hin, daß bei den arteriosklerotisch veränderten Hirngefäßen die von Pons und Medulla gerade recht geringe Veränderungen aufwiesen. Er lehnt es deshalb ab, anatomische Veränderungen gerade der Gefäße an Pons und Medulla für eine schlechtere Blutversorgung der vasomotorischen Zentren und damit für die Entstehung des Hochdrucks i. e. des essentiellen Hochdrucks verantwortlich zu machen[1]. Auf Grund der Befunde von NORDMANN und O. MÜLLER und von SALUS bedarf aber die Frage einer erneuten Nachprüfung.

Auch PAL meint übrigens, die Ursache der primären Hypertonie sei letzten Endes noch unerforscht, einigermaßen sicher ist nur das konstitutionelle Moment, fraglich sind die Beziehungen zu endokrinen Drüsen. Zu ähnlichen Vorstellungen kommen O. MÜLLER und HÜBENER. Es gibt nach ihnen Hochdruckformen ohne jeden funktionellen Nierenbefund, die in ihrem peripherischen Gefäßabschnitt die unverkennbaren Anzeichen der konstitutionellen Vasoneurose darbieten und die sie deshalb ausdrücklich als „konstitutionelle Hypertension" bezeichnen. WEITZ konnte dabei zeigen, daß diese Form in hohem Maße und zwar dominant vererblich ist. RAAB denkt an angiospastische oder angiosklerotische Ischämie und dadurch bedingte Milchsäureanhäufung in den Vasomotorenzentren.

Ganz und gar stellt KYLIN nach wie vor das rein nervöse Moment in den Vordergrund. Die sog. essentielle Hypertonie ist nach ihm einfach eine Tonusstörung im vegetativen System. VOLHARD hat aber mit vollem Recht darauf hingewiesen, daß die Lehre KYLINS, nach der es sich bei der sog. essentiellen Hypertonie einfach um Verschiebungen im vegetativen System handeln soll, nicht zu Recht bestehen kann, denn Beziehungen zu Vasomotorenstörungen anderer Art (Ulcus, Asthma usw.), die KYLIN bei Hypertonikern gefunden hat und die er als Beweis für seine Auffassung heranzieht finden sich auch bei Hypotonikern.

VOLHARD, der sich mit der Frage des Hochdrucks neuerdings wieder in besonders eingehender Weise beschäftigt hat, sucht bei der essentiellen Hypertonie — von ihm als „roter Hochdruck" bezeichnet — zwischen einer physikalisch-morphologischen und einer nervösen Betrachtungsweise zu vermitteln, in manchen Punkten berührt er sich mit PAL. VOLHARD meint, die einzigen ätiologischen Momente, an deren Wertigkeit beim „roten Hochdruck" nicht zu zweifeln sei, seien Alter und Erblichkeit (JOHN, MAHOMED, HUCHARD, WEITZ). „Wenn aber", so schreibt er, „Veranlagung und Alter einzig und allein maßgebend die Ätiologie beherrschen, so müssen diese beiden Faktoren auch den Schlüssel abgeben für den gesuchten Mechanismus des roten Hochdrucks". Er denkt dabei an eine durch Alter und Konstitution bedingte Zunahme der Dehnung und daran sich anschließende Abnahme der Weitbarkeit an den kleinen Arterien, nicht an den Arteriolen. Es kommt dabei zu einem Umbau der Gefäßwand durch elastische und kollagene Verstärkung der Gefäßwand. Er meint, „man könnte demnach wieder zu der alten Auffassung zurückkehren, daß die ‚Arteriosklerose' die Ursache der Hypertonie, die Hypertonie das Kardinalsymptom der Arteriosklerose ist. Nur muß man, worauf übrigens PAL wiederholt hingewiesen hat, unter Arteriosklerose nicht mehr verstehen, als der Name sagt, eine Verhärtung der Arterie im Sinne ihrer Dehnbarkeit, die schon deutlich vorhanden sein kann, ehe und ohne daß makroskopisch erkennbare organische

[1] Siehe auch dieses Handbuch, Bd. I.

Veränderungen im Sinne der Atherosklerose bestehen, die ihrerseits, wie bisher, zum Teil als Folge des Hochdrucks betrachtet werden können".

VOLHARD unterscheidet also morphologisch und funktionell streng zwischen „destruktiver seniler Atherosklerose und hypertrophischer präseniler Arteriosklerose". Zu einer prinzipiell ähnlichen Unterscheidung ist DIETRICH im RICKERschen Institut bei seinen Untersuchungen an den großen muskulösen Arterien gekommen. Er unterscheidet mit RICKER „Arteriohypotonie, die zu Sklerose führt und Arteriohypertonie, die mit Auftreten und Bestehenbleiben von Muskelhyperplasie einhergeht". DIETRICH unterscheidet also ebenso wie VOLHARD zwischen einer Gefäßveränderung der Hypertoniker und Nichthypertoniker. Die nicht hypertonische Veränderung beginnt in der Jugend, ist konstitutionell bedingt; es gehört nach DIETRICH zur allgemein menschlichen Konstitution, im Ablauf des Lebens Arteriosklerose zu erwerben. Die Arteriosklerose beruht nach RICKER und DIETRICH auf einer Parese der innervierten Mediamuskulatur, es kommt mit zunehmendem Alter zu einer Abnahme der innersten Muskelschicht, der Muscularis interna, und zu einer Zunahme des elastischen und kollagenen Gewebes. Beim Hypertoniker ist das auch der Fall, sogar stärker und gleichmäßiger, daneben kommt es aber zu einer Hypertrophie der äußeren Muskularis.

Allerdings sind die Vorstellungen, die RICKER und DIETRICH von den Zusammenhängen zwischen Gefäßveränderungen und Hochdruck entwickeln, insofern andere als bei VOLHARD, als auch RICKER wie die oben genannten Autoren den Hochdruck vom Gehirn aus durch zentrale Erregung des Vasomotorenzentrums entstehen läßt. Die Hyperplasie der äußeren Muskelschicht wird dabei in folgender Weise erklärt. Der erhöhte Blutdruck reizt die vasomotorischen Nerven der Media, die innere Schicht, die schon gedehnt ist und durch die neu hinzutretende Ursache noch stärker gedehnt wird, gerät dadurch in einen höheren Reizzustand als die äußere; in der inneren Schicht tritt peristatische Hyperämie, Muskularisschwund und Bindegewebshyperplasie, in der äußeren fluxionäre Hyperämie und Muskelhyperplasie auf.

VOLHARD und DIETRICH begegnen sich also darin, daß sie eine Trennung zwischen hypertonischen und nicht hypertonischen Gefäßveränderungen vornehmen. Für VOLHARD ist dabei das Wesentliche die Abnahme der Dehnbarkeit, aber man muß da natürlich den Einwand machen: warum bekommen nicht alle alten Leute, bei denen eine solche Abnahme der Dehnbarkeit doch die Regel darstellt, ihren Hochdruck. Diesen Einwand hat sich VOLHARD selbst auch gemacht und sucht ihn wie folgt zu entkräften. Er meint, in den in Betracht kommenden Fällen träte die Dehnbarkeitsabnahme aus konstitutionellen Gründen vorzeitig ein, „zu einer Zeit, in der die Gefäßwand noch reaktionsfähig ist und noch nicht mit zunehmender Ektasie, sondern mit Anbau elastischer Elemente und Muskelhypertrophie auf die Überdehnung antwortet und zu einer Zeit, in der das Herz, das noch nicht altern will, das normale Zeitvolum beibehält oder gar steigert". Harmonisches Altern soll also ohne Einfluß auf den Blutdruck sein, „disharmonisches Altern" (RÖSSLE) soll zur Blutdrucksteigerung führen. Die Schwankungen des Blutdrucks, die bei der essentiellen Hypertonie zu beobachten sind, glaubt VOLHARD ohne Zuhilfenahme des funktionellen Moments erklären zu können. Er meint, bei Abnahme der Dehnbarkeit des Gefäßsystems müßten kleine Änderungen des Minutenvolums größere Ausschläge machen als beim Normalen.

Neben dieser physikalischen Erklärung sucht VOLHARD aber auch der Möglichkeit einer neuroregulatorisch bedingten Tonussteigerung gerecht zu werden. Dabei setzt er sich auch mit der Rolle der Blutdruckzügler auseinander, die seit HERINGS grundlegenden Untersuchungen natürlich auch immer in den Kreis der Betrachtungen gezogen werden müssen, wenn man die Ursachen der Blutdrucksteigerung erörtert.

HERING hat bekanntlich festgestellt, daß gewisse Vagusfasern, nämlich zwei Paare zentripetaler Gefäßnerven: Die beiden Aortennerven (Nervi depressores) und die beiden Karotissinusnerven reflektorisch periphere Gefäßgebiete im dilatatorischen Sinne beeinflussen, also ein Ansteigen des Blutdrucks hemmen, daher der von HERING geprägte Ausdruck: Blutdruckzügler. Dauernde Ausschaltung dieser Blutdruckzügler beim Tier hat stabilen Hochdruck zur Folge. Manche Beobachtungen lassen sich nun vielleicht in dem Sinne verwerten, daß örtliche Veränderungen die durch die Blutdruckzügler vermittelte Regulation des Blutdrucks hemmen und den Blutdruck in die Höhe treiben. Man denkt an Sklerose der Karotis (HERING, HEYMANNS, zit. bei VOLHARD).

DIETRICH glaubt eine aneurysmatische Erweiterung des Sinus caroticus anschuldigen zu können, dieses „Aneurysma" soll im Kindesalter häufig fehlen, „im mittleren und höheren Alter dagegen fast ausnahmslos bei jedem Menschen in deutlich ausgeprägter Form" (?) vorhanden sein. Bei Kindern aus Hypertonikerfamilien soll es oft und schon sehr früh angetroffen werden. Darüber werden wohl noch weitere Untersuchungen nötig sein.

VOLHARD sucht nun seine Dehnungstheorie mit der Rolle, die den Blutdruckzüglern auch nach seiner Überzeugung bei der Blutdruckregulation zukommt, in Beziehung zu bringen. Abnahme der Dehnbarkeit und dadurch bedingte Minderdehnung senkt den Vagotonus, steigert den Sympathikotonus und führt dadurch zu Drucksteigerung. Mit zunehmender Hypertrophie der Arterienmuskulatur, die den erhöhten Widerstand fixiert, soll dann der „widerstandserhöhende Effekt schwächster pressorischer Impulse" wachsen und „sehr geringfügige vasomotorische (und humorale?) Impulse" sollen dann genügen, „um die Widerstände im Laufe der Jahre immer weiter der Abnahme der Dehnbarkeit der (vasosensibeln) Arterien entsprechend zu steigern und den Blutdruck auf die hohen klinisch beobachteten Werte zu treiben". „Wir kämen damit" schreibt VOLHARD, „bei einer die neuesten Erkenntnisse der Kreislaufregulation berücksichtigenden Betrachtungsweise zu fast demselben Endresultat wie bei der mehr physikalischen. Der rote Hochdruck wird hervorgerufen durch eine präsenile Abnahme der Dehnbarkeit der großen Arterien; er wird bewirkt durch einen Hypertonus der hypertrophischen kleinen Arterien". Mit diesem Hypertonus der kleinen Arterien berührt sich VOLHARD mit PAL, der zwar das Primäre in einer nervösen Beeinflussung sieht, weiterhin aber meint, die Folge dieser nervösen Beeinflussung sei eine Tonusveränderung in den peripheren Arterien, eine Art tonischer Starre, die mit geringerer Dehnbarkeit des Gefäßrohrs einhergeht und dadurch eine Störung der Strömung bedingt. Es kommen dabei enge und weite Arterien vor. Über ähnliche Auffassungen bei älteren Autoren [MAHOMED, v. BASCH (Angiorhigosis), HUCHARD usw.] s. bei VOLHARD.

HERING sucht den Hochdruck nach Ausschaltung der Blutdruckzügler auf eine vermehrte Adrenalinproduktion zurückzuführen. Er nimmt an, daß durch Ausschaltung der Blutdruckzügler die tonische Hemmung der Adrenalinabsonderung wegfällt, so daß eine stärkere Adrenalinsekretion auftritt. Er beruft sich dabei auf Untersuchungen von NORDMANN, der bei Dauerausschaltung der Blutdruckzügler Arteriosklerose vom Adrenalintyp (Medianekrosen und Verkalkungen) auftreten sah, Schädigungen, die sich von der gewöhnlichen eigentlichen Arteriosklerose und von den hypertonischen Veränderungen DIETRICHS durchaus unterscheiden und von denen auch HERING annimmt, daß sie vorwiegend toxisch (durch das Adrenalin) bedingt sind, während die Hypertonie nur eine unterstützende Rolle spiele. Dieser Auffassung widerspricht VOLHARD allerdings ganz entschieden; er meint, es sei ganz ausgeschlossen, daß der rote Hochdruck auf eine Hyperadrenalinämie zurückzuführen sei.

Das chemische Moment schaltet VOLHARD hier also völlig aus (s. auch weiter unten), und er gibt dem physikalischen morphologisch bedingten Moment auch vor dem nervösen entschieden den Vorzug. Er bezeichnet den roten Hochdruck als passive (arterio- bzw. angiosklerotische und hypertonische) Hypertension und schreibt ausdrücklich: „Den passiven Mechanismus des roten Hochdrucks halten wir für histiogen bedingt und nehmen an, daß vorzeitige Altersveränderungen (Schwund der Muscularis interna mit Anbau von elastischem und kollagenem Gewebe) die Abnahme der Weitbarkeit der Arterien bewirken." VOLHARD sucht also die Ursache der essentiellen Hypertonie in einer letzten Endes doch organisch faßbaren Veränderung der Kleinarterien, nicht wie bei GULL und SUTTON der Arteriolen, des Gesamtkörpers [besonders des splanchnischen (?) Anteils]. VOLHARDs Ausführungen haben sicher vieles, was besticht. Man denkt da doch auch unwillkürlich wieder an die Wichtigkeit der Gefäßperipherie in dem von HASEBROEK vertretenen Sinne, daß durch Abnahme der Dehnbarkeit die selbständige Gefäßleistung herabgesetzt und das Herz dadurch zu stärkerer Mehrarbeit gezwungen werden könnte[1]. Von einem Beweis für die Richtigkeit der VOLHARDschen Lehre kann aber einstweilen, wie das VOLHARD übrigens auch selbst ohne weiteres zugibt, keine Rede sein. Vom Standpunkt des Morphologen ist zu der Sache folgendes zu sagen: Die Unterscheidung hypertonischer und nichthypertonischer Arterien ist von DIETRICH zunächst nur für die großen muskulären Arterien durchgeführt, die Entwicklung der hypertonischen Veränderungen (Muskelhyperplasie) aber als etwas Sekundäres aufgefaßt. Daß Blutdrucksteigerung an den muskelstarken Arterien zu einer Hyperplasie der Muskulatur führt, möchte auch ich durchaus bestätigen, inwieweit in jedem Einzelfall „hypotonische Arteriosklerose" und „hypertonische Muskelhyperplasie" streng voneinander getrennt werden kann, müssen weitere Untersuchungen lehren.

Wichtiger aber scheinen mir — wenn wir die Arteriolen zunächst einmal ganz beiseite lassen — die Verhältnisse an den Kleinarterien, an den kleinen Organarterien vom muskulären Typ zu sein, an die VOLHARD bei der Abnahme der Weitbarkeit doch offenbar in erster Linie denkt. Hier einen Unterschied zwischen Hypertonikern und Nichthypertonikern greifbar zu machen, ist mir bis jetzt an der Niere in keiner Weise gelungen. Elastisch-hyperplastische Intimaverdickung mit wechselndem Bindegewebsumbau und wechselnder Reduktion der Media findet sich hier wie dort. Weiterhin ist es natürlich sehr schwer zu sagen, ob das Moment des „disharmonischen Alterns" allein genügt, um die Verhältnisse in dem von VOLHARD vertretenen Sinne zu erklären. Jedenfalls muß man einstweilen sagen, daß Veränderungen in der eben geschilderten Weise (elastisch-hyperplastische Intimaverdickung usw.) an den kleinen Nierengefäßen vom muskulären Typ ohne Hypertonie vorkommen, ja sogar sehr viel stärker als in anderen Fällen mit Hochdruck entwickelt sein können. Auch scheint mir die Betonung des nervösen Moments bei der essentiellen Hypertonie immerhin mehr geeignet, die Schwankungen zu erklären, denen doch die essentielle Hypertonie immerhin noch unterliegt. Meine eigene Vorstellung geht deshalb nach wie vor dahin, daß die nicht fixierte essentielle Hypertonie, der rote Hochdruck VOLHARDs, unabhängig von vorangehenden Gefäßveränderungen entstehen und vorhanden sein kann. Seine letzte Ursache — darin bin ich mit den meisten Autoren durchaus einer Meinung — ist unbekannt; daß hier aber das konstitutionelle Moment eine Rolle spielt, halte

[1] Siehe auch dieses Handbuch, Bd. I, S. 396.

auch ich für sicher. Chemische Veränderungen des Blutes dagegen als Ursache der essentiellen Hypertonie, des roten Hochdrucks, anzuschuldigen, scheint, darin bin ich mit VOLHARD wieder einig, kaum angängig[1].

Ich habe oben schon die Ansicht HERINGS erwähnt, nach der bei Ausschaltung der Blutdruckzügler der Hochdruck durch eine Mehrausschüttung von Adrenalin bewirkt werden soll, auch PAUL, KONSCHEGG, sowie WICHELS und BIEBL reden wieder der ätiologischen Rolle des Adrenalins bei Hochdruck und Arteriosklerose das Wort, ebenso ganz neuerdings KURÉ, NAKAYA, MURAKAMI und ORINAKA. Es ist den Autoren aber nicht gelungen, die Einwände gegen die Adrenalintheorie, von denen schon im ersten Band die Rede war, in einleuchtender Weise zu entkräften und VOLHARD schreibt: Wer einmal die Wirkung einer intravenösen Adrenalininjektion gesehen hat, wird nicht mehr daran denken, den roten Hochdruck auf eine Hyperadrenalinämie zurückzuführen. Ein neues Moment hat ganz neuerdings RUSZNYAK in die Adrenalindebatte gebracht. Er hält das Adrenalin für ein Zerfallsprodukt eines viel wirksameren Stoffes, dessen Nachweis SZENT GYÖRGYI im Nebennierenextrakt gelungen ist. Diese Substanz wird „Novoadrenalin" genannt und ist wahrscheinlich als Adrenalinester aufzufassen. Die Substanz ist 10—20mal wirksamer als Adrenalin und viel leichter oxydabel. RUSZNYAK glaubt, daß der Blutdruck vielleicht durch die Abbaugeschwindigkeit des Novoadrenalin im Adrenalin reguliert wird. Auch der umgekehrte Vorgang scheint ihm denkbar, daß unter Umständen in der Blutbahn durch Esterifizierung aus Adrenalin das hochwirksame Novoadrenalin entsteht. Er meint, die von HÜLSE entdeckte Sensibilisierung der Gefäße durch Hypertonikerserum beruhe vielleicht auf diesem Vorgang. Weitere Untersuchungen in dieser Frage sind zweifellos nötig.

Daß Störungen im Kohlehydratstoffwechsel eine Rolle bei der Entstehung des Hochdrucks spielen sollen, scheint nach den Untersuchungen von KAHLER, KERPPOLA, VOLHARD, HETENYI, GELMANN und SCHWAB ganz unwahrscheinlich. HANTSCHMANN hat, wie früher schon FALTA, DEPISCH und HÖGLER, Erhöhung des Kochsalzgehaltes mit der Blutdrucksteigerung in Beziehung gebracht. Wenn derartige Beziehungen vorhanden sind, dann sind sie sicher noch ganz undurchsichtig.

Den breitesten Raum nehmen bei den Versuchen, die essentielle Hypertonie durch chemische Veränderungen des Blutes zu erklären, die Arbeiten ein, die in einer Vermehrung des Cholesterins im Blute die Ursache der Blutdrucksteigerung vermuten. Hier sind vor allen Dingen die Untersuchungen WESTPHALS und seiner Mitarbeiter zu nennen. WESTPHAL hat sich in zahlreichen, breit angelegten, vielfach auch experimentellen Arbeiten bemüht, die Rolle der Cholesterinämie bei der Entstehung des Hochdrucks zu beweisen. Er kommt dabei zu dem Ergebnis: „Hypercholesterinämie und genuiner arterieller Hochdruck sind häufig miteinander verknüpft, der erhöhte Cholesterinwert findet sich bereits im frühen Lebensalter bei dieser Erkrankung, eine arteriosklerotische Schrumpfniere kann daher nicht seine Ursache sein, ein niedriger Cholesterinwert tritt ein bei starker Dekompensation des Hypertonikerherzens, bei Kachexien, manchmal auch bei hochgradiger Niereninsuffizienz." Freilich fügt er gleich die Bemerkung hinzu „so wahrscheinlich, wie nun auf der einen Seite nahe Beziehungen sich bieten zwischen der hier geschilderten Lipoidvermehrung im Blute und einer großen Anzahl von genuinen Hypertonien, so unwahrscheinlich ist doch die Annahme, daß in diesen Lipoiden und besonders dem Cholesterin der einzig in Betracht kommende wirksame Faktor für die Entstehung

[1] Siehe dazu die Angaben von MARX und HEFKE: Extrakte aus dem Blut von Glomerulonephritis und sekundärer Schrumpfniere wirken im Tierversuch blutdrucksteigernd, die von benigner Nephrosklerose nicht.

aller Hypertonien zu suchen wäre. Dagegen spricht schon das Fehlen jeder Cholesterinvermehrung bei einer gewissen Anzahl von genuinen Hypertonikern" s. auch HÜLSE und VOLHARD und MJASSNIKOW). Also nur unter gewissen (Bedingungen (gleichzeitiger Arteriosklerose? VOLHARD und HÜLSE) soll die Cholesterinvermehrung zur Blutdrucksteigerung führen. WESTPHAL berührt sich hier mit SCHMIDTMANN, die zu dem Ergebnis kommt, daß das Cholesterin durch seine kolloidalen Eigenschaften eine Verstärkung blutdrucksteigernder Substanzen bedinge, wobei also auch hier eine Wirkung unter besonderen Verhältnissen angenommen wird, wenn es sich darum handelt, eine andersartige blutdruckerhöhende Wirkung zu verstärken. Das Cholesterin soll nicht unmittelbar blutdrucksteigernd, aber adrenalinsensibilisierend wirken (SCHMIDTMANN und HÜTTICH). Auch HANDOWSKY sieht das Maßgebende nicht im Cholesterin selbst, er hält seine Wirkung für eine indirekte.

THÖLLDTE hat auf Grund seiner Experimente die blutdruckerhöhende Wirkung von Cholesterinfütterungen bestritten, WESTPHAL sucht aber diese abweichenden Ergebnisse von THÖLLDTE dadurch zu erklären, daß bei den Tieren, die keine Blutdrucksteigerung zeigten, das Ausbleiben des Hochdrucks auf das zu jugendliche Alter der Versuchstiere zurückzuführen sei. Er beruft sich dabei auf Untersuchungen, die er durch KUCKUCK und MAYER (s. bei WESTPHAL) hat anstellen lassen. Bei älteren Tieren ließen sich ausgesprochene Dauerhochdruckkurven erzeugen, während bei jungen Tieren die Blutdruckanstiege fehlten oder stark schwankten. Eine Stütze seiner Ansicht sieht WESTPHAL auch in den Untersuchungen von DEIKE, der von 88 Kaninchen bei 56 Tieren nach peroraler Cholesterinfütterung Blutdruckanstiege vergesellschaftet mit Vermehrung des Blutcholesterins feststellen konnte. Bei 30 Tieren allerdings fehlte die Blutdrucksteigerung oder sie war nur minimal, und auch in den Versuchen von KUCKUCK und MAYER sehen wir ja, daß das Cholesterin nicht unter allen Umständen, sondern nur unter gewissen Umständen wirkt. WESTPHAL vermutet in der Altersverquellung der Gewebe und der Arteriolenmuskulatur den maßgebenden Faktor für die gesteigerte Tendenz zur tonischen Dauerverkürzung. Diese relative Wirkungsweise des Cholesterins tritt aber noch mehr hervor, wenn man bedenkt, daß es zahlreiche Formen von Hypercholesterinämie beim Menschen ohne jede Blutdrucksteigerung gibt, wie bei manchen Nephroseformen bei Leber- und Gallenwegserkrankungen, beim Diabetes und in der Schwangerschaft. WESTPHAL sucht das Ausbleiben der Blutdrucksteigerung in diesen Fällen damit zu erklären, daß „diese meist sehr beträchtlichen Anstiege des Cholesterins sich bei diesen Krankheitszuständen in einem sehr veränderten und vom normalen weit entfernten Gesamtzustand des Organismus entwickeln". Ob diese Erklärung genügt, steht dahin und eine ganze Anzahl von Autoren, die sich mit dem Problem eingehend beschäftigt haben (VOLHARD, BÜRGER, RÜHL, MEDVEI, WACKER und FAHRIG, GELMANN) lehnen die Erhöhung des Cholesterinspiegels als Ursache der essentiellen Hypertonie ab.

Mit dem Verhalten der Phosphatide hat sich HOESCH, ein Schüler VOLHARDS, beschäftigt. Er kommt zu dem Ergebnis, daß bei essentieller Hypertonie eine Störung des Phosphatidhaushalts weder in quantitativer, noch in qualitativer Richtung besteht.

WESTPHAL hält aber an seiner Theorie fest und sucht sie sogar therapeutisch auszuwerten. Bezugnehmend auf Reihenuntersuchungen von WEITZ, der bei verschiedenen Mönchsorden fand, daß die vegetabilisch Ernährten bedeutend geringere Neigung zu Blutdrucksteigerung zeigten als die normal Ernährten, und auf Angaben von SNAPPER, daß bei den vegetabilisch lebenden Eingeborenen Javas der Hochdruck eine geringere Rolle spiele als in Mitteleuropa, glaubt

Westphal, daß cholesterinreiche Nahrung die Entwicklung der Hypertonie begünstige. Demgegenüber sucht Bienstock neuerdings die Ursache der essentiellen Hypertonie in dem Genuß tierischen Eiweißes und bezeichnet die essentielle Hypertonie als eine chronisch-allergische Tierproteintoxikose.

Noch problematischer als die Beziehungen zu chemischen Blutveränderungen sind bei der essentiellen Hypertonie die Einflüsse endokriner Störungen. Es liegen hier sehr interessante Untersuchungen von Berblinger und Subiszewski über Basophilenvermehrung in der Hypophyse bei Hypertonie vor, aber schon die Tatsache, daß Berblinger diese Basophilenvermehrung bei den verschiedenen Formen des Hochdrucks und bei $^2/_3$ aller Fälle mit anatomisch nachgewiesenen Nierenveränderungen finden konnte, spricht dafür, daß die Hypophysenveränderung hier kaum den primären und ausschlaggebenden Vorgang darstellen kann. Gelegentlich mag dies der Fall sein, wie in einem von Moltschanoff und Davydowski mitgeteilten Fall von Hypertonie und Herzhypertrophie bei einem Kinde mit endokrinen Störungen (Hirsutismus). Zu erwähnen wäre in diesem Zusammenhang auch ein von O. Müller und Bock beschriebener Fall von lange beobachteter Blutdrucksteigerung bei einem 16jährigen Schüler mit sicheren Störungen von seiten der Hypophyse, wobei die Autoren eine vererbte Konstitutionsanomalie in Gestalt einer Störung des innersekretorischen Gleichgewichts annehmen.

Aus den vorstehenden Ausführungen geht hervor, wie groß der Widerstreit über Ursache und Wesen der essentiellen Hypertonie heute noch ist. Von einer endgültigen Klärung der Frage sind wir sicher noch weit entfernt. Sicher scheint aber jedenfalls, daß die sog. essentielle Hypertonie ohne Beteiligung der Niere zustande kommt, und daß diese essentielle Hypertonie immer noch Schwankungen unterworfen, nicht in dem Maße fixiert ist, wie der renal bedingte Hochdruck (daher ja die Meinung, daß sie vorwiegend nervös bedingt sei).

Wenn die essentielle Hypertonie unabhängig von Nierenveränderungen entsteht, so ist damit schon zum Ausdruck gebracht, daß sie auch nicht abhängig sein kann von einer Arteriolensklerose der Niere, es fragt sich aber weiterhin, ob nicht doch Beziehungen zwischen Arteriolensklerose und Blutdrucksteigerung bestehen.

Die Arteriolensklerose als direkte Folge des Hochdrucks anzusprechen, habe ich in den Ausführungen zu Beginn dieses Kapitels schon abgelehnt. Auch Pal verneint, wenn ich ihn recht verstehe, einen solchen Zusammenhang. Beitzke meint wenigstens, der Hochdruck brauche nicht zur Arteriosklerose zu führen, und Nordmann hat bei seinen oben schon erwähnten Versuchen Veränderungen bei Hochdruck nach Dauerausschaltung der Blutdruckzügler wohl an der Aorta, nicht aber an den Arteriolen der Niere gefunden. Abweichende Angaben von Goormaghtigh bedürfen dringend der Nachprüfung. Auch Hering und Heubner vermuten einen Zusammenhang eher im umgekehrten Sinne, und Volhard meint ebenfalls die Blutdrucksteigerung könne nicht die unmittelbare Ursache der Arteriolensklerose sein. Nachdem er Löhlein und Rühl zitiert hat, die ja die Arteriolensklerose als unmittelbare Folge des Hochdrucks ansprechen, meint Volhard, es „sei doch nicht recht einzusehen, warum die ihrer Funktion entsprechend auf mächtige Durchblutung eingerichteten Glomerulikapillaren und Arteriolen unter dem Blutdruck so leiden sollten. Gerade das Gegenteil ist zu erwarten, nämlich, daß ungenügende Blutversorgung an den degenerativen Veränderungen der Arteriolen und Glomeruli schuld ist“. Ungenügende Durchblutung und Entlüftung soll denn auch die Ursache der hyalinen und fettigen Degeneration an den Arteriolen bilden, und die Ursache für diese Durchblutungsstörung sucht Volhard in den Veränderungen der

Präarteriolen, die er als Ursache des roten Hochdrucks anspricht, in dem Umbau, den diese Gefäße im vorgerückten Alter durch die elastisch-hyperplastische Intimaverdickung (Elastose, wie VOLHARD sagt) erleiden. Wenn diese Annahme zuträfe, dann müßten wir die benigne Nephrosklerose noch sehr viel häufiger finden, als dies der Fall ist (s. die obenstehenden Ausführungen). Auch ist nicht recht einzusehen, weshalb die noch gut durchgängigen Kleinarterien eine Durchblutungsstörung veranlassen sollen. VOLHARD sieht sich dann auch genötigt, ein funktionelles Moment als Ursache mit heranzuziehen. Er schreibt: „Ich stelle mir also vor, daß die Folge von Elastose und Verhärtung der Präarteriolen ein Hypertonus der proximalen Arteriolen ist, und daß dieser eine intermittierende spastische Durchblutungsstörung[1] der distalen Arteriolen bedingt oder bedingen kann, deren histologischer Ausdruck die hyaline Degeneration ist.“ Wenn aber hier Spasmen mit im Spiel sind, dann fragt man sich vom Standpunkt der VOLHARDschen Vorstellungen: Warum kommt es nicht zur Entzündung? Die Verschiedenheit der Folgezustände, die seiner Meinung nach durch Gefäßspasmen ausgelöst werden, sucht nun VOLHARD dadurch zu erklären, daß die Spasmen, die zu den von uns Pathologen als entzündlich bezeichneten Veränderungen an Arteriole und Glomerulus führen, dauernd, die anderen, die Hyalinisierung und Verfettung veranlassen, vorübergehend sein sollen. Plausibler scheint mir aber da doch immer die Vorstellung, die ich mir selbst nach meinen eigenen, bis in die jüngste Zeit hinein fortgesetzten Untersuchungen an Nieren von Hypertonikern und Nichthypertonikern gebildet habe, und auf die ich hier noch einmal mit wenigen Worten zurückkommen muß.

Wenn essentieller Hochdruck und Arteriolensklerose an sich gleichzeitig gefunden werden, so haben sie sich meines Erachtens nicht in ursächlicher Abhängigkeit voneinander, sondern nebeneinander entwickelt, denn wir sehen Fälle von lange bestehender Hypertonie und Herzhypertrophie ohne Arteriolensklerose und wir sehen anderseits Arteriolensklerose auftreten, ohne daß jemals etwas von einer Hypertonie bekannt war. Das hat neuerdings auch KIMMELSTIEL wieder in planmäßigen Untersuchungen an meinem Institut festgestellt. Ich bin deshalb der Meinung, daß die Sklerose der Arteriolen sich auf der Basis entwickelt wie die Arteriosklerose der größeren Gefäße, die ja auch nicht von einer vorangehenden Hypertonie abhängig ist. Die Arteriolensklerose entsteht (s. oben) durch eine Summierung von Schädlichkeiten konstitutioneller, dyskrasischer, toxischer und **funktioneller** Art (hier bei der funktionellen Belastung sind es vor allem die Blutdruckschwankungen, die in Betracht kommen), wobei es sehr oft nicht zu entscheiden ist, welcher dieser Faktoren im bestimmten Einzelfall die größere Bedeutung beansprucht. Die Wichtigkeit dieser verschiedenen Ursachen könnte natürlich am besten gegeneinander ausgewertet werden, wenn es gelänge, die Arteriolensklerose im Tierversuch zu erzeugen, aber die diesbezüglichen Experimente, die bis jetzt unternommen worden sind, um in der menschlichen Arteriolensklerose analoges Krankheitsbild am Tier, speziell am Kaninchen, hervorzurufen, haben einen eindeutigen Erfolg offenbar nicht gehabt, wenn auch manche vielversprechende Ansätze in dieser Richtung zu verzeichnen sind. RÜHL hat dabei mit Blei, Digalen, Thyramin und Ephetonin gearbeitet. Mit Thyramin bekam er Herz- und Gefäßhypertrophie, sowie Mediaveränderungen, ähnlich wie bei Adrenalin, mit Ephetonin Hypertonie und Herzhypertrophie, an der Aorta Hypertrophie und

[1] JAFFÉ stellt sich vor, daß es zunächst zu Spasmen in den Glomeruluskapillaren kommt, die zu Erhöhung des Blutdrucks und dadurch zu einer Erweiterung der Vasa afferentia führen. Später kommt es zu Sklerose der Glomeruluskapillaren und weiterhin, teils abhängig von der Glomerulusveränderung, teils toxisch bedingt, zu Verdickungen, Hyalinisierungen und Verfettungen der Vasa afferentia.

disseminierte Mediaherde, an den Nierengefäßen Hypertrophie der Wand, nur bei einem Tier Arteriolensklerose, dazu reaktive, als toxisch gedeutete Veränderungen.

SCHMIDTMANN sah nach einseitiger Ernährung, namentlich nach einseitiger Cholesterinfütterung Schrumpfungsherde in der Niere auftreten, die aber wohl mehr von Parenchymschädigungen, wie von Gefäßveränderungen abhängig waren. In Präparaten, die Frl. SCHMIDTMANN mir so liebenswürdig war, zur Verfügung zu stellen, konnte ich mich von dem Vorhandensein einer der menschlichen vergleichbaren Arteriolensklerose nicht überzeugen. DOMINGUEZ bekam bei Uranvergiftung neben den bekannten Tubulusveränderungen auch Gefäßverkalkungen, in einem Fall mit sehr ausgesprochenen Gefäßverkalkungen und Schwund der Glomeruli trat erhöhter Blutdruck auf. SPIES und GLOVER geben an, daß sie mit sehr großen Dosen bestrahlten Ergosterols starke Hyalinisierung und Verkalkung der Nierengefäße oft mit stärkster Verlegung und Einengung des Gefäßlumens erzeugt haben, auch an den Venen wurden ähnliche, nur geringere Veränderungen festgestellt. Die Verkalkung steht hier offenbar sehr viel mehr, wie beim Menschen im Vordergrund, die Veränderung entsteht auch mehr akut, und ob sich diese Versuche, ebenso wie die von DOMINGUEZ mit den beim Menschen in Betracht kommenden Verhältnissen in unmittelbare Beziehung setzen lassen, steht dahin, man wird hier weitere Untersuchungen abwarten müssen. Einstweilen kann man nur sagen, daß es beim Tier noch am ehesten durch alimentäre und toxische Einflüsse gelingt, Gefäßveränderungen in der Niere zu erzeugen, die wenigstens in der gleichen Richtung liegen wie die Arteriolensklerose.

Bei geringerer Ausbreitung, wie wir sie bei planmäßiger Untersuchung von Nieren älterer Individuen nicht selten antreffen, macht diese Arteriolensklerose entweder garnichts, oder bei entsprechender Entwicklung am Einzelgefäß nur lokale Ernährungsstörungen am Glomerulus, eventuell am zugehörigen Nephron. Dagegen bleibt die Veränderung in diesem Fall, wenn sie nur geringe Ausbreitung zeigt, ohne jede Rückwirkung auf die Funktion der Niere und auf den Kreislauf. Daß dies so sein muß, ergibt sich schon aus der Überlegung, daß für gewöhnlich ja gar nicht alle Glomeruli für die Funktion der Niere gebraucht werden, ein Teil also — namentlich bei allmählicher Verödung — ruhig ausfallen kann. Wird die Arteriolensklerose aber diffus, dann ändert sich das Bild. Durch die diffuse Veränderung kommt es zu einer Durchblutungsstörung, die kompensatorisch (s. unten) den Blutdruck hochtreibt, bzw. — wenn es sich um einen Menschen handelt, der schon vorher an essentieller Hypertonie litt — den Blutdruck, der vorher noch Schwankungen unterworfen war, fixiert. In diesem letzten Punkte bin ich wieder mit RÜHL durchaus einer Meinung. Auch BELL und CLAWSON, die wie RÜHL die Arteriolensklerose durch eine vorangehende Hypertonie entstehen lassen, geben doch zu, daß die Arteriolensklerose in der Niere, wenn sie erst besteht und zu Zirkulationsstörungen in der Niere geführt hat, den Blutdruck im Sinne der Erhöhung beeinflußt. Auch FUJII ist der Meinung, daß Blutdrucksteigerung durch Veränderungen der Gefäße sekundär zustande gebracht werden könne, und besonders nachdrücklich treten OBERLING und HICKEL dafür ein, daß Arteriolensklerose imstande sei, eine Hypertonie auszulösen. (Eventuell vorhandene Hyperplasie der Media an den größeren Gefäßen fassen sie, wie ich, als Hochdruckfolge auf.)

VOLHARD ist nun allerdings der Meinung (s. oben), daß die Arteriolensklerose nicht die Ursache, sondern die Folge einer Durchblutungsstörung sei. VOLHARD meint auch, man solle besser von einer Arteriolomalacie, als von einer Arteriolosklerose sprechen. Er will damit zum Ausdruck bringen, daß das Hyalin, das er sich mit HUECK — im Anfang wenigstens — als weiche, leicht zusammendrückbare Masse vorstellt, gar kein richtiges Durchblutungshindernis darstellt. Er meint, diese weiche Masse müsse dem Druck nachgeben. Ferner beruft er sich zur Stütze seiner Ansicht, daß die Arteriolosklerose kein Durchblutungshindernis abgebe, auf Untersuchungen von RICKER und SJÖVALL, die zeigen konnten, daß hyaline Arteriolen, die fest verschlossen erscheinen, sich noch injizieren lassen. Dieses letzte Argument ist nun ganz und gar kein Gegenbeweis, denn die Autoren, die wie HERXHEIMER, RÜHL, ich selbst u. a. damit rechnen, daß die diffuse Arteriolensklerose den Hochdruck fixiert, reden doch nur von einer Störung, nicht von einer Aufhebung der Nierendurchblutung. Die Störung der Nierendurchblutung treibt den Druck hoch, eine Aufhebung der Durchblutung müßte sehr bald den Tod herbeiführen. Zu dem anderen Einwand VOLHARDS ist folgendes zu sagen. Wenn das Hyalin im Anfang auch eine weiche Masse darstellt, so wird es doch allmählich hart, ein Gallenstein ist anfangs auch weich, ein hyalinisiertes Gefäß fühlt sich jedenfalls nicht weich, sondern knorpelhart an, und selbst wenn das Hyalin dauernd weich bliebe, so müßten wir in den Fällen, in denen die Hyalinablagerung zu einer starken Einengung des Lumens geführt hat, wie in den Fällen von RICKER und SJÖVALL, mit einer Durchströmungsbehinderung rechnen, in der Weise etwa, wie sie BITTORF bei seinen Ölembolisierungen der Niere erreicht hat. An einer Stelle meint ja auch VOLHARD, die Fixation des Blutdrucks in späteren Stadien des roten Hochdrucks ließe sich am besten aus einer Zunahme der Gefäßveränderungen erklären und in dem Sinne, daß die Arteriosklerose ein Durchströmungshindernis darstellt, wenn sie diffus geworden ist, sprechen doch auch die Durchströmungsversuche, die seit THOMAS ersten diesbezüglichen Untersuchungen von verschiedener Seite angestellt worden sind. RIGO durchströmte die Nieren bei einem ständigen Druck von $3^1/_2$ mm Quecksilber mit 39^0 warmem Pferdeserum 5 Min. lang. In der Norm liefen in diesen 5 Min. 90—200 ccm durch, diese Menge sank bei sekundären Schrumpfnieren auf 2—24, bei der Nephrosklerose auf $4^1/_2$—48 ccm, allerdings waren hier auch einige Fälle mit hoher Durchströmungskapazität dabei. DOENECKE und ROTHSCHILD, die in ähnlicher Weise wie RIGO vorgingen, kamen zu ziemlich gleichlautenden Ergebnissen.

KIMMELSTIEL hat dann derartige Durchströmungsversuche an meinem Institut an einem großen Material unter genauer histologischer Kontrolle durchgeführt. Er mußte aus Sparsamkeitsgründen mit physiologischer Kochsalzlösung arbeiten, doch ergab sich bei zahlreichen Vorversuchen, daß auch dieses Verfahren brauchbar ist. Er durchströmte die Nieren bei einem Druck von 140 mm und sah nach, wie lange 1 Liter physiologische Kochsalzlösung braucht, um bei diesem Druck die Niere zu durchlaufen. Bei den „Normalfällen" betrug die Durchlaufszeit im Mittel 3,4 Min. Es mag hier aber gleich erwähnt werden, daß bei allen untersuchen Gruppen Ausnahmebefunde vorkamen (s. auch RIGO, DOENECKE und ROTHSCHILD), die nicht erklärt werden konnten; man kann sich deshalb nur an die Mittelzahlen größerer Reihen halten. Bei der sekundären Schrumpfniere fand KIMMELSTIEL die Durchlaufszeit auf das 5—6fache verlängert, etwa dasselbe Verhalten zeigte die maligne Nephrosklerose. Bei der benignen Nephrosklerose wurde besonderer Wert auf eine genaue histologische Kontrolle gelegt und besonders geprüft, ob eine Parallele zwischen der Schwere der Arteriolenveränderung und der Länge der Durchlaufszeit besteht. Das scheint nun in der Tat der Fall zu sein. Man sieht schon, wie mit zunehmendem Alter und zunehmender Arteriosklerose der großen und mittleren Gefäße die Durchströmungszeit, wenn auch geringfügig, ansteigt, stärker ist die Durchströmungsbehinderung bei zunehmender Arteriolosklerose (etwa 6 Min. Durchlaufszeit im Mittel). Sehr deutlich aber, ebenso hoch wie bei sekundärer Schrumpfniere und maligner Nephrosklerose, wird die Verlängerung der Durchlaufszeit, wenn die Arteriolensklerose so stark und diffus geworden ist, daß man sie nicht nur an den Gefäßchen selbst, sondern auch an ausgebreiteten Gewebsausfällen infolge der Ernährungsstörung ablesen kann. Das Problem ist also ein ausgesprochen quantitatives, und ich erinnere hier an den oben schon erwähnten Befund von DOMINGUEZ, der bei seinen Uranversuchen bei einem Tier mit sehr ausgesprochenen Gefäßverkalkungen und Glomerulusverödungen Blutdruckerhöhung auftreten sah (s. auch die weiter unten erwähnten hierher gehörigen Experimente). Die passive Behinderung der Durchströmung und die dadurch bedingte Rückwirkung auf die Zirkulation setzt also erst zu einem Zeitpunkt ein, an dem die Arteriosklerose schon sehr weit fortgeschritten ist, und ich bekenne offen, daß ich auf Grund der KIMMELSTIELschen Durchströmungsversuche gelernt habe, in dem erwähnten Punkt, der passiven Durchströmungsbehinderung, den Trennungsstrich gegenüber den Fällen ohne Rückwirkung der Arteriolenveränderung auf die Zirkulation an anderer Stelle zu ziehen als früher. Aber ich betone noch einmal ausdrücklich: es gilt das nur für den Gesichtspunkt der passiven Durchströmungsbehinderung, die ja allein bei diesen Versuchen geprüft werden kann.

Inwieweit eine durch die Arteriolensklerose bedingte Verschlechterung der Funktion an den Nierengefäßen auf die Zirkulation zurückwirkt, läßt sich auf Grund der Durchströmungsversuche leider nicht sagen.

Die Erschwerung und Verlangsamung der Durchströmung bei der glomerulären und vaskulären Nierenschädigung und -schrumpfung leuchtet besonders ein, wenn man die Nieren am injizierten und durchsichtig gemachten Organ betrachtet. Derartige Untersuchungen hat GÄNSSLEN wieder mit Erfolg angestellt und an sehr instruktiven Bildern veranschaulicht. Von besonderem Interesse scheint mir dabei der Unterschied zwischen benigner und maligner Nephrosklerose. Bei der benignen Nephrosklerose ist die „weiche geschwungene Form der größeren Gefäße verloren gegangen, ihr Aussehen erinnert an starre Besenreiser. Die ehemals glatte Kontur hat sich in eine Säge mit feineren und gröberen Zacken verwandelt. Überall ragen Knoten und Höcker ins Lumen vor, so daß dieses oft stark eingeengt wird; vor solchen Engen liegen dann aneurysmatische Erweiterungen. Bei der genuinen Schrumpfniere sind in erster Linie die feineren Gefäße betroffen; hier führen die endarteriitischen Prozesse zur charakteristischen Wipfeldürre mit Lumenverengerung und Schrumpfung“.

Daß eine diffuse Arteriolensklerose die Durchblutung erschwert, scheint mir jedenfalls sicher, und für ebenso sicher halte ich es aus den schon im ersten Nierenband entwickelten Gründen, daß eine dauernde Durchblutungserschwerung in der Niere den Blutdruck hochtreiben muß[1]. Bei der diffusen Arteriolensklerose der Niere haben wir es also mit einer renal bedingten Hochdruckform zu tun. In verstärktem Maße tritt sie bei der malignen Nephrosklerose in Erscheinung.

Dieser renalen Form der Hypertonie, für die wir bei der diffusen Arteriolensklerose der Niere schon ein Beispiel haben, möchte ich an Hand der seit dem

[1] Von großem Interesse sind in diesem Zusammenhang die Mitteilungen von RAUSCH aus der Klinik von KORÁNYI über die Wirkung der Nierendiathermie auf die renale Hypertonie. Die Diathermie wirkt auf die Nieren durch aktive Hyperämie und Tonusverminderung, die eine bessere Durchblutung der Nieren und eine bessere Sauerstoffversorgung der Zellen zur Folge haben. Bei gesunden Nieren, bei denen der Kreislauf als optimal betrachtet werden muß, ist die Diathermie von geringer Wirkung, bei renal bedingter Blutdrucksteigerung führt sie zu Blutdrucksenkung, beim Aussetzen der Diathermie steigt der Druck wieder. Wir sehen hier also, wie im Experiment die blutdrucksteigernde Wirkung der Durchblutungserschwerung, die blutdrucksenkende der Durchblutungsverbesserung in der Niere. Bei labiler Hypertonie sind die Erfolge am größten, bei starrer sehr viel geringer die geringsten Erfolge fanden sich bei chronischen Nephritiden.

ersten Nierenband erschienenen Untersuchungen einige prinzipielle Bemerkungen widmen.

Auch über Wesen und Ursache der renalen Hypertonie gehen ja die Ansichten heutzutage noch weit auseinander. Manche Autoren, wie KYLIN, stellen es überhaupt in Abrede, daß Nierenveränderungen ursächlich für die Entstehung der Blutdrucksteigerung in Betracht kommen[1]. Ich habe mich schon im ersten Nierenband mit KYLIN auseinandergesetzt; KYLIN hält aber an seiner ursprünglichen Auffassung fest und schreibt in der zweiten Auflage seines Buches über die „Hypertoniekrankheiten": „Überblicken wir schließlich, was wir über die Ursache der Blutdrucksteigerung bei den permanenten Hypertonien wissen, so müssen wir unbedingt zugeben, daß unsere Kenntnisse außerordentlich gering sind. Was wir indes mit Sicherheit sagen können, ist, daß alle Versuche zur Erklärung der Blutdrucksteigerung als Folge eines Nierenschadens, wie ich schon vor mehreren Jahren hervorgehoben habe, mißglückt sind. Meine genannte Behauptung, welche die heftigste Opposition von seiten FAHRS hervorrief, ist nun feststehender als vor einigen Jahren. Neue Forschungsergebnisse und erweiterte Kenntnisse haben immer mehr gezeigt, daß meine Auffassung richtig war."

Auch ROSENBERG und MUNTER sind der Ansicht, daß eine noch so schwere Veränderung der Niere allein nicht imstande sei, eine nennenswerte Hypertonie und Herzhypertrophie zu erzeugen, und der gleichen Meinung ist POPPER, ein Schüler PALS. POPPER hat Fälle von Urämie bei sekundärer Schrumpfniere mitgeteilt, bei der die Blutdrucksteigerung gering war oder fehlte, er schreibt, bezugnehmend auf die von uns vertretene Meinung, daß hinreichender Ausfall des Nierengewebes zu Hochdruck führe: „FAHR nimmt an, daß die Blutdrucksteigerung durch den Schwund des Nierenparenchyms ausgelöst wird und daß in den Fällen, die keine Drucksteigerung aufweisen, die Nierenschädigung eben nicht ausreicht, um diesen Vorgang zu bewirken, doch ist nicht einzusehen, warum ein Parenchymschwund, der zur Niereninsuffizienz führt, nicht auch ausreichen sollte, um eine Drucksteigerung hervorzurufen, während in anderen Fällen wieder sehr geringgradige Nierenveränderungen mit beträchtlicher Hypertonie einhergehen." Demgegenüber möchte ich in voller Übereinstimmung mit VOLHARD nach wie vor daran festhalten, daß es eine Reihe von Möglichkeiten gibt, bei denen der Hochdruck letzten Endes von der Niere her ausgelöst wird.

Allerdings liegen die Dinge insofern verwickelt, als oft der bloße Augenschein ohne Zuhilfenahme des Mikroskops das Maß des Parenchymausfalls nicht mit hinreichender Deutlichkeit erkennen läßt, ferner kann in Fällen, in denen die Nierenveränderung an sich genügen würde, um den Druck hochzutreiben, ein blutdrucksenkender Einfluß den blutdrucksteigernden paralysieren. Derartige Ausnahmen vermögen aber nichts daran zu ändern, daß es eine renal bedingte Hypertonie gibt.

Einmal führt die Anurie jeder Art durch Harnsperre, Niereninsuffizienz usw. in der Regel zur Blutdrucksteigerung, daß sie aber durch ein blutdruck-

[1] In einem während der Drucklegung dieser Abhandlung erschienenen Aufsatz (Frankf. Z. Path. **46**) bestreitet auch WILLER das Vorkommen der renal bedingten Blutdrucksteigerung. WILLER wiederholt dabei Gründe, die früher schon von KYLIN u. a. geltend gemacht worden sind, und mit denen ich mich in früheren Arbeiten schon auseinandergesetzt habe. Auch in den vorliegenden Ausführungen sind diese Einwände gegen meinen eigenen Standpunkt schon berücksichtigt und, wie mir scheint, hinreichend widerlegt. Speziell beim Ausbleiben der Blutdrucksteigerung bei der Amyloidschrumpfniere (s. dort) möchte ich darauf hinweisen, daß die dabei auch von mir in manchen, nicht in allen Fällen beobachtete mangelnde Anspruchsfähigkeit der peripheren Gefäße neben der Kachexie vielleicht auch durch die von RÖSSLE und seinen Schülern beschriebene amyloide Erkrankung der peripheren Gefäße (Paramyloidose) bedingt sein könnte.

senkendes Moment wieder ausgeglichen werden kann, habe ich oben schon an dem Beispiel der Anurie bei der Sublimatvergiftung gezeigt.

VOLHARD gibt an, daß auch bei Harnstauung durch Harnleiterverengerung, Prostatahypertrophie usw. in der Regel Blutdrucksteigerung hervorgerufen wird, „die nach Beseitigung der Stauung wieder abklingen, in chronischen Fällen zu erheblicher Herzhypertrophie führen kann".

Sicher renal ist dann weiterhin der Hochdruck bedingt, der bei der Zystenniere auftritt. Dabei liegen die Dinge so, daß nicht jede Zystenniere zu einer Blutdrucksteigerung führen muß. ROSENBERG und MUNTER, BELL und CLAWSON haben derartige Fälle mit fehlender Hypertonie mitgeteilt. Bei den sehr zahlreichen positiven Fällen aber, wie sie von WEIL, VOLHARD, PODGURSKI, HÖPPLI, BORCHERS, FISHBERG, ZONDEK, SALVESEN, SUTER — auch ein Fall von LITZNER muß im Prinzip dazu gerechnet werden — schließlich von mir selbst beschrieben worden sind, einfach von einem zufälligen Zusammentreffen reden zu wollen, wie dies KYLIN tut, ist doch keinesfalls angängig. Ich habe das in einem kleinen Aufsatz KYLIN gegenüber schon betont und an der Hand entsprechender Fälle dargelegt, daß auch bei den von mir selbst beobachteten Zystennieren Blutdrucksteigerung und Herzhypertrophie mehrmals fehlten, daß dann aber noch hinreichend funktionsfähiges Nierenparenchym vorhanden war, während in anderen Fällen mit weitestgehender Verödung des Parenchyms Blutdrucksteigerung und Herzhypertrophie gefunden wurde. Jedenfalls liegt es doch sehr viel näher, an einen ursächlichen Zusammenhang zwischen Nierenschwund und Bludrucksteigerung zu denken, als mit KYLIN ein zufälliges Zusammentreffen zu vermuten.

Die Annahme, daß der Nierenschwund hier als Ursache der Blutdrucksteigerung angesprochen werden muß, steht in sehr guter Übereinstimmung mit den Ergebnissen experimenteller Arbeiten aus der jüngsten Zeit, die anknüpfend an die bekannten Experimente von PÄSSLER und HEINEKE durch starke Verkleinerung des Nierenparenchyms Blutdrucksteigerung und Herzhypertrophie hervorrufen konnten. Es sind das die ungemein wichtigen und überzeugenden Versuche, die MARK und GEISENDÖRFER an Hunden vorgenommen haben. Nach schwerer Nierenschädigung, die durch partielle Nierenarterienunterbindung der einen, Exstirpation der anderen Niere herbeigeführt worden war, stellte sich bei den Tieren, die entsprechend lange Zeit überlebten, ausgesprochene Blutdrucksteigerung und Herzhypertrophie ein[1]. Die Herzhypertrophie konnte nicht nur durch Gewichtsbestimmungen, sondern auch durch Messungen an den Herzmuskelfasern klargelegt werden. Die Breite der Herzmuskelfasern stieg von 10 auf 15,5 μ. Auch ließen sich an der Aorta, der Art. renalis, sowie an den größeren und kleineren Gefäßen des Nierenrestes Wandmuskelhypertrophien feststellen, die — wie das oben bei anderer Gelegenheit ja schon mehrfach betont wurde — als Hypertonie*folge*, als Ausdruck stärkerer Belastung, aufgefaßt werden müssen.

MARK und GEISENDÖRFER kommen zu dem Schluß, „daß Behinderung der Nierendurchblutung unter organisch nachweisbarer Mitbeteiligung von Herz- und Gefäßsystem eine regulatorische Form der Blutdrucksteigerung bewirkt".

Zu einer gleichartigen Vorstellung kommt ganz neuerdings BRAUN. Die Regulation des Blutdrucks unterliegt nach BRAUN dem Nervensystem. Nach

[1] Ich möchte bei der Gelegenheit darauf hinweisen, daß trotz lange bestehender Blutdrucksteigerung die Herzhypertrophie ausbleiben kann. Ich habe in der letzten Zeit 3 derartige Fälle gesehen (2 bei Zystenniere, 1 bei Arteriolensklerose). Einer dieser Fälle von Zystenniere war jahrelang als „Schrumpfniere" gegangen. Besonders eindrucksvoll war mir der Fall von Arteriolensklerose (60jährige Frau, die früher eine Eklampsie durchgemacht hatte). Der Blutdruck war hier jahrelang sorgfältig kontrolliert, stets erhöht, trotzdem fand sich keine Zunahme der Herzmuskelmasse.

Nierenentnervung kommt kein permanenter Hochdruck zustande (s. auch RIEDER und RAUSCH).

Im gleichen Sinne, wie die Beobachtungen von MARK und GEISENDÖRFER, sprechen die Versuche von GABRIEL und die von HARTMANN, BOLLIGER und DOUB, die durch Röntgenbestrahlung starke Nierenschrumpfung erzeugten und danach Blutdrucksteigerung und Herzhypertrophie auftreten sahen (s. auch DOMINGUEZ).

Gegenüber diesen eindeutigen positiven Befunden wiegen die negativen Ergebnisse, die ANDERSON, sowie FRIEDEMANN und WACHSMUTH zu verzeichnen haben, nicht schwer und an der prinzipiell vorhandenen Möglichkeit, daß von der Niere her Hochdruck bewirkt werden kann, daß es also eine renal bedingte Hypertonie und Herzhypertrophie gibt, kann nach den eben dargelegten Erfahrungen und positiven Versuchsergebnissen doch nicht gut gezweifelt werden. Wenn demgegenüber Fälle mitgeteilt werden, wo trotz starker Nierenschrumpfung keine, oder nur geringe Blutdrucksteigerung auftrat, wie in den Befunden von POPPER, oder in Fällen, wie sie von SCHIELE und SCHALSCHA in Form besonders starker Schrumpfung nach embolischer Herdnephritis mitgeteilt worden sind, so hat man meines Erachtens noch kein Recht, auf Grund solcher Ausnahmebefunde die ganze Vorstellung von der Entstehung der renalen Blutdrucksteigerung zu verwerfen. Ich habe immer betont, daß die Höhe des Blutdrucks sich aus dem Zusammenwirken verschiedener Komponenten ergibt, daß auch beim Vorhandensein eines blutdrucksteigernden Moments diese Blutdrucksteigerung durch einen anderen entgegengesetzt wirkenden Vorgang wieder außer Kraft gesetzt werden kann. Ich habe oben schon auf das Beispiel der Sublimatnephrose hingewiesen. Für manche Fälle könnten vielleicht auch die Befunde von DANZER, BRODY und MILES, sowie die von WOLLHEIM und LANGE ein besseres Verständnis eröffnen. DANZER, BRODY und MILES haben im Blute, WOLLHEIM und LANGE im Harn einen blutdrucksenkenden Stoff nachgewiesen, den im Harn nennen WOLLHEIM und LANGE Detonin. Man wird untersuchen müssen, inwieweit ein derartiger Stoff, oder derartige Stoffe imstande sind, eine Blutdrucksteigerung zu paralysieren. Auch die mangelnde Anspruchsfähigkeit des Gefäßsystems kommt hier sicher in Betracht, und ich bin auf diese Frage schon öfter eingegangen und möchte sie hier noch einmal in Beziehung auf die Amyloidschrumpfniere streifen, bei der in früheren Stadien die Blutdrucksteigerung fehlt, wo fortschreitende Schrumpfung den Blutdruck hochtreiben, wo der Hochdruck aber auch ausbleiben kann. Ich verweise auf die Ausführungen im ersten Kapitel über die Amyloidschrumpfniere, wo ich schon betont habe, daß hier trotz der Schrumpfung die Blutdrucksteigerung durch blutdrucksenkende Einflüsse (Kachexie? mangelnde Anspruchsfähigkeit des Zirkulationssystems?) hintangehalten werden kann. In manchen Fällen ist sie aber (s. oben) sehr wohl vorhanden, und ich kann mir auch hier nicht gut vorstellen, daß es sich dabei immer nur um ein zufälliges Zusammentreffen handeln sollte. Man wird vielmehr, wenn man diese Fälle mit den Nierenveränderungen bei der Zystenniere und bei den experimentell gesetzten Nierenschäden zusammenhält, doch immer wieder auf die Annahme einer renal bedingten Hypertonie hingelenkt werden.

An dem Bestehen einer renal bedingten Hypertonie kann also meines Erachtens nicht gezweifelt werden. Schwierig ist dagegen die Beantwortung der Frage, auf welche Weise von der Niere her die Blutdruckerhöhung zustande gebracht wird und was die Blutdruckerhöhung zu bedeuten hat. Auf diese Fragen nach dem Wesen und nach dem Mechanismus des renal bedingten Hochdrucks muß hier noch etwas eingegangen werden.

VOLHARD hat die von der Niere ausgehenden Formen der Hypertonie als „blassen Hochdruck“ bezeichnet und die Meinung vertreten, daß der Hochdruck hier chemisch bedingt sei. Blutdrucksteigernde Substanzen sollen hier durch aktive Gefäßkontraktion — daher der Ausdruck blasser Hochdruck — die Blutdrucksteigerung zustande bringen. VOLHARD berührt sich hier mit PAL, der ja auch einen toxisch bedingten Hochdruck neben dem essentiellen annimmt. Dabei unterscheidet VOLHARD zweierlei Stoffe, die zum Hochdruck führen: einmal gefäßkrampffördernde und zweitens direkt gefäßkontrahierende Substanzen. Die Annahme der gefäßkrampffördernden Stoffe geht zurück auf Untersuchungen von HÜLSE. HÜLSE zeigte, daß im Tierversuch eine bestimmte Adrenalinmenge einen bestimmten, bei der Wiederholung des Versuchs immer gleichbleibenden Ausschlag an der Blutdruckkurve hervorruft. Zusatz von normalem Blutserum, auch Zusatz von Serum, das von Fällen mit rotem Hochdruck stammte, änderte die Blutdruckkurve nicht, wohl aber Serum von Kranken mit „blassem Hochdruck“. Ebenso reagierten Fälle von blassem Hochdruck auf winzige Gaben von Adrenalin, intravenös eingespritzt, mit einer weiteren Steigerung des Hochdrucks, Fälle von rotem Hochdruck dagegen nicht (HÜLSE und DEICKE). VOLHARD schließt daraus, daß beim blassen, d. h. renalen Hochdruck ein Stoff im Blute kreist, der an den Gefäßen eine Steigerung der Reizempfindlichkeit für verengernde Einflüsse bedingt. Daneben sollen aber auch direkt pressorische Stoffe im Blut auftreten. Hier einfach nur an die harnfähigen Substanzen zu denken, geht, wie schon im ersten Band hervorgehoben wurde und wie VOLHARD mit Recht wieder betont, nicht an, da man dann ja erst im Stadium der Niereninsuffizienz die Blutdrucksteigerung erwarten könnte, sie tritt aber bei der renal bedingten Hypertonie häufig schon auf, ehe es zu ausgesprochener Insuffizienz kommt. Anderseits treibt zwar, wie BECKMANN neuerdings wieder gezeigt hat, Injektion harnfähiger Substanzen den Blutdruck hoch, VOLHARD betont aber ausdrücklich, daß gar nicht so selten mit dem Fortschreiten der urämischen Vergiftung die Blutdrucksteigerung allmählich abnimmt und auf normale Werte absinkt, „ohne daß noch andere Anzeichen für ein Erlahmen des hypertrophischen Herzens nachzuweisen wären“. Wie dieses Sinken erklärt werden kann, ist keineswegs klar, man kann an ein Versagen des Herzens, man kann aber auch an ein Auftreten und Überwiegen blutdrucksenkender Stoffe (s. oben) im Blute denken.

VOLHARD hat nun durch seine Schüler eifrig nach anderen vasoaktiven Stoffen suchen lassen, die im Blute beim blassen Hochdruck auftreten, ehe es zur Niereninsuffizienz kommt. VOLHARDs Schüler BOHN glaubt nun in der Tat, derartige Stoffe gefunden zu haben, die er der Gruppe der Amine zurechnet. (Genaueres über diese systematischen Untersuchungen siehe in dem Sammelwerk von VOLHARD.) Ganz neuerdings gibt BOHN an, daß vielleicht ein hypophysinähnlicher Stoff im Blute als auslösende Ursache für den renalen Hochdruck anzusprechen sei (bei hypophysektomierten Tieren blieb bei Einengung der Nierenfläche der sonst übliche Blutanstieg aus.) Wenn wir aber hier wieder ins Gebiet der hormonalen Wirkung kommen, so wäre eine Erklärung wohl auch auf andere Weise Weise möglich, und wir stehen hier sicher mehr am Anfang als am Ende der Erkenntnis. Aber man wird zugeben müssen, daß bei den renal bedingten Formen des Hochdrucks vasoaktive Stoffe im Blut auftreten und als auslösendes Moment beim Zustandekommen der Drucksteigerung eine Rolle spielen. Anders steht es aber mit der Frage, ob — wie VOLHARD will — jede Form des blassen, des renalen Hochdrucks chemisch bedingt sei. Den Beweis dafür halte ich nicht für erbracht. Ich glaube vielmehr, daß man hier auch noch andere Möglichkeiten heranziehen muß. VOLHARD ist ja geneigt anzunehmen, daß auch bei sicher primären Nierenerkrankungen (Zystenniere z. B.) die Blutdrucksteigerung chemisch bedingt ist, durch das Auftreten vasoaktiver Stoffe zustande kommt. Er schreibt: „Es sieht so aus, als ob eine besondere Art der Störung der Nierendurchblutung die Abnahme einer besonderen — nichtsekretorischen

— Leistung eine ‚Dysfunktion' der Niere die Ursache dafür wäre, daß vasoaktive Stoffe von pressorischer Wirkung im Blute auftreten."

Ich möchte aber daran festhalten, daß man bei jeder starken Durchblutungsstörung der Niere, sei es durch entsprechenden Parenchymausfall, sei es durch entsprechende Einengung des Gefäßquerschnitts beim Auftreten der Blutdrucksteigerung an eine kompensatorische Einrichtung denken muß[1], die den Zweck hat, die lebensnotwendige Durchblutung des Organs solange als irgendmöglich im Gang zu halten. Ich möchte dabei zunächst wieder zur diffusen Arteriolensklerose der Niere zurückkehren, bei der ich ebenso — wie das neuerdings auch RÜHL tut — an dem kompensatorischen Charakter der Blutdrucksteigerung festhalten möchte.

Beim „roten Hochdruck" lehnt auch VOLHARD den kompensatorischen Charakter der Blutdrucksteigerung nicht unbedingt ab. Er meint, „gewiß ist in vorgeschrittenen Fällen von Angiosklerose ein gewisser Grad von Blutdrucksteigerung notwendig, um eine genügende Durchblutung der Organe, insbesondere der bluthungrigen Nieren, zu gewährleisten". Er denkt dabei freilich weniger an die Einengung der Arteriolen als an die schwindende Erweiterungsfähigkeit der Präarteriolen und meint dann weiter, der Nutzen dieser kompensatorischen Einrichtung würde zweifelhaft, wenn mit steigendem Druck sich auch die Gefäßveränderungen stärker ausbildeten und es sei deshalb mehr angebracht, hier von „einem unglückseligen Zirkel, als von einer kompensatorischen Einrichtung zu sprechen".

Daß hier ein Circulus vitiosus besteht, das möchte auch ich glauben, auch RÜHL nimmt das an. Auch ist es durchaus möglich, daß neben der Einengung des Gefäßquerschnitts durch die Arteriolensklerose die Verminderung der Elastizität an den Präarteriolen[2], vielleicht auch eine Zunahme der Blutmenge, eine Plethora (ASCHOFF, DIETRICH, LITZNER) eine Rolle spielt. Das steht aber nicht im Widerspruch, im Gegenteil durchaus im Einklang mit der Annahme, daß es sich bei der Blutdrucksteigerung, die in ursächlichem Zusammenhang mit der Arteriolensklerose steht, zunächst um einen kompensatorischen Vorgang (BIER, ASCHOFF) handelt. Wenn wir aber hier bei der diffusen Arteriolensklerose den kompensatorischen Charakter der Blutdrucksteigerung anerkennen, dann liegt es doch nahe, anzunehmen, daß auch bei Durchblutungsstörungen anderen Ursprungs (Zystenniere, sekundäre Schrumpfniere usw.) dieses regulatorische Moment eine Rolle spielt, eine Auffassung, die auch v. KORANYI vertritt (s. oben). Es wäre hier natürlich in erster Linie an eine nervöse Vermittlung zu denken und die Vorstellung HERINGS vom reflektorischen[3] Charakter der Blutdrucksteigerung bei der diffusen Arteriosklerose wäre damit gut in Einklang zu bringen, ebenso die Befunde von BRAUN, der Blutdrucksteigerung nach Entnervung und Dekapsulierung der Niere ausbleiben sah.

Auch VOLHARD erörtert übrigens die Möglichkeit einer von der Niere her reflektorisch bedingten Blutdrucksteigerung. Er zitiert RENNER, der am narkotisierten Tier, also ohne Schmerzvermittlung, durch Füllung eines Nierenbeckens vom Ureter aus Blutdrucksteigerung hervorrufen konnte, ferner Fälle, die von PENDE und von BRAUN mitgeteilt wurden, bei denen einseitige Hydronephrose schon zu Herzhypertrophie geführt haben soll (?), ferner Tierversuche, bei denen es nach einseitiger Harnleiterunterbindung ebenfalls zu Herzhypertrophie gekommen sein soll (s. auch WULLENWEBER). VOLHARD selbst erwähnt in diesem

[1] Dieses Handbuch, Bd. I.

[2] Siehe dazu auch dieses Handbuch, Bd. I, S. 395.

[3] Von einer Regulationsstörung im Gefäßsystem (Einstellung auf ein höheres Niveau) beim Nierenleiden spricht auch SIEBECK. Er will aber darin keine Folgeerscheinung der Nierenerkrankung sehen, die Regulationsstörung soll wesentlich unabhängig von der Erkrankung der Niere entstehen.

Zusammenhang zwei selbstbeobachtete Fälle von Zystenniere — operativ sichergestellt — mit Hochdruck ohne nachweisbare Störung der Nierenfunktion. Aber wie oben schon erwähnt, kommt er schließlich doch dazu (s. oben), bei allen Formen renalen Hochdrucks eine chemische Vermittlung anzunehmen. Tut man das, dann ist es natürlich begreiflich, daß man dann den kompensatorischen Charakter des renalen Hochdrucks nicht anerkennen kann; es liegt auf der Hand, daß bei einer chemisch bedingten Blutdrucksteigerung eine Besserung der Nierendurchblutung nicht zu erwarten ist, denn wenn vasoaktive Stoffe im Blute kreisen, dann müssen sie alle Gefäße im Körper zur Kontraktion bringen, also auch die in der Niere selbst; das bedeutet aber natürlich keine Verbesserung, sondern eine Verschlechterung der Nierendurchblutung. Diese Überlegung war aber für mich von jeher ein Grund, an der Vorstellung festzuhalten, daß bei den verschiedenen Formen des renal bedingten Hochdrucks (durch Parenchymverödung oder diffuse Gefäßveränderung) das regulatorische Moment im großen und ganzen eine größere Rolle spielen müsse als das chemisch toxische. Wir können uns doch schwer vorstellen, daß toxisch bedingte aktive Gefäßkontraktionen, wie sie die chemische Theorie vorsieht und die doch ein entschiedenes Plus von Nierenschädigung zu bedeuten hätten, so viele Jahre ertragen werden, wie wir das doch bei der sekundären Schrumpfniere, Zystenniere usw. sehen. Außerdem wäre vom Standpunkt VOLHARDs aus nicht zu begreifen, weshalb bei der Zystenniere z. B. die aktiven Gefäßkontraktionen nicht wieder eine Glomerulonephritis auslösen sollten. Ich möchte deshalb an dem vorwiegend kompensatorisch-regulatorischen Charakter der Blutdrucksteigerung bei der renalen Hypertonie festhalten, wobei ich mir — wie RÜHL — vorstelle, daß eine Durchblutungsstörung in der Niere reflektorisch zu einer Umstellung, d. h. Engerstellung der Präarteriolen in der Peripherie führt, nicht aber auch eine weitere Gefäßverengerung in der Niere selbst erzeugt. Diese regulatorisch bedingte Blutdrucksteigerung wäre demnach als etwas Nützliches, die chemisch bedingte, deren Vorkommen ich nicht leugne, als etwas unbedingt Schädliches aufzufassen.

Etwas Licht auf die Frage, ob es berechtigt ist, von „nützlichem“ und „schädlichem“ Hochdruck zu reden werfen vielleicht Beobachtungen und Versuche RIEDERs und ein Vergleich dieser Versuche mit anderen Fällen.

RIEDER fand, daß Entnervung der Niere in einigen Fällen von schleichender aber mit schweren klinischen Erscheinungen einhergehender Glomerulonephritis den Blutdruck herabsetzte und die Nierenfunktion in auffälliger Weise besserte. Bei der mikroskopischen Untersuchung eines probeexzidierten Stückchens in einem dieser Fälle, waren die entzündlichen Veränderungen am Glomerulus (s.oben bei Glomerulonephritis) auffallend gering. Wir können in solchen Fällen wohl schließen, daß Spasmen im Spiel waren. Diese — von der Niere her ausgelösten — Spasmen führen an der Peripherie zu Blutdrucksteigerung, sitzen aber wohl auch in der Niere selbst und beeinflussen die Funktion. Entnervt man die Niere, so fällt einmal der Anreiz für die Blutdrucksteigerung von der Niere her weg, aber auch die Spasmen in der Niere selbst lösen sich — auch auf toxischem Weg können Spasmen in der Niere nach Wegfall der Vasomotoren nicht mehr entstehen —, die Niere wird nun besser durchblutet und ihre Funktion bessert sich dementsprechend. Hier ist also die Blutdrucksteigerung Teilerscheinung eines schädlichen Vorgangs, ihre dauernde Herabsetzung etwas Nützliches.

Im Gegensatz dazu sehen wir, daß Fälle nicht nur „essentieller“, sondern auch renaler Hypertonie viele Jahre lang vereinbar sind mit leidlicher Nierenfunktion. Das sind Fälle, die dann schließlich anscheinend aus guter Gesundheit heraus erkranken, nach kurzem Krankenlager zugrunde gehen und wo die Sektion eine ausgesprochene sekundäre Schrumpfniere — also eine ausgesprochen chronische Verlaufsart der Glomerulonephritis — mit starker Herzhypertrophie aufdeckt (s. z. B. Fall 29 bei VOLHARD und FAHR). Hier würde es sich also nach meiner Auffassung während des Kompensationsstadiums um ein Beispiel regulatorischer Blutdrucksteigerung handeln, bei der Spasmen, bzw. Spasmen in den Nierengefäßen selbst nicht auftreten. Jedenfalls kann man angesichts dieser verschiedenen Verlaufsweisen daran denken, eine regulatorische „nützliche" und eine toxisch-spastische „schädliche" Blutdrucksteigerung auseinanderzuhalten.

Eins ist leider sicher: Von einer klaren, allgemein überzeugenden Lösung der Hochdruckfrage sind wir noch weit entfernt. Wenn ich die Vorstellungen, die ich auf Grund eigener Erfahrungen und der im Schrifttum niedergelegten Angaben heute vertrete, formulieren darf, so möchte ich das folgendermaßen tun.

Die Blutdrucksteigerung ist keine Krankheit, sondern ein Symptom.

Es gibt eine Form der Blutdrucksteigerung, die gar nichts mit der Niere, auch nichts mit Gefäßveränderungen, sei es in der Niere, sei es sonstwo, zu tun hat, die schon im ganz jugendlichen Alter auftreten kann und deren Wesen in der Hauptsache noch zu erforschen bleibt.

Diese essentielle Hypertonie führt zu einer Gefäßwandhypertrophie (Mediahyperplasie), sie begünstigt auch das Auftreten der Arteriolensklerose, wir sind aber nicht berechtigt zu sagen, daß die Arteriolensklerose, schlechthin die Folge dieser essentiellen Hypertonie sei. Wenn wir Arteriolensklerose und essentielle Hypertonie miteinander vergesellschaftet sehen, dann handelt es sich um koordinierte, nicht um subordinierte Vorgänge. Neben der essentiellen Hypertonie gibt es eine renal bedingte. Jede Harnsperre, jede Niereninsuffizienz, jede hinreichende Verkleinerung des sezernierenden Parenchyms (s. die experimentellen Erfahrungen), jede hinreichende Einengung des Gefäßquerschnitts (s. die Durchströmungsversuche) treiben den Blutdruck in der Regel hoch, wobei jedoch ausdrücklich zu betonen ist, daß jede Blutdrucksteigerung durch blutdrucksenkende Einflüsse (mangelnde Anspruchsfähigkeit des Kreislaufsystems, Auftreten depressorischer Stoffe im Blut) außer Kraft gesetzt werden kann (s. die Verhältnisse bei der Urämie).

Der Mechanismus, durch den die renal bedingte Blutdrucksteigerung zustande kommt, ist teils toxisch bedingt (bei Harnsperre, völliger Niereninsuffizienz), z. B. als regulatorisch-kompensatorische Maßnahme des Organismus aufzufassen (bei Verkleinerung der sezernierenden Fläche, Einengung des Gefäßquerschnitts evtl. verbunden mit Abnahme der Gefäßleistung). Natürlich können sich die beiden Mechanismen in mannigfacher Weise miteinander vergesellschaften.

Mit der Blutdrucksteigerung haben wir das Symptom der benignen Nephrosklerose, sobald sie überhaupt von sich aus zu klinischen Erscheinungen führt.

Alle weiteren Symptome, die auf eine Störung der Nierentätigkeit bezogen werden könnten, können vollständig fehlen, der Tod erfolgt[1] in der Regel an Apoplexie oder Herzinsuffizienz. Das Auftreten der Herzinsuffizienz zieht aber auch die Nierenfunktion in Mitleidenschaft (Stauungsalbuminurie).

---

[1] Dieses Handbuch, Bd. I.

Ich habe vorgeschlagen, beim Fehlen renaler Symptome und bei intakter Herztätigkeit von einem kompensierten Stadium der Nephrosklerose zu sprechen. In diesem Stadium wird eben durch entsprechende Mehrleistung des Herzens auf der Basis des Hochdrucks das Durchströmungshindernis in der Niere in entsprechender Weise ausgeglichen und dadurch eine Funktionsstörung der Niere vermieden. Dieses Stadium des Ausgleichs geht in manchen Fällen über in ein Stadium der Dekompensation, wenn entweder das Herz versagt (kardiale Dekompensation) oder die Nierenveränderungen über ein gewisses Maß hinaus sich steigern (renale Dekompensation)[1].

Volhard hat meine Ausführungen über die Dekompensationsvorgänge bei der benignen Sklerose kritisiert und den von mir vertretenen Standpunkt abgelehnt. Ich kann aber nicht finden, daß die fraglichen Differenzen, die in dieser Frage zwischen Volhard und mir bestehen, irgendwie erheblich sind.

Auch Volhard beschreibt eine renale und eine kardiale Dekompensation der benignen Sklerose, er benennt diese Zustände nur etwas anders. Bezüglich der renalen Dekompensation finden wir bei Volhard folgende Angaben.

Die Nephrangiosklerose wird erst dann auch klinisch zu einer Nierenerkrankung, meint er, wenn die angiosklerotischen Prozesse an den Nierengefäßen so weit fortgeschritten sind, daß infolge Ausfalls zahlreicher sekretorischer Elemente eine dauernde Schädigung der Nierenfunktion eingetreten ist. An anderer Stelle sagt er, man könne hier nicht mehr von essentieller Hypertonie, man müsse vielmehr von namhafter Angiosklerose reden. Diese einfache Steigerung rein arteriosklerotischer Vorgänge trennt er, wie ich, von der malignen Nephrosklerose. Es kommen, wie er schreibt, im hohen Alter Fälle mit stark geschrumpfter Niere (senile Granulaniere) vor mit unzweifelhafter Störung der Nierenfunktion und N-Retention im Blute, „die so langsam verlaufen, daß man hier kaum von einer malignen Sklerose sprechen kann". Er bezeichnet diese Fälle als Endstadium der gutartigen Sklerose bei ganz chronischer Verlaufsart. Da bei diesem Endstadium, wie Volhard ja selbst angibt, Funktionsstörungen der Niere auftreten — daß sie für gewöhnlich leichterer Art sind, habe auch ich immer ausdrücklich betont —, so kann man doch meines Erachtens sehr gut das von einer renal bedingten Dekompensation sprechen.

Daneben erwähnt aber Volhard auch ausdrücklich die kardiale Form der Dekompensation. Er schreibt: Bei schwerer Herzinsuffizienz kann es zu mäßiger Störung der Konzentration, zu Oligurie und zu N-Retention kommen. Das ist doch ganz klar und deutlich eine Dekompensation auf kardialer Basis. Wenn Volhard weiter schreibt, „doch gilt dies ebenso für schwere Stauungsnieren ohne Blutdrucksteigerung und ohne Arteriosklerose der Nierengefäße; mit Wiederherstellung der Herzkraft verschwindet die Störung der Nierenfunktion", so wird man dem unbedingt beistimmen können. Der Unterschied zwischen diesen beiden Formen besteht nur darin, daß in der durch die Arteriolensklerose geschädigten Niere Störungen beim Nachlassen der Herzkraft natürlich leichter auftreten und daß man hier in der bereits geschädigten Niere leichter morphologische Veränderungen an den Glomerulis auftreten sieht, die im Gefolge dieser Funktionsstörungen auftreten, ihrerseits dann aber wieder auf die Funktion zurückwirken, also zu einem Circulus vitiosus führen. Hier ist nun der einzige Punkt, in dem Volhards und meine Ansichten auseinandergehen, wenn ich bei der kardialen Dekompensation der Schlackenstauung in der Niere eine Bedeutung bei der Entstehung geringer entzündlicher Veränderungen am Glomerulus zuspreche und diese Veränderungen als Hilfsmittel benutze, um auf eine solche Dekompensation zurückzuschließen. Volhard schreibt: „Ich halte es für wenig glücklich, Fälle von Sklerose allein auf Grund histologischer Einzelheiten

[1] Dieses Handbuch, Bd. I, S. 400f.

zu unterscheiden und solche nur deshalb, weil sie proliferative Veränderungen am Glomerulus aufweisen, als dekompensiert, andere nur deshalb, weil sie noch neben Parenchymdegenerationen und Arteriolensklerose Endarteriitis aufweisen, als spezifisch zu erklären."

VOLHARD will die von mir als dekompensierte benigne Nephrosklerose beschriebenen Fälle nicht gelten lassen, denn „FAHRs dekompensierte Fälle" schreibt er „hatten keine Funktionsstörungen, sondern nur proliferative Veränderungen am Glomerulus". Das ist aber ein Irrtum; wenn wir, wie in Fall 48[1] Eiweißwerte von 3% und einen R-N von 86, in Fall 49 einen Eiweißgehalt von $3^0/_{00}$, im Sediment Leukozyten, Erythrozyten und granulierte Zylinder und leichte Augenhintergrundsveränderungen sehen, dann darf man doch wohl sicher eine Störung der Kompensation annehmen. Ich habe also sehr wohl die klinischen Verhältnisse berücksichtigt und gerade, weil ich die fraglichen Glomerulusveränderungen[2] in Fällen mit Funktionsstörungen, aber ohne die für die maligne Nephrosklerose charakteristischen klinischen und anatomischen Veränderungen gesehen habe, habe ich sie als Zeichen gestörter Dekompensation bei der benignen Nephrosklerose gedeutet und als Hinweis auf das Bestehen einer solchen Dekompensation aufgefaßt.

Über die Zulässigkeit dieses Verfahrens in prinzipieller Hinsicht (s. oben die Kritik VOLHARDs) kann doch nicht gut ein Zweifel bestehen. VOLHARD zieht doch selbst andauernd die histologischen Befunde, die Art der morphologischen Gefäßveränderungen z. B. zur Unterscheidung der verschiedenen Formen des Morbus Brigthii heran. Ein solches Vorgehen ist doch ganz selbstverständlich. Wir suchen doch gerade immer nach objektiven histologischen Kriterien, um auch in Fällen, in denen die klinische Beobachtung im Stich läßt, noch zu einer verwertbaren Beurteilung des Falles zu gelangen. Wohin sollte es führen, wenn wir nicht mehr auf Grund morphologischer Besonderheiten verschiedene Krankheitsformen unterscheiden dürften. Dann dürften wir schließlich eine Leberzirrhose, die erst auf dem Sektionstisch festgestellt wird, nicht mehr als solche diagnostizieren, wenn der Kliniker eine Fehldiagnose gestellt hat. Ich möchte also an meinem Standpunkt in der Frage der dekompensierten benignen Nephrosklerose festhalten und nur noch betonen, daß sich renale und kardiale Einflüsse beim Zustandekommen der Dekompensation natürlich vergesellschaften können.

Einen besonders ausgeprägten Fall von dekompensierter benigner Nephrosklerose, bei dem die Nierenveränderungen selbst sicher schon erheblich beim Eintritt der Dekompensation ins Gewicht fallen, bei dem aber wohl auch das Versagen des Herzens mit herangezogen werden muß, kann ich im folgenden mitteilen:

H. 55 Jahre, männlich, im Krankenhaus mehrfach wegen Ödemen an den Beinen behandelt, spricht zunächst auf Herzmittel gut an. Blutdruck um 200 herum, Alb. bis zu $2^0/_{00}$, Oligurie wechselt mit guter Diurese. R-N bei der Aufnahme 92, steigt allmählich auf 190, gegen Ende des Lebens, im Sediment Erythrozyten und Zylinder, gelegentlich starke Kopfschmerzen. Isosthenurie. Gegen Ende des Lebens Ödem, Erbrechen, Benommenheit, kurz hintereinander zwei eklamptische Anfälle. Dieser Zustand dauert bis zum Tode, etwa 7 Tage.

Sektion: 173 cm lang, 66,3 kg schwer. Herz 730 g, starke Hypertrophie links. Nieren beide 105 g schwer, Oberfläche feinhöckrig, dunkelrot, Marksubstanz aber noch dunkler als die Rinde. Kleine Nierengefäße stark verdickt.

Mikroskopisch: Zahlreiche Nephra sind ausgefallen, durch Bindegewebe ersetzt. Die Parenchymverödung ist viel stärker, als wir sie für gewöhnlich bei der klassischen malignen Nephrosklerose, namentlich bei jüngeren Individuen, zu sehen gewohnt sind. Die Glomeruli sind zum Teil intakt, zum Teil zeigen sie rudimentäre Proliferationen, vielfach sind die Schlingen gut erhalten, eher weit und gut bluthaltig. Dann sieht man gelegentlich Glomeruli ganz oder großenteils in einer Umwandlung der Schlingen in feinkörniges Material begriffen und die zugehörigen Hauptstücke sind dann in Art eines kleinen anämischen Infarkts

---

[1] Dieses Handbuch, Bd. I.
[2] Dieses Handbuch, Bd. I, S. 403.

nekrotisiert. Neben den völlig verödeten und den im akuten Untergang begriffenen Nephren sieht man andere, wo die Kanälchen mit nekrotischem Material erfüllt sind, während darunter schmale neugebildete Epithelien sichtbar werden. Anderswo wieder sind die Kanälchen sehr gut erhalten, zum Teil erweitert und mit Zylindern erfüllt. Im Mark ausgedehnte Verbreiterung und Sklerosierung des Zwischengewebes auf Kosten der Kanälchen. Die Gefäßchen durchweg enorm verdickt und arteriosklerotisch verändert, Lumina stark eingeengt, an den kleinen Gefäßchen und Arteriolen vielfach verschlossen, an den Arteriolen starke Hyalinisierung, Verfettung und Verkalkung. Endarteriitis, Arteriolennekrose und Granulombildung habe ich nirgends nachweisen können.

Die rudimentären entzündlichen Veränderungen, die man bei den dekompensierten Fällen von benigner Sklerose hie und da an den Glomeruli findet, habe ich[1] ebenso wie ASCHOFF auf Stauung von Eiweißschlacken bezogen. BUSS, eine Schülerin ASCHOFFS, hat diese Frage experimentell geprüft. Es ist ihr dabei weder an Hunden, noch an Ratten gelungen, durch künstlich erzeugte urämische Zustände — Harnvergiftung durch Kappung des Blasenpols — akut entzündliche Veränderungen am Glomerulus zu erzeugen. Sie sagt aber selbst, es müsse dahingestellt bleiben, ob diese Versuche genügten, um die Möglichkeit einer „urämischen Reizung" der Glomeruli für die menschlichen Verhältnisse mit Sicherheit anzuschließen. Es muß doch immer bedacht werden, daß die Harnvergiftung hier an Tieren mit völlig intakter Niere und völlig intaktem Kreislauf vorgenommen wurde, während bei der dekompensierten benignen Sklerose des Menschen die Dinge doch ganz anders liegen insofern, als hier der Prozeß in einem durch Ernährungsstörung schon geschädigten Organ sich abspielt und außerdem die Verweildauer in dem von der Arteriosklerose betroffenen Glomerulus beim Nachlassen der Herzkraft doch eine viel längere sein kann wie im Tierversuch.

Mit einigen Worten soll noch auf die Marksklerose bei der benignen Nephrosklerose eingegangen werden. Ich habe hier in Übereinstimmung mit ASCHOFF die Meinung vertreten, daß es sich um eine Ernährungsstörung bzw. Stoffwechselstörung handelt, die der arteriosklerotischen an die Seite zu stellen ist, die sich aber keineswegs in unbedingter Abhängigkeit von der Arteriosklerose der Nierengefäße zu entwickeln braucht.

VOLHARD hat dagegen Stellung genommen. Nach seiner Meinung besteht eine einwandfreie und regelmäßige, also unbedingte Abhängigkeit dieser Marksklerose von der Nierengefäßveränderung. Er beruft sich dabei auf STAEMMLER, aber soviel ich sehe, ist STAEMMLER nur dafür eingetreten, die zirkulatorischen Atrophien in der Niere in erster Linie auf Ernährungsstörungen zurückzuführen. Daß die von der Gefäßveränderung abhängigen Ernährungsstörungen beim Zustandekommen von Parenchymverödungen in der Niere ganz allgemein eine große Rolle spielen, das habe auch ich stets betont[2]. STAEMMLER bezieht sich bei der besonderen Art der Verödung, die er beschreibt — zirkulatorische Atrophie im Anschluß an die Arteriosklerose der größeren Nierengefäßchen — gerade auf meine Untersuchungen über den unvollständigen Infarkt. Jedenfalls sprechen die Ausführungen STAEMMLERS doch in keiner Weise dagegen, daß neben der Arteriosklerose mit ihren Folgeerscheinungen auch eine selbständige Marksklerose vorkommen kann und vorkommt.

Ich habe die Frage noch einmal durch HELPAP an einem größeren Material — 157 Fälle, von denen sich 126 für den vorliegenden Zweck als brauchbar erwiesen — prüfen lassen. HELPAP konnte zeigen, daß die Arteriosklerose der kleinen Nierengefäße und die Markfibrose keineswegs in gesetzmäßiger Abhängigkeit voneinander stehen. Da es sich um ganz wesensnahe Prozesse handelt, so sind sie natürlich ungemein häufig miteinander vergesellschaftet, aber immerhin konnte HELPAP 4 Fälle beschreiben, bei denen die Atrophie der Nephren

[1] Dieses Handbuch, Bd. I.

[2] Einzelheiten in dieser Frage dieses Handbuch, Bd. I, S. 382f. und im Abschnitt Zirkulationsstörungen bei der unvollständigen Infarktbildung.

ganz offensichtlich auch aufsteigend, also auch von der Marksklerose abhängig war. Den Beweis dafür sehen wir in dem Umstand, daß hier die Atrophie vom Mark bis an die Glomeruli reicht, daß die erhaltenen Glomeruli nicht wie beim unvollständigen Infarkt im Bereich eines bestimmten Abschnitts (besonders stark verändertes Gefäß) sondern auf weite Abschnitte — analog der Hydronephrose — eng aneinander gerückt sind und, wenn auch nicht durchweg einen erweiterten Kapselraum erkennen lassen. Weiterhin spricht im Sinne einer selbständigen Bedeutung der Markfibrose, daß trotz stärkster Arteriosklerose, bei einer Gefäßveränderung, die weit stärker ist, wie in den 4 von HELPAP geschilderten Fällen, die Markfibrose viel geringer wie dort entwickelt sein kann. Selbstverständlich tritt die Bedeutung der Markfibrose für die Verödung des Nierenparenchyms hinter der Arteriosklerose völlig zurück, aber in vereinzelten Fällen wird man nicht umhin können, auch der Markfibrose eine selbständige Bedeutung in dem erörterten Sinne zuzuerkennen.

2. Maligne Nephrosklerose.

Seit dem Erscheinen des ersten Nierenbandes hat sich eine ganze Reihe von Autoren mit dem bis dahin sehr strittigen Krankheitsbild der malignen Nephrosklerose beschäftigt, und ich kann mit Befriedigung feststellen, daß der Standpunkt, den ich in dieser Frage einnehme, weitgehend Bestätigung und Anerkennung gefunden hat. Von einer völligen Übereinstimmung der Meinungen kann aber leider auch heute noch nicht gesprochen werden. Während ich bei den reinen typischen Fällen eine prinzipielle Scheidung zwischen benigner und maligner Nephrosklerose vornehme, hält VOLHARD immer noch daran fest, daß jeder Fall von maligner Sklerose aus der benignen hervorgehe. Das Wesentliche bei diesem Übergang ist für ihn der Umschlag aus dem passiv- physikalischen in den aktiv chemischen Mechanismus der Blutdruckerhöhung. Die maligne Nephrosklerose kommt zustande, schreibt er, „wenn der Prozeß an den Nierengefäßen derart ist, daß der Organismus mit einer — höchstwahrscheinlich renal bedingten — allgemeinen Gefäßreaktion antwortet und sich der aktive Mechanismus des bösartigen blassen Hochdrucks zu dem passiven des gutartigen roten Hochdrucks, die ‚hyperkinetische' Hypertonie zur hypertonischen Hypertension hinzugesellt". Er tut das nach VOLHARD, wenn die Störung der Nierendurchblutung einen gewissen Grad erreicht hat. Dabei soll der Unterschied zwischen dem langsam sich entwickelnden Endstadium der benignen Sklerose (mein Stadium der Dekompensation) und der schneller entstehenden malignen Sklerose auf der verschiedenen Reaktionsfähigkeit der Gefäße, ihrem Bestand an Muskulatur, auf der „relativen Jugend des vorzeitig Alternden" beruhen.

Der Mechanismus, den VOLHARD für die Entstehung der malignen Sklerose verantwortlich macht, ist also genau derselbe, den er auch bei der Entstehung der chronischen Glomerulonephritis anschuldigt, hier wie dort sollen Gefäßspasmen das Krankheitsbild hervorbringen. VOLHARD ist auch geneigt, die beiden Krankheitsbilder in weitgehende Beziehung zueinander zu setzen; er geht soweit, zu behaupten, das histologische Bild der malignen Sklerose entspräche vollkommen dem einer Kombination von Sklerose mit akuter oder subakuter Nephritis. Das ist aber bestimmt nicht richtig. Nach der Theorie VOLHARDs, die ja auch die Entstehung der akuten Glomerulonephritis als die Folge von Gefäßspasmen anspricht, müßte man ja natürlich erwarten, daß beim „Umschlag" der benignen in die maligne Sklerose in der von VOLHARD vermuteten Art und Weise auf der Basis der „hyperkinetischen Hypertonie" eine diffuse Glomerulonephritis sich entwickeln müßte. Davon kann aber keine Rede sein.

Die Gefäßveränderungen — darin bin ich mit VOLHARD durchaus einer Meinung — können bei manchen Fällen von subchronischer und chronischer

Glomerulonephritis denen bei der malignen Sklerose zum Verwechseln ähnlich sehen. Was aber auch in derartigen Fällen die beiden Formen histologisch zu trennen gestattet, ist das Verhalten der Glomeruli und der zugehörigen Nephren, die sich in typischen Fällen von maligner Sklerose einerseits, chronischer Glomerulonephritis anderseits völlig verschieden verhalten. Ich will hier natürlich die in Band I gegebenen Schilderungen nicht wiederholen, sondern nur betonen, daß es fast stets gelingt, die Differentialdiagnose zwischen den beiden Formen zu stellen, wenn man die Veränderungen an Glomerulus und Gefäß in der Weise gegeneinander abwägt, wie ich das in Band I angegeben habe. Daß schwierig zu deutende Fälle vorkommen können, habe ich bereits im ersten Band selbst ausdrücklich angegeben, ich bin aber überzeugt, daß eine Verwechslung zwischen maligner Nephrosklerose und chronischer Glomerulonephritis viel leichter auf Grund der klinischen Beobachtungen, als auf Grund der histologischen Untersuchung passieren kann. VOLHARD ist ja freilich anderer Ansicht, er verläßt sich bei der Unterscheidung der beiden Krankheitsbilder mehr auf das klinische, ich mehr auf das morphologische Verhalten — bei der chronischen Glomerulonephritis: diffuse oder wenigstens weitgehende entzündliche Glomerulusschädigung, ausgedehnte Kanälchenhyperplasien an den noch funktionierenden Nephren, Neigung zu nephrotischem Einschlag, wechselndes Verhalten der Gefäße; bei der malignen Sklerose: relative Intaktheit der Glomeruli bei schwerster Gefäßveränderung im Sinne der Arteriolensklerose, -nekrose und Granulombildung. — Sollte man aber nun nicht glauben, daß Verwechslungen an Hand des Sektionsbefundes leichter dem vorkommen, der sich von klinischen, als dem, der sich von histologischen Merkmalen in erster Linie leiten läßt. Ich glaube oben gezeigt zu haben, daß VOLHARD selbst, dem besten Kenner der Nierenklinik, eine solche Verwechslung unterlaufen ist, weil er die Histologie zu sehr der Klinik unterordnete, und ich halte den Vorwurf, den VOLKARD gegen manche Pathologen erhebt, sie hätten Fälle von sekundärer Schrumpfniere als maligne Nephrosklerosen beschrieben, für unberechtigt, soweit diese Beschreibungen unter genauer Berücksichtigung der von mir angegebenen Kriterien erfolgt sind. Ich selbst fühle mich jedenfalls völlig frei von der Schuld, eine solche Verwechslung begangen zu haben und gerade, weil ich beim Studium der malignen Sklerose und chronischen Glomerulonephritis zu der festen, an Hand histologischer Bilder (s. oben) leicht vertretbaren Überzeugung gekommen bin, daß es sich hier um prinzipiell verschiedene Dinge handelt, kann ich die Auffassung VOLHARDS nicht teilen, daß die Pathogenese bei den beiden Formen eine einheitliche ist.

Ich stehe nach wie vor auf dem Standpunkt, daß zwar in beiden Fällen toxische Einflüsse die ursächliche Rolle spielen, daß aber der Angriffsort dieser fraglichen Gifte ein verschiedener ist, bei der Glomerulonephritis eben der Glomerulus (über die Gefäßveränderungen bei der Glomerulonephritis s. oben), bei der malignen Nephrosklerose die Arteriole, wo es neben regressiven Veränderungen im Sinne der schweren „benignen Nephrosklerose", zu Endarteriitis, im Endstadium auch zu Nekrosen und perivaskulären Granulomen kommt[1].

Für sehr naheliegend halte ich den Gedanken, daß auch beim Zustandekommen dieser Gefäßveränderungen bei der malignen Sklerose im Endstadium allergische Zustände eine sehr wichtige Rolle spielen, wie das RÖSSLE und KLINGE neuerdings erörtern. (Ich werde unten bei den Beziehungen zwischen maligner Sklerose und Periarteriitis nodosa auf diese Frage noch einmal einzugehen haben.) Eine besondere Empfindlichkeit eines bestimmten Gefäßchens

---

[1] Ganz neuerdings sucht KUTSCHERA-AICHBERGEN Nephrosklerose und chronische Glomerulonephritis als wesensgleiche Krankheitsbilder hinzustellen. Ich kann mir aber nicht vorstellen, daß diese wenig überzeugenden Ausführungen und die noch weniger überzeugenden Bilder Zustimmung finden werden.

würde es natürlich am besten erklären, warum das fragliche Gift gerade hier angreift, würde auch die Ungleichmäßigkeit der Veränderungen am besten verständlich machen, während diese Ungleichmäßigkeit bei der VOLHARDschen Theorie erst wieder zu erklären bliebe.

Man kann sich doch schwer vorstellen, daß der Spasmus, wenn er das allmächtige ursächliche Agens ist, an einer Stelle die Arteriole im Zustand der Hyalinisierung verharren läßt, an anderer Stelle dagegen Arteriolennekrose und Granulombildung erzeugt, ebenso wie man sich vom Standpunkt der VOLHARDschen Theorie nicht gut vorstellen kann, weshalb bei der Glomerulonephritis die Gefäßdrosselung sämtliche Glomeruli in den Zustand der Entzündung versetzen soll, während bei der malignen Sklerose trotz der hier angeblich in der gleichen Weise auftretenden Gefäßdrosselung die Entzündung nur hie und da am Glomerulus sich entwickelt, manchmal ganz und gar zurücktritt, so daß man unter Umständen sehr lange danach suchen muß[1].

Sieht man dann schließlich, daß bei der subchronischen und chronischen Glomerulonephritis trotz diffuser Erkrankung der Glomeruli die Gefäßveränderungen, von deren Auftreten VOLHARD ja generell das Chronischwerden des Prozesses abhängig macht, fehlen können, dann fällt es doch wirklich schwer, die Berechtigung der VOLHARDschen Theorie von dem allein maßgebenden Gefäßspasmus anzuerkennen.

Ich glaube, daß man den Verhältnissen besser gerecht wird, wenn man in dem von mir vertretenen Sinne annimmt, daß die verschiedenen Formen deshalb entstehen, weil die fraglichen Giftstoffe bald am Glomerulus, bald am Gefäßchen angreifen, wobei diese verschiedene Angriffsweise zum Teil durch die Eigenart des Giftes, mehr aber vermutlich noch durch die Reaktionslage des betreffenden Gewebes bestimmt sein mag. Die Ansicht von der toxischen Entstehung der malignen Sklerose hat denn auch, soviel ich sehe, weitgehende Zustimmung gefunden.

Ganz und gar hat sich mir SJÖVALL angeschlossen. Er tritt ausdrücklich dafür ein, die dekompensierte benigne Nephrosklerose von der malignen Form zu trennen und die Gefäßveränderungen bei der malignen Sklerose auf eine Giftwirkung zurückzuführen. Er schreibt: „In diesem Sinne benutze ich hier den Begriff maligne Nephrosklerose. Rein morphologisch tritt der toxische Charakter durch die Bilder einer Arteriitis und Periarteriitis hervor, die FAHR geschildert und HERXHEIMER teilweise bestätigt hat. Und eine große Beweiskraft muß der statistischen Feststellung von FAHR zuerkannt werden, daß es sich bei der malignen Sklerose in der Regel um Leute im mittleren und jüngeren Lebensalter handelt, bei der benignen Sklerose dagegen um ältere Individuen. Ich stimme gänzlich mit FAHR in sein Urteil ein, daß dies als Ausdruck für eine toxische Ätiologie bei der malignen Sklerose gedeutet werden muß, und zwar für die Einwirkung toxischer Substanzen ganz anderer Art und mit bedeutend schwererer Giftwirkung als bei der benignen Sklerose. Gleichzeitig bezeichnen die Beobachtungen von maligner Sklerose an sehr jungen Personen eine bedeutungsvolle und zweifellos richtige Erweiterung dieser Diagnose auf ein Altersgebiet, wo man ursprünglich kaum gedacht hat, mit derselben zu rechnen." SJÖVALL beschreibt dann 2 Fälle von maligner Nephrosklerose bei einem Mädchen von 12 und einem von 15 Jahren. SJÖVALL macht mit vollem Recht und in grundsätzlicher Übereinstimmung mit mir darauf aufmerksam, daß die beiden Fälle, in denen die kleinen Gefäße stark verändert, die Glomeruli dagegen in überwiegender Zahl frei von Veränderungen gefunden wurden, unmöglich als chronische Glomerulonephritis aufgefaßt werden können. Ein weiterer, diesen

[1] McGREGOR, die sich mit den Glomerulusveränderungen bei hypertonischen Zuständen besonders beschäftigt hat, fand bei ihrer „renalen Gruppe", die wohl die maligne Nephrosklerose umfaßt, bis 15% entzündlich veränderte Glomeruli.

beiden völlig entsprechender Befund bei einem 16jährigen Mädchen, den SJÖVALL untersucht hat, ist von KLEMENTSON mitgeteilt worden. Auf die interessanten Befunde von SJÖVALLs Schüler ASK UPMARK komme ich weiter unten noch in anderem Zusammenhang zu sprechen.

Mit denselben Argumenten wie SJÖVALL hat sich mir HÜCKEL angeschlossen. VOLHARD behauptet nun, die Fälle von HÜCKEL seien keine malignen Nephrosklerosen, sondern sekundäre Schrumpfnieren gewesen. Besonders den letzten der von HÜCKEL mitgeteilten 4 Fälle möchte VOLHARD in dieser Weise deuten. Ich habe aber die Präparate dieses Falles, die Kollege HÜCKEL so freundlich war mir zuzusenden, genau durchgesehen. Es kann gar keine Rede davon sein, daß hier eine chronische Glomerulonephritis vorliegt. Man müßte dann auch wieder von einer Nephritis ohne Nephritis reden und mit solchen Zumutungen soll man uns Pathologen doch verschonen. Auch der Fall 1 von HÜCKEL ist eine ganz unzweifelhafte maligne Nephrosklerose, Fall 2 allerdings möchte ich nach den Originalpräparaten, die mir vorgelegen haben, als chronische Glomerulonephritis mit starken sekundären Gefäßveränderungen auffassen. Daß einmal eine derartige Verwechslung vorkommen kann, habe ich ja stets zugegeben, aber gerade an Hand dieser Möglichkeit die Forderung erhoben, die typischen Merkmale der beiden Formen — an Glomerulus und Arteriole — möglichst genau zu berücksichtigen, um derartigen Verwechslungen nach Möglichkeit vorzubeugen. Auch KLEIN, eine Schülerin BERBLINGERs, hat sich völlig auf den von mir vertretenen Standpunkt gestellt. Sie teilt einen Fall von maligner Sklerose bei einem 10jährigen Mädchen mit und stellt aus der Literatur 9 weitere Fälle von sicherer maligner Sklerose von Kindern bzw. ganz jugendlichen Individuen zusammen (SJÖVALL 2 Fälle, KLEMENTSON-SJÖVALL 1 Fall, ASK UPMARK 4 Fälle, MAYER [s. bei KLEIN] 1 Fall, FAHR 1 Fall), dazu kommt ganz neuerdings 1 Fall von LÜDTKE (s. unten). In sehr dankenswerter Weise hat dann KLEIN noch aus dem älteren und neueren Schrifttum eine Reihe von Schrumpfnieren Jugendlicher gesammelt, bei denen starke Gefäßveränderungen bestanden und bei denen auch mit der Möglichkeit einer malignen Sklerose gerechnet werden kann; aber lassen wir diese Fälle auch beiseite, so kann — wie ich das seit Jahren immer betone — an dem Auftreten der malignen Sklerose bei ganz Jugendlichen nicht gezweifelt werden, und das spricht doch ohne weiteres dafür, daß die maligne Sklerose sich entwickelt, ohne daß ein Vorstadium in Form der benignen Sklerose vorauszugehen braucht. Die Arbeit von KLEIN ist auch deshalb sehr bemerkenswert, weil sie genau, wie ich an der Hand tatsächlicher Befunde die Möglichkeit anzeigt, daß bei der chronischen Glomerulonephritis starke Gefäßveränderungen sich sekundär entwickeln, daß sie aber auch ausbleiben können, daß also von einer Gleichstellung der malignen Sklerose und der chronischen Glomerulonephritis an Hand der Gefäßveränderungen im Sinne VOLHARDs nicht gesprochen werden kann.

Auf Grund klinischer Beobachtungen hat FRANKE neuerdings, wie früher sein Lehrer SCHLAYER[1], wieder die prinzipielle Trennung von benigner und maligner Nephrosklerose in dem von mir vertretenen Sinne verfochten. Gegen die Meinung, daß die maligne Sklerose sich aus der benignen entwickeln müsse, führt auch FRANKE das bevorzugte Lebensalter der beiden Formen ins Feld. Wenn er freilich schreibt, dieser Punkt — daß die maligne Sklerose hauptsächlich im 4. und 5. Jahrzehnt oder noch früher, die benigne gewöhnlich erst nach dem 50. Lebensjahr aufzutreten pflegt — sei erst 1921 von SCHLAYER in voller Schärfe hervorgehoben worden, so irrt er. Ich brauche nur auf die schon 1919 gedruckte Arbeit über Nephrosklerose[2] hinzuweisen, wo dieser Gesichtspunkt so scharf

---

[1] Dieses Handbuch, Bd. I.
[2] Virchows Arch. **126**.

wie möglich betont und an Hand von Tabellen belegt ist. Auch muß ich FRANKE entschieden widersprechen, wenn er angibt, daß die pathologische Anatomie keine klare Scheidung der beiden Formen erlaube.

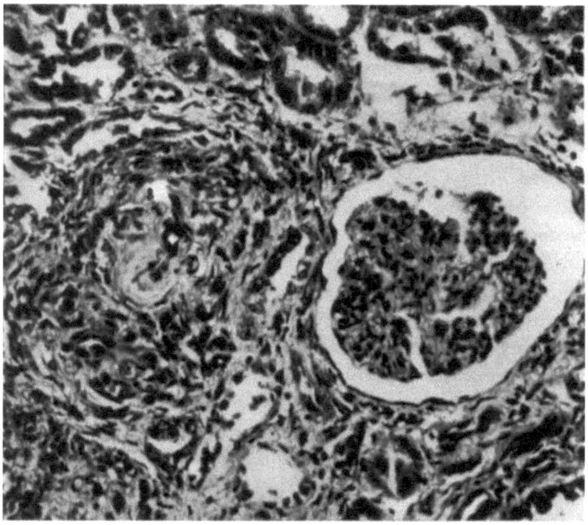

Gerade anatomisch scheint mir auf Grund der von mir angegebenen histologischen Kriterien eine Scheidung besser möglich als klinisch.

HERXHEIMER, der sich mit seinem Schüler STERN seit Erscheinen des ersten Nierenbandes auch wieder mit der vorliegenden Frage beschäftigt hat, steht meinem Standpunkt jetzt nicht mehr so ablehnend gegenüber, wie früher, wenn er ihn auch nicht so uneingeschränkt anerkennt wie die seither aufgeführten

Abb. 14. Perivaskuläres Granulom bei maligner Nephrosklerose. Glomerulus etwas atrophisch, frei von Entzündung.

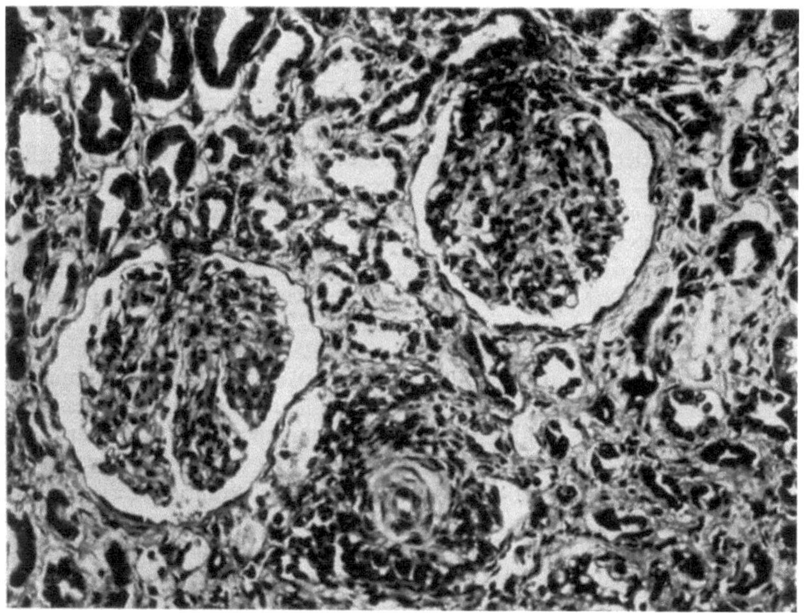

Abb. 15. Perivaskuläres Granulom bei maligner Nephrosklerose; von den beiden Glomerulis zeigt der eine Zellproliferationen am Glomerulusstiel, (hier im Gegensatz zu Abb. 9 vom Vas aff. übergreifend), der andere ist völlig intakt.

Autoren. Er trennt nicht, wie ich, prinzipiell zwischen den beiden Formen, möchte immer noch daran festhalten, daß es sich bei der malignen Sklerose um besonders schwere und schnell verlaufende Fälle von Arteriolensklerose, um eine extreme

Steigerung des Prozesses handelt, doch hat er sich mir insofern genähert, als er zugibt, daß eine Gliederung in zwei Formen nicht nur klinisch notwendig, sondern auch anatomisch möglich ist. Als morphologisches Trennungsmittel benutzt er die nekrotisierenden Vorgänge an der Arteriole; entzündliche Veränderungen an den Gefäßchen hat er bei seinen eigenen Untersuchungen nicht gefunden, aber diesen negativen Befunden stehen jetzt so viele positive gegenüber, ich selbst könnte sie an Hand der in den letzten Jahren gesammelten Fälle so erheblich vermehren, daß dieser Einwand HERXHEIMERS wohl nicht schwer wiegt. Abb. 14 und 15 zeigen noch einmal wieder das periarteriitische Granulom und den Gegensatz zwischen dem gut erhaltenen Glomerulus und dem Granulom um die Arteriole, das man bei der Durchsicht typischer Fälle von maligner Nephrosklerose oft genug findet. Auch F. v. MÜLLER hat sich ja immer wieder auf das Entschiedenste für den entzündlichen Charakter der hier in Betracht kommenden Gefäßveränderungen eingesetzt (s. auch weiter unten die Beziehungen der malignen Nephrosklerose zur Perarteriitis nodosa).

KLEMPERER und OTANI, die wie HERXHEIMER „eine langsam und eine rapid fortschreitende diffuse Atherosklerose" unterscheiden, stellen als dritte Form eine Entzündung der Nierengefäße auf, die auf eine vorhergehende Atherosklerose aufgepfropft werden soll (Form 1 soll meiner benignen, 2 und 3 meiner malignen Nephrosklerose entsprechen). Auch ASCHOFF nimmt an, daß bei der malignen Sklerose eine Infektion oder Intoxikation das bereits durch Arteriolosklerose veränderte Nierengewebe trifft. Daß dies der Fall sein kann, habe ich stets zugegeben. Selbstverständlich kann sich bei alten Leuten die maligne Sklerose auf der Basis einer bereits bestehenden Arteriolensklerose entwickeln, ebenso wie sich ja auch jederzeit eine echte Glomerulonephritis auf eine Arteriolensklerose aufpfropfen kann. Ich habe das Vorkommen derartiger Fälle selbst ausdrücklich hervorgehoben und Beispiele dafür beschrieben, aber das sind Zufallsbefunde und treffen nicht das Wesen der typischen malignen Nephrosklerose in dem von mir vertretenen Sinne. Im übrigen würden sich KLEMPERER und OTANI meinem Standpunkt wohl noch mehr nähern können, wenn sie, wie ich, zwischen der dekompensierten benignen und der malignen Sklerose prinzipiell unterscheiden würden. Dasselbe gilt vielleicht auch für die einschlägige Arbeit von PATRASSI, auf die ich weiter unten noch einmal in anderem Zusammenhang einzugehen habe.

Aus den besprochenen Arbeiten der verschiedenen Autoren geht jedenfalls hervor, daß die Gefäßveränderungen bei der malignen Sklerose sich von denen bei der benignen deutlich abgrenzen lassen (s. auch noch einmal Abb. 16 und 17, wo es sich um etwas größere Gefäßchen handelt) und daß man ihre Entwicklung am ehesten begreift, wenn man annimmt, daß Toxine auf allergischer Basis die für die maligne Sklerose charakteristischen Gefäßveränderungen erzeugen. Das leuchtet besonders ein, wenn man die nahen Beziehungen berücksichtigt, die zwischen den Gefäßveränderungen bei der malignen Nephrosklerose und denen bei der sog. Periarteriitis nodosa bestehen. Es ist mir schon seit langem aufgefallen, daß in der Kasuistik der Periarteriitis nodosa immer wieder Fälle mitgeteilt werden, die vom Standpunkt der Niere aus gesehen ohne weiteres als maligne Sklerose aufgefaßt werden müssen. Vielfach beschreiben die Autoren, sowohl was die klinischen Erscheinungen, als was die Befunde an den Nieren betrifft, das klassische Bild der malignen Nephrosklerose, ohne daß es ihnen besonders zum Bewußtsein kommt; es ist das offenbar deshalb der Fall, weil sie die betreffenden Fälle nur unter dem Gesichtswinkel der für die Periarteriitis nodosa in Betracht kommenden Gefäßveränderungen im allgemeinen betrachtet haben. Dabei liegen die Dinge offenbar so, daß die Periarteriitis nodosa nur dann zum Krankheitsbild der malignen Nephrosklerose führt, wenn die kleinen Nierengefäße diffus ergriffen werden, daß es aber auch Fälle von Periarteriitis nodosa mit Nierenbeteiligung ohne maligne Sklerose gibt, dann nämlich, wenn an der Niere nur eine Anzahl der größeren Gefäßchen beteiligt, die kleinen aber verschont geblieben sind.

Zum Beweis des Gesagten möchte ich einige Fälle aus dem Schrifttum anführen.

So beschreibt BASCH einen Fall von Periarteriitis nodosa bei einem 13jährigen Mädchen, das im Urin hohe Eiweißwerte, reichlich Zylinder und Erythrozyten, einen Blutdruck von 165 hatte und das urämisch unter ausgesprochenen Zeichen von Niereninsuffizienz zugrunde

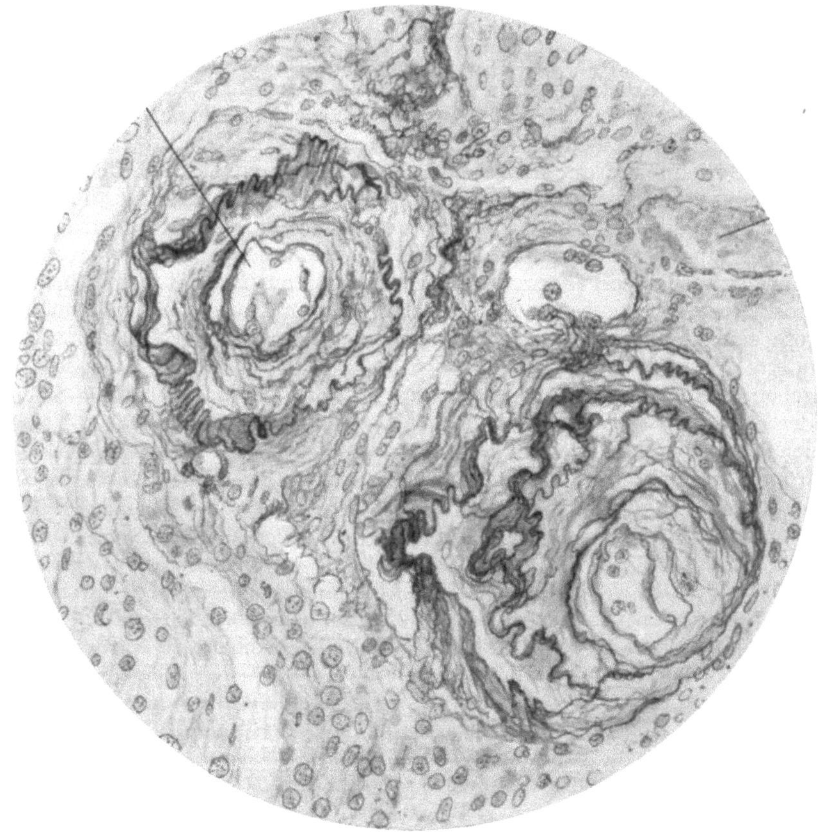

Abb. 16.

ging. Die Sektion ergab neben einer Periarteriitis nodosa an den größeren Gefäßen, Koronarien usw. eine hochgradige Schrumpfung beider Nieren vom vaskulären Typ, Hypertrophie und Dilatation beider Herzhälften.

HESS berichtet über einen 38jährigen Mann, der unter den Erscheinungen der „genuinen Schrumpfniere" zugrunde ging, und bei dem die mikroskopische Untersuchung bei der Sektion an den Nieren die typischen Veränderungen der Periarteriitis nodosa in verschiedenen Stadien erkennen ließ.

VOLHARD hat einen Fall von Periarteriitis nodosa gesehen, der unter dem Bilde einer akuten Nephritis mit Krampfurämie zur Aufnahme kam und einen zweiten, der das typische Bild der genuinen Schrumpfniere bot mit Blutdrucksteigerung bis 200 und Herzhypertrophie. VOLHARD zitiert dann weiterhin den Fall von HESS und Fälle, die KROETZ beobachtet hat, bei denen auch „periarteriitische Infarktniere" zu Blutdrucksteigerung zu Herzhypertrophie geführt hatte.

Diese Fälle sprechen doch so eindeutig für die entzündliche, toxisch bedingte Genese der malignen Nephrosklerose, daß es kaum eines weiteren Beweises bedarf. Ich habe SCHÜRMANN gebeten, diese Fälle aus dem Schrifttum zusammenzustellen und verweise auf diese Arbeit. Ich möchte bei der Gelegenheit nur noch einmal betonen, daß ja auch bei der Periarteriitis nodosa die Rolle der Allergie mehr und mehr in den Vordergrund tritt. GRUBER faßt sie auf als hyperergische Reaktion, wobei durch Resorption infektiöser Keime oder deren Produkte durch vorangegangene Infektion eine lokale Empfindlichkeit geschaffen ist (s. auch KLINGE, RÖSSLE, sowie SEMSROTH und KOCH).

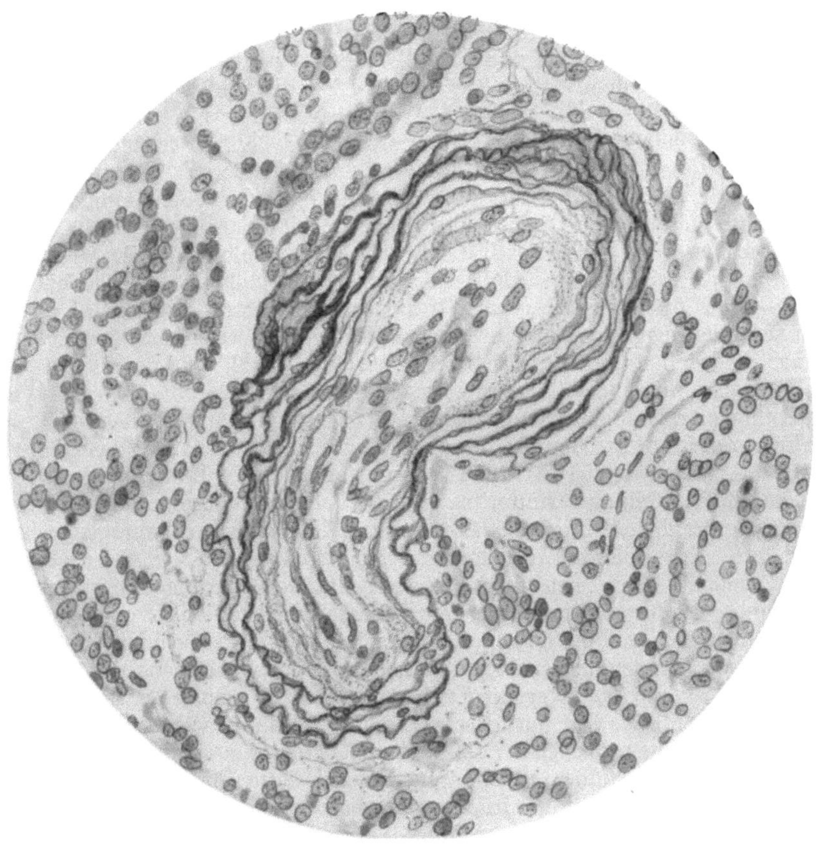

Abb. 17.

Abb. 16 und 17 stellen nebeneinander die Gefäßveränderungen an den kleinen vor den Vas aff. gelegenen Nierengefäßchen bei benigner (16) und maligner Nephrosklerose (17) dar. Man beachte die Endarteriitis bei Abb. 17.

In diesem Zusammenhang sei auch auf Befunde, wie die von ZANDER und die von WOLFF hingewiesen. Es werden auch von diesen Autoren selbständig hervortretende, zur Granulombildung führende Gefäßveränderungen in der Niere beschrieben, die in den gleichen Formenkreis gehören. Nur fehlt hier die bei der malignen Nephrosklerose zu fordernde diffuse Gefäßveränderung. Dabei sei hier noch einmal ausdrücklich betont, daß die Gefäßveränderung bei der malignen Nephrosklerose zwar diffus, aber nicht an allen Gefäßchen in ihrer Erscheinungsweise einheitlich ist. Die Arteriolennekrose und Granulombildung ist manchmal ohne weiteres deutlich, manchmal tritt die Granulombildung ganz zurück, es wäre ja sonst nicht zu begreifen, daß ein so ausgezeichneter Beobachter wie HERXHEIMER sie vermißt hat. Die Granulombildung ist ein

Hinweis auf die von mir vermutete Giftwirkung, die sich an den verschiedenen Gefäßchen je nach der Reaktionslage verschieden auswirkt (s. auch GRUBER und GSELL). Auch bei den Fällen, die als Fleckenmilz im Schrifttum beschrieben sind, wird mehrfach auf gleichzeitig bestehende nekrotisierend entzündliche Gefäßveränderungen in der Niere hingewiesen und dabei die Beziehung dieser Veränderungen zu der malignen Nephrosklerose ausdrücklich hervorgehoben (s. ADOLPHS). Auch bei einigen Fällen von Fleckenmilz, bei denen auf einen Zusammenhang mit der malignen Nephrosklerose nicht ausdrücklich hingewiesen wird, habe ich den Gedanken an derartige Beziehungen nicht unterdrücken können, so bei der Mitteilung von NICOD. NICOD spricht zwar bei den Nierenveränderungen in seinen Fällen von einer Glomerulonephritis, bemerkenswert scheint mir aber dabei, daß an der Niere bei schwerster Gefäßveränderung das völlige Intaktbleiben zahlreicher Glomeruli ausdrücklich betont wird. Erst recht sei hier der 4 von LUBARSCH mitgeteilten Fälle von Fleckenmilz gedacht, besonders Fall 2: 44jährige Frau mit starker Sklerose der kleineren und kleinsten Arterienäste in der Niere mit Wandnekrosen, Veränderungen, die LUBARSCH als arteriosklerotisch-autotoxisch bezeichnet. LUBARSCH schreibt dann auch: „Es kann doch sicher kein Zufall sein, daß in fast allen bisher beobachteten Fällen — mit Ausnahme des von WILTON mitgeteilten — gleichzeitig schwere Nierenveränderungen vorhanden waren, die freilich etwas verschieden waren." Bei der Gelegenheit möchte ich noch auf einen Punkt aufmerksam machen. Zum Teil sind diese Gefäßveränderungen in Verbindung mit einer frischen Glomerulonephritis beschrieben worden (DAMBLÉ, ADOLPHS). ADOLPHS, eine Schülerin von SIEGMUND, spricht hier von einer „akuten malignen Sklerose". Diese Fälle passen an sich natürlich ausgezeichnet in den Rahmen der von mir entwickelten Vorstellung. Nimmt man an, daß bei der echten reinen Glomerulonephritis des fragliche Gift an den Glomerulusschlingen angreift und nur gelegentlich auch die Arteriolen in Mitleidenschaft zieht (abgesehen von den viel später auf funktioneller Basis sich entwickelnden Gefäßveränderungen), während bei der malignen Nephrosklerose umgekehrt zuerst die Arteriolen von dem Toxin geschädigt werden und die Schädigung von hier in sehr wechselnder Ausdehnung auf die Glomerulusschlingen überkriecht, daß also das Gift an beiden Stellen angreifen kann und den verschiedenen Angriffsort je nach der Reaktionslage des Gewebes wählt, so liegt natürlich der Gedanke nahe, daß es wohl auch Fälle geben wird, in denen das Gift Arteriole und Glomerulusschlinge gleichzeitig angreift und die angeführten Fälle sprechen in diesem Sinne. Statt von einer akuten malignen Sklerose würde man dabei vielleicht auch — mit einem früher von SCHLAYER in anderem Sinne[1] gebrauchten Ausdruck — von einer „vaskulären Nephritis" reden. Dieser Ausdruck würde hier dann besagen, daß Arteriole und Glomeruluskapillare gemeinsam von einem alterativ-entzündlichen Prozeß betroffen werden.

Als Beispiel für eine solche „vaskuläre Nephritis" (akute maligne Sklerose) möchte ich eine sehr lehrreiche kürzlich gemachte Beobachtung mit wenigen Worten erwähnen. Eine 34jährige Frau bekam im Anschluß an eine schwere Dermatitis Nierenerscheinungen, die sich zunächst nur in Form von Eiweißausscheidung äußerten. Schon wenige Tage später trat Erbrechen und Krämpfe auf, der Eiweißgehalt stieg auf $5^0/_{00}$, der bis dahin normale Blutdruck auf 160, und etwa eine Woche nach dem Auftreten der ersten Nierensymptome starb die Patientin unter urämischen Erscheinungen. Bei der Sektion erwies sich die Niere als vergrößert, von hellgrauer Farbe, mit Blutungen übersät. Ich dachte makroskopisch an eine herdförmige Nephritis, die mikroskopische Untersuchung ergab eine maligne Sklerose mit schwerer Nekrotisierung der Vasa afferentia,

[1] Dieses Handbuch, Bd. I.

Blutungen und frischer herdförmiger Entzündung am Vas aff. und einem Teil der Glomeruli. Daß hier die maligne Sklerose durch primär toxische Schädigung der Arteriolen entstanden ist und daß diese Arteriolenschädigung für die Blutdrucksteigerung verantwortlich gemacht werden muß, darf wohl als sicher angenommen werden. — In gewissen Beziehungen zur malignen Sklerose stehen vielleicht auch 2 Fälle, die v. ZALKA mitgeteilt hat. Es war hier im Anschluß an Nekrosen der Vasa interlobularia zu Rindennekrosen in der Niere gekommen. Auch diese Fälle verliefen akut und v. ZALKA denkt an eine toxische Schädigung.

An der toxischen Natur der Gefäßveränderungen bei der malignen Nephrosklerose kann jedenfalls nach dem Gesagten nicht gut gezweifelt werden. Es ist ja eigentlich merkwürdig, daß VOLHARD, der ja doch selbst (s. oben) Fälle von maligner Sklerose auf der Basis periarteriitischer Veränderungen kennt und der beim „blassen Hochdruck" (s. oben) im Blute kreisende toxische Stoffe annimmt, diesen Toxinen nur eine vasokonstriktorische, aber keinerlei sonstige schädigende Wirkung, sei es auf die Gefäße, sei es auf das Nierengewebe, zuerkennen will. HERXHEIMER drückt sich in diesem Punkt vorsichtig aus. Er meint, ob bei der Arteriolennekrose ein toxisches Moment in Betracht käme, sei möglich, aber keineswegs bewiesen, aber er schuldigt mit Bestimmtheit das Blei, also ein Toxin, an. Auch den Alkohol macht er hier namhaft, dasselbe tut ZACHARJEWSKAJA. Auf Grund eigener Erfahrung[1] möchte ich dem Alkohol hier keinerlei Bedeutung zuschreiben, und ich verweise bei dieser Gelegenheit auf eine Studie von WEGELIN über Schrumpfniere und Alkoholismus, bei der WEGELIN ebenso, wie ich dem Alkohol an sich bei der Entstehung der Schrumpfniere keine irgendwie erhebliche Rolle zuerkennt.

Dagegen möchte auch ich dem Blei nach wie vor eine wichtige Rolle bei der Entstehung der malignen Nephrosklerose zuschreiben. Daß das Blei die Gefäße angreift, ist ja wohl allgemein anerkannt (s. SCHMEERTMANN) und die Bleiausscheidung durch die Niere, wie das LITZNER neuerdings wieder betont, sichergestellt. Es scheint also plausibel, daß die Niere von dieser Schädigung besonders stark betroffen wird[2].

Die Rolle der Lues ist umstritten. Während sie von den einen (F. v. MÜLLER, O. MEYER, HÜCKEL, PATRASSI, ZACHARJEWSKAJA) in der Ätiologie der malignen Nephrosklerose ausdrücklich genannt und anerkannt wird — LÜDTKE hat ganz neuerdings über einen sehr bemerkenswerten Fall von maligner Nephrosklerose bei einem 8jährigen hereditär syphilitischen Kinde mit Hirngummi berichtet — lehnen sie andere (ASCHOFF, HERXHEIMER, VOLHARD, RÜHL) mehr oder weniger entschieden ab. Ich möchte nach wie vor daran festhalten, daß die Lues in der Ätiologie der malignen Sklerose genannt werden muß, doch bin ich, was die Bewertung der Lues in der Ätiologie anlangt, offenbar von vielen mißverstanden worden, und ich möchte deshalb noch einmal ausdrücklich betonen, daß ich die Lues nur für eines der zahlreichen hier in Betracht kommenden ätiologischen Momente halte, daß sich aber über die Häufigkeit, mit der die eine oder andere Ursache anzuschuldigen ist, einstweilen meines Erachtens gar nichts aussagen läßt, und daß es sehr viele Fälle gibt, in denen die Ätiologie völlig dunkel ist. Ob der Gelenkrheumatismus, den ich schon im ersten Band unter

[1] Siehe auch dieses Handbuch, Bd. I.

[2] Als besonders bemerkenswert seien hier 2 Fälle von TSCHISTOWITSCH und PATRASSI angeführt. TSCHISTOWITSCH: 59jähriger Setzer, der an Bleivergiftung unter urämischen Erscheinungen zugrunde ging und bei dem in der Niere ausgedehnte Epitheldegenerationen mit Epithelverkalkungen beobachtet wurden. PATRASSI: 31jähriger Mann an Urämie mit Symptomen von Bleivergiftung gestorben. Pathologisch-anatomisch: Sehr intensive arterio- und arteriolo-sklerotische Nierensklerose mit ganz schwerer Rindenverkalkung. In beiden Fällen scheint also das Blei auch in unverkennbarer Weise einen toxischen Einfluß auf die Nierenepithelien ausgeübt zu haben.

den ätiologischen Faktoren der malignen Sklerose aufgeführt habe und den auch KLINGE neuerdings ausdrücklich hier anschuldigt, durch weitere Beobachtungen noch mehr in den Vordergrund treten wird, muß die Zukunft lehren.

Was die Rolle der Gicht anlangt, so habe ich dem im ersten Band Gesagten hier nichts Wesentliches hinzuzufügen.

Wenn ich also nach wie vor an der toxisch bedingten Entstehung der malignen Nephrosklerose auf das entschiedenste festhalte, so muß doch ein Punkt hier noch besprochen werden, dem neuerdings von verschiedenen Bearbeitern eine Rolle bei der Entstehung der malignen Nephrosklerose zugeschrieben wird, das sind Entwicklungsstörungen. Ich bin auf die Frage der „hypogenetischen Nephritis“ und hypogenetischen Schrumpfniere schon im ersten Band (S. 435, Anmerkung) mit einigen Bemerkungen kurz eingegangen, an die ich hier anknüpfen möchte.

Es sind hier zunächst die schönen Untersuchungen von ASK UPMARK, eines Schülers von SJÖVALL, zu erwähnen. An Hand seiner Fälle entwickelt ASK UPMARK die Möglichkeit, daß bei der malignen Sklerose neben den exogenen Ursachen von wahrscheinlich toxischer Art auch ein endogenes Dispositionsmoment eine Rolle spielt. Diese Disposition ist gegeben durch einen Komplex von Nierenanomalien, die ASK UPMARK an der Hand von 8 Fällen schildert, und die bestehen 1. in einseitiger Nierenhypoplasie, 2. Deformierung der einen oder beider Nieren, 3. in Rezessusbildung vom Nierenbecken aus, nach der Nierenoberfläche hin verlaufend und in ihrer Nähe blind endigend. Das an den Scheitel dieser Rezessus angrenzende Parenchym enthält eine große Anzahl zystischer Hohlräume mit kolloidem Inhalt bei fehlenden Glomeruli. Es handelt sich um eine Hemmungsbildung, in ähnlicher Weise wie bei der Zystenniere. 6 der 8 von ASK UPMARK mitgeteilten Fälle betrafen Jugendliche und diese Jugendlichen, die im Alter von 12—17 Jahren standen, zeigten klinisch und anatomisch das Bild der malignen Nephrosklerose. ASK UPMARK meint nun, dieses Zusammentreffen von Nierenanomalie und maligner Nephrosklerose könne kein Zufall sein. „Wahrscheinlich“, meint er, „repräsentiert die abnorme Niere einen locus minoris resistentiae für den auslösenden Faktor von sicherlich toxischer Natur, der als eigentliche Ursache der malignen Sklerose zu betrachten ist. In der Tat bildet die Konstellation zwischen der oben beschriebenen Anomalietriade und der juvenilen Nephrosklerose ein gut abgegrenztes und charakteristisches Krankheitsbild“. Das konstitutionelle Moment, die hereditäre Minderwertigkeit des Gefäßsystems bei der malignen Nephrosklerose betont ganz neuerdings auch LEWIN, ein Schüler MEYENBURGs und ebenso nimmt PATRASSI an, daß es außer der toxischen Pathogenese der malignen Sklerose auch eine durch Mißbildung, pathologische Gewebskonstitution bedingte Entstehung gibt. Er unterscheidet dabei eine hypoplasische Mißbildung: Verminderung in toto des Nieren- und Nierenbeckensystems, wobei das numerische Verhältnis der Glomeruli und Tubuli in bezug auf die Volumseinheit normal ist, eine dysplasische Mißbildung: außer einer Verminderung des Gesamtvolumens des pelveorenalen Systems besteht auch eine Reduzierung der Elemente (besonders der Glomeruli) in bezug auf die Volumseinheit, wie dies bei der hypogenetischen Nephritis von BABES der Fall ist und schließlich eine dismorphische Mißbildung. Diese kann in einer „Malformation“ der sezernierenden Elemente bestehen, die alle Stufen von glomerulären und tubulären Zysten bis zur wahren Zystenniere durchmachen kann. Oder sie kann in einem Mißverhältnis zwischen sezernierendem Parenchym und Ausscheidungssystem, pelvi-ureterales System bestehen, wobei meist auch eine quantitative Verminderung des Nierenparenchyms vorhanden ist. Für wichtig hält er ferner das Mißverhältnis, das zwischen epithelialer und vaskulärer Komponente besteht, „hierher gehört die

Nephritis infolge arterieller Hypoplasie, die von französischen Autoren (BESANCON) beschrieben wird". „In all diesen Fällen", schreibt PATRASSI, „ist es der Mißbildungskoeffizient und die daraus folgende latente oder ausgesprochene funktionelle Störung, welche das Auftreten der primären Sklerose begünstigt und ihren Verlauf beschleunigt; in diesen Fällen nimmt die Sklerose, obwohl sie auch hier eine ‚Abnutzungskrankheit' bleibt, einen ausgesprochen bösartigen Verlauf an." Wie ich oben schon betonte, scheint aber PATRASSI hier mehr Fälle von dekompensierter benigner Sklerose mit rasch auftretender Dekompensation, als Fälle reiner typischer maligner Sklerose vor sich gehabt zu haben. Daß auch benigne Sklerose in besonders großartiger Ausprägung auf der Grundlage angeborener Gewebsdisposition entstehen kann, erscheint ja durchaus plausibel, es läßt sich dafür vielleicht auch in Fall von HERZOG heranziehen, wo sich bei einem 12jährigen Mädchen schwerste Arteriosklerose der großen und kleinen Gefäße, auch der kleinen Nierengefäße, entwickelt hatte.

Jedenfalls steht die Annahme, daß auch Entwicklungsstörungen und angeborene Gewebsschwäche die Entstehung der Arteriolosklerose im allgemeinen, der malignen Sklerose im besonderen begünstigen, indem sie einen Locus minoris resistentiae schaffen, in sehr guter Übereinstimmung mit der oben entwickelten Vorstellung, daß die Reaktionslage bei der Entstehung der malignen Sklerose von großer, vielleicht entscheidender Bedeutung ist[1].

In diesem Zusammenhang erscheint auch eine neuerdings erfolgte Mitteilung von JAFFÉ von Wichtigkeit. JAFFÉ berichtet aus Chikago über Rassenunterschiede beim Auftreten der malignen Nephrosklerose. Er hat sie bei Negern mehr wie 5mal so häufig gefunden wie bei Weißen. Der höchste Prozentsatz findet sich bei Negerinnen. Das Durchschnittsalter lag bei weißen Männern bei 50, bei weißen Frauen bei 39, bei Negern, männlich oder weiblich, bei 42. In den Altersgruppen zwischen 30 und 50 ist auch die Hypertonie bei Negern fast doppelt so häufig wie bei Weißen. JAFFÉ hält es für möglich, daß die mangelhafte Anpassung der aus dem Süden stammenden Neger an die klimatischen und sonstigen Lebensbedingungen Chikagos Ursache dieses gehäuften Auftretens der malignen Nephrosklerose sei.

Zuletzt möchte ich bei der Frage der malignen Sklerose noch auf eine breit angelegte Studie von SCHÜRMANN eingehen, die in mancher Beziehung aus dem Rahmen der seitherigen Ausführungen herausfällt und deshalb einer gesonderten Besprechung bedarf. SCHÜRMANN hat sich auf meine Veranlassung schon seit mehreren Jahren mit der Frage der malignen Nephrosklerose beschäftigt und seine Untersuchungen — weitgehend unterstützt von MACMAHON — kürzlich zum Abschluß gebracht. In minutiöser Kleinarbeit haben SCHÜRMANN und MACMAHON nicht nur die Veränderungen an den Nieren, sondern am ganzen Gefäßsystem des Körpers einer eingehenden Untersuchung unterzogen. Sie fanden — Aorta: mangelnde oder geringe (nach ASCHOFF, W. KOCH, RÜHL deutliche) Hypertrophie der Media, Mediaelastose, gelegentlich gleichartige Muskelschädigungen wie am Herzen, Lipoidose oder lipoidreiche Sklerose der Intima. Große muskulöse Körperschlagadern: muskuläre Hypertrophie, nach K. DIETRICH besonders der äußeren Schicht, primärer Faseruntergang und Fibrose der inneren, fleckige und streifige Lipoidose oder nodöse Sklerose der Intima, letztere an den Gefäßen des elastinösen Typus stärker als an den muskulösen Gefäßen. — Organhauptarterien (von der Größe der Art. renalis und ihrer größeren Äste): gleicher Befund wie an den muskulösen größeren Körperschlagadern. — Mittlere Arterien (von der Größe der sog.

[1] Siehe hier neben den in diesem Handbuch, Bd. I, S. 435 zitierten Autoren auch noch CURTIUS: Über Organminderwertigkeit und Erbanlage.

Art. interlobaris bis arciformis; v. MÖLLENDORFS Art. terminalis): Mediaverbreiterung mit mehr oder weniger starker Vermehrung und Auflockerung der Mediagrundsubstanz, unter Umständen mit Untergang von Muskelfasern. Intimaverbreiterung geringen bis mäßigen, seltener hohen Grades, in letzterem Falle unter starkem Zurücktreten der Elastose und Vortreten einer mukoiden Auflockerung, dabei durchschnittlich Vergrößerung des Umfanges ohne absolute Einengung der Lichtung. — Aa. arciformes bis Präarteriolen (wechselnder Befund von Gefäßläppchen zu Gefäßläppchen): Zurücktreten der Mediaverbreiterung bei weiter bestehender oder sich verstärkender Grundsubstanzauflockerung, gleichzeitige Zunahme der Intimaverbreiterung mit den Bildern der elastischen Hyperplasie und der JORESschen regeneratorischen Intimawucherung, Lichtung zunehmend absolut enger werdend, Umfang vergrößert.

Hinsichtlich der Veränderungen an den Arteriolen, die SCHÜRMANN als „spezifisch" bezeichnet, genügt bezüglich der tatsächlichen Befunde ein Hinweis auf meine eigenen Ausführungen, das Gleiche gilt für die Glomeruli, wo SCHÜRMANN die grundsätzliche Gleichartigkeit der Veränderungen mit denen an den Arteriolen einerseits, den Wechsel der Veränderungen von Glomerulus zu Glomerulus anderseits in gleicher Weise, wie ich betont.

In der grundlegenden Frage, daß es sich bei der malignen Nephrosklerose um ein selbständiges Krankheitsbild handelt, das von der benignen Nephrosklerose einerseits, von der chronischen Glomerulonephritis anderseits grundsätzlich getrennt werden müsse, ist SCHÜRMANN zu einer vollständigen Bestätigung meines Standpunktes gekommen, ebenso in der weiteren grundsätzlichen Frage, daß als Ursache der Arteriolenschädigung letzten Endes bakterielle und chemische Toxine, Antigen-Antikörpervorgänge in Frage kommen; wenn SCHÜRMANN außerdem eine vasomotorische Überempfindlichkeit als ursächliches Moment anschuldigt, so würde das in den Rahmen meiner Vorstellungen insofern hineinpassen, als auf einer solchen Basis physiologische Reize als pathologische wirken können, doch werden über diesen Punkt wohl noch weitere Untersuchungen notwendig sein. Ausdrücklich bezeichnet und bewertet SCHÜRMANN die Veränderungen als entzündlich; für nicht ganz unbedenklich halte ich es freilich, wenn SCHÜRMANN hier den Entzündungsbegriff besonders weit steckt, so weit, daß er die Arteriosklerose wieder im alten VIRCHOWschen Sinn in den Begriffsbereich der Entzündung ziehen kann.

Histogenetisch hält SCHÜRMANN für das Wesentliche bei den Arteriolen und Glomerulusveränderungen die Schädigung des Grundhäutchens, die Durchlässigkeitsstörung der Endothelschranke und anschließend daran die gewebsfeindliche Wirkung des eindringenden Plasma. Diese Schädigung kann sehr abgestuft sein. Die Durchlässigkeit verschiedenen Grades für das Blutplasma genügt nach SCHÜRMANNS Ansicht allein, um Gefäßveränderungen zu erzeugen. Die Berührung mit Vollplasma soll einen Untergang der Gefäßwand bedingen, eine Durchtränkung mit verdünntem Plasma eine Reihe von Veränderungen hervorrufen, die je nach der Konzentration der durchtränkenden Flüssigkeit von der Entzündung im Sinne der Endarteriitis bis zur Mediahyperplasie reichen soll. Er spricht hier von einer „Anorie" bzw. „Dysorie" (von ὅρος, die Grenze). Ferner legt SCHÜRMANN Wert darauf, zu betonen, daß die sog. spezifische „thromboontisch-histolytische Gefäßwanderkrankung akut einsetzt". Ich halte das gerade wegen der Abgrenzung gegen die gewöhnliche Arteriosklerose für wichtig, möchte aber dabei meiner Meinung dahin Ausdruck geben, daß diese akut einsetzende Veränderung sich nicht auf einen Schub beschränkt, sondern sich über gewisse Zeiträume ausdehnt. Es geht das aus der Verschiedenheit der Veränderungen ja ohne weiteres hervor.

Die Studien SCHÜRMANNS und MACMAHONS stellen einen sehr beachtenswerten Versuch dar, tiefer in das Wesen der geweblichen Vorgänge bei der malignen Nephrosklerose einzudringen. Ob es zulässig ist, die gesamten hier in Betracht kommenden Veränderungen auf einen so einfachen Nenner zu bringen, wie es SCHÜRMANN versucht, müssen weitere Erfahrungen lehren.

In der Arbeit SCHÜRMANNS wird dann auch noch der Versuch gemacht, in der Frage der malignen Sklerose zwischen VOLHARD und mir zu vermitteln. Auch ich hoffe, daß sich ein solcher Ausgleich doch noch wird finden lassen. Klinisch stellt sich die maligne Sklerose ja dar als Nephrosklerose mit Insuffizienzerscheinungen von seiten des Organs. Es kann nun keinem Zweifel unterliegen, daß derartige Fälle aus der benignen Sklerose hervorgehen können (s. meine diesbezüglichen Ausführungen). SCHÜRMANN weist nun darauf hin, daß VOLHARD bei der malignen Sklerose diese Fälle, die von mir sog. dekompensierte benigne Sklerose und die sog. Übergangsfälle, im Auge habe, während ich mit Bewußtsein von der exogen toxischen Form ausgehe. Diese Betrachtungsweise schließt sich aber, wie SCHÜRMANN mit Recht ausführt, nicht aus, sondern ergänzt sich. Man könnte also eine Vermittlung vielleicht in der Weise herbeiführen, daß man zunächst vom klinischen Standpunkt aus die Nephrosklerosefälle mit Insuffizienz in eine große gemeinsame Gruppe zusammenfaßt und dann unterteilt in die dekompensierte benigne Sklerose (endogen bedingte maligne Sklerose nach SCHÜRMANN) und die exogen toxisch bedingte maligne Nephrosklerose sensu strictori, die das jüngere Lebensalter, die Jahre unter 50, bevorzugt, die schon bei Kindern und in seltenen Fällen sogar akut auftreten kann.

Schrifttum.

ADOLPHS, ELSA: Drei neue Fälle von Fleckenmilz mit besonderer Berücksichtigung der dabei vorhandenen Nierenveränderungen. Frankf. Z. Path. **41**. — ALDRICH, C. A.: Nephritistypen bei Kindern. J. amer. med. Assoc. **94**, Nr 21 (1930). — ANDERSEN and HILDING: Experiment. renal insufficiency of high protein diet in the presens of low renal function on the kidneys etc. Arch. of internat. Med. **37**. — ANDERSON, H. C.: The relation of blood pressure to the amount of renal tissue. J. of exper. Med. **39**, Nr 5 (1924). — ARTUSI, C.: Über einen Fall von postanginöser Pyämie mit nekrotisierender Papillaris embolica. Beitr. path. Anat. **75** (1926). — ASCHOFF, L.: (a) Über Nierenerkrankungen mit BRIGHTschem Symptomenkomplex. Med. Klin. **1927**, 37. (b) Über morphologische Erscheinungen bei der Nierensekretion. Med. Ges. Freiburg i. Br. Klin. Wschr. **1932**, 33. — ASK-UPMARK, ERIK: Über juvenile maligne Nephrosklerose und ihr Verhältnis zu Störungen in der Nierenentwicklung. Acta path. scand. (Københ.) **6** (1929).

BAEHR and RITTER: The arterial supply of the kidney in nephritis. Arch. of Path. **7** (1929). Zbl. Path. **46**, 1 (1929). — BARGMANN, W.: Zur Morphologie des Nierenglomerulus. Z. Zellforsch. **8 IV**, 765 (1929). — BARKER and KIRK: Experimental edema (nephrosis) in dogs in relation to edema of renal origin in patient. Arch. int. Med. **45** (1930). — BARKMANN: Die Wirkung stickstoffhaltiger, in Blut und Harn physiologisch vorkommender organischer Stoffwechselprodukte auf den Blutdruck. Z. Physiol. **26**. — BASCH, F.: Ein Fall von Periarteriitis nodosa. Mschr. Kinderheilk. **35** (1927). — BATTAGLIA, M.: Experimentelle Nephritis und Hepatitis durch Trypanosoma. Zbl. Bakter. Orig. **99**, H. 6 (1926). — BAUER: Zur Frage der Nephrose speziell der Syphilisnephrose. Med. Klin. **1931**, 31. — BECHER, ERWIN: (a) Untersuchungen über das Zustandekommen der gelblichen Hautfärbung bei Niereninsuffizienz. Münch. med. Wschr. **1922**, 45. (b) Zirkulatorische Insuffizienz und Kanälcheninsuffizienz der Niere. Klin. Wschr. **1930**, 50. (c) Vorkommen und Ursachen der Anämie bei Nierenkrankheiten. Münch. med. Wschr. **1930**, 39. (d) Zur Frage der intestinalen Antiintoxikation. Klin. Wschr. **1931**, 23. (e) Über die Anfänge der Niereninsuffizienz. Dtsch. med. Wschr. **1931**, 43. — BECHER, ERWIN u. FRITZ KOCH: Über die pathogenetischen Beziehungen zwischen echter Urämie und den bei Niereninsuffizienz im Blut retinierten Substanzen. Dtsch. Arch. klin. Med. **148** (1925). — BECKMANN: Würzburg. med. Ges., Bd. 9, S. 142. Zit. bei VOLHARD. — BEITZKE, H.: (a) Über die pathologische Anatomie der hämatogenen Nierenerkrankungen. Dtsch. med. Wschr. **51**, 3 (1925). (b) Zur Ätiologie der chronischen Amyloidnephrose. Wien. klin. Wschr. **31** (1925). — BELL, E. T.:

(a) Lipoidnephrosis. Amer. J. Path. 5, 6 (1929). (b) Nierenveränderungen bei Schwangerschaftstoxikose. Amer. J. Path. 8, 1 (1932). — BELL, E. T. and B. J. CLAWSON: Primary essential hypertension. Arch. of Path. 5 (1928). — BELL, E. T., B. J. CLAWSON and T. B. HARTZEL: Experimental glomerulonephritis. Amer. J. Path. **1925**, 3. — BENNINGHOFF: Blutgefäße und Herz. Handbuch der mikroskopischen Anatomie des Menschen, Bd. 6. — BENOIT: Über die Guajakolvergiftung des Kaninchens unter besonderer Berücksichtigung der Veränderungen an den Nieren. Z. exper. Med. **62** (1928). — BENSLEY, R. R. and ROBERT D. BENSLEY: The structure of renal corpuscle. Anal. Rec. **47**, Nr 2, 147 (1930). — BERBLINGER, W.: (a) Die Menge der basophilen Epithelien in der Adenohypophyse des Menschen bei chronischer Glomerulonephritis, entzündlicher Schrumpfniere, bei den Nephrosklerosen und bei Urämie. Virchows Arch. **275** (1930). (b) Med. Ges. Jena, 20. Juli 1932. Münch. med. Wschr. **1932**, 38. — BEUMER: Über nephrotische Hypercholesterinämie und die Frage ihrer diabetischen Beeinflußbarkeit. Arch. Kinderheilk. **48**. — BIENSTOCK: Die Hypertonie — eine chemisch allergische Tierproteintoxikose. Münch. med. Wschr. **1929**, 16. — BILLIG, ELLEN: Ungewöhnliche Glomerulusveränderungen bei einem mit bestrahltem Ergosterin vergifteten Kaninchen. Beitr. path. Anat. **85** (1930). — BIRGEL: Lipurie und Lipoidnephrose. Med. Klin. **1930**, 29. — BODO, RICHARD v.: Alimentäre Nierenerkrankung an Kaninchen. Arch. f. exper. Path. **109**, 3, 4 (1925). — BOGEN: Der Harnsäureinfarkt bei Neugeborenen. Dtsch. Z. gerichtl. Med. **1931**, 17. — BOHN: (a) Mechanismus des blassen Hochdrucks. Z. inn. Med. **50**. (b) Chemische Blutbefunde beim blassen Hochdruck. Z. Urol. **1931**. (c) 5. Tagg Kreislaufforsch. Tübingen 1932. Zbl. Hautkrkh. **24**, 9. — BOKEMANN: Die Genese der Schwangerschaftsazidose und ihre Stellung im physiologischen und pathologischen Stoffwechsel der Gravidität. Arch. Gynäk. **129**. — BORCHERS: Erfahrungen über 12 gerichtsärztliche Sektionen neugeborener Kinder unter besonderer Berücksichtigung eines Falles von kongenitaler doppelseitiger Zystenniere. Inaug.-Diss. Hamburg 1926. — BORST, J. G. G.: Der Bau des normalen Glomerulus. Z. mikrosk.-anat. Forsch. **23**, H. 4, 455 (1931). — BRAUN: (a) Zur Frage der renalen Herzhypertrophie. Dtsch. Arch. klin. Med. **141**. (b) Blutdruck und Niere. Wien. klin. Wschr. **1933**, 8. — BRAUN, LUDWIG: Blutdruck und Niere. Ges. Ärzte Wien, 27. Jan. 1933. Münch. med. Wschr. **1933**, Nr 8, 324. — BRODERSEN: Einiges über die Zellen der Hauptstücke in der Mäuseniere. Z. mikrosk.-anat. Forsch. Bd. 25, H. 3/4 (1931). — BÜRGER: Der Cholesterinhaushalt des Menschen. Organe der inneren Medizin, Bd. 34. — BUMKE: Niere und Typhus. Virchows Arch. **256** (1925). — BUSCHKE: (a) Tödliche Urämie ohne Harn- und Nierenbefund. Klin. Wschr. **1930**, 27. (b) Urämie bei BENCE-JONESscher Albuminurie. Klin. Wschr. **1932**, 10. — BUSS: Gibt es urämische Reizungen der Glomeruli. Beitr. path. Anat. **78**. — BUTT, E. M.: Experimental subacute amyloid nephrosis in rabbits. Arch. of Path. **10**, 859 (1930).

CAMPANACCI, D. e M. BERGONZI: Nefrotifo con esito letale in aperessia. Scritti in onore di U. Gabbi. Parma **1930**, 343. — CARSON, WILLIAM J. and ROCKWOOD: Reed. Symmetrical cortical necrosis of the kidney in prednancy. Arch. Path. a. Labor. Med. **1**, 6 (1926). — CHOCHLOFF, A. W.: Die Nierenfunktion in der Schwangerschaft. Zbl. Gynäk. **49**, H. 21 (1925). — CHRIST, W.: Untersuchungen über experimentell erzeugte hämatogene Staphylokokkennephritiden am Kaninchen. Beitr. path. Anat. **85**, 291 (1930). — CHRISTENSEN u. HOLST: Drei Fälle von Coma diabeticum, kompliziert mit Azotämie, in einem Fall überdies mit Gravidität. Z. klin. Med. **111**. — CLAUSSEN: (a) Ein Fall von diffuser interstitieller Nephritis beim Kalb. Zugleich ein Beitrag zu den Untersuchungen über die sog. „weiße Fleckniere". Tierärztl. Rdsch. **32**, Nr 45, 794 (1926). (b) Ein Beitrag zur Kenntnis der diffusen Glomerulonephritis bei den Haustieren. Z. Fleisch- u. Milchhyg. **39**, H. 15, 273. — CLAWSON, B. J.: Experimental focal embolic glomerulo nephritis in rabbits. Arch. Path. a. Labor. Med. **1**, H. 6 (1926). — COHNHEIM: Zur Physiologie der Nierensekretion. Hoppe-Seylers Z. **80**. — CORONINI: Zur Kenntnis von Frühveränderungen an toxisch geschädigten Nieren verschiedener Art. Zbl. Path. **48**, 7. — CRAMER: Experimentelle Schädigung der Nieren durch Diät. Lancet **1932**, Nr 4. — CRAMER, W., D. SC. EDIN, PH. D. BERLIN and M. R. C. S. ENG: Experimental Production of kidney lesions by Diet. Lancet **1932**, 174. — CRECELIUS: Ungewöhnliche Lokalisation von Ödemen bei Nephritis. Klin. Wschr. **1928**, 29. — CURTIUS: Organminderwertigkeit und Erbanlage. Klin. Wschr. **1932**, 5. — CUSHNY: Die Absonderung des Harns, 2. Aufl. Jena: Gustav Fischer 1926. — CUTLER, ORAN I.: Relation of arteriosclerosis of the cerebral vessels to hypertension. Arch. Path. a. Labor. Med. **5**, 3 (1928).

DAMBLÉ, K.: Beitrag zur Pathologie der Periarteriitis nodosa. Beitr. path. Anat. **85**, 619 (1930). — DANISCH: Über die Amyloidschrumpfnieren. 20. Tagg dtsch. path. Ges. Würzburg 1925. — DANSER, BRODY and MILES: On the existence of a pressor substance in the clinical cases of hypertension. Proc. Soc. exper. Biol. a. Med. **23**. — DARE: Beiträge zur Kenntnis der akuten Nephropathien durch Bakterientoxine. Mitt. Path. Sendai **2** (1926). — DEIKE: Beobachtungen am Kaninchen mit künstlicher Cholesterinzufuhr. Krkh.forsch. **3**. — DIAMANTOPOLOS: Über das Vorkommen von Glykogen in den Nieren bei Neugeborenen usw. Klin. Wschr. **1928**, 41. — DIEBOLD: Zur Frage der Lipoidnephrose.

Dtsch. med. Wschr. **1929**, 37. — DIETRICH, KURT: Beiträge zur Pathologie der Arterien des Menschen. I. Mitt.: Die allgemeine Pathologie der großen muskulösen Arterien. Virchows Arch. **274** (1929). — DINKIN: Kardiovaskuläre Schädigungen und Urämie beim Coma diabeticum. Klin. Wschr. **1927**, 28. — DINKIN u. METZGER: Über die Veränderungen der Niere bei insulinbehandeltem Coma diabeticum mit Ausgang in Urämie. Bemerkungen zu der gleichnamigen Arbeit von KRAUS u. SELYE. Klin. Wschr. **1928**, 46. — DOENEKE u. ROTHSCHILD: Über das Verhalten der postmortalen Durchströmungskapazität des Blutgefäßsystems der Niere bei Erkrankungen mit und ohne Blutdrucksteigerungen. Zbl. inn. Med. **1927**, 36. — DOMAGK: (a) Untersuchungen über die Bedeutung des retikuloendothelialen Systems für die Vernichtung von Infektionserregern und die Entstehung des Amyloids. Virchows Arch. **253**. (b) Röntgenstrahlenschädigungen der Niere beim Menschen. Klin. Wschr. **1927**, 10. (c) Die Röntgenstrahlenwirkung auf das Gewebe, insbesondere betrachtet an den Nieren. Beitr. path. Anat. **77**. (d) Die Wirkung der Röntgenstrahlen auf die Gewebe, insbesondere die Nieren. Med. Klin. **1927**, Nr 17. — DOMAGK u. NEUHAUS: Die experimentelle Glomerulonephritis. Virchows Arch. **264**. — DOMINGUEZ, R.: Wie wirkt Arteriosklerose und Urannephritis auf den Blutdruck beim Kaninchen. (Effect on the blood pressure of the rabbit of arteriosclerosis and nephritis caused by uranium.) Arch. Path. a. Labor. Med. **5**, Nr 4 (1928). — DREYFUSS, W.: Über den Kalkstoffwechsel im Tierversuch. Beitr. path. Anat. **67** (1927). — DUVAL: Experimentelle Scharlachnephritis bei Hunden. Arch. of. Path. **12** (1931). — DUVAL and HIBBARD: (a) Experimental production of acute glomerulonephritis. J. amer. med. Assoc. **87**, 12 (1926). (b) Experimentelle Glomerulonephritis bei Kaninchen, herbeigeführt durch Endotoxin des Streptococcus scarlatinae. (Experimental glomerulonephritis induced in rabbits with the endotoxie principle of streptcccoccus scarlatinae.) J. of exper. Med. **44**, Nr 4, 567 (1926).

EBBECKE: Über Gefäßreaktionen der Niere und den Antagonismus von Glomerulus- und Tubulusdurchblutung. Pflügers Arch. **226**. — EDWARDS, J. G. and L. CONDORELLI: Studies on aglomerular and glomerular kidneys. II. Physiological. Amer. J. Physiol. **86** (1928). — EHRICH: (a) Die Nierenerkrankung bei BENCE-JONESscher Proteinurie. Zbl. klin. Med. **121**. (b) Lipoidnephrosis of Unusual Duration. Arch. int. Med. **45** (1930, Mai). (c) Über Nephrosen mit besonderer Berücksichtigung des nephrotischen Einschlags. Virchows Arch. **287**. — EHRLICH: Über den Harnsäureinfarkt der Neugeborenen. Mikrochemische Untersuchungen. Virchows Arch. **283**. — EHRMANN u. JACOBY: Über Blutungen bei mit Insulin behandelten Komafällen. Klin. Wschr. **1925**, 45. — EHRMANN u. TATERKA: Nephrosen bei Gelenkerkrankungen. Med. Klin. **1925**, 39. — EKEHORN, GÖSTA: (a) Übersicht des Schrifttums über die spezielle Nierenphysiologie. Virchows Arch. **283**, **284**. (b) Principles of renal function. Acta med. scand. (Stockh.) Suppl. **36** (1931). (c) Haben die Tubuli der Nieren sezernierende oder resorbierende Funktionen? Virchows Arch. **285**. (d) Die Natur des glomerulären Exsudationsprozesses. Virchows Arch. **285**. (e) Einige allgemeine Bemerkungen zu den verschiedenen Auffassungen über die Grundzüge der Nierenfunktion. Virchows Arch. **286**. — ELLINGER u. HIRT: Mikroskopische Untersuchungen an lebenden Organen. II. Zur Funktion der Froschniere. Arch. f. exper. Path. **145** (1929). — ELMER u. SCHEPS: Funktionsstörungen der Nieren im diabetischen Koma. Klin. Wschr. **1930**, 35. — ELWYN: Nephritis. New York: Macmillian Co. 1926. — EMMERICH u. DOMAGK: Über experimentelle Schrumpfnieren. Verh. dtsch. path. Ges. **1925**. — ENDRES, G.: Der Micrococcus catarrhalis als Erreger einer Sepsis mit Endokarditis und Nephritis. Münch. med. Wschr. **1925**, 18. — ENGER u. PREUSCHOFT: Anatomische und funktionelle Veränderungen an der Niere nach Röntgenbestrahlung. Virchows Arch. **283**. — EPSTEIN: Über die Morphologie der Harnsäureausscheidung in der Niere. Z. exper. Med. **80**. — ERNESTE, A. CARLTON and GEORGE P. ROBB: A familical epidemie of acute diffuse glomerulonephritis. J. amer. med. Assoc. **97** (1931). — ESCH: (a) Über Harn- und Serumtoxizität bei Eklampsie. Münch. med. Wschr. **1912**, 9. (b) Der gegenwärtige Stand der Eklampsiefrage. Klin. Wschr. **1922**, 563. (c) Arch. Gynäk. **98**, 2. — EUFINGER: Kolloidstruktur des Plasmas während der Gravidität. Klin. Wschr. **1928**, 11. — EVANS: A case of nephrosis with a note on infection as a possible cause. Lancet **1932**, Nr 25.

FAERBER: Albuminurie im Kindesalter. Klin. Wschr. **1928**, 19. — FAHR, TH.: (a) Über atypische Befunde aus den Kapiteln des Morbus Brightii nebst anhangweisen Bemerkungen zur Hypertoniefrage. Virchows Arch. **248** (1924). (b) Zur Pathogenese der akuten Glomerulonephritis. Dtsch. med. Wschr. **1926**, 18. (c) Über die morphologischen Grundlagen der Anurie. Verh. dtsch. Ges. Urol. Wien **1926**. (d) Über die Nierenveränderungen bei der Eklampsie und ihre Abgrenzung gegen andere Formen des Morbus Brightii. Zbl. Gynäk. **1928**, 8. (e) Zystenniere und Herzhypertrophie. Dtsch. med. Wschr. **1929**, 14. (f) Zur Frage der Hypertonie. Dtsch. med. Wschr. **1929**, 35. (g) Zur Frage der Amyloidnephrose-Amyloidschrumpfniere. Klin. Wschr. **1931**, 26. (h) Zur Frage der Gichtniere. Zbl. Path. **1933**. — FISHBERG, ARTHUR M.: (a) Anatomic Findings in Essential Hypertension. Chicago. Amer. med. Assoc. **1925**. (b) The arteriolar lesions of glomerulonephritis. Arch. int. Med. **40** (1927). — FLOYD, ROLFE: Nephrosis. Roosevelt Hospital. — FOLKMANN, J. P.: Nephritis cryptococcia. Orv. Hetil. (ung.) **3** (1931). — FRANK: Die Pathogenese der Säuglingspyurie. Arch. Kinderheilk. **77**. — FRANKE: Klinische Erfahrungen über Hypertonie mit Albuminurie. Dtsch. Arch. klin. Med. **172**. — FREUDE: Zur Beeinflussung der Nierentätigkeit durch Splanchnikusblockade. Klin. Wschr. **1932**, 10. — FREUND, R.: Eklampsie und die übrigen Symptome der Gestationstoxikose (Gestose). KRAUS-BRUGSCH, Bd. 10. — FRICKE, O., H. GROLL u. E. MEYER: Chemische Untersuchungen zur Frage der trüben Schwellung. Beitr. path. Anat. **83**. — FRIEDMANN, L. u. W. WACHSMUTH: Experimentelle Studien zur Frage der „renalen Hypertonie". Arch. f. exper. Path. **150** (1930). — FUJII, S.: Zur Pathogenese und pathologischen Anatomie der Hypertonie. Jap. path. Ges. Tokyo **1926**. — FUKUDA, J. and J. OLIVER: A functional and anatomical Study of the excretion of hemoglobin by the kidney. J. of exper. Med. **37 I** (1923).

GAAL: Zur Kenntnis der anatomischen Veränderungen bei der Formalinvergiftung. Zbl. Path. **51**, 7. — GABRIEL: Die Beeinflussung von Tierorganen durch Röntgenbestrahlung. Strahlenther., Jan. **1926**. — GÄNSSLEN: (a) Über den Gefäßaufbau gesunder und kranker Nieren. Verh. dtsch. Ges. inn. Med. Wiesbaden **1930**. (b) Über den Gefäßaufbau gesunder und kranker menschlicher Nieren. Verh. dtsch. Ges. Kreislaufforsch. 5. Tagg **1932**. — GAINSBOROUGH: Die BRIGHTsche Krankheit. Über die Einheitlichkeit und die Beziehungen zur toxischen Nephritis. (BRIGHTS disease. The unity and relations ships.) Lancet **1932**, Nr 22. — GANTER: Über die „Blutdruckkrankheit" und ihre Therapie. Münch. med. Wschr. **1928**, 5. — GAREISS-DÖLLITZSTURM, H.: Über einen Fall von vielfachen Nierenrindennekrosen bei Puerperalsepsis. Beitr. path. Anat. **80** (1928). — GEIPEL, P.: Nierenrindennekrose und Fleckmilz bei Eklampsie. Arch. Gynäk. **124** (1925). — GELMANN, J.: (a) Hypertoniestudien. I. Mitt. Hypertonie und Stoffwechsel. Z. klin. Med. **106** (1927). (b) Hypertoniestudien. II. Mitt. Alters- und Berufsverschiebungen im hämodynamischen System. Z. klin. Med. **105** (1927). (c) Hypertoniestudien. III. Mitt. Klinische Formen der Hypertonie. Z. klin. Med. **106** (1927). — GIERKE, v.: Der Glykogengehalt der Nierenepithelien. Verh. dtsch. path. Ges. **1925**. — GMELIN u. LAAS: Kreislaufstörung und Nierenleiden. Virchows Arch. **288**. — GOORMAGHTIGH: La sclérose vasculaire rénale experimentale du lapin (après énervation du sinus carotidien et section des nerfs dépressenes aortiques). Ann. d'Anat. path. **8** (1931). — GOTTSCHALK u. MÜLLER: Funktionelle Störungen der Niere im diabetischen Koma. Klin. Wschr. **1930**, 26. — GRÄFF, SIEGFRIED: Über die Vorgänge im Beginn der Glomerulonephritis. Ber. 21. Tagg dtsch. path. Ges., April **1926**. — GROLL: (a) Untersuchungen zur Frage der trüben Schwellung. Krkh.forsch. **5** (1927). (b) Untersuchungen zur Frage der trüben Schwellung. Verh. dtsch. path. Ges. **1927**. — GROS: Zur Prognose der akuten Nephritis. Münch. med. Wschr. **1929**, 16. — GRUBER: Zur Frage der Periarteriitis nodosa. Virchows Arch. **258**. — GSELL: Wandnekrosen der Aorta. Virchows Arch. **270**.

HANDOWSKY: Über die kolloidale Struktur der Blutflüssigkeit, besonders über die Bedeutung des Cholesterins. Münch. med. Wschr. **1924**, 22. — HANSEN-PRUSS, WARFIELD T. LONCOPE and O'BRIEN: Skin reaktions to Filtrates of haemolytic Streptococci in acute and subacute Nephritis. J. clin. Invest. **7** (1929). — HANTSCHMANN: Blutdrucksteigerung nach Kochsalzgaben beim Tier nach experimenteller Ausschaltung von Nierengewebe. Z. Kreislaufforsch. **1931**. — HARMON, E. L. Human mercoric chloride poisoning by intravenous injection. Amer. J. Path. **4** (1928). — HARTMANN, F. W., ADOLPH BOLLIGER and H. P. DOUB: (a) Functional studies throughout the course of Roentgenray nephritis in dogs. J. amer. med. Assoc. **88**, Nr 3 (1927). (b) The cardiavascular response in experimental nephritis. J. amer. med. Assoc. **89**, Nr 23 (1927). — HARTWICH: (a) Klin. Wschr. **1927**. (b) Der Blutdruck bei experimenteller Urämie und partieller Nierenausscheidung. Z. exper. Med. **69**; Klin. Wschr. **1930**, 8. — HASELHORST u. MYLIUS: Zur Frage der Gefäßkrämpfe bei der Eklampsie. Zbl. Gynäk. **1928**, 19. — HÄUSLER, H.: Die Nierenwirkung des Phlorrhizins. Nach Untersuchungen an der Froschniere. Arch. f. exper. Path. **153** (1930). — HAYMANN, J. M. and J. STARR: Experiments on the glomerular distribution of blood in the mammalian kidney. J. of exper. Med. **42** (1925). — HECHT: Zur Frage des renalen Diabetes. Med. Klin. **1928**, 41. — HEIN: Zur Frage einer Glomerulonephritis haemorrhagica acuta luica praecox. Inaug.-Diss. Hamburg 1926. — HEINRICHS, J.: Das Vorkommen der Harnsäureinfarkte in der Niere des Neugeborenen. Beitr. path. Anat. **89**. — HELD, A.: Über Nephrosen und Glomerulonephrosen nach Sublimatvergiftung. Z. exper. Med. **61** (1928). — HELMHOLZ, H. F.: Experimentelle Glomerulonephritis bei Kaninchen. (The experimental production of glomerulonephritis in the rabbit). Arch. of Path. **13** (1932). — HELPAP, K.: Über aszendierende Schrumpfniere durch Sklerose des Nierenmarks. Virchows Arch. **288**. — HENKEL: Drei Fälle von plötzlicher Harnverhaltung (Anurie). Dtsch. med. Wschr. **1929**, 31. — HENSCHEN, FOLKE: (a) Nephritis in dogs and cats. Acta med. scand. (Stockh.) **53**. (b) Harnorgane in JOEST: Spezielle pathologische Anatomie der Haustiere, Bd. 3. — HEPLER, OPAL E. and I. P. SIMONDS: The production of allergic inflammation in the kidneys. Amer. J. Path. **5** (1929). — HERING, H. E.: (a) Arteriosklerose als Folge der Dauerausschaltung der Blutdruckzügler. Münch. med. Wschr. **1929**, 5. (b) Herznerventonus und Gefäßnerventonus mit Rücksicht auf das Hochdruckproblem. Münch. med. Wschr. **1930**, 1. (c) Arterieller Hochdruck und Arteriolenveränderung. Z. Kreislaufforsch. **1930, 7**. — HERMANNSDÖRFER: Experimentelle Nierenstudien an Parabiose und Einzelratten. Ein Beitrag zur Pathogenese der Urämie und Eklampsie. Dtsch. Z. Chir. **178**. — HERXHEIMER, GOTTHOLD: (a) Zur Frage der Arteriolosklerose. Zbl. Path. **33** (1923). (b) Über Arteriolonekrose der Nieren. Virchows Arch. **251** (1924). (c) Über die Entzündung und die Arteriolosklerose der Niere. Ver.igg westdtsch. Path. Köln **1925**. (d) Das anatomische Bild chronischer Nierenerkrankungen. Z. Bahnärzte **1926**, 3. (e) Bluthochdruck und pathologische Anatomie. Z. Kreislaufforsch. **21** (1929). — HERXHEIMER u. SCHULZ: Statistisches zum Kapitel Bluthochdruck, Herzhypertrophie, Nierenarteriolosklerose, Gehirnblutung nach anatomischen Befunden. Klin. Wschr. **1931**, 10. — HERZOG: Beitrag zur Atherosklerose im Kindesalter. Beitr. path. Anat. **85**. — HESS, L.: Periarteriitische Schrumpfniere. Med. Klin. **1924**, 15. — HETÉNYI, ST.: (a) Zur Frage des Zusammenhangs zwischen Hyperglykämie und Hypertonie. Med. Klin. **1923**, 26. (b) Über die Phlorrhizinglykosurie mit besonderer Rücksicht auf die beiderseitigen hämatogenen Nierenerkrankungen. Wien. Arch. inn. Med. **10** (1925). — HEUBNER: (a) Beobachtungen über die toxische Wirkung des Vitasterins auf die Arterien. Beitr. path. Anat. **84**. (b) Experimentelle Arteriosklerose. Med. Ges. Düsseldorf, 19. Juni 1929. Klin. Wschr. **1929**, 35. — HEUSLER, KARL: Über einen intra vitam histologisch untersuchten Fall von hochgradiger lipoider Verfettung der Niere. Dtsch. Arch. klin. Med. **143** (1923). — HÖBER: (a) Neuere Versuche zur Physiologie der Harnbildung. Klin. Wschr. **1927**, 15. (b) Über die sekretorische Konzentrationsarbeit der Niere und ihren Mechanismus. Klin. Wschr. **1929**, 1. (c) Über die sekretorische Konzentrierungsarbeit der Niere und ihren Mechanismus. Klin. Wschr. **1929**, 8. (d) Über die Arbeitsteilung in der Niere. Dtsch. med. Wschr. **1929**, 419. — HÖPPLI: Über das Strukturbild der menschlichen Hypophyse bei Nierenerkrankungen. Frankf. Z. Path. **26**. — HOESCH: Blutphosphatide und Amine bei Nierenerkrankungen. Klin. Wschr. **1931**, 19. — HÖSSLIN, V.: Entstehung und Darstellung der Harnzylinder. Klin. Wschr. **1928**, 40. — HOFBAUER: Zur Klärung der Eklampsiefrage. Zbl. Gynäk. **1921**, 50. — HOFFMANN, W. H.: (a) Kalkzylinder in den Nieren beim Gelbfieber. Münch. med. Wschr. **1924**, 27. (b) Zur Frage der Hyperglykämie nach Phlorrhizin bei Nierenerkrankungen. Zbl. exper. Med. **78**. — HOHAGEN, KURT: Experimentelle Untersuchungen über die Beziehungen zwischen Niere und Blutdruck. Inaug.-Diss. Bonn (Rhein) 1930. — HOLTEN: Nephritis caused by. Acta med. scand. (Stockh.) **45**. — HOLTEN and REHBERG: Studies on the pathological function of the kidneys in renal disease, espacially BRIGHTs Disease. Acta med. scand. (Stockh.) **74** (1931). — HOLZMANN: Hypertension im frühen Kindesalter. Klin. Wschr. **1929**, 39. — HOPPE-SEYLER: (a) Die chemische Zusammensetzung der Leber in Krankheiten. Dtsch. med. Wschr. **1921**, 43. (b) Über die chemische Zusammensetzung der Nieren bei Krankheiten und ihre Beziehung zum anatomischen und klinischen Bilde. I. Teil. Normale Verhältnisse, Blutstauung, trübe Schwellung, Lipoid- und Amyloidnephrose, Glomerulonephritis. Dtsch. Arch. klin. Med. **156**, 5, 6 (1927). II. Teil. Nierensklerosen, arteriosklerotische Veränderungen, rote Granularatrophie, Syphilis der Nieren, Infarktnieren, Nierenveränderungen bei Diabetes, bei Lebererkrankungen; Zusammenfassung. Dtsch. Arch. klin. Med. **159**, 1, 2 (1928). (c) Beitrag zur Kenntnis der trüben Schwellung auf Grund chemischer Untersuchungen. Krkh.forsch. **6**, 5 (1928). — HORNUNG: Über Schwangerschaftsnephrosen. Med. Klin. **1928**, 1216. — HÜBSCHMANN: Scharlach und Nephritis. Klin. Wschr. **1929**, 48. — HÜCKEL, R.: (a) Über eine seltene Form von frischester Glomerulonephritis. Virchows Arch. **268** (1928). (b) Beitrag zu den Veränderungen im Beginn der diffusen Glomerulonephritis. Virchows Arch. **271** (1929). (c) Beiträge zur malignen Nephrosklerose. Virchows Arch. **276** (1930). (d) Experimentelles zur Pathologie des Nierenkörperchens. Beitr. path. Anat. **87**, 381 (1931). (e) Pathologische Anatomie der Nephritis. Wien. med. Wschr. **1932**, 15, 16, 17. (f) Experimentelle Glomerulonephritis. Beitr. path. Anat. **84**. — HÜCKEL, R. u. H. WENZEL: Über sklerotische Organveränderungen insonderheit der Arterien. Arch. f. exper. Path. **141**, 5, 6. — HÜLSE, W.: (a) Zur Frage der Blutdrucksteigerung. I. Experimentelle Untersuchungen über die Bedingungen der Adrenalinvergiftung. Z. exper. Med. **30**. (b) Zur Frage der Blutdrucksteigerung. II. Untersuchungen über gefäßverengernde Stoffe im Blut. Z. exper. Med. **30**. (c) Zur Frage der Blutdrucksteigerung. IV. Experimentelle Untersuchungen über sensibilisierende Eigenschaften des Hypertonikerblutes. Z. exper. Med. **39**, 413 (1924). (d) Experimentelle Untersuchungen zur Genese des essentiellen Hochdrucks. Arch. f. exper. Path. **146** (1929). (e) Z. Kreislaufforsch. **23**, 10. — HÜLSE u. FRANK: Weitere Untersuchungen zum Chemismus der nephritischen Blutdrucksteigerung. Arch. f. exper. Path. **142, 143**. — HÜLSE u. HILGENBERG: Weitere Untersuchungen zum Chemismus der nephritischen Blutdrucksteigerung. Klin. Wschr. **1930**, 18. — HÜLSE u. HERMANN STRAUSS: Zur Frage der Blutdrucksteigerung. V. Über die Wirkung höherer Eiweißspaltprodukte auf den Blutdruck und ihr Vorkommen im Blute bei hypertonischen Nierenkrankheiten. Z. exper. Med. **39**, 426 (1924). — HUME u. NATRASS: The late effects of war nephritis. Quart. J. Med. **21** (1927). — HUSSY: Die Graviditätshypertonie. Z. Geburtsh. **91**.

IWANTSCHEFF, J.: Die Bedeutung der Lipoidarten in Niere und Leber bei pathologischen Zuständen. Z. klin. Med. **101**, H. 1/2, 85–101.

JACKSON, HENRY: The histogenesis of urinary casts. Amer. J. Path. **3**, Nr 3 (1927). — JAFFÉ: (a) Die Veränderungen der Niere bei Hochdruck (The vascular changes of the kidney in hypertension.) Amer. J. med. Sci. **169**, 88 (1925). (b) Hypertonie und Nephrosklerose bei Negern. Zbl. Path. **55**, 6. — JAFFÉ u. IWANTSCHEFF: Die Lipoide bei Leber- und Nierenkrankheiten. Selbstber. 88. Verslg dtsch. Naturforsch. Innsbruck 1924. — JEDDELOH: Eine seltene Form akuter tödlicher Nierenerkrankung nach Fehlgeburt. Virchows Arch. **286**. — JUNGMANN: (a) Über Veränderungen des Blutbildes und des Reststickstoffes im Coma diabeticum. Med. Klin. **1926**, 53. (b) Klinik des Gelbfiebers. Klin. Wschr. **1929**, 1.

KAHLER: (a) Die Blutdrucksteigerung, ihre Entstehung und ihr Mechanismus. Erg. inn. Med. **25** (1924). (b) Pathogenese des arteriellen Hochdrucks. Wien. klin. Wschr. **1931**, 40. — KANTROWITZ, A. R. u. PAUL KLEMPERER: Über Lipoidnephrose. Virchows Arch. **280** (1932). — KARTAGENER u. RAMEL: Über eine tödliche Trypaflavinvergiftung unter dem Bilde der nekrotisierenden Nephrose. Klin. Wschr. **1932**, 30. — KERPPOLA: Zur Kenntnis der sog. essentiellen Hypertonien. Acta med. scand. (Stockh.) **57**, **61**. — KIMMELSTIEL, PAUL: Benigne Nephrosklerose und arterieller Hochdruck. Virchows Arch. **290** (1933) — KINSELLA and STERBURNE: Experimental production of streptococcus endocarditis with glomerular nephritis. Proc. Soc. exper. Biol. a. Med. **20** (1923). — KIRCH, EUGEN: Die Entstehungsweise der renalen Herzhypertrophie. Klinisch-wissenschaftlicher Abend im Luitpoldkrankenhaus Würzburg, Sitzg 4. Nov. 1924. — KLEIN, O.: (a) Weitere Studien über Insulin und Wasserhaushalt, sowie über die Insulinwirkung bei Leberkranken. Z. exper. Med. **1924**, Nr 43, 665. (b) Z. klin. Med. **1924**, Nr 100, 458. (c) Klin. med. Wschr. **1925**, Nr 13, 306. (d) Med. Klin. **1925**, H. 30. (e) Schrumpfnieren im Kindesalter. Frankf. Z. Path. **41**. — KLEIN u. HOLZER: Zur Frage der Niereninsuffizienz beim komatösen Diabetes mellitus. Med. Klin. **1927**, 2. — KLEIN, O. u. W. NONNENBRUCH: Ödem mit Anurie und Tod an Urämie ohne Nephritis. Med. Klin. **1929**, 41. — KLEINE: Kristallinische Riesenzylinder in Harnkanälchen bei plasmazellulärem Myelom. Beitr. path. Anat. **79**. — KLEINSCHMIDT: Jb. Kinderheilk. **94**. Mschr. Kinderheilk. **28**. — KLEMENTSON: A case of Nephrosclerosis. Acta paediatr. (Stockh.) **1929**, 9. — KLEMPERER, P. and S. OTANI: Malignant nephrosclerosis (FAHR). Arch. of Path. **11**, 60 (1931). — KLINGE: (a) Das Gewebsbild des fieberhaften Rheumatismus. Virchows Arch. **286**. (b) Virchows Arch. **281**. (c) Med. Klin. **1931**, 40. — KLINGE, FRITZ: Über den Begriff des „Rheumatischen" vom pathologisch-anatomischen- und allgemein pathologischen Standpunkt. Sitzgsber. sächs. Akad. Wiss., Leipzig, Math.-naturwiss. Kl. **83**, Sitzg 15. Juli 1931. — KNAUER: (a) Ist die Nephrose eine Nierenerkrankung? Med. Klin. **1927**, 23. (b) Die Nephrose im Spiegel neuerer Befunde. Dtsch. med. Wschr. **1928**, 35. (c) Die kindliche Nephrose. Mschr. Kinderheilk. **43**. — KO: Experimentelle Studien über die streptokokkentonsillitische Nephritis. Jap. J. med. Sci. Trans. **12** (1931). — KOCH, F.: (a) Klinische und pathologisch-anatomische Untersuchungen zum Morbus Brightii. V. die diffuse Glomerulonephritis subakuter Verlaufsart. Z. klin. Med. **115**. (b) Vergleichende klinische und pathologisch-anatomische Untersuchungen zum Morbus Brightii. Krkh.forsch. **4**. (c) Vergleichende klinische und pathologisch-anatomische Untersuchungen zum Morbus Brightii, Teil IV. Krkh.forsch. **5**. (d) Vergleichende klinische und pathologisch-anatomische Untersuchungen zum Morbus Brightii. Die herdförmige interstitielle Nephritis. Virchows Arch. **279**. (e) Traumatische Nephritis. Klin. Wschr. **1931**, 13. (f) Klinische Beobachtungen bei Scharlachnephritis. Z. klin. Med. **102**, H. 2/3, 82—194. — KOCH, E. u. H. MIES: Chronischer arterieller Hochdruck durch experimentelle Dauerausschaltung der Blutdruckzügler. Krkhforsch. **7**, H. 4. — KOLLERT: (a) Grundlagen der ätiologischen Behandlung der Nierenentzündung. Wien 1929. (b) Ätiologische Behandlung der Glomerulonephritis. Klin. Wschr. **1929**, 49. — KONSCHEGG: Über Hypertonie. Münch. med. Wschr. **1931**, 31. — KORÁNYI: Vorlesungen über funktionelle Pathologie und Therapie der Nierenkrankheiten. Berlin: Julius Springer 1929. — KOSUGI, T.: (a) Die Diurese. Beitr. path. Anat. **77**. (b) Beiträge zur Morphologie der Nierenfunktion. Beitr. path. Anat. **77** (1927). — KRAUS, E. J.: Zur Kenntnis der experimentellen Glomerulonephritis. Beitr. path. Anat. **85**, 638 (1930). — KRAUS u. SELYE: (a) Über die Veränderungen der Niere beim insulinbehandelten Coma diabeticum mit Ausgang in Urämie. Klin. Wschr. **1928**, 35. (b) Erwiderung auf DINKIN und METZGER. Klin. Wschr. **1928**, 46. — KREITMAIR: Die pharmakologische Wirkung des Ephedrins. Arch. f. exper. Path. **120** (1927). — KROKIEWICZ: Über den prognostischen Wert des Indikans im Blutserum bei Nierenentzündungen. Virchows Arch. **266** (1927). — KRÜGER: Nephrose mit sekundärer Pneumokokkenperitonitis. Med. Ges. Kiel, 26. Mai 1932. Klin. Wschr. **1932**, 42. — KRYLOW: Über die Veränderungen bei experimenteller Mästung der Frösche mit einer eiweiß-, fett- und lipoidreichen Nahrung. Arb. path. Inst. Sofia 1931/1932. — KUCZYNSKI: Beobachtungen und Versuche über die Pathogenese der Scarlatina. Klin. Wschr. **1924**. — KUCZYNSKI u. DOSQUET: Zweiter anatomischer Beitrag zur Pathogenese der Glomerulonephritis. Krkh.forsch. **3**, H. 2/3. — KURÉ, NAKAYA, MURAKAMI u. ORINAKA: Hyperadrenalinämie bei essentieller Hypertonie und ihre Behandlung durch Atropin. Klin. Wschr. **1933**, 12. — KUTSCHERA-AICHBERGEN: (a) Über die Pathogenese der diffusen chronischen Glomerulonephritis. Z. klin. Med. **117**. (b) Die morphologische und die klinische Differentialdiagnose der genuinen Schrumpfniere. Zbl. klin. Med. **124**.

LAAS, ERNST: Die hyalinen Tropfen in der Niere. Virchows Arch. **286** (1932). — LASCANO-GONZALEZ: Sekretionserscheinungen an den Epithelien der Harnkanälchen. Klin. Wschr. **1933**, 17. — LEMKE, R.: Über die Quecksilbernephritis. Münch. med. Wschr. **1924**, 2. — LETTERER: (a) Ein Beitrag zur experimentellen Amyloidforschung. Verh. dtsch. path. Ges. **1925**. (b) Studien über Art und Entstehung des Amyloids. Beitr. path. Anat. **75**. — LEUPOLD: Amyloid und Hyalin. Erg. Path. **21**. — LEVY-SOLAL: L'éclampsie-syndrome. Paris méd. **1927**. — LEWIN: Maligne Nephrosklerose mit ausgeheilter Endarteriitis obliterans. Inaug.-Diss. Zürich 1932. — LEWIS, WARREN H.: Indications of secretory activity of the glomerula epithelium of the kidney. Anat. Rec. **45**, 269 (1930). — LIANG: Über die Harnbildung in der Froschniere. Pflügers Arch. **222**. — LICHTWITZ: (a) Über das Wesen der renalen Glykosurie. Klin. Wschr. **1932**, 15. (b) Schwangerschaftsniere. Klin. Wschr. **1933**, 5. — LIGNAC: Über Erkrankungen (u. a. Nephrose und Nephritis) mit und durch Zystinablagerungen in verschiedene Organe. Krkh.forsch. **2**, H. 1 (1925). — LINDNER, G. C., C. LUNDSGAARD and D. D. VAN SLYKE: Die Konzentration der Plasmaproteine bei Nephritis. (The concentration of the plasma proteins in nephritis.) J. of exper. Med. **39**, Nr 6 (1924). — LINDNER, G. C., C. LUNDSGAARD, D. D. VAN SLYKE and E. STILLMANN: Veränderungen im Plasmavolumen und absolute Menge an Plasmaproteinen bei Nephritis. (Changes in the volume of plasma and absolute amount of plasma proteins in nephritis.) J. of exper. Med. **39**, Nr 6 (1924). — LITZNER, ST.: (a) Beitrag zur Diagnostik der Zystenniere. Med. Klin. **1929**, 10. (b) Die Bleikrankheit im Lichte neuerer Forschung. Med. Klin. **1929**, 38. (c) Das Schicksal der Nierenkranken. Med. Klin. **1929**, 43. (d) Experimentelle und klinische Untersuchungen über das Verhalten der Blutmenge bei Nierenerkrankungen. Klin. Wschr. **1930**, 18. — LÖHLEIN, M.: Eiweißkristalle in den Harnkanälchen bei multiplem Myelom. Beitr. path. Anat. **69** (1921). — LOESCHKE: Vorstellungen über das Wesen vom Hyalin und Amyloid auf Grund von serologischen Versuchen. Beitr. path. Anat. **77**. — LÖWENBERG u. JOEL: Coma diabeticum beim Jugendlichen, unter dem Bilde der Peritonitis auftretend, Tod an Urämie. Klin. Wschr. **1928**, 46. — LÖWENTHAL, KARL: (a) Neuere Probleme der experimentellen Arterioskleroseforschung. Med. Klin. **1926**, 20. (b) Chronische diffuse interstitielle Nephritis. Z. klin. Med. **105**, 3, 4. (c) Zur Frage der Lipoidnephrose. Virchows Arch. **261** (1926). — LOMHOLT: Zusammenstellung über analytische Organuntersuchungen verschiedener Autoren über die Verteilung des Quecksilbers im menschlichen und tierischen Organismus. Handbuch der Haut- und Geschlechtskrankheiten, Bd. 18. 1928. — LONG, FINNER and PATCHEN: Experimental glomerulonephritis produced by intrarenal tuberculin reactions. Amer. J. Path. **4**, Nr 6 (1928). — LONGCOPE, WARFIELD T.: The pathogenesis of glomerular nephritis. Bull. Hopkins Hosp. **45** (1929). — LONGCOPE, W. T., D. P. O'BRIEN, J. MCGUIRE, C. HANSEN and E. R. DENNY: Relationship of acute infections to glomerular nephritis. J. clin. Invest. **5** (1927). — LUBARSCH: Kapitel „Milz". Handbuch von LUBARSCH und HENKE. — LÜDTKE: Frankf. Z. Path. **44**. — LUKENS, D. W. FRANCIS, T. WARFIELD LONGCOPE: Experimental acute Glomerulitis. J. exper. Med. **53** (1931). — LURJE, H. S.: Zur Frage der Zusammensetzung der aus Nieren extrahierten Lipoide und ihre Rolle bei der Ausscheidung einiger Farbstoffe durch die Nieren. Z. exper. Med. **52**, 469 (1926).

MACELROY, J. B.: Nephroses. J. amer. med. Assoc. **89**, Nr 12 (1927). — MACGREGOR, LEONE: (a) Die Zellveränderungen am Glomerulus bei klinischer Glomerulonephritis. (The cytological changes occurring in the glomerulus of clinical glomerulonephritis.) Amer. J. Path. **5**, Nr 6 (1929). (b) The finer histology of the normal glomerulus. Amer. J. Path. **5**, Nr 6 (1929). (c) Histologische Veränderungen des Glomerulus bei essentieller Hypertonie. Amer. J. Path. **6**, Nr 3 (1930). — MACNIDER, W.: The development of the chronic nephritis induced in the dog by uranium nitrate. A functional and pathological study with observations on the formation of urine by the altered kidney. The functional and pathological response of the kidney in dogs subjected to a second subcutaneous injection of uranium nitrate. J. exper. Med. **49**, Nr 3 (1929). — MAGNUS-ALSLEBEN: Über die Folgen der Kriegsnephritis. Dtsch. med. Wschr. **1928**, 46. — MAINZER: Über die physiko-chemischen Grundlagen der Albuminurie. Klin. Wschr. **1931**, 41. — MAJOR u. HELWIG: Clinical and pathological studies on chronic nephrosis. Bull. Hopkins Hosp. **36** (1925). — MAKROW, J.: Über morphologische Veränderungen der Kindernieren bei infektiösen und anderen Krankheiten. Kazan med. Z. **1930**, Nr 2. — MALLORY and PARKER: Spontaneous intracapillary glomerulonephritis in the rabbit. Amer. J. Path. **3**, 1 (1927). — MARCHESI, F.: Histopathologische Vergleiche zwischen den Nieren schwangerer und nichtschwangerer Kaninchen, die mit Urannitrat behandelt worden waren. (Confronti istopatologici fra i reni di coniglie gravide e non gravide trattate con nitrato d'uranio.) Riv. ital. Ginec. **14**, H. 4, 375 (1932). — MARK, ROBERT E.: (a) Ergebnisse partieller Nierenexstirpation am Tiere. Z. exper. Med. **46**, 1 (1925). (b) Untersuchungen über die Nierenfunktion. Ergebnisse partieller Nierenarterienunterbindung am Hunde. Z. exper. Med. **59** (1928). (c) Zum Studium experimenteller Nierenverkleinerung am Hunde. Münch. med. Wschr. **1928**, **44**. — MARK u. GEISENDÖRFER: Untersuchungen über die Nierenfunktion. Z. exper. Med. **74** (1930). — MARSCHALL: Companson of the function of the glomerular and aglomerular kidney. Amer. J. Physiol. **94** (1931). — MARSCHALL and SMITH: The glomerular development of the vertebrale kidney in relation to habitat. Biol. Bull. Mar. biol. Labor. Wood's Hole **59** (1930). — MARX u. SCHMIDT: Akuter Morbus Brightii mit Retinitis alb. ohne Nephritis. Dtsch. med. Wschr. **1928**, 22. — MASUGI: Über das Wesen der spezifischen Veränderungen an Niere und Leber durch das Nephrotoxin bzw. Hepatotoxin. Beitr. path. Anat. **91**. — MASUGI, SATO, MURASAWA u. TOMIZUKA: Über die experimentelle Glomerulonephritis durch das spezifische Antinierenserum. Trans. jap. path. Soc. **22** (1932). — MATHIAS u. PINCSOHN: Mschr. Geburtsh. **48**. — MEDVEI: Zur Frage des Blutcholesterins bei arteriellem Hochdruck. Klin. Wschr. **1932**, 10. — METZGER, H: Nierenbefunde beim Coma diabeticum. Med. Klin. **1927**, 16. — MIES, H.: Gibt es einen Entzügelungshochdruck beim Menschen. Münch. med. Wschr. **1932**, Nr 4. — MITAMURA: Neue Belege zur LUDWIG-CUSHNYschen Filtrationstheorie der Niere. Pflügers Arch. **204**. — MJASSNIKOW: Blutcholesteringehalt und Konstitution. Z. klin. Med. **105**. — MOBERG, ERICK: Anzahl und Größe der Glomeruli renales beim Menschen nebst Methoden, diese zahlenmäßig festzustellen. Z. mikrosk.-anat. Forsch. **18**, H. 3/4 (1929). — MÖLLENDORFF, V.: Der Exkretionsapparat. Handbuch der mikroskopischen Anatomie des Menschen. Berlin: Julius Springer 1930. — MOISE u. SMITH: The effect of high protein diet on the kidneys. Arch. Path. a. Labor. Med. **4**, Nr 4 (1927). — MOLTSCHANOFF u. DAVYDOWSKI: Zur Klinik und Entstehungsweise des Hirsutismus. Virchows Arch. **274**, 3. — MOORE, R. A.: (a) Number of glomeruli in kidney of adult white rat unilaterally nephrectomized inearly life. J. of exper. Med. **50** (1929). (b) The total number of glomeruli in the congenital asymmetrical kidney. Amer. J. Path. **6**, Nr 2 (1930). — MOORE, ROBERT A., SAMUEL GOLDSTEIN and ARON CANOWITZ: The mitochondria in acute experimental nephrosis due to mercuric chloride. Arch. of Path. **8**, Nr 6 (1929). — MOORE, R. A. and L. M. HELLMANN: The effect of unilateral nephrectomy on the senile atrophy of the kidney in the white rat. J. of exper. Med. **51**, Nr 1 (1930). (b) The number of open glomeruli in acute mercuric chloride nephrosis. J. of exper. Med. **53**, Nr 3 (1931). — MORAWITZ u. SCHLOSS: „Extrarenale" Albuminurie und Urämie. Klin. Wschr. **1932**, 39. — MÜLLER, O.: Die Kapillaren der menschlichen Körperoberfläche. Stuttgart 1922. — MÜLLER, E. F. u. RIEDER: Die Bedeutung des vegetativen Nervensystems für die Entstehung der primären Nierenschädigungen im Anschluß an Erkältungen und Infektionen. Dtsch. Kongr. inn. Med. Wiesbaden 1930. — MÜLLER, O. u. BOCK: Über konstitutionelle Blutdrucksteigerung und die sog. paradoxe Reaktion. Dtsch. med. Wschr. **1929**, **31**. — MÜLLER, O. u. G. HÜBENER: Über Hypertonie. Dtsch. Arch. klin. Med. **149**, H. 1/2 (1925). — MUNK: Neuere Gesichtspunkte in der Klinik der Arteriosklerose. Med. Klin. **1928**, **45**. — MYLIUS: (a) Spärliche und tetanische Netzhautveränderungen bei der Eklampsie. Tagg dtsch. ophthalm. Ges. **1928**. (b) Funktionelle Veränderungen am Gefäßsystem der Netzhaut. Abh. Augenheilk. H. 10.

NADEL, A.: Akute Nephritis nach „Airol". Dermat. Wschr. **1924**, 43. — NAKATA: Die Stadien der Sublimatniere des Menschen nach ihren makroskopischen und mikroskopischen Besonderheiten. Beitr. path. Anat. **70** (1922). — NEUHAUS: Experimentelle Glomerulonephritis. Med. Klin. **1927**, 17. — NICOD, J. L.: Les nécroses de la rate dans les nephritis chroniques urémiques. Ann. d'Anat. path. **7**, 1930 (1929). — NIEBERLE: (a) Zur Kenntnis der akuten diffusen Glomerulonephritis. Berl. tierärztl. Wschr. **1929**, Nr 12, 196. (b) Über die diffuse Glumerulonephritis des Rindes. Arch. Tierheilk. **47**. — NOBLE, JOHN and S. G. MAJOR: (a) Renal insufficiency in amyloid disease. Arch. of Path. **8**, Nr 5 (1929). (b) Niereninsuffizienz bei Amyloiderkrankung. Zbl. Path. **47**, H. 6, 203. — NOEGGERATH u. ECKSTEIN: PFAUNDLER-SCHLOSSMANNS Handbuch der Kinderheilkunde, 3. Aufl., Bd. 4. 1924. — NONNENBRUCH: (a) Über die Schwangerschaftsniere. Zbl. Gynäk. **1929**, 9. (b) Extrarenale Anurie und Urämie. Med. Klin. **1929**, 27. — NORDMANN: Die pathologisch-anatomischen Folgen des chronisch arteriellen Hochdrucks nach experimenteller Dauerausschaltung der Blutdruckzügler. Krkh.forsch. **7**. — NORDMANN u. O. MÜLLER: Über die Lage eines blutdruckregulierenden Zentrums in der Medulla oblongata. Klin. Wschr. **1932**, Nr 33.

OBERLING et HICKEL: Le côle an rein dans l'hypertension dite essentielle. Bull. Soc. Anat. Paris **1923**, No 10, 459. — OEHLECKER, F.: (a) Lipoidnephrose und Dekapsulation. Z. urol. Chir. **23**, 234 (1927). (b) Chirurgische Behandlung der „Nephritis" (Glomerulonephritis, Nephrose und Nephrosklerose). Handbuch der Urologie von A. VON LICHTENBERG, F. VOELCKER u. H. WILDBOLZ. Berlin: Julius Springer 1928. — OKUNEFF, N.: Zur Frage über den Zustand der Niere während des Hungerns. Arch. f. exper. Path. **100** (1924). — OLIVER: Experimental nephritis in the frog. IV. The significance of the functional response to vascular and theparenchymal disturbances in the kidney. J. of exper. Med. **55** (1932). — OLIVER, J. and E. SHEVKY: Experimental nephritis in the frog. II. Perfusion methods of testing the kidney by dissociation of its function. J. of exper. Med. **53**, Nr 5, 763 (1931). — Oliver, J. and P. Smith: (a) (Experimentelle Nephritis beim Frosch.) Experimental nephritis in the frog. I. The anatomical evidence of damage. J. of exper. Med. **52**, Nr 2, 181 (1930). (b) Experimental nephritis in the frog. III. The extravital production of anatomical lesiosn in the kidney and their correlation with the functional aspects of damage. J. of exper. Med. **53**, Nr 5, 785 (1931). — Olsen, Axel: Einige Untersuchungen über die Nierenfunktion bei Eklampsie usw. Kjöbenhavn: Arnold Busk 1932. — Oonk: Über die Beeinflussung des Nierenstoffwechsels durch Speicherung körperfremder Substanzen (vitale Farbstoffe und Metallsalze). Beitr. path. Anat. **79**. — Ophüls, William: Nephritis und ihre Beziehung zu Herz- und Gefäßkrankheiten. J. amer. Assoc. **96**, Nr 10 (1931).

Pal, J.: (a) Klinik und Therapie des arteriellen Hochdrucks. Med. Klin. **1928**, 4, 5. (b) Über den Gegensatz zwischen arteriellem Hochdruck und Gefäßverkalkung. J.kurse ärztl. Fortbildg, Febr. **1928**. (c) Über die kinetische und die tonische Gefäßverengerung. Med. Klin. **1929**, 18. — Pardmore: Eclampsia and its renal lesion. J. Obstetr. **36**. — Patrassi, G.: (a) Verkalkte Schrumpfniere bei chronischer Bleivergiftung (Rene grinzo calsefi-cante in saturnismo cronico.) Morgagni **70**, Nr 28 (1928). (b) Su L'Essenza della cosidetta Nefrosclerosi maligna (Fahr). Sclerosi renali Glovanili e fattore Costitozionale malformativo. Arch. ital. Urol. **8**, H. 3. (c) Die Regenerationsfähigkeit des Kanälchenepithels der Niere und die Bedeutung der polynukleären Elemente der Kanälchen. (Capacita rigenerative degli epiteli tubulari del rene e significato degli elementi polinucleati tubulari.) Pathologica (Genova) **22**, No 469, 603 (1930); Zbl. Path. **51**, 100. (d) Essenza ed interpretazione dei fenomeni progressivi e regressivi nel „rene da sublimato". Clin. med. ital. **1930**, H. 12, 76. (e) Kalkablagerungen der Nieren und Brightsche Krankheit. Zbl. Path. **51**, 103. (f) Calcificazioni renali e morbo di Bright. Arch. Path. e Clin. med. **10**, H. 1 (1930). (g) Sul determinismo formativo delle calcificazioni epiteliali nel rene per iniezione intraparenchimale di sublimato. Estratto da Sperimentale. Arch. norm. e pat. **82**, No 1/2. (h) Lesioni glomerulari del rene provocata sperimentalmente con tossina difterica. Krkh.forsch. **1931**. (i) Über die durch Diphtherietoxin experimentell hervorgerufene umschriebene Glomerulonephritis (mit besonderer Berücksichtigung der Rolle der Deckzellen der Malpighischen Körperchen). Krkh.forsch. **9**, H. 5 (1932). — Patrassi e Rogers: Alterazioni renali e manifestazioni immunitarie nell'intossicazione sperimentale da uranio. Sperimentale **85** (1931). — Paul: Die krankhafte Funktion der Nebenniere und ihr gestaltlicher Ausdruck. Virchows Arch. **252**. — Peude: Über Herzhypertrophie bei einseitigen Nierenerkrankungen. Clin. med. ital. **1914** (zit. bei Volhard l. s.). — Pennati, V.: Schilddrüse und Lipoidnephrose. (Tiroide e nefrose lipoidea.) Giorn. Clin. med. **1930**, No 17, 1185. — Perla, David u. Laurence Hutner: Nephrose bei multiplem Myelom. (Nephrosis in multiple myeloma.) Amer. J. Path. **6**, 3 (1930). — Pescatvei: Pathogenesi e discorso della difterite sperimentale da inocularione di bacillo di Loeffler nel cavo articolare. Pathologica (Genova) **1930**. — Photakis u. Nikolaidis: Experimentelle Untersuchungen über die Veränderungen der Nieren bei akuter Sublimatvergiftung. Dtsch. Z. gerichtl. Med. **13**. — Podgurski: Zystennieren und vaskulär-renale Insuffizienz. Z. exper. Med. **70**, H. 3/4, 332 (1930). — Poliak, B.: Anatomische Veränderungen bei der experimentellen Azetonvergiftung. Arch. f. exper. Path. **105** (1925). — Popper: Zur Klinik der echten Urämie. Med. Klin. **1929**, 24. — Porcaro, D.: Experimentelle Untersuchungen über die wechselnden Funktionen der Nierenglomeruli unter gewöhnlichen Bedingungen und während der Gravidität. (Ricerche sperimentali sulla funzione alternante dei glomeruli renali in condizioni ordinarie e in gravidanza.) Riv. ital. Ginec. **11**, No 5, 498 (1930). — Port: Der Blutcholesterinspiegel im Verlauf der genuinen Nephrose und seine Beziehung zum Auftreten von Ödemen. Dtsch. Arch. klin. Med. **174**. — Primgaard, Th.: Amyloidniere und Amyloiddegeneration beim Rind. Virchows Arch. **274** (1929). — Pütter, A.: Die Drei-Drüsentheorie der Harnbereitung. Berlin: Julius Springer 1926.

Raab: (a) Zur Pathologie der essentiellen Hypertonie. Klin. Wschr. **1929**, 24. (b) Cerebro medulläre Ischämie als Ursache des essentiellen Hochdrucks. Med. Klin. **1931**, 7. (c) Alimentäre Faktoren in der Entstehung von Arteriosklerose und Hypertonie. Med. Klin. **1932**, 15. — Rabinowitsch and Childs: A contribution to the biochemistry and treatment of chronic nephrosis (Epstein). Arch. int. Med. **32**. — Randerath, E.: (a) Die Pneumokokkeninfektionen im Kindesalter und ihre Bedeutung für die pathologische Anatomie der Nierenerkrankungen im Kindesalter. Z. Kinderheilk. **43**, H. 6, 687 (1927). (b) Über die Beteiligung der Glomeruluskapsel bei der diffusen Glomerulonephritis. Virchows Arch. **271** (1929). (c) Zur Frage des Glomerulothels. Beitr. path. Anat. **85**, 85 (1930). — Ranke, Otto: Über die verschiedenen Formen der Kompensation der Arterienwand und ihre Störungen. Eine physikalische Studie zur Atherosklerose. — Rausch: Die Wirkung der Nierendiathermie auf die renalen Hypertonien. Dtsch. med. Wschr. **1932**, 37. — Rich, Bumstead and Frobisher: Hemorrhagie glomerular lesions produced by filtrats of streptococcus viridans cultures. Proc. Soc. exper. Biol. a. Med. **26** (1929). — Richeri, S.: Über die Nierenverfettung bei Cholesterinfütterung. Arch. ital. Anat. **2**, 707 (1931). —

RICKER: Sklerose und Hypertonie der innervierten Arterien. Berlin: Julius Springer 1927. — RIEDER: Die Bakterienausscheidung der Niere infolge Gefäßschädigung und ihre Beziehung zum vegetativen Nervensystem. Arch. klin. Med. **162**. — RIEDER, BALZER u. MCGREGOR: Über Versuche zur Erzeugung einer akuten diffusen Glomerulonephritis. (Im Druck.) RIGO: Untersuchungen über die postmortale Durchströmungskapazität des Nierengefäßsystems bei verschiedenen Erkrankungen. Frankf. Z. Path. **31**. — RISAK, E.: Über Fehlbildungen der BOWMANschen Kapsel. Virchows Arch. **267** (1928). — RÖHRER: Pathologisch-anatomische und histologische Studien bei akuter Schweinepest, insbesondere an Leber und Niere. Virchows Arch. **284**. — RÖSSLE, R.: Urämische Dermatitis. Virchows Arch. **271** (1929). — ROSENBERG: Blutdruckerhöhung und Niere. Dtsch. med. Wschr. **1932**, 6. — ROSENBERG u. MUNTER: Zur Frage der renalen oder extrarenalen Blutdrucksteigerung. Dtsch. med. Wschr. **50**, H. 42 (1924). — ROSENFELD: Zur Harnverhaltung bei Nierensteineinklemmung. Med. Klin. **1927**, 16. — ROSSIYSKY, D.: Über die Wirkung einiger ätherischer Öle auf die Nieren. Z. klin. Med. **105**, H. 5/6, 766—772. — RÜHL, A.: (a) Beitrag zur Apoplexiegenese an Hand eines Falles von Bleischädigung. Med. Klin. **1929**, 5. (b) Über die Gangarten der Arteriosklerose. Jena 1929. (c) Wie weit ist der genuine arterielle Hochdruck anatomisch bedingt. Dtsch. Arch. klin. Med. **156**, H. 3/4, 514. (d) Wege zur hypertonischen Sklerose im Tierexperiment. Arch. f. exper. Path. **140**. — RUSZNYAK, ST.: (a) Untersuchungen über die Entstehung des Ödems bei Nierenkranken. Z. exper. Med. **41**, 532 (1924). (b) Nebennieren und Blutdruck. Dtsch. med. Wschr. **1932**, 15.

SACHS: Schrumpfniere und Hochdruck. Wien: Julius Springer 1927. — SALEEBY, E. R.: The question of the existence of amyloid casts. (Gibt es Amyloidzylinder?) J. amer. med. Assoc. **84** (1925). — SALUS: Zur Frage des bulbären Hochdrucks. Klin. Wschr. **1932**, 37. — SALVESEN: Variations in the serum electrolytes in diseases of renal origine with special reference to the cause of renal acidosis. Acta med. scand. (Stockh.) **69** (1928). — SANDER: Über eigenartige, dem Formenkreis der Periarteriitis nodosa zugehörige Granulome, besonders der Nieren. Klin. Wschr. **1928**, 28. — SAPHIR, OTTO: The state of the glomerulus in experimental hypertrophy of the kidneys of rabbits. (Der Glomerulus bei experimenteller Nierenhypertrophie beim Kaninchen.) Amer. J. Path. **3**, Nr 4 (1927). — SCHADE: (a) Über Ödementstehung und Ödemarten. Münch. med. Wschr. **1928**, 8. (b) Über die parenchymatöse Degeneration. Virchows Arch. **281**. — SCHÄFER: Anämie nach Bluttransfusion. Med. Klin. **1928**, 35. — SCHALSCHA: Schrumpfniere und Hypertonie. Münch. med. Wschr. **1927**, 42. — SCHEIDEL: Beitrag zum Verlauf der chronischen Nephritis, insbesondere der Kriegsnephritis. Dtsch. Arch. klin. Med. **173** (1932). — SCHEMINSKY: (a) Über die Harnbildung in der Froschniere. Pflügers Arch. **221**. (b) Untersuchungen über die Ausscheidung von Farbstoffen durch die Froschniere. Klin. Wschr. **1929**, 5. — SCHIELE, G.: Zur Frage des zeitlichen Ablaufs der embolischen Herdnephritis. Med. Klin. **1928**, 2. — SCHLAYER: Münch. med. Wschr. **1926**, 23. — SCHMEERDMANN: Die Klinik der gewerblichen Bleierkrankungen. Fortschr. Med. **1929**, 3. — SCHMIDT, ERICH: Tierexperimentelle Untersuchungen über die Beeinflussung der Nierenfunktion durch intravenös einverleibtes Sublimat und Neosalvarsan unter besonderer Berücksichtigung des sog. LINSERschen Gemisches (Neosalvarsan + Sublimat). Arch. f. exper. Path. **101** (1924). — SCHMIDTMANN: Cholesterin und Blutdruck. Verh. dtsch. path. Ges. **1925**. — SCHMIDTMANN, Frl. M.: Experimentelles zur Frage der Schrumpfniere. Leipzig. — SCHMIDTMANN u. HÜTTICH: Virchows Arch. **267**. — SCHMINCKE, A.: Ein besonderer Glomerulusbefund bei Typhus abdominalis. Beitr. path. Anat. **84** (1930). — SCHÖRCHER: Beitrag zur Frage der traumatischen Nephritis. Dtsch. Z. Chir. **232**, 714 (1931). — SCHREYÖGG, GG.: Verlauf und Prognose der „genuinen Nephrosen". Dtsch. Arch. klin. Med. **170**, H. 1/2, 58 (1931). — SCHRODERNS: Über Nierenschädigung im Zusammenhang mit der Gravidität. Helsingfors 1931. — SCHULTZ: Das spätere Schicksal der an Eklampsie und Schwangerschaftsniere Erkrankten. Münch. med. Wschr. **1932**, 51. — SCHULZ, K.: Über hyaline Glomeruli bei Neugeborenen und Säuglingen. Beitr. path. Anat. **85**, 33 (1930). — SCHWAB, E.: Pathologisch-anatomische Studien zur Frage der Hypertonie und Hyperglykämie. Virchows Arch. **242** (1923). — SCHWARZ: Weitere Beiträge zur Kenntnis der anatomischen Nierenveränderungen der Neugeborenen und Säuglinge. Virchows Arch. **267**, 3. — SCHWARZ, L.: (a) Anatomische Untersuchungen der Nierenerkrankungen des Säuglings. Virchows Arch. **264** (1927). (b) Weitere Beiträge zur Kenntnis der anatomischen Nierenveränderungen der Neugeborenen und Säuglinge. Virchows Arch. **267** (1928). — SCHWARZ u. COHN: Studies on nephritis of children. I. Nephrosis. Amer. J. Dis. Childr. **24**. — SCHWARZKOPF: Über Eklampsie bei Mutter und Kind. Zbl. Gynäk. **1927**, 13. — SECKEL: Heilung einer genuinen Lipoidnephrose im Verlauf einer Streptokokkenperitonitis. Klin. Wschr. **1931**, 22. — SEMSROTH u. KOCH: Über Gefäßläsionen bei Allgemeininfektionen. Krkh.forsch. 8. — SIEBECK, R.: (a) Pathologie der Endothelfunktion beim Morbus Brightii. Klin. Wschr. **1927**, 8. (b) Der Beginn der chronischen Nierenerkrankungen. Dtsch. med. Wschr. **1931**, 42. — SILVA MELLO: Beitrag zur Ätiologie und Behandlung der Nephrosen. Med. Klin. **1927**, 35. — SILVER, HANS u. ADOLF F. LINDBLOM: Ein Fall von allgemeiner Amyloidosis ohne nachweisbare

Ursache (sog. idiopathische Amyloidosis). Acta med. scand. (Stockh.) **64**, H. 6 (1926). — SJÖVALL, EINAR: (a) Some observations on nephrosclerosis. Acta path. scand. (Københ.) **5**, H. 2/3. (b) Über die anatomischen Formen der Nephrosklerose. Acta med. scand. (Stockh.) **65**, H. 4/6. — SKUBISZEWSKI, L.: Die Mikrophysiologie der Hypophysis cerebri und ihr Einfluß auf die übermäßige Harnsekretion bei der genuinen Schrumpfniere. Virchows Arch. **256** (1925). — SMITH, TH.: Focal interstitial nephritis in the calf following interference with the normal intake of colostrum. (Herdförmige interstitielle Nephritis beim Kalb nach Störung der gewöhnlichen Kolostrumaufnahme.) J. of exper. Med. **41**, Nr 3, 413 (1925). — SNAPPER: Niere und Coma diabeticum. Med. Klin. **1927**, 24. — SPIES, TOM DOUGLAS u. EUGENE C. GLOVER: Nierenveränderungen mit Stickstoffretention durch bestrahltes Ergosterol. Renal lesions with retention of nitrogenous products produces by massive doses of irradiated ergosterol. Amer. J. Path. **6**, Nr 4 (1930). — STAEMMLER, M.: Die Entstehung der arteriosklerotischen Schrumpfniere. Beitr. path. Anat. **85**, 241 (1930). — STANKIEVITCZ: Pathologisch-anatomisches aus der Scharlach- und Diphtheriemischepidemie in Tallinn (Dorpat) — Reval (Esthland) 1926—1927. Virchows Arch. **284**. — STEPP u. PETERS: Über hochgradige, den Eiweißgehalt des Blutes weit übersteigende Albuminurie. Dtsch. Arch. klin. Med. **153**. — STERN, M.: Über einen besonders akut verlaufenen Fall von Arteriolonekrose der Nieren mit dem makroskopischen Bilde der „großen bunten Niere". Virchows Arch. **251** (1924). — STOLTE u. KNAUER: Zur Ödem- und Nephrosefrage. Jb. Kinderheilk. **115** (1926). — STRAUSS: Über chloropuöse Anämie bzw. Azotämie. Klin. Wschr. **1931**, 51. — STROHE, H.: Nierenveränderungen bei den sog. Ernährungsstörungen der Säuglinge. Virchows Arch. **265** (1927). — SÜCHTING, OTTO: Beitrag zur Histologie der ausgleichenden Nierenvergrößerung. Virchows Arch. **274** (1929). — SUTER: Handbuch von MOHR u. STAEHELIN, Bd. 3. 1918. — SWIFT u. DERICK: Reaktionen des Kaninchens auf anhämolytische Streptokokken. J. of exper. Med. **1929**, 49.

TAKENOMATA: Experimenteller Beitrag zur Pathogenese der Streptokokkennephritis. Mitt. Path. Sendai **2** (1923). — TANNENBERG u. WINTER: Experimentelle Nierenuntersuchungen. Frankf. Z. Path. **37**. — TANNHAUSER, S.: Zur Frage des sog. renalen Diabetes. Z. klin. Med. **105**, H. 3/4, 448—463. — TERBRÜGGEN, A.: Über das Vorkommen hyaliner Tropfen in der Niere in Abhängigkeit vom Auftreten körperfremden Eiweißes. Ein Beitrag zur Frage der sog. hyalin-tropfigen Degeneration. Beitr. path. Anat. **86**, 235 (1931). — TILLGREN, J. u. T. NYREN: Lungentuberkulose und Glomerulonephritis. Beitr. Klin. Tbk. **64**, 1 (1926). — THÖLLDTE, M.: Hypercholesterinämie, Blutdruck und Gefäßveränderungen im Tierversuch. Beitr. path. Anat. **77** (1927). — v. TROSSEL: Über den Leukocytengehalt der Niere des Neugeborenen und des Säuglings. Jb. Kinderheilk. **113** (1926). — TSCHISTOWITSCH, A.: Zur Frage der Nierenveränderungen bei chronischer Bleivergiftung. Ber. Sitzg russ. path. Ges., Leningrad. Abt., **1926**.

UHER: (a) Die parenchymatöse Degeneration. Virchows Arch. **281**. (b) Weitere Versuche mit parenchymatös entarteten Organen. Virchows Arch. **288**. — UHLENBRUCK: Über die praktische Bewertung des prozentualen Eiweißgehaltes im Urin. Med. Klin. **1931**, 31.

VERSÉ: Zur pathologischen Anatomie der doppelseitigen, hämorrhagischen, degenerativen und entzündlichen Nierenerkrankung. Wildunger Vorträge 1925 über Urologie und Stoffwechselkrankheiten. — VILLA: Colesterinuria, Colesterinemia e Nefropatie. Arch. Path. e chir. med. **5** (1926). — VOLHARD: (a) Über die Pathogenese der Nephritis. Krkh.-forsch. **1**, H. 4 (1925). (b) Die doppelseitigen hämatogenen Nierenerkrankungen. Handbuch der inneren Medizin von BERGMANN und STAEHELIN, 2. Aufl., Bd. 6. Berlin: Julius Springer 1931. (c) Eklampsie und Krampfurämie. Mschr. Geburtsh. **46**. — VOLTERRA: Über die Struktur des Nierenglomerulus. Z. Zellforsch. **7** (1927).

WACKER u. FAHRIG: Über die mineralischen und lipoiden Bestandteile des Blutserums bei der essentiellen Hypertension im Vergleich zu den physiologischen Verhältnissen. Klin. Wschr. **1932**, 18. — WAIL, S.: Über Veränderungen der Lokalisation und des Chemismus der Lipoide in den Tubuli contorti der Niere. Virchows Arch. **249** (1924). — WALDENSTRÖM: (a) Über das Entstehen und Verschwinden des Amyloids beim Menschen. Klin. Wschr. **1927**, 47. (b) On the formation and disappearence of amyloid in man. Acta chir. scand. (Stockh.) **63** (1928). — WALLGREN: Die Arterien der Niere und der Blutdruck. Acta med. scand. (Stockh.) **56**. — WALTHARD, HERMANN: Über den Einfluß der einen kranken Niere auf die andere gesunde Niere. Z. urol. Chir. **15**, 263 (1924). — WARASI, W.: Über die trübe Schwellung. Frankf. Z. Path. **37** (1929). — WARBURG: Some cases of diabetic coma complicated with uraemia and some remarks on the previons history of the diabetic coma. Acta med. scand. (Stockh.) **41**. — WAXELBAUM, EDGAR: Beobachtungen über die Beteiligung von Eiweiß bei der Entstehung von Harnsteinen. Beitr. path. Anat. **86**, 633. — WEARN and RICHARDS: Observation on the composition of glomerular urine with particular reference to the problem of reabsorption in the renal tubulis. Amer. J. Physiol. **71**. — WEGELIN, C.: (a) Über hyalin tropfige Degeneration der Leberzellen. Verh. path. Ges. Jena **1921**. (b) Zur Kenntnis der Ursachen und Folgen der Amyloidosis. Schweiz. med. Wschr. **1926**, 29.

SAHLI-Festschrift. (c) Schrumpfniere und Alkoholismus. Schweiz. med. Wschr. **61**, Nr 49, 1181 (1931). — WEISS: (a) Coma diabeticum und Insulin. Dtsch. Arch. klin. Med. **156**. (b) Veränderungen der Niere beim insulinbehandelten Coma diabeticum mit Ausgang in Urämie. Klin. Wschr. **1929**, 12. — WEITZ: Zur Ätiologie der genuinen oder vaskulären Hypertension. Z. klin. Med. **96**. — WESTPHAL, KARL: (a) Untersuchungen über die Entstehungsbedingungen des genuinen arteriellen Hochdruckes. I. Die paradoxe Gefäßreaktion auf Abschnürung bei arteriellem Hochdruck. II. Experimentelle Erzeugung von arteriellem Hochdruck durch Cholesterinfütterung beim Kaninchen. IV. Cholesterin als tonogene Substanz der genuinen Hypertension im Zusammenspiel mit anderen Entstehungsbedingungen. V. Die funktionelle Prüfung des Blutdrucks mit Adrenalin bei genuiner Hypertension und bei Nephrosen. Z. klin. Med. **101**, H. 5/6. (b) Über die Bedeutung der Lipoide für die Entstehung der genuinen Hypertension. Z. klin. Med. **113**, H. 3/4. — WESTPHAL, KARL u. FRANZ HERRMANN: Untersuchungen zur Frage der Entstehungsbedingungen des genuinen arteriellen Hochdruckes. III. Über den Einfluß des Cholesterins auf die Kontraktionsfähigkeit des isolierten Arterienstreifens. Z. klin. Med. **101**, H. 5/6. — WICHELS u. BIEBL: Zur Diagnose der Paragangliome der Nebennieren. Münch. med. Wschr. **1928**, 15. — WILBUR: Der normale Nierenglomerulus des Menschen, eine histologische Betrachtung. The normal renal glomerulus of man; histologic consideration. Arch. of Path. **12** (1931). — WOLFF, KURT: Über verstreute periarterielle Granulombildungen in der Niere. Zbl. Path. **49** (1930). — WOLLHEIM u. LANGE: Über einen depressorischen Stoff im Harn und sein Verhalten bei der Blutdruckkrankheit. Dtsch. med. Wschr. **1932**, 15. — WULLENWEBER: (a) Hypertonie nach schwerster Zystitis verschwand nach Heilung der Zystitis. Verh. inn. Med. Wiesbaden **1930**. Z. Kreislaufforsch. **22**, 9. (b) Zur Frage der arteriellen Hypertonie bei Harnabflußhindernis. Klin. Wschr. **1931**, 730. Kreislaufforsch. **23**, 755.

ZACHARJEWSKAJA, M. A.: (a) Klinische und histologische Untersuchungen über die Arteriosklerose der Nieren. Virchows Arch. **276**, H. 2. (b) Beiträge zur Lehre von der BRIGHTschen Nierenkrankheit. Virchows Arch. **284**. — ZADEK: Urämie bei Amyloidniere. Klin. Wschr. **1929**, 6. — ZANDER: Über eigenartige, dem Formenkreis der Periarteriitis nodosa zugehörige Granulome, besonders der Nieren. Med. Ges. Kiel, 9. Febr. 1928. Dtsch. med. Wschr. **1928**, 23.

Nachtrag zum Schrifttum.

ADAMS, L. J., W. C. EGLOFF and J. P. O'HARE: Experimentelle Radiumnephritis. (Experimental chronic nephritis produced by radium.) Arch. of Path. **15**, 465 (1933).

BELL, E. T.: Amyloiderkrankung der Nieren. (Amyloid disease of the kidneys.) Amer. J. Path. **9**, 2 (1933). — BERBLINGER: Amyloidschrumpfniere, Blutdrucksteigerung und Herzhypertrophie. Festschrift für M. B. SCHMIDT 1933.

CRACIUM, E. C., N. VISINEANU, N. GINGOLD et A. URSU: Localisation rénale de la maladie de Bouillaud. La glomerulonephrit proliferative rhumatismale menant au mal de Bright. Ann. d'Anat. path. **10**, No 4, 363 (1933).

EHRICH u. SOMMER: Der Nierenglomerulus in Gesundheit und Krankheit. Klin. Wschr. **1933**, 29.

HOFF u. URBAN: Der essentielle Hochdruck. Klin. Wschr. **1933**, 35. — HUNTER, C. WARREN and JOE M. ROBERTS: Wirkung von Kaliumbichromat auf die Affenniere. (Experimental study of the effects of potassium bichomate on the monkeys kidney.) Amer. J. Path. **9**, Nr 1 (1933).

LETTERER: Experimentelle Beobachtungen über allergische Reaktionen am lebenden Glomerulus des Frosches und ihre Beziehungen zur subakuten Glomerulonephritis. Festschrift für M. B. SCHMIDT 1933.

MARX u. HEFKE: Pathogenese der Hypertonie. Klin. Wschr. **1933**, 34. — MASUGI, M.: (a) Über das Wesen der spezifischen Veränderungen der Niere und der Leber durch das Nephrotoxin bzw. Hepatotoxin. Zugleich ein Beitrag zur Pathogenese der Glomerulonephritis und der eklamptischen Lebererkrankung. Beitr. path. Anat. **91**, 82 (1933). (b) Über die experimentelle Glomerulonephritis durch das spezifische Antinierenserum. Ein Beitrag zur Pathogenese der diffusen Glomerulonephritis. Beitr. path. Anat. **92**, 429 (1934).

SCHLEY: Über pathologisch-anatomische Befunde bei Avertintod. Festschrift für M. B. SCHMIDT 1933. — SCHULTZ: Das spätere Schicksal der an Eklampsie und Schwangerschaftsniere Erkrankten. Münch. med.Wschr. **1933**, 50. — SCHÜRMANN, P. u. H. E. MAC MAHON: Die maligne Nephrosklerose, zugleich ein Beitrag zur Frage der Bedeutung der Blutgewebsschranke. Virchows Arch. **291**, 47 (1933). — SEMSROTH u. KOCH: Akute diffuse Glomerulonephritis beim Kaninchen. Virchows Arch. **290**.

TERBRÜGGEN: Zytologische Untersuchungen zur Frage der Nierenfunktion unter normalen und abgeänderten Verhältnissen. Virchows Arch. **290**.

ZALKA, V.: Über symmetrische Rindennekrose der Niere. Virchows Arch. **290**.

Namenverzeichnis.

Die *kursiv* gedruckten Ziffern weisen auf das Literaturverzeichnis hin.

Sachverzeichnis.

MIX
Papier aus verantwortungsvollen Quellen
Paper from responsible sources
FSC® C105338

If you have any concerns about our products, you can contact us on
ProductSafety@springernature.com

In case Publisher is established outside the EU, the EU authorized representative is:
Springer Nature Customer Service Center GmbH
Europaplatz 3, 69115 Heidelberg, Germany

Printed by Libri Plureos GmbH
in Hamburg, Germany